CB041894

Diagnóstico na Medicina Chinesa
Um Guia Geral

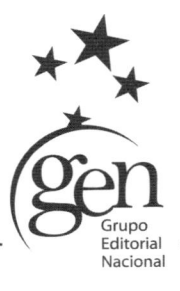

O GEN | Grupo Editorial Nacional – maior plataforma editorial brasileira no segmento científico, técnico e profissional – publica conteúdos nas áreas de ciências da saúde, exatas, humanas, jurídicas e sociais aplicadas, além de prover serviços direcionados à educação continuada e à preparação para concursos.

As editoras que integram o GEN, das mais respeitadas no mercado editorial, construíram catálogos inigualáveis, com obras decisivas para a formação acadêmica e o aperfeiçoamento de várias gerações de profissionais e estudantes, tendo se tornado sinônimo de qualidade e seriedade.

A missão do GEN e dos núcleos de conteúdo que o compõem é prover a melhor informação científica e distribuí-la de maneira flexível e conveniente, a preços justos, gerando benefícios e servindo a autores, docentes, livreiros, funcionários, colaboradores e acionistas.

Nosso comportamento ético incondicional e nossa responsabilidade social e ambiental são reforçados pela natureza educacional de nossa atividade e dão sustentabilidade ao crescimento contínuo e à rentabilidade do grupo.

Diagnóstico na Medicina Chinesa
Um Guia Geral

Giovanni Maciocia CAc (Nanjing)
Acupuncturist and Medical Herbalist, UK

Introdução de
Julian Scott, PhD, Bac, MBAcC
Private Practitioner, Bath UK

Revisão Técnica
Hay Arruda
Acupunturista e Shiatsuterapeuta pela Academia Brasileira de Arte e Cultura Oriental (Abaco-CBA). Mestre em Ensino de Ciências da Saúde e do Meio Ambiente pelo Centro Universitário Plínio Leite (Unipli). Pós-Graduado em Saúde Mental pela Escola Nacional de Saúde Pública da Fundação Oswaldo Cruz (ENSP-Fiocruz). Licenciado em Educação Física e Técnico de Desportos pela Universidade Salgado de Oliveira (Universo). Mestre de Taijiquan e Qigong pelo Instituto Wu Chao-Hsiang e Sociedade Taoísta do Brasil. Docente aposentado da Educação Básica (Seeduc-RJ) e do Ensino Superior (Universo e Fundação Cecierj).

Tradução
Maria Inês Garbino Rodrigues

SEGUNDA EDIÇÃO

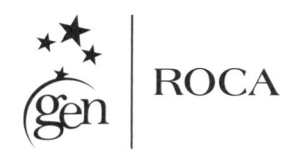

gen | ROCA

- O autor deste livro e a editora empenharam seus melhores esforços para assegurar que as informações e os procedimentos apresentados no texto estejam em acordo com os padrões aceitos à época da publicação, *e todos os dados foram atualizados pelo autor até a data do fechamento do livro.* Entretanto, tendo em conta a evolução das ciências, as atualizações legislativas, as mudanças regulamentares governamentais e o constante fluxo de novas informações sobre os temas que constam do livro, recomendamos enfaticamente que os leitores consultem sempre outras fontes fidedignas, de modo a se certificarem de que as informações contidas no texto estão corretas e de que não houve alterações nas recomendações ou na legislação regulamentadora.

- Data do fechamento do livro: 30/07/2021

- O autor e a editora se empenharam para citar adequadamente e dar o devido crédito a todos os detentores de direitos autorais de qualquer material utilizado neste livro, dispondo-se a possíveis acertos posteriores caso, inadvertida e involuntariamente, a identificação de algum deles tenha sido omitida.

- **Atendimento ao cliente: (11) 5080-0751 | faleconosco@grupogen.com.br**

- Traduzido de:
  DIAGNOSIS IN CHINESE MEDICINE: A COMPREHENSIVE GUIDE, SECOND EDITION
  Copyright © 2019 Giovanni Maciocia. Published by Elsevier Limited. All rights reserved.
  This edition of *Diagnosis In Chinese Medicine: A Comprehensive Guide, 2nd edition*, by Giovanni Maciocia, is published by arrangement with Elsevier Inc.
  ISBN: 978-0-7020-4414-4
  Esta edição de *Diagnosis In Chinese Medicine: A Comprehensive Guide*, 2ª edição, de Giovanni Maciocia, é publicada por acordo com a Elsevier Inc.

- Direitos exclusivos para a língua portuguesa
  Copyright © 2021 by
  EDITORA GUANABARA KOOGAN LTDA.
  Uma editora integrante do GEN | Grupo Editorial Nacional
  Travessa do Ouvidor, 11
  Rio de Janeiro – RJ – 20040-040
  www.grupogen.com.br

- Reservados todos os direitos. É proibida a duplicação ou reprodução deste volume, no todo ou em parte, em quaisquer formas ou por quaisquer meios (eletrônico, mecânico, gravação, fotocópia, distribuição pela Internet ou outros), sem permissão, por escrito, da EDITORA GUANABARA KOOGAN LTDA.

- Adaptação da capa: Bruno Sales

- Editoração eletrônica: Estação Q

Nota

Este livro foi produzido pelo GEN | Grupo Editorial Nacional, sob sua exclusiva responsabilidade. Profissionais da área da Saúde devem fundamentar-se em sua própria experiência e em seu conhecimento para avaliar quaisquer informações, métodos, substâncias ou experimentos descritos nesta publicação antes de empregá-los. O rápido avanço nas Ciências da Saúde requer que diagnósticos e posologias de fármacos, em especial, sejam confirmados em outras fontes confiáveis. Para todos os efeitos legais, a Elsevier, os autores, os editores ou colaboradores relacionados a esta obra não podem ser responsabilizados por qualquer dano ou prejuízo causado a pessoas físicas ou jurídicas em decorrência de produtos, recomendações, instruções ou aplicações de métodos, procedimentos ou ideias contidos neste livro.

- Ficha catalográfica

CIP-BRASIL. CATALOGAÇÃO NA PUBLICAÇÃO SINDICATO NACIONAL DOS EDITORES DE LIVROS, RJ

M14d
2. ed.

    Maciocia, Giovanni
    Diagnóstico na medicina chinesa : um guia geral / Giovanni Maciocia ; introdução de Julian Scott ; tradução Maria Inês Garbino Rodrigues ; revisão técnica Hay Arruda. -2. ed. - Rio de Janeiro : Roca, 2021.
: il. ; 28 cm.

    Tradução de: Diagnosis in chinese medicine : a comprehensive guide
    Apêndice
    Inclui bibliografia e índice
    ISBN 978-85-277-3771-5

    1. Medicina chinesa. 2. Medicina chinesa - Diagnóstico. I. Scott, Julian. II Rodrigues, Maria Inês Garbino. III Arruda, Hay. IV. Título.

21-70964   CDD: 616.047
                       CDU: 615.81

Leandra Felix da Cruz Candido - Bibliotecária - CRB-7/6135

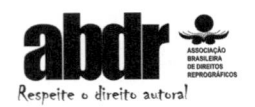

Introdução

É com imenso prazer que escrevo a Introdução deste livro, o mais recente da série sobre os fundamentos da medicina chinesa. Como esperado, ele segue o mesmo padrão elevado dos demais. Vemos aqui os princípios do diagnóstico apresentados com clareza em relação à diferenciação das síndromes, uma das grandes teorias da medicina chinesa.

Sr. Maciocia foi o primeiro a escrever uma obra em inglês sobre diagnóstico, o excelente livro sobre diagnóstico pela língua, o qual continua sendo o melhor texto sobre o assunto. Agora, mais uma vez, ele foi bem-sucedido ao escrever um livro mais completo sobre esse assunto. Pela primeira vez, são apresentados todos os pequenos detalhes observados na prática clínica, os quais, quando reunidos, formam um quadro completo. Algumas dessas informações vêm da sua incansável tradução dos textos chineses, os quais são inacessíveis à maioria dos profissionais ocidentais, e outras vêm da sua experiência clínica com pacientes no Ocidente. Isso faz com que o livro seja ainda mais valioso, porque o estilo de vida ocidental é tão diferente do chinês, que muitos sinais clínicos apontam para uma direção diferente.

A prática da medicina tem como objetivo aliviar o sofrimento. A natureza humana é complexa, assim como as doenças e os transtornos que provocam esse sofrimento. Para tentar desvendar complexidades dessa natureza, é necessário um marco referencial para fundamentar nosso entendimento. A base para entender essas complexidades é uma filosofia que ajude a compreender a vida e o modo como as pessoas originalmente começam a sofrer. Uma das glórias da medicina chinesa é ser amparada por uma filosofia rica e holística que incorpora toda experiência humana e, acima de tudo, reconhece a vasta complexidade da natureza humana. No centro está a teoria do *Yin-Yang* junto com a teoria das Cinco Transformações. No entanto, essa é somente a base: há muitas outras teorias construídas a partir daí – a da penetração por Frio, a das Doenças Quentes e a de tonificação da Terra, apenas para nomear algumas. Às vezes, algumas dessas teorias parecem ser mutuamente incompatíveis.

Na ciência e na medicina chinesas, é raro uma nova teoria resultar em total abandono de uma antiga. Existe um sentimento de que, se os antepassados disseram algo e tiveram o trabalho de escrever aquilo, então esse texto deve conter verdades dignas de serem estudadas; em respeito a eles, toda teoria nova é enxertada na antiga. Entende-se que nenhuma teoria seja suficientemente completa para explicar todo o comportamento humano. A mente humana é pequena demais, e a complexidade da vida, grande demais. Quando existem duas teorias que parecem ser incompatíveis entre si, isso não é visto como um problema. Haverá uma teoria explicando cada situação. Pode ser um problema para o iniciante na medicina chinesa, particularmente para alguém como eu, educado na tradição científica ocidental. Às vezes, estudando a medicina chinesa, parece que temos de considerar o conselho da Rainha Vermelha: "acreditar em três coisas impossíveis antes do café da manhã". Quando se aprende mais, gradualmente fica claro que todas as teorias têm sua aplicação e o contexto que é relevante.

Discrepâncias perceptíveis dessa natureza são raras na ciência ocidental. A razão disso é que existe uma premissa não declarada de que as teorias modernas são boas e consistem em um aprimoramento das antigas, que por isso são abandonadas, assim como qualquer risco de incoerência. Na medicina ocidental, as teorias modernas, baseadas nas observações microscópicas de bactérias, vírus e genes, substituíram as teorias humorais antigas, relegando-as à história. Infelizmente, esse processo significa que se descartam junto muitas informações valiosas. Embora as teorias de Calor e Frio permeiem todos os outros sistemas médicos e deem indicações valiosas de qual remédio prescrever com base no que o paciente realmente vivencia, essas teorias fenomenológicas foram totalmente abandonadas em favor de testes materiais objetivos. Sentimentos subjetivos, como a vontade de viver do paciente, têm pouco espaço na medicina moderna ocidental.

Na medicina chinesa, ao contrário, o papel da mente e da consciência é considerado de grande importância. Logo no início da sua formação, o aluno de medicina tradicional chinesa (MTC) aprende que "o Coração abriga o *Shen*". Desde o início, afirma-se que existe uma consciência que está relacionada com o corpo. Está implícito que a consciência influencia o corpo, e vice-versa. Reconhece-se que os seres humanos são mais que pedaços de carne ambulantes. Tudo na vida – movimento, sentimentos, comportamento e corpo físico – é governado pelas leis de *Yin* e *Yang*. Tudo está em constante movimento e mutação.

É muito natural que alguém tenha sentimentos de raiva, compaixão e angústia. A doença ocorre quando esses sentimentos ficam desequilibrados. Do mesmo modo, calor e frio, secura e umidade estão em constante mutação. Por conseguinte, a arte do diagnóstico na MTC é muito mais sutil. Ela não envolve somente a avaliação do estado do corpo físico, mas também do estado emocional e do estado total da vida da pessoa.

O diagnóstico se baseia na ideia de que deve haver um desequilíbrio fundamental no *Yin* e no *Yang* para que a doença ocorra, e que esse desequilíbrio vai se manifestar em todas as áreas da experiência humana. Por exemplo, o paciente mostra desigualdade na cor, no movimento, na textura da pele, nas preferências alimentares, na música, nas roupas, nos esportes ou nos estilos de pintura. No corpo, os Canais, os Elementos, o Sangue e toda a forma como o *Qi* flui serão influenciados pelo desequilíbrio.

Essa diferença na base filosófica fica evidente quando se trata do diagnóstico. A base filosófica da medicina ocidental está fortemente enviesada em direção à base material da vida, e o diagnóstico se inclina substancialmente nessa direção. Atualmente, um diagnóstico depende mais de testes que de habilidades de observação do médico. As bactérias que estão causando os sintomas ou a parte do corpo que está disfuncional são consideradas causas da doença. Para a maioria dos médicos, a importância da vida emocional do paciente é irrisória. Menos imprescindível ainda seria sua cor preferida. Na medicina chinesa, os componentes materiais do corpo são importantes, mas o estado emocional do paciente também é. E igualmente relevantes são o espírito dos pacientes e seu *Qi*. A vontade de viver é tão essencial quanto os componentes microscópicos da doença. Quando se trata uma úlcera gástrica decorrente de Fígado invadindo o Estômago, as emoções devem ser consideradas. O grau de inflexibilidade da raiva de um paciente é tão importante quanto o tamanho da úlcera, quando se avaliam o tratamento e o resultado.

"A medicina ocidental é difícil de aprender, mas fácil de exercer. A medicina chinesa é fácil de aprender, mas difícil de exercer." Essas palavras são do nosso falecido professor Dr. J. F. Shen. À primeira vista, a medicina chinesa parece muito fácil e não tem tanta coisa para aprender (em comparação com a medicina ortodoxa). Embora seja extenso, este livro contém quase tudo que se tem a dizer sobre diagnóstico. Os livros equivalentes na medicina ortodoxa podem encher toda uma prateleira. Entretanto, não se deve julgar a riqueza da medicina pela quantidade de caracteres, pois cada palavra é parte do ensinamento essencial, de uma frase que contém uma riqueza de significados e precisa ser interpretada por alguém experiente na arte. As instruções sobre o diagnóstico são frases curtas que apontam a direção e não têm o objetivo de dar instruções detalhadas.

Diagnosticar, que significa conhecer ou compreender, um paciente é o próprio coração da medicina. Depois que se tem conhecimento sobre o paciente e sobre a doença do paciente, então a natureza da doença e seu provável curso são conhecidos. Os princípios de tratamento ficam claros e a evolução da doença, previsível. Mas, sem um conhecimento claro do paciente e da condição que está sendo tratada, o médico tateia no escuro. O tratamento é aleatório, e a cura, incerta. A medicina chinesa, embora difícil de exercer, chega a um diagnóstico mais completo e mais certo, que incorpora todos os aspectos da vida do paciente e por isso chega a um tratamento mais confiável que o da medicina ocidental.

Vivemos uma época de mudanças rápidas. O mundo do século XXI é muito diferente daquele de quando o autor nasceu. Mas a natureza humana permanece igual. As pessoas ainda têm gostos e aversões, amores e ódios, prazeres e dores. Ainda têm de experimentar as constantes flutuações de *Yin* e *Yang*, de testemunhar seus maiores prazeres, tornando-se a origem das suas maiores dores. E tudo isso está incorporado na estrutura da medicina chinesa. Embora a sociedade e o estilo de vida aparentemente mudem, a MTC continua, portanto, tão relevante quanto sempre foi e ainda fornece a estrutura básica para se compreender as pessoas e suas doenças. Dessa maneira, quanto mais se pratica, mais rica fica a arte da medicina chinesa. As instruções essenciais neste livro tornam-se cada vez mais enriquecidas e profundas à medida que são usadas e conforme o campo de sua aplicação se amplia.

Está escrito no *Nei Jing – o Clássico de Medicina do Imperador Amarelo* – que o médico superior é capaz de prever a doença antes que ela ocorra, o médico comum é capaz de diagnosticar a doença quando ela está presente, e o médico inferior não é capaz de diagnosticá-la com precisão nem quando ela já ocorreu. Com este livro, é possível que mais profissionais da MTC se tornem superiores.

Julian Scott
2004

Prefácio

Este livro sobre diagnóstico na medicina chinesa complementa meus livros anteriores sobre teoria básica da medicina chinesa (*Os Fundamentos da Medicina Chinesa*), e a aplicação dessa teoria no tratamento de doenças (*A Prática da Medicina Chinesa*); diagnóstico baseado na língua (*Diagnóstico pela Língua na Medicina Chinesa*); ginecologia (*Obstetrícia e Ginecologia em Medicina Chinesa*); tratamento dos problemas mentais e emocionais (*A Psique na Medicina Chinesa*); e canais (*Canais de Acupuntura*).

Quanto mais exerço a acupuntura, mais aprecio a importância do diagnóstico para a medicina chinesa em particular, e para a medicina em geral. De fato, pode-se dizer que o valor da medicina chinesa não está em suas teorias de *Yin-Yang*, Cinco Elementos, Oito Princípios etc., mas, sim, no diagnóstico propriamente dito. O diagnóstico da medicina chinesa é tão valioso porque começa firmemente a partir do *exame* cuidadoso do paciente; isso forma a base do diagnóstico em qualquer tipo de medicina de qualquer contexto cultural, incluindo a medicina ocidental moderna.

Embora isso não seja valorizado com frequência na medicina ocidental moderna, ela costumava se basear no exame cuidadoso do paciente antes de a tecnologia e os suportes diagnósticos modernos prevalecerem. Os testes tecnológicos substituíram o exame adequado do paciente; esse é o elo mais fraco da medicina ocidental e o motivo pelo qual a medicina chinesa, que preza o exame detalhado do paciente, atrai milhares de médicos em todo o mundo.

Um exemplo da minha prática clínica vem a calhar para ilustrar esse ponto. Uma paciente me procurou para uma única consulta (porque ela morava nos EUA) sobre uma dor persistente no quadril e nas costas. Tinha 78 anos de idade e já vinha sofrendo com essa dor severa na região lombar que se irradiava para o quadril direito havia 4 anos. Ela já havia se consultado com um dos melhores neurocirurgiões dos EUA, o qual solicitou um exame de imagem. Tendo unicamente isso como base e sem um exame físico apropriado, ele diagnosticou um problema nos espaços intervertebrais da coluna lombar e não recomendava cirurgia; a paciente continuou sofrendo por mais 2 anos. Ela foi uma pessoa bem ativa até os 70 e poucos anos de idade, jogando tênis três vezes por semana, mas quando me procurou, quase não conseguia andar.

Assim que a examinei, a primeira coisa que percebi foi que ela mancava, o corpo oscilando lateralmente. Não tenho habilidades osteopáticas, mas já observei, ao longo dos anos, que as pessoas com problema lombar crônico tendem a andar inclinando-se ligeiramente para a frente; o andar da paciente era bem diferente, e, pela minha experiência, aquilo estava relacionado com um problema no quadril, e não nas costas. Tomei sua história detalhadamente e, então, pedi-lhe que se deitasse na maca. Fiz o teste de erguer a perna reta, ou seja, erguer a perna direita sem dobrar o joelho; o procedimento não lhe provocou dor nas costas. Em seguida, fiz abdução da sua perna direita, e isso produziu dor intensa em seu quadril. Tudo apontava para problema no quadril, e não na coluna lombar. Ainda estava hesitante em questionar o diagnóstico de um eminente neurocirurgião, por isso, liguei para um colega na Itália, um brilhante osteopata, e, pelo telefone, ele me orientou a pedir que a paciente realizasse três outros movimentos para fins diagnósticos. Para meu espanto, ele confirmou que, definitivamente, ela sofria de uma condição patológica no quadril, não na coluna lombar. Pedi que ela fizesse uma radiografia do quadril (que não havia sido solicitada pelo neurocirurgião) assim que chegasse aos EUA. Ela fez isso, e a radiografia revelou que seu quadril direito estava inteiramente acometido por osteoartrite grave. Ela se submeteu ao procedimento cirúrgico de artroplastia do quadril, a dor desapareceu completamente, e a paciente voltou a jogar tênis.

Eu conto esse caso como um exemplo claro de como o exame físico adequado do paciente (incluindo a tomada detalhada da história) tem sido negligenciado na medicina ocidental em favor dos exames tecnológicos. É óbvio que esses exames são importantes, mas eles devem ser guiados pelo exame físico apropriado do paciente.

Outro exemplo do poder do diagnóstico da medicina chinesa que me ocorre é o de uma paciente que vi alguns meses atrás. Era uma moça de 29 anos de idade, com dor severa nas costas, letargia e enjoo, que tinha recebido diagnóstico de infecção renal por seu clínico geral. Ela já estava em uso de antibióticos há 1 semana, mas os sintomas não melhoravam. Depois de interrogar a paciente, ficou claro que a dor, que, de fato, estava localizada na área do rim esquerdo, era relacionada com movimento e piorava quando ela inspirava. A paciente não apresentava febre (na verdade, sentia-se gelada) nem sintomas urinários. Seu pulso e sua língua estavam normais, a não ser as posições do Fígado e da Vesícula Biliar que estavam em Corda e ligeiramente Tensa. O pulso do Rim e Bexiga estava bem saudável, e não havia saburra amarelada e pegajosa na raiz da língua.

Com base nessas evidências, suspeitei que o diagnóstico de infecção renal feito pelo clínico geral estava incorreto e que a dor provavelmente tinha origem nas costelas (daí as posições do Fígado e da Vesícula Biliar no pulso estarem afetadas); o agravamento da dor ao respirar apontava fortemente para um problema costal, pois uma dor nas costas decorrente de infecção urinária não afetaria a respiração. Tratei-a de acordo, e a dor melhorou imediatamente. Um osteopata confirmou depois que, de fato, a décima segunda costela estava deslocada, sendo essa a causa da dor.

Essa história é outro exemplo da importância de um *exame físico* adequado do paciente (que o clínico geral mencionado omitiu); essa é a real força do diagnóstico chinês e da medicina chinesa de modo geral. A força do diagnóstico da medicina chinesa está precisamente no exame inacreditavelmente detalhado do paciente, que é feito seguindo quatro parâmetros: observação, interrogatório, palpação e ausculta/olfação. Em minha opinião, essa também é uma importante razão pela qual muitos médicos ocidentais são atraídos pela medicina chinesa.

O diagnóstico da medicina chinesa também é forte no que se refere à sua visão holística do corpo e da mente. Provavelmente nenhuma outra forma de diagnóstico é capaz de fazer uma avaliação tão abrangente, holística e detalhada de um paciente em um tempo relativamente curto, reunindo todas as diferentes vertentes sobre diagnóstico. Por exemplo, assim que o paciente entra na sala de consulta, o médico da medicina chinesa emprega todos os seus sentidos com a máxima perspicácia, observando a forma como o paciente anda, sua vitalidade, a força da sua voz, o brilho dos seus olhos e da sua cútis, a forma do rosto, a cor da pele, o cheiro do seu corpo, os cabelos, a língua e, finalmente, o pulso.

Outra motivação para escrever um livro sobre diagnóstico é que eu penso que essa é uma área que tem sido negligenciada na China moderna. Na ânsia de "modernizar" a medicina chinesa e fazê-la mais aceitável à instituição biomédica na China e no Ocidente, médicos e professores chineses modernos começaram a negligenciar os aspectos mais sutis do diagnóstico chinês, especialmente o diagnóstico com base na língua e no pulso. Com muita frequência, nas clínicas chinesas, o professor clínico descreve a qualidade do pulso superficialmente para *fazê-lo* corresponder às manifestações clínicas. Se o paciente tiver todos os sintomas de estagnação do Qi do Fígado, o pulso é em Corda. Isso ignora a possibilidade de que o pulso possa, em vez disso, estar Áspero (indicando que a estagnação do Qi do Fígado é secundária à deficiência do Sangue do Fígado). É meu desejo que os aspectos mais sutis do diagnóstico chinês sejam preservados.

O livro é dividido nas quatro principais partes tradicionais do diagnóstico chinês: Parte 1, *Diagnóstico pela Observação* ("olhar"), Parte 2, *Diagnóstico pelo Interrogatório* ("perguntar"), Parte 3, *Diagnóstico pela Palpação* ("tocar") e Parte 4, *Diagnóstico pela Audição e Olfação* ("ouvir e cheirar"). Dentre essas quatro principais, a Parte 1 trata dos sinais, e a Parte 2, dos sintomas, e, adicionalmente, a Parte 5, *Sintomas e Sinais*, lista centenas de diferentes manifestações clínicas (sintomas e sinais), independentemente da categoria a que pertençam, organizando-as de acordo com a parte do corpo que afetam.

A separação entre observação e interrogatório é feita puramente para fins didáticos e não corresponde à realidade clínica, na qual o que é visto pela observação e o que é obtido pelo interrogatório ocorrem simultaneamente e podem ser integrados automaticamente. Por exemplo, a separação entre pele seca (sinal observado) e pele com prurido (um sintoma obtido pelo interrogatório) é artificial e irreal. Outro bom exemplo é o de um edema dos tornozelos: a observação desse sinal é imediatamente integrada com a palpação da área e com o interrogatório sobre a queixa do paciente.

Além disso, a combinação de sintomas e sinais para cada área também corresponde à maneira como normalmente procedemos com o paciente. Por exemplo, quando um paciente chega e suas manifestações clínicas estão concentradas principalmente em uma área do corpo, naturalmente investigamos essa área primeiro, perguntando sobre os sintomas e observando todos os sinais externos, sem distinção entre interrogatório e observação. Vamos supor que o paciente se queixe de visão turva. Nós, imediata e automaticamente, observamos os olhos para ver se estão secos ou injetados.

Por fim, a Parte 6, *Identificação dos Padrões*, relaciona os padrões da medicina chinesa de acordo com os Órgãos Internos (padrões *Zangfu*). São relacionados principalmente como uma referência, porque os padrões *Zangfu* são mencionados em todo o livro.

Deve-se mencionar que os padrões relacionados na Parte 5 foram adaptados a cada sintoma em particular e não correspondem necessariamente aos padrões da Parte 6. Por exemplo, o padrão de deficiência do Sangue do Fígado descrito para determinado sintoma do olho contém sintomas e sinais ligeiramente diferentes daqueles citados no padrão geral de deficiência do Sangue do Fígado na Parte 6, em que se menciona o tratamento com acupuntura e com fitoterapia sempre que apropriado.

Uma novidade desta segunda edição, comparada com a primeira, é a inclusão de tratamentos de acupuntura para muitos dos padrões listados na Parte 5. Para cada sintoma ou sinal, os padrões mais comuns são listados primeiro e classificados em padrões Cheio, Vazio ou Cheio/Vazio. Os padrões menos comuns são agrupados sob o título "Outros Padrões".

O Apêndice 1, *Índice de Casos Clínicos*, contém casos clínicos com significado diagnóstico particular usados para ilustrar importantes princípios da teoria da medicina chinesa. O Apêndice 2, *Prescrições*, relaciona todas as fórmulas fitoterápicas mencionadas na Parte 6. O Apêndice 3, *História do Diagnóstico da Medicina Chinesa*, é um resumo da história do diagnóstico chinês.

Para finalizar, nesta segunda edição, incluí um apêndice curto (Apêndice 4, *Os Clássicos da Medicina Chinesa*) com uma descrição dos principais clássicos que consultei ao escrever meus livros. Trata-se de uma relação dos principais clássicos da medicina chinesa com meu ponto de vista sobre eles e uma explicação sobre o motivo de eu os valorizar.

Giovanni Maciocia
Santa Barbara, 2016

Agradecimentos

Muitos professores inspiraram meu interesse pelo diagnóstico. Sou muito agradecido ao falecido Dr. J. H. F. Shen por ter me passado parte do seu conhecimento e da sua habilidade em fazer o diagnóstico pelo pulso; o qual tento transmitir neste livro.

Dr. J. D. Van Buren foi o primeiro mestre a me ensinar a arte do diagnóstico pela observação, e sou muito grato a ele por me inspirar logo no início da minha carreira profissional.

Expresso minha gratidão a todos os professores e à equipe da Nanjing University of Traditional Chinese Medicine: os períodos passados nessa universidade estudando e observando casos clínicos foram cruciais para meu desenvolvimento profissional.

Sou imensamente grato a Fi Lyburn, pela edição geral, por suas sugestões e pela preparação das seções *Resultados do Aprendizado*.

Um agradecimento especial a Sofi Roman, por revisar todo o manuscrito e criar as animações para os casos clínicos.

Do mesmo modo, meu agradecimento especial a Jason Smith, pela revisão do texto.

Também gostaria de agradecer a equipe da Elsevier, em especial a Maria Broeker e Linda Woodard, pelo profissionalismo, solicitude e amabilidade.

Observações sobre a Tradução dos Termos Chineses

Em meus livros, optei por traduzir todos os termos médicos chineses, com exceção de *Yin*, *Yang*, *Qi* e *cun* (unidade de medida).

Também continuei usando a primeira letra maiúscula para diferenciar os termos que são específicos da medicina chinesa. Por exemplo, "Sangue" indica uma das substâncias vitais da medicina chinesa, enquanto "sangue" denota o líquido que flui nos vasos sanguíneos; por exemplo: *"Na deficiência de Sangue, o sangue menstrual pode ficar pálido."* Também uso a primeira letra maiúscula para todas as qualidades do pulso e para as cores e formas patológicas do corpo da língua.

Esse sistema tem atendido muito bem os leitores. Como a maioria dos professores (inclusive eu mesmo) usa termos chineses quando dão aula (p. ex., *Yuan Qi*, em vez de "*Qi* Original"), coloquei cada termo no idioma *pinyin* sempre em sua primeira ocorrência. Uma mudança que introduzi recentemente (à semelhança do que foi feito na segunda e na terceira edições de *Os Fundamentos da Medicina Chinesa*) foi o uso mais frequente de termos em *pinyin* ao longo do texto, e ao menos uma vez em cada capítulo quando o termo chinês é introduzido pela primeira vez. Fiz isso para reduzir a necessidade de consulta ao glossário.

Optei, ainda, por traduzir todos os termos chineses (com as exceções indicadas anteriormente) principalmente por uma questão de estilo. Penso que um texto bem escrito em inglês* é mais fácil de se ler que um texto salpicado com termos chineses em *pinyin*. Manter todos os termos chineses em *pinyin* provavelmente seria a opção mais fácil e mais consistente, mas isso também não seria o ideal, porque uma única palavra em *pinyin* amiúde tem mais de um significado; por exemplo, *jing* pode significar "canais", "períodos", "Essência" ou "choque", e *shen* pode significar "Rins", "Mente" ou "Espírito".

Tenho consciência de que não existe uma tradução "correta" de um termo médico chinês, e não estou propondo que minha terminologia tenha esse sentido; na verdade, é essencialmente impossível traduzir os termos da medicina chinesa. A maior dificuldade de traduzir um termo chinês é que provavelmente esse termo tem muitas facetas e diferentes significados em contextos distintos; portanto, seria impossível uma tradução ser a "correta" em toda situação e em todo contexto.

Por exemplo, o termo *jue* (厥) tem muitos significados diferentes; a tradução pode ilustrar apenas um aspecto de um termo multifacetado. De fato, *jue* pode significar um estado de colapso com inconsciência, frio nas mãos e nos pés, ou uma situação crítica de retenção de urina. Em outros contextos,

---

*N.E.: traduzido agora para o português.

tem outros significados; por exemplo, *jue qi* (厥气), uma condição de *Qi* caótico; *jue xin tong* (厥心痛), uma condição de dor violenta no peito com mãos frias; e *jue yin zheng* (厥阴证), o padrão de *Yin* Terminal dentro da Identificação dos Padrões de acordo com os Seis Estágios, caracterizado por Calor acima e Frio abaixo.

Muitos sinólogos concordam que é impossível traduzir os termos filosóficos chineses em sua essência, e que, assim que são traduzidos, ficam distorcidos com uma perspectiva que não é a chinesa. Ames é particularmente claro sobre a distorção intrínseca na tradução dos conceitos chineses. Ele dá exemplos de termos chineses que são distorcidos quando traduzidos, como *Tian* 天 ("Céu"), *You-Wu* 有无 ("Ser" e "Não Ser"), *Dao* 道 ("Caminho"), *Xing* 性 ("natureza humana"), *Ren* 仁 ("benevolência"), *Li* 理 ("Princípio"), *Qi* 气 ("substância primordial") etc.[1]

Ames é particularmente contundente em rejeitar uma tradução única e literal de um termo chinês para um termo ocidental na introdução do seu livro *Focusing the Familiar* (uma tradução do texto *Zhong Yong*, de Confúcio).[2] Ele diz: *"Nossas línguas ocidentais são baseadas na substância e, por conseguinte, mais relevantes para as descrições de um mundo definido por especificidade, objetividade e desempenho. Essas línguas são mal equipadas para descrever e interpretar um mundo como o chinês, caracterizado basicamente por continuidade, processo e transformação."*[3]

Ames, então, dá alguns exemplos do que considera serem graves erros de tradução dos termos filosóficos chineses. O importante é que não se trata de traduções equivocadas porque os termos estão "errados", mas, sim, por conta da diferença intrínseca entre o pensamento chinês e o ocidental; portanto, da incapacidade inerente dos termos ocidentais de transmitirem as ideias filosóficas chinesas. Ele afirma: *"Por exemplo, 'You' (有) e 'Wu' (無) amiúde têm sido traduzidos, sem nenhum sentido crítico, como 'Ser' e 'Não Ser'. Tradutores influentes, até bem recentemente, traduziam 'wu xing' (五行) como 'Cinco Elementos', e 'Xing' (性) ainda é frequentemente traduzido como 'natureza'. Todas essas traduções promovem as caracterizações fixas e unívocas de objetos ou essências emergentes de uma língua baseada em um ponto de vista substancialista [nossas línguas ocidentais]."*[4]

Ames enfatiza que o uso de uma "linguagem baseada na substância" (ou seja, uma língua ocidental) para traduzir os *insights* chineses dentro de um mundo de processos e mudanças levou a interpretações gravemente inapropriadas da sensibilidade chinesa. Ele afirma que é a própria diferença entre as filosofias chinesa e ocidental que torna a tradução dos termos chineses praticamente impossível: *"Nas tradições clássicas do*

Ocidente, o ser prevalece sobre o tornar-se e, por conseguinte, tornar-se é, em última análise, irreal. O que quer que se torna é percebido pela conclusão do seu objetivo – ou seja, tornar-se o ser. No mundo chinês, tornar-se prevalece sobre o ser. 'Ser' é interpretado como um estado transitório caracterizado por outra transição."[5]

Ames, então, conclui: "*O mundo chinês é um mundo fenomenal de continuidade, transformação e mudança. Nele, não existe nenhuma especificidade final. As coisas não podem ser compreendidas como objetos. Sem essa noção de objetividade, pode existir apenas o fluxo de circunstâncias passageiras nas quais as coisas se dissolvem no fluxo e no movimento. Uma língua progressiva exclui o pressuposto de que objetos servem como referências de expressões linguísticas. A linguagem referencial exata de denotação e descrição deve ser substituída por uma linguagem de 'deferência' na qual os significados façam alusão e se acatem entre si em um campo mutante de relevância. Uma linguagem referencial* [língua ocidental] *caracteriza um evento, um objeto ou um estado de coisas por meio de um ato de designação que tem como objetivo indicar uma coisa em particular. Por outro lado, a linguagem de deferência* [chinesa] *não emprega nomes específicos simplesmente como indicadores de indivíduos ou coisas em particular, mas recorre a pistas, sugestões ou alusões para indicar focos em um campo de significados.*"[6]

Como exemplo dessa impossibilidade intrínseca de traduzir um termo filosófico chinês para um idioma ocidental, Ames, então, cita a relutância de Steve Owen em traduzir *shi* (诗) como "poema". Owen diz: "*Se traduzirmos 'shi' como 'poema', será meramente por uma questão de conveniência. 'Shi' não é um 'poema'; 'shi' não é uma coisa feita da mesma forma que alguém faz uma cama, uma pintura ou um sapato. Um 'shi' pode ser trabalhado, lapidado e elaborado; mas isso não tem nada a ver com o que um 'shi' 'é' fundamentalmente... 'Shi'" não é o 'objeto' do seu escritor: ele é o escritor; o lado de fora de um lado de dentro.*"[7]

Ames dá várias traduções de *Li* (理) (um conceito confuciano) como exemplo da forma como uma multiplicidade de termos pode ser aplicada a um único termo chinês, e nenhum deles está "errado". Ele diz que *Li* tem sido traduzido de modo variado como "ritual", "ritos", "costumes", "etiqueta", "propriedade", "ética", "regras do comportamento apropriado" e "adoração". Ames afirma: "*Devidamente contextualizado, todos esses termos podem ocasionalmente traduzir* Li. *No chinês clássico, entretanto, o ideograma tem todos esses significados em cada ocasião em que é usado.*"[8] Isso confirma claramente como, pela própria tradução, limitamos um termo chinês que é rico, com múltiplos significados, a um único significado.

Ames sustenta que, nos textos filosóficos chineses, a linguagem alusiva e conotativamente rica é muito mais valorizada que clareza, precisão e rigor argumentativo. Esse contraste bastante notório entre os idiomas ocidentais e o chinês em relação à questão de clareza impõe ao tradutor dos textos filosóficos chineses um fardo peculiar.

Para os chineses, o oposto de clareza não é confusão, mas algo parecido com *imprecisão*. Ideias imprecisas são realmente determináveis no sentido de que uma variedade de significados está associada a elas. Cada termo chinês constitui um campo de significados que pode estar orientado por qualquer um dos seus vários significados. Ames diz que, na tradução dos textos chineses, devemos evitar o que Whitehead chamou de "a falácia do dicionário perfeito". Com isso, ele se refere à suposição de que há um repositório semântico completo de termos com os quais podemos caracterizar adequadamente a variedade e a profundidade da nossa experiência, e que, idealmente, podemos buscar uma correspondência literal entre palavra e significado.

Com essa "falácia" em mente, Ames e Hall disseram: "*Nós contestamos a sabedoria e a exatidão de se propor equivalências 'literais' ao traduzir termos de uma língua para outra. Apresentamos a noção da 'agregação linguística', como estratégia alternativa para a 'tradução literal', que nos permite dar o valor semântico de um termo primeiramente analisando* [descrevendo gramaticalmente] *seu leque de significados de acordo com o contexto, partindo-se do pressuposto de que uma variedade de significados com uma diferente configuração da ênfase esteja presente em cada surgimento do termo.*"[9]

Esses conceitos não poderiam ser mais adequados para ilustrar os problemas que surgem quando se tenta traduzir os termos da medicina chinesa. É óbvio que devemos nos empenhar por precisão e consistência, mas, pensar que existe uma correspondência "correta" literal entre uma ideia da medicina chinesa e um termo ocidental, é um equívoco em relação à própria essência da medicina chinesa.

Por exemplo, dizer que a única tradução "correta" de *Chong Mai* seja "Vaso de Comunicação" é cair na armadilha do que Whitehead chama de "falácia do dicionário perfeito". Obviamente, *Chong Mai* pode ser traduzido como "Vaso de Comunicação", mas esse é apenas um dos significados, e é absolutamente impossível encontrar um único termo ocidental que transmita a riqueza de ideias por trás da palavra *Chong Mai* (que eu traduzo como "Vaso Penetrador"). Pensar que é possível reduzir um conceito abrangente da medicina chinesa em um único termo específico de uma língua ocidental revela, em minha opinião, um equívoco sobre a própria essência da medicina chinesa. Por conseguinte, minha tradução de *Chong Mai* como "Vaso Penetrador" não pressupõe, de modo algum, que essa seja a tradução "correta".

Ames defende energicamente esta visão: "*A 'falácia do dicionário perfeito' é, em grande parte, uma consequência da nossa tendência analítica em direção à univocidade. É nossa sugestão que essa tendência não nos atende bem quando abordamos textos chineses. Não só existe a constante possibilidade de experiências inusitadas que precisam de terminologias novas, como também raramente, ou nunca, há uma única tradução específica de termos chineses para línguas ocidentais. O caráter alusivo da linguagem clássica chinesa dificilmente vai conduzir para traduções unívocas. Nós afirmamos que, ao traduzir textos chineses para línguas ocidentais, é muito improdutivo buscar um único equivalente para um ideograma chinês. De fato, em vez de tentar evitar a ambiguidade com o uso obstinado de termos formalmente estipulados, o tradutor pode ter de aceitar que os caracteres geralmente requerem um conjunto de palavras que façam justiça ao seu leque de significados – todos os que são propostos em qualquer interpretação fornecida pelo caractere. De fato, qualquer tentativa de empregar traduções* unívocas de termos chineses justificada pelo atrativo aos critérios de clareza, ou de univocidade, amiúde reduz o insight *filosófico* a um disparate e uma poesia, a um verso pobre. Esse método de tradução atende apenas aos leitores ocidentais insensíveis ao significado provocante contido na linguagem ricamente vaga e alusiva dos textos chineses."[10]

Como exemplo da multiplicidade de significados de um termo chinês e, por conseguinte, do fato de ser perfeitamente legítimo traduzir uma única ideia chinesa em mais de um termo de acordo com diferentes contextos, Ames diz que às vezes ele traduz o termo *zhong* ("centro" ou "central") no título do texto confuciano como "foco", às vezes como "focando" e outras, como "equilíbrio". Em outras situações, ele até traduz como "centro" ou "imparcialidade". E afirma enfaticamente: "*A língua chinesa não é logocêntrica. Palavras não nomeiam essências. Ao contrário, indicam processos e eventos sempre transitórios. É importante, portanto, enfatizar o caráter gerundivo da linguagem. A linguagem do processo é vaga, alusiva e sugestiva.*"[11]

De acordo com Ames, no campo da filosofia, dois termos se destacam particularmente como influenciados por um pensamento ocidental quando traduzidos: "*Tian*" ("Céu") e "*Ren*" ("benevolência"). Ele afirma: "*Quando traduzimos* Tian *como 'Céu', queiramos ou não, invocamos no leitor ocidental uma noção de Divindade Criadora transcendente, junto com a linguagem da alma, pecado e vida após morte... Quando traduzimos* Ren *como 'benevolência', psicologizamos e tornamos altruísta um termo que originalmente tem uma variedade de conotações sociológicas radicalmente diferentes. Ser altruísta, por exemplo, implica ser abnegado no serviço pelos outros. Mas esse 'autossacrifício' pressupõe implicitamente uma noção de 'self' que existe independentemente dos outros e que pode ser renunciado – uma noção do self a qual acreditamos que seja desconhecida do mundo dos Analectos [de Confúcio]: de fato, essa interpretação [do termo 'ren'] transforma o que é fundamentalmente uma estratégia para a autorrealização em uma estratégia para a autoabnegação.*"[12]

Em relação à medicina chinesa, o termo *Xue* (血) ("Sangue") é um bom exemplo do problema já mencionado reportado por Ames. Quando traduzimos a palavra *Xue* como "Sangue", imediatamente alteramos seu caráter essencial e lhe acrescentamos uma conotação médica ocidental; de fato, na medicina chinesa, *Xue* é, na verdade, uma forma do *Qi* que está intimamente ligado com o *Qi* Nutritivo (*Ying Qi*). De fato, o termo *mai* (脉) que aparece no *Clássico de Medicina do Imperador Amarelo* é amiúde ambíguo, porque algumas vezes se refere claramente aos canais de acupuntura, e outras, aos vasos sanguíneos.

Depois de enfatizar os problemas decorrentes da tradução dos termos chineses, Ames confirma que um único termo chinês pode ter diferentes significados em contextos distintos. Por exemplo, o termo *shen* (神), em alguns casos, significa "espiritualidade humana" e, em outros, "divindade".[13] Como ele considera apenas os significados filosóficos da palavra *shen*, podemos verdadeiramente acrescentar muitos outros dentro do contexto da medicina chinesa, como "mente", "espírito", "lustre" (dentro do contexto de diagnóstico).

Graham diz: "*Todo sinólogo ocidental sabe que não existe nenhum equivalente exato em sua própria língua para uma palavra como 'ren' (仁) ou 'de' (德) e que, enquanto ele considerar que são sinónimos de 'benevolência' ou 'virtude', estará impondo preconceitos ocidentais sobre o pensamento que está estudando.*"[14]

Ames, então, analisa as opções que são apresentadas a um tradutor e aparentemente é a favor de uma simples transliteração dos termos chineses, deixando-os sem tradução: "*Para alguns, esse método pode parecer simplesmente a forma mais preguiçosa como saída para um problema difícil. Mas 'ritual' tem um conjunto estreitamente circunscrito de significados em inglês, e* Li, *um conjunto relevantemente diferente e menos circunscrito. Assim como nenhum indólogo procuraria um equivalente em inglês para 'karma', 'dharma' etc., talvez seja o momento de fazer o mesmo para o chinês clássico, a homonímia da linguagem sem que haja prejuízo.*"[15]

Hall confirma que um único termo chinês pode ter uma pluralidade de significados: "*Os chineses têm tradicionalmente assumido como base da sua harmonia intelectual e institucional o reconhecimento da copresença de uma pluralidade de significados com os quais qualquer termo em particular pode facilmente ressoar.*"[16]

Por fim, outro sinólogo, Yung Sik Kim, discute a dificuldade apresentada pela pluralidade de significados de um único termo chinês: "*Eu adotei a política de me ater a uma única tradução em inglês para determinada palavra em chinês sempre que possível... Logicamente, as exceções não podem ser evitadas completamente. Tive de recorrer a diferentes traduções para caracteres como 'xin' (心), que significa tanto 'coração' como 'mente'; e 'tian', (天), tanto 'céu' como 'paraíso'.*"[17]

Em outra passagem, Yung Sik Kim afirma que a transliteração de um termo chinês que apresente uma pluralidade de significados é a única alternativa: "*O termo 'li' (理) é difícil de definir. É difícil até para traduzir, porque não existe nem uma única palavra nas línguas ocidentais que abarque todas as facetas do que 'li' significou para a mente tradicional chinesa. A existência de muitas traduções para o termo, que amiúde deixa a transliteração como única opção viável, evidencia a dificuldade.*"[18]

Embora essa diversidade de traduções dos termos chineses possa apresentar problemas, esses podem ser superados facilmente se o autor explicar a tradução em um glossário e, o mais importante, explicar o significado de um determinado termo chinês dentro do seu contexto (no nosso caso, a medicina chinesa).

Em meus livros, escolhi traduzir todos os termos da medicina chinesa, em vez de usar puramente o *pinyin*, por uma questão de estilo, porque uma frase escrita metade em inglês e metade em *pinyin* fica geralmente deselegante. Além disso, se usarmos os termos em *pinyin* ao escrever, pode-se alegar que deveríamos ser coerentes e usar o *pinyin* para todos os termos da medicina chinesa, e isso deixaria o texto não muito claro. Considere a seguinte frase: "*Para tratar* Pi-Yang Xu, *adotamos o* zhi fa *do* bu Pi *e* wen Yang". ("Para tratar a deficiência do *Yang* do Baço, adotamos o princípio de tratamento de tonificar o Baço e aquecer o *Yang*.")

Além disso, o problema surge apenas na forma escrita, na medida que, pela minha experiência, a maioria dos professores de medicina chinesa das escolas de todo o mundo ocidental normalmente prefere usar os termos em *pinyin*, em vez dos termos correspondentes em inglês (ou em outra língua ocidental). Um professor vai se referir, portanto, ao *Jing* do Rim, e não à "Essência do Rim". De fato, quando eu leciono, geralmente uso os termos em *pinyin*, em vez de sua tradução em inglês. E, novamente, a maioria dos professores usa um método pragmático ao traduzir alguns termos (como "princípio de tratamento", em vez de "*zhi fa*"), mantendo outros em *pinyin*, como "*Yuan Qi*" ou "*Chong Mai*".

Nas minhas aulas, sempre tento passar a ideia do significado de determinado caractere chinês e seu significado e aplicação na medicina chinesa. De fato, o uso do *pinyin* ao dar aula torna a medicina chinesa verdadeiramente internacional: posso, por exemplo, lecionar na República Tcheca e mencionar *Jing*, *Yang Qiao Mai*, *Wei Qi* etc., sabendo que serei compreendido por todos.

A diversidade de tradução dos termos chineses até pode ter um aspecto positivo, porque cada autor enfatiza uma faceta particular de um termo chinês, de modo que essa diversidade, na verdade, enriquece nossa compreensão da medicina chinesa. Se alguém traduz *Zong Qi* (宗 气) como "*Qi* Inicial", por exemplo, aprendemos algo sobre o ponto de vista daquele autor e sua compreensão de *Zong Qi*; a tradução não pode ser taxada de "errada". (Eu traduzo esse termo como "*Gathering Qi*".)*

Em outro exemplo, se alguém traduzir *Yang Qiao Mai* como "Vaso da Motilidade *Yang*", a tradução capta um aspecto da natureza desse vaso; novamente, isso não pode ser definido como "errado". (Eu traduzo o nome desse vaso como "Vaso *Yang* do Calcanhar".)

Tentar impor um padrão, uma tradução "correta" dos termos da medicina chinesa, pode levar à supressão de um debate saudável; portanto, espero que os leitores continuem a se beneficiar da diversidade de tradução dos termos médicos chineses e se inspirem na rica herança da medicina chinesa que isso representa.

Acredito firmemente que o futuro tende a não tentar estabelecer uma terminologia rígida, embalsamada, fossilizada, considerada "correta", tendo como base traduções específicas e únicas dos conceitos chineses. De fato, acredito que essa seria uma trajetória potencialmente perigosa porque, em minha opinião, levaria os alunos e os profissionais para longe da riqueza da linguagem chinesa e da riqueza dos significados dos conceitos da medicina chinesa. A adoção de uma terminologia padronizada, "aprovada", dos termos médicos chineses pode, de fato, com o tempo, distanciar os alunos e os profissionais da essência da medicina chinesa. Se houvesse uma tradução padronizada "oficial" dos termos chineses, os alunos ficariam menos inclinados a estudar os termos chineses para explorar seu significado.

Quando eu apresento um novo termo da medicina chinesa em minhas aulas, sempre desenho o ideograma chinês no quadro e ilustro como esse reflete a natureza daquele termo em particular. Sinto que isso é mais importante que impor uma tradução "correta'" daquele termo.

Ames e Hall concordaram em relação a isto: "*Essas traduções têm sido 'legitimadas' porque vêm sendo gradualmente inseridas nos glossários e dicionários padrões chinês-inglês. Ao estimular a premissa acrítica, naqueles que consultam essas obras de referência, de que essa fórmula de traduções proporciona ao aluno uma interpretação 'literal' dos termos, esses léxicos tornaram-se cúmplices do equívoco cultural arraigado que nós nos empenhamos em evitar.*"[19]

Então, mais uma vez, eles esclarecem que o uso de uma tradução literal dos termos chineses ignora o *background* cultural da origem dos termos: "*Nosso argumento é que, de fato, esses empregos estereotipados são interpretações radicais. Para nossa mente, transplantar um texto, consciente ou inconscientemente, do seu próprio solo histórico e intelectual e replantá-lo em outro solo que tem uma paisagem filosófica decididamente diferente é tomar liberdades com o texto e é radical no sentido de que o corrompe com suas próprias raízes.*"[20]

Como disse anteriormente, uma tradução padronizada "oficial" dos termos chineses pode fazer com que alunos e profissionais fiquem menos inclinados a estudar os termos chineses e a explorar seu significado com sua própria interpretação. Ames e Hall dizem: "*Nosso objetivo não é substituir uma fórmula inadequada por outra. Nossas traduções pretendem ser nada além de 'espaços reservados' sugestivos que encaminhem os leitores de volta a esse glossário para negociar seu próprio significado, e, desse modo, esperamos que se apropriem dos termos chineses por si mesmos.*"[21]

Além disso, impor uma terminologia "aprovada" em inglês trai o ponto de vista de um mundo anglocentrado; para ser coerente, deveríamos ter uma terminologia "aprovada" em todas as principais línguas do mundo. A mim parece muito melhor tentar compreender o espírito e a essência da medicina chinesa estudando seus caracteres e seu significado *clínico* e usar a transliteração em *pinyin* sempre que apropriado.

Tentar fossilizar os termos da medicina chinesa em uma terminologia imposta vai contra a própria essência da língua chinesa, que, conforme Ames disse, não é logocêntrica, e na qual as palavras não nomeiam as essências. Ao contrário, indicam processos e eventos sempre transitórios. A linguagem do processo é vaga, alusiva e sugestiva.

Pelo fato de a língua chinesa ser uma linguagem de *processos*, surge também a pergunta: a prática da medicina chinesa de fato ajuda a compreender a terminologia médica chinesa? Em minha opinião, em muitos casos, realmente ajuda. Por exemplo, penso que a experiência clínica nos ajuda a compreender a natureza do *Chong Mai* (Vaso Penetrador) e, por conseguinte, a compreender o termo *Chong* "na prática" (segundo a definição de Farquhar),[22] em vez de aprender pela teoria.

É óbvio que um tradutor de livros chineses deve empenhar-se por precisão e consistência, mas devemos aceitar que há uma rica multiplicidade de significados para qualquer conceito da medicina chinesa. O *Chong Mai* é um bom exemplo dessa multiplicidade, pois o termo *Chong* pode ser traduzido como "via de Comunicação", "encruzilhada estratégica", "penetrar",

---

*N.T.: literalmente, "'*Qi* Aglutinador'". A tradução mais adequada para o português é *Qi* Torácico.

"precipitar-se" "precipitar-se para cima", "carga", "colidir", "atividade", "movimento" e "livre passagem". Qual dessas traduções seria a "correta"? Todas estão corretas, porque todas transmitem uma ideia da natureza e da função do *Chong Mai*.

Penso, portanto, que o futuro do ensinamento da medicina chinesa não está em tentar impor uma camisa de força de uma terminologia rígida em suas ricas ideias, mas em ensinar aos alunos cada vez mais ideogramas chineses e explicar a riqueza dos significados associados a estes dentro do contexto da medicina chinesa. Eu mesmo não gostaria que minha própria terminologia fosse "adotada" como sendo a "correta" ou "oficial"; ficaria mais satisfeito vendo as instituições ensinando cada vez mais chinês a seus alunos e ilustrando os ricos significados dos termos da medicina chinesa. Conforme mencionado, meu principal motivo de traduzir todos os termos é puramente uma questão de estilo em um livro texto escrito em inglês. Quando dou aula, geralmente uso os termos em *pinyin*, mas, acima de tudo, mostro aos alunos os ideogramas chineses e tento transmitir seu significado dentro do contexto da medicina chinesa.

Para finalizar, gostaria de explicar minha constante tradução de *Wu Xing* como "Cinco Elementos". O termo "Cinco Elementos" tem sido usado pela maioria dos profissionais de medicina chinesa ocidentais por muito tempo (também em francês e em outras línguas europeias). Alguns autores consideram essa tradução um equívoco do significado do termo chinês "*Wu Xing*" perpetuado ao longo dos anos, e provavelmente estão com a razão. "*Wu*" significa "cinco" e "*Xing*" significa "movimento", "processo", "ir", "conduzir" ou "comportamento". A maioria dos autores, portanto, pensa que a palavra "*Xing*" não pode indicar "elemento" como um constituinte básico da Natureza, conforme suposto na antiga filosofia grega.

Em minha opinião, isso é apenas parcialmente verdadeiro, porque os elementos, conforme concebidos por vários filósofos gregos ao longo dos séculos, nem sempre foram considerados "constituintes básicos" da Natureza ou "substâncias fundamentais passivas e imóveis".[23] Alguns filósofos gregos concebiam os elementos como qualidades dinâmicas da Natureza, à semelhança da filosofia chinesa.

Por exemplo, Aristóteles deu uma interpretação dinâmica definida para os quatro elementos e os chamou de "forma primária" (*prota somata*): "*Terra e Fogo são opostos também em decorrência da oposição das respectivas qualidades com as quais são revelados aos nossos sentidos: o Fogo é quente, a Terra é fria. Além da oposição fundamental de calor e frio, há outra, ou seja, de secura e umidade: daí as quatro possíveis combinações de calor-secura [Fogo], calor-umidade [Ar], frio-secura [Terra] e frio-umidade [Água]... os elementos podem misturar-se entre si e, inclusive, transformar-se um no outro... portanto, Terra, que é fria e seca, pode gerar Água se a umidade substituir a secura.*"[24]

Para Aristóteles, portanto, os quatro elementos tornaram-se as quatro qualidades básicas dos fenômenos naturais, classificados como combinações das quatro qualidades, calor, frio, secura e umidade. Como fica aparente pela declaração anterior, os elementos aristotélicos poderiam até se transformar um no outro e um gerar o outro.

Essa interpretação é muito semelhante à chinesa, na qual os elementos são qualidades da Natureza. Além disso, é interessante observar a semelhança com a teoria chinesa de *Yin-Yang*: os quatro elementos aristotélicos se originam da interação das qualidades básicas *Yin-Yang* de frio-calor e secura-umidade.

Não é, portanto, totalmente verdadeiro dizer que os elementos gregos foram concebidos apenas como os constituintes básicos da matéria, os "blocos de construção" da Natureza, o que tornaria o uso da palavra "emento" errado para indicar *xing*. Além disso, a palavra "elementos" não necessariamente implica isso; só tem esse significado na interpretação química moderna.

Para concluir, pelas razões acima mencionadas, eu mantive a palavra "elemento" como tradução da palavra chinesa "*xing*". De acordo com Wang, o termo "Cinco Elementos" pode ser traduzido de várias formas, como "'agentes", "entidades", "andamentos", "conduzir", "feitos", "atividades" e "estágios de mudança".[25]

Recentemente, o termo "Cinco Fases" vem ganhando aceitação, mas alguns sinólogos não concordam com essa tradução e propõem a volta para "Cinco Elementos". Friedrich e Lackner, por exemplo, sugerem a volta do termo "elementos".[26] Graham usa o termo "Cinco Processos".[27] Eu provavelmente concordaria que "processos" é a melhor tradução de *Wu Xing*. De fato, o livro *Shang Shu*, escrito durante a dinastia Zhou ocidental (1000 a 771 a.C.), diz: "*Os Cinco Elementos são Água, Fogo, Madeira, Metal e Terra. Água umedece para baixo; Fogo chameja para cima; Madeira pode ser inclinada e endireitada; Metal pode ser moldado e pode endurecer; Terra permite plantio, germinação, colheita.*"[28]

Alguns sinólogos (Needham e Fung Yu Lan, por exemplo) ainda usam o termo "elemento". Fung Yu Lan sugere que uma possível tradução de *wu xing* pode ser "Cinco Atividades" ou "Cinco Agentes".[29] Embora, como dito, o termo "cinco fases" tenha ganhado alguma aceitação como uma tradução de "*wu xing*", eu o considero restritivo, porque claramente se refere a apenas um aspecto dos Cinco Elementos, ou seja, as fases de um ciclo (sazonal).

Um glossário com termos em *pinyin*, ideogramas chineses e a tradução correspondente aparece nos meus livros, nos quais costumo incluir glossários nos idiomas *pinyin*-inglês e inglês-*pinyin*.

NOTAS

1. Ames R T, Rosemont H. 1998 *The Analects of Confucius* – a Philosophical Translation, Ballantine Publishing Group, New York, p. 311.
2. Ames R T and Hall D L. 2001 *Focusing the Familiar*: A Translation and Philosophical Interpretation of the Zhong Yong, University of Hawai'i Press, Honolulu, p. 6-16.
3. Ibid., p. 6.
4. Ibid., p. 6.
5. Ibid., p. 10.
6. Ibid., p. 10.
7. Ibid., p. 13.
8. Ibid., p. 69.
9. Ames R T and Hall D L. 2003 *Daodejing* – 'Making This Life Significant' A Philosophical Translation, Ballantine Books, New York, p. 56.
10. Ibid., p. 16.
11. Ibid., p. 16.

12. Ames R T. *The Analects of Confucius*, p. 312.
13. Ibid., p. 313.
14. Hall D L and Ames R T. 1998 *Thinking from the Han* – Self, Truth and Transcendence in Chinese and Western Culture, State University of New York Press, New York, p. 238.
15. *The Analects of Confucius*, p. 314.
16. *Thinking from the Han*, p. 4.
17. Yung Sik Kim. 2000 *The Natural Philosophy of Chu Hsi*, American Philosophical Society, Philadelphia, p. 11.
18. Ibid., p. 19.
19. Ames R T and Hall D L. 2003 *Daodejing* – Making This Life Significant – A Philosophical Translation, Ballantine Books, New York, p. 55.
20. Ibid., p. 55-6.
21. Ibid., p. 56.
22. Farquhar J. 1994 *Knowing Practice* – The Clinical Encounter of Chinese Medicine, Westview Press, Boulder.
23. Needham J. 1977 *Science and Civilization in China*, vol 2, Cambridge University Press, Cambridge, p. 244.
24. Lamanna E P. 1967 *Storia della Filosofia* (History of Philosophy), vol 1, Le Monnier, Florence, p. 220-1.
25. Wang Ai He. 1999 *Cosmology and Political Culture in Early China*, Cambridge University Press, Cambridge, p. 3.
26. Friedrich M and Lackner M. *Once again:* the concept of Wu Xing in Early China 9-10, p. 218-9.
27. Graham A C 1986 *Yin-Yang and the Nature of Correlative Thinking*, Institute of East Asian Philosophies, Singapore, p. 42-66 e 70-92.
28. *Shang Shu* c. 659 a.C. citado no Practical Chinese Medicine de 1975 (*Shi Yang Zhong Yi Xue* 实用中医学), Beijing Publishing House, Beijing. p. 32. O livro *Shang Shu* é situado por alguns autores na época da antiga dinastia Zhou (portanto, c. 1000 a.C.), mas a opinião prevalente é a de que tenha sido escrito entre 659 a.C. e 627 a.C.
29. Fung Yu Lan. 1966 *A Short History of Chinese Philosophy*, Free Press, New York, p. 131.

Como Usar Este Livro

Este livro se divide em seis partes e quatro apêndices:

Parte 1: Diagnóstico pela Observação
Parte 2: Diagnóstico pelo Interrogatório
Parte 3: Diagnóstico pela Palpação
Parte 4: Diagnóstico pela Audição e Olfação
Parte 5: Sintomas e Sinais
Parte 6: Identificação dos Padrões
Apêndice 1: Índice de Casos Clínicos
Apêndice 2: Prescrições
Apêndice 3: História do Diagnóstico na Medicina Chinesa
Apêndice 4: Os Clássicos da Medicina Chinesa
Glossário dos Termos Chineses em *Pinyin*-Português
Cronologia Chinesa

A Parte 1, *Diagnóstico pela Observação*, discute o significado diagnóstico dos *sinais* por áreas do corpo (ou seja, cabeça, face, olhos, ouvidos, membros etc.). A Parte 2, *Diagnóstico pelo Interrogatório*, descreve as técnicas usadas para fazer perguntas sobre as várias partes do corpo; esse processo de interrogar deve gerar um relato dos *sintomas* do paciente.

A Parte 3, *Diagnóstico pela Palpação*, inclui o diagnóstico pelo pulso e o diagnóstico pela palpação do abdome e dos canais. A Parte 4, *Diagnóstico pela Audição e Olfação*, descreve o significado do diagnóstico dos sons e dos odores. Os *sinais* estão, portanto, descritos na Parte 1 e os *sintomas*, na Parte 2.

Por sua vez, a Parte 5, *Sintomas e Sinais*, exibe, sem discussão, muitos sintomas e sinais com seus padrões relacionados. Gostaria de enfatizar que essa parte discute a diferenciação dos padrões dos *sintomas* e *sinais*, e *não* das doenças. Por exemplo, o leitor vai encontrar a diferenciação dos padrões para os sintomas de vertigem e náuseas, mas não para, por exemplo, a doença de Menière (que se manifesta com vertigem e náuseas). Isso porque a função de um livro sobre diagnóstico é discutir sintomas e sinais, e a de um livro sobre medicina interna é discutir as doenças. Essa parte está ligada às Partes 1 e 2, na medida em que relacionam as manifestações clínicas independentemente de serem sintomas ou sinais (Figura 1).

Note que todos os sintomas e sinais descritos nas Partes 1 e 2 estão incluídos na Parte 5, sobre sintomas e sinais, mas não o contrário; ou seja, esta última parte pode conter alguns sintomas e sinais menos comuns que não estão nas Partes 1 e 2.

Todas as partes do livro contêm informações que ligam uma parte à outra. Por exemplo, sob o título "Olhos de cor vermelha" no Capítulo 6 (Parte 1), é feita a correspondência desse sinal ao Capítulo 61 (Parte 5); de maneira recíproca, no Capítulo 61 (Parte 5), sob o sinal de "olhos vermelhos", é apresentada a correspondência desse sinal ao Capítulo 6 (Parte 1). Isso facilita a navegação entre as diferentes partes do livro para cada sintoma ou sinal em particular (Figura 2).

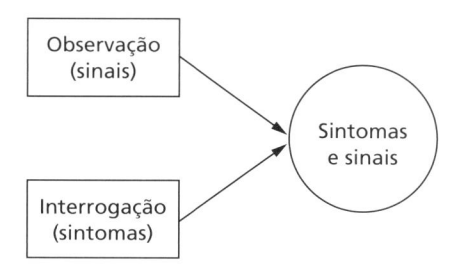

Figura 1 Correlação entre observação, interrogação e sintomas e sinais.

Existem três formas principais de usar este livro, a saber:

1. O leitor pode ler determinado capítulo para obter uma compreensão do significado diagnóstico de uma parte específica do corpo. Por exemplo, o Capítulo 3 (Parte 1) contém uma discussão detalhada do significado diagnóstico da cor da pele, que é um aspecto importantíssimo do diagnóstico. De modo semelhante, o Capítulo 49, na Parte 3, contém uma discussão detalhada dos princípios gerais do diagnóstico pelo pulso.

2. O leitor pode "recorrer" ao livro. Ao se deparar com um paciente que apresenta sintomas e sinais que claramente giram em torno de determinada área do corpo, é possível, então, consultar a seção que aborda essa parte específica do corpo. Por exemplo, se um paciente se apresenta com visão turva, olhos secos e dor no olho, pode-se procurar o Capítulo 6, na Parte 1 e o Capítulo 42, na Parte 2. A seguir, a Figura 3 mostra as principais áreas da face com os números dos capítulos pertinentes da Parte 1, sobre observação (Obs), Parte 2, sobre interrogatório (Int), e Parte 5, sobre sintomas e sinais (S&S), ao passo que a Figura 4 ilustra do mesmo modo para as áreas do corpo.

3. O leitor pode procurar determinado sintoma ou sinal detectado no exame clínico, especialmente se for algo incomum, tal como transpirar em apenas um lado do corpo. O sintoma ou sinal deve ser consultado em todas as partes do livro em que aparece, por exemplo, Partes 2 e 5 ou Partes 1, 3 e 5. Cada parte pode oferecer informações ligeiramente diferentes ou sob perspectivas distintas sobre aquele sintoma ou sinal.

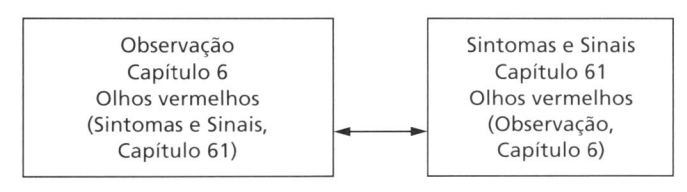

Figura 2 Correlação entre as partes para cada sintoma ou sinal.

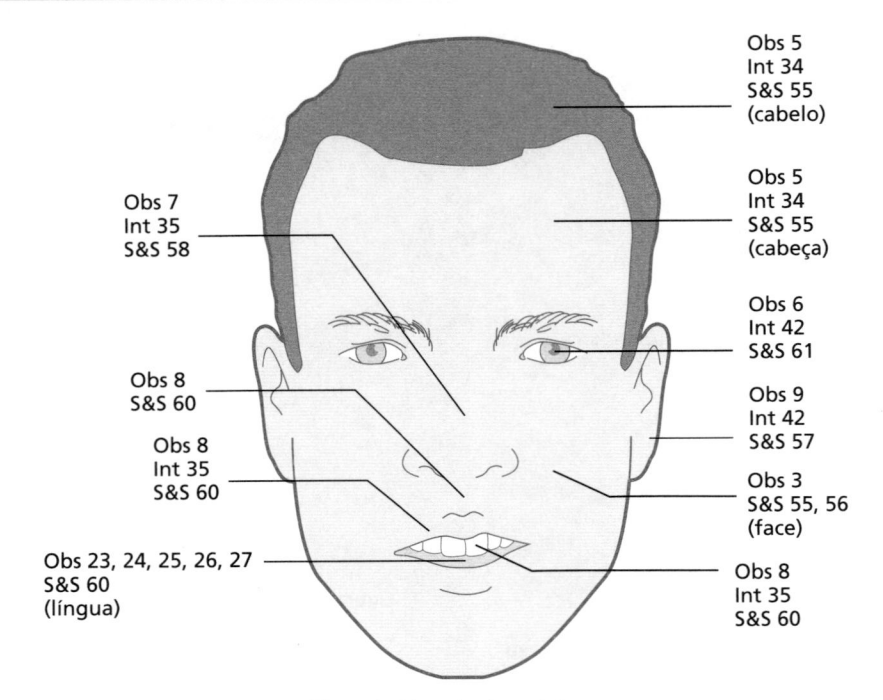

Figura 3 Mapa das áreas da face.

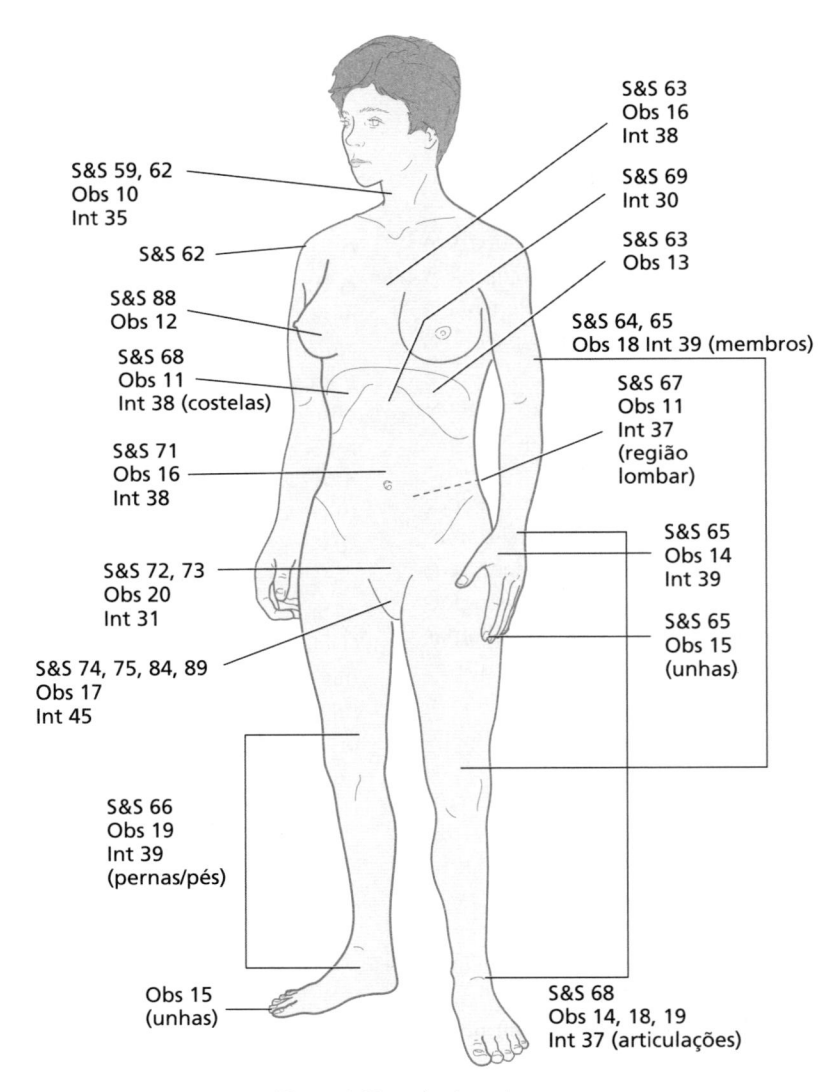

- Obs 5 / Int 34 / S&S 55 (cabelo)
- Obs 5 / Int 34 / S&S 55 (cabeça)
- Obs 7 / Int 35 / S&S 58
- Obs 6 / Int 42 / S&S 61
- Obs 9 / Int 42 / S&S 57
- Obs 8 / S&S 60
- Obs 8 / Int 35 / S&S 60
- Obs 3 / S&S 55, 56 (face)
- Obs 23, 24, 25, 26, 27 / S&S 60 (língua)
- Obs 8 / Int 35 / S&S 60

Figura 4 Mapa das áreas do corpo.

- S&S 63 / Obs 16 / Int 38
- S&S 59, 62 / Obs 10 / Int 35
- S&S 69 / Int 30
- S&S 62
- S&S 63 / Obs 13
- S&S 88 / Obs 12
- S&S 64, 65 / Obs 18 Int 39 (membros)
- S&S 68 / Obs 11 / Int 38 (costelas)
- S&S 67 / Obs 11 / Int 37 (região lombar)
- S&S 71 / Obs 16 / Int 38
- S&S 72, 73 / Obs 20 / Int 31
- S&S 65 / Obs 14 / Int 39
- S&S 65 / Obs 15 (unhas)
- S&S 74, 75, 84, 89 / Obs 17 / Int 45
- S&S 66 / Obs 19 / Int 39 (pernas/pés)
- Obs 15 (unhas)
- S&S 68 / Obs 14, 18, 19 / Int 37 (articulações)

Sumário

PARTE 1
DIAGNÓSTICO PELA OBSERVAÇÃO, 1

Seção 1
Observação de Corpo, Mente e Cútis, 7

Capítulo 1 Observação da Forma do Corpo, da Constituição Física e do Comportamento, 11
Capítulo 2 Observação da Mente, do Espírito e das Emoções, 28
Capítulo 3 Observação da Cor da Cútis, 34
Capítulo 4 Observação dos Movimentos do Corpo, 54

Seção 2
Observação das Partes do Corpo, 60

Capítulo 5 Observação da Cabeça, Face e Cabelos, 62
Capítulo 6 Observação dos Olhos, 67
Capítulo 7 Observação do Nariz, 77
Capítulo 8 Observação dos Lábios, Boca, Palato, Dentes, Gengivas e Filtro, 81
Capítulo 9 Observação das Orelhas, 89
Capítulo 10 Observação da Garganta e do Pescoço, 93
Capítulo 11 Observação do Dorso, 98
Capítulo 12 Observação das Mamas das Mulheres, 102
Capítulo 13 Observação do Batimento Cardíaco, 106
Capítulo 14 Observação das Mãos, 108
Capítulo 15 Observação das Unhas, 116
Capítulo 16 Observação do Tórax e do Abdome, 121
Capítulo 17 Observação dos Órgãos Genitais, 126
Capítulo 18 Observação dos Quatro Membros, 129
Capítulo 19 Observação das Pernas, 133
Capítulo 20 Observação das Excreções, 135
Capítulo 21 Observação da Pele, 139
Capítulo 22 Observação das Crianças, 166

Seção 3
Diagnóstico Pela Língua, 173

Capítulo 23 Diagnóstico Pela Língua, 175
Capítulo 24 Cor do Corpo da Língua, 179
Capítulo 25 Forma do Corpo da Língua, 186
Capítulo 26 Saburra da Língua, 191
Capítulo 27 Imagens e Padrões da Língua, 195

PARTE 2
DIAGNÓSTICO PELO INTERROGATÓRIO, 199

Capítulo 28 Introdução, 201
Capítulo 29 Dor, 216
Capítulo 30 Alimentos e Paladar, 223
Capítulo 31 Fezes e Urina, 229
Capítulo 32 Sede e Bebidas, 234
Capítulo 33 Níveis de Energia, 237
Capítulo 34 Cabeça, 242
Capítulo 35 Face, 252
Capítulo 36 Garganta e Pescoço, 260
Capítulo 37 Corpo, 265
Capítulo 38 Tórax e Abdome, 268
Capítulo 39 Membros, 279
Capítulo 40 Sono, 286
Capítulo 41 Transpiração, 290
Capítulo 42 Ouvidos e Olhos, 293

Capítulo 43 Sensação de Frio, Sensação de Calor e Febre, 298
Capítulo 44 Sintomas Mentais e Emocionais, 311
Capítulo 45 Sintomas Sexuais, 320
Capítulo 46 Sintomas das Mulheres, 323
Capítulo 47 Sintomas das Crianças, 335
Capítulo 48 Diagnóstico das Causas de Doença, 338

PARTE 3
DIAGNÓSTICO PELA PALPAÇÃO, 351

Capítulo 49 Diagnóstico Pelo Pulso, 353
Capítulo 50 Qualidades do Pulso, 379
Capítulo 51 Palpação das Partes do Corpo, 418
Capítulo 52 Palpação dos Canais, 429

PARTE 4
DIAGNÓSTICO PELA AUDIÇÃO E PELA OLFAÇÃO, 441

Capítulo 53 Diagnóstico pela Audição, 443
Capítulo 54 Diagnóstico pela Olfação, 449

PARTE 5
SINTOMAS E SINAIS, 451

Seção 1
Sintomas e Sinais das Partes do Corpo, 454
Capítulo 55 Cabeça e Face, 456
Capítulo 56 Cor da Face, 473
Capítulo 57 Ouvidos/Orelhas, 478
Capítulo 58 Nariz, 484
Capítulo 59 Garganta, 495
Capítulo 60 Boca, Língua, Dentes, Gengivas, Lábios, Palato e Sulco Nasolabial, 503
Capítulo 61 Olhos, 520
Capítulo 62 Pescoço, Ombros e Parte Superior das Costas, 544
Capítulo 63 Tórax, 549
Capítulo 64 Membros, 561
Capítulo 65 Braços, 570
Capítulo 66 Pernas, 584

Capítulo 67 Região Lombar, 593
Capítulo 68 Corpo, 599
Capítulo 69 Sistema Digestório e Paladar, 606
Capítulo 70 Sede e Bebidas, 618
Capítulo 71 Abdome, 621
Capítulo 72 Defecação, 632
Capítulo 73 Micção, 638
Capítulo 74 Ânus, 644
Capítulo 75 Sintomas Sexuais e Genitais Masculinos, 646
Capítulo 76 Transpiração, 655
Capítulo 77 Sinais da Pele, 661
Capítulo 78 Sintomas Emocionais, 670
Capítulo 79 Sintomas Mentais e Emocionais, 675
Capítulo 80 Dificuldades Mentais, 681
Capítulo 81 Sono, 684
Capítulo 82 Sensação de Frio, Sensação de Calor, Febre, 689
Capítulo 83 Voz, Discurso e Sons, 694

Seção 2
Sintomas e Sinais Ginecológicos, 698
Capítulo 84 Sintomas Menstruais, 700
Capítulo 85 Problemas Durante a Menstruação, 707
Capítulo 86 Problemas na Gravidez, 712
Capítulo 87 Problemas Após o Parto, 718
Capítulo 88 Sinais das Mamas, 724
Capítulo 89 Sintomas Ginecológicos Variados, 728

Seção 3
Sintomas e Sinais Pediátricos, 734
Capítulo 90 Problemas das Crianças, 736

PARTE 6
IDENTIFICAÇÃO DOS PADRÕES, 747

Capítulo 91 Padrões do Coração, 750
Capítulo 92 Padrões do Baço, 754
Capítulo 93 Padrões do Fígado, 759
Capítulo 94 Padrões do Pulmão, 766
Capítulo 95 Padrões do Rim, 771

Capítulo 96 Padrões do Intestino Delgado, 777
Capítulo 97 Padrões do Estômago, 779
Capítulo 98 Padrões da Vesícula Biliar, 783
Capítulo 99 Padrões do Intestino Grosso, 785
Capítulo 100 Padrões da Bexiga, 787

Apêndices, 789
Apêndice 1 Índice de Casos Clínicos, 790
Apêndice 2 Prescrições, 791
Apêndice 3 História do Diagnóstico na Medicina Chinesa, 813
Apêndice 4 Os Clássicos da Medicina Chinesa, 821

Glossário dos Termos Chineses em *Pinyin*-Português, 825
Bibliografia, 831
Cronologia Chinesa, 832
Índice Alfabético, 833

Diagnóstico na Medicina Chinesa
Um Guia Geral

Encarte

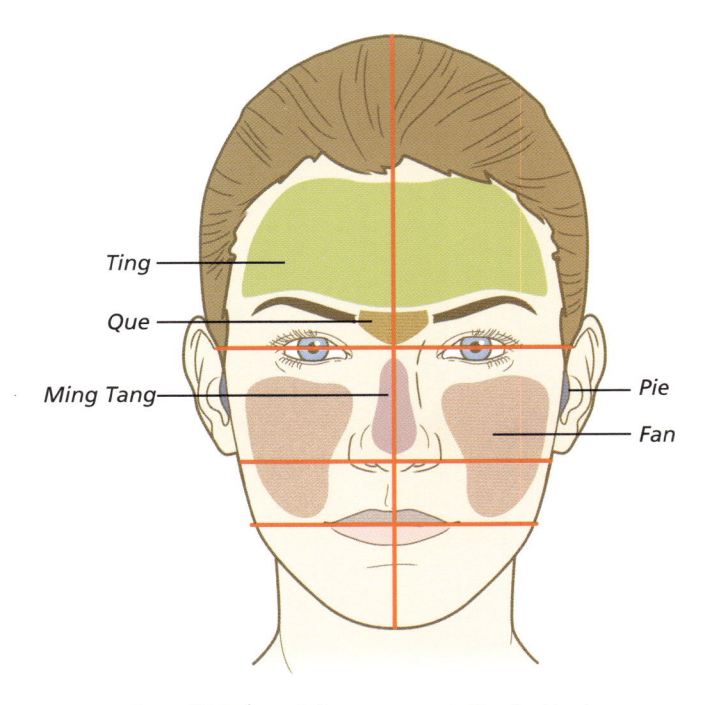

Figura P1.3 Áreas da face e as cores do Eixo Espiritual.

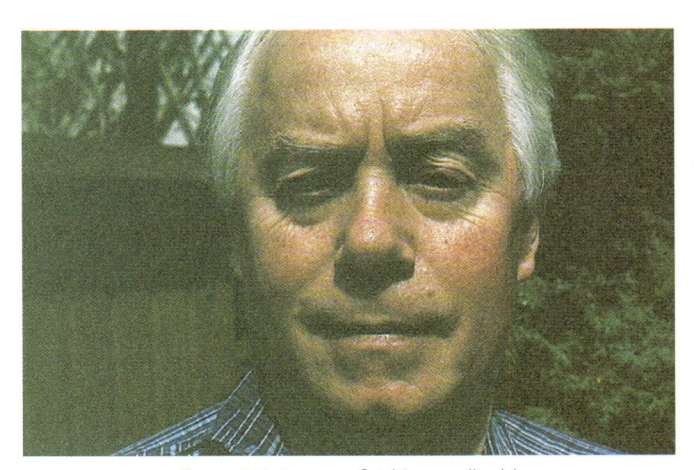

Figura 3.1 Cor superficial (avermelhada).

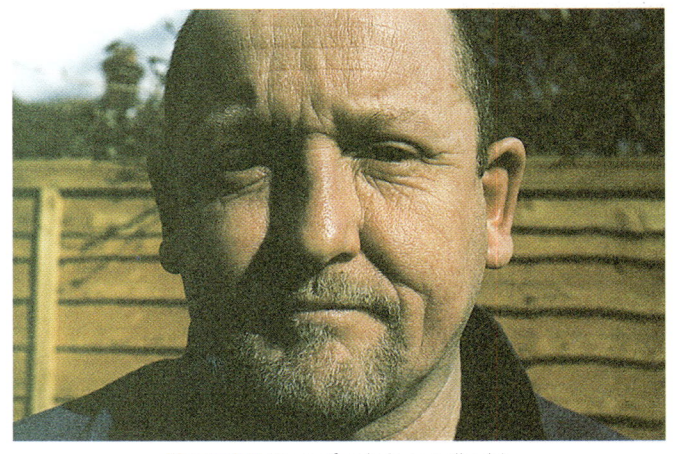

Figura 3.2 Cor profunda (avermelhada).

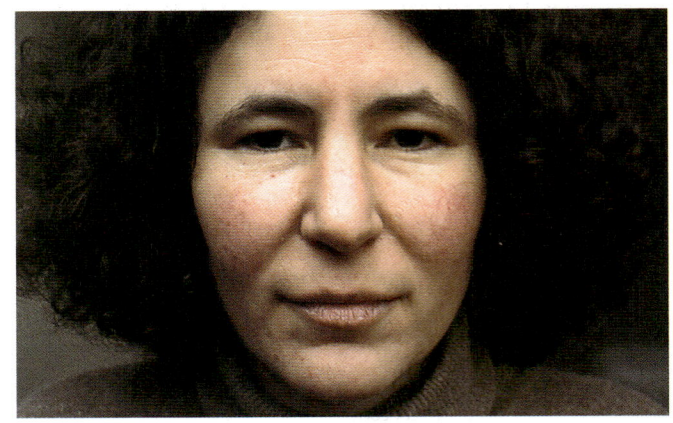

Figura 3.3 Cor distinta (avermelhada).

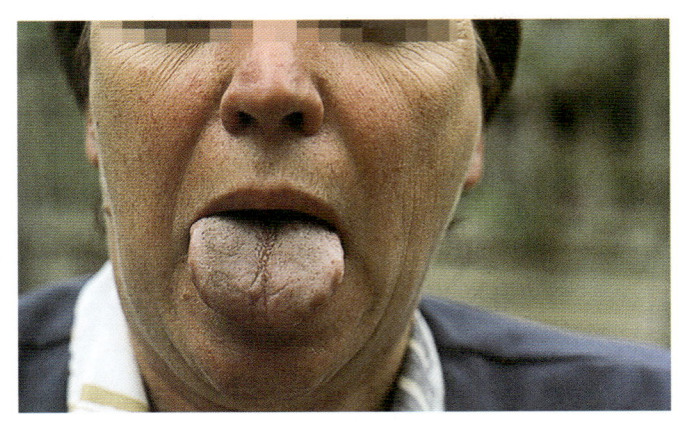

Figura 3.4 Cor obscura (avermelhada).

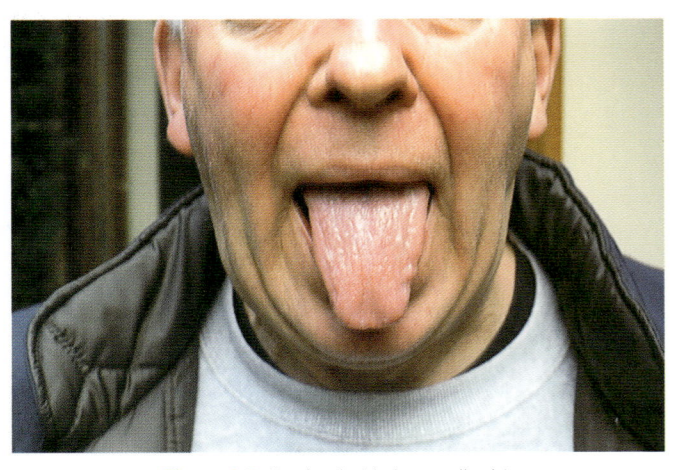

Figura 3.5 Cor distribuída (avermelhada).

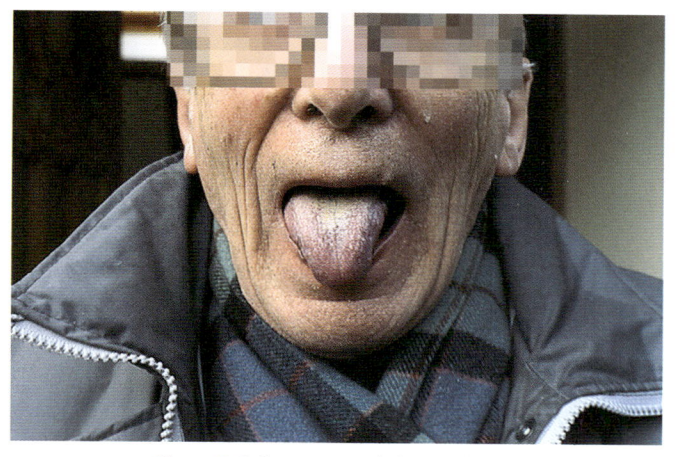

Figura 3.6 Cor concentrada (avermelhada).

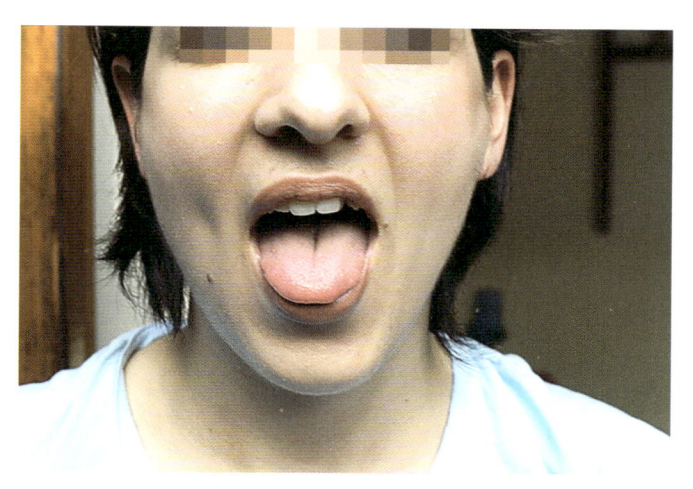

Figura 3.14 Cor normal da cútis.

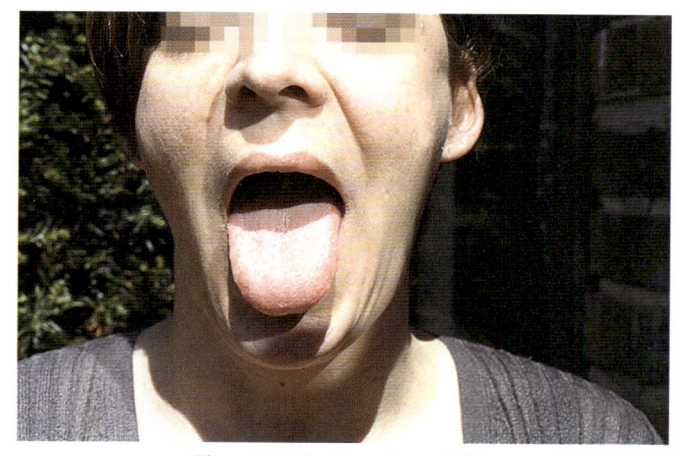

Figura 3.7 Cor tênue (amarelada).

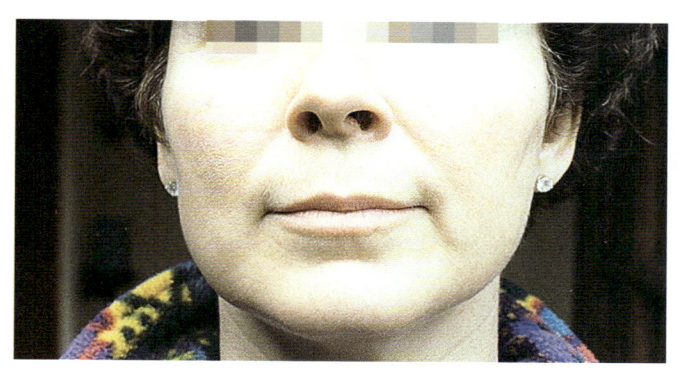

Figura 3.15 Cor da cútis esbranquiçada-brilhante.

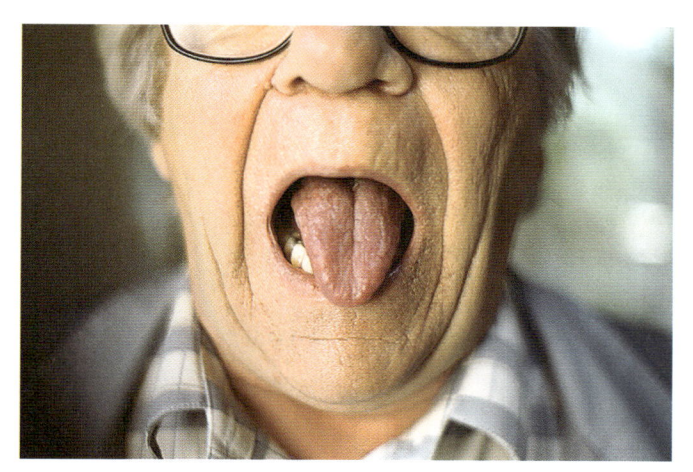

Figura 3.8 Cor densa (amarelada).

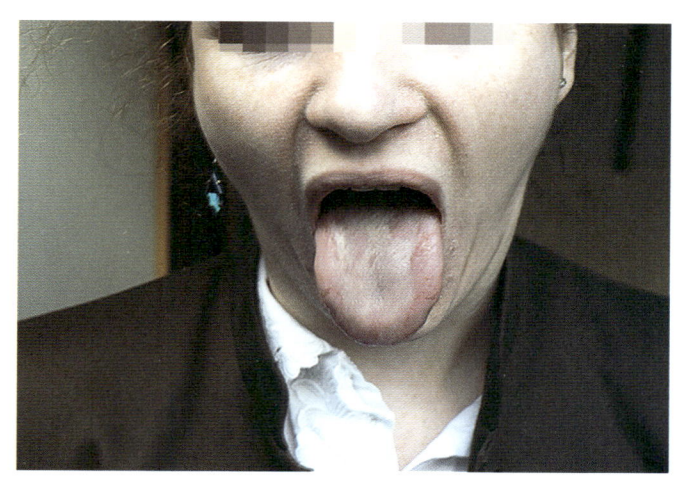

Figura 3.16 Cor da cútis esbranquiçada e baça.

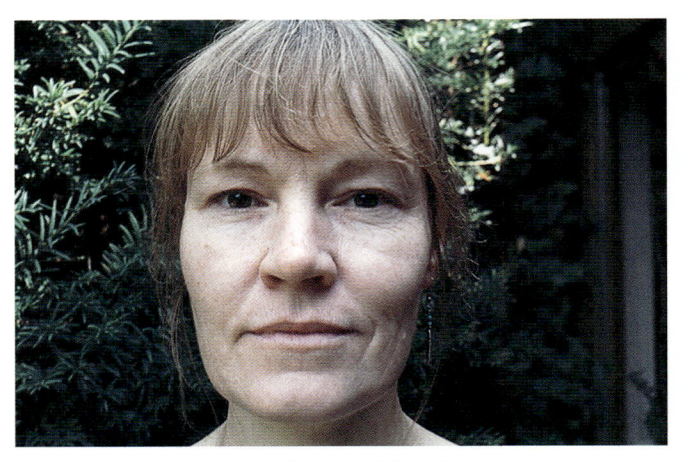

Figura 3.17 Cor da cútis pálido-esbranquiçada.

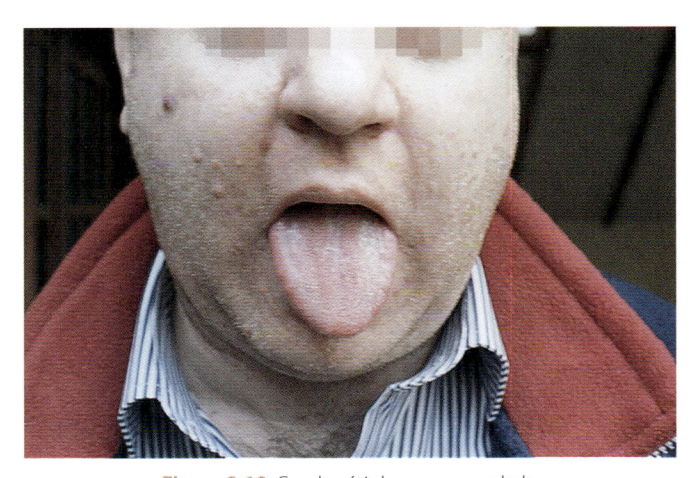

Figura 3.18 Cor da cútis branco-amarelada.

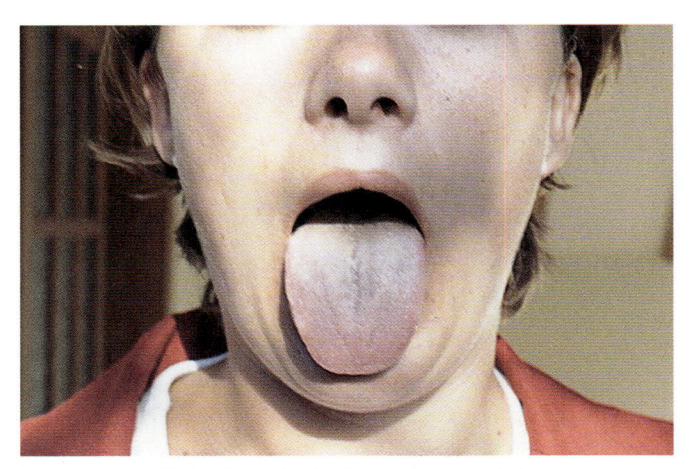

Figura 3.19 Cor da cútis branco-amarelada.

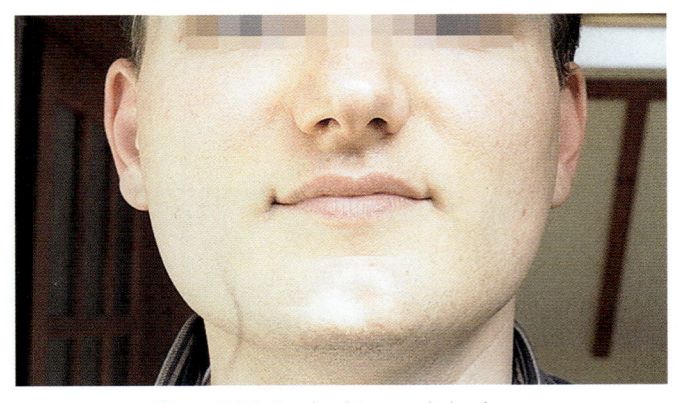

Figura 3.20 Cor da cútis amarelada e baça.

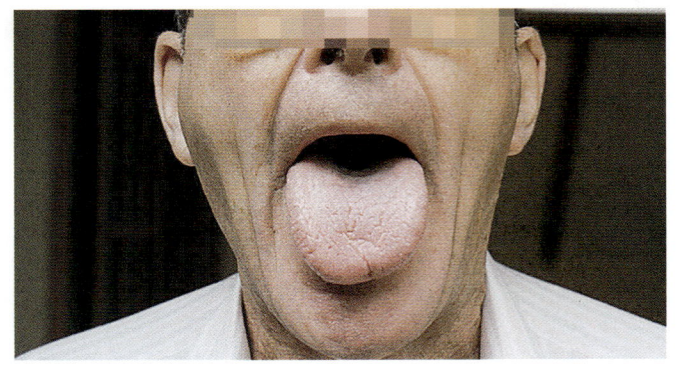

Figura 3.21 Cútis amarelo-acinzentada.

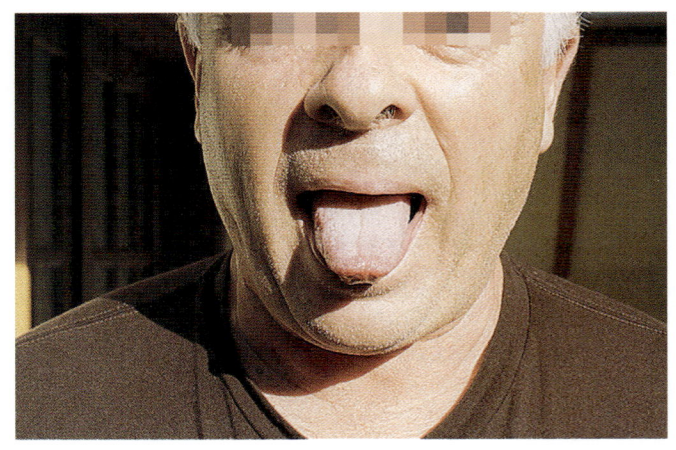

Figura 3.22 Cor da cútis com amarelo flutuante.

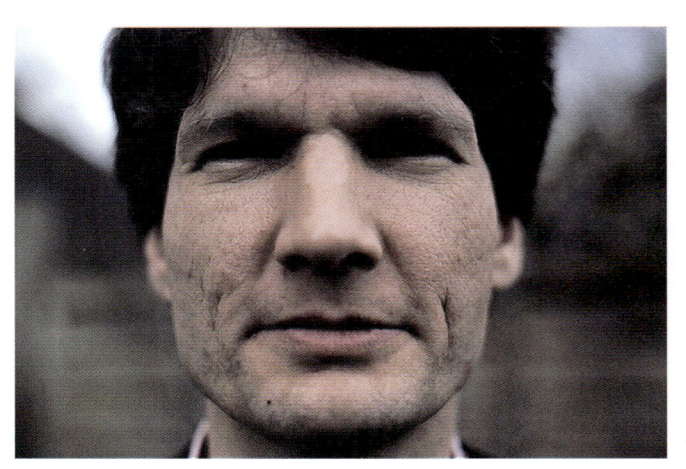

Figura 3.23 Cor da cútis amarelada e seca.

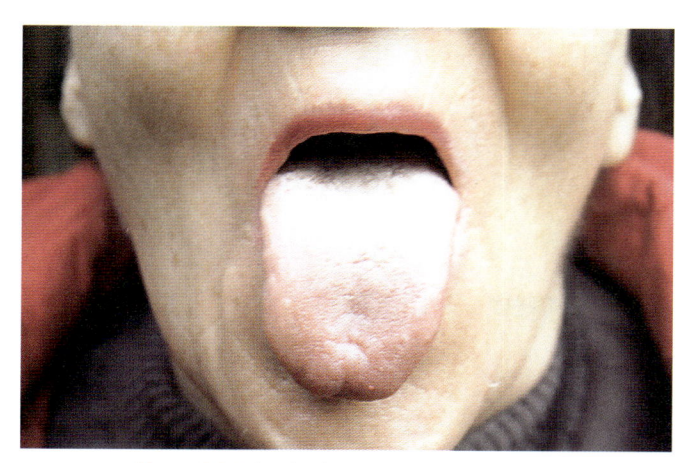

Figura 3.24 Cor da cútis amarelada como cinzas.

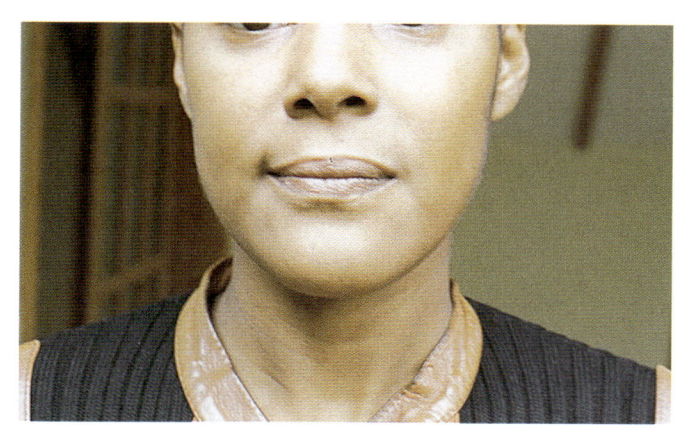

Figura 3.25 Cor da cútis amarelo forte.

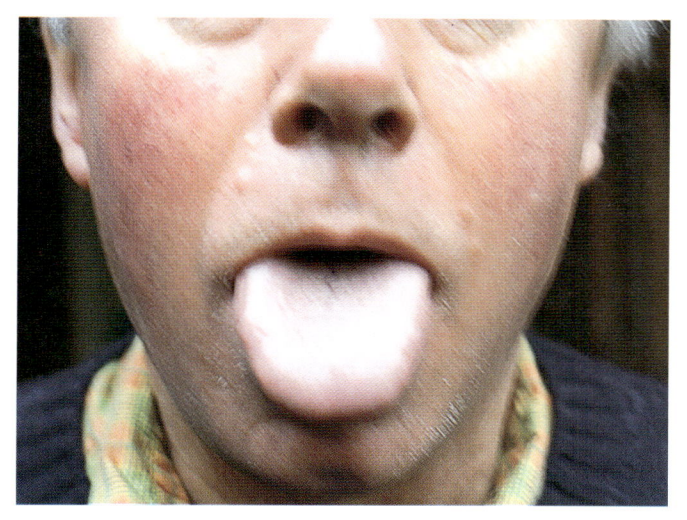

Figura 3.26 Bochechas avermelhadas.

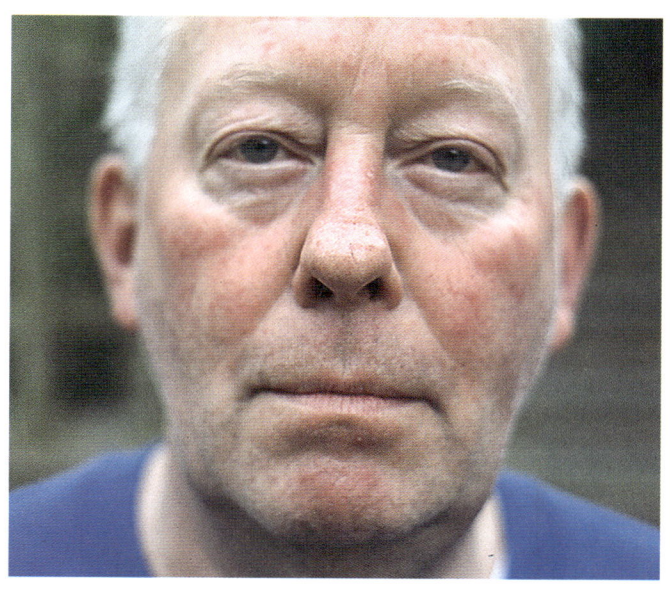

Figura 3.27 Bochechas avermelhadas.

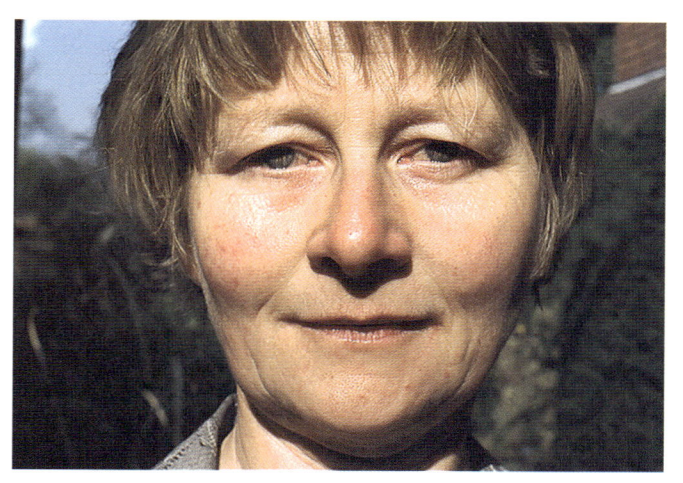

Figura 3.28 Maçãs do rosto avermelhadas.

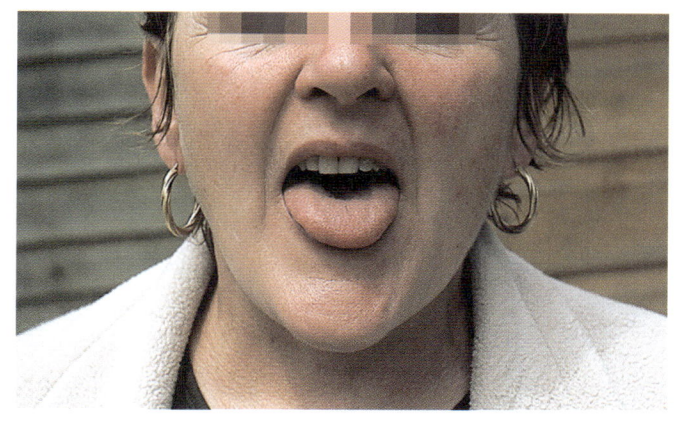

Figura 3.29 Maçãs do rosto avermelhadas.

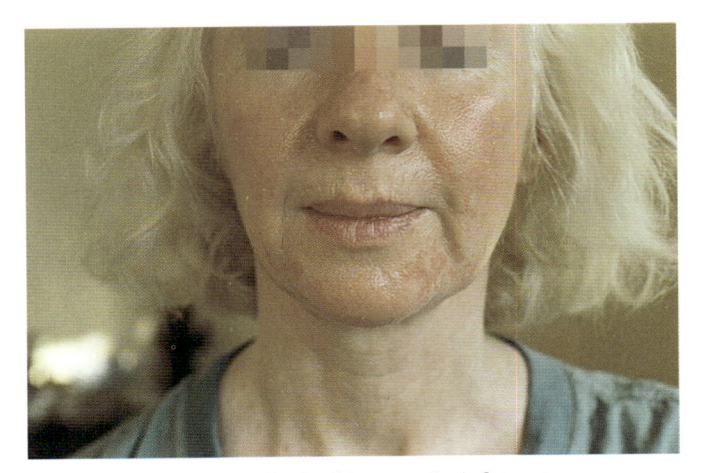

Figura 3.30 Cor da cútis avermelhada flutuante.

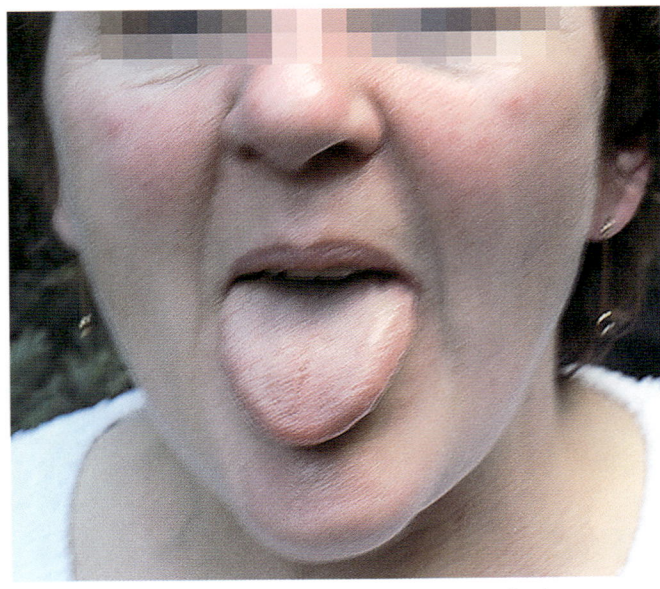

Figura 3.33 Cor da cútis avermelhada superficial.

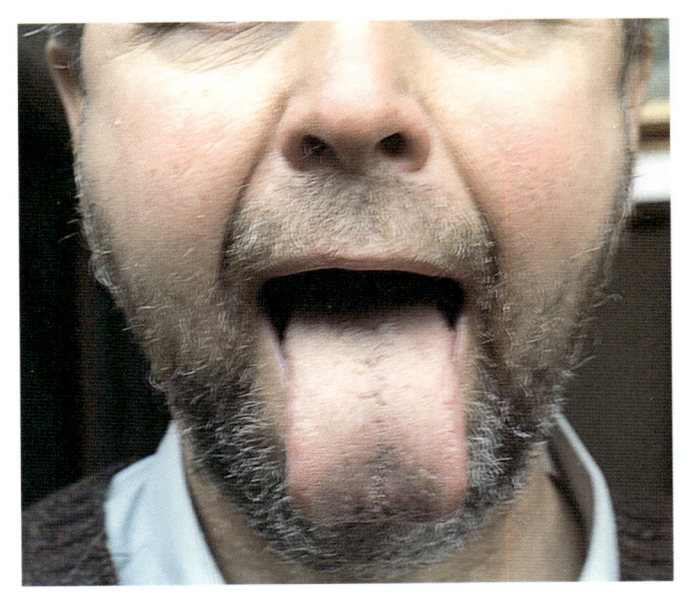

Figura 3.31 Cor da cútis avermelhada fina.

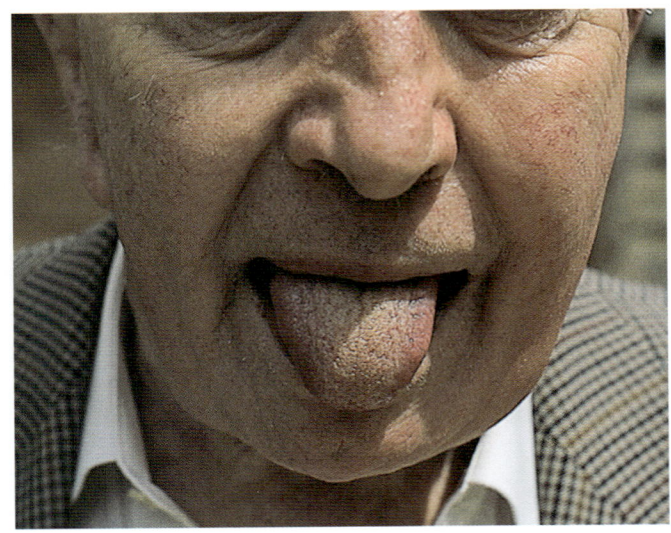

Figura 3.34 Cor da cútis avermelhada profunda.

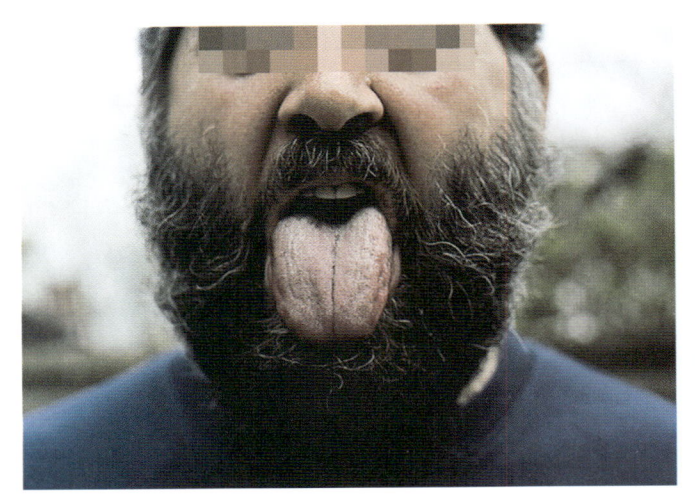

Figura 3.32 Cor da cútis avermelhada espessa.

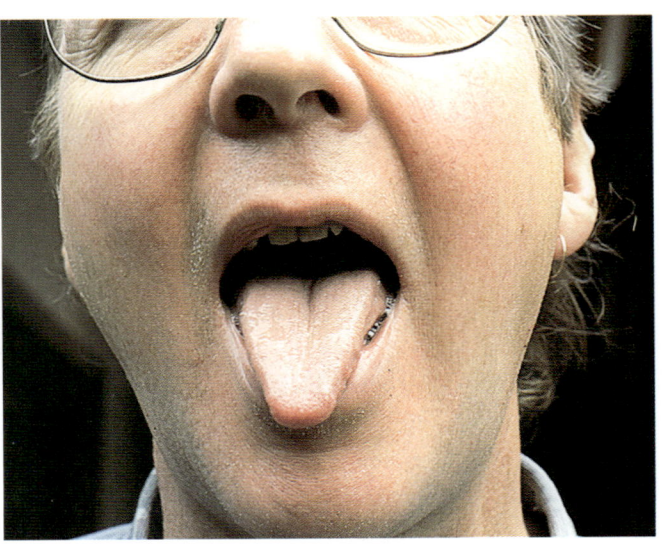

Figura 3.35 Cor da cútis avermelhada distinta.

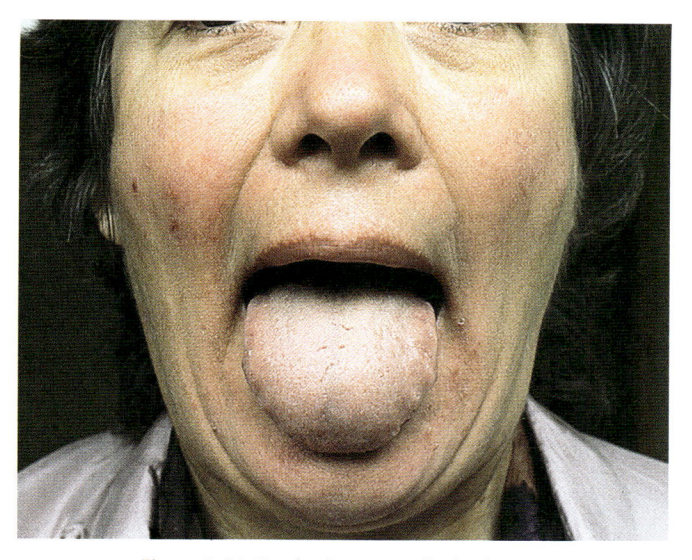

Figura 3.36 Cor da cútis avermelhada obscura.

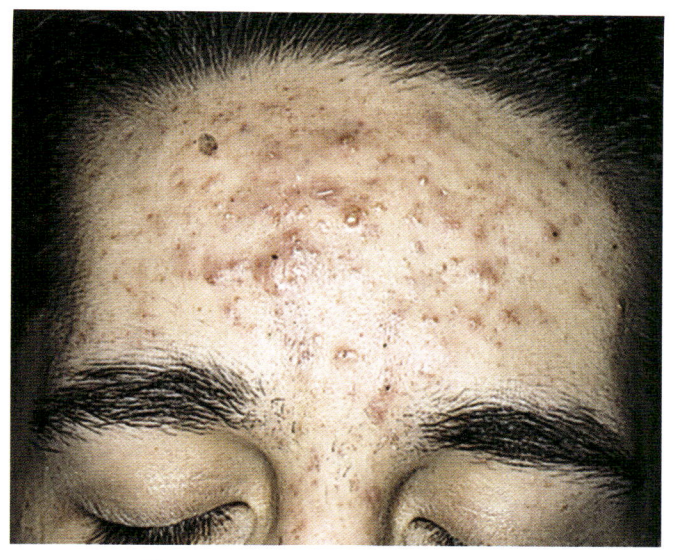

Figura 5.2 Acne com pústulas (Calor Tóxico).

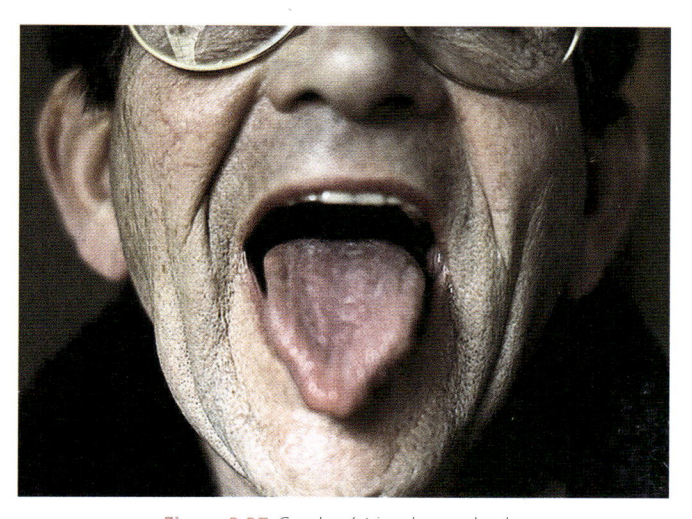

Figura 3.37 Cor da cútis azul-esverdeada.

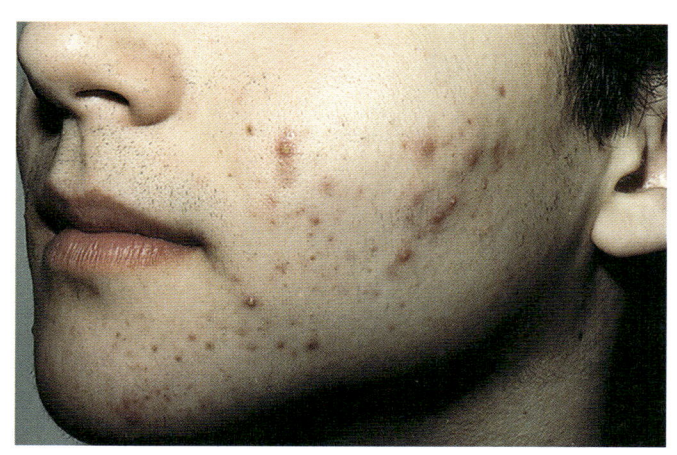

Figura 5.3 Acne com pústulas escuras (estase de Sangue).

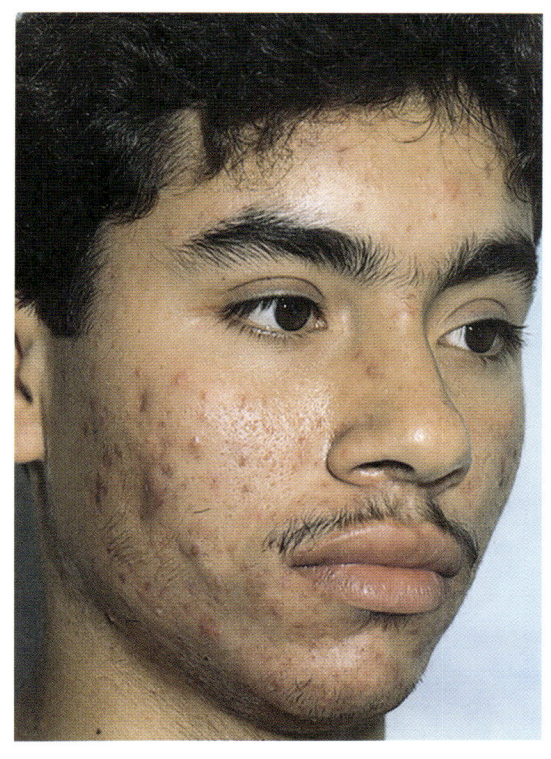

Figura 5.1 Acne com pápulas vermelhas (Umidade-Calor).

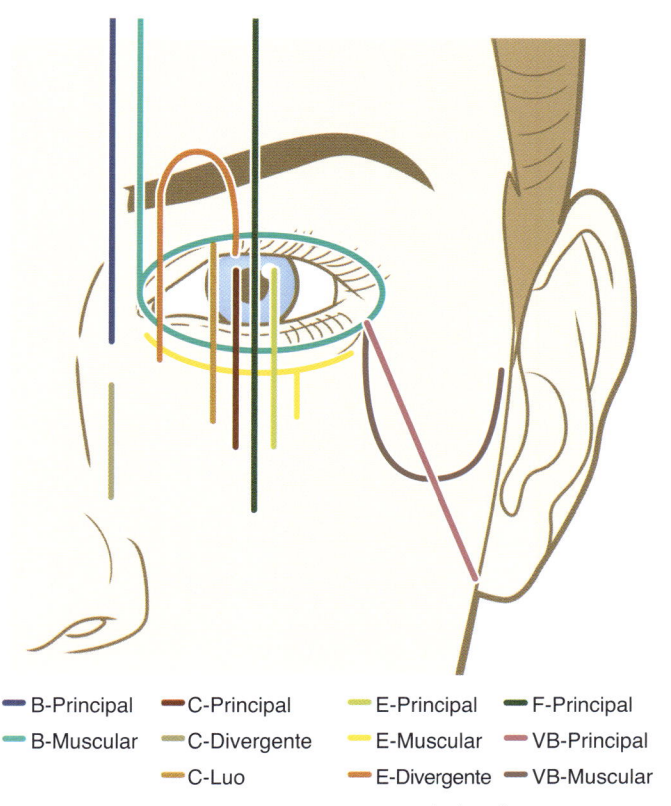

- B-Principal
- C-Principal
- E-Principal
- F-Principal
- B-Muscular
- C-Divergente
- E-Muscular
- VB-Principal
- C-Luo
- E-Divergente
- VB-Muscular

Figura 6.1 Canais que passam através dos olhos.

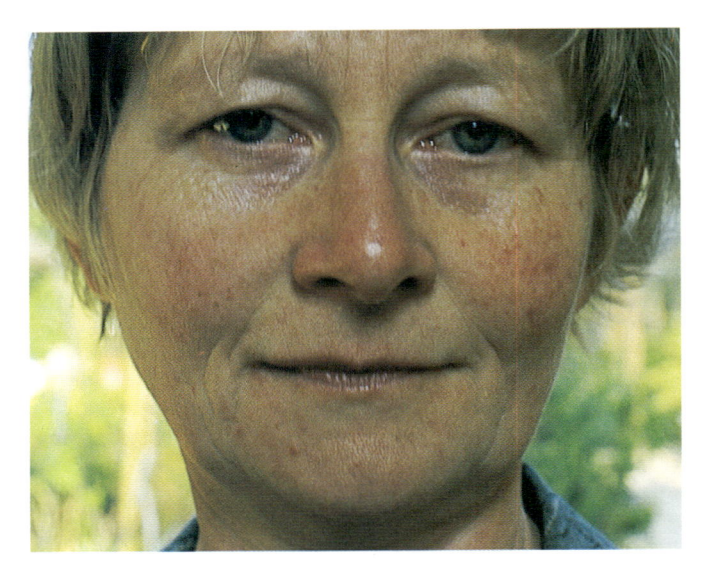

Figura 6.6 Olhos sem lustro.

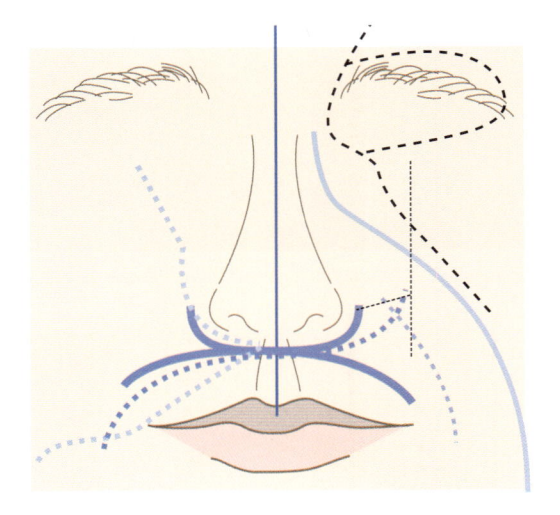

― Vaso Governador
━ Canal Principal do Intestino Grosso
⋯⋯ Canal Principal do Estômago
╌╌╌ Canal Muscular da Bexiga
― B-Muscular
⋯⋯ IG-Muscular
⋯⋯ E-Principal
▪▪▪▪ IG-Principal

Figura 7.1 Canais que passam através do nariz.

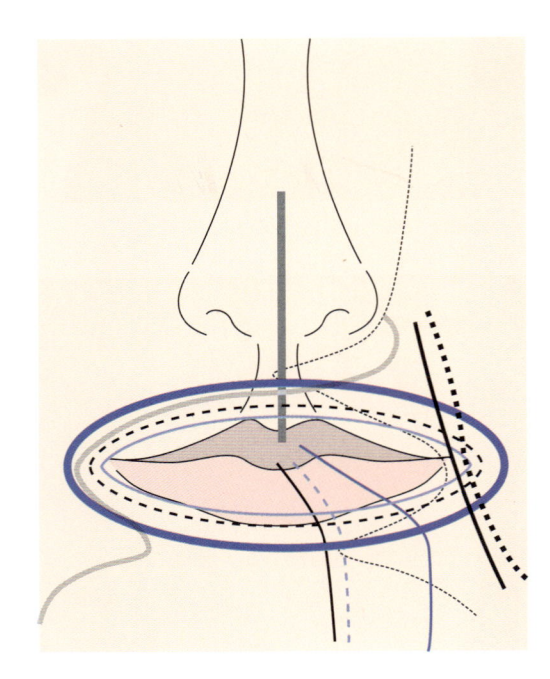

― Canal Principal do Intestino Delgado
⋯⋯ Canal Principal do Estômago
― Canal de Conexão do Coração (para a língua)
╌╌╌ Canal Principal do Rim (para a língua)
― Canal Divergente do Rim (para a língua)
━ Vaso Governador
― Canal Principal do Fígado
╌╌╌ Vaso da Concepção
━ Vaso Penetrador
― Muscular do E
▪▪▪▪ Principal do E

Figura 8.1 Canais que fluem ao redor da boca.

——— Canal Principal da Vesícula Biliar
- - - - Canal Principal do Triplo Aquecedor
- - - - Canal Principal da Bexiga
.... Canal de Conexão do Intestino Grosso
——— Canal Principal do Estômago
——— Canal Principal do Intestino Delgado

Figura 9.1 Canais que fluem para as orelhas.

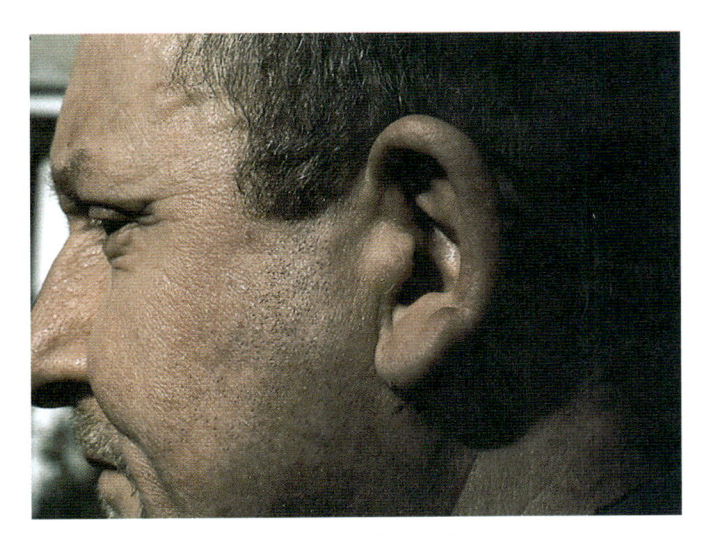

Figura 9.2 Orelha inchada (também com hélice avermelhada).

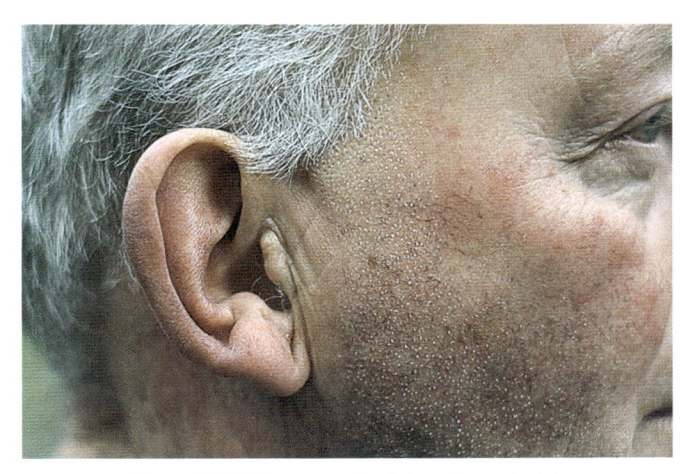

Figura 9.3 Hélice avermelhada (e orelha inchada).

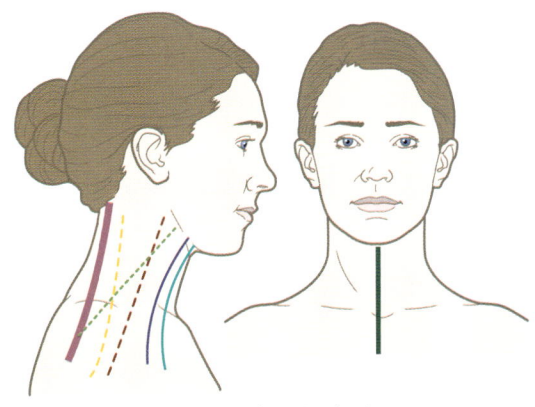

——— Canal do Intestino Grosso (Principal, Divergente, Muscular e de Conexão)
——— Canal do Estômago (Principal, Divergente, Muscular e de Conexão)
- - - Canal do Triplo Aquecedor (Principal, Divergente e Muscular)
- - - Canal do Intestino Delgado (Principal, Divergente e Muscular)
- - - Canal da Vesícula Biliar (Principal, Divergente e Muscular)
——— Canal da Bexiga (Principal, Divergente e Muscular)
——— Vaso da Concepção

Figura 10.1 Canais que fluem através do pescoço.

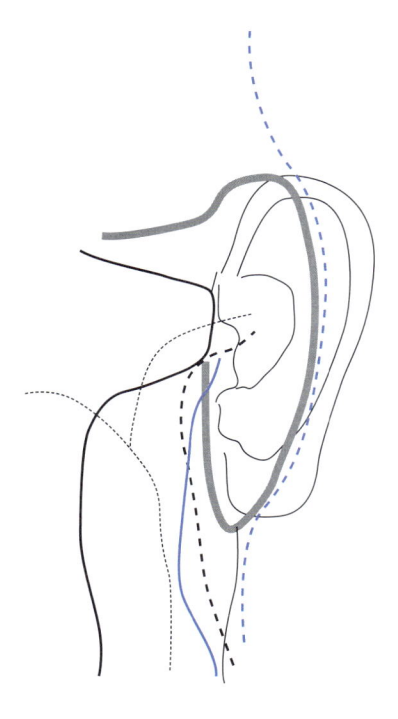

.... Canal Principal da Bexiga
— Canal Divergente da Bexiga
— Canal Muscular da Bexiga
— Canal Principal do Rim
— Canal Divergente do Rim
- - - Canal de Conexão do Rim
— Canal Muscular do Rim
— Vaso Governador
- - - Canal de Conexão do Vaso Governador
— Canal Muscular do Baço

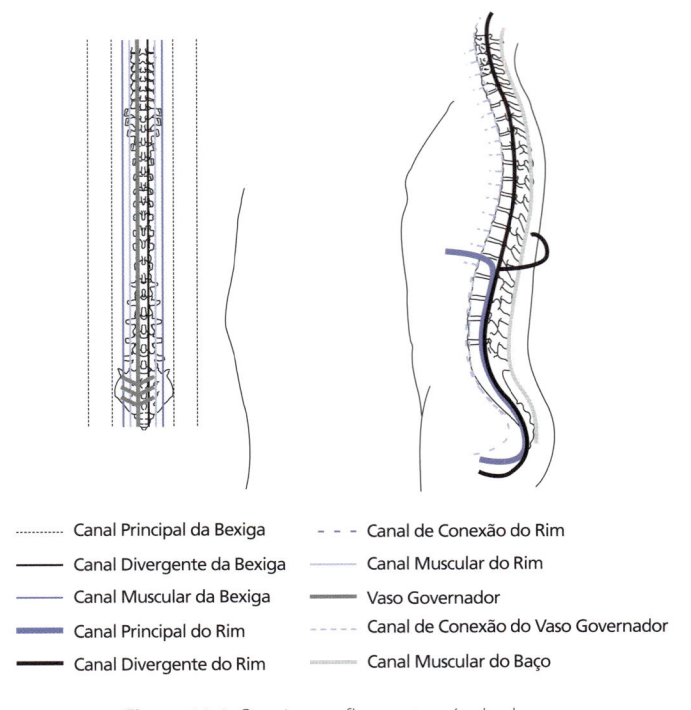

Figura 11.1 Canais que fluem através do dorso.

- - - Vaso Governador
— Canal Principal do Rim
— Canal de Conexão do Rim
- - - Canal Muscular do Rim
- - - Canal Principal do Fígado
- - - Canal de Conexão do Fígado
— Canal Divergente do Fígado
— Canal Muscular do Fígado

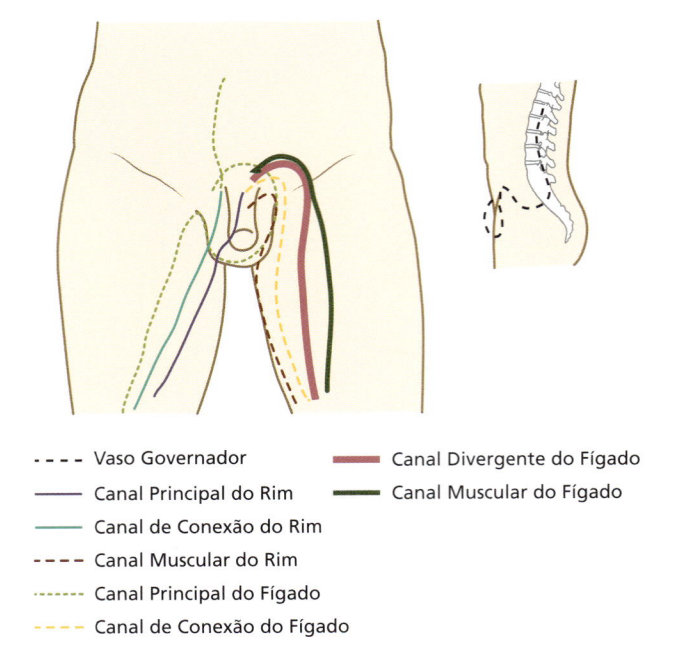

Figura 17.1 Canais que fluem através dos órgãos genitais.

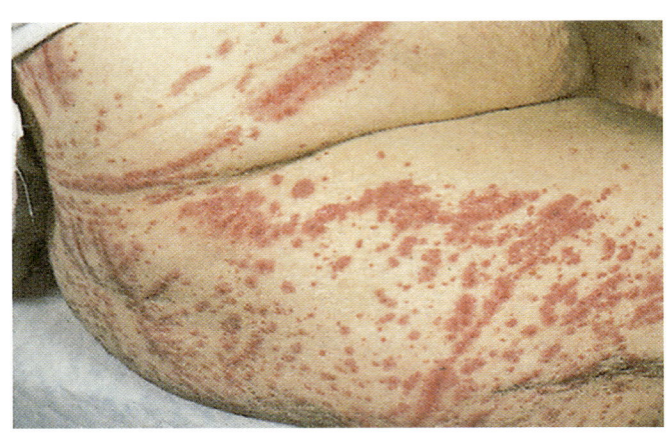

Figura 21.4 Máculas arroxeadas. (Reproduzida, com autorização, de Gawkrodger D: *An illustrated colour text of dermatology*, Churchill Livingstone, 1992, Edinburgh.)

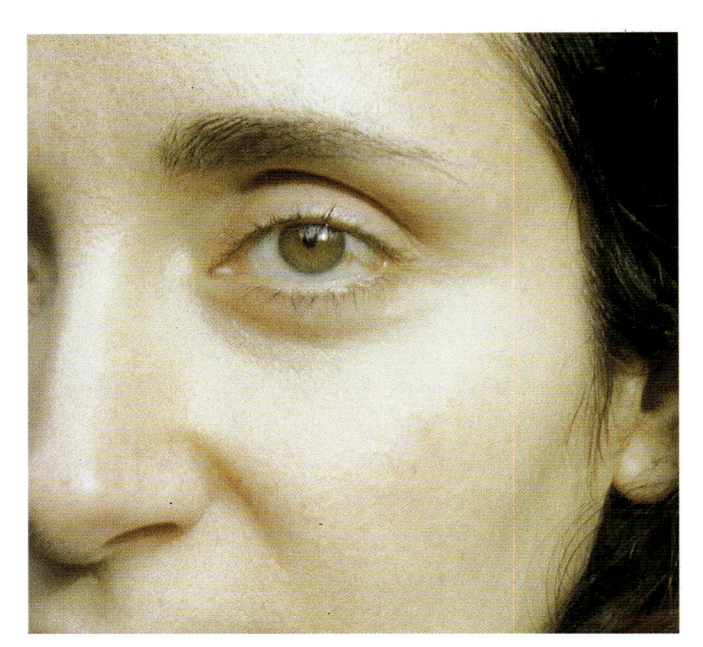

Figura 12.4 Veia horizontal no olho esquerdo.

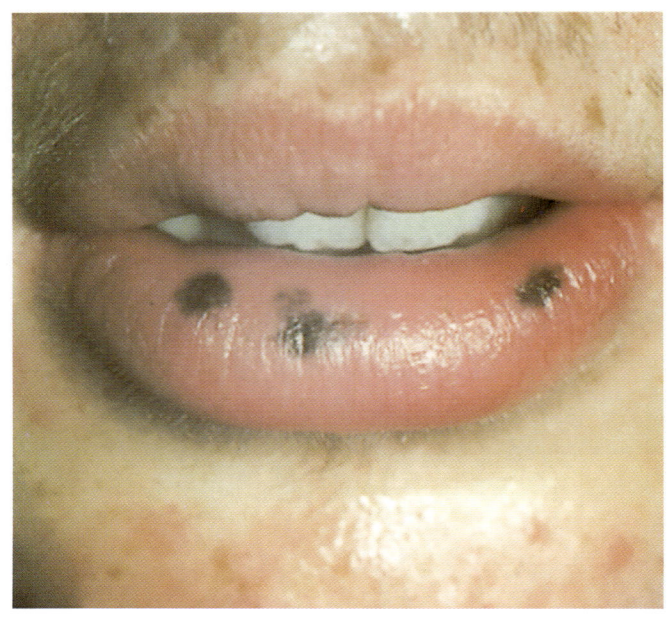

Figura 21.5 Máculas nos lábios. (Reproduzida, com autorização, de Wilkinson JD, Shaw S: *Dermatology*, Churchill Livingstone, 1998, Edinburgh.)

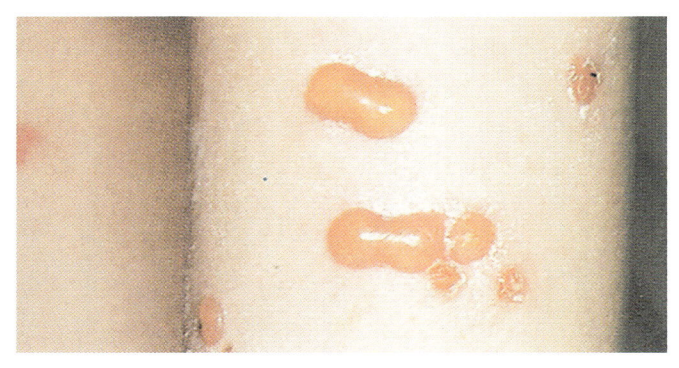

Figura 21.6 Vergões. (Reproduzida, com autorização, de Gawkrodger D: *An illustrated colour text of dermatology* Churchill, Livingstone, 1992, Edinburgh.)

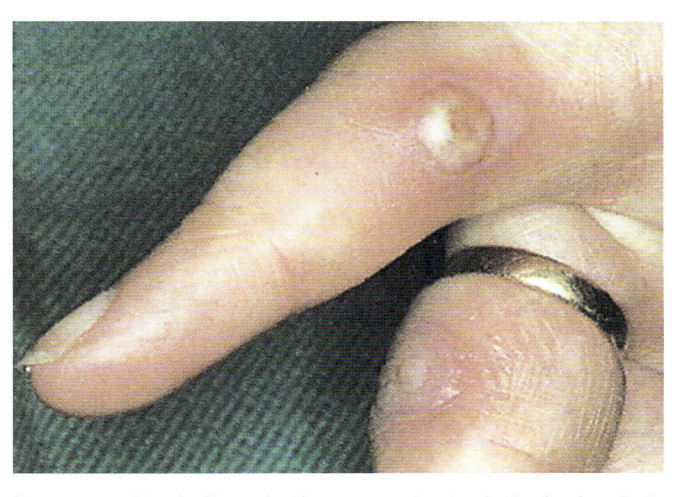

Figura 21.9 Pústula. (Reproduzida, com autorização, de Gawkrodger D: *An illustrated colour text of dermatology*, Churchill Livingstone, 1992, Edinburgh.)

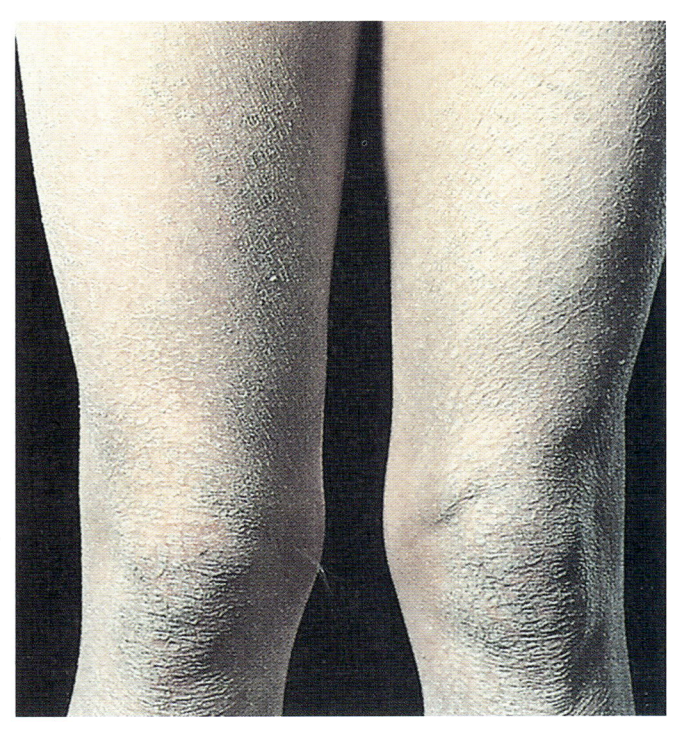

Figura 21.10 Escamas. (Reproduzida, com autorização, de Gawkrodger D: *An illustrated colour text of dermatology*, Churchill Livingstone, 1992, Edinburgh.)

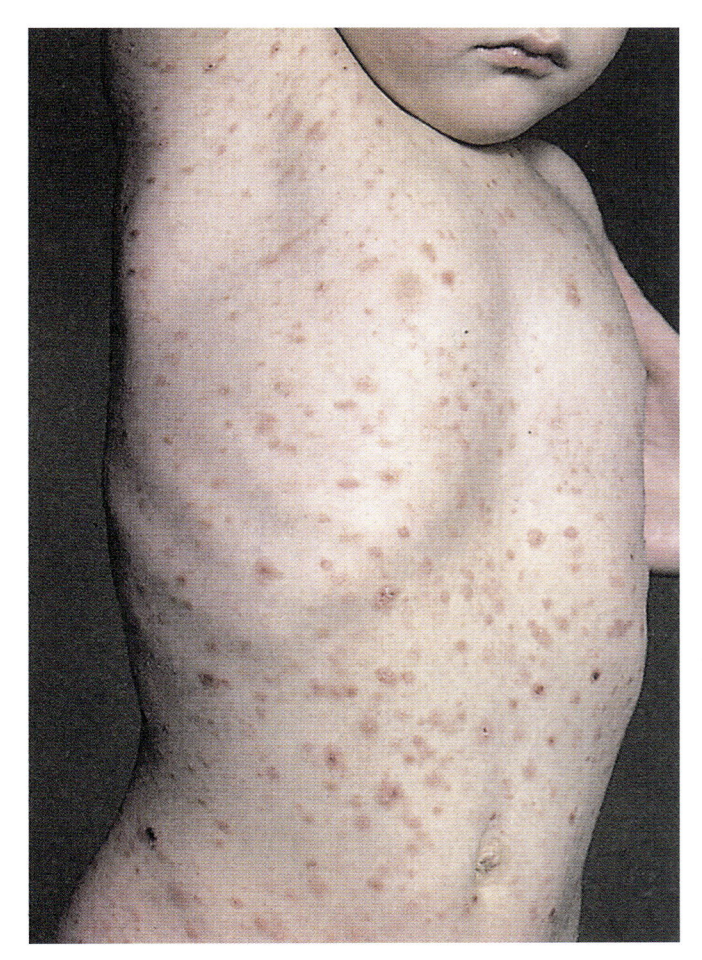

Figura 21.7 Placas. (Reproduzida, com autorização, de Gawkrodger D: *An illustrated colour text of dermatology*, Churchill Livingstone, 1992, Edinburgh.)

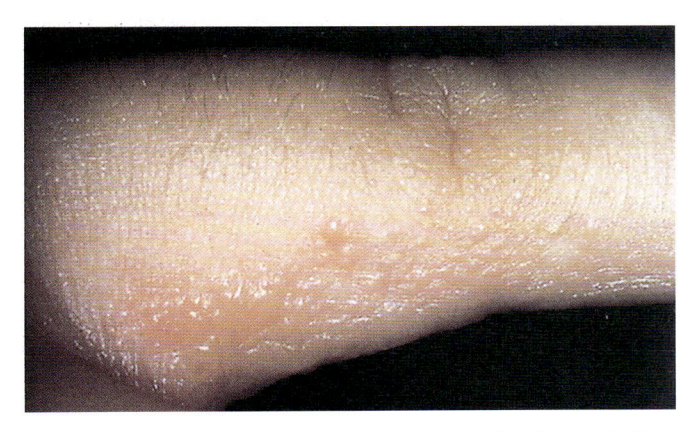

Figura 21.8 Vesículas. (Reproduzida, com autorização, de Wilkinson JD, Shaw S: *Dermatology*, Churchill Livingstone, 1998, Edinburgh.)

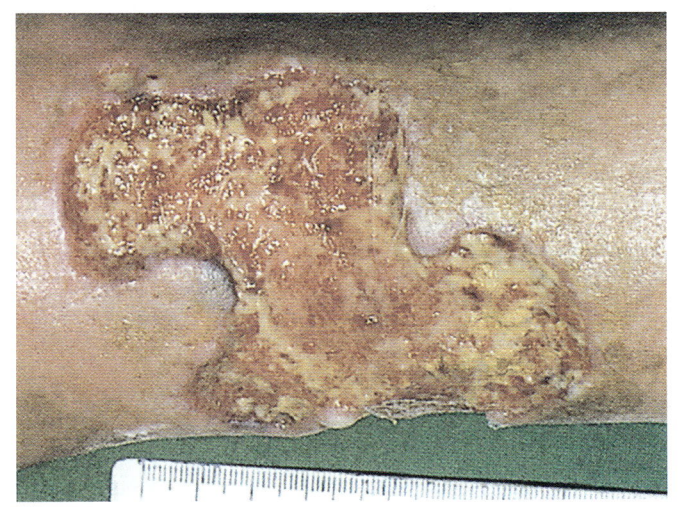

Figura 21.11 Úlcera. (Reproduzida, com autorização, de Gawkrodger D: *An illustrated colour text of dermatology*, Churchill Livingstone, 1992, Edinburgh.)

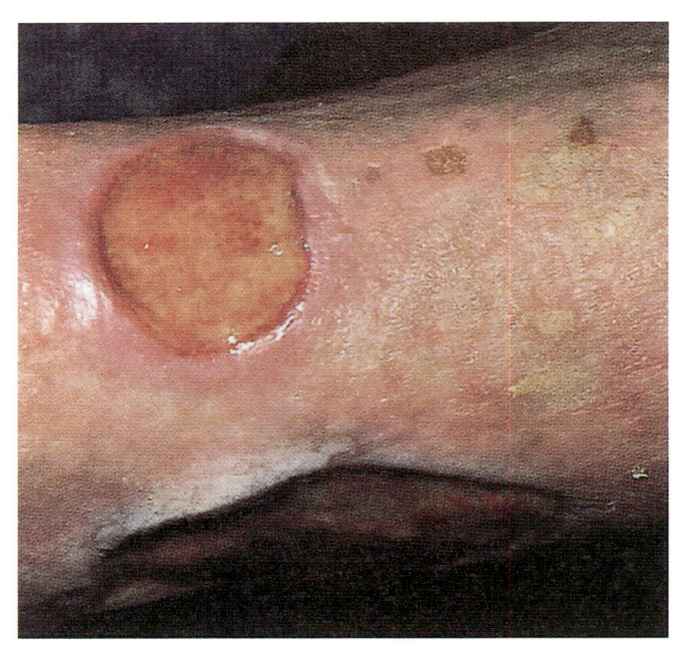

Figura 21.12 Úlcera. (Reproduzida, com autorização, de Gawkrodger D: *An illustrated colour text of dermatology,* Churchill Livingstone, 1992, Edinburgh.)

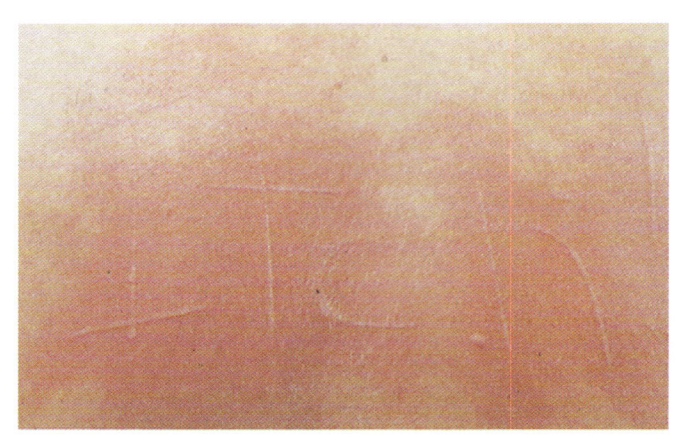

Figura 21.13 Dermografismo. (Reproduzida, com autorização, de Wilkinson JD, Shaw S: *Dermatology,* Churchill Livingstone, 1998, Edinburgh.)

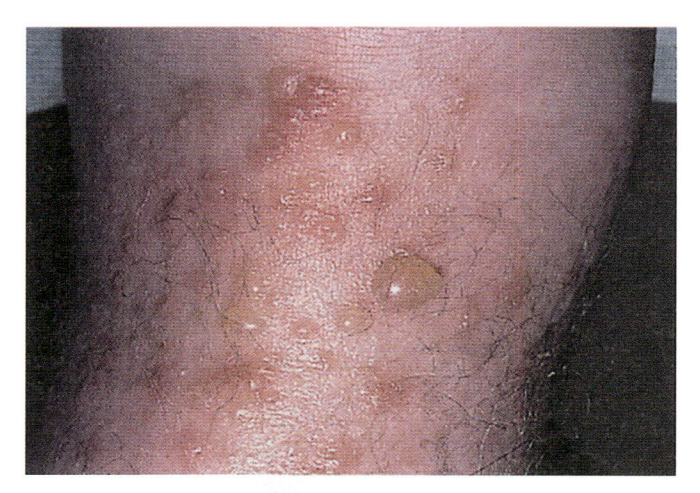

Figura 21.14 Eczema agudo. (Reproduzida, com autorização, de Gawkrodger D: *An illustrated colour text of dermatology,* Churchill Livingstone, 1992, Edinburgh.)

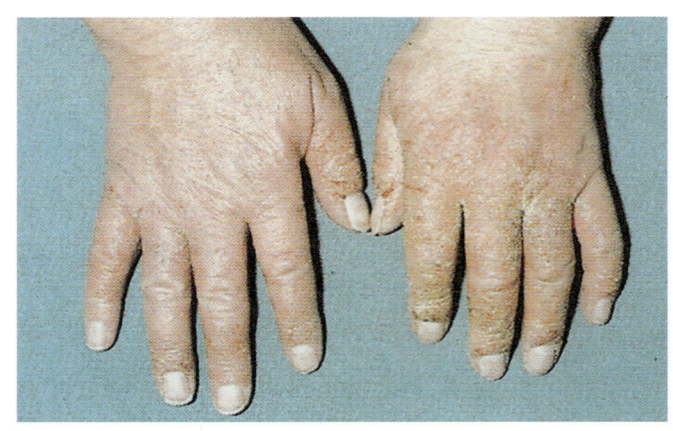

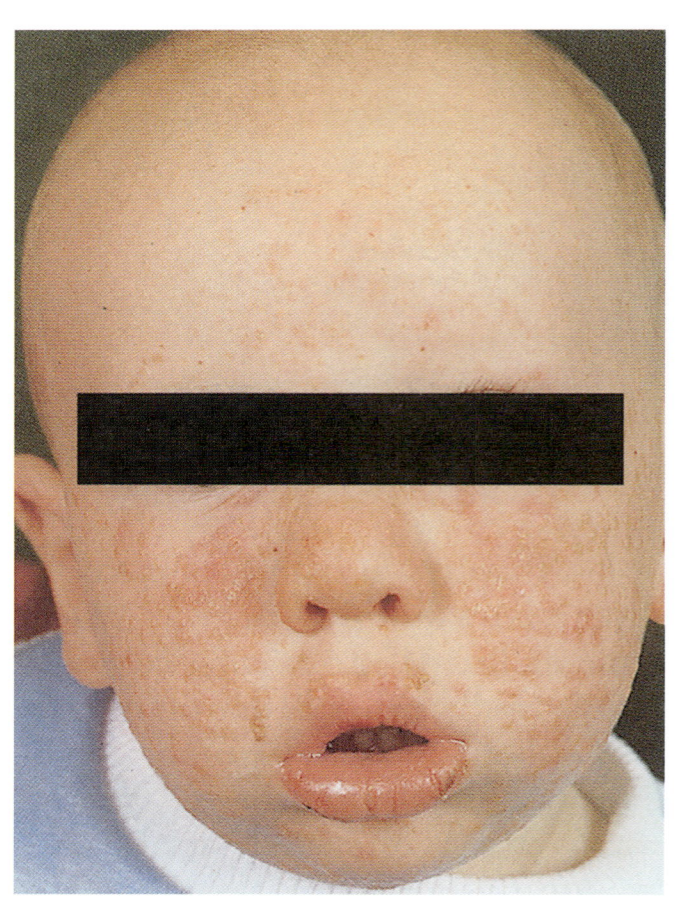

Figura 21.15 Eczema crônico. (Reproduzida, com autorização, de Gawkrodger D: *An illustrated colour text of dermatology,* Churchill Livingstone, 1992, Edinburgh.)

Figura 21.16 Eczema atópico. (Reproduzida, com autorização, de Gawkrodger D: *An illustrated colour text of dermatology,* Churchill Livingstone, 1992, Edinburgh.)

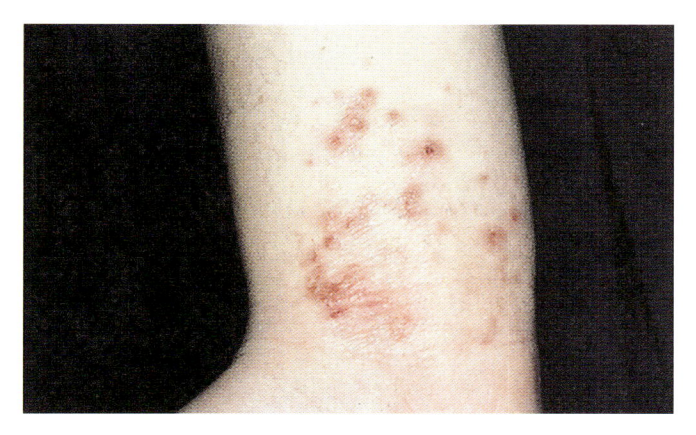

Figura 21.17 Eczema atópico. (Reproduzida, com autorização, de Gawkrodger D: *An illustrated colour text of dermatology*, Churchill Livingstone, 1992, Edinburgh.)

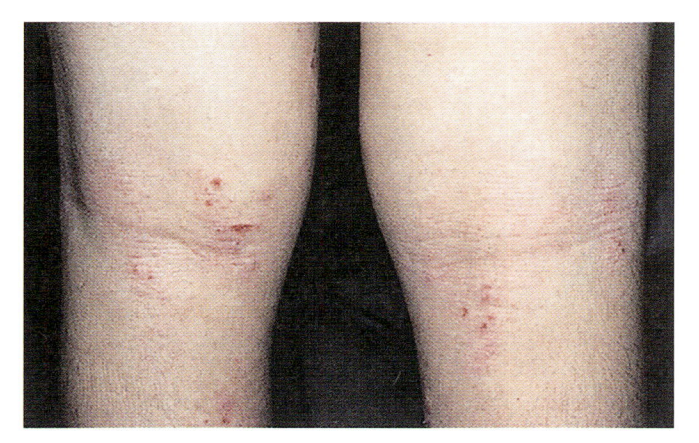

Figura 21.18 Eczema atópico. (Reproduzida, com autorização, de Gawkrodger D: *An illustrated colour text of dermatology*, Churchill Livingstone, 1992, Edinburgh.)

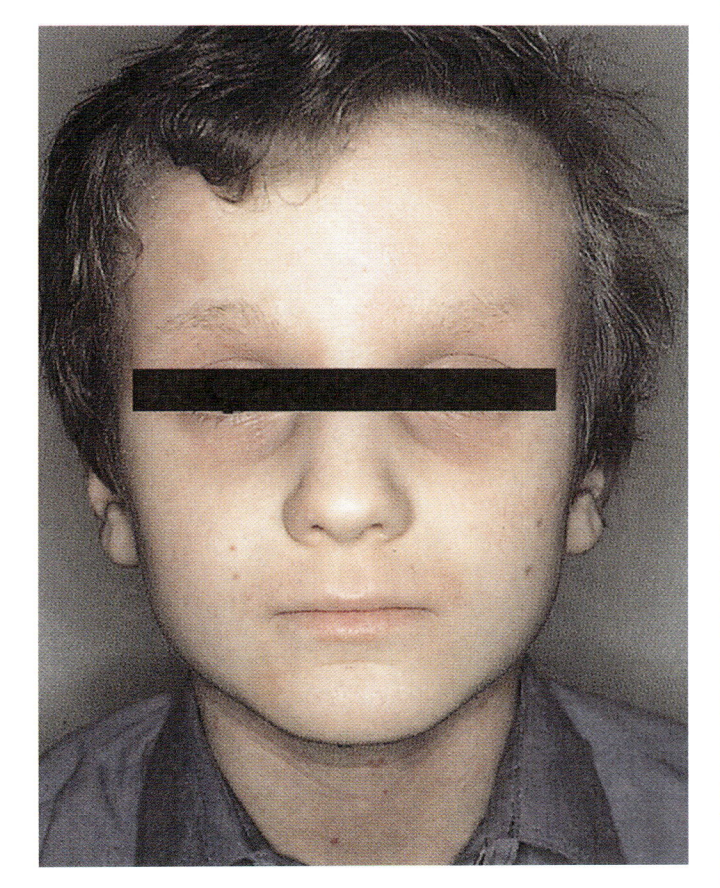

Figura 21.19 Eczema atópico. (Reproduzida, com autorização, de Gawkrodger D: *An illustrated colour text of dermatology*, Churchill Livingstone, 1992, Edinburgh.)

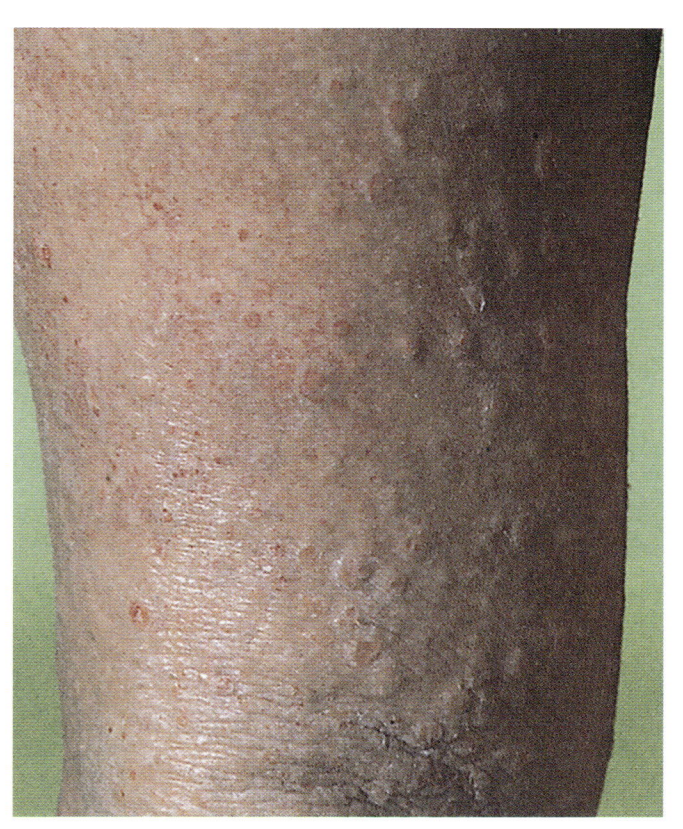

Figura 21.20 Eczema atópico com liquenificação. (Reproduzida, com autorização, de Gawkrodger D: *An illustrated colour text of dermatology*, Churchill Livingstone, 1992, Edinburgh.)

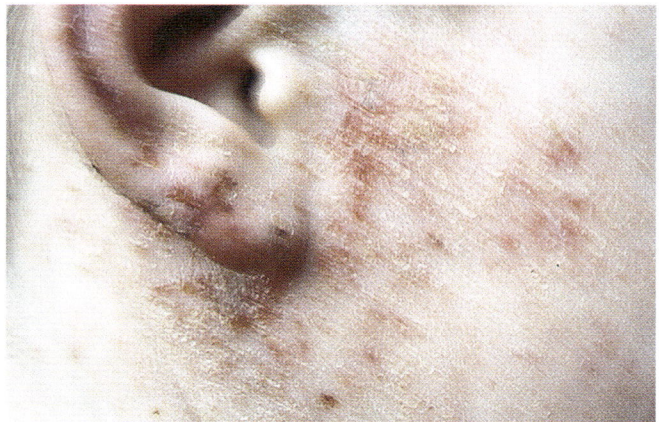

Figura 21.21 Eczema atópico crônico.

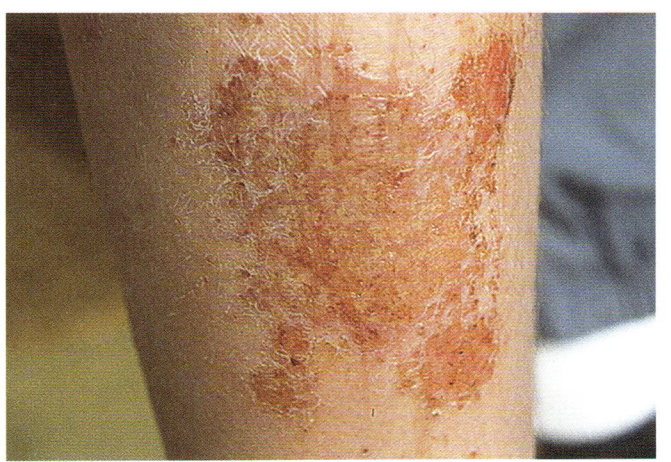

Figura 21.22 Eczema crônico (infectado).

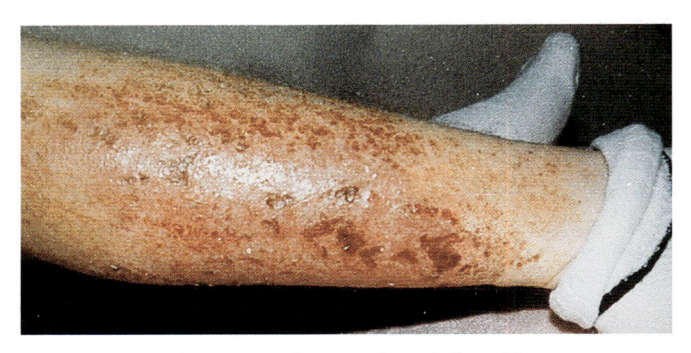

Figura 21.23 Eczema crônico (infectado).

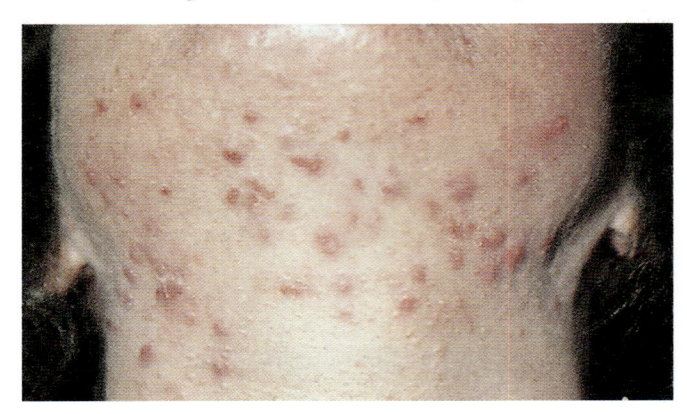

Figura 21.24 Acne papular-pustular. (Reproduzida, com autorização, de Gawkrodger D: *An illustrated colour text of dermatology*, Churchill Livingstone, 1992, Edinburgh.)

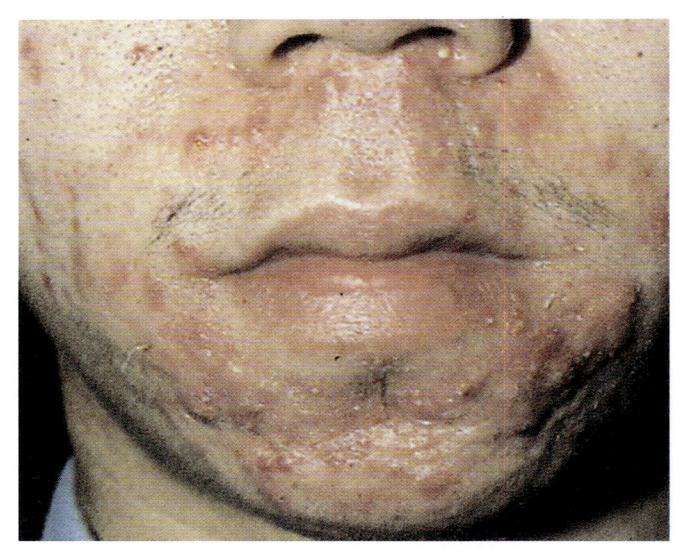

Figura 21.25 Acne pustular. (Reproduzida, com autorização, de Gawkrodger D: *An illustrated colour text of dermatology*, Churchill Livingstone, 1992, Edinburgh.)

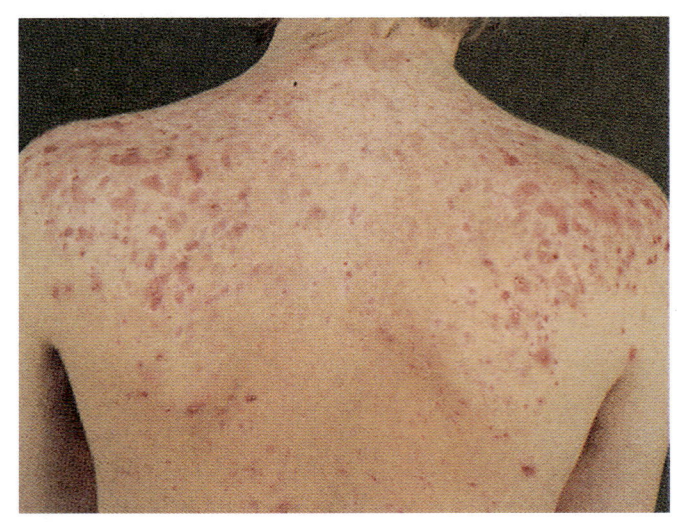

Figura 21.26 Acne em processo de cicatrização. (Reproduzida, com autorização, de Gawkrodger D: *An illustrated colour text of dermatology*, Churchill Livingstone, 1992, Edinburgh.)

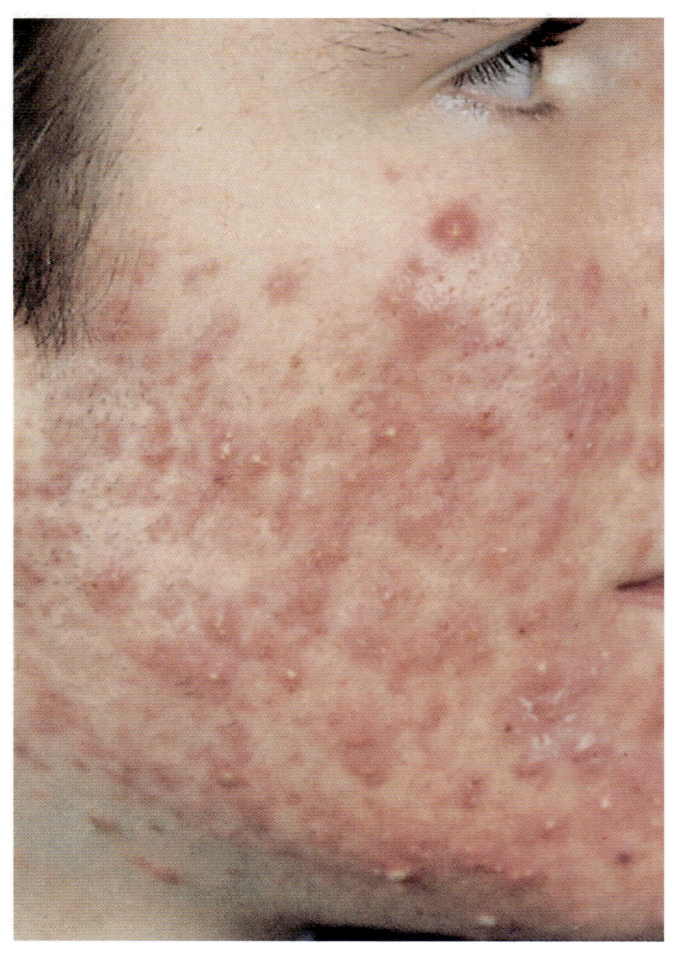

Figura 21.27 Acne inflamatória. (Reproduzida, com autorização, de Wilkinson JD, Shaw S: *Dermatology*, Churchill Livingstone, 1998, Edinburgh.)

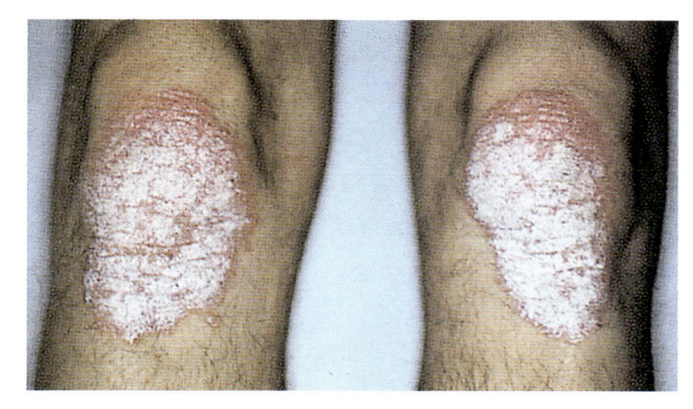

Figura 21.28 Psoríase com placas de escamas. (Reproduzida, com autorização, de Gawkrodger D: *An illustrated colour text of dermatology*, Churchill Livingstone, 1992, Edinburgh.)

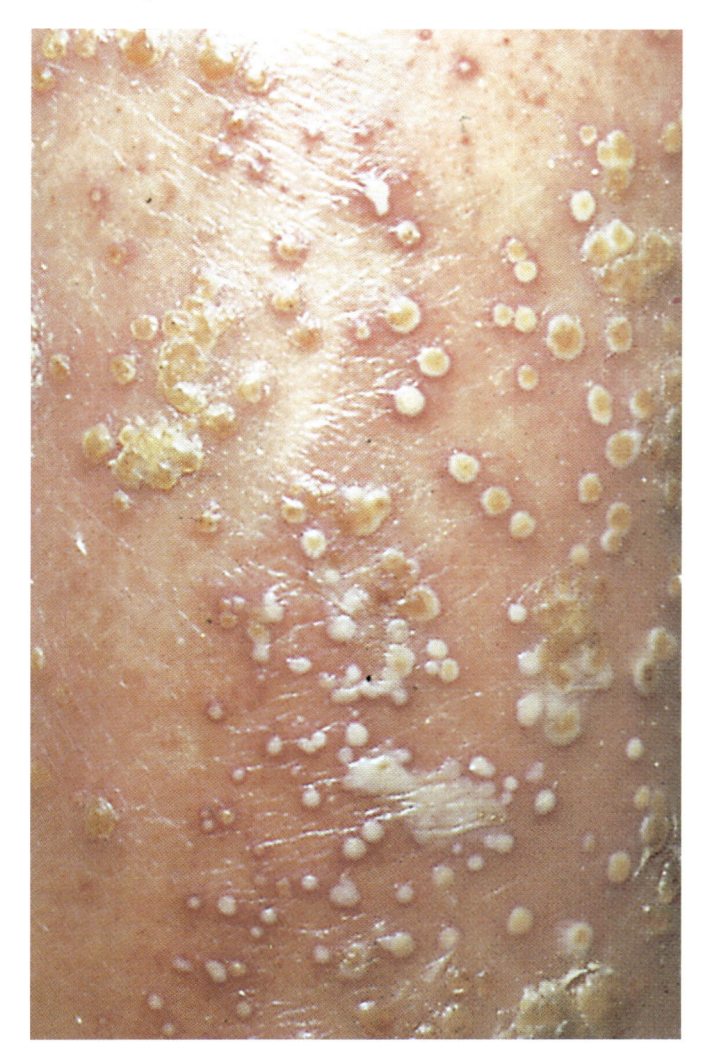

Figura 21.29 Psoríase pustulosa. (Reproduzida, com autorização, de Wilkinson JD, Shaw S: *Dermatology*, Churchill Livingstone, 1998, Edinburgh.)

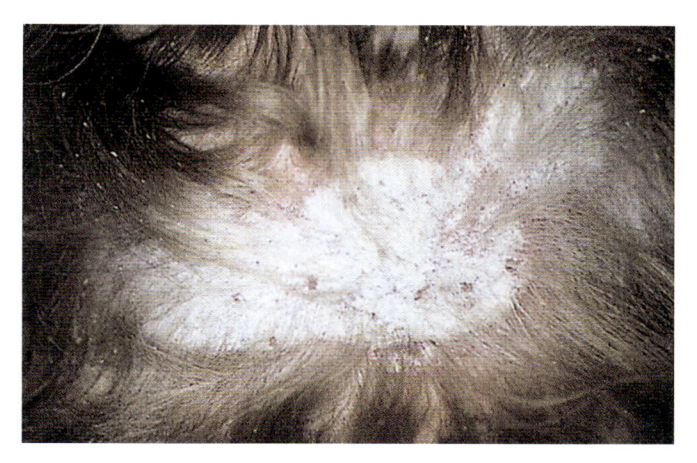

Figura 21.30 Psoríase do couro cabeludo. (Reproduzida, com autorização, de Gawkrodger D: *An illustrated colour text of dermatology*, Churchill Livingstone, 1992, Edinburgh.)

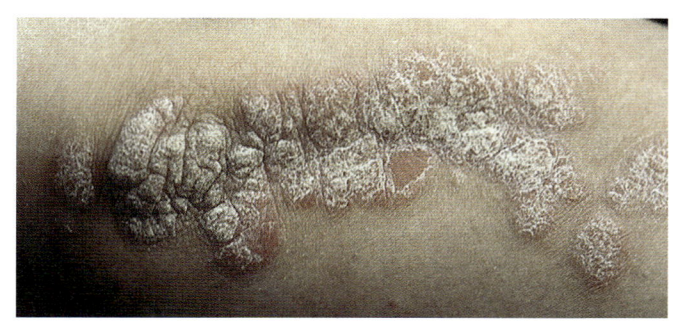

Figura 21.31 Psoríase com placas pálidas (deficiência de Sangue).

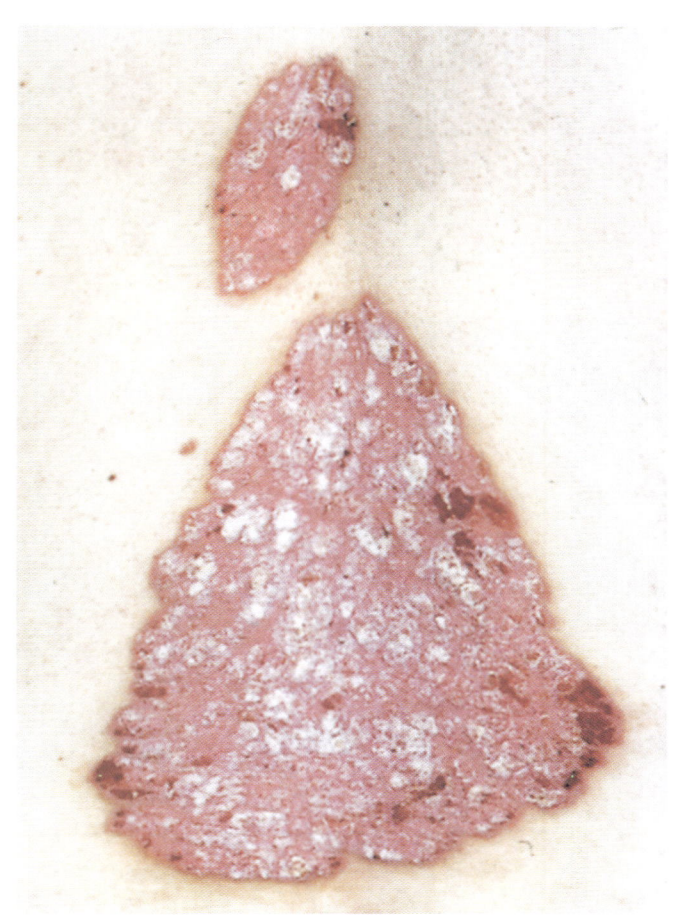

Figura 21.32 Psoríase com placas vermelho-brilhantes (Calor no Sangue e Secura). (Reproduzida, com autorização, de Wilkinson JD, Shaw S: *Dermatology*, Churchill Livingstone, 1998, Edinburgh.)

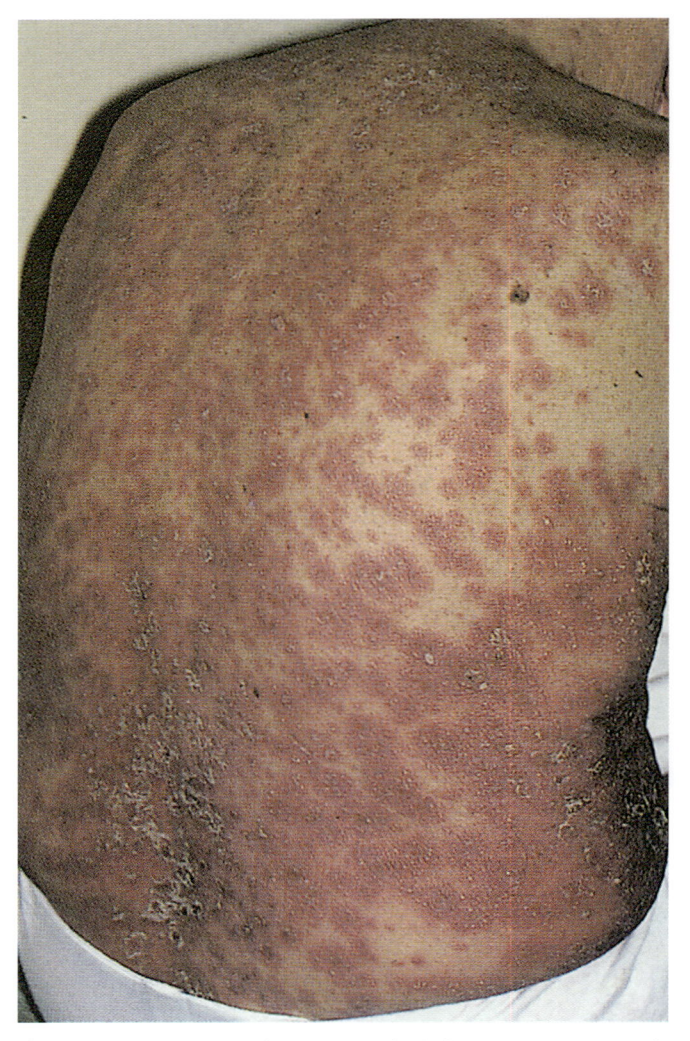

Figura 21.33 Psoríase com lesões arroxeadas (Calor no Sangue e estase de Sangue). (Reproduzida, com autorização, de Gawkrodger D: *An illustrated colour text of dermatology,* Churchill Livingstone, 1992, Edinburgh.)

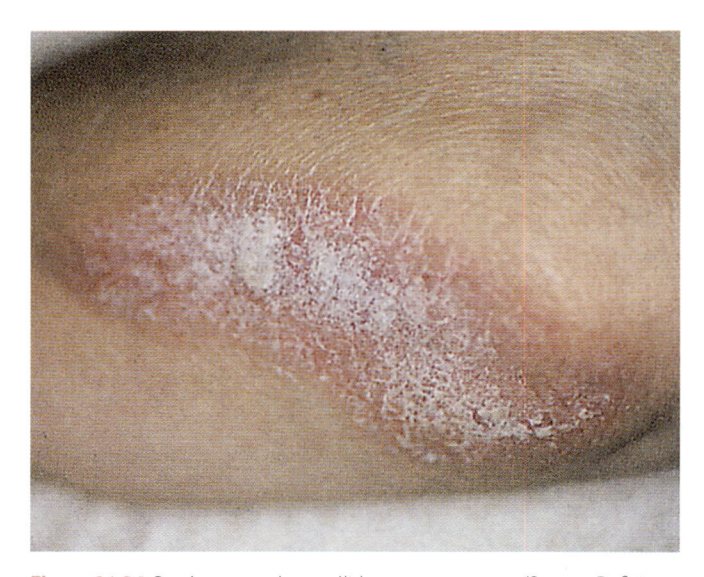

Figura 21.34 Psoríase com placas pálidas e escamas secas (Sangue Deficiente e Seco com Vento). (Reproduzida, com autorização, de Gawkrodger D: *An illustrated colour text of dermatology,* Churchill Livingstone, 1992, Edinburgh.)

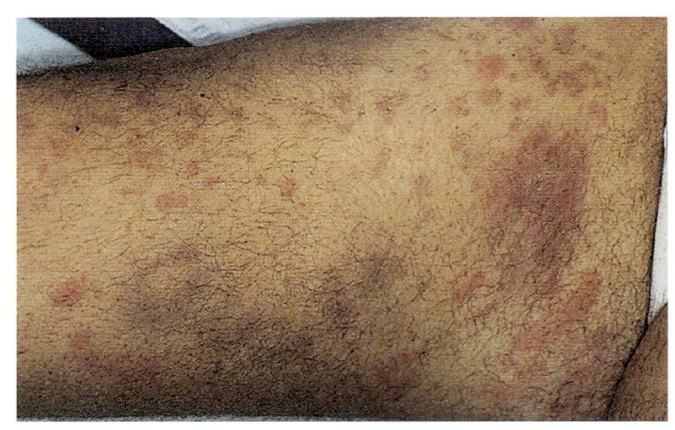

Figura 21.35 Urticária. (Reproduzida, com autorização, de Gawkrodger D: *An illustrated colour text of dermatology,* Churchill Livingstone, 1992, Edinburgh.)

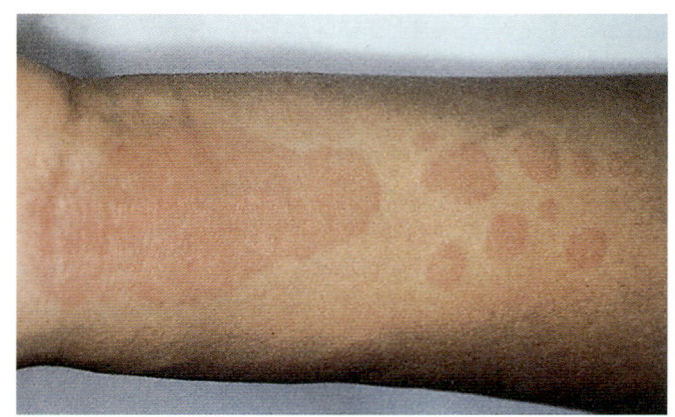

Figura 21.36 Urticária. (Reproduzida, com autorização, de Gawkrodger D: *An illustrated colour text of dermatology,* Churchill Livingstone, 1992, Edinburgh.)

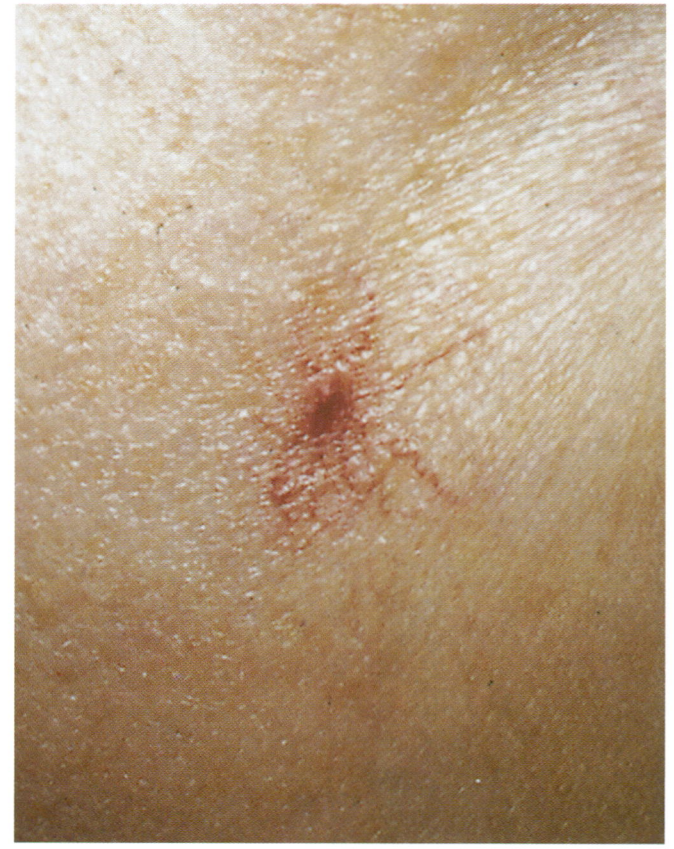

Figura 21.37 Nevo (angioma aracniforme). (Reproduzida, com autorização, de Wilkinson JD, Shaw S: *Dermatology,* Churchill Livingstone, 1998, Edinburgh.)

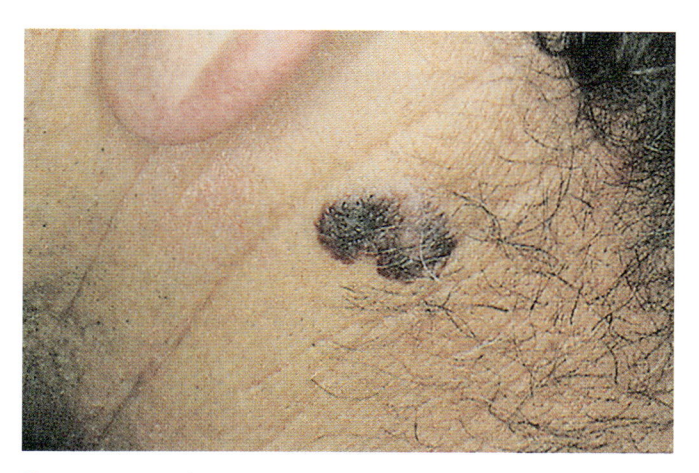

Figura 21.38 Melanoma maligno. (Reproduzida, com autorização, de Gawkrodger D: *An illustrated colour text of dermatology*, Churchill Livingstone, 1992, Edinburgh.)

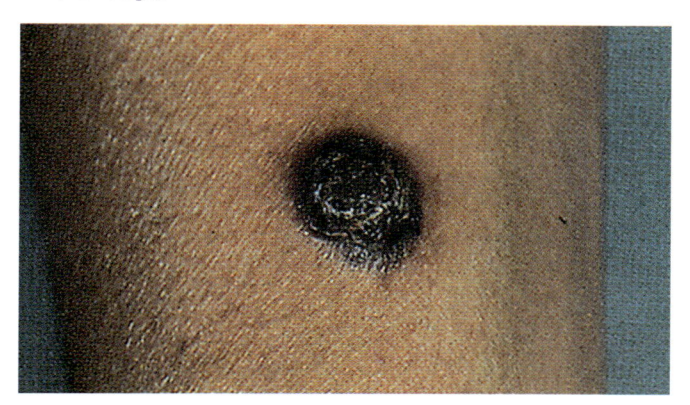

Figura 21.39 Melanoma maligno. (Reproduzida, com autorização, de Gawkrodger D: *An illustrated colour text of dermatology*, Churchill Livingstone, 1992, Edinburgh.)

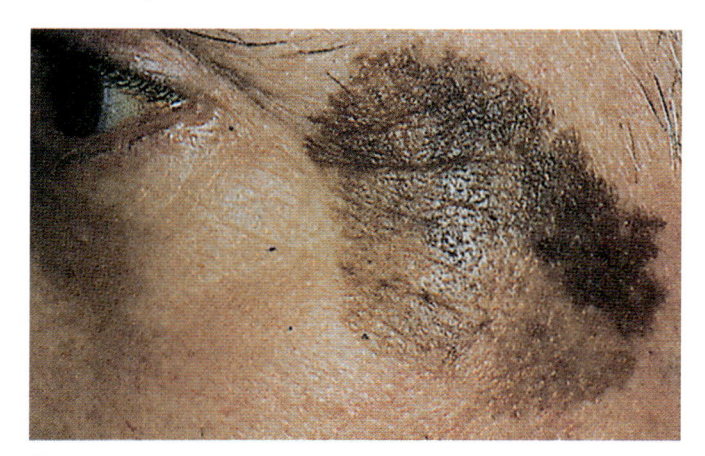

Figura 21.40 Melanoma maligno. (Reproduzida, com autorização, de Gawkrodger D: *An illustrated colour text of dermatology*, Churchill Livingstone, 1992, Edinburgh.) .

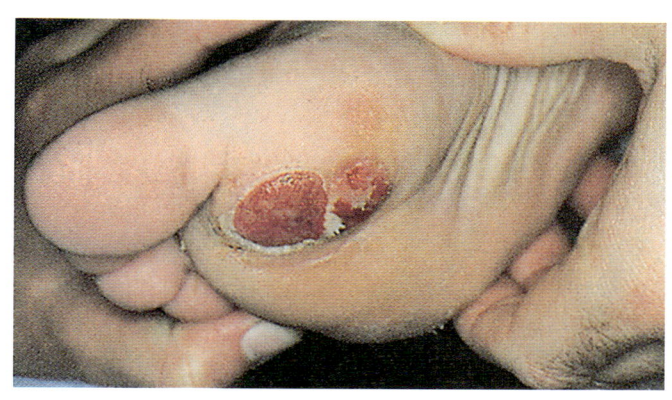

Figura 21.41 Melanoma maligno. (Reproduzida, com autorização, de Gawkrodger D: *An illustrated colour text of dermatology*, Churchill Livingstone, 1992, Edinburgh.)

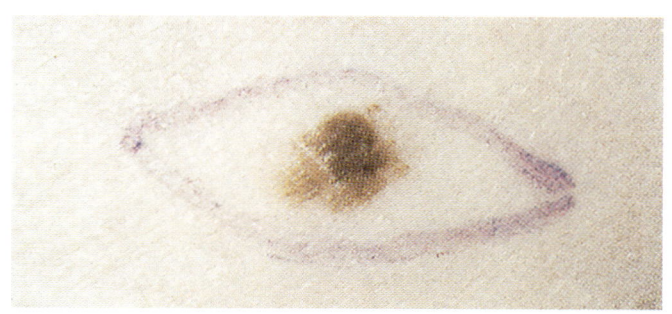

Figura 21.42 Melanoma maligno. (Reproduzida, com autorização, de Gawkrodger D: *An illustrated colour text of dermatology*, Churchill Livingstone, 1992, Edinburgh.)

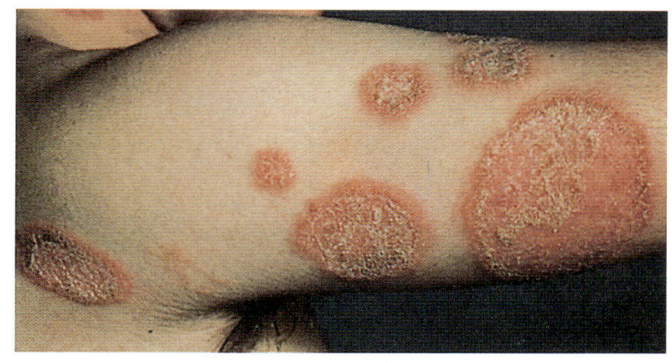

Figura 21.43 *Tinea corporis.* (Reproduzida, com autorização, de Gawkrodger D: *An illustrated colour text of dermatology*, Churchill Livingstone, 1992, Edinburgh.)

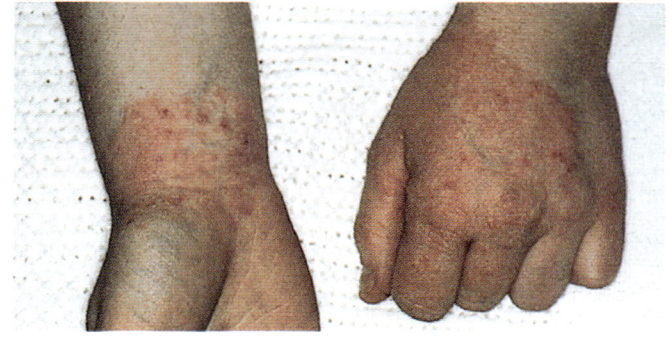

Figura 21.44 *Tinea corporis.* (Reproduzida, com autorização, de Gawkrodger D: *An illustrated colour text of dermatology*, Churchill Livingstone, 1992, Edinburgh.)

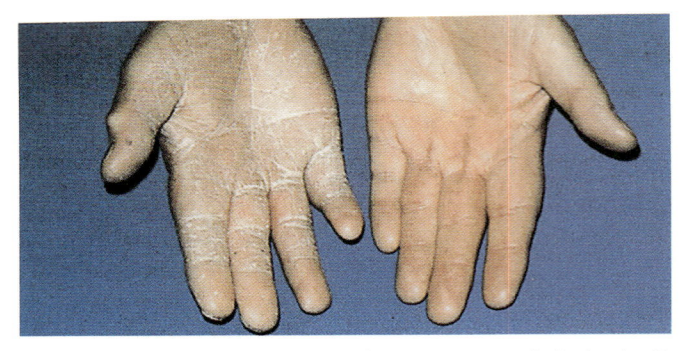

Figura 21.45 *Tinea manuum.* (Reproduzida, com autorização, de Gawkrodger D: *An illustrated colour text of dermatology,* Churchill Livingstone, 1992, Edinburgh.)

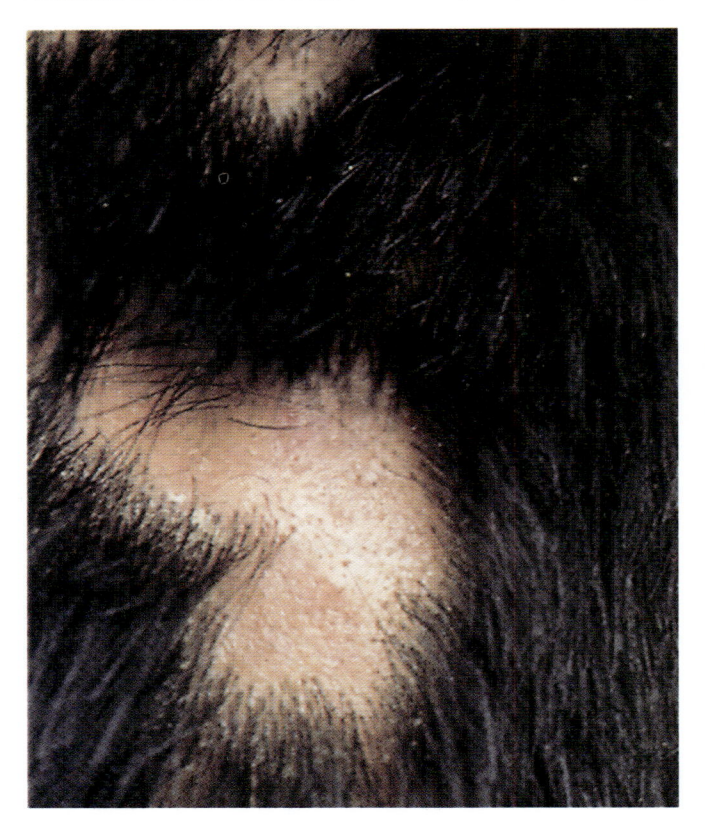

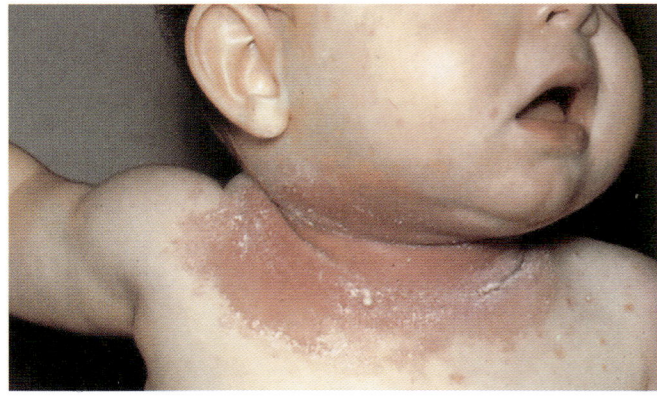

Figura 21.46 *Tinea capitis.* (Reproduzida, com autorização, de Wilkinson JD, Shaw S: *Dermatology,* Churchill Livingstone, 1998, Edinburgh.)

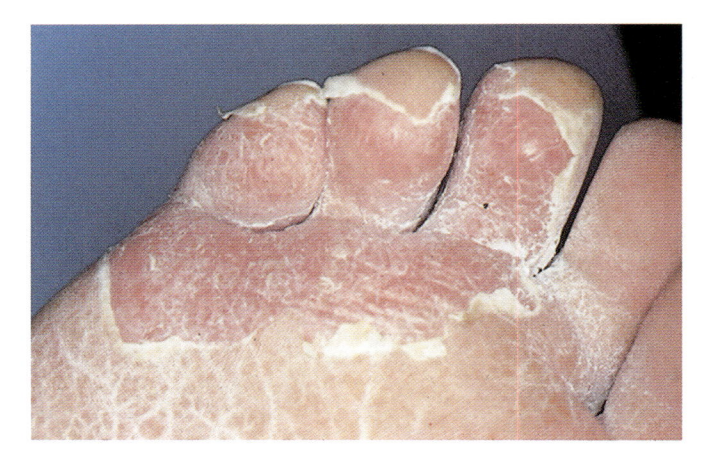

Figura 21.47 *Tinea pedis.* (Reproduzida, com autorização, de Wilkinson JD, Shaw S: *Dermatology,* Churchill Livingstone, 1998, Edinburgh.)

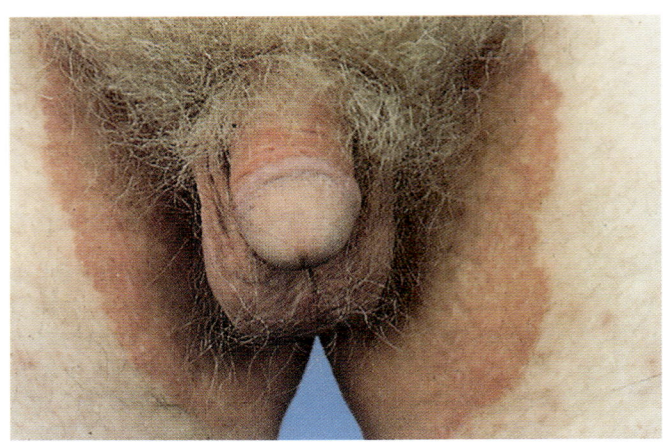

Figura 21.48 *Tinea cruris.* (Reproduzida, com autorização, de Wilkinson JD, Shaw S: *Dermatology,* Churchill Livingstone, 1998, Edinburgh.)

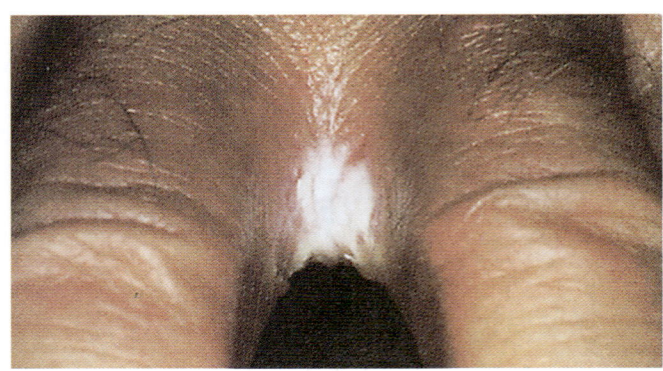

Figura 21.49 *Candida albicans.* (Reproduzida, com autorização, de Gawkrodger D: *An illustrated colour text of dermatology,* Churchill Livingstone, 1992, Edinburgh.)

Figura 21.50 *Candida albicans.* (Reproduzida, com autorização, de Wilkinson JD, Shaw S: *Dermatology,* Churchill Livingstone, 1998, Edinburgh.)

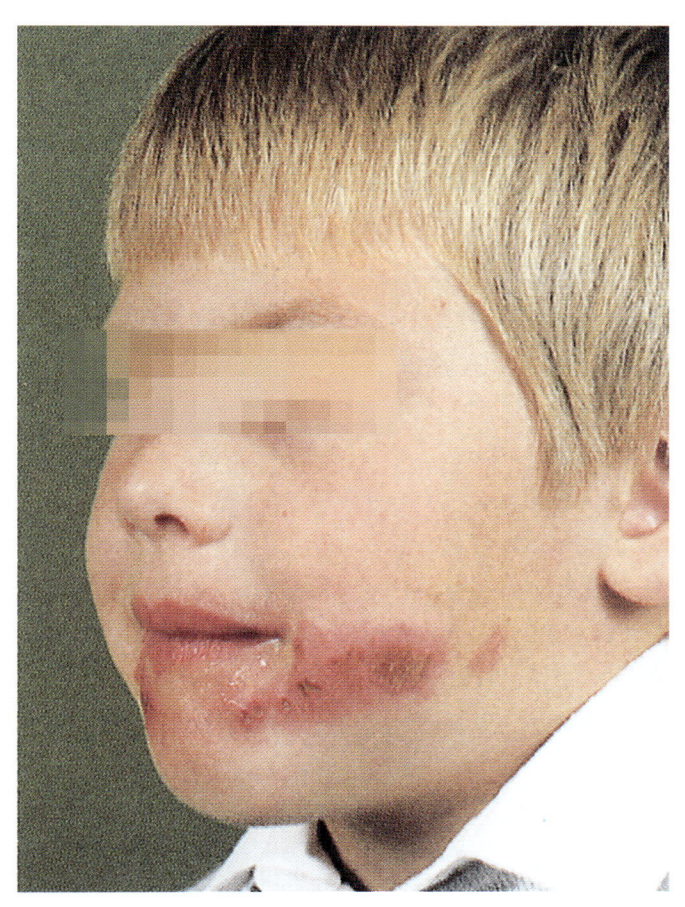

Figura 21.51 Herpes simples. (Reproduzida, com autorização, de Gawkrodger D: *An illustrated colour text of dermatology*, Churchill Livingstone, 1992, Edinburgh.)

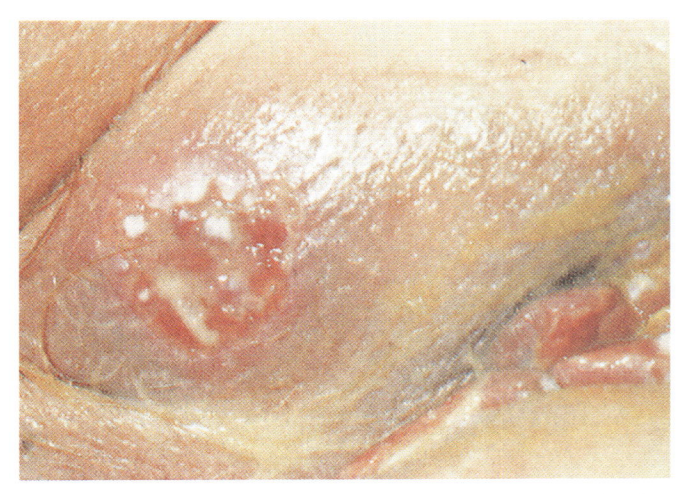

Figura 21.52 Herpes simples. (Reproduzida, com autorização, de Gawkrodger D: *An illustrated colour text of dermatology*, Churchill Livingstone, 1992, Edinburgh.)

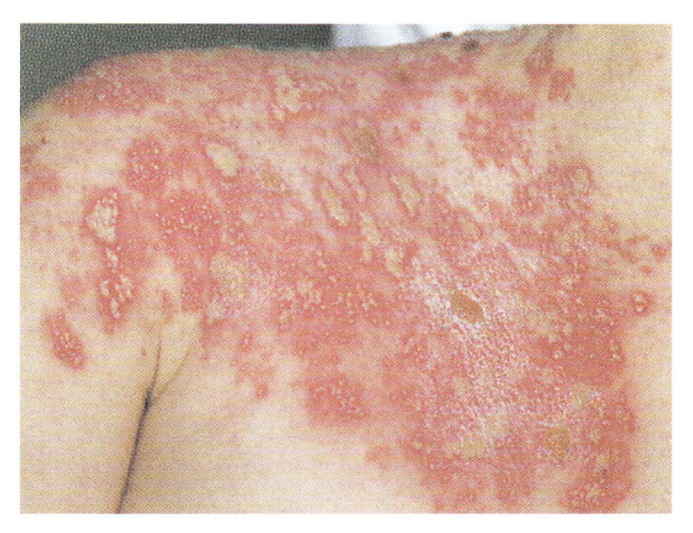

Figura 21.53 Herpes-zóster. (Reproduzida, com autorização, de Gawkrodger D: *An illustrated colour text of dermatology*, Churchill Livingstone, 1992, Edinburgh.)

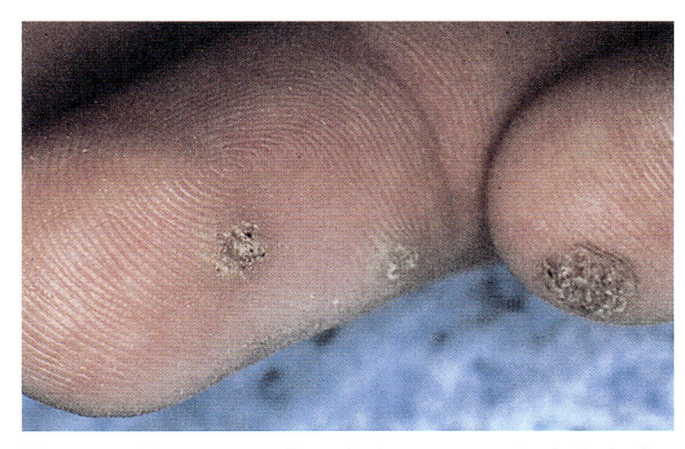

Figura 21.54 Verruga na mão. (Reproduzida, com autorização, de Gawkrodger D: *An illustrated colour text of dermatology*, Churchill Livingstone, 1992, Edinburgh.)

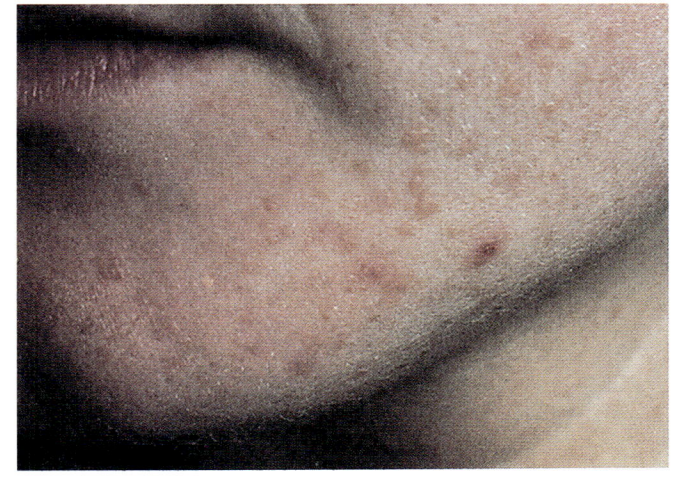

Figura 21.55 Verrugas virais planas. (Reproduzida, com autorização, de Gawkrodger D: *An illustrated colour text of dermatology*, Churchill Livingstone, 1992, Edinburgh.)

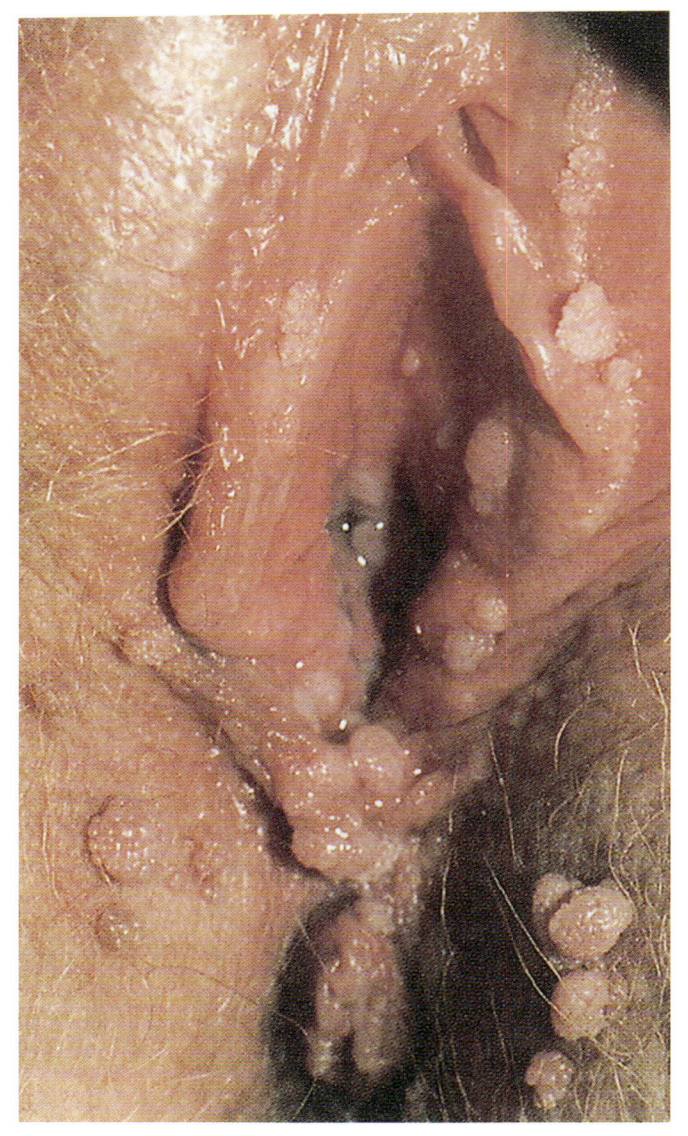

Figura 21.56 Verrugas genitais. (Reproduzida, com autorização, de Gawkrodger D: *An illustrated colour text of dermatology*, Churchill Livingstone, 1992, Edinburgh.)

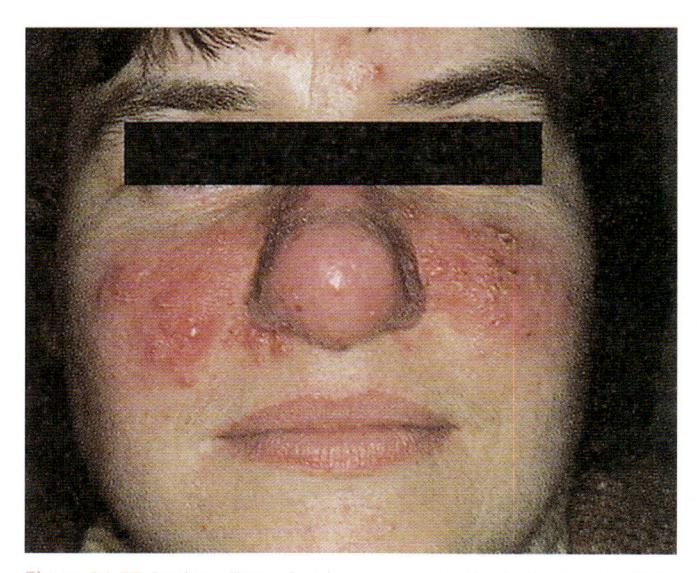

Figura 21.57 Rosácea. (Reproduzida, com autorização, de Gawkrodger D: *An illustrated colour text of dermatology*, Churchill Livingstone, 1992, Edinburgh.)

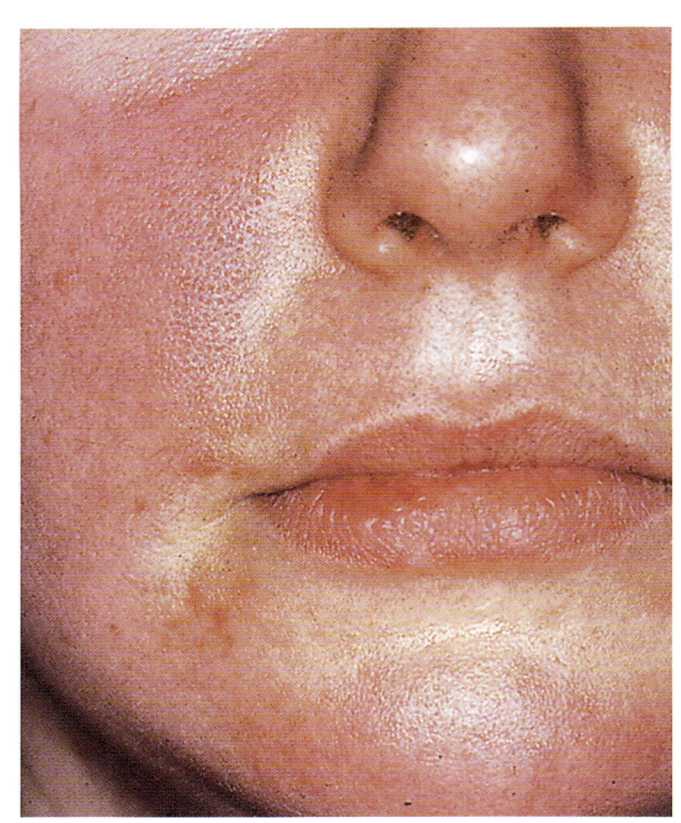

Figura 21.58 Rosácea. Reproduzida, com autorização, de Wilkinson JD, Shaw S: *Dermatology*, Churchill Livingstone, 1998, Edinburgh.)

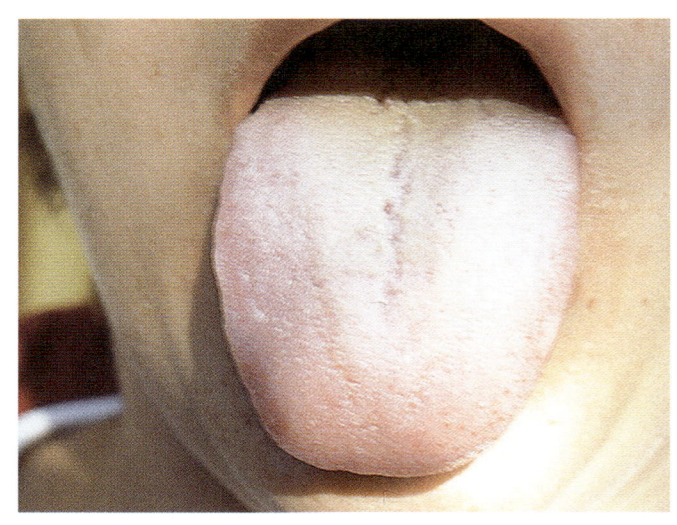

Figura 24.1 Língua Pálida.

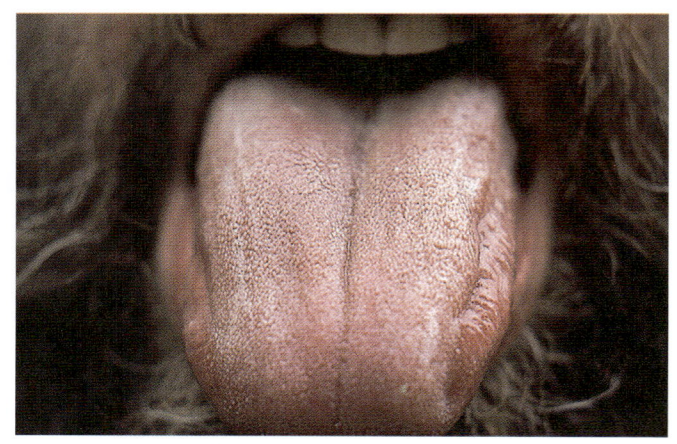

Figura 24.2 Língua Vermelha.

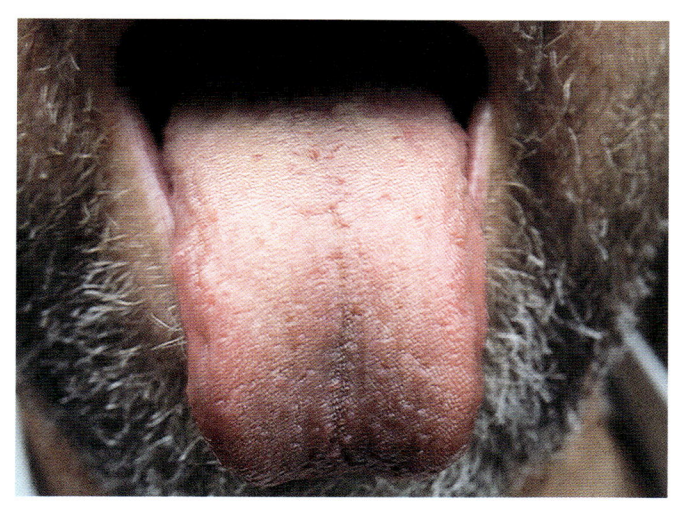

Figura 24.6 Laterais Vermelhas (áreas do Fígado).

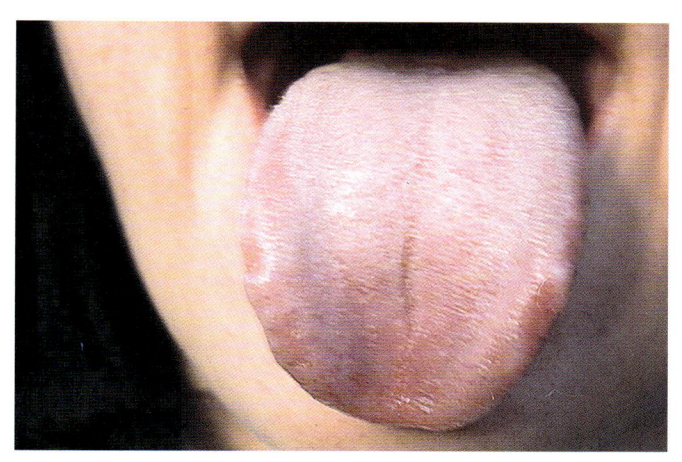

Figura 24.15 Língua Azul-Arroxeada.

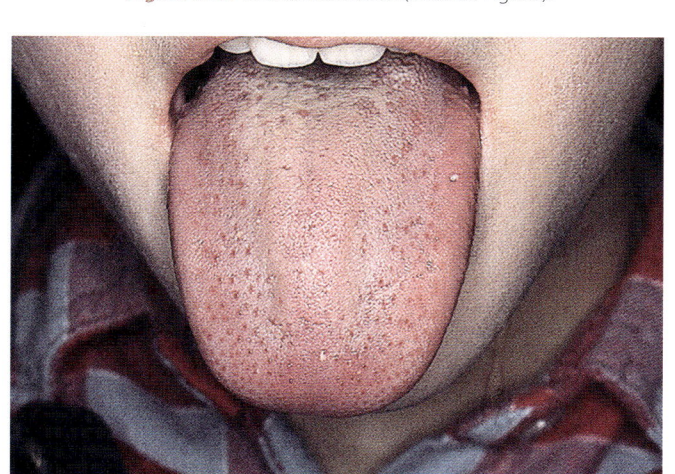

Figura 24.10 Pontos vermelhos.

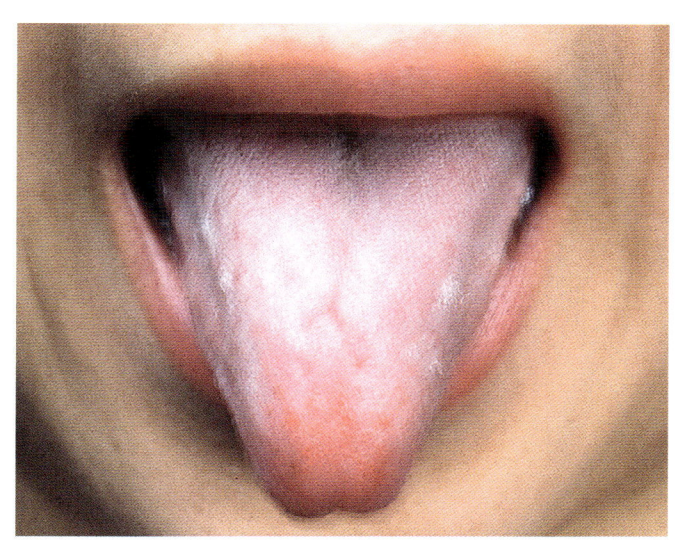

Figura 24.17 Cor Arroxeada nas áreas do Fígado.

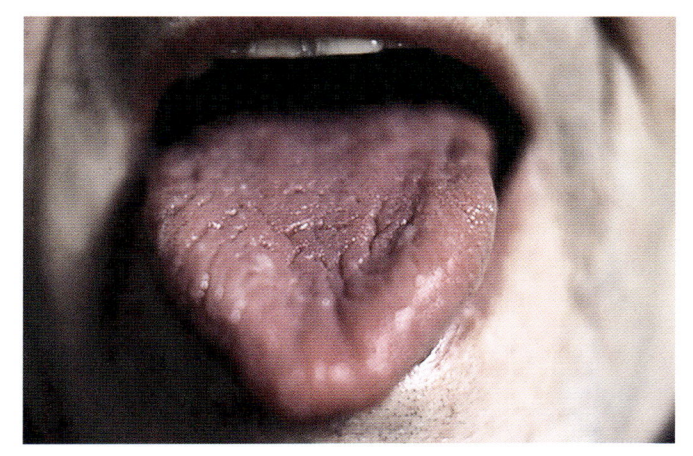

Figura 24.14 Língua Vermelho-Arroxeada.

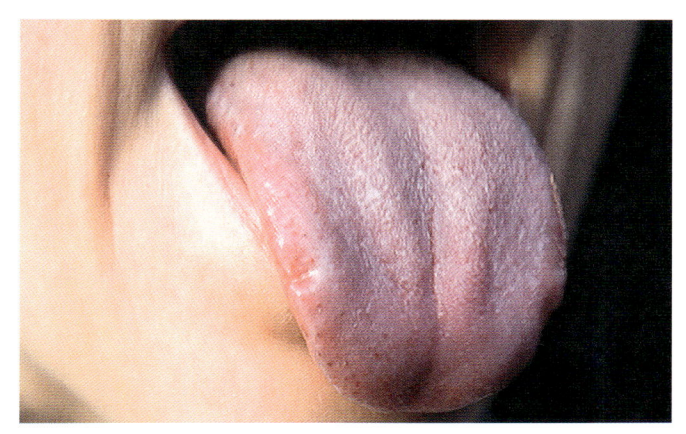

Figura 24.20 Cor Arroxeada na área do tórax e mamas.

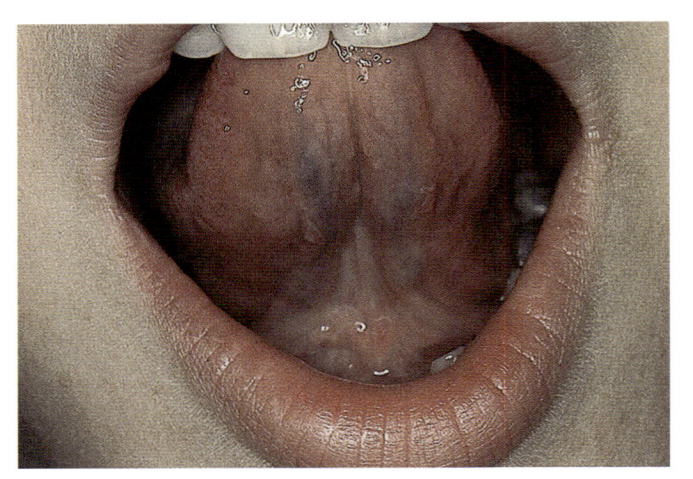

Figura 24.21 Veias sublinguais.

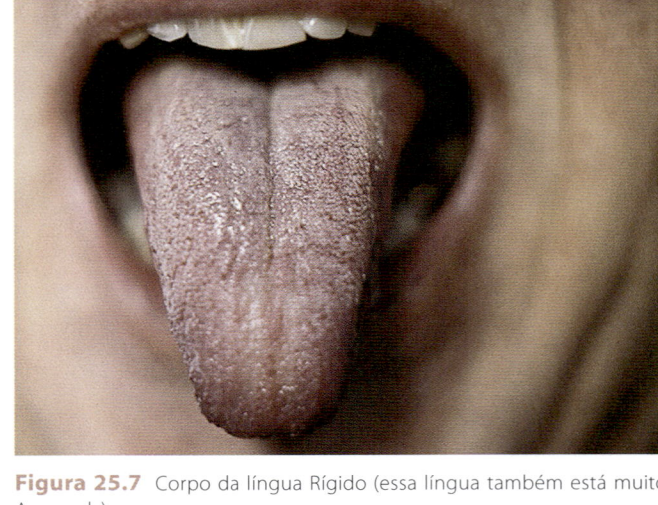

Figura 25.7 Corpo da língua Rígido (essa língua também está muito Arroxeada).

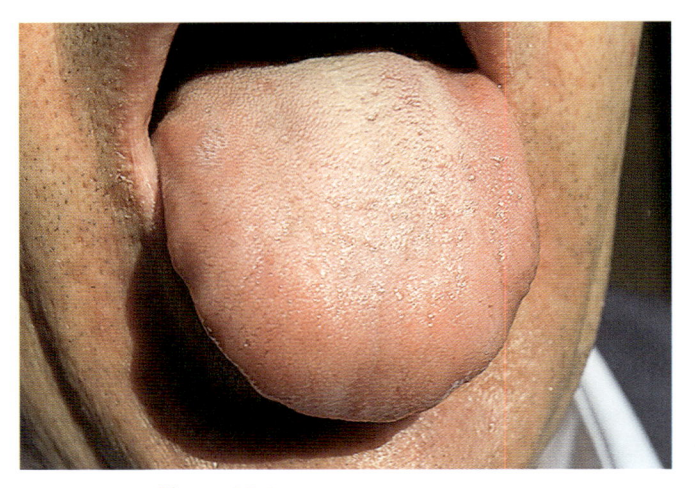

Figura 25.1 Corpo da língua Aumentado.

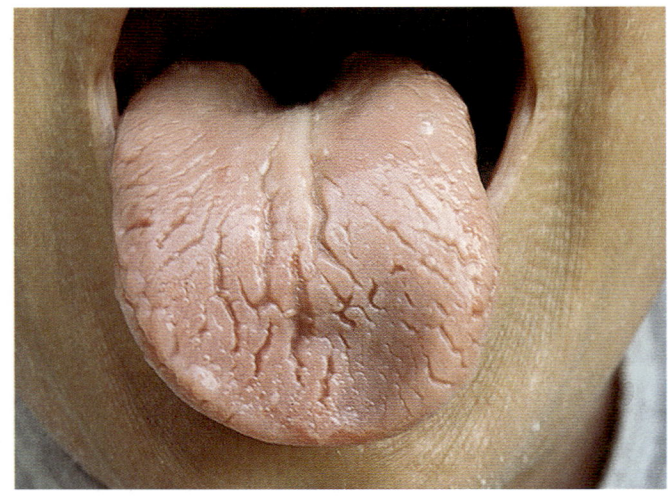

Figura 25.10 Fissuras irregulares.

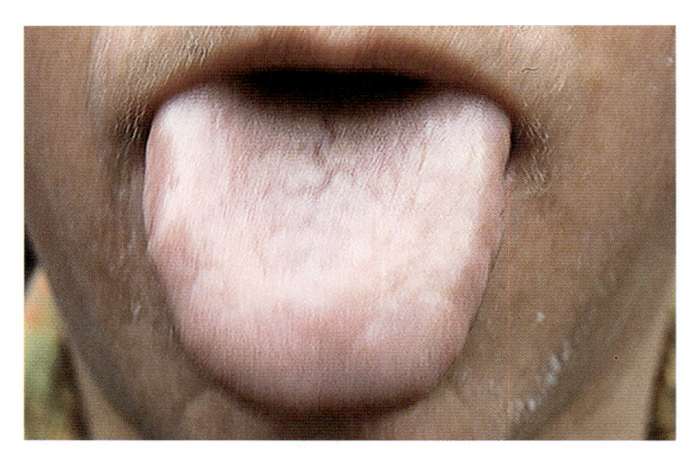

Figura 25.6 Aumento do terço frontal da língua (área do Pulmão).

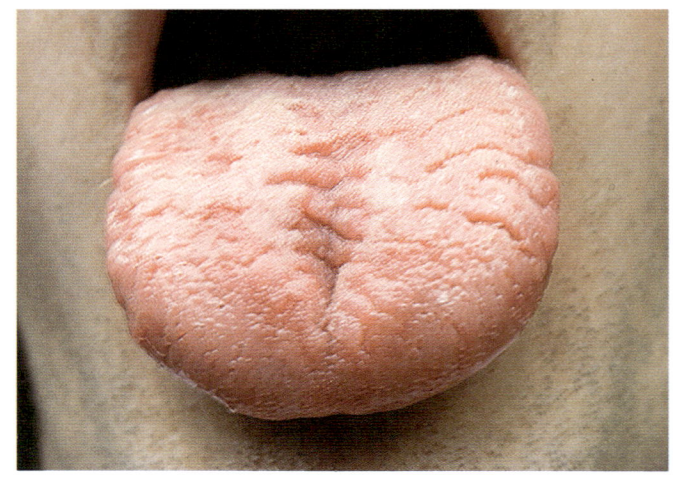

Figura 25.12 Fissura do Estômago.

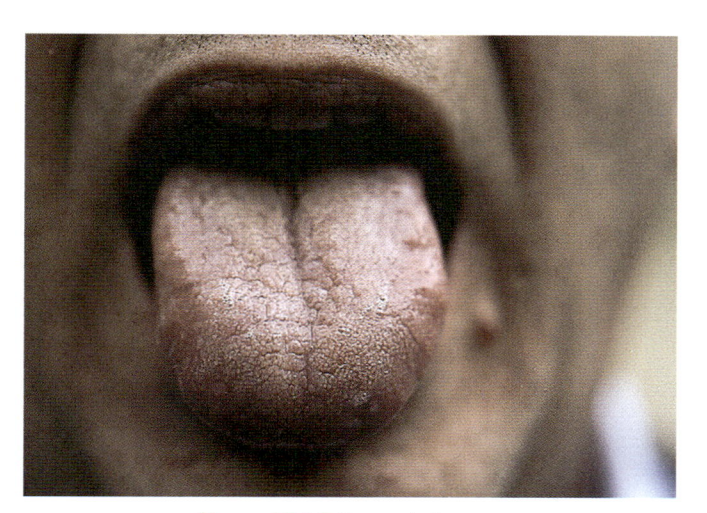

Figura 25.14 Fissura do Coração.

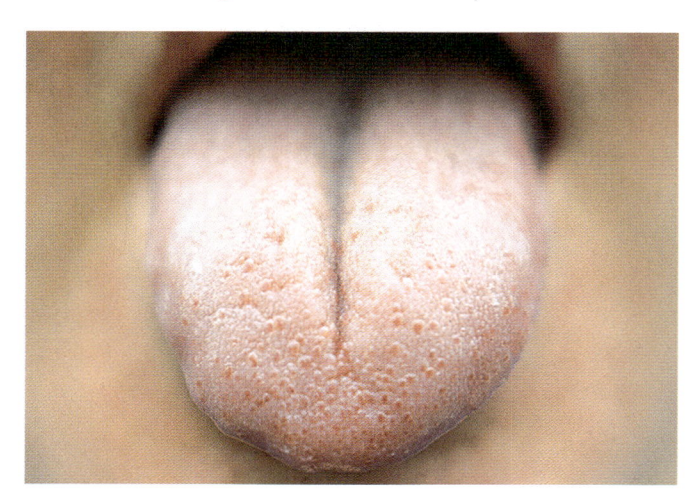

Figura 25.15 Fissura do Coração.

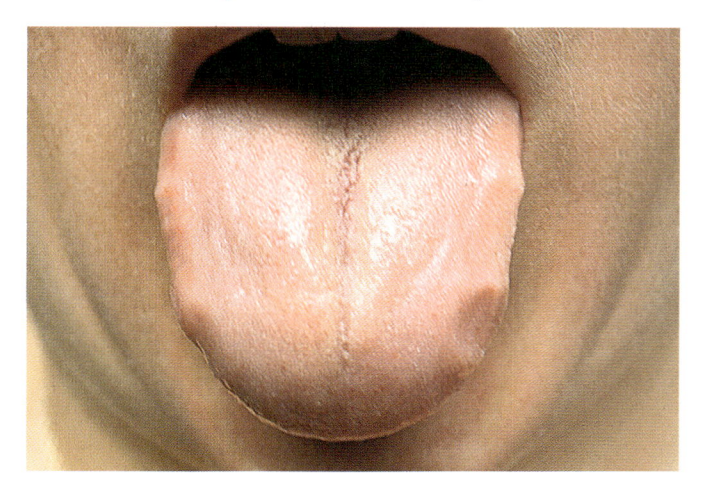

Figura 25.21 Marcas de dentes.

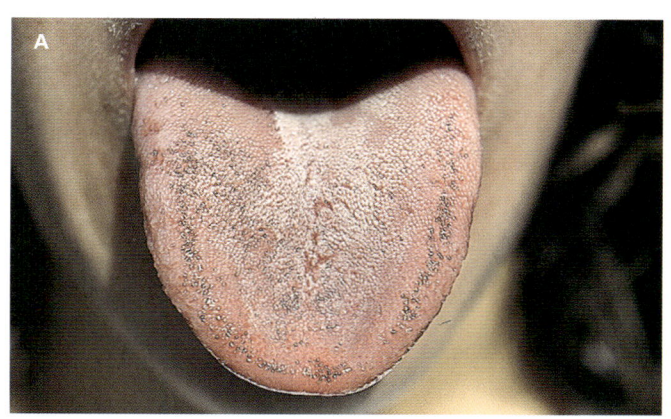

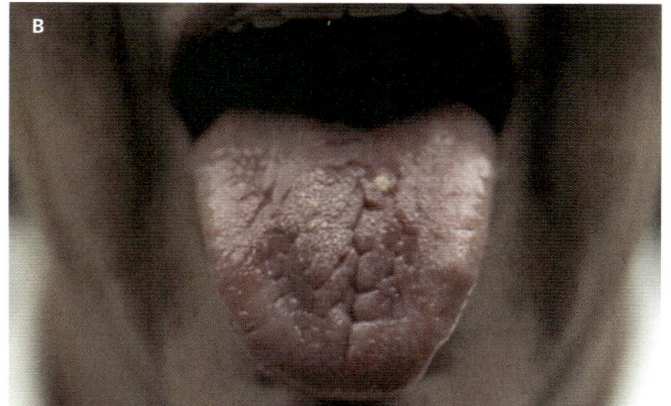

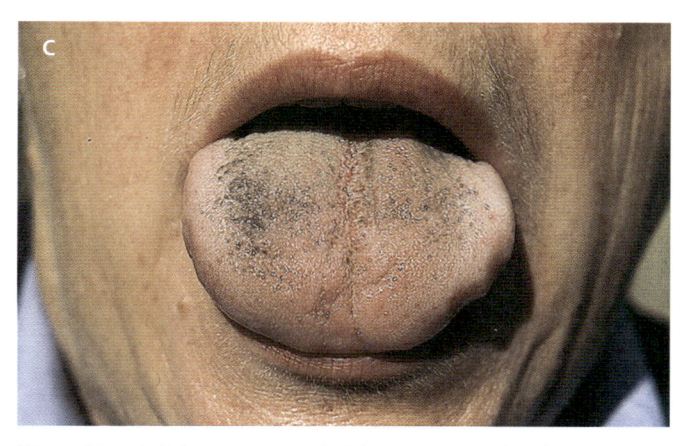

Figura 26.1 **A.** Saburra sem raiz. **B.** Saburra sem raiz. **C.** Saburra sem raiz (na área da Vesícula Biliar).

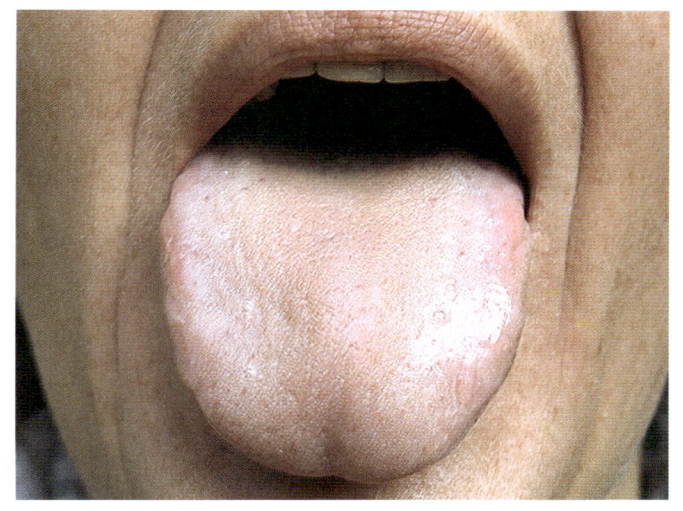

Figura 26.4 Saburra na área da Vesícula Biliar.

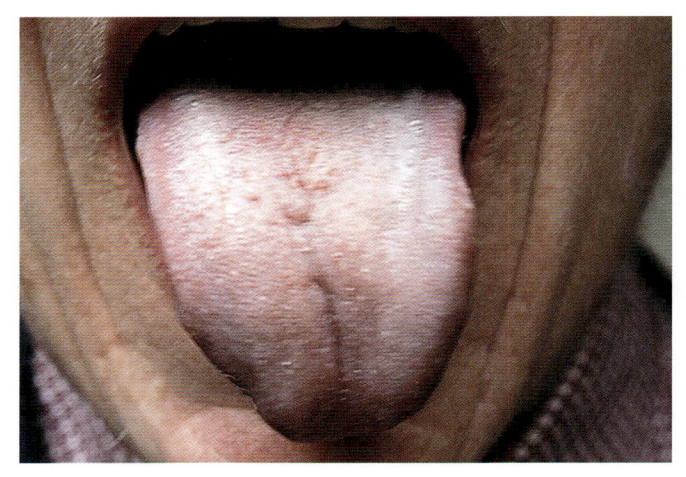

Figura 26.5 Saburra pegajosa.

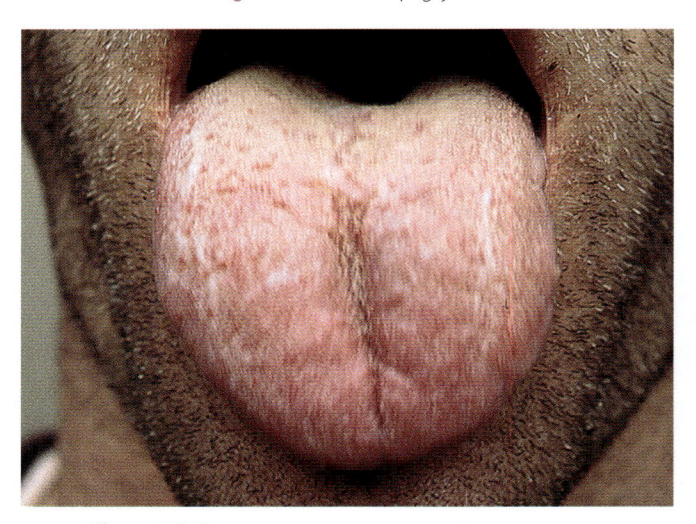

Figura 27.2 Aumento nas laterais por deficiência do Baço.

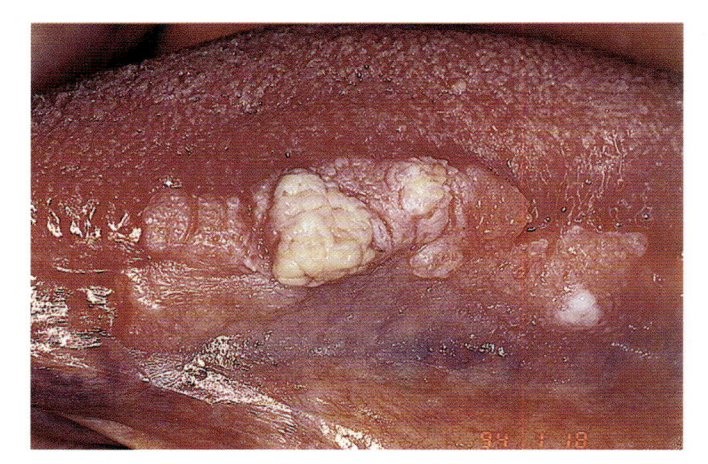

Figura 35.1 Úlceras na boca por Umidade-Calor no estômago.

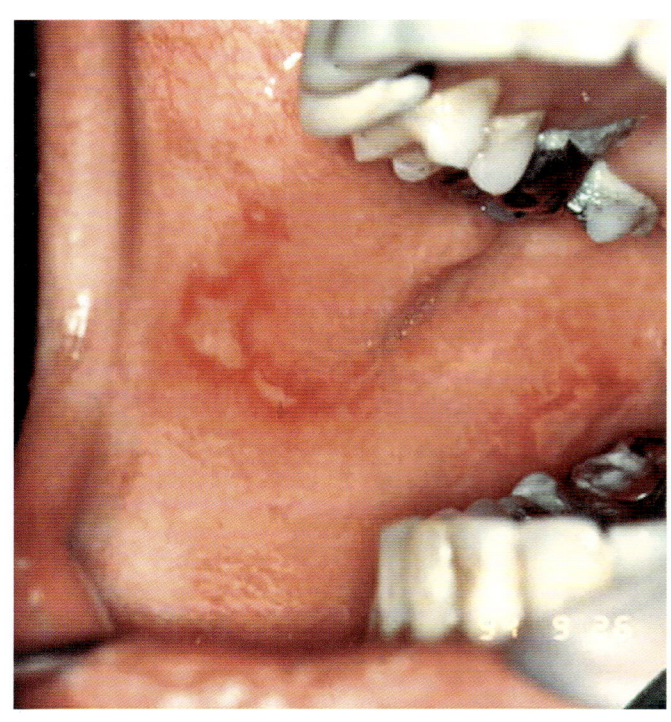

Figura 35.2 Úlcera na boca por Calor Vazio.

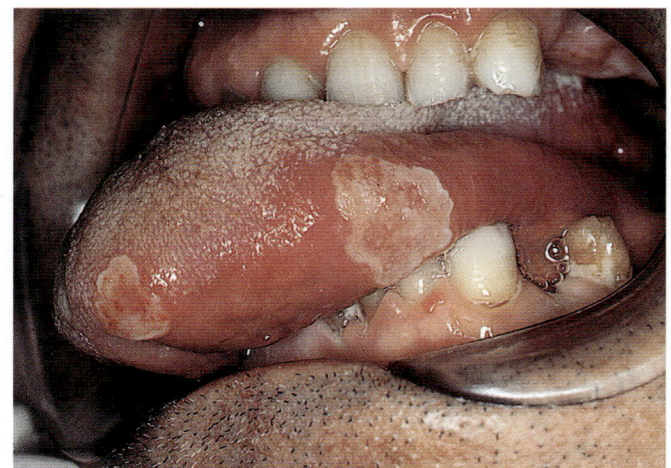

Figura 35.3 Úlcera na boca por Fogo *Yin*.

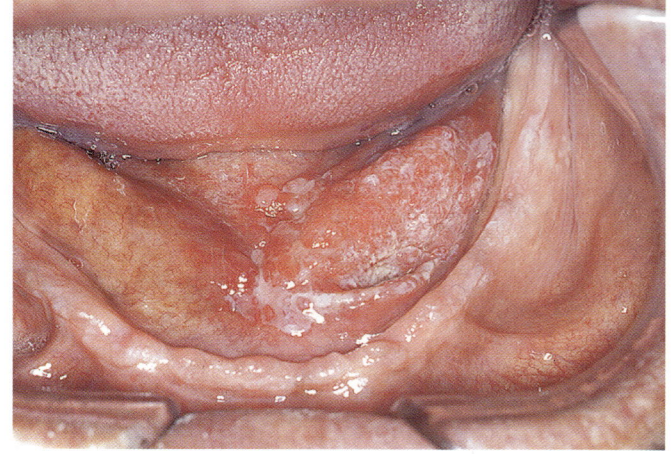

Figura 35.4 Úlcera na boca por Calor no Nível do Sangue.

PARTE 1

Diagnóstico pela Observação

PARTE 1 Diagnóstico pela Observação

CONTEÚDO DA PARTE

Seção 1 Observação de Corpo, Mente e Cútis, 7
Observação da Forma do Corpo, da Constituição Física e do Comportamento, 11
Observação da Mente, do Espírito e das Emoções, 28
Observação da Cor da Cútis, 34
Observação dos Movimentos do Corpo, 54

Seção 2 Observação das partes do corpo, 60
Observação da Cabeça, Face e Cabelos, 62
Observação dos Olhos, 67
Observação do Nariz, 77
Observação dos Lábios, Boca, Palato, Dentes, Gengivas e Filtro, 81
Observação das Orelhas, 89
Observação da Garganta e do Pescoço, 93
Observação do Dorso, 98
Observação das Mamas das Mulheres, 102
Observação do Batimento Cardíaco, 106
Observação das Mãos, 108
Observação das Unhas, 116
Observação do Tórax e do Abdome, 121
Observação dos Órgãos Genitais, 126
Observação dos Quatro Membros, 129
Observação das Pernas, 133
Observação das Excreções, 135
Observação da Pele, 139
Observação das Crianças, 166

Seção 3 Diagnóstico Pela Língua, 173
Diagnóstico Pela Língua, 175
Cor do Corpo da Língua, 179
Forma do Corpo da Língua, 186
Saburra da Língua, 191
Imagens e Padrões da Língua, 195

INTRODUÇÃO

O diagnóstico pela observação é um dos aspectos mais importantes do diagnóstico chinês. Antigamente, a observação era considerada a mais elevada arte diagnóstica e característica de um médico superior, capaz de diagnosticar simplesmente olhando um paciente, sem qualquer necessidade de fazer perguntas ou palpar. A observação do paciente também é a primeira técnica diagnóstica usada assim que o paciente chega e fornece uma enorme variedade de informações, como, por exemplo, a constituição do paciente, o tipo de corpo, o tipo de acordo com os Cinco Elementos e seus desvios, o estado constitucional de *Yin* e *Yang*, o estado da Mente e do Espírito etc.

O diagnóstico pela observação na medicina chinesa é baseado no princípio de que os órgãos internos e suas desarmonias se manifestam externamente na forma do que os antigos chineses chamavam de "imagens" (*xiang*). Na doença, todo aspecto do complexo de manifestações clínicas é uma "imagem" de uma desarmonia interna; por exemplo, imagem do pulso, imagem da cor da face, imagem de um padrão, imagem da língua etc.

O Capítulo 10 do *Questões Simples* (*Su Wen*) discute o conceito das "imagens": "*As imagens dos cinco órgãos Yin podem ser deduzidas e classificadas; os cinco órgãos Yin correspondem aos cinco sons que podem ser detectados; as cinco cores podem ser observadas. A combinação do pulso [imagem] com as cores pode nos dar a imagem como um todo.*"[1]

O conceito de correspondência entre os órgãos internos e as imagens das suas manifestações externas pode ser encontrado em todas as partes do *Questões Simples* e do *Eixo Espiritual* (*Ling Shu*). Por exemplo, o Capítulo 37 do *Eixo Espiritual* diz: "*As cinco cores se manifestam na face e, por meio delas, podemos observar o Qi dos cinco órgãos Yin.*"[2] O Capítulo 71 do *Eixo Espiritual* diz: "*Observando as cinco cores, podemos saber o estado dos cinco órgãos Yin; sentindo o pulso e observando as cores, podemos diagnosticar as condições de Calor e Frio e de Síndrome de Obstrução Dolorosa.*"[3]

> **! ATENÇÃO**
> Na observação, evite duas ciladas: perder detalhes importantes ao observar a imagem como um todo ou perder a imagem como um todo ao prestar excessiva atenção aos detalhes.

Ao observar um paciente, é importante perceber a imagem como um todo, integrando os vários aspectos da observação, mas também prestando atenção aos detalhes. Portanto, há duas faltas que devemos evitar: considerar a imagem como um todo e perder alguns detalhes importantes ou prestar excessiva atenção a detalhes e perder a imagem como um todo.

Antes de discutir os vários aspectos do diagnóstico pela observação, é útil rever as várias correspondências entre os órgãos internos e as partes do corpo, formando um "mapa" do corpo. Essas seis relações são:

- Relação entre os cinco sentidos, os nove orifícios e os órgãos internos
- Relação entre as áreas da face e os órgãos internos
- Relação entre os cinco tecidos e os órgãos internos
- Relação entre os cinco sítios do transporte do *Qi* e os órgãos *Yin*
- Manifestações dos cinco órgãos *Yin*
- As doze regiões cutâneas.

RELAÇÃO ENTRE OS CINCO SENTIDOS, OS NOVE ORIFÍCIOS E OS ÓRGÃOS INTERNOS

Os nove orifícios são os dois olhos, as duas narinas, os dois ouvidos, a boca, a uretra e o ânus. Os orifícios, de acordo com o Capítulo 37 do *Clássico das Dificuldades*, são diferentes: "*Os cinco órgãos Yin se comunicam internamente com os sete orifícios superiores. O Qi do Pulmão se comunica com o nariz: quando o nariz está em harmonia, podemos detectar os odores. O Qi do Fígado se comunica com os olhos: se os olhos estiverem em harmonia, podemos distinguir o preto do branco. O Qi do Baço se comunica com a boca: quando a boca está em harmonia, podemos sentir o sabor do alimento. O Qi do Coração se comunica com a língua: quando a língua está em harmonia, podemos sentir os cinco sabores. O Qi do Rim se comunica com os ouvidos: quando os ouvidos estão em harmonia, podemos ouvir os cinco sons. Quando os cinco órgãos Yin não estão em harmonia, os sete orifícios ficam bloqueados.*"[4]

Portanto, o *Clássico das Dificuldades* menciona apenas os sete orifícios superiores, mas estes diferem da lista dada acima; eles somam sete apenas se contarmos os olhos e os ouvidos como sendo dois e o nariz como sendo um. Desse modo, os sete orifícios seriam os dois olhos, os dois ouvidos, o nariz, a boca e a língua. Essa é a maneira mais comum de contar os orifícios superiores porque faz uma associação clara dos orifícios com os cinco órgãos *Yin*. Os dois orifícios inferiores, sendo a uretra e o ânus, estão sob a influência do Rim.

A relação entre os nove orifícios, os cinco sentidos e os órgãos internos, portanto, é a seguinte:

Orifício	Sentido	Órgão *Yin*
Olhos (2)	Visão	Fígado
Ouvidos (2)	Audição	Rim
Nariz (1)	Olfação	Pulmão
Boca (1)	Paladar	Baço
Língua (1)	Paladar	Coração
Uretra (1)		Rim
Ânus (1)		Rim

Como pode ser observado, o sentido do toque não está incluído e o sentido do paladar está relacionado com o Baço e com o Coração. De acordo com a passagem citada, extraída do *Clássico das Dificuldades*, o Baço é responsável pelo sentido do paladar de modo geral, enquanto o Coração é responsável pela distinção dos cinco sabores (doce, azedo, amargo, picante e salgado).

O Capítulo 59 do *Eixo Espiritual* também descreve os cinco órgãos dos sentidos como locais onde a energia dos cinco órgãos *Yin* se manifesta quando há alterações na cor: "*Quando a área entre as sobrancelhas [topo do nariz] está fina e úmida, a doença está na pele [ou seja, Pulmão]; quando os lábios estão esverdeados, amarelos, vermelhos, brancos ou pretos, a doença está nos músculos [ou seja, Baço]; quando o Qi Nutritivo está úmido, a doença está no Sangue [ou seja, Coração]; quando os olhos estão esverdeados, amarelos, vermelhos, brancos ou pretos, a doença está nos tendões [ou seja, Fígado]; quando o ouvido está seco e cheio de sujeira, a doença está nos ossos [ou seja, Rim].*"[5]

RELAÇÃO ENTRE AS DIFERENTES ÁREAS DA FACE E OS ÓRGÃOS INTERNOS

Cada área da face reflete o estado de um órgão interno. O *Questões Simples* (Capítulo 32) e o *Eixo Espiritual* (Capítulo 49) dão dois pontos de vista diferentes dessas relações. O Capítulo 32 do *Questões Simples* menciona a correspondência das áreas da face com os cinco órgãos *Yin* dentro do contexto das doenças de Calor: "*Na doença de Calor do Fígado, a bochecha esquerda fica vermelha; na doença de Calor do Coração, a fronte fica vermelha; na doença de Calor do Baço, o nariz fica vermelho; na doença de Calor do Pulmão, a bochecha direita fica vermelha; na doença de Calor do Rim, o queixo fica vermelho.*"[6]

A Figura P1.1 mostra a correspondência das áreas da face com os órgãos internos de acordo com o *Questões Simples* e a Figura P1.2, de acordo com o *Eixo Espiritual*.

O significado da correspondência entre as áreas da face e os órgãos internos no diagnóstico será explorado detalhadamente mais adiante.

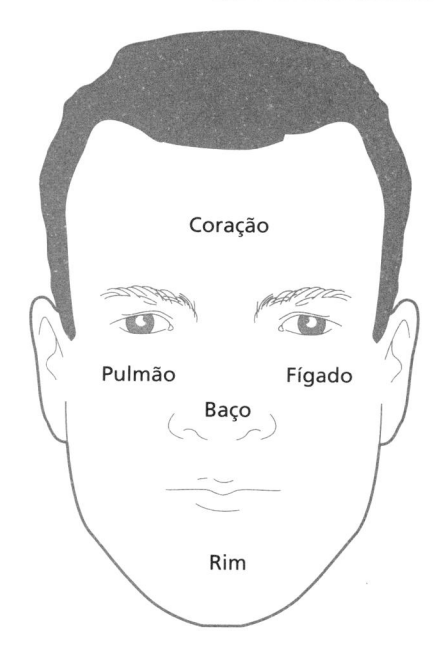

Figura P1.1 Correspondência das áreas faciais com os órgãos internos de acordo com o Questões Simples.

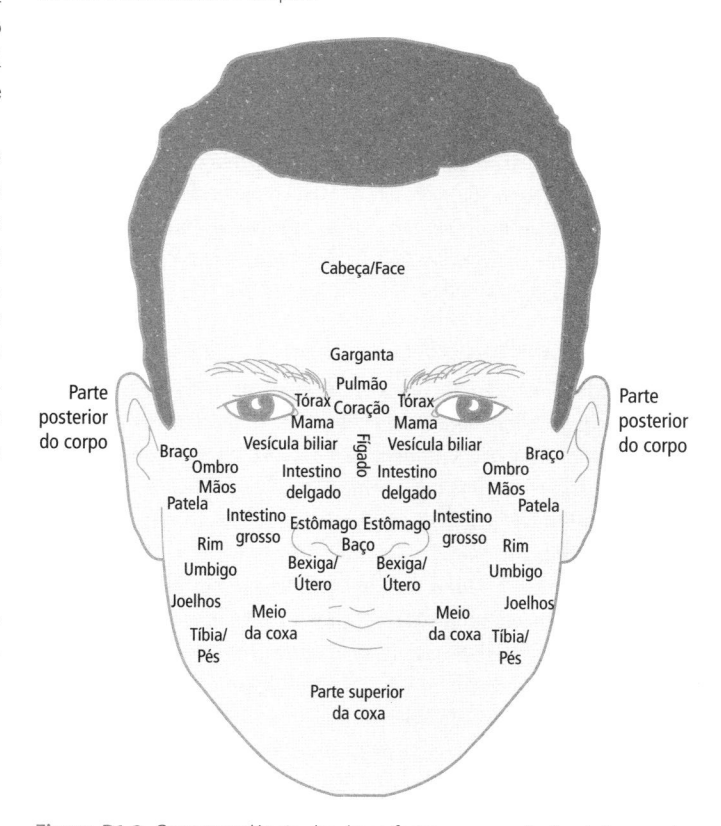

Figura P1.2 Correspondência das áreas faciais com os órgãos internos de acordo com o Eixo Espiritual.

Yi Zong Jin Jian – Diagnóstico (áreas da face e órgãos internos)

"*A bochecha esquerda corresponde ao Fígado, a bochecha direita, ao Pulmão, a fronte, ao Coração, o queixo, ao Rim, o nariz, ao Baço.*"

Comentários

A associação das áreas da face com os cinco órgãos *Yin* é a mesma do *Su Wen*.

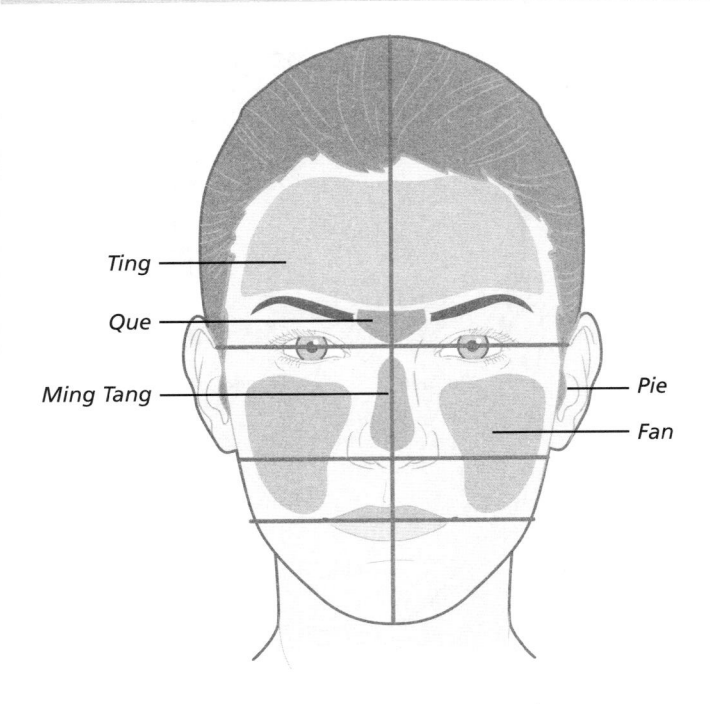

Figura P1.3 Áreas da face e as cores do Eixo Espiritual. (Esta figura encontra-se reproduzida em cores no Encarte.)

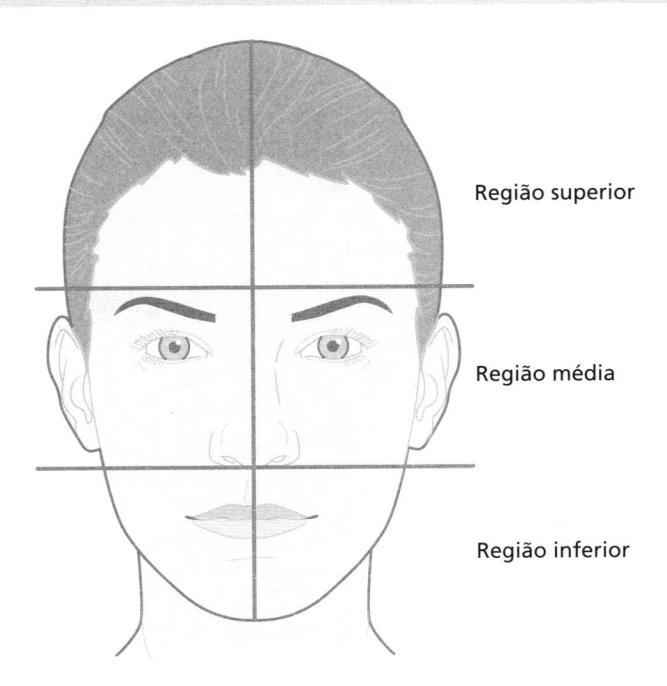

Figura P1.4 As três regiões da face.

Ling Shu, Capítulo 49 (áreas da face e as cores)

"O Ming Tang é a ponte do nariz; Que é a região entre as sobrancelhas; Ting é a fronte; Fan são as laterais das bochechas; Pie é o trago. Essas regiões devem ser bem moldadas e amplas de modo que possam ser claramente vistas a dez passos de distância. Pessoas com essas características vivem até os 100."[7] (ver Figura P1.3).

Ling Shu, Capítulo 29

"O Coração é o soberano; sua posição pode ser localizada pelo processo xifoide; o Fígado é o general, e a avaliação se está sólido ou não pode ser feita pelos olhos; o Baço recebe os nutrientes dos alimentos e sua condição pode ser aferida pela preferência do sabor; o Rim é responsável pela audição e sua condição pode ser aferida pela audição e pelos ouvidos.

O Estômago é o Mar dos Alimentos: face sólida, pescoço grosso e tórax largo indicam uma boa condição do Estômago. O comprimento da ponte do nariz reflete a condição do Intestino Grosso. A espessura dos lábios e o comprimento do filtro labial refletem a condição do Intestino Delgado. Se as pálpebras inferiores forem grandes, indicam uma Vesícula Biliar forte. Se as narinas ficarem visíveis e puderem ser vistas de frente, indicam que a Bexiga está vazando. Se a ponte do nariz se sobressai, indica que o Triplo Aquecedor está normal. Se as partes superior, média e inferior da face forem proporcionais, indicam que as funções das vísceras são boas."[8] (ver Figura P1.4).

Su Wen, Capítulo 32 (áreas da face envolvidas na doença febril)

"Na doença febril do Fígado, a bochecha esquerda fica vermelha primeiro; na doença febril do Coração, a fronte fica vermelha primeiro; na doença febril do Baço, o nariz fica vermelho primeiro; na doença febril do Pulmão, a bochecha direita fica vermelha primeiro; na doença febril do Rim, os cantos da boca ficam vermelhos primeiro."[9] (ver Figura P1.5).

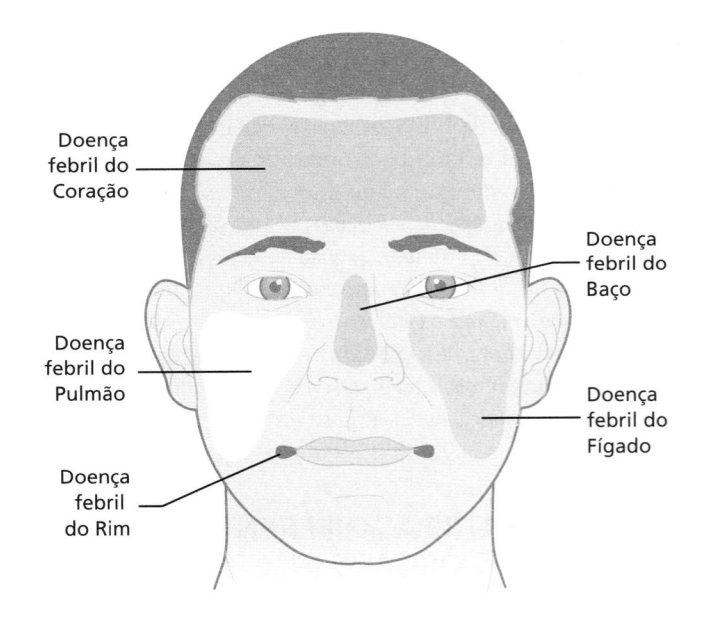

Figura P1.5 Áreas da face envolvidas nas doenças febris.

RELAÇÃO ENTRE OS CINCO TECIDOS E OS ÓRGÃOS INTERNOS

O Capítulo 4 do *Questões Simples* estabelece a correspondência entre os cinco tecidos e os cinco órgãos *Yin*. É a seguinte:

Pulmão	Pele
Baço	Músculos
Fígado	Tendões
Coração	Vasos sanguíneos
Rim	Ossos

O Pulmão influencia a pele na medida em que difunde o *Qi* Defensivo na pele e no espaço entre a pele e os músculos (*cou li*); o Pulmão também controla a abertura e o fechamento dos poros e, portanto, a transpiração. A relação entre o Pulmão e a pele fica bem clara em pacientes atópicos que sofrem tanto de asma como de eczema.

O Baço influencia os músculos causando fraqueza muscular quando está deficiente. O Fígado influencia os tendões, incluindo as cartilagens – o Sangue do Fígado, particularmente, nutre os tendões nas articulações e garante que eles fiquem adequadamente nutridos e lubrificados. Os "tendões" e sua relação com o Fígado, entretanto, têm um significado mais amplo na medicina chinesa. Por exemplo, as unhas são consideradas uma extensão dos tendões, e considera-se que os tremores ou convulsões em um paciente sofrendo de Vento interno sejam decorrentes de uma "agitação nos tendões".

O Coração governa o Sangue e influencia o estado dos vasos sanguíneos. O Rim influencia os ossos e a medula óssea; em particular, é a Essência do Rim que nutre os ossos e a medula óssea.

Os cinco tecidos mostram os estados patológicos de seus órgãos relacionados imediatamente. Quando o Pulmão está deficiente, o espaço entre a pele e os músculos fica "aberto" e a pessoa pode sofrer de transpiração espontânea e ficar propensa a invasões de Vento externo.

Quando o Baço está deficiente, a pessoa sente fraqueza muscular e cansaço geral. Se o Fígado (particularmente o Sangue do Fígado) estiver deficiente, os tendões ficam vulneráveis à invasão de Frio, Umidade ou Vento; uma deficiência do Sangue do Fígado também pode causar contração dos tendões. A estase do Sangue do Fígado ou a estagnação do *Qi* do Fígado podem causar rigidez dos tendões nas articulações, ao passo que Vento de Fígado pode causar tremores dos tendões.

A deficiência do Sangue do Coração pode causar fraqueza dos vasos sanguíneos, enquanto a estase do Sangue do Coração pode causar endurecimento dos vasos sanguíneos. A deficiência da Essência do Rim pode causar ossos quebradiços (osteoporose).

OS CINCO ÓRGÃOS *YIN* E OS CINCO TECIDOS

- **Pulmão:** Pele (poros abertos)
- **Baço:** Músculos (músculos fracos)
- **Fígado:** Tendões (vulnerável a invasões externas, rigidez)
- **Coração:** Vasos sanguíneos (fraqueza ou endurecimento)
- **Rim:** Ossos (ossos quebradiços)

RELAÇÃO ENTRE OS CINCO SÍTIOS DE TRANSPORTE DO *QI* E OS ÓRGÃOS *YIN*

O Capítulo 4 do *Questões Simples* diz: "*O vento Leste vem na Primavera e o Fígado geralmente fica doente, afetando o pescoço. O vento Sul chega no Verão e o Coração geralmente fica doente, afetando o tórax e a região do hipocôndrio. O vento Oeste chega no Outono e o Pulmão geralmente fica doente, afetando a parte superior das costas e os ombros. O vento Norte chega no Inverno e o Rim geralmente fica doente, afetando as coxas e a região lombar. O Centro corresponde à Terra e o Baço geralmente fica doente afetando a coluna.*"[10]

Portanto, os "Cinco Sítios de Transporte do *Qi*", onde o *Qi* dos cinco órgãos *Yin* se acumula, são pescoço, tórax, parte superior das costas e ombros, coxas e região lombar e coluna para o Fígado, Coração, Pulmão, Rim e Baço, respectivamente.

OS CINCO SÍTIOS DO TRANSPORTE DO *QI*

- **Pescoço:** Fígado
- **Tórax:** Coração
- **Parte superior das costas e ombros:** Pulmão
- **Coxas e região lombar:** Rim
- **Coluna:** Baço

A maioria dessas correspondências é confirmada na prática e tem certa relevância clínica. Por exemplo, o pescoço é frequentemente afetado pelas desarmonias do Fígado, como estagnação do *Qi* do Fígado ou ascensão do *Yang* do Fígado, causando torcicolo; a relação entre o Coração e o tórax é bem conhecida; a parte superior das costas é frequentemente afetada pelas desarmonias do Pulmão, como Calor no Pulmão, que pode causar dor nessa área; as coxas podem ficar fracas quando a energia do Rim diminui; o Baço tem influência sobre a coluna e o ponto BP-3 *Taibai* pode ser usado para fortalecer a coluna.

MANIFESTAÇÕES DOS CINCO ÓRGÃOS *YIN*

O Capítulo 9 do *Questões Simples* diz: "*O Coração... se manifesta na face e nutre os vasos sanguíneos; o Pulmão... se manifesta nos pelos do corpo e nutre a pele; o Rim... se manifesta nos cabelos e nutre os ossos; o Fígado... se manifesta nas unhas e nutre os tendões; o florescimento de Baço, Estômago, Intestino Grosso, Intestino Delgado, Triplo Aquecedor e Bexiga... se manifesta na pele branca ao redor dos lábios e nutre os músculos.*"[11]

Os sítios de manifestação dos cinco órgãos *Yin* são bem conhecidos e largamente usados na prática. Por exemplo, a cútis como um todo reflete o estado do Coração; os pelos do corpo podem ficar ressequidos quando o Pulmão está fraco; os cabelos ficam opacos e quebradiços quando o Rim está deficiente e grisalhos quando a Essência do Rim diminui; as unhas ficam quebradiças quando o Sangue do Fígado está deficiente; os lábios podem ficar secos quando o *Yin* do Baço está deficiente ou vermelhos quando o Baço tem Calor.

MANIFESTAÇÕES DOS CINCO ÓRGÃOS *YIN*

- **Face:** Coração
- **Pelos do corpo:** Pulmão
- **Cabelos:** Rim
- **Unhas:** Fígado
- **Lábios:** Baço

AS DOZE REGIÕES CUTÂNEAS

O Capítulo 56 do *Questões Simples* diz: "*As doze regiões cutâneas seguem o curso dos doze canais principais.*"[12] A área da pele sobreposta a cada canal principal constitui sua região cutânea (Figura P1.6). Essa correspondência entre grandes seções cutâneas e os canais e os órgãos internos é, obviamente,

Yang Maior · **Yang** Menor · **Yang** Brilhante

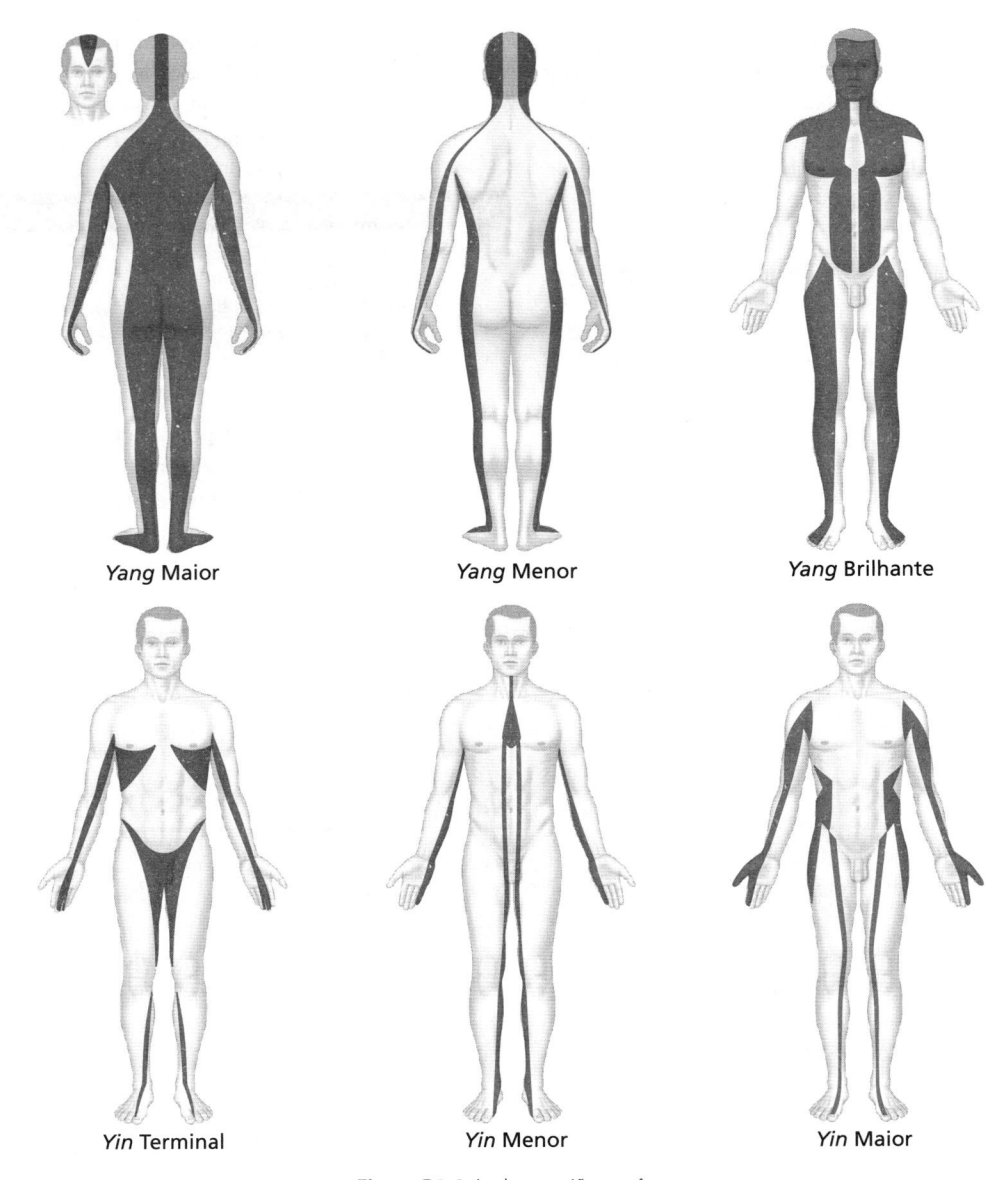

Yin Terminal · **Yin** Menor · **Yin** Maior

Figura P1.6 As doze regiões cutâneas.

crucial para muitos aspectos do diagnóstico pela observação. A região cutânea de um determinado canal reflete suas patologias e as patologias do órgão relevante. Uma patologia do canal relevante pode manifestar-se na região cutânea correspondente com dor, manchas, erupções cutâneas, veias, vênulas, contração da musculatura etc. Portanto, as regiões cutâneas são sinais diagnósticos importantíssimos e imediatos.

A implicação mais importante das regiões cutâneas é que a influência de cada canal não se restringe à sua linha de trajetória, mas se espalha sobre uma vasta área ao redor do canal, de modo que todas as partes do corpo são percorridas por um determinado canal.

A discussão acima enfatiza as várias relações entre os Órgãos Internos e as manifestações externas; são essas relações que possibilitam o diagnóstico pela observação.

A principal fonte chinesa para a discussão da observação no diagnóstico chinês foi Zhang Shu Sheng (1995) *Great Treatise of Diagnosis by Observation in Chinese Medicine* (*Zhong Hua Yi Xue Wang Zhen Da Quan*), Shanxi Science Publishing House, Taiyuan.

NOTAS

1. 1979 The Yellow Emperor´s Classic of Internal Medicine – *Simple Questions* (*Huang Di Nei Jing Su Wen* 黄 帝 内 经 素 问), People's Health Publishing House, Beijing, p. 75. Publicado pela primeira vez c. 100 a.C.
2. 1981 *Spiritual Axis* (*Ling Shu Jing* 灵 枢 经), People' s Health. Publishing House, Beijing, p. 77. Publicado pela primeira vez c.100 BC.
3. Ibid., p. 126.
4. Nanjing College of Traditional Chinese Medicine: 1979 Explicação revisada do Clássico das Dificuldades (*Nan Jing Jiao Shi* 难 经 校 释), People's Health Publishing House, Beijing, p. 91. Publicado pela primeira vez c. 100.
5. *Spiritual Axis*, p. 108.
6. *Simple Questions*, p. 189.
7. 1981 The Yellow Emperor's Classic of Internal Medicine – *Spiritual Axis* (*Ling Shu Jing*), People's Health Publishing House, Beijing, p. 96. Publicado pela primeira vez c. 100 a.C.
8. Ibid., p. 69.
9. *Simple Questions*, p. 186.
10. *Simple Questions*, p. 23.
11. Ibid., p. 67.
12. Ibid., p. 290.

SEÇÃO 1

Observação de Corpo, Mente e Cútis

INTRODUÇÃO

A observação do corpo inclui a observação da sua forma, da constituição física, do comportamento e dos movimentos. As primeiras coisas que observamos assim que o paciente entra na sala de consulta são, provavelmente, a forma do corpo, a forma de andar, o aspecto de modo geral, o comportamento e a personalidade. É possível formular uma primeira impressão bastante significativa do tipo constitucional do paciente nos primeiros minutos da consulta simplesmente observando as características citadas. Existem várias formas de classificar os tipos de corpos, que estão relacionadas a seguir, lembrando que a "observação do corpo" inclui a observação da forma do corpo, da constituição física, do comportamento e da personalidade.

Antes de descrever e discutir as várias formas dos corpos e seus significados clínicos, devemos primeiramente enfatizar dois importantes princípios do diagnóstico pela observação: o princípio da correspondência entre partes individuais do corpo e o todo, e a importância de observar e avaliar os traços constitucionais. A observação desses traços constitucionais é importante porque todos os vários tipos de corpos não refletem as desarmonias presentes atuais do paciente, mas suas características constitucionais.

Essa introdução será discutida sob os seguintes títulos:
1. Correspondência entre uma parte individual e o todo
2. Observação dos traços constitucionais.

1. CORRESPONDÊNCIA ENTRE UMA PARTE INDIVIDUAL E O TODO

Um dos princípios nos quais a medicina chinesa se baseia para fazer o diagnóstico pela observação é que cada pequena e única parte do corpo reflete o todo.

A face como microssistema

A face é um exemplo importantíssimo desse princípio, já que é um reflexo dos órgãos internos e das várias partes do corpo. O Capítulo 32 do *Questões Simples* lista a correspondência das várias partes da face com os órgãos internos, como se segue: *"Na doença de Calor do Fígado, a bochecha esquerda fica vermelha; na doença de Calor do Coração, a fronte fica vermelha; na doença de Calor do Baço, o nariz fica vermelho; na doença de Calor do Pulmão, a bochecha direita fica vermelha; na doença de Calor do Rim, o queixo fica vermelho."*[1] (ver Figura P1.1).

O Capítulo 49 do *Eixo Espiritual* dá um mapa mais detalhado da correspondência entre os órgãos internos e as partes do corpo e as várias áreas da face[2] (ver Figura P1.2).

A observação cuidadosa dessas áreas da face e de suas cores é uma parte importantíssima do diagnóstico pela observação, que deve ser sempre realizado. A correspondência entre as áreas da face e os órgãos internos revela três condições possíveis:
- Uma desarmonia atual (p. ex., bochechas vermelhas podem indicar Calor no Pulmão)
- Uma característica constitucional (p. ex., lóbulos da orelha curtos podem indicar Rim fraco e uma vida curta)
- Um fator etiológico (p. ex., cor azulada na fronte [relacionada com o Coração, de acordo com as correspondências do *Questões Simples*] em uma criança pode indicar choque pré-natal).

A correspondência entre as áreas da face e os órgãos internos deve estar integrada com a cor da cútis nessas áreas e interpretada à luz dos Cinco Elementos. Por exemplo, cor esverdeada na área da face correspondente ao Baço (ou seja, a ponta do nariz) indica que o Fígado está invadindo o Baço e que essa desarmonia do Baço em particular é secundária à desarmonia do Fígado.

A orelha como microssistema

A acupuntura auricular é uma aplicação bem conhecida do princípio de que uma parte pequena e única do corpo reflete o todo. De acordo com essa teoria, a orelha lembra um feto de cabeça para baixo, e existe um ponto no pavilhão auricular que reflete uma parte ou um órgão do corpo.

Microssistemas no corpo todo

De acordo com teorias recentes na China, cada parte do corpo é uma réplica em miniatura do todo e pode, portanto, refletir as alterações patológicas de todo o corpo.

Os seguintes microssistemas refletem essa hipótese geral: acupuntura auricular, diagnóstico pela cor facial, diagnóstico pela íris, diagnóstico pela língua, acupuntura no nariz, acupuntura facial, acupuntura no pé etc. De acordo com pesquisas modernas realizadas na China, uma certa parte do corpo pode refletir o corpo todo; esse princípio pode ser usado tanto para fins diagnósticos como para tratamento. Doenças de diferentes partes do corpo podem ser tratadas usando pontos em uma área específica do corpo, como a orelha, a mão ou o nariz. Pesquisadores chineses identificaram 102 microssistemas no corpo, como se segue:
- Sistema do metacarpo: 5 de cada lado, 10 no total
- Sistema das falanges das mãos: 14 de cada lado, 28 no total
- Sistema do rádio: 1 de cada lado, 2 no total
- Sistema da ulna: 1 de cada lado, 2 no total
- Sistema do úmero: 1 de cada lado, 2 no total
- Sistema do fêmur: 1 de cada lado, 2 no total
- Sistema da tíbia: 1 de cada lado, 2 no total
- Sistema da fíbula: 1 de cada lado, 2 no total
- Sistema do metatarso: 5 de cada lado, 10 no total
- Sistema das falanges dos pés: 14 de cada lado, 28 no total
- Sistema auricular: 1 de cada lado, 2 no total
- Sistema da face: 1
- Sistema do nariz: 1
- Sistema da língua: 1
- Sistema do tronco: 1
- Sistema do pescoço: 1
- Sistema do escalpo: 1 no meio, 1 de cada lado, 3 no total
- Sistema do olho: 1 de cada lado, 2 no total
- Sistema do pé: 1 de cada lado, 2 no total.[3]

Essa teoria foi proposta por Zhang Ying Qing em 1973. Ao diagnosticar e agulhar a lateral do segundo osso metacarpiano, ele descobriu que os pontos desse osso formavam um padrão e constituíam uma miniatura do corpo todo (Figura P1S1.1).

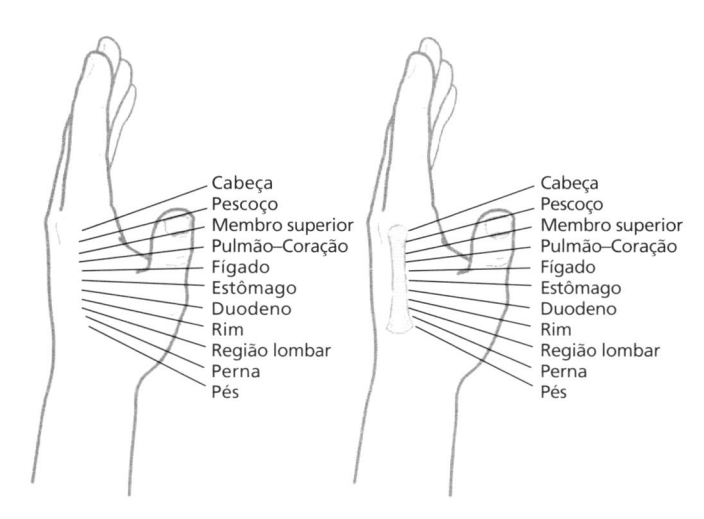

Figura P1S1.1 Microssistemas de diagnóstico.

Depois de repetidas pesquisas, ele descobriu outros microssistemas em todo o corpo (Figura P1S1.2).

2. OBSERVAÇÃO DOS TRAÇOS CONSTITUCIONAIS

A arte da observação na medicina chinesa é baseada em duas áreas gerais: observação das características constitucionais e observação dos sinais da desarmonia atual. Por exemplo, um corpo alto, magro e tendinoso indica um tipo constitucional Madeira, mas não indica necessariamente uma desarmonia atual no Fígado ou na Vesícula Biliar. Por outro lado, uma pessoa pode pertencer constitucionalmente ao tipo Fogo, mas ter uma cútis pálida e esverdeada, unhas quebradiças e cabelos secos, indicando uma desarmonia atual da Madeira (neste exemplo, uma deficiência do Sangue do Fígado).

Por que é necessário observar os traços constitucionais, já que precisamos tratar a desarmonia que se apresenta? No exemplo anterior de um paciente com cútis pálida e esverdeada, unhas quebradiças e cabelos secos, obviamente precisamos nutrir o Sangue do Fígado, independente do que a observação das características constitucionais possa indicar.

Entretanto, a observação das características constitucionais é importante por várias razões, descritas a seguir.

a) Um tipo constitucional indica a *tendência* a certas desarmonias e, portanto, permite prever, e prevenir adequadamente, um possível desenvolvimento patológico. Por exemplo, se uma pessoa com Excesso de *Yang* constitucional sofrer uma invasão de Vento-Calor e uma doença febril, podemos esperar que ela tenha uma forte tendência de desenvolver um padrão de Calor intenso. Em termos dos Quatro Níveis, podemos prever que ela possa entrar no nível do *Qi* mais rapidamente e com mais Calor do que outra pessoa; o que significa que devemos estar preparados para isso e administrar ervas fortemente refrescantes.

b) A observação de um tipo constitucional e sua tendência permite colocar a desarmonia presente em perspectiva, ajudando a estimar sua gravidade. Por exemplo, se uma pessoa com Excesso de *Yang* constitucional desenvolver um padrão de Calor, essa será uma situação menos grave do que um padrão de Calor em outra com Excesso de *Yin* constitucional ou com Deficiência de *Yang* constitucional.

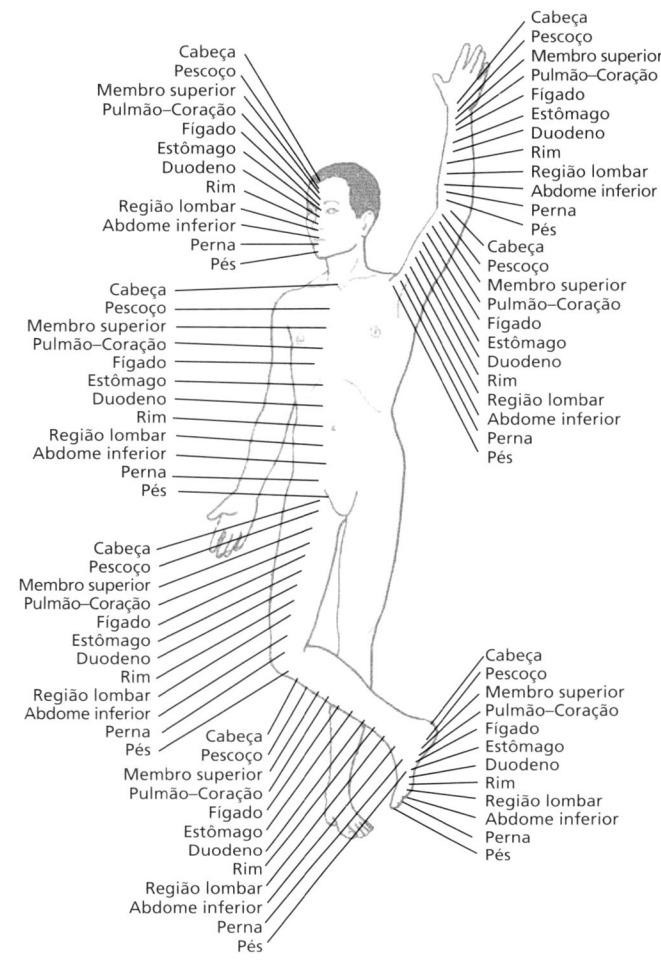

Figura P1S1.2 Microssistemas do corpo de acordo com Dr. Zhang Ying Qing.

c) A observação dos traços constitucionais e o desvio ou conformidade de uma pessoa ao seu tipo constitucional nos dá uma ideia da gravidade de um problema e, portanto, do prognóstico. Por exemplo, é melhor para um tipo Madeira ter uma desarmonia da Madeira do que uma desarmonia do Fogo. Portanto, se um tipo Madeira sofrer de uma desarmonia do Fogo, isso indica um prognóstico pior do que de um tipo Fogo sofrendo de uma desarmonia do Fogo ou um tipo Madeira sofrendo de uma desarmonia da Madeira.

d) A observação dos tipos constitucionais é importante para darmos aos pacientes um tratamento de base, independentemente da desarmonia que se apresenta. É sempre importante ter em mente o tipo constitucional e tratá-lo adequadamente. No exemplo acima, se uma pessoa do tipo Madeira sofrer de uma desarmonia do Fogo, é obviamente necessário tratar a desarmonia existente, mas depois talvez seria aconselhável tratar também o tipo do Elemento (ou seja, a Madeira). O tratamento do tipo do Elemento de base é um aspecto importante do potencial preventivo da medicina chinesa e deve ser sempre aplicado.

e) O tratamento do tipo do Elemento constitucional é particularmente útil no caso de problemas mentais e emocionais. Por exemplo, um tipo Madeira pode apresentar algumas características emocionais típicas, como indecisão e incapacidade de planejar a própria vida; o tratamento do Elemento Madeira ajudaria a pessoa nos níveis mental e emocional, qualquer que seja outra desarmonia que ela possa estar sofrendo.

f) A observação do tipo constitucional e da tendência de um paciente permite antever o tipo de desarmonia que este possa estar sujeito no futuro; isso significa que o potencial preventivo da medicina chinesa pode ser explorado integralmente. Por exemplo, se uma pessoa com 40 e poucos anos mostrar sinais de Excesso de *Yang* constitucional e pertencer ao tipo Madeira, sabemos que essa pessoa pode ter uma forte tendência a desenvolver ascensão do *Yang* do Fígado ou Fogo no Fígado, com sinais como hipertensão. Isso nos permite subjugar ativamente o *Yang* e pacificar a Madeira mesmo na ausência de quaisquer manifestações clínicas.

g) A observação do tipo do Elemento é útil quando uma pessoa mostra todos as características de um certo tipo de Elemento, com exceção de um detalhe; isso é um mau sinal, mesmo que a pessoa ainda não sofra de qualquer desarmonia. Por exemplo, se uma pessoa mostra todas as características do tipo Fogo, mas anda lentamente. Esse pequeno detalhe nos diz que algo está errado e que ela pode desenvolver uma desarmonia grave. Essa discrepância pode ser particularmente relevante no caso do tipo Fogo porque sabemos que um tipo Fogo pode ter certa tendência em desenvolver uma patologia grave muito subitamente.

A IMPORTÂNCIA DE OBSERVAR OS TRAÇOS CONSTITUCIONAIS

- Um tipo constitucional indica uma tendência a certas desarmonias e, portanto, permite antever e prevenir um possível desenvolvimento patológico durante o curso de uma doença
- Permite colocar a desarmonia existente em perspectiva e ajuda a aferir sua gravidade
- O desvio ou a conformidade de uma pessoa ao seu tipo constitucional é uma boa medida de prognóstico
- Ajuda a dar aos pacientes um tratamento apropriado para a constituição de base, independentemente da desarmonia que se apresenta no momento
- É particularmente útil no tratamento de problemas mentais e emocionais
- Permite antever o tipo de desarmonia que um paciente possa vir a ter no futuro e, portanto, tratar o paciente preventivamente
- O desvio de um tipo de Elemento em um detalhe pode ser um sinal de alerta.

NOTAS

1. 1979 The Yellow Emperor's Classic of Internal Medicine – *Simple Questions* (*Huang Di Nei Jing Su Wen* 黄帝内经素问), People's Health Publishing House, Beijing, p. 189. Publicado pela primeira vez c. 100 a.C.
2. 1981 The Yellow Emperor's Classic of Internal Medicine – *Spiritual Axis* (*Ling Shu Jing* 灵枢经), People's Health Publishing House, Beijing, p. 97. Publicado pela primeira vez c. 100 a.C.
3. Zhang Shu Sheng: 1995 *Great Treatise of Diagnosis by Observation in Chinese Medicine* (*Zhong Hua Yi Xue Wang Zhen Da Quan* 中华醫学望诊大全), Shanxi Science Publishing House, Taiyuan, p. 38.

Observação da Forma do Corpo, da Constituição Física e do Comportamento

SEÇÃO 1 — PARTE 1 — 1

CONTEÚDO DO CAPÍTULO

Classificação da Forma do Corpo de Acordo com Yin e Yang, 12
Forma do corpo abundante em Yang, 12
Forma do corpo abundante em Yin, 13
Forma do corpo deficiente em Yang, 13
Forma do corpo deficiente em Yin, 14
Forma do corpo com Yin e Yang em equilíbrio, 14

Classificação da Forma do Corpo de Acordo com os Cinco Elementos, 15
Tipo Madeira, 15
Tipo Fogo, 16
Tipo Terra, 17
Tipo Metal, 18
Tipo Água, 19
Aplicação clínica dos tipos dos Cinco Elementos, 20

Classificação da Forma do Corpo de Acordo com Influências Pré-Natais e Pós-Natais, 21
Forma do corpo com constituição pré-natal forte, 21
Forma do corpo com constituição pré-natal fraca, 22
Forma do corpo com Qi pós-natal forte, 22
Forma do corpo com Qi pós-natal fraco, 23

Classificação de Acordo com o Tipo de Compleição Física, 24
Tipo robusto, 24
Tipo compacto, 25
Tipo muscular, 25
Tipo magro, 25
Tipo gordo, 26

Classificação da Forma do Corpo de Acordo com Tolerância à Dor e às Drogas, 26
Forma do corpo indicando alta tolerância à dor e às drogas, 26
Forma do corpo indicando baixa tolerância à dor e às drogas, 27

A forma do corpo de uma pessoa é determinada pela constituição pré-natal e subsequente nutrição pós-natal: por essa razão, pode nos dar uma indicação tanto da tendência constitucional para certa patologia como de uma patologia existente resultante de influências pós-natais.

Por exemplo, um corpo magro indica uma constituição de deficiência de *Yin* pré-natal, mas, se essa pessoa desenvolveu excesso de gordura ao redor da cintura, então, podemos estimar que há uma patologia originada de influências pós-natais (Figura 1.1).

A observação do corpo (incluindo tamanho, altura, tônus da pele e dos músculos, comprimento dos ossos etc.), bem como do comportamento e da personalidade, é importante para se avaliar a constituição do paciente. O Capítulo 21 do *Questões Simples* diz: "*Ao diagnosticar as doenças, devemos observar se o paciente é extrovertido ou tímido e observar o estado dos ossos, dos músculos e da pele para compreender a condição e, assim, diagnosticar e tratar.*"[1]

Existem cinco formas diferentes de classificar a forma do corpo na medicina chinesa, as quais são descritas nas seções seguintes:

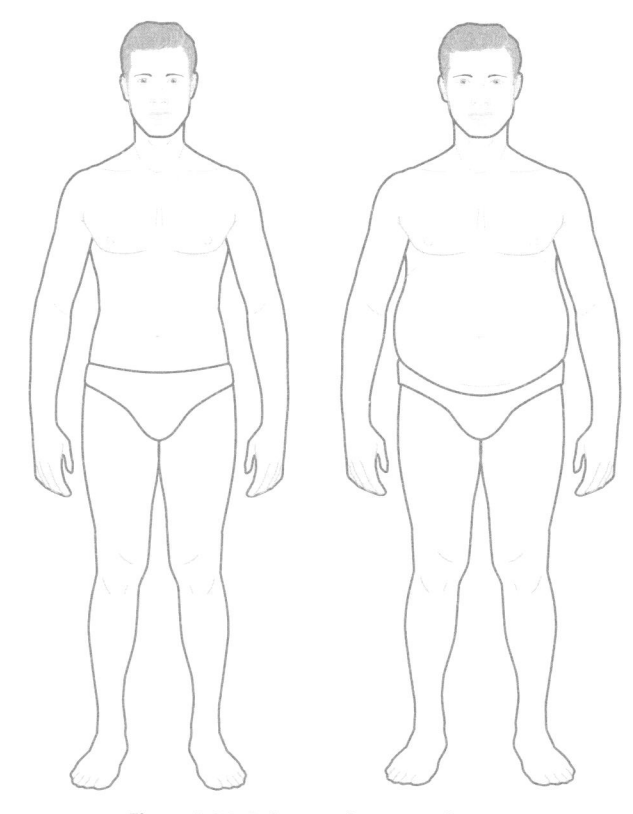

Figura 1.1 Influências pré-natais e pós-natais.

1. Classificação da forma do corpo de acordo com *Yin* e *Yang*
   a) Forma do corpo abundante em *Yang*
   b) Forma do corpo abundante em *Yin*
   c) Forma do corpo deficiente em *Yang*
   d) Forma do corpo deficiente em *Yin*
   e) Forma do corpo com *Yin* e *Yang* em equilíbrio.
2. Classificação da forma do corpo de acordo com os Cinco Elementos
   a) Tipo Madeira
   b) Tipo Fogo
   c) Tipo Terra
   d) Tipo Metal
   e) Tipo Água
   f) Aplicação clínica dos tipos de acordo com os Cinco Elementos.
3. Classificação da forma do corpo de acordo com as influências pré-natais e pós-natais
   a) Forma do corpo com constituição pré-natal forte
   b) Forma do corpo com constituição pré-natal fraca
   c) Forma do corpo com *Qi* pós-natal forte
   d) Forma do corpo com *Qi* pós-natal fraco.

4. Classificação de acordo com o tipo da compleição física
   a) Tipo robusto
   b) Tipo compacto
   c) Tipo muscular
   d) Tipo magro
   e) Tipo gordo.
5. Classificação da forma do corpo de acordo com tolerância à droga e à dor
   a) Forma do corpo indicando alta tolerância à droga e à dor
   b) Forma do corpo indicando baixa tolerância à droga e à dor.

1. CLASSIFICAÇÃO DA FORMA DO CORPO DE ACORDO COM *YIN* E *YANG*

As possíveis formas do corpo de acordo com *Yin* e *Yang* são:
a) Forma do corpo abundante em *Yang*
b) Forma do corpo abundante em *Yin*
c) Forma do corpo deficiente em *Yang*
d) Forma do corpo deficiente em *Yin*
e) Forma do corpo com *Yin* e *Yang* em equilíbrio.

O Capítulo 31 do Volume 4 do *Clássico das Categorias* (*Lei Jing*, 1624) resume as características das pessoas com excesso constitucional de *Yin*, pessoas com excesso constitucional de *Yang* e pessoas com equilíbrio de *Yin* e *Yang*.

"Pessoas dotadas com Yin *puro são conhecidas como do tipo* Yin *Maior; aquelas com uma mistura de* Yin *e* Yang*, mas com mais* Yin *que* Yang*, são conhecidas como do tipo* Yin *Menor; as pessoas com* Yang *puro são conhecidas como do tipo* Yang *Maior; aquelas com uma mistura de* Yin *e* Yang*, mas com mais* Yang *que* Yin*, são conhecias como do tipo* Yang *Menor. Juntamente com o tipo de pessoas com igualdade de* Yang *e* Yin*, esses tipos constituem os cinco diferentes tipos de pessoas. Portanto, para pessoas com constituição abundante em* Yang*, é aconselhável usar métodos de tratamento refrescantes. Para as pessoas com constituição abundante em* Yin*, é aconselhável usar métodos de tratamento quentes."*[2]

a) Forma do corpo abundante em *Yang*

Observação

As características da forma do corpo, do comportamento e da personalidade de uma pessoa com *Yang* abundante são as seguintes: compleição física forte, tendência a ter face avermelhada, preferência por frio, intolerância ao calor, preferência por roupas leves, caráter animado, ativo e natureza loquaz, voz alta, tendência a rir, tendência a ser um empreendedor de alta performance, determinação, assertividade, anda com o tórax e o estômago se projetando para frente (Figura 1.2).

Significado clínico

As características mencionadas indicam *Yang* abundante (que podem ser do tipo *Yang* Maior ou *Yang* Menor, descritos nas citações a seguir). É importante enfatizar que esse tipo de forma de corpo indica apenas uma *tendência* constitucional ao excesso de *Yang*, e não necessariamente um padrão real de Excesso de *Yang*. Nas condições patológicas, uma pessoa com constituição abundante em *Yang* vai ter uma tendência a excesso de *Yang* (p. ex., Calor ou Fogo). No tratamento, a ênfase deve ser colocada em reduzir o *Yang* e nutrir o *Yin*.

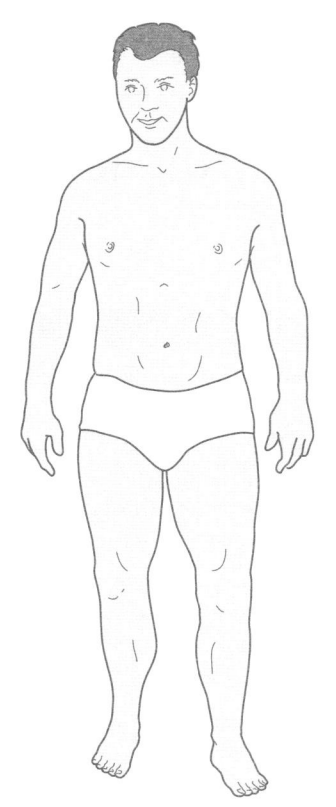

Figura 1.2 Forma do corpo abundante em *Yang*.

Citações dos clássicos

O Capítulo 72 do *Eixo Espiritual* diz: "*Um tipo de pessoa* Yang *Maior parece arrogante, com o peito e o estômago projetados para a frente, como se o corpo se curvasse para trás. Essa é a imagem do tipo de pessoa* Yang *Maior. O tipo de pessoa* Yang *Menor mantém a cabeça ereta quando está em pé e sacode o corpo ao andar. As duas mãos geralmente são mantidas atrás do corpo, com os braços e os cotovelos expostos nas laterais do corpo. Essa é a imagem do tipo de pessoa* Yang *Menor."*[3]

O Capítulo 72 do *Eixo Espiritual* também diz: "*Um tipo de pessoa* Yang *Maior tem excesso de* Yang *e deficiência de* Yin*, e é necessário examiná-la com muito cuidado e tratá-la para que o* Yin *não fique reduzido a ponto de haver colapso. O* Yang *deve ser reduzido, mas não excessivamente a ponto de haver colapso, para que o paciente não desenvolva loucura."*[4]

O Capítulo 67 do *Eixo Espiritual* diz: "*Uma pessoa com* Yang *abundante é emocional e quente como o fogo; ela fala rápido e é inflada com arrogância. Isso porque o Qi do Coração e do Pulmão de uma pessoa desse tipo são abundantes; o Yang Qi, portanto, é abundante e flui livre e vigorosamente. Por essa razão, é fácil estimular seu espírito e o Qi chega rapidamente quando se faz acupuntura."*[5]

O *Golden Mirror of Medicine* (*Yi Zong Jin Jian*, 1742) destaca, no Capítulo "Chaves para os Quatro Métodos Diagnósticos":

"Pessoas com Yang abundante mantêm a cabeça elevada quando estão em pé porque está na natureza do Yang subir. Elas sacodem o corpo ao andar porque está na natureza do Yang se movimentar. Elas

geralmente mantêm as mãos atrás do corpo com os braços e cotovelos nas laterais do corpo porque está na natureza do Yang se expor. Essa é a imagem da personalidade do tipo de pessoa Yang Menor."[6]

O *Golden Mirror of Medicine* (Yi Zong Jin Jian, 1742) diz:

"Os seis fatores patogênicos externos atacam as pessoas da mesma forma, mas as doenças causadas por eles terão diferentes manifestações em pessoas diferentes. Por quê? A razão é que o corpo de uma pessoa pode ser forte ou fraco, o Qi pode ser pleno ou deficiente e os órgãos internos podem ser de frio ou calor. Depois de os fatores patogênicos externos invadirem o corpo, eles se transformam de acordo com a condição dos órgãos internos. Portanto, as síndromes variam. Elas podem se transformar em condições de deficiência ou de excesso, e em condições de frio ou de calor."[7]

Esta última citação enfatiza um importante princípio da medicina chinesa: os fatores patogênicos tendem a evoluir para a própria patologia de acordo com a constituição preexistente da pessoa. Por exemplo, se uma pessoa constitucionalmente abundante em *Yang* sofrer de invasão de Vento externo, essa condição vai evoluir para Vento-Calor, mas, se uma pessoa constitucionalmente abundante em *Yin* sofrer a mesma invasão, o Vento externo vai manifestar-se como Vento-Frio.

b) Forma do corpo abundante em *Yin*

Observação

Características típicas de uma pessoa do tipo abundante em *Yin*: tendência à obesidade, cútis relativamente escura, músculos relaxados com pele espessa, natureza tranquila, relutante e introvertida, voz suave, preferência pelo calor e desejo de se agasalhar (Figura 1.3).

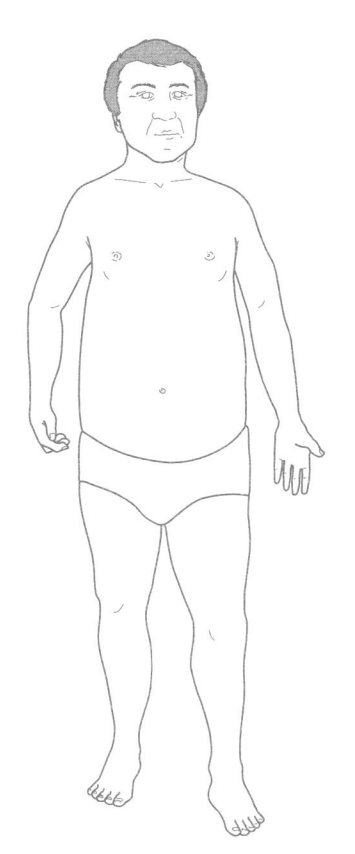

Figura 1.3 Forma de corpo abundante em *Yin*.

Significado clínico

As características acima mencionadas indicam uma constituição abundante em *Yin*. É importante enfatizar que essa forma de corpo indica apenas uma *tendência* constitucional ao excesso de *Yin*, e não necessariamente um padrão real de Excesso de *Yin*. Nas condições patológicas, uma pessoa com constituição abundante em *Yin* terá tendência a excesso de *Yin* (p. ex., Frio, Umidade ou Fleuma). Os padrões comuns que aparecem em pessoas com uma constituição abundante em *Yin* incluem Frio, Umidade, Umidade-Fleuma, Frio-Fleuma, Fleuma-Fluidos, estagnação de *Qi*, estase de Sangue etc. No tratamento, a ênfase deve ser colocada em reduzir o *Yin*, expulsar o Frio, resolver a Umidade e a Fleuma e tonificar o *Yang*. Ao mesmo tempo, atenção dever ser dada em regular o *Qi* e revigorar o Sangue.

Citações dos clássicos

O Capítulo 72 do *Eixo Espiritual* diz: "*Pessoas do tipo* Yin Maior *têm um semblante sombrio e fingem ser humildes. Elas têm a compleição física de um adulto, mas se fazem menores porque curvam as costas e os joelhos ligeiramente. Essa é a imagem do tipo de pessoa* Yin Maior... *São agitadas quando estão em pé e andam como se quisessem se esconder. Essa é a imagem do tipo de pessoa* Yin Menor."[8]

O Capítulo 72 do *Eixo Espiritual* diz: "*Pessoas do tipo* Yin Maior *têm constitucionalmente excesso de* Yin *e deficiência de* Yang. *O* Yin *e o Sangue dessas pessoas são espessos e turvos. Seu Qi Defensivo não flui livremente.* Yin *e* Yang *não se encontram em um estado harmonioso, resultando em tendões frouxos e pele espessa. Ao agulhar pacientes com constituição abundante em* Yin, *somente com uma redução rápida e imediata do* Yin *é que se pode esperar uma melhora.*"[9]

O mesmo capítulo do *Eixo Espiritual* diz: "*O Imperador Amarelo pergunta: 'Por que será que às vezes o corpo reage apenas depois de várias sessões de acupuntura?' Qi Bo responde: 'Essa pessoa tem excesso de* Yin *e deficiência de* Yang. *O movimento do Qi fica contido e, portanto, o Qi chega com dificuldade quando o paciente é agulhado. Essa é a razão pela qual o corpo reage à acupuntura somente depois de várias sessões'*".[10] Essa passagem mostra claramente a facilidade ou dificuldade com a qual um paciente reage à acupuntura em relação ao equilíbrio relativo de *Yin* e *Yang*: pacientes com abundância constitucional de *Yin* reagem à acupuntura mais lentamente.

c) Forma do corpo deficiente em *Yang*

Observação

As características típicas de uma pessoa com forma do corpo deficiente em *Yang* são as seguintes: sobrepeso/corpo avolumado, cútis pálida ou pálido-azulada, apatia, desânimo, movimentos lentos, músculos fracos e flácidos, preferência pelo calor, aversão ao frio, membros frios, desejo de agasalhar-se (Figura 1.4).

Significado clínico

A aparência do corpo mencionado anteriormente indica que o paciente é constitucionalmente deficiente em *Yang*. É importante enfatizar que essa forma de corpo indica apenas uma *tendência* constitucional à deficiência de *Yang*: não quer dizer que necessariamente toda pessoa com essa forma de corpo sofre realmente de deficiência de *Yang*.

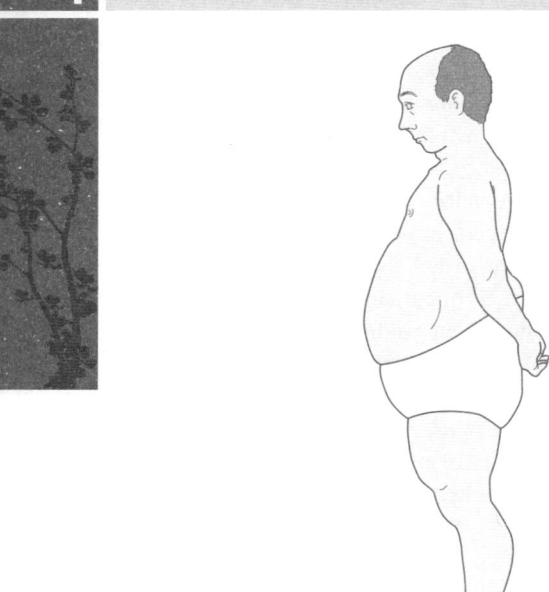

Figura 1.4 Forma do corpo deficiente em *Yang*.

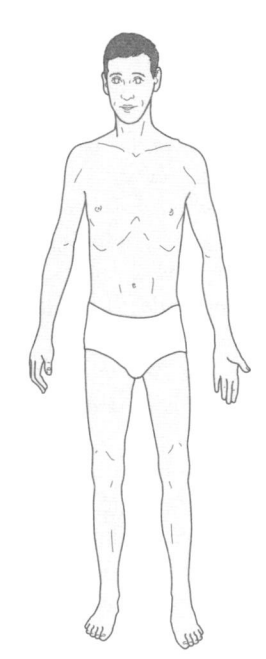

Figura 1.5 Forma do corpo deficiente em *Yin*.

Quando uma tendência constitucional se manifesta com uma verdadeira deficiência de *Yang*, essas pessoas sofrerão sintomas de Frio, Frio-Umidade, Frio-Fleuma, Umidade-Fleuma e Fleuma-Fluidos.

d) Forma do corpo deficiente em *Yin*

Observação

As características típicas de uma pessoa com tipo do corpo deficiente em *Yin* são as seguintes: compleição física delgada, às vezes bochechas e lábios vermelhos, olhar excitado, expressão inquieta nos olhos, propensão a se excitar, sentimento de calor e movimentos rápidos. Pessoas com a forma de corpo deficiente em *Yin* geralmente têm deficiência de *Yin* e excesso de *Yang*. O corpo é magro e alto com cabeça alongada, pescoço fino e longo, ombros estreitos e tórax estreito, longo e plano. Essas pessoas geralmente se curvam para frente quando andam ou ficam em pé (Figura 1.5).

Significado clínico

As características mencionadas anteriormente indicam uma constituição deficiente em *Yin*. É importante enfatizar que essa forma de corpo indica apenas uma *tendência* constitucional à deficiência de *Yin*, e não necessariamente um padrão real de deficiência de *Yin*. Na patologia, esses pacientes tendem à deficiência do *Yin* ou da Essência e à hiperatividade do *Yang*. Quando adoecem, facilmente desenvolvem Calor por Vazio ou Secura.

e) Forma do corpo com *Yin* e *Yang* em equilíbrio

Observação

A forma do corpo com harmonia de *Yin* e *Yang* é de uma compleição mediana, não muito alta nem muito baixa, nem muito robusta nem muito magra. Os movimentos são equilibrados e a personalidade é estável. Pessoas com essa constituição são mais capazes de se adaptar às mudanças causadas pelos estresses da vida (Figura 1.6).

Significado clínico

As características mencionadas anteriormente indicam uma harmonia de *Yin* e *Yang*. Essas pessoas são menos facilmente atacadas por fatores patogênicos externos. Quando adoecem, os fatores patogênicos geralmente não são fortes, a localização da doença é superficial e a doença propriamente dita é branda.

Citações dos clássicos

O Capítulo 72 do *Eixo Espiritual* diz: "*Pessoas com forma do corpo em harmonia de* Yin *e* Yang *têm aparência elegante e graciosa.*"[11]

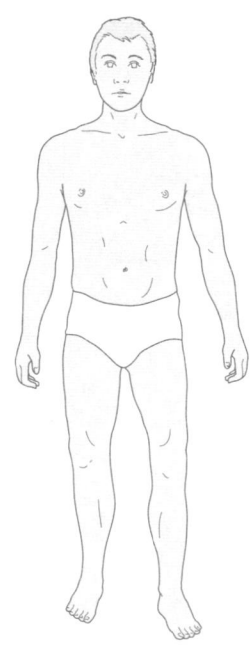

Figura 1.6 Forma do corpo com harmonia de *Yin* e *Yang*.

2. CLASSIFICAÇÃO DA FORMA DO CORPO DE ACORDO COM OS CINCO ELEMENTOS

As formas do corpo de acordo com os Cinco Elementos são:
a) Tipo Madeira
b) Tipo Fogo
c) Tipo Terra
d) Tipo Metal
e) Tipo Água
f) Aplicação clínica dos tipos com base nos Cinco Elementos.

a) Tipo Madeira

Observação

Pessoas do tipo Madeira têm um sutil tom de verde na cútis, cabeça relativamente pequena e face alongada, ombros largos, costas eretas, corpo alto e tendinoso, e mãos e pés elegantes. Em termos de personalidade, essas pessoas desenvolveram inteligência, mas a força física é fraca. Pessoas trabalhadoras, refletem sobre as coisas e tendem a se preocupar (Figuras 1.7 a 1.9).

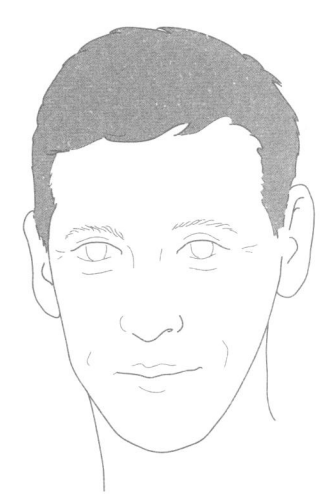

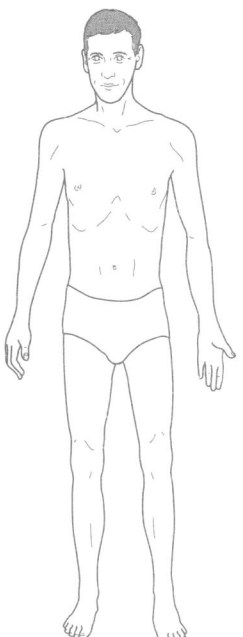

Figura 1.7 Tipo Madeira.

Significado clínico

Pessoas do tipo Madeira geralmente sofrem de doenças causadas por fatores patogênicos no Outono e no Inverno. Ficam relativamente bem de saúde na Primavera e no Verão.

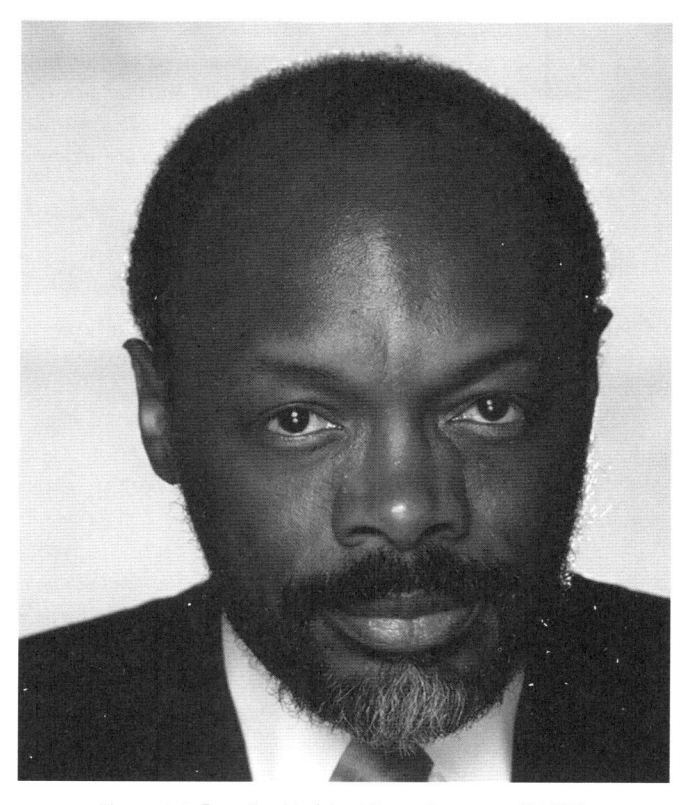

Figura 1.8 Face tipo Madeira ©Roger Ressmeyer/CORBIS.

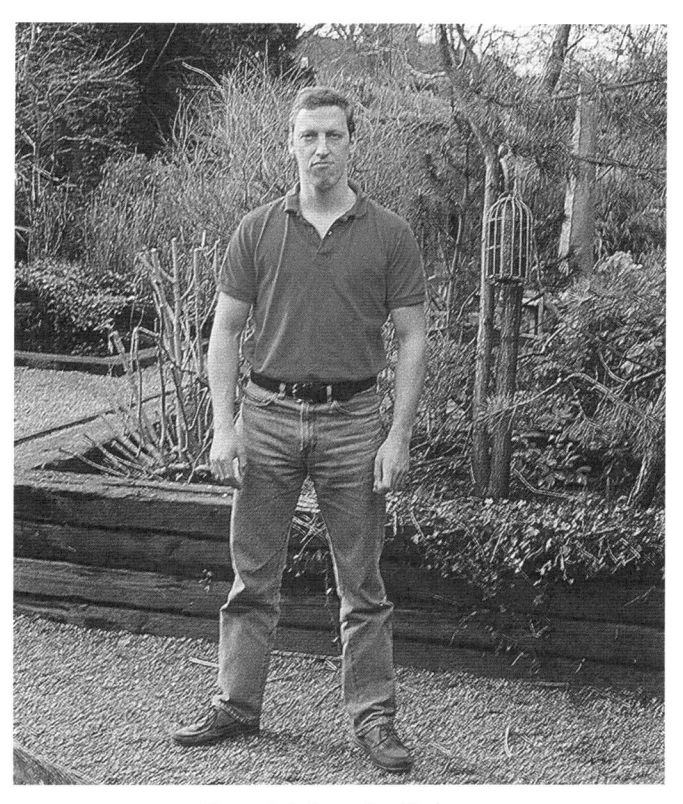

Figura 1.9 Corpo tipo Madeira.

Citações dos clássicos

O Capítulo 64 do *Eixo Espiritual* diz:

"*O tipo de pessoas Madeira corresponde ao Shang Jiao da nota Jiao, que é uma das cinco notas, e está relacionado com o elemento Madeira. A cor da cútis é semelhante à do Imperador Verde, que é um dos cinco imperadores celestiais e representa o Leste. Sua cútis tem uma sutil cor verde, cabeça pequena, face alongada, costas e ombros largos, tronco do corpo reto e mãos e pés pequenos. São inteligentes e mantêm a mente intensamente ocupada. Não são fortes fisicamente. Geralmente, são preocupadas. Gostam da Primavera e do Verão e não gostam do Outono nem do Inverno.*"[12]

Além disso, o Capítulo 64 do *Eixo Espiritual* diz:

"*Pessoas do tipo Madeira conseguem tolerar a Primavera e o Verão, mas não o Outono ou o Inverno. No Outono ou no Inverno, elas sofrem de doenças causadas por invasão de fatores patogênicos.*"[13]

O Capítulo "Chave para os Quatro Métodos Diagnósticos" do *Golden Mirror of Medicine* (Yi Zong Jin Jian, 1742) diz:

"*Pessoas do tipo Madeira respondem à cor verde, que fica no seu auge quando, à semelhança da madeira verde, há umidade nela. Pessoas do tipo Madeira têm corpo reto igual ao tronco de uma árvore. Essas pessoas têm o que é chamado de cinco tipos de Pequenez, ou seja, cabeça pequena, mãos e pés pequenos, assim como os ramos de uma árvore. Elas têm o que é chamado de cinco tipos de Magreza e Comprimento, que significa tronco do corpo e membros delgados e longos, como os galhos de uma árvore. Assim como a Madeira tem várias utilidades e pode ser cortada de diferentes formas de acordo com a vontade da pessoa, as pessoas do tipo Madeira são versáteis e aptas para o trabalho intelectual. Assim como a madeira raramente está quieta [ou seja, sempre balançando no vento e na brisa], as pessoas do tipo Madeira tendem a se preocupar e ficam com frequência exaustas pelo que fazem. Se a madeira não estiver reta, mas curta e macia, ela não é uma boa madeira para ser usada.*"[14]

TIPO MADEIRA

- Cútis esverdeada
- Cabeça pequena
- Face alongada
- Ombros largos
- Costas eretas
- Corpo tendinoso
- Alta
- Mãos e pés pequenos

b) Tipo Fogo

Observação

Pessoas do tipo Fogo têm cútis avermelhada e corada, dentes largos, cabeça pequena e pontiaguda, provavelmente queixo pontiagudo, cabelos encaracolados ou escassos, músculos bem desenvolvidos dos ombros, costas, quadris e cabeça, e mãos e pés relativamente pequenos. Em termos de personalidade, são pensadores afiados. Pessoas do tipo Fogo são rápidas, dinâmicas e ativas. Têm pavio curto. Andam com firmeza e sacodem o corpo ao andar. Tendem a pensar demais e a se preocupar de modo geral. São bons observadoras e analisam as coisas profundamente (Figuras 1.10 e 1.11).

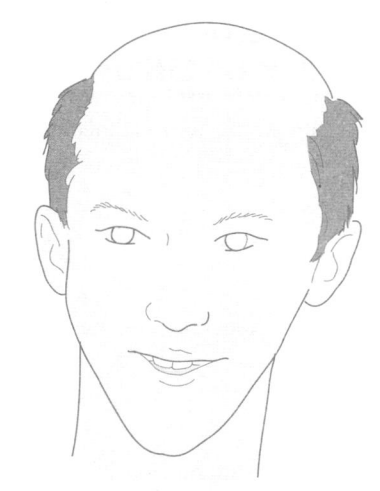

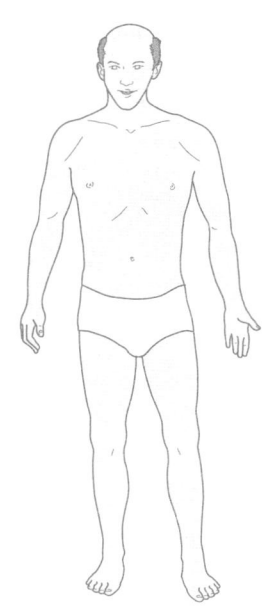

Figura 1.10 Tipo Fogo.

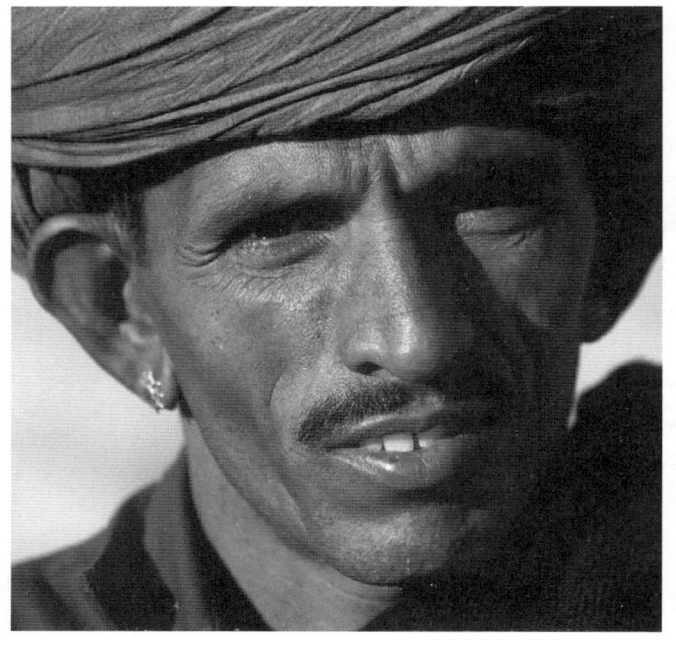

Figura 1.11 Face tipo Fogo ©Dave Bartruff/CORBIS.

Significado clínico

Pessoas do tipo Fogo ficam saudáveis na Primavera e no Verão, mas adoecem no Outono e no Inverno por invasão de fatores patogênicos. Em comparação com outros tipos de Elementos, as pessoas do tipo Fogo podem ter propensão à morte súbita.

Citações dos clássicos

O Capítulo 64 do *Eixo Espiritual* diz:

"Pessoas do tipo Fogo correspondem ao Shang Zhi da nota Zhi, que é uma das cinco notas, e está relacionada com o elemento Fogo. A cor da cútis é semelhante à do Imperador Vermelho, que foi um dos cinco imperadores celestiais e representa o Sul. Possuem cútis avermelhada, dentes largos, face pequena e delgada, cabeça pequena, ombros, costas, coxas e abdome bem desenvolvidos e bonitos. Possuem mãos e pés pequenos. Andam com passos rápidos, mas pisam o chão suave e silenciosamente, e seu corpo balança quando andam. São irritadiças. Agem com ousadia e esbanjam o dinheiro, mas não são confiáveis. Preocupam-se muito. Possuem um bom senso de justiça. A cor da cútis é atraente, mas são impacientes. Gostam da Primavera e do Verão e não gostam do Outono nem do Inverno."[15]

O Capítulo 64 do *Eixo Espiritual* também diz: *"Pessoas do tipo Fogo têm vida curta, geralmente com morte súbita. Conseguem tolerar a Primavera e o Verão, mas não o Outono ou o Inverno. No Outono ou no Inverno, sofrem de doenças causadas pela invasão de fatores patogênicos".*

O Capítulo "Chaves para os Quatro Métodos Diagnósticos" do *Golden Mirror of Medicine* diz:

"Pessoas do tipo Fogo têm cútis avermelhada, que é melhor quando também está brilhante [ou seja, com Shen]. Elas têm o que se chama de Cinco Estruturas Pontiagudas, ou seja, cabeça, fronte, nariz, face e boca pontiagudos: semelhantes à forma pontiaguda de uma chama quando chameja... Pessoas do tipo Fogo são ousadas e arrojadas porque o Fogo é Yang por natureza e rico em Qi. Esbanjam o dinheiro, semelhante à natureza dispersante do Fogo. Não são confiáveis porque, assim como o fogo, estão constantemente mudando. Tendem a se preocupar, refletindo o tremular de uma chama. Movimentam-se constantemente, assim como o fogo, que está sempre em movimento. São irritadiças, compartilhando a rapidez e a subtaneidade do fogo. Se essas pessoas apresentarem sintomas de confusão mental e anormalidade do Qi e da cor, isso significa que o corpo está em desarmonia."[16]

TIPO FOGO

- Cútis avermelhada
- Dentes largos
- Cabeça pequena e pontiaguda
- Músculos dos ombros bem desenvolvidos
- Cabelos encaracolados ou escassos
- Mãos e pés pequenos
- Caminha rapidamente

c) Tipo Terra

Observação

Pessoas do tipo Terra têm cútis amarelada, face arredondada, cabeça relativamente grande, mandíbulas largas, ombros e costas bem desenvolvidos e bonitos, abdome largo, músculos da coxa e da panturrilha fortes, mãos e pés relativamente pequenos e músculos do corpo todo bem talhados. Caminham com passos firmes sem elevar os pés muito alto. O tipo Terra é calmo e generoso, tem caráter estável, gosta de ajudar as pessoas e não é excessivamente ambicioso. É fácil conviver com eles (Figuras 1.12 e 1.13).

Significado clínico

Pessoas do tipo Terra ficam relativamente saudáveis no Outono e no Inverno. São assaltados facilmente por invasões de fatores patogênicos na Primavera e no Verão.

Citações dos clássicos

O Capítulo 64 do *Eixo Espiritual* diz:

"Pessoas do tipo Terra correspondem ao Shang Gong da nota Gong, que é uma das cinco notas e está relacionada com o elemento Terra. A cor da sua cútis é semelhante à do Imperador Amarelo, que é um dos cinco imperadores celestiais e representa o Centro. Possuem cútis amarelada, face arredondada, cabeça larga e ombros e costas bem desenvolvidos e bonitos. O abdome é largo e as coxas e pernas, fortes e bem talhadas. Possuem mãos e

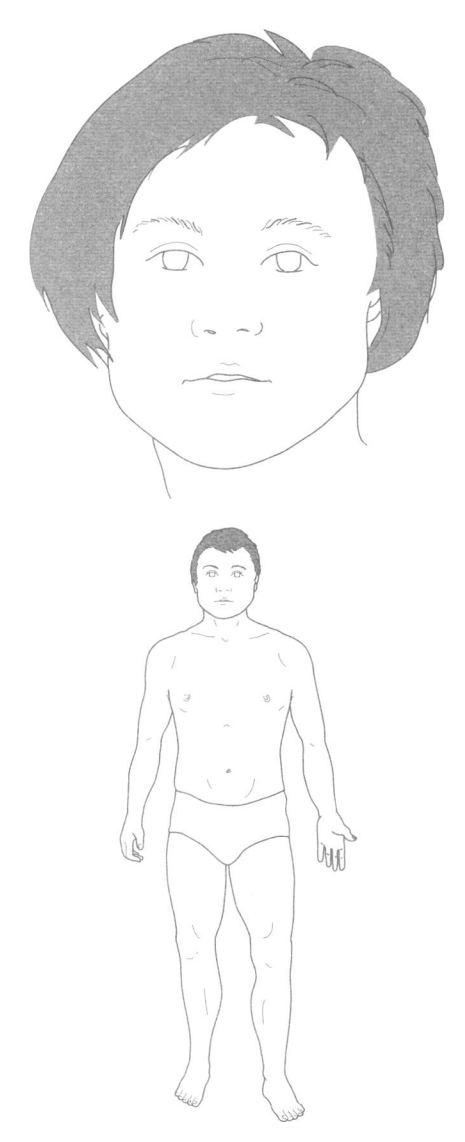

Figura 1.12 Tipo Terra.

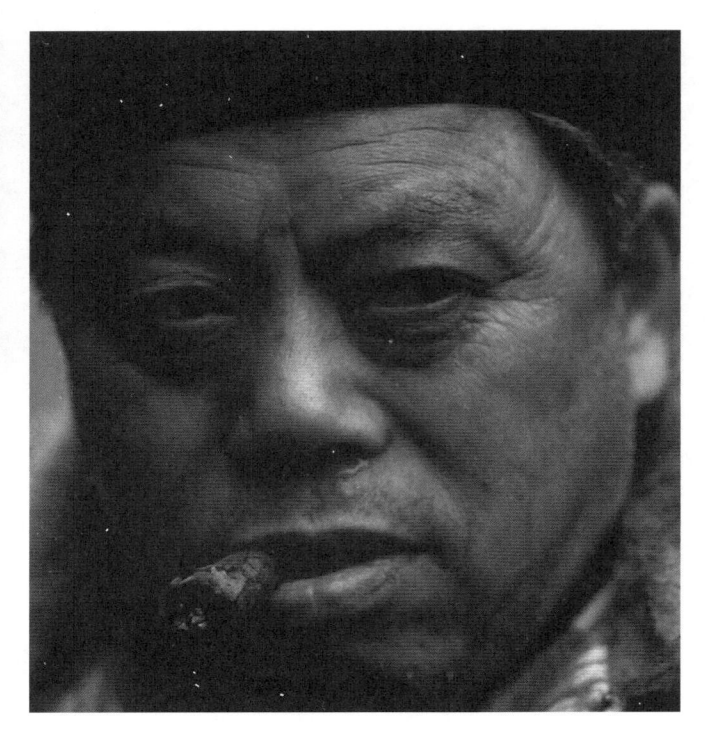

Figura 1.13 Face tipo Terra ©Arne Hodalic/CORBIS.

pés pequenos, mas músculos bem desenvolvidos. Todas as partes do corpo, de cima a baixo, são bem proporcionadas. Caminham com firmeza e são confiáveis. São calmas e gostam de ajudar as pessoas. Não são interessadas em buscar poder ou posição. Gostam de estabelecer bons relacionamentos com outras pessoas. Gostam do Outono e do Inverno e não gostam da Primavera nem do Verão." [17]

O Capítulo "Chave para os Quatro Métodos Diagnósticos" do *Golden Mirror of Medicine* diz:

"Pessoas do tipo Terra respondem à cor amarela, que fica melhor quando também está brilhante. Elas têm o que se chama de Cinco Tipos de Circularidade, à semelhança da forma arredondada da Terra. Elas têm o que se chama de Cinco Tipos de Solidez e Espessura, que, na natureza, lembra a Terra sólida. Elas têm o que se chama de Cinco Tipos de Pequenez, à semelhança da aparência da terra sendo sólida e pequena. Embora as pessoas com o tipo de corpo Terra tenham as características de arredondamento, solidez, espessura e pequenez, cada pessoa terá uma forma individual e particular. A face arredondada, a cabeça grande, o abdome largo e os ombros e pernas bem talhados lembram, todos, a aparência densa e sólida da Terra. As pessoas do tipo Terra são sinceras e confiáveis. Fazem as coisas no próprio tempo. São calmas internamente. Todas essas características refletem a natureza da Terra sendo honesta e confiável." [18]

TIPO TERRA
• Cútis amarelada
• Face redonda
• Maxilares largos
• Cabeça grande
• Costas e ombros bem desenvolvidos
• Abdome largo
• Músculos das coxas e das panturrilhas fortes
• Músculos bem talhados

d) Tipo Metal

Observação

Pessoas do tipo Metal têm cútis relativamente pálida, face quadrada, cabeça relativamente pequena, parte superior das costas e ombros estreitos, abdome relativamente plano e mãos e pés pequenos. Possuem voz forte, movimentam-se rapidamente e têm poderes de pensamento afiados. São honestas e corretas. De modo geral, são tranquilas e calmas com solidez, mas também capazes de tomar decisões quando necessário. Possuem uma aptidão natural de liderança e gestão (Figuras 1.14 e 1.15).

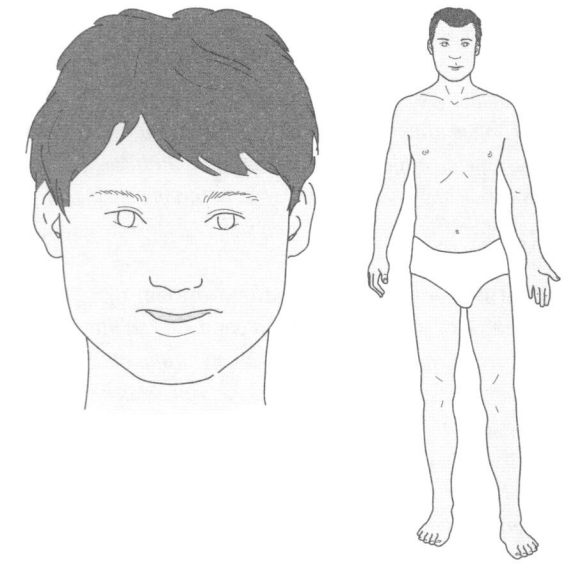

Figura 1.14 Tipo Metal.

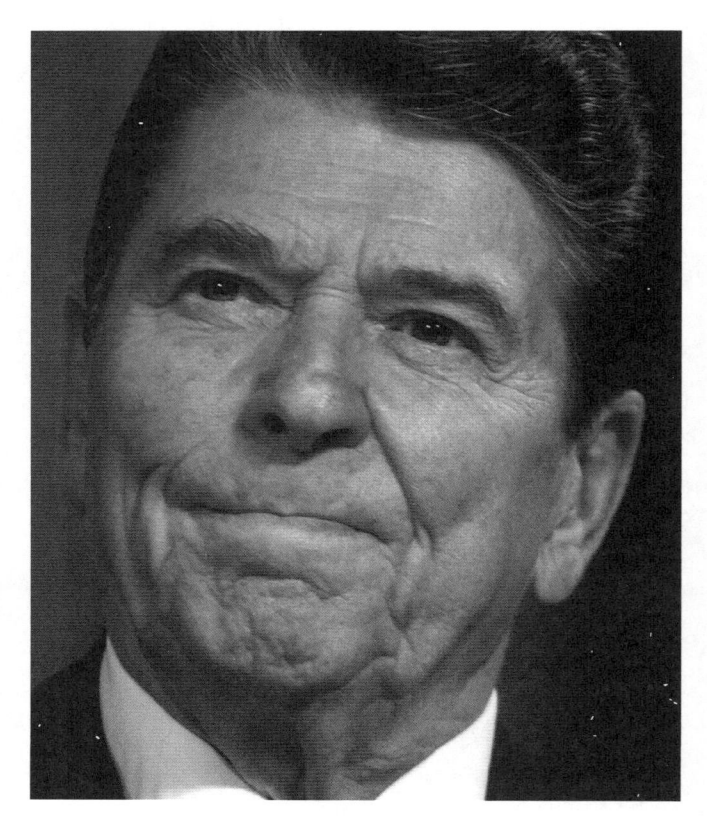

Figura 1.15 Face do tipo Metal ©Wally McNamee/CORBIS.

Significado clínico

Pessoas do tipo Metal ficam relativamente bem de saúde no Outono e no Inverno, mas podem ficar mal de saúde na Primavera e no Verão.

Citações dos clássicos

O Capítulo 64 do *Eixo Espiritual* diz:

"*Pessoas do tipo Metal correspondem ao Shang [uma nota musical relacionada ao elemento Metal] quando estão parados, mas são intrépidas e ferozes quando ativas. Têm uma aptidão natural por liderança e gestão... Sua cútis é semelhante à do Imperador Branco, que é um dos cinco imperadores celestiais e representa o Oeste. Possuem cútis relativamente pálida, cabeça pequena, parte superior das costas e ombros pequenos, abdome plano e mãos e pés pequenos. Possuem calcanhares fortes como se os ossos crescessem para fora e não para dentro. São rápidas e ágeis no movimento e honestas e corretas quanto à personalidade. São irritadiças. Parecem tranquilas e calmas quando estão paradas, mas são ferozes e ousadas ao fazerem um movimento. Possuem talento para serem oficiais. Gostam do Outono e do Inverno e não gostam da Primavera nem do Verão.*"[19]

O Capítulo 64 do *Eixo Espiritual* diz: "*Pessoas do tipo Metal conseguem tolerar o Outono e o Inverno, mas não conseguem tolerar a Primavera ou o Verão, quando ficam propensas a doenças provocadas por invasão de fatores patogênicos externos.*"[20]

O Capítulo "Chaves para os Quatro Métodos Diagnósticos" do *Golden Mirror of Medicine* diz:

"*Pessoas do tipo Metal correspondem à cor branca, e sua cútis fica melhor quando está pura. Elas têm o que se chama de Cinco Tipos de Quadrados, à semelhança da estrutura quadrada do metal. Elas têm o que se chama de Cinco Tipos de Umidade, à semelhança da qualidade do metal embaixo da água. Indivíduos que se desviam da característica típica do Metal podem não mostrar as características regulares e quadradas. Se os músculos ficarem mais delgados, seus ossos aparecem. São sinais de exaustão. Pessoas do tipo Metal são tranquilas e calmas quando estão paradas, mas ferozes na ação. Isso reflete a natureza do metal, que é silencioso e resiliente. Pessoas desse tipo são honestas e corretas, assim como o metal é puro e forte em qualidade. Como oficiais, as pessoas do tipo Metal são fantásticas e dignas, assim como o metal é solene.*"[21]

TIPO METAL
• Cútis pálida
• Face quadrada
• Cabeça pequena
• Parte superior das costas e ombros pequenos
• Abdome plano
• Voz forte

e) Tipo Água

Observação

Pessoas do tipo Água têm cútis escura, rugas, cabeça relativamente grande, face e corpo arredondados, bochechas amplas, ombros pequenos e estreitos e abdome largo. Estão sempre em movimento e têm dificuldade de ficar quietas. Elas têm coluna longa. O tipo Água é solidário e ligeiramente descontraído. São bons negociadores e leais aos colegas de trabalho. São atentos e sensíveis (Figuras 1.16 a 1.18).

Significado clínico

As pessoas do tipo Água ficam relativamente bem de saúde no Outono e no Inverno, mas não na Primavera ou no Verão, quando ficam propensas a sofrer de doenças provocadas por invasão de fatores patogênicos externos.

Citações dos clássicos

O Capítulo 64 do *Eixo Espiritual* diz:

"*As pessoas do tipo Água correspondem ao Shang Yu da nota Yu, que é uma das cinco notas e está relacionada com o elemento Água. Sua cútis tem cor semelhante à do Imperador Preto, que foi um dos cinco imperadores celestiais e representa o Norte. Elas têm cútis relativamente escura, face enrugada, cabeça grande, bochechas largas, ombros pequenos e abdome largo. As mãos e os pés raramente*

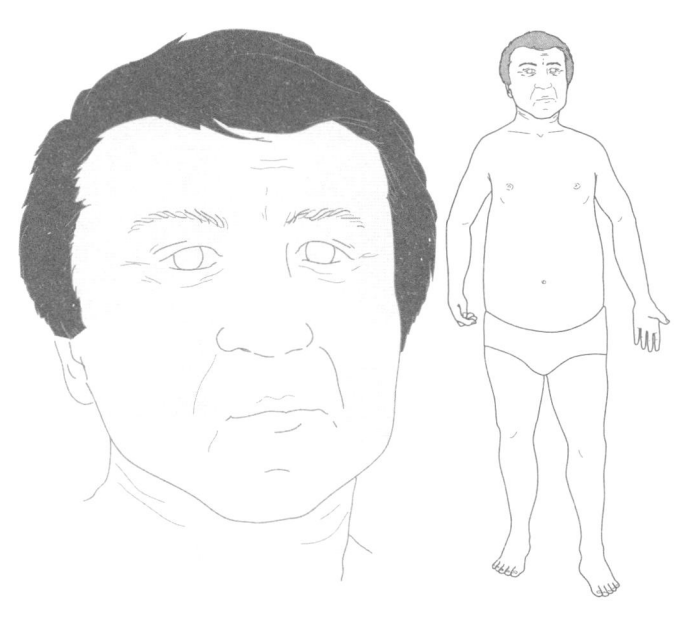

Figura 1.16 Tipo Água.

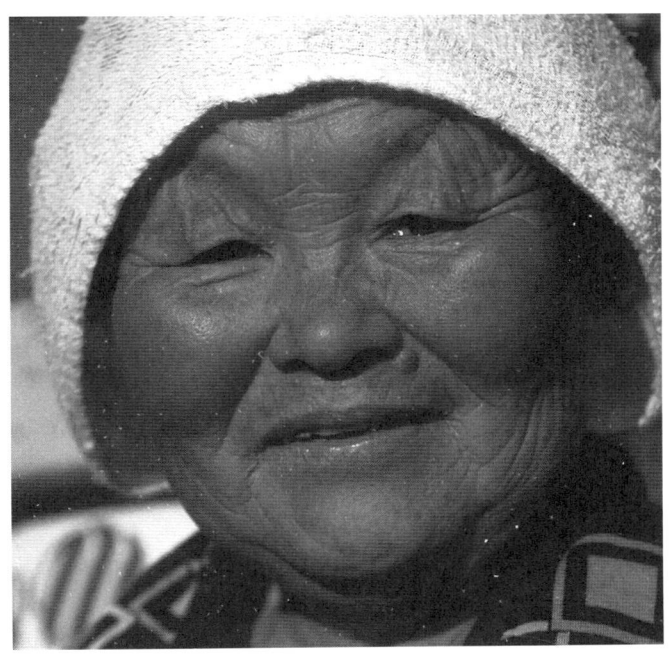

Figura 1.17 Face do tipo Água ©Ric Ergenbright/CORBIS.

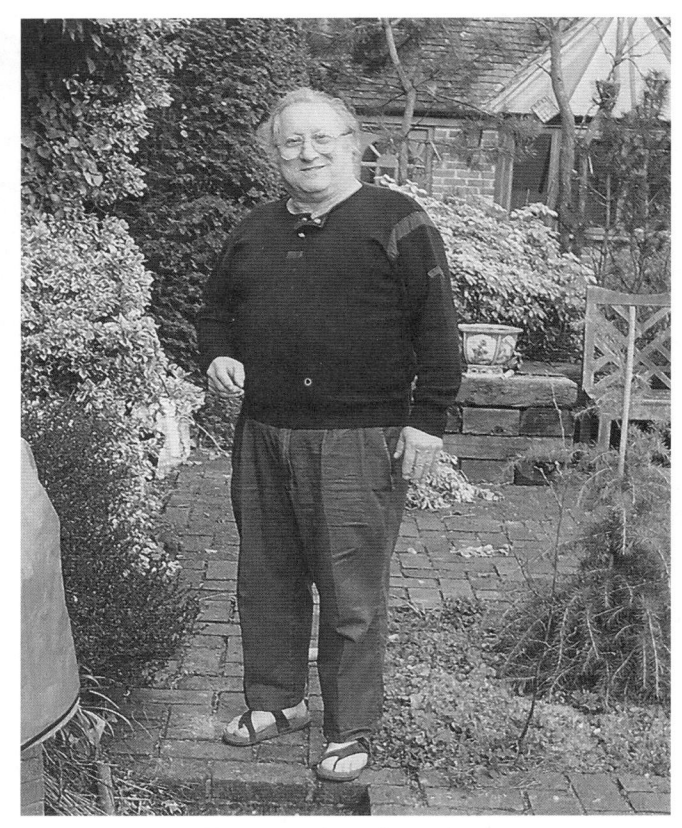

Figura 1.18 Corpo do tipo Água.

ficam parados e o corpo treme quando caminha. Possuem coluna longa. Gostam do Outono e do Inverno e não gostam da Primavera nem do Verão."[22]

O capítulo "Chaves para os Quatro Métodos Diagnósticos" do *Golden Mirror of Medicine* diz:

"Pessoas do tipo Água correspondem à cor roxa e sua cútis fica melhor quando possui brilho. A face é gorda e irregular, assim como a superfície do mar é vasta e ondulada com ondas. Elas têm o que se chama de Cinco Tipos de Volume, assim como a água é vasta. Elas têm o que se chama de Cinco Tipos de Ternura, refletindo a umidade da água. Elas têm o que se chama de Cinco Tipos de Fluidez, lembrando a natureza clara da água. Com uma compleição do corpo obesa, as pessoas do tipo Água tendem a ter um corpo solto quando caminham, refletindo o movimento fluente da água. Esse tipo de pessoa não tem qualquer respeito por ninguém nem teme nada; como a água, elas sempre correm para um lugar mais baixo. Fingem ser humildes, mas, na verdade, tendem a ser farsantes; a água também parece vazia e sem uma estrutura sólida."[23]

TIPO ÁGUA

- Cútis escura
- Pele enrugada
- Cabeça larga
- Bochechas largas
- Ombros estreitos
- Abdome grande
- Coluna longa

A Tabela 1.1 resume as características dos tipos dos Cinco Elementos.

Tabela 1.1 Resumo dos tipos dos Cinco Elementos.

Elemento	Aparência física	Personalidade
MADEIRA	Face longa, alto e corpo tendinoso	Inteligente, propensão a se preocupar, empreendedor, versátil
FOGO	Cútis avermelhada, queixo pontiagudo, cabelos encaracolados, mãos pequenas, anda rápido	Rápido, dinâmico, ativo, pensa muito, tendência a se preocupar, bom observador
TERRA	Cútis amarelada, face redonda, cabeça grande, maxilares largos, abdome largo, coxas fortes, anda sem levantar os pés	Calmo, generoso, estável, sem ambição excessiva
METAL	Cútis pálida, face quadrada, abdome plano, voz forte, anda lenta e deliberadamente	Pensador afiado, honesto, correto, tranquilo, calmo, racional, aptidão por liderança
ÁGUA	Cútis escura, rugas, cabeça grande, face e corpo redondos, bochechas largas, abdome largo, coluna longa	Simpático, descontraído, bom negociador, leal, sensível

f) Aplicação clínica dos tipos dos Cinco Elementos

i)
A primeira coisa a observar é que pouquíssimas pessoas mostram todas as características de um tipo "puro" de Elemento, pois sempre haverá desvios do tipo ideal causados pelas influências da vida. Por exemplo, o tipo Madeira deveria ter um corpo alto e esbelto; entretanto, se comer demais, pode desenvolver um abdome largo. É importante, portanto, ao avaliar um tipo de Elemento, levar em conta todas as características físicas e comportamentais do paciente. No exemplo acima, se tirarmos uma conclusão apenas pela observação do abdome grande, podemos concluir erradamente que aquela pessoa é do tipo Terra. E vice-versa, um tipo Terra deveria ter um abdome relativamente largo e coxas largas; entretanto, se perder peso em decorrência de alguma doença grave, como câncer, pode não ter um abdome largo nem coxas largas. Por isso, devemos prestar atenção a todas as outras características físicas.

ii)
Cada tipo de Elemento deve ter um ponto forte, e uma fraqueza nessa área indica um prognóstico ruim. Por exemplo, o tipo Madeira deve ter tendões fortes; se não tiver, isso indica uma possível doença. O tipo Fogo deve andar rápido e seu ponto forte deve ser o Coração e os vasos sanguíneos; se o tipo Fogo caminhar lentamente, isso indica um problema em potencial. O tipo Terra deve ter músculos fortes; se não tiver, isso indica fraqueza no Estômago e no Baço e tendência ao reumatismo. O tipo Metal deve andar lenta e deliberadamente e sua voz

deve ser forte; se andar rápido e sua voz estiver fraca, isso indica um problema em potencial. O tipo Água deve ter Rins fortes e pode facilmente adoecer em decorrência de excesso de atividade sexual.

> **PONTOS FORTES DOS TIPOS DE ELEMENTOS**
> - Madeira: tendões fortes
> - Fogo: Coração e vasos sanguíneos fortes
> - Terra: músculos fortes
> - Metal: voz forte
> - Água: Rim forte

iii)
Cada pessoa deve ser observada cuidadosamente e ter seu tipo de Elemento avaliado para que se possa detectar os seus desvios. Se uma pessoa tem uma determinada característica que não está relacionada com seu tipo particular, o prognóstico é pior do que se essa característica representar um exagero de uma característica normal para aquele tipo. Por exemplo, o tipo Fogo deve andar rápido: se andar rápido demais, não é tão ruim quanto se fosse um tipo Metal andando rápido (porque o tipo Metal deve andar lenta e deliberadamente). Outro exemplo: se um tipo Fogo tiver a voz muito alta, não é tão ruim quanto se outro tipo estivesse com a voz alta.

iv)
Finalmente, o prognóstico é melhor quando a pessoa de um determinado tipo de Elemento sofrer de uma desarmonia do mesmo Elemento, em vez de uma desarmonia de outro Elemento. Por exemplo, é melhor para um tipo Madeira sofrer de uma desarmonia desse Elemento (p. ex., estagnação do *Qi* do Fígado) do que de outro Elemento (p. ex., deficiência do *Qi* do Pulmão, Fogo do Coração, deficiência do *Yang* do Baço ou deficiência do *Yin* do Rim).

3. CLASSIFICAÇÃO DA FORMA DO CORPO DE ACORDO COM INFLUÊNCIAS PRÉ-NATAIS E PÓS-NATAIS

As formas do corpo de acordo com as influências pré-natais e pós-natais são as seguintes:
a) Forma do corpo com constituição pré-natal forte
b) Forma do corpo com constituição pré-natal fraca
c) Forma do corpo com *Qi* pós-natal forte
d) Forma do corpo com *Qi* pós-natal fraco.

a) Forma do corpo com constituição pré-natal forte

Observação

Pessoas com constituição pré-natal forte têm fronte e glabela (osso frontal entre as sobrancelhas) amplas e cheias. O nariz é longo e largo. A área que vai da bochecha até a parte frontal da orelha é ampla com músculos bem desenvolvidos. O maxilar inferior é alto, grosso e protuberante. A orelha é comprida, larga, com formato regular e com os lóbulos longos. Os olhos, nariz, ouvidos e boca são bem espaçados e na proporção certa de distância uns dos outros. O filtro (depressão vertical entre o nariz e a boca) é longo. A cútis tem cor normal e brilhante. A respiração é uniforme e fácil. Os ossos, músculos e pele são fortes. Todo o corpo é cheio de vida.

Significado clínico

As características anteriores indicam uma boa constituição pré-natal: quando essa pessoa adoece, a doença é fácil de tratar. Pessoas com constituição pré-natal forte geralmente têm vida longa e conseguem superar até doenças graves. Uma constituição pré-natal forte geralmente explica a razão pela qual uma pessoa sobrevive a uma doença grave, como câncer, enquanto outra não consegue. Uma pessoa com constituição forte também pode "ficar impune" a um estilo de vida não saudável e ainda ter uma vida longa. Obviamente, também é possível arruinar uma boa constituição pré-natal tendo um estilo de vida desregrado. Uma boa constituição pré-natal normalmente é o fator crucial determinante no prognóstico.

Para resumir, as principais características que indicam uma boa constituição pré-natal são as seguintes (Figura 1.19):
- Fronte e glabela amplas
- Nariz longo e largo
- Bochechas cheias
- Maxilar inferior forte
- Orelhas compridas com lóbulos das orelhas compridos
- Olhos, nariz, orelhas e boca bem proporcionados
- Filtro longo
- Cútis normal com brilho
- Respiração fácil e uniforme
- Músculos e pele firmes.

Citações dos clássicos

O Capítulo 37 do *Eixo Espiritual* diz:

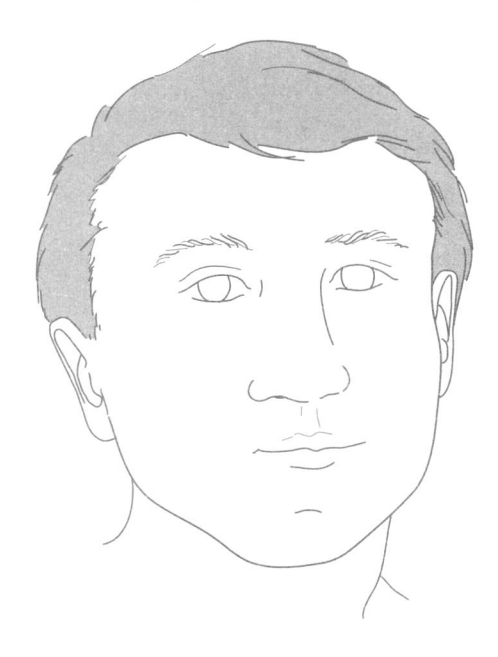

Figura 1.19 Boa constituição pré-natal.

"*Pode-se esperar uma vida longa de até 100 anos se a fronte e a glabela forem cheias e amplas; se a bochecha e a área que vai da bochecha até a parte frontal da orelha tiverem músculos bem desenvolvidos, que se sobressaiam da face, conectando um maxilar inferior forte com lóbulos da orelha longos; se os olhos, nariz, orelhas e boca estiverem bem espaçados e bem proporcionados entre si; se a cor da face estiver normal. Pessoas assim têm Qi e Sangue em abundância. Sua pele e músculos são fortes. Elas respondem bem ao tratamento com acupuntura.*"[24]

O Capítulo 54 do *Eixo Espiritual* diz:

"*Uma pessoa terá vida longa se os cinco órgãos* Yin *forem fortes, se o sangue circular normalmente sem obstrução, se a pele for firme, se a circulação do Qi Nutritivo e Defensivo estiver normal, se a respiração for regular, se o* Qi *circular livremente e se os seis órgãos* Yang *transformarem e transportarem as essências dos alimentos e os fluidos corporais livremente para todas as partes do corpo, mantendo suas funções fisiológicas normais... Pessoas com expectativa de vida longa têm narinas profundas. Os músculos da bochecha e da área que vai da bochecha até a parte frontal da orelha são espessos e altos, e bem formados. A circulação do* Qi *Nutritivo e Defensivo é livre. As partes superior, média e inferior da face estão na proporção correta, com músculos bem desenvolvidos e distintos, e ossos proeminentes. Pessoas assim podem ter uma expectativa de vida mais longa que o normal ou até chegar aos 100 anos.*"[25]

O Capítulo 6 do *Eixo Espiritual* diz:

"*Pessoas com compleição física forte e pele relaxada, nas quais o* Qi *flui livremente, terão uma vida longa; enquanto aqueles com compleição física forte e pele tensa, nos quais o* Qi *estagna, morrerão jovens. Compleição física forte, pulso amplo e Exterior e Interior firmes são sinais de longevidade; uma compleição física forte com pulso vazio e fraco, Interior deficiente e Exterior forte, com* Qi *vazio, indica uma vida curta. Uma compleição física forte, mas com ossos zigomáticos pequenos e escavados, indica ossos fracos e expectativa de uma vida curta; uma compleição forte com músculos bem desenvolvidos indica vida longa; compleição forte com músculos subdesenvolvidos e fracos indica uma vida curta. Esses são todos sinais de uma constituição pré-natal que indicam a expectativa de vida. Como médicos, precisamos entender a conexão entre compleição física e forma do corpo para termos uma ideia da expectativa de vida do paciente.*"[26]

O Capítulo "Chaves para os Quatro Métodos Diagnósticos" no *Golden Mirror of Medicine* diz: "*Se a fronte for alta, a glabela, cheia, o nariz, alto e reto, as bochechas, cheias e o esqueleto, bem constituído, a pessoa terá uma expectativa de vida longa.*"[27]

b) Forma do corpo com constituição pré-natal fraca

Observação

As características físicas das pessoas com uma constituição pré-natal fraca são as seguintes: olhos, nariz, orelhas e boca são próximos entre si; a fronte é estreita e o espaço entre as sobrancelhas é pequeno; o nariz é estreito, com as narinas elevadas e expostas; o filtro é curto; a bochecha e a área entre a bochecha e a parte frontal da orelha são estreitas; as orelhas são curtas, pequenas e voltadas para fora; o maxilar inferior é plano, afundado, baixo e estreito; a respiração é irregular; e a pele é flácida (Figura 1.20).

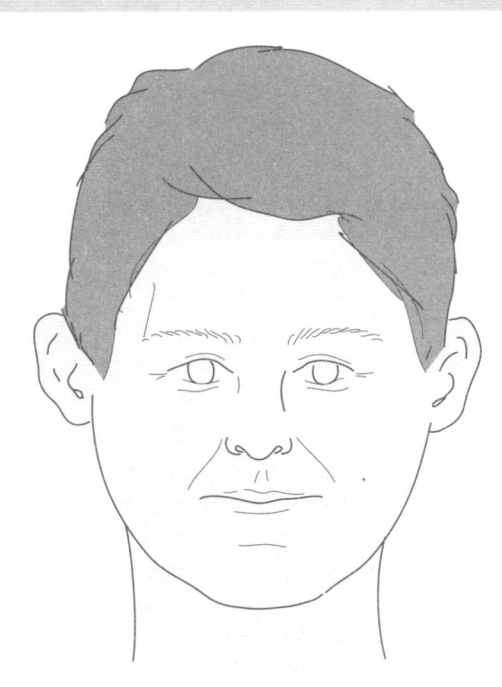

Figura 1.20 Constituição pré-natal fraca.

Significado clínico

Quando as características físicas mencionadas são observadas, elas indicam que a pessoa tem uma constituição pré-natal fraca. Essas pessoas vão ter uma tendência a sofrer de deficiência de *Qi*, Sangue, *Yin* ou *Yang*. Comparadas com pessoas com constituição pré-natal forte, elas vão sofrer com mais facilidade de invasões de fatores patogênicos externos e, quando isso acontecer, o tratamento será relativamente mais difícil.

Citações dos clássicos

O Capítulo 37 do *Eixo Espiritual* diz: "*Quando os cinco sentidos não estiverem aguçados, a fronte e a glabela forem estreitas, o nariz for pequeno, a área entre a bochecha e a parte frontal das orelhas for estreita, o maxilar inferior for plano e as orelhas estiverem viradas para fora, a constituição pré-natal é fraca, mesmo que a cútis e a cor possam estar normais. Essas pessoas são intrinsecamente pouco saudáveis, quanto mais quando adoecerem.*"[28]

O Capítulo 54 do *Eixo Espiritual* diz:

"*Quando os cinco órgãos* Yin *forem fracos, as narinas, pequenas e alargadas, a respiração, curta, os músculos da bochecha estiverem afundados, o pulso estiver fino e fraco e os músculos, flácidos, a pessoa será facilmente invadida por Vento-Frio. Como consequência, o* Qi *e o Sangue tornam-se mais deficientes e a circulação nos vasos fica prejudicada, o que predispõe a pessoa a outras invasões por fatores patogênicos.*"[29]

c) Forma do corpo com *Qi* pós-natal forte

Observação

As características físicas que indicam um *Qi* pós-natal forte são as seguintes: tez corada com brilho, compleição física forte com músculos sólidos e firmes, pele elástica, cabelos brilhantes e sedosos, vitalidade e movimentos ágeis (Figura 1.21).

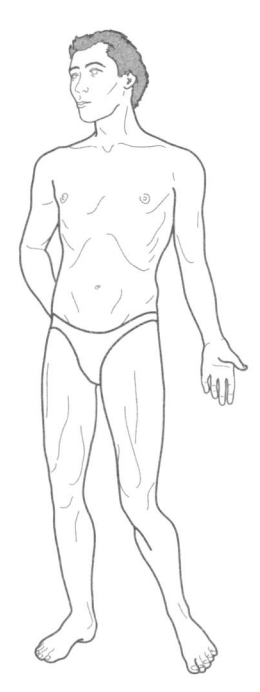

Figura 1.21 *Qi* pós-natal forte.

Note que as características que indicam um *Qi* pré-natal forte estão mais relacionadas com a estrutura real de face, orelhas, nariz, olhos e boca e com a compleição física (ou seja, características hereditárias), enquanto as características que indicam um *Qi* pós-natal forte estão relacionadas com brilho, cabelos, músculos (ou seja, características sujeitas ao estado do *Qi* e do *Sangue*).

Significado clínico

As características anteriores indicam um bom *Qi* pós-natal. O Baço e o Estômago estão fortes e funcionam adequadamente. *Qi*, *Sangue*, *Yin* e *Yang* estão em abundância e o corpo não será facilmente atacado por fatores patogênicos externos. Se houver alguma doença, ela será fácil de tratar.

Citação dos clássicos

O Capítulo "Sobre o Pré-natal e o Pós-natal" do *Complete Works of Jing Yue* (*Jing Yue Quan Shu*, 1624) diz:

"*Se a constituição pré-natal for boa, a vida será longa; se a constituição pré-natal for fraca, a vida pode ser curta. Se as pessoas com uma boa constituição pré-natal cuidarem do seu Qi pós-natal [com um bom estilo de vida e alimentação correta], elas podem viver ainda mais; se as pessoas com uma constituição pré-natal pobre não cuidarem do seu Qi pós-natal [seguindo um estilo de vida desfavorável e dieta inadequada], sua vida pode ser ainda mais curta. A constituição do esqueleto depende da constituição pré-natal, enquanto a constituição dos músculos depende do Qi pós-natal. O espírito [Shen] reflete a constituição pré-natal, enquanto a cútis reflete o Qi pós-natal. Uma cor profunda da cútis indica vida longa, enquanto uma cor suave e pálida pode indicar vida curta. Uma voz forte e alta pode indicar vida longa, enquanto uma voz fraca pode indicar vida curta. A compleição física forte pode indicar vida longa, enquanto uma compleição física fraca pode indicar uma vida curta. Devemos também diferenciar o estado mental, prestando atenção se a pessoa é calma ou agitada: um estado mental tranquilo pode indicar vida longa, enquanto um estado mental inquieto pode indicar uma vida curta. Em relação ao desenvolvimento do corpo na juventude, se for fraco na juventude, mas ficar mais forte à medida que cresce, isso é um bom sinal.*"[30]

d) Forma do corpo com *Qi* pós-natal fraco

Observação

As características físicas das pessoas com *Qi* pós-natal fraco são as seguintes: baixa energia, abatimento, cútis amarelada, cabelos secos e fracos, compleição magra e pequena e pele flácida sem elasticidade (Figura 1.22).

Note que as características que indicam *Qi* pré-natal fraco têm mais relação com a estrutura real de face, orelhas, nariz, olhos e boca, e com a compleição física (ou seja, características hereditárias), enquanto as características que indicam Qi pós-natal fraco se relacionam com brilho, cabelos e músculos (ou seja, características sujeitas ao estado do *Qi* e do *Sangue*).

Significado clínico

Quando as características físicas anteriormente mencionadas forem observadas indicarão que a pessoa tem *Qi* pós-natal fraco. O Baço e o Estômago estão fracos e *Qi*, *Sangue*, *Yin* e *Yang* estão deficientes. O corpo será facilmente invadido por fatores patogênicos e as doenças serão de caráter deficiente.

Citações dos clássicos

O *Complete Works of Jing Yue* diz:

"*A expectativa de vida de uma pessoa é determinada por sua constituição pré-natal. Se a constituição pré-natal for boa e a pessoa receber um bom Qi pós-natal, a expectativa de vida pode ser longa. Se a constituição pré-natal for deficiente e o Qi pós-natal for pobre, a expectativa de vida será curta. Se as pessoas prestarem atenção a isso [ou seja, influenciarem a constituição pré-natal por meio da nutrição pós-natal], aqueles com uma expectativa de vida curta podem aumentá-la.*"

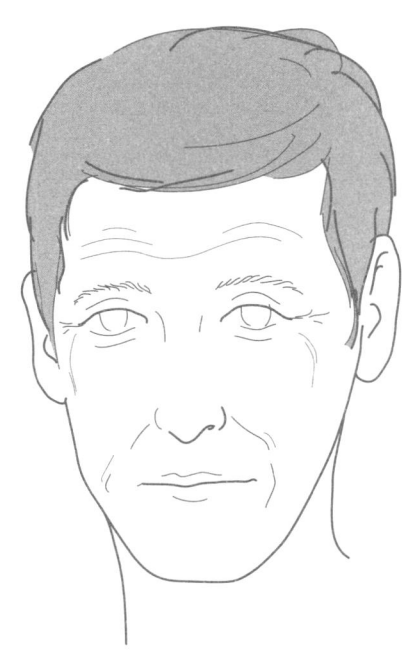

Figura 1.22 *Qi* pós-natal fraco.

Se as pessoas negligenciarem esses fatores [ou seja, arruinarem sua constituição pré-natal com um Qi pós-natal pobre], aqueles com expectativa de uma vida longa podem reduzi-la. Aquilo com o qual nascemos [ou seja, nossa constituição pré-natal] pode exceder o que conseguimos com os nossos esforços [ou seja, nosso Qi pós-natal]; por outro lado, o que conseguimos obter por meio dos nossos esforços [ou seja, nosso Qi pós-natal] pode exceder aquilo com o qual nascemos [ou seja, nossa constituição pré-natal]. A constituição pré-natal é largamente determinada pela constituição dos pais, enquanto o Qi pós-natal é determinado pelos nossos próprios esforços."[31]

> **⚠ ATENÇÃO**
>
> Faça uma avaliação da constituição do paciente por meio da observação da forma do corpo. Uma constituição pós ou pré-natal forte ou fraca dá uma ideia imediata da saúde geral do paciente e do prognóstico.

O Capítulo 54 do *Eixo Espiritual* diz: "*Quando os cinco Zang são fortes, os vasos sanguíneos, harmoniosos, os músculos, relaxados, o Qi Nutritivo e o Defensivo fluem normalmente, a respiração é tranquila e lenta, o Qi flui livremente, os seis Fu digerem os alimentos normalmente, os fluidos corporais se espalham para o corpo todo e as funções fisiológicas estão normais, a pessoa pode desfrutar uma longa vida.*"[32]

O Capítulo 54 também diz: "*Huang Di perguntou: 'Algumas pessoas vivem até os 100 anos, como podemos prever seu tempo de vida?' Qi Bo disse: '[A pessoa que desfruta de uma vida longa tem] nariz profundo e longo, queixo elevado e quadrado como uma parede, um fluxo livre do Qi Nutritivo e Defensivo, as três áreas da face cheias e proeminentes, com ossos elevados e músculos sólidos. Essa pessoa pode viver até os 100 anos.'*"[33]

O Capítulo 37 do *Eixo Espiritual* (leitura da face) diz:

"*Se o nariz for largo e grande, as bochechas e o trago forem cheios, os músculos da face forem espessos como paredes com um queixo alto, a pessoa vai viver até os 100 anos.*

Se a fronte for estreita, o nariz, pequeno, as bochechas e o trago forem fracos, os músculos da face forem finos, os ossos da face forem planos, os lóbulos das orelhas estiverem dispostos lateralmente, essas pessoas parecem fracas sob condições normais, quanto mais quando adoecerem."[34]

O Capítulo 6 do *Eixo Espiritual* aborda os fatores que afetam uma vida longa ou curta, conforme mostrado na tabela a seguir.

Vida longa	Vida curta
Pele macia	Pele seca e dura
Vasos largos e robustos	Vasos pequenos e fracos
Maçãs do rosto elevadas	Maçãs do rosto baixas
Músculos robustos	Músculos delgados[35]

4. CLASSIFICAÇÃO DE ACORDO COM O TIPO DE COMPLEIÇÃO FÍSICA

Os Capítulos 38 e 59 do *Eixo Espiritual* descrevem cinco tipos de formas de corpo: robusto, compacto, muscular, delgado e gordo. As características físicas desses cinco tipos geralmente coincidem com os tipos classificados de acordo com *Yin* e *Yang* mencionados anteriormente; por exemplo, o tipo robusto tem tendência à abundância de *Yang*, o tipo delgado tem tendência à deficiência de Sangue ou de *Yin*, o tipo gordo tem tendência à deficiência de *Yang* etc.

As cinco formas de corpo descritas nesses capítulos do *Eixo Espiritual* indicam traços constitucionais hereditários, e não adquiridos; por exemplo, o tipo gordo é constitucionalmente gordo desde uma idade precoce, e não alguém que se tornou gordo porque comeu excessivamente e não fez atividade física.

A classificação do tipo de corpo de acordo com a compleição física é a seguinte:
a) Tipo robusto
b) Tipo compacto
c) Tipo muscular
d) Tipo delgado
e) Tipo gordo.

a) Tipo robusto

Observação

Pessoas com o tipo robusto têm músculos firmes e largos, pele úmida e macia, abdome largo, intolerância ao calor e preferência pelo frio. A Figura 1.23 mostra um tipo de corpo robusto.

Significado clínico

As características físicas mencionadas anteriormente indicam que a pessoa tem uma abundância constitucional de *Yang-Qi*. Essas pessoas têm forte resistência ao frio e têm tendência a doenças de Calor.

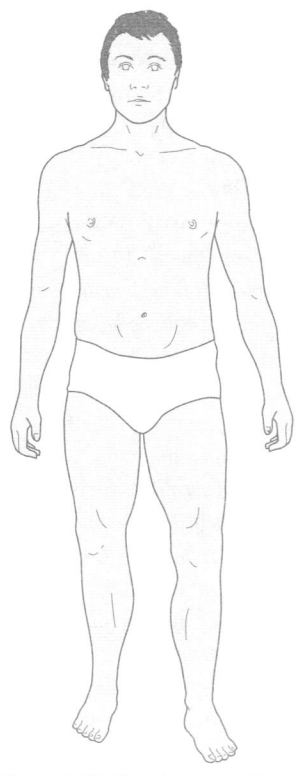

Figura 1.23 Tipo de corpo robusto.

Citações dos clássicos

O Capítulo 59 do *Eixo Espiritual* diz: "*Pessoas robustas são ricas em Qi, e o Qi abundante mantém o corpo aquecido. Portanto, elas têm forte resistência ao frio.*"[36]

b) Tipo compacto

Observação

As pessoas do tipo compacto têm as seguintes características físicas: esqueleto pequeno, músculos sólidos e compactos, gordura espessa sob a pele e compleição física pequena, mas cheia. A Figura 1.24 mostra um tipo de corpo compacto.

Significado clínico

As características físicas acima mencionadas indicam que a pessoa tem circulação livre de *Qi* e Sangue, mas pode também ter uma tendência à deficiência de *Qi* e Sangue. As doenças que essas pessoas sofrem são ou de Frio, decorrente da deficiência de *Qi*, ou de Calor, em decorrência da deficiência de Sangue.

Citações dos clássicos

O Capítulo 59 do *Eixo Espiritual* diz: "*Os músculos das pessoas do tipo compacto são compactos e sólidos, e sua pele é cheia e apertada... As pessoas com compleição física compacta têm músculos compactos, mas corpo pequeno... Embora as pessoas com compleição física compacta tenham certa gordura, sua compleição física não é grande.*"[37]

c) Tipo muscular

Observação

As características físicas das pessoas do tipo muscular são as seguintes: esqueleto largo, compleição física carnuda e sólida, com pele e músculos compactados firmemente juntos. A Figura 1.25 mostra um tipo de corpo muscular.

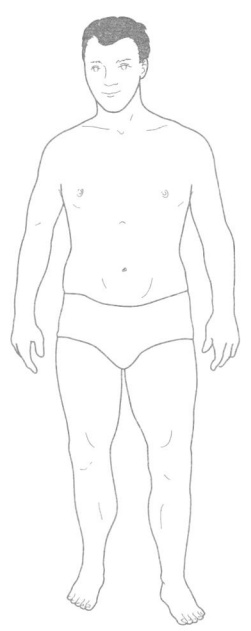

Figura 1.24 Tipo de corpo compacto.

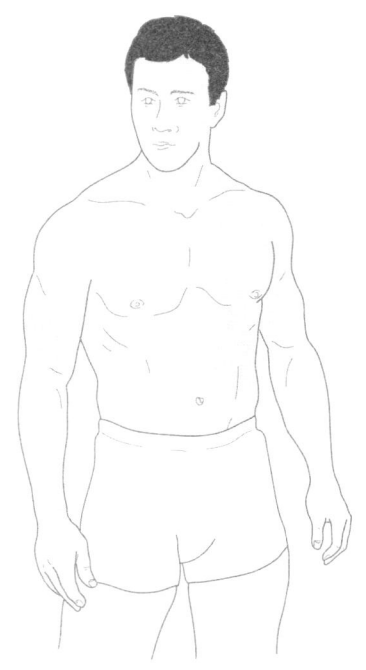

Figura 1.25 Tipo de corpo muscular.

Significado clínico

As características acima mencionadas indicam que a pessoa tem Sangue abundante e *Qi* harmonioso. Essa pessoa não será facilmente invadida por fatores patogênicos.

Citações dos clássicos

O Capítulo 59 do *Eixo Espiritual* diz: "*As pessoas do tipo muscular têm pele e músculos firmemente compactados juntos... tamanho do corpo grande e largo... e membros grandes*". E também: "*As pessoas do tipo muscular têm Qi abundante, sua compleição física é plena e forte e seu Qi está em harmonia.*"[38]

d) Tipo magro

Observação

As pessoas do tipo delgado têm as seguintes características físicas: compleição física magra, músculos e lábios finos e voz fraca. A Figura 1.26 mostra um tipo de corpo delgado.

Significado clínico

As características físicas acima mencionadas indicam que o *Qi* e o Sangue da pessoa circulam livremente. Pessoas pálidas e magras têm tendência à deficiência do *Qi* e do Sangue. No tratamento, a atenção deve ser em tonificar, e há que se ter cuidado ao eliminar fatores patogênicos. Pessoas magras com cútis relativamente escura tendem a sofrer de deficiência de *Yin* e, possivelmente, de Calor por Vazio. No tratamento fitoterápico, ervas mornas e adstringentes (que têm tendência a danificar o *Yin*) devem ser usadas com cautela.

Citações dos clássicos

O Capítulo 38 do *Eixo Espiritual* diz: "*Pessoas do tipo delgado têm pele fina e pálida, bem como músculos e lábios finos. Elas falam com voz débil. Seu Sangue é claro e seu Qi é livre e deslizante. Seu Qi se*

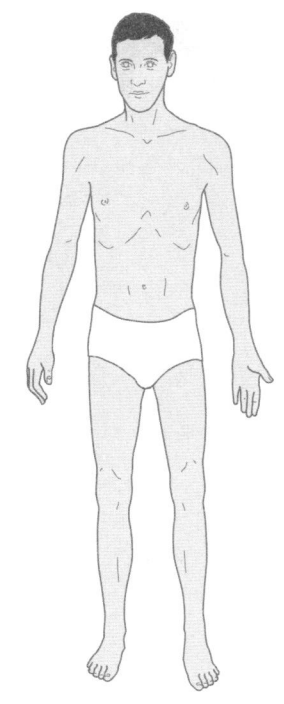

Figura 1.26 Tipo de corpo delgado.

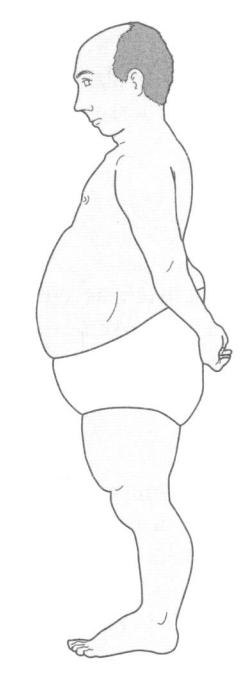

Figura 1.27 Tipo de corpo gordo.

dissipa facilmente e seu Sangue se esgota facilmente. Portanto, ao agulhar essas pessoas, a inserção deve ser superficial e as agulhas devem ser retiradas rapidamente."[39]

e) Tipo gordo

Observação

O tipo de corpo gordo tem pele e músculos flácidos, coxas e abdome gordos, move-se lentamente e a pessoa com frequência fica com falta de ar ao andar.

Significado clínico

O tipo de corpo gordo indica uma condição presente de Umidade-Fleuma com deficiência de *Qi* ou uma predisposição a essa condição. A Figura 1.27 mostra o tipo gordo.

O Capítulo 59 do *Eixo Espiritual*, que aborda os três tipos de corpos, diz: "*As pessoas podem ser divididas em três tipos de corpos: gordo, gorduroso e muscular. Pessoas com músculos firmes e salientes e pele cheia pertencem ao tipo gordo; as pessoas sem músculos firmes e pele flácida pertencem ao tipo gorduroso; as pessoas com pele e músculos firmes pertencem ao tipo muscular.*"[40]

5. CLASSIFICAÇÃO DA FORMA DO CORPO DE ACORDO COM TOLERÂNCIA À DOR E ÀS DROGAS

As formas do corpo que indicam alta ou baixa tolerância às drogas e à dor podem ser constitucionais ou consequência de influências pós-natais.

A forma do corpo pode ser classificada de acordo com a tolerância à dor e às drogas da seguinte forma:
 a) Forma do corpo indicando alta tolerância à dor e às drogas
 b) Forma do corpo indicando baixa tolerância à dor e às drogas.

a) Forma do corpo indicando alta tolerância à dor e às drogas

Observação

Pessoas com alta tolerância à dor e às drogas (incluindo as ervas) têm certas características físicas: a cútis é relativamente escura; a compleição física é grande e cheia, com esqueleto forte; os tendões são maleáveis; os músculos são relaxados e a pele é firme.

Significado clínico

As características físicas acima mencionadas indicam que a pessoa tem forte tolerância à dor e às drogas. Ao tratar um paciente desse tipo, o médico deve ter isso em mente e considerar o uso de medicamentos em doses relativamente altas.

Citações dos clássicos

O Capítulo 53 do *Eixo Espiritual* diz:

"*O Imperador Amarelo pergunta a Shao Yu: 'Os tendões e os ossos das pessoas podem ser fortes ou fracos, os músculos podem ser sólidos ou flácidos, a pele pode ser espessa ou fina, o espaço entre a pele e os músculos pode ser firme ou fraco; como isso afeta a tolerância das pessoas à dor causada pelo agulhamento e pelo aquecimento da moxa? O estômago e os intestinos das pessoas podem ser fortes ou fracos, como isso afeta sua tolerância às drogas medicinais? Eu espero que você me explique isso em detalhes'. Shao Yu responde: 'As pessoas com ossos fortes, tendões maleáveis, músculos relaxados e pele espessa têm uma forte tolerância à dor. Elas podem tolerar a dor causada pelo agulhamento, bem como pelo aquecimento da moxa'. O Imperador Amarelo pergunta: 'Como você pode saber que as pessoas conseguem tolerar a dor pela queima da moxabustão?'. Shao Yu responde: 'Nas pessoas mencionadas, que têm ossos fortes, tendões maleáveis, músculos relaxados e pele espessa, se a cor da cútis for relativamente escura e seu esqueleto for bem constituído e* forte, elas podem tolerar a dor pela queima da moxabustão. Pessoas com estômago grosso, cútis escura, esqueleto sólido e compleição física larga têm suficiente Qi e Sangue. Elas têm uma boa tolerância às drogas medicinais.'"[41]

O Capítulo 50 do *Eixo Espiritual* diz:

"O Imperador Amarelo diz: 'A tolerância à dor não depende apenas da coragem de uma pessoa. Uma pessoa que é valente, mas intolerante à dor, vai agir sem medo em uma situação difícil e perigosa, mas não suporta a dor. Por outro lado, uma pessoa que é covarde, mas tolera bem a dor, vai entrar em pânico em uma situação difícil e perigosa, mas vai tolerar a dor. Uma pessoa que é valente e tolerante à dor não fica com medo em uma situação difícil e perigosa, e, além disso, tolera a dor. Uma pessoa que é tímida e intolerante à dor vai ficar dominada pelas dificuldades, pelo perigo ou pela dor: essas pessoas ficam com tanto medo, que suas cabeças giram e sua visão fica turva; elas perdem a voz e ficam pálidas; elas não conseguem olhar as pessoas nos olhos e seus corações batem violentamente. Elas morrem de medo. Eu encontrei todos esses tipos de pessoas, mas não sei quais são as causas. Eu gostaria de saber as razões'. Shao Yu responde: 'A tolerância vai depender se a pele é fina ou grossa e se os músculos são sólidos ou fracos e relaxados ou tensos. Não pode ser determinada pela valentia ou covardia de uma pessoa.'"[42]

O Capítulo 70 do *Questões Simples* diz: "Para pessoas com forte tolerância a drogas, use drogas com sabores fortes e ação medicinal. Para pessoas com fraca tolerância a drogas, use drogas de sabor suave e ação medicinal."[43]

b) Forma do corpo indicando baixa tolerância à dor e às drogas

Observação

A forma do corpo indicando baixa tolerância à dor e às drogas é a seguinte: corpo delgado, músculos sólidos e finos, pele macia e flácida.

Significado clínico

As características físicas mencionadas indicam que a pessoa tem relativamente baixa tolerância à dor e às drogas medicinais. Um paciente desse tipo tende a se queixar mais sobre a doença e não tolera muito bem a fitoterapia chinesa; portanto, devemos usar baixas doses ao tratar esses pacientes.

Citações dos clássicos

O Capítulo 53 do *Eixo Espiritual* diz: "*As pessoas com músculos sólidos e pele fina são intolerantes à dor causada pelo agulhamento e à dor pelo aquecimento da moxabustão... As pessoas que são magras e com Estômago fraco não conseguem tolerar a forte irritação das ervas medicinais.*"[44]

RESULTADOS DO APRENDIZADO

O aluno agora deve entender:
- A forma do corpo de uma pessoa de acordo com *Yin* e *Yang* e, portanto, a tendência de um indivíduo a certas patologias
- A classificação da forma do corpo de acordo com os Cinco Elementos
- O prognóstico da desarmonia de um indivíduo, tendo como base os tipos constitucionais dos Elementos
- A inter-relação entre forma do corpo e *Qi* pré e pós-natal
- A classificação da compleição física
- Tolerância à dor e às drogas medicinais influenciada pelas características pós-natais e pela forma do corpo.

NOTAS

1. 1979 The Yellow Emperor´s Classic of Internal Medicine – Simple Questions (*Huang Di Nei Jing Su Wen* 黄 帝 内 经 素 问), People's Health Publishing House, Beijing, p. 138. Publicado pela primeira vez c. 100 a.C.
2. Zhang Jie Bin 1982 Classic of Categories (*Lei Jing* 类 经), People's Health Publishing House, Beijing, p. 99. Publicado pela primeira vez em 1624.
3. 1981 The Yellow Emperor's Classic of Internal Medicine – *Spiritual Axis* (*Ling Shu Jing* 灵 枢 经), People's Health Publishing House, Beijing, p. 129. Publicado pela primeira vez c. 100 a.C.
4. Ibid., p. 130.
5. Ibid., p. 123.
6. Wu Qian 1977 *Golden Mirror of Medicine* (*Yi Zong Jin Jian* 医 宗 金 鉴). People's Health Publishing House, Beijing, vol. 2, p. 889. Publicado pela primeira vez em 1742.
7. Citado em Zhang Shu Sheng 1995: *Great Treatise of Diagnosis by Observation in Chinese Medicine* (*Zhong Hua Yi Xue Wang Zhen Da Quan* 中 华 医 学 望 诊 大 全), Shanxi Science Publishing House, Taiyuan, p. 44.
8. *Spiritual Axis*, p. 130.
9. Ibid., p. 130.
10. Ibid., p. 129.
11. Ibid., p. 130.
12. Ibid., p. 115.
13. Ibid., p. 115.
14. *Golden Mirror of Medicine*, vol. 2, p. 885.
15. *Spiritual Axis*, p. 115.
16. *Golden Mirror of Medicine*, vol. 2, p. 885.
17. *Spiritual Axis*, p. 115.
18. *Golden Mirror of Medicine*, vol. 2, p. 886.
19. *Spiritual Axis*, p. 116.
20. Ibid., p. 116.
21. *Golden Mirror of Medicine*, vol. 2, p. 886.
22. *Spiritual Axis*, p. 116.
23. *Golden Mirror of Medicine*, vol. 2, p. 886-887.
24. *Spiritual Axis*, p. 78.
25. Ibid., p. 102.
26. Ibid., p. 19.
27. *Golden Mirror of Medicine*, vol. 2, p. 871.
28. *Spiritual Axis*, p. 78.
29. Ibid., p. 103.
30. Zhang Jing Yue 1986 The Complete Works of Jing Yue (*Jing Yue Quan Shu* 景 岳 全 书), Shanghai Science and Technology Press, Shanghai, p. 19. Publicado pela primeira vez em 1624.
31. Ibid., p. 19.
32. 1981 The Yellow Emperor's Classic of Internal Medicine – *Spiritual Axis* (*Ling Shu Jing*), People's Health Publishing House, Beijing, p. 102. Publicado pela primeira vez c. 100 a.C.
33. Ibid., p. 102.
34. Ibid., p. 77.
35. Ibid., p. 19.
36. *Spiritual Axis*, p. 108.
37. Ibid., p. 108.
38. Ibid., p. 108.
39. Ibid., p. 79.
40. Ibid., p. 108.
41. Ibid., p. 102.
42. Ibid., p. 99.
43. *Simple Questions*, p. 456.
44. *Spiritual Axis*, p. 102.

2 Observação da Mente, do Espírito e das Emoções

CONTEÚDO DO CAPÍTULO

Os Três Aspectos do Espírito, 29
A corporificação do Espírito, 29
A vitalidade do Espírito, 29
O lustro do Espírito, 30
As Três Condições do Espírito, 30
Espírito forte, 30
Espírito fraco, 30
Espírito falso, 31
O Espírito e a Constituição, 31
Espírito forte e constituição forte, 31
Espírito fraco e constituição fraca, 32
Espírito fraco e constituição forte, 32
Espírito forte e constituição fraca, 32
O Espírito e as Emoções, 32
Olhos, 32
Cútis, 32
Língua, 33

O caractere chinês "*Shen*" tem muitos significados na medicina chinesa, sendo os principais, logicamente, Mente e Espírito. Há que se recordar aqui que eu traduzo como "Mente" o "*Shen*" que pertence ao e reside no Coração, ao passo que traduzo como "Espírito" o total dos Cinco Aspectos Espirituais: ou seja, a Alma Etérea (*Hun*), que reside no Fígado, a Alma Corpórea (*Po*), que reside nos Pulmões, o Intelecto (*Yi*), que reside no Baço, o Poder da Vontade (*Zhi*), que reside nos Rins, e a Mente (*Shen*) propriamente dita, que reside no Coração.

> **ATENÇÃO**
>
> Eu traduzo o *Shen* do Coração como "Mente" e o complexo de *Hun, Po, Yi, Zhi,* e *Shen* propriamente dito como "Espírito".

A Mente e o Espírito são formados pelas Essências pré-natais dos pais e são nutridos pela Essência pós-natal dos alimentos e da água assimilados pelo corpo. Por exemplo, o Capítulo 32 do *Eixo Espiritual* diz: "*A Mente e o Espírito resultam da transformação da Essência dos alimentos e da água.*"[1]

O Capítulo 9 do *Questões Simples* diz:

"*O Céu fornece aos seres humanos os cinco* Qi *[ar] e a Terra fornece aos seres humanos os cinco sabores [alimentos]. O ar é absorvido através do nariz e fica armazenado nos Pulmões e no Coração. Ele ascende para tornar a cútis brilhante e lustrosa e a voz, sonora. Os alimentos são assimilados pela boca e armazenados no Estômago e nos Intestinos. Depois de o alimento ser digerido e absorvido, a Essência do alimento é enviada para os cinco órgãos* Yin *e, portanto, nutre o* Qi *dos cinco órgãos* Yin. *Quando o* Qi *dos cinco órgãos* Yin *está em estado de harmonia, o corpo consegue se transformar adequadamente, os fluidos corporais são produzidos normalmente e a Mente e o Espírito são formados.*"[2]

Essência, *Qi* e Sangue são a base material da Mente e do Espírito e, em contrapartida, a Mente e o Espírito são as manifestações externas da Essência, do *Qi* e do Sangue. O Capítulo 18 do *Eixo Espiritual* diz: "*O Estômago fica no Aquecedor Médio, ele se abre no Aquecedor Superior, recebe o* Qi, *excreta os resíduos, evapora os fluidos, transformando-os em uma essência refinada. Essa essência refinada ascende em direção ao Pulmão e é transformada em Sangue… Sangue é a base da Mente e do Espírito.*"[3]

Todas essas citações enfatizam a relação entre Essência, *Qi* e Sangue com a Mente e o Espírito.

O *Great Dictionary of Chinese Medicine* diz: "*A vida humana se origina da Essência. Ela é mantida pelo* Qi *e manifestada por meio da Mente e do Espírito.* Qi, *Sangue e Essência são a base material da Mente e do Espírito. Quando o* Qi, *o Sangue e a Essência são suficientes, a Mente e o Espírito ficam, portanto, saudáveis. Se houver deficiência de* Qi, *Sangue e Essência, a Mente e o Espírito sofrem.*"[4]

Nossas características físicas refletem o estado da Mente e do Espírito e, portanto, o estado da Mente e do Espírito pode ser aferido a partir da observação das características físicas.

Como se sabe, o *Qi* é uma força vital sutil que se manifesta simultaneamente no corpo, em todas as suas atividades fisiológicas, e na Mente e no Espírito, em suas atividades emocionais e de pensamento (Figura 2.1). Por exemplo, a condição patológica de estagnação do *Qi* do Fígado se manifesta com sinais físicos como distensão abdominal e, simultaneamente, com sinais emocionais, como depressão ou mudanças de humor.

A Mente, o Espírito e as emoções refletem, portanto, o estado dos órgãos internos e do *Qi*, do Sangue e da Essência e, inversamente, o estado do *Qi*, do Sangue e da Essência influencia a Mente, o Espírito e as emoções. A observação das características

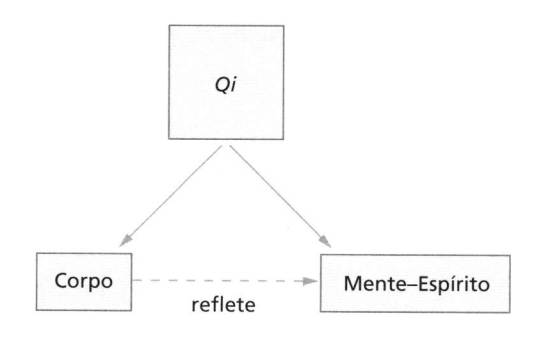

Figura 2.1 Relação entre Corpo e Mente-Espírito na medicina chinesa.

físicas, como lustro da cútis e dos cabelos, a vitalidade dos olhos, o tom da voz, o movimento do corpo, o pulso, a língua etc., ajuda a avaliar o estado da Mente, a vitalidade do Espírito e o estado emocional.

A observação da Mente, do Espírito e das emoções será discutida sob os seguintes títulos:

1. Os Três Aspectos do Espírito
   a) A corporificação do Espírito
   b) A vitalidade do Espírito
   c) O lustro do Espírito.
2. As Três Condições do Espírito
   a) Espírito forte
   b) Espírito fraco
   c) Espírito falso.
3. O Espírito e a Constituição
   a) Espírito forte e constituição forte
   b) Espírito fraco e constituição fraca
   c) Espírito fraco e constituição forte
   d) Espírito forte e constituição fraca.
4. O Espírito e as Emoções
   a) Olhos
   b) Cútis
   c) Língua.

1. OS TRÊS ASPECTOS DO ESPÍRITO

Para observar e avaliar o Espírito de uma pessoa, devemos examinar três aspectos distintos:
a) A corporificação do Espírito
b) A vitalidade do Espírito
c) O lustro do Espírito.

a) A corporificação do Espírito

Observação

A corporificação do Espírito representa a manifestação física externa do Espírito no corpo. Se a corporificação do Espírito for forte, a pessoa vai ter boa energia, compleição física forte e sólida, músculos bem desenvolvidos, olhos com lustro e expressão animada, movimentos ágeis e reflexos aguçados. O corpo todo parece estar cheio de vida.

Se a corporificação do Espírito for fraca, a pessoa vai apresentar corpo fraco ou emaciado, falta de energia, olhos sem lustro, cútis baça, movimentos lentos, andar instável e reflexos lentos. Todo o corpo parece carecer de vitalidade. Em casos graves, também haverá confusão mental ou letargia, músculos atrofiados e corpo fraco com pele baça (Figura 2.2).

Significado clínico

A corporificação do Espírito é o reflexo do Espírito no corpo. Se a corporificação do Espírito for forte, significa que *Yin, Yang, Qi* e Sangue ainda estão em abundância, os fatores patogênicos não são fortes e ainda não há comprometimento grave dos órgãos internos. Se a corporificação do Espírito for fraca, mostra que os fatores patogênicos estão fortes, o *Qi* Vertical está esgotado e os órgãos internos estão exauridos.

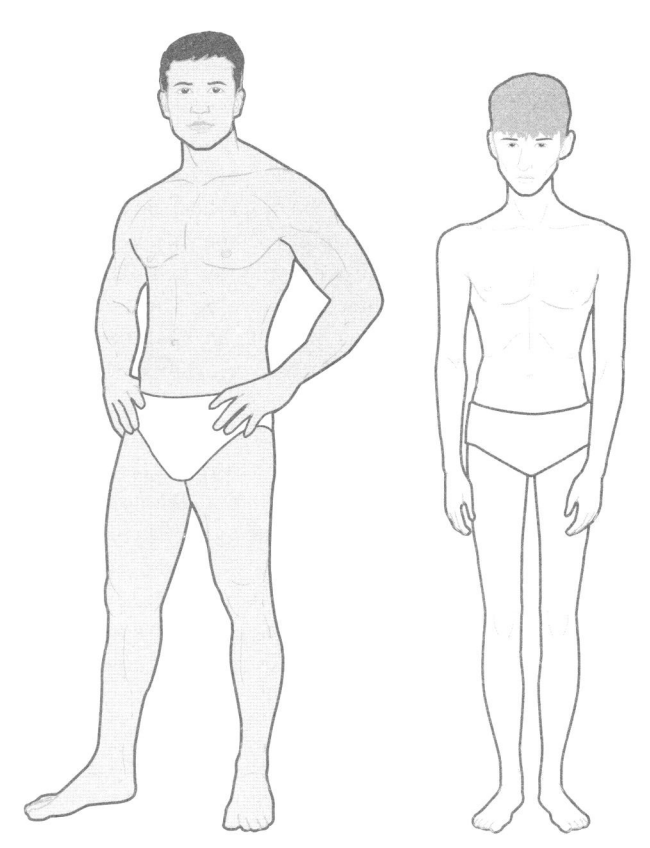

Figura 2.2 Corporificação do Espírito.

b) A vitalidade do Espírito

Observação

A vitalidade do Espírito é sua manifestação na vitalidade geral de uma pessoa; ou seja, a "energia" irradiada por uma pessoa é o reflexo do seu Espírito. A observação da vitalidade do Espírito é parte integral da observação do Espírito. Se a vitalidade do Espírito for vibrante, então a pessoa vai ter mente clara, muita energia, voz forte, respiração regular, pensamentos claros e reflexos rápidos. Se a vitalidade do Espírito estiver baça, a pessoa vai ter pouca energia, voz fraca, expressão embotada, letargia, apatia e, em casos graves, confusão mental.

Significado clínico

A vitalidade do Espírito reflete o estado da Mente e do Espírito, além da força relativa do *Qi* e do Sangue, dos órgãos internos e dos fatores patogênicos. Se a vitalidade do Espírito da pessoa for vibrante, o *Qi* e o Sangue estão em abundância, os órgãos internos estão fortes, os fatores patogênicos são fracos e a doença é branda. Se a vitalidade do Espírito for baça, o *Qi* e o Sangue estão deficientes, os órgãos internos estão fracos, os fatores patogênicos são fortes e a doença, grave.

O Capítulo "Chave para os Quatro Métodos Diagnósticos" de *The Golden Mirror of Medicine* diz: *"No início de uma doença, o estado do Espírito é importante. A razão disso é que, se o Espírito estiver forte no início de uma doença, isso significa que os fatores patogênicos não conseguem derrotar o Qi Vertical porque ele ainda está forte. Se o Espírito estiver baço, o Qi Vertical não consegue resistir aos fatores patogênicos porque está deficiente."*[5]

c) O lustro do Espírito

Observação

O lustro do Espírito se refere ao lustro da cútis, dos cabelos e dos olhos: o Espírito se reflete no lustro desses elementos e a observação deles é uma parte essencial da observação do Espírito. Se o lustro do Espírito estiver brilhante, a pessoa vai apresentar cútis normal e radiante, olhos claros e cintilantes, cabelos brilhantes, expressão animada e pele macia e sedosa. Se o lustro do Espírito estiver baço, a pessoa apresenta a cútis de aparência abatida, cabelos secos e sem vida, olhos baços, com expressão indiferente, e pele seca e ressequida.

O Capítulo "Sobre a Observação Compulsória do Espírito ao Observar uma Doença", do livro *Origin of Medicine* (*Yi Yuan*, 1861) diz: "*Não importa a cor, deve haver lustro* [Shen]. *Pelo lustro, é possível diferenciar luz e corpo. 'Luz' se refere à aparência brilhante da superfície, enquanto 'corpo' se refere à umidade debaixo da superfície da pele. A luz não tem forma e reflete o Yang e o Qi. O corpo tem forma e reflete o Yin e o Sangue. Se não houver nenhuma anormalidade do Qi e do Sangue, e se Yin e Yang estiverem em harmonia, o lustro terá luz e corpo normais*".[6]

Significado clínico

O lustro do Espírito reflete o estado dos órgãos internos e a força do *Qi* e do Sangue. Se o lustro do Espírito for rico, isso indica que os órgãos internos estão funcionando normalmente e o *Qi* e o Sangue são abundantes. Se houver doenças, elas serão brandas e o prognóstico, bom. Se o lustro do Espírito estiver ausente, o *Qi* e o Sangue estão deficientes, os órgãos internos estão fracos, os fatores patogênicos estão fortes e o prognóstico é ruim.

> **OS TRÊS ASPECTOS DO ESPÍRITO**
> - A **"corporificação"** do Espírito é a manifestação externa do Espírito no corpo propriamente dito
> - A **"vitalidade"** do Espírito é a manifestação externa do Espírito porque se reflete na **"energia"** da pessoa
> - O **"lustro"** do Espírito é a manifestação externa do Espírito porque se reflete no lustro dos olhos e da cútis.

2. AS TRÊS CONDIÇÕES DO ESPÍRITO

Ao se examinar o estado da Mente e do Espírito, existem três condições básicas:
a) Espírito forte
b) Espírito fraco
c) Espírito falso.

a) Espírito forte

Observação

Os sinais de um Espírito forte são: olhos claros e cintilantes, expressão animada, cútis acetinada, mente clara e alerta, reflexos aguçados, boa energia, entusiasmo, respiração normal, voz clara e sonora e movimentos do corpo ágeis. Essa pessoa tem alto astral, um olhar positivo em relação à vida, personalidade estável, grande determinação, claro senso de direção na vida e intelecto aguçado (Figura 2.3).

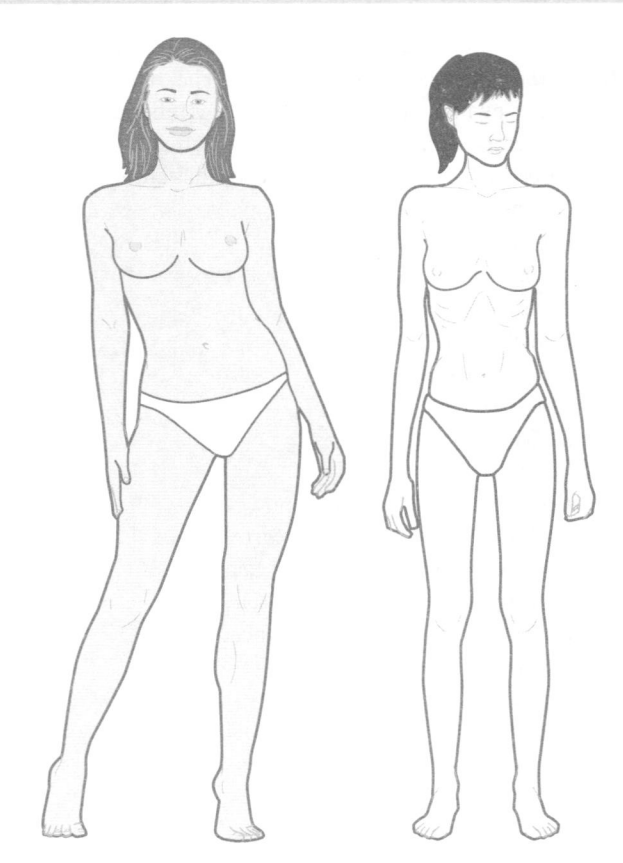

Figura 2.3 Espírito forte e fraco.

Significado clínico

Os sinais anteriores indicam que a pessoa tem Mente e Espírito fortes e saudáveis e, qualquer que seja o problema que essa pessoa apresente, o prognóstico será bom. A presença de um Espírito forte também significa que essa pessoa não vai sofrer de problemas emocionais e que, caso ocorram, ela não será subjugada por eles.

> **NOTA CLÍNICA**
> Um Espírito forte geralmente explica como alguém pode ter uma doença grave e ainda viver por muito tempo.

b) Espírito fraco

Observação

Os sinais de um Espírito fraco são: indiferença, falta de entusiasmo, olhos baços sem brilho, cútis sem lustro, respiração curta, voz fraca, movimentos do corpo lentos, pensamento confuso, língua sem "espírito" (*Shen*) e, possivelmente, com uma fissura na área do Coração e pulso sem onda. A pessoa com Espírito fraco vai sofrer com apatia, depressão, ausência de força de vontade, confusão sobre seu caminho na vida e intelecto lento (Figura 2.3).

O Capítulo 17 do *Questões Simples* descreve a manifestação de um Espírito fraco pela observação da cabeça e dos olhos: "*Os cinco órgãos* Yin *abrigam o Espírito; eles são essenciais para que o corpo fique forte. A cabeça é a residência do Espírito: se a cabeça se inclinar e os olhos ficarem afundados e baços, isso significa que o Espírito está esgotado.*"[7]

O Capítulo "Chaves para os Quatro Métodos Diagnósticos" do *The Golden Mirror of Medicine* também discute as manifestações da Ausência do Espírito, observando os olhos, o discurso e a condição mental do paciente, e diz: *"O Espírito fica abrigado no Coração. Ele não é substancial ou visível, mas se manifesta nos olhos. Se os olhos estiverem baços, significa que o Espírito está esgotado: indica um mau prognóstico. Se os olhos estiverem brilhantes e claros, denota que o Espírito é vital e o corpo está livre de doença... Se houver delírio e discurso incoerente, indica que o Espírito se foi."*[8]

Significado clínico

Quando o Espírito é fraco, todos os órgãos são afetados, a Essência e o Qi sofrem e, qualquer que seja a doença que a pessoa tenha, o prognóstico é pior do que para uma pessoa com Espírito forte. Um Espírito fraco também significa que a pessoa é mais propensa aos problemas emocionais ou que ela ficará mais facilmente subjugada por eles.

c) Espírito falso

A condição de "Espírito falso" normalmente aparece apenas durante o curso de uma doença crônica grave. Isso ocorre quando um paciente gravemente doente subitamente parece revitalizado e bem-disposto: essa condição é chamada de "Espírito falso" e normalmente é um mau sinal prognóstico. O fator essencial para determinar que essa é uma falsa aparência do Espírito é a repentina melhora; entretanto, se o Espírito de um paciente cronicamente doente for melhorando lenta e gradualmente no decorrer de vários dias, esse é um bom sinal.

Observação

As manifestações típicas do Espírito falso aparecem no curso de uma doença crônica grave e são as seguintes: o paciente subitamente parece dinâmico com expressão clara nos olhos, fala incessantemente e quer encontrar os membros da família, o apetite melhora de repente e a cútis subitamente fica corada e acetinada, parecendo até que o paciente usou maquiagem. Existe uma descrição precisa do Espírito falso no livro *Chinese Medicine Diagnosis*:

"O Espírito falso indica a melhora momentânea na energia de um paciente durante uma doença crônica e grave: não é um bom sinal, mas prenúncio de morte. As manifestações do Espírito falso são as seguintes: em um paciente sofrendo de doença crônica e grave e previamente sofrendo de um Espírito fraco, subitamente a energia parece melhor, os olhos ficam brilhantes, o paciente de repente fala muito e quer encontrar os membros da família; a voz, antes débil, de repente fica clara e sonora; a cútis, antes escura, de repente fica corada e o apetite de repente retorna. Essas manifestações são decorrentes da extrema exaustão da Essência e do Qi. Nessa circunstância, o Yin falha em conter o Yang, de modo que este flutua para fora e para cima, causando a falsa aparência de uma melhora. Antigamente, as pessoas comparavam essa condição ao último cintilar de uma lâmpada a óleo se apagando ou ao último raio do sol se pondo. É um sinal nefasto, indicando a separação do Yin e do Yang."[9]

Significado clínico

Se as manifestações do Espírito falso surgirem, isso significa que o Qi Vertical está em colapso e o Yin e o Yang estão prestes a se separar. Esses pacientes geralmente morrem em pouco tempo.

3. O ESPÍRITO E A CONSTITUIÇÃO

Ao observar o estado mental e emocional de uma pessoa, é importante, antes de tudo, avaliar a força relativa do Espírito comparada com a força relativa da constituição, tanto pré-natal como pós-natal, conforme descrição acima. O Espírito e a constituição são, ambos, reflexos da Essência e do Qi do corpo, o primeiro na esfera mental-espiritual e a segunda, na esfera física. Por conta da íntima conexão entre o Espírito e a constituição de uma pessoa, geralmente uma constituição forte pré-natal e pós-natal é acompanhada por um Espírito forte; por outro lado, uma constituição fraca pré-natal e pós-natal geralmente é acompanhada por um Espírito fraco. Entretanto, pode haver casos nos quais há uma divergência entre esses dois aspectos; por exemplo, quando a pessoa tem constituição forte pré-natal e pós-natal, mas um Espírito fraco, e vice-versa.

A avaliação da força da constituição e do Espírito é útil para formar um prognóstico e será discutida a seguir. Existem quatro situações possíveis:

a) Espírito forte e constituição forte
b) Espírito fraco e constituição fraca
c) Espírito fraco e constituição forte
d) Espírito forte e constituição fraca.

a) Espírito forte e constituição forte

Observação

A pessoa com Espírito forte e constituição forte apresenta músculos sólidos, cútis normal e brilhante, olhos cintilantes expressando entusiasmo, corpo forte, cabelos sedosos, movimentos ágeis e reflexos aguçados; no nível mental-espiritual, essa pessoa tem alegria de espírito, visão positiva da vida, personalidade estável, determinação, um claro senso de direção na vida e intelecto aguçado.

Significado clínico

As características físicas e mentais descritas acima indicam uma boa constituição e um Espírito forte; os órgãos internos dessa pessoa são fortes e funcionam normalmente. O Qi e o Sangue estão em abundância e a Mente e o Espírito são saudáveis. O corpo não será invadido facilmente por fatores patogênicos. Mesmo que ocorra alguma doença, ela será facilmente curada.

O Capítulo 19 do *Questões Simples* diz: *"Se o Qi Vertical e a compleição física forem fortes, qualquer doença será fácil de ser tratada. Se a cútis estiver brilhante e sedosa, o paciente vai se recuperar logo."*[10] O Capítulo 20 do *Questões Simples* diz: *"Se a compleição física e o Qi Vertical forem fortes, o paciente vai sobreviver."*[11]

b) Espírito fraco e constituição fraca

Observação

A pessoa com Espírito fraco e constituição fraca se apresenta indiferente, com compleição física emaciada, semblante abatido, olhos baços, cabelos ressequidos, voz débil; do ponto de vista mental-emocional, ela sofre de apatia, depressão, falta de força de vontade, confusão sobre o próprio caminho na vida e intelecto lento.

Significado clínico

As características acima indicam que o paciente tem o Espírito fraco e a constituição fraca e que vai ter deficiência de *Yin*, *Yang*, *Qi* ou Sangue. Qualquer doença que essa pessoa venha a ter terá propensão a ser crônica e duradoura e o corpo será facilmente invadido por fatores patogênicos externos. O Espírito fraco também vai dificultar a melhora da condição física. A fraqueza simultânea no Espírito e na constituição geralmente indica um mau prognóstico.

c) Espírito fraco e constituição forte

Observação

A pessoa com Espírito fraco e constituição forte terá músculos sólidos, corpo forte, cabelos sedosos, movimentos ágeis e reflexos aguçados, ossos largos, andar acelerado, mas terá olhos baços, sem brilho, semblante abatido, sem lustro, e voz fraca. Do ponto de vista mental-emocional, essa pessoa tende a sofrer de apatia, depressão, falta de força de vontade, confusão sobre o próprio caminho na vida e intelecto lento.

Significado clínico

A combinação de um Espírito fraco com uma constituição forte normalmente é vista em pacientes que nasceram com uma constituição pré-natal forte, mas cuja Mente e Espírito foram afetados por fatos da vida. Embora o tratamento desses pacientes seja mais difícil do que seria se eles tivessem um Espírito forte, sua constituição forte significa que o prognóstico ainda é relativamente bom e que a Mente e o Espírito ainda podem recuperar o equilíbrio.

O Capítulo 19 do *Questões Simples* diz: "*Se a compleição física for forte e o Qi Vertical e a Mente forem fracos, a doença será difícil de tratar. Se a cútis for escura sem lustro, a doença será difícil de curar.*"[12]

d) Espírito forte e constituição fraca

Observação

A pessoa com Espírito forte e constituição fraca sofre com doenças crônicas e tem compleição física emaciada, apatia, semblante abatido, olhos baços, cabelos ressequidos, voz débil, respiração ruidosa, mas voz clara e sonora e olhos com lustro; do ponto de vista mental-emocional, o paciente tem alegria de espírito, uma visão positiva da vida, personalidade estável, determinação, sentido claro de direção da própria vida e intelecto aguçado.

Significado clínico

A combinação de uma constituição fraca com Espírito forte pode parecer contrária ao princípio fundamental da medicina chinesa, que considera o corpo e a Mente como um todo integrado; na verdade, de modo geral, uma constituição fraca pré-natal e pós-natal será acompanhada de um Espírito fraco. Entretanto, há exceções a isso porque algumas pessoas parecem conseguir manter um Espírito forte a despeito de uma constituição deficiente.

O prognóstico, nesse caso, é melhor do que no caso anterior porque o Espírito forte, auxiliado por um tratamento, consegue potencializar os poderes curativos do corpo.

4. O ESPÍRITO E AS EMOÇÕES

O estado emocional do paciente é aferido principalmente pela observação dos olhos, da cútis e da língua. A observação desses traços deve estar, logicamente, intimamente integrada com o interrogatório, com a audição da voz e com a palpação do pulso. Os seguintes aspectos serão discutidos:
- Olhos
- Cútis
- Língua.

Olhos

A observação dos olhos avalia o estado emocional do paciente tendo como base principalmente a observação do lustro e do controle dos olhos.

Lustro dos olhos refere-se ao brilho, à cintilação, ao fulgor e à vitalidade do olho normal. Olhos com lustro indicam um estado normal da Mente e do Espírito e, de modo geral, ausência de problemas emocionais graves. Olhos sem lustro são baços, não têm vitalidade nem lustro e parecem estar envoltos em uma névoa: isso sempre indica problemas emocionais de alguma natureza. A medida com que os olhos carecem de lustro está diretamente proporcional à duração e à intensidade dos problemas emocionais, ou seja, quanto mais baços estiverem os olhos, mais profundos e duradouros são os problemas emocionais.

Controle dos olhos se refere ao olhar fixo e ao movimento dos olhos. Se a pessoa consegue fixar o olhar e os olhos não se movem, mas também não ficam fixos demais, ela tem controle. Se a pessoa tem um olhar mutável, se os olhos se movem demais ou se ficam parados com olhar fixo, estão "descontrolados". Olhos sem controle indicam um distúrbio relativamente grave da Mente e do Espírito.

NOTA CLÍNICA

O lustro dos olhos é o sinal mais importante e confiável do estado da Mente (*Shen*) e do estado emocional. Depois que o paciente senta-se para a consulta, eu observo os olhos para verificar se têm ou não lustro. Se os olhos não tiverem lustro, isso indica que o paciente está sofrendo de problemas emocionais: quanto menos lustro, mais duradouros são os problemas emocionais.

Cútis

A cútis (tez) com lustro é brilhante, hidratada e sedosa, enquanto uma cútis sem lustro é escura, baça e seca. É importante observar que o lustro da cútis é uma característica diagnóstica separada da cor da cútis; por exemplo, a cútis amarelada anormal pode estar com lustro ou sem lustro.

A cútis com lustro indica que a Mente e o Espírito não foram afetados por problemas emocionais, enquanto uma cútis sem lustro indica presença de problemas emocionais. Da mesma forma que para os olhos, a falta de lustro da cútis está diretamente relacionada com a intensidade e duração de problemas emocionais: quanto mais baça a cútis, mais profundos e duradouros são os problemas emocionais.

Língua

Uma das principais características que devemos observar na língua para determinar se o paciente é afetado por problemas emocionais é a presença ou ausência de uma fissura na região do Coração.

A fissura na língua na área do Coração é relativamente estreita e se estende por todo o comprimento da língua até a sua ponta. Essa fissura indica tendência aos problemas emocionais e quanto mais profunda for a fissura, mais intensos são os problemas emocionais.

Um segundo sinal patológico que se deve procurar na língua para determinar se há problemas emocionais é a ponta Vermelha. O estresse emocional geralmente causa estagnação do Qi e, com o tempo, causa certo Calor. Como todas as emoções afetam o Coração, o estresse emocional frequentemente se manifesta com a ponta da língua Vermelha, que reflete um certo grau de Calor no Coração. Quanto mais vermelha for a ponta, mais intensos são os problemas emocionais e, se houver inchaço e pontos vermelhos na ponta da língua, isso indica um problema emocional ainda mais grave.

As observações desses três elementos – olhos, cútis e língua – devem estar intimamente integradas e cada sinal deve ser comparado com os sinais dos dois outros elementos para dar a ideia da intensidade e duração dos problemas emocionais.

No que se refere à escala de tempo, quando uma pessoa está sujeita a estresse emocional, os olhos e seu lustro serão os primeiros a mudar, a cútis será a segunda e a língua, a última (embora essa seja apenas uma regra geral, podendo haver variações na prática). Portanto, por exemplo, se os olhos não tiverem lustro, mas a cútis apresenta lustro e a ponta da língua não estiver vermelha, isso indica que os problemas emocionais são relativamente recentes; se, ao contrário, os olhos e a cútis não tiverem lustro e a língua apresentar fissura profunda na área do Coração e ponta Vermelha, os problemas emocionais sofridos pelo paciente são muito profundos e de longa data.

Conforme indicado antes, ao diagnosticar o estado emocional do paciente, o interrogatório e a observação também devem ser integrados com a palpação do pulso. Quanto à escala de tempo, o pulso será verdadeiramente o primeiro a mudar.

Em síntese, portanto, a escala de tempo das alterações observadas nos problemas emocionais é a seguinte:
1. Pulso
2. Olhos
3. Cútis
4. Língua.

A observação do lustro dos olhos é discutida também no Capítulo 6, e a da cútis é discutida no Capítulo 3.

RESULTADOS DO APRENDIZADO

O aluno agora deve saber:
- "Mente" diz respeito ao Coração e "Espírito" se refere a todos os Aspectos Espirituais dos cinco órgãos Yin
- O estado da Mente e do Espírito reflete a saúde das nossas características físicas, o estado dos órgãos internos, do Qi, do Sangue e da Essência, e vice-versa
- Há três aspectos do Espírito que precisam ser avaliados: sua manifestação física, a vitalidade da pessoa e o lustro da cútis, dos cabelos e dos olhos
- Há três condições do Espírito que precisam ser consideradas: se é forte, fraco ou falso
- A consideração da força do Espírito combinada com a constituição da pessoa indica a tendência da pessoa à desarmonia e seu prognóstico
- O estado emocional da pessoa é avaliado inicialmente por meio da observação dos seus olhos, da sua cútis e da sua língua.

NOTAS

1. 1981 *Spiritual Axis* (*Ling Shu Jing* 灵樞经), People's Health Publishing House, Beijing, publicado pela primeira vez c. 100 a.C. p. 72
2. 1979 The Yellow Emperor's Classic of Internal Medicine – *Simple Questions* (*Huang Di Nei Jing Su Wen* 黄帝内经素问), People's Health Publishing House, Beijing, publicado pela primeira vez c. 100 a. C., p. 67.
3. *Spiritual Axis*, p. 52.
4. Citado em Zhang Shu Sheng 1995 *Great Treatise of Diagnosis by Observation in Chinese Medicine* (中华醫学望诊大全), Shanxi Science Publishing House, Taiyuan, p. 65.
5. Ibid., p. 69.
6. Ibid., p. 69.
7. *Simple Questions*, p. 100.
8. Citado em *Great Treatise of Diagnosis by Observation in Chinese Medicine*, p. 71.
9. Ibid., p. 72.
10. *Simple Questions*, p. 128.
11. Ibid., p. 136.
12. Ibid., p. 128.

3 Observação da Cor da Cútis

PARTE 1 — SEÇÃO 1

CONTEÚDO DO CAPÍTULO

Introdução, 34
Cores dominantes, 35
Cores visitantes, 35
Significado clínico da cor e do lustro da cútis, 36
Observação dos diferentes Aspectos da Cor da Cútis, 36
Cor superficial ou profunda, 36
Cor distinta ou obscura, 37
Cor distribuída ou concentrada, 37
Cor tênue ou densa, 38
Cor lustrosa ou sem lustro, 38
Cores condizentes ou opostas, 39
Prognóstico de acordo com a cor da cútis, 41
Mudanças na cor da cútis durante uma doença, 43
Cores da cútis e as emoções, 43
Cores da Cútis, 44
Cor da cútis normal, 44
Cor da cútis branca, 45
Cor da cútis amarela, 46
Cor da cútis vermelha, 48
Cor da cútis azul-esverdeada, 51
Cor escura da cútis, 52
Cor da cútis arroxeada, 52

Neste capítulo, a observação das cores da cútis é discutida de acordo com as seguintes seções:
1. Introdução
   a) Cores dominantes
   b) Cores visitantes
   c) Significado clínico da cor da cútis e do lustro.
2. Observação dos diferentes aspectos da cor da cútis
   a) Cor superficial ou profunda
   b) Cor distinta ou obscura
   c) Cor concentrada ou distribuída
   d) Cor tênue ou densa
   e) Cor lustrosa ou sem lustro
   f) Cores condizentes ou opostas
   g) Prognóstico de acordo com a cor da cútis
   h) Alterações da cor da cútis durante uma doença
   i) Cores da cútis e as Emoções.
3. Cores da cútis
   a) Cor da cútis normal
   b) Cor da cútis branca
   c) Cor da cútis amarelada
   d) Cor da cútis avermelhada
   e) Cor da cútis azulada/esverdeada
   f) Cor da cútis escura
   g) Cor da cútis arroxeada.

1. INTRODUÇÃO

A cor e o lustro da cútis são as manifestações externas dos órgãos internos e de *Yin*, *Yang*, *Qi* e Sangue. Se os órgãos internos funcionam normalmente e se *Yin*, *Yang*, *Qi* e Sangue forem abundantes e equilibrados, a cútis vai ter cor normal e lustro adequado; por outro lado, quando *Qi*, Sangue, *Yin* e *Yang* estão enfraquecidos e os órgãos internos são afetados, a cútis adquire uma cor anormal.

O Capítulo "Sobre a Observação da Cor" do *Principle and Prohibition for the Medical Profession (Yi Men Fa Lu)* diz: "*Quando os cinco órgãos Yin estão esgotados, a cor da cútis se torna escura e sem lustro... Então, a cor da cútis é como uma bandeira do Espírito, e os órgãos Yin são as residências do Espírito. Quando o Espírito se foi, os órgãos Yin ficam esgotados e a cor da cútis se torna escura e sem lustro.*"[1]

Como a passagem acima indica claramente, a observação da cor da cútis é uma ferramenta diagnóstica muito importante para avaliar a condição não apenas de *Qi*, Sangue, *Yin* e *Yang* e dos órgãos internos, mas também da Mente e do Espírito. De fato, do ponto de vista dos Cinco Elementos, a cor facial como um todo é uma manifestação do Coração e, portanto, da Mente e do Espírito; isso nunca deve ser esquecido na prática. Se, portanto, uma mulher se apresentar com cútis amarelada e baça, isso indica uma deficiência do *Qi* do Baço e Umidade e, possivelmente, também deficiência de Sangue, mas, ao mesmo tempo, também que a Mente e o Espírito estão afetados e sofrendo.

Yu Chang, no livro *Principles of Medical Practice* (1658), chama a cútis de "bandeira da Mente e do Espírito" e diz: "*Quando a Mente e o Espírito estão pujantes, a cútis fica radiante; quando a Mente e o Espírito estão declinando, a cútis definha. Quando a Mente está estável, a cútis fica florida...*"[2]

A cútis normal deve ter "lustro" e "hidratação". "Lustro" significa que a cor da cútis deve ser luminosa, radiante e com brilho; "hidratação" significa que a cútis deve parecer hidratada e a pele, firme, indicando que há hidratação abaixo dela. Há uma correspondência entre esses dois aspectos da cútis e dois dos atributos do pulso normal: lustro da cútis corresponde ao Espírito do pulso, enquanto a hidratação da cútis corresponde ao *Qi* do Estômago do pulso. Portanto, podemos dizer que, se a cútis tem lustro, há Espírito; se estiver hidratada, há *Qi* do Estômago.

A observação da cútis deve estar intimamente ligada com a palpação do pulso. O pulso mostra o estado do *Qi*, a cútis mostra o estado da Mente e do Espírito. Se o pulso apresentar alterações e a cútis estiver normal, o problema é recente. Se tanto o pulso como a cútis mostrarem alterações patológicas, o problema é de longa data.

O lustro da cútis também deve ser comparado com o lustro dos olhos. Uma alteração na cútis sempre indica um problema mais profundo ou mais duradouro. Por exemplo, um período constante de excesso de trabalho e de sono inadequado pode fazer com que os olhos fiquem sem lustro (e o pulso, fraco): se a cútis não mudou, o problema não é tão grave e a pessoa vai conseguir se recuperar facilmente pelo repouso. Se, entretanto, os olhos não tiverem lustro e a cútis estiver baça, sem lustro ou escura, o problema não é transitório, mas profundamente enraizado.

Portanto, em termos de escala temporal, o pulso muda primeiro, os olhos, em segundo lugar e a cútis, por último. Dessa forma, se o pulso estiver afetado, mas os olhos e a cútis não estiverem, o problema é muito recente; se pulso e olhos estiverem afetados (sem lustro), o problema é mais antigo (de alguns meses); se pulso, olhos e cútis estiverem, todos, afetados, o problema é ainda mais antigo (mais de 1 ano).

a) Cores dominantes

A cor normal da cútis varia, logicamente, de acordo com o grupo racial, mas também de acordo com os tipos dos Elementos, como discutido no Capítulo 1. Tipos Madeira têm uma tonalidade sutilmente esverdeada da cútis; tipos Terra, uma tonalidade sutilmente amarelada; tipos Fogo, uma tonalidade avermelhada; tipos Metal, uma tonalidade esbranquiçada; e tipos Água, uma tonalidade escura.

Portanto, a cor normal da cútis é determinada pela raça e por influências pré-natais e, na saúde, ela permanece igual por toda a vida. Na doença, a cor da cútis torna-se patológica e vai variar, obviamente, de acordo com o grupo racial, mas também de acordo com o tipo do Elemento; por exemplo, uma cor amarelada patológica em alguém do tipo Madeira será sutilmente diferente em uma pessoa do tipo Fogo. Essas diferenças na cor patológica ficam, obviamente, ainda mais evidentes em grupos raciais diferentes; por exemplo, a palidez de um paciente caucasiano vai ser diferente da palidez de um paciente asiático.

As cores da cútis básicas hereditárias, determinadas por raça e tipo do Elemento, são chamadas "cores dominantes". O Capítulo "Chaves para os Quatro Métodos Diagnósticos" do *Golden Mirror of Medicine* (*Yi Zong Jin Jian*) diz: "*As cores dos cinco órgãos* Yin *se manifestam nas pessoas de acordo com sua forma de corpo tendo como base os Cinco Elementos. Essas cores nunca mudam por toda a vida. São conhecidas como cores dominantes.*"[3]

Além disso, há outros fatores relacionados com o ambiente e com a estação que influenciam a cor da cútis. As condições ambientais e o estilo de vida têm uma importante influência sobre a cor da cútis, de modo que o que é uma cor de cútis normal para uma pessoa pode não ser para outra, mesmo dentro do mesmo grupo racial e do mesmo tipo de Elemento: isso deve ser levado em conta ao se fazer o diagnóstico de um paciente. Por exemplo, a cútis normal de um fazendeiro que passa a maior parte da sua vida ao ar livre será obviamente diferente da cútis de um funcionário de escritório: inevitavelmente, a cútis "normal" do fazendeiro será muito mais corada do que a do funcionário de escritório.

O Capítulo 12 do *Questões Simples* discute as influências ambientais sobre a cútis:

"*O Leste é onde o Qi de todos os tipos de vida na natureza começa. É uma área próxima de mares e de água, e abunda em peixes e sal. As pessoas que moram no Leste comem muito peixe e gostam de comida salgada. Portanto, elas normalmente têm cútis relativamente escura e estruturas frouxas entre a cútis e os músculos. O Sul é onde todos os tipos de vida na natureza crescem vigorosamente e onde o Yang floresce. É um terreno mais baixo e tem pouca água e solo. Existe neblina com frequência. As pessoas que vivem no Sul gostam de alimentos fermentados e azedos. Portanto, elas normalmente têm cútis relativamente avermelhada e estruturas densas entre a cútis e os músculos.*"[4]

Obviamente, as referências geográficas na passagem acima se referem à China e as referências dietéticas, à China Antiga; entretanto, o princípio de que o ambiente influencia a cor da cútis ainda é válido.

> **CORES DOMINANTES**
>
> A cor dominante da cútis é determinada pelo tipo de Elemento, pela raça e por influências ambientais.

b) Cores visitantes

Cores "visitantes" são aquelas que aparecem nos canais de Conexão da face e dos membros. As cores dos canais *Yin* de Conexão seguem as cores dos canais Principais; ou seja, se os canais Principais se manifestam com cor avermelhada, o canal *Yin* de Conexão também vai se manifestar com cor avermelhada. Os canais *Yang* de Conexão ficam nas superfícies *Yang* e, sendo mais superficiais, são mais prontamente influenciados por fatores sazonais. Portanto, a cútis pode assumir determinada cor em decorrência da influência sazonal e climática sobre os canais *Yang* de Conexão, e essa cor pode contradizer o que se esperaria do tipo de Elemento ou da condição patológica. Por exemplo, um paciente com uma condição patológica do Coração (como Calor) deve ter uma cútis avermelhada: se a influência sazonal e climática (p. ex., Primavera) predominar sobre os canais *Yang* de Conexão, a cútis pode ficar esverdeada. Isso é chamado de cor "visitante", e temos de conseguir reconhecê-la para explicar a anomalia.

O Capítulo 57 do *Questões Simples* diz:

"*O Imperador Amarelo pergunta: 'Os canais de Conexão ficam expostos para o exterior e se manifestam com cinco diferentes cores, que são verde, amarela, vermelha, branca e preta. Qual é a razão disso?'. Qi Bo responde: 'Os canais principais têm suas cores regulares, mas as cores dos canais de Conexão mudam de acordo com as quatro estações'. O Imperador Amarelo pergunta: 'Quais são as cores normais dos canais principais?'. Qi Bo responde: 'Vermelha para o Coração, branca para o Pulmão, verde para o Fígado, amarela para o Baço e preta para o Rim'. O Imperador Amarelo pergunta: 'As cores dos canais* Yin *e* Yang *de Conexão correspondem às cores regulares dos canais principais relacionados?'. Qi Bo responde: 'As cores dos canais* Yin *de Conexão correspondem às cores regulares dos seus canais principais relacionados, enquanto as cores dos canais* Yang *de Conexão mudam de acordo com as quatro estações. No tempo frio, a circulação do Qi e do Sangue fica mais lenta e frequentemente há uma cor esverdeada ou preta. No tempo quente, a circulação do Qi e do Sangue fica livre e uniforme e normalmente aparece a cor amarelada ou avermelhada. Todos esses são fenômenos normais, indicando que o corpo está em uma condição normal.'*"[5]

Quando a passagem citada fala sobre as "cores normais dos canais principais", ela se refere às cinco principais cores patológicas da face que são produzidas pela influência dos principais canais *Yin*: por exemplo, uma condição patológica do canal Principal do Coração pode produzir uma cútis avermelhada (obviamente, isso é visto estritamente pelo ponto de vista com base nos Cinco Elementos, como no caso de uma deficiência do Sangue do Coração que se manifesta com cútis pálida, e não avermelhada).

A passagem, então, explica que, embora a cor dos canais *Yin* de Conexão tenha correspondência com a cor predominante da face, a cor dos canais *Yang* de Conexão é influenciada pelas estações e pelo clima. Lembrando que os membros são ricamente supridos por canais *Yang* de Conexão, é necessário observar a cor dos membros, bem como a da face, para analisar a influência sazonal desses canais. Essas cores, comparadas com as cores originadas pelo grupo racial e pelo tipo de Elemento, são temporárias e reversíveis, sendo conhecidas como "cores visitantes", as quais não são patológicas.

É importante diferenciar "cores visitantes" decorrentes das influências ambientais e climáticas e as cores anormais realmente decorrentes de condições patológicas.

CORES VISITANTES
As cores visitantes da cútis são influenciadas por fatores sazonais e climáticos.

c) Significado clínico da cor e do lustro da cútis

A observação da cor e do lustro da cútis ajuda a determinar a patologia, a localização, a natureza e o prognóstico de uma doença. Ao observar a cor da cútis, a atenção deve ser em distinguir as cores dominantes, as cores visitantes e as cores anormais. Obviamente, é necessário analisar o pulso, a língua e os sintomas, além de levar em conta o tipo do Elemento do paciente.

Por exemplo, se alguém do tipo Madeira tem a cútis ligeiramente esverdeada, está de acordo com esse tipo; se a cútis dessa pessoa desenvolve uma tonalidade avermelhada (talvez uma vermelhidão superficial sobre a cor esverdeada subjacente) durante o Verão, essa é uma cor "visitante" e também é normal. Entretanto, se a cútis dessa mesma pessoa ficar muito vermelha e "profunda" (ver adiante), isso não indica uma cor "visitante", mas uma condição patológica de Calor.

2. OBSERVAÇÃO DOS DIFERENTES ASPECTOS DA COR DA CÚTIS

Os principais aspectos da cor da cútis a ser observados são:
a) Cor superficial ou profunda
b) Cor distinta ou obscura
c) Cor concentrada ou distribuída
d) Cor tênue ou densa
e) Cor lustrosa ou sem lustro
f) Cores condizentes ou opostas
g) Prognóstico de acordo com a cor da cútis
h) Alterações da cor da cútis durante uma doença
i) Cores da cútis e as emoções.

a) Cor superficial ou profunda
Observação

A diferenciação entre cor superficial e cor profunda é baseada na "profundidade" da cor da cútis. Uma cor é definida como "superficial" quando está claramente na superfície da cútis, ao passo que é definida como "profunda" quando parece estar em um nível abaixo da superfície (Figuras 3.1 e 3.2).

O Capítulo 49 do *Eixo Espiritual* diz: "*As cinco cores estão presentes em certas áreas da face. Reconhecer se as cores são superficiais ou profundas nos ajuda a compreender a localização rasa ou profunda dos fatores patogênicos.*"[6]

O Capítulo "Chaves para os Quatro Métodos Diagnósticos" do *Golden Mirror of Medicine* (*Yi Zong Jin Jian*) diz: "*A cor profunda é relativamente escura. Ela indica que as doenças estão profundas no Interior. Se também for obscura e sem lustro, isso indica que as doenças são crônicas e graves. A cor superficial relativamente clara indica que as doenças estão no Exterior. Se também estiver radiante e lustrosa, as doenças são leves e recentes.*"[7]

O Capítulo "Orientação dos Dez Métodos para Reconhecer o *Qi*" do livro *Wang Zhen Zun Jing* diz:

"*A cor superficial é mostrada na cútis, enquanto a profunda fica escondida por baixo da cútis. A cor superficial indica doenças no Exterior e a cor profunda indica doenças no Interior. Se a cor fica superficial*

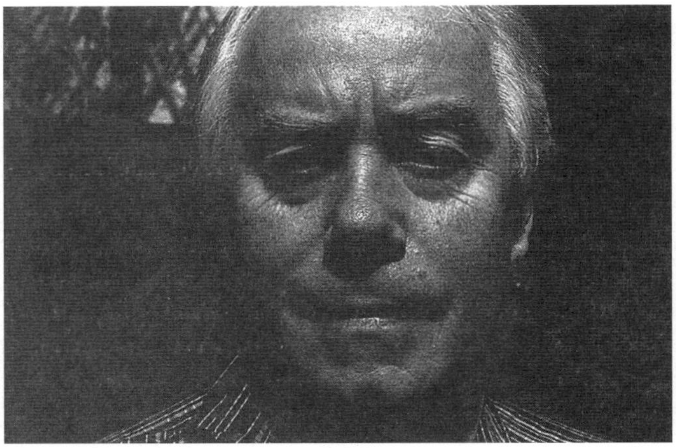

Figura 3.1 Cor superficial (avermelhada). (Esta figura encontra-se reproduzida em cores no Encarte.)

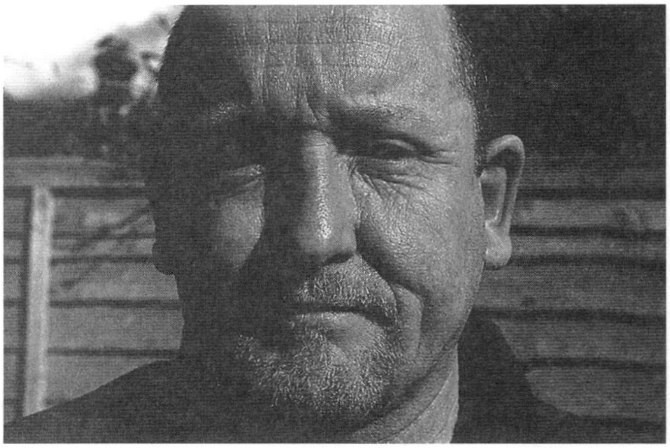

Figura 3.2 Cor profunda (avermelhada). (Esta figura encontra-se reproduzida em cores no Encarte.)

inicialmente e depois se torna profunda, isso revela o movimento de uma doença do Exterior para o Interior. Se a cor é inicialmente profunda e depois fica superficial, reflete o movimento da doença do Interior para o Exterior."[8]

Significado clínico

Se a cor da cútis anormal é superficial e clara, isso indica que a doença é branda e está localizada no Exterior ou nos órgãos *Yang*. Ela pode ser facilmente tratada e o prognóstico é bom. Se a cor da cútis anormal for escura e profunda, isso significa que a doença é grave e está localizada profundamente no Interior ou nos órgãos *Yin*. O tratamento é relativamente difícil e a doença não pode ser curada em pouco tempo.

O Capítulo 15 do *Questões Simples* diz:

"Se houver alterações das cores nas regiões superior, inferior, esquerda e direita da face, deve-se fazer esforços para compreender a localização e o prognóstico das doenças indicadas pelas respectivas cores. Se a cor anormal for clara, as doenças são brandas. Esses pacientes podem ser tratados com sopas para nutrir o corpo. Eles vão se recuperar em 10 dias. Se a cor anormal é profunda, isso indica que a doença é grave. Esses pacientes devem ser tratados com decocção herbácea. Eles vão se recuperar em 21 dias. Se a cor anormal for ainda mais profunda, a doença é muito mais grave. Esses pacientes devem ser tratados com tintura à base de ervas para regular a circulação dos canais. Eles vão se recuperar em 100 dias. Se a cor da cútis estiver escura, abatida, sem vigor e emaciada, o Espírito se foi, a doença não pode ser tratada e esses pacientes morrerão em 100 dias."[9]

COR SUPERFICIAL OU PROFUNDA

- Cor superficial: condição branda, Exterior, *Yang*
- Cor profunda: condição grave, Interior, *Yin*.

b) Cor distinta ou obscura

Observação

A diferenciação entre uma cor "distinta" e uma cor "obscura" refere-se à qualidade da cor da cútis: uma cor distinta é brilhante e clara e se manifesta prontamente, enquanto uma cor obscura é escurecida, baça e sem vida, como se estivesse "presa" dentro da cútis. É importante observar que a diferenciação entre cor distinta e cor obscura da cútis se aplica a qualquer tom de cor patológica; por exemplo, uma cútis amarelada patológica baça pode ser "distinta" ou "obscura" (Figuras 3.3 e 3.4).

O Capítulo "Orientação dos Dez Métodos para Reconhecer o *Qi*" do livro *Wang Zhen Zun Jing* diz:

"A cor distinta, brilhante, parece aberta, e a cor obscura, sem brilho, parece sombria. A cor distinta indica que a doença é do tipo Yang; *a cor obscura indica que a doença é do tipo* Yin. *Se a cor distinta ficar obscura, isso significa que a doença mudou do tipo* Yang *para o tipo* Yin. *Se a cor obscura ficar distinta, a doença mudou do tipo* Yin *para o tipo* Yang."[10]

Significado clínico

Se uma cútis anormal estiver distinta e brilhante, isso indica que a doença é do tipo *Yang*, a localização da doença é superficial e o *Qi* Vertical ainda não está esgotado. Se a cor da cútis anormal

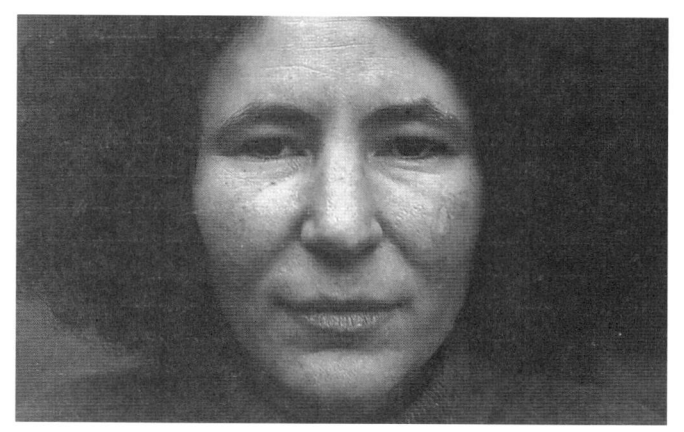

Figura 3.3 Cor distinta (avermelhada). (Esta figura encontra-se reproduzida em cores no Encarte.)

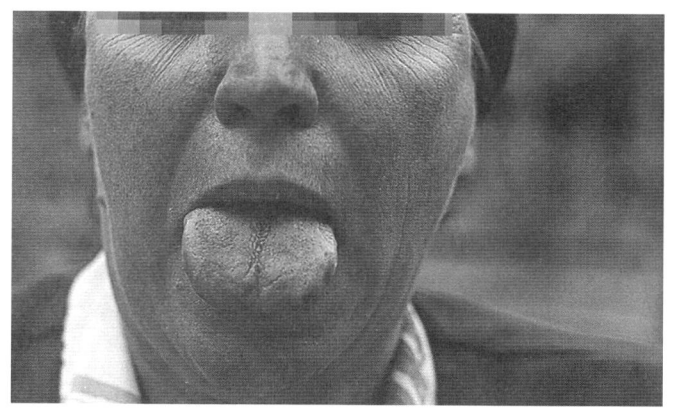

Figura 3.4 Cor obscura (avermelhada). (Esta figura encontra-se reproduzida em cores no Encarte.)

estiver obscura e sem brilho, isso indica que a doença é do tipo *Yin*, a localização da doença é profunda no Interior, o *Qi* Vertical encontra-se deficiente e a doença é grave.

Se, no curso de uma doença, a cor da cútis mudar de distinta para obscura, isso indica que a doença está evoluindo dos órgãos *Yang* para os órgãos *Yin*, o que é um mau sinal. Se mudar de obscura para distinta, a doença está progredindo dos órgãos *Yin* para os órgãos *Yang*, que é um bom sinal.

Em relação ao tratamento, para os pacientes com cor da cútis anormal, mas distinta, a ênfase do tratamento deve ser em eliminar os fatores patogênicos. Para os pacientes com cor da cútis anormal, mas obscura, a mesma ênfase deve ser aplicada em eliminar os fatores patogênicos e fortalecer o *Qi* Vertical.

COR DISTINTA OU OBSCURA

- Cor distinta: doença do tipo *Yang*, superficial, *Qi* Vertical não esgotado
- Cor obscura: doença do tipo *Yin*, profunda, *Qi* Vertical enfraquecido.

c) Cor distribuída ou concentrada

Observação

Ao considerar as cores anormais da cútis, outra diferenciação é se a cor é "distribuída" ou "concentrada". A cor distribuída fica levemente disseminada e esparsa, enquanto a cor concentrada fica densamente disseminada e agregada (Figuras 3.5 e 3.6).

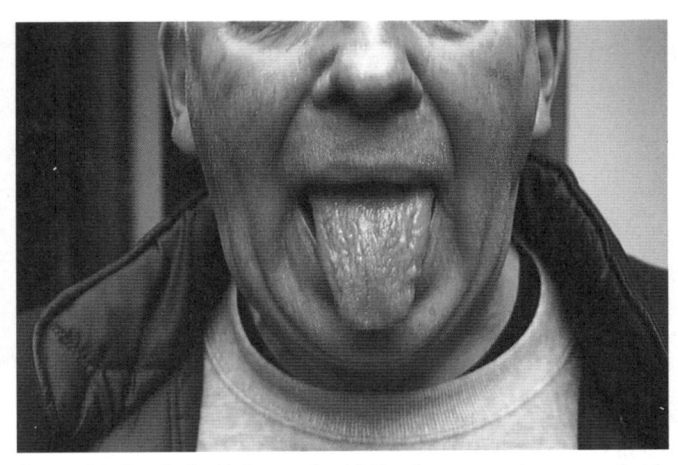

Figura 3.5 Cor distribuída (avermelhada). (Esta figura encontra-se reproduzida em cores no Encarte.)

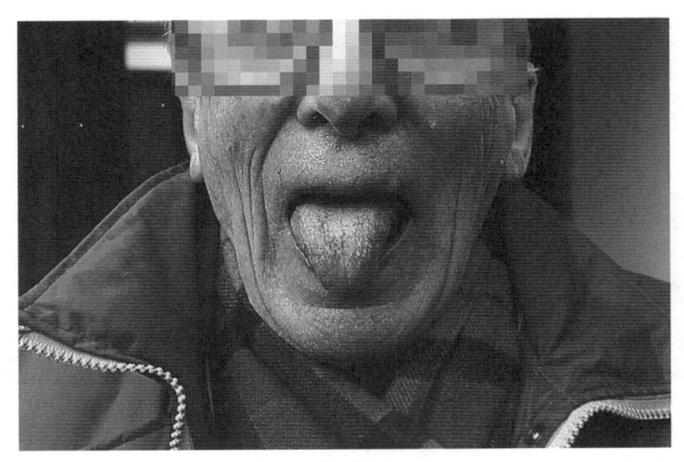

Figura 3.6 Cor concentrada (avermelhada). (Esta figura encontra-se reproduzida em cores no Encarte.)

O Capítulo 49 do *Eixo Espiritual* diz: "*Observar se a cor fica distribuída ou concentrada vai informar se a doença está longe de acontecer ou se é iminente.*"[11]

O Capítulo "Descrição dos Dez Métodos para Reconhecer o Qi" do livro *Wang Zhen Zun Jing* dá uma interpretação diferente do significado clínico das cores distribuídas ou concentradas:

"*A cor distribuída fica finamente distribuída e 'aberta'; a cor concentrada fica densamente distribuída e 'fechada'. A cor distribuída indica que a doença teve uma curta duração e está prestes a melhorar. A cor concentrada indica que a doença teve uma longa duração e vai piorar gradualmente. Se a cor anormal estiver inicialmente concentrada e depois mudar para distribuída, a doença está prestes a melhorar, mesmo que tenha sido de longa duração. Se a cor anormal estiver inicialmente distribuída e depois mudar para concentrada, isso indica que a doença está ficando mais grave, mesmo que seja de curta duração.*"[12]

Significado clínico

Quando a cor anormal da cútis está distribuída, a doença é de curta duração e de natureza branda, será tratada com relativa facilidade e o prognóstico é bom. Quando uma cor anormal da cútis está concentrada, a doença é de longa duração e grave, os fatores patogênicos são fortes, o tratamento é relativamente difícil e o prognóstico não é tão bom quanto no caso da cor distribuída.

> **COR DISTRIBUÍDA OU CONCENTRADA**
> - Cor distribuída: doença branda, curta duração, fatores patogênicos não fortes, prognóstico bom
> - Cor concentrada: doença grave, longa duração, fatores patogênicos fortes, prognóstico não é bom.

d) Cor tênue ou densa

Observação

A diferenciação entre a cor tênue e a cor densa é baseada na "espessura" da cor. Para entender essa distinção, podemos pensar em tinta de pintura: a cor tênue corresponde a uma única camada de tinta, ao passo que a cor densa corresponde a várias camadas pesadas de tinta (Figuras 3.7 e 3.8).

Significado clínico

A cor tênue indica uma Deficiência, enquanto a cor densa indica um Excesso; ou seja, a presença de fatores patogênicos. Se a cor mudar de tênue para densa, isso indica que a condição está mudando de uma Deficiência para uma condição de Excesso; se mudar de densa para tênue, a condição está mudando de uma condição de Excesso para uma de Deficiência.

> **COR TÊNUE OU DENSA**
> - Cor tênue: Deficiência
> - Cor densa: Plenitude.

e) Cor lustrosa ou sem lustro

Observação

Uma cútis lustrosa é radiante, sedosa, viçosa e brilhante, enquanto uma cútis sem lustro é escura, baça, sombria e "ressequida". É importante observar que, dentro do contexto da patologia, uma cor anormal pode ser lustrosa ou sem lustro. A presença de lustro na cútis indica um bom prognóstico, mesmo se a cor for anormal. A luminosidade da cútis é uma manifestação do Espírito, ao passo que o lustro deriva da nutrição da Essência e do Sangue.

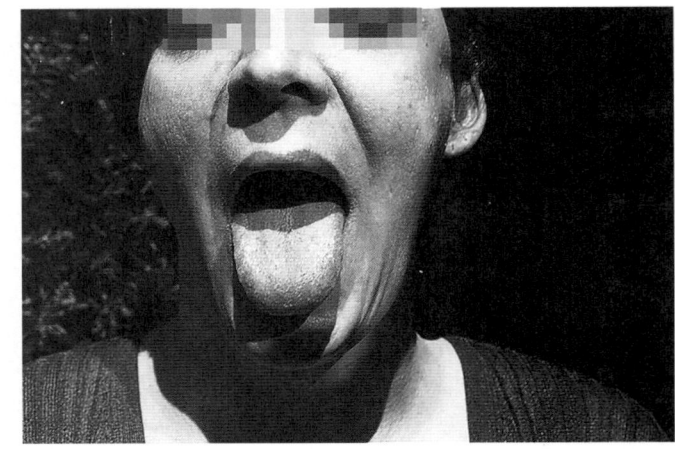

Figura 3.7 Cor tênue (amarelada). (Esta figura encontra-se reproduzida em cores no Encarte.)

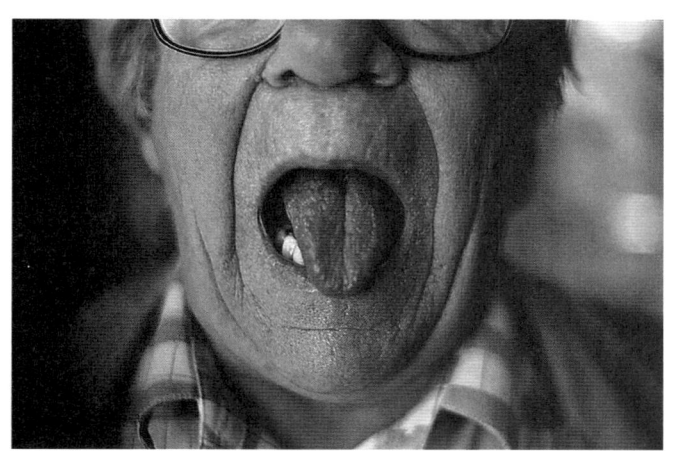

Figura 3.8 Cor densa (amarelada). (Esta figura encontra-se reproduzida em cores no Encarte.)

Significado clínico

Se uma cor anormal da cútis for lustrosa, isso denota que o Espírito não foi afetado, os fatores patogênicos não são muito fortes, a condição é leve, o tratamento, relativamente fácil e o prognóstico, bom. Se uma cor anormal da cútis não tiver lustro, o Espírito foi afetado, os fatores patogênicos são relativamente fortes, o *Qi* Vertical está muito deficiente, a condição é grave, o tratamento, relativamente difícil e o prognóstico, ruim.

O Capítulo 49 do *Eixo Espiritual* diz: "*A observação do lustro ou da falta do lustro da cor da cútis permite julgar se o prognóstico é bom ou ruim.*"[13]

Se uma cor anormal da cútis adquire lustro, isso indica que a condição está melhorando, o *Qi* Vertical está retornando, o Espírito, se recuperando e o prognóstico é bom; ao contrário, se uma cor anormal lustrosa da cútis perder seu lustro, é sinal de que o Espírito foi afetado, a condição está piorando, o *Qi* Vertical está se enfraquecendo e o prognóstico é ruim.

> **COR LUSTROSA OU SEM LUSTRO**
> - Cor lustrosa: Espírito bom, fatores patogênicos não são fortes, condição leve, bom prognóstico
> - Cor sem lustro: Espírito enfraquecido, fatores patogênicos fortes, condição grave, prognóstico não é bom

f) Cores condizentes ou opostas

Observação

A diferenciação entre uma cor "condizente" e uma cor "oposta" é baseada em dois aspectos distintos: o primeiro é se a cor da cútis está de acordo com a desarmonia predominante; o segundo é se a cor da cútis está de acordo com a desarmonia predominante segundo os Cinco Elementos e, especificamente, de acordo com os ciclos de Geração e de Dominação (Tabela 3.1).

i. Cor condizente ou oposta de acordo com o padrão

De acordo com o primeiro aspecto, uma cor "condizente" está em conformidade com a condição do paciente; por exemplo, o paciente tem um padrão de Calor e a cútis é avermelhada. Uma cor "oposta" contradiz o padrão predominante do paciente; por exemplo, o paciente tem um claro padrão de Calor, mas a cútis encontra-se pálida. Pode haver várias diferentes explicações para uma contradição entre a desarmonia predominante e a cor da cútis, como se segue:

- A cor da cútis pode estar em contradição com a desarmonia principal simplesmente porque o paciente sofre de diferentes padrões e a cútis reflete um deles. Por exemplo, não é incomum uma pessoa que sofre de deficiência crônica do *Qi* do Baço, e portanto apresentando uma cútis baça e pálido-amarelada, também sofrer de Fogo no Coração
- A cor da cútis é influenciada por fatores sazonais; portanto, uma pessoa pode ter cútis avermelhada no Verão, mas sofrer de deficiência crônica do *Qi* do Baço
- A cor da cútis reflete fortemente o estado da Mente e do Espírito e pode ocasionalmente estar em contradição com o padrão predominante. Por exemplo, em uma pessoa que sofre de Fogo no Fígado – e esse padrão tiver se originado da estagnação do *Qi* provocada por problemas emocionais profundos, como choque e culpa –, a cútis pode se apresentar não avermelhada, mas pálido-azulada ou esverdeada. Em casos como esse, a cútis normalmente mostra a causa emocional profunda subjacente da desarmonia

Tabela 3.1 Sumário dos tipos de cores da cútis.

	Aparência	Significado
Superficial	Vista claramente na superfície da cútis	Condição branda, Exterior, *Yang*
Artigo I. Profunda	Artigo II. Parece estar em um nível abaixo da superfície	Artigo III. Condição grave, Interior, *Yin*
Distinta	Radiante e clara, manifesta-se prontamente	Doença do tipo *Yang*, superficial, *Qi* Vertical não esgotado
Obscura	Escura, baça e sem vida, como se estivesse "presa" dentro da cútis	Doença do tipo *Yin*, profunda, *Qi* Vertical enfraquecido
Distribuída	Levemente disseminada e esparsa	Doença branda, curta duração, fatores patogênicos não são fortes, bom prognóstico
Concentrada	Densamente disseminada e agregada	Doença grave, longa duração, fatores patogênicos fortes, prognóstico não é bom
Com lustro	Radiante, sedosa, viçosa e reluzente	O Espírito não foi afetado, os fatores patogênicos não são muito fortes, a condição é branda, o tratamento é relativamente fácil e o prognóstico é bom
Sem lustro	Escura, baça, sombria e "ressequida"	O Espírito foi afetado, os fatores patogênicos são relativamente fortes, o *Qi* Vertical está muito deficiente, a condição é grave, o tratamento é relativamente difícil e o prognóstico é ruim

- Em casos raros, pode haver uma cor "falsa" da cútis, quando há uma total separação do *Yin* e do *Yang* e o paciente sofre de "falso *Yang*" (face avermelhada, membros muito frios e pulso lento) ou de "falso *Yin*" (face muito pálida, sensação de calor, língua vermelha).

ii. Cores condizentes ou opostas de acordo com os Cinco Elementos

De acordo com o segundo aspecto, a cor da cútis condizente ou oposta também é decidida tendo como base os Cinco Elementos, e podemos distinguir quatro diferentes situações quando a cútis não tem concordância com o padrão do Elemento predominante. Um exemplo prático é a melhor maneira de descrever essas quatro situações possíveis:

Se um paciente sofre de um padrão do Fígado, mas a cútis reflete a cor do Elemento Mãe (ou seja, Água), essa cor é chamada de cor condizente; se a cútis reflete a cor do Elemento Filho (ou seja, Fogo), é chamada de cor ligeiramente oposta (os livros chineses se referem a essa situação como "oposição dentro da conformidade"); se a cútis reflete a cor do Elemento dominado (ou seja, Terra), é chamada de cor oposta (os livros chineses referem-se a essa situação como "conformidade dentro da oposição"); se a cútis refletir a cor do Elemento que domina o padrão predominante (ou seja, Metal), essa é chamada de cor fortemente oposta (Tabela 3.2). O último cenário, no qual a cor da cútis pertence ao Elemento que domina o Elemento do padrão predominante, é o mais grave. Por exemplo, se um paciente sofrer de uma deficiência grave do *Qi* do Baço (Terra), mas a cútis estiver esverdeada (Madeira), isso é um mau sinal e significa que a condição será mais difícil de tratar.

As cores condizentes e opostas para as doenças dos Cinco Elementos estão ilustradas nas Figuras 3.9 a 3.13.

Significado clínico

A diferenciação entre a cor condizente e a cor oposta, seja de acordo com o padrão ou com os Cinco Elementos, ajuda-nos a medir a gravidade da doença, a força relativa dos fatores patogênicos e do *Qi* Vertical e, portanto, o prognóstico. Se a cor da cútis estiver em conformidade com a condição da doença, a doença é branda, os fatores patogênicos não são fortes, o *Qi* Vertical está relativamente intacto, o tratamento será relativamente fácil e o prognóstico é bom. Se a cor da cútis se opuser à condição da doença, então a doença é grave, os fatores patogênicos são fortes, o *Qi* Vertical está fraco, o tratamento será relativamente difícil e o prognóstico é ruim.

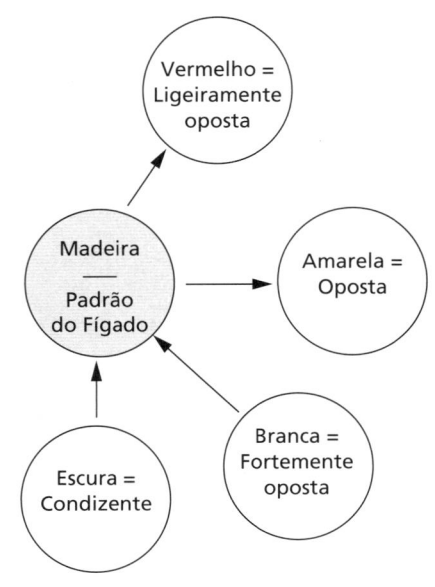

Figura 3.9 Cores condizentes e opostas nos padrões do Fígado.

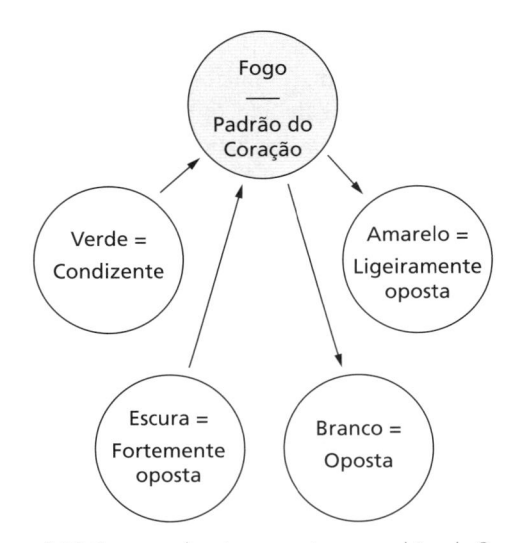

Figura 3.10 Cores condizentes e opostas nos padrões do Coração.

Logicamente, a conformidade ou oposição da cor da cútis de acordo com os Cinco Elementos é apenas um dos aspectos a serem considerados no diagnóstico pela cor. Todos os outros fatores devem ser levados em consideração e, a respeito da cútis em particular, a presença ou ausência do lustro se sobrepõe aos outros. Em outras palavras, se a cútis estiver escura, baça e sem lustro, isso indica um mau prognóstico, mesmo que a cor seja condizente. Ao contrário, se a cútis tiver lustro, o prognóstico é bom mesmo que a cor seja oposta.

Tabela 3.2 Cores da cútis condizentes e opostas de acordo com os Cinco Elementos.

Elemento doente	CÚTIS				
	Verde	Vermelha	Amarela	Branca	Escura
MADEIRA		Ligeiramente oposta	Oposta	Fortemente oposta	Condizente
FOGO	Condizente		Ligeiramente oposta	Oposta	Fortemente oposta
TERRA	Fortemente oposta	Condizente		Ligeiramente oposta	Oposta
METAL	Oposta	Fortemente oposta	Condizente		Ligeiramente oposta
ÁGUA	Ligeiramente oposta	Oposta	Fortemente oposta	Condizente	

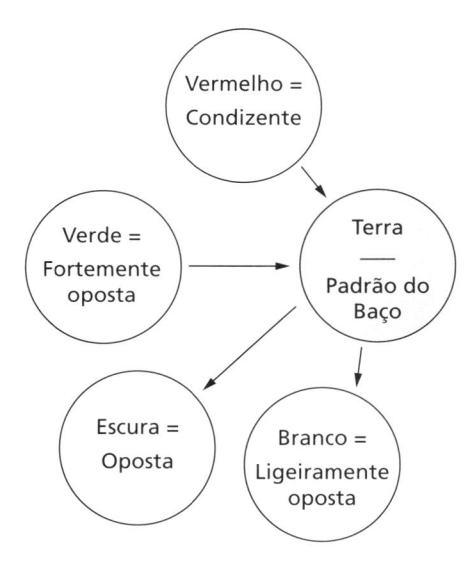

Figura 3.11 Cores condizentes e opostas nos padrões do Baço.

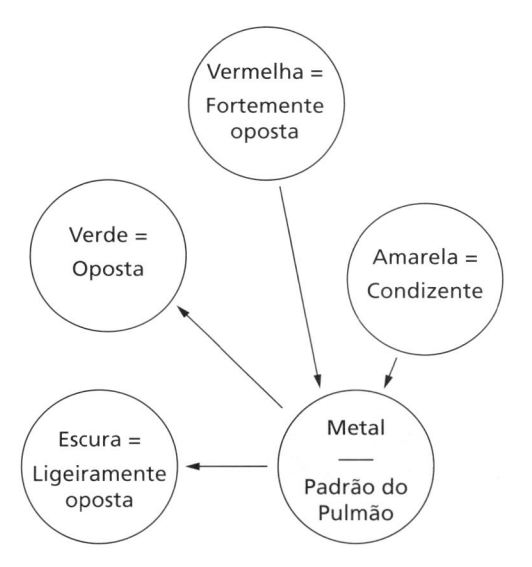

Figura 3.12 Cores condizentes e opostas nos padrões do Pulmão.

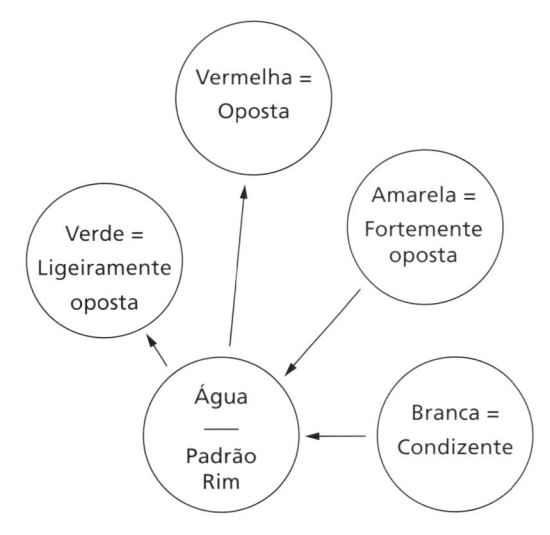

Figura 3.13 Cores condizentes e opostas nos padrões do Rim.

g) Prognóstico de acordo com a cor da cútis

Observação

A cor da cútis é usada para determinar o prognóstico de quatro maneiras: a primeira, estabelecendo a presença ou ausência de lustro; a segunda, prestando atenção à "espessura" da cor; a terceira, analisando a natureza "condizente" ou "rebelde" da cor de acordo com seu movimento entre as áreas da face; e a quarta, analisando a cor da cútis pela conformidade ou o desvio da influência sazonal. Portanto, quatro aspectos serão discutidos:
i. Presença ou ausência de lustro
ii. Cor espessa ou fina
iii. Cor condizente ou rebelde de acordo com a área da face
iv. Conformidade ou desvio da cor de acordo com a estação.

i. Presença ou ausência de lustro

Se uma cor patológica da cútis estiver reluzente, lustrosa e contida, isso é um sinal de bom prognóstico; se estiver escura, sem lustro e completamente revelada, indica mau prognóstico. Shi Pa Nan, no livro *Origin of Medicine* (1861), diz: "*O Shen da cútis consiste no lustro e no corpo. Lustro significa uma cútis clara e brilhante do lado de fora; corpo significa que está sedosa e com lustro por dentro.*"[14] Se uma cútis tiver esses atributos, mesmo que a cor seja patológica, isso indica que a Mente e o Espírito estão estáveis e não foram afetados, portanto, o prognóstico é bom.

O Capítulo 10 do *Questões Simples* diferencia um bom prognóstico e um mau prognóstico pela observação das cinco principais cores patológicas, comparando-as com vários objetos que eram usados no dia a dia da China Antiga (alguns deles serão estranhos para os ocidentais). As cores são as seguintes:

Cor patológica	Prognóstico bom	Prognóstico ruim
Verde	Pena de martim-pescador	Grama morta
Vermelha	Crista de galo	Sangue estagnado
Amarela	Abdome de caranguejo	Laranja amarga
Branca	Banha de porco	Osso morto
Escura	Penas de corvo	Cinza de carvão[15]

O mesmo capítulo também descreve as cinco principais cores saudáveis da cútis, novamente comparando-as com vários objetos, como se segue:

Órgão	Cor da cútis saudável
Fígado	Peça fina de seda branca cobrindo uma peça de seda roxo-escuro
Coração	Peça fina de seda branca cobrindo o cinábrio (vermelho-brilhante)
Baço	Peça fina de seda branca cobrindo a abóbora-de-serpente (Gua Lou)
Pulmão	Peça fina de seda branca cobrindo uma peça cor-de-rosa
Rim	Peça fina de seda branca cobrindo uma peça roxa[16]

É interessante notar que as cores normais e saudáveis são descritas como sendo cobertas por uma peça fina de seda branca, o que significa que devem ser tênues e sutis; é interessante, também, que as cores patológicas são latentes e se manifestam quando a "fina peça de seda branca" é removida.

O Capítulo 17 do *Questões Simples* descreve a aparência das cores patológicas com ou sem lustro de maneira ligeiramente diferente: "*Uma cútis avermelhada deve ser semelhante a um vermelhão coberto com branco, e não a ocre. Uma cútis branca deve ser semelhante a penas de ganso, e não a sal. Uma cútis azulada deve ser semelhante a jade acinzentado molhado, e não a índigo. Uma cútis amarelada deve ser semelhante a realgar coberto com gaze, e não a loesse* [o solo do Norte da China ao longo da bacia do Rio Amarelo]. *Uma cútis escura deve ser semelhante a verniz escuro, e não a carvão*".[17] O Dr. Chen Shi Duo, no *Secret Records of the Stone Room* (1687), vai mais longe e afirma: "*Se a cútis estiver escura, mas com* Shen, *a pessoa vai viver mesmo que a doença seja grave. Se a cútis estiver brilhante, mas sem* Shen, *a pessoa vai morrer mesmo que não haja doença.*"[18]

Se a cor da cútis for radiante, lustrosa e contida, isso indica que, mesmo que haja um estado patológico, os órgãos internos não estão enfraquecidos, os fatores patogênicos não são muito fortes, o Qi do Estômago ainda está relativamente intacto, a doença é branda e o prognóstico é bom. Cor da cútis escura, sem lustro e completamente revelada mostra que os órgãos internos estão enfraquecidos, os fatores patogênicos são fortes, o Qi do Estômago está esgotado, a doença é grave e o prognóstico é ruim.

ii. Cor fina ou espessa

A "espessura" da cor da face está diretamente relacionada com a intensidade da condição patológica: uma cor leve e superficial indica uma doença no Exterior ou um fator patogênico fraco, enquanto uma cor espessa e profunda indica doença no Interior e um fator patogênico forte. A mudança da cor espessa para leve indica, portanto, que os fatores patogênicos estão ficando mais fracos e que a doença está se retirando; por outro lado, a mudança da cor leve para espessa indica que os fatores patogênicos estão ficando mais fortes e que a doença está avançando.

iii. Cor condizente ou rebelde de acordo com a área da face

A natureza condizente ou rebelde de uma cor também deve estar relacionada com qualquer movimento da cor de uma área da face para outra.

O movimento de uma cor facial patológica de cima para baixo na face indica melhora da condição e é chamado de movimento "condizente"; ao contrário, o movimento de uma cor patológica de baixo para cima da face indica piora da condição e é chamado movimento "rebelde".

O *Questões Simples*, no Capítulo 15, também fala do movimento condizente ou rebelde de uma cor facial (e, portanto, do prognóstico) para o lado esquerdo ou direito da face, fazendo uma distinção de acordo com o sexo: "*Nas mulheres,* [uma cor] *no lado direito indica* [cor] *rebelde, enquanto no lado esquerdo, ela é condizente. Nos homens,* [uma cor] *no lado esquerdo indica* [cor] *rebelde, enquanto no lado direito, é condizente*".[19] Esta passagem correlaciona o prognóstico com a localização de uma cor patológica no lado direito ou esquerdo da face em homens e mulheres: por exemplo, em uma mulher, uma cor excessivamente avermelhada é sempre patológica, estando do lado direito ou esquerdo, mas é pior se estiver na bochecha direita, e o contrário se aplica aos homens.

iv. Conformidade ou desvio da cor de acordo com a estação

A cor da cútis deve ser avaliada cuidadosamente à luz das influências sazonais: se a influência dos fatores climáticos das estações exceder a da patologia dos cinco órgãos Yin, isso é sinal de um bom prognóstico; se a influência da patologia dos cinco órgãos Yin exceder a dos fatores climáticos das estações (Qi Visitante), isso é sinal de um mau prognóstico.

O Capítulo "Chaves para os Quatro Métodos Diagnósticos" do *Golden Mirror of Medicine* (*Yi Zong Jin Jian*) diz:

"*O* Qi *dos cinco órgãos* Yin *se manifesta com as cinco diferentes cores* [fisiológicas] *de acordo com os cinco diferentes tipos de formas do corpo. Essas cores não chegam a mudar e são chamadas de Cores Dominantes. As cores influenciadas pelos fatores climáticos das quatro estações mudam de acordo com as estações e não são as mesmas o tempo todo: são chamadas de Cores Visitantes. O clima na Primavera corresponde ao Fígado e a cor da cútis fica relativamente esverdeada. O clima no Verão corresponde ao Coração e a cor da cútis fica relativamente avermelhada. O clima no Outono corresponde ao Pulmão e a cor da cútis fica relativamente esbranquiçada. O clima no Inverno corresponde aos Rins e a cor da cútis fica relativamente escura. O clima no fim do Verão corresponde ao Baço e a cor da cútis fica relativamente amarelada. Essas cores são vistas quando as mudanças climáticas das estações são normais. As Cores Dominantes são uma manifestação* [fisiológica] *dos cinco órgãos* Yin, *enquanto as Cores Visitantes são produzidas pelas mudanças climáticas das estações. Portanto,* [ao observar] *a cor da cútis, se a influência dos fatores climáticos das estações exceder a dos cinco órgãos* Yin, *isso indica um bom prognóstico. Essa é a razão pela qual se diz que quando a Cor Visitante substitui a Cor Dominante, isso é sinal de um bom prognóstico. Se a influência dos cinco órgãos* Yin *exceder a dos fatores climáticos das estações, isso é sinal de um mau prognóstico. Essa é a razão pela qual se diz que quando as Cores Dominantes superam as Cores Visitantes, isso é sinal de um mau prognóstico. Essa substituição das cores é encontrada nas seguintes situações: a cor da cútis deve ser esverdeada* [na Primavera], *mas, em vez disso, fica esbranquiçada; a cor da cútis deve ficar avermelhada* [no Verão], *mas, em vez disso, fica escura; a cor da cútis deve ficar esbranquiçada* [no Outono], *mas, em vez disso, fica avermelhada; a cor da cútis deve ficar escura* [no Inverno], *mas, em vez disso, fica amarelada; e a cor da cútis deve ficar amarelada* [no fim do Verão], *mas, em vez disso, fica esverdeada.*"[20]

Lendo a citação anterior, deve-se observar que há previsão de um prognóstico ruim quando a cor dominante se torna patológica, quando ela se manifesta na estação "errada" e, especificamente, quando pertence ao Elemento que domina, ao longo do ciclo de Dominação, o Elemento daquela determinada estação. Por exemplo, ter uma cútis amarelada na Primavera (em vez de esverdeada) indica um mau prognóstico, mas o prognóstico seria bem pior se a cútis ficasse esbranquiçada (porque Metal domina Madeira).

> **FATORES QUE AFETAM O PROGNÓSTICO DE ACORDO COM A CÚTIS**
>
> 1. Presença ou ausência do lustro
> 2. Cor fina ou espessa
> 3. Conformidade ou rebelião da cor de acordo com a área da face
> 4. Conformidade ou desvio da cor de acordo com a estação.

***Su Wen*, Capítulo 10** (cútis)
Cútis que indica um mau prognóstico:
- Azulada como grama morta
- Amarelada como sementes de laranja trifoliada
- Escura como cinza de carvão betuminoso
- Avermelhada como sangue estagnado
- Esbranquiçada como ossos secos.

Cútis que indica bom prognóstico:
- Azulada como penas de martim-pescador
- Avermelhada como crista de galo
- Amarelada como o abdome de um caranguejo
- Esbranquiçada como banha
- Escura como as penas de um corvo.

Cútis *Zang* que indicam bom prognóstico:
- Se o Coração estiver saudável, a cútis fica como cinábrio envolto em seda fina branca; se os Pulmões estiverem saudáveis, a cútis fica como seda cor-de-rosa envolta em seda fina branca; se o Fígado estiver saudável, a cútis fica como seda azul envolta em seda fina branca; se o Baço estiver saudável, a cútis fica como sementes de *Trichosanthes* envoltas em seda fina branca; se os Rins estiverem saudáveis, a cútis fica como seda arroxeada envolta em seda fina branca.

h) Mudanças na cor da cútis durante uma doença

Observação

Ao se observar a cor da cútis, além dos aspectos acima mencionados – se a cor anormal está superficial ou profunda, distinta ou obscura, lustrosa ou sem lustro, distribuída ou concentrada, condizente ou oposta –, também se deve observar quaisquer alterações na cútis no curso de uma doença crônica.

O Capítulo 49 do *Eixo Espiritual* diz: "*Se a cor da cútis parecer contida e ligeiramente brilhante, isso indica que a doença é branda. Se a cor da cútis estiver escura e sem lustro, a doença é grave. Se a cor anormal subir* [na face], *isso é sinal de agravação da doença. Se a cor anormal descer* [na face], *como nuvens escuras se dissipando, isso é sinal de gradual alívio da doença.*"[21]

Significado clínico

As alterações que ocorrem na cor da cútis no curso de uma doença refletem as alterações na força relativa dos fatores patogênicos e do *Qi* Vertical. As alterações da cor da cútis que indicam uma piora da condição são as seguintes: de condizente para oposta, de fina para espessa, de superficial para profunda, de distinta para obscura, de distribuída para concentrada e de lustrosa para sem lustro.

Todas essas mudanças indicam que a doença está indo do Exterior para o Interior, que os fatores patogênicos estão ficando mais fortes, que o *Qi* Vertical está ficando mais fraco, que a doença está ficando mais grave e que o tratamento dado não está sendo efetivo. As mudanças na cor da cútis que indicam melhora na condição são as seguintes: de oposta para condizente, de espessa para fina, de profunda para superficial, de obscura para distinta, de concentrada para distribuída e de sem lustro para lustrosa. Todos esses sinais indicam que a doença está indo do Interior para o Exterior, que os fatores patogênicos estão diminuindo, que o *Qi* Vertical está ficando mais forte, que a doença está melhorando e que o tratamento recebido está sendo efetivo.

***Su Wen*, Capítulo 15** (cor da face, alteração no curso da doença e o prognóstico):
"*Doenças que se apresentam com cútis superficial devem ser tratadas com* Tang Ye [congee* feito com cinco grãos] *e podem ser curadas em 10 dias. Doenças que se apresentam com cútis profunda devem ser tratadas com drogas e podem ser curadas em 21 dias. Doenças que se apresentam com cútis muito profunda devem ser tratadas com* Lao Jiu [vinho espesso feito com cinco grãos] *e podem ser curadas em 100 dias. Uma doença com face abatida e ossuda leva à morte em 100 dias.*

As alterações da cútis nas áreas superior, inferior, esquerda e direita da face indicam as mudanças no curso de uma doença. A parte superior é desfavorável [Ni] *e a parte inferior é favorável* [Cong]. *Nas mulheres, o lado direito é desfavorável e o lado esquerdo é favorável. Nos homens, o lado esquerdo é desfavorável e o lado direito é favorável.*"

Comentário: Nesta passagem, "cútis superficial" e "cútis profunda" são equivalentes às cores "superficial" ou "profunda" da cútis descritas neste capítulo. Uma cor é definida como "superficial" quando é vista claramente na superfície da cútis, e definida como "profunda" quando parece estar em um nível abaixo da superfície. Este capítulo claramente diz que a cor superficial da cútis indica um prognóstico melhor do que a cor profunda, pois a primeira pode ser tratada com dietoterapia, e a segunda, com fitoterapia.

A segunda parte da citação requer uma explicação. Quando o *Su Wen* diz "a parte superior é desfavorável", isso significa o movimento da cor da parte inferior para a parte superior; e quando diz "a parte inferior", significa o movimento da cor da parte superior para a parte inferior. De modo semelhante, quando a citação diz "o direito é *Ni*", significa o *movimento* da cor da esquerda para a direita, e a mesma coisa para "o esquerdo é *Ni*." Além disso, deve-se ter em mente que os homens pertencem ao *Yang* e o lado esquerdo é *Yang*; as mulheres pertencem ao *Yin* e o lado direito é *Yin*. Nas mulheres, portanto, o movimento da cor do lado esquerdo para o lado direito é desfavorável (porque o lado direito é "seu" lado), enquanto o movimento da cor da direita para a esquerda é favorável, e vice-versa para os homens.

i) Cores da cútis e as emoções

Alguns sinais específicos da cútis podem indicar várias emoções.

A raiva normalmente se manifesta com tom esverdeado nas bochechas ou abaixo dos olhos. Se houver essa tonalidade na fronte, isso significa que o *Qi* do Fígado invadiu o

---

* N.R.T.: *Congee* é um prato clássico chinês que consiste basicamente em uma papa de arroz cozida com carne, peixe ou vegetais e condimentos.

Estômago; se estiver na ponta do nariz, o *Qi* do Fígado invadiu o Baço. A propensão à raiva também pode se manifestar por sobrancelhas que se juntam no centro. Em alguns casos, se a raiva ficar contida na forma de ressentimento, levando a uma depressão prolongada, a cútis pode apresentar-se pálida. Isso é decorrente do efeito depressivo da estagnação do *Qi* do Fígado sobre o Baço ou do *Qi* do Pulmão. Nesses casos, o pulso em Corda vai revelar a existência de raiva, e não de tristeza ou de pesar (indicados pela cútis pálida) como sendo a causa da doença.

A alegria excessiva pode manifestar-se com maçãs do rosto coradas.

A preocupação causa cútis acinzentada e pele sem lustro porque essa emoção ata o *Qi* do Pulmão e afeta a Alma Corpórea, que se manifesta na pele.

A propensão a ser pensativo pode manifestar-se com cútis amarelada porque esgota o *Qi* do Baço.

O medo se mostra com cútis esbranquiçada e brilhante nas bochechas e na fronte. Se o medo crônico causar deficiência do Yin do Rim e ascensão do Calor Vazio do Coração, haverá rubor malar, com a cor subjacente sendo branco brilhante.

O choque também torna a cútis esbranquiçada e brilhante. Um choque na infância pode manifestar-se com tonalidade azulada na fronte. Essa tonalidade azulada na fronte ou ao redor da boca indica choque pré-natal (ainda no útero).

Ódio geralmente se manifesta com cútis esverdeada nas bochechas.

A avidez se manifesta com tom avermelhado nas bochechas.

A culpa mostra uma cútis com tom avermelhado e escurecido.

EMOÇÕES E CORES DA CÚTIS

- Raiva: tom esverdeado nas bochechas ou abaixo dos olhos
- Excesso de alegria: maçãs do rosto avermelhadas
- Preocupação: tom acinzentado sem lustro
- Propensão a ser pensativo: tom amarelado
- Medo: branco brilhante nas bochechas e na fronte
- Choque: branco brilhante ou azulado
- Ódio: esverdeado baço sem lustro
- Avidez: avermelhado nas bochechas.

***Ling Shu*, Capítulo 4** (correspondência da cútis com o pulso): "*A cútis azulada é acompanhada por pulso em Corda; a cútis avermelhada é acompanhada por pulso em Gancho; a cútis amarelada é acompanhada por pulso Intermitente; a cútis esbranquiçada é acompanhada por pulso como Cabelo* [macio]; *a cútis escura é acompanhada por pulso como Pedra* [duro]."

3. CORES DA CÚTIS

As cores da cútis são:
- Normal
- Branca
- Amarela
- Vermelha
- Azulada/esverdeada
- Escura
- Arroxeada.

a) Cor da cútis normal

Observação

Como "normalidade", obviamente, varia de uma raça para outra, é impossível definir uma cor normal universal. Podemos, entretanto, identificar e definir quatro características essenciais de uma cútis normal:
- Lustro
- Tonalidade sutil ligeiramente avermelhada
- Cor "contida", "velada"
- Hidratação.

A presença de lustro é parte essencial de uma cútis normal. Essa cútis é ligeiramente luminosa, vibrante na cor, viçosa, relativamente sedosa e radiante. A presença de lustro na cútis indica que o *Qi* Vertical está intacto (mesmo que haja patologia) e que a Mente e o Espírito estão saudáveis. O lustro da cútis equivale ao espírito do pulso (um dos atributos do pulso normal) ou dos olhos: todos indicam um bom estado da Mente e do Espírito.

A cútis normal deve ter um tom sutil e ligeiramente avermelhado porque a cor facial, como um todo, reflete o estado do Coração e a tonalidade avermelhada indica um bom suprimento de Sangue do Coração (e, por implicação, um bom estado da Mente).

A cor da cútis facial deve ser "contida" como se houvesse um véu de seda branca muito fino sobre ela. O livro *Wang Zhen Zun Jing* descreve a cor normal da cútis como sendo reluzente e lustrosa, e diz: "*A cútis é reluzente por causa da corporificação do Espírito. É lustrosa por causa da nutrição da Essência e do Sangue.*"[22]

A cútis normal deve ser hidratada e parecer firme (por causa dos fluidos abaixo dela): uma cútis seca é sempre um mau sinal prognóstico. A umidade da cútis é equivalente ao *Qi* do Estômago do pulso (um dos atributos do pulso normal), portanto, as duas características indicam que o *Qi* do Estômago do paciente está íntegro (mesmo que possa haver fatores patogênicos).

Além desses quatro aspectos básicos de uma cútis normal, a cor real, logicamente, varia enormemente de acordo com a raça e até mesmo dentro do mesmo grupo racial. A cor normal da cútis de pessoas caucasianas é uma mistura de branco com tom ligeiramente avermelhado, e é lustrosa, luminosa e contida. Dentro da raça caucasiana, entretanto, pode haver consideráveis variações na cútis normal: por exemplo, a cútis normal de um norueguês será bem diferente da cútis de um espanhol, pois a cútis mediterrânea é naturalmente mais escura e com tonalidade mais terrosa do que a cútis das pessoas do Norte da Europa. A cútis dos chineses é descrita nos livros chineses como sendo uma mistura de vermelho e amarelo ligeiramente exposta, brilhante, lustrosa e reservada.

A mesma ampla variação pode ser observada na Ásia, África e nos afro-americanos. Por exemplo, a cútis das pessoas do Norte da Índia é muito mais clara do que a das pessoas do Sul da Índia.

Além das diferenças raciais, pode haver enormes variações na cútis normal de pessoas da mesma raça em decorrência de outros fatores, como a influência da constituição pré-natal, a profissão, a região de origem, o ambiente de trabalho ou o ambiente doméstico. Entretanto, as alterações da cor da cútis causadas pelos fatores mencionados não são consideradas anormais. Por exemplo, a cútis normal de um fazendeiro será mais rosada do que a de um funcionário de escritório (Figura 3.14).

Significado clínico

A cor de uma cútis brilhante, lustrosa, branco-avermelhada e "contida" em pessoas caucasianas indica *Qi* do Estômago forte, órgãos internos normais, Sangue abundante e bom Espírito. Essa é considerada uma cor de cútis normal. Se essa cor de cútis é observada no processo de uma doença, isso significa que a duração da doença será curta, os fatores patogênicos são fracos, o *Qi* Vertical ainda está forte, o tratamento será fácil e o prognóstico é bom.

O Capítulo 17 do *Questões Simples* diz:

"*No curso de uma doença, se o pulso estiver pequeno e a cor da cútis estiver normal, é uma doença de curta duração. Se o pulso estiver normal, mas a cor da cútis estiver anormal, é uma doença de longa duração. Se tanto o pulso como a cor da cútis estiverem anormais, é uma doença de longa duração. Se tanto o pulso como a cor da cútis estiverem normais, é uma doença de curta duração.*"[23]

Isso enfatiza a conexão entre a cor da cútis e a duração de uma doença.

ATRIBUTOS DA CÚTIS NORMAL

1. Lustro: Espírito forte
2. Tonalidade avermelhada sutil: Sangue do Coração abundante
3. Cor "contida", "velada": ausência de fatores patogênicos
4. Hidratação: bom estado dos fluidos.

b) Cor da cútis branca

Ver Parte 5, *Sintomas e Sinais*, Capítulo 56.

Existem vários tons da cútis branca:
- Esbranquiçado brilhante
- Esbranquiçado e baço
- Pálido-esbranquiçado
- Branco-amarelado
- Branco-azulado.

Esbranquiçado brilhante

Observação

A cútis esbranquiçada brilhante apresenta cor brilhante e claramente branca (Figura 3.15).

Significado clínico

A cútis esbranquiçada brilhante normalmente indica deficiência de *Yang* que pode afetar especialmente Baço, Estômago, Pulmão, Coração e Rim.

Esbranquiçada e baça

Observação

A cútis esbranquiçada e baça não tem lustro e é um pouco acinzentada (Figura 3.16).

Significado clínico

A cútis esbranquiçada e baça também indica deficiência de *Yang*, mas em um grau mais grave do que o indicado pela cútis esbranquiçada brilhante. A cútis esbranquiçada e baça, que tem a aparência de ossos secos, indica deficiência do *Yang* do Pulmão.

Pálido-esbranquiçada

Observação

A cútis pálido-esbranquiçada também é um pouco brilhante como a cútis esbranquiçada brilhante, mas em menor grau (Figura 3.17).

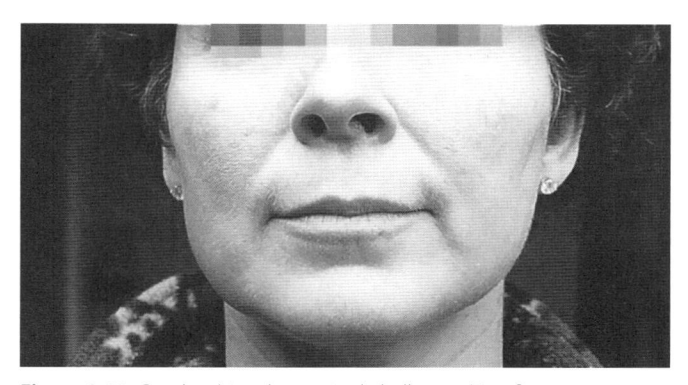

Figura 3.15 Cor da cútis esbranquiçada-brilhante. (Esta figura encontra-se reproduzida em cores no Encarte.)

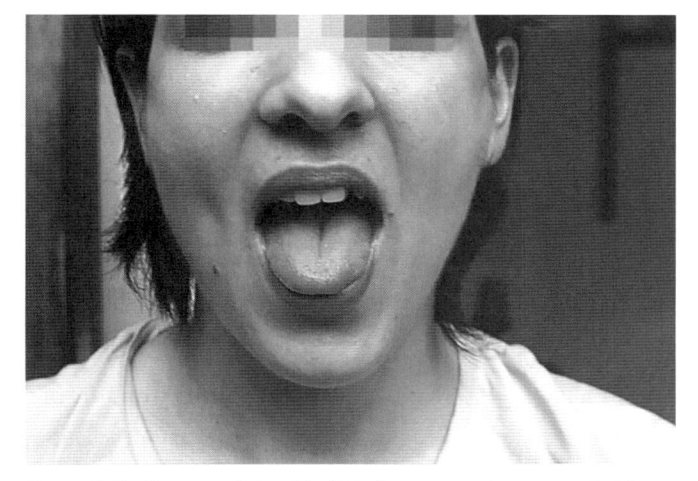

Figura 3.14 Cor normal da cútis. (Esta figura encontra-se reproduzida em cores no Encarte.)

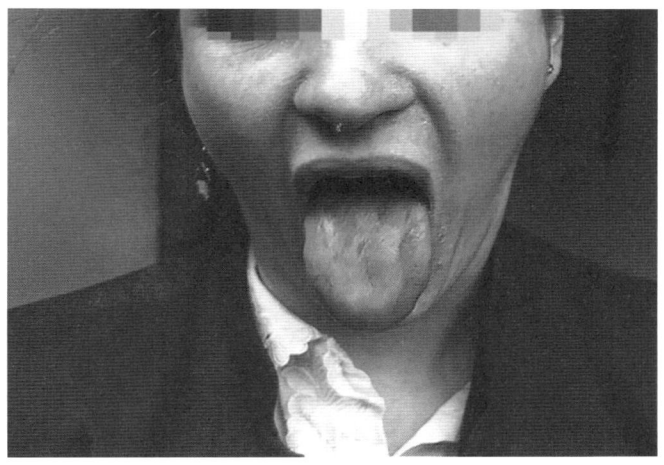

Figura 3.16 Cor da cútis esbranquiçada e baça. (Esta figura encontra-se reproduzida em cores no Encarte.)

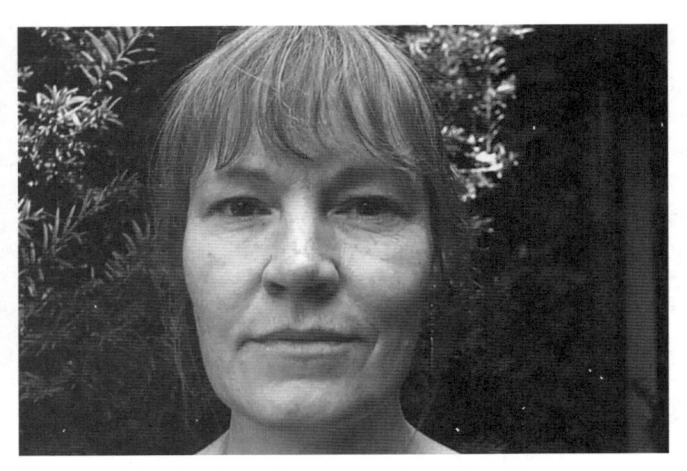

Figura 3.17 Cor da cútis pálido-esbranquiçada. (Esta figura encontra-se reproduzida em cores no Encarte.)

Significado clínico
A cútis pálido-esbranquiçada indica deficiência do *Qi*.

Branco-amarelada

Observação
A cútis branco-amarelada é baça, sem lustro e amarelada (Figuras 3.18 e 3.19).

Significado clínico
A cútis branco-amarelada indica deficiência de Sangue. Uma maior diferenciação pode ser feita de acordo com as sutis variações da cor branco-amarelada. Por exemplo, uma cútis branco-amarelada que também é ligeiramente azulada indica deficiência grave de Sangue; a cútis branco-amarelada que também é ligeiramente mais amarela indica deficiência do *Qi* a ponto de não conter o Sangue, resultando em hemorragia; o tom branco-amarelado na ponta do nariz indica deficiência de Sangue originada da deficiência do Baço; a cútis branco-amarelada sem lustro indica deficiência do *Qi* e do Sangue com Secura; a cútis branco-amarelada e ligeiramente mais amarelada em mulheres após o parto indica esgotamento do Sangue.

Branco-azulada

Observação
A cútis branco-azulada é esbranquiçada e brilhante, com um sutil tom azulado.

Significado clínico
A cútis branco-azulada indica Frio originado da deficiência de *Yang*. A cútis esbranquiçada e brilhante descrita anteriormente também pode indicar Frio, mas a ênfase está na deficiência de *Yang*, enquanto na cútis branco-azulada a ênfase está no Frio.

COR DA CÚTIS BRANCA

- Branca brilhante: deficiência do *Yang* (Baço, Estômago, Pulmão, Coração, Rim)
- Branca e baça: deficiência grave do *Yang*
- Pálido-esbranquiçada: deficiência do *Qi*
- Branco-amarelada: deficiência de Sangue
- Branco-azulada: Frio.

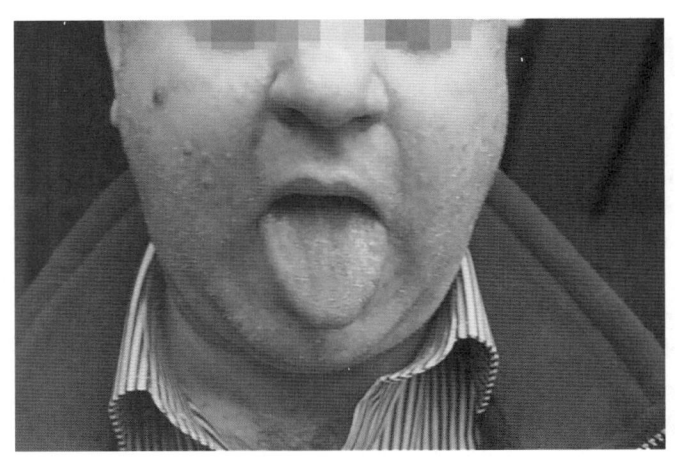

Figura 3.18 Cor da cútis branco-amarelada. (Esta figura encontra-se reproduzida em cores no Encarte.)

c) Cor da cútis amarela

Ver Parte 5, *Sintomas e Sinais*, Capítulos 56 e 68.
Existem vários tipos de cútis amarelada:
- Amarelada e baça
- Amarelo-acinzentada
- Amarelo-azulada
- Vermelho-amarelada flutuante
- Amarelo flutuante
- Amarelada e seca
- Cinza-amarelada
- Amarelo forte
- Amarelada tipo icterícia.

Amarelada e baça

Observação
A cútis amarelada e baça é relativamente pálido-amarelada, apresenta palidez doentia, um tom doentio de amarelo e não tem lustro (Figura 3.20).

Significado clínico
A cútis amarelada e baça sempre indica uma condição deficiente e crônica e, normalmente, uma deficiência de Sangue. A cútis amarelada e baça também pode indicar deficiência crônica do *Qi* do Baço.

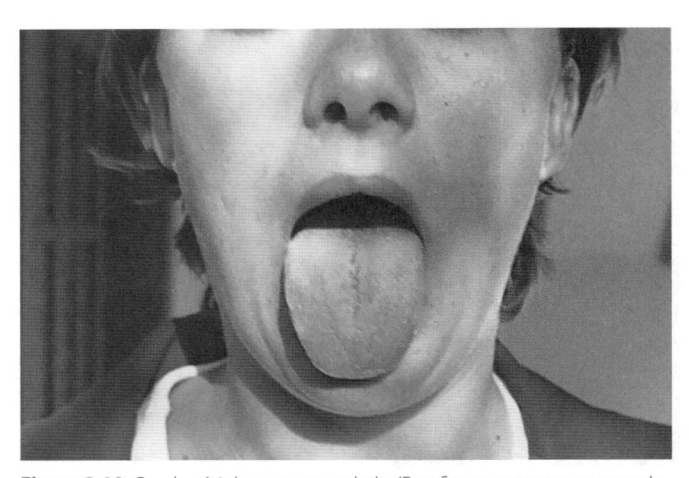

Figura 3.19 Cor da cútis branco-amarelada. (Esta figura encontra-se reproduzida em cores no Encarte.)

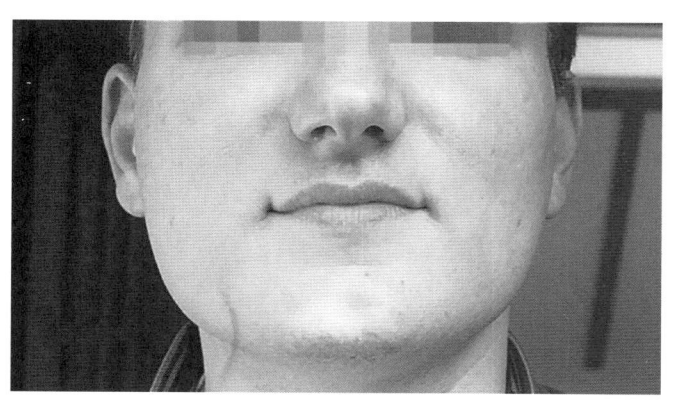

Figura 3.20 Cor da cútis amarelada e baça. (Esta figura encontra-se reproduzida em cores no Encarte.)

Amarelo-acinzentada

Observação

A cútis amarelo-acinzentada é baça, cinzenta e sem lustro (Figura 3.21).

Significado clínico

A cútis amarelo-acinzentada é vista frequentemente nas desarmonias do Baço e do Fígado, caracterizadas por deficiência do *Qi* do Baço e estagnação do *Qi* do Fígado e/ou do Sangue do Fígado. Essa condição normalmente é causada por problemas emocionais profundos, e os sintomas incluem distensão abdominal grave, depressão, irritabilidade e má digestão.

Amarelo-azulada

Observação

A cútis amarelo-azulada é basicamente amarelo-escura com ligeiro tom azulado; é normalmente vista apenas nas pessoas idosas.

Significado clínico

A cútis amarelo-azulada indica estase de Sangue com Umidade-Calor.

Vermelho-amarelada flutuante

Observação

Uma cútis vermelho-amarelada flutuante é amarelada e brilhante, com ligeira tonalidade avermelhada, e parece estar na superfície da pele.

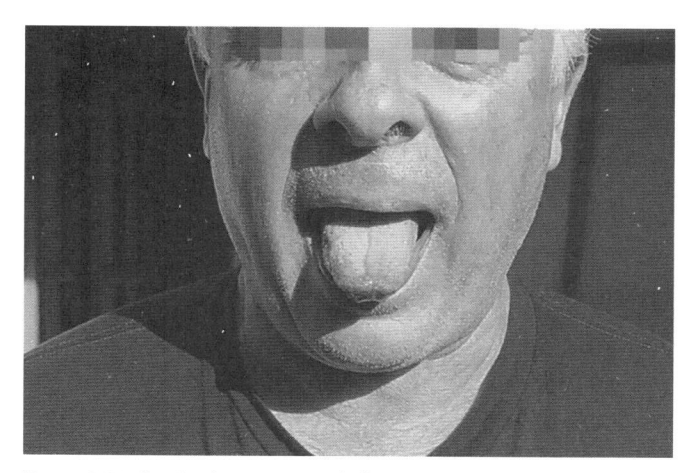

Figura 3.22 Cor da cútis com amarelo flutuante. (Esta figura encontra-se reproduzida em cores no Encarte.)

Significado clínico

A cútis vermelho-amarelada flutuante indica uma invasão de Vento-Calor.

Amarelo flutuante

Observação

A cútis com amarelo flutuante é amarelada e brilhante, e o amarelado dá a impressão de estar na superfície da pele (Figura 3.22).

Significado clínico

A cútis com amarelo flutuante indica uma invasão de Vento-Umidade externa.

Amarelada e seca

Observação

A cútis amarelada e seca é baça e sem lustro e a pele é seca, murcha e sem elasticidade (Figura 3.23).

Significado clínico

A cútis amarelada e seca sempre indica uma desarmonia do Estômago e do Baço, normalmente decorrente de Calor, que pode ser Cheio ou Vazio. Uma cor fina amarelada e seca indica Calor Vazio no Estômago.

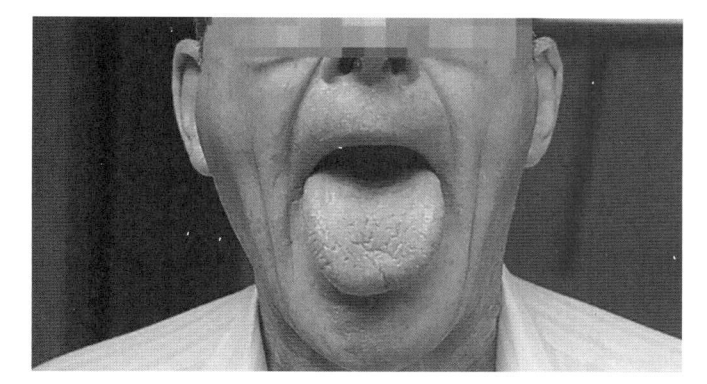

Figura 3.21 Cútis amarelo-acinzentada. (Esta figura encontra-se reproduzida em cores no Encarte.)

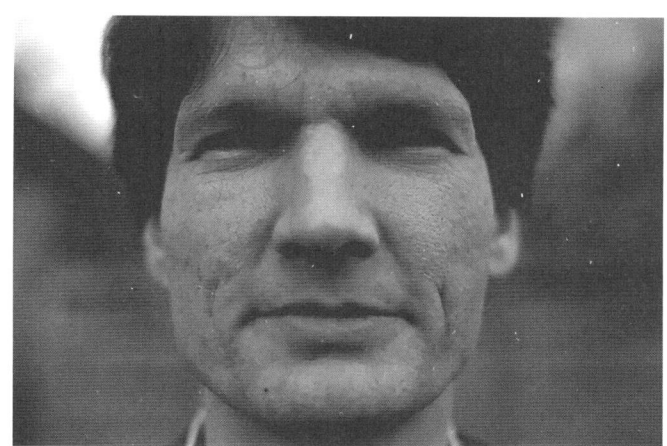

Figura 3.23 Cor da cútis amarelada e seca. (Esta figura encontra-se reproduzida em cores no Encarte.)

Cinza-amarelada

Observação
A cútis cinza-amarelada é baça, escura e "esfumaçada". É mais escura do que a cútis amarelo-acinzentada (Figura 3.24).

Significado clínico
A cútis amarelada como cinzas sempre indica Umidade, geralmente com Calor. Pode indicar Umidade externa, e nesse caso o paciente geralmente sofre de dores no corpo, ou Umidade interna, em que a cútis fica ligeiramente mais seca e não há dores no corpo. A cútis amarelada como cinzas também é vista quando a Umidade está associada com estagnação do *Qi*.

Amarelo forte

Observação
A cútis amarelo forte é relativamente brilhante e a cor é espessa, conforme descrito anteriormente (Figura 3.25).

Significado clínico
A cor amarelo forte indica deficiência de *Qi* e de Sangue com Umidade.

Amarelo brilhante (icterícia)

Observação
Pacientes com icterícia têm amareladas a conjuntiva e a cor da cútis, que pode estar brilhante e amarelada, amarelo-alaranjada ou amarelo-escura, como se estivesse esfumaçada; urina escassa e amarela, fraqueza geral, apatia e saburra da língua gordurosa.

O Capítulo 18 do *Questões Simples* diz: "*Sintomas como urina amarelo-escura e letargia indicam icterícia... a conjuntiva amarelada indica icterícia*".[24] O Capítulo 74 do *Eixo Espiritual* diz: "*Se a face estiver ligeiramente amarelada, os dentes amarelados e sujos, as unhas amareladas, isso indica icterícia. (Se também houver sintomas e sinais como letargia, urina amarelo-escura, falta de apetite e pulso Pequeno e Agitado, então indica doença do Baço.)*"[25]

Significado clínico
A etiologia da icterícia, que se manifesta com conjuntivas amareladas e cútis amarelada, geralmente está relacionada com uma dieta pobre e com invasão de fatores patogênicos como

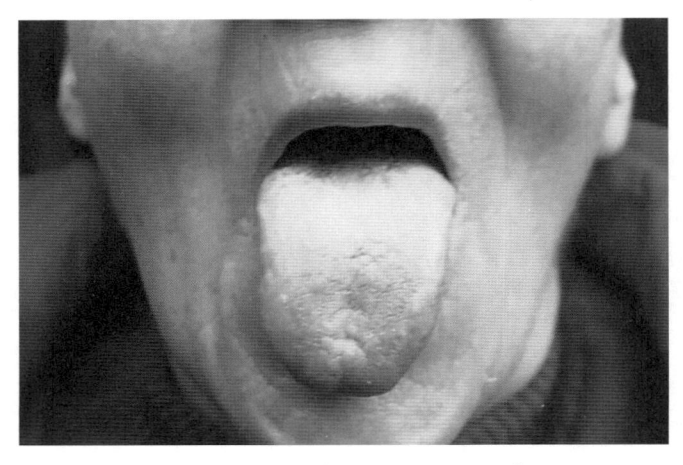

Figura 3.24 Cor da cútis amarelada como cinzas. (Esta figura encontra-se reproduzida em cores no Encarte.)

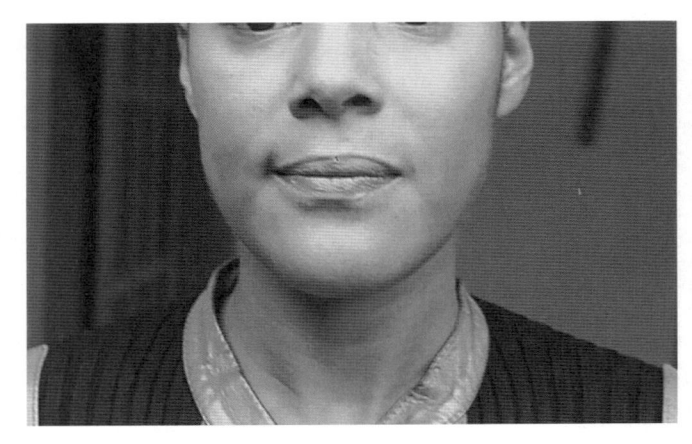

Figura 3.25 Cor da cútis amarelo forte. (Esta figura encontra-se reproduzida em cores no Encarte.)

Umidade, Calor e Calor Tóxico. Geralmente estão localizados no Fígado, Vesícula Biliar, Baço e Estômago. A natureza da doença normalmente é Umidade-Calor, Frio-Umidade, Calor Tóxico ou deficiência do *Qi* e do Sangue. Sinais e sintomas tais como cor amarelo brilhante como uma laranja (chamado de "amarelo *Yang*"), língua Vermelha com saburra espessa, urina amarelada e distensão abdominal indicam que a doença é causada por acúmulo de Umidade-Calor no Fígado, na Vesícula Biliar, no Baço e no Estômago. Sinais e sintomas tais como cor amarelo-escura e esfumaçada (chamada de "amarelo *Yin*") e corpo da língua Vermelho-claro com saburra branca espessa indicam que a doença é causada por Frio-Umidade sendo retido no Fígado, Vesícula Biliar, Baço e Estômago.

> **CÚTIS AMARELA**
> - Amarelada e baça: deficiência do *Qi* do Baço, deficiência de Sangue
> - Amarelo-acinzentada: deficiência do *Qi* do Baço com estagnação do *Qi* do Fígado ou do Sangue do Fígado
> - Amarelada e seca: Calor Cheio ou Vazio no Estômago e no Baço
> - Amarelada como cinzas: Umidade
> - Amarelada forte: deficiência de *Qi* e Sangue com Umidade
> - Amarelada brilhante: icterícia.

d) Cor da cútis vermelha

Ver Parte 5, *Sintomas e Sinais*, Capítulo 56.

A cútis avermelhada sempre indica Calor, que pode ser Cheio ou Vazio: indica Calor Vazio particularmente quando apenas as bochechas estão avermelhadas. A cútis avermelhada também indica Calor Vazio, quando a cor está um pouco "fina" ou "superficial", conforme definido anteriormente. O significado clínico da cútis avermelhada depende também da sua localização.

Existem três tipos principais de cútis avermelhada:
- Bochechas avermelhadas
- Maçãs do rosto avermelhadas
- Avermelhado flutuante.

Bochechas avermelhadas

Observação
Nesse caso, a cútis facial encontra-se vermelha demais e a vermelhidão se localiza sobre as bochechas; em alguns casos, uma

bochecha pode estar mais vermelha que a outra; normalmente, a bochecha direita reflete a condição do Pulmão, enquanto a esquerda reflete a do Fígado (Figuras 3.26 e 3.27).

Significado clínico

A cútis facial avermelhada normalmente indica Calor Cheio, que pode pertencer a vários órgãos, especialmente Coração, Pulmão, Fígado ou Estômago. Nos casos de Calor Cheio, as bochechas inteiras estão coradas com um vermelho forte. Em alguns casos, a cútis avermelhada pode surgir quando há Calor Vazio, ocasião em que parece "mais fina" e pode aparecer e desaparecer.

Maçãs do rosto avermelhadas

Observação

Nesse caso, apenas as maçãs do rosto estão avermelhadas e a cor normalmente é "mais fina" do que a de Calor Cheio; a vermelhidão das maçãs do rosto pode aparecer e desaparecer, e geralmente aparece apenas à tarde ou ao anoitecer (Figuras 3.28 e 3.29).

Significado clínico

Maçãs do rosto avermelhadas sempre indicam Calor Vazio, que pode afetar vários órgãos, especialmente Pulmão, Coração, Estômago e Rim. O significado clínico pode ser ainda mais diferenciado de acordo com o tipo de vermelhidão e com a hora do dia em que aparece.

Um tom avermelhado relativamente leve que parece maquiagem e que surge à tarde indica deficiência de Sangue; se as maçãs do rosto estão vermelho-escuras, isso indica Calor Vazio; se as duas maçãs do rosto estão vermelho vivas na forma de linhas, isso indica deficiência de *Yin*; se as duas maçãs do rosto estão pálido-avermelhadas, isso indica "vaporização vinda dos ossos", decorrente de deficiência crônica de *Yin*.

⚠️ ATENÇÃO

Nota: Não pressuponha que maçãs do rosto avermelhadas indicam sempre deficiência de *Yin*; também podem indicar deficiência de Sangue, especialmente se a cor avermelhada é óbvia à tarde (comum em mulheres).

Avermelhado flutuante

Observação

A cor avermelhada flutuante é de um vermelho "fino", flutuante e pálido que parece ruge e que pode mudar de um lugar para outro (Figura 3.30).

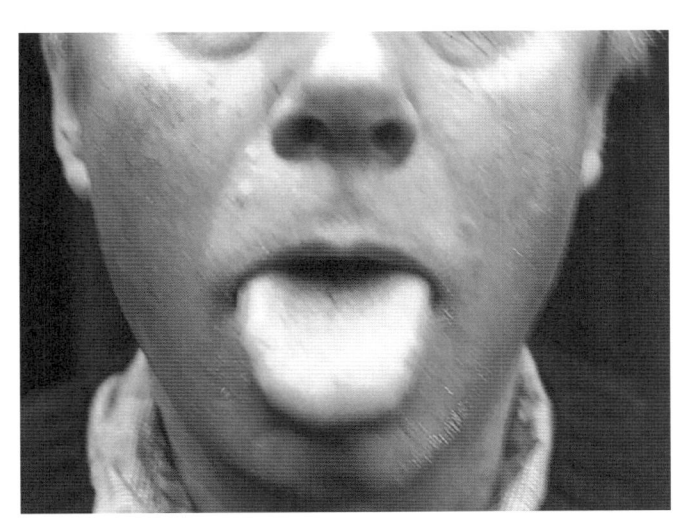

Figura 3.26 Bochechas avermelhadas. (Esta figura encontra-se reproduzida em cores no Encarte.)

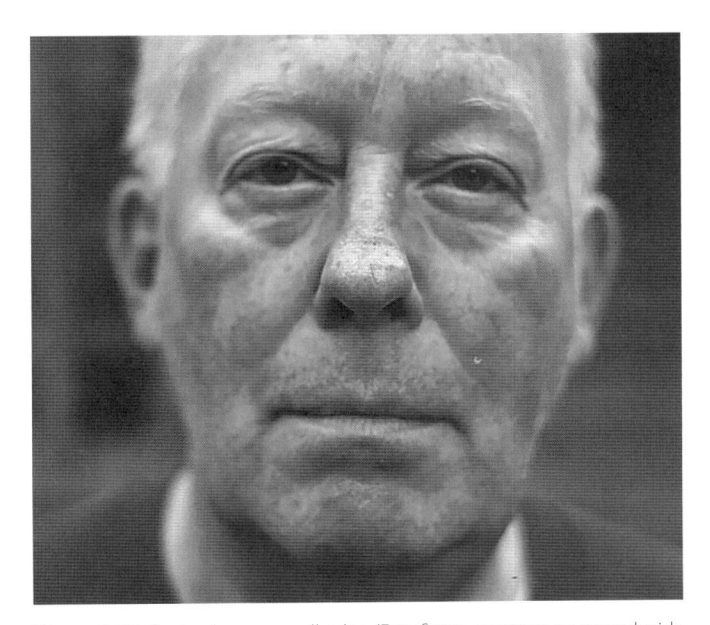

Figura 3.27 Bochechas avermelhadas. (Esta figura encontra-se reproduzida em cores no Encarte.)

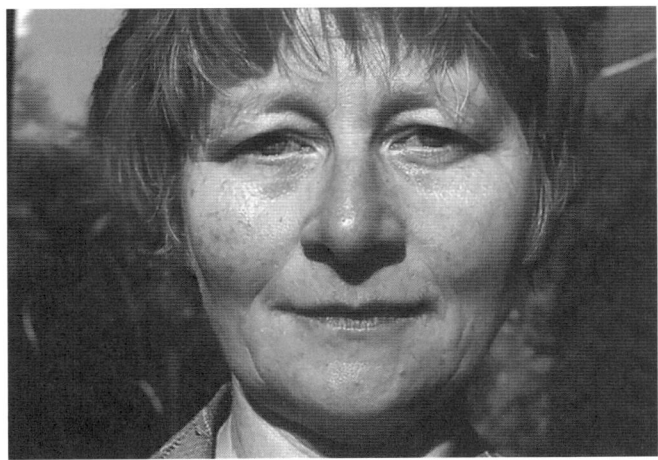

Figura 3.28 Maçãs do rosto avermelhadas. (Esta figura encontra-se reproduzida em cores no Encarte.)

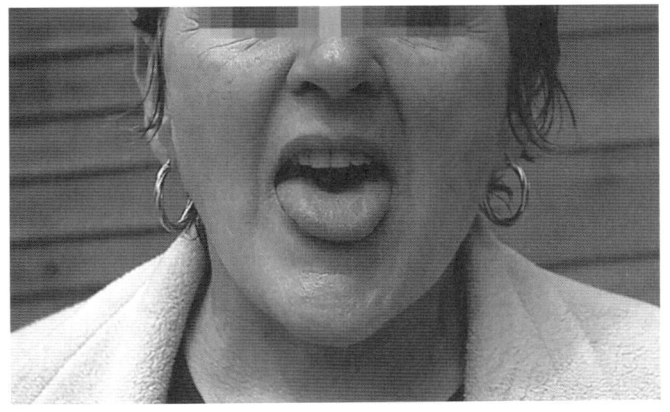

Figura 3.29 Maçãs do rosto avermelhadas. (Esta figura encontra-se reproduzida em cores no Encarte.)

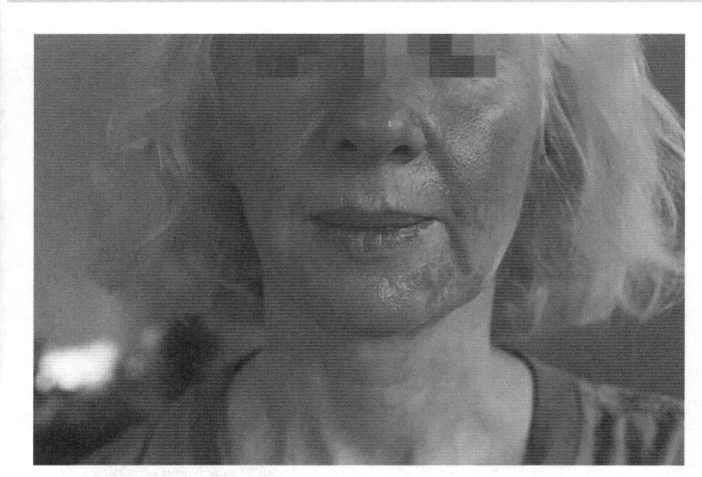

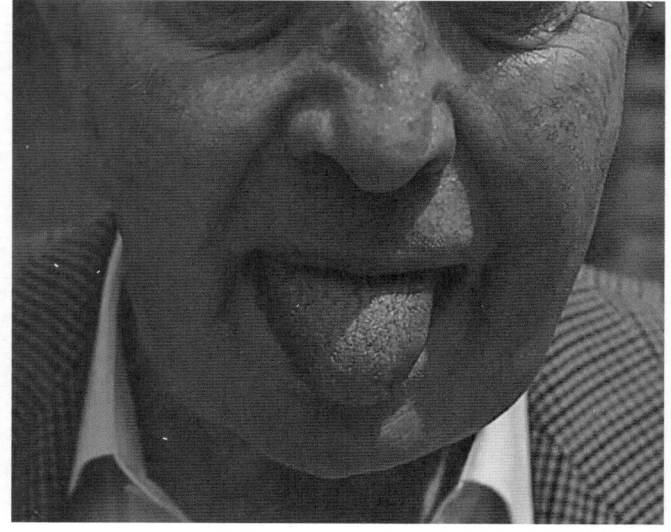

Figura 3.30 Cor da cútis avermelhada flutuante. (Esta figura encontra-se reproduzida em cores no Encarte.)

Significado clínico

O avermelhado flutuante geralmente indica Calor Vazio. É observado também no padrão caracterizado por Falso Calor e Frio Verdadeiro, significando que o paciente sofre de Frio interno grave e de separação do *Yin* e *Yang*, que faz com que o *Yang* "flutue" para cima, dando a falsa aparência de Calor. De fato, à parte o vermelho da face, todos os outros sinais e sintomas apontam para Frio interno (membros frios, desejo de se curvar, respiração fraca, língua Pálida e Curta e pulso Lento). Entretanto, tal situação é bastante rara.

As Figuras 3.31 a 3.36 ilustram cores de cútis avermelhadas fina/espessa, superficial/profunda e distinta/obscura.

CÚTIS AVERMELHADA

- Bochechas avermelhadas: Calor Cheio (Coração, Pulmão, Fígado, Estômago)
- Maçãs do rosto avermelhadas: Calor Vazio (Pulmão, Coração, Estômago, Rim) ou deficiência de Sangue
- Avermelhado flutuante: Calor Vazio ou Falso Calor e Frio Verdadeiro.

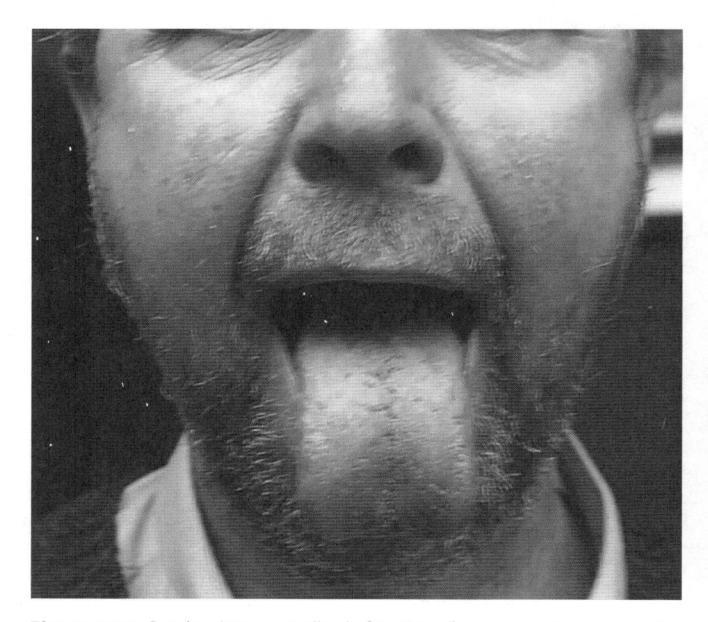

Figura 3.31 Cor da cútis avermelhada fina. (Esta figura encontra-se reproduzida em cores no Encarte.)

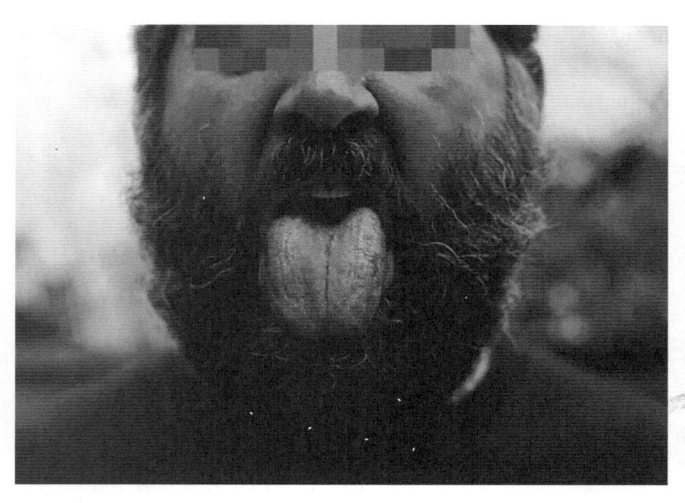

Figura 3.32 Cor da cútis avermelhada espessa. (Esta figura encontra-se reproduzida em cores no Encarte.)

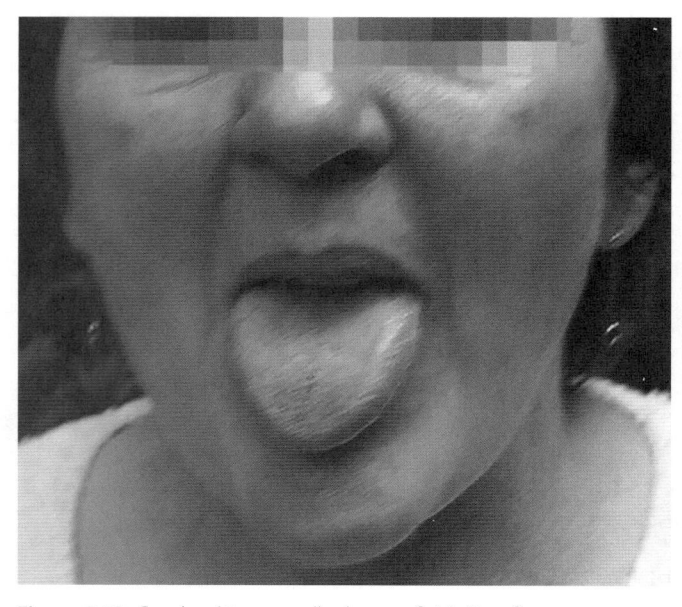

Figura 3.33 Cor da cútis avermelhada superficial. (Esta figura encontra-se reproduzida em cores no Encarte.)

Figura 3.34 Cor da cútis avermelhada profunda. (Esta figura encontra-se reproduzida em cores no Encarte.)

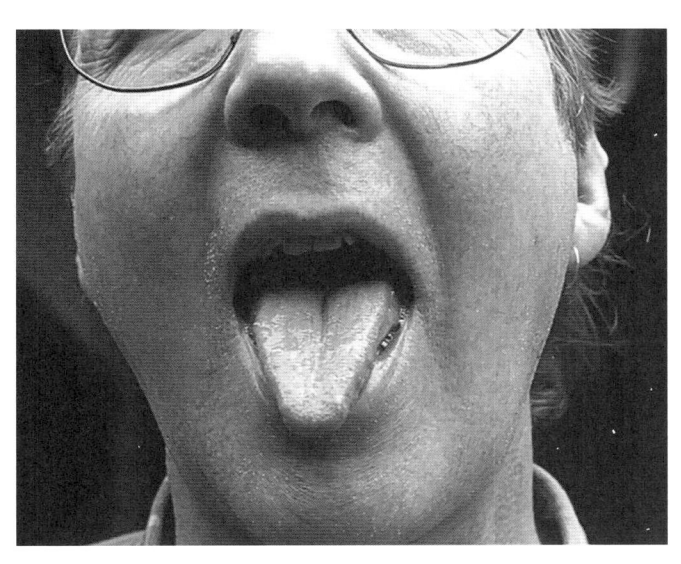

Figura 3.35 Cor da cútis avermelhada distinta. (Esta figura encontra-se reproduzida em cores no Encarte.)

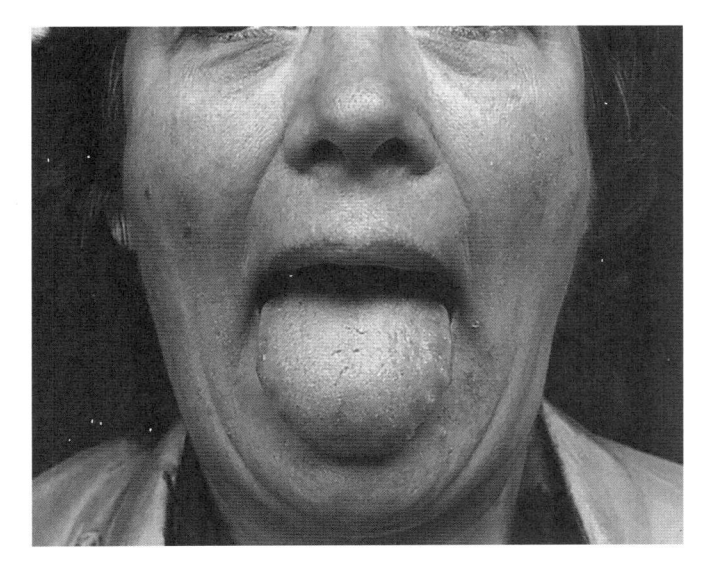

Figura 3.36 Cor da cútis avermelhada obscura. (Esta figura encontra-se reproduzida em cores no Encarte.)

e) Cor da cútis azul-esverdeada

Ver Parte 5, *Sintomas e Sinais*, Capítulo 56.

"Azul-esverdeado" é uma tradução da palavra chinesa *qing*, que pode significar tanto azul como verde. Dentro do contexto dos Cinco Elementos, é a cor associada à Madeira e, portanto, faz mais sentido traduzi-la como verde. Dentro do contexto do diagnóstico facial, *qing* pode significar azulado ou esverdeado: por exemplo, a cor *qing* pode indicar um padrão do Fígado, em cujo caso seria esverdeada, ou Frio interior, quando seria azulada (Figura 3.37).

Existem vários tons de cor azul-esverdeada:
- Pálido-esverdeado embaixo dos olhos
- Azulado-escuro embaixo dos olhos
- Branco-azulado
- Azulado e baço
- Azulado
- Esverdeado.

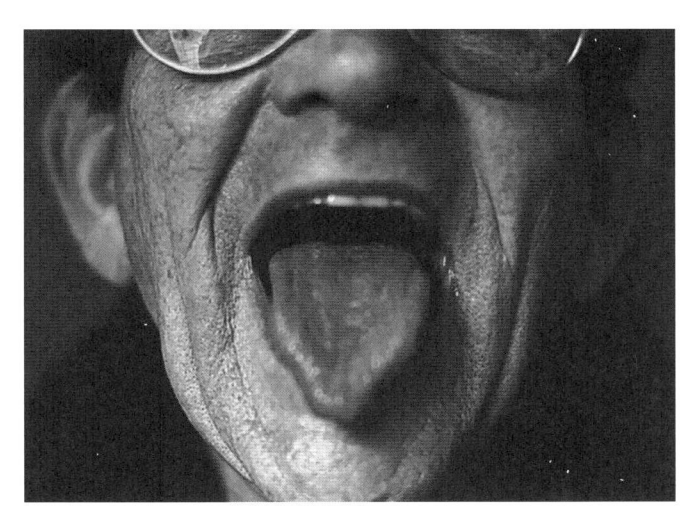

Figura 3.37 Cor da cútis azul-esverdeada. (Esta figura encontra-se reproduzida em cores no Encarte.)

Pálido-esverdeado embaixo dos olhos

Observação

A cor pálido-esverdeada embaixo dos olhos normalmente é fina e bem brilhante.

Significado clínico

A cor pálido-esverdeada embaixo dos olhos geralmente indica estagnação do *Qi* do Fígado.

Azulado-escuro embaixo dos olhos

Observação

A cor azulado-escura embaixo dos olhos normalmente não tem lustro e é baça.

Significado clínico

Uma cor azulado-escura embaixo dos olhos indica Frio no canal do Fígado.

Branco-azulada

Observação

A cútis branco-azulada é brilhante.

Significado clínico

A cútis branco-azulada geralmente indica Frio interno ou dor crônica.

Azulada e baça

Observação

A cútis azulada e baça tem aspecto de cinzas e não tem lustro.

Significado clínico

A cútis azulada e baça indica deficiência grave do *Yang* do Coração com estase de Sangue e/ou dor crônica. Quanto mais baça e escura for a cútis, mais grave é a condição.

Azulada

Observação

A cútis azulada é azul brilhante e normalmente a cor é confinada na parte inferior da fronte ou no espaço entre as sobrancelhas, em crianças.

Significado clínico

A cor azulada e brilhante no espaço entre as sobrancelhas em crianças indica Vento de Fígado e é vista com frequência em convulsões. A cútis azulada em mulheres grávidas indica estase de Sangue e deficiência do *Yang*, e é sempre um mau sinal.

Esverdeada

Observação

A cútis esverdeada tem tonalidade esverdeada e baça, é um pouco cinzenta e não tem lustro.

Significado clínico

A cútis esverdeada sempre indica um padrão do Fígado, que pode ser estagnação do *Qi* do Fígado, estase do Sangue no Fígado, Frio no canal do Fígado ou Vento de Fígado.

A cútis esverdeada com tonalidade avermelhada é vista na síndrome do *Yang* Menor. A cútis esverdeada com olhos avermelhados indica Fogo no Fígado. Bochechas verde-amareladas indicam Fleuma com ascensão do *Yang* do Fígado, geralmente provocando dores de cabeça.

O nariz esverdeado indica estagnação do *Qi*, geralmente causando dor abdominal. Uma cútis escura, verde-avermelhada indica estagnação do *Qi* do Fígado transformando-se em Calor. A cor pálido-esverdeada embaixo dos olhos indica deficiência do Sangue do Fígado. Uma cor esverdeada semelhante à da grama indica colapso do *Qi* do Fígado.

COR AZUL-ESVERDEADA

- Pálido-esverdeado embaixo dos olhos: estagnação do *Qi* do Fígado
- Azulado-escuro embaixo dos olhos: Frio no canal do Fígado
- Branco-azulado: Frio ou dor crônica
- Azulado baço: deficiência grave do *Yang* do Coração com estase de Sangue, dor crônica
- Azulada (em crianças): Vento do Fígado
- Esverdeada: estagnação do *Qi* do Fígado, estase do Sangue no Fígado, Frio no canal do Fígado, Vento do Fígado
- Esverdeada com tonalidade avermelhada: síndrome do *Yang* Menor
- Esverdeada com olhos avermelhados: Fogo no Fígado
- Bochechas verde-amareladas: Fleuma com ascensão do *Yang* do Fígado
- Nariz esverdeado: estagnação do *Qi* com dor abdominal
- Esverdeada e vermelho-escura: estagnação do *Qi* do Fígado transformando-se em Calor
- Pálido-esverdeada embaixo dos olhos: deficiência do Sangue do Fígado
- Esverdeada como grama: colapso do *Qi* do Fígado.

f) Cor escura da cútis

Ver Parte 5, *Sintomas e Sinais*, Capítulo 56.

Existem vários tipos de cútis escura:
- Escura e seca
- Escura e baça
- Escura e desbotada
- Muito escura.

Escura e seca

Observação

A cútis escura e seca é enegrecida, a pele é seca e murcha e os lóbulos das orelhas são secos.

Significado clínico

A cútis escura e seca indica deficiência grave do *Yin* do Rim.

Escura e baça

Observação

A cútis escura e baça é enegrecida, desbotada e opaca e as órbitas dos olhos são escuras.

Significado clínico

A cútis escura e baça indica deficiência grave do *Yang* do Rim com Frio Vazio. A cor escura ao redor das órbitas dos olhos indica deficiência do Rim com Fleuma-Fluidos ou Frio-Umidade no Aquecedor Inferior. O tom escuro e baço como fuligem indica colapso do *Qi* do Rim.

Escura e desbotada

Observação

A cútis escura e desbotada é ligeiramente enegrecida com uma tonalidade clara e com tom enegrecido ao redor das órbitas dos olhos; a face pode estar edemaciada.

Significado clínico

A cútis escura e desbotada indica Umidade-Frio grave ou Fleuma-Fluidos.

Muito escura

Observação

A cútis muito escura é quase negra, baça e sem lustro.

Significado clínico

A cútis muito escura indica estase grave de Sangue.

COR ESCURA

- Escura e seca: deficiência do *Yin* do Rim
- Escura e baça: deficiência do *Yang* do Rim com Frio interno
- Escura ao redor das órbitas dos olhos: deficiência do Rim com Fleuma-Fluidos ou Umidade-Frio no Aquecedor Inferior
- Escura e baça como fuligem: colapso do *Qi* do Rim
- Escura desbotada: Umidade-Frio ou Fleuma-Fluidos
- Muito escura: estase de Sangue.

g) Cor da cútis arroxeada

Existem dois tipos de cor arroxeada da cútis:
- Roxo-avermelhada
- Roxo-azulada.

Roxo-avermelhada

Observação

A cútis roxo-avermelhada se aproxima da cor de uma beterraba e é muito semelhante à cor da língua roxo-avermelhada.

Significado clínico

A cútis roxo-avermelhada indica estase grave de Sangue.

Roxo-azulada

Observação

A cútis roxo-azulada se aproxima da cor de mirtilo, mas com uma tonalidade mais clara, e é muito semelhante à cor da língua roxo-azulada.

Significado clínico

A cútis roxo-azulada indica Frio interno grave levando à estase de Sangue. A cútis roxo-azulada também é vista em casos de intoxicação alimentar, intoxicação medicamentosa e intoxicação por ervas.

COR ARROXEADA

- Roxo-avermelhada: estase de Sangue
- Roxo-azulada: Frio interno levando a estase de Sangue ou intoxicação/envenenamento.

RESULTADOS DO APRENDIZADO

O aluno agora deve entender:
- O estado da cútis indica a saúde dos órgãos internos, de *Yin, Yang, Qi*, Sangue, da Mente e do Espírito
- A avaliação da cútis, juntamente com o pulso e os olhos, indica a duração de qualquer patologia
- Deve-se considerar a raça, os tipos dos Elementos e o ambiente ao se examinar a cútis
- Os diferentes aspectos da cor da cútis devem ser observados.

NOTAS

1. Zhang Shu Sheng 1995 Great Treatise of Diagnosis by Observation in Chinese Medicine (*Zhong Hua Yi Xue Wang Zhen Da Quan* 中 华 醫 学 望 诊 大 全), Shanxi Science Publishing House, Taiyuan, p. 82.
2. Principles of Medical Practice, citado em Wang Ke Qin 1988 Theory of the Mind in Chinese Medicine (*Zhong Yi Shen Zhu Xue Shuo* 中 醫 神 主 学 说), Ancient Chinese Medical Texts Publishing House, p. 56.
3. Great Treatise of Diagnosis by Observation in Chinese Medicine, p. 82.
4. 1979 The Yellow Emperor's Classic of Internal Medicine – *Simple Questions* (*Huang Di Nei Jing Su Wen* 黄 帝 内 经 素 问), People's Health Publishing House, Beijing, publicado pela primeira vez c. 100 a.C., p. 80.
5. Ibid., p. 291.
6. 1981 *Spiritual Axis* (*Ling Shu Jing* 灵 樞 经), People's Health Publishing House, Beijing, publicado pela primeira vez c. 100 a.C., p. 96.
7. Wu Qian 1977 Golden Mirror of Medicine (*Yi Zong Jin Jian* 醫 宗 金 鉴), People's Health Publishing House, Beijing, Vol. 2, p. 872. Publicado pela primeira vez em 1742.
8. Citado em Great Treatise of Diagnosis by Observation in Chinese Medicine, p. 85.
9. *Simple Questions*, p. 89.
10. Citado em Great Treatise of Diagnosis by Observation in Chinese Medicine, p. 85.
11. *Spiritual Axis*, p. 98.
12. Citado em Great Treatise of Diagnosis by Observation in Chinese Medicine, p. 86.
13. *Spiritual Axis*, p. 98.
14. Shi Pa Nan 1861 Origin of Medicine (*Yi Yuan* 醫 元), citado em Theory of the Mind in Chinese Medicine, p. 55.
15. *Simple Questions*, p. 71-2.
16. Ibid., p. 72.
17. *Simple Questions*, p. 99.
18. Chen Shi Duo 1687 Secret Records of the Stone Room (*Shi Shi Mi Lu* 石 室 秘 录), citado em Theory of the Mind in Chinese Medicine, p. 56.
19. *Simple Questions*, p. 90.
20. Golden Mirror of Medicine, Vol. 2, p. 866-7.
21. Spiritual Axis, p. 97.
22. Citado em Great Treatise of Diagnosis by Observation in Chinese Medicine, p. 89.
23. *Simple Questions*, p. 98.
24. Ibid., p. 114.
25. *Spiritual Axis*, p. 134.

PARTE 1 · SEÇÃO 1

4 Observação dos Movimentos do Corpo

> **CONTEÚDO DO CAPÍTULO**
>
> **Cabeça, 54**
> *Tremor da cabeça, 54*
> *Rigidez do pescoço, 54*
> **Face, 55**
> *Desvio dos olhos e da boca, 55*
> *Paralisia facial (paralisia de Bell), 55*
> *Tiques faciais, 56*
> **Membros e Corpo, 56**
> *Paralisia, 56*
> *Tremor ou espasticidade dos membros, 57*
> *Espasmos dos músculos, 58*
> *Opistótono, 58*
> *Contração dos membros, 58*
> *Hemiplegia, 59*
> *Tremor das mãos, 59*
> *Tremor dos pés, 59*
> *Contração dos dedos das mãos, 59*

A classificação dos "'movimentos do corpo" inclui os movimentos involuntários do corpo e seus opostos (ou seja, rigidez ou paralisia). Essa discussão será enunciada nas seguintes seções:
1. Cabeça
   a) Tremor da cabeça
   b) Rigidez do pescoço.
2. Face
   a) Desvio do olho e da boca
   b) Paralisia facial (paralisia de Bell)
   c) Tiques faciais.
3. Membros e corpo
   a) Paralisia
   b) Tremor ou espasticidade dos membros
   c) Espasmos dos músculos
   d) Opistótono
   e) Contração dos membros
   f) Hemiplegia
   g) Tremor das mãos
   h) Tremor dos pés
   i) Contração dos dedos.

1. CABEÇA

Os sinais discutidos são:
a) Tremor da cabeça
b) Rigidez do pescoço.

a) Tremor da cabeça

Ver Parte 5, *Sintomas e Sinais*, Capítulo 55; Parte 1, *Observação*, Capítulo 5.

Observação

O tremor da cabeça consiste em um sacudir da cabeça, que normalmente faz um movimento para a frente e para trás. O tremor varia entre o muito leve com pequena amplitude ao muito pronunciado com grande amplitude.

Significado clínico

O tremor da cabeça sempre indica Vento interno, que se origina do Fígado. O Vento do Fígado pode ser do tipo Cheio ou Vazio: o tipo Cheio se desenvolve da ascensão do *Yang* do Fígado ou do Fogo do Fígado, enquanto o do tipo Vazio se desenvolve pela deficiência do *Yin* do Fígado e do Rim ou do Sangue do Fígado. O tremor da cabeça é pronunciado no tipo Cheio e leve no tipo Vazio. Em alguns casos, a causa pode ser esgotamento do *Yin* do Coração, quando o tremor normalmente é fino.

> **⚠ ATENÇÃO**
>
> O tremor fino pode ser decorrente do Coração e C-7 *Shenmen* é um ponto importante para tratar tremores, incluindo aqueles originados do Fígado.

b) Rigidez do pescoço

Observação

"Rigidez do pescoço" indica que o paciente tem dificuldade em inclinar a cabeça para a frente ou para trás e em virar a cabeça de um lado para o outro.

Significado clínico

Em situações agudas, a rigidez do pescoço pode indicar invasão de Vento externo, e nesse caso virá acompanhada de todas as manifestações típicas de uma invasão do exterior, como aversão ao frio, febre, dor de cabeça e pulso Flutuante. Tanto o Vento-Frio como o Vento-Calor podem causar rigidez do pescoço, mas é mais provável de ocorrer com invasão de Vento-Frio (na verdade, é um dos principais sintomas de invasão de Vento-Frio, conforme citado no *Discussão das Doenças induzidas por Frio*).

Outra possível condição aguda que provoca rigidez do pescoço é quando Frio externo e Umidade invadem os músculos do pescoço, quando também há pronunciada dor no pescoço: esse é um caso de Síndrome de Obstrução Dolorosa aguda e é uma condição relativamente comum.

Em casos crônicos, a rigidez do pescoço é decorrente de uma fraqueza do canal da Bexiga que passa no pescoço, ocorrendo em um contexto de deficiência do Rim ou de Vento interno, duas condições comuns entre os idosos.

> **RIGIDEZ DO PESCOÇO**
> - Invasão de Vento externo: aversão ao frio, pulso Flutuante
> - Invasão de Frio externo e Umidade: rigidez e dor
> - Deficiência da Bexiga e do Rim: leve rigidez e tontura
> - Vento interno: rigidez pronunciada e vertigem.

> **NOTA CLÍNICA**
>
> Os pontos distais para rigidez do pescoço são B-60 *Kunlun* e ID-3 *Houxi*.

2. FACE

Os sinais da face que serão discutidos são:
a) Desvio dos olhos e da boca
b) Paralisia facial (paralisia de Bell)
c) Tiques faciais.

a) Desvio dos olhos e da boca

Ver Parte 5, *Sintomas e Sinais*, Capítulo 55; Parte 1, *Observação*, Capítulo 5.

Observação

O desvio dos olhos e da boca consiste em uma condição em que a boca é puxada em direção ao lado saudável e o olho não consegue abrir nem fechar completamente; além disso, o paciente tem dificuldade de fazer careta, encher as bochechas, sorrir e assobiar.

Significado clínico

O desvio dos olhos e da boca é uma consequência de golpe de Vento e é normalmente visto em pessoas de meia-idade e idosos: sempre indica Vento interno afetando os músculos da face.

Quando o desvio dos olhos e da boca se segue a um derrame, é chamado de paralisia facial central, na medicina ocidental, porque se origina no sistema nervoso central. Na paralisia facial que se segue a um derrame por Vento, os nervos acima dos olhos não são afetados; ou seja, o movimento das sobrancelhas e dos sulcos da fronte mantêm-se normais. Por outro lado, na paralisia facial periférica (paralisia de Bell), o paciente não consegue erguer a sobrancelha nem enrugar a fronte do lado paralisado. A Figura 4.1 mostra o desvio do olho e da boca.

b) Paralisia facial (paralisia de Bell)

Ver Parte 5, *Sintomas e Sinais*, Capítulo 55.

A paralisia facial é decorrente de uma lesão dos nervos periféricos, enquanto o desvio dos olhos e da boca após um derrame tem origem no sistema nervoso central. Do ponto de vista chinês, a paralisia facial é decorrente de uma invasão de Vento externo, enquanto o desvio dos olhos e da boca que se segue a um derrame é decorrente de Vento interno.

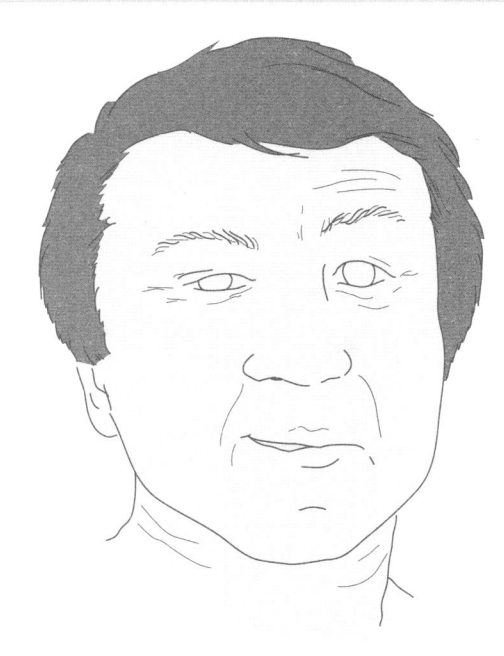

Figura 4.1 Desvio do olho e da boca.

Observação

A paralisia facial é caracterizada pelo desvio da boca, fechamento incompleto de um olho e incapacidade de fazer careta, sorrir, encher as bochechas, assobiar ou erguer a sobrancelha e franzir a testa no lado afetado (Figura 4.2).

A paralisia facial difere do desvio do olho e da boca pelo fato de que, na paralisia facial, também há franzir irregular da testa, enquanto no desvio do olho e da boca não há sintomas acima dos olhos (Figura 4.3).

Significado clínico

A paralisia facial é decorrente de uma invasão de Vento externo nos músculos da face e principalmente nos canais *Yang* brilhante.

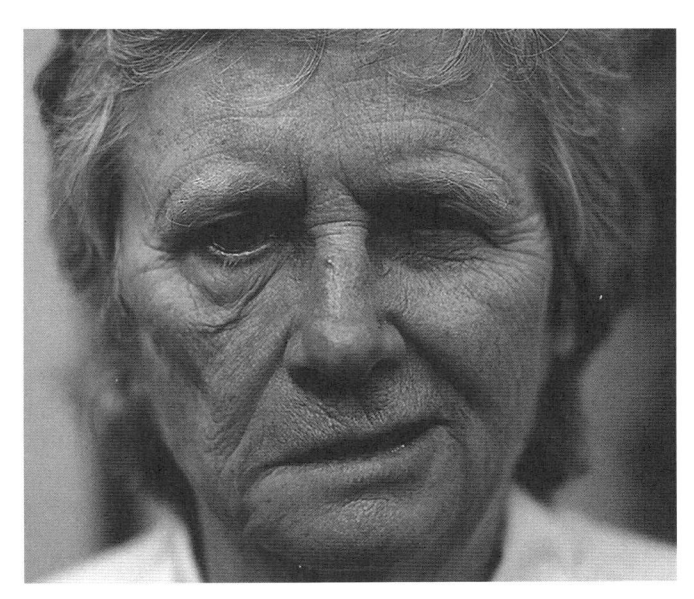

Figura 4.2 Paralisia de Bell (paralisia facial).

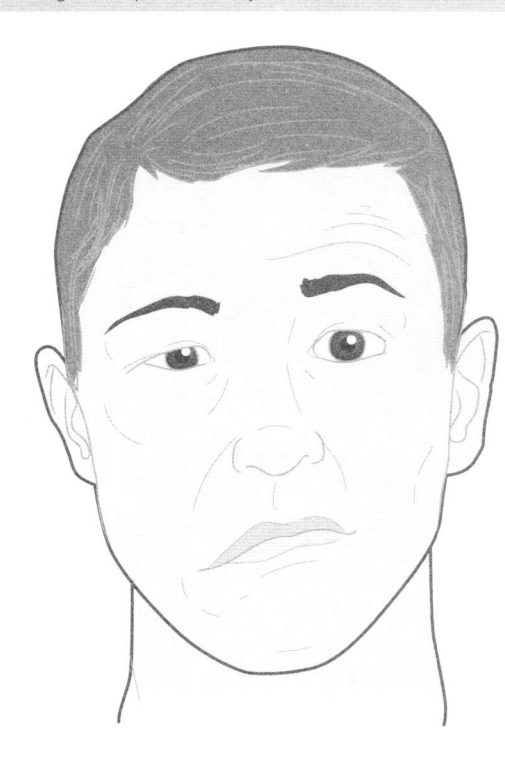

Figura 4.3 Paralisia de Bell.

c) Tiques faciais

Ver Parte 5, *Sintomas e Sinais*, Capítulo 55.

Observação

Os tiques faciais caracterizam-se por contrações abruptas dos músculos da face.

Significado clínico

Na medicina chinesa, um tique facial pode ser decorrente de vários padrões, entre os quais estagnação do *Qi* do Fígado, deficiência do Sangue do Fígado, Vento do Fígado, Vento do Fígado com Fleuma e Vento externo.

Quando decorrente da estagnação do *Qi* do Fígado, o tique facial será acompanhado de irritabilidade, depressão, tendência a chorar, distensão abdominal, dor de cabeça e pulso em Corda.

A deficiência do Sangue do Fígado causa paralisia facial porque falha em nutrir os músculos da face, dando origem a Vento Vazio: outros sintomas podem incluir tontura, visão turva, cútis pálida e baça e pulso Áspero.

O Vento do Fígado pode causar tique facial porque é da natureza do Vento interno causar movimentos involuntários. O tique facial causado por Vento do Fígado é mais comum nos idosos e vem acompanhado por vertigem, dor de cabeça, perda do equilíbrio e pulso em Corda.

Nos idosos, o Vento do Fígado frequentemente está combinado com Fleuma, e ambos podem ocasionar tiques faciais. Outros sintomas incluem vertigem, náuseas, dor de cabeça, sensação de opressão no tórax, tendência ao sobrepeso, língua Aumentada e pulso em Corda-Deslizante.

Vento externo pode causar um tique facial temporário.

TIQUES FACIAIS

- Estagnação do *Qi* do Fígado: irritabilidade, depressão, pulso em Corda
- Deficiência de Sangue do Fígado: tontura, visão turva, pulso Áspero
- Vento do Fígado: vertigem, pulso em Corda
- Vento do Fígado com Fleuma: vertigem, náuseas, pulso em Corda e Deslizante
- Vento Externo: tique temporário.

3. MEMBROS E CORPO

Os sinais dos membros e do corpo discutidos são:
a) Paralisia
b) Tremor ou espasticidade dos membros
c) Espasmos dos músculos
d) Opistótono
e) Contração dos membros
f) Hemiplegia
g) Tremor das mãos
h) Tremor dos pés
i) Contração dos dedos das mãos.

a) Paralisia

Ver Parte 5, *Sintomas e Sinais*, Capítulo 68.

Paralisia é chamada de *Tan Huan* em chinês, podendo ser escrita com dois conjuntos diferentes de caracteres, sendo que o segundo conjunto significa "espalhar-se" e "relaxado" (ver *Glossário*).

Observação

Na paralisia, uma fraqueza dos músculos dos quatro membros impede a função adequada das pernas e/ou dos braços. A paralisia é vista apenas em condições crônicas e arrastadas, e normalmente, mas nem sempre, é acompanhada por flacidez dos músculos; nesse caso, na medicina chinesa, ela é incluída no grupo das doenças de Atrofia (síndrome *Wei*). Em casos leves, a paralisia consiste na fraqueza dos braços ou das pernas, o que cria lentidão de movimentos, enquanto em casos graves, o movimento dos braços e/ou das pernas encontra-se gravemente comprometido ou completamente inviável e o paciente fica confinado a uma cadeira de rodas.

Na medicina ocidental, esse tipo de paralisia é frequentemente visto em lesões espinais ou doenças neurológicas, tais como esclerose múltipla ou doença do neurônio motor.

Significado clínico

A paralisia pode ser decorrente de muitos diferentes padrões, dependendo da gravidade da doença.

De modo geral, nos estágios iniciais da paralisia, pode haver invasão de Umidade externa ocorrendo em um contexto de deficiência.

Nos estágios mais avançados, a paralisia geralmente é decorrente de uma deficiência geral de *Qi* e Sangue e, em particular, da deficiência do Estômago e do Baço, que ficam incapazes de transportar o *Qi* para os membros.

Nos estágios finais, o principal padrão que emerge na paralisia é uma deficiência do Fígado e dos Rins, que pode manifestar-se como deficiência do *Yin* ou do *Yang*. Nesse estágio, a condição é complicada pelo possível desenvolvimento de fatores patogênicos, como Vento interno (que pode causar espasticidade dos membros), estase de Sangue (que pode causar dor nos membros) ou Fleuma (que pode causar entorpecimento dos membros).

Nas doenças febris agudas que evoluem para o nível do Sangue, pode haver desenvolvimento de deficiência de *Yin*, levando a desnutrição grave dos canais e, portanto, a paralisia: essa é, por exemplo, a patologia da paralisia originada da poliomielite.

Obviamente, a paralisia originada de uma lesão espinal é diferente porque decorre de um traumatismo externo e não cai em nenhum dos padrões citados. Entretanto, em um paciente que sofre de paralisia decorrente de lesão espinal, essa condição em si, com o tempo, leva à deficiência do Estômago e do Baço.

OS QUATRO ESTÁGIOS DA ESCLEROSE MÚLTIPLA

1. Umidade: entorpecimento e formigamento
2. Deficiência do Estômago e do Baço: dificuldade em andar
3. Deficiência do Fígado e dos Rins: dificuldade grave em andar e incontinência urinária
4. Desenvolvimento de fatores patogênicos: possivelmente, Vento interno (espasticidade dos membros) ou estase de Sangue (dor nos membros).

NOTA CLÍNICA

Pontos para os quatro estágios da esclerose múltipla:
1. Umidade: VC-9 *Shuifen*, VC-12 *Zhongwan*, VC-5 *Shimen*, BP-9 *Yinlingquan*, B-22 *Sanjiaoshu*
2. Deficiência do Estômago e do Baço: VC-12 *Zhongwan*, E-36 *Zusanli*, B-20 *Pishu*, B-21 *Weishu*
3. Deficiência do Fígado e do Rim: F-8 *Ququan*, R-3 *Taixi*, VC-4 *Guanyuan*, B-23 *Shenshu*, B-18 *Ganshu*
4. Desenvolvimento de fatores patogênicos:
   - Vento interno: F-3 *Taichong*, VB-20 *Fengchi*, VG-16 *Fengfu*, VB-31 *Fengshi*
5. Estase de Sangue: BP-10 *Xuehai*, B-17 *Geshu*.

NOTA CLÍNICA

Além dos pontos da nota clínica anterior, também devemos tratar os canais com pontos semelhantes aos usados para Síndrome de Obstrução Dolorosa, como se segue:
- Braço: IG-10 *Shousanli*, TA-6 *Zhigou*, IG-11 *Quchi*, IG-15 *Jianyu*
- Perna: E-31 *Biguan*, VB-31 *Fengshi*, E-34 *Liangqiu*, E-36 *Zusanli*, E-41 *Jiexi*.

Nota: E-41 é um importante ponto porque ajuda o paciente a erguer os pés com mais facilidade ao andar. Na esclerose múltipla, há com frequência dificuldade de erguer os pés, o que dificulta muito o caminhar.

A esclerose múltipla é um exemplo de paralisia bastante comum no Ocidente, em países industrializados, e é possível identificar claramente os padrões acima na sua evolução patológica. Existem quatro estágios na progressão patológica da esclerose múltipla. Logo no início, a doença caracteriza-se por invasão de Umidade externa e os sintomas são meramente entorpecimento e formigamento. O segundo estágio caracteriza-se por deficiência do Estômago e do Baço e, nesse estágio, o paciente começa a sentir dificuldade para andar. O terceiro estágio caracteriza-se por deficiência do Fígado e dos Rins, que falham em nutrir os tendões e os ossos; o paciente sente dificuldade grave de andar e há incontinência urinária decorrente da deficiência do Rim. O quarto estágio caracteriza-se por desenvolvimento de fatores patogênicos, que podem ser Vento interno, originado da própria deficiência do Fígado e do Rim, causando espasticidade dos membros, ou estase de Sangue, causando dor nos membros.

PARALISIA

- Invasão de Umidade externa: ligeira fraqueza dos membros, sensação de peso
- Deficiência do *Qi* e do Sangue (Estômago e Baço): fraqueza dos membros, dificuldade de andar
- Deficiência do Fígado e do Rim: dificuldade grave de andar.

b) Tremor ou espasticidade dos membros

Ver Parte 5, *Sintomas e Sinais*, Capítulos 64 e 66; Parte 1, *Observação*, Capítulo 18; Parte 2, *Interrogatório*, Capítulo 39.

"Tremor ou espasticidade dos membros" é uma tradução dos caracteres chineses *zhi zhong*. *Zhi* significa "contração ou flexão dos membros" e *zhong* significa "relaxamento ou alongamento dos membros"; entretanto, esses dois termos podem indicar tanto espasticidade como tremor dos membros.

Observação

O paciente pode sofrer de contração, relaxamento ou tremor dos membros.

Significado clínico

A espasticidade ou o tremor dos membros podem ser decorrentes de muitos padrões diferentes: Vento do Fígado é o padrão mais provável de causar essa condição em suas três manifestações possíveis: Vento Cheio originado da ascensão do *Yang* do Fígado ou de Fogo no Fígado, Vento Vazio originado da deficiência do Sangue do Fígado ou do *Yin* do Fígado, ou Vento combinado com Fleuma. Em casos de Vento Cheio, a espasticidade ou o tremor do membro são pronunciados, e o paciente também sofre de vertigem importante; em casos de Vento Vazio, a espasticidade ou o tremor são brandos e o paciente manifestará sintomas de deficiência de Sangue do Fígado ou de deficiência do *Yin* do Fígado; quando o Vento se combina com Fleuma, o paciente vai sofrer de entorpecimento e peso nos membros, a língua fica Aumentada e o pulso fica em Corda-Deslizante. A epilepsia é um exemplo de doença normalmente caracterizada por Vento interno e Fleuma.

Os mesmos sintomas podem ser causados por uma deficiência geral de *Qi* e Sangue, que falham em nutrir os tendões e os músculos, caso em que esses sintomas serão leves.

A espasticidade e o tremor dos membros também podem surgir no nível do Sangue (dos Quatro Níveis), quando o Calor gerado pela doença febril causa Vento do Fígado ou esgota o *Yin* a tal ponto que gera Vento Vazio.

TREMOR OU ESPASTICIDADE DOS MEMBROS

- Vento do Fígado (tipo Cheio): espasticidade grave ou tremor com grande amplitude, vertigem, pulso em Corda
- Vento do Fígado (tipo Vazio): espasticidade branda ou tremor com pequena amplitude, tontura, pulso Fino e em Corda
- Vento do Fígado com Fleuma: entorpecimento e peso nos membros, língua Aumentada, pulso em Corda-Deslizante
- Deficiência de Qi e Sangue: espasticidade branda ou tremor dos membros, fadiga, língua Pálida, pulso Fraco ou Áspero

c) Espasmos dos músculos

Ver Parte 5, *Sintomas e Sinais*, Capítulo 68.

Observação

Espasmos dos músculos consistem no estremecimento involuntário ou vibração dos músculos superficiais: na medicina ocidental, esse fenômeno é chamado de fasciculação.

Significado clínico

Os espasmos dos músculos podem ser decorrentes de deficiência do *Yang*, de Água transbordando ou de deficiência de *Qi* e Sangue.

Na deficiência de *Yang*, os espasmos musculares são decorrentes de o *Qi* Defensivo (*Yang* por natureza) não estar nutrindo os músculos superficiais. O Capítulo 3 do *Questões Simples* diz: "*A parte refinada do* Yang Qi *nutre a Mente, enquanto a parte mole nutre os tendões.*"[1]

O transbordamento de Água indica uma condição de deficiência grave do *Yang*, levando ao acúmulo de fluidos, que pode ocorrer no Coração, no Pulmão ou nos músculos. O acúmulo de Água nos músculos pode dar origem a esses espasmos musculares.

A deficiência geral de *Qi* e Sangue também pode causar espasmos musculares quando o *Yang Qi* falha em nutrir os músculos superficiais e o Sangue falha em nutrir os músculos e os tendões.

ESPASMOS DOS MÚSCULOS

- Deficiência de *Yang*: sensação de frio, cansaço, pulso Profundo-Lento
- Água transbordando: edema, tosse com fleuma aquosa profusa, língua Úmida
- Deficiência de *Qi* e Sangue: cansaço, tontura, língua Pálida, pulso Fraco ou Áspero.

d) Opistótono

Ver Parte 5, *Sintomas e Sinais*, Capítulo 68.

Observação

Opistótono indica um espasmo no qual a cabeça e os calcanhares se curvam para trás e o corpo se curva para a frente (Figura 4.4).

Significado clínico

O opistótono é sempre decorrente de Vento do Fígado que se desenvolve no nível do Sangue de uma doença febril. Também pode ocorrer depois do parto quando a mãe é acometida de infecção, mas é um quadro raramente visto nos países modernos ocidentais.

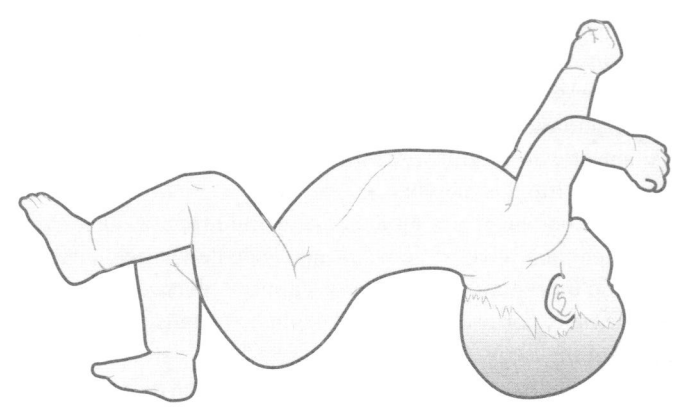

Figura 4.4 Opistótono.

e) Contração dos membros

Ver Parte 5, *Sintomas e Sinais*, Capítulo 64; Parte 1, *Observação*, Capítulo 18.

Observação

A contração dos membros consiste em cerrar involuntariamente os punhos ou contrair os pés com concomitante rigidez dos membros afetados e incapacidade de alongá-los. A contração pode afetar qualquer articulação, como dedos, pulso, cotovelo, tornozelo e joelhos.

A contratura de Dupuytren, que geralmente envolve o dedo anelar ou o dedo mínimo, é um exemplo dessa condição.

Significado clínico

A contração dos membros pode ocorrer em várias doenças, como artrite, convulsões ou acidente vascular por Vento. Os padrões que causam a contração normalmente são deficiência geral de *Qi* e Sangue, Vento interno, Frio, Umidade, Fleuma ou estase de Sangue: na maioria dos casos, os órgãos Fígado e Rim estão particularmente envolvidos porque nutrem os tendões e os ossos.

A deficiência geral de *Qi* e Sangue pode causar contração de uma determinada articulação em decorrência de o Sangue não estar nutrindo os tendões. Por exemplo, uma deficiência de Sangue pode afetar os canais do cotovelo e provocar uma contração nessa articulação.

O Vento interno pode causar contração de qualquer articulação, e isso é frequentemente visto depois de um acidente vascular por Vento.

O Frio, por sua própria natureza, tem tendência em contrair e pode, portanto, causar contração em qualquer articulação: frequentemente vista na Síndrome da Obstrução Dolorosa, essa situação frequentemente afeta o cotovelo ou o joelho e é acompanhada por dor.

A Umidade pode causar contração de uma articulação porque obstrui os tendões e os músculos: essa condição também é vista na Síndrome de Obstrução Dolorosa e afeta particularmente o pulso ou os dedos, causando não apenas contração, mas também inchaço.

A Fleuma também pode causar contração de uma articulação porque obstrui os tendões, os músculos e os ossos: essa condição é vista nos estágios finais da Síndrome de Obstrução Dolorosa por Frio ou por Umidade complicada por Fleuma e se manifesta não apenas com uma contração da articulação, mas também com deformidades ósseas.

A estase de Sangue causa contração e rigidez das articulações porque o Sangue falha em nutrir os tendões e os ossos, e estagna nas articulações: essa situação também é vista nos estágios finais de Síndrome de Obstrução Dolorosa por Umidade ou Frio complicada por estase de Sangue, e causa intensa dor e rigidez.

> **CONTRAÇÃO DOS MEMBROS**
>
> - Deficiência de *Qi* e Sangue: contração leve, cansaço, língua Pálida, pulso Fraco ou Áspero
> - Vento do Fígado: contração pronunciada, vertigem, pulso em Corda
> - Frio: contração pronunciada e dor, sensação de frio, melhora pelo calor
> - Umidade: contração das articulações com inchaço, sensação de peso
> - Fleuma: contração das articulações com inchaço e deformidades ósseas
> - Estase de Sangue: contração e rigidez das articulações com dor grave, língua Arroxeada.

f) Hemiplegia

Ver Parte 5, *Sintomas e Sinais*, Capítulo 68.

Observação

Hemiplegia consiste na paralisia unilateral do braço e/ou da perna.

Significado clínico

A hemiplegia é uma sequela após acidente vascular decorrente de Vento, e os principais padrões que causam a hemiplegia são Vento do Fígado e Fleuma. Em casos prolongados, depois de um acidente vascular, também pode ocorrer estase de Sangue, causando rigidez pronunciada e dor dos membros, além de paralisia.

> **NOTA CLÍNICA**
>
> Na hemiplegia, deve-se tratar os canais com pontos semelhantes aos usados para Síndrome de Obstrução Dolorosa, como se segue:
> - Braço: IG-10 *Shousanli*, TA-6 *Zhigou*, IG-11 *Quchi*, IG-15 *Jianyu*
> - Perna: E-31 *Biguan*, VB-31 *Fengshi*, E-34 *Liangqiu*, E-36 *Zusanli*, E-41 *Jiexi*.
>
> Nota: E-41 é um ponto importante porque ajuda o paciente a erguer os pés com mais facilidade ao andar. Na esclerose múltipla, é comum haver dificuldade para erguer os pés, o que dificulta o caminhar.

g) Tremor das mãos

Ver Parte 5, *Sintomas e Sinais*, Capítulo 65; Parte 1, *Observação*, Capítulo 14.

Observação

"Tremor das mãos" consiste no tremor involuntário das mãos ou de todo o braço: o tremor pode ser muito pronunciado e com grande amplitude ou bem leve e com pequena amplitude. Pode ser unilateral ou bilateral. O paciente tem dificuldade de segurar um livro, uma colher ou uma xícara.

Significado clínico

O tremor das mãos sempre indica Vento interno. O Vento interno pode, por sua vez, desenvolver-se a partir da ascensão do *Yang* do Fígado, de Fogo do Fígado, de deficiência de Sangue do Fígado ou de deficiência do *Yin* do Fígado e do Rim. Quando se origina do *Yang* do Fígado ou do Fogo do Fígado, o Vento é de natureza Cheia e o tremor é pronunciado; quando se origina de uma deficiência, o Vento é de natureza Vazia e o tremor é leve. Além dos padrões acima, nos idosos, o Vento interno frequentemente é complicado por Fleuma.

Nos alcoólicos, um tremor fino das mãos é causado por Fleuma-Calor. Em casos raros, a retenção de Umidade nos músculos e nos tendões das mãos também pode causar um tremor fino.

h) Tremor dos pés

Ver Parte 5, *Sintomas e Sinais*, Capítulo 66.

Observação

"Tremor dos pés" consiste no tremor involuntário dos pés ou da perna toda e pode ser unilateral ou bilateral. O paciente tem dificuldade de andar e pode haver atrofia do membro inferior.

Significado clínico

O tremor dos pés ou das pernas normalmente é decorrente de Vento Vazio: ou seja, originado da deficiência do Sangue do Fígado ou da deficiência do *Yin* do Fígado e do Rim.

i) Contração dos dedos das mãos

Ver Parte 5, *Sintomas e Sinais*, Capítulo 65; Parte 1, *Observação*, Capítulo 14.

Observação

"Contração dos dedos das mãos", que pode ser unilateral ou bilateral, consiste na contratura involuntária dos dedos e da sua flexão permanente com incapacidade de alongar a mão; o movimento dos músculos e dos tendões acima do punho encontra-se normal.

Significado clínico

A contração dos dedos das mãos é decorrente da deficiência do Sangue e/ou do *Yin* ou decorrente da invasão de Frio nos tendões e nos músculos, como na Síndrome de Obstrução Dolorosa. No primeiro caso, o Sangue deficiente falha em nutrir os tendões, os quais, com o tempo, contraem-se por falta de fluidos; no segundo caso, o Frio externo invade os tendões e os músculos das mãos, provocando sua contração.

> **RESULTADOS DO APRENDIZADO**
>
> O aluno agora deve entender:
> - A observação dos movimentos do corpo inclui o movimento involuntário e a rigidez ou paralisia de cabeça, face, membros e corpo.

NOTA

1. 1979 The Yellow Emperor's Classic of Internal Medicine – *Simple Questions* (*Huang Di Nei Jing Su Wen* 黄帝内经素问), People's Health Publishing House, Beijing, publicado pela primeira vez c. 100 a.C., p. 17.

SEÇÃO 2

Observação das Partes do Corpo

A Seção 2 da Parte 1 discute a observação das partes individuais do corpo. A Seção 1 tratou da observação da forma do corpo, da cútis e das características mentais e emocionais. Esses são os principais elementos que se deve observar conforme o paciente entra na sala de consulta, e que fornecem a imagem geral da constituição daquele paciente e da sua desarmonia em potencial.

Depois de observar essas características gerais, seguimos para observar as partes individuais do corpo, geralmente começando de cima e seguindo para baixo. Algumas dessas partes são observáveis durante a conversa com o paciente, e outras apenas quando a pessoa se despe e deita na maca. Além disso, algumas dessas partes são observadas rotineiramente (p. ex., orelhas, cabelos, boca etc.) e algumas somente se o paciente solicita (p. ex., genitais e mamas, nas mulheres). A observação das duas excreções foi acrescentada aqui a título de complementação, pois não é realizada sob circunstâncias clínicas normais; essa observação pode ser realizada se o paciente for consultado em sua própria casa para uma condição aguda.

É importante que a observação da forma do corpo e do comportamento como um todo preceda a observação das partes individuais do corpo, conforme descrito na Seção 1. Não se deve dar importância desproporcional a uma parte individual do corpo (p. ex., orelhas) em detrimento da observação da forma do corpo e do comportamento como um todo. As partes discutidas e seus capítulos correspondentes são:

Capítulo 5 Cabeça, face e cabelos
Capítulo 6 Olhos
Capítulo 7 Nariz
Capítulo 8 Lábios, boca, palato, dentes, gengivas e filtro
Capítulo 9 Orelhas
Capítulo 10 Garganta e pescoço
Capítulo 11 Região dorsal
Capítulo 12 Mamas das mulheres
Capítulo 13 Batimento cardíaco
Capítulo 14 Mãos
Capítulo 15 Unhas
Capítulo 16 Tórax e abdome
Capítulo 17 Genitália
Capítulo 18 Membros
Capítulo 19 Pernas
Capítulo 20 Excreções
Capítulo 21 Pele
Capítulo 22 Crianças

A observação das cores faciais já foi discutida no Capítulo 3.

5 Observação da Cabeça, Face e Cabelos

CONTEÚDO DO CAPÍTULO

Cabeça, 62
Couro cabeludo seco, 62
Vermelhidão e dor do couro cabeludo, 62
Tremor da cabeça, 62
Inchaço de toda a cabeça, 63
Furúnculos no couro cabeludo, 63
Úlceras no couro cabeludo, 63
Úlceras na região mastoide, 63
Erosão do couro cabeludo, 63
Cabeça inclinada para um lado, 63
Cabeça inclinada para trás, 63
Fechamento tardio das fontanelas, 63

Face, 63
Acne, 63
Erupções papulares/maculares, 64
Edema da face, 64
Inchaço e vermelhidão da face, 64
Inchaço, vermelhidão e dor nas bochechas, 64
Úlceras abaixo do arco zigomático, 64
Linhas de expressão, 64
Desvio do olho e da boca, 64

Cabelos, 65
Queda de cabelo, 65
Alopecia, 65
Cabelos secos e quebradiços, 65
Cabelos oleosos, 66
Cabelos grisalhos em idade precoce, 66
Caspa, 66

A observação da cabeça, face e cabelos será discutida sob os seguintes títulos:
1. Cabeça
   a) Couro cabeludo seco
   b) Vermelhidão e dor do couro cabeludo
   c) Tremor da cabeça
   d) Inchaço de toda a cabeça
   e) Furúnculos no couro cabeludo
   f) Úlceras no couro cabeludo
   g) Úlceras na região mastoide
   h) Erosão do couro cabeludo
   i) Cabeça inclinando para um lado
   j) Cabeça inclinada para trás
   k) Fechamento tardio das fontanelas.
2. Face
   a) Acne
   b) Erupções papulares/maculares
   c) Edema da face
   d) Inchaço e vermelhidão da face
   e) Inchaço, vermelhidão e dor nas bochechas
   f) Úlceras abaixo do arco zigomático
   g) Linhas de expressão
   h) Desvio do olho e da boca.
3. Cabelos
   a) Queda de cabelo
   b) Alopecia
   c) Cabelo seco e quebradiço
   d) Cabelo oleoso
   e) Cabelos grisalhos em idade precoce
   f) Caspa.

1. CABEÇA

Na observação da cabeça, deve-se, antes de mais nada, fazer uma avaliação geral da constituição do paciente com base nas características faciais. A pessoa com boa constituição normalmente tem cabeça com características suaves, fronte ampla e orelhas longas com lóbulos das orelhas espessos. A pessoa com constituição fraca tem cabeça pequena demais ou com características irregulares e orelhas pequenas com lóbulos das orelhas pequenos.

As características discutidas são as seguintes:
a) Couro cabeludo seco
b) Vermelhidão e dor do couro cabeludo
c) Tremor da cabeça
d) Inchaço de toda a cabeça
e) Furúnculos no couro cabeludo
f) Úlceras no couro cabeludo
g) Úlceras na região mastoide
h) Erosão do couro cabeludo
i) Cabeça inclinada para um lado
j) Cabeça inclinada para trás
k) Fechamento tardio das fontanelas.

a) Couro cabeludo seco

Ver Parte 5, *Sintomas e Sinais*, Capítulo 55.

O couro cabeludo seco indica deficiência do *Yin* do Fígado e/ou do Rim.

b) Vermelhidão e dor do couro cabeludo

Vermelhidão e dor do couro cabeludo indicam invasão aguda de Vento-Calor ou ascensão do Fogo do Fígado.

c) Tremor da cabeça

Ver Parte 5, *Sintomas e Sinais*, Capítulo 55; Parte 1, *Observação*, Capítulo 4.

Tremor da cabeça indica Vento interno e é visto na Doença de Parkinson, nos idosos.

d) Inchaço de toda a cabeça

Ver Parte 5, *Sintomas e Sinais*, Capítulo 55.

Inchaço da face e de toda a cabeça com vermelhidão dos olhos é um quadro chamado de "Cabeça Grande em Doença de Calor", que é decorrente de Calor Tóxico invadindo o Aquecedor Superior e normalmente observado na parotidite.

e) Furúnculos no couro cabeludo

Ver Parte 5, *Sintomas e Sinais*, Capítulo 55.

Furúnculos no couro cabeludo são decorrentes de Fogo do Fígado, Umidade-Calor no canal do Fígado ou Calor Tóxico.

f) Úlceras no couro cabeludo

Ver Parte 5, *Sintomas e Sinais*, Capítulo 55.

Úlceras no couro cabeludo são decorrentes de Fogo do Fígado, Umidade-Calor no canal do Fígado ou, se estiverem na região de VG-20 *Baihui*, de Calor no Vaso Governador.

g) Úlceras na região mastoide

Ver Parte 5, *Sintomas e Sinais*, Capítulo 55.

Úlceras na região mastoide são decorrentes de Umidade-Calor no canal da Vesícula Biliar ou de Fogo do Fígado.

h) Erosão do couro cabeludo

Ver Parte 5, *Sintomas e Sinais*, Capítulo 55.

A erosão do couro cabeludo (quando a pele fica fragmentada) com prurido e exsudação de um fluido é decorrente de Umidade-Calor no canal do Fígado.

i) Cabeça inclinada para um lado

Ver Parte 5, *Sintomas e Sinais*, Capítulo 55.

Se a cabeça se inclina para um lado e o paciente não consegue mantê-la ereta, isso é decorrente ou de uma Deficiência e afundamento do *Qi* do Baço ou de uma deficiência do Mar das Medulas.

j) Cabeça inclinada para trás

Ver Parte 5, *Sintomas e Sinais*, Capítulo 55.

Se a cabeça ficar inclinada para trás com os olhos virados para cima, é uma indicação de Vento interno, frequentemente visto em doenças febris agudas em crianças.

k) Fechamento tardio das fontanelas

Ver Parte 5, *Sintomas e Sinais*, Capítulo 90.

Em bebês, as fontanelas devem ser observadas: o fechamento tardio das fontanelas indica constituição hereditária do Rim pobre. A fontanela posterior normalmente se fecha 2 meses depois do nascimento; a fontanela esfenoide se fecha em aproximadamente 3 meses; a fontanela mastoide se fecha perto do final do primeiro ano; e a fontanela anterior pode não se fechar completamente até o meio ou o final do segundo ano.

> **SINAIS DA CABEÇA**
>
> - Couro cabeludo seco: deficiência do *Yin* do Fígado e/ou do Rim
> - Couro cabeludo avermelhado e dolorido: Vento-Calor ou Fogo do Fígado
> - Tremor na cabeça: Vento do Fígado
> - Inchaço da cabeça e da face: Vento-Calor com Calor Tóxico (parotidite)
> - Furúnculos no couro cabeludo: Fogo do Fígado, Umidade-Calor ou Calor Tóxico
> - Úlceras no couro cabeludo: Fogo do Fígado ou Umidade-Calor
> - Úlceras na região mastoide: Umidade-Calor no canal da Vesícula Biliar ou Fogo do Fígado
> - Erosão do couro cabeludo com prurido e exsudação: Umidade-Calor no canal do Fígado
> - Cabeça inclinada para um lado: deficiência do *Qi* do Baço ou deficiência do Mar da Medula
> - Cabeça inclinada para trás com olhos virados para cima: Vento do Fígado.

2. FACE

O aspecto mais importante da observação da face é a cor da cútis, já discutida no Capítulo 3. Outros sinais diagnósticos da face incluem edema, inchaço, manchas, úlceras e linhas.

As seguintes características serão discutidas:
a) Acne
b) Erupções papulares/maculares
c) Edema da face
d) Inchaço e vermelhidão da face
e) Inchaço, vermelhidão e dor nas bochechas
f) Úlceras abaixo do arco zigomático
g) Linhas de expressão
h) Desvio do olho e da boca.

a) Acne

Ver Parte 5, *Sintomas e Sinais*, Capítulos 55 a 77; Parte 1, *Observação*, Capítulo 5.

Acne na face com pápulas vermelhas normalmente é decorrente de Umidade-Calor, em condições crônicas que ocorrem em um contexto de deficiência do *Qi*. Em casos graves, quando há pústulas muito grandes e doloridas, a acne é decorrente de Calor Tóxico. Se as pústulas tiverem cor arroxeada e baça, há estase de Sangue (Figuras 5.1 a 5.3).

> **ATENÇÃO**
>
> Os textos chineses atribuem a acne à Umidade-Calor ou ao Calor Tóxico, que certamente é o caso. Entretanto, quando a acne ocorre em adolescentes, pela minha experiência, sempre há uma patologia do Vaso da Concepção (*Ren Mai*) e/ou do Vaso Penetrador (*Chong Mai*), o que explica a localização da acne na face, que é acessada por ambos os vasos. Portanto, além dos pontos que tratam Umidade-Calor ou Calor Tóxico, eu também uso P-7 *Lieque* e R-6 *Zhaohai* para o Vaso da Concepção e BP-4 *Gongsun* e PC-6 *Neiguan* para o Vaso Penetrador.

> **NOTA CLÍNICA**
>
> Para acne por Umidade-Calor, eu uso os seguintes pontos: IG-4 *Hegu*, IG-11 *Quchi*, VC-12 *Zhongwan*, VC-9 *Shuifen*, BP-9 *Yinlingquan*, VC-5 *Shimen*, B-22 *Sanjiaoshu* (além dos pontos que abrem o Vaso da Concepção e o Vaso Penetrador, conforme explicado anteriormente).

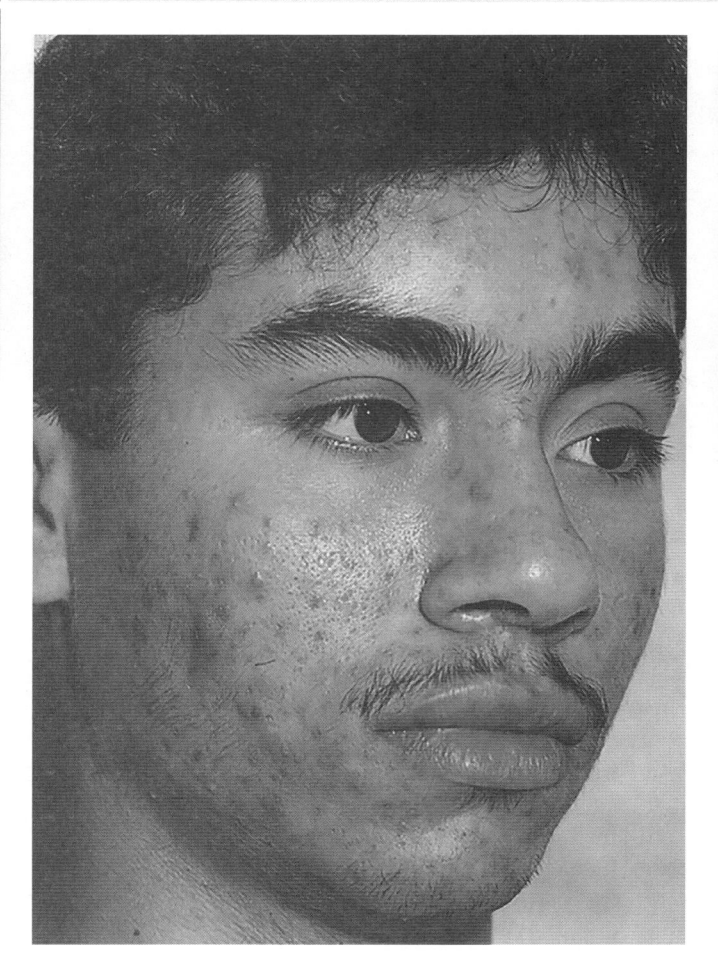

Figura 5.1 Acne com pápulas vermelhas (Umidade-Calor). (Esta figura encontra-se reproduzida em cores no Encarte.)

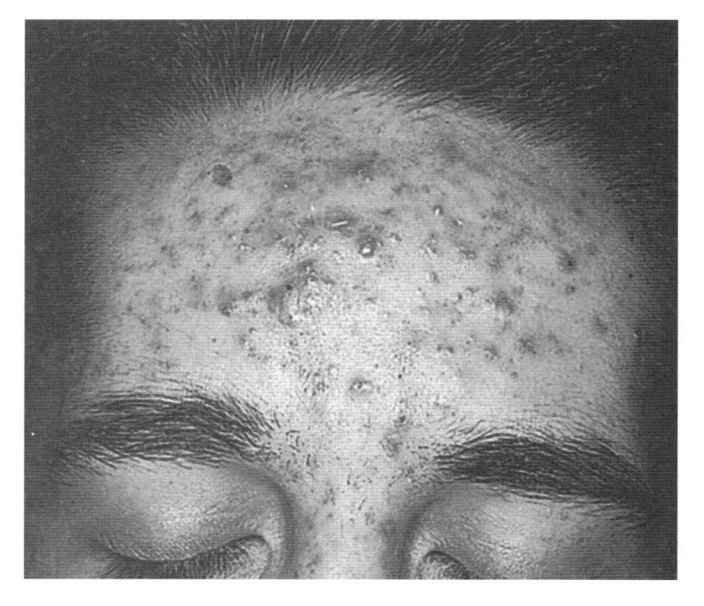

Figura 5.2 Acne com pústulas (Calor Tóxico). (Esta figura encontra-se reproduzida em cores no Encarte.)

b) Erupções papulares/maculares

Ver Parte 5, *Sintomas e Sinais*, Capítulo 55.

Erupções papulares na face e no nariz indicam Calor no Pulmão e erupções maculares indicam Calor no Sangue.

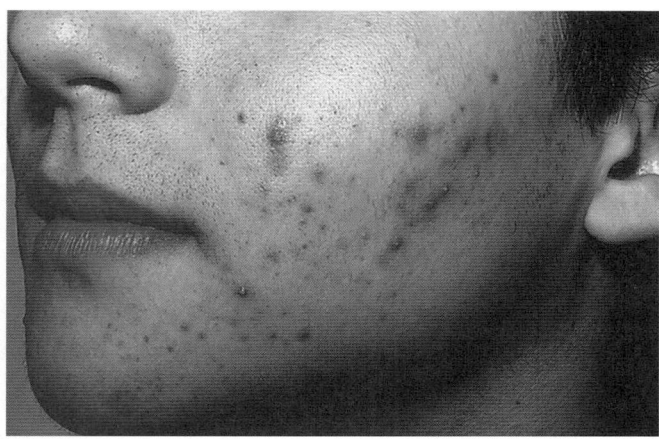

Figura 5.3 Acne com pústulas escuras (estase de Sangue). (Esta figura encontra-se reproduzida em cores no Encarte.)

c) Edema da face

Ver Parte 5, *Sintomas e Sinais*, Capítulo 55.

O edema agudo da face é decorrente de invasão de Vento-Água nos Pulmões; o edema crônico da face é decorrente da deficiência do *Yang* do Baço e do Pulmão.

d) Inchaço e vermelhidão da face

Ver Parte 5, *Sintomas e Sinais*, Capítulo 55.

Inchaço agudo e vermelhidão da face indicam invasão de Calor Tóxico, como se vê nas doenças febris infecciosas.

e) Inchaço, vermelhidão e dor nas bochechas

Ver Parte 5, *Sintomas e Sinais*, Capítulo 55.

Inchaço, vermelhidão e dor nas bochechas e abaixo da mandíbula indicam invasão de Calor Tóxico, e normalmente é uma condição vista na parotidite.

f) Úlceras abaixo do arco zigomático

Ver Parte 5, *Sintomas e Sinais*, Capítulo 55.

Úlceras abaixo do arco zigomático são decorrentes de Calor Tóxico no Estômago.

g) Linhas de expressão

Ver Parte 5, *Sintomas e Sinais*, Capítulo 55.

Se houver linhas de expressão facial e a superfície da pele estiver muito irregular, isso é uma indicação de deficiência de Sangue ou de Calor com secura e, normalmente, essa condição está relacionada com estresse emocional.

h) Desvio do olho e da boca

Ver Parte 5, *Sintomas e Sinais*, Capítulo 55; Parte 1, *Observação*, Capítulo 4.

O desvio do olho e da boca que não afeta as sobrancelhas e a fronte é decorrente de Vento interno e é visto em pacientes que sofreram derrame por Vento. O desvio do olho e da boca com incapacidade de erguer uma sobrancelha e de franzir a testa de um lado indica invasão de Vento externo nos canais da face e é visto na paralisia de Bell.

SINAIS DA FACE

- Edema agudo: invasão de Vento-Água nos Pulmões
- Edema crônico: deficiência do *Yang* do Pulmão e do Baço
- Inchaço agudo e vermelhidão: Vento-Calor com Calor Tóxico
- Inchaço agudo, vermelhidão e dor abaixo da mandíbula: Vento-Calor com Calor Tóxico (parotidite)
- Úlceras abaixo do arco zigomático: Calor Tóxico no Estômago
- Pápulas na face e no nariz: Calor no Pulmão (nível do *Qi*)
- Máculas na face e no nariz: Calor no Sangue
- Linhas de expressão com superfície irregular da pele: deficiência de Sangue ou Calor e Secura
- Desvio do olho e da boca (não afetando as sobrancelhas e a testa): paralisia facial por derrame golpe de Vento
- Desvio do olho e da boca (afetando as sobrancelhas e a testa): paralisia facial periférica (paralisia de Bell).

3. CABELOS

O desenvolvimento da cabeça e dos cabelos depende, em grande parte, do estado do Rim e do Fígado. O Rim influencia os ossos, determinando a estrutura da cabeça, e governa a Medula, que determina o desenvolvimento normal do cérebro. Os Rins e o Fígado influenciam o crescimento dos cabelos e, portanto, o crescimento normal, a cor e a consistência dos cabelos dependem do Fígado e do Rim.

Os padrões que causam cada um dos sinais dos cabelos discutidos abaixo são apresentados em detalhe no Capítulo 55.

As seguintes condições serão discutidas:
a) Queda de cabelo
b) Alopecia
c) Cabelos secos e quebradiços
d) Cabelos oleosos
e) Cabelos grisalhos em idade precoce
f) Caspa

a) Queda de cabelo

Ver Parte 5, *Sintomas e Sinais*, Capítulo 55.

Observação

O termo "queda" se refere à perda gradual de cabelos ou ao seu crescimento lento, ou aos cabelos excessivamente finos.

Significado clínico

O crescimento e a espessura dos cabelos dependem, em grande parte, do estado do Fígado e dos Rins e, especificamente, do Sangue do Fígado e da Essência do Rim; portanto, a perda gradual dos cabelos pode ser decorrente de deficiência de Sangue do Fígado e/ou de deficiência da Essência do Rim. Entretanto, também existem padrões de Plenitude que causam queda do cabelo e, em particular, o Calor no Sangue, que provoca queda do cabelo porque resseca os folículos pilosos: esse Calor no Sangue normalmente se origina do Fogo no Fígado, que ascende para a cabeça causando queda de cabelo.

A perda de cabelo frequentemente ocorre depois de uma doença grave, que pode ser aguda ou crônica, e prolongada. Logicamente, também pode haver causas externas de perda do cabelo, e um exemplo disso é a perda que ocorre depois de um ciclo de quimioterapia.

Em alguns casos, pode ocorrer calvície em pessoas jovens. Se um jovem apresentar calvície e não mostrar qualquer sinal de deficiência do Fígado e/ou do Rim e tiver um corpo forte, a calvície é um traço hereditário e não tem significado clínico.

QUEDA DE CABELO

- Deficiência do Sangue do Fígado e/ou da Essência do Rim
- Calor no Sangue (devido a Fogo no Fígado)
- Doença aguda, grave
- Doença crônica prolongada
- Quimioterapia.

b) Alopecia

Ver Parte 5, *Sintomas e Sinais*, Capítulo 55.

Observação

Alopecia se refere à perda súbita de cabelo, que normalmente cai em tufos.

Significado clínico

A alopecia pode ser decorrente de vários fatores: primeiro, por Calor no Sangue (normalmente originado de Fogo no Fígado), que resseca os folículos pilosos; ou por Vento interno ascendendo para a cabeça; ou por estase de Sangue, quando o Sangue estagnado na cabeça impede um novo Sangue de nutrir o cabelo.

ALOPECIA

- Calor no Sangue: queda de cabelo em tufos, cabelos secos, sensação de calor, sede, língua Vermelha, pulso Rápido
- Vento interno: queda de cabelo em tufos, tontura, pulso em Corda
- Estase de Sangue: queda de cabelo em tufos, cútis escura, língua Arroxeada.

c) Cabelos secos e quebradiços

Ver Parte 5, *Sintomas e Sinais*, Capítulo 55.

Observação

A descrição se refere ao cabelo que é seco, quebradiço e excessivamente fino.

Significado clínico

A causa mais comum de cabelos secos e quebradiços é a deficiência de Sangue do Fígado e/ou do *Yin* do Rim: como o Fígado e os Rins são os principais órgãos que nutrem os cabelos, essa deficiência torna os cabelos secos, finos e quebradiços.

A deficiência geral de *Qi* e Sangue, normalmente envolvendo o Sangue do Fígado, também pode fazer com que os cabelos fiquem secos e quebradiços pelas mesmas razões indicadas acima.

A deficiência do Estômago e do Baço pode fazer com que os cabelos fiquem excessivamente finos e quebradiços, quando não são nutridos pelas Essências dos Alimentos produzidas pelo Estômago. Essa condição geralmente é causada por preocupação, excesso de pensamentos ou excesso de estudos, que enfraquecem o Baço.

A perda crônica de sangue, como a que ocorre na menorragia crônica, também pode fazer com que os cabelos fiquem secos e finos porque não há Sangue suficiente para nutri-los.

CABELOS SECOS E QUEBRADIÇOS
- Deficiência do Sangue do Fígado e/ou da Essência do Rim
- Deficiência geral de *Qi* e Sangue
- Deficiência do Estômago e do Baço
- Perda crônica de sangue.

d) Cabelos oleosos

Ver Parte 5, *Sintomas e Sinais*, Capítulo 55.

O cabelo oleoso é sempre um sinal de Umidade (com ou sem Calor) ou de Fleuma.

e) Cabelos grisalhos em idade precoce

Ver Parte 5, *Sintomas e Sinais*, Capítulo 55.

Observação

O "embranquecimento prematuro dos cabelos" se refere ao fato de os cabelos ficarem grisalhos ou brancos muito precocemente na vida da pessoa; obviamente, o embranquecimento dos cabelos é um fato normal da idade e não indica patologia alguma.

Significado clínico

A causa mais comum de embranquecimento precoce dos cabelos é a deficiência do Sangue do Fígado e/ou da Essência do Rim, que falham em nutrir os cabelos adequadamente; outra causa é uma deficiência geral de *Qi* e Sangue. O embranquecimento súbito normalmente é decorrente de Fogo no Fígado ou no Coração causado por um choque ou por um problema emocional intenso, como raiva.

O embranquecimento prematuro dos cabelos em um jovem que tenha corpo forte e apresenta boa saúde é puramente hereditário e não tem qualquer significado clínico.

O amarelamento e ressecamento dos cabelos normalmente indicam deficiência de Sangue e da Essência.

CABELOS GRISALHOS EM IDADE PRECOCE
- Deficiência do Sangue do Fígado e/ou da Essência do Rim
- Deficiência geral de *Qi* e Sangue
- Fogo no Fígado e no Coração
- Hereditariedade.

f) Caspa

Ver Parte 5, *Sintomas e Sinais*, Capítulo 55.

Observação

Caspa consiste em pequenas escamas brancas e secas que se soltam do couro cabeludo.

Significado clínico

A causa mais comum de caspa é a deficiência de Sangue do Fígado, que falha em nutrir o couro cabeludo. Se a produção de caspa é profusa e surge em surtos, ela é decorrente de Vento no Fígado, normalmente resultante de uma deficiência de Sangue do Fígado.

A caspa também pode ser decorrente de condições de Calor; em particular, Fogo no Fígado, Umidade-Calor no Fígado afetando a cabeça ou Calor Tóxico.

RESULTADOS DO APRENDIZADO

O aluno agora deve entender:
- O tamanho e a simetria das características faciais indicam a constituição da pessoa
- O exame deve incluir: a avaliação dos movimentos e a orientação da cabeça, a qualidade da pele e presença de furúnculos, úlceras ou inchaço, linhas de expressão e desvios
- Lustro e cor dos cabelos e presença de caspa também devem ser observados.

Observação dos Olhos 6

CONTEÚDO DO CAPÍTULO

Relação Entre os Órgãos Internos e os Olhos, 68
Os olhos e o Fígado, 68
Os olhos e os Rins, 69
Os olhos e o Coração, 69
Os olhos e o Estômago e o Baço, 69
Os olhos e a Vesícula Biliar, 69
Os olhos e a Bexiga, 69
Os olhos e o Intestino Delgado, 69
As Cinco Rodas, 70
As Oito Muralhas, 70
O Sistema do Olho, 71

Aspectos da Observação dos Olhos, 71
O lustro dos olhos, 71
O controle dos olhos, 72
O olho normal, 72

Observação dos Sinais Patológicos do Olho, 72
Cor, 72
Outras características, 73

Os canais que passam através ou ao redor dos olhos estão ilustrados na Figura 6.1. Os trajetos dos canais que passam através ou ao redor dos olhos são os seguintes:

- O canal Principal do Estômago vai para o olho e se conecta com B-1 *Jingming*
- O canal Muscular do Estômago se conecta com os músculos ao redor da órbita e com o canal Muscular da Bexiga
- O canal Divergente do Estômago vai até a testa e desce para entrar no olho
- Os canais Principal, de Conexão e Divergente do Coração fluem, todos, para o olho
- O canal Principal da Bexiga vai até o canto interno do olho
- O canal Muscular da Bexiga se insere ao redor da órbita ocular
- O canal Principal do Fígado passa através do olho em seu caminho para o vértice
- Os canais Principal e Muscular da Vesícula Biliar vão até o canto externo do olho
- Os Vasos da Concepção e Penetrador vão até a órbita inferior do olho (não ilustrado na Figura 6.1)
- Os Vasos Yin e Yang do Calcanhar vão até B-1 *Jingming* (não ilustrado na Figura 6.1).

Do ponto de vista dos Cinco Elementos, os olhos são as aberturas do Fígado. O Capítulo 4 do *Questões Simples* diz: "*A direção Leste corresponde à cor verde e ao Fígado, que se abre no orifício dos olhos*".[1] Entretanto, muitos outros órgãos influenciam os olhos e, particularmente de um ponto de vista diagnóstico, os olhos refletem o estado de todos os órgãos internos e, portanto, da Mente e do Espírito.

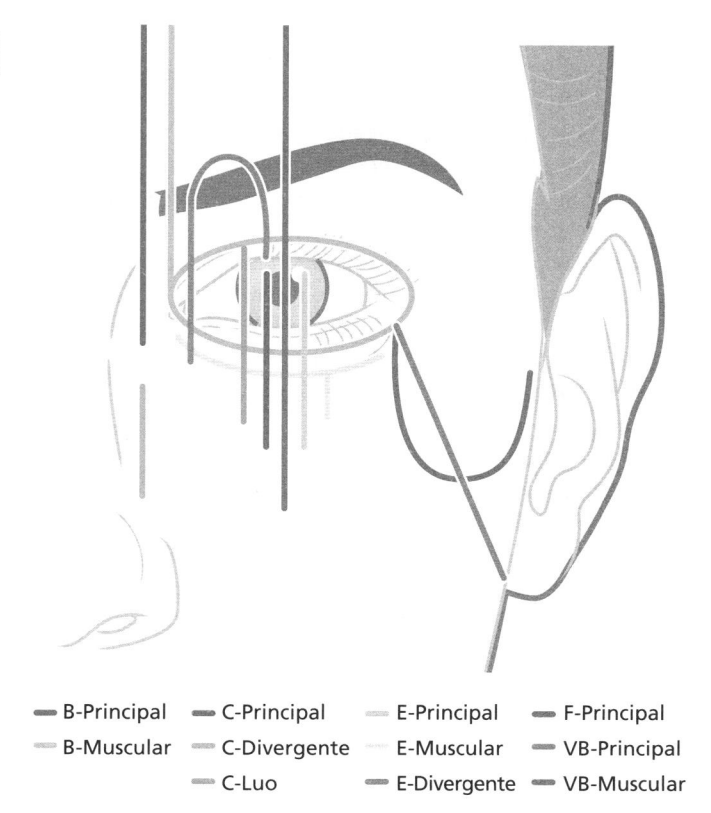

— B-Principal — C-Principal — E-Principal — F-Principal
— B-Muscular — C-Divergente — E-Muscular — VB-Principal
— C-Luo — E-Divergente — VB-Muscular

Figura 6.1 Canais que passam através dos olhos. (Esta figura encontra-se reproduzida em cores no Encarte.)

Em particular, os olhos refletem o estado da Mente e do Espírito por causa da íntima conexão entre os olhos e o Coração. De fato, o Capítulo 81 do *Questões Simples* diz: "*O Coração transporta a Essência dos cinco órgãos Yin até os olhos; se os olhos estiverem brilhantes e com lustro, isso mostra que a pessoa está feliz e o Qi está harmonioso. Se, ao contrário, os olhos não tiverem lustro, a pessoa está afligida por preocupações e isso se reflete no brilho dos olhos*".[2] O mesmo Capítulo do *Questões Simples* diz: "*O Espírito e a Essência do Coração se reúnem nos olhos.*"[3]

Entretanto, conforme mencionado acima, muitos órgãos influenciam os olhos. O Capítulo 4 do *Eixo Espiritual* diz: "*O Qi e o Sangue dos doze canais e dos quinze canais de Conexão chegam até os orifícios da face para que o Yang Qi ilumine os olhos*".[4] O Capítulo 71 do *Eixo Espiritual* diz: "*Observando as cinco cores dos olhos, podemos determinar o estado dos cinco órgãos Yin e, portanto, o prognóstico.*"[5]

Desta forma, como podemos ver, as essências e os fluidos de todos os órgãos internos nutrem e hidratam os olhos; por essa razão, os olhos podem refletir o estado da maioria dos órgãos internos, e não só do Fígado, com o qual estão relacionados dentro do contexto dos Cinco Elementos de correspondências. O *Eixo Espiritual*, no Capítulo 80, diz: "*As Essências dos cinco órgãos Yin e dos seis órgãos Yang chegam, todas, até os olhos, que são o 'ninho' da Essência. A Essência dos ossos* [e, portanto, do Rim] *se manifesta na pupila; a Essência dos tendões* [e, portanto, do Fígado] *se manifesta na íris; a Essência do Sangue* [e, portanto, do Coração] *se manifesta nos vasos sanguíneos e no canto* [do olho]; *a Essência do Qi* [e, portanto, do Pulmão] *se manifesta na esclera; a Essência dos músculos* [e, portanto, do Baço] *se manifesta nas pálpebras; assim, a Essência de ossos, tendões, Sangue e Qi juntamente com os vasos sanguíneos formam o Sistema do Olho, que segue para cima, penetrando no cérebro, e para trás, terminando na nuca.*"[6]

Essa declaração do *Eixo Espiritual* é importante de duas maneiras. Primeiro, ela estabelece uma conexão entre os órgãos internos e as cinco partes do olho, que são chamadas de Cinco Rodas. As Cinco Rodas são a pupila (correspondente ao Rim), a íris (correspondente ao Fígado), a esclera (correspondente ao Pulmão), os dois cantos da esclera (correspondentes ao Coração) e as pálpebras (correspondentes ao Baço). Segundo, esse Capítulo do *Eixo Espiritual* descreve um "Sistema do Olho" composto de todos os canais que chegam até o olho, penetram no cérebro e saem na nuca.

O mesmo Capítulo do *Eixo Espiritual* também diz: "*Os olhos manifestam a Essência dos cinco órgãos Yin e dos seis órgãos Yang, o Qi Nutritivo e Defensivo, e eles são o local onde o Qi da Mente é gerado… os olhos são os mensageiros do Coração, que abriga a Mente. Se a Mente e a Essência não estiverem coordenadas e não forem transmitidas, a pessoa tem alucinações visuais. A Mente, a Alma Etérea e a Alma Corpórea ficam dispersadas, de modo que a pessoa tem percepções confusas.*"[7]

Concluindo, para fins de diagnóstico, os olhos refletem o estado de todos os órgãos, e da Mente e do Espírito.

> **ATENÇÃO**
>
> Os olhos refletem o estado de todos os órgãos (não apenas do Fígado), e da Mente e do Espírito.

A análise da observação dos olhos primeiramente discutirá as várias relações fisiológicas entre os olhos e os vários órgãos. Após as discussões das relações fisiológicas entre os Órgãos Internos e o olho, analisaremos os aspectos particulares dos olhos que devem ser observados na prática clínica.

As várias cores patológicas da esclera serão discutidas e, finalmente, vários outros sinais que surgem nos olhos serão analisados.

Portanto, a discussão será estruturada sob os seguintes tópicos:
1. Relação entre os Órgãos Internos e os olhos
   a) Os olhos e o Fígado
   b) Os olhos e os Rins
   c) Os olhos e o Coração
   d) Os olhos e o Estômago e o Baço
   e) Os olhos e a Vesícula Biliar
   f) Os olhos e a Bexiga
   g) Os olhos e o Intestino Delgado
   h) As Cinco Rodas
   i) As Oito Muralhas
   j) O Sistema do Olho.
2. Aspectos da observação dos olhos
   a) O lustro dos olhos
   b) O controle dos olhos
   c) O olho normal.
3. Observação dos sinais patológicos dos olhos
   1. Cor
      a) Amarelada
      b) Avermelhada
      c) Azul-esverdeada
      d) Escura.
   2. Outras características
      a) Manchas brancas
      b) Globo ocular protuberante
      c) Globo ocular afundado
      d) Estrabismo
      e) Olhos arregalados e fixos
      f) Cor anormal das pálpebras
      g) Pálpebras inchadas
      h) Olhos lacrimejantes
      i) Secreção nos olhos
      j) Cores anormais dos cantos dos olhos
      k) Cores anormais das órbitas oculares.

Outros sinais relacionados com os olhos são discutidos na Parte 5, *Sintomas e Sinais*, Capítulo 61.

1. RELAÇÃO ENTRE OS ÓRGÃOS INTERNOS E OS OLHOS

a) Os olhos e o Fígado

A relação entre os olhos e o Fígado é, logicamente, muito bem conhecida em decorrência da correspondência dos Cinco Elementos. O Sangue do Fígado nutre os olhos e produz a visão normal. Por exemplo, no Capítulo 17 do *Eixo Espiritual*, está escrito: "*O Qi do Fígado chega até os olhos; quando o Fígado está harmonizado, os olhos conseguem distinguir as cinco cores*".[8] Também diz: "*O Fígado armazena o Sangue que nos permite ver.*"[9]

O Capítulo 5 do *Eixo Espiritual* diz: "*O Fígado governa os olhos*";[10] e o Capítulo 4 diz: "*O Leste corresponde à cor verde e ao Fígado, que se abre nos olhos.*"[11]

O Yin do Fígado também nutre os olhos e, mais especificamente, hidrata-os; de fato, olhos secos são geralmente um sintoma de deficiência do Yin do Fígado, enquanto a visão turva é um sintoma de deficiência do Sangue do Fígado.

> **NOTA CLÍNICA**
>
> Os pontos do canal do Fígado que influenciam os olhos são F-3 *Taichong* e F-2 *Xingjian*.

b) Os olhos e os Rins

À semelhança do Sangue do Fígado, os Rins nutrem os olhos; eles também hidratam os olhos e controlam os fluidos normais que os lubrificam. De fato, os Rins nutrem e hidratam os olhos com a mesma importância que o Fígado.

Muitos problemas oculares, especialmente nos idosos, são decorrentes da deficiência do *Yin* do Rim. Por exemplo, visão turva e olhos secos são com frequência decorrentes de uma deficiência do Rim e, especialmente, uma deficiência do *Yin* do Rim. Os Rins também influenciam a pressão intraocular e o glaucoma é, com frequência, decorrente de uma deficiência do Rim.

NOTA CLÍNICA

Os pontos do canal do Rim que influenciam o olho são R-6 *Zhaohai* e R-3 *Taixi*.

c) Os olhos e o Coração

O canal Principal do Coração chega até o olho internamente; o canal de Conexão do Coração também chega até o olho; e o canal Divergente do Coração se conecta com o canal do Intestino Delgado no canto interno dos olhos.

O *Eixo Espiritual*, no Capítulo 10, diz: "*O canal do Coração se conecta com o Sistema do Olho*".[12] No Capítulo 11, diz: "*O canal Divergente do Coração se conecta com o Sistema do Olho*".[13] O mesmo Capítulo diz: "*O canal do Coração chega até a face e se conecta com o canto interno do olho.*"[14]

Portanto, o Sangue do Coração também nutre o olho de modo semelhante ao do Sangue do Fígado, ou, em outras palavras, para que o Sangue chegue até o olho, ele precisa da ação transportadora do *Qi* do Coração. O *Questões Simples* também menciona a conexão entre olho e Coração em várias partes e o Capítulo 81 diz: "*O Espírito e a Essência do Coração se reúnem no olho*".[15] Também diz: "*O Coração é o foco da Essência dos cinco órgãos* Yin *e seu orifício é o olho*".[16] O *Eixo Espiritual*, no Capítulo 80, diz: "*O olho é o embaixador do Coração.*"[17]

O significado de todas as declarações acima é duplo. Primeiro, assim como o Fígado, o Coração nutre o olho e, portanto, muitos problemas oculares estão relacionados com uma patologia do Coração. Segundo, a Essência do Coração, e portanto a Mente e o Espírito, se manifesta nos olhos: esse é um aspecto importantíssimo do diagnóstico porque uma observação cuidadosa dos olhos revela o estado da Mente e do Espírito.

NOTA CLÍNICA

O ponto do canal do Coração que influencia o olho é C-5 *Tongli*.

d) Os olhos e o Estômago e o Baço

O canal do Estômago está intimamente conectado com o olho porque começa logo abaixo da sua órbita. O Baço influencia as pálpebras e os músculos que controlam sua abertura e fechamento.

O Capítulo 62 do *Eixo Espiritual* diz: "*O Qi do Estômago ascende até os Pulmões e à cabeça através da garganta e se conecta com o Sistema do Olho e daí penetra no cérebro*".[18] O Capítulo 31 do *Questões Simples* diz: "*O Yang Brilhante controla os músculos e seu canal flui para o nariz e para os olhos.*"[19]

O Capítulo 21 do *Eixo Espiritual* diz: "*O canal Yang Brilhante da perna vai até o nariz, a boca e penetra no Sistema do Olho*".[20] Os canais Divergente e Muscular do Estômago penetram no olho. O Capítulo 13 do *Eixo Espiritual* diz: "*O canal Muscular do Estômago... se conecta com o canal Yang Maior que controla a pálpebra inferior*".[21] Entretanto, o ponto de vista que prevalece é o de que o Baço controla as duas pálpebras.

NOTA CLÍNICA

O ponto do canal do Estômago que influencia o olho é o E-36 *Zusanli*.

e) Os olhos e a Vesícula Biliar

O canal da Vesícula Biliar está intimamente conectado com o olho porque ele começa no seu canto externo. O Capítulo 10 do *Eixo Espiritual* diz: "*O canal da Vesícula Biliar começa no canto lateral do olho*".[22] O Capítulo 11 do *Eixo Espiritual* diz: "*O canal Divergente da Vesícula Biliar... se dispersa na face, penetra no Sistema do Olho e se junta com o canal Principal no canto externo do olho*".[23] Já o Capítulo 13 diz: "*O canal Muscular da Vesícula Biliar... se prende ao redor do canto externo do olho*".[24] Os canais Divergente e Muscular da Vesícula Biliar chegam, portanto, até o olho.

NOTA CLÍNICA

Os pontos do canal da Vesícula Biliar que influenciam o olho são VB-1 *Tongziliao*, VB-44 *Zuqiaoyin* e VB-37 *Guangming*.

f) Os olhos e a Bexiga

O canal da Bexiga, que começa no canto interno do olho, influencia fortemente o olho. O Capítulo 10 do *Eixo Espiritual* diz: "*O canal da Bexiga começa no canto interno do olho*".[25] O canal Muscular da Bexiga envolve a órbita do olho. O Capítulo 21 do *Eixo Espiritual* diz: "*O canal Yang Maior da perna penetra no occipício, entra no cérebro, conecta-se com o olho e é chamado de Sistema do Olho.*"[26]

NOTA CLÍNICA

Os pontos do canal da Bexiga que influenciam o olho são B-1 *Jingming* e B-67 *Zhiyin*.

g) Os olhos e o Intestino Delgado

O Capítulo 10 do *Eixo Espiritual* diz: "*Um ramo do canal do Intestino Delgado sai da clavícula, vai até o pescoço e a bochecha e chega até o canto lateral do olho... outro ramo chega até o nariz e vai até o canto interno do olho*".[27] O canal Muscular do Intestino Delgado também chega até o canto externo do olho.

PARTE 1 Diagnóstico pela Observação

> **NOTA CLÍNICA**
>
> O ponto do canal do Intestino Delgado que influencia o olho é ID-6 *Yanglao*.

A Figura 6.2 ilustra a relação entre os Órgãos Internos e os olhos.

OLHOS E ÓRGÃOS INTERNOS

- Fígado: o Sangue do Fígado nutre os olhos
- Rins: o Yin do Rim nutre e hidrata os olhos
- Coração: o Sangue do Coração nutre os olhos; o *Qi* do Coração transporta o *Qi* e o Sangue para os olhos
- Estômago e Baço: o Estômago transporta as essências dos alimentos para os olhos; os canais Principal, Muscular e Divergente do Estômago chegam até os olhos; o Baço controla as pálpebras
- Vesícula Biliar: os canais Principal, Divergente e Muscular da Vesícula Biliar chegam até o canto externo dos olhos; VB-1 se conecta com o Sistema do Olho
- Bexiga: os canais Principal e Muscular chegam até os olhos; B-1 se conecta com o Sistema do Olho
- Intestino Delgado: os canais Principal e Muscular do Intestino Delgado chegam até os olhos.

> **ATENÇÃO**
>
> O Fígado *não* é o único órgão que influencia os olhos.

h) As Cinco Rodas

As "Cinco Rodas" são uma expressão antiga para indicar cinco áreas dos olhos: pupila, íris, cantos da esclera, o restante da esclera e as pálpebras. Essas Cinco Rodas são a Roda Água, a Roda Vento, a Roda Sangue, a Roda *Qi* e a Roda Músculo, respectivamente (Figura 6.3).

As Cinco Rodas são as seguintes:
- A Roda Água é a pupila; é a essência dos ossos e pertence ao Rim
- A Roda Vento é a íris; é a essência dos tendões e pertence ao Fígado
- A Roda Sangue são os cantos da esclera dos olhos; é a essência do Sangue e pertence ao Coração

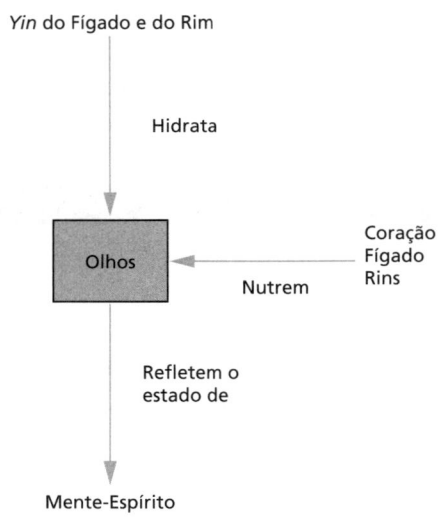

Figura 6.2 Relação dos Órgãos Internos com os olhos.

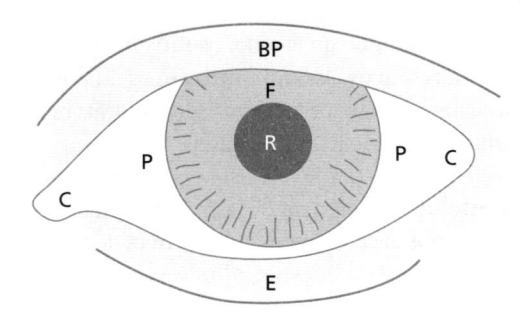

Figura 6.3 As Cinco Rodas do olho.

- A Roda *Qi* é o restante da esclera; é a essência do Qi e pertence aos Pulmões
- A Roda Músculo são as pálpebras; é a essência dos músculos e pertence ao Estômago e ao Baço.

O significado das Cinco Rodas é que elas estabelecem a relação fisiológica entre as cinco partes do olho e os órgãos internos. Por exemplo, a pupila pertence aos Rins e se ela estiver excessivamente dilatada, pode indicar deficiência do *Yang* do Rim; a íris pertence ao Fígado e sua inflamação pode indicar Calor no Fígado; a esclera pertence ao Pulmão, e uma mudança na sua cor ou textura pode indicar uma patologia do Pulmão, como Calor no Pulmão; os cantos dos olhos pertencem ao Coração e uma vermelhidão nesses locais pode indicar Fogo no Coração; as pálpebras pertencem ao Estômago e ao Baço, e se, por exemplo, elas estiverem caídas, isso pode indicar afundamento do *Qi* do Baço, ao passo que se estiverem inchadas e avermelhadas, indicam Calor no Baço. Entretanto, como sempre acontece no sistema de correspondências da medicina chinesa, há patologias que escapam dessas correspondências; por exemplo, a vermelhidão na esclera pode estar relacionada com Calor em qualquer órgão, e não só nos Pulmões.

i) As Oito Muralhas

As "Oito Muralhas" são outra forma de classificar as áreas dos olhos em relação aos órgãos internos. A classificação de acordo com as Oito Muralhas é basicamente a mesma feita com as Cinco Rodas, mas é mais detalhada, especialmente em relação à esclera, que é dividida em três áreas correspondentes a Pulmão, Fogo Ministerial e Triplo Aquecedor (Figura 6.4).

As Oito Muralhas são as seguintes:
- Muralha do Céu, correspondente à esclera e pertencente aos Pulmões e ao Intestino Grosso
- Muralha da Terra, correspondente às pálpebras e pertencente ao Estômago e ao Baço
- Muralha de Fogo, correspondente aos cantos do olho e pertencente ao Coração e ao Intestino Delgado
- Muralha de Água, correspondente à pupila e pertencente aos Rins
- Muralha de Vento, correspondente à íris e pertencente ao Fígado e à Vesícula Biliar
- Muralha do Trovão, correspondente à parte superior da esclera externa e pertencente ao Fogo Ministerial

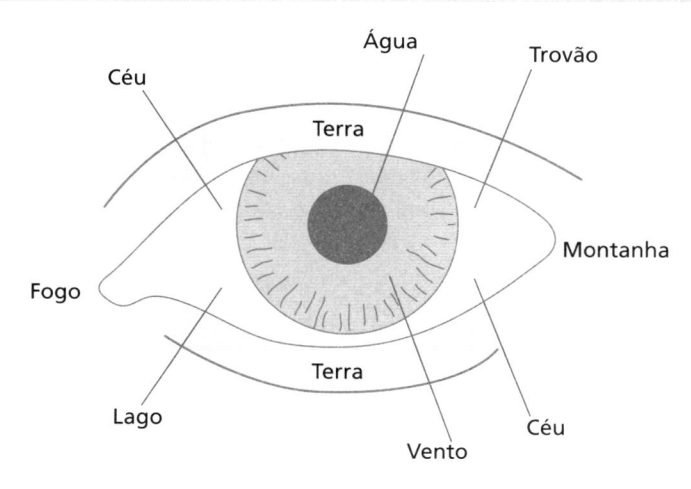

Figura 6.4 As Oito Muralhas do olho.

- Muralha da Montanha, correspondente ao canto externo do olho e pertencente ao Pericárdio
- Muralha do Lago, correspondente à parte inferior da esclera interna e pertencente ao Triplo Aquecedor.

j) O Sistema do Olho

O Capítulo 80 do *Eixo Espiritual* menciona o Sistema do Olho: "*As Essências dos cinco órgãos Yin e dos seis órgãos Yang chegam até os olhos, que são o 'ninho' das Essências. A Essência dos ossos* [e, portanto, do Rim] *se manifesta na pupila; a Essência dos tendões* [e, portanto, do Fígado] *se manifesta na íris; a Essência do Sangue* [e, portanto, do Coração] *se manifesta nos vasos sanguíneos e no canto* [do olho]; *a Essência do Qi* [e, portanto, do Pulmão] *se manifesta na esclera; a Essência dos músculos* [e, portanto, do Baço] *se manifesta nas pálpebras; portanto, as Essências dos ossos, tendões, sangue e Qi, juntamente com os vasos sanguíneos* [ou canais], *formam o Sistema do Olho, que segue para cima, entrando no cérebro, e para trás, saindo na nuca. Assim, quando fatores patogênicos entram no occipício em decorrência de uma condição de deficiência do corpo, eles penetram nesse trajeto até o Sistema do Olho e entram no cérebro. Isso faz com que o cérebro tenha uma sensação de estar 'virando', que provoca um aperto no Sistema do Olho; um aperto no Sistema do Olho causa visão ofuscada e ocorre tontura.*"[28] (Figura 6.5).

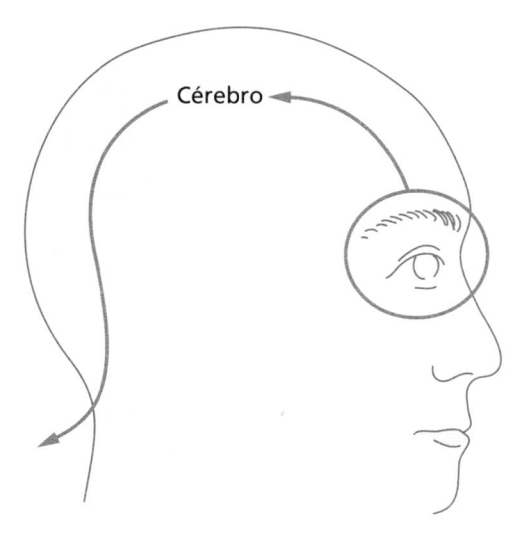

Figura 6.5 O Sistema do Olho.

O Sistema do Olho é, portanto, o complexo de canais, canais de Conexão e vasos sanguíneos, que convergem para o olho e reúnem o Qi e a Essência de todos os órgãos, penetrando no cérebro e depois saindo no occipício. O Sistema do Olho enfatiza essencialmente a relação fisiológica entre os órgãos internos, juntamente com seus canais e vasos sanguíneos, os olhos e o cérebro. Os textos modernos chineses geralmente traduzem "Sistema do Olho" como "nervo óptico"; em minha opinião, essa tradução é uma visão reducionista. Embora o Sistema do Olho esteja relacionado com o nervo óptico, não é a mesma estrutura (da mesma forma que os canais estão relacionados com os nervos, que os seguem lado a lado, mas não são esses nervos).

Do ponto de vista da acupuntura, muitos dos pontos ao redor da órbita do olho têm influência sobre o cérebro e, portanto, sobre a Mente.

> **ATENÇÃO**
>
> Muitos dos pontos ao redor da órbita do olho têm influência sobre o cérebro e, portanto, sobre a Mente, através do Sistema do Olho.

2. ASPECTOS DA OBSERVAÇÃO DOS OLHOS

a) O lustro dos olhos

O lustro (*Shen*) dos olhos refere-se ao brilho, à vitalidade, ao fulgor e à cintilação dos olhos, qualidades que refletem um estado normal da Mente e do Espírito e, portanto, em particular, do Coração. Entretanto, como indicado anteriormente, a Essência dos outros órgãos internos também se manifesta nos olhos.

O lustro bom e normal dos olhos indica que qualquer que seja a doença que uma pessoa possa estar sofrendo, a Mente e o Espírito ainda estão fortes e que a vida emocional e mental dessa pessoa é equilibrada e bem integrada.

Esse lustro é um sinal importantíssimo e, quando presente, sempre aponta para um bom prognóstico. O lustro normal dos olhos é um tanto "úmido"; ou seja, o olho parece bem lubrificado, e não seco. Entretanto, o olho também não deve estar muito molhado.[29] Assim que um paciente novo se senta, primeiro eu avalio, com muito cuidado, o lustro dos olhos.

Quando a Mente e o Espírito estão afetados por problemas emocionais de longa data, os olhos podem perder o lustro e ficar um tanto baços e sem brilho (Figura 6.6). O grau do embotamento dos olhos reflete a gravidade e a duração dos problemas emocionais com exatidão: quanto mais baços forem os olhos, mais graves e duradouros são os problemas emocionais. Em alguns casos, entretanto, os olhos podem ficar baços e perder o lustro por causas físicas, como uma doença grave, ou por um longo ciclo de quimioterapia. Exceto por essa última causa de falta de lustro nos olhos, eu considero esse um sinal que nunca falha: mesmo que a pessoa se esforce em esconder seus problemas emocionais, a falta de lustro dos olhos sempre fala a verdade.

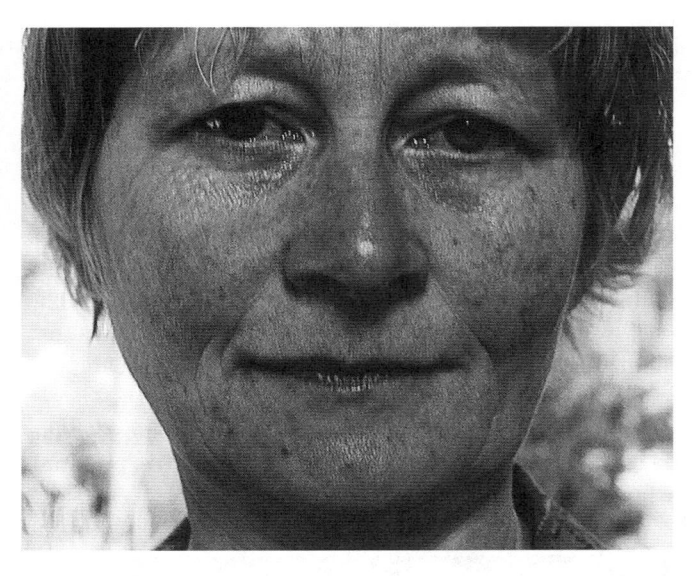

Figura 6.6 Olhos sem lustro. (Esta figura encontra-se reproduzida em cores no Encarte.)

O *Great Treatise of Ophthalmology* (*Yan Ke Da Quan*, 1644) relaciona o lustro dos olhos em particular com o Fogo do Portão da Vida (*Ming Men*): "*O brilho da Mente se manifesta com o esplendor dos olhos. O brilho da Mente tem sua origem no Portão da Vida [Ming Men] e ele aflora no Coração por meio da Vesícula Biliar: portanto, é uma manifestação do Fogo*".[30] Observe que o lustro normal dos olhos é um tanto úmido; ou seja, o olho parece bem lubrificado, e não seco. Entretanto, o olho também não deve ficar muito molhado.

b) O controle dos olhos

"Controle" dos olhos se refere ao movimento ou à falta de movimento dos globos oculares. Uma pessoa que tem olhos "controlados" consegue fixar o olhar; ou seja, a pessoa consegue olhar diretamente para outras pessoas e estabelecer um contato visual – os olhos não se movem muito nem ficam muito fixos; eles ficam estáveis e relaxados. Olhos descontrolados podem manifestar-se com olhar fixo ou com o olhar se desviando, e com movimento excessivo dos globos oculares: a pessoa cujos olhos estão descontrolados frequentemente olham para baixo ou desviam o olhar para evitar estabelecer um contato visual com outras pessoas.

O controle dos olhos é uma coisa bem distinta do lustro, e não é de surpreender ver pessoas cujos olhos parecem ter lustro, mas que não têm controle. A falta de controle dos olhos indica obstrução dos orifícios da Mente e uma personalidade conturbada.

c) O olho normal

O olho normal caracteriza-se por visão clara, esclera límpida e branca com borda distinta entre a esclera e a íris, lustro normal, controle normal, aspecto luminoso e umidade normal. As pálpebras não devem estar inchadas ou avermelhadas e devem se abrir e fechar normalmente; o canto interno deve ser de um vermelho pálido, úmido e livre de úlceras, feridas ou remela (secreção pegajosa que se junta no canto do olho); o olho, de modo geral, deve ser luminoso, ter lustro e controle, indicando um bom estado da Mente e do Espírito; o globo ocular deve mover-se normalmente – nem involuntariamente, nem olhando fixamente; a esclera não deve ter manchas, opacidades ou vasos sanguíneos visíveis.

Os padrões que causam cada um dos sinais oculares discutidos abaixo estão analisados em detalhe no Capítulo 61.

3. OBSERVAÇÃO DOS SINAIS PATOLÓGICOS DO OLHO

1. Cor

As cores patológicas dos olhos devem ser observadas na esclera. O Capítulo 72 do *Eixo Espiritual* relaciona as cinco cores patológicas da esclera com os cinco órgãos *Yin*: "*Olhos vermelhos indicam doença do Coração; brancos, dos Pulmões; verdes, do Fígado; amarelos, do Baço; e escuros, dos Rins.*"[31]

Em termos gerais, a cor amarelada ou avermelhada indica Calor, enquanto a cor esverdeada ou pálida indica Frio, e uma cor brilhante indica doença no *Yang*, ao passo que uma cor turva indica doença no *Yin*.

a) Amarelada

Ver Parte 5, *Sintomas e Sinais*, Capítulo 61.

A causa mais comum de uma esclera estar amarelada é Umidade-Calor: se o Calor predominar, a esclera fica com cor amarelo-claro e brilhante, como uma casca de tangerina; se a Umidade predominar, a esclera fica com um amarelado embaciado.

Umidade-Frio também pode fazer com que a esclera fique amarelada, e neste caso será um amarelo-escuro e embaciado.

O Calor Tóxico pode fazer com que a esclera fique com tom amarelo-escuro e congestionada. A deficiência de Sangue também pode fazer com que a esclera fique amarelada, mas, nesse caso, é um amarelo-claro pálido.

A estase de Sangue pode fazer com que a esclera fique amarelo-escuro, quase castanho.

> **ESCLERA AMARELADA**
> - Umidade-Calor: esclera amarelado brilhante ou amarelo-escuro, sensação de peso, remela nos olhos, saburra da língua amarelada e pegajosa
> - Umidade-Frio: esclera amarelo-escuro e baça, sensação de peso, membros frios, dor abdominal
> - Calor Tóxico: esclera congestionada e amarelo-escuro, remela nos olhos, língua Vermelha com pontos vermelhos
> - Deficiência de Sangue: esclera amarelo pálido, tontura, visão turva, pulso Áspero
> - Estase de Sangue: esclera amarelo-escuro, dor no olho, língua Roxa.

b) Avermelhada

Ver Parte 5, *Sintomas e Sinais*, Capítulo 61.

O tom avermelhado pode ser observado na esclera ou nos cantos dos olhos. Vermelhidão da esclera indica Calor, que pode ser derivado de qualquer um dos órgãos internos, mas os três padrões mais comuns são Fogo no Coração, Fogo no Fígado e Calor no Pulmão.

O Fogo no Fígado provavelmente é a causa mais comum da esclera avermelhada, caso em que esta pode estar congestionada e dolorida. O Fogo no Coração pode fazer com que a esclera fique avermelhada, particularmente nos dois cantos. O Calor no Pulmão pode fazer com que a esclera fique avermelhada e isso é observado particularmente em condições agudas de Calor no Pulmão ou de Fleuma-Calor nos Pulmões, que ocorre depois de uma invasão de Vento. O Calor na Bexiga às vezes também pode provocar vermelhidão da esclera.

Além das condições de Calor Cheio relacionadas acima, o Calor Vazio também pode fazer com que a esclera fique avermelhada; e nesse caso o tom é de um avermelhado pálido, podendo mostrar vasos sanguíneos finos e vermelhos.

ESCLERA AVERMELHADA

- Fogo no Fígado: esclera congestionada, dor no olho, gosto amargo na boca, pulso em Corda e Rápido
- Fogo no Coração: cantos dos olhos avermelhados, dor no olho, palpitações, ponta da língua Vermelha
- Calor no Pulmão: tosse, sensação de calor
- Fleuma-Calor nos Pulmões: tosse com expectoração amarelada, sensação de opressão no tórax, língua Aumentada
- Umidade-Calor na Bexiga: queimação durante a micção, micção difícil
- Calor Vazio: esclera avermelhado pálido, vasos sanguíneos finos e vermelhos, transpiração noturna, sensação de calor ao anoitecer, língua Vermelha sem saburra.

c) Azul-esverdeada

Ver Parte 5, *Sintomas e Sinais*, Capítulo 61.

O Vento no Fígado pode fazer com que a esclera fique esverdeada, enquanto o Frio interno pode torná-la azulada. Em alguns casos, a deficiência crônica e grave do *Yin* do Rim pode fazer com que a esclera fique esverdeado-baça.

ESCLERA AZUL-ESVERDEADA

- Vento no Fígado: esclera esverdeada, tontura, tremor, pulso em Corda
- Frio interno: esclera azulada, membros frios, dor abdominal, pulso Tenso
- Deficiência do *Yin* do Rim: esclera esverdeada, tontura, zumbido nos ouvidos, pulso Flutuante e Vazio.

d) Escura

A causa mais comum de uma esclera escura é Calor Cheio grave, o qual, como indicado acima, pode ocorrer em muitos órgãos, mas em especial no Fígado, Coração e Pulmão. Nesses casos, a esclera escura pode ser considerada um estágio avançado da esclera avermelhada.

Fleuma também é uma causa comum de esclera escura, caso em que ela fica acastanhada e as órbitas oculares também podem apresentar tom acastanhado embaixo dos olhos. A deficiência crônica e grave do *Yin* do Fígado e do Rim também pode fazer com que a esclera fique escura.

O aspecto escuro e baço da esclera também pode ser decorrente de uma deficiência grave e de secura do Sangue.

ESCLERA ESCURA

- Fogo no Fígado: dor no olho, gosto amargo na boca, dor de cabeça, língua Vermelha com laterais mais vermelhas
- Fogo no Coração: dor no olho, palpitações, ansiedade, língua Vermelha com ponta mais vermelha
- Calor no Pulmão: tosse, sensação de calor
- Fleuma: esclera castanho-escuro, manchas branco baças, órbitas dos olhos escuras, língua Aumentada, pulso Deslizante
- Deficiência do *Yin* do Fígado e do Rim: tontura, zumbidos nos ouvidos, transpiração noturna, pulso Flutuante e Vazio
- Deficiência e secura do Sangue: esclera escura e baça.

A Tabela 6.1 resume as cores patológicas da esclera.

2. Outras características

Ver Parte 5, *Sintomas e Sinais*, Capítulo 61.

a) Manchas brancas

As manchas brancas podem surgir na esclera ou na pupila. A causa mais comum de manchas brancas é a Fleuma, quando elas aparecem geralmente na esclera e parcialmente na pupila. A deficiência crônica e grave do *Yin* do Fígado e do Rim nos idosos também pode dar origem a manchas brancas na esclera. Manchas branco brilhantes na esclera normalmente são decorrentes de deficiência crônica do *Yang* com Frio interno.

MANCHAS BRANCAS

- Fleuma: visão turva, secreção na garganta, sensação de opressão no tórax, língua Aumentada
- Deficiência do *Yin* do Fígado e do Rim: tontura, zumbidos nos ouvidos, transpiração noturna, pulso Flutuante e Vazio
- Deficiência do *Yang*: manchas branco brilhantes, sensação de frio, fezes soltas, pulso Profundo e Fraco.

b) Globo ocular protuberante

Ver Parte 5, *Sintomas e Sinais*, Capítulo 61.

Uma das causas mais comuns do globo ocular protuberante é um distúrbio no canal do Fígado, o qual pode manifestar-se com muitos padrões diferentes do Fígado, como Fogo no Fígado, estagnação do *Qi* do Fígado com Fleuma, Vento no Fígado, Vento no Fígado com Fleuma-Calor, estagnação do *Qi* do Fígado, estagnação do *Qi* e do Sangue do Fígado. Fogo também pode provocar a protuberância do globo ocular, e os dois padrões mais comuns são Fogo no Coração e Calor Tóxico.

Algumas condições de Deficiência também podem provocar uma ligeira protrusão do globo ocular, especialmente uma deficiência do Rim ou uma deficiência do *Qi* e do Sangue.

Tabela 6.1 Cores patológicas do olho.

Cor	Patologia
Amarela	Umidade, Umidade-Calor
Vermelha	Calor Cheio (Fígado, Coração, Pulmão), Calor Vazio
Azul-esverdeada	Vento no Fígado, Frio interno
Escura	Calor Cheio, Fleuma, deficiência do *Yin* do Rim, deficiência grave e secura do Sangue

Finalmente, o globo ocular pode ficar protuberante em condições crônicas de tosse e asma com rebelião do *Qi* do Pulmão.

Para uma lista detalhada e a descrição desses padrões, ver a Parte 5 do Capítulo 61.

> **GLOBO OCULAR PROTUBERANTE**
> - Fogo no Fígado: olho avermelhado, quente e dolorido, gosto amargo na boca, língua Vermelha com laterais mais vermelhas
> - Fogo no Coração: olho avermelhado e dolorido, ansiedade, insônia, palpitações, língua Vermelha com ponta mais vermelha
> - Estagnação do *Qi* do Fígado com Fleuma: sensação de distensão do olho, irritabilidade, sensação de opressão no tórax, língua Aumentada, pulso em Corda
> - Vento no Fígado: tontura, tremor, pulso em Corda
> - Vento no Fígado com Fleuma-Calor: tontura, tremor, sensação de opressão no tórax, muco na garganta, língua Aumentada, pulso em Corda-Deslizante
> - Estagnação do *Qi* do Fígado: sensação de distensão do olho, olhos lacrimejantes, irritabilidade, pulso em Corda
> - Estagnação do *Qi* e estase do Sangue: sensação de distensão e dor do olho, irritabilidade, língua Arroxeada
> - Calor Tóxico: esclera avermelhada, remela no olho, olho vermelho e dolorido, febre, língua Vermelha com pontos vermelhos
> - Deficiência do *Yin* e do *Yang* do Rim: globo ocular ligeiramente protuberante, tontura, zumbidos nos ouvidos, dor nas costas
> - Deficiência de *Qi* e Sangue: globo ocular ligeiramente protuberante, cansaço, palpitações, falta de apetite, fezes soltas
> - Rebelião do *Qi* do Pulmão: tosse crônica ou asma
> - Invasão de Vento-Calor: febre, aversão ao frio, dor e prurido no olho, pulso Flutuante e Rápido.

c) Globo ocular afundado

Ver Parte 5, *Sintomas e Sinais*, Capítulo 61.

O globo ocular afundado é sempre decorrente de uma deficiência, que pode ser uma deficiência crônica do *Qi* ou uma súbita deficiência do *Qi* do Baço induzida por intoxicação alimentar. Outra causa do globo ocular afundado é o Colapso do *Yin* ou do *Yang*.

d) Estrabismo

Ver Parte 5, *Sintomas e Sinais*, Capítulo 61.

A causa mais comum de estrabismo em crianças é uma deficiência da Essência do Rim. Nos adultos, os dois padrões mais comuns de estrabismo são Vento no Fígado ou ascensão do *Yang* do Fígado. Outros padrões que podem causar estrabismo incluem uma deficiência crônica e grave do *Qi* e do Sangue do Fígado, Frio interno, estase de Sangue, Calor Tóxico e Fleuma. Para uma lista detalhada e a descrição dos sintomas desses padrões, ver Capítulo 61.

> **ESTRABISMO**
> - Deficiência da Essência do Rim: estrabismo desde a primeira infância
> - Vento no Fígado: tontura, tremor, pulso em Corda
> - Ascensão do *Yang* do Fígado: tontura, zumbidos nos ouvidos, dor de cabeça, pulso em Corda
> - Deficiência grave de *Qi* e Sangue do Fígado: esgotamento, visão turva, tontura, pulso Áspero
> - Frio interno: sensação de frio, membros frios, pulso Tenso e Lento
> - Estase de Sangue: dor de cabeça, agitação mental, língua Arroxeada
> - Calor Tóxico: febre, remela nos olhos, língua Vermelha com pontos vermelhos
> - Fleuma: tontura, náuseas, cabeça aturdida, visão turva, língua Aumentada.

e) Olhos arregalados e fixos

Ver Parte 5, *Sintomas e Sinais*, Capítulo 61.

"Olhos arregalados e fixos" é uma condição na qual os olhos ficam bem abertos e as pupilas ficam fixas, sem se moverem.

O Fogo no Coração e Fleuma-Calor no Coração são os dois padrões mais comuns que causam olhos arregalados e fixos. Nos dois casos, esse sintoma sempre indica um distúrbio da Mente e do Espírito com obscurecimento dos orifícios da Mente.

f) Cor anormal das pálpebras

Ver Parte 5, *Sintomas e Sinais*, Capítulo 61.

As duas pálpebras refletem o estado do Baço; a pálpebra inferior também reflete o estado do Estômago. Vermelhidão e inchaço da pálpebra superior indicam Calor no Baço, enquanto vermelhidão e inchaço da pálpebra inferior indicam Calor no Estômago. Se as duas pálpebras ficarem avermelhadas, isso normalmente é uma indicação de Umidade-Calor no Baço. Vermelhidão das pálpebras com início súbito pode ser decorrente de invasão de Vento-Calor. Vermelhidão no interior da pálpebra inferior indica Calor Cheio; uma linha vermelha e fina no interior da pálpebra inferior indica Calor Vazio. Vermelhidão das pálpebras como cinábrio com pequenas bolhas de água indica Umidade-Calor no Estômago e no Baço. Pálpebras vermelhas, quentes e pruriginosas com olhos lacrimejantes são decorrentes de Vento, Calor, Umidade ou Fogo no Coração.

Pálpebras escuras indicam deficiência do Rim; pálpebras acinzentadas, baças e fuliginosas indicam Frio-Fleuma; pálpebras escuras, avermelhadas e inchadas indicam Fleuma-Calor; pálpebras escuras com cútis amarelada e baça podem indicar Vento-Fleuma; pálpebras esverdeadas indicam Frio no Estômago.

A cor pálida no interior das pálpebras indica deficiência de Sangue ou de *Yang*, enquanto a cor pálida rodeada por tom amarelado no interior das pálpebras indica retenção de Alimentos.

> **COR ANORMAL DA PÁLPEBRA**
> - Pálpebra superior vermelha e inchada: Calor no Baço
> - Pálpebra inferior vermelha e inchada: Calor no Estômago
> - Ambas as pálpebras vermelhas: Umidade-Calor no Baço
> - Pálpebras vermelhas com início súbito: Vento-Calor
> - Vermelhidão no interior das pálpebras inferiores: Calor Cheio
> - Linha vermelha e fina no interior das pálpebras inferiores: Calor Vazio
> - Pálpebras vermelhas como cinábrio com pequenas bolhas de água: Umidade-Calor no Estômago e no Baço
> - Pálpebras vermelhas, quentes, com prurido e com olhos lacrimejantes: Vento, Calor, Umidade ou Fogo no Coração
> - Pálpebras escuras: deficiência do Rim
> - Pálpebras acinzentadas, baças, fuliginosas: Frio-Fleuma
> - Pálpebras escuras, avermelhadas e inchadas: Fleuma-Calor
> - Pálpebras escuras com cútis amarelada e baça: Vento-Fleuma
> - Pálpebras esverdeadas: Frio no Estômago
> - Cor pálida no interior das pálpebras: deficiência de Sangue ou de *Yang*
> - Cor pálida rodeada por tom amarelado no interior das pálpebras: retenção de Alimentos.

g) Pálpebras inchadas

Ver Parte 5, *Sintomas e Sinais*, Capítulo 61; Parte 2, *Interrogatório*, Capítulo 42.

O inchaço das pálpebras pode se originar de Calor ou de Frio. Quando se origina de Calor, pode ser decorrente de invasão de Vento-Calor ou de Calor no Baço (porque o Baço controla as pálpebras). O inchaço gradual das pálpebras normalmente é decorrente de transbordamento de Água com edema ou de Frio-Fleuma. A descrição dos padrões que causam inchaço da pálpebra é encontrada no Capítulo 61.

PÁLPEBRAS INCHADAS

- Pálpebras vermelhas e inchadas: Umidade-Calor no Baço
- Pálpebras pálidas e inchadas: Frio-Umidade no Baço
- Inchaço agudo das pálpebras: Vento-Calor
- Inchaço gradual das pálpebras: Água transbordando ou Frio-Fleuma.

h) Olhos lacrimejantes

Ver Parte 5, *Sintomas e Sinais*, Capítulo 61.

Tradicionalmente, existem dois tipos de olhos lacrimejantes: um deles é chamado de *liu lei*, que indica olhos lacrimejantes e gotejantes, o qual está descrito aqui; o outro tipo, *yan chi*, indica uma secreção espessa e está descrito sob o título "Secreção nos olhos".

A causa mais comum de olhos lacrimejantes está no canal do Fígado: muitos padrões diferentes do Fígado podem causar esse sintoma; entre eles estão deficiência do Sangue do Fígado, Calor no Fígado, Fogo no Fígado e deficiência do *Yin* do Fígado. O canal do Coração também chega no olho e o Fogo no Coração pode provocar olhos lacrimejantes. O Rim controla os fluidos nos olhos e uma deficiência desse órgão, seja do *Yin* ou do *Yang*, também pode provocar olhos lacrimejantes. Finalmente, as invasões de Vento externo podem causar olhos lacrimejantes, com início súbito. Para uma descrição detalhada dos padrões que causam olhos lacrimejantes, ver Capítulo 61.

OLHOS LACRIMEJANTES

- Deficiência do Sangue do Fígado: lacrimejamento moderado dos olhos quando expostos ao vento
- Fogo no Fígado: lacrimejamento profuso dos olhos
- Deficiência do *Yin* do Fígado: lacrimejamento moderado dos olhos ao anoitecer
- Fogo no Coração: lacrimejamento dos olhos quando aborrecido
- Deficiência do Rim: lacrimejamento dos olhos que piora pelo cansaço
- Vento externo: lacrimejamento dos olhos com início súbito.

i) Secreção nos olhos

Ver Parte 5, *Sintomas e Sinais*, Capítulo 61.

"Secreção nos olhos" indica uma secreção pegajosa e relativamente espessa, diferente daquela dos olhos lacrimejantes, que é caracterizada por excesso de lágrimas. A causa mais comum de secreção nos olhos é Calor, especialmente no Fígado ou no Coração, ou Calor Vazio, especialmente do Fígado, Coração ou Pulmões. A invasão de Vento-Calor externo também pode provocar secreção nos olhos. Para uma descrição detalhada dos padrões que causam secreção nos olhos, ver Capítulo 61.

SECREÇÃO NOS OLHOS

- Fogo no Fígado: secreção amarelada e pegajosa
- Fogo no Coração: secreção amarelada e pegajosa, que piora quando aborrecido
- Deficiência do *Yin* do Fígado com Calor Vazio: secreção pegajosa ao anoitecer
- Deficiência do *Yin* do Coração com Calor Vazio: secreção pegajosa ao anoitecer
- Deficiência do *Yin* do Pulmão com Calor Vazio: secreção pegajosa com tosse
- Vento-Calor: secreção pegajosa com início súbito.

j) Cores anormais dos cantos dos olhos

Os cantos internos dos olhos são chamados de "cantos grandes" na medicina chinesa, enquanto os cantos externos são chamados de "cantos pequenos". Muitos diferentes canais chegam até os cantos dos olhos (Tabela 6.2).

Vermelhidão nos cantos dos olhos sempre indica Calor, que pode ser externo ou interno, e Cheio ou Vazio. Invasão de Vento-Calor externo pode causar vermelhidão dos cantos dos olhos. Calor Cheio de vários órgãos pode causar vermelhidão dos cantos dos olhos: Normalmente, Calor no Pulmão causa vermelhidão do canto interno, Calor no Coração causa vermelhidão do canto externo e Fogo no Fígado, vermelhidão em qualquer um dos cantos.

Calor Vazio originado de deficiência de *Yin* pode causar vermelhidão e secura de qualquer um dos cantos do olho; essa condição pode ser decorrente da deficiência de *Yin* de vários órgãos e, especialmente, do Pulmão, Coração, Fígado e Rim.

Umidade-Calor também pode causar vermelhidão de qualquer um dos cantos, normalmente com secreção pegajosa e amarelada no olho.

Vermelhidão que começa nos cantos internos dos olhos e se estende em direção ao centro indica uma patologia dos vasos *Yin* e *Yang* do Calcanhar (*Yin* e *Yang Qiao Mai*). Para uma descrição dos padrões que causam vermelhidão nos cantos dos olhos, ver Capítulo 61.

CORES ANORMAIS DOS CANTOS DOS OLHOS

- Fogo no Coração: vermelhidão do canto externo
- Calor no Pulmão: vermelhidão do canto interno
- Fogo no Fígado: vermelhidão em qualquer um dos cantos
- Deficiência do *Yin* do Pulmão com Calor Vazio: vermelhidão do canto interno ao anoitecer
- Deficiência do *Yin* do Coração com Calor Vazio: vermelhidão do canto externo ao anoitecer
- Deficiência do *Yin* do Fígado com Calor Vazio: vermelhidão de qualquer um dos cantos do olho ao anoitecer
- Deficiência do *Yin* do Rim com Calor Vazio: vermelhidão de qualquer um dos cantos do olho ao anoitecer
- Umidade-Calor: vermelhidão de qualquer um dos cantos com secreção amarelada e pegajosa
- Vermelhidão que começa no canto interno e vai-se estendendo em direção ao centro: vasos *Yin* e *Yang* do Calcanhar.

Patologia dos Vasos

Cantos dos olhos pálidos: deficiência de Sangue (do Fígado ou Coração); ou deficiência do *Yang* (do Baço ou do Rim).

Tabela 6.2 Relação entre os canais e os cantos dos olhos.

	Canto interno	Canto externo
Coração	Canal Principal	Canal Principal
Intestino Delgado	Canal Principal	Canal Muscular
Vesícula Biliar		Canais Principal e Muscular
Bexiga	Canal Principal	
Triplo Aquecedor		Canais Principal e Muscular
Vasos *Yin* e *Yang* do Calcanhar	Vasos *Yin* e *Yang* do Calcanhar	

Cantos dos olhos pálidos são decorrentes da deficiência de Sangue (do Fígado ou do Coração) ou da deficiência do *Yang* (do Baço ou do Rim). Para uma descrição dos padrões que causam palidez dos cantos dos olhos, ver Capítulo 61.

k) Cor anormal das órbitas oculares

Órbitas oculares escuras normalmente indicam Fleuma: órbitas oculares roxo-escuras indicam estase de Sangue grave. O tom azulado na parte inferior da órbita ocular normalmente indica uma deficiência do Rim; inchaço da parte inferior da órbita ocular que se estende para baixo em direção à bochecha indica uma patologia do Intestino Grosso. Uma tonalidade esverdeada pálida debaixo dos olhos geralmente indica estagnação do *Qi* do Fígado. A cor azul-escura debaixo dos olhos indica Frio no canal do Fígado.

COR ANORMAL DAS ÓRBITAS OCULARES
- Escura: Fleuma ou estase de Sangue
- Roxo-escura: estase de Sangue
- Azulada: deficiência do Rim
- Inchaço da parte inferior da órbita ocular se estendendo em direção à bochecha: patologia do Intestino Grosso
- Pálido-esverdeada: estagnação do *Qi* do Fígado
- Azul-escura: Frio no canal do Fígado.

l) Capítulo do *Ling Shu* (diagnóstico dos vasos sanguíneos do olho)

"Se houver vasos sanguíneos vermelhos que se estendem da parte superior para a parte inferior da esclera, isso indica doenças do Tai Yang; se se estendem da parte inferior para a parte superior, isso indica doenças do Yang Ming; se se estendem da parte inferior para o lado medial, isso indica doenças do Shao Yang." (Figura 6.7).

RESULTADOS DO APRENDIZADO

O aluno agora deve entender:
- Os olhos refletem o estado de todos os Órgãos Internos, e a Mente e o Espírito
- Os canais Principal, Muscular, Divergente e de Conexão de alguns órgãos passam através dos olhos
- Fígado, Rins, Coração, Estômago, Baço, Vesícula Biliar, Bexiga e Intestino Delgado influenciam, todos, os olhos
- As várias partes dos olhos podem ser classificadas de diferentes maneiras, de acordo com as Cinco Rodas e as Oito Muralhas
- É importante observar o lustro e o controle do movimento do olho
- Os sinais patológicos se manifestam na forma de cores anormais de esclera, pálpebras e órbitas oculares, nos cantos dos olhos, em globos oculares protuberantes ou afundados, como estrabismo e olhos lacrimejantes.

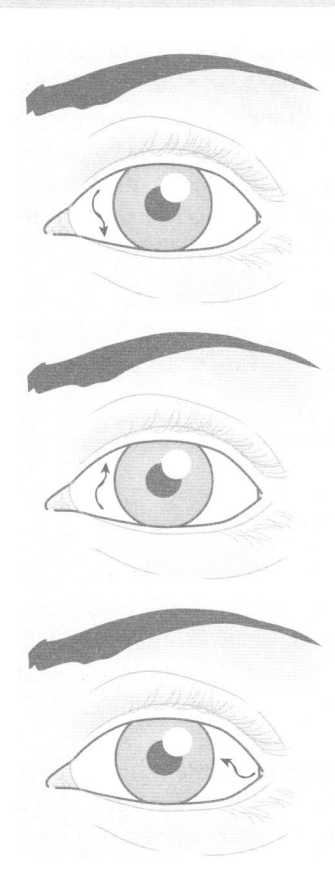

Figura 6.7 Diagnóstico dos vasos sanguíneos nos olhos.

NOTAS

1. 1979 The Yellow Emperor's Classic of Internal Medicine – *Simple Questions* (*Huang Di Nei Jing Su Wen* 黄帝内经素问), People's Health Publishing House, Beijing, publicado pela primeira vez c. 100 a.C., p. 25.
2. Ibid., p. 572.
3. Ibid., p. 573.
4. 1981 *Spiritual Axis* (*Ling Shu Jing* 灵枢经), People's Health Publishing House, Beijing, publicado pela primeira vez c. 100 a.C., p. 129, p. 11.
5. Ibid., p. 128.
6. Ibid., p. 151.
7. Ibid., p. 151-2.
8. Ibid., p. 50.
9. Ibid., p. 50.
10. *Simple Questions* p. 36.
11. Ibid., p. 25.
12. *Spiritual Axis*, p. 32.
13. Ibid., p. 40.
14. Ibid., p. 40.
15. *Simple Questions*, p. 572.
16. Ibid., p. 572.
17. *Spiritual Axis*, p. 151.
18. Ibid., p. 112.
19. *Simple Question*, p. 184.
20. *Spiritual Axis*, p. 56.
21. Ibid., p. 44.
22. Ibid., p. 35.
23. Ibid., p. 40.
24. Ibid., p. 43.
25. Ibid., p. 33.
26. Ibid., p. 56.
27. Ibid., p. 33.
28. Ibid., p. 151.
29. Olhos muito úmidos (embora obviamente não sendo o caso de estar chorando ou em decorrência de uma condição de rinite alérgica) podem indicar forte desejo sexual.
30. *Great Treatise of Ophthalmology* (*Yan Ke Da Quan* 眼科大全 1644) cited in Ma Zhong Xue 1989 *Great Treatise of Chinese Diagnostic Methods* (*Zhong Guo Yi Xue Zhen Fa Da Quan* 中国医学诊法大全), Shandong Science Publishing House, p. 23.
31. *Spiritual Axis*, p. 133-4.

Observação do Nariz 7

CONTEÚDO DO CAPÍTULO

Nariz Pálido, 78
Nariz Amarelado, 78
Nariz Avermelhado, 78
Nariz Azul-Esverdeado, 79
Nariz Vermelho-Arroxeado, 79
Nariz Escuro, 79
Nariz Inchado, 79
Batimento das Asas do Nariz (Parte Externa das Narinas), 79
Pólipos, 79
Narinas Secas, 79
Epistaxe, 79
Úlceras no Nariz, 80
Pápulas no Nariz, 80

- Os canais Principal e Muscular do Intestino Grosso fluem até a base do nariz (e influenciam o sentido do olfato)
- O canal do Estômago se conecta com o nariz
- O canal Muscular da Bexiga vai até a ponte do nariz
- O Vaso Governador flui através do nariz em sentido descendente.

Os canais que fluem através ou ao redor do nariz estão ilustrados na Figura 7.1.

Através de seus canais, o Intestino Grosso e o Vaso Governador influenciam o sentido do olfato e causam sintomas como espirros, na rinite alérgica, ou secreção nasal, na sinusite.

CANAIS QUE INFLUENCIAM O NARIZ

- Canal Principal do Pulmão (embora ele não chegue até o nariz)
- Vaso Governador
- Canais Principal e Muscular do Intestino Grosso
- Canal Principal do Estômago
- Canal Muscular da Bexiga.

Na China Antiga, o nariz era chamado de "Salão Brilhante" (*ming tang*) da face, um lugar para onde o *Yang* límpido converge. O nariz é a convergência do *Yang* límpido por duas razões: primeiro, porque ele capta o ar, que é *Yang* por natureza, e segundo, porque o Vaso Governador ("Governador" de todas as energias *Yang*) flui através do nariz. Em condições patológicas nas quais o *Yang* límpido não ascende até o nariz, o *Yin* turvo se acumula ali causando transtornos como sinusite crônica ou rinite.

Outra razão de, antigamente, o nariz ser chamado de Salão Brilhante está relacionada com a leitura da face pelos chineses, de acordo com a qual o nariz representa a faixa de idade dos 41 aos 49 anos. Eles consideravam esse período da vida como a época em que as pessoas estabelecem suas carreiras em uma base definitiva, e por isso o nariz era comparado com um salão, o cômodo mais importante de uma antiga casa chinesa.

O nariz é influenciado principalmente pelo canal do Pulmão porque o Pulmão "se abre" no nariz e controla o sentido do olfato. O Capítulo 37 do *Eixo Espiritual* diz: "*O nariz é o órgão do sentido dos Pulmões*",[1] e o Capítulo 17 afirma: "*O Qi do Pulmão penetra no nariz; quando o nariz está harmonioso, ele é capaz de cheirar.*"[2]

O Capítulo 4 do *Questões Simples* diz: "*O Oeste corresponde à cor branca e está relacionado com os Pulmões, que se abrem no nariz*".[3] O médico da dinastia Song Dr. Chen Wu Ze disse: "*O nariz é o orifício dos Pulmões através do qual respiramos e cheiramos; o Yang-Qi ascende e o Yin-Qi desce no nariz, de modo que ele é a passagem do Qi Límpido*".[4] É interessante notar que o canal do Pulmão não chega realmente até o nariz e, por conseguinte, ele influencia o nariz através do canal do Intestino Grosso.

Os trajetos dos canais que fluem através ou ao redor do nariz são os seguintes:

———— Vaso Governador
▬▬▬▬ Canal Principal do Intestino Grosso
·········· Canal Principal do Estômago
– – – – Canal Muscular da Bexiga

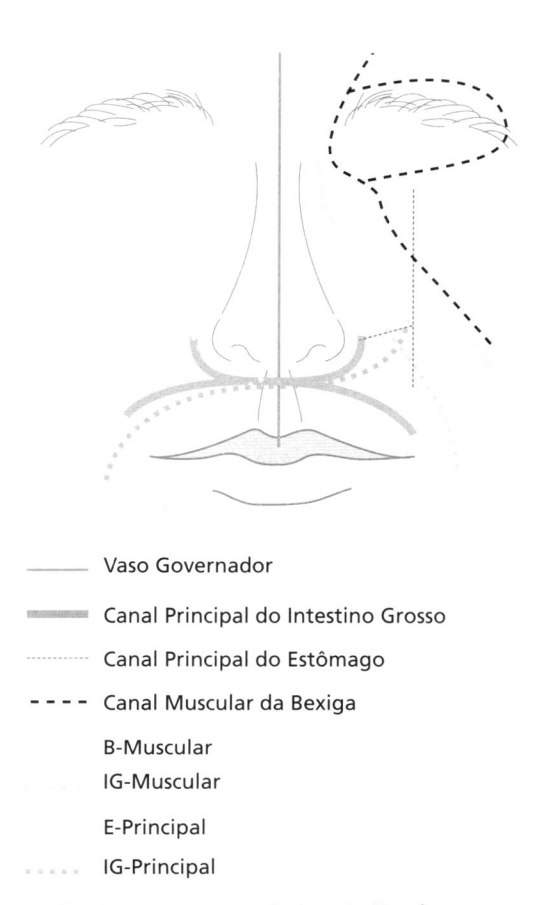

B-Muscular
IG-Muscular
E-Principal
IG-Principal

Figura 7.1 Canais que passam através do nariz. (Esta figura encontra-se reproduzida em cores no Encarte.)

À parte a relação entre o nariz e esses canais, a forma e a cor do nariz têm significado diagnóstico particular no diagnóstico facial. De fato, cores patológicas do nariz podem refletir patologias de outros órgãos, como Fígado e Baço. O Capítulo 37 do *Eixo Espiritual* diz: "*O Salão Brilhante* [nariz] *pode ter cinco cores* [patológicas] *que refletem o* Qi *dos cinco órgãos* Yin".[5] Diferentes partes do nariz estão relacionadas com diferentes órgãos, os quais estão ilustrados na Figura 7.2.

O Capítulo 19 do *Eixo Espiritual* diz: "*O osso do Salão Brilhante* [ponte do nariz] *deve ser alto, regular e reto; o estado dos cinco órgãos* Yin *pode ser determinado pelo centro do nariz, enquanto o estado dos seis órgãos* Yang *pode ser determinado pelas laterais.*"[6]

Os padrões que causam cada um dos sinais do nariz discutidos abaixo são apresentados em detalhe na Parte 5, *Sintomas e Sinais*, Capítulo 58.

Os seguintes sinais do nariz serão discutidos:
1. Nariz pálido
2. Nariz amarelado
3. Nariz avermelhado
4. Nariz azul-esverdeado
5. Nariz vermelho-arroxeado
6. Nariz escuro
7. Nariz inchado
8. Batimento das asas do nariz (parte externa das narinas)
9. Pólipos
10. Narinas secas
11. Epistaxe
12. Úlceras no nariz
13. Pápulas no nariz.

1. NARIZ PÁLIDO

Ver Parte 5, *Sintomas e Sinais*, Capítulo 58.

O nariz pálido pode indicar deficiência do *Qi* do Estômago e do Baço com Frio-Vazio; nesses casos, a palidez fica basicamente na ponta do nariz.

A deficiência de Sangue (normalmente do Fígado) pode fazer com que a ponte do nariz fique pálida. Entre as condições de Plenitude, Fleuma-Fluidos podem fazer com que a ponta do nariz fique pálida e inchada. O nariz esbranquiçado e muito seco indica deficiência grave do *Qi* do Pulmão.

NARIZ PÁLIDO

- Ponta pálida: deficiência do *Qi* do Estômago e do Baço com Frio-Vazio
- Ponte pálida: deficiência do Sangue do Fígado
- Ponta pálida e inchada: Fleuma-Fluidos
- Pálido e seco: deficiência do *Qi* do Pulmão.

2. NARIZ AMARELADO

Ver Parte 5, *Sintomas e Sinais*, Capítulo 58.

O amarelado varia entre amarelo vivo e brilhante a amarelado-baço. Se o tom amarelado for causado por Umidade-Calor (normalmente no Baço), será brilhante se predominar Calor e baço se predominar Umidade.

A deficiência crônica do *Qi* do Baço com retenção de Umidade é uma causa comum da cor amarelada-baça, normalmente na ponta do nariz. A deficiência de *Qi* do Baço com Fleuma pode fazer com que o nariz fique amarelado e seco.

A estase do Sangue do Fígado pode fazer com que o nariz fique amarelado-escuro e baço na ponte. O Calor no Baço faz com que a ponta do nariz fique amarelada brilhante e seca. Por fim, Fleuma-Fluidos podem fazer com que a ponta do nariz fique amarelada e inchada.

NARIZ AMARELADO

- Amarelado brilhante: Umidade-Calor no Baço com predominância de Calor
- Amarelado-baço: Umidade-Calor no Baço com predominância de Umidade
- Amarelado e seco: Fleuma com deficiência do *Qi* do Baço
- Amarelado-escuro e baço: estase de Sangue do Fígado
- Amarelado brilhante e ponta seca: Calor no Baço
- Amarelado com ponta inchada: Fleuma-Fluidos.

▶▶ TRATAMENTO

Para Umidade no nariz: IG-4 *Hegu*, *Bitong*, VG-23 *Shangxing*, VC-12 *Zhongwan*, E-43 *Xiangu*.

3. NARIZ AVERMELHADO

Ver Parte 5, *Sintomas e Sinais*, Capítulo 58.

Calor no Pulmão pode provocar vermelhidão do nariz, especialmente na parte superior da ponte. Fogo no Fígado é uma causa comum de vermelhidão na parte central da ponte. Calor Cheio ou Vazio do Baço pode causar vermelhidão da ponta do nariz. Finalmente, a ponte do nariz pode ficar avermelhada nas invasões de Vento-Calor.

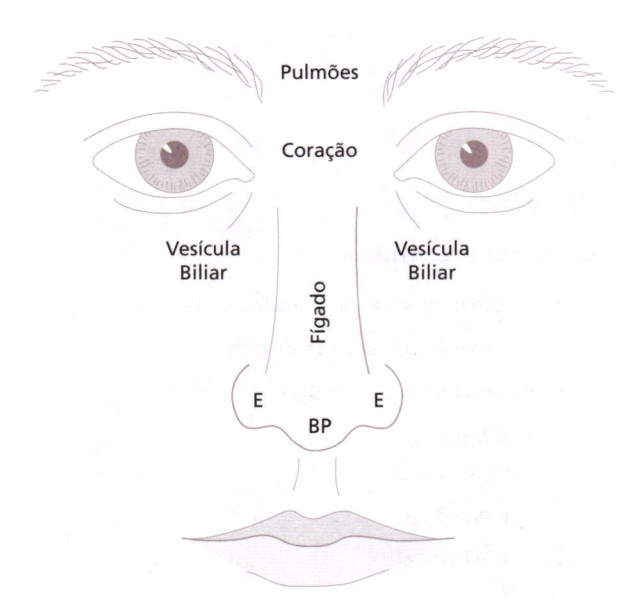

Figura 7.2 Órgãos refletidos no nariz.

CAPÍTULO 7 Observação do Nariz

NARIZ AVERMELHADO

- Vermelhidão na parte superior: Calor no Pulmão
- Vermelhidão na parte central: Fogo no Fígado
- Ponta avermelhada: Calor no Baço ou Calor Vazio
- Ponte avermelhada com início agudo: Vento-Calor.

▶▶ TRATAMENTO

Calor no Pulmão no nariz: P-7 *Lieque*, IG-4 *Hegu*.

▶▶ TRATAMENTO

Fogo no Fígado no nariz: F-2 *Xingjian*, P-7 *Lieque*.

4. NARIZ AZUL-ESVERDEADO

Ver Parte 5, *Sintomas e Sinais*, Capítulo 58.

A estase de Sangue do Fígado pode fazer com que a ponte do nariz fique esverdeada, ao passo que Fleuma-Fluidos podem fazer com que a ponta do nariz fique azulada. Frio interno pode fazer com que a ponte do nariz fique azulada.

5. NARIZ VERMELHO-ARROXEADO

Ver Parte 5, *Sintomas e Sinais*, Capítulo 58.

O nariz vermelho-arroxeado sempre indica estase de Sangue que ocorre em um contexto de Calor. A estase de Sangue pode ocorrer no Fígado, caso em que a ponte do nariz fica vermelho-arroxeada; no Coração, em cujo caso a área da ponte entre os olhos fica vermelho-arroxeada; ou no Estômago, e nesse caso, as asas do nariz (parte externa das narinas) ficam vermelho-arroxeadas.

NARIZ VERMELHO-ARROXEADO

- Ponte vermelho-arroxeada: Sangue do Fígado
- Vermelho-arroxeado na parte superior da ponte, entre os olhos: estase de Sangue no Coração
- Narinas vermelho-arroxeadas: estase de Sangue no Estômago.

6. NARIZ ESCURO

Ver Parte 5, *Sintomas e Sinais*, Capítulo 58.

O nariz escuro pode ser muito escuro, azul-arroxeado ou pode chegar ao ponto de estar enegrecido e baço. O tom enegrecido e baço pode indicar extremo Calor, e o tom escuro e azul-arroxeado, extrema deficiência, especialmente dos Rins. O nariz escuro e seco indica deficiência do *Yin* do Rim, geralmente originada de atividade sexual excessiva. O nariz amarelado-escuro sugere estase de Sangue. O nariz escuro que surge na mulher que acabou de dar à luz pode indicar deficiência grave do Pulmão e do Estômago.

NARIZ ESCURO

- Enegrecido e baço: Calor extremo (normalmente do Fígado)
- Escuro e azul-arroxeado: extrema Deficiência
- Escuro e seco: deficiência do *Yin* do Rim
- Amarelado-escuro: estase de Sangue
- Nariz escuro em mulheres que acabaram de dar à luz: deficiência grave do Pulmão e do Estômago.

7. NARIZ INCHADO

Ver Parte 5, *Sintomas e Sinais*, Capítulo 58.

O nariz pode ficar inchado por Umidade-Calor, Fleuma ou Calor; este último pode originar-se do Pulmão, do Coração ou do Fígado. Se o nariz estiver inchado por Calor, também estará avermelhado, e se estiver inchado por Fleuma, estará oleoso. Calor Vazio do Coração ou do Rim também podem fazer com que o nariz fique inchado.

8. BATIMENTO DAS ASAS DO NARIZ (PARTE EXTERNA DAS NARINAS)

Ver Parte 5, *Sintomas e Sinais*, Capítulo 58.

A causa mais comum de batimento das asas do nariz é Calor no Pulmão em condições agudas. Também pode surgir no Calor Vazio do Pulmão e por invasões externas de Vento-Calor.

9. PÓLIPOS

Ver Parte 5, *Sintomas e Sinais*, Capítulo 58; Parte 2, *Interrogatório*, Capítulo 35.

Pólipos no nariz são causados por Umidade-Calor no Estômago e no Baço ou por Fleuma afetando os Pulmões. Pólipos causados por Umidade-Calor são frequentemente vistos na sinusite crônica.

▶▶ TRATAMENTO

Umidade no Estômago e no Baço: VC-12 *Zhongwan*, VC-9 *Shuifen*, IG-4 *Hegu*, E-43 *Xiangu*, IG-11 *Quchi*.
Fleuma no Pulmão: VC-12 *Zhongwan*, E-40 *Fenglong*, VC-9 *Shuifen*, B-13 *Feishu*.

10. NARINAS SECAS

Ver Parte 5, *Sintomas e Sinais*, Capítulo 58.

Narinas secas podem ser causadas por Calor ou por Calor Vazio, normalmente afetando o canal do Pulmão ou o do Estômago. Nas doenças febris agudas, as narinas secas podem ser causadas por Calor Tóxico, e nos estágios iniciais das infecções respiratórias podem ser causadas por invasões de Vento-Calor.

11. EPISTAXE

Ver Parte 5, *Sintomas e Sinais*, Capítulo 58.

As duas principais causas do sangramento nasal, como em outras formas de hemorragia, são Calor agitando o Sangue ou *Qi* deficiente incapaz de conter o Sangue. No caso de sangramento nasal, os órgãos mais frequentemente envolvidos são Fígado, Estômago e Pulmão (com padrões de Calor) ou o Baço (deficiência de *Qi* do Baço em conter o Sangue). O sangramento nasal agudo pode ser causado por invasão de Vento-Calor.

12. ÚLCERAS NO NARIZ

Ver Parte 5, *Sintomas e Sinais*, Capítulo 58.

Úlceras no nariz normalmente são decorrentes de Calor no Pulmão ou de Umidade-Calor no Estômago e no Baço.

13. PÁPULAS NO NARIZ

Ver Parte 5, *Sintomas e Sinais*, Capítulo 58.

Pápulas vermelhas no nariz podem indicar Calor no Estômago, Calor no Pulmão ou, se forem escuras, Calor do Sangue nos Pulmões.

RESULTADOS DO APRENDIZADO

O aluno agora deve entender:
- Os canais que influenciam o nariz
- Que cores anormais de áreas específicas do nariz indicam várias patologias dos órgãos *Yin*, do Estômago, dos Fluidos Corporais, do *Qi* e do Sangue
- As causas de sangramento nasal, de batimento das asas do nariz, de narinas secas, de nódulos dentro ou fora do nariz

NOTAS

1. 1981 The Yellow Emperor's Classic of Internal Medicine: *Spiritual Axis* (*Ling Shu Jing* 灵 樞 经), People's Health Publishing House, Beijing, publicado pela primeira vez c. 100 a.C., p. 78.
2. Ibid., p. 50.
3. 1979 The Yellow Emperor's Classic of Internal Medicine – *Simple Questions* (*Huang Di Nei Jing Su Wen* 黄 帝 内 经 素 问), People's Health Publishing House, Beijing, publicado pela primeira c. 100 a.C., p. 27.
4. Citado em Ma Zhong Xue 1989, *Great Treatise of Chinese Diagnostic Methods* (*Zhong Guo Yi Xue Zhen Fa Da Quan* 中 国 醫 学 诊 法 大 全), Shandong Science Publishing House, p. 56.
5. *Spiritual Axis*, p. 78.
6. Ibid., p. 96.

Observação dos Lábios, Boca, Palato, Dentes, Gengivas e Filtro

SEÇÃO 2 — PARTE 1 — 8

CONTEÚDO DO CAPÍTULO

Lábios, 82
Lábios pálidos, 82
Lábios vermelhos, 82
Lábios arroxeados, 82
Lábios azul-esverdeados, 83
Lábios amarelados, 83
Lábios secos ou rachados, 83
Lábios descascados, 83
Lábios inchados, 83
Lábios trêmulos, 83
Lábios invertidos, 83
Lábios caídos, 83
Cor anormal do lábio na gravidez, 83

Boca, 83
Aftas, 84
Cantos da boca rachados, 84
Úlceras na boca, 84
Boca aberta, 84
Desvio da boca, 84
Saliva que sai pelos cantos da boca, 84

Palato, 85
Palato pálido, 85
Palato pálido e baço, 85
Palato amarelado, 85
Palato avermelhado, 85
Palato arroxeado, 85

Dentes, 85
Cáries dentárias, 85
Dentes com mobilidade, 86
Placa, 86
Dentes esbranquiçados e secos, 86
Dentes secos e baços, 86
Dentes amarelados e secos, 86
Dentes acinzentados, 86
Dentes superiores úmidos e dentes inferiores secos, 86

Gengivas, 86
Gengivas inflamadas, 86
Gengivas com sangramento, 86
Gengivas retraídas, 86
Gengivas com exsudação purulenta, 86
Gengivas pálidas, 87
Gengivas avermelhadas, 87
Gengivas arroxeadas, 87

Filtro, 87
Filtro achatado, 87
Filtro de aparência rígida, 87
Filtro pálido, 87
Filtro avermelhado, 88
Filtro azul-esverdeado (qing), 88
Filtro escuro, 88

Do ponto de vista dos Cinco Elementos, a boca e os lábios são os orifícios do Baço, mas eles também estão relacionados com outros canais. O canal do Baço está intimamente relacionado com a boca e com os lábios. O Capítulo 5 do *Questões Simples* diz: "*O Baço controla a boca.*"[1]

O Capítulo 4 do *Questões Simples* diz: "*O centro pertence à cor amarela, conecta-se com o Baço, que se abre na boca*".[2] O Capítulo 17 do *Eixo Espiritual* diz: "*O Qi do Baço penetra na boca; quando o Baço está harmonizado, a boca é capaz de sentir o gosto dos cinco sabores*".[3] O Capítulo 37 do *Eixo Espiritual* diz: "*A boca e os lábios são os orifícios do Baço.*"[4]

O Capítulo 47 do *Eixo Espiritual* diz: "*Quando os lábios são cheios, o Baço é forte; quando os lábios são murchos, o Baço é fraco; quando os lábios estão duros, o Baço tem uma condição Cheia; quando os lábios são grandes, mas estão moles, o Baço está esgotado. Quando os dois lábios estão em boa condição, o Baço está saudável; quando os lábios estão desviados para cima, o Baço foi severamente esgotado.*"[5]

O canal do Estômago, logicamente, está intimamente conectado com a boca porque seus canais Principal e Muscular passam, ambos, ao redor da boca. O Capítulo 40 do *Eixo Espiritual* diz: "*O Qi límpido do Estômago ascende até a boca*".[6] O canal do Intestino Grosso também vai até a parte inferior do nariz, e seus canais musculares ligam-se na lateral do nariz.

A boca e os lábios, portanto, são influenciados basicamente pelos canais do Baço, do Estômago e do Intestino Grosso; entretanto, o canal do Fígado também passa em volta dos lábios, assim como os Vasos Penetrador e Concepção. O Capítulo 10 do *Eixo Espiritual* diz: "*O canal do Fígado flui ao redor da parte interna dos lábios*".[7] O Vaso Governador penetra através do lábio superior e da gengiva superior. Internamente, outros canais fluem para dentro da boca e da língua, particularmente, o canal de Conexão do Coração e os canais Principal e Divergente do Rim.

Como o Coração aloja a Mente, ele controla todos os sentidos, portanto, também a boca e o paladar.

A saliva está principalmente sob o controle de Estômago, Baço e Rim, e um nível normal de umidade na boca indica um estado normal dos Fluidos Corporais.

Os canais que fluem para a boca ou ao redor da boca estão ilustrados na Figura 8.1.

PARTE 1 Diagnóstico pela Observação

CANAIS QUE INFLUENCIAM A BOCA E OS LÁBIOS
- Baço
- Canais Principal e Muscular do Estômago
- Intestino Grosso
- Fígado
- Vaso Penetrador
- Vaso da Concepção
- Canal de Conexão do Coração
- Canais Principal e Divergente do Rim
- Vaso Governador.

A observação dos lábios, boca, palato, dentes, gengivas e filtro serão discutidos sob os seguintes tópicos:
1. Lábios
2. Boca
3. Palato
4. Dentes
5. Gengivas
6. Filtro.

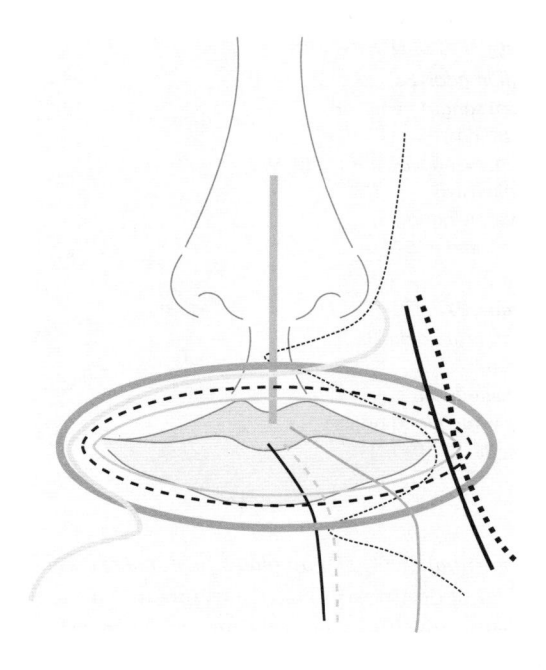

― Canal Principal do Intestino Delgado
········ Canal Principal do Estômago
― Canal de Conexão do Coração (para a língua)
― ― Canal Principal do Rim (para a língua)
― Canal Divergente do Rim (para a língua)
▬▬ Vaso Governador
― Canal Principal do Fígado
― ― ― Vaso da Concepção
▬▬ Vaso Penetrador
― Muscular do E
····· Principal do E

Figura 8.1 Canais que fluem ao redor da boca. (Esta figura encontra-se reproduzida em cores no Encarte.)

1. LÁBIOS

Os seguintes sinais dos lábios serão discutidos:
a) Lábios pálidos
b) Lábios vermelhos
c) Lábios arroxeados
d) Lábios azul-esverdeados
e) Lábios amarelados
f) Lábios secos ou rachados
g) Lábios descascados
h) Lábios inchados
i) Lábios trêmulos
j) Lábios invertidos
k) Lábios caídos
l) Cor anormal do lábio na gravidez.

A cor anormal dos lábios reflete basicamente o estado de Baço, Coração e Fígado. Também reflete condições de deficiência de Sangue, deficiência de *Yang*, Calor e estase de Sangue. Lábios normais, à semelhança da cútis, devem ser vermelho pálidos e ligeiramente úmidos, não inchados nem murchos, contraídos ou trêmulos. A cor normal dos lábios, vermelho pálido, reflete a condição normal de *Qi* e Sangue; sua umidade reflete a condição normal dos Fluidos Corporais; e seu movimento normal reflete uma condição normal da Mente e do Espírito.

Os padrões que causam cada um dos sinais dos lábios apresentados a seguir são explicados em detalhes na Parte 5, Capítulo 60.

a) Lábios pálidos

Ver Parte 5, *Sintomas e Sinais*, Capítulo 60.

Quando os lábios estão mais pálidos que o vermelho pálido normal indicam deficiência de Sangue ou de *Yang* do Baço ou do Fígado. Em casos de deficiência de Sangue, especialmente do Fígado, eles também podem estar ligeiramente secos, enquanto em casos de deficiência de *Yang* apresentam-se normalmente úmidos. Lábios pálido-acinzentados semelhantes a papel indicam deficiência grave de Sangue. Para uma descrição mais detalhada dos padrões envolvidos, ver Capítulo 60.

b) Lábios vermelhos

Ver Parte 5, *Sintomas e Sinais*, Capítulo 60.

Lábios vermelhos sempre são causados por Calor, que pode ser Cheio ou Vazio, agudo ou crônico. Calor Cheio da maioria dos órgãos, especialmente do Pulmão, Coração, Estômago, Fígado, Rim e do Baço, pode fazer com que os lábios fiquem vermelhos e inchados; Calor Vazio dos mesmos órgãos pode fazer com que os lábios fiquem vermelhos e secos.

Invasões agudas de Vento-Calor também podem fazer com que os lábios fiquem vermelho-brilhantes, mas isso acontece principalmente em crianças; no nível do *Qi* das doenças febris agudas, os lábios também ficam vermelho-brilhantes, além de rachados e secos, em casos de Fogo. Para uma descrição mais detalhada dos padrões envolvidos, ver Capítulo 60.

c) Lábios arroxeados

Ver Parte 5, *Sintomas e Sinais*, Capítulo 60; Parte 2, *Interrogatório*, Capítulo 35.

Lábios arroxeados podem refletir estase de Sangue, e neste caso, eles tendem a ficar vermelho-arroxeados, ou podem refletir Frio (que pode ser Cheio ou Vazio), caso em que tendem a ficar roxo-azulados. Lábios roxo-azulados e escuros indicam Frio extremo. Retenção prolongada de Fleuma no Pulmão geralmente leva a estase de Sangue, e esse padrão também pode fazer com que os lábios fiquem roxo-azulados. Finalmente, os lábios podem ficar vermelho-arroxeados, nos níveis do *Qi* Nutritivo ou do Sangue, nas doenças febris agudas. Para uma descrição mais detalhada dos padrões envolvidos, ver Capítulo 60.

d) Lábios azul-esverdeados

Ver Parte 5, *Sintomas e Sinais*, Capítulo 60.

"Verde-azulado" é uma tradução da palavra chinesa *qing*. A cor *qing* pode ser azulada ou esverdeada, dependendo do padrão envolvido. Os lábios podem ficar azulados no caso de Frio, que pode ser Cheio ou Vazio, e esverdeados no caso de estase de Sangue, que pode afetar Coração, Pulmão, Estômago ou Fígado. Para uma descrição mais detalhada dos padrões envolvidos, ver Capítulo 60.

e) Lábios amarelados

Ver Parte 5, *Sintomas e Sinais*, Capítulo 60.

Lábios amarelados normalmente são causados por Umidade no Estômago e Baço, que pode estar associada a Calor ou Frio; outra possível causa de lábios amarelados é Calor Cheio com estase de Sangue. Para uma descrição mais detalhada dos padrões envolvidos, ver Capítulo 60.

f) Lábios secos ou rachados

Ver Parte 5, *Sintomas e Sinais*, Capítulo 60.

As causas mais comuns de lábios secos são deficiência do *Yin* do Estômago e do Baço ou deficiência de Sangue do Fígado. Calor Cheio ou Calor Vazio também podem fazer com que os lábios fiquem secos e rachados. A estase de Sangue grave e prolongada pode provocar o mesmo efeito porque o Sangue estagnado impede a geração adequada e o movimento dos Fluidos Corporais. Em casos agudos, invasão de Vento-Calor pode causar lábios secos.

Se o lábio superior estiver seco, isso indica Calor no Pulmão ou Calor no Intestino Grosso. Se o lábio inferior estiver seco, indica Calor no Estômago. Se os lábios estiverem secos, mas vermelhos, a condição não é grave e o prognóstico é bom. Se estiverem secos, mas escuros, a condição é mais grave e o prognóstico não é tão bom. Para uma descrição mais detalhada dos padrões envolvidos, ver Capítulo 60.

LÁBIOS SECOS OU RACHADOS

- Deficiência do *Yin* do Baço: secos e ligeiramente vermelhos
- Deficiência do Sangue do Fígado: secos e pálidos
- Calor Cheio (do Estômago e do Baço): secos, rachados e vermelhos
- Calor Vazio (do Estômago e do Baço): secos e ligeiramente vermelhos
- Estase de Sangue: secos e arroxeados
- Vento-Calor: secos com início agudo
- Lábio superior seco: Calor no Pulmão ou no Intestino Grosso
- Lábio inferior seco: Calor no Estômago
- Secos e vermelhos: bom prognóstico
- Secos e escuros: prognóstico não tão bom.

g) Lábios descascados

Ver Parte 5, *Sintomas e Sinais*, Capítulo 60.

"Lábios descascados" referem-se aos lábios que se encontram descascados, vermelho-vivos, rachados e inchados. As causas desse quadro são Calor no Baço ou deficiência do *Yin* do Baço com Calor Vazio.

h) Lábios inchados

Ver Parte 5, *Sintomas e Sinais*, Capítulo 60.

O inchaço dos lábios sempre indica Calor, normalmente Umidade-Calor ou Calor Tóxico afetando o Estômago e o Baço. Um inchaço agudo dos lábios também pode ser decorrente de uma reação alérgica. Para uma descrição mais detalhada dos padrões que causam inchaço dos lábios, consultar o Capítulo 60.

i) Lábios trêmulos

Ver Parte 5, *Sintomas e Sinais*, Capítulo 60.

A causa mais comum de lábios trêmulos é a deficiência do *Qi* do Baço. Outra causa é a deficiência de Sangue com Vento Vazio ou Fogo no Estômago.

j) Lábios invertidos

Ver Parte 5, *Sintomas e Sinais*, Capítulo 60.

A causa de lábios invertidos pode ser uma deficiência grave do *Yang* ou do *Yin*. No curso de uma doença grave, lábios contraídos que não cobrem os dentes, com filtro curto, indicam colapso do *Yin* do Baço.

k) Lábios caídos

Ver Parte 5, *Sintomas e Sinais*, Capítulo 60.

As causas de lábios caídos podem ser afundamento do *Qi* do Baço ou deficiência do *Yang* do Baço e do *Yang* do Rim.

l) Cor anormal do lábio na gravidez

Ver Parte 5, *Sintomas e Sinais*, Capítulo 60.

Lábios cheios, vermelhos e corados indicam um bom estado do Vaso Penetrador e um parto fácil. Lábios pálidos na gravidez indicam deficiência de Sangue e, possivelmente, um parto difícil. A cor branca com secura dos cantos da boca indica deficiência grave de Sangue e a possibilidade de um parto difícil. Lábios azulados na gravidez indicam estase de Sangue por Frio e são sempre considerados um sinal perigoso. Na gravidez, a face azulada com lábios escuros ou a face escura com lábios azulados são sinais de risco.

2. BOCA

Os padrões que causam cada um dos sinais da boca discutidos a seguir são apresentados em detalhes na Parte 5, Capítulo 60.

Os seguintes sinais da boca serão discutidos:
a) Aftas
b) Cantos da boca rachados
c) Úlceras na boca
d) Boca aberta
e) Desvio da boca
f) Saliva que sai pelos cantos da boca.

a) Aftas

Ver Parte 5, *Sintomas e Sinais*, Capítulo 60; Parte 2, *Interrogatório*, Capítulo 35.

O ataque súbito de aftas no canto da boca ou na borda do lábio superior pode ser decorrente de uma invasão de Vento-Calor externo. Aftas crônicas ou recorrentes no canto da boca ou na borda do lábio inferior podem ser causadas por uma patologia do Estômago, seja Umidade-Calor, Calor ou deficiência de *Yin* com Calor Vazio. Calor ou Umidade-Calor no Intestino Grosso também causam aftas, mas, nesse caso, surgirão no lábio superior.

> **TRATAMENTO**

Aftas: IG-4 *Hegu*, E-44 *Neiting*, E-4 *Dicang*.

b) Cantos da boca rachados

Ver Parte 5, *Sintomas e Sinais*, Capítulo 60.

Cantos da boca rachados e secos são decorrentes de Calor no Estômago ou de deficiência do *Yin* do Estômago com ou sem Calor Vazio.

c) Úlceras na boca

Ver Parte 5, *Sintomas e Sinais*, Capítulo 60; Parte 2, *Interrogatório*, Capítulo 35.

As causas mais comuns de úlceras na boca são Calor no Estômago, que faz com que as úlceras fiquem com uma borda vermelha e surjam nas gengivas ou no interior das bochechas, e Fogo no Coração, que faz com que as úlceras surjam na ponta da língua. Úlceras na boca também podem se originar de uma deficiência do *Yin* (normalmente, acompanhadas por certo Calor Vazio) ou do *Qi* do Estômago e do *Qi* do Baço.

Além disso, as úlceras na boca podem ser causadas por Fogo *Yin*, que se caracteriza por certo Calor acima e uma deficiência do *Qi* Original (*Yuan Qi*).

Um ataque súbito de úlceras no interior das bochechas pode acompanhar uma invasão externa de Vento-Calor.

> **TRATAMENTO**

Calor no Estômago: E-44 *Neiting*, IG-4 *Hegu*, IG-11 *Quchi*.
Fogo no Coração: C-8 *Shaofu*, IG-4 *Hegu*, IG-11 *Quchi*.
Calor Vazio no Estômago: IG-4 *Hegu*, IG-11 *Quchi*, E-44 *Neiting*, VC-12 *Zhongwan*, BP-6 *Sanyinjiao*.
Fogo *Yin*: IG-4 *Hegu*, IG-11 *Quchi*, E-44 *Neiting*, VC-6 *Qihai*, VC-4 *Guanyuan*.

d) Boca aberta

Ver Parte 5, *Sintomas e Sinais*, Capítulo 60.

"Boca aberta" significa que a pessoa mantém a boca aberta o tempo todo. A causa mais comum de a boca se manter totalmente aberta é a deficiência do *Qi* do Pulmão com retenção de Fleuma no Pulmão. Pacientes que sofrem de asma, com frequência ficam com a boca aberta porque se esforçam para respirar, e isso por si só costuma indicar deficiência do *Qi* do Pulmão e Fleuma no Pulmão.

A boca também pode ficar ligeiramente aberta por Calor no Coração e, nesse caso, normalmente reflete problemas emocionais.

e) Desvio da boca

Ver Parte 5, *Sintomas e Sinais*, Capítulo 60.

Existem duas causas básicas de desvio da boca: uma é Vento no Fígado e a outra é invasão de Vento externo nos canais da face. Do ponto de vista ocidental, a primeira normalmente corresponde à *paralisia central* (causada por uma lesão do sistema nervoso central); a segunda é chamada de *paralisia periférica* e é causada por uma lesão dos nervos periféricos (Figura 8.2).

Em alguns casos, o desvio da boca pode ser causado pela estagnação do *Qi* do Fígado, em que não é permanente, mas vem e vai de acordo com o estado emocional. Uma deficiência geral do *Qi* e do Sangue pode provocar um ligeiro desvio da boca. Finalmente, Calor Tóxico afetando os canais *Yang* Menor e *Yang* Brilhante da face também pode causar desvio da boca.

f) Saliva que sai pelos cantos da boca

Ver Parte 5, *Sintomas e Sinais*, Capítulo 60.

A salivação que sai pelos cantos da boca pode ser causada por uma deficiência do *Qi* do Baço e/ou do Pulmão, normalmente com Frio Vazio. Nos idosos, o Vento interno, com frequência combinado com Fleuma, é uma causa comum de gotejamento de saliva nos cantos da boca, e esse sintoma é frequentemente visto depois de um ataque de Derrame por Vento. Uma invasão de Vento externo nos canais da face (a mesma patologia da paralisia facial) também pode causar salivação dos cantos da boca.

O Calor no Estômago e no Baço também pode causar gotejamento de saliva dos cantos da boca.

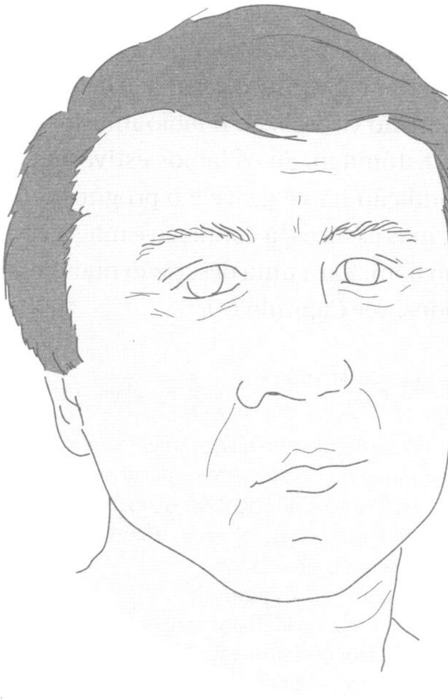

Figura 8.2 Desvio da boca.

3. PALATO

Ver Parte 5, *Sintomas e Sinais*, Capítulo 60.

O palato normal deve ser vermelho-pálido, brilhante e úmido. O palato pode ser dividido em cinco áreas, cada uma correspondendo a um dos órgãos *Yin* (Figura 8.3).

Os seguintes sinais do palato serão discutidos:
a) Palato pálido
b) Palato pálido e baço
c) Palato amarelado
d) Palato avermelhado
e) Palato arroxeado.

Os padrões que causam cada um dos sinais do palato discutidos a seguir são apresentados em detalhes na Parte 5, Capítulo 60.

a) Palato pálido

Ver Parte 5, *Sintomas e Sinais*, Capítulo 60.

O palato encontra-se excessivamente pálido, parecendo película de leite, o que indica deficiência do Estômago e do Baço.

b) Palato pálido e baço

Ver Parte 5, *Sintomas e Sinais*, Capítulo 60.

O palato pálido e baço indica deficiência de Sangue ou deficiência de Sangue e de *Qi*.

c) Palato amarelado

Ver Parte 5, *Sintomas e Sinais*, Capítulo 60.

O palato amarelado indica uma patologia do Estômago e do Baço, particularmente, uma patologia de Vazio, se estiver amarelado e baço, e uma patologia de Plenitude (como Umidade-Calor), se estiver amarelado-brilhante.

d) Palato avermelhado

Ver Parte 5, *Sintomas e Sinais*, Capítulo 60.

O palato avermelhado indica Calor Cheio, que pode se originar de qualquer órgão, mas, em particular, do Estômago, do Pulmão e do Fígado.

e) Palato arroxeado

Ver Parte 5, *Sintomas e Sinais*, Capítulo 60.

O palato arroxeado indica estase de Sangue.

4. DENTES

Os dentes e as gengivas estão intimamente relacionados com o Estômago, o Intestino Grosso e o Rim. O Capítulo 63 do *Eixo Espiritual* diz: "*Os dentes ficam no final do canal do Estômago*".[8] O Capítulo 10 do *Eixo Espiritual* diz: "*O canal do Estômago... entra na região dos dentes superiores*".[9] O mesmo capítulo afirma: "*O canal do Intestino Grosso... entra na região dos dentes inferiores*".[10] O Vaso Governador também influencia a gengiva superior e a gengiva inferior na linha média do corpo. O Rim, e especificamente seu canal, influenciam os dentes, os quais são considerados uma extensão dos ossos.

O Capítulo 1 do *Questões Simples*, ao descrever os ciclos de 7 e 8 anos das mulheres e dos homens, claramente relaciona o desenvolvimento e o declínio dos ossos à maturação e ao declínio do *Qi* do Rim: "*Quando uma menina tem 7 anos, o Qi do Rim está florescendo e os dentes crescem... quando ela faz 21 anos, o Qi do Rim está no auge e a segunda dentição encontra-se totalmente desenvolvida. Quando o menino tem 8 anos, o Qi do Rim está florescendo e os dentes crescem... quando ele faz 24 anos, o Qi do Rim está no auge e a segunda dentição está completamente desenvolvida... quando ele faz 64 anos, os dentes caem*".[11] As gengivas também são influenciadas pelo Rim.

CANAIS QUE INFLUENCIAM OS DENTES E AS GENGIVAS

- Estômago (gengivas)
- Intestino Grosso (gengivas)
- Rim (dentes e gengivas)
- Vaso Governador (dentes e gengivas).

Os seguintes sinais dos dentes serão discutidos:
a) Cáries dentárias
b) Dentes com mobilidade
c) Placa
d) Dentes esbranquiçados e secos
e) Dentes secos e baços
f) Dentes secos e amarelados
g) Dentes acinzentados
h) Dentes superiores úmidos e dentes inferiores secos.

Os padrões que causam cada um dos sinais dos dentes e das gengivas discutidos a seguir são apresentados em detalhe na Parte 5, *Sintomas e Sinais*, Capítulo 60.

a) Cáries dentárias

Ver Parte 5, *Sintomas e Sinais*, Capítulo 60.

Do ponto de vista chinês, as cáries podem ser causadas por Umidade-Calor no canal do Estômago, por deficiência do *Qi* do Estômago e do Baço e por deficiência do Rim.

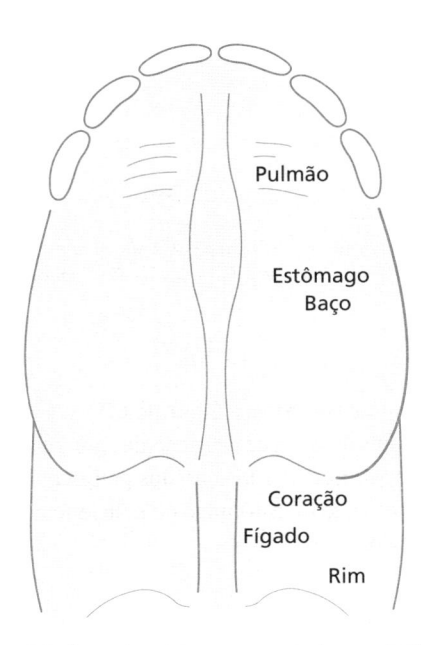

Figura 8.3 Áreas do palato correspondentes aos órgãos *Yin*.

b) Dentes com mobilidade

Ver Parte 5, *Sintomas e Sinais*, Capítulo 60.

Novamente do ponto de vista chinês, os dentes podem começar a ter mobilidade por Calor ou Calor Vazio do Estômago e/ou do Intestino Grosso ou por uma deficiência do Rim (que pode ser do *Yin* ou do *Yang*). Calor no Estômago e Calor Vazio do Baço ou do Rim também podem provocar mobilidade dos dentes.

c) Placa

Ver Parte 5, *Sintomas e Sinais*, Capítulo 60.

As causas mais comuns de placas são Calor no Estômago ou Calor no Rim e no Estômago. Outra possível causa é a deficiência do *Yin* do Rim.

d) Dentes esbranquiçados e secos

Ver Parte 5, *Sintomas e Sinais*, Capítulo 60.

"Esbranquiçado", neste caso, indica dentes que são branco-brilhantes e secos. Causas comuns de dentes esbranquiçados e secos incluem Calor externo, que consome os Fluidos Corporais, e Calor no Estômago.

e) Dentes secos e baços

Ver Parte 5, *Sintomas e Sinais*, Capítulo 60.

"Dentes secos e baços" indicam dentes que são brancos, mas opacos e muito ressecados, como ossos velhos que foram expostos ao sol por um longo tempo. A causa mais comum de dentes secos e baços é uma deficiência do *Yin* do Rim com ou sem Calor Vazio; no caso de Calor Vazio, os dentes ficam particularmente ressecados. Outra possível causa é deficiência de Sangue.

f) Dentes amarelados e secos

Ver Parte 5, *Sintomas e Sinais*, Capítulo 60.

A causa mais comum de "dentes amarelados e secos" é Umidade-Calor no Estômago e no Baço, com predominância de Calor. Outra possível causa de dentes amarelados e secos é uma deficiência prolongada do *Yin* do Rim. Em alguns casos, a causa pode ser o acúmulo prolongado de Frio; isso acontece quando o acúmulo de Frio no abdome prejudica a circulação do *Yang-Qi* nos canais *Yang* Maior e *Yang* Brilhante, resultando no acúmulo de energia *Yang* na parte de cima desses canais e no Vaso Governador sobre os dentes.

g) Dentes acinzentados

Ver Parte 5, *Sintomas e Sinais*, Capítulo 60.

A causa mais comum de dentes acinzentados é deficiência do *Yin* do Rim com Calor Vazio. Dentes acinzentados da cor de cinzas indicam deficiência do *Yin* do Estômago e do Rim com Umidade turva.

h) Dentes superiores úmidos e dentes inferiores secos

Ver Parte 5, *Sintomas e Sinais*, Capítulo 60.

Quando os dentes superiores são úmidos e os dentes inferiores são secos, isso indica deficiência do *Yin* do Rim com Calor Vazio no Coração.

5. GENGIVAS

Os seguintes sinais das gengivas serão discutidos:
a) Gengivas inflamadas
b) Gengivas com sangramento
c) Gengivas retraídas
d) Gengivas com exsudação purulenta
e) Gengivas pálidas
f) Gengivas avermelhadas
g) Gengivas arroxeadas.

Os padrões que causam cada um dos sinais das gengivas discutidos a seguir são apresentados em detalhes na Parte 5, *Sintomas e Sinais*, Capítulo 60.

a) Gengivas inflamadas

Ver Parte 5, *Sintomas e Sinais*, Capítulo 60.

A causa mais comum de inflamação das gengivas é Calor ou Calor Vazio no Estômago e/ou no Intestino Grosso. O Fogo *Yin* também pode causar inflamação das gengivas.

b) Gengivas com sangramento

Ver Parte 5, *Sintomas e Sinais*, Capítulo 60; *Interrogatório*, Capítulo 35.

O *Qi* do Baço deficiente que não é capaz de conter o Sangue é a causa mais comum de sangramento crônico das gengivas. Fogo no Estômago também é uma causa comum de sangramento das gengivas, e nesse caso, as gengivas ficam avermelhadas e inchadas, sintoma que por si só permite a diferenciação entre Fogo no Estômago e Calor no Estômago. O Calor Vazio no Estômago ou no Rim também pode provocar sangramento nas gengivas. Finalmente, o Fogo *Yin* também pode causar sangramento nas gengivas.

> **TRATAMENTO**
>
> Deficiência do *Qi* do Baço: BP-3 *Taibai*, E-36 *Zusanli*, IG-4 *Hegu*, B-20 *Pishu*, VC-12 *Zhongwan*.
> Fogo no Estômago: IG-4 *Hegu*, E-44 *Neiting*, IG-11 *Quchi*.
> Calor Vazio no Estômago: IG-4 *Hegu*, E-44 *Neiting*, VC-12 *Zhongwan*.
> Calor Vazio no Rim: IG-4 *Hegu*, R-3 *Taixi*, BP-6 *Sanyinjiao*.
> Fogo *Yin*: IG-4 *Hegu*, E-44 *Neiting*, IG-11 *Quchi*, VC-6 *Qihai*, VC-4 *Guanyuan*.

c) Gengivas retraídas

Ver Parte 5, *Sintomas e Sinais*, Capítulo 60.

A causa mais comum de retração das gengivas é a deficiência de *Qi* e de Sangue. A retração das gengivas também pode ser causada por Fogo no Estômago ou deficiência do *Yin* do Rim com Calor Vazio.

d) Gengivas com exsudação purulenta

Ver Parte 5, *Sintomas e Sinais*, Capítulo 60.

A causa mais comum de exsudação purulenta nas gengivas é Fogo no Estômago, mas, em condições crônicas, pode ser causada por uma deficiência grave de *Qi* e de Sangue.

e) Gengivas pálidas

Ver Parte 5, *Sintomas e Sinais*, Capítulo 60.

Gengivas pálidas podem refletir deficiência do *Qi* do Baço, deficiência de Sangue ou deficiência do *Yang* do Baço com Frio Vazio.

f) Gengivas avermelhadas

Ver Parte 5, *Sintomas e Sinais*, Capítulo 60.

Gengivas avermelhadas refletem Calor ou Calor Vazio no Estômago ou no Baço. Caso também estejam inchadas e doloridas, isso indica Fogo no Estômago. Gengivas ligeiramente avermelhadas, sem inchaço, e dentes com mobilidade que ficam doloridos à tarde indicam deficiência do *Yin* do Rim com Calor Vazio.

g) Gengivas arroxeadas

Ver Parte 5, *Sintomas e Sinais*, Capítulo 60.

A causa mais comum de gengivas arroxeadas é estase de Sangue no Estômago.

6. FILTRO

O filtro é a área que fica entre a base do nariz e o lábio superior, definida pelas duas cristas verticais (Figura 8.4).

A área do filtro é influenciada pelo canal do Intestino Grosso e pelo Vaso Governador. No diagnóstico facial, ele reflete o estado da Bexiga e do Útero. O filtro deve ser bem definido pelas duas cristas verticais e bem proporcionado, ou seja, não muito comprido ou muito curto. Na leitura facial, a forma e o aspecto do filtro, nas mulheres, estão relacionados com fertilidade: um filtro pouco profundo e com cristas verticais pouco definidas ou um filtro muito curto indicam infertilidade ou dificuldade para conceber (Figura 8.5).

Ao observar o filtro, devemos analisar sua forma e cor. Em termos de forma, o filtro pode ser achatado demais e indefinido ou muito pronunciado, com cristas de aspecto rígido. As cores patológicas do filtro incluem pálida, avermelhada, azul-esverdeada ou escura.

Os seguintes sinais do filtro serão discutidos:
a) Filtro achatado
b) Filtro de aparência rígida
c) Filtro pálido
d) Filtro avermelhado

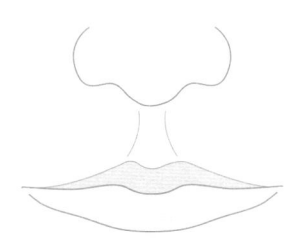

Figura 8.4 O filtro.

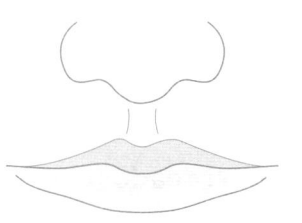

Figura 8.5 Filtro indicando possível infertilidade.

e) Filtro azul-esverdeado
f) Filtro escuro.

Os padrões que causam cada um dos sinais do filtro apresentados a seguir são discutidos em detalhes no Capítulo 60.

a) Filtro achatado

Ver Parte 5, *Sintomas e Sinais*, Capítulo 60.

O filtro achatado é mal definido e com cristas verticais não são pronunciadas. O significado mais comum do filtro achatado é uma deficiência do Rim. Também pode indicar Umidade-Calor no Estômago e no Baço (Figura 8.6).

b) Filtro de aparência rígida

Ver Parte 5, *Sintomas e Sinais*, Capítulo 60.

O filtro com aspecto rígido é pronunciado, suas cristas verticais são excessivamente definidas e o lábio superior faz uma ligeira ondulação para cima (Figura 8.7).

O filtro com aparência rígida geralmente indica estase de Sangue.

c) Filtro pálido

Ver Parte 5, *Sintomas e Sinais*, Capítulo 60.

Filtro pálido indica deficiência de *Qi* ou Frio, que pode ser Cheio ou Vazio.

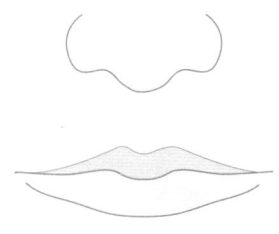

Figura 8.6 Filtro achatado.

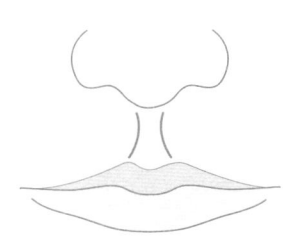

Figura 8.7 Filtro de aspecto rígido.

d) Filtro avermelhado

Ver Parte 5, *Sintomas e Sinais*, Capítulo 60.

Filtro avermelhado indica Calor no Sangue, geralmente no Útero, ou, em casos agudos, invasão externa de Vento-Calor.

e) Filtro azul-esverdeado (*qing*)

Ver Parte 5, *Sintomas e Sinais*, Capítulo 60.

Filtro azulado indica Frio interno, enquanto filtro esverdeado indica um padrão do Fígado, geralmente estagnação do *Qi* do Fígado.

f) Filtro escuro

Ver Parte 5, *Sintomas e Sinais*, Capítulo 60.

Filtro escuro indica Calor no Sangue crônico ou Umidade-Calor no Aquecedor Inferior.

RESULTADOS DO APRENDIZADO

O aluno agora deve entender:
- Os canais que influenciam a boca e os lábios
- As patologias dos lábios tendo como base a cor, o tamanho, o movimento e a orientação dos lábios
- As patologias da boca indicadas pelo aspecto da boca
- Os canais que influenciam os dentes e as gengivas
- O significado da cor do palato e dos dentes, os distúrbios das gengivas e os aspectos do filtro.

NOTAS

1. 1979 The Yellow Emperor's Classic of Internal Medicine – *Simple Questions* (*Huang Di Nei Jing Su Wen* 黄帝内经素问), People's Health Publishing House, Beijing, publicado pela primeira vez c. 100 a.C., p. 39.
2. Ibid., p. 27.
3. 1981 *Spiritual Axis* (*Ling Shu Jing* 灵枢经), People's Health Publishing House, Beijing, publicado pela primeira vez c. 100 a.C., p. 50.
4. Ibid., p. 78.
5. Ibid., p. 91.
6. Ibid., p. 81.
7. Ibid., pp. 35-6.
8. Ibid., p. 114.
9. Ibid., p. 31.
10. Ibid., p. 31.
11. *Simple Questions*, p. 5-6.

Observação das Orelhas 9

CONTEÚDO DO CAPÍTULO

Orelhas Grandes, 90
Orelhas Pequenas, 90
Orelhas Inchadas, 90
Orelhas Contraídas, 90
Hélice Contraída e Seca, 90
Feridas na Orelha, 90
Verrugas na Orelha, 90
Hélice Amarelada, 91
Hélice Pálida, 91
Hélice Azul-Esverdeada (*qing*), 91
Hélice Escura, 91
Hélice Avermelhada, 91
Dorso da Orelha Avermelhado, 91
Vasos Sanguíneos da Orelha Distendidos, 91
Produção Excessiva de Cera, 91
Inchaço e Vermelhidão da Concha, 91
Secreção dos Ouvidos, 91

Os trajetos dos canais que fluem para as orelhas estão ilustrados na Figura 9.1.

CANAIS QUE INFLUENCIAM A ORELHA

- Vesícula Biliar
- Triplo Aquecedor
- Intestino Delgado
- Bexiga
- Estômago
- Muscular do Intestino Grosso.

ATENÇÃO

A orelha é influenciada não apenas pelo canal do Rim.

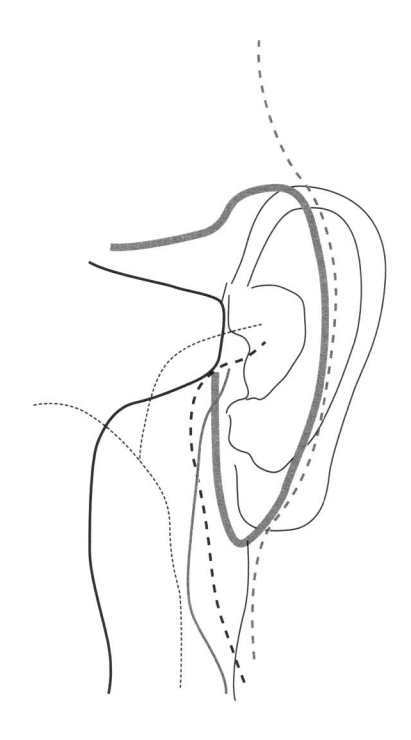

As orelhas estão relacionadas com os Rins. O Capítulo 17 do *Eixo Espiritual* diz: "*O Qi do Rim se abre nas orelhas; quando os Rins estão harmonizados, as orelhas conseguem detectar os cinco sons.*"[1] O Capítulo 5 do *Questões Simples* diz: "*O Rim governa as orelhas*".[2] O Capítulo 37 do *Eixo Espiritual* diz: "*As orelhas são os órgãos dos sentidos do Rim.*"[3]

Embora a relação entre as orelhas e o Rim seja muito forte, outros órgãos também influenciam as orelhas. Por exemplo, o Coração tem influência sobre a fisiologia e as patologias das orelhas. O Capítulo 4 do *Questões Simples* diz: "*O Sul corresponde à cor vermelha e ao Coração, que se abre na orelha.*"[4]

Todos os canais *Yang* passam pelas orelhas ou penetram nas orelhas. Os dois canais *Yang* Menor (ou seja, Vesícula Biliar e Triplo Aquecedor) também têm forte influência sobre as orelhas, sendo que o primeiro circunda a orelha e o segundo penetra nela. Esses dois canais estão particularmente envolvidos nas patologias agudas dos ouvidos caracterizadas por Vento-Calor ou Umidade-Calor.

O canal do Intestino Delgado cruza o canal da Vesícula Biliar na região da orelha e penetra na orelha em ID-19 *Tinggong*. O canal da Bexiga também cruza o canal da Vesícula Biliar na região da orelha. O trajeto interno do canal do Estômago também vai até a orelha, enquanto o canal muscular do Intestino Grosso vai até a parte anterior da orelha.

═══ Canal Principal da Vesícula Biliar
- - - - Canal Principal do Triplo Aquecedor
- - - - Canal Principal da Bexiga
·········· Canal de Conexão do Intestino Grosso
────── Canal Principal do Estômago
────── Canal Principal do Intestino Delgado

Figura 9.1 Canais que fluem para as orelhas. (Esta figura encontra-se reproduzida em cores no Encarte.)

A orelha normal deve ter, antes de tudo, um tamanho proporcional em relação à cabeça. Ela deve ser relativamente úmida, deve ser carnuda, porém maleável, e a hélice deve ser pálido-avermelhada e úmida. Para uma descrição mais detalhada dos padrões associados com os sintomas e sinais relacionados às orelhas, ver Parte 5, *Sintomas e Sinais*, Capítulo 57.

Os seguintes sinais das orelhas serão discutidos:
1. Orelhas grandes
2. Orelhas pequenas
3. Orelhas inchadas
4. Orelhas contraídas
5. Hélice seca e contraída
6. Feridas na orelha
7. Verrugas na orelha
8. Hélice amarelada
9. Hélice pálida
10. Hélice azul-esverdeada
11. Hélice escura
12. Hélice avermelhada
13. Dorso da orelha avermelhado
14. Vasos sanguíneos da orelha distendidos
15. Produção excessiva de cera
16. Inchaço e vermelhidão da concha
17. Secreção dos ouvidos.

Embora a orelha possa apresentar sinais patológicos como qualquer outra parte da face, o significado clínico da observação das orelhas é que elas também podem fornecer uma indicação da constituição da pessoa; por exemplo, orelhas grandes com lóbulos da orelha longos indicam uma boa constituição.

1. ORELHAS GRANDES

Ver Parte 5, *Sintomas e Sinais*, Capítulo 57.

As orelhas devem ser proporcionais ao tamanho da cabeça; portanto, uma orelha "grande" para uma pessoa pode ser "normal" para outra. Uma orelha grande geralmente indica boa constituição hereditária, tendência constitucional para abundância de *Qi* e Sangue e propensão a ter condições de Plenitude. Entretanto, só é assim se a orelha for proporcional ao tamanho da cabeça, bem formada, não for ressaltada e se o lobo for longo e bem formado.

2. ORELHAS PEQUENAS

Ver Parte 5, *Sintomas e Sinais*, Capítulo 57.

Orelhas pequenas geralmente indicam constituição hereditária ruim (especialmente se o lobo for muito pequeno), tendência constitucional à deficiência de *Qi* e Sangue e propensão a condições de Deficiência.

3. ORELHAS INCHADAS

Ver Parte 5, *Sintomas e Sinais*, Capítulo 57.

Orelhas inchadas geralmente são decorrentes de Calor ou Umidade-Calor, que podem se originar de vários órgãos, mas particularmente da Vesícula Biliar (Figura 9.2). Outra possível causa de orelhas inchadas é invasão de Vento-Água no Pulmão.

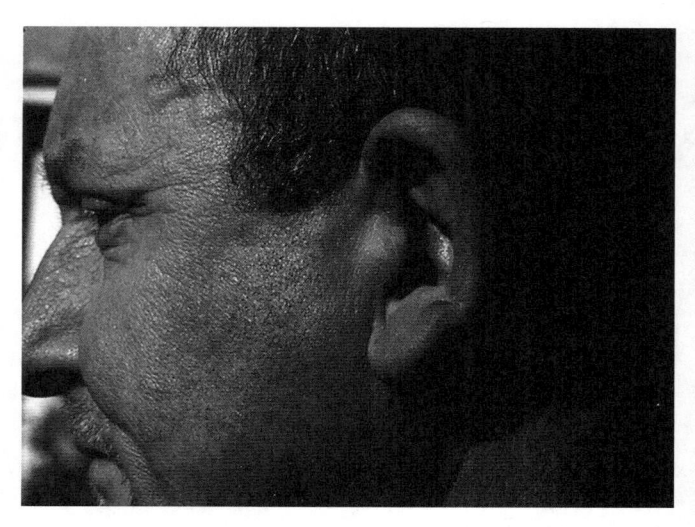

Figura 9.2 Orelha inchada (também com hélice avermelhada). (Esta figura encontra-se reproduzida em cores no Encarte.)

4. ORELHAS CONTRAÍDAS

Ver Parte 5, *Sintomas e Sinais*, Capítulo 57.

Orelhas contraídas têm o aspecto de "amassadas" e "prensadas". As orelhas contraídas geralmente são decorrentes de deficiência dos Fluidos Corporais, que pode se originar de Calor consumindo os Fluidos Corporais ou de deficiência de *Yin*. Uma causa menos comum de orelhas contraídas é uma estase grave de Sangue no abdome com massas abdominais: o *Qi* e o Sangue gravemente estagnados falham em nutrir os músculos e a carne, de modo que a pessoa perde peso e as orelhas ficam contraídas. Essa situação pode ocorrer, por exemplo, com carcinomas abdominais.

5. HÉLICE CONTRAÍDA E SECA

Ver Parte 5, *Sintomas e Sinais*, Capítulo 57.

A causa mais comum de uma hélice estar contraída e seca com textura áspera e escamosa é a estase de Sangue, às vezes combinada com Umidade-Calor. Hélice seca e escura também pode ser decorrente de deficiência do *Yin* do Rim. Hélice denteada indica estase de Sangue crônica.

6. FERIDAS NA ORELHA

Ver Parte 5, *Sintomas e Sinais*, Capítulo 57.

Feridas na orelha sempre são decorrentes de Calor. Podem originar-se de vários órgãos, mas estão particularmente relacionadas com o Fígado e a Vesícula Biliar. Outra causa de feridas agudas na orelha é Vento-Calor nos canais *Yang* Menor.

7. VERRUGAS NA ORELHA

Ver Parte 5, *Sintomas e Sinais*, Capítulo 57.

Verrugas na orelha geralmente são decorrentes de Calor no Fígado e na Vesícula Biliar, mas também podem ser decorrentes de Calor no canal do Estômago (porque o trajeto profundo do canal do Estômago vai até a orelha).

8. HÉLICE AMARELADA

Ver Parte 5, *Sintomas e Sinais*, Capítulo 57.

Umidade-Calor é a causa mais comum de uma hélice amarelada; se o Calor predominar, ela fica amarelado-brilhante, e se a Umidade predominar, fica baço-amarelada. Outra possível causa de hélice amarelada é estase de Sangue derivada de Calor, em que a hélice fica baça e amarelado-escura.

9. HÉLICE PÁLIDA

Ver Parte 5, *Sintomas e Sinais*, Capítulo 57.

A hélice pálida é decorrente de deficiência do *Yang* (pálido-brilhante) ou de deficiência de Sangue (pálido-baça). Uma causa menos comum de hélice pálida é invasão de Vento-Água no Pulmão. A cor esbranquiçada profunda e "'espessa" indica deficiência de *Qi* com Fleuma.

10. HÉLICE AZUL-ESVERDEADA (*QING*)

Ver Parte 5, *Sintomas e Sinais*, Capítulo 57.

Estase de Sangue é a principal causa de a hélice ficar azul-esverdeada. A hélice fica esverdeada se a estase de Sangue se originar de Calor e azulada quando se originar de Frio. Um caso específico de hélice azul-esverdeada é visto em crianças que sofrem de convulsões agudas por Vento interno.

11. HÉLICE ESCURA

Ver Parte 5, *Sintomas e Sinais*, Capítulo 57.

A hélice pode ficar escura por estase de Sangue ou por Calor crônico. A hélice verde-escura indica deficiência do *Yin* do Rim.

12. HÉLICE AVERMELHADA

Ver Parte 5, *Sintomas e Sinais*, Capítulo 57.

A hélice avermelhada geralmente indica Calor, especialmente do Coração e/ou do Pulmão; também pode indicar Calor nos canais *Yang* Menor ou Umidade-Calor no Fígado ou na Vesícula Biliar. A cor avermelhada "flutuante" da hélice é decorrente de deficiência do *Yin* do Rim com Calor Vazio (Figura 9.3).

13. DORSO DA ORELHA AVERMELHADO

Ver Parte 5, *Sintomas e Sinais*, Capítulo 57.

A causa usual de vermelhidão no dorso da orelha é invasão de Vento-Calor. Também é observada nos estágios iniciais de sarampo.

14. VASOS SANGUÍNEOS DA ORELHA DISTENDIDOS

Ver Parte 5, *Sintomas e Sinais*, Capítulo 57.

As duas principais causas de vasos sanguíneos distendidos e visíveis na orelha são deficiência do *Qi* do Pulmão com retenção de Fleuma e estase de Sangue.

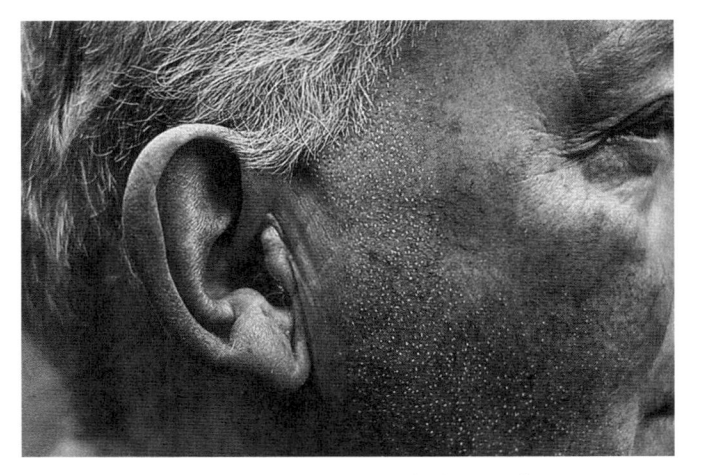

Figura 9.3 Hélice avermelhada (e orelha inchada). (Esta figura encontra-se reproduzida em cores no Encarte.)

15. PRODUÇÃO EXCESSIVA DE CERA

Ver Parte 5, *Sintomas e Sinais*, Capítulo 57.

A produção excessiva de cera normalmente é causada por Fleuma, que pode afetar vários órgãos. Outra causa comum de produção excessiva de cera é Umidade-Calor no Fígado e na Vesícula Biliar. Condições de deficiência que causam produção excessiva de cera incluem deficiência do *Yang* do Baço e do Rim e deficiência do *Yin* do Rim com Calor-Vazio.

16. INCHAÇO E VERMELHIDÃO DA CONCHA

Ver Parte 5, *Sintomas e Sinais*, Capítulo 57.

Umidade-Calor no Fígado e na Vesícula Biliar é a causa mais comum de vermelhidão e inchaço da concha. Em condições crônicas, a deficiência do *Yin* do Rim com Calor Vazio também pode causar vermelhidão e inchaço da concha, enquanto, em condições agudas, o Calor Tóxico também pode ocasionar essa condição.

17. SECREÇÃO DOS OUVIDOS

Ver Parte 5, *Sintomas e Sinais*, Capítulo 57.

Em casos agudos, a secreção do ouvido pode ser decorrente de invasão de Vento-Calor que afetou os canais *Yang* Menor ou de Umidade-Calor na Vesícula Biliar. Umidade-Calor na Vesícula Biliar também pode causar secreção do ouvido em condições crônicas. A deficiência do *Yin* do Rim com Calor Vazio e a deficiência do *Qi* do Baço com Umidade podem causar uma secreção fina e intermitente do ouvido.

> **TRATAMENTO**
>
> Vento-Calor nos canais *Yang* Menor: TA-5 *Waiguan*, IG-4 *Hegu*, IG-11 *Quchi*.
> Umidade-Calor na Vesícula Biliar: TA-5 *Waiguan*, IG-4 *Hegu*, IG-11 *Quchi*, VB-43 *Xiaxi*.
> Deficiência do *Yin* do Rim com Calor Vazio: R-3 *Taixi*, BP-6 *Sanyinjiao*, IG-4 *Hegu*, TA-5 *Waiguan*.
> Deficiência do *Qi* do Baço com Umidade: IG-4 *Hegu*, TA-5 *Waiguan*, VC-12 *Zhongwan*, E-36 *Zusanli*, B-20 *Pishu*, VC-9 *Shuifen*, BP-9 *Yinlingquan*.

RESULTADOS DO APRENDIZADO

O aluno agora deve compreender:
- Os canais que influenciam as orelhas
- O significado clínico do tamanho da orelha, da secura, das feridas e das verrugas na orelha
- As implicações da cor anormal da orelha
- O significado clínico de vasos sanguíneos distendidos na orelha, de produção excessiva de cera e de secreção no ouvido.

NOTAS

1. 1981 The Yellow Emperor's Classic of Internal Medicine – *Spiritual Axis* (*Ling Shu Jing* 灵 樞 经) People's Health Publishing House, Beijing, publicado pela primeira vez c. 100 a.C., p. 50.
2. 1979 The Yellow Emperor's Classic of Internal Medicine – *Simple Questions* (*Huang Di Nei Jing Su Wen* 黄 帝 内 经 素 问), People's Health Publishing House, Beijing, publicado pela primeira vez c. 100 a.C., p. 41.
3. *Spiritual Axis*, p. 78.
4. *Simple Questions*, p. 26.

Observação da Garganta e do Pescoço

SEÇÃO 2 — PARTE 1 — 10

CONTEÚDO DO CAPÍTULO

Garganta, 93
Vermelhidão na garganta, 93
Bócio, 94
Pulsação da artéria carótida, 94
Observação da faringe, 94
Amígdalas aumentadas, 95
Amígdalas vermelhas e aumentadas, 95
Amígdalas vermelhas e aumentadas com exsudato, 95
Amígdalas acinzentadas, 96

Pescoço, 96
Pescoço longo, 96
Pescoço curto, 96
Rigidez do pescoço, 96
Pescoço mole, 96
Pescoço desviado, 96
Pescoço largo, 96
Pescoço fino, 96
Glândulas do pescoço aumentadas, 97

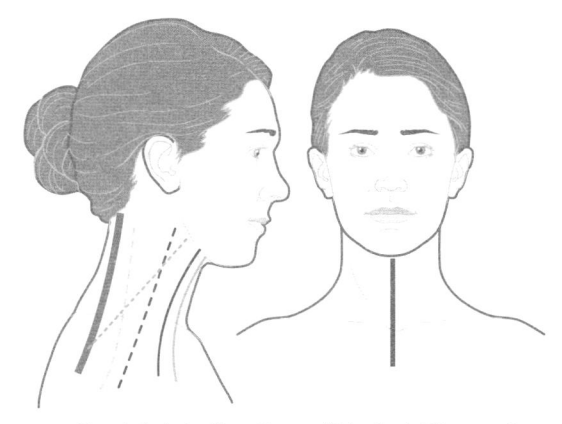

— Canal do Intestino Grosso (Principal, Divergente, Muscular e de Conexão)
— Canal do Estômago (Principal, Divergente, Muscular e de Conexão)
--- Canal do Triplo Aquecedor (Principal, Divergente e Muscular)
····· Canal do Intestino Delgado (Principal, Divergente e Muscular)
— Canal da Vesícula Biliar (Principal, Divergente e Muscular)
▬ Canal da Bexiga (Principal, Divergente e Muscular)
— Vaso da Concepção

Figura 10.1 Canais que fluem através do pescoço. (Esta figura encontra-se reproduzida em cores no Encarte.)

Praticamente todos os canais, com exceção do canal da Bexiga, fluem através da garganta, mas os mais importantes envolvidos nos vários sintomas e sinais dessa área são o Vaso da Concepção, para a parte anterior do pescoço (área da garganta), os canais do Estômago e do Intestino Grosso, para as laterais da garganta, os canais do Triplo Aquecedor e da Vesícula Biliar, para as laterais do pescoço, e o Vaso Governador e o canal da Bexiga, para a parte posterior do pescoço.

Os trajetos dos canais que fluem através do pescoço são ilustrados na Figura 10.1.

Os sinais da garganta e do pescoço serão apresentados nas seguintes seções:

1. Garganta
   a) Vermelhidão na garganta
   b) Bócio
   c) Pulsação da artéria carótida
   d) Observação da faringe
   e) Amígdalas aumentadas
   f) Amígdalas vermelhas e aumentadas
   g) Amígdalas vermelhas aumentadas com exsudato
   h) Amígdalas acinzentadas.
2. Pescoço
   a) Pescoço longo
   b) Pescoço curto
   c) Rigidez do pescoço
   d) Pescoço mole
   e) Pescoço desviado
   f) Pescoço largo
   g) Pescoço fino
   h) Glândulas do pescoço aumentadas.

Os sintomas e sinais relacionados com a garganta e com o pescoço são discutidos na Parte 5, nos Capítulos 59 e 62, respectivamente.

1. GARGANTA

a) Vermelhidão na garganta

Ver Parte 5 *Sintomas e Sinais*, Capítulo 59.

"Garganta", neste caso, não se refere à parte interna da garganta (a faringe), mas à vermelhidão da pele na parte externa da garganta.

Uma vermelhidão na área da garganta (normalmente, na parte anterior e nas laterais) sempre indica Calor, que pode ser Cheio ou Vazio; geralmente aparece durante a consulta, quando o paciente está respondendo às perguntas. Essa vermelhidão costuma ser decorrente de Calor Cheio ou Vazio do Coração ou do Pulmão.

b) Bócio

Ver Parte 5, *Sintomas e Sinais*, Capítulo 59; Parte 2, *Interrogatório*, Capítulo 36.

A causa mais comum de bócio é estagnação do *Qi* do Fígado com Fleuma, normalmente ocorrendo em um contexto de deficiência do *Qi* do Baço. Também pode ser causado por Fleuma e estase de Sangue, Fogo do Fígado flamejante com Fleuma ou deficiência do *Yin* do Coração e do Fígado com Fleuma (Figura 10.2).

c) Pulsação da artéria carótida

Ver Parte 5, *Sintomas e Sinais*, Capítulo 62.

Normalmente, a pulsação da carótida pode estar visível medialmente aos músculos esternocleidomastóideos, mas a "pulsação da artéria carótida" significa uma pulsação excessiva que é claramente visível. Isso pode indicar Água transbordando para o Coração ou Fleuma crônica no Pulmão.

d) Observação da faringe

Ver Parte 5, *Sintomas e Sinais*, Capítulo 59.

Para observar a faringe, peça para o paciente abrir a boca; depois, pressione a língua firmemente para baixo com um abaixador de língua posicionado longe o suficiente na base da língua para permitir uma boa visão da faringe, mas não tão fundo que possa provocar engasgo. Simultaneamente, peça para o paciente dizer "ah" ou bocejar. Inspecione o palato, as amígdalas e a faringe nesse momento (Figura 10.3).

A faringe deve ser observada sempre quando o paciente se queixar de "dor de garganta" aguda ou crônica; se a membrana mucosa da faringe estiver vermelha, indica Calor ou Calor Vazio. Em muitos casos, quando os pacientes se queixam de dor de garganta, mas não há vermelhidão da faringe, a causa geralmente é estagnação do *Qi* (do Fígado ou do Pulmão) ou deficiência de *Yin* (do Pulmão e/ou do Rim).

Se a faringe estiver vermelho forte, isso indica Calor Cheio, que pode ser exterior ou interior. A parte interna da garganta pode ficar vermelha em invasões agudas de Vento-Calor que afetam o canal do Pulmão, uma condição especialmente comum em crianças. Em condições interiores, a vermelhidão na parte interna da garganta pode ser decorrente de Calor Cheio no Pulmão ou no Estômago e nos Intestinos, este último caso sendo mais comum em crianças. Se a parte interna da garganta estiver pálido-avermelhada, isso indica Calor Vazio afetando os canais do Pulmão e/ou do Rim.

Erosão, vermelhidão e inchaço da faringe indicam Calor Tóxico, visto mais frequentemente em crianças que sofrem de infecções respiratórias agudas do trato superior.

Erosão, inchaço e cor vermelho-amarelada da faringe juntamente com mau hálito e saburra da língua espessa e amarelada indicam Calor Cheio no Estômago e nos Intestinos; essa condição também é mais comum em crianças.

Erosão crônica da faringe que vai e volta normalmente é decorrente de Calor Vazio, que pode afetar Estômago, Pulmão ou Rim.

Erosão crônica e secura da faringe que vai e volta com úlceras acinzentadas, ausência de inchaço e garganta seca sem estar dolorida indicam deficiência crônica e grave do *Yin*.

Erosão crônica da faringe com úlceras que apresentam bordas elevadas e duras indica estase de Sangue associada com Fleuma-Calor.

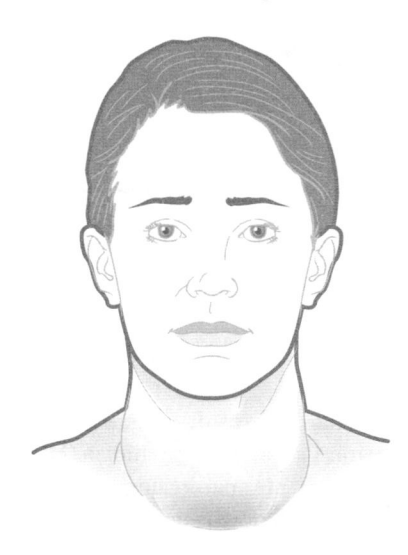

Figura 10.2 Bócio.

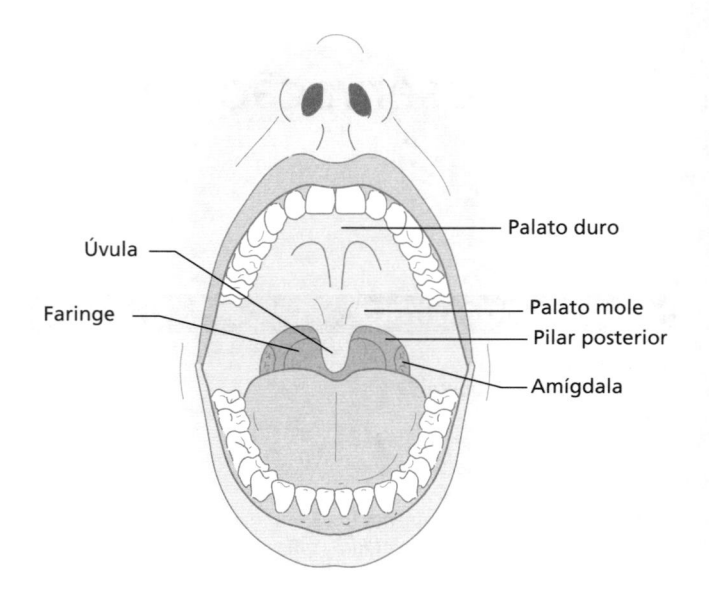

Figura 10.3 Faringe.

SINAIS DA FARINGE

- Vermelho forte: Calor (interior ou exterior)
- Pálido-avermelhado: Calor Vazio
- Erosão, vermelhidão e inchaço: Calor Tóxico
- Erosão, inchaço, vermelho-amarelado: Calor no Estômago e nos Intestinos
- Erosão crônica que vem e vai: Calor Vazio
- Secura crônica e erosão com úlceras acinzentadas: deficiência grave do *Yin*
- Erosão crônica com úlceras que apresentam bordas elevadas e duras: estase de Sangue com Fleuma-Calor

e) Amígdalas aumentadas

Ver Parte 5, *Sintomas e Sinais*, Capítulo 59.

As amígdalas aumentadas com cor normal indicam retenção de Umidade ou Fleuma ocorrendo em um contexto de deficiência de *Qi*. Esse quadro é visto frequentemente em crianças com retenção residual de fator patogênico (p. ex., Umidade ou Fleuma) depois de repetidas infecções respiratórias agudas do trato superior. Se as duas amígdalas estiverem afetadas, isso geralmente indica gravidade maior do que se apenas uma estivesse afetada.

O inchaço crônico das amígdalas em crianças, geralmente acompanhado por inchaço crônico das adenoides, por si só, também é sinal de retenção de Umidade residual ou Fleuma.

» TRATAMENTO

Umidade Residual com deficiência de *Qi*: VC-9 *Shuifen*, IG-4 *Hegu*, BP-9 *Yinlingquan*, VC-12 *Zhongwan*, E-36 *Zusanli*, B-20 *Pishu*.

Fleuma Residual com deficiência de *Qi*: E-40 *Fenglong*, VC-9 *Shuifen*, IG-4 *Hegu*, BP-9 *Yinlingquan*, VC-12 *Zhongwan*, E-36 *Zusanli*, B-20 *Pishu*.

Caso clínico

Mulher de 24 anos se queixa de amigdalite crônica. As crises de amigdalite ocorriam duas ou três vezes por ano desde os 5 anos de idade. Seis semanas antes da consulta, havia se submetido a amigdalectomia e, desde então, estava muito pior, sofrendo de dor de garganta, fadiga, gânglios aumentados, dor de cabeça, sede, sensação de peso e sensação de seios da face congestionados. Seu pulso era Deslizante no geral, mas Fraco no direito. Sua língua estava Vermelha na parte anterior, era ligeiramente Fina e tinha saburra amarelada e pegajosa.

Diagnóstico

Esse é um exemplo típico de fator patogênico residual, especificamente, de Calor Tóxico na garganta. É um caso incomum porque o fator patogênico residual teve origem em uma cirurgia, quando normalmente se desenvolve depois de uma doença febril. O Calor Tóxico manifesta-se pelos gânglios aumentados, pela dor de garganta, por sensação de peso, dor de cabeça, pulso Deslizante e pela língua Vermelha com saburra amarelada espessa e pegajosa. Obviamente, o Calor Tóxico é apenas a causa aguda e recente do seu problema, havendo uma deficiência de base do Estômago e do Baço, provavelmente resultante da amigdalite crônica que ela vinha sofrendo desde a infância. A deficiência do Estômago e do Baço está manifestada pelo cansaço e pelo pulso Fraco.

Princípio de tratamento

Este é um bom exemplo de uma condição caracterizada por uma mistura de Deficiência e Excesso: o Calor Tóxico residual é uma condição aguda de Excesso e constitui a Manifestação (*Biao*), enquanto a deficiência do Estômago e do Baço é uma condição crônica de Vazio e constitui a Raiz (*Ben*). Nesses casos, devemos ter uma ideia clara das prioridades do tratamento, ou seja, se devemos tratar primeiro a condição aguda de Excesso ou a condição crônica de Deficiência. O pulso, a língua e a gravidade dos sintomas são diretrizes importantes para ajudar a escolher o princípio de tratamento adequado. Neste caso, está claro que o Calor Tóxico residual deve ser eliminado primeiro, porque os sintomas são agudos, o pulso está Deslizante e a língua tem saburra amarelada espessa e pegajosa.

Tratamento

A prescrição usada foi uma variação da fórmula **Li Yan Cha** (Chá que Beneficia a Garganta), específica para eliminar Calor Tóxico da garganta. O uso dessa prescrição produziu a recuperação total em 3 semanas.

f) Amígdalas vermelhas e aumentadas

Ver Parte 5, *Sintomas e Sinais*, Capítulo 59.

Amígdalas vermelhas e aumentadas indicam Calor ou Calor Tóxico, geralmente no canal do Estômago e/ou do Intestino Grosso. As amígdalas devem ser sempre inspecionadas nas invasões agudas de Vento-Calor, particularmente em crianças. Amígdalas vermelhas e inchadas são frequentemente vistas em crianças durante infecções respiratórias agudas do trato superior. Nas invasões agudas de Vento-Calor, o inchaço e a vermelhidão das amígdalas indicam um grau mais grave de Vento-Calor e, geralmente, presença de Calor Tóxico; também apontam para o envolvimento do canal do Estômago e/ou do Intestino Grosso e indicam que a criança provavelmente tem uma condição preexistente de Calor, normalmente Calor no Estômago.

Vermelhidão e inchaço crônicos das amígdalas que vão e voltam indicam Calor crônico do canal do Estômago e/ou do Intestino Grosso (mais comum em crianças e geralmente decorrente de um fator patogênico residual) ou Calor Vazio no canal do Pulmão. Nos dois casos, o inchaço e a vermelhidão podem ser intermitentes e menos pronunciados do que nos casos agudos. Vermelhidão e inchaço crônicos das amígdalas costumavam ser chamados de "mariposa de leite" (*ru e*) quando o aspecto era igual às asas de uma mariposa e com um fluido leitoso associado.

Se as duas amígdalas são afetadas, isso geralmente indica uma gravidade maior do que se apenas uma é afetada.

» TRATAMENTO

Vermelhidão e inchaço agudos das amígdalas por Vento-Calor: P-11 *Shaoshan*, TA-5 *Waiguan*, IG-4 *Hegu*, VG-14 *Dazhui*.

Vermelhidão e inchaço crônicos das amígdalas por Calor no Estômago: E-44 *Neiting*, IG-4 *Hegu*, IG-11 *Quchi*, E-11 *Qishe*.

g) Amígdalas vermelhas e aumentadas com exsudato

Ver Parte 5, *Sintomas e Sinais*, Capítulo 59.

Amígdalas vermelhas e aumentadas com exsudato, normalmente vistas durante infecções agudas do trato respiratório superior e mais comuns em crianças, definitivamente indicam uma invasão de Vento-Calor (ao contrário de Vento-Frio), podendo estar complicada por Calor Tóxico no canal do Estômago e/ou do Intestino Grosso.

O inchaço das amígdalas por Calor Tóxico era chamado de "mariposa de pedra" (*shi e*) porque as duas amígdalas pareciam as asas de uma mariposa e tinham a dureza de uma pedra. Se as duas amígdalas são afetadas, isso normalmente indica uma gravidade maior do que se apenas uma é afetada.

h) Amígdalas acinzentadas
Ver Parte 5, *Sintomas e Sinais*, Capítulo 59.

Amígdalas acinzentadas são com frequência vistas no estágio agudo de uma febre glandular (mononucleose).

2. PESCOÇO

a) Pescoço longo
Ver Parte 5, *Sintomas e Sinais*, Capítulo 62.

Pescoço longo normalmente é sinal de uma boa constituição hereditária (Figura 10.4).

b) Pescoço curto
Ver Parte 5, *Sintomas e Sinais*, Capítulo 62.

Pescoço curto pode indicar uma constituição hereditária fraca do Baço e do Rim (Figura 10.5).

c) Rigidez do pescoço
Ver Parte 5, *Sintomas e Sinais*, Capítulo 62.

"Rigidez do pescoço" não se refere à sensação subjetiva do paciente, mas sim ao pescoço que parece rígido pela observação e é duro à palpação. A rigidez do pescoço pode ser decorrente

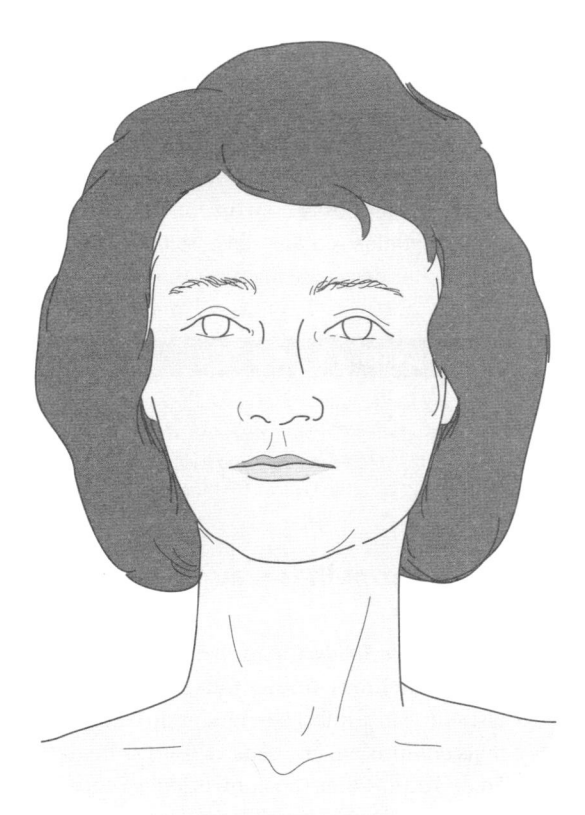

Figura 10.4 Pescoço longo.

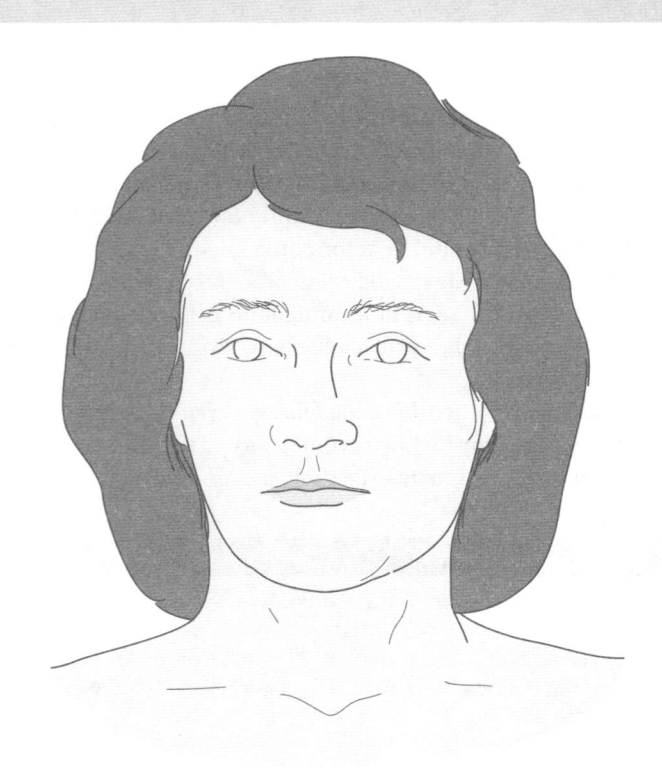

Figura 10.5 Pescoço curto.

de Frio nos canais, porque ocorre na Síndrome da Obstrução Dolorosa. Também pode ser decorrente de um padrão do Fígado e, em especial, à estagnação do *Qi* do Fígado, à ascensão do *Yang* do Fígado ou ao Vento no Fígado.

d) Pescoço mole
Ver Parte 5, *Sintomas e Sinais*, Capítulo 62.

O pescoço com músculos que parecem flácidos e é mole à palpação geralmente indica deficiência grave do *Qi* e do Sangue ou deficiência do *Yang* do Rim.

e) Pescoço desviado
Ver Parte 5, *Sintomas e Sinais*, Capítulo 62.

Um pescoço desviado (inclinado para um lado) é decorrente de uma constituição hereditária fraca do Rim ou da estagnação grave do *Qi* do Fígado (Figura 10.6).

f) Pescoço largo
Ver Parte 5, *Sintomas e Sinais*, Capítulo 62.

O pescoço largo pode indicar estagnação do *Qi* com Fleuma, Fleuma com estase de Sangue ou Fogo no Fígado (Figura 10.7).

g) Pescoço fino
Ver Parte 5, *Sintomas e Sinais*, Capítulo 59.

O pescoço fino pode indicar uma deficiência grave de *Qi* e de Sangue ou uma deficiência crônica de *Yin* (Figura 10.8). O pescoço fino é visto com frequência quando o paciente, normalmente uma pessoa idosa, tem o sintoma da doença chinesa de *Ye Ge* ("Asfixia pelo diafragma"). O paciente sofre perda de peso, esgotamento, dificuldade de engolir e sente como se a comida ficasse presa entre a garganta e o diafragma.

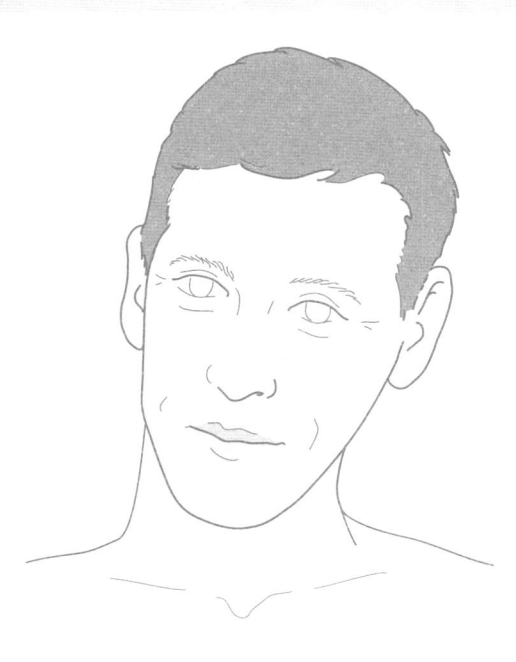

h) Glândulas do pescoço aumentadas

A Figura 10.9 mostra a localização das glândulas do pescoço.

O inchaço súbito das glândulas do pescoço costuma ser decorrente de uma invasão de Vento-Calor com Calor Tóxico; em outras palavras, o aumento das glândulas do pescoço durante uma invasão de Vento-Calor indica que também há Calor Tóxico. Isso é comum, por exemplo, no estágio agudo de febre glandular (mononucleose). Em condições crônicas, o inchaço das glândulas do pescoço também pode indicar Calor Tóxico, mas que normalmente ocorre dentro de um contexto de deficiência do *Yin* e/ou do *Qi*.

Nos casos crônicos, o inchaço das glândulas do pescoço pode ser decorrente de Calor Tóxico com estase de Sangue, ou de Fleuma (Figura 10.10).

RESULTADOS DO APRENDIZADO

O aluno agora deve entender:

- Os canais que influenciam a garganta e o pescoço
- As patologias que afetam o exterior e o interior da garganta
- O significado clínico dos comprimentos e larguras, texturas, desvios e do aumento das glândulas do pescoço.

Figura 10.6 Pescoço desviado.

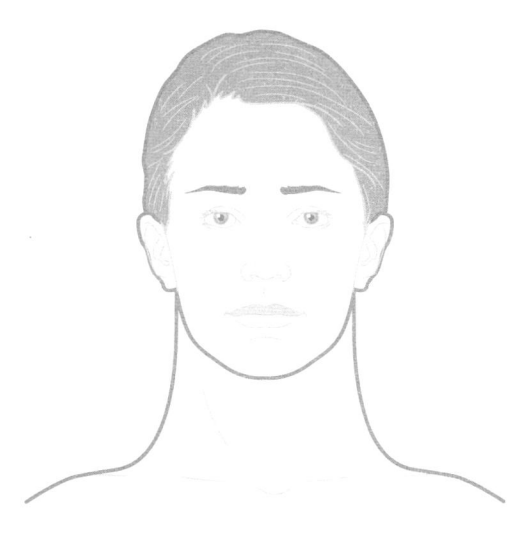

Figura 10.7 Pescoço largo.

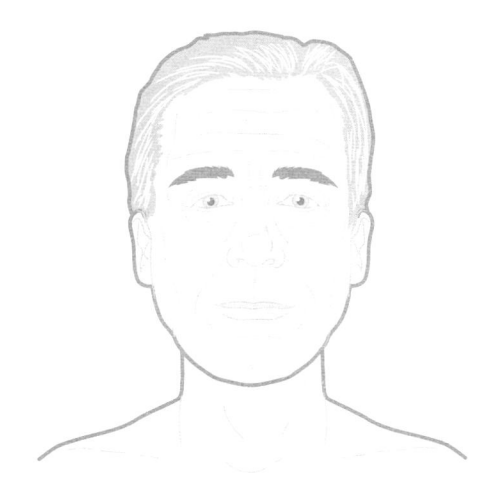

Figura 10.8 Pescoço fino.

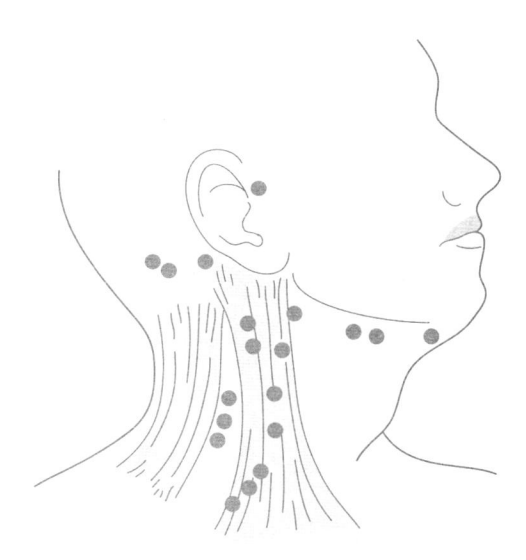

Figura 10.9 Glândulas do pescoço.

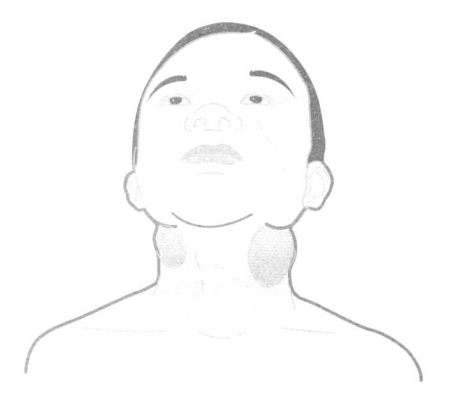

Figura 10.10 Glândulas do pescoço aumentadas.

11 | Observação do Dorso

PARTE 1 — SEÇÃO 2

CONTEÚDO DO CAPÍTULO

Coluna Inclinada Para a Frente, 98
Atrofia dos Músculos ao Longo da Coluna, 99
Manchas no Dorso, 99
Escoliose, 99
Lordose, 99
Cifose, 99
Achatamento da Coluna Lombar, 100
Desvio da Coluna, 100
Rigidez da Coluna Lombar, 100
Vesículas na Região Lombar, 100
Secura e Vermelhidão da Pele da Coluna Lombar, 100
Cor Amarelada na Coluna Lombar, 100
Marcas na Pele na Coluna Lombar, 101
Furúnculo Sobre BL-23 *Shenshu*, 101
Pápulas ou Pústulas nas Nádegas, 101

A parte superior do dorso é influenciada pelo Vaso Governador e pelos canais da Bexiga e do Pulmão; a parte inferior do dorso é influenciada pelo Vaso Governador e pelos canais da Bexiga e do Rim. Mais especificamente, os trajetos dos canais que fluem através do dorso são os seguintes (Figura 11.1):

- O canal Principal da Bexiga passa duas vezes sobre o dorso
- O canal Divergente da Bexiga ascende ao longo da coluna
- O canal Muscular da Bexiga flui através dos músculos ao longo da coluna
- O canal Principal do Rim penetra no sacro e flui através da coluna lombar
- O canal Divergente do Rim ascende ao longo da coluna e se conecta com o Vaso da Cintura no nível de B-23 *Shenshu*
- O canal de Conexão do Rim se espalha nas vértebras lombares
- O canal Muscular do Rim ascende ao longo da coluna
- O Vaso Governador ascende sobre a coluna e um ramo penetra no sacro e nas vértebras lombares
- O canal de Conexão do Vaso Governador se conecta com o canal da Bexiga e se espalha através da coluna
- O canal Muscular do Baço se adere à coluna.

PULSOS SAZONAIS

- Vaso Governador
- Bexiga
- Pulmão (apenas a parte superior do dorso)
- Rim.

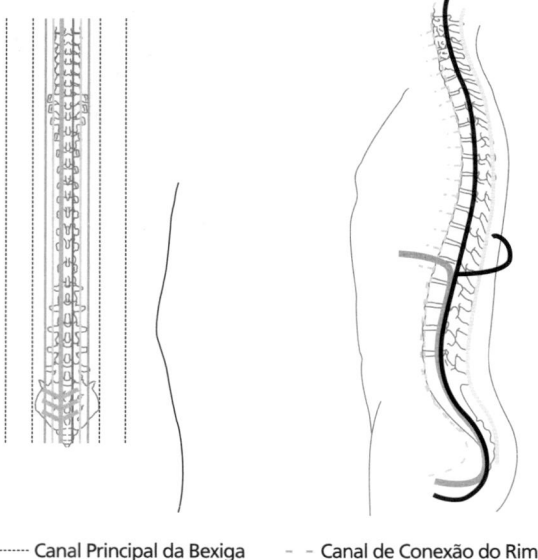

----- Canal Principal da Bexiga — - Canal de Conexão do Rim
—— Canal Divergente da Bexiga —— Canal Muscular do Rim
—— Canal Muscular da Bexiga —— Vaso Governador
—— Canal Principal do Rim - - - Canal de Conexão do Vaso Governador
—— Canal Divergente do Rim —— Canal Muscular do Baço

Figura 11.1 Canais que fluem através do dorso. (Esta figura encontra-se reproduzida em cores no Encarte.)

Os seguintes sinais do dorso serão discutidos:
1. Coluna inclinada para a frente
2. Atrofia dos músculos ao longo da coluna
3. Manchas no dorso
4. Escoliose
5. Lordose
6. Cifose
7. Achatamento da coluna lombar
8. Desvio da coluna
9. Rigidez da coluna lombar
10. Vesículas na coluna lombar
11. Secura e vermelhidão da pele na coluna lombar
12. Cor amarelada na coluna lombar
13. Marcas da pele na coluna lombar
14. Furúnculo sobre B-23 *Shenshu*
15. Pápulas ou pústulas nas nádegas.

1. COLUNA INCLINADA PARA A FRENTE

Ver Parte 5, *Sintomas e Sinais*, Capítulo 67.

A inclinação da coluna para a frente indica uma deficiência hereditária da Essência do Rim, uma deficiência da Medula e uma fraqueza do Vaso Governador.

2. ATROFIA DOS MÚSCULOS AO LONGO DA COLUNA

Ver Parte 5, *Sintomas e Sinais*, Capítulo 67.

A atrofia dos músculos ao longo da coluna indica uma deficiência do Baço porque o Baço nutre todos os músculos, mas também tem uma influência direta sobre a coluna.

NOTA CLÍNICA

ID-3 *Houxi* com B-62 *Shenmai*, B-23 *Shenshu*, B-20 *Pishu*, VG-16 *Fengfu*.

3. MANCHAS NO DORSO

Ver Parte 5, *Sintomas e Sinais*, Capítulo 67.

Manchas no dorso consistindo em pápulas vermelhas podem indicar invasão de Vento-Calor com Calor Tóxico em casos agudos ou, em casos crônicos, indicam Umidade-Calor ou estagnação do *Qi* transformando-se em Calor. O significado diagnóstico dessas manchas depende também de onde estão localizadas: se estiverem na parte superior das costas, na área entre T.1 e T.6, refletem uma patologia do Pulmão; se estiverem na parte central das costas, entre T.6 e T.11, refletem patologias do Coração e do Fígado; se estiverem na parte inferior das costas, abaixo de T.11, refletem uma patologia do Rim.

Pústulas miúdas do tamanho de grãos de painço normalmente indicam Umidade-Calor ou Fleuma-Calor, e seu significado também varia de acordo com a localização. Se estiverem localizadas na parte superior das costas, indicam uma patologia dos canais *Yang* Maior, geralmente de origem externa; se estiverem localizadas no meio das costas, indicam Calor ou Calor Tóxico, geralmente decorrente de problemas emocionais; se estiverem localizadas na parte inferior das costas, normalmente indicam Calor Vazio por deficiência do Rim, geralmente decorrente de atividade sexual excessiva.

MANCHAS NO DORSO
- Entre T.1 e T.6: patologia do Pulmão
- Entre T.6 e T.11: patologia do Coração e/ou do Fígado
- Abaixo de T.11: patologia do Rim.

4. ESCOLIOSE

Ver Parte 5, *Sintomas e Sinais*, Capítulo 67.

A escoliose congênita é sempre decorrente de uma deficiência da Essência do Rim. A escoliose adquirida é decorrente ou de uma deficiência do Rim com estase de Sangue ou de retenção de Vento-Umidade nos canais das costas (ver Figura 11.2).

NOTA CLÍNICA

ID-3 *Houxi* com B-62 *Shenmai*, VG-4 *Mingmen*, BP-3 *Taibai*.

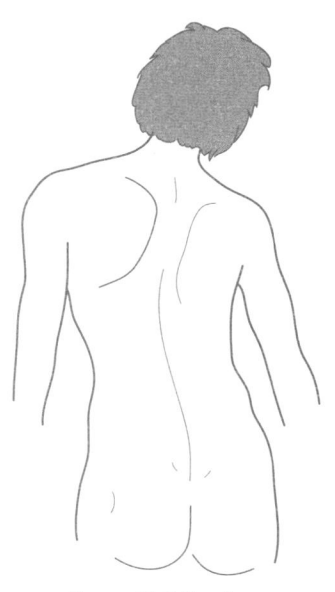

Figura 11.2 Escoliose.

5. LORDOSE

Ver Parte 5, *Sintomas e Sinais*, Capítulo 67.

A lordose é uma acentuação da curva lombar normal (Figura 11.3). A lordose congênita é decorrente de uma deficiência da Essência do Rim, ao passo que a lordose adquirida pode ser decorrente de uma deficiência do Estômago e do Baço, de retenção de Vento-Umidade nos canais das costas ou de uma deficiência do *Yin* do Fígado ou do Rim.

6. CIFOSE

Ver Parte 5, *Sintomas e Sinais*, Capítulo 67.

A cifose é uma convexidade arredondada da coluna que deixa sua parte superior no nível das vértebras torácicas (Figura 11.4). É comum nos idosos, principalmente mulheres. A cifose indica um declínio da Essência do Rim; nos jovens, indica deficiência congênita da Essência do Rim.

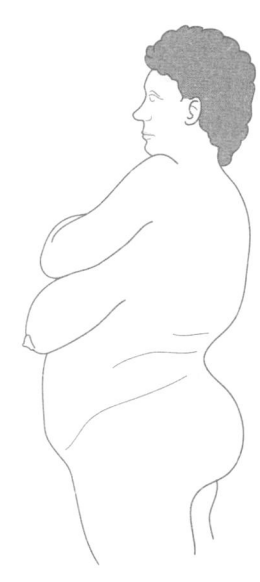

Figura 11.3 Lordose.

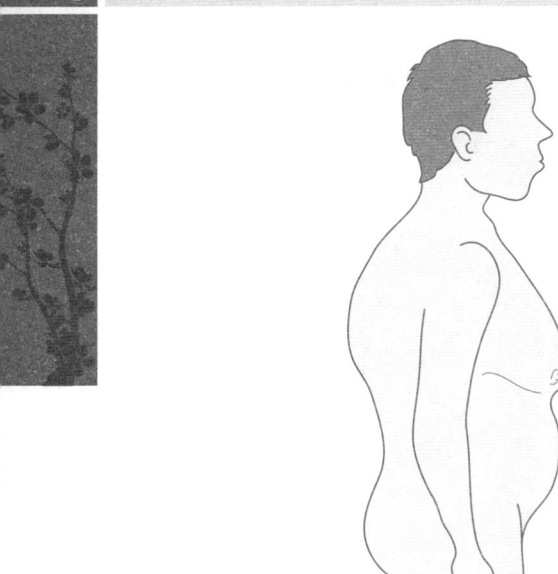

Figura 11.4 Cifose.

7. ACHATAMENTO DA COLUNA LOMBAR

Ver Parte 5, *Sintomas e Sinais*, Capítulo 67.

O achatamento da coluna lombar consiste na redução da curva lombar (Figura 11.5). Normalmente, é decorrente de um espasmo acentuado dos músculos lombares e da redução da mobilidade espinal; pode sugerir a possibilidade de hérnia de disco lombar. A causa pode ser estagnação do *Qi* do Fígado, estase de Sangue do Fígado ou Frio na região lombar.

8. DESVIO DA COLUNA

Ver Parte 5, *Sintomas e Sinais*, Capítulo 67.

Um desvio é uma inclinação da coluna (Figura 11.6). Quando uma linha de prumo se solta a partir de T.1 e cai para um lado da fenda glútea, existe um desvio. Esse desvio pode ser decorrente de um disco herniado ou de um espasmo dos músculos paravertebrais. Normalmente, indica estagnação de *Qi*, estase de Sangue ou Umidade-Frio na região lombar.

9. RIGIDEZ DA COLUNA LOMBAR

Ver Parte 5, *Sintomas e Sinais*, Capítulo 67.

Rigidez da coluna lombar indica retenção de Umidade-Frio na região lombar ou estase de Sangue.

10. VESÍCULAS NA REGIÃO LOMBAR

Ver Parte 5, *Sintomas e Sinais*, Capítulo 67.

Vesículas contendo líquido claro na região lombar, parecendo um fio de pérolas, indicam retenção de Umidade-Calor.

11. SECURA E VERMELHIDÃO DA PELE DA COLUNA LOMBAR

Ver Parte 5, *Sintomas e Sinais*, Capítulo 67.

Erupção cutânea macular avermelhada, seca, pruriginosa e quente na região lombar indica Fogo no Fígado e no Coração.

12. COR AMARELADA NA COLUNA LOMBAR

Ver Parte 5, *Sintomas e Sinais*, Capítulo 67.

A cor amarelada da coluna lombar com pequenas vesículas indica Umidade-Calor no Baço e no Rim.

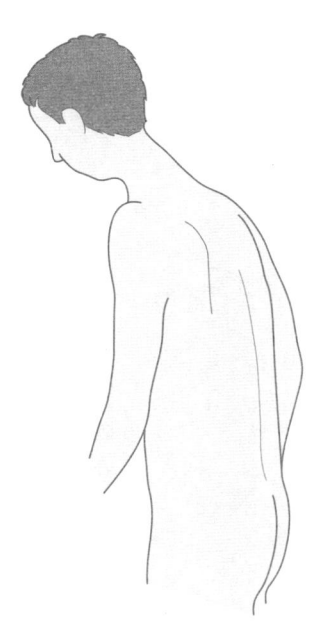

Figura 11.5 Achatamento da coluna lombar.

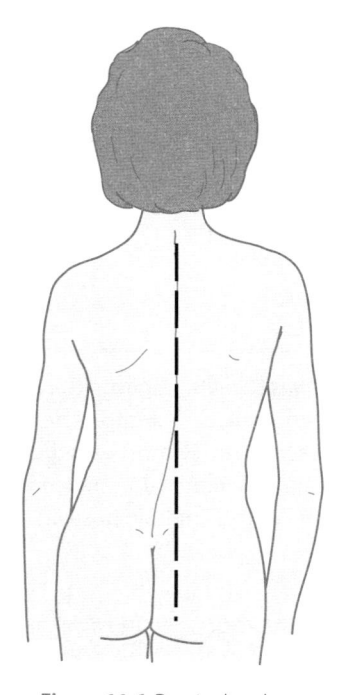

Figura 11.6 Desvio da coluna.

13. MARCAS NA PELE NA COLUNA LOMBAR

Ver Parte 5, *Sintomas e Sinais*, Capítulo 67.

A descoloração da pele na região lombar que fica com aspecto de marcas alongadas, com frequência com aspecto de cinto, que não coça nem é dolorida, indica uma patologia do Vaso da Cintura e uma deficiência do Rim, geralmente decorrente de atividade sexual excessiva.

14. FURÚNCULO SOBRE BL-23 *SHENSHU*

Ver Parte 5, *Sintomas e Sinais*, Capítulo 67.

Um furúnculo sobre BL-23 *Shenshu* indica Fleuma ocorrendo em um contexto de deficiência do Rim.

15. PÁPULAS OU PÚSTULAS NAS NÁDEGAS

Ver Parte 5, *Sintomas e Sinais*, Capítulo 67.

Pápulas ou pústulas nas nádegas indicam Umidade-Calor no canal da Bexiga.

RESULTADOS DO APRENDIZADO

O aluno agora deve entender:
- Os canais que influenciam o dorso
- As causas de atrofia, rigidez da região lombar e as anormalidades das curvas espinais
- As implicações dos diferentes sinais cutâneos nas costas.

PARTE 1 SEÇÃO 2

12 Observação das Mamas das Mulheres

CONTEÚDO DO CAPÍTULO

Distensão das Mamas, 102
Mamas Inchadas, 102
Mamas Pequenas, 103
Nódulos nas Mamas, 103
Vermelhidão e Inchaço das Mamas, 104
Secreção Leitosa do Mamilo, 104
Secreção Amarelada e Pegajosa do Mamilo, 104
Secreção Sanguinolenta do Mamilo, 105
Mamilos Invertidos, 105
Mamilos Rachados, 105
Peau d'Orange, 105

A observação das mamas em mulheres normalmente não está incluída na prática clínica rotineira, mas é realizada quando uma paciente relata problemas específicos das mamas, como sensibilidade, dor ou nódulos.

Os canais que passam pela mama estão ilustrados na Figura 12.1.

Como podemos ver, os principais canais que influenciam a mama são os do Fígado, do Estômago e do Vaso Penetrador; além desses, os canais Musculares do Coração, Pericárdio e Vesícula Biliar fluem através da mama. Na anatomia interna da mama, as várias estruturas são influenciadas pelos seguintes canais ou tecidos:

- Lobos glandulares: canal do Estômago
- Ductos mamários: canal do Estômago e Vaso Penetrador
- Mamilo: canal do Fígado
- Aréola: Vaso Penetrador
- Tecido adiposo nas mamas: Tecido Adiposo (*Gao*)
- Compartimentos de tecido conjuntivo: Membranas (*Huang*)
- Vasos sanguíneos nas mamas: Vaso Penetrador.

A seguir, serão discutidos os seguintes sinais das mamas:
1. Distensão das mamas
2. Mamas inchadas
3. Mamas pequenas
4. Nódulos nas mamas
5. Vermelhidão e inchaço das mamas
6. Secreção leitosa do mamilo
7. Secreção amarelada e pegajosa do mamilo
8. Secreção sanguinolenta do mamilo
9. Mamilos invertidos
10. Mamilos rachados
11. *Peau d'orange*.

Os sintomas e sinais relacionados com a mama são apresentados na Parte 5, Capítulo 88.

1. DISTENSÃO DAS MAMAS

Ver Parte 5, *Sintomas e Sinais*, Capítulo 88; Parte 2, *Interrogatório*, Capítulo 46.

A distensão da mama é tanto uma sensação subjetiva como um sinal objetivo. A paciente fica desconfortavelmente consciente da distensão das mamas, a qual é visível. É muito comum na síndrome pré-menstrual. A causa mais comum desse sinal é a estagnação do *Qi* do Fígado. Devemos lembrar que a estagnação do *Qi* também pode ocorrer no Pulmão, e a estagnação do *Qi* no Pulmão também pode causar distensão da mama. Além disso, uma ligeira distensão da mama pode ocorrer em casos de deficiência do Baço e do Rim.

> **NOTA CLÍNICA**
> F-3 *Taichong*, TA-6 *Zhigou*, VB-41 *Zulinqi*.

> **ATENÇÃO**
> A distensão da mama pode ser causada não só pela estagnação do *Qi* do Fígado, mas também pela estagnação do *Qi* do Pulmão e/ou do Coração.

2. MAMAS INCHADAS

Ver Parte 5, *Sintomas e Sinais*, Capítulo 88.

Um estágio mais grave da distensão é o inchaço das mamas, que ficam visivelmente maiores que o normal e, em geral, também doloridas. O inchaço das mamas é principalmente decorrente da estagnação do *Qi* do Fígado, mas com Fleuma concomitante. Em alguns casos, pode ser decorrente de Fleuma ocorrendo em um contexto de deficiência do *Yang* do Baço e do Rim.

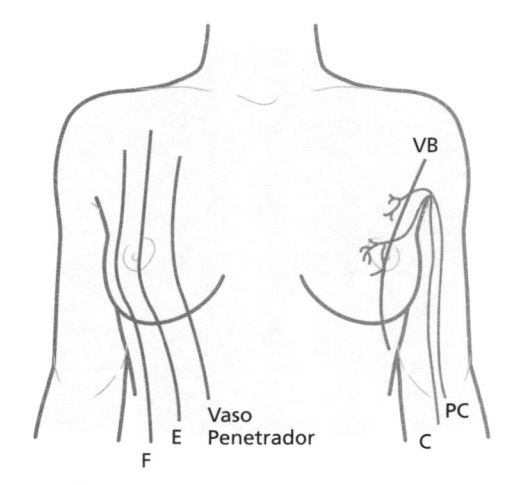

Figura 12.1 Canais que passam pela mama.

NOTA CLÍNICA

F-3 *Taichong*, TA-6 *Zhigou*, VB-41 *Zulinqi*, E-40 *Fenglong*, VC-9 *Shuifen*.

3. MAMAS PEQUENAS

Ver Parte 5, *Sintomas e Sinais*, Capítulo 88.

Aqui, "mamas pequenas" não se referem às mamas que são constitucionalmente pequenas, mas às que se tornaram pequenas. Se as mamas ficarem menores, isso indica deficiência de *Qi* e de Sangue ou deficiência de *Yin*. Flacidez das mamas pode indicar deficiência do Estômago ou secura do Sangue.

4. NÓDULOS NAS MAMAS

Ver Parte 5, *Sintomas e Sinais*, Capítulo 88; Parte 2, *Interrogatório*, Capítulo 46; Parte 3, *Palpação*, Capítulo 51.

Existem quatro categorias gerais de nódulos das mamas na medicina ocidental: cistos, fibroadenomas, nodularidade do tecido mamário e carcinoma de mama.

A presença de *cistos*, condição conhecida como doença fibrocística da mama, é a condição benigna mais comum da mama. Os cistos costumam ser bilaterais, moles e móveis à palpação. Do ponto de vista chinês, geralmente são decorrentes de Fleuma. Os cistos normalmente aparecem dos 30 aos 50 anos de idade.

O *fibroadenoma*, segunda doença benigna mais comum da mama, surge principalmente em mulheres jovens. O adenoma normalmente é um nódulo único, unilateral, e é mais duro do que o cisto à palpação. Do ponto de vista chinês, é decorrente de estase de Sangue ou de uma combinação de estase de Sangue com Fleuma. Fibroadenomas são mais comuns dos 20 aos 30 anos de idade.

A *nodularidade do tecido mamário* com sensibilidade da mama ocorre antes da menstruação e costuma diminuir depois das regras. Do ponto de vista chinês, a nodularidade do tecido mamário é decorrente de uma combinação de estagnação do *Qi* do Fígado com Fleuma. É mais comum dos 30 aos 50 anos de idade.

O *carcinoma da mama* normalmente se apresenta com um nódulo duro, indolor, unilateral, imóvel e com margens indistintas. Sua incidência é mais alta depois dos 50 anos de idade. É quase sempre decorrente de uma combinação de Fleuma e estase de Sangue ocorrendo em um contexto de desarmonia dos Vasos Penetrador e da Concepção. No carcinoma da mama pode haver Calor Tóxico, além da Fleuma e da estase de Sangue. A Fleuma normalmente se reflete com língua Aumentada e saburra pegajosa; a estase de Sangue se reflete com coloração Arroxeada nas áreas da língua associadas às mamas (Figura 12.2); e o Calor Tóxico se reflete com língua Vermelha e saburra espessa, seca e escura e com pontos vermelhos.

OS TRÊS FATORES DE NÓDULOS DAS MAMAS

1. Estagnação do *Qi*
2. Estase de Sangue
3. Fleuma.

Portanto os três padrões mais comuns que levam à formação de nódulos nas mamas (benignos ou malignos) são estagnação do *Qi*, estase de Sangue e Fleuma; entretanto, o primeiro deles,

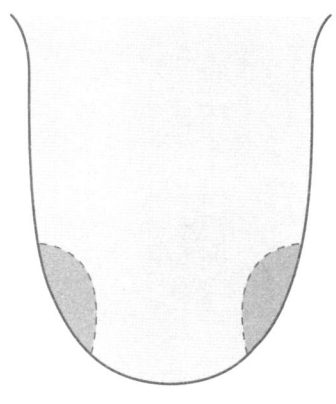

Figura 12.2 Áreas da língua que correspondem às mamas.

a estagnação do *Qi*, normalmente acompanha o segundo e o terceiro. Na medicina chinesa, a estagnação de *Qi* que leva à formação de nódulos nas mamas em geral é considerada resultante de estresse emocional; pode ser uma estagnação do *Qi* do Fígado causada por emoções como raiva, ressentimento ou frustração reprimida, ou uma estagnação do *Qi* do Pulmão causada por tristeza, preocupação ou pesar. As duas condições afetam as mamas e podem levar à formação de nódulos.

ATENÇÃO

A estagnação do *Qi* que afeta as mamas pode originar-se não só do Fígado, mas também do Pulmão.

Caso clínico

Uma mulher de 39 anos de idade vinha sofrendo em decorrência de um nódulo na mama esquerda (quadrante superior esquerdo) havia 5 anos. O tamanho do nódulo variava de acordo com seu ciclo menstrual, aumentando ligeiramente antes da menstruação e diminuindo depois dela. Às vezes, o nódulo também ficava dolorido. Biopsia, mamografia e ressonância magnética confirmavam ausência de malignidade. O nódulo não era nem um fibroadenoma, nem um cisto, tendo sido descrito simplesmente como "sensibilidade da mama e nodularidade". À palpação, o nódulo era firme, mas não firme demais, alongado e móvel. Não havia linfonodos envolvidos na axila.

A menstruação era regular, sem dor, nem excessiva, nem escassa; ela sentia distensão das mamas e do abdome antes da menstruação. Não havia outros sintomas além de uma tendência a fezes soltas.

Pela observação, a cútis estava baça e amarelada e os olhos estavam ligeiramente "arregalados"; havia também uma veia vermelha horizontal saindo do canto externo do olho esquerdo indo até a borda da pupila (Figuras 12.3 e 12.4). Além disso, o branco do olho abaixo da pupila era visível (normalmente, não é visível).

A língua estava Vermelha nas laterais e na ponta, com saburra amarelada e marcas dos dentes na área da língua associadas à mama esquerda (Figura 12.5). O pulso estava Deslizante no geral; o lado esquerdo estava Deslizante e em Corda, especialmente na posição do Fígado, enquanto na posição Anterior esquerda estava relativamente Transbordante; o pulso também estava ligeiramente Rápido (84).

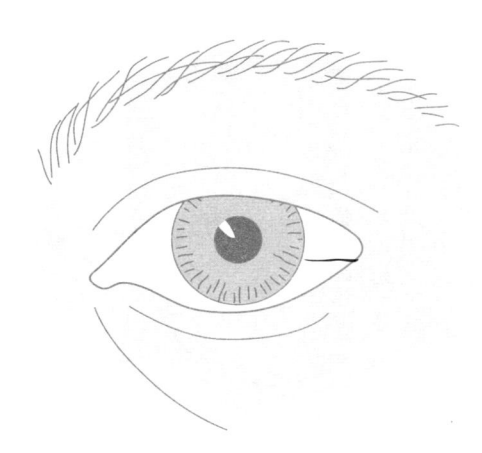

Figura 12.3 Veia horizontal no olho.

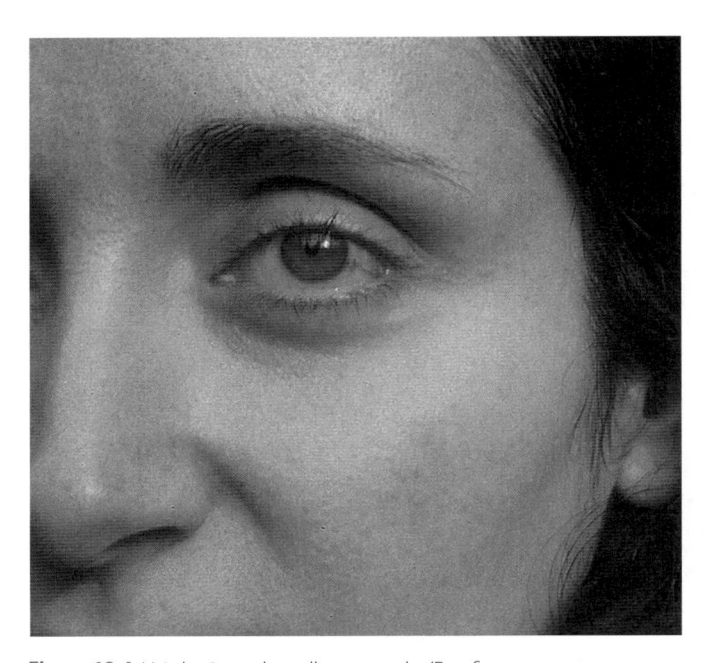

Figura 12.4 Veia horizontal no olho esquerdo. (Esta figura encontra-se reproduzida em cores no Encarte.)

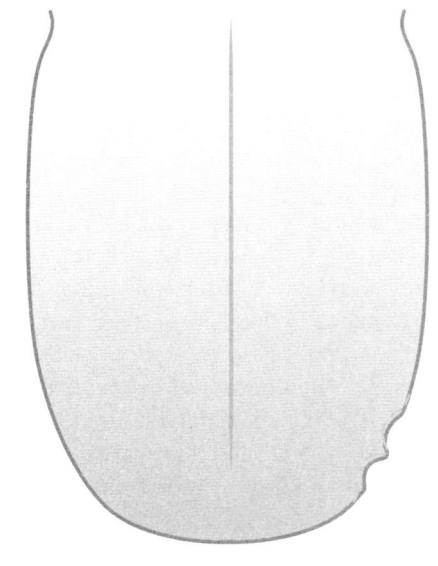

Figura 12.5 Marcas de dentes na área da mama esquerda.

> ### Diagnóstico
> Nos nódulos de mamas, os fatores patogênicos mais comuns são estagnação do *Qi* do Fígado, estase de Sangue e Fleuma, surgindo em combinações variadas. Neste caso, há sinais de todos os três padrões. Há estagnação do *Qi* do Fígado, considerando a distensão pré-menstrual, o tamanho variado do nódulo em relação ao ciclo menstrual e o pulso em Corda. Há estase de Sangue, considerando o nódulo firme e ligeiramente doloroso e o pulso em Corda. Há Fleuma, considerando o pulso Deslizante. A estagnação do *Qi* do Fígado e a estase de Sangue do Fígado são os padrões predominantes comparados à Fleuma. A estagnação crônica do *Qi* do Fígado deu origem ao Calor no Fígado e ao Calor no Coração, evidenciados pelas laterais e ponta da língua Vermelhas; esse dado é confirmado também pela rapidez do pulso e pela qualidade Transbordante do pulso do Coração.
>
> As marcas de dentes na área da língua referente à mama esquerda indicam que a patologia da mama ocorre dentro de um contexto de deficiência do *Qi* do Baço, confirmada pela tendência a fezes soltas. Os olhos ligeiramente arregalados indicam que a Mente e o Espírito estão perturbados por problemas emocionais, os quais, durante o interrogatório, foram confirmados pela paciente. O branco do olho visível abaixo da pupila é, de modo geral, um sinal de mau prognóstico. A veia vermelha no olho esquerdo estava na área do Coração e do Pulmão e na parte inferior da esclera que corresponde ao tórax.

5. VERMELHIDÃO E INCHAÇO DAS MAMAS

Ver Parte 5, *Sintomas e Sinais*, Capítulo 88.

Vermelhidão e inchaço das mamas normalmente indicam presença de Calor, geralmente Calor Tóxico combinado com Fleuma ou com estase de Sangue. Essa condição costuma ser acompanhada por dor nas mamas e pode corresponder à mastite, na medicina ocidental.

6. SECREÇÃO LEITOSA DO MAMILO

Ver Parte 5, *Sintomas e Sinais*, Capítulo 88.

A secreção leitosa do mamilo normalmente é decorrente de uma condição de deficiência: pode ser uma deficiência grave do *Qi* e do Sangue ou uma deficiência do *Yang* do Baço e do Rim; em alguns casos, também pode ser decorrente de estagnação do *Qi* do Fígado.

7. SECREÇÃO AMARELADA E PEGAJOSA DO MAMILO

Ver Parte 5, *Sintomas e Sinais*, Capítulo 88.

A secreção amarelada e pegajosa do mamilo é decorrente de Umidade-Calor no canal do Fígado ou de Calor Tóxico. Na medicina ocidental, pode ocorrer por ectasia ductal da mama ou por hiperplasia epitelial.

> **NOTA CLÍNICA**
>
> VB-41 *Zulinqi*, E-18 *Rugen*, VC-12 *Zhongwan*, VC-9 *Shuifen*, BP-9 *Yinlingquan*, F-3 *Taichong*.

8. SECREÇÃO SANGUINOLENTA DO MAMILO

Ver Parte 5, *Sintomas e Sinais*, Capítulo 88.

Como em todas as formas de sangramento, as duas causas principais são Calor no Sangue ou *Qi* não contendo o Sangue. Em casos de secreção sanguinolenta do mamilo, o Calor Tóxico é uma causa comum, especialmente em condições agudas. Em situações crônicas, o *Qi* do Fígado estagnado transformando-se em Calor também pode ser causa de secreção sanguinolenta intermitente do mamilo; em relação a condições de Deficiência, uma deficiência do Fígado e do Rim e do Vaso Penetrador pode causar secreção sanguinolenta intermitente do mamilo com sangue pálido.

9. MAMILOS INVERTIDOS

Ver Parte 5, *Sintomas e Sinais*, Capítulo 88.

A inversão de um mamilo normalmente é causada por patologias complexas; pode ser decorrente da estagnação do *Qi* do Fígado e do Sangue do Fígado combinada com Fleuma ou com Calor Tóxico no Sangue e em associação com estase de Sangue. Do ponto de vista ocidental, o mamilo invertido pode indicar estágio avançado de carcinoma da mama.

10. MAMILOS RACHADOS

Ver Parte 5, *Sintomas e Sinais*, Capítulo 88.

Mamilos rachados podem ser causados por *Qi* do Fígado estagnado transformando-se em Fogo ou por uma deficiência do *Yin* do Fígado com Calor no Sangue.

11. *PEAU D'ORANGE*

Ver Parte 5, *Sintomas e Sinais*, Capítulo 88.

"*Peau d'orange*" se refere ao aspecto de uma área da mama que fica coberta com pequenas covinhas, de modo que a textura fica parecendo casca de laranja. Pode ser decorrente de estagnação do *Qi* do Fígado e do Sangue do Fígado combinada com Fleuma ou pode ser decorrente de Calor Tóxico no Sangue combinado com estase de Sangue. Do ponto de vista da medicina ocidental, o *peau d'orange* pode indicar um estágio avançado do carcinoma de mama.

> **RESULTADOS DO APRENDIZADO**
>
> O aluno agora deve entender:
> - Os canais que influenciam as mamas
> - A implicação do tamanho patológico da mama
> - Os diagnósticos ocidental e chinês por trás das quatro principais categorias de nódulos de mama
> - As causas de nódulos das mamas, anormalidades do mamilo e do aspecto de *peau d'orange* da pele da mama.

NOTA

1. Maciocia, G. 1999 *The Foundations of Chinese Medicine*, Churchill Livingstone, Edinburgh, p. 147.

13 | Observação do Batimento Cardíaco

CONTEÚDO DO CAPÍTULO

A Pulsação de *Xu Li*, 106
Batimento Cardíaco Deslocado Para Baixo, 106
Batimento Cardíaco Deslocado Para Cima, 106
Batimento Cardíaco Deslocado Para a Esquerda, 107
Batimento Cardíaco Deslocado Para a Direita, 107
Batimento Cardíaco Abaixo do Processo Xifoide, 107

Observar o batimento cardíaco significa observar a pulsação do ventrículo esquerdo. Na anatomia de superfície, o ventrículo esquerdo do coração forma a borda esquerda do órgão e produz o impulso apical, ou seja, o batimento sistólico cardíaco que pode ser sentido no quinto espaço intercostal esquerdo, 7 a 9 centímetros de distância da linha média esternal, na linha hemiclavicular (Figura 13.1).

Embora a pulsação do ventrículo esquerdo possa ser sempre sentida pela palpação, ela não pode ser observada sob circunstâncias normais; o batimento fica visível pela observação somente quando há um estado patológico do coração. A iluminação tangencial ajuda a detectar uma pulsação anormal.

A PULSAÇÃO DE *XU LI*

O batimento cardíaco do ventrículo esquerdo, que pode ser sentido no quinto espaço intercostal, foi chamado de *Xu Li* pela antiga medicina chinesa; é outro nome para o Grande canal de Conexão do Estômago. Esse canal atravessa o diafragma e os pulmões e sai abaixo da mama esquerda, produzindo o batimento cardíaco. Diz-se que é a área onde o *Qi* Torácico (*Zong Qi*) converge. Diz-se que o próprio *Qi* Torácico governa os dois canais.

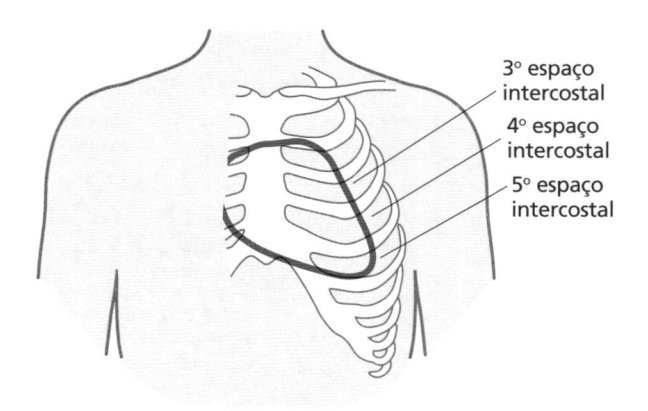

Figura 13.1 Localização do batimento apical.

O *Xu Li* está descrito no Capítulo 18 do *Questões Simples*: "*O Grande canal de Conexão do Estômago é chamado de* Xu Li. *Ele atravessa o diafragma e se conecta com os pulmões; ele sai abaixo da mama esquerda e seu batimento é o batimento do* Qi *Torácico*".[1] Portanto, é interessante notar que, embora a pulsação no quinto espaço intercostal seja obviamente a pulsação do ventrículo esquerdo, na medicina chinesa, ela também está relacionada com o Estômago e, por essa razão, o canal do Estômago tem uma importante influência sobre o coração (tanto no sentido chinês como no ocidental), especialmente o ritmo cardíaco. Além do Estômago, o batimento apical também está relacionado com o Pulmão, porque ele reflete o "batimento" do *Qi* Torácico.

Conforme mencionado, se o batimento cardíaco no quinto espaço intercostal puder ser observado, isso indica um estado anormal do coração por definição.

Os seguintes sinais serão discutidos:
1. Batimento cardíaco deslocado para baixo
2. Batimento cardíaco deslocado para cima
3. Batimento cardíaco deslocado para a esquerda
4. Batimento cardíaco deslocado para a direita
5. Batimento cardíaco abaixo do processo xifoide.

Para uma descrição mais detalhada dos sintomas e sinais relacionados com cada padrão, ver Parte 5, *Sintomas e Sinais*, Capítulo 63.

1. BATIMENTO CARDÍACO DESLOCADO PARA BAIXO

Ver Parte 5, *Sintomas e Sinais*, Capítulo 63.

Quando deslocado para baixo, o batimento cardíaco pode ser visto no sexto espaço intercostal. Do ponto de vista da medicina ocidental, isso pode ser causado por hipertensão, cardiopatia congênita, miocardite ou hipertrofia cardíaca na insuficiência cardíaca.

Do ponto de vista da medicina chinesa, os padrões mais prováveis que aparecem nas condições cardíacas acima são deficiência do *Qi* com estase de Sangue, deficiência do *Yin* do Fígado e do Rim (especialmente nos idosos), Fleuma-Fluidos obstruindo o Coração ou Calor Tóxico invadindo o Coração.

2. BATIMENTO CARDÍACO DESLOCADO PARA CIMA

Ver Parte 5, *Sintomas e Sinais*, Capítulo 63.

Quando o batimento cardíaco está deslocado para cima, ele pode ser visto no quarto ou no terceiro espaço intercostal. Do ponto de vista da medicina ocidental, isso pode ser causado por hipertensão, ascite, hipertrofia do ventrículo direito ou tumor na cavidade abdominal.

Do ponto de vista da medicina chinesa, os padrões mais prováveis envolvidos nas condições acima são deficiência do *Yang* com transbordamento de Água ou estase do Sangue no Fígado com transbordamento de Água.

3. BATIMENTO CARDÍACO DESLOCADO PARA A ESQUERDA

Ver Parte 5, *Sintomas e Sinais*, Capítulo 63.

Quando o batimento cardíaco se encontra deslocado para a esquerda, ele pode ser visto lateralmente à linha média axilar. Do ponto de vista da medicina ocidental, isso pode ocorrer na pleurite do lado direito do tórax ou na insuficiência cardíaca congestiva.

Do ponto de vista da medicina chinesa, os padrões mais prováveis envolvidos nessa condição são Fleuma-Fluidos no tórax e no hipocôndrio ou Fleuma-Calor no Pulmão.

4. BATIMENTO CARDÍACO DESLOCADO PARA A DIREITA

Ver Parte 5, *Sintomas e Sinais*, Capítulo 63.

Quando o batimento cardíaco se desloca para a direita, ele pode ser visto medialmente à linha média axilar. Do ponto de vista da medicina ocidental, isso pode ser decorrente de uma condição congênita do coração ou de pleurite do lado esquerdo do tórax.

Do ponto de vista da medicina chinesa, os padrões mais prováveis envolvidos nessa condição são deficiência do *Qi* com estase de Sangue e Fleuma-Fluidos no tórax e no hipocôndrio.

5. BATIMENTO CARDÍACO ABAIXO DO PROCESSO XIFOIDE

Ver Parte 5, *Sintomas e Sinais*, Capítulo 63.

Do ponto de vista da medicina ocidental, o batimento cardíaco abaixo do processo xifoide pode ser visto no caso de defeitos da válvula tricúspide, cardiopatia do ventrículo direito, enfisema ou hipertrofia do ventrículo direito.

Do ponto de vista da medicina chinesa, os padrões mais prováveis envolvidos nessas condições são estase do Sangue no Coração ou deficiência do *Qi* do Coração.

RESULTADOS DO APRENDIZADO

O aluno agora deve entender:
- Onde o batimento do ventrículo esquerdo (*Xu Li*) é sentido em condições de boa saúde
- As implicações clínicas de um deslocamento do batimento cardíaco.

NOTA

1. 1979 The Yellow Emperor's Classic of Internal Medicine – *Simple Questions* (*Huang Di Nei Jing Su Wen* 黄帝内经素问), People's Health Publishing House, Beijing, p. 111. Publicado pela primeira vez c. 100 a.C.

14 | Observação das Mãos

PARTE 1 — SEÇÃO 2

CONTEÚDO DO CAPÍTULO

Mãos Pálidas, 108
Dorso das Mãos Avermelhado, 108
Palmas das Mãos Avermelhadas, 108
Vênulas na Eminência Tenar, 108
Atrofia da Eminência Tenar, 109
Atrofia dos Músculos do Dorso das Mãos, 109
Tremor das Mãos, 109
Contração dos Dedos, 109
Dedos em Forma de Colher, 109
Dedos Finos e Pontiagudos, 109
Dedos Inchados, 110
Dedos Rachados, 110
Tínea (Tinha), 110
Dedos Espessados como Casulos, 110
Dedos Engelhados e Enrugados, 111
Nós dos Dedos Deformados, 111
Palmas das Mãos Secas, Rachadas e Descascadas, 111
Palmas das Mãos Suadas, 111
Linhas das Mãos, 111
Descrição das linhas, 111
Descrição dos sinais anormais das linhas, 111
Doenças indicadas nas linhas, 111

A observação das mãos sempre constituiu um aspecto relativamente importante do diagnóstico. Essa técnica diagnóstica é mencionada em vários capítulos do *Questões Simples* e do *Eixo Espiritual*, bem como no *Discussion of Origin of Symptoms in Diseases* (Zhu Bing Yuan Huo Lun, 610 d.C., por Chao Yuan Fang). A discussão do diagnóstico pelo dedo indicador, em crianças, foi apresentada pelo médico da dinastia Tang Wang Chao no livro *Illustrated Formula of the Water Mirror (Shui Jing Tu Jue)*.

Os seguintes sinais das mãos serão discutidos:
1. Mãos pálidas
2. Dorso das mãos avermelhado
3. Palmas das mãos avermelhadas
4. Vênulas na eminência tenar
5. Atrofia da eminência tenar
6. Atrofia dos músculos do dorso das mãos
7. Tremor das mãos
8. Contração dos dedos
9. Dedos em forma de colher
10. Dedos finos e pontiagudos
11. Dedos inchados
12. Dedos rachados
13. Tínea (Tinha)
14. Dedos espessados como casulos
15. Dedos engelhados e enrugados
16. Nós dos dedos deformados
17. Palmas das mãos secas, rachadas e descascadas
18. Palmas das mãos suadas
19. Linhas da mão
    a) Descrição das linhas
    b) Descrição dos sinais anormais das linhas
    c) Doenças indicadas nas linhas.

Para uma descrição mais detalhada dos sinais das mãos discutidos a seguir, ver Parte 5, *Sintomas e Sinais*, Capítulo 65.

1. MÃOS PÁLIDAS

Ver Parte 5, *Sintomas e Sinais*, Capítulo 65.

Mãos pálidas normalmente são decorrentes de deficiência do *Yang* ou de Sangue. Deficiência do *Yang* do Coração ou do *Yang* do Pulmão, em particular, pode causar palidez das mãos. Quanto à deficiência de Sangue, as causas mais comuns para mãos pálidas são deficiência do Sangue do Coração ou do Sangue do Fígado.

NOTA CLÍNICA

PC-6 *Neiguan*, C-5 *Tongli*, VC-4 *Guanyuan*, E-36 *Zusanli*, BP-6 *Sanyinjiao*, F-8 *Ququan*.

2. DORSO DAS MÃOS AVERMELHADO

Ver Parte 5, *Sintomas e Sinais*, Capítulo 65.

Dorso das mãos avermelhado geralmente é decorrente de Calor Cheio, particularmente do Coração, Pulmão ou Estômago.

3. PALMAS DAS MÃOS AVERMELHADAS

Ver Parte 5, *Sintomas e Sinais*, Capítulo 65.

Palmas das mãos avermelhadas normalmente são decorrentes de Calor Vazio, particularmente do Coração, Pulmão ou Estômago.

4. VÊNULAS NA EMINÊNCIA TENAR

Ver Parte 5, *Sintomas e Sinais*, Capítulo 65.

A eminência tenar mostra o estado do Estômago. O Capítulo 10 do *Eixo Espiritual* relaciona a cor da eminência tenar com o estado do Estômago: "*Quando o Estômago tem Frio, a eminência* tenar fica azulada; quando o Estômago tem Calor, a eminência tenar fica avermelhada; se ficar escura de repente, isso indica Síndrome de Obstrução Dolorosa crônica; se às vezes ficar avermelhada, às vezes escura e às vezes azulada, isso indica alternância de Calor e Frio; se ficar azulada e curta, deficiência do Qi".[1] O Capítulo 74 do *Eixo Espiritual* diz: "Quando a eminência tenar apresenta vênulas azuladas, isso indica Frio no Estômago."[2]

Vênulas azuladas ou azul-arroxeadas na eminência tenar geralmente indicam Frio no Estômago; se ficarem azuladas, mas curtas, indicam deficiência do *Qi* ou Frio Vazio decorrente de deficiência do *Yang* do Estômago. Vênulas avermelhadas indicam Calor Cheio ou Calor Vazio (normalmente do Estômago e/ou do Pulmão); se ficarem roxo-avermelhadas, isso pode ser sinal de estase de Sangue no Estômago; se ficarem amarelo-avermelhadas, é uma indicação de Umidade-Calor no Estômago.

5. ATROFIA DA EMINÊNCIA TENAR

Ver Parte 5, *Sintomas e Sinais*, Capítulo 65.

O tamanho e a consistência da eminência tenar estão relacionados com o estado do Estômago. Quando a eminência é cheia, o estado do Estômago é bom.

A atrofia da eminência tenar pode ser decorrente de uma deficiência do *Yang* do Estômago, Baço e Rim ou de uma deficiência do *Yin* do Estômago, Fígado e Rim.

6. ATROFIA DOS MÚSCULOS DO DORSO DAS MÃOS

Ver Parte 5, *Sintomas e Sinais*, Capítulo 65.

A atrofia dos músculos do dorso das mãos pode ser decorrente de deficiência do Sangue do Fígado, deficiência do *Yin* do Rim ou de deficiência do *Qi* do Estômago e do Baço.

7. TREMOR DAS MÃOS

Ver Parte 5, *Sintomas e Sinais*, Capítulo 65.

O tremor das mãos é um sinal de Vento Interno, que pode ser do tipo Cheio ou Vazio. Vento Interno está sempre relacionado com o Fígado, e Vento no Fígado e Vento-Fleuma no Fígado são as causas mais frequentes de tremor das mãos, especialmente nos idosos.

Vento-Vazio no Fígado causa um tremor fino das mãos; ele pode originar-se de deficiência do Sangue ou do *Yin*. Vento Interno que causa tremor das mãos também pode desenvolver-se subitamente após um profundo choque ou um grande susto.

Nos alcoólatras, o tremor fino das mãos é causado por Fleuma-Calor. Em casos raros, a retenção de Umidade nos músculos e tendões das mãos também pode causar um tremor fino.

NOTA CLÍNICA

Tremor das mãos por Vento Interno: IG-4 *Hegu*, TA-5 *Waiguan*, C-5 *Tongli*, VG-16 *Fengfu*, VB-20 *Fengchi*, F-3 *Taichong*.

8. CONTRAÇÃO DOS DEDOS

Ver Parte 5, *Sintomas e Sinais*, Capítulo 65.

A contração dos dedos com movimento normal da articulação do punho e de todas as articulações acima dele é chamada de Vento Garra de Frango (Figura 14.1). A causa mais comum dessa contração dos dedos é deficiência do Sangue do Fígado ou do *Yin* do Fígado; a contratura de Dupuytren dos dedos anelar ou médio é um exemplo típico.

Duas outras causas da contração dos dedos são Frio nas articulações ou estagnação do *Qi* por problemas emocionais; no segundo caso, a contração dos dedos aparece e desaparece de acordo com o estado emocional.

9. DEDOS EM FORMA DE COLHER

Ver Parte 5, *Sintomas e Sinais*, Capítulo 65.

Dedos em forma de colher (Figura 14.2) normalmente indicam uma patologia do Pulmão, que pode ser Frio-Fleuma no Pulmão, Fleuma-Calor no Pulmão ou deficiência do *Yin* do Pulmão e do Rim. Os dedos em forma de colher costumam ser vistos apenas em pacientes que sofrem de doenças pulmonares crônicas, como enfisema, tuberculose (TB) pulmonar ou doença pulmonar obstrutiva crônica. Em alguns casos, os dedos em forma de colher também indicam uma patologia do Coração.

10. DEDOS FINOS E PONTIAGUDOS

Ver Parte 5, *Sintomas e Sinais*, Capítulo 65.

Dedos finos e pontiagudos geralmente são relacionados com o estado do Estômago (Figura 14.3) e podem indicar Frio-Umidade no Estômago, Umidade-Calor no Estômago ou deficiência grave do *Qi* do Estômago e do Baço.

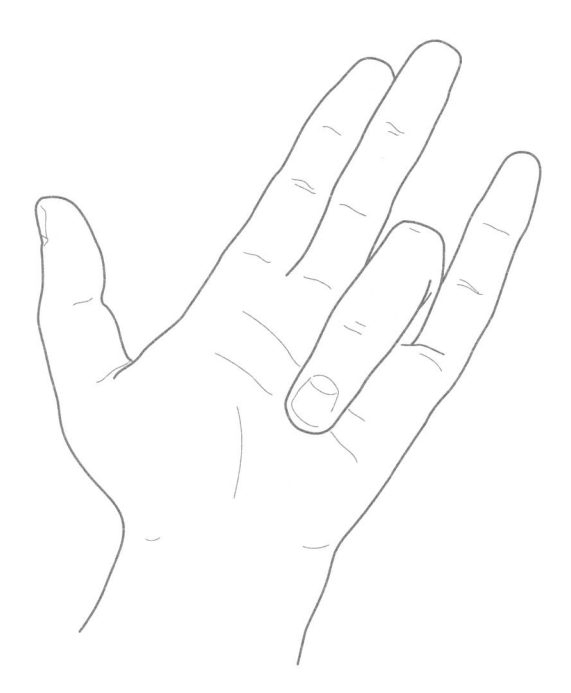

Figura 14.1 Contração dos dedos.

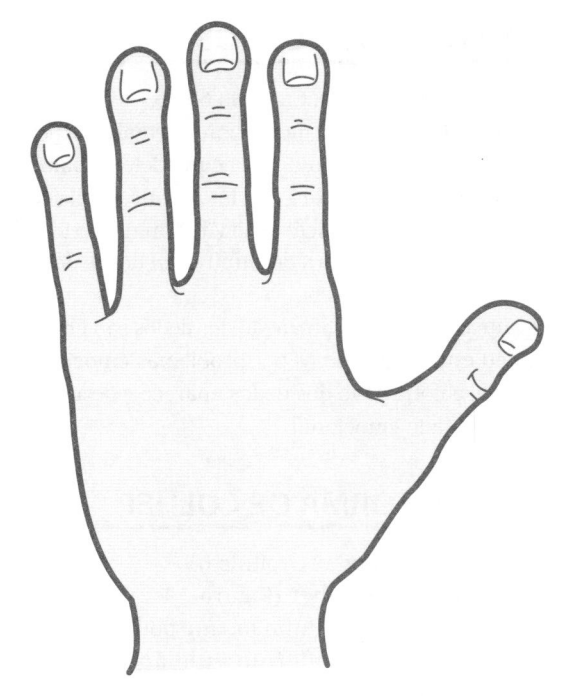

Figura 14.2 Dedos em forma de colher.

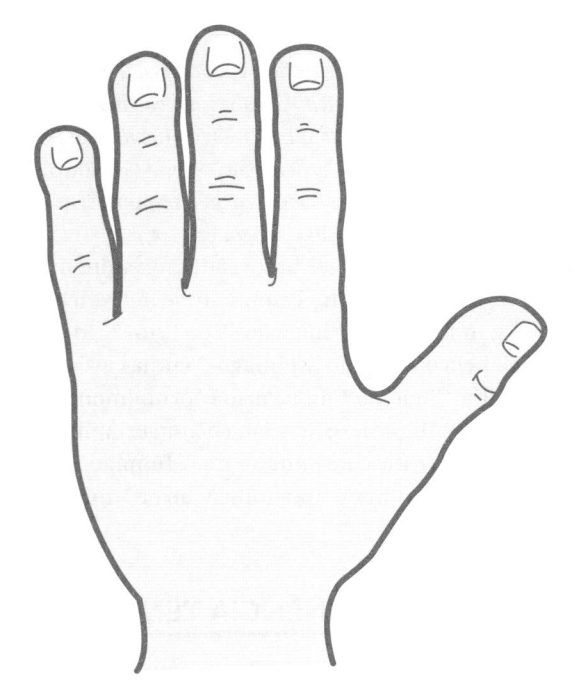

Figura 14.4 Dedos inchados.

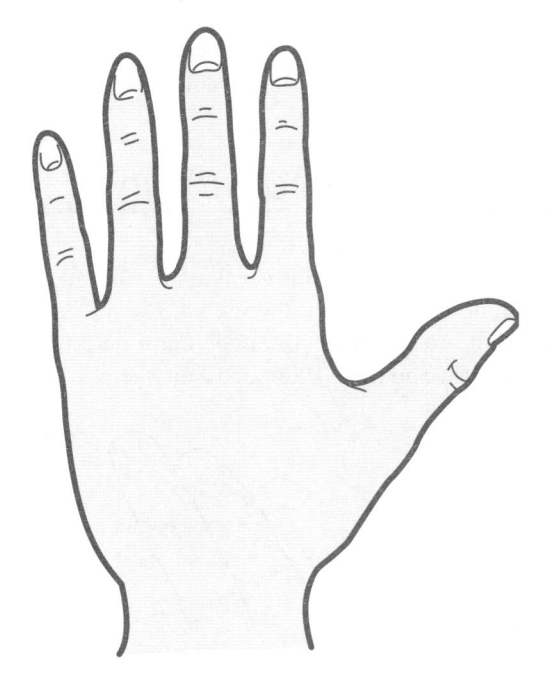

Figura 14.3 Dedos finos e pontiagudos.

11. DEDOS INCHADOS

Ver Parte 5, *Sintomas e Sinais*, Capítulo 65.

A causa mais óbvia e comum do inchaço dos dedos das mãos é a Síndrome de Obstrução Dolorosa por Umidade, que pode ser Frio-Umidade, Vento-Umidade ou Umidade-Calor. Outras causas do inchaço dos dedos incluem estase de Sangue (do Coração ou do Fígado) ou edema, que, no caso das mãos, é decorrente de deficiência do *Yang* do Pulmão e do Baço. Nos idosos, dedos inchados também podem ser decorrentes da deficiência do *Yin* do Fígado e do Rim com Calor no Sangue (Figura 14.4).

12. DEDOS RACHADOS

Ver Parte 5, *Sintomas e Sinais*, Capítulo 65.

Dedos rachados normalmente são decorrentes de deficiência do Sangue ou de estase do Sangue. Em alguns casos, dedos rachados também podem ser decorrentes da deficiência do *Yang* com Frio Vazio.

13. TÍNEA (TINHA)

Ver Parte 5, *Sintomas e Sinais*, Capítulos 65 e 77; Parte 1, *Observação*, Capítulo 21.

A infecção fúngica da pele chamada tinha caracteriza-se por lesões cutâneas em forma de disco com bordas elevadas e claramente definidas que se expandem perifericamente e vão ficando claras no centro. Pode haver descamação avermelhada com prurido, além de vesículas. O prurido contínuo pode acarretar liquenificação (espessamento e endurecimento da pele). Na medicina chinesa, a tinha das mãos é decorrente de uma invasão externa de Vento-Calor ou de Umidade-Calor.

Na medicina chinesa, quando as unhas são afetadas pela tinha, são chamadas Vento Garra de Ganso.

14. DEDOS ESPESSADOS COMO CASULOS

Ver Parte 5, *Sintomas e Sinais*, Capítulo 65.

O espessamento dos dedos fazendo com que fiquem parecidos com casulos é decorrente de uma deficiência geral do *Qi* e do Sangue.

15. DEDOS ENGELHADOS E ENRUGADOS

Ver Parte 5, *Sintomas e Sinais*, Capítulo 65.

Dedos engelhados e enrugados indicam perda grave de fluidos, como a que ocorre depois de transpiração, vômito ou diarreia abundantes.

16. NÓS DOS DEDOS DEFORMADOS

Ver Parte 5, *Sintomas e Sinais*, Capítulo 65.

A deformação dos nós dos dedos é vista nos estágios tardios de uma Síndrome de Obstrução Dolorosa crônica com Fleuma. Na Síndrome de Obstrução Dolorosa crônica, há ruptura grave da transformação e do movimento dos fluidos nas articulações, os quais, sob a ação "vaporizadora" do Calor, geram Fleuma nas articulações. Portanto, a Fleuma é o fator patogênico central que causa deformação dos dedos das mãos e pode estar combinada com outras condições, como Calor, Frio, estase de Sangue ou deficiência de *Qi* e/ou do *Yin* (Figura 14.5).

17. PALMAS DAS MÃOS SECAS, RACHADAS E DESCASCADAS

Ver Parte 5, *Sintomas e Sinais*, Capítulo 65.

Palmas das mãos secas, rachadas e descascadas normalmente são decorrentes de deficiência de Sangue (do Fígado e/ou do Coração); se a secura for muito pronunciada e as mãos também coçarem, indica Vento na pele.

18. PALMAS DAS MÃOS SUADAS

Ver Parte 5, *Sintomas e Sinais*, Capítulo 65.

A transpiração nas palmas das mãos está principalmente relacionada com os canais do Coração e do Pulmão e pode ser decorrente de deficiência do *Qi* ou do *Yin* ou de Calor em um desses dois órgãos.

19. LINHAS DAS MÃOS

Ver Parte 5, *Sintomas e Sinais*, Capítulo 65.

Mudanças nas linhas das palmas das mãos podem indicar certas patologias.

a) Descrição das linhas

As principais linhas da mão a serem observadas estão ilustradas na Figura 14.6. As linhas são: linha da vida, linha da cabeça, linha das emoções, linha da saúde e a chamada Pilar de Jade. A Figura 14.7 ilustra os comprimentos normais da linha da emoção e da linha da vida.

b) Descrição dos sinais anormais das linhas

Os sinais anormais que aparecem nas linhas podem apresentar-se nas formas de estrelas, cruzes, triângulos, formas ovaladas, quadrados, *hashtags*, elos de uma corrente ou cordas (Figura 14.8).

c) Doenças indicadas nas linhas

As doenças indicadas nas linhas são as seguintes:

Doenças do sistema digestório

- Colite ulcerativa: sinal em forma de estrela na extremidade distal ou proximal da linha da vida (Figura 14.9)
- Gastrite: sinal em forma de estrela na extremidade proximal da linha da vida (ver Figura 14.9).

Doenças circulatórias

- Hipertensão: a linha das emoções se estende radialmente além do seu limite natural (Figura 14.10)
- Doença arterial coronariana: tanto a linha das emoções como a linha da cabeça são mais curtas que o normal (Figura 14.11).

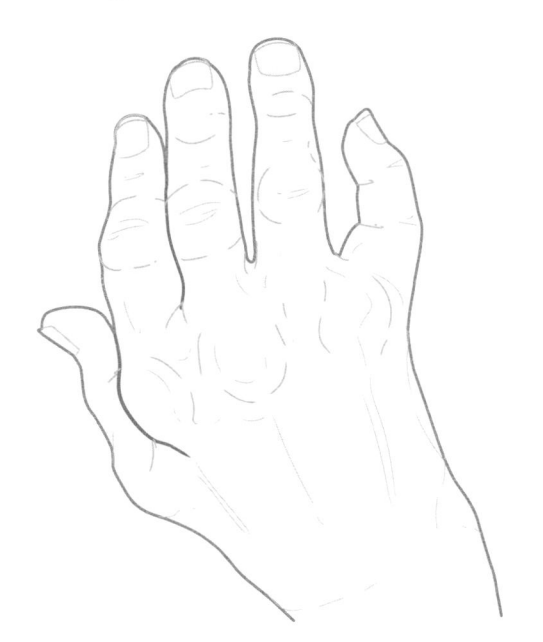

Figura 14.5 Nós dos dedos deformados.

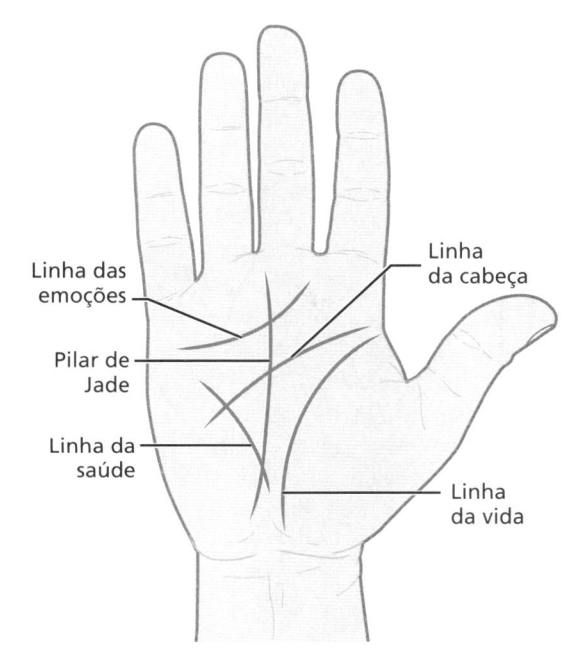

Figura 14.6 Principais linhas da mão.

PARTE 1 Diagnóstico pela Observação

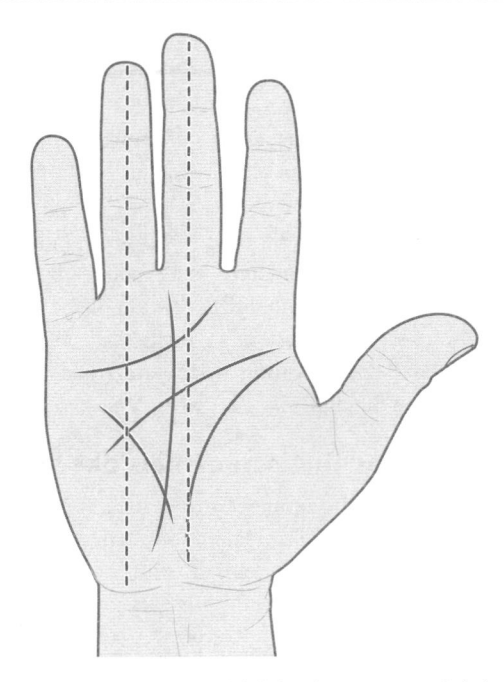

Figura 14.7 Comprimento normal da linha das emoções e da linha da vida.

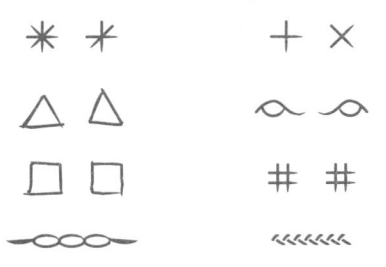

Figura 14.8 Sinais anormais nas linhas.

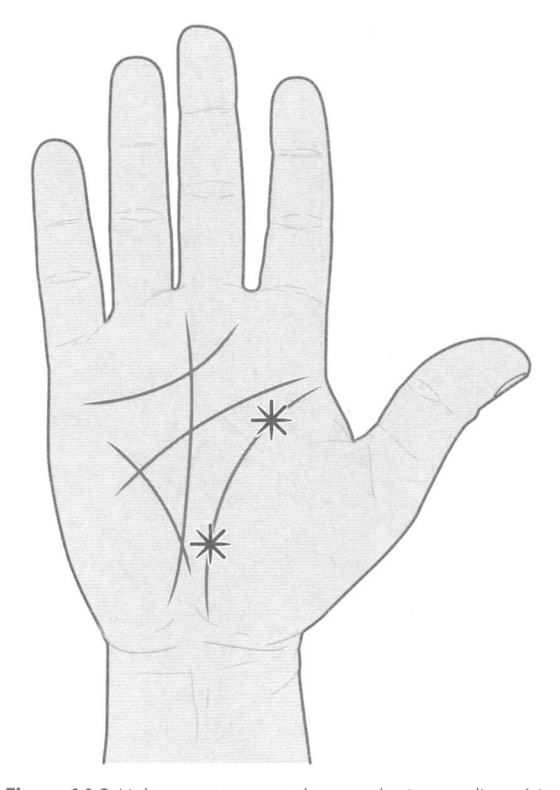

Figura 14.9 Linhas que mostram doenças do sistema digestório.

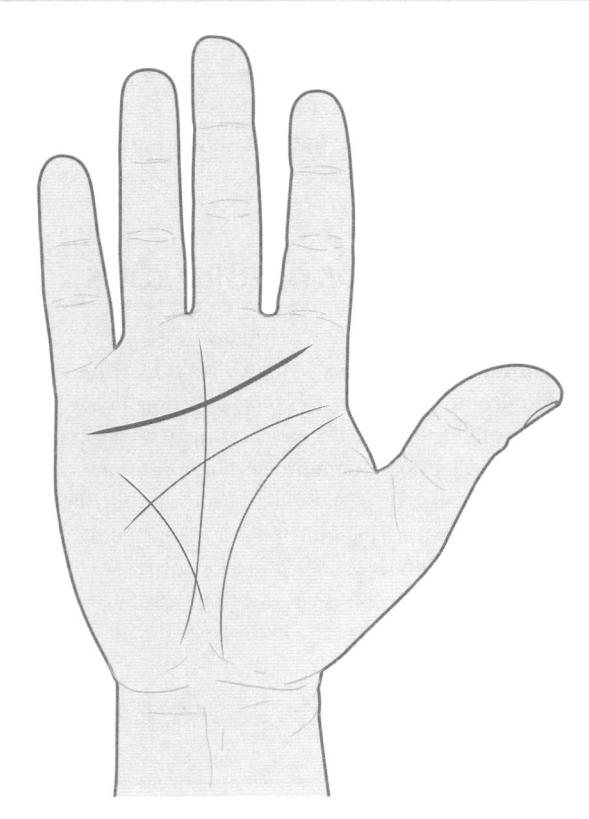

Figura 14.10 Linhas que mostram hipertensão.

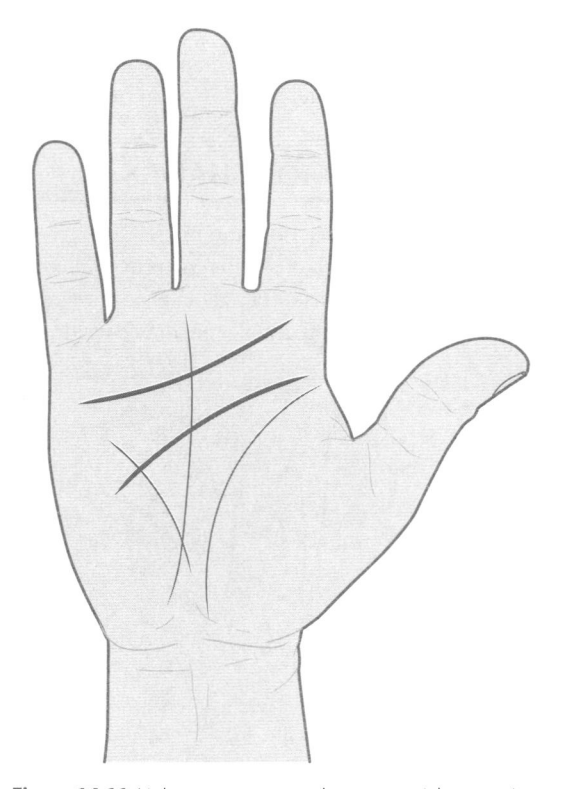

Figura 14.11 Linhas que mostram doença arterial coronariana.

Doenças respiratórias

- Asma: sinais ovalados em qualquer uma das extremidades da linha da saúde (Figura 14.12)
- Tuberculose pulmonar: sinais ovalados no meio da linha da saúde (Figura 14.13).

Doenças do sistema urinário

- Nefrite, infecções urinárias, prostatite, hipertrofia prostática: sinal ovalado na extremidade proximal da linha da vida (Figura 14.14).

Doenças do sistema reprodutor

- Endometriose, salpingite, miomas, cistos ovarianos: sinais ovalados ou em forma de flecha na extremidade proximal do Pilar de Jade (Figura 14.15)
- Disfunção erétil, impotência: elos de uma corrente horizontal próximos da extremidade proximal da linha da vida (Figura 14.16).

Câncer

A linha da vida se apresenta interrompida, é curta ou se funde com a linha da saúde (Figuras 14.17 a 14.19).

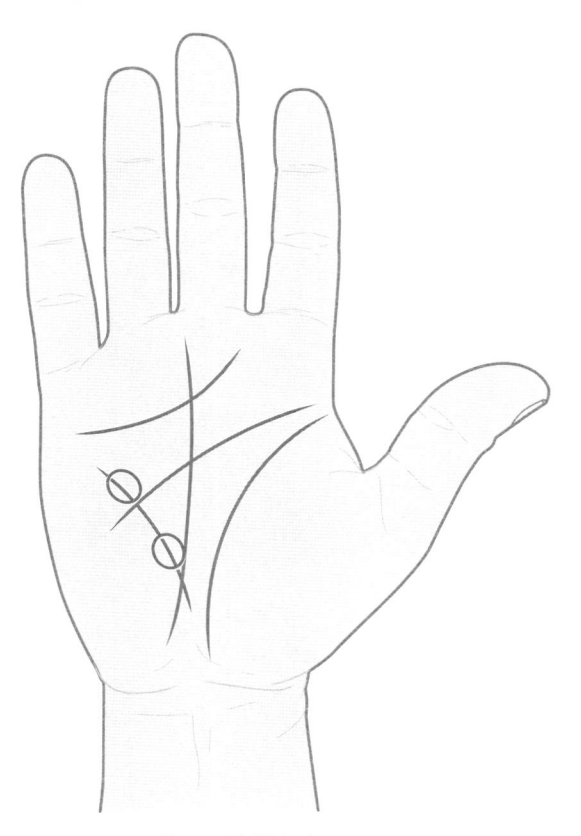

Figura 14.12 Linhas na asma.

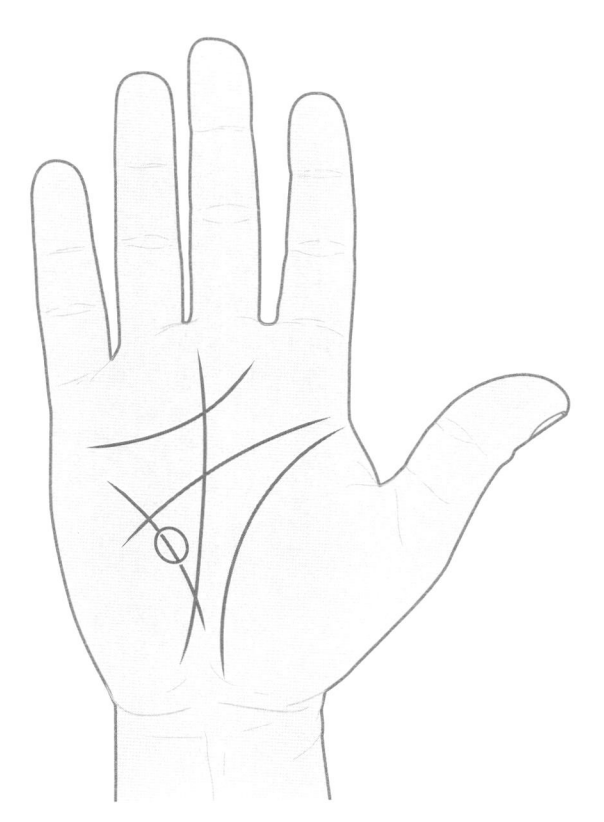

Figura 14.13 Linhas na tuberculose pulmonar.

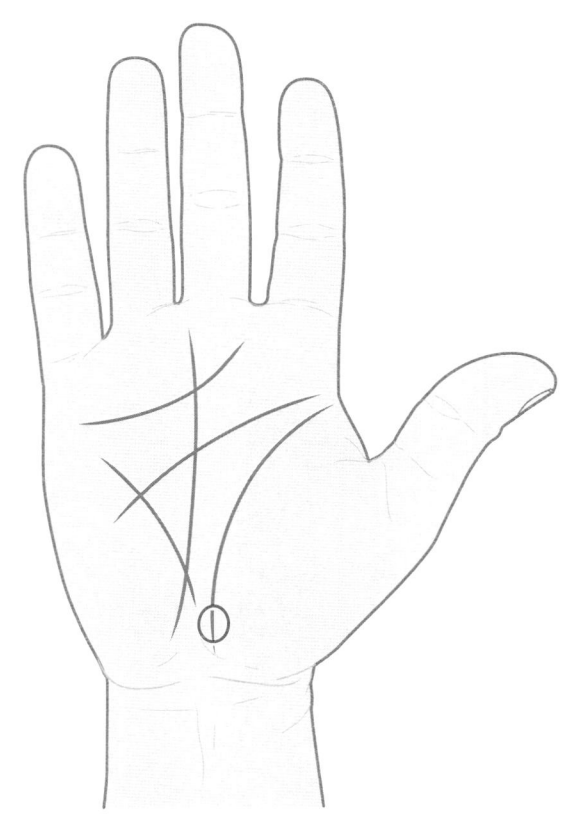

Figura 14.14 Linhas nas doenças urinárias.

PARTE 1 Diagnóstico pela Observação

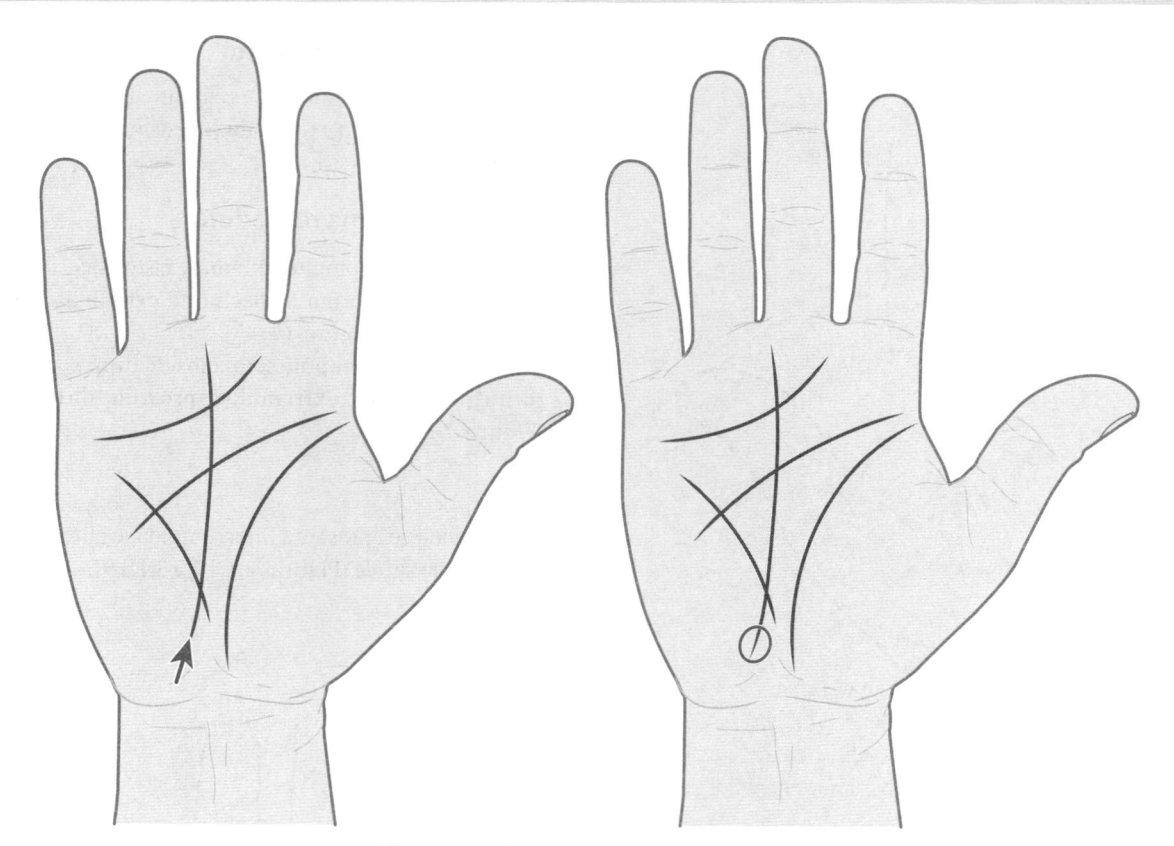

Figura 14.15 Linhas nas doenças ginecológicas.

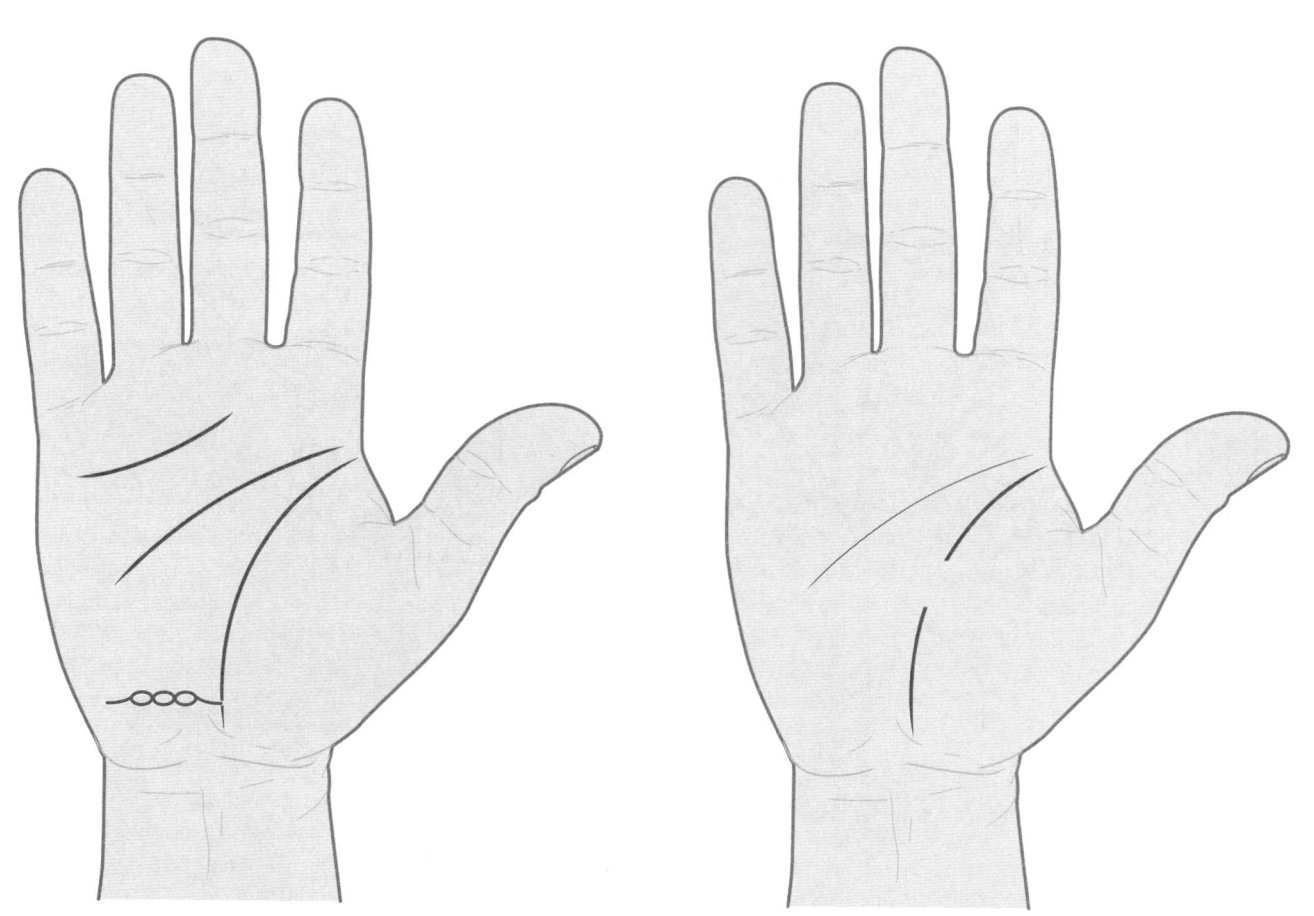

Figura 14.16 Linhas nas disfunções sexuais masculinas.

Figura 14.17 Linhas no câncer.

114

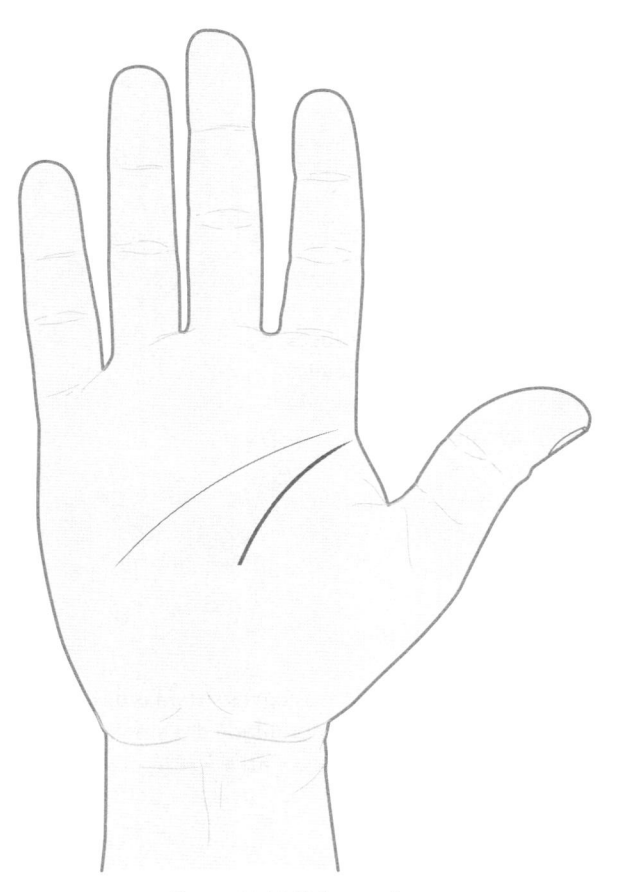

Figura 14.18 Linhas no câncer.

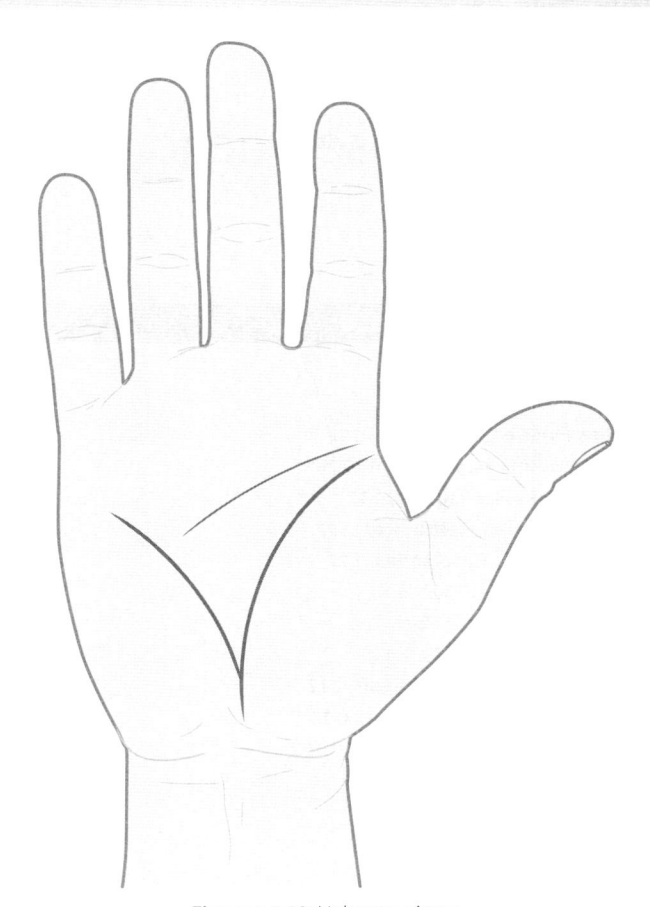

Figura 14.19 Linhas no câncer.

RESULTADOS DO APRENDIZADO

O aluno agora deve entender:
- A importância do diagnóstico pela mão
- A implicação da cor anormal da mão
- O significado clínico do aspecto da eminência tenar e do dorso, do tremor e da tinha
- O significado clínico das formas dos dedos, das rachaduras e da deformação dos nós dos dedos
- A implicação de palmas secas ou suadas e dos sinais anormais das linhas das palmas das mãos.

NOTAS

1. 1981 *Spiritual Axis* (*Ling Shu Jing* 灵 樞 经), People's Health Publishing House, Beijing, publicado pela primeira vez c. 100 a.C., p. 129 e 37.
2. Ibid., p. 133.

15 | Observação das Unhas

PARTE 1 · SEÇÃO 2

CONTEÚDO DO CAPÍTULO

Unhas Estriadas, 116
Unhas Denteadas, 116
Unhas Finas e Quebradiças, 117
Espessamento das Unhas, 117
Unhas Grossas e Ásperas, 117
Unhas Fracas e Quebradiças, 117
Unhas Fracas e Espessadas, 117
Unhas Rachadas, 117
Unhas Retorcidas, 117
Queda das Unhas, 117
Unhas com Manchas Brancas, 117
Unhas Pálido-Esbranquiçadas, 117
Unhas Baças e Esbranquiçadas, 118
Unhas Avermelhadas, 118
Unhas Amareladas, 118
Unhas Azul-Esverdeadas, 118
Unhas Escuras, 118
Unhas Arroxeadas, 118
Unhas Onduladas, 118
Descamação das Unhas, 118
Lúnula, 118
Correspondência das Unhas com os Sistemas de Órgãos, 119
Polegar, 119
Dedo indicador, 119
Dedo médio, 119
Dedo anelar, 119
Dedo mínimo, 119

As unhas são influenciadas pelo Fígado (particularmente o Sangue do Fígado) e são consideradas o acúmulo do "excesso" dos tendões. Unhas normais devem ser lisas, ligeiramente abauladas e convexas, relativamente grossas e brilhantes. Unhas assim indicam um bom estado do Fígado, particularmente do Sangue do Fígado.

Ao observar as unhas, devemos prestar atenção à sua textura e cor. Unhas quebradiças e estriadas indicam deficiência do Sangue do Fígado, por exemplo.

Os seguintes sinais das unhas serão discutidos:
1. Unhas estriadas
2. Unhas denteadas
3. Unhas finas e quebradiças
4. Espessamento das unhas
5. Unhas grossas e ásperas
6. Unhas fracas e quebradiças
7. Unhas fracas e espessadas
8. Unhas rachadas
9. Unhas retorcidas
10. Queda das unhas
11. Unhas com manchas brancas
12. Unhas pálido-esbranquiçadas
13. Unhas baças e esbranquiçadas
14. Unhas avermelhadas
15. Unhas amareladas
16. Unhas azul-esverdeadas
17. Unhas escuras
18. Unhas arroxeadas
19. Unhas onduladas
20. Descamação das unhas
21. Lúnula
22. Correspondência das unhas com os sistemas de órgãos.

Para uma descrição mais detalhada dos sinais das unhas discutidos a seguir, consulte a Parte 5, *Sintomas e Sinais*, Capítulo 65.

1. UNHAS ESTRIADAS

Ver Parte 5, *Sintomas e Sinais*, Capítulo 65.

Estrias longitudinais nas unhas geralmente são decorrentes de deficiência do Sangue do Fígado ou de deficiência do *Yin* do Fígado.

»» TRATAMENTO

F-8 *Ququan*, BP-6 *Sanyinjiao*, E-36 *Zusanli*, VC-4 *Guanyuan*.

2. UNHAS DENTEADAS

Ver Parte 5, *Sintomas e Sinais*, Capítulo 65.

As unhas levam aproximadamente de 150 a 180 dias para crescer e denteações horizontais podem surgir no curso de uma doença grave. Pela localização de uma denteação horizontal, portanto, é possível avaliar aproximadamente o tempo de início da doença. A Figura 15.1 ilustra duas unhas com denteações correspondentes a dois tempos decorridos diferentes a partir do início de uma doença: uma de aproximadamente 120 dias e outra de 30 dias.

De modo geral, além de indicar o início de uma doença, as denteações das unhas podem ser decorrentes de deficiência e secura do Sangue do Fígado, deficiência geral do *Qi* e do Sangue ou por Calor consumindo os fluidos. Além disso, pequenas denteações das unhas são vistas em doenças cutâneas crônicas, como eczema e psoríase, e nesses casos, o significado clínico é diferente, indicando simplesmente deficiência crônica do Sangue do Fígado.

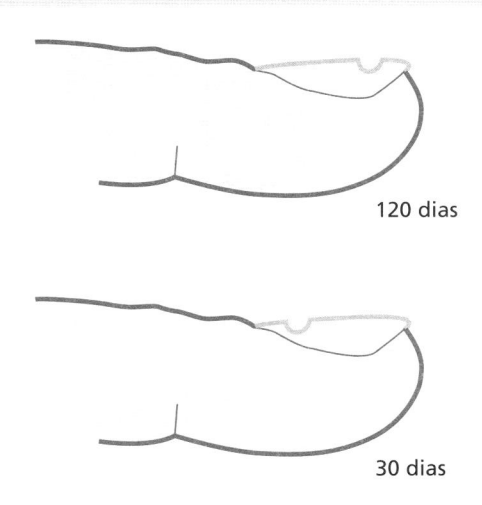

Figura 15.1 Denteações da unha mostrando o início da doença há aproximadamente 120 dias e 30 dias.

3. UNHAS FINAS E QUEBRADIÇAS

Ver Parte 5, *Sintomas e Sinais*, Capítulo 65.

Unhas finas e quebradiças geralmente indicam deficiência de Qi e Sangue, particularmente, deficiência do Sangue do Fígado. Em casos graves, elas também podem indicar uma deficiência da Essência do Rim.

4. ESPESSAMENTO DAS UNHAS

Ver Parte 5, *Sintomas e Sinais*, Capítulo 65.

O espessamento das unhas pode ser decorrente de Fogo no Fígado, estase de Sangue no Fígado ou Fleuma.

TRATAMENTO

Para Fleuma afetando as unhas: E-40 *Fenglong*, IG-11 *Quchi*, IG-4 *Hegu*, VC-9 *Shuifen*, VC-5 *Shimen*, B-22 *Sanjiaoshu*.

5. UNHAS GROSSAS E ÁSPERAS

Ver Parte 5, *Sintomas e Sinais*, Capítulo 65.

Unhas grossas e ásperas geralmente indicam deficiência do Qi e do Sangue com secura do Sangue gerando Vento, o que geralmente acontece na psoríase crônica. Em alguns casos, unhas grossas e ásperas podem indicar acúmulo de Umidade.

6. UNHAS FRACAS E QUEBRADIÇAS

Ver Parte 5, *Sintomas e Sinais*, Capítulo 65.

Unhas fracas e quebradiças geralmente são decorrentes de uma deficiência do Sangue do Fígado ou do Yin do Fígado. Em alguns casos, a causa também pode ser estase de Sangue no Fígado, quando a fraqueza das unhas é causada não pela falta de nutrição do Sangue do Fígado, mas pelo Sangue do Fígado estagnado, incapaz de chegar até as unhas.

Em alguns casos, Fogo no Fígado pode fazer com que as unhas fiquem fracas e quebradiças. Se, além de fracas e quebradiças, as unhas estiverem escamosas, isso indica deficiência grave do Rim.

Unhas fracas e quebradiças podem ser decorrentes, em alguns casos, de Fleuma nas articulações; essa situação é vista em casos de Síndrome de Obstrução Dolorosa crônica com Fleuma em pacientes que sofrem de artrite reumatoide. A fraqueza das unhas observada na psoríase normalmente é decorrente da deficiência e secura do Sangue do Fígado ou de estase do Sangue no Fígado.

Em casos agudos, as unhas podem ficar fracas como consequência de uma doença febril que tenha gerado deficiência do Sangue e do Yin com secura do Sangue e Calor Vazio.

7. UNHAS FRACAS E ESPESSADAS

Ver Parte 5, *Sintomas e Sinais*, Capítulo 65.

Unhas fracas e espessadas são secas, quebradiças, mais grossas que o normal, irregulares, acinzentadas e sem lustro. Esse tipo de unha normalmente é decorrente de deficiência grave do Estômago e do Baço, deficiência e secura do Sangue do Fígado e do Yin do Fígado ou de uma combinação de Umidade-Calor com Calor Tóxico.

8. UNHAS RACHADAS

Ver Parte 5, *Sintomas e Sinais*, Capítulo 65.

Unhas rachadas indicam deficiência geral do Qi e do Sangue ou deficiência e secura do Sangue do Fígado. Em alguns casos, a causa de as unhas racharem pode ser algumas condições de Plenitude, em especial Fogo no Fígado. Nos idosos, as unhas rachadas podem ser consequência de deficiência de Yin.

9. UNHAS RETORCIDAS

Ver Parte 5, *Sintomas e Sinais*, Capítulo 65.

Unhas retorcidas são consequência de uma deficiência de Sangue do Fígado.

10. QUEDA DAS UNHAS

Ver Parte 5, *Sintomas e Sinais*, Capítulo 65.

Se as unhas ficarem inchadas, quentes, doloridas, com produção de pus e depois caírem, isso é uma indicação de Calor Tóxico, normalmente afetando o Fígado.

11. UNHAS COM MANCHAS BRANCAS

Ver Parte 5, *Sintomas e Sinais*, Capítulo 65.
Manchas brancas nas unhas indicam deficiência de Qi.

12. UNHAS PÁLIDO-ESBRANQUIÇADAS

Ver Parte 5, *Sintomas e Sinais*, Capítulo 65.

Unhas pálido-esbranquiçadas geralmente são decorrentes de deficiência do Sangue do Fígado e do Baço.

13. UNHAS BAÇAS E ESBRANQUIÇADAS

Ver Parte 5, *Sintomas e Sinais*, Capítulo 65.

Unhas baças e esbranquiçadas normalmente são decorrentes de deficiência do Yang do Baço e do Rim ou de uma perda súbita de fluidos corporais, como a que ocorre em casos graves de vômito, diarreia ou transpiração.

14. UNHAS AVERMELHADAS

Ver Parte 5, *Sintomas e Sinais*, Capítulo 65.

Unhas avermelhadas são simplesmente consequência de Calor, geralmente Calor Cheio, que pode estar relacionado com qualquer órgão.

15. UNHAS AMARELADAS

Ver Parte 5, *Sintomas e Sinais*, Capítulo 65.

Unhas amareladas indicam Umidade-Calor, que pode estar afetando o Estômago e o Baço ou o Fígado e a Vesícula Biliar. Se a cor for amarelo vivo, é um sinal favorável: ou a Umidade-Calor não é grave ou está retrocedendo. Se for um amarelo baço e escuro, a Umidade-Calor é grave ou está avançando.

16. UNHAS AZUL-ESVERDEADAS

Ver Parte 5, *Sintomas e Sinais*, Capítulo 65.

Unhas azuladas indicam deficiência de Sangue com Frio interno, enquanto unhas esverdeadas (geralmente vistas apenas em doenças infantis) indicam deficiência grave do Qi do Baço com Vento interno. Unhas azul-esverdeadas também podem ser consequência de estase de Sangue.

17. UNHAS ESCURAS

Ver Parte 5, *Sintomas e Sinais*, Capítulo 65.

Unhas escuras normalmente indicam uma deficiência do Rim, que pode ser de Yin ou de Yang, ou estase de Sangue.

18. UNHAS ARROXEADAS

Ver Parte 5, *Sintomas e Sinais*, Capítulo 65.

Unhas arroxeadas geralmente indicam estase de Sangue do Fígado. Se as unhas estiverem vermelho-arroxeadas em doenças febris, há Calor no nível do Sangue.

» TRATAMENTO

Para estase de Sangue: BP-4 *Gongsun* com PC-6 *Neiguan*, F-3 *Taichong*, BP-10 *Xuehai*, B-17 *Geshu*.

19. UNHAS ONDULADAS

Ver Parte 5, *Sintomas e Sinais*, Capítulo 65.

As unhas podem ondular para cima ou para baixo, como ganchos, e essa ondulação sempre indica uma condição crônica com deficiência de Qi e Sangue combinada com estase de Sangue.

20. DESCAMAÇÃO DAS UNHAS

Ver Parte 5, *Sintomas e Sinais*, Capítulo 65.

Unhas escamosas e descamadas indicam deficiência do Rim e do Baço com retenção de Umidade.

21. LÚNULA

Ver Parte 5, *Sintomas e Sinais*, Capítulo 65.

As lúnulas são as manchas brancas em forma de "lua crescente" visíveis na base das unhas. De modo geral, sua presença visível no polegar e nos outros dedos indica boa saúde; de acordo com alguns médicos, o dedo mínimo normalmente não tem lúnula.

De modo geral, o leito ungueal (sendo vermelho) reflete o estado do Yang-Qi, enquanto a lúnula, sendo branca, reflete o estado do Yin e da Essência. Nos homens, a lúnula do polegar dever ter aproximadamente 3 mm de largura, diminuindo proporcionalmente nos dedos indicador, médio e anelar e, normalmente, totalmente ausente no dedo mínimo. Nas mulheres, as lúnulas normalmente são menores que as dos homens.

Quanto menos visível for a lúnula, mais precária é a saúde do indivíduo. Ao contrário, lúnulas excessivamente largas indicam uma tendência a excesso de Yang e deficiência de Yin. Se a lúnula diminuir e desaparecer de vista, há Frio interno ou deficiência de Yang.

A lúnula do polegar corresponde ao Pulmão; a do dedo indicador, ao Coração; a do dedo médio, ao Baço; a do dedo anelar, ao Fígado; e a do dedo mínimo, ao Rim (caso esteja presente); a lúnula de um dedo em particular mostra uma condição de Plenitude do seu órgão equivalente, se estiver muito grande, ou uma condição de Vazio, se estiver muito pequena (Figura 15.2).

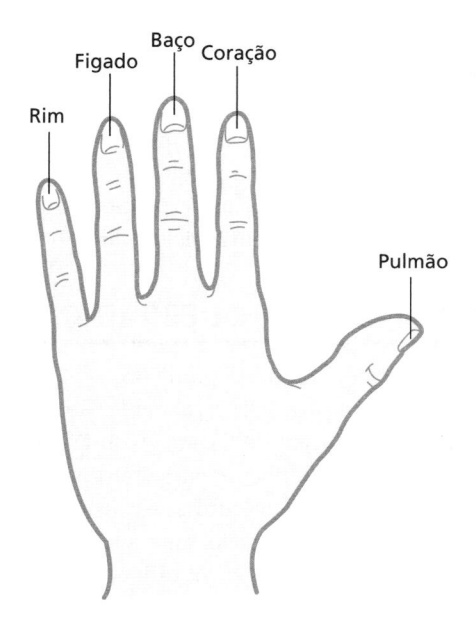

Figura 15.2 Correspondência das lúnulas com os órgãos.

22. CORRESPONDÊNCIA DAS UNHAS COM OS SISTEMAS DE ÓRGÃOS

As unhas dos dedos correspondem ao estado de vários órgãos; entretanto, a correspondência nem sempre está relacionada com o canal daquele dedo em particular.

a) Polegar

A unha do polegar reflete doenças da cabeça, incluindo cérebro, olhos, ouvidos, nariz, garganta e boca. A Figura 15.3 mostra as áreas correspondentes a essas estruturas.

b) Dedo indicador

A unha do dedo indicador reflete doenças do Aquecedor Superior e Aquecedor Médio, incluindo esôfago, tórax, mamas, pulmões, coração, parte superior das costas, ombro e garganta. As áreas variam entre o dedo indicador direito e o dedo indicador esquerdo (Figura 15.4).

c) Dedo médio

A unha do dedo médio reflete doenças do Aquecedor Médio e do Aquecedor Inferior. A unha do dedo médio direito reflete doenças do estômago, duodeno, diafragma, fígado, pâncreas, rins e intestino grosso. A unha do dedo médio esquerdo reflete doenças dos mesmos órgãos, mas inclui também o coração (Figura 15.5).

d) Dedo anelar

A unha do dedo anelar reflete doenças do Aquecedor Médio e do Aquecedor Inferior. O dedo anelar da mão direita reflete doenças do fígado, vesícula biliar, pâncreas, rins, intestino delgado, intestino grosso, bexiga e sistema reprodutor. O dedo anelar da mão esquerda reflete doenças do baço, pâncreas, útero, vias urinárias, tubas uterinas, genitália externa e ânus (Figura 15.6).

e) Dedo mínimo

A unha do dedo mínimo reflete doenças dos tornozelos, pés e ossos metatarsos (Figura 15.7).

> **RESULTADOS DO APRENDIZADO**
>
> O aluno agora deve entender:
> - O papel do Fígado na saúde da unha
> - As implicações das anormalidades da superfície da unha
> - As causas de unhas retorcidas, onduladas e de queda das unhas
> - As implicações das cores anormais das unhas e a saúde da lúnula
> - As áreas do corpo refletidas nas unhas de cada dedo individualmente.

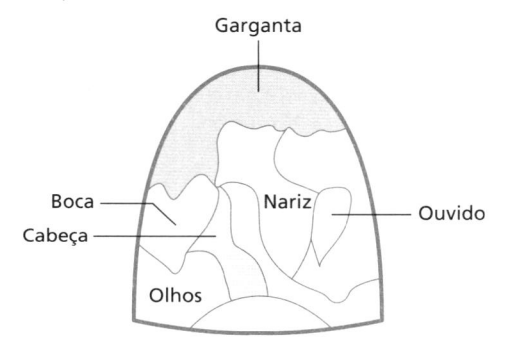

Figura 15.3 Correspondência das áreas da unha do polegar com os órgãos.

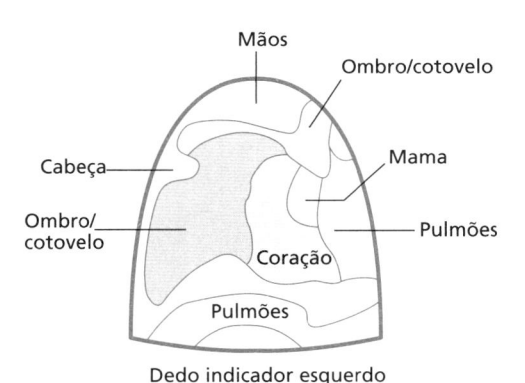

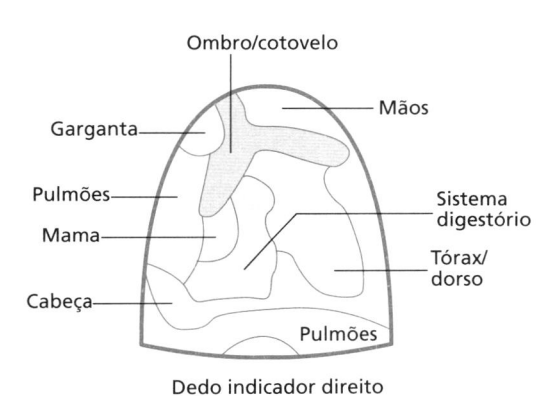

Figura 15.4 Correspondência da unha do dedo indicador com os órgãos.

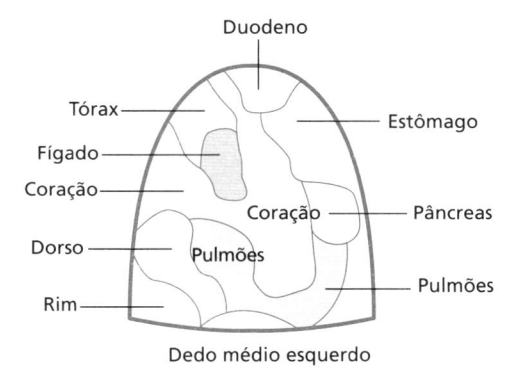

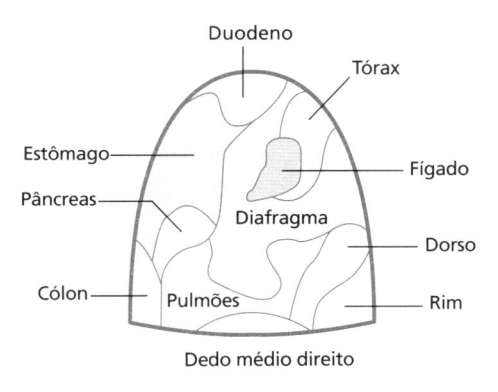

Figura 15.5 Correspondência da unha do dedo médio com os órgãos

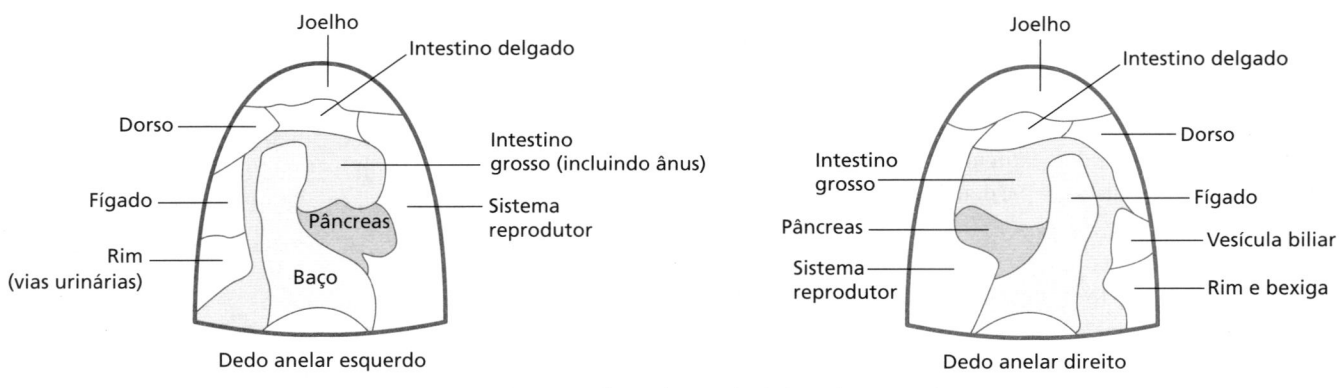

Figura 15.6 Correspondência da unha do dedo anelar com os órgãos.

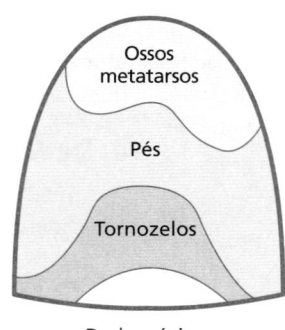

Figura 15.7 Correspondência da unha do dedo mínimo com as partes do corpo.

Observação do Tórax e do Abdome 16

SEÇÃO 2 PARTE 1

CONTEÚDO DO CAPÍTULO

Tórax, 121
Tórax protuberante, 121
Tórax afundado, 121
Esterno protuberante, 121
Tórax afundado de um lado, 121
Tórax protuberante de um lado, 122
Ginecomastia, 122

Abdome, 122
Distensão abdominal, 123
Abdome fino, 123
Abdome largo, 123
Abdome inferior flácido, 123
Nódulos no epigástrio, 124
Massas abdominais, 124
Edema do abdome, 124
Umbigo protuberante, 124
Umbigo afundado, 124
Veias abdominais distendidas, 124
Linhas no abdome, 124
Máculas no abdome, 124
Pequenos nódulos no hipocôndrio, 125

1. TÓRAX

A parte anterior do tórax é influenciada pelo canal do Pulmão e do Coração e pelos Vasos da Concepção e Penetrador; as laterais do tórax são influenciadas pelos canais da Vesícula Biliar e do Fígado (Figura 16.1).

Para uma descrição mais detalhada dos padrões que causam sinais no tórax, ver Parte 5, *Sintomas e Sinais*, Capítulo 63.

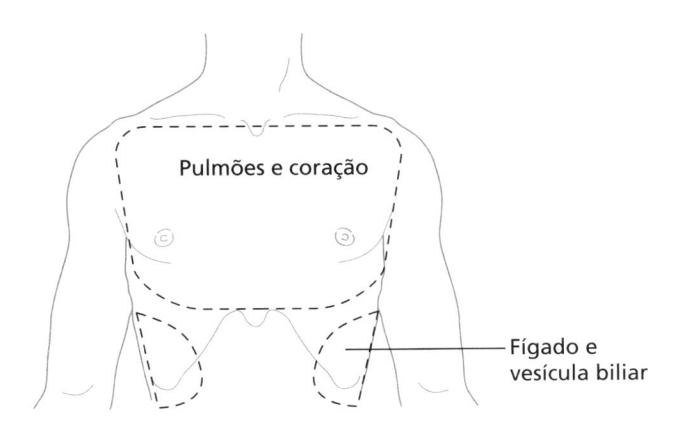

Figura 16.1 Áreas do tórax.

Os sinais do tórax que serão apresentados são os seguintes:
a) Tórax protuberante
b) Tórax afundado
c) Esterno protuberante
d) Tórax afundado de um lado
e) Tórax protuberante de um lado
f) Ginecomastia.

CANAIS QUE INFLUENCIAM O TÓRAX

- Pulmão
- Coração
- Vaso da Concepção
- Vaso Penetrador
- Vesícula Biliar (laterais do tórax)
- Fígado (laterais do tórax).

a) Tórax protuberante

Ver Parte 5, *Sintomas e Sinais*, Capítulo 63.

A causa mais comum de protrusão do tórax é retenção crônica de Fleuma no Pulmão. Outras causas incluem estagnação grave e crônica do Qi do Fígado ou estase de Sangue no tórax (Figura 16.2).

TRATAMENTO

Fleuma nos Pulmões: P-7 *Lieque*, E-40 *Fenglong*, PC-6 *Neiguan*, VC-12 *Zhongwan*, VC-9 *Shuifen*.

b) Tórax afundado

Ver Parte 5, *Sintomas e Sinais*, Capítulo 63.

A causa mais comum de um tórax afundado é a deficiência de Qi ou de Yin do Pulmão. A deficiência do Rim também pode causar afundamento do tórax (Figura 16.3).

c) Esterno protuberante

Ver Parte 5, *Sintomas e Sinais*, Capítulo 63.

O esterno protuberante ou é hereditário, e nesse caso, consequência de uma deficiência constitucional do Pulmão e do Rim, ou é causado por retenção de Fleuma no Pulmão (Figura 16.4).

d) Tórax afundado de um lado

Ver Parte 5, *Sintomas e Sinais*, Capítulo 63.

O tórax pode afundar de um lado em decorrência de uma deficiência do Pulmão, especificamente afetando um dos pulmões, ou por retenção de Fleuma-Fluidos, geralmente com estase de Sangue (Figura 16.5).

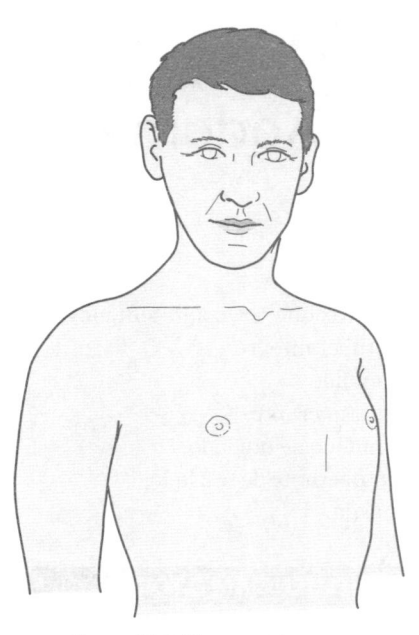

Figura 16.2 Tórax protuberante.

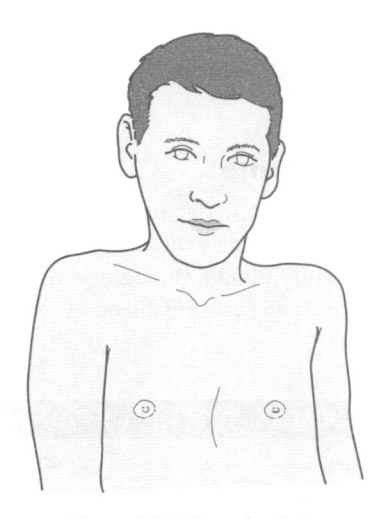

Figura 16.3 Tórax afundado.

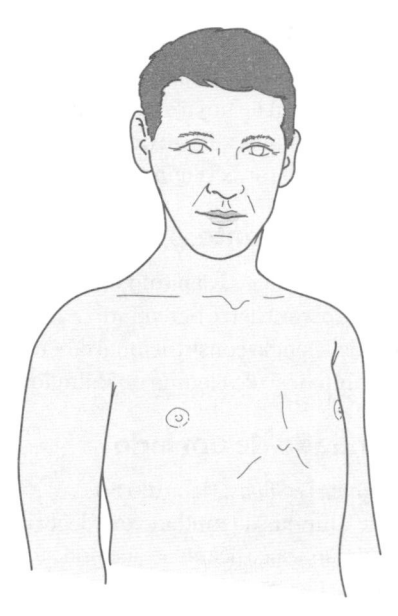

Figura 16.4 Esterno protuberante.

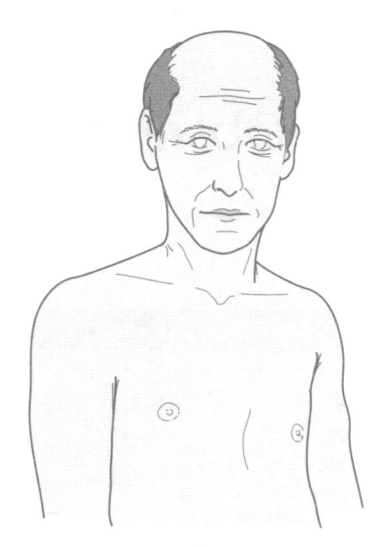

Figura 16.5 Tórax afundado de um lado.

e) Tórax protuberante de um lado

Ver Parte 5, *Sintomas e Sinais*, Capítulo 63.

O tórax pode ficar protuberante de um lado como consequência de Fleuma-Fluidos no Pulmão, por estagnação grave do *Qi* do Fígado ou por deficiência do *Qi* do Coração com estase de Sangue (Figura 16.6).

f) Ginecomastia

Ver Parte 5, *Sintomas e Sinais*, Capítulo 63.

Ginecomastia significa um inchaço na mama em homens. Pode ser decorrente de estase do Sangue no Fígado ou de Umidade-Calor no Vaso Penetrador.

2. ABDOME

Na medicina chinesa, as regiões do abdome são as seguintes (Figura 16.7):

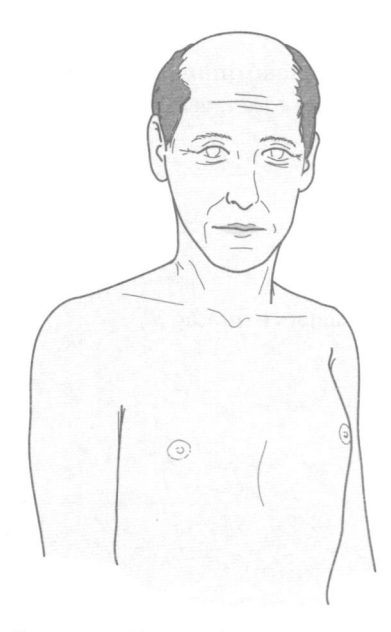

Figura 16.6 Tórax protuberante de um lado.

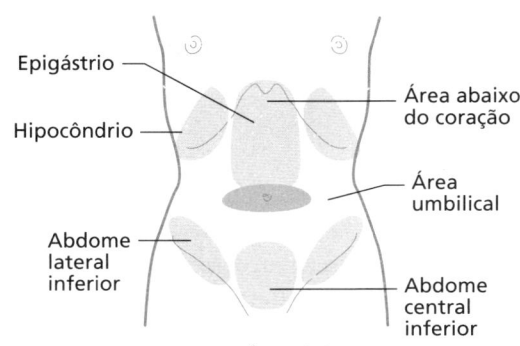

Figura 16.7 Áreas abdominais.

- Epigástrio
- Hipocôndrio
- Abdome lateral inferior
- Área abaixo do coração
- Área umbilical
- Abdome central inferior

A área abaixo do coração é a pequena área imediatamente abaixo do processo xifoide que se estende por aproximadamente 5 cm e é delimitada pelas costelas. Ela é influenciada pelos canais do Coração e do Estômago e pelo Vaso Penetrador.

O epigástrio é a área entre o processo xifoide e o umbigo, excluindo a área do hipocôndrio. Está relacionado com os canais do Estômago e do Baço.

O hipocôndrio inclui as duas áreas abaixo da caixa torácica e suas bordas, que são influenciadas pelos canais do Fígado e da Vesícula Biliar.

A área ao redor do umbigo é influenciada pelos canais do Baço, do Fígado, do Rim e do Intestino Delgado.

A área abdominal central inferior (*xiao fu*) fica entre o umbigo e a sínfise pubiana. Essa área é influenciada pelos canais do Fígado, do Rim, da Bexiga e do Intestino Grosso e pelo Vaso da Concepção; nas mulheres, também é influenciada pelo Útero.

As áreas abdominais laterais inferiores (*shao fu*) são influenciadas pelos canais do Fígado e do Intestino Grosso e pelo Vaso Penetrador.

A observação do abdome é uma parte importante da observação na prática clínica que deve ser sempre realizada em conjunção com a palpação do abdome. A observação do abdome é especialmente importante porque o epigástrio reflete o estado do Estômago e do Baço (a Raiz do *Qi* Pós-Natal) e o abdome inferior reflete o estado do Rim (a Raiz do *Qi* Pré-Natal).

Os seguintes sinais abdominais serão discutidos:
a) Distensão abdominal
b) Abdome fino
c) Abdome largo
d) Abdome inferior flácido
e) Nódulos no epigástrio
f) Massas abdominais
g) Edema do abdome
h) Umbigo protuberante
i) Umbigo afundado
j) Veias abdominais distendidas
k) Linhas no abdome
l) Máculas no abdome
m) Pequenos nódulos no hipocôndrio.

Para uma discussão mais detalhada dos padrões envolvidos nos sinais abdominais, consulte a Parte 5, *Sintomas e Sinais*, Capítulo 71.

a) Distensão abdominal

Ver Parte 5, *Sintomas e Sinais*, Capítulo 71; Parte 2, *Interrogatório*, Capítulo 38.

A distensão abdominal é tanto um sintoma como um sinal; ou seja, é uma sensação subjetiva de inchaço e também uma sensação objetiva de distensão do abdome, que parece um tambor à palpação. O abdome distendido tem aspecto de inchado e, à palpação, é duro, mas relativamente elástico, como um balão inflado. Em casos graves, todo o abdome pode ficar distendido, como uma bola ou o ventre de um sapo.

A causa mais comum de distensão abdominal é, de longe, a estagnação de *Qi*, normalmente relacionada com Fígado, Baço ou Intestinos. A estagnação do *Qi* do Fígado é a causa mais comum de distensão abdominal, que pode envolver o epigástrio e o abdome inferior.

A estagnação do *Qi* nos Intestinos também causa distensão abdominal e, nesse caso, há outros sintomas, como fezes soltas ou constipação intestinal. A deficiência do *Qi* do Baço pode causar ligeira distensão abdominal.

Em casos graves, quando todo o abdome fica parecendo uma bola ou o ventre de um sapo, a causa pode ser Umidade-Fleuma no Aquecedor Inferior ou edema do abdome.

TRATAMENTO

VC-6 *Qihai*, E-25 *Tianshu*, E-37 *Shangjuxu*, E-39 *Xiajuxu*, F-3 *Taichong*.

b) Abdome fino

Ver Parte 5, *Sintomas e Sinais*, Capítulo 71.

Um abdome fino e emaciado pode indicar uma deficiência grave de *Qi* e Sangue e normalmente ocorre em doenças graves, como câncer; entretanto, também pode indicar simplesmente a condição de deficiência de *Yin*. Durante a observação do abdome, deve-se ter em conta o tipo do Elemento da estrutura corporal; por exemplo, um abdome fino é relativamente normal em um tipo Metal, mas não em um tipo Terra.

c) Abdome largo

Ver Parte 5, *Sintomas e Sinais*, Capítulo 71.

O abdome largo e obeso indica Fleuma ocorrendo em um contexto de deficiência do Baço. Novamente, tenha em conta o tipo do Elemento da estrutura corporal; por exemplo, um abdome largo é relativamente normal em um tipo Terra, mas não em um tipo Metal.

d) Abdome inferior flácido

Ver Parte 5, *Sintomas e Sinais*, Capítulo 71.

O abdome flácido normalmente é visto em pessoas obesas; é um abdome aumentado, mas mole e caído. Se não for consequência de obesidade, o abdome flácido normalmente ocorre apenas nos idosos; pode ser decorrente de Umidade-Fleuma no abdome inferior ou consequência de uma deficiência grave do *Yang* do Baço e do Rim associada a Umidade-Fleuma.

O abdome flácido sempre envolve uma deficiência dos Vasos da Concepção e Penetrador e um afrouxamento das Membranas (*Huang*) e do Músculo Ancestral (*Zong Jin*), que são controlados pelo Vaso Penetrador.

e) Nódulos no epigástrio

Ver Parte 5, *Sintomas e Sinais*, Capítulo 71.

Nódulos visíveis no epigástrio costumam ser decorrentes de Umidade-Fleuma, estase de Sangue ou Fleuma e estase de Sangue no Aquecedor Médio. Obviamente, quando um nódulo fica visível pela observação (e não pela palpação), ele se encontra em um estado bem avançado, condição vista em doenças graves como câncer de estômago, câncer do fígado, câncer do esôfago ou aumento do fígado ou do baço.

f) Massas abdominais

Ver Parte 5, *Sintomas e Sinais*, Capítulos 71 e 89.

Massas abdominais são chamadas de *Ji Ju*. *Ji* indica massas abdominais reais que são fixas e imóveis; se houver dor associada, sua localização é fixa. Essas massas são decorrentes de estase de Sangue, e eu as denomino "massas de Sangue". *Ju* indica massas abdominais que aparecem e desaparecem, não têm localização fixa e são móveis. Se houver dor associada, elas também vão e voltam e mudam de local. Essas massas são decorrentes de estagnação de *Qi* e eu as chamo de "massas de *Qi*."¹

Os nódulos abdominais reais, portanto, pertencem à categoria de massas abdominais, especificamente massas *Ji*, ou massas de Sangue.

Outro nome para massas abdominais era *Zheng Jia*. *Zheng* é o equivalente a *Ji* (ou seja, massas agudas e fixas), e *Jia* é o equivalente a *Ju* (ou seja, massas não substanciais por estagnação do *Qi*). O termo *Zheng Jia* normalmente se referia a massas abdominais que ocorriam apenas em mulheres; mas, embora essas massas sejam mais frequentes nas mulheres, elas também podem ocorrer nos homens.

Nódulos visíveis no abdome inferior normalmente são decorrentes de estagnação do *Qi*, estase de Sangue, Umidade-Fleuma ou Umidade-Calor no abdome inferior. Como no caso dos nódulos epigástricos, os nódulos abdominais visíveis pela observação indicam um estágio avançado, normalmente visto em câncer do útero, cistos ovarianos volumosos ou miomas volumosos.

Se forem decorrentes de estagnação do *Qi*, os nódulos abdominais normalmente são macios e aparecem e desaparecem de acordo com os estados emocionais; se forem decorrentes de estase de Sangue, são duros à palpação e geralmente estão associados com dor; se forem decorrentes de Umidade-Calor, também podem ser doloridos e, quando palpados, muito sensíveis; se os nódulos abdominais forem decorrentes de Umidade-Fleuma, são mais macios que os nódulos por estase de Sangue ou por Umidade-Calor. Um exemplo típico de nódulo abdominal por estase de Sangue é um mioma, e um exemplo de nódulo por Umidade-Fleuma ou Umidade-Calor é um cisto ovariano.

DOIS TIPOS DE MASSAS ABDOMINAIS

- *Qi* (*Ju* ou *Jia*): massas relativamente macias que aparecem e desaparecem
- Sangue (*Ji* ou *Zheng*): massas duras e fixas.

---

g) Edema do abdome

Ver Parte 5, *Sintomas e Sinais*, Capítulo 71.

O edema do abdome é sempre consequência de uma deficiência do *Yang*, que pode ser do Baço ou do Rim (nesse caso, os tornozelos também ficam edemaciados).

h) Umbigo protuberante

Ver Parte 5, *Sintomas e Sinais*, Capítulo 71.

A protrusão do umbigo pode ser decorrente de Frio-Vazio com estagnação de *Qi*, estase de Sangue com edema no abdome ou deficiência grave do Baço e do Rim. O Frio-Vazio com estagnação do *Qi* é visto mais frequentemente em crianças, enquanto o padrão de estase de Sangue com edema é visto mais frequentemente nos idosos.

i) Umbigo afundado

Ver Parte 5, *Sintomas e Sinais*, Capítulo 71.

O umbigo afundado pode ser consequência de estase de Sangue com afundamento do *Qi* ou de Umidade-Calor no abdome.

j) Veias abdominais distendidas

Ver Parte 5, *Sintomas e Sinais*, Capítulo 71.

Do ponto de vista da medicina chinesa, veias abdominais distendidas representam os canais de Conexão do Sangue, que compreendem uma rede de canais de Conexão secundários onde o sangue se acumula. Portanto, por definição, veias distendidas visíveis no abdome indicam uma patologia dos canais de Conexão do Sangue e, sendo no abdome, uma patologia do Vaso Penetrador. O Vaso Penetrador é o Mar de Sangue e controla todos os canais de Conexão do Sangue, em particular os do abdome e das laterais mediais das pernas. Se as veias distendidas estiverem arroxeadas, indicam estase de Sangue; se estiverem avermelhadas, Calor no Sangue; e se estiverem azuladas, Frio.

k) Linhas no abdome

Ver Parte 5, *Sintomas e Sinais*, Capítulo 71.

Linhas no abdome são faixas largas que parecem estrias (de fato, as estrias são um tipo dessas "linhas"). Podem ser azuladas ou arroxeadas; azul indica estase de Sangue por Frio associado com deficiência do *Yang*, e roxo indica estase de Sangue com Calor no Sangue associado com deficiência de *Yin*. Essas linhas são frequentemente vistas em pacientes em uso de corticosteroides orais por um longo tempo.

l) Máculas no abdome

Ver Parte 5, *Sintomas e Sinais*, Capítulo 71.

Máculas no abdome sempre indicam uma patologia do Sangue, que pode ser Calor no Sangue, se as máculas forem avermelhadas, estase de Sangue, se forem arroxeadas, e Calor no Sangue com deficiência de *Yin*, se forem vermelho-escarlate.

m) Pequenos nódulos no hipocôndrio

Ver Parte 5, *Sintomas e Sinais*, Capítulo 71.

Pequenos nódulos no hipocôndrio parecendo um cordão de pérolas indicam estase de Sangue no Fígado.

RESULTADOS DO APRENDIZADO

O aluno agora deve entender:
- Os canais que influenciam o tórax e o abdome
- As implicações dos diferentes aspectos do tórax
- As implicações do tamanho, das massas e dos sinais cutâneos e umbilicais do abdome.

17 | Observação dos Órgãos Genitais

CONTEÚDO DO CAPÍTULO

Pelos Pubianos, 126
Perda de pelos pubianos, 126
Excesso de pelos pubianos, 126
Bolsa escrotal, 127
Bolsa escrotal contraída, 127
Bolsa escrotal flácida, 127
Bolsa escrotal inclinada para um lado, 127
Bolsa escrotal inchada, 127
Bolsa escrotal inchada e com exsudação, 127
Bolsa escrotal pálida, 127
Bolsa escrotal avermelhada, 127
Bolsa escrotal arroxeada, 127
Bolsa escrotal escura, 127
Pênis, 127
Vermelhidão e inchaço da glande peniana, 127
Úlceras no pênis, 127
Doença de Peyronie, 127
Priapismo, 128
Pênis mole e murcho, 128
Pênis longo em crianças, 128
Vulva e Vagina, 128
Feridas na vulva, 128
Leucoplasia, 128
Inchaço da vulva, 128
Prolapso da vagina, 128

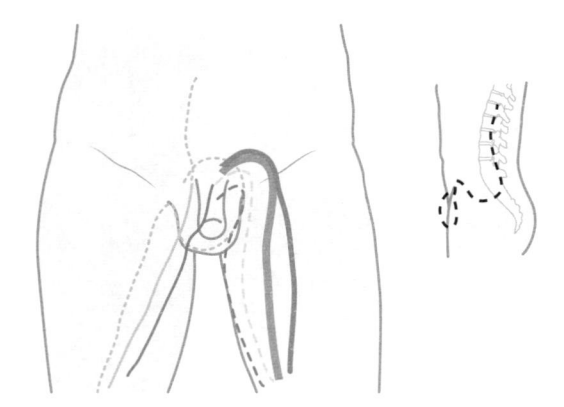

---- Vaso Governador
——— Canal Principal do Rim
——— Canal de Conexão do Rim
---- Canal Muscular do Rim
.... Canal Principal do Fígado
---- Canal de Conexão do Fígado
━━━ Canal Divergente do Fígado
━━━ Canal Muscular do Fígado

Figura 17.1 Canais que fluem através dos órgãos genitais. (Esta figura encontra-se reproduzida em cores no Encarte.)

Os órgãos genitais estão relacionados principalmente com os canais do Fígado e do Rim e com os Vasos da Concepção, Penetrador e Governador. O canal de Conexão do Fígado, em particular, circula os órgãos genitais. Embora a influência do Vaso da Concepção sobre os órgãos genitais seja óbvia, a do Vaso Governador é frequentemente negligenciada.

O *Questões Simples* (Capítulo 60) descreve um ramo anterior do Vaso Governador que flui para os órgãos genitais externos, tanto em homens como em mulheres, e para o osso púbico, em seguida ascendendo para o abdome na mesma trajetória do Vaso da Concepção.[1]

Os trajetos dos canais que passam através dos órgãos genitais são os seguintes (Figura 17.1):
- Um ramo do Vaso Governador desce para os órgãos genitais
- Os canais Principal, de Conexão e Muscular do Rim fluem através dos órgãos genitais
- Os canais Principal, de Conexão, Divergente e Muscular do Fígado circulam os órgãos genitais.

Os sinais dos órgãos genitais compreendem os pelos pubianos, a bolsa escrotal, o pênis, a vulva e a vagina, e são os seguintes:
- Pelos pubianos
- Bolsa escrotal
- Pênis
- Vulva e vagina.

Para uma descrição mais detalhada dos padrões envolvidos nos sinais dos órgãos genitais acima relacionados, consulte a Parte 5, *Sintomas e Sinais*, Capítulos 74, 75 e 89.

1. PELOS PUBIANOS

Ver Parte 5, *Sintomas e Sinais*, Capítulos 75 e 89.

Os dois itens da observação relacionados com os pelos pubianos são perda dos pelos pubianos e seu excesso.

a) Perda de pelos pubianos

A perda de pelos pubianos pode ser consequência de um declínio da Essência do Rim. Esse declínio é normal nos idosos; nos mais jovens, pode ser consequência de uma deficiência grave do *Yang* do Baço e do Rim.

⟫ TRATAMENTO

Deficiência da Essência do Rim: VC-4 *Guayuan*, R-13 *Qixue*, B-23 *Shenshu*.

b) Excesso de pelos pubianos

O termo "excesso" aqui indica não tanto a quantidade, mas sim a extensão dos pelos pubianos; refere-se às pessoas cujos pelos pubianos ocupam uma área extensa, descendo pelas pernas e subindo em direção ao umbigo. O excesso de pelos pubianos assim definido pode ser consequência de Fleuma combinada com estase de Sangue ou deficiência do *Yin* do Rim com Calor Vazio.

2. BOLSA ESCROTAL

Ver Parte 5, *Sintomas e Sinais*, Capítulo 75.

Os seguintes sinais da bolsa escrotal serão discutidos:
a) Bolsa escrotal contraída
b) Bolsa escrotal flácida
c) Bolsa escrotal inclinada para um lado
d) Bolsa escrotal inchada
e) Bolsa escrotal inchada e com exsudação
f) Bolsa escrotal pálida
g) Bolsa escrotal avermelhada
h) Bolsa escrotal arroxeada
i) Bolsa escrotal escura.

a) Bolsa escrotal contraída

A causa mais comum de contração da bolsa escrotal é estagnação de Frio no canal do Fígado. O colapso do *Yin* ou do *Yang* também pode causar contração da bolsa escrotal.

b) Bolsa escrotal flácida

A bolsa escrotal flácida é consequência de uma deficiência do Fígado e do Rim (normalmente uma deficiência do *Yang*) ou do afundamento do *Qi* do Baço.

c) Bolsa escrotal inclinada para um lado

A bolsa escrotal inclinada para um lado indica uma condição na qual um lado da bolsa está inchado quando o homem fica em pé, mas retraído quando está deitado; na medicina ocidental, isso indica hérnia inguinal. Do ponto de vista da medicina chinesa, os padrões envolvidos nessa condição são Frio-Vazio no abdome inferior, Umidade-Fleuma no abdome inferior, estase de Sangue no Fígado ou Umidade-Calor no Fígado.

d) Bolsa escrotal inchada

O inchaço da bolsa escrotal pode ser consequência de deficiência do *Yang* do Baço e do Rim, de Umidade-Calor no canal do Fígado, de afundamento do *Qi* do Baço, de deficiência do *Yang* do Coração ou de deficiência do Sangue do Fígado gerando Vento Vazio Interno.

e) Bolsa escrotal inchada e com exsudação

Se a bolsa escrotal estiver inchada, avermelhada e com exsudação pegajosa, é uma condição decorrente de Umidade-Calor ou de Calor Tóxico no canal do Fígado.

f) Bolsa escrotal pálida

A palidez da bolsa escrotal é consequência da deficiência do *Yang* do Baço ou do Rim.

g) Bolsa escrotal avermelhada

A bolsa escrotal avermelhada é decorrente de Umidade-Calor ou de Calor Tóxico no canal do Fígado.

h) Bolsa escrotal arroxeada

A bolsa escrotal arroxeada é decorrente de estase do Sangue no Fígado ou de Umidade-Calor com estase de Sangue no canal do Fígado.

i) Bolsa escrotal escura

Uma bolsa escrotal escura é decorrente de estagnação de Frio no canal do Fígado ou de deficiência do *Yang* do Rim.

3. PÊNIS

Ver Parte 5, *Sintomas e Sinais*, Capítulo 75.

Os seguintes sinais do pênis serão discutidos:
a) Vermelhidão e inchaço da glande peniana
b) Úlceras no pênis
c) Doença de Peyronie
d) Priapismo
e) Pênis mole e murcho
f) Pênis longo em crianças.

a) Vermelhidão e inchaço da glande peniana

A glande peniana avermelhada e inchada pode ser consequência de Calor Tóxico ou de Umidade-Calor no canal do Fígado.

TRATAMENTO

Umidade-Calor no canal do Fígado: F-5 *Ligou*, F-3 *Taichong*, VC-3 *Zhongji*, BP-9 *Yinlingquan*.

b) Úlceras no pênis

Essa condição é caracterizada por vermelhidão, manchas maculares, erosão e úlceras exsudativas na glande peniana e/ou no corpo peniano. Normalmente, é acompanhada por dor. Suas principais causas são Calor Tóxico ou Umidade-Calor no canal do Fígado.

c) Doença de Peyronie

A doença de Peyronie é uma curvatura anormal do pênis perceptível durante a ereção. É um distúrbio do tecido conjuntivo que envolve o crescimento de placas fibrosas no tecido mole do pênis. Pode impedir a ereção completa em decorrência de placas ou tecido cicatricial dentro do pênis, ou tornar a ereção dolorosa, impossibilitando a relação sexual.

As causas mais comuns da doença de Peyronie são:
- Estase de Sangue
- Umidade no canal do Fígado
- Frio no canal do Fígado.

TRATAMENTO

Estase de Sangue afetando o pênis: BP-4 *Gongsun* com PC-6 *Neiguan*, R-14 *Siman*, F-3 *Taichong*, E-30 *Qichong*, R-11 *Henggu*.

d) Priapismo

O priapismo é decorrente de deficiência do *Yin* do Rim com Calor Vazio ou de Umidade-Calor no canal do Fígado.

e) Pênis mole e murcho

O pênis mole e murcho, em adultos, pode ser decorrente de deficiência do *Qi* do Fígado, deficiência do Rim (do *Yin* ou do *Yang*) ou Fleuma e estase de Sangue no Aquecedor Inferior.

f) Pênis longo em crianças

Se o pênis de uma criança for anormalmente longo, quase do tamanho do pênis de um adulto, essa condição pode ser decorrente de deficiência hereditária do *Yin* do Rim, afundamento do *Qi* do Baço, Fleuma com estase de Sangue no Aquecedor Inferior ou Umidade-Calor no canal do Fígado.

4. VULVA E VAGINA

Ver Parte 5, *Sintomas e Sinais*, Capítulo 89.

Os seguintes sinais da vulva e da vagina serão discutidos:
a) Feridas na vulva
b) Leucoplasia
c) Inchaço da vulva
d) Prolapso da vagina.

a) Feridas na vulva

Feridas na vulva podem ser decorrentes de Umidade-Calor no canal do Fígado ou de Calor Tóxico com estase de Sangue no canal do Fígado.

b) Leucoplasia

A leucoplasia pode ser decorrente de Umidade-Calor no canal do Fígado ou de deficiência do Sangue de longa data acompanhada de Umidade.

c) Inchaço da vulva

O inchaço da vulva pode ser decorrente de Calor Tóxico com estase de Sangue no canal do Fígado, de Umidade-Fleuma no Aquecedor Inferior ou de Umidade-Calor e Calor Tóxico no canal do Fígado.

d) Prolapso da vagina

O prolapso da vagina é sempre decorrente do afundamento do *Qi*, que pode ser do Baço e/ou do Rim.

> **RESULTADOS DO APRENDIZADO**
>
> O aluno agora deve entender:
> - Os canais que influenciam os órgãos genitais
> - As implicações da perda e do excesso de pelos pubianos
> - A patologia de base das anormalidades do pênis e da bolsa escrotal
> - A patologia de base das anormalidades da vulva e da vagina.

NOTA

1. 1979 The Yellow Emperor's Classic of Internal Medicine – *Simple Questions* (*Huang Di Nei Jing Su Wen* 黄帝内经素问), People's Health Publishing House, Beijing, publicado pela primeira vez c. 100 a.C., p. 320.

Observação dos Quatro Membros 18

> **CONTEÚDO DO CAPÍTULO**
>
> Atrofia dos Quatro Membros, 129
> Flacidez dos Quatro Membros, 129
> Rigidez dos Quatro Membros, 130
> Paralisia dos Quatro Membros, 130
> Contração dos Quatro Membros, 130
> Convulsões nos Quatro Membros, 130
> Tremor ou Espasticidade dos Quatro Membros, 131
> Inchaço das Articulações dos Quatro Membros, 131
> Edema dos Quatro Membros, 131

A observação dos membros inclui a observação de sua pele, músculos, vasos sanguíneos e tendões. Portanto, embora a condição geral dos membros esteja relacionada com o Estômago e o Baço, a observação da pele, músculos, tendões e vasos sanguíneos pode revelar o estado do Pulmão, Baço, Fígado e Coração, respectivamente.

A observação dos quatro membros será apresentada sob os seguintes títulos:
1. Atrofia dos quatro membros
2. Flacidez dos quatro membros
3. Rigidez dos quatro membros
4. Paralisia dos quatro membros
5. Contração dos quatro membros
6. Convulsões nos quatro membros
7. Tremor ou espasticidade dos quatro membros
8. Inchaço das articulações dos quatro membros
9. Edema dos quatro membros.

Os sintomas e sinais relacionados com os quatro mem-bros são apresentados na Parte 5, *Sintomas e Sinais*, Capítulos 64 a 66.

1. ATROFIA DOS QUATRO MEMBROS

Ver Parte 5, *Sintomas e Sinais*, Capítulo 64; Parte 2, *Interrogatório*, Capítulo 39.

A atrofia nos quatro membros pode variar entre um ligeiro adelgaçamento dos músculos até o desgaste total dos músculos, como o visto no estágio avançado de alguns problemas neurológicos (p. ex., doenças do neurônio motor). A causa mais comum de atrofia da musculatura dos membros é uma deficiência do Estômago e do Baço, que ocorre porque o Estômago falha em transportar as essências dos alimentos para o local. Outra possível causa da atrofia nos quatro membros, a qual normalmente envolve Coração, Baço e Fígado, é a deficiência do *Qi* e do Sangue. Em estágios mais avançados, a atrofia nos quatro membros pode ser causada pela deficiência do *Yin* do Fígado e do Rim ou pela deficiência do *Yang* do Baço e do Rim.

Em crianças, a atrofia nos quatro membros é decorrente de deficiência do Estômago e do Baço ou de deficiência congênita da Essência do Rim; é uma das Cinco Condições Flácidas vistas em crianças. O nome chinês para a condição que faz com que uma criança tenha músculos da perna flácidos e joelhos inchados é Vento no Joelho do Grou, que é decorrente da deficiência de *Yin* nos três canais da perna combinada com invasão de Umidade-Frio nos joelhos.

> **ATROFIA DOS QUATRO MEMBROS**
>
> - Deficiência do Estômago e do Baço
> - Deficiência de *Qi* e Sangue
> - Deficiência do *Yin* do Fígado e do Rim
> - Deficiência do *Yang* do Baço e do Rim
> - Deficiência da Essência do Rim (crianças)
> - Deficiência do *Yin* do Baço, Fígado e Rim com Umidade-Frio nos joelhos (crianças).

2. FLACIDEZ DOS QUATRO MEMBROS

Ver Parte 5, *Sintomas e Sinais*, Capítulo 64; Parte 2, *Interrogatório*, Capítulo 39.

O termo "flacidez" indica que os músculos estão flácidos, moles e frouxos, mas não atrofiados (como na atrofia dos músculos).

Em casos agudos, a flacidez nos quatro membros pode ser decorrente da invasão de Vento-Calor no Pulmão, que mais tarde transforma-se em Calor interior, consumindo os fluidos corporais do Estômago e do Baço. Em casos crônicos, a flacidez pode resultar de Umidade-Calor afetando o Estômago e o Baço (casos de Plenitude) ou de deficiência do Estômago e do Baço (condições de Vazio). Em casos crônicos e graves, a flacidez nos quatro membros normalmente é decorrente de uma deficiência do *Yin* do Rim.

Em crianças com menos de 5 anos de idade, casos agudos de flacidez nos quatro membros são decorrentes de invasão de Vento-Calor que progride rapidamente para o Interior, transforma-se em Calor interior e consome os fluidos corporais, levando à desnutrição dos canais: essa é a patologia da flacidez dos membros causada por doenças infecciosas como poliomielite. Em condições do interior, a flacidez nos quatro membros em crianças é decorrente da retenção de Umidade-Calor ou da deficiência de *Qi* com estase de Sangue ocorrendo em um contexto de constituição hereditária fraca ou de má nutrição pós-natal.

> **TRATAMENTO**
>
> IG-10 *Shousanli*, E-36 *Zusanli*, VC-12 *Zhongwan*, B-20 *Pishu*, B-21 *Weishu*, E-31 *Biguan*.

> **FLACIDEZ DOS MEMBROS**
>
> - Calor no Pulmão consumindo os fluidos corporais (casos agudos)
> - Umidade-Calor no Estômago e no Baço
> - Deficiência do Estômago e do Baço
> - Deficiência do *Yin* do Rim
> - Deficiência do *Qi* com estase de Sangue.

3. RIGIDEZ DOS QUATRO MEMBROS

Ver Parte 5, *Sintomas e Sinais*, Capítulo 64.

A rigidez nos quatro membros significa que o paciente é incapaz de flexionar ou estender as articulações do pulso, cotovelo, joelho ou dos tornozelos. As causas são muitas. Em casos agudos com início súbito, é decorrente de invasão de Vento; a rigidez, nesse caso, é obviamente de curta duração e se resolve por si só uma vez que o Vento é expelido.

Em condições do interior, uma causa comum de rigidez nos quatro membros é a ascensão do *Yang* do Fígado com Vento do Fígado nos idosos; outra causa comum, logicamente, é vista em casos crônicos de Síndrome de Obstrução Dolorosa (*Bi*), especialmente quando causada por Umidade complicada por Fleuma, caso em que a rigidez do membro é acompanhada de inchaço e dor das articulações.

Nos idosos, a incapacidade de flexionar as articulações geralmente é decorrente de retenção de Fleuma nos canais juntamente com Vento interno. A rigidez dos membros acompanhada por dor nas articulações e/ou nos músculos que piora à noite é decorrente de estase de Sangue.

Em condições de Vazio, a rigidez dos membros pode ser decorrente da deficiência do *Yin* do Fígado e do Rim ou à deficiência do *Yang* do Baço e do Rim; essas condições são mais comuns nos idosos.

> **RIGIDEZ DOS MEMBROS**
>
> - Invasão de Vento externo (casos agudos)
> - Ascensão do *Yang* do Fígado
> - Vento do Fígado (idosos)
> - Síndrome de Obstrução Dolorosa com Umidade e Fleuma
> - Fleuma com Vento interno nos canais (idosos)
> - Estase de Sangue
> - Deficiência do *Yin* do Fígado e do Rim
> - Deficiência do *Yang* do Baço e do Rim.

4. PARALISIA DOS QUATRO MEMBROS

Ver Parte 5, *Sintomas e Sinais*, Capítulo 64.

A paralisia dos quatro membros pode variar entre uma ligeira limitação dos movimentos, como tendência a arrastar o pé, até a paralisia completa, como vista na hemiplegia após fratura da coluna.

As principais causas de paralisia dos quatro membros são a deficiência do Estômago e do Baço, a deficiência geral de *Qi* e Sangue e a deficiência do *Yin* do Fígado e do Rim. Também existem causas de paralisia por condições de Plenitude, como retenção de Umidade nos músculos e estase de Sangue.

A hemiplegia que ocorre após acidente vascular é decorrente de retenção de Vento e Fleuma nos canais dos membros de um lado. A patologia de base que leva ao acidente vascular normalmente é bastante complexa; inclui Fleuma, Vento interno e Calor, normalmente ocorrendo em um contexto de deficiência de *Qi* e Sangue ou de *Yin*.

> **PARALISIA DOS MEMBROS**
>
> - Deficiência do Estômago e do Baço
> - Deficiência de *Qi* e Sangue
> - Deficiência do *Yin* do Fígado e do Rim
> - Umidade nos músculos
> - Estase de Sangue
> - Fleuma e Vento interno nos canais.

5. CONTRAÇÃO DOS QUATRO MEMBROS

Ver Parte 5, *Sintomas e Sinais*, Capítulo 64.

Em casos agudos, a contração dos quatro membros com início súbito pode ser causada por invasão de Vento; esse caso é sempre de curta duração e autolimitante. Em condições de Plenitude, as contrações podem ser causadas por Umidade obstruindo os músculos ou por Calor consumindo os fluidos corporais dos canais dos membros.

Em condições de Vazio, a causa mais comum de contração dos quatro membros é deficiência do Sangue do Fígado ou do *Yin* do Fígado. Nos idosos, um exemplo comum normalmente derivado de deficiência do Sangue do Fígado ou do *Yin* do Fígado é a contração de Dupuytren, que normalmente envolve o dedo anelar ou o dedo mínimo.

6. CONVULSÕES NOS QUATRO MEMBROS

Ver Parte 5, *Sintomas e Sinais*, Capítulo 64.

Convulsões nos quatro membros sempre indicam Vento interno. De acordo com a medicina chinesa, as convulsões são resultado da "agitação" dos tendões, outra razão de o Fígado estar sempre envolvido nessa patologia.

Em condições crônicas do interior, o Vento interno é gerado como resultado de um longo processo patológico, normalmente envolvendo o Fígado; nas doenças febris agudas, o Vento interno é gerado diretamente de um Calor extremo ou por deficiência do *Yin*, normalmente no nível do Sangue, de acordo com os Quatro Níveis. Independentemente da origem, podemos distinguir dois tipos de Vento interno: o Cheio, caracterizado por convulsões fortes com alta amplitude, e o Vazio, caracterizado por convulsões fracas e infrequentes com baixa amplitude, como pequenos espasmos.

Nas doenças febris agudas, o Vento interno pode desenvolver-se rapidamente, até em questão de dias, quando o Calor atinge o nível do Sangue dos Quatro Níveis: se o Calor gerar Vento, ele provoca convulsões fortes nos quatro membros; se o Vento Vazio se desenvolver por deficiência de *Yin* (causada pelo Calor consumindo os fluidos corporais), as convulsões nos quatro membros são menos pronunciadas e podem ser infrequentes.

Em condições do interior, as convulsões ou os espasmos nos quatro membros são causados por Vento interno, que pode originar-se por ascensão do Yang do Fígado ou por deficiência do Sangue do Fígado.

Se um recém-nascido apresentar convulsões leves e intermitentes e parecer completamente normal entre os ataques, suas convulsões são decorrentes de invasão de Vento externo combinada com choque pré-natal e constituição hereditária fraca. As convulsões são mais propensas de ocorrer na primavera e no outono, e são decorrentes de uma deficiência do Baço e do Rim. Pelo fato de os tendões carecerem de nutrição, são facilmente agredidos por Vento externo.

Convulsões em mulheres que acabaram de dar à luz (atualmente raras) são decorrentes de deficiência do Sangue do Fígado gerando Vento no Fígado.

A epilepsia, logicamente, é um tipo de convulsão dos quatro membros decorrente de Vento interno. Chamada de *dian xian* pela medicina chinesa, essa condição é causada por Vento interno e por Fleuma obstruindo os orifícios da Mente, e a patologia envolve Fígado, Baço e Rim. Os ataques epilépticos durante a gravidez ou após o parto geralmente são decorrentes de deficiência do Yin do Fígado e do Rim e de deficiência do Sangue dando origem a Vento no Fígado.

CONVULSÕES NOS MEMBROS

- Vento (Cheio ou Vazio) nas doenças febris agudas (mais comum em crianças)
- Vento no Fígado em doenças internas crônicas
- Vento Externo com choque pré-natal e constituição fraca: convulsões leves e intermitentes em bebês
- Vento no Fígado por deficiência do Sangue do Fígado: convulsões pós-parto
- Epilepsia (Vento no Fígado e Fleuma).

7. TREMOR OU ESPASTICIDADE DOS QUATRO MEMBROS

Ver Parte 5, *Sintomas e Sinais*, Capítulo 64; Parte 1, *Observação*, Capítulo 4; Parte 2, *Interrogatório*, Capítulo 39.

O tremor consiste no abalo, estremecimento ou agitação dos braços ou das pernas, ou de ambos. Varia de um estremecimento bastante pronunciado com grande amplitude a um pequeno estremecimento tão fino e de pequena amplitude que é quase imperceptível. O tremor das mãos é mais comum do que o tremor das pernas. A causa é sempre Vento no Fígado e, assim como no caso das convulsões, pode ser do tipo Cheio ou Vazio; o tipo Cheio caracteriza-se por tremor acentuado dos membros e o tipo Vazio, por tremor fino.

A causa mais comum de tremor dos quatro membros, especialmente nos idosos, é uma combinação de Vento no Fígado com Fleuma afetando os canais e os tendões. A ascensão do Yang do Fígado em si também pode dar origem a Vento interno e tremores. Outra causa comum de tremores é Vento no Fígado originado da deficiência do Sangue do Fígado; essa condição é mais comum em mulheres e provoca um tremor fino. A deficiência do Yin do Fígado e do Rim também é uma causa comum de tremores nos idosos.

Nos alcoólatras, o tremor fino das mãos é causado por Umidade-Calor. Em casos raros, a retenção de Umidade nos músculos e tendões das mãos pode causar um tremor fino das mãos.

A deficiência geral de Qi e Sangue falhando em nutrir os tendões e os músculos pode causar um tremor suave e fino dos membros.

A espasticidade ou o tremor dos membros também podem surgir no Nível do Sangue (dos Quatro Níveis) quando o Calor gerado pela doença febril gera Vento no Fígado ou esgota o Yin, gerando Vento Vazio.

TREMOR DOS MEMBROS

- Fleuma e Vento interno
- Ascensão do Yang do Fígado gerando Vento no Fígado
- Deficiência do Sangue do Fígado dando origem a Vento no Fígado
- Deficiência do Yin do Fígado e do Rim dando origem a Vento no Fígado
- Umidade-Calor (alcoólatras).

8. INCHAÇO DAS ARTICULAÇÕES DOS QUATRO MEMBROS

Ver Parte 5, *Sintomas e Sinais*, Capítulo 64.

O inchaço das articulações dos quatro membros é sempre decorrente de Síndrome de Obstrução Dolorosa (*Bi*), especialmente a originada de Umidade; em condições crônicas, a Umidade evolui para Fleuma, que obstrui as articulações e causa mais inchaço e deformidades ósseas. Nos adultos, em especial nas mulheres, é muito comum a Síndrome de Obstrução Dolorosa e o inchaço das articulações ocorrerem em um contexto de deficiência de Sangue. Se as articulações estiverem avermelhadas e quentes ao toque, além de estarem inchadas, isso indica retenção de Umidade-Calor.

9. EDEMA DOS QUATRO MEMBROS

Ver Parte 5, *Sintomas e Sinais*, Capítulos 64, 65 e 68; Parte 2, *Interrogatório*, Capítulo 39; Parte 1, *Observação*, Capítulo 19.

Existem dois tipos de edema, um chamado "edema de água" (*shui zhong*) e outro chamado "edema de Qi" (*Qi zhong*). O edema de água é decorrente de uma deficiência do Yang e é sempre um edema com cacifo; ou seja, a pele afunda e muda de cor à pressão. O edema de Qi é decorrente da estagnação do Qi ou de Umidade, e a pele não afunda nem muda de cor à pressão.

Outra classificação é edema Yang e edema Yin; o primeiro é do tipo Cheio, decorrente da invasão de Vento e Umidade de Calor Tóxico, enquanto o segundo é do tipo Vazio e decorre de uma deficiência do Yang do Baço e do Rim. No edema Yin, há cacifo acentuado à pressão, ao passo que no edema Yang há pouco ou nenhum cacifo. Do ponto de vista da medicina ocidental, a ausência de cacifo indica edema decorrente de hipotiroidismo.

Ao investigar se há edema nos membros, devemos sempre palpar a área edematosa e checar se há ou não cacifo à palpação. Se a pressão na pele com o polegar deixar uma depressão que demora a voltar ao normal, isso indica "edema de água", ou edema decorrente de retenção de fluidos; se a pressão da pele com o polegar não formar nenhuma depressão, ocorre "edema de *Qi*", que é decorrente da estagnação de *Qi* ou de Umidade.

O edema verdadeiro geralmente é decorrente da deficiência do *Yang*; os fluidos que o *Yang* não consegue transformar, transportar e excretar adequadamente se acumulam no espaço entre a pele e os músculos (*cou li*).

A deficiência de *Yang* é a causa mais comum de edema dos membros; a deficiência do *Yang* do Pulmão afeta principalmente as mãos, a deficiência do *Yang* do Rim afeta principalmente os pés e a deficiência do *Yang* do Baço afeta ambos. O edema dos quatro membros também pode originar-se da retenção de Umidade nos músculos, e pode estar associada com Frio ou com Calor.

A estagnação de *Qi* afetando os músculos também pode causar edema dos membros, caso em que não apresenta cacifo. Nos idosos, o edema dos membros também pode se originar da deficiência de *Qi* e da estase de Sangue. Finalmente, o edema agudo apenas das mãos e da face pode ser decorrente de invasão de Vento-Água no Pulmão, que é um tipo de Vento-Frio.

TRATAMENTO

VC-12 *Zhongwan*, VC-9 *Shuifen*, VC-5 *Shimen*, IG-10 *Shousanli*, P-7 *Lieque*, BP-9 *Yinlingquan*, B-22 *Sanjiaoshu*.

EDEMA DOS MEMBROS

- Deficiência do *Yang* do Pulmão: edema das mãos
- Deficiência do *Yang* do Rim: edema dos pés
- Deficiência do *Yang* do Baço: edema dos quatro membros
- Umidade: edema dos quatro membros
- Estagnação de *Qi*: edema dos quatro membros (sem cacifo)
- Invasão de Vento-Água no Pulmão: edema agudo das mãos.

RESULTADOS DO APRENDIZADO

O aluno agora deve entender:
- A importância da observação de pele, músculos, tendões e vasos sanguíneos dos membros, por revelarem o estado do Pulmão, Baço, Fígado e Coração, respectivamente
- As patologias por trás de atrofia, flacidez, movimento ou falta de movimento, edema e inchaço dos quatro membros.

Observação das Pernas 19

CONTEÚDO DO CAPÍTULO

Pernas, 133
Edema das pernas, 133
Atrofia das pernas, 134
Paralisia das pernas, 134
Pernas arqueadas, 134

Marcha, 134
Festinação, 134
Marcha instável, 134
Marcha cambaleante, 134
Marcha parética, 134
Marcha escarvante, 134

Edema
- Com cacifo
  - Deficiência do Yang do Baço
  - Deficiência do Yang do Rim
  - Umidade
- Sem cacifo – estagnação de Qi ou Sangue

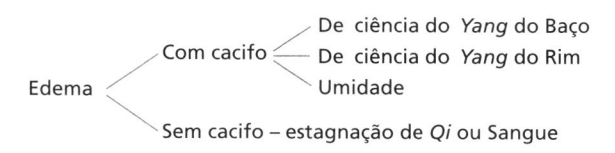

Figura 19.1 Edema das pernas.

A observação das pernas inclui a observação das pernas propriamente ditas e também da marcha. Os seguintes sinais das pernas serão discutidos:
1. Pernas
   a) Edema das pernas
   b) Atrofia das pernas
   c) Paralisia das pernas
   d) Pernas arqueadas.
2. Marcha
   a) Festinação
   b) Marcha instável
   c) Marcha cambaleante
   d) Marcha parética
   e) Marcha escarvante.

Os sintomas e sinais relacionados com as pernas são encontrados na Parte 5, *Sintomas e Sinais*, Capítulo 66.

1. PERNAS

a) Edema das pernas

Ver Parte 5, *Sintomas e Sinais*, Capítulos 64, 66 e 68; Parte 1, *Observação*, Capítulo 18; Parte 2, *Interrogatório*, Capítulo 39.

Edema geralmente é causado por deficiência do Yang do Pulmão, do Baço ou do Rim ou por retenção de Umidade. Quando o edema afeta as pernas, é decorrente de uma deficiência do Yang do Baço ou do Yang do Rim, ou de uma combinação dos dois padrões.

Em alguns casos, o edema também pode ser resultado do acúmulo de Umidade nas pernas impedindo a transformação adequada dos fluidos; nesse caso, além do edema, as pernas ficam com aspecto inchado de modo geral. Edema causado por deficiência de Yang ou de acúmulo de Umidade tem cacifo; ou seja, a pele afunda e muda de cor quando é pressionada. Em alguns casos, o edema pode ser decorrente da estagnação de Qi e Sangue nas pernas, caso em que não tem cacifo (Figura 19.1).

Caso clínico

Um homem de 51 anos de idade vinha sofrendo com edema nas pernas e no abdome, falta de ar, sudorese noturna e incapacidade de se deitar por 8 meses. O diagnóstico da medicina ocidental era de insuficiência cardíaca congestiva. Ele também tinha uma sensação de calor na cabeça e sensação de pulsação na cabeça; do ponto de vista diagnóstico ocidental, essa condição era resultado de hipertensão. O interrogatório revelou que ele também tinha uma sensação de pressão no olho direito pela manhã, zumbidos nos ouvidos, sede e propensão a diarreia.

Ele estava ligeiramente acima do peso e a forma do seu corpo era do tipo Fogo; ou seja, forma de corpo relativamente arredondada, cabeça arredondada e mãos e pés pequenos. Entretanto, o tipo Fogo deve andar energicamente e falar rápido, e esse paciente andava e falava bem lentamente. A cútis era baça e empalidecida.

Sua língua estava muito levemente pálida e avermelhada nas laterais com uma fissura profunda na área do Coração e saburra branca e pegajosa. Seu pulso estava Fraco nas duas posições Traseiras, mas em especial na direita, Fraco na posição direita Dianteira e Deslizante na posição esquerda Dianteira.

Diagnóstico

A contradição entre a forma do corpo Fogo do paciente com seu modo lento de andar e falar indica imediatamente um problema em potencial no elemento Fogo e no Coração. Isso é confirmado pela presença da fissura profunda na área do Coração da língua; isso normalmente indica problemas emocionais graves (não era o caso desse paciente) ou um problema cardíaco. O problema cardíaco também fica confirmado pela qualidade Deslizante do pulso na posição do Coração, que é a mais evidente, considerando a qualidade Fraca da maioria dos outros pulsos. Quando apenas o pulso do Coração está Deslizante, especialmente nos seus aspectos lateral ou medial, geralmente existe a possibilidade de uma cardiopatia no sentido ocidental. Portanto, nesse paciente, a contradição entre o tipo do corpo e seu modo de andar e falar, o pulso e a língua claramente indicam, todos, a possibilidade de uma cardiopatia real, que foi obviamente confirmada pelo diagnóstico ocidental.

Em termos de padrões, há uma deficiência do *Yang* do Baço e do Rim, manifestada pelos zumbidos auditivos, propensão a diarreia e pulso Fraco nas duas posições Traseiras, com transbordamento de Água para o Coração, manifestado pelo edema, falta de ar e incapacidade de se deitar. Além desses dois padrões, há também ascensão do *Yang* do Fígado (resultante da deficiência do Rim) manifestando-se com a sensação de calor e pulsação da cabeça, sede, pressão no olho e laterais da língua Vermelhas.

TRATAMENTO

Edema das pernas: VC-12 *Zhongwan*, VC-9 *Shuifen*, VC-5 *Shimen*, BP-9 *Yinlingquan*, BP-6 *Sanyinjiao*, R-7 *Fuliu*, B-22 *Sanjiaoshu*, B-23 *Shenshu*, B-20 *Pishu*.

b) Atrofia das pernas

Ver Parte 5, *Sintomas e Sinais*, Capítulo 66.

A causa mais comum de atrofia das pernas é uma deficiência crônica do Estômago e do Baço. Outra causa é uma deficiência de *Yin* do Fígado e do Rim (mais comum nos idosos).

c) Paralisia das pernas

Ver Parte 5, *Sintomas e Sinais*, Capítulo 66.

A paralisia das pernas pode ser decorrente de uma deficiência crônica do *Qi* do Estômago e do Baço, de uma deficiência do *Yin* do Fígado e do Rim ou de Vento-Fleuma nos membros. Os dois primeiros padrões são vistos em condições neurológicas e o terceiro é visto no estágio de sequela de acidente vascular (golpe de Vento).

d) Pernas arqueadas

Ver Parte 5, *Sintomas e Sinais*, Capítulo 66.

Nas crianças, as pernas arqueadas, que podem ser curvadas para dentro ou para fora, são decorrentes de uma deficiência congênita do Fígado e do Rim ou de uma deficiência do Estômago e do Baço (Figura 19.2).

2. MARCHA

a) Festinação

Ver Parte 5, *Sintomas e Sinais*, Capítulo 66.

Festinação se refere à marcha caracterizada pela inclinação da coluna para a frente quase ao ponto de o paciente cair, de modo que ele precisa dar passos pequenos e rápidos. Assim que o paciente começa a andar, é difícil ele conseguir parar. As causas desse modo de andar geralmente são uma deficiência grave e crônica do *Yin* do Fígado e do Rim ou uma deficiência grave do *Qi* e do Sangue, nos dois casos, com Vento interno.

A festinação é tipicamente observada na doença de Parkinson.

b) Marcha instável

Ver Parte 5, *Sintomas e Sinais*, Capítulo 66.

Nesse tipo de marcha, o indivíduo ergue a perna bem alto e a solta subitamente; os passos são largos, o andar é instável e o paciente cai facilmente se fechar os olhos. O indivíduo também

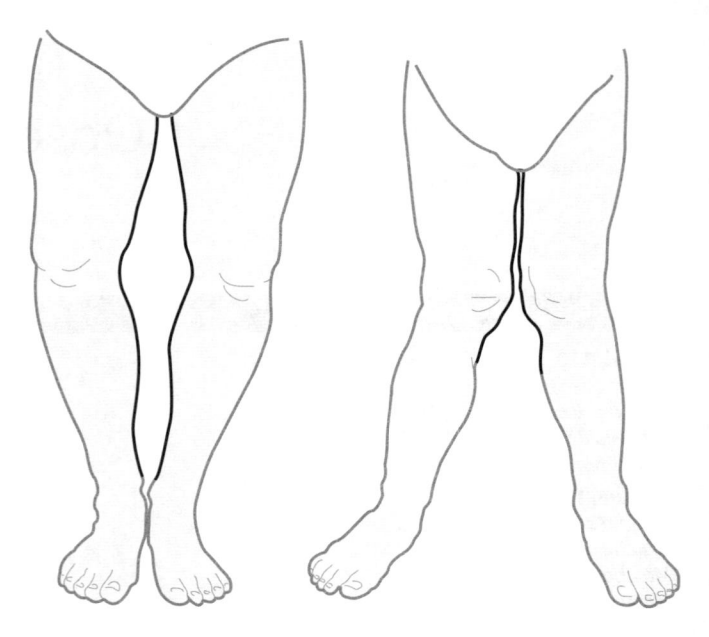

Figura 19.2 Pernas arqueadas.

perde o equilíbrio quando fica em pé. Essa marcha é decorrente de uma deficiência crônica e grave do *Yin* do Rim e do Fígado ou de uma deficiência grave de *Qi* e Sangue, nos dois casos, com Vento interno.

c) Marcha cambaleante

Ver Parte 5, *Sintomas e Sinais*, Capítulo 66.

A marcha cambaleante consiste na oscilação de um lado para o outro ao caminhar, como se a pessoa estivesse em estado de embriaguez. Essa marcha pode ser decorrente de Fleuma e estase de Sangue obstruindo as pernas ou de uma deficiência grave do *Yin* do Rim e do Fígado.

d) Marcha parética

Ver Parte 5, *Sintomas e Sinais*, Capítulo 66.

Nesse tipo de marcha, o indivíduo ergue a perna bem alto e deixa cair o pé com os dedos dos pés apenas tocando o chão, como se estivesse pulando um obstáculo. Esse tipo de marcha é decorrente de uma deficiência grave do *Yin* do Rim e do Fígado ou de uma deficiência de *Qi* e Sangue, nos dois casos, com Vento interno.

e) Marcha escarvante

Ver Parte 5, *Sintomas e Sinais*, Capítulo 66

Nesse tipo de marcha, o indivíduo não ergue os pés ao andar. Ela é decorrente de uma deficiência grave do *Yin* do Fígado e do Rim, geralmente combinada com Vento-Fleuma. Essa marcha é comumente vista em pacientes com doença de Parkinson.

RESULTADOS DO APRENDIZADO

O aluno agora deve entender:
- Edema, atrofia e paralisia da perna e pernas arqueadas
- O significado clínico das diferentes marchas.

Observação das Excreções   20

CONTEÚDO DO CAPÍTULO

Expectoração, 135
Secreção Nasal, 135
Suor, 136
Lóquios, 136
Urina, 136
Fezes, 136
Consistência, 136
Forma, 137
Cor, 137
Corrimento Vaginal, 137
Cor, 137
Consistência, 137
Sangue Menstrual, 137
Cor, 137
Consistência, 137

De modo geral, o termo "observação das excreções" incluiria a observação da urina, das fezes, do corrimento vaginal e do sangue menstrual. Como o médico normalmente fica sabendo sobre essas excreções por meio do interrogatório, e não tanto pela observação, elas serão excluídas deste capítulo; o leitor deve consultar a Parte 2, *Interrogatório*, Capítulo 31.

Os seguintes sinais serão discutidos:
1. Expectoração
2. Secreção nasal
3. Suor
4. Lóquios
5. Urina
6. Fezes
7. Corrimento vaginal
8. Sangue menstrual.

1. EXPECTORAÇÃO

Ver Parte 5, *Sintomas e Sinais*, Capítulo 63; Parte 2, *Interrogatório*, Capítulo 38.

A expectoração sempre é, por definição, uma manifestação de Fleuma retida no Pulmão. A cor e a consistência da expectoração nos dão uma indicação da natureza da condição: Calor ou Frio; Deficiência ou Excesso.

Expectoração esbranquiçada e diluída indica Frio-Fleuma, normalmente associada a deficiência do *Yang* do Baço e/ou do Rim.

Expectoração esbranquiçada e pegajosa indica Umidade-Fleuma no Pulmão, enquanto expectoração amarelada e pegajosa indica Fleuma-Calor no Pulmão.

Expectoração amarelada e pegajosa indica Fleuma-Calor; se também for purulenta, indica Calor Tóxico no Pulmão. Expectoração muito escura, da cor de café, indica Fleuma-Calor no Pulmão com predominância de Calor agredindo os vasos sanguíneos.

Expectoração com estrias de sangue indica Fleuma-Calor no Pulmão ou, se for escassa, deficiência do *Yin* do Pulmão com Calor Vazio.

NOTA CLÍNICA

Eu dou grande importância à expectoração como sendo uma manifestação de Fleuma. Quando suspeito de Fleuma, eu sempre pergunto aos pacientes se, quando tossem, apresentam expectoração e, mesmo que seja só uma vez pela manhã, considero isso um sinal de Fleuma.

TRATAMENTO

Os pontos para Fleuma variam de acordo com o tipo e a localização da Fleuma. Para Fleuma nos Pulmões, eu uso P-1 *Zhongfu*, P-5 *Chize*, VC-9 *Shuifen*, E-40 *Fenglong*.

EXPECTORAÇÃO

- Esbranquiçada e diluída: Frio-Fleuma
- Esbranquiçada e pegajosa: Umidade-Fleuma
- Amarelada e pegajosa: Fleuma-Calor
- Amarelada, pegajosa e purulenta: Calor Tóxico
- Escura como borra de café: Fleuma-Calor no nível do Sangue
- Estrias de sangue: Fleuma-Calor
- Escassa com estrias de sangue: Calor Vazio.

2. SECREÇÃO NASAL

Ver Parte 5, *Sintomas e Sinais* Capítulo 58; Parte 2, *Interrogatório*, Capítulo 35.

A secreção nasal pode indicar Fleuma ou Umidade: por exemplo, uma secreção nasal amarelada e pegajosa em uma pessoa sofrendo de bronquite aguda indica Fleuma-Calor, ao passo que a secreção nasal de uma pessoa sofrendo de sinusite indica Umidade-Calor.

Em alguns casos, a secreção nasal pode não estar em nenhuma categoria, e ser simplesmente decorrente de uma deficiência do Pulmão em difundir e descender os fluidos: exemplos dessa situação são a secreção nasal crônica da rinite alérgica ou a secreção nasal aguda que ocorre no resfriado comum.

Uma secreção nasal diluída, esbranquiçada e aquosa é vista na rinite alérgica ou no resfriado comum: no primeiro caso, é decorrente da deficiência do *Qi* do Pulmão, que falha em difundir e descender os fluidos, enquanto no segundo caso é decorrente de Vento externo prejudicando a função do Pulmão em difundir e descender os fluidos.

Secreção nasal esbranquiçada e pegajosa pode indicar invasão externa de Vento-Calor ou retenção crônica de Umidade no nariz e nos seios da face. Secreção nasal amarelada e pegajosa indica retenção crônica de Umidade-Calor no nariz e nos seios da face.

Secreção nasal com estrias de sangue pode indicar Fleuma-Calor no Pulmão ou Umidade-Calor no nariz ou nos seios da face.

SECREÇÃO NASAL

- Esbranquiçada, aquosa, diluída: Frio-Fleuma. Na rinite, deficiência do *Qi* do Pulmão; no resfriado comum, Vento externo
- Esbranquiçada e pegajosa: Umidade
- Amarelada e pegajosa: Umidade-Calor
- Com estrias de sangue: Fleuma-Calor ou Umidade-Calor.

3. SUOR

Ver Parte 5, *Sintomas e Sinais*, Capítulo 76; Parte 2, *Interrogatório*, Capítulo 41.

O suor normalmente é decorrente de Calor ou de uma deficiência (de *Qi*, *Yang* ou *Yin*). Suor com aspecto de gotas de óleo, especialmente na fronte, indica colapso do *Yang*. Suor amarelado indica Umidade-Calor no Estômago e no Baço, enquanto suor profuso e incessante em todo o corpo indica Calor no Estômago em condições agudas ou deficiência grave do *Yang* em condições crônicas.

Suor na cabeça indica Calor ou Umidade-Calor no Estômago ou Calor Vazio originado da deficiência do *Yin* do Rim. Em crianças, suor na cabeça normalmente é decorrente de retenção de Alimentos.

Suor no nariz indica Umidade-Calor no Pulmão e/ou no Estômago. Suor nas mãos indica deficiência do *Qi* ou do *Yin* do Pulmão ou do Coração, ou Calor no Pulmão ou no Coração. Suor nas palmas das mãos e nas plantas dos pés indica deficiência do *Yin* do Rim.

SUOR

- Com aspecto de gotas de óleo na fronte: colapso do *Yang*
- Amarelado: Umidade-Calor no Estômago e no Baço
- Profuso e incessante: Calor no Estômago ou deficiência do *Yang*
- Suor na cabeça: Calor ou Umidade-Calor no Estômago ou Calor Vazio por deficiência do *Yin* do Rim
- Suor na cabeça em crianças: retenção de Alimentos
- Suor no nariz: Umidade-Calor no Pulmão e/ou no Estômago
- Suor nas mãos: deficiência do *Qi* ou do *Yin* do Pulmão e/ou do Coração ou Calor no Pulmão e/ou no Coração
- Suor nas palmas das mãos e nas plantas dos pés: deficiência do *Yin* do Rim.

4. LÓQUIOS

Ver Parte 5, *Sintomas e Sinais*, Capítulo 87.

Lóquios abundantes e pálidos geralmente indicam deficiência de *Qi*; lóquios abundantes e vermelhos indicam Calor no Sangue ou Calor Vazio no Sangue; lóquios abundantes e escuros indicam estase de Sangue ou deficiência de *Qi* com estase de Sangue. Secreção escassa dos lóquios, se escura, normalmente indica estase de Sangue; se pálida, também pode ser decorrente de deficiência grave de *Qi* e Sangue. A secreção de lóquios escassa também pode ser decorrente de Frio obstruindo o Útero.

5. URINA

Ver Parte 5, *Sintomas e Sinais*, Capítulo 73; Parte 2, *Interrogatório*, Capítulo 31; Parte 4, *Audição e Olfação*, Capítulo 54.

A cor da urina dá uma boa indicação da condição de Calor ou Frio do paciente. Urina normal é pálido-amarelada. Urina pálida indica Frio na Bexiga ou deficiência do *Yang* do Rim; urina escura indica Calor na Bexiga ou deficiência do *Yin* do Rim. Deve-se ter em mente que a cor da urina é afetada quando a pessoa bebe muita água (fica mais pálida do que seria normalmente) e quando a pessoa toma vitamina B, que deixa a urina amarelo-brilhante.

Sangue na urina indica deficiência do *Qi* (do Baço e do Rim), Calor na Bexiga ou deficiência do *Yin* do Rim.

Urina muito escura, como molho de soja, indica uma doença renal, como insuficiência renal ou glomerulonefrite.

Urina turva indica Umidade nas vias urinárias. Urina com pequenos flocos de muco indica Umidade-Calor na Bexiga.

TRATAMENTO

Umidade nas vias urinárias é extremamente comum; ela pode estar combinada com Frio ou Calor ou pode estar neutra (ou seja, sem Frio ou Calor). Além de afetar a cor da urina, tornando-a turva, a Umidade afeta a micção e pode causar disúria ou dor ao urinar. Minha prescrição preferida para Umidade nas vias urinárias é *Bi Xie Fen Qing Yin* (decocção de Dioscorea para separar o Límpido). Eu modifico a fórmula em função da presença de Frio ou de Calor.

URINA

- Pálida: Frio na Bexiga ou deficiência do *Yang* do Rim
- Escura: Calor na Bexiga ou deficiência do *Yin* do Rim
- Vermelha (com sangue): deficiência de *Qi*, Calor na Bexiga ou deficiência do *Yin* do Rim
- Urina turva: Umidade nas vias urinárias.

6. FEZES

Ver Parte 5, *Sintomas e Sinais*, Capítulo 72; Parte 2, *Interrogatório*, Capítulo 31; Parte 4, *Audição e Olfação*, Capítulo 54.

Os seguintes aspectos da observação das fezes serão discutidos:
- Consistência
- Forma
- Cor.

a) Consistência

As fezes normais são bem formadas; não são amolecidas nem muito ressecadas e não flutuam. Fezes excessivamente ressecadas indicam Calor nos Intestinos, deficiência de Sangue (do Fígado) ou deficiência de *Yin* (que pode afetar o Intestino Grosso, Baço, Fígado ou Rim).

Fezes amolecidas geralmente indicam uma deficiência do Baço e/ou do Rim. A deficiência do Baço é, de longe, a causa mais comum de diarreia crônica ou de fezes amolecidas; a deficiência do Rim é uma causa comum de diarreia crônica nos idosos. Se a diarreia for grave e muito líquida, normalmente indica deficiência do *Yang* (do Baço e/ou do Rim), enquanto fezes amolecidas normalmente indicam deficiência do *Qi* do Baço.

Entretanto, também existem padrões de Plenitude que causam diarreia, principalmente Umidade (que pode estar associada com Calor ou Frio) e Frio no Baço e nos Intestinos.

A presença de muco nas fezes indica Umidade, enquanto a presença de sangue indica Qi do Baço deficiente que não contém Sangue, Umidade-Calor ou estase de Sangue nos Intestinos.

Alimentos não digeridos nas fezes indicam deficiência do Qi do Baço.

Fezes pegajosas em que é necessário limpar o vaso sanitário com uma escova o tempo todo indicam Umidade nos Intestinos.

b) Forma

Fezes como bolotas indicam estagnação do Qi do Fígado ou Calor, caso também sejam secas. Fezes longas e finas, feito lápis, indicam deficiência do Qi do Baço – lembre-se que também podem ser uma indicação de carcinoma do intestino (ver Figura 31.1).

c) Cor

As fezes normais são castanho-claras. Fezes pálido-amareladas indicam Calor Vazio (do Baço, Intestino Grosso ou Rim). Fezes amarelo-escuras indicam Calor Cheio (do Intestino Grosso). Fezes escuras podem indicar presença de sangue oculto; elas geralmente indicam Calor (do Intestino Grosso).

Fezes pálidas, quase brancas, indicam Frio no Intestino Grosso. Fezes esverdeadas indicam Qi do Fígado invadindo o Baço. Fezes avermelhadas indicam presença de sangue vivo, que pode ser decorrente de Calor no Intestino Grosso ou de deficiência do Qi do Baço. Fezes verde-azuladas indicam penetração de Frio externo no Intestino Grosso (comum em bebês). Fezes negras ou muito escuras indicam estase de Sangue.

> **TRATAMENTO**
>
> Independentemente dos muitos padrões diferentes que afetam as fezes e a defecação, existem três pontos essenciais que eu uso em qualquer problema intestinal proveniente de qualquer padrão. São eles: E-25 *Tianshu*, B-25 *Dachangshu* e E-37 *Shangjuxu*.

> **FEZES**
>
> **Consistência**
> - Diarreia com muco: Umidade nos Intestinos
> - Fezes amolecidas: deficiência do Qi do Baço ou Umidade
> - Diarreia com sangue: Umidade-Calor ou deficiência do Qi do Baço
> - Alimentos não digeridos nas fezes: deficiência do Qi do Baço
> - Muco nas fezes: Umidade nos Intestinos
> - Sangue nas fezes: Qi do Baço não contendo o Sangue ou Umidade-Calor
> - Fezes pegajosas: Umidade nos Intestinos
>
> **Forma**
> - Fezes com aspecto de bolotas pequenas: estagnação do Qi do Fígado
> - Fezes longas e finas como lápis: deficiência do Qi do Baço.
>
> **Cor**
> - Castanho-claras: normais
> - Pálido-amareladas: Calor Vazio
> - Amarelo-escuras: Calor Cheio
> - Escuras: Calor
> - Pálidas: Frio
> - Esverdeadas: Qi do Fígado invadindo o Baço
> - Avermelhadas: Calor no Intestino Grosso ou deficiência do Qi do Baço
> - Verde-azuladas: Frio no Intestino Grosso
> - Negras, muito escuras: estase de Sangue.

7. CORRIMENTO VAGINAL

Ver Parte 5, *Sintomas e Sinais*, Capítulo 89; Parte 2, *Interrogatório*, Capítulo 46; Parte 4, *Audição e Olfação*, Capítulo 54.

Os dois aspectos seguintes da observação do corrimento vaginal serão discutidos:
- Cor
- Consistência.

a) Cor

- Esbranquiçado: Frio. O Frio pode se originar da deficiência do Yang do Baço ou do Rim ou de Umidade-Frio exterior
- Amarelado: Calor, normalmente Umidade-Calor no Aquecedor Inferior
- Esverdeado: Umidade-Calor no canal do Fígado
- Avermelhado e esbranquiçado: Umidade-Calor
- Amarelado, avermelhado com pus esbranquiçado depois da menopausa: Calor Tóxico.

b) Consistência

- Aquoso: Frio-Umidade e/ou condição de Deficiência
- Espesso: Umidade-Calor e/ou condição de Excesso.

8. SANGUE MENSTRUAL

Ver Parte 5, *Sintomas e Sinais*, Capítulo 84; Parte 2, *Interrogatório*, Capítulo 46; Parte 4, *Audição e Olfação*, Capítulo 54.

Os dois aspectos seguintes da observação do sangue menstrual serão discutidos:
- Cor
- Consistência.

a) Cor

A cor do sangue menstrual varia ligeiramente durante o período. De modo geral, ele é normalmente vermelho-escuro – mais claro no início, vermelho-profundo no meio e rosado no final do período. As seguintes características do sangue menstrual são os principais tópicos a serem abordados no interrogatório em relação à sua cor:
- Vermelho-escuro ou vermelho-vivo: Calor no Sangue
- Pálido: deficiência de Sangue
- Enegrecido, muito escuro: estase de Sangue
- Arroxeado: Frio-Cheio
- Acastanhado (como molho de soja) e diluído: Frio-Vazio
- Vermelho escarlate: Calor Vazio no Sangue.

b) Consistência

O fluxo normal não coagula e não tem coágulos; o sangue não é diluído nem espesso. A seguir, as principais áreas do interrogatório em relação à consistência do sangue menstrual:
- Coagulado, com coágulos escuros e baços: estase de Sangue ou Frio no Útero
- Coagulado, com coágulos escuros, mas com aparência de sangue fresco: Calor
- Coágulos grandes: estase de Sangue

- Coágulos pequenos e escuros, mas o sangue não é escuro: Frio no Útero
- Aquoso: deficiência de Sangue ou de *Yin*
- Pegajoso: Umidade ou Umidade-Calor no Útero.

TRATAMENTO

Considero o sangue menstrual escuro com coágulos escuros e grandes um sinal de estase de Sangue no Útero, mesmo na ausência de qualquer outro sintoma ou sinal.

RESULTADOS DO APRENDIZADO

O aluno agora deve entender:
- As patologias de base da expectoração, da secreção nasal e do suor
- As implicações da cor, consistência e forma das fezes e da cor da urina
- O significado clínico da cor e da consistência do sangue menstrual, do corrimento vaginal e dos lóquios.

Observação da Pele

SEÇÃO 2 — PARTE 1 — 21

CONTEÚDO DO CAPÍTULO

Visão Geral, 139
Camadas da pele, 139
A pele e os pulmões, 139
A pele e o estômago e o baço, 141
A pele e os rins, 141
A pele e o fígado, 142
A pele e o coração, 142
A pele e os canais de conexão, 142
Sinais da Pele, 143
Cor da pele, 143
Textura da pele, 144
Pele do antebraço (aspecto interno), 144
O espaço entre a pele e os músculos (Cou Li), 144
Pelos do corpo, 145
Máculas, 145
Pápulas, 146
Vesículas, 146
Pústulas, 147
Pele seca, 147
Pele oleosa, 147
Inchaço da pele, 147
Escamas, 148
Erosão da pele, 148
Erupções cutâneas, 148
Fissuras, 148
Úlceras da pele, 149
Dermografismo, 150
Doenças da Pele, 150
Eczema, 150
Acne, 153
Psoríase, 154
Urticária, 157
Nevos, 158
Melanoma maligno, 158
Tínea (impinge, micose), 159
Candidíase, 161
Herpes simples, 162
Herpes-zóster, 162
Verrugas, 163
Rosácea, 163

VISÃO GERAL

A observação da pele é um aspecto importante do diagnóstico observacional. Inclui a observação da cor, da textura e dos poros da pele e dos pelos do corpo, além de, obviamente, todas as manifestações anormais da pele, como as várias doenças cutâneas, pintas, verrugas ou nevos.

Camadas da pele

A antiga medicina chinesa tinha sua própria concepção da pele como sendo formada de diferentes camadas e músculos, a qual era similar à da medicina ocidental moderna. As várias camadas e músculos da estrutura da pele e os órgãos que os influenciam são os seguintes:

1. *Fu* indica a camada superficial da pele (ou seja, a epiderme), que é influenciada principalmente pelos Pulmões
2. *Ge* indica a camada profunda da pele (ou seja, a derme), que é influenciada por Pulmões, Fígado e Rins
3. *Ji* (às vezes traduzido como "carne") indica os músculos subcutâneos; essa estrutura é influenciada pelo Baço e pelo Fígado
4. *Fen Rou* indica duas estruturas: a gordura (influenciada por Baço, Rins e Vaso da Concepção) e os músculos próximos aos ossos (influenciados pelo Baço e pelo Fígado)
5. *Cou Li* (o espaço entre a pele e os músculos) é influenciado pelos Pulmões e pelo Baço[a]
6. *Xuan Fu* (ou seja, os poros da pele através dos quais o suor é excretado e as glândulas sebáceas), também influenciado pelos Pulmões e pelo Baço.

A Figura 21.1 mostra os vários tipos de lesões cutâneas.

ÓRGÃOS QUE INFLUENCIAM AS CAMADAS DA PELE

- *Fu*: Pulmões
- *Ge*: Pulmões, Fígado e Rins
- *Ji*: Baço e Fígado
- *Fen* (ou *Fen Rou*): Baço, Rins e Vaso da Concepção
- *Rou* (ou *Fen Rou*): Baço e Fígado
- *Cou Li*: Pulmões e Baço
- *Xuan Fu*: Pulmões.

A pele e os pulmões

Como um todo, a pele é influenciada pelos Pulmões. O Capítulo 10 do *Questões Simples* diz: "*Os Pulmões estão conectados com a pele e controlam o estado dos pelos do corpo*".[1] Os Pulmões também controlam a abertura e o fechamento dos poros, uma função relacionada com a difusão do *Qi* Defensivo para a pele.

Os poros eram chamados de "aberturas do suor" (*han kong*). A função dos poros é descarregar o *Qi* turvo e o suor. O *Qi* Defensivo, e, portanto, a abertura e o fechamento dos poros dos Pulmões, é uma manifestação da função protetora do *Qi* Defensivo contra a invasão de fatores patogênicos. Quando o *Qi* Defensivo está adequadamente regulado, os poros se fecham ao serem expostos a um fator patogênico e se abrem durante atividade física ou quando expostos ao tempo quente.

A fraqueza do Qi do Pulmão e do *Qi* Defensivo pode levar à "flacidez" dos poros, tornando-os muito abertos; isso facilita a invasão de fatores patogênicos. Na patologia, uma fraqueza do *Qi* do Pulmão e, portanto, do *Qi* Defensivo no espaço entre a pele e os músculos, causa doenças cutâneas agudas decorrentes de invasão de Vento externo, como a urticária.

PARTE 1 Diagnóstico pela Observação

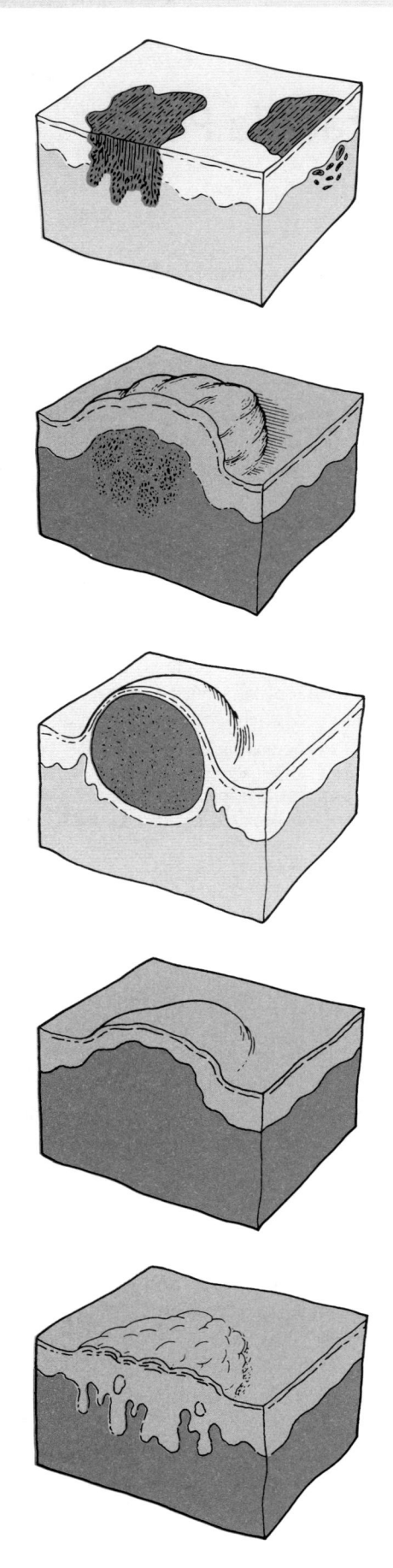

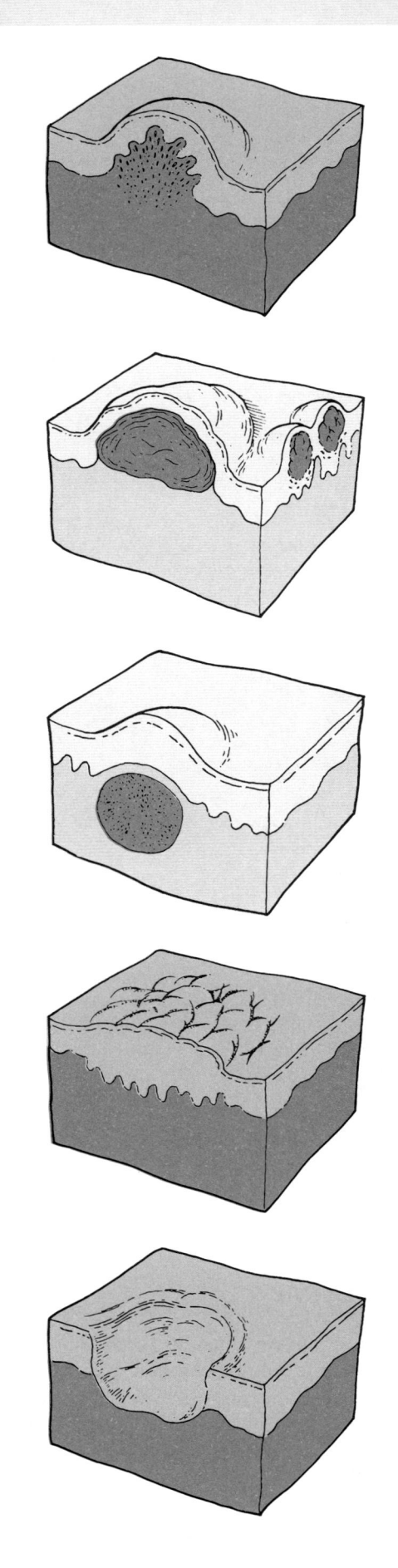

Figura 21.1 Lesões cutâneas.

> **TRATAMENTO**
>
> Para regular o *Qi* Defensivo, o espaço *Cou Li* e a abertura e fechamento dos poros, eu uso IG-4 *Hegu*, P-7 *Lieque*, B-13 *Feishu* e E-36 *Zusanli*. A prescrição fitoterápica *Gui Zhi Tang Decocção de Ramulus Cinnamomi* obtém os mesmos efeitos.

A pele e o estômago e o baço

O Estômago e o Baço produzem *Qi* e Sangue; a parte turva do *Qi* forma o *Qi* Defensivo, enquanto a parte límpida forma o *Qi* Nutritivo. O *Qi* Defensivo, por meio da difusão do *Qi* do Pulmão, chega na pele, aquece-a e regula a abertura e o fechamento dos poros. Os fluidos do Estômago também chegam na pele pela difusão do *Qi* do Pulmão, umectando-a. O Estômago também é uma das origens dos fluidos corporais; uma parte vai para os Pulmões, e outra parte vai para os Rins. O *Yang* do Rim aquece os fluidos corporais originados do Estômago; a parte turva é excretada na forma de urina e a parte pura vai para a pele via Triplo Aquecedor e via canal da Bexiga na parte posterior do corpo.

O Baço também controla os músculos situados imediatamente abaixo da pele, além do tecido adiposo ali localizado. Na patologia, uma deficiência do Baço pode afetar essas estruturas e causar doenças como esclerodermia. É óbvio que a Umidade resultante de uma deficiência do Baço é a causa de muitas doenças cutâneas comuns, como eczema, herpes, acne etc. A incapacidade do *Qi* do Baço em conter o sangue nos vasos pode provocar sangramento subcutâneo e, portanto, máculas vermelhas.

A pele e os rins

Os Rins influenciam a pele de outras maneiras. Embora os Pulmões façam a difusão do *Qi* Defensivo e o Estômago e o Baço contribuam para sua produção, o *Qi* Defensivo se origina no Aquecedor Inferior e nos Rins. O *Qi* Defensivo é *Yang* por natureza e, portanto, influenciado pelo *Yang* do Rim e pelo Fogo do Portão da Vitalidade.

Os Rins também desempenham um importante papel na distribuição do *Qi* Defensivo para todos os outros canais e partes do corpo, com a ajuda do Triplo Aquecedor e do canal da Bexiga. Os pontos de Transporte Dorsais, por onde o *Qi* Defensivo se infunde para os Órgãos Internos, ficam situados nas costas, ao longo do canal da Bexiga. Isso porque o *Qi* Defensivo emerge dos Rins, através do Triplo Aquecedor, e flui para cima ao longo do canal da Bexiga. Além disso, quando o *Qi* Defensivo emerge pela manhã, depois de fluir nos órgãos *Yin* à noite, começa a partir do canal do Rim (Figura 21.2).[2]

Portanto, quando os Rins estão deficientes, o *Qi* Defensivo também pode ficar deficiente. Essa deficiência na pele dá origem a doenças cutâneas. Em particular, uma deficiência do Rim, com sua consequente falha em irrigar a pele com o *Qi* Defensivo, está com frequência na raiz das complexas doenças cutâneas modernas, como lúpus eritematoso e esclerodermia.

Além da deficiência do Rim e do enfraquecimento da circulação do *Qi* Defensivo na pele, essas doenças geralmente estão associadas com Fogo *Yin*; ou seja, uma ascensão patológica do Fogo Ministerial proveniente de uma deficiência do *Qi* Original

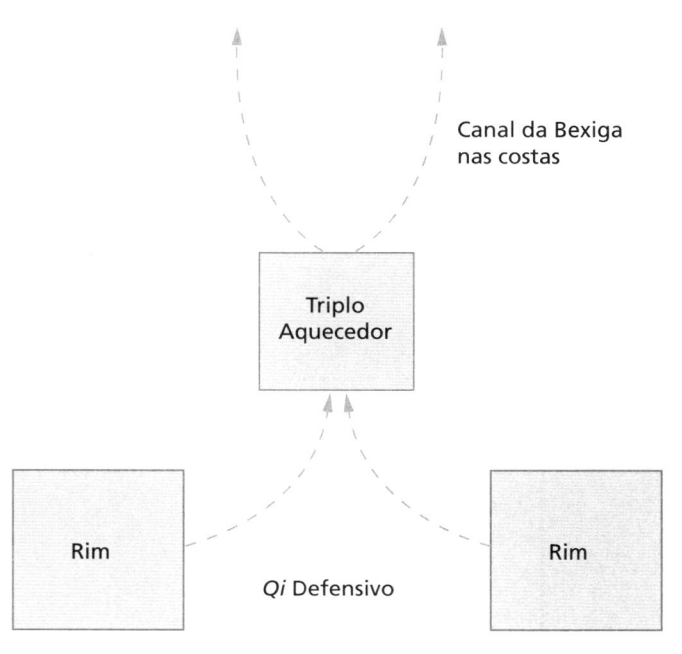

Figura 21.2 Relação entre os Rins, o *Qi* Defensivo e a pele.

(*Yuan Qi*). Nesses tipos de doenças, há manifestações superficiais na pele, mas a causa de base é uma deficiência do Rim e uma deficiência do *Qi* Original; isso também explica os sinais geralmente contraditórios de uma erupção cutânea na face com língua Pálida.

O Triplo Aquecedor também influencia a pele, em particular a hidratação da pele, porque desempenha esse importante papel no metabolismo dos fluidos. Um importante aspecto do Triplo Aquecedor, de fato, é a difusão dos fluidos no Aquecedor Superior, a separação e a transformação dos fluidos no Aquecedor Médio e a excreção dos fluidos no Aquecedor Inferior. Uma vez que o calor é necessário para transformar e excretar os fluidos, o Triplo Aquecedor conta com o calor originado do Fogo do Portão da Vitalidade, localizado entre os Rins. Dessa perspectiva, a função do Triplo Aquecedor de transportar e excretar os fluidos é inseparável de sua localização entre os Rins, onde o Fogo do Portão da Vitalidade reside. Por essa razão, o Triplo Aquecedor está intimamente relacionado com o *Qi* Original.

O Capítulo 66 do *Clássico das Dificuldades* afirma: "*A Força Motriz [Dong Qi] que reside entre os Rins abaixo do umbigo é a fonte da vida [ming] e a raiz dos doze canais e por isso é chamada de [Qi] Original. O Triplo Aquecedor é o emissário do Qi Original.*[b] *Ele penetra através dos três Aquecedores e se espalha para os cinco órgãos Yin e os seis órgãos Yang. O Qi Original é o nome honorário para o Triplo Aquecedor, e é por essa razão que os locais onde [o Qi do Triplo Aquecedor] cessa seu movimento são chamados, por sua vez, de pontos [Fonte] de Origem. Portanto, as doenças dos cinco órgãos Yin e dos seis órgãos Yang podem estar refletidas nos pontos [Fonte] de Origem*".[3] Pelo fato de o *Qi* Original, que reside entre os Rins, ser a base do Triplo Aquecedor e transformar os fluidos que afetam a pele, essa é outra maneira de os Rins influenciarem a pele (Figura 21.3).

O Capítulo 47 do *Eixo Espiritual* ilustra a conexão entre a pele e os Rins e o Triplo Aquecedor: "*Os Rins estão conectados com o Triplo Aquecedor e com a Bexiga, que influenciam os poros e os pelos*

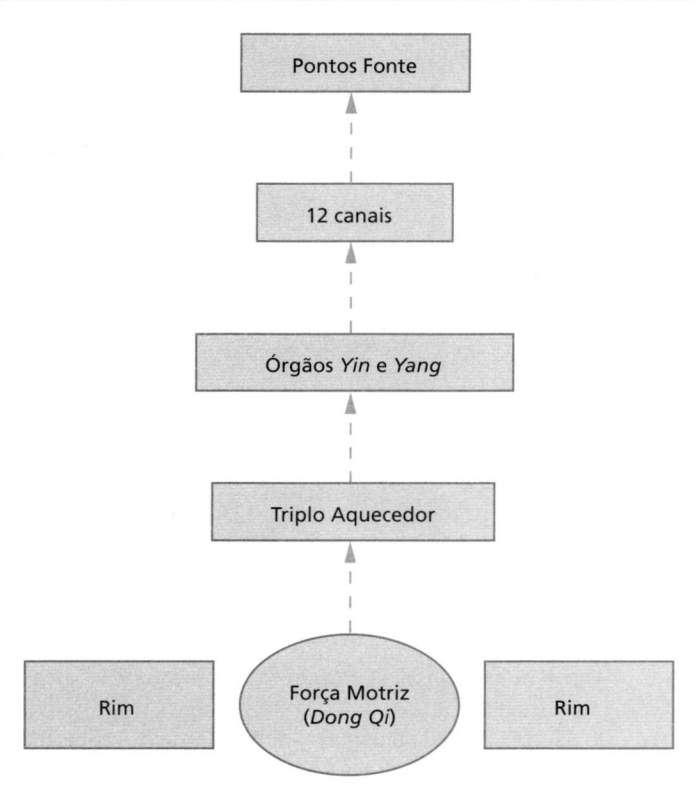

Figura 21.3 Relação entre os Rins, o Triplo Aquecedor e a pele.

do corpo".[4] Outra passagem do Capítulo 64 do *Questões Simples* também ilustra a relação entre os Rins e a pele: "*Quando há um fator patogênico nos Rins, a pele é afetada e há erupção cutânea.*"[5]

Portanto, se os Rins estiverem saudáveis, a pele fica hidratada e com lustro. Se os Rins estiverem deficientes (em particular, o *Yin* do Rim), os fluidos ficam deficientes e a pele perde a umidade e fica seca e sem lustro. O espessamento e o endurecimento da pele vistos na esclerodermia podem ser causados por uma deficiência do *Yin* do Rim em casos crônicos. Se o *Yang* do Rim estiver deficiente, os fluidos se acumulam no espaço entre a pele e os músculos e causam edema.

A pele e o fígado

O Fígado influencia a pele por meio do Sangue do Fígado. Assim como o *Yin* do Rim, o Sangue do Fígado umedece e nutre a pele, e uma deficiência do Sangue do Fígado é uma causa comum de pele seca, especialmente em mulheres (obviamente, a deficiência do *Yin* do Fígado também pode ocasionar isso). O Fogo no Fígado, por outro lado, tem um efeito aquecedor sobre a pele e é o padrão de base em muitas doenças cutâneas.

A pele e o coração

O Coração influencia a pele de modo semelhante ao Fígado: o Sangue do Coração umedece e nutre a pele, assim como o Sangue do Fígado. A influência do Sangue do Coração nas doenças cutâneas, entretanto, é vista especialmente na face.

Portanto, do ponto de vista do diagnóstico, a pele reflete o estado dos fluidos corporais (e, portanto, dos órgãos anteriormente mencionados), além das condições de Calor ou Frio, Cheio ou Vazio e *Yin* ou *Yang*.

INFLUÊNCIA DOS ÓRGÃOS SOBRE A PELE

- Pulmões: poros, pelos do corpo e suor
- Estômago e Baço: tecido adiposo abaixo da pele, vasos abaixo da pele, hidratação da pele
- Rins: hidratação, *Qi* Defensivo no espaço entre a pele e os músculos
- Fígado: hidratação e lustro
- Coração: hidratação, vasos sanguíneos abaixo da pele.

A pele e os canais de conexão

Os vasos sanguíneos (vênulas) visíveis na superfície da pele são um reflexo dos canais de Conexão. Quando se tornam visíveis, os vasos sanguíneos são uma expressão da percolação dos canais de Conexão de Sangue em direção à superfície da pele (os vasos de Conexão de Sangue no nível profundo dos canais de Conexão).

O Capítulo 17 do *Eixo Espiritual* diz: "*Os canais Principais ficam no Interior; seus ramos são horizontais* [ou transversais], *formando os canais* Luo: *as ramificações desses canais* Luo *são os canais* Luo *Mínimos. Quando eles estão Cheios com Sangue estagnado, devem ser drenados com sangria feita com agulha; quando estão deficientes, devem ser tonificados com ervas.*"[6]

O Capítulo 10 do *Eixo Espiritual* diz: "*Os canais Principais são profundos e ocultos entre os músculos, e não podem ser vistos; apenas o canal do Baço pode ser visto quando emerge acima do maléolo interno e fica sem lugar para se esconder. Os canais* Luo *são superficiais e podem ser vistos.*"[7]

O Capítulo 10 do *Eixo Espiritual* também diz: "*Quando os canais* Luo *ficam verde-azulados, indicam Frio e dor; quando ficam avermelhados, indicam Calor.*"[8]

Máculas são um reflexo dos canais de Conexão de Sangue; máculas avermelhadas indicam Calor no Sangue, enquanto máculas arroxeadas indicam estase de Sangue. Máculas azuladas indicam dor e estase de Sangue.

Pápulas indicam Calor nos canais de Conexão. *Vesículas* indicam Umidade no espaço entre a pele e os músculos e os canais de Conexão. *Pústulas* indicam Calor Tóxico nos canais de Conexão.

Além dos vasos sanguíneos, a cor da pele propriamente dita reflete a condição dos canais de Conexão: avermelhada indica Calor, esverdeada indica dor, arroxeada indica estase de Sangue e azulada indica estase de Sangue e dor.

O capítulo agora apresenta uma discussão sobre os seguintes tópicos:
1. Sinais da pele
   a) Cor da pele
   b) Textura da pele
   c) Pele do antebraço
   d) Espaço entre a pele e os músculos
   e) Pelos do corpo
   f) Máculas
   g) Pápulas
   h) Vesículas
   i) Pústulas (incluindo vergões e placas)
   j) Pele seca
   k) Pele oleosa
   l) Inchaço da pele

m) Escamas
n) Erosão da pele
o) Erupções
p) Fissuras
q) Úlceras na pele
r) Dermografismo.

2. Doenças da pele
   a) Eczema
   b) Acne
   c) Psoríase
   d) Urticária
   e) Nevos
   f) Melanoma maligno
   g) Tínea
   h) Candidíase
   i) Herpes simples
   j) Herpes-zóster
   k) Verrugas
   l) Rosácea.

1. SINAIS DA PELE

a) Cor da pele

"Cor da pele" se refere à cor da pele do corpo propriamente dito, diferente da cútis (ver Capítulo 3). Não se refere às erupções cutâneas, que serão discutidas separadamente. As cores discutidas são:
- Pálida
- Avermelhada
- Amarelada
- Azul-esverdeada
- Escura.

Logicamente, ao observar a cor do corpo, devemos levar em conta as variações individuais decorrentes de raça e ocupação. Isso já foi discutido no Capítulo 3, sobre observação da cútis. Por exemplo, a pele do corpo considerada "pálida" de uma pessoa oriunda do Mediterrâneo seria normal em uma pessoa sueca. De modo geral, as cores descritas a seguir se aplicam a qualquer grupo racial; por exemplo, a pele do corpo de um afro-americano ou de um indiano pode ser pálida, como a de um caucasiano, embora obviamente tenham aspectos diferentes.

As cores patológicas descritas a seguir podem não estar presentes necessariamente no corpo todo, mas se manifestar em determinadas zonas da pele; a localização da cor patológica dá uma indicação do órgão e do canal envolvidos. Se uma grande área está afetada, isso normalmente indica que o órgão está envolvido, ao passo que se a cor patológica aparece ao longo de uma linha definida, indica que o canal está envolvido. Por exemplo, se o epigástrio se encontra pálido no geral, isso pode indicar uma condição de deficiência do Yang do Estômago, enquanto se surgir uma vermelhidão ao longo do canal do Pulmão, ela pode indicar Calor naquele determinado canal em vez de no órgão (embora não exclua Calor no órgão também).

i) Pele do corpo pálida

Uma pele do corpo pálida pode indicar deficiência de Qi, Yang ou Sangue. Na deficiência de Qi, a pele do corpo fica ligeiramente pálida; na deficiência de Yang, pálida e brilhante; e na deficiência de Sangue, pálida e baça.

ii) Pele do corpo avermelhada

Uma pele do corpo avermelhada geralmente indica Calor. Se a vermelhidão aparecer subitamente e a cor for vermelho-vivo, isso indica Calor Cheio; se a vermelhidão surgir gradualmente e a cor for avermelhada, mas baça e seca, indica Calor Vazio; se a cor for vermelho-escura e baça, indica estase de Sangue. Uma cor avermelhada "flutuante" (ou seja, o vermelho parece "blush" aplicado na superfície da pele) indica Calor Vazio.

A vermelhidão na pele do corpo, em casos agudos, é comum nas invasões de Vento-Calor: nesses casos, além da face, o pescoço e os braços também podem ficar avermelhados.

iii) Pele do corpo amarelada

Uma pele do corpo amarelada e baça indica Umidade ou deficiência crônica de Qi e Sangue, enquanto uma pele amarelada e brilhante indica Umidade-Calor; com início agudo, indica possibilidade de icterícia. Podemos distinguir cinco diferentes cores amarelas (Tabela 21.1):
- Amarelo por Umidade
- Amarelo baço
- Amarelo por Sangue estagnado
- Amarelo por icterícia
- Amarelo "espesso".

iv) Pele do corpo azul-esverdeada

Como de costume, "azul-esverdeado" é uma tradução do termo chinês "qing". A cor azulada da pele do corpo geralmente indica Frio; essa cor é comum no canal da Bexiga nas nádegas e nas pernas e é frequentemente observada em pacientes sofrendo de neuralgia do nervo ciático.

Uma cor esverdeada da pele do corpo geralmente indica estagnação de Qi ou de Sangue; essa cor é comum na face e no abdome.

Em recém-nascidos, a cor esverdeada nas nádegas e nas costas indica constituição fraca e Distúrbio de Acúmulo.

v) Pele do corpo escura

Uma cor da pele escura geralmente indica deficiência grave do Rim. Antigamente, na medicina chinesa, essa cor específica era chamada de "icterícia escura" (hei dan), embora não tenha nada a ver com a icterícia. Nos tempos antigos, a deficiência do Rim que se manifestava com essa cor era atribuída à atividade sexual excessiva; por essa razão, essa cor era chamada de "icterícia por fadiga das mulheres" (nu lao dan). Na realidade, essa deficiência do Rim pode ser causada por outros fatores (como excesso de trabalho) além da atividade sexual excessiva.

Tabela 21.1 Diferenciação dos cinco tipos de amarelo.

Tipo	Patologia	Sintomas principais	Outros sintomas	Sinais diferenciais
AMARELO POR UMIDADE	Umidade no espaço entre a pele e os músculos	Pele amarelada e baça com aspecto "esfumaçado"	Dor muscular ou dor articular	Olhos não ficam amarelados
AMARELO BAÇO	Deficiência de Qi e Sangue	Face e todo o corpo amarelado baço	Palpitações, cansaço, fezes soltas, visão turva	Olhos não ficam amarelados
AMARELO POR SANGUE ESTAGNADO	Estase de Sangue	Pele do corpo amarelada, baça, sem lustro e seca	Dor abdominal	Olhos não ficam amarelados
AMARELO POR ICTERÍCIA	Umidade no Fígado e no Baço, bile transbordando para a pele	Corpo e olhos amarelados	Urina escura, distensão no hipocôndrio, náuseas	Olhos amarelados
AMARELO ESPESSO	Ancilóstomos nos intestinos, deficiência de Qi e Sangue	Todo o corpo amarelado, certa palidez no amarelo	Fome, desejo de comer objetos estranhos	Olhos não ficam amarelados

A cor escura da pele também pode ser causada por estase de Sangue, em cujo caso será escura, sem lustro e associada com uma cor arroxeada dos lábios e das unhas.

CORES DA PELE

- Pálida: deficiência do Qi, Yang ou Sangue
- Avermelhada: Calor, Calor Vazio ou Vento-Calor
- Amarelada: deficiência do Qi e do Sangue, Umidade, Umidade-Calor, icterícia
- Azulada: Frio
- Esverdeada: estagnação do Qi ou do Sangue
- Escura: deficiência do Rim.

b) Textura da pele

Além da cor, outros aspectos da pele devem ser considerados, como:
- Lustro
- Hidratação
- Textura
- Crescimentos.

i) Lustro

O lustro em relação à pele foi descrito no capítulo sobre a cútis (ver Capítulo 3). Uma pele do corpo com lustro indica bom estado dos fluidos corporais e dos Pulmões, do Estômago e do Fígado.

ii) Hidratação

A hidratação da pele reflete a nutrição da pele pelos fluidos corporais e pelo Sangue; uma pele com hidratação normal, portanto, revela um estado saudável dos fluidos corporais e do Sangue e principalmente do Fígado e dos Rins.

iii) Textura

A pele deve ser firme, mas elástica, e sua superfície deve ser lisa: isso reflete um estado saudável dos Pulmões e do Baço. Uma textura áspera da pele pode ser decorrente de uma deficiência do Qi do Pulmão, enquanto uma pele endurecida ao toque pode indicar Umidade ou estase de Sangue.

iv) Crescimentos

Os crescimentos podem tomar forma de vesículas, pápulas, pústulas, pintas, verrugas etc., descritos mais adiante no capítulo.

c) Pele do antebraço (aspecto interno)

Além da palpação, a pele do aspecto interno do antebraço deve ser observada investigando os seguintes aspectos: frouxidão, retesamento, umidade, secura, protrusão e contração.

Se o aspecto interno do antebraço estiver frouxo e mole, isso indica Calor; se estiver retesado, indica Frio. Se estiver úmido, isso indica invasão de Vento; se estiver seco, indica deficiência de Sangue ou de Yin. Se a pele do antebraço estiver protuberante, indica uma condição Cheia; se estiver encolhida e contraída, indica uma condição de Vazio. A palpação do antebraço é discutida no Capítulo 51.

d) O espaço entre a pele e os músculos (Cou Li)

O termo Cou Li é muito difícil de traduzir: Cou significa "espaço" e Li significa "estria" (p. ex., a fibra da madeira). Os dois termos juntos, Cou Li, geralmente se referem ao espaço entre a pele e os músculos; ou seja, o espaço superficial acima dos canais Principais onde o Qi Defensivo flui e onde o suor está presente. O "espaço entre a pele e os músculos" não deve ser tomado literalmente no sentido anatômico; ele deve ser concebido energeticamente como sendo a camada superficial do corpo onde o Qi Defensivo circula.

O espaço entre a pele e os músculos (Cou Li) é onde o Qi Defensivo flui e onde o suor se origina.[c] O estado do espaço pode ser deduzido observando o estado dos poros, do suor e da textura da pele. Temos de discernir entre um estado de abertura ou de fechamento e um estado de frouxidão ou retesamento.

O estado de abertura ou fechamento do espaço entre a pele e os músculos pode ser julgado pela presença ou ausência de suor; a presença de suor indica que o espaço entre a pele e os músculos está aberto (ou por Calor ou por deficiência do Yang); sua ausência indica que o espaço está fechado.

O estado de abertura excessiva do espaço entre a pele e os músculos facilita a invasão de fatores patogênicos externos, enquanto um estado de fechamento excessivo torna a pessoa propensa a febre e Calor de modo geral.

Se a pele estiver retesada e grossa, isso indica que o espaço entre a pele e os músculos está retesado, condição decorrente de uma condição Cheia do Triplo Aquecedor e da Bexiga; se a pele estiver folgada e fina, indica que o espaço entre a pele e os músculos está folgado em decorrência de uma condição de Vazio do Triplo Aquecedor e da Bexiga.

e) Pelos do corpo

Os pelos do corpo indicam o estado do Pulmão. É necessário examinar sua hidratação, lustro e integridade.

Se os pelos do corpo estiverem lustrosos, isso indica um bom Qi do Pulmão; se não estiverem, indica Qi do Pulmão fraco. Se os pelos do corpo estiverem fortes e longos, isso indica que o Qi e o Sangue estão em boa condição; se forem curtos e fracos, indica deficiência do Qi e do Sangue. Se os pelos do corpo estiverem fracos, quebrando-se com facilidade, isso indica Qi do Pulmão fraco.

Se os pelos do corpo ficam em pé, isso indica invasão de Vento-Frio. Se os pelos do corpo caem, isso indica Calor no Pulmão ou deficiência do Qi do Pulmão.

f) Máculas

Uma mácula, chamada de *ban* em chinês, é uma área achatada e localizada, de cor alterada sem elevação ou infiltração da pele: quando se passa o dedo sobre ela, a mácula não fica ressaltada. A mácula pode ser hipopigmentada, como no vitiligo; pigmentada, como na sarda; ou eritematosa (avermelhada), como no hemangioma capilar (capilares superficiais aumentados frequentemente vistos nas pernas dos idosos).

Máculas Yang, nas doenças de origem externa, têm início súbito e surgem primeiramente quando o Calor chega no nível do Qi Nutritivo ou do Sangue. Elas geralmente surgem no tórax primeiro e são esparsas e avermelhadas; depois, gradualmente se estendem para os quatro membros, tornando-se mais densas e mais escuras, conforme o paciente vai ficando cada vez mais febril. O prognóstico é bom se as máculas começam a clarear de cor, a concentração se reduz e elas começam a desaparecer dos membros; o prognóstico é ruim se a cor começa a escurecer, se há aumento da densidade e se passam a se espalhar ao longo dos membros.

Máculas Yin começam gradualmente e não estão associadas com origem externa ou doença febril; geralmente, são decorrentes de Calor crônico no Sangue ou de deficiência do Qi.

Devemos fazer a diferenciação da forma, densidade e cor das máculas. A forma de uma mácula pode ser dispersa ou definida; uma mácula dispersa parece uma mancha de vinho e indica um bom prognóstico, ao passo que uma mácula definida parece a ponta de uma agulha de tricô e indica que o Calor Tóxico e o Calor no Sangue são graves e o prognóstico é ruim.

A densidade das máculas também é importante; quanto mais densas forem, mais intenso é o Calor no Sangue.

Quanto à cor, devemos diferenciar as seguintes cores das máculas:
- Avermelhadas
- Arroxeadas
- Pretas
- Brancas.

i) Máculas avermelhadas

Máculas avermelhadas sempre indicam Calor. No curso de uma doença febril, elas aparecem no nível do Qi Nutritivo ou do Sangue e devem ser sempre consideradas um sinal de perigo. A meningite é um exemplo de doença febril aguda que se manifesta com máculas quando chega no nível do Qi Nutritivo ou do Sangue.

As máculas podem ser diferenciadas das pápulas (ver a seguir) pressionando-as; se as lesões desaparecerem pela pressão, são pápulas; caso contrário, são máculas. Um bom método é usar um copo de vidro – se a mancha desaparecer quando a lateral de um copo de vidro é pressionada contra ela, é uma pápula; se não desaparecer, é uma mácula.

No curso das doenças febris, especialmente em crianças, é vital distinguir as pápulas das máculas porque as segundas indicam a progressão de uma doença para o nível do Sangue, que é sempre um sinal de perigo. Por exemplo, se uma criança é acometida de meningite, o surgimento de máculas é um sinal perigoso e deve sempre ser tomado com seriedade. Quanto mais escuras forem as máculas, mais intenso o Calor no Sangue.

> **ATENÇÃO**
>
> No curso de uma doença febril aguda, especialmente em crianças, é vital distinguir entre pápulas e máculas. Pápulas desaparecem quando a lateral de um copo de vidro é pressionada contra elas; máculas não desaparecem.

ii) Máculas arroxeadas

Máculas arroxeadas indicam Calor no Sangue com estase de Sangue (Figuras 21.4 e 21.5).

iii) Máculas pretas

Máculas pretas indicam Calor no Sangue muito grave e uma condição perigosa. Se forem pretas, mas brilhantes e transparentes, a condição, embora grave, pode ser tratada. Se forem pretas, escuras e turvas, isso indica que é Calor Tóxico e Calor no Sangue grave, a condição é perigosa e o prognóstico é ruim. Se estiverem pretas, baças, turvas e com margens avermelhadas, isso indica que, embora a doença seja grave, o paciente pode ser tratado.

iv) Máculas brancas

Máculas brancas podem indicar estagnação de Qi e Sangue, deficiência do Sangue ou deficiência do Yin do Rim.

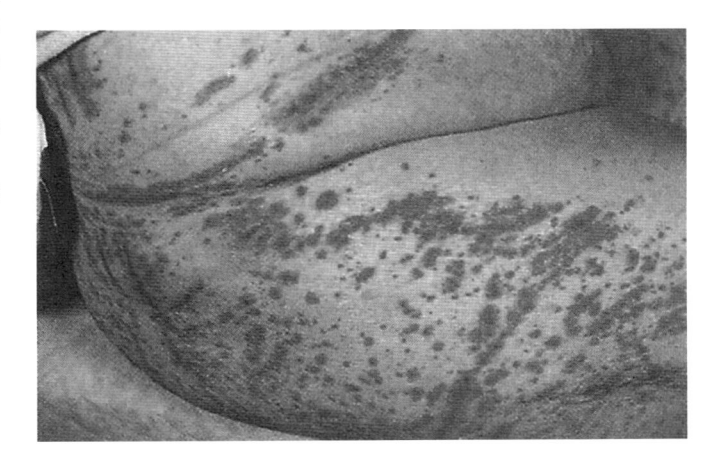

Figura 21.4 Máculas arroxeadas. (Reproduzida, com autorização, de Gawkrodger D: *An illustrated colour text of dermatology*, Churchill Livingstone, 1992, Edinburgh.) (Esta figura encontra-se reproduzida em cores no Encarte.)

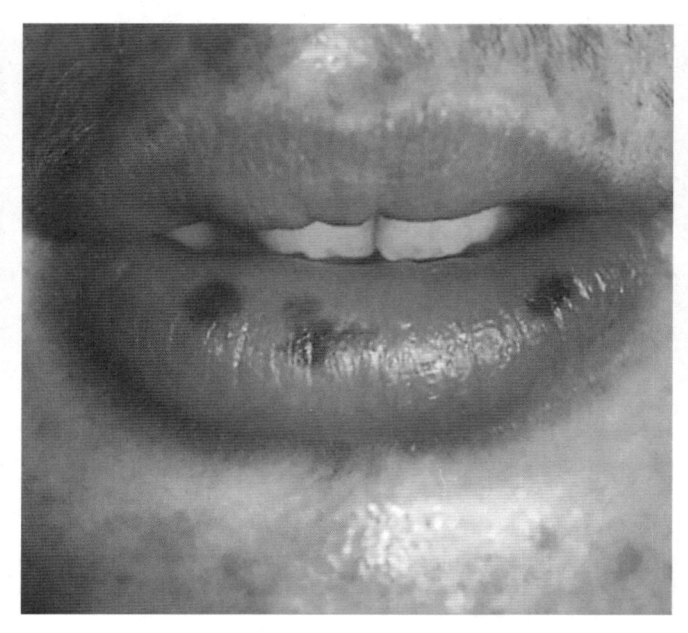

Figura 21.5 Máculas nos lábios. (Reproduzida, com autorização, de Wilkinson JD, Shaw S: *Dermatology*, Churchill Livingstone, 1998, Edinburgh.) (Esta figura encontra-se reproduzida em cores no Encarte.)

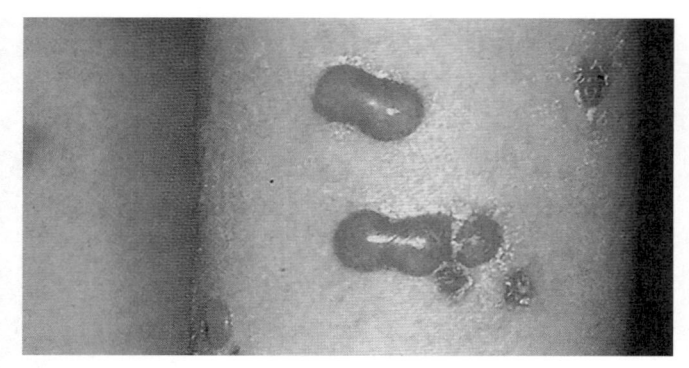

Figura 21.6 Vergões. (Reproduzida, com autorização, de Gawkrodger D: *An illustrated colour text of dermatology* Churchill, Livingstone, 1992, Edinburgh.) (Esta figura encontra-se reproduzida em cores no Encarte.)

g) Pápulas

Uma pápula, em chinês chamada de *qiu zhen*, é uma elevação pequena e sólida da pele, normalmente bem demarcada, e geralmente definida como tendo menos de 5 mm de diâmetro. As pápulas podem ser planas, como o líquen plano, ou em forma de abóbada, como a acne.

Pápulas avermelhadas sempre indicam Calor. O Calor pode estar em qualquer órgão, mas os locais mais frequentes são o Pulmão e o Estômago. Em termos de níveis, o Calor manifestado na forma de pápulas pode estar em qualquer nível (ou seja, Vento-Calor, Calor no nível do *Qi* ou Calor no nível do Sangue). Pápulas normalmente refletem Calor combinado com Umidade ou Fleuma.

Pápulas arroxeadas ou vermelho-escuras indicam Calor com estase de Sangue. Erupções papulares crônicas podem ser decorrentes de deficiência do *Qi* do Baço com Umidade. Pápulas com crosta indicam deficiência do Sangue ou deficiência do *Yin*.

Um vergão, chamado *feng tuan* em chinês, é um tipo de pápula (embora também possa ser uma placa) caracterizada por uma elevação transitória e compressível da pele com edema dérmico, de cor vermelha ou branca; a urticária é um exemplo típico de erupção cutânea com vergões. Vergões pálidos são causados por invasão de Vento-Frio ou deficiência do *Yang*; vergões vermelhos são causados por Calor ou Calor Vazio; vergões escuros e arroxeados indicam estase de Sangue (Figura 21.6).

Uma placa, chamada *ban* em chinês, é um tipo de pápula: é uma elevação na pele em forma de platô, geralmente com mais de 2 cm de diâmetro. Certas lesões da psoríase são exemplos típicos de placas. O significado clínico das placas é o mesmo do das pápulas: ou seja, placas avermelhadas significam Calor, enquanto as escuras indicam Calor com estase de Sangue. O fato de o nome chinês para as placas ser o mesmo para máculas (*ban*) não deve nos induzir a concluir que placas indicam Calor no Sangue (como as máculas) (Figura 21.7).

h) Vesículas

Uma vesícula, chamada em chinês de *shui pao*, é uma pequena bolha (normalmente de menos de 5 mm de diâmetro) de líquido claro acumulado dentro dela ou abaixo da epiderme. Uma vesícula com mais de 5 mm de diâmetro é chamada de *bolha* (Figura 21.8).

Vesículas são um sinal clássico de Umidade; vesículas grandes normalmente indicam Umidade-Calor, e vesículas pequenas indicam Umidade com deficiência do Baço de base.

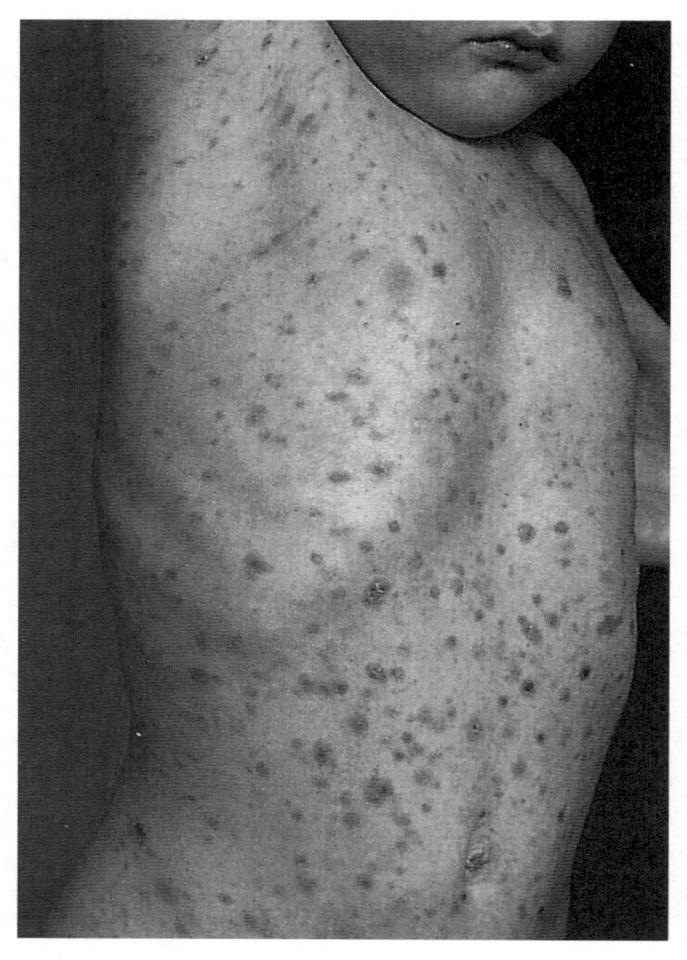

Figura 21.7 Placas. (Reproduzida, com autorização, de Gawkrodger D: *An illustrated colour text of dermatology,* Churchill Livingstone, 1992, Edinburgh.) (Esta figura encontra-se reproduzida em cores no Encarte.)

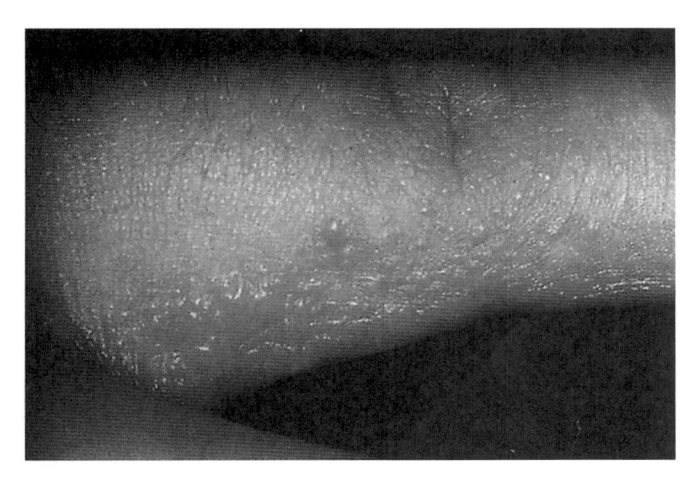

Figura 21.8 Vesículas. (Reproduzida, com autorização, de Wilkinson JD, Shaw S: *Dermatology*, Churchill Livingstone, 1998, Edinburgh.) (Esta figura encontra-se reproduzida em cores no Encarte.)

A Tabela 21.2 ilustra a diferença entre máculas, pápulas e vesículas.

i) Pústulas

Uma pústula, chamada em chinês de *nong pao*, é uma coleção visível de pus livre em uma bolha. Pústulas podem indicar infecção (como no furúnculo ou no eczema infectado), mas nem sempre é o caso; por exemplo, as pústulas vistas na psoríase não estão infectadas.

Pústulas normalmente indicam Calor Tóxico ou Umidade-Calor misturada com Calor Tóxico. O Calor está geralmente relacionado com os Pulmões, Estômago ou Baço (Figura 21.9).

j) Pele seca

Ver Parte 5, *Sintomas e Sinais*, Capítulo 77.

A causa mais comum de pele seca é a deficiência do Sangue do Fígado; essa condição é especialmente comum em mulheres.

Tabela 21.2 Diferenciação entre máculas, pápulas e vesículas.

	Forma	Distribuição	Sequela
MÁCULAS	Manchas grandes, no nível da pele, não são percebidas ao toque, não desaparecem pela pressão	Tórax, abdome, costas, principalmente face; raramente nos membros	Não deixam marca
PÁPULAS	Como pequenos grãos ou feijões, salientes, são percebidas ao toque, desaparecem pela pressão	Como acima	Deixam marca
VESÍCULAS	Pontos pequenos e arredondados cheios de líquido, normalmente brancas, em forma de grãos de arroz ou às vezes como pérolas; são percebidas ao toque	Tórax, abdome, axilas, pescoço; raramente nos membros	Deixam marca

A deficiência do *Yin* do Fígado e do *Yin* do Rim são uma causa comum de pele seca nos idosos. Em alguns casos, a pele seca pode ser decorrente da deficiência do *Yin* do Estômago.

Um tipo particular de pele seca é decorrente de estase crônica de Sangue. Resulta da interação e troca mútua do Sangue com os Fluidos Corporais; o Sangue estagnado pode prejudicar a circulação dos fluidos corporais e isso pode fazer com que a pele fique seca. Pele seca por estase de Sangue acontece apenas em casos crônicos, quando a estase de Sangue é grave, e é mais comum nos idosos. É razoavelmente fácil distinguir a pele seca decorrente de estase de Sangue da decorrente da deficiência do *Yin* ou Sangue porque no primeiro caso a pele também fica escura e falta lustro, e as unhas ficam geralmente escuras ou arroxeadas, secas e fracas; além disso, haverá alguns sintomas gerais e sinais de estase de Sangue.

PELE SECA

- Deficiência do Sangue do Fígado
- Deficiência do *Yin* do Fígado e do Rim
- Deficiência do *Yin* do Estômago
- Estase crônica do Sangue.

k) Pele oleosa

Ver Parte 5, *Sintomas e Sinais*, Capítulo 77.

Pele oleosa é sempre decorrente de Umidade ou Fleuma. A pele oleosa por Fleuma normalmente é acompanhada de um "inchaço" da pele.

l) Inchaço da pele

Ver Parte 5, *Sintomas e Sinais*, Capítulo 64; Parte 1, *Observação*, Capítulo 18; Parte 2, *Interrogatório*, Capítulo 39.

O inchaço da pele pode ser decorrente de acúmulo de fluidos sob a pele, como no edema, estagnação do *Qi* ou Umidade. Excluindo o inchaço por Umidade, existem dois tipos principais de edema: "Edema de Água" (*Shui Zhong*) e "Edema de *Qi*" (*Qi Zhong*).

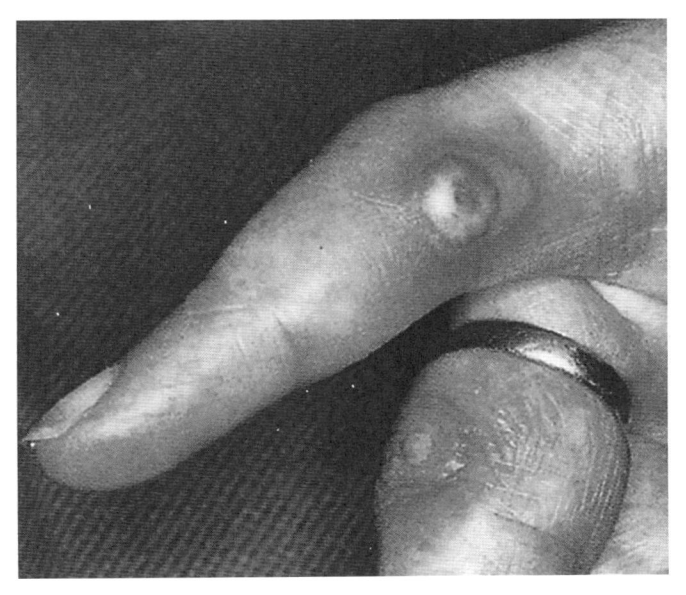

Figura 21.9 Pústula. (Reproduzida, com autorização, de Gawkrodger D: *An illustrated colour text of dermatology*, Churchill Livingstone, 1992, Edinburgh.) (Esta figura encontra-se reproduzida em cores no Encarte.)

Edema de Água é decorrente do acúmulo de fluidos no espaço entre a pele e os músculos, normalmente por uma disfunção do Pulmão (que não difunde os fluidos), do Baço (que não transforma os fluidos) e do Rim (que não transforma e excreta os fluidos). No edema de Água há cacifo. Normalmente, faz-se uma distinção entre o edema de Água *Yang*, que tem início agudo, é de origem externa e afeta a parte de cima do corpo (normalmente com envolvimento do Pulmão), e o edema de Água *Yin*, que tem início lento, é de origem interna e afeta as partes média e inferior do corpo (normalmente com envolvimento do Baço e do Rim).

Edema de Qi é decorrente da estagnação do *Qi* no espaço entre a pele e os músculos e não há cacifo à pressão. Também pode ser decorrente de Umidade ou Fleuma obstruindo o espaço entre a pele e os músculos e prejudicando a função do Baço de transformar e transportar os fluidos, caso em que pode haver cacifo.

Um terceiro tipo de inchaço da pele, menos comum, é decorrente de estase de Sangue; é chamado de **edema de Sangue**. Nesse caso, a pele fica inchada, escura, arroxeada e sem lustro. Esse inchaço está com frequência associado com dor articular.

EDEMA DA PELE
- Edema de Água: deficiência do Pulmão, Baço e Rim
- Edema de *Qi*: estagnação de *Qi*, Umidade ou Fleuma
- Edema de Sangue: estase de Sangue.

m) Escamas

As escamas, chamadas de *lin xiao* em chinês, são os fragmentos de queratina que se descamam da camada córnea da pele. As escamas normalmente indicam uma alteração inflamatória e um espessamento da epiderme. Elas podem ser finas, como na pitiríase; brancas e prateadas, como na psoríase; ou largas e com aspecto de escamas de peixe, como na ictiose (Figura 21.10).

Nas doenças de pele crônicas, escamas secas normalmente são decorrentes de Sangue deficiente e seco, dando origem a Vento; deve-se observar aqui que "Vento", no contexto das doenças de pele, é diferente de Vento externo ou Vento interno. Nas doenças cutâneas agudas ou subagudas, as escamas podem ser decorrentes de Calor, portanto também podem surgir em uma condição de Umidade-Calor. Não devemos supor que as escamas não possam surgir quando há Umidade; o eczema é um exemplo típico dessa situação. Escamas oleosas são decorrentes de acúmulo de Umidade-Calor.

n) Erosão da pele

A erosão da pele é uma ruptura superficial na epiderme que não se estende para a derme e que se cura sem deixar cicatriz. A erosão é vista com frequência depois do aparecimento de vesículas ou pústulas.

Erosão avermelhada com exsudação de fluido amarelado indica Umidade-Calor. Erosão com exsudato de fluido

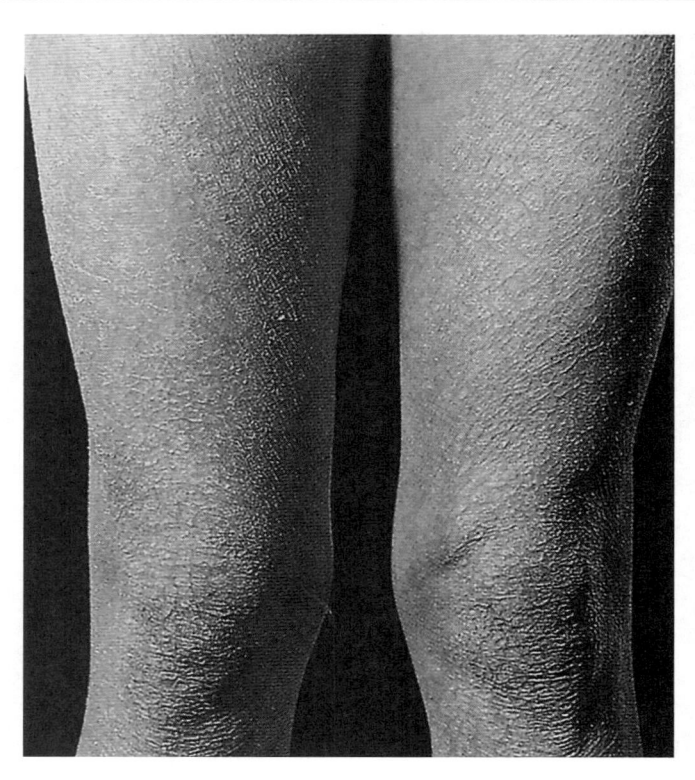

Figura 21.10 Escamas. (Reproduzida, com autorização, de Gawkrodger D: *An illustrated colour text of dermatology,* Churchill Livingstone, 1992, Edinburgh.) (Esta figura encontra-se reproduzida em cores no Encarte.)

amarelado e espesso indica Umidade-Calor com Calor Tóxico. Erosão com exsudação de fluidos aquosos indica Umidade com deficiência do Baço de base.

o) Erupções cutâneas

A erupção cutânea, chamada de *zhen* em chinês, é uma vermelhidão da pele causada por uma vasodilatação. O termo médico ocidental é *eritema*. As principais erupções cutâneas a serem diferenciadas são: sarampo, rubéola, varicela e urticária.

i) Sarampo, rubéola e varicela

O sarampo (causado pelo vírus do sarampo *Measles morbillivirus*), chamado de "Erupção do Cânhamo" (*ma zhen*) em chinês, já foi uma infecção comum da infância. Atualmente, é raro nos países desenvolvidos; em países em desenvolvimento, ainda é comum e uma causa importante de mortalidade infantil.

A rubéola, chamada de "Erupção por Vento" (*feng zhen*) em chinês, é uma infecção comum da infância com curso benigno.

A varicela (catapora), chamada "Bexiga de Água" (*shui dou*) em chinês, é uma infecção comum da infância caracterizada pela Umidade.

A diferenciação da erupção dessas três doenças está ilustrada na Tabela 21.3.

p) Fissuras

Uma fissura (ou rachadura) é uma cisão linear na epiderme, geralmente se estendendo até a derme. Do ponto de vista chinês,

Tabela 21.3 Diferenciação de sarampo, rubéola e varicela.

	Sarampo	Rubéola	Varicela
Sintomas gerais	Febre alta, tosse, apatia	Febre baixa, a criança não fica muito mal, inchaço dos gânglios atrás das orelhas	Febre baixa, a criança não fica muito mal
Início da erupção	Aparece gradualmente, cerca de 3 dias depois do início	Aparece mais subitamente, concluída em 24 h	Aparece depois de 1 a 2 dias
Cor da erupção	Vermelho-escura	Pálido-avermelhada	Esbranquiçada, avermelhada ao redor da borda
Forma das pápulas	Protuberantes, grandes ou pequenas, esparsamente distribuídas de início, depois densamente	Pequenas, arredondadas, distribuídas esparsa e regularmente, causam prurido	Arredondadas, variando em tamanho de um grão de arroz a um grão de feijão, cheias de líquido
Distribuição da erupção	Inicialmente atrás das orelhas e pescoço; depois face, tronco, membros, mãos e pés; densamente distribuída	Inicialmente na face, depois tronco, membros não surgem nas mãos e nos pés; curam-se rapidamente	Face, tronco, membros, pouquíssimas nas mãos ou pés
Deixa marcas	Sim	Não	Deixa concavidades

ÚLCERAS DA PELE

- Bordas endurecidas e arredondadas e exsudação de fluido amarelado e espesso: Umidade-Calor
- Tecido branco-acinzentado e exsudação de fluido claro: deficiência do Qi do Baço com Umidade
- Inchaço da pele adjacente, cor arroxeada, dor e varicosidades: estagnação do Qi ou estase de Sangue
- Pele adjacente vermelho-escura, ausência de dor: deficiência do Yin do Fígado e do Rim.

Úlceras causadas por Umidade-Calor caracterizam-se por bordas endurecidas e arredondadas e com exsudação de fluido amarelado e espesso.

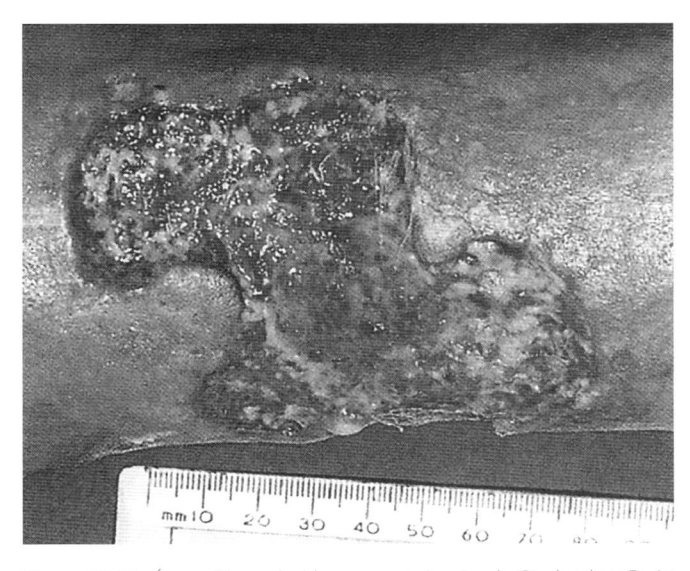

Figura 21.11 Úlcera. (Reproduzida, com autorização, de Gawkrodger D: *An illustrated colour text of dermatology*, Churchill Livingstone, 1992, Edinburgh.) (Esta figura encontra-se reproduzida em cores no Encarte.)

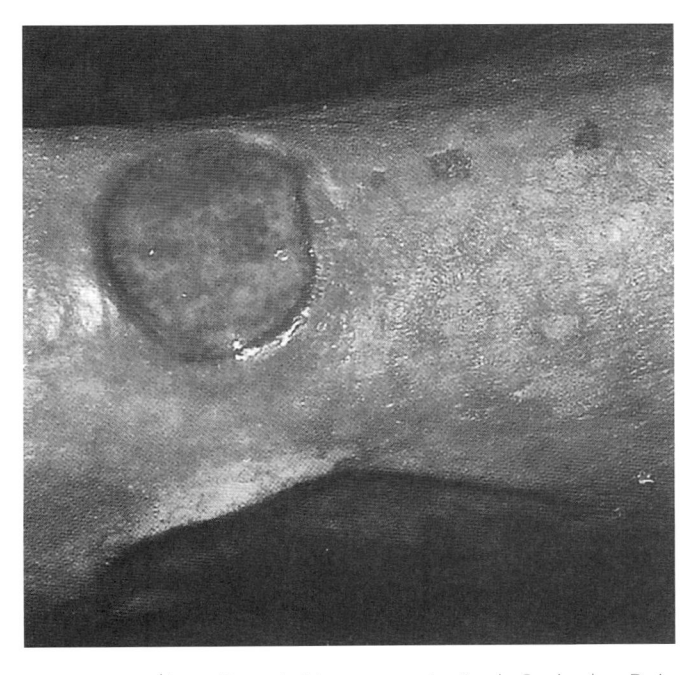

Figura 21.12 Úlcera. (Reproduzida, com autorização, de Gawkrodger D: *An illustrated colour text of dermatology*, Churchill Livingstone, 1992, Edinburgh.) (Esta figura encontra-se reproduzida em cores no Encarte.)

as fissuras podem ser decorrentes de uma desarmonia do Qi e do Sangue, de deficiência do Sangue ou de uma deficiência do Yin do Rim.

q) Úlceras da pele

i) Patologia ocidental e diagnóstico

Uma úlcera é uma área circunscrita de perda da pele que se estende através da epiderme até a derme (Figuras 21.11 e 21.12). Úlceras normalmente são o resultado da deficiência do sistema vascular que leva o suprimento de nutrientes para a pele, geralmente em decorrência de uma doença arterial periférica. A formação de úlcera é precedida por prurido, dor, eritema, edema, ruptura da pele e exsudação. Quando a úlcera é formada, há perda da epiderme; conforme a úlcera evolui, a abertura vai ficando cada vez mais larga e mais profunda.

ii) Patologia chinesa e diagnóstico

Na medicina chinesa, dois tipos de úlceras são descritos: úlceras *Yang*, com bordas claramente protuberantes, claramente definidas e com forma de bacia; e úlceras *Yin*, que não têm bordas protuberantes, são mais rasas, têm bordas que não são claramente definidas e produzem mais exsudação. As úlceras *Yang* são predominantemente causadas por uma condição Cheia e têm melhor prognóstico do que as úlceras *Yin*, que são caracterizadas por uma mistura de Deficiência e Excesso.

Os principais padrões que dão origem às úlceras são acúmulo de Umidade-Calor, deficiência do Qi do Baço com Umidade, estagnação de Qi e estase de Sangue, e deficiência do Yin do Fígado e do Rim.

Úlceras causadas por deficiência do *Qi* do Baço com Umidade caracterizam-se por um tecido branco-esverdeado em seu interior e exsudação de fluido claro.

Úlceras causadas por estagnação do *Qi* e estase de Sangue são caracterizadas por inchaço da pele adjacente, que fica com tom arroxeado, dor e varicosidades.

Úlceras causadas por deficiência do *Yin* do Fígado e do Rim são caracterizadas por pele adjacente vermelho-escura e ausência de dor.

r) Dermografismo

O dermografismo (literalmente "escrita sobre a pele") indica a presença de vergões vermelhos que surgem quando a pele é riscada com um objeto duro, como a ponta de um lápis ou a unha. Do ponto de vista ocidental, isso é decorrente da liberação exagerada de histamina dos mastócitos na pele; ocorre em indivíduos atópicos e em decorrência da presença de níveis anormais de imunoglobulina E (IgE) ao redor dos mastócitos da pele (Figura 21.13).

Do ponto de vista da medicina chinesa, o dermografismo indica a presença de Vento na pele, geralmente Vento-Calor. Se o paciente sofrer de eczema atópico, indica que há predominância de Vento-Calor; se o paciente sofrer de asma alérgica, indica que há Vento e Calor no Pulmão.

2. DOENÇAS DA PELE

As seguintes doenças cutâneas serão discutidas:
a) Eczema
b) Acne
c) Psoríase
d) Urticária
e) Nevos
f) Melanoma maligno
g) Tínea (impinge, micose)
h) Candidíase
i) Herpes simples
j) Herpes-zóster
k) Verrugas
l) Rosácea.

a) Eczema

Ver Parte 5, *Sintomas e Sinais*, Capítulos 77 e 89.

i) Patologia ocidental e diagnóstico

Eczema é a doença de pele mais comum vista na prática clínica (Figuras 21.14 a 21.23). No Reino Unido, o eczema e a acne constituem a maior proporção de doenças cutâneas; na prática geral, o eczema representa 30% dos pacientes que se apresentam com problemas de pele. Uma discussão completa da etiologia e da patologia do eczema (tanto do ponto de vista ocidental como do ponto de vista chinês) está além do escopo deste livro e vou me concentrar nos aspectos diagnósticos; ou seja, como reconhecer o eczema e diferenciá-lo de outras doenças cutâneas. Essa não é uma tarefa simples porque há muitos tipos diferentes de eczema que se apresentam de muitas formas diferentes. Atualmente, na medicina ocidental, de modo geral, o termo "dermatite" é preferido ao termo "eczema".

O eczema mais comumente visto na prática clínica é o eczema atópico em crianças e bebês. Em bebês, normalmente há uma erupção vesicular exsudativa na face e nas mãos. Depois de 18 meses, o padrão muda para o envolvimento familiar das

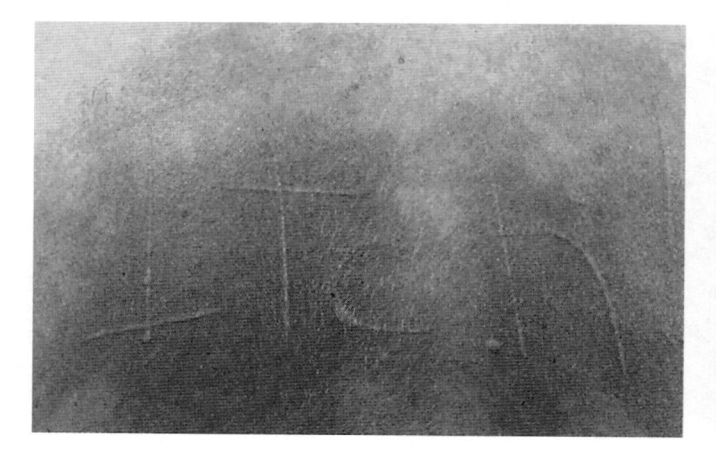

Figura 21.13 Dermografismo. (Reproduzida, com autorização, de Wilkinson JD, Shaw S: *Dermatology*, Churchill Livingstone, 1998, Edinburgh.) (Esta figura encontra-se reproduzida em cores no Encarte.)

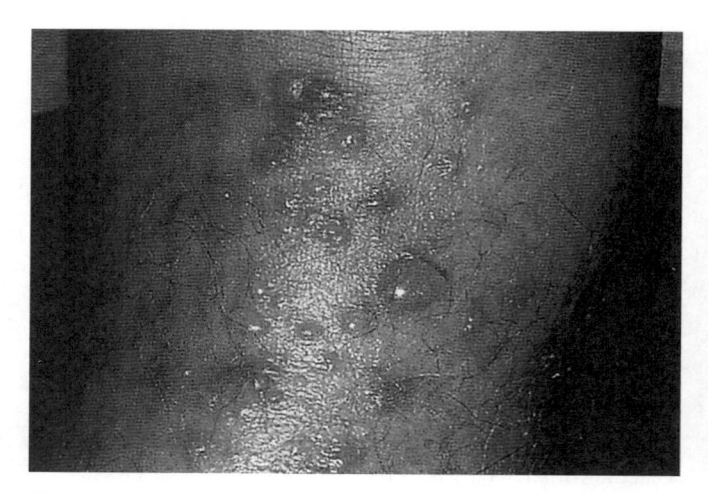

Figura 21.14 Eczema agudo. (Reproduzida, com autorização, de Gawkrodger D: *An illustrated colour text of dermatology*, Churchill Livingstone, 1992, Edinburgh.) (Esta figura encontra-se reproduzida em cores no Encarte.)

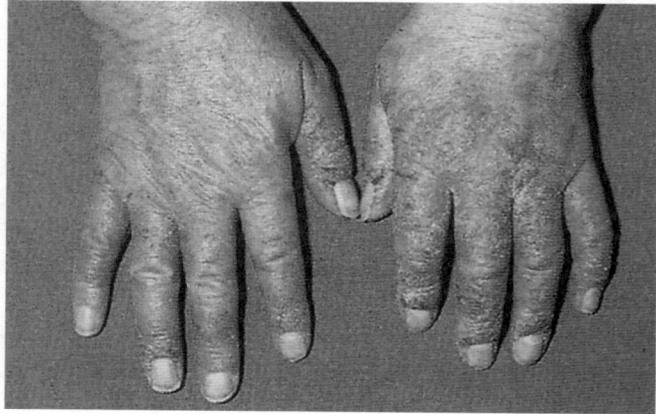

Figura 21.15 Eczema crônico. (Reproduzida, com autorização, de Gawkrodger D: *An illustrated colour text of dermatology*, Churchill Livingstone, 1992, Edinburgh.) (Esta figura encontra-se reproduzida em cores no Encarte.)

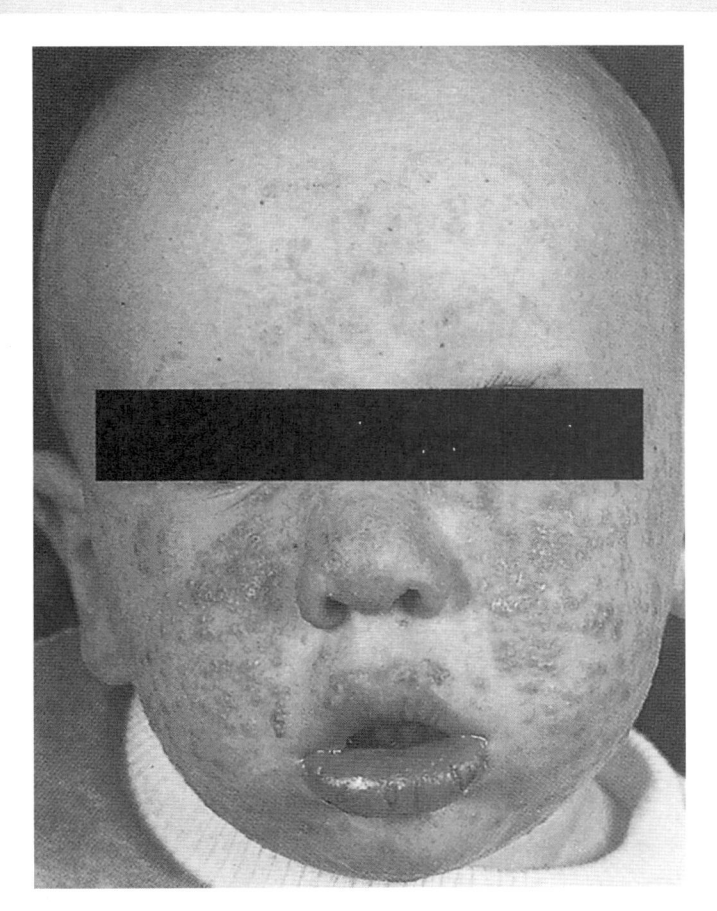

Figura 21.16 Eczema atópico. (Reproduzida, com autorização, de Gawkrodger D: *An illustrated colour text of dermatology*, Churchill Livingstone, 1992, Edinburgh.) (Esta figura encontra-se reproduzida em cores no Encarte.)

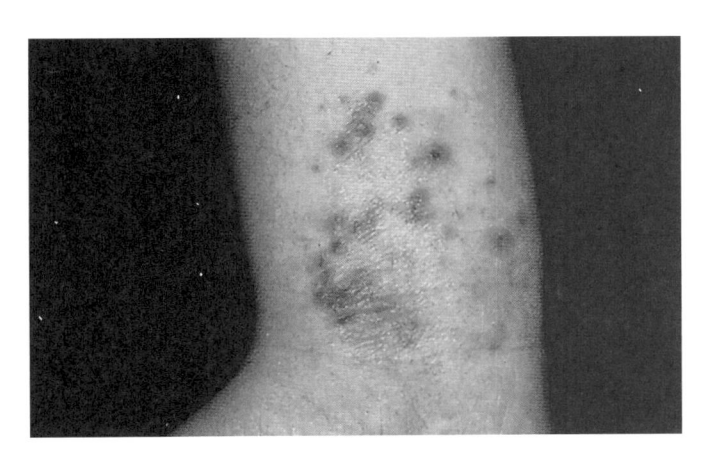

Figura 21.17 Eczema atópico. (Reproduzida, com autorização, de Gawkrodger D: *An illustrated colour text of dermatology*, Churchill Livingstone, 1992, Edinburgh.) (Esta figura encontra-se reproduzida em cores no Encarte.)

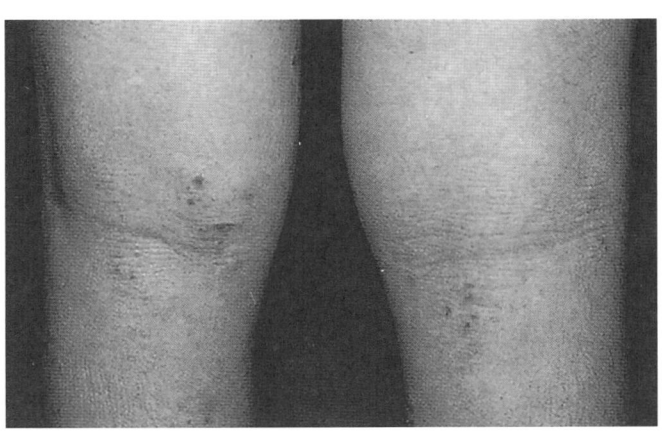

Figura 21.18 Eczema atópico. (Reproduzida, com autorização, de Gawkrodger D: *An illustrated colour text of dermatology*, Churchill Livingstone, 1992, Edinburgh.) (Esta figura encontra-se reproduzida em cores no Encarte.)

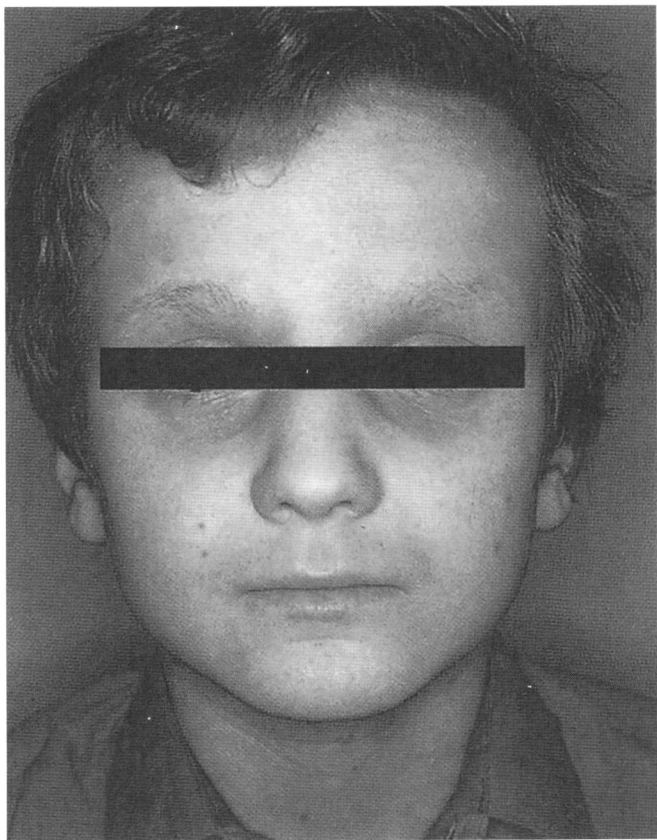

Figura 21.19 Eczema atópico. (Reproduzida, com autorização, de Gawkrodger D: *An illustrated colour text of dermatology*, Churchill Livingstone, 1992, Edinburgh.) (Esta figura encontra-se reproduzida em cores no Encarte.)

dobras do cotovelo e do joelho, pescoço, pulsos e tornozelos. A face geralmente mostra eritema e pregas infraorbitárias. Liquenificação (decorrente do ato de coçar), escoriação e pele seca são comuns, e as linhas palmares ficam acentuadas. O ato de coçar e de friccionar causa a maioria dos sinais clínicos.

Nos adultos, a manifestação mais comum é a dermatite da mão, exacerbada por fatores irritantes, especialmente em pacientes com história pregressa de eczema atópico. Um pequeno número de adultos tem uma forma crônica e grave de eczema atópico generalizado e liquenificado. As exacerbações geralmente são desencadeadas por estresse.

Deve-se lembrar que muitas exacerbações agudas e súbitas são decorrentes de infecção cutânea por *Staphylococcus aureus*, e não pelo eczema propriamente dito; as infecções cutâneas no eczema são comuns porque a pele fica escoriada e, com isso, propensa à invasão por bactérias. Uma infecção aguda é caracterizada por agravação súbita do eczema, erupção papular ou pustular e eritema pronunciado.

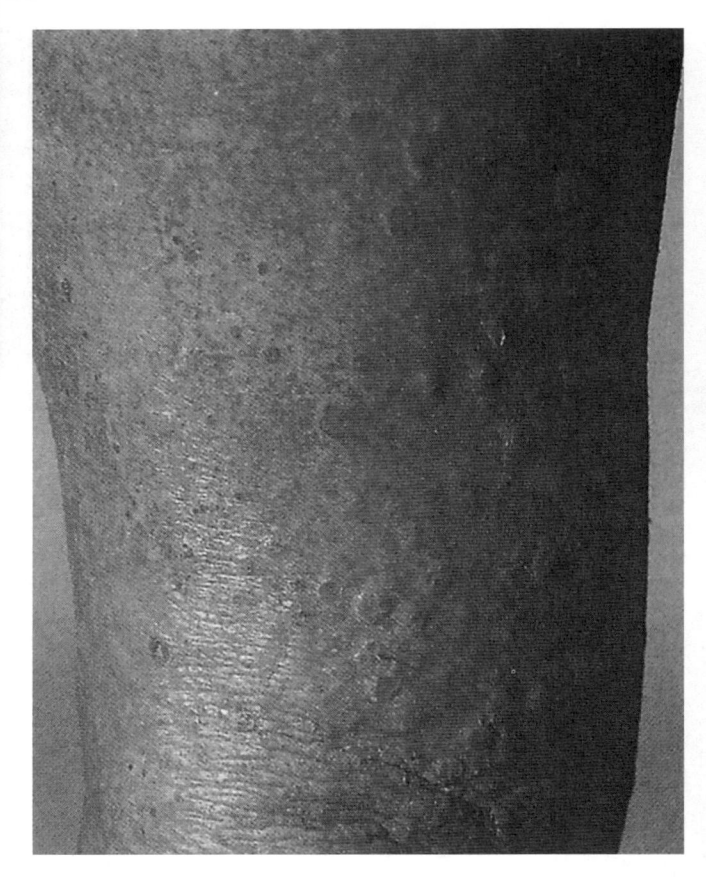

Figura 21.20 Eczema atópico com liquenificação. (Reproduzida, com autorização, de Gawkrodger D: *An illustrated colour text of dermatology*, Churchill Livingstone, 1992, Edinburgh.) (Esta figura encontra-se reproduzida em cores no Encarte.)

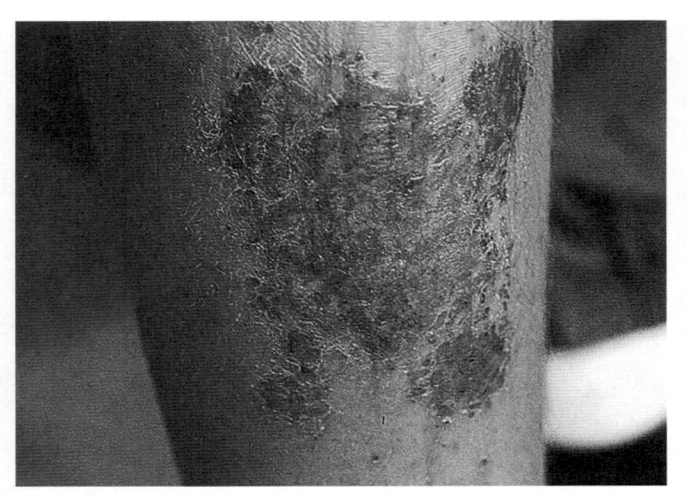

Figura 21.22 Eczema crônico (infectado). (Esta figura encontra-se reproduzida em cores no Encarte.)

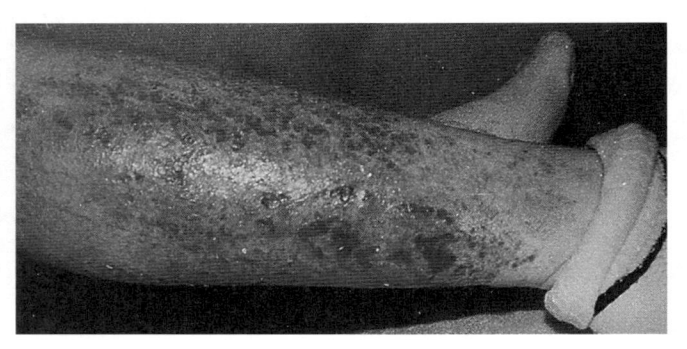

Figura 21.23 Eczema crônico (infectado). (Esta figura encontra-se reproduzida em cores no Encarte.)

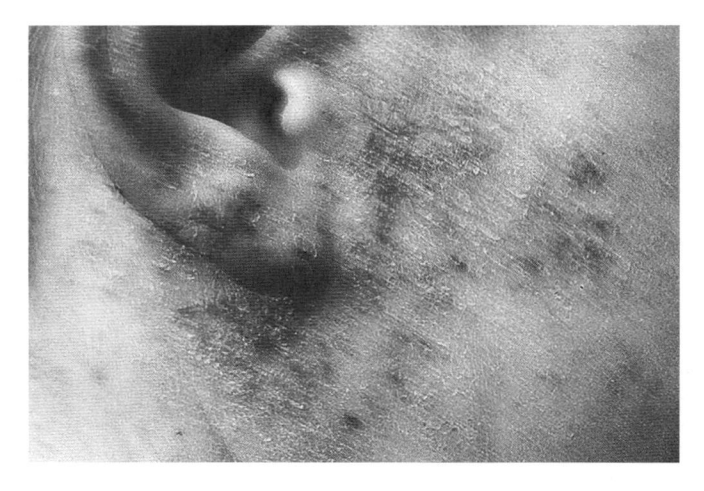

Figura 21.21 Eczema atópico crônico. (Esta figura encontra-se reproduzida em cores no Encarte.)

ii) Patologia chinesa e diagnóstico

O termo chinês para eczema, "Erupção Úmida" (*shi zhen*), claramente indica a ideia de que a Umidade está sempre presente no eczema.

> **ATENÇÃO**
> No eczema, há sempre Umidade, mesmo se a pele não estiver exsudando.

O eczema agudo é caracterizado por prurido intenso, vesículas, eritema (vermelhidão) e inchaço da pele. O eczema crônico caracteriza-se por prurido, eritema, inchaço da pele, formação de crostas, descamação, liquenificação (espessamento da pele com acentuação das linhas da pele), escoriação e erosão; pode ser úmido ou seco.

O eczema úmido indica predominância de Umidade, enquanto o eczema seco indica predominância de Calor. Entretanto, deve-se lembrar que, no eczema, sempre há certa Umidade porque sempre há vesículas cheias de fluido debaixo da epiderme (que causa o inchaço da pele); quando essas vesículas chegam à superfície, o eczema exsuda.

Além disso, na dermatite atópica, o estrato córneo superficial da pele fica avariado, de modo que a pele não consegue manter a umidade adequadamente; isso significa que a pele fica seca como consequência, e não como causa, do eczema.

O principal padrão visto no eczema atópico é Umidade-Calor, com um ou o outro fator predominando. Se predominar Umidade, o eczema é úmido; se predominar Calor, o eczema é seco (tenha em mente, entretanto, que no eczema seco também há Umidade). No eczema crônico em adultos também há Umidade-Calor, mas a condição também se caracteriza por condições de Vazio, basicamente uma deficiência do Baço e uma deficiência do Sangue, e secura, com o Sangue falhando em nutrir a pele. O prurido é causado pela Umidade ou, em casos crônicos, por Vento gerado pela deficiência do Sangue.

O Vento também desempenha um papel no eczema crônico em combinação com Umidade-Calor. O Vento se manifesta com a localização da erupção na parte superior do corpo e com intenso prurido. No eczema crônico em adultos, o Vento também é gerado pela deficiência e secura do Sangue.

Se a pele exsudar um fluido amarelado, isso indica predominância de Umidade-Calor; se exsudar um fluido claro, indica Umidade dentro de um contexto de deficiência do Baço. Se a pele exsudar depois de coçar, também indica Umidade, ao passo que se sangrar depois de coçar, indica Calor no Sangue.

Caso clínico

Uma mulher de 29 anos de idade sofria de eczema atópico desde que tinha meses de vida. As manifestações eram típicas de um eczema atópico: erupção seca e avermelhada, descamação, espessamento da pele e prurido intenso. O eczema se localizava apenas na parte superior do corpo. O eczema ficou pior durante a gravidez e depois do parto. Seu eczema também piorava com regularidade cíclica a cada 7 anos. A língua estava ligeiramente Vermelha, com pontos vermelhos na parte frontal, apresentava uma fissura na área do Estômago e não tinha saburra suficiente. Seu pulso estava muito Fraco na posição direita Anterior e Transbordante no pulso esquerdo do meio. Ela era muito magra e agitada, e ficou batendo os dedos na mesa durante a entrevista.

Diagnóstico

O padrão imediato do eczema que se apresenta é um Calor Vazio no Sangue com Vento-Calor na pele. O Calor Vazio no Sangue está manifestado pela erupção seca e avermelhada e pela língua Vermelha sem saburra suficiente; o Vento-Calor está manifestado pelo prurido intenso e pela localização do eczema na parte superior do corpo. Também há uma deficiência do *Yin* do Pulmão e do Estômago, manifestada pela fissura na área do Estômago da língua e pelo pulso Fraco na posição direita Anterior. A deficiência do *Yin* também está manifestada pelo corpo magro e pelo comportamento agitado (p. ex., batendo os dedos na mesa durante a entrevista).

Subjacente a isso tudo, há também uma deficiência dos sistemas do *Qi* Defensivo do Pulmão e dos Rim, especialmente dos Pulmão; essa condição está manifestada pelo pulso Fraco na posição direita Anterior e pelo agravamento do eczema durante a gravidez e depois do parto. Uma interessante característica desse caso é a agravação cíclica do eczema a cada 7 anos, que está em perfeita concordância com o ponto de vista chinês sobre os ciclos de 7 anos da vida de uma mulher, conforme descrito no primeiro capítulo do *Questões Simples*.

b) Acne

Ver Parte 5, *Sintomas e Sinais*, Capítulos 55 e 77; Parte 1, *Observação*, Capítulo 5.

i) Patologia ocidental e diagnóstico

Acne é uma inflamação crônica das unidades pilossebáceas que produz comedões; depois pápulas, pústulas ou cistos; e, possivelmente, com o tempo, cicatrizes (Figuras 21.24 a 21.27). A

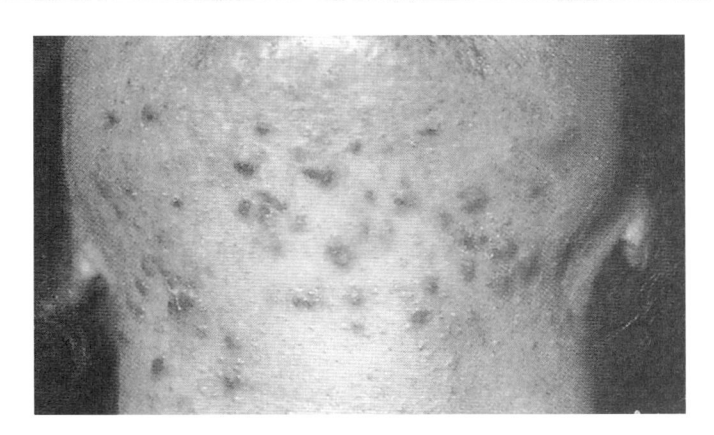

Figura 21.24 Acne papular-pustular. (Reproduzida, com autorização, de Gawkrodger D: *An illustrated colour text of dermatology,* Churchill Livingstone, 1992, Edinburgh.) (Esta figura encontra-se reproduzida em cores no Encarte.)

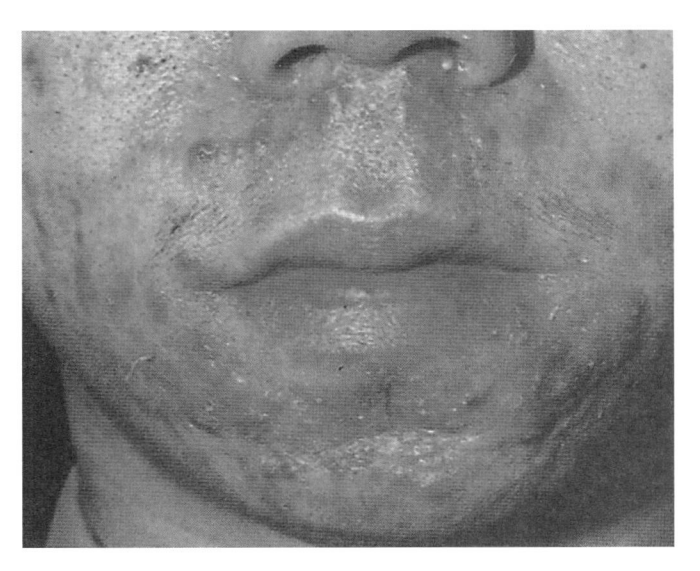

Figura 21.25 Acne pustular. (Reproduzida, com autorização, de Gawkrodger D: *An illustrated colour text of dermatology,* Churchill Livingstone, 1992, Edinburgh.) (Esta figura encontra-se reproduzida em cores no Encarte.)

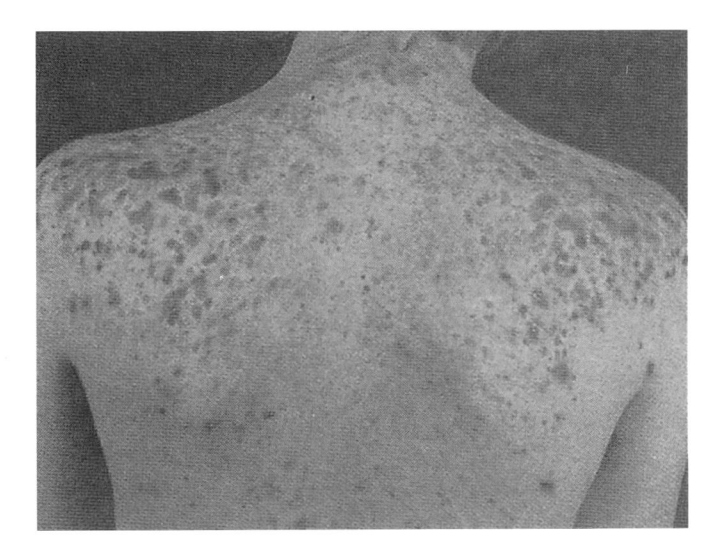

Figura 21.26 Acne em processo de cicatrização. (Reproduzida, com autorização, de Gawkrodger D: *An illustrated colour text of dermatology,* Churchill Livingstone, 1992, Edinburgh.) (Esta figura encontra-se reproduzida em cores no Encarte.)

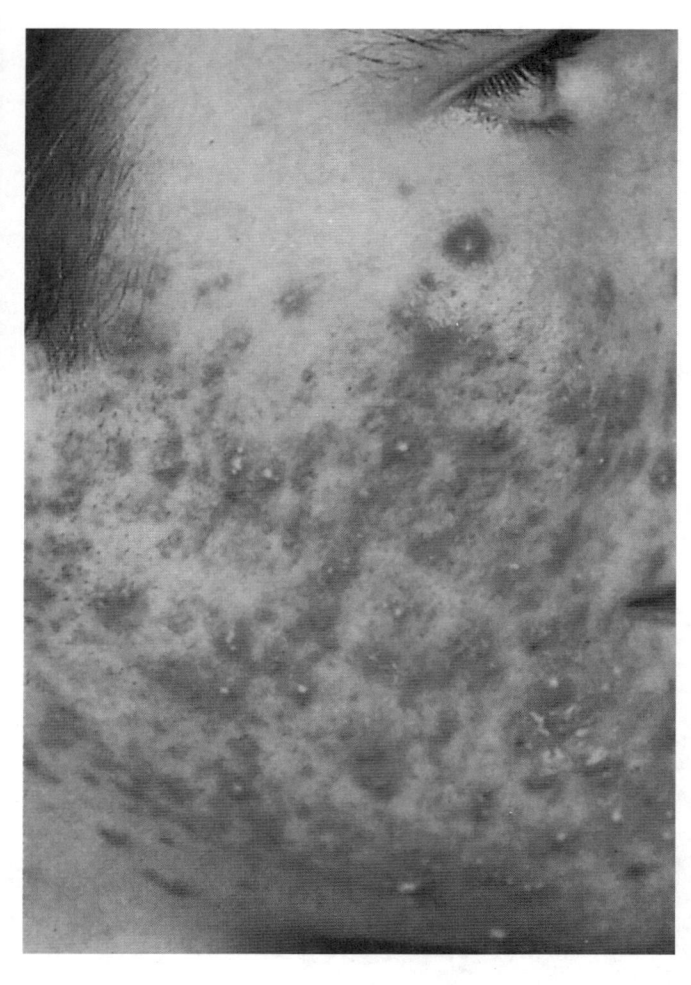

Figura 21.27 Acne inflamatória. (Reproduzida, com autorização, de Wilkinson JD, Shaw S: *Dermatology*, Churchill Livingstone, 1998, Edinburgh.) (Esta figura encontra-se reproduzida em cores no Encarte.)

acne tem incidência igual nos dois sexos, mas tende a afetar as mulheres mais cedo do que os homens, embora a idade com maior incidência de acne clínica seja de 18 anos para ambos os sexos.

Em relação à apresentação clínica, os comedões podem ser abertos (cravos, que são poros dilatados com tampões de queratina contendo melanina) ou fechados (espinhas, que são pápulas abobadadas, pequenas, arredondadas e de cor creme). Elas surgem por volta dos 12 anos de idade e evoluem para pápulas inflamadas, pústulas ou cistos. Os sítios prediletos (face, ombros, costas e parte superior do tórax) têm muitas glândulas sebáceas. A gravidade da acne depende da sua extensão e do tipo de lesão; os cistos são os mais destrutivos. Cicatrizes podem se seguir à cura, especialmente no caso dos cistos.

ii) Patologia chinesa e diagnóstico

Do ponto de vista da medicina chinesa, as principais causas de acne são:

- Calor no Pulmão: caracteriza-se por cravos e espinhas, normalmente na fronte, ao redor do nariz e na parte superior das costas e do tórax
- Calor no Estômago: caracteriza-se por espinhas e cravos, normalmente ao redor da boca e no tórax e parte superior das costas
- Calor no Sangue: caracteriza-se por pápulas avermelhadas, normalmente ao redor do nariz, boca e sobrancelhas. Esse tipo de acne geralmente piora antes e durante a menstruação
- Calor Tóxico: caracteriza-se por pústulas, que podem ser doloridas. Também pode manifestar-se com cistos inflamados. Os sítios mais afetados são a parte superior das costas e o tórax
- Umidade-Calor com Calor Tóxico e estase de Sangue: caracteriza-se por nódulos inflamados profundos, doloridos e cistos cheios de pus. Esse tipo normalmente deixa cicatrizes, às vezes bastante profundas
- Deficiência do Qi do Pulmão e do Baço: geralmente, uma condição de base combinada com Umidade e caracterizada por pápulas duradouras, que levam muito tempo para curar.

TRATAMENTO

Embora, na maioria dos casos, a acne seja decorrente de Umidade-Calor, penso que há também uma desarmonia do Vaso da Concepção e do Vaso Penetrador. Isso explica o início da acne normalmente na adolescência. Portanto, embora eu trate a Umidade-Calor, o Calor Tóxico ou a estase de Sangue, também regulo o Vaso da Concepção com P-7 *Lieque*, R-6 *Zhaohai* e VC-4 *Guanyuan* ou o Vaso Penetrador com BP-4 *Gongsun*, PC-6 *Neiguan* e VC-4 *Guanyuan*.

c) Psoríase

Ver Parte 5, *Sintomas e Sinais*, Capítulo 77.

i) Patologia ocidental e diagnóstico

A psoríase é uma dermatose crônica inflamatória e não infecciosa caracterizada por placas eritematosas bem demarcadas cobertas de escamas prateadas. Geralmente, o início da psoríase se dá na segunda e terceira décadas da vida de uma pessoa. É raro acontecer em crianças com menos de 8 anos de idade.

Cerca de 35% dos pacientes têm história familiar da doença. Se um dos pais tiver psoríase, há uma probabilidade de 25% de que o filho seja afetado da mesma maneira; essa probabilidade aumenta para 60% se os dois pais tiverem psoríase.

A psoríase varia em relação ao aspecto, indo das típicas placas crônicas envolvendo os cotovelos até a forma pustular aguda generalizada. Existem muitos tipos diferentes de psoríase (Figuras 21.28 a 21.34):

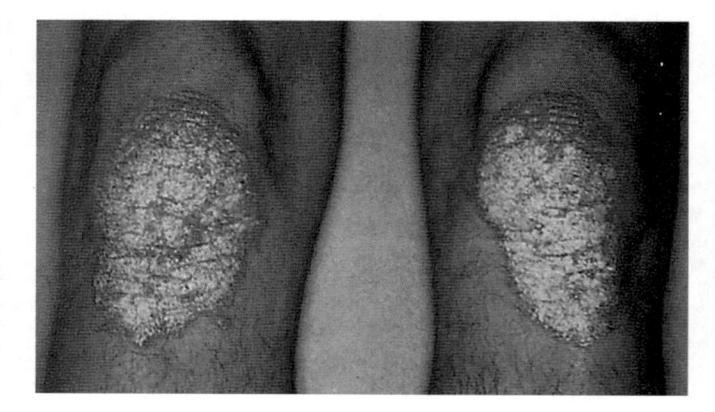

Figura 21.28 Psoríase com placas de escamas. (Reproduzida, com autorização, de Gawkrodger D: *An illustrated colour text of dermatology*, Churchill Livingstone, 1992, Edinburgh.) (Esta figura encontra-se reproduzida em cores no Encarte.)

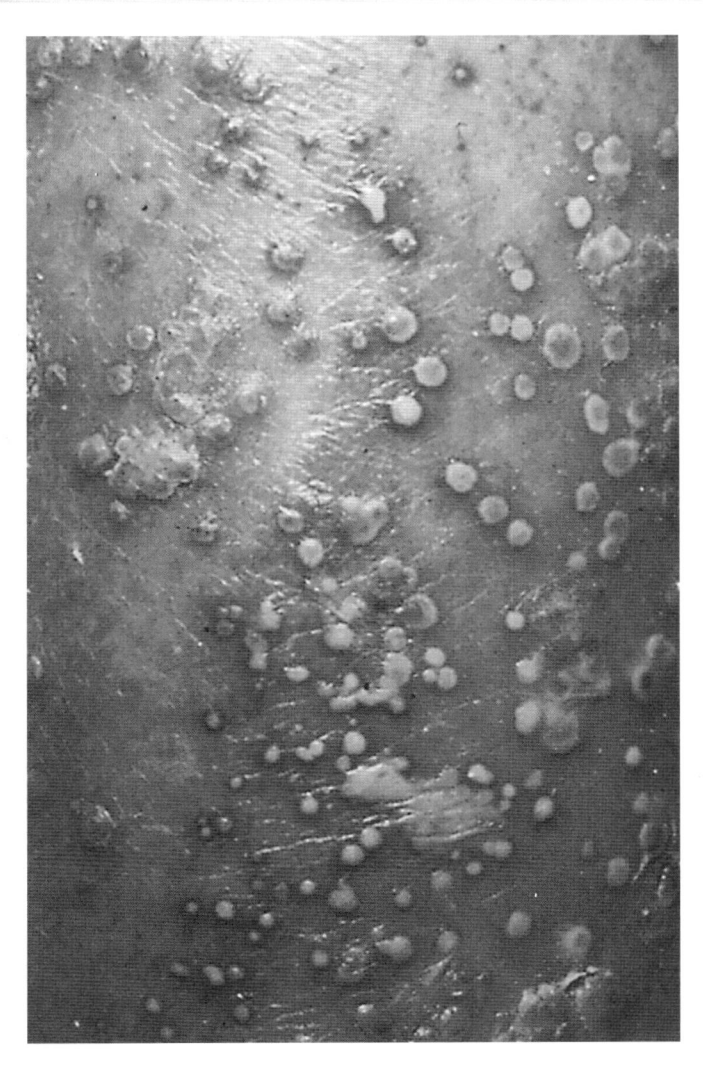

Figura 21.29 Psoríase pustulosa. (Reproduzida, com autorização, de Wilkinson JD, Shaw S: *Dermatology*, Churchill Livingstone, 1998, Edinburgh.) (Esta figura encontra-se reproduzida em cores no Encarte.)

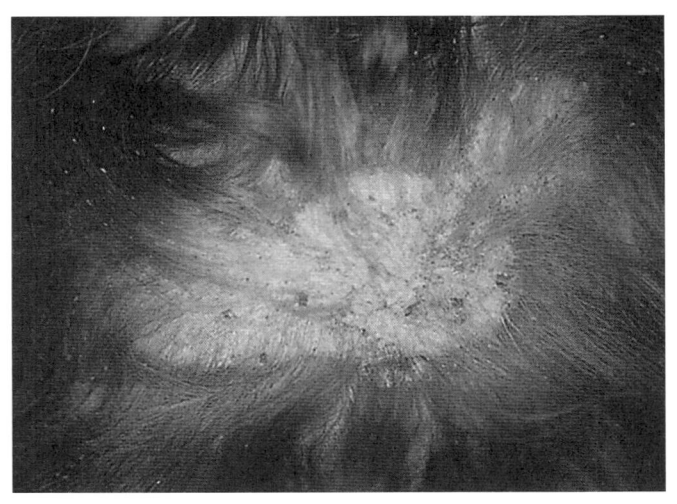

Figura 21.30 Psoríase do couro cabeludo. (Reproduzida, com autorização, de Gawkrodger D: *An illustrated colour text of dermatology*, Churchill Livingstone, 1992, Edinburgh.) (Esta figura encontra-se reproduzida em cores no Encarte.)

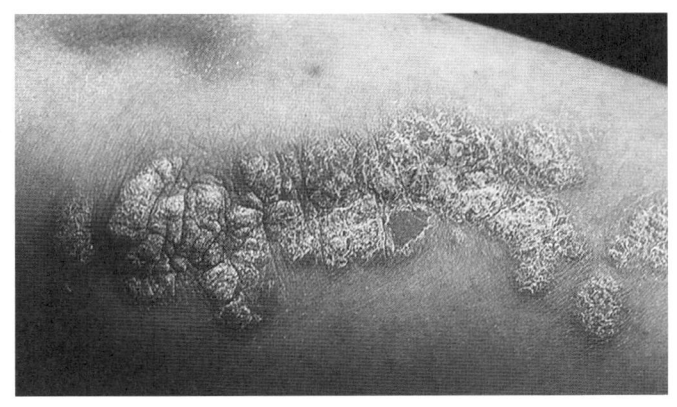

Figura 21.31 Psoríase com placas pálidas (deficiência de Sangue). (Esta figura encontra-se reproduzida em cores no Encarte.)

- Psoríase em placas: consiste em placas em forma de discos bem definidas envolvendo cotovelos, joelhos, couro cabeludo ou margem do cabelo
- Psoríase gutata: é uma erupção aguda e simétrica de lesões em forma de gotas, normalmente no tronco e nos membros. Essa forma geralmente afeta adolescentes ou adultos jovens e pode surgir após uma infecção estreptocócica na garganta
- Psoríase flexural (ou invertida ou inversa): afeta as pregas das axilas, as áreas abaixo das mamas e a virilha. Normalmente é vista em idosos
- Psoríase localizada: pode ser vista nas palmas das mãos e nas plantas dos pés, nos dedos e unhas e no couro cabeludo
- Psoríase pustulosa generalizada: é um tipo raro de psoríase caracterizado por pústulas em todo o corpo. Camadas de pústulas pequenas, amareladas e assépticas se desenvolvem em um indivíduo com histórico de eritema e podem espalhar-se rapidamente. O início é geralmente agudo e o paciente fica mal, com febre e mal-estar
- Psoríase ungueal: a unha em dedal é a alteração mais comum nesse tipo de psoríase, seguida pela separação da margem distal da unha do seu leito ungueal. Há hiperqueratose subungueal com crescimento de queratina abaixo da margem distal da unha, afetando principalmente as unhas dos dedos dos pés
- Artrite psoriásica: é uma doença autoimune caracterizada pela ocorrência simultânea de psoríase e artrite, uma condição que lembra a artrite reumatoide.

Outro sinal diagnóstico da psoríase é o sinal de Auspitz (sinal do orvalho sangrante), caracterizado pelo surgimento de pequenos pontos hemorrágicos quando as escamas são removidas.

Pelo fato de haver muitos tipos de psoríase, outras doenças de pele podem ser facilmente diagnosticadas erradamente como psoríase. A Tabela 21.4 ilustra o diagnóstico diferencial dos tipos mais comuns de psoríase (ou seja, para cada tipo de psoríase, a tabela relaciona outras doenças cutâneas que podem parecer aquele tipo). Embora a medicina chinesa trate as doenças de pele basicamente de acordo com o padrão que se apresenta, e não de acordo com o tipo de doença de pele, no caso em particular da psoríase, é importante diferenciá-la de outras doenças por causa do seu prognóstico (ou seja, a psoríase é normalmente mais difícil de tratar).

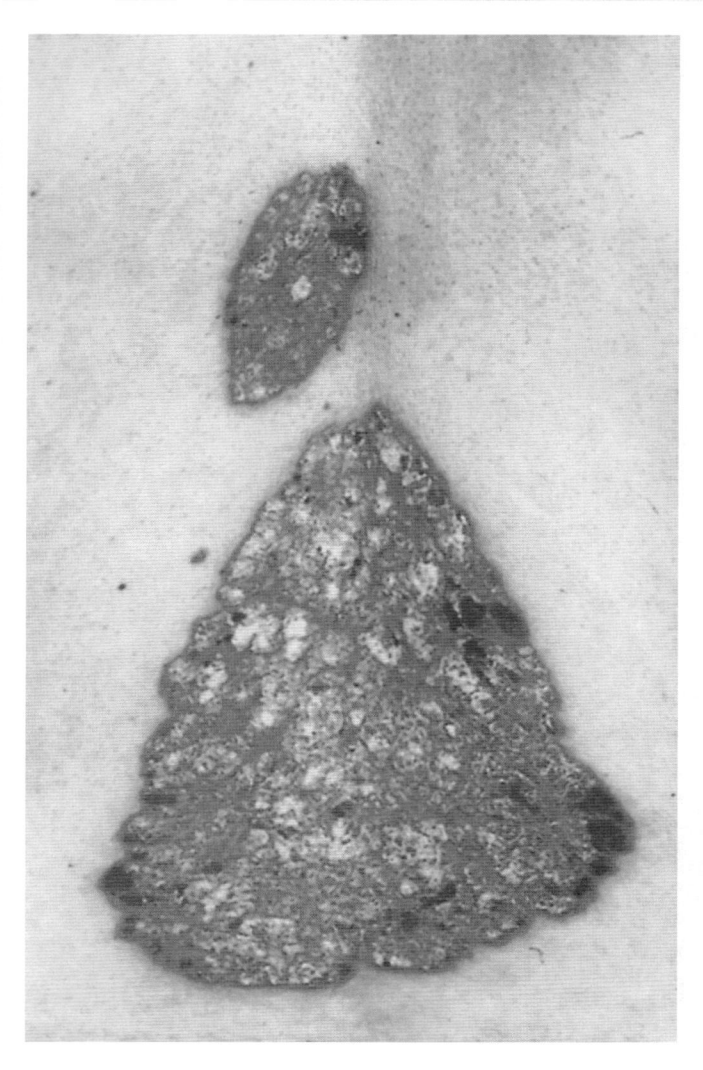

Figura 21.32 Psoríase com placas vermelho-brilhantes (Calor no Sangue e Secura). (Reproduzida, com autorização, de Wilkinson JD, Shaw S: *Dermatology*, Churchill Livingstone, 1998, Edinburgh.) (Esta figura encontra-se reproduzida em cores no Encarte.)

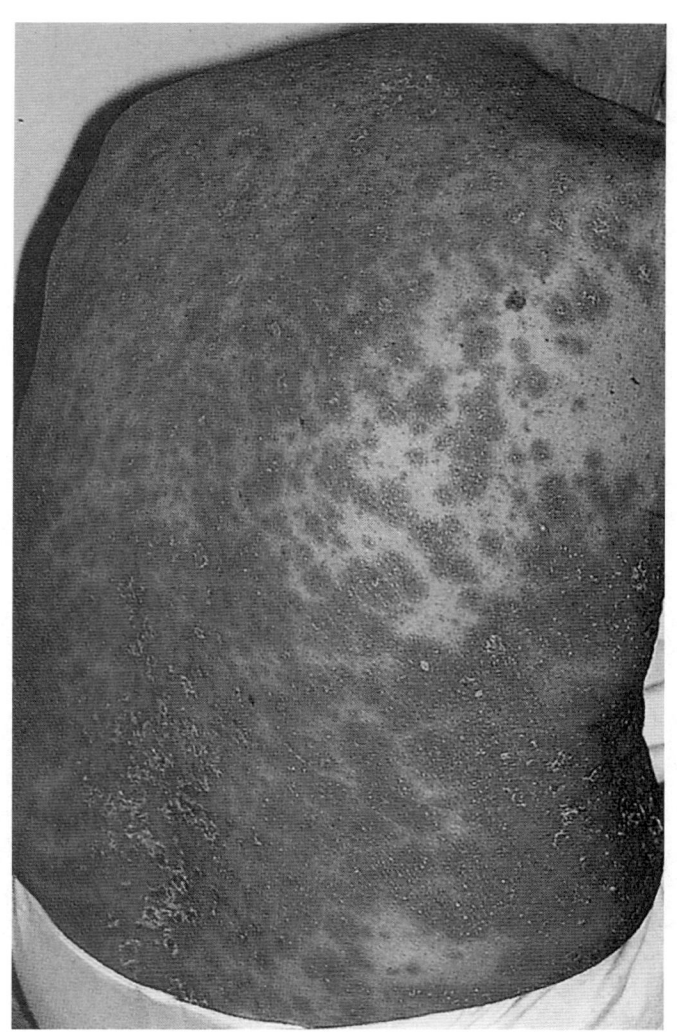

Figura 21.33 Psoríase com lesões arroxeadas (Calor no Sangue e estase de Sangue). (Reproduzida, com autorização, de Gawkrodger D: *An illustrated colour text of dermatology*, Churchill Livingstone, 1992, Edinburgh.) (Esta figura encontra-se reproduzida em cores no Encarte.)

ii) Patologia chinesa e diagnóstico

Os padrões que causam psoríase são:
- Calor no Sangue: caracterizado por máculas ou pápulas avermelhadas que aumentam de tamanho e se proliferam rapidamente. Escamas avermelhadas se acumulam e são facilmente removidas quando raspadas

Tabela 21.4 Diagnóstico diferencial dos vários tipos de psoríase.

Tipo de psoríase	Diagnóstico diferencial
Psoríase em placas	Erupção psoriasiforme induzida por fármaco
Psoríase palmo-plantar	Eczema hiperqueratótico, doença de Reiter
Psoríase no couro cabeludo	Eczema hiperqueratótico, doença de Reiter
Psoríase no couro cabeludo	Dermatite seborreica
Psoríase gutata	Pitiríase rósea
Psoríase flexural	Candidíase das flexuras
Psoríase ungueal	Infecção fúngica das unhas

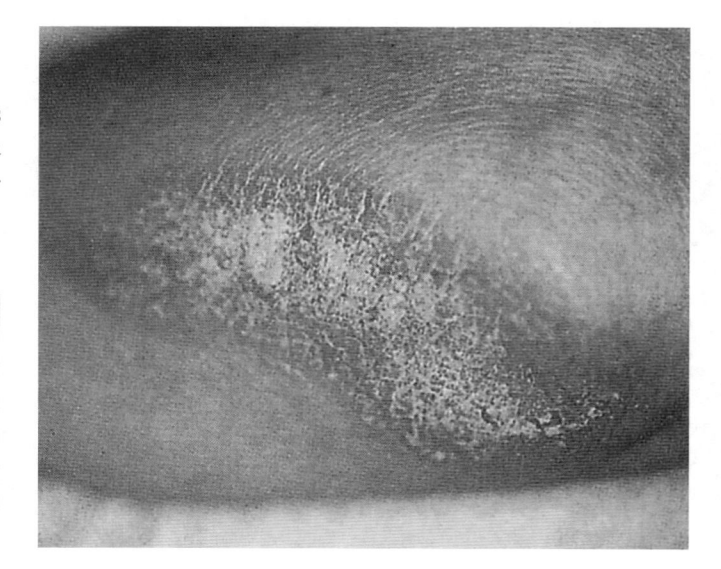

Figura 21.34 Psoríase com placas pálidas e escamas secas (Sangue Deficiente e Seco com Vento). (Reproduzida, com autorização, de Gawkrodger D: *An illustrated colour text of dermatology*, Churchill Livingstone, 1992, Edinburgh.) (Esta figura encontra-se reproduzida em cores no Encarte.)

- Sangue Deficiente e Seco: caracterizado por placas pálidas e muito secas cobertas de uma fina camada de escamas brancas. O curso da doença é lento e novas lesões surgem esporadicamente
- Estase de Sangue: caracterizado por placas roxo-escuras cobertas de escamas grossas. Apenas na psoríase crônica pode ocorrer liquenificação
- Umidade-Calor: caracterizado por máculas ou pápulas vermelho-escuras cobertas de escamas oleosas ou grossas semelhantes a crostas. A pele exsuda, e também pode haver pústulas. Os sítios afetados são normalmente as palmas das mãos, plantas dos pés e flexuras da pele
- Calor Tóxico: caracterizado por lesões eritematosas ou pustulares que se desenvolvem e se espalham rapidamente, em geral amontoando-se umas com as outras. Há escamas avermelhadas que são removidas facilmente e o paciente tem prurido, queimação e dor
- Deficiência do *Yin* do Fígado e do Rim: caracterizado por máculas pálido-avermelhadas cobertas de fina camada de escamas branco-acinzentadas. É uma condição crônica, normalmente vista nos idosos.

Além dos padrões acima, quase sempre há Vento na psoríase. O Vento causa intenso prurido e secura; portanto, é importante lembrar que a secura nem sempre é sintoma de deficiência do Sangue.

d) Urticária

Ver Parte 5, *Sintomas e Sinais*, Capítulo 77.

i) Patologia ocidental e diagnóstico

Urticária é uma erupção cutânea caracterizada por vergões pruriginosos e transitórios decorrentes de edema agudo da derme (Figuras 21.35 e 21.36). A causa é uma reação alérgica. As lesões ocorrem quando os mastócitos liberam histamina, produzindo vasodilatação e os característicos vergões.

A urticária pode ser aguda ou crônica. A urticária aguda é tipicamente decorrente de uma reação do tipo I mediada pela IgE. O alergênio normalmente é um tipo de alimento (p. ex., marisco ou amendoim) ou um fármaco. Em alguns casos, a urticária também pode ser devida a picadas de insetos, injeções dessensibilizantes ou alergênios inaláveis, como pólen, mofo ou pelos de animais. Algumas mulheres desenvolvem urticária durante a menstruação. A urticária aguda normalmente se manifesta com início súbito de vergões avermelhados e muito pruriginosos, que se espalham rapidamente para todo o corpo. As lesões podem ser pequenas ou a 20 cm de largura. A urticária crônica caracteriza-se por vergões pruriginosos pálido-avermelhados ou róseos que duram em média menos de 24 horas e desaparecem sem deixar vestígios. É comum nenhum alergênio ser identificado. A urticária também pode ser causada pela exposição ao frio, ao calor ou ao sol.

ii) Patologia chinesa e diagnóstico

Na medicina chinesa, a urticária é chamada de *feng yin zhen*, que significa "erupção oculta por Vento". Tanto na urticária aguda como na crônica, normalmente existe um padrão de base de Vento na pele. Um padrão muito comum, o "Vento" na pele se manifesta principalmente com prurido intenso, no corpo todo ou mudando de um lugar para outro, e, em casos crônicos (p. ex., na psoríase), com secura da pele. Assim como na natureza o vento resseca o solo, em casos crônicos o Vento na pele pode ressecá-la. O Vento na pele não é do tipo externo (porque não causa sintomas do exterior, como aversão ao frio ou febre) nem do tipo interno (porque não causa tremores ou paralisia).

Na urticária aguda, o Vento, em especial o Vento-Calor, predomina. Causa prurido intenso com início súbito e vergões vermelhos que se espalham rapidamente; quanto mais intenso o prurido, mais forte o Vento. Na urticária crônica, o Vento pode estar combinado com uma deficiência do Estômago e do Baço e com Umidade, o que normalmente torna o paciente propenso a alergias alimentares. Nesse caso, os vergões podem exsudar um fluido claro, o prurido é menos intenso e os vergões aparecem e desaparecem em um curso crônico. Nos casos crônicos, o Vento na pele frequentemente ocorre como resultado de deficiência e secura do Sangue. Nesses casos, os vergões podem ser pálido-avermelhados e o prurido é menos intenso que na urticária aguda. Essa condição é mais comum em mulheres e pode estar associada à menstruação, ou pode surgir depois do parto.

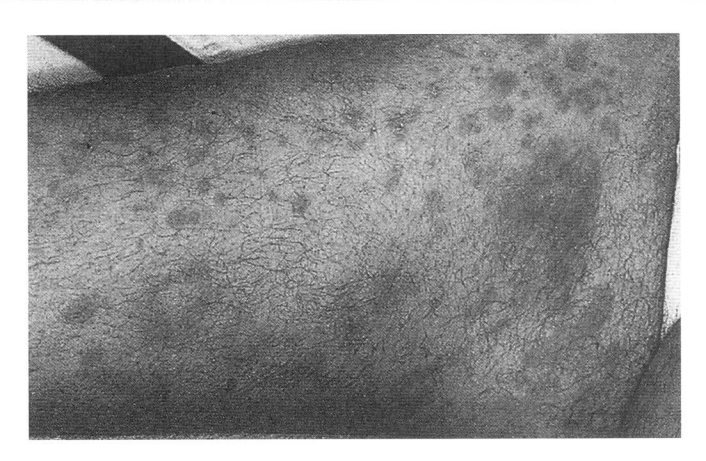

Figura 21.35 Urticária. (Reproduzida, com autorização, de Gawkrodger D: *An illustrated colour text of dermatology*, Churchill Livingstone, 1992, Edinburgh.) (Esta figura encontra-se reproduzida em cores no Encarte.)

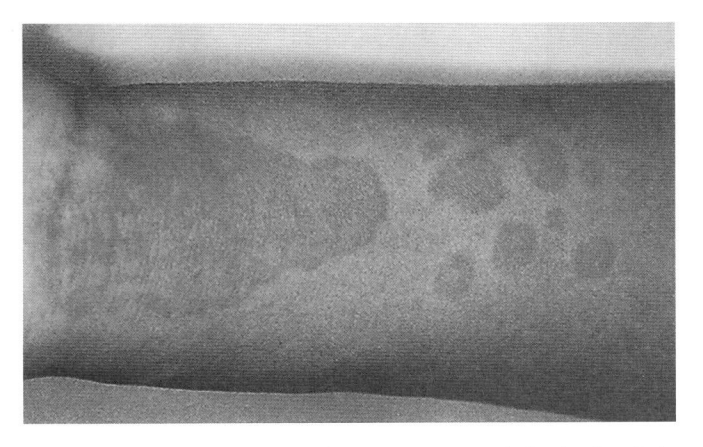

Figura 21.36 Urticária. (Reproduzida, com autorização, de Gawkrodger D: *An illustrated colour text of dermatology*, Churchill Livingstone, 1992, Edinburgh.) (Esta figura encontra-se reproduzida em cores no Encarte.)

Tanto a urticária aguda como a crônica podem vir acompanhadas de Calor no Sangue; nesses casos, os vergões são muito largos e vermelho-vivos e, além do prurido, o paciente tem intensa sensação de calor e a pele fica muito quente ao toque. Por fim, a urticária crônica pode ficar complicada com estase de Sangue, em cujo caso os vergões são arroxeados e podem durar por muito tempo.

URTICÁRIA

- Prurido intenso, início súbito, vergões avermelhados que se espalham rapidamente: Vento-Calor
- Vergões exsudam fluido claro, prurido menos intenso, vergões que surgem e desaparecem: Vento, deficiência do Qi do Estômago e do Baço, Umidade
- Vergões pálido-avermelhados, prurido menos intenso: deficiência e secura do Sangue
- Vergões vermelho-vivos e largos, prurido, sensação de calor, pele quente ao toque: Calor no Sangue
- Vergões arroxeados que duram muito tempo: estase de Sangue.

e) Nevos

Ver Parte 5, *Sintomas e Sinais*, Capítulo 77.

i) Patologia ocidental e diagnóstico

Um nevo é uma proliferação benigna de uma ou mais células constituintes normais da pele. Os nevos podem estar presentes desde o nascimento ou podem desenvolver-se mais tarde. Os nevos mais comuns são os que contêm uma coleção benigna de células melanocíticas névicas, comumente conhecidas como pintas.

A diferenciação entre pintas e outros tipos de lesões cutâneas está ilustrada na Tabela 21.5 (ver também Figura 21.37).

ii) Patologia chinesa e diagnóstico

As pintas que estão presentes desde o nascimento são um traço hereditário sem nenhum significado clínico. Pintas que se desenvolvem mais tarde na vida geralmente indicam Calor no Sangue do Fígado, Umidade-Calor ou estase de Sangue (se forem escuras).

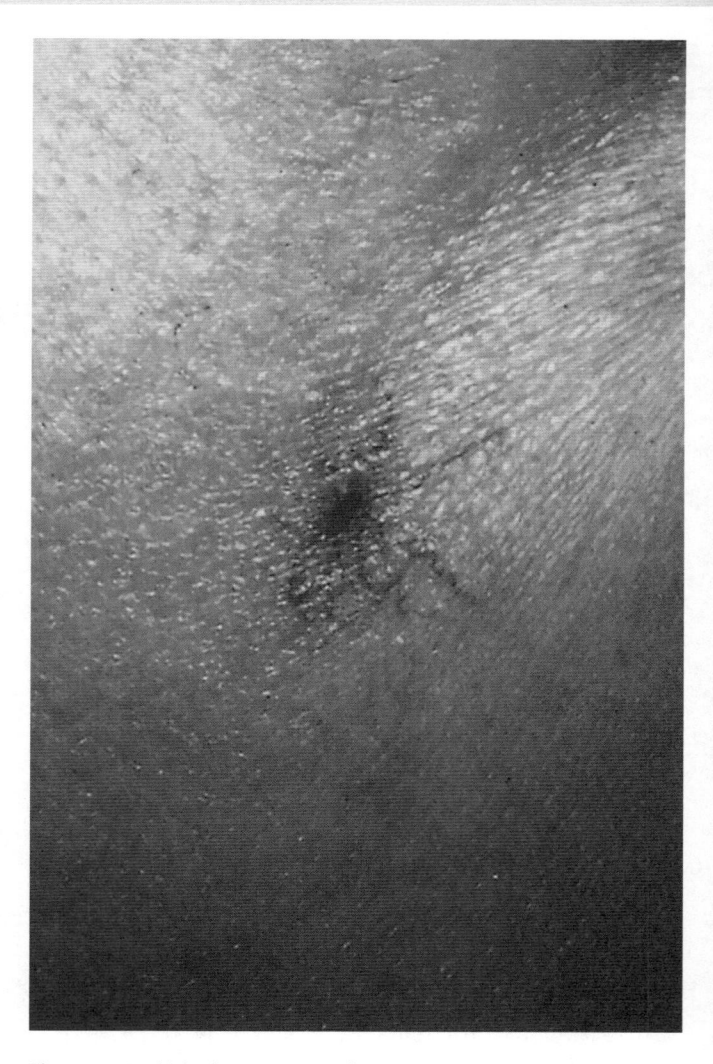

Figura 21.37 Nevo (angioma aracniforme). (Reproduzida, com autorização, de Wilkinson JD, Shaw S: *Dermatology*, Churchill Livingstone, 1998, Edinburgh.) (Esta figura encontra-se reproduzida em cores no Encarte.)

PATOLOGIA CHINESA DAS PINTAS

- Calor no Sangue (Fígado)
- Umidade-Calor
- Estase de Sangue.

Tabela 21.5 Diferenciação dos nevos.

Lesão	Características distintivas
Sarda	Máculas acastanhadas em locais expostos ao sol
Lentigem	Normalmente múltiplas com início em idade avançada
Verruga seborreica	Aspecto de estar aderida, lesões ásperas, facilmente confundida com pintas
Hemangioma	Vascular, mas pode mostrar pigmentação
Dermatofibroma	Nas pernas, firme e pigmentado
Carcinoma basocelular pigmentado	Geralmente na face, borda perolada, aumenta de tamanho, pode ulcerar
Melanoma maligno	Cor variável e contorno irregular, aumenta de tamanho, pode ficar inflamado ou coçar

f) Melanoma maligno

Ver Parte 5, *Sintomas e Sinais*, Capítulo 77.

i) Patologia ocidental e diagnóstico

O melanoma maligno é um tumor maligno dos melanócitos, normalmente surgindo na epiderme (Figuras 21.38 a 21.42). É o mais letal dos principais tumores de pele, e sua incidência vem aumentando nos últimos anos. É particularmente comum na Austrália, representando 40% dos distúrbios dermatológicos comuns (em comparação com 7% no Reino Unido).

Existem quatro variantes principais do melanoma maligno:
- Melanoma maligno extensivo superficial: caracterizado por máculas, particularmente nas pernas; mais comum em mulheres (50% dos casos no Reino Unido)

- Melanoma lentigo maligno: caracterizado por máculas escuras, especialmente na face; particularmente visto nos idosos (15% dos casos no Reino Unido)
- Melanoma maligno lentiginoso acral: caracterizado por placas, particularmente nas palmas das mãos e nas plantas dos pés (10% dos casos no Reino Unido)
- Melanoma maligno nodular: caracterizado por nódulos pigmentados que podem crescer rapidamente e ulcerar (25% dos casos no Reino Unido).

ii) Patologia chinesa e diagnóstico

Na medicina chinesa, os melanomas malignos normalmente são decorrentes de Calor no Sangue e estase de Sangue; quanto mais escuros forem, maior a estase de Sangue presente. A diferenciação também é feita tendo como base a lesão cutânea. As máculas sempre indicam Calor no Sangue com estase de Sangue, as placas indicam Calor no Sangue com Umidade-Calor e os nódulos indicam estase de Sangue.

PATOLOGIA CHINESA DO MELANOMA
- Máculas: Calor no Sangue com estase de Sangue
- Placas: Calor no Sangue com Umidade-Calor
- Nódulos: Estase de Sangue.

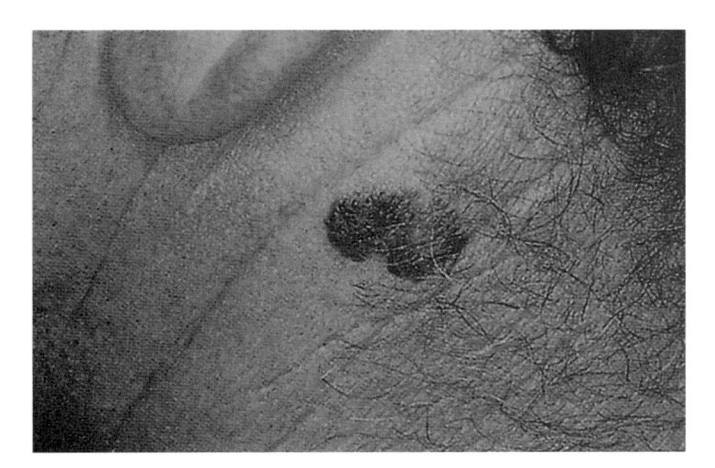

Figura 21.38 Melanoma maligno. (Reproduzida, com autorização, de Gawkrodger D: *An illustrated colour text of dermatology*, Churchill Livingstone, 1992, Edinburgh.) (Esta figura encontra-se reproduzida em cores no Encarte.)

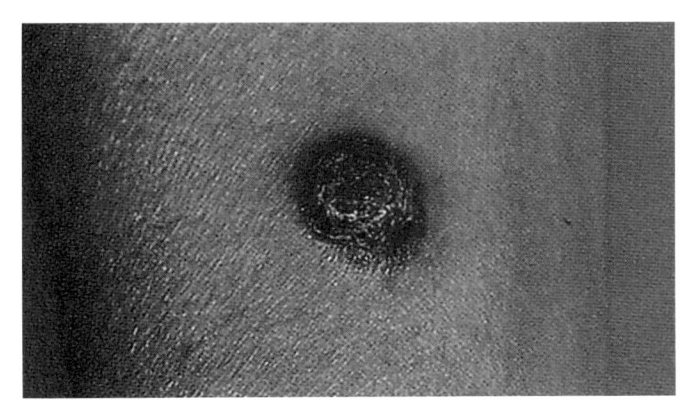

Figura 21.39 Melanoma maligno. (Reproduzida, com autorização, de Gawkrodger D: *An illustrated colour text of dermatology*, Churchill Livingstone, 1992, Edinburgh.) (Esta figura encontra-se reproduzida em cores no Encarte.)

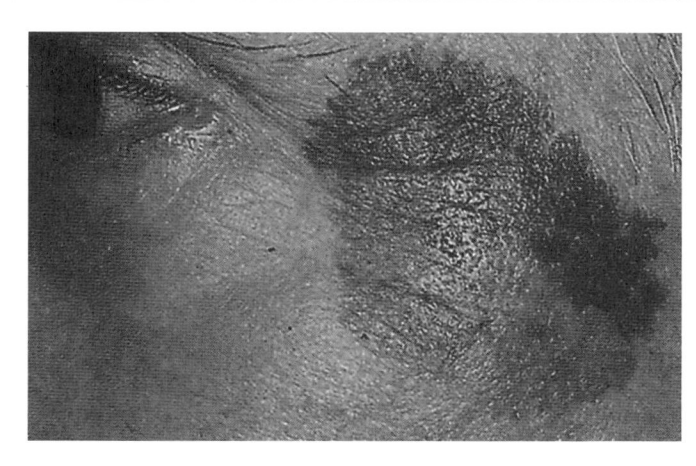

Figura 21.40 Melanoma maligno. (Reproduzida, com autorização, de Gawkrodger D: *An illustrated colour text of dermatology*, Churchill Livingstone, 1992, Edinburgh.) (Esta figura encontra-se reproduzida em cores no Encarte.).

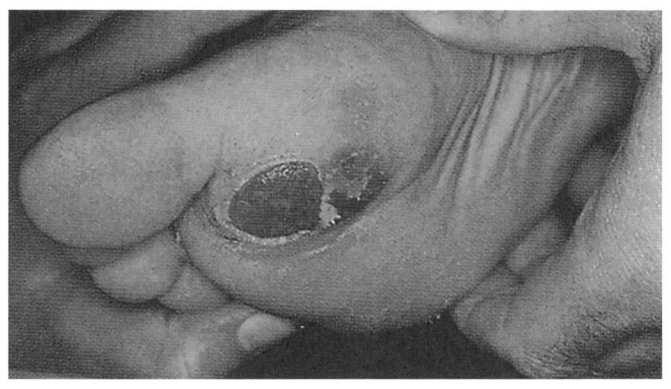

Figura 21.41 Melanoma maligno. (Reproduzida, com autorização, de Gawkrodger D: *An illustrated colour text of dermatology*, Churchill Livingstone, 1992, Edinburgh.) (Esta figura encontra-se reproduzida em cores no Encarte.)

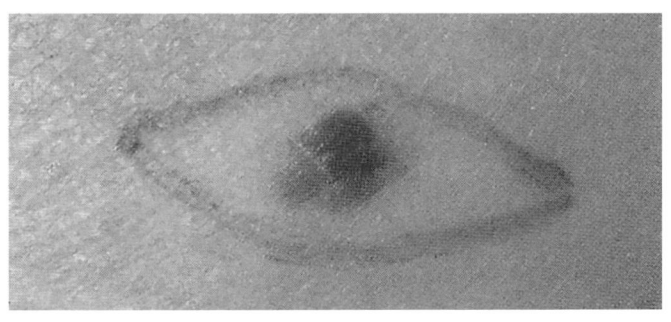

Figura 21.42 Melanoma maligno. (Reproduzida, com autorização, de Gawkrodger D: *An illustrated colour text of dermatology*, Churchill Livingstone, 1992, Edinburgh.) (Esta figura encontra-se reproduzida em cores no Encarte.)

g) Tínea (impinge, micose)

Ver Parte 5, *Sintomas e Sinais*, Capítulo 77.

i) Patologia ocidental e diagnóstico

A infecção fúngica mais comum é a tínea. A tínea se apresenta com lesões em forma de disco que consiste em um eritema arredondado claramente bem definido que se expande para fora e geralmente vai ficando claro no centro; há prurido e um pouco de descamação (Figuras 21.43 a 21.48). Existem muitos tipos de tínea, incluindo os seguintes:

- *Tinea corporis* (do corpo): caracterizada por placas únicas ou múltiplas com descamação e eritema, especialmente nas bordas. As lesões vão se ampliando lentamente com clareamento central, deixando um padrão anelar, e por isso o nome *ringworm* em inglês.* Também pode manifestar-se com pústulas ou vesículas.
- *Tinea cruris* (da virilha): caracterizado por descamação e eritema na área da virilha, que se espalha para a parte superior da coxa
- *Tinea manuum* (da mão): caracterizado por uma descamação unilateral, difusa e pulverulenta da palma da mão
- *Tinea capitis* (da cabeça): caracterizado por inchaço inflamatório e pustular do couro cabeludo
- *Tinea pedis* (pé de atleta): caracterizado por maceração pruriginosa interdigital com vesículas
- *Tinea unguium* (das unhas): caracterizado pela separação da unha do leito ungueal; espessamento e fragilidade da unha, que fica amarelada; e por hiperqueratose subungueal.

ii) Patologia chinesa e diagnóstico

Do ponto de vista da medicina chinesa, a tínea da cabeça pode ser decorrente de Vento-Calor, Umidade-Calor ou Calor

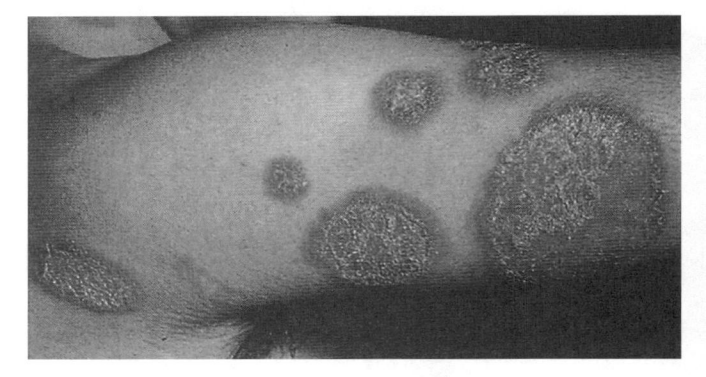

Figura 21.43 *Tinea corporis.* (Reproduzida, com autorização, de Gawkrodger D: *An illustrated colour text of dermatology,* Churchill Livingstone, 1992, Edinburgh.) (Esta figura encontra-se reproduzida em cores no Encarte.)

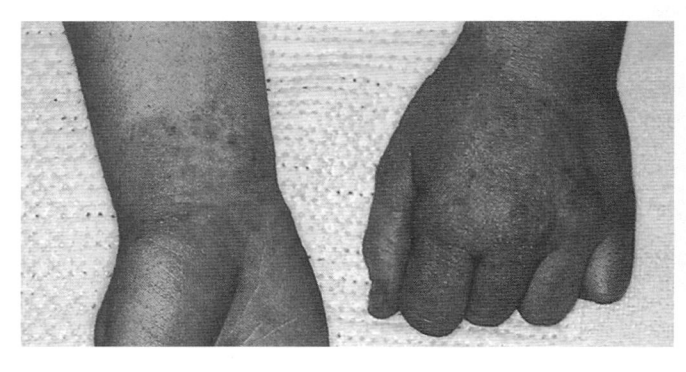

Figura 21.44 *Tinea corporis.* (Reproduzida, com autorização, de Gawkrodger D: *An illustrated colour text of dermatology,* Churchill Livingstone, 1992, Edinburgh.) (Esta figura encontra-se reproduzida em cores no Encarte.)

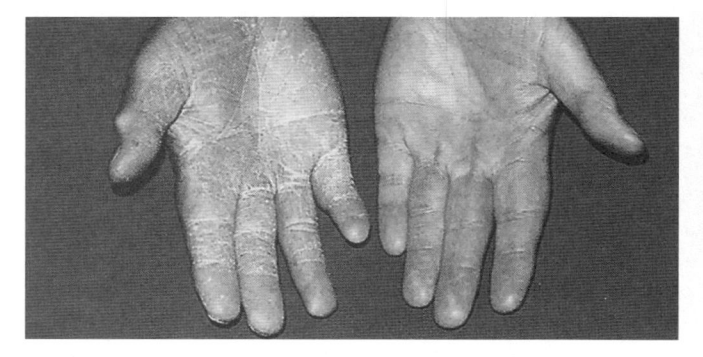

Figura 21.45 *Tinea manuum.* (Reproduzida, com autorização, de Gawkrodger D: *An illustrated colour text of dermatology,* Churchill Livingstone, 1992, Edinburgh.) (Esta figura encontra-se reproduzida em cores no Encarte.)

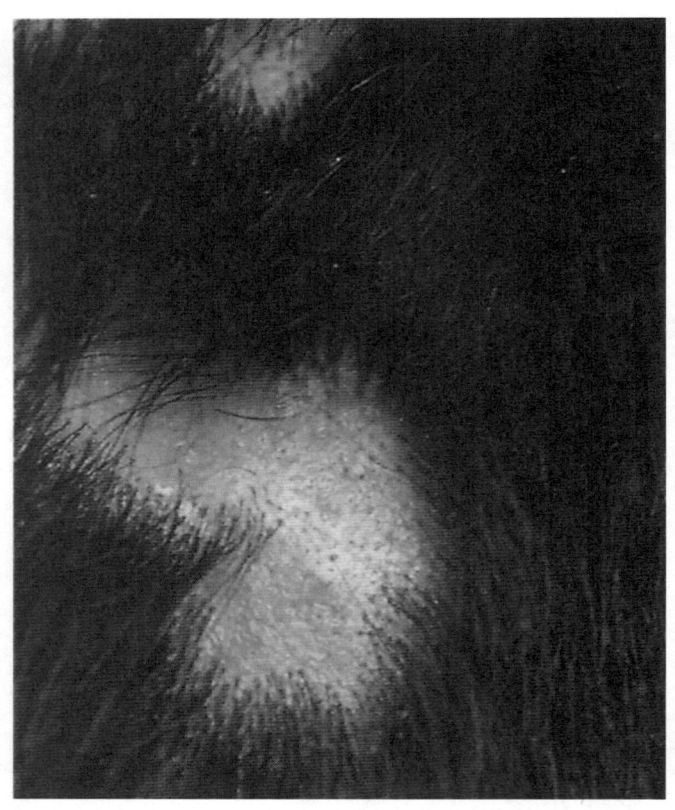

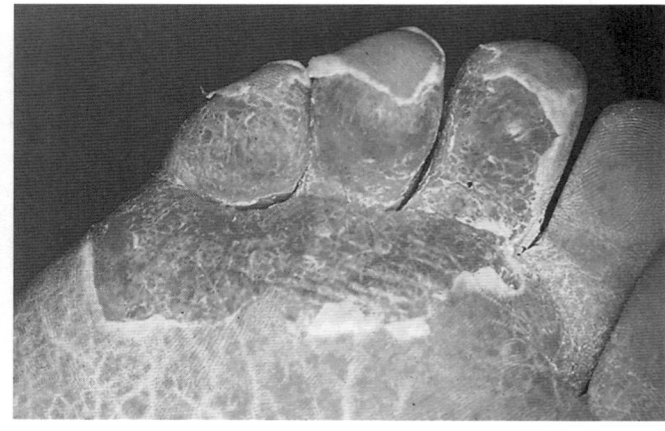

Figura 21.46 *Tinea capitis.* (Reproduzida, com autorização, de Wilkinson JD, Shaw S: *Dermatology,* Churchill Livingstone, 1998, Edinburgh.) (Esta figura encontra-se reproduzida em cores no Encarte.)

Figura 21.47 *Tinea pedis.* (Reproduzida, com autorização, de Wilkinson JD, Shaw S: *Dermatology,* Churchill Livingstone, 1998, Edinburgh.) (Esta figura encontra-se reproduzida em cores no Encarte.)

*N.T.: Literalmente, verme em forma de anel.

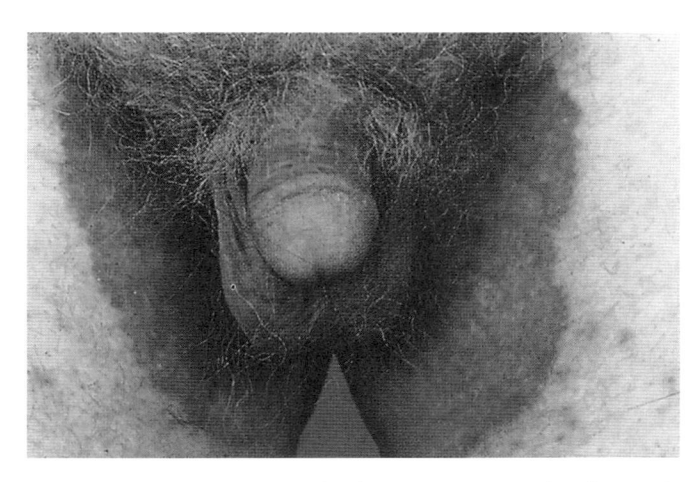

Figura 21.48 Tínea cruris. (Reproduzida, com autorização, de Wilkinson JD, Shaw S: *Dermatology*, Churchill Livingstone, 1998, Edinburgh.) (Esta figura encontra-se reproduzida em cores no Encarte.)

Tóxico, enquanto a tínea das outras partes do corpo é decorrente principalmente de Umidade-Calor ou de Calor Tóxico. Quando decorrente de Vento-Calor, a tínea afeta a cabeça e pode mover-se de um lugar para outro. Quando decorrente de Umidade-Calor, a tínea caracteriza-se por erupção avermelhada e úmida com vesículas que normalmente têm um local fixo, mas que podem se espalhar lentamente. Quando decorrente de Calor Tóxico, a tínea caracteriza-se por erupção intensamente vermelha com pápulas avermelhadas que se espalham rapidamente.

PATOLOGIA CHINESA DA TÍNEA

- Vento-Calor: tínea da cabeça
- Umidade-Calor: erupção avermelhada com vesículas
- Calor Tóxico: erupção intensamente vermelha com pápulas.

h) Candidíase

Ver Parte 5, *Sintomas e Sinais*, Capítulo 77.

i) Patologia ocidental e diagnóstico

Candida albicans é um fungo fisiológico que é encontrado na boca e no trato gastrintestinal (Figuras 21.49 e 21.50). Quando ele se multiplica muito rapidamente, pode produzir infecções oportunistas. Os fatores predisponentes incluem:

- Dobras cutâneas úmidas
- Obesidade
- Diabetes melito
- Gravidez
- Falta de higiene
- Ambiente úmido
- Atividade profissional em ambiente com muito umidade
- Uso de antibióticos de largo espectro
- Consumo excessivo de açúcar.

As infecções por *C. albicans* podem afetar as seguintes áreas:
- Órgãos genitais: caracteriza-se por prurido, desconforto e vermelhidão da vulva e da vagina em mulheres. Placas brancas ficam aderidas às membranas mucosas inflamadas, podendo ocorrer secreção vaginal. Os homens desenvolvem alterações similares no pênis. A candidíase pode ser transmitida pelo ato sexual
- Flexuras: caracteriza-se por aspecto úmido, vítreo e macerado das flexuras embaixo das mamas nas mulheres, nas axilas, na virilha ou entre os dedos das mãos ou dos pés
- Mucosa oral: caracteriza-se por placas brancas que ficam aderidas a uma mucosa eritematosa da boca. Isso normalmente é causado pelo uso de antibióticos de largo espectro
- Sistêmica: caracteriza-se por nódulos avermelhados na pele; isso ocorre em pacientes imunossuprimidos, como aqueles com síndrome da imunodeficiência adquirida (AIDS) ou os que passam por terapia prolongada à base de corticosteroides.

ii) Patologia chinesa e diagnóstico

Do ponto de vista da medicina chinesa, as infecções fúngicas normalmente são causadas por Umidade, que pode estar combinada com Frio ou com Calor, mas mais frequentemente com Calor. As infecções fúngicas agudas normalmente são decorrentes de Umidade-Calor, ao passo que as infecções fúngicas crônicas são caracterizadas por Umidade e sempre acontecem em um contexto de deficiência crônica do *Qi* do Baço. As infecções por *Candida* do sistema gastrintestinal geralmente se manifestam na língua com pequenas placas contendo um anel esbranquiçado ao redor delas, as quais podem ser raspadas, e com saburra branca e pegajosa entre elas.

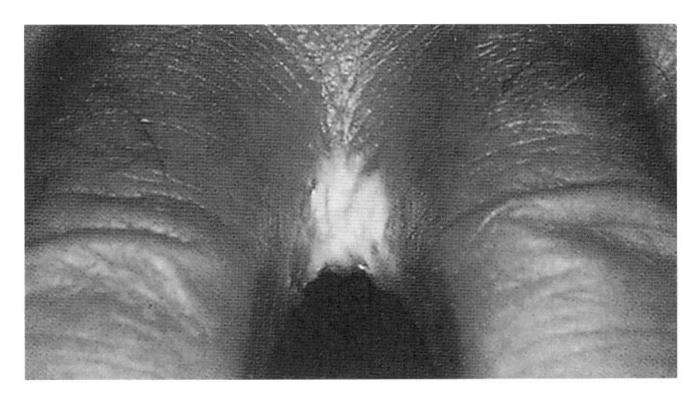

Figura 21.49 *Candida albicans*. (Reproduzida, com autorização, de Gawkrodger D: *An illustrated colour text of dermatology*, Churchill Livingstone, 1992, Edinburgh.) (Esta figura encontra-se reproduzida em cores no Encarte.)

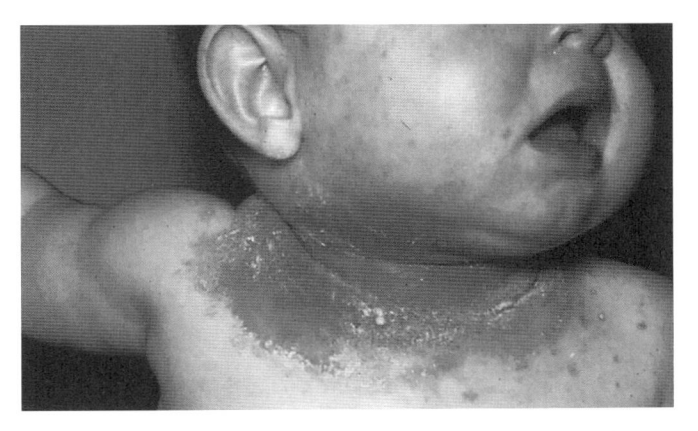

Figura 21.50 *Candida albicans*. (Reproduzida, com autorização, de Wilkinson JD, Shaw S: *Dermatology*, Churchill Livingstone, 1998, Edinburgh.) (Esta figura encontra-se reproduzida em cores no Encarte.)

i) Herpes simples

Ver Parte 5, *Sintomas e Sinais*, Capítulo 77.

O herpes é uma infecção viral e apresenta dois tipos: herpes simples, decorrente de infecção por *Herpesvirus hominis*, e herpes-zóster (decorrente de infecção por *Varicella zoster*).

i) Patologia ocidental e diagnóstico

O herpes simples é uma erupção vesicular aguda comum altamente contagiosa (Figuras 21.51 e 21.52). Depois da infecção primária, o vírus latente, não replicante, reside principalmente dentro do gânglio da raiz dorsal, de onde é capaz de se reativar, invadir a pele e causar lesões recorrentes. Existem dois tipos do herpes-vírus simples: o tipo 1 é normalmente facial e o tipo 2, genital. A infecção do tipo 1 se manifesta com vesículas nos lábios e ao redor da boca; elas rapidamente escavam a pele e são doloridas. A afecção pode ser acompanhada por febre, mal-estar e linfadenopatia local. A infecção do tipo 2 normalmente ocorre depois de contato sexual em jovens adultos que desenvolvem vulvovaginite aguda, lesões perianais ou penianas. Os ataques recorrentes são a característica da infecção por herpes simples e eles recorrem em um local semelhante toda vez, normalmente nos lábios, face ou órgãos genitais. A eclosão das vesículas geralmente é precedida por formigamento ou queimação; depois de 48 h, as crostas se formam e a infecção desaparece em 1 semana.

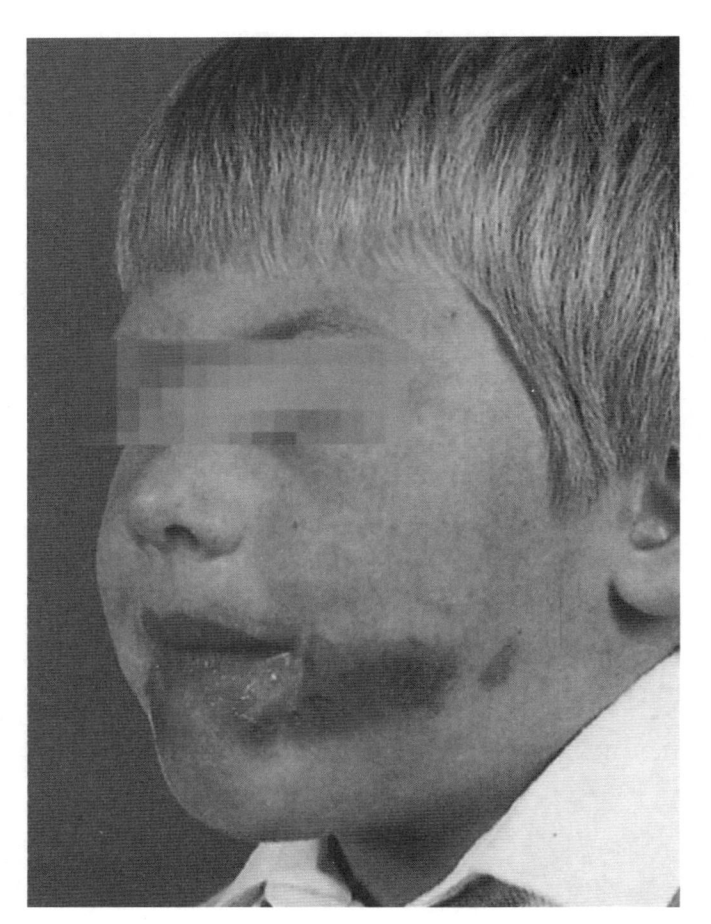

Figura 21.51 Herpes simples. (Reproduzida, com autorização, de Gawkrodger D: *An illustrated colour text of dermatology*, Churchill Livingstone, 1992, Edinburgh.) (Esta figura encontra-se reproduzida em cores no Encarte.)

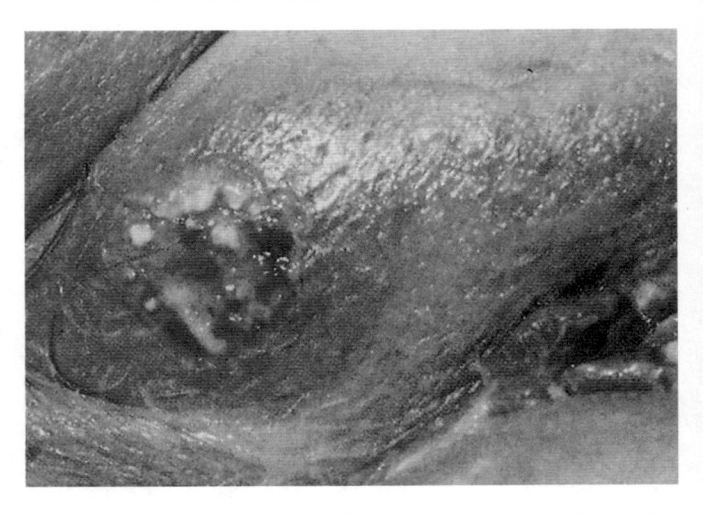

Figura 21.52 Herpes simples. (Reproduzida, com autorização, de Gawkrodger D: *An illustrated colour text of dermatology*, Churchill Livingstone, 1992, Edinburgh.) (Esta figura encontra-se reproduzida em cores no Encarte.)

ii) Patologia chinesa e diagnóstico

Do ponto de vista da medicina chinesa, o herpes simples é quase sempre caracterizado por Umidade-Calor porque as vesículas, por definição, indicam Umidade. Entretanto, diferentes tipos podem ser distinguidos de acordo com as manifestações e o local das lesões. Lesões que ocorrem na parte superior do corpo (ou seja, lábios e boca) são decorrentes de uma combinação de Umidade-Calor e Vento-Calor; lesões que ocorrem regular e repetidamente ao redor da boca e nos lábios podem ser decorrentes de Umidade-Calor no Estômago e no Baço, enquanto as lesões genitais são decorrentes de Umidade-Calor, principalmente no canal do Fígado. Nos idosos, as infecções recorrentes de herpes simples geralmente ocorrem dentro de um contexto de deficiência do *Yin* com Calor Vazio, de modo que há um Calor Vazio de base que predispõe a pessoa à infecção recorrente e à Umidade-Calor nos estágios agudos. Se as erupções se tornarem pustulares ou papulares e ficarem muito doloridas, indicam a presença de Calor Tóxico e de Umidade-Calor.

PATOLOGIA CHINESA DO HERPES SIMPLES

- Umidade-Calor com Vento-Calor: lesões na parte superior do corpo
- Umidade-Calor no Estômago e no Baço: lesões ao redor da boca
- Umidade-Calor no canal do Fígado: lesões genitais
- Umidade-Calor com deficiência de Yin e Calor Vazio: infecções recorrentes nos idosos
- Umidade-Calor com Calor Tóxico: erupções papulares ou pustulares doloridas.

j) Herpes-zóster

Ver Parte 5, *Sintomas e Sinais*, Capítulo 77.

i) Patologia ocidental e diagnóstico

O herpes-zóster é uma erupção vesicular aguda que ocorre na distribuição dermatomal causada por uma recrudescência do vírus *V. zoster* (Figura 21.53). Quase sempre ocorre em pessoas que já tiveram varicela (catapora). Dor, sensibilidade e formigamento no dermátomo precedem a erupção 3 a 5 dias antes.

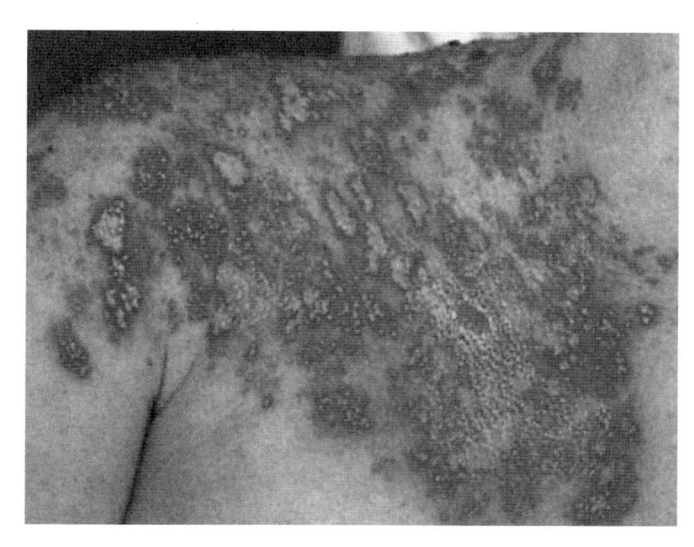

Figura 21.53 Herpes-zóster. (Reproduzida, com autorização, de Gawkrodger D: *An illustrated colour text of dermatology*, Churchill Livingstone, 1992, Edinburgh.) (Esta figura encontra-se reproduzida em cores no Encarte.)

Em seguida, surgem eritema e vesículas agrupadas, distribuídas na área dermatomal. As vesículas tornam-se pustulares e depois formam crostas, que caem em 2 a 3 semanas, deixando cicatriz. O herpes-zóster é normalmente unilateral e dois terços dos pacientes têm mais de 50 anos de idade.

ii) Patologia chinesa e diagnóstico

Do ponto de vista da medicina chinesa, o herpes-zóster também é decorrente de Umidade-Calor por conta da sua erupção vesicular e eritematosa, mas uma outra diferenciação pode ser feita de acordo com as manifestações e com a localização das lesões. Se as lesões estiverem localizadas na região torácica ou hipocondríaca, são decorrentes de Umidade-Calor no canal do Fígado e da Vesícula Biliar. Em termos gerais, no caso de lesões que ocorrem no pescoço e na região oftálmica (comum nos idosos), além de Umidade-Calor, também há Vento-Calor. O Vento-Calor também está indicado se o prurido for muito intenso. Se as lesões forem pustulares, elas indicam a presença de Calor Tóxico, e se forem escuras e muito doloridas, indicam estase de Sangue, que também é comum nos idosos.

▶▶ TRATAMENTO

O herpes-zóster pode ser tratado com acupuntura com uma abordagem tripla:
1. Expulsar o Vento-Calor ou a Umidade-Calor (ou ambos). Para Vento-Calor: TA-6 *Zhigou* e VB-31 *Fengshi*. Para Umidade-Calor: VB-34 *Yanglingquan*
2. Inserir quatro agulhas subcutaneamente ao redor da lesão principal com as pontas em direção ao centro da lesão
3. Agulhar três pontos *Hua Tuo Jia Ji* no nível do dermátomo afetado pelas lesões principais.

PATOLOGIA CHINESA DO HERPES-ZÓSTER

- Umidade-Calor no Fígado e na Vesícula Biliar: lesões no tronco
- Umidade-Calor com Vento-Calor: lesões no pescoço e ao redor dos olhos, prurido
- Calor Tóxico: pápulas ou pústulas
- Estase de Sangue: pápulas escuras e doloridas (além de Calor Tóxico)

k) Verrugas

Ver Parte 5, *Sintomas e Sinais*, Capítulo 77.

i) Patologia ocidental e diagnóstico

As verrugas são tumores cutâneos comuns e benignos decorrentes de uma infecção das células epidérmicas pelo papilomavírus humano (HPV) (Figuras 21.54 a 21.56). O vírus infecta por meio da inoculação direta e é transmitido pelo toque, por contato sexual ou em piscinas.

As *verrugas comuns* se apresentam como pápulas em forma de cúpulas ou nódulos, normalmente nas mãos ou nos pés.

As *verrugas planas* são pápulas lisas, achatadas, geralmente acastanhadas e surgem principalmente na face e nas mãos.

As *verrugas plantares* são vistas nas crianças e nos adolescentes, nas plantas dos pés.

As *verrugas genitais* afetam o pênis nos homens e a vulva e a vagina nas mulheres. As verrugas apresentam-se como pequenas pápulas.

ii) Patologia chinesa e diagnóstico

Do ponto de vista da medicina chinesa, as verrugas comuns, planas e plantares normalmente são decorrentes de uma combinação de deficiência do Sangue com secura, Calor no Sangue e estase de Sangue, dependendo se as verrugas forem pálidas e secas, vermelhas ou castanhas. Verrugas genitais geralmente são decorrentes de Umidade-Calor no canal do Fígado, que pode estar complicada por Calor Tóxico, se as verrugas forem pustulares e doloridas.

PATOLOGIA CHINESA DAS VERRUGAS

- Sangue deficiente e seco: verrugas pálidas e secas
- Calor no Sangue: verrugas avermelhadas
- Estase de Sangue: verrugas escuras
- Umidade-Calor no canal do Fígado: verrugas genitais
- Calor Tóxico: verrugas pustulares e doloridas.

l) Rosácea

Ver Parte 5, *Sintomas e Sinais*, Capítulo 77.

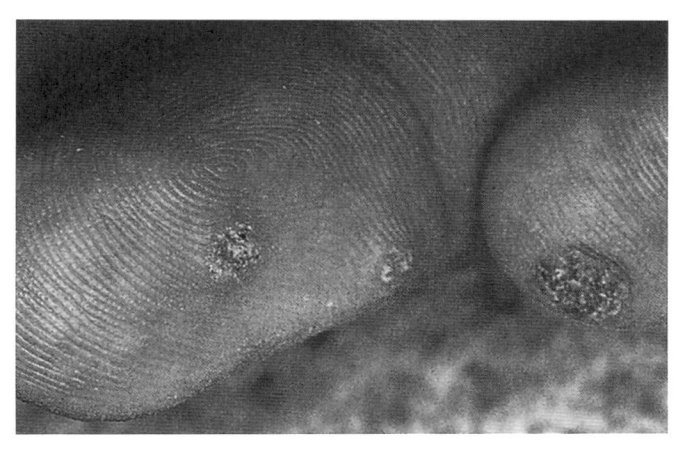

Figura 21.54 Verruga na mão. (Reproduzida, com autorização, de Gawkrodger D: *An illustrated colour text of dermatology*, Churchill Livingstone, 1992, Edinburgh.) (Esta figura encontra-se reproduzida em cores no Encarte.)

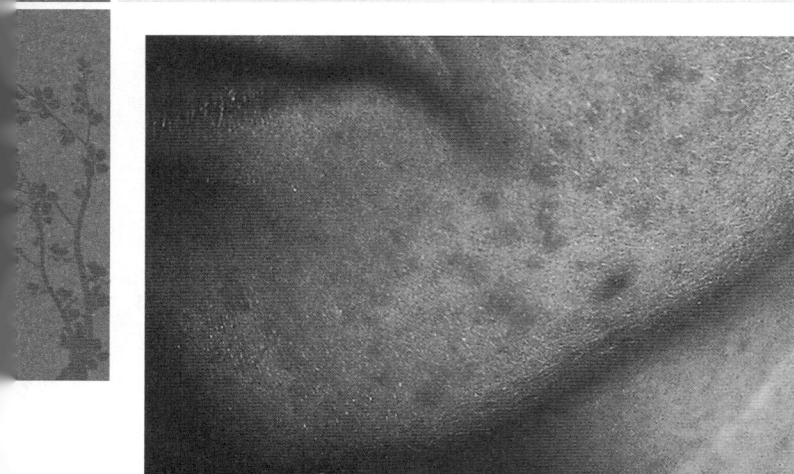

Figura 21.55 Verrugas virais planas. (Reproduzida, com autorização, de Gawkrodger D: *An illustrated colour text of dermatology,* Churchill Livingstone, 1992, Edinburgh.) (Esta figura encontra-se reproduzida em cores no Encarte.)

i) Patologia ocidental e diagnóstico

Rosácea é uma dermatose facial crônica e inflamatória caracterizada por eritema e pústulas (Figuras 21.57 e 21.58). O sintoma mais precoce da rosácea normalmente é a ruborização das bochechas, seguida por eritema, telangiectasia (vasos sanguíneos da derme dilatados), pápulas e pústulas. A rosácea não apresenta os comedões da acne e ocorre em pessoas mais velhas.

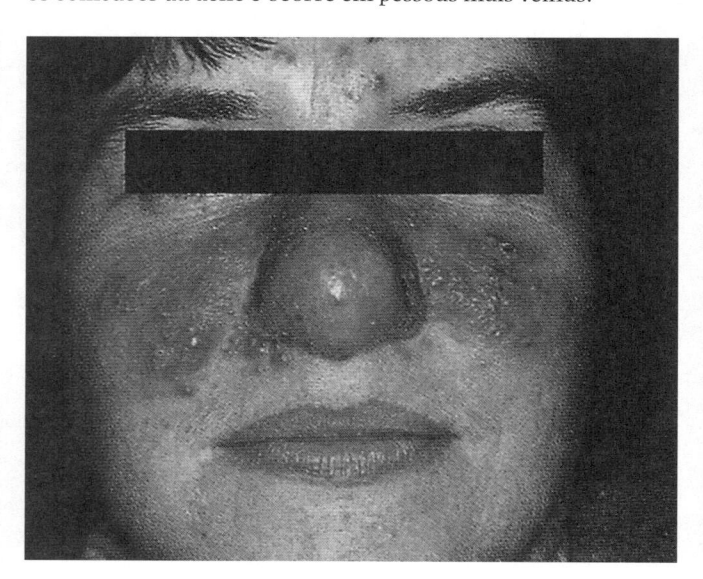

Figura 21.57 Rosácea. (Reproduzida, com autorização, de Gawkrodger D: *An illustrated colour text of dermatology,* Churchill Livingstone, 1992, Edinburgh.) (Esta figura encontra-se reproduzida em cores no Encarte.)

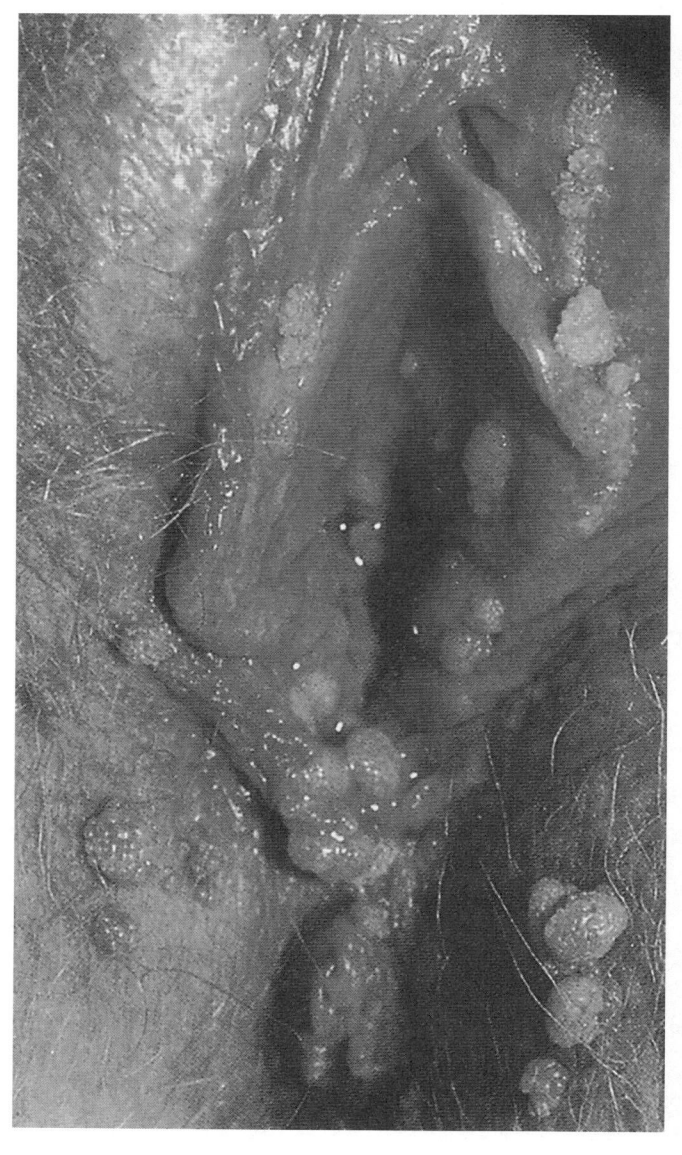

Figura 21.56 Verrugas genitais. (Reproduzida, com autorização, de Gawkrodger D: *An illustrated colour text of dermatology,* Churchill Livingstone, 1992, Edinburgh.) (Esta figura encontra-se reproduzida em cores no Encarte.)

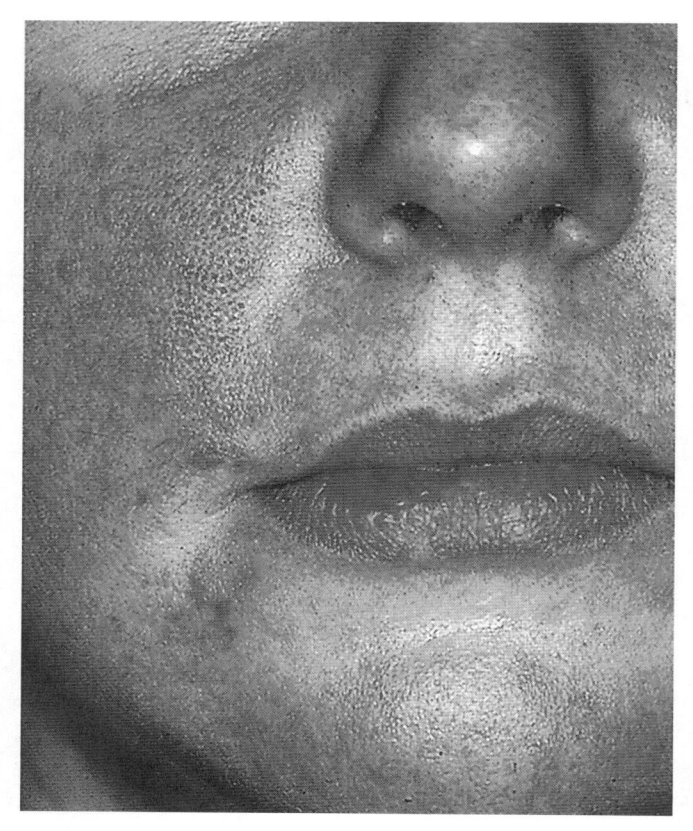

Figura 21.58 Rosácea. Reproduzida, com autorização, de Wilkinson JD, Shaw S: *Dermatology,* Churchill Livingstone, 1998, Edinburgh.) (Esta figura encontra-se reproduzida em cores no Encarte.)

ii) Patologia chinesa e diagnóstico

Do ponto de vista da medicina chinesa, a rosácea pode ser decorrente dos seguintes padrões:
- Calor no Pulmão e no Estômago: caracterizado por uma erupção papular e avermelhada nas bochechas
- Calor Tóxico: caracterizado por uma erupção pustular e avermelhada nas bochechas, com inchaço do nariz
- Calor no Sangue: caracterizado por uma erupção papular avermelhada nas bochechas geralmente agravada antes ou durante o ciclo menstrual
- Estase de Sangue: caracterizado por uma erupção papular ou pustular vermelho-escura ou vermelho-arroxeada nas bochechas e no nariz.

PATOLOGIA CHINESA DA ROSÁCEA

- Calor no Pulmão e no Estômago: erupção papular avermelhada nas bochechas
- Calor Tóxico: erupção pustular avermelhada nas bochechas com inchaço do nariz
- Calor no Sangue: erupção papular avermelhada nas bochechas agravada durante a menstruação nas mulheres
- Estase de Sangue: erupção pustular ou papular vermelho-escura ou vermelho-arroxeada nas bochechas e no nariz.

RESULTADOS DO APRENDIZADO

O aluno agora deve entender:
- As formas em que os órgãos *Yin*, o Estômago e os canais Luo influenciam a pele e suas diferentes camadas
- A relevância de cor, textura, hidratação, lesões, erupções, inchaço, fissuras e úlceras da pele
- A patologia e o diagnóstico das doenças da pele do ponto de vista médico ocidental e chinês.

NOTAS

(a) *Cou Li* (腠 里) é um termo difícil de traduzir que é interpretado de modo diferente pelos doutores modernos da China. *Cou* indica "espaços" ou "interstícios"; é uma referência a todos os espaços do corpo, especialmente os espaços pequenos (ao contrário das grandes cavidades, como a do tórax e do abdome) do corpo todo, incluindo o espaço entre a pele e os músculos, que é provavelmente o mais relevante do ponto de vista clínico. *Li* significa "textura", "fibra" (como na fibra da madeira), ou "padrão", e indica a textura da pele e dos Órgãos Internos; é uma referência à forma organizada na qual a pele e os órgãos são dispostos, formando uma "textura" ou "padrão". O livro *Synopsis of Prescriptions from the Golden Cabinet* diz: "Cou é o lugar do Triplo Aquecedor onde a Verdade Original [Essência] *se converge e o* Qi *e o Sangue se concentram*; Li *é a textura da pele e dos Órgãos Internos*." (He Ren 1981 *A New Explanation of the Synopsis of Prescriptions from the Golden Cabinet* [*Jin Gui Yao Lue Xin Jie* 金 匱 要 略 新 解], Zhejiang Science Publishing House, p. 2). Eu traduzo *Cou Li* como "espaço entre a pele e os músculos". Embora essa tradução não esteja rigorosamente exata, porque há outros espaços e porque ela ignora a parte *Li* do termo, é a mais relevante do ponto de vista clínico. Dentro do contexto da pele, portanto, *Cou Li* é o espaço entre a pele e os músculos.

(b) Clavey dá uma interpretação diferente das palavras *bie shi* (別 使), que normalmente são traduzidas como "emissário" ou "emissário especial". De acordo com ele, as palavras devem ser traduzidas como "torna separado". Em outras palavras, se essa interpretação estiver correta, o Triplo Aquecedor separa o *Qi* Original não diferenciado e o direciona para os diferentes canais e órgãos para realizarem suas várias funções. Eu, pessoalmente, sinto que essa interpretação seja provavelmente mais correta. (Clavey, S. *Fluid physiology and pathology in traditional Chinese medicine*, Churchill Livingstone, 1995, Edinburgh, p. 21.)

(c) O termo *Cou Li*, na verdade, indica estruturas mais complexas do corpo; inclui todos os "espaços" entre os órgãos e entre os canais. Do ponto de vista funcional, *Cou Li* está conectado com o Triplo Aquecedor. Nesse contexto, eu novamente o traduzo como "espaço entre a pele e os músculos", mas o leitor deve ter em mente que esse é apenas um dos "espaços" *Cou Li*. Além disso, embora *Cou* signifique "espaços" ou "interstícios", *Li* significa "padrão" ou "textura", e se refere às estrias dos órgãos internos. Portanto, eu traduzo *Cou Li* como "espaço entre a pele e os músculos" no contexto apropriado, mesmo que esse seja apenas um dos significados de *Cou Li* (ver também [a] acima).

REFERÊNCIAS BIBLIOGRÁFICAS

1. *Cou Li* (腠 里) é um termo difícil de traduzir e que é interpretado de modo diferente pelos doutores modernos da China. *Cou* indica "espaços" ou "interstícios"; é uma referência a todos os espaços do corpo, especialmente os espaços pequenos (ao contrário das grandes cavidades, como a do tórax e do abdome) do corpo todo, incluindo o espaço entre a pele e os músculos, que é provavelmente o mais relevante do ponto de vista clínico. *Li* significa "textura", "fibra" (como na fibra da madeira), ou "padrão", e indica a textura da pele e dos Órgãos Internos; é uma referência à forma organizada na qual a pele e os órgãos são dispostos, formando uma "textura" ou "padrão". O livro *Synopsis of Prescriptions from the Golden Cabinet* diz: "Cou é o lugar do Triplo Aquecedor onde a Verdade Original [Essência] *se converge e o* Qi *e o Sangue se concentram*; Li *é a textura da pele e dos Órgãos Internos*". (He Ren 1981 *A New Explanation of the Synopsis of Prescriptions from the Golden Cabinet* [*Jin Gui Yao Lue Xin Jie* 金 匱 要 略 新 解], Zhejiang Science Publishing House, p. 2.) Eu traduzo *Cou Li* como "espaço entre a pele e os músculos". Embora essa tradução não esteja rigorosamente exata, porque há outros espaços e porque ela ignora a parte *Li* do termo, é a mais relevante do ponto de vista clínico. Dentro do contexto da pele, portanto, *Cou Li* é o espaço entre a pele e os músculos.
2. 黄 帝 内 经 肃 问
3. 灵 枢 经
4. 別 使
5. 难 经 校 释

22 Observação das Crianças

PARTE 1 — SEÇÃO 2

CONTEÚDO DO CAPÍTULO

Cútis, 166
Cútis avermelhada, 166
Cútis amarelada, 166
Cútis pálida, 166
Cútis azul-esverdeada, 166
Orifícios, 166
Olhos, 166
Orelhas, 167
Nariz, 167
Boca, 167
Uretra e ânus, 167
Movimento do Corpo, 168
Músculos Espinais, 168
Veias no Dedo Indicador, 168
Profundidade da cor, 168
Intensidade da cor, 168
Cor real, 168
Movimento das veias, 168
Concentração da cor, 168
Comprimento das veias, 169
Espessura, 169
Pregas no Dedo Indicador, 169
Raiz do Nariz, 171

A observação, no caso de crianças, segue integralmente as mesmas regras dos adultos. Entretanto, há alguns itens da observação que se aplicam apenas às crianças. Particularmente, são:
1. Cútis
2. Orifícios
3. Movimento do corpo
4. Músculos espinais
5. Veias no dedo indicador
6. Pregas no dedo indicador
7. Raiz do nariz.

1. CÚTIS

As características da cútis normal de crianças são as mesmas dos adultos – a cútis deve ser rósea e ter hidratação, lustro e profundidade adequados.

a) Cútis avermelhada

Crianças têm propensão a condições de Calor, e uma cútis avermelhada é razoavelmente comum. Cútis avermelhada sempre indica Calor, que pode estar relacionado ao Pulmão, Estômago, Coração ou Fígado. No caso de Calor no Pulmão, as bochechas, em particular a bochecha direita, ficam vermelhas. O Calor no Estômago é comum em crianças, e esse padrão pode causar vermelhidão nas duas bochechas, especialmente na parte inferior delas.

b) Cútis amarelada

Cútis amarelada sempre indica desarmonia do Estômago e do Baço, que pode ser uma deficiência do *Qi* do Estômago e do Baço (neste caso, a cútis fica baço-amarelada) ou Umidade no Estômago e no Baço (caso em que a cútis fica amarelo-vivo). Uma cútis amarelada, em crianças, também pode indicar retenção de Alimentos.

c) Cútis pálida

Cútis pálida em crianças geralmente indica deficiência do *Qi* ou do *Yang*, normalmente do Baço e/ou do Pulmão.

d) Cútis azul-esverdeada

Uma cútis azulada indica Frio ou choque, enquanto cútis esverdeada indica Vento ou Dor. A cor esverdeada ao redor da boca normalmente indica Vento no Fígado (em crianças, ocorre normalmente após uma doença febril), dor abdominal por Frio ou *Qi* do Fígado invadindo o Baço. A cor azulada na fronte está relacionada com o Coração e indica choque, enquanto a cor azulada na fronte e no queixo de um bebê pode indicar choque pré-natal.

2. ORIFÍCIOS

Os orifícios observados em crianças são os olhos, as orelhas, o nariz, a boca, a uretra e o ânus.

a) Olhos

A vermelhidão da esclera indica Vento-Calor externo ou Calor interno. Uma esclera amarelada indica Umidade, enquanto uma esclera azul-esverdeada indica Vento no Fígado.

Olhos avermelhados e lacrimejantes podem indicar sarampo. Cantos dos olhos avermelhados e fissurados indicam Umidade-Calor nos Intestinos e retenção de Alimentos.

"Membrana branca na pupila de crianças" é chamada *gan yi* em chinês e significa Nébula por Carência Nutricional na Infância; consiste em uma membrana branca que cobre a pupila, geralmente começando com o sintoma de diminuição da visão à noite. Como seu nome implica, ocorre em crianças que sofrem de desnutrição. Uma nébula é uma opacidade, cicatrização ou turvação da córnea. Para mais detalhes desse sinal, ver Parte 5, *Sintomas e Sinais*, Capítulo 61.

OLHOS

- Olhos avermelhados: Vento-Calor ou Calor interno
- Olhos amarelados: Umidade
- Olhos azul-esverdeados: Vento no Fígado
- Olhos lacrimejantes e avermelhados: sarampo
- Cantos dos olhos avermelhados e fissurados: Umidade-Calor nos Intestinos
- Membrana branca sobre a pupila: Desnutrição na Infância.

b) Orelhas

Orelhas pequenas e contraídas indicam constituição hereditária do Rim fraca. Vermelhidão atrás das orelhas indica Vento-Calor; se o corpo também estiver quente e a face avermelhada, pode indicar varicela. Se a hélice da orelha estiver azul-esverdeada, isso indica dor abdominal por Frio ou Vento no Fígado depois de uma doença febril.

c) Nariz

Nariz escorrendo com secreção aquosa e esbranquiçada em casos agudos indica invasão de Vento-Frio. Secreção amarelada indica Vento-Calor. Secreção nasal esbranquiçada e aquosa em uma condição crônica indica rinite alérgica e é decorrente de deficiência do Qi do Pulmão.

Nariz obstruído com dificuldade de respirar geralmente indica Umidade ou Umidade-Calor no nariz; isso é muito comum em crianças e normalmente é decorrente de fator patogênico residual depois de invasões externas repetidas (especialmente quando tratadas com antibióticos). O batimento das asas do nariz em uma criança com febre indica Fleuma-Calor no Pulmão e é um sinal relativamente grave. Transpirar no nariz em condições crônicas indica deficiência do Qi do Pulmão.

d) Boca

A observação da boca inclui observar os lábios, as gengivas e a garganta.

Os lábios estão relacionados com o Baço; lábios pálidos indicam deficiência do Qi do Baço, enquanto lábios vermelhos indicam Calor no Baço e no Coração. Se os lábios estiverem escuros e secos, isso indica esgotamento grave do Yin depois de uma doença febril.

Gengivas inchadas e vermelhas indicam Calor no Estômago, retenção de Alimentos e verminoses.

A garganta deve ser sempre observada nas crianças; em casos agudos, a vermelhidão na garganta indica Vento-Calor, ao passo que, em casos crônicos, a vermelhidão da garganta com frequência é decorrente de Calor no Estômago e nos Intestinos.

Erosão, vermelhidão e inchaço da faringe indicam Calor Tóxico. Esse padrão é observado mais frequentemente em crianças que sofrem de infecções respiratórias agudas do trato superior.

Amígdalas aumentadas de coloração normal indicam retenção de Umidade ou Fleuma ocorrendo em um contexto de deficiência de Qi. Esse padrão é visto frequentemente em crianças com retenção de fator patogênico residual (p. ex., Umidade ou Fleuma) depois de infecções respiratórias agudas repetidas do trato superior.

Aumento crônico das amígdalas, em crianças, geralmente é acompanhado por aumento crônico das adenoides, que também é um sinal de retenção de Umidade residual ou de Fleuma.

Amígdalas vermelhas e aumentadas indicam Calor ou Calor Tóxico, geralmente no canal do Estômago e/ou do Intestino Grosso. As amígdalas devem ser sempre inspecionadas em invasões agudas de Vento-Calor, particularmente nas crianças. Amígdalas vermelhas e aumentadas são vistas com frequência em crianças durante infecções respiratórias agudas do trato superior.

Durante invasões agudas de Vento-Calor, aumento e vermelhidão das amígdalas indicam um grau mais grave de Vento-Calor e, com frequência, a presença de Calor Tóxico; também apontam para um envolvimento do canal do Estômago e/ou do Intestino Grosso. Além disso, são um sinal que de que a criança provavelmente tem uma condição preexistente de Calor, geralmente Calor no Estômago.

Vermelhidão crônica e aumento das amígdalas que vêm e vão indicam Calor crônico no canal do Estômago e/ou do Intestino Grosso (mais comum em crianças e geralmente decorrente de um fator patogênico residual), ou Calor Vazio no canal do Pulmão. Na medicina chinesa, chamavam o aumento e a vermelhidão crônica das amígdalas de "mariposa de leite" (*ru*): as amígdalas ficam parecidas com as asas de uma mariposa e têm um fluido leitoso.

Amígdalas avermelhadas e aumentadas com exsudato indicam Calor Tóxico no canal do Estômago e/ou do Intestino Grosso; isso normalmente acontece durante infecções respiratórias agudas do trato superior, e é mais comum em crianças. Esse quadro definitivamente indica invasão de Vento-Calor (ao contrário de Vento-Frio) e indica que está complicado por Calor Tóxico.

O aumento das amígdalas por Calor Tóxico era chamado de "mariposa de pedra" (*shi e*): as duas amígdalas parecem as asas de uma mariposa com aspecto pedregoso.

Em qualquer uma das patologias das amígdalas acima descritas, se as duas amígdalas estiverem afetadas, geralmente é uma indicação de maior gravidade do que se apenas uma estivesse afetada.

BOCA, LÁBIOS, GENGIVAS, GARGANTA E AMÍGDALAS

- Lábios pálidos: deficiência do Qi do Baço
- Lábios vermelhos: Calor no Baço e no Coração
- Lábios escuros e secos: esgotamento grave do Yin
- Gengivas inchadas e avermelhadas: Calor no Estômago, Retenção de Alimentos ou verminoses
- Garganta vermelha: Vento-Calor ou Calor no Estômago e nos Intestinos
- Erosão, vermelhidão e inchaço da faringe: Calor Tóxico
- Amígdalas aumentadas: Umidade ou Fleuma (em um contexto de deficiência de Qi)
- Amígdalas vermelhas e aumentadas: Calor ou Calor Tóxico no Estômago e/ou no Intestino Grosso
- Amígdalas vermelhas, aumentadas e purulentas: Calor Tóxico
- Vermelhidão crônica e aumento das amígdalas que vêm e vão: Calor no Estômago e/ou no Intestino Grosso ou Calor Vazio nos Pulmões.

e) Uretra e ânus

Uma pele úmida e amarelada na área genital indica Umidade-Calor. Assadura persistente decorrente do uso de fralda indica Umidade-Calor no canal do Fígado. Ânus dolorido e irritado pode indicar verminose, e prurido no ânus à noite pode indicar oxiuríase.

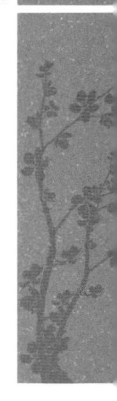

3. MOVIMENTO DO CORPO

De modo geral, as regras aplicáveis à observação dos movimentos do corpo das crianças são as mesmas dos adultos. Portanto, vou ressaltar apenas os aspectos que são peculiares às crianças.

A diferença mais importante entre adultos e crianças é o fato de ser normal que crianças sejam mais ativas e fiquem se movimentando durante a consulta. Fora isso, os mesmos princípios se aplicam – ou seja, se a criança é indiferente e excessivamente quieta, isso indica uma condição de Deficiência, enquanto se a criança se movimenta excessivamente, indica uma condição de Excesso. Condições de Excesso que podem causar movimento excessivo em crianças são Calor no Estômago e nos Intestinos, Fogo no Coração ou Fogo no Fígado.

Ao observar os movimentos do corpo da criança, há que se considerar uma timidez natural da criança na presença do médico; por exemplo, ela pode ficar tímida e extremamente quieta durante a consulta, mas ser um "terror" em casa!

4. MÚSCULOS ESPINAIS

A observação dos músculos espinais é realizada principalmente nos bebês. Se forem muito moles e flácidos, isso indica uma deficiência constitucional do Baço.

5. VEIAS NO DEDO INDICADOR

Nas crianças com menos de 3 anos de idade, a observação do dedo indicador é usada para diagnosticar doenças agudas. As três dobras do dedo indicador são chamadas de Portão do Vento, Portão do *Qi* e Portão da Vida, começando a partir da dobra proximal (Figura 22.1). O dedo indicador esquerdo é observado nos meninos e o dedo indicador direito, nas meninas. A observação é realizada esfregando-se o dedo primeiro e observando as veias que surgem no lado do dedo.

A observação de veias no dedo indicador em doenças agudas, em crianças com menos de 3 anos de idade, é realizada, antes de mais nada, para avaliar a gravidade da condição. Se as veias que aparecerem no dedo se estenderem um pouco além do Portão do Vento, isso indica que o fator patogênico está apenas nos canais de Conexão, é uma condição relativamente leve e superficial e a condição é benigna. Se qualquer veia que surgir no dedo indicador se estender além do Portão do *Qi*, o fator patogênico está nos canais principais, a condição é mais profunda e a condição é mais grave. Se as veias que surgirem se estenderem além do Portão da Vida, o fator patogênico está nos órgãos internos, a condição é profunda e a condição ameaça a vida.

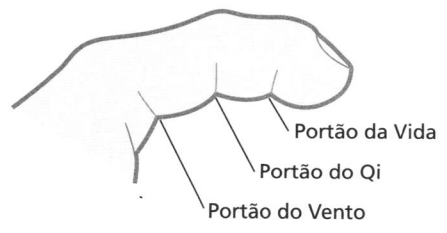

Figura 22.1 Diagnóstico pelas veias no dedo indicador.

As veias que aparecem no dedo indicador em crianças pequenas devem ser diferenciadas de acordo com os seguintes critérios:
- Profundidade da cor
- Intensidade da cor
- Cor real
- Movimento das veias
- Concentração da cor
- Comprimento das veias
- Espessura.

a) Profundidade da cor

"Profundidade" da cor não se refere à tonalidade, mas sim à visibilidade das veias no dedo. Se as veias forem superficiais e claramente visíveis na superfície, isso indica que a doença está no Exterior e é de origem externa; se as veias forem profundas e ocultas, a doença está no Interior e é de origem interna, ou algum fator patogênico externo se tornou interno.

b) Intensidade da cor

"Intensidade" da cor se refere à sua "densidade": se for rarefeita, a doença é benigna; se for "densa", a doença é mais grave. Se as veias desaparecerem facilmente ao massagear o dedo, isso indica uma condição de Deficiência; se não desaparecem facilmente ao massagear o dedo e ficarem "ocultas", verifica-se uma condição de Excesso.

c) Cor real

A cor real das veias deve ser observada. Veias vermelho-vivo indicam invasão externa de Vento-Frio ou Vento-Calor; veias vermelho-arroxeadas, Calor interno; veias azul-arroxeadas, Vento-Calor; veias azuladas, uma condição do Fígado, com frequência com convulsões; veias vermelho-claras, Frio Vazio; veias esbranquiçadas, Deficiência Nutricional da Infância; veias amareladas, uma condição do Baço; e veias roxo-escuras, obstrução dos Vasos de Conexão do Sangue.

d) Movimento das veias

O "movimento" das veias se refere à veia que é relativamente grossa, pulsa fortemente, não suavemente, e parece congestionada. Isso pode indicar uma condição Cheia com fatores patogênicos fortes, estagnação do *Qi* e do Sangue, estagnação de Umidade-Fleuma ou retenção de Alimentos.

e) Concentração da cor

A concentração da cor se refere à densidade da cor das veias – uma cor concentrada é "firmemente compactada", enquanto uma menos concentrada é mais esparsa.

Quanto mais concentrada a cor, mais grave a doença. O grau de concentração também indica o caráter do padrão; ou seja, uma cor mais concentrada indica uma condição de Excesso, e uma cor esparsa indica uma condição de Vazio.

f) Comprimento das veias

O comprimento das veias deve ser observado: veias longas indicam que a doença está evoluindo, e veias curtas, que a doença está recuando.

g) Espessura

A espessura das veias também deve ser observada: veias espessas indicam condições de Calor e de Excesso, ao passo que veias finas indicam condições de Frio e de Vazio.

VEIAS NO DEDO INDICADOR

Profundidade
- Superficiais: doenças do Exterior
- Profundas: doenças do Interior.

Intensidade
- Rarefeitas: doença benigna
- Densas: doença grave.

Cor
- Vermelho-vivo: Vento externo
- Vermelho-arroxeada: Calor interno
- Azul-arroxeada: Vento-Calor
- Azulada: Vento no Fígado
- Vermelho-clara: Frio-Vazio
- Esbranquiçada: Disfunção Nutricional da Infância
- Amarelada: deficiência do Baço
- Roxo-escura: estase de Sangue.

Movimento
- Veia grossa pulsando com força: condição Cheia, fatores patogênicos fortes.

Comprimento
- Longas: doença evoluindo
- Curtas: doença recuando.

Espessura
- Espessas: condições de Calor, de Excesso
- Finas: condições de Frio, de Vazio.

6. PREGAS NO DEDO INDICADOR

A superfície palmar do dedo indicador deve ser observada para analisar a presença de pregas. Uma prega arredondada com uma "cauda" (Figura 22.2), chamada "pérola longa" na medicina tradicional chinesa, indica Distúrbio de Acúmulo. Uma prega arredondada sem a cauda, chamada de "prega fluente", indica Calor interno (Figura 22.3).

Uma prega longa parecendo uma cobra com a cabeça na extremidade distal da superfície palmar do dedo indicador, chamada "serpente fugindo" (Figura 22.4), indica um problema digestivo caracterizado por vômito e diarreia. Uma prega longa parecendo uma cobra com sua cabeça na extremidade proximal da superfície palmar do dedo indicador, chamada "serpente retornando", indica Distúrbio de Acúmulo (Figura 22.5).

Uma prega parecendo um arco voltado para a direção oposta ao dedo médio, chamada de "arco voltado para dentro" (Figura 22.6), indica invasão externa de Vento. Uma prega parecendo um arco voltado para o dedo médio, chamada de "arco voltado para fora", indica Fleuma-Calor (Figura 22.7).

Uma prega diagonal se estendendo do aspecto radial para o aspecto ulnar com a parte superior no aspecto ulnar indica invasão externa de Vento-Frio (Figura 22.8). Uma prega diagonal se estendendo do aspecto ulnar para o aspecto radial com sua parte superior no aspecto radial indica invasão externa de Frio (Figura 22.9).

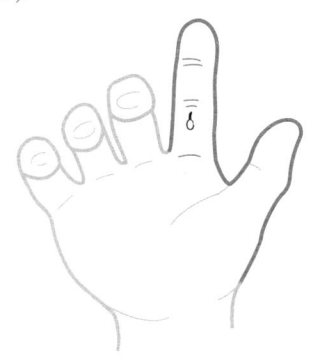

Figura 22.2 Prega "pérola longa".

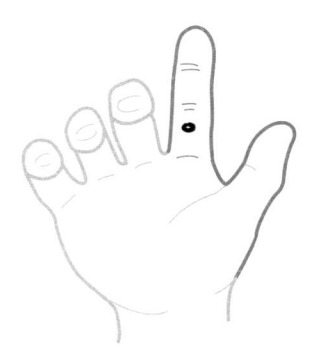

Figura 22.3 Prega "pérola fluente".

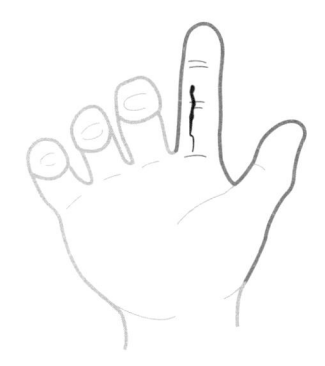

Figura 22.4 Prega "serpente fugindo".

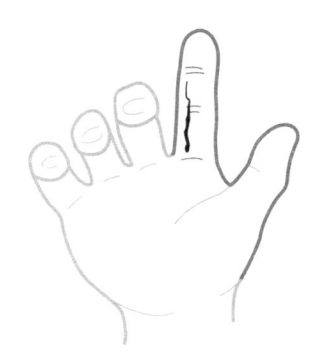

Figura 22.5 Prega "serpente retornando".

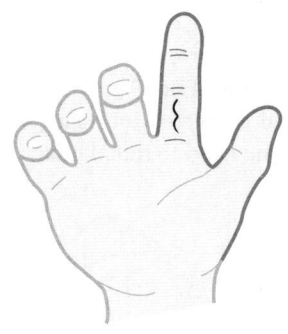

Figura 22.6 Prega "arco voltado para dentro".

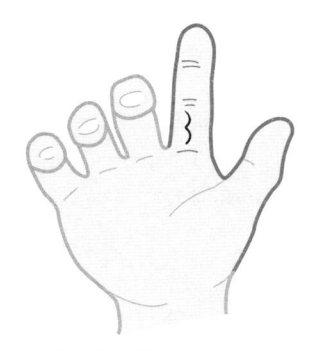

Figura 22.7 Prega "arco voltado para fora".

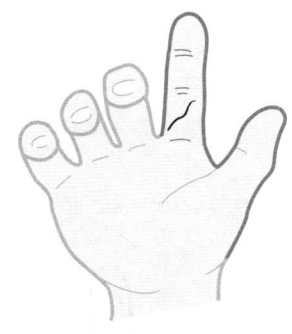

Figura 22.8 Prega diagonal se estendendo do aspecto radial para o aspecto ulnar.

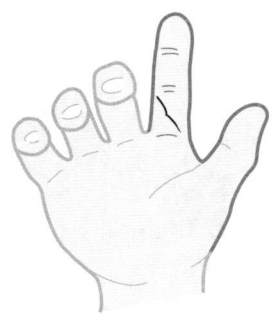

Figura 22.9 Prega diagonal se estendendo do aspecto ulnar para o aspecto radial.

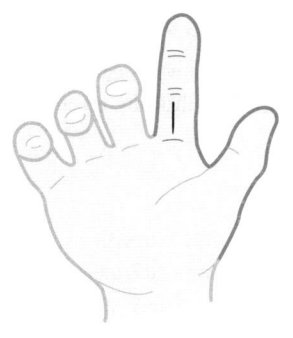

Figura 22.10 Prega em "agulha".

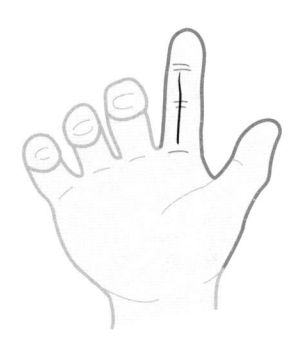

Figura 22.11 Prega em "lança".

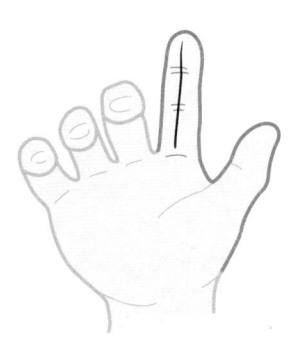

Figura 22.12 Prega vertical longa.

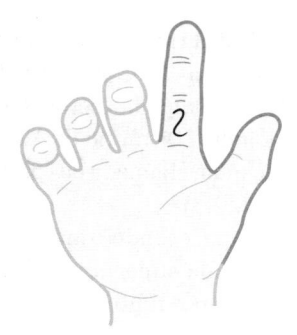

Figura 22.13 Prega curvilínea.

Uma prega reta parecendo uma agulha (Figura 22.10) ou, se mais longa, parecendo uma lança (Figura 22.11), indica Fleuma-Calor. Uma prega vertical, longa, estendendo-se através de todo o dedo indicador, indica um padrão de Excesso do Fígado (geralmente envolvendo Vento no Fígado) com deficiência grave do Baço (Figura 22.12).

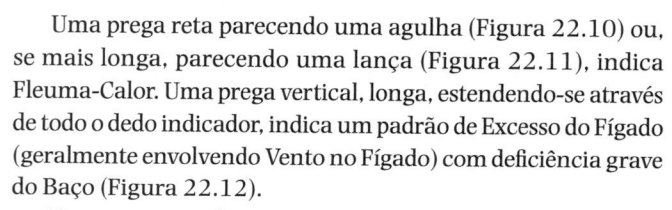

Uma prega curvilínea indica Vento no Fígado (Figura 22.13). Uma prega com sua extremidade em forma de gancho indica deficiência de *Yang* do Estômago e do Baço com Frio interno (Figura 22.14). Uma prega curvilínea com três ondulações, parecendo um verme, indica Distúrbio de Acúmulo (Figura 22.15). Três pregas lembrando o caractere chinês para "Água" (algo parecido com duas letras k voltadas uma contra a outra) indicam tosse crônica (Figura 22.16). Uma prega curvilínea parecendo um "S" indica vômito e diarreia crônicos e Deficiência Nutricional na Infância (Figura 22.17).

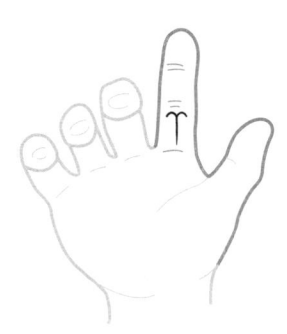

Figura 22.14 Prega com a extremidade em gancho.

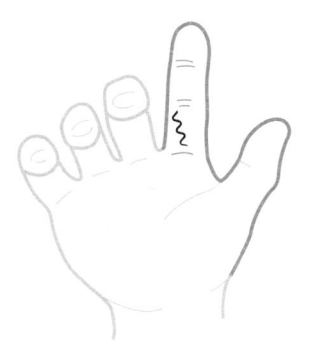

Figura 22.15 Prega em "verme".

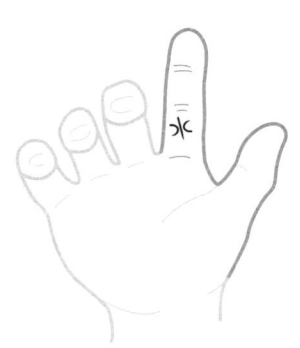

Figura 22.16 Três pregas.

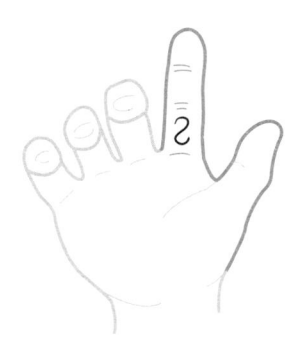

Figura 22.17 Prega em forma de S.

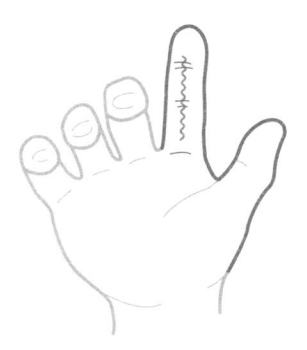

Figura 22.18 Prega em "espinha de peixe".

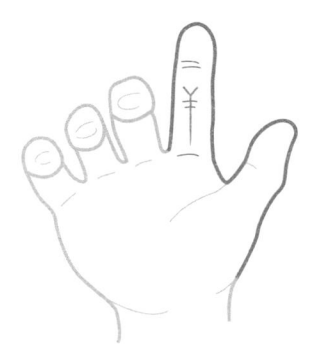

Figura 22.19 Prega que se ramifica.

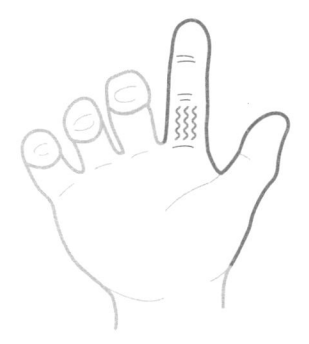

Figura 22.20 Três pregas irregulares.

Uma prega longa parecendo espinha de peixe indica Vento no Fígado e convulsões (Figura 22.18). Uma prega com duas pequenas ramificações na extremidade superior também indica Vento no Fígado e convulsões (Figura 22.19). Três dobras embaralhadas indicam vermes intestinais (Figura 22.20).

7. RAIZ DO NARIZ

A raiz do nariz (a parte do nariz entre os olhos) pode ser usada com fins diagnósticos em crianças com menos de 4 anos de idade. Ela reflete especificamente a condição do Estômago e do Baço (Figura 22.21).

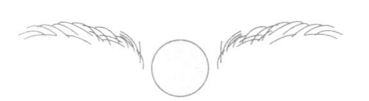

Figura 22.21 Área da raiz do nariz.

Se a raiz do nariz for esverdeada-escura, isso indica retenção de Alimentos ou, nos bebês, problemas nutricionais e, geralmente, uma condição de Excesso.

Raiz do nariz esverdeada-clara indica problemas digestivos de natureza Deficiente. Se houver vasos sanguíneos azulados na raiz do nariz, isso indica dor abdominal decorrente de retenção de Alimentos ou Frio.

Máculas esverdeadas na raiz do nariz indicam diarreia crônica por retenção de Alimentos.

RAIZ DO NARIZ

- Esverdeada-escura: retenção de Alimentos
- Esverdeada-clara: condição de Vazio
- Vasos azulados: dor abdominal
- Máculas esverdeadas: diarreia crônica.

RESULTADO DO APRENDIZADO

O aluno agora deve entender:
- As observações que se aplicam apenas às crianças – cútis, orifícios, movimento do corpo, músculos espinais, veias e pregas do dedo indicador e a raiz do nariz.

SEÇÃO 3

Diagnóstico pela Língua

INTRODUÇÃO

O diagnóstico pela língua é uma parte muito importante da observação diagnóstica. O ponto forte do diagnóstico pela língua está em sua clareza e objetividade. Especialmente quando comparado com o diagnóstico pelo pulso, o diagnóstico pela língua é bem objetivo – quando a língua está vermelha demais ou pálida demais, isso pode ser observado objetivamente.

Outro ponto forte importante do diagnóstico pela língua é sua capacidade de esclarecer condições complicadas. Por exemplo, uma deficiência simultânea do *Yin* do Rim e do *Yang* do Rim é bastante comum em mulheres com mais de 40 anos de idade, especialmente aquelas na menopausa. Essa deficiência simultânea pode dar origem a manifestações de calor e frio que confundem o médico; a língua vai indicar com bastante clareza se o que predomina é a deficiência do *Yin* do Rim ou do *Yang* do Rim.

Os principais aspectos do diagnóstico pela língua são a cor do corpo da língua, a forma do corpo da língua e a saburra. A língua reflete o estado dos órgãos internos e o estado do *Qi* e do Sangue. Do ponto de vista dos Oito Princípios, ela reflete claramente condições de Calor-Frio, Cheio-Vazio e *Yin-Yang*.

A discussão do diagnóstico pela língua procede nas seguintes partes:

Capítulo 23
1. Condições para o exame da língua
   a) Iluminação
   b) Técnicas de observação da língua
   c) Fatores externos que afetam a cor da língua.
2. Áreas da língua
3. Significado clínico da língua
   a) Cor do corpo da língua
   b) Forma do corpo da língua
   c) Saburra da língua
   d) Espírito da língua.

Capítulo 24
Cor do corpo da língua e veias sublinguais.

Capítulo 25
Forma do corpo da língua.

Capítulo 26
Saburra da língua.

Capítulo 27
Imagens e padrões da língua
- Línguas que refletem deficiência de *Qi*
- Línguas que refletem deficiência do *Yang*
- Línguas que refletem deficiência de Sangue
- Línguas que refletem deficiência do *Yin*
- A língua em um quadro de Fleuma e Umidade
- A língua em um quadro de Calor
- A língua em um quadro de Frio
- A língua em um quadro de estagnação de *Qi* e de Sangue
- A língua em um quadro de Vento interno
- A língua em um quadro de invasões externas de Vento.

Para uma discussão mais detalhada sobre o diagnóstico pela língua, ver *Diagnóstico pela Língua na Medicina Chinesa*, por G. Maciocia, Eastland Press, 1995, Seattle.

Diagnóstico pela Língua

SEÇÃO 3 — PARTE 1 — 23

CONTEÚDO DO CAPÍTULO

Princípios Gerais, 175
Condições Para o Exame da Língua, 175
Iluminação, 175
Técnicas de observação da língua, 175
Fatores externos que afetam a cor da língua, 175
Áreas da Língua, 176
Significado Clínico da Língua, 178
Cor do corpo da língua, 178
Forma do corpo da língua, 178
Saburra da língua, 178
Espírito da língua, 178

PRINCÍPIOS GERAIS

A discussão do diagnóstico pela língua neste capítulo está estruturada nas seguintes partes:
1. Condições para o exame da língua
   a) Iluminação
   b) Técnicas de observação da língua
   c) Fatores externos que afetam a cor da língua.
2. Áreas da língua
3. Significado clínico da língua
   a) Cor do corpo da língua
   b) Forma do corpo da língua
   c) Saburra da língua
   d) Espírito da língua.

Para uma discussão mais detalhada sobre o diagnóstico pela língua, ver *Diagnóstico pela Língua na Medicina Chinesa*.[1]

1. CONDIÇÕES PARA O EXAME DA LÍNGUA

a) Iluminação

Uma iluminação adequada é absolutamente essencial para um exame correto da língua, e a única iluminação apropriada é a luz natural de um dia ensolarado. O ambiente onde o paciente é examinado deve ter uma fonte abundante de luz natural; por exemplo, a luz natural adequada não pode ser obtida em um porão. Mesmo à luz do dia, a cor da língua só pode ser interpretada adequadamente em ambiente fechado se o dia estiver ensolarado; em um dia nublado, a cor da língua não pode ser observada com exatidão em ambiente interno; se o paciente tiver de ser examinado em um dia assim, é aconselhável, ao observar a língua, que ele fique próximo de uma janela ou mesmo que fique ao ar livre.

É óbvio que raramente é possível conseguir essas condições ideais; se for necessário observar a língua em um dia nublado, à tarde ou à noite, eu considero que a melhor luz artificial é a iluminação da lâmpada halógena, e a melhor maneira de observar a língua é mantendo uma luminária com uma dessas lâmpadas bem perto da superfície da língua.

b) Técnicas de observação da língua

Não se deve pedir para o paciente manter a língua fora da boca por mais de aproximadamente 15 segundos porque, quanto mais tempo a língua fica estendida, mais escura ela tende a ficar. Se precisarmos de mais de 15 segundos para observar a língua, o que normalmente acontece, devemos pedir ao paciente que a coloque para dentro da boca, feche-a e estenda a língua novamente: isso pode ser feito várias vezes sem afetar a cor do corpo da língua.

É muito importante examinar a língua sistematicamente seguindo sempre a mesma ordem, que é a seguinte:
- Cor do corpo da língua
- Forma do corpo da língua
- Saburra da língua
- Espírito da língua.

Eu recomendo fortemente seguir essa ordem sistemática da observação da língua porque ela reflete a importância clínica relativa de cada fator. Por exemplo, a cor do corpo da língua reflete condições de Calor ou Frio e de deficiência do *Yin* ou do *Yang* em vários órgãos, especialmente dos órgãos *Yin*; portanto, a cor do corpo da língua deve sempre ser o primeiro aspecto a ser observado. A forma do corpo da língua geralmente acrescenta informações apenas às recolhidas pela observação da cor do corpo da língua; por exemplo, se a língua estiver Pálida por deficiência do *Yang*, seu aumento simplesmente vai indicar que a deficiência do *Yang* é particularmente pronunciada. A saburra da língua reflete principalmente a condição dos órgãos *Yang*, e é facilmente influenciada por fatores a curto prazo; isso a torna relativamente menos importante do que a observação da cor do corpo da língua nas condições crônicas.

c) Fatores externos que afetam a cor da língua

Os fatores externos mais óbvios que afetam a cor da língua são alimentos, doces, bebidas ou pastilhas ricos em corantes. Se a língua do paciente apresentar uma cor evidentemente viva e muito incomum, sempre pergunte o que ele andou comendo.

Alimentos condimentados, como pimenta-caiena e *curry*, tendem a deixar a língua ligeiramente mais vermelha logo após serem consumidos. O uso de tabaco geralmente deixa a saburra amarelada e, em fumantes regulares, essa tonalidade se torna permanente. Entretanto, isso não pode ser descartado como sendo nada mais do que uma falsa aparência decorrente de um fator externo; na verdade, o tabaco, que tem natureza quente, tende a criar Calor.

Fármacos

Alguns fármacos afetam o aspecto da língua, principalmente os antibióticos. Esses medicamentos tendem a tornar a língua parcialmente descascada (ou seja, perda de pequenos retalhos da saburra); portanto, quando eu vejo uma língua assim, pergunto ao paciente se ele está fazendo uso de antibióticos ou se fez uso recentemente (Figura 23.1). De acordo com minha experiência, o efeito dos antibióticos sobre a língua dura aproximadamente 2 semanas após seu curso ter sido interrompido. A julgar pelos efeitos dos antibióticos sobre a língua, podemos deduzir que eles agridem o *Yin* do Estômago.

Os corticosteroides orais tendem a deixar a língua Vermelha e Aumentada, enquanto os broncodilatadores inalatórios (p. ex., salbutamol) podem deixar a ponta da língua Vermelha, mas somente depois de muitos anos de uso.

Os anti-inflamatórios (p. ex., fenilbutazona), paradoxalmente, fazem com que a língua apresente pontos vermelhos.

A maioria das substâncias citotóxicas usadas para o câncer tende a criar uma saburra muito espessa, amarelo-escura ou acastanhada, e também faz com que o corpo da língua fique Vermelho.

2. ÁREAS DA LÍNGUA

Nos homens e nas mulheres, igualmente, o corpo da língua pode ser dividido em três áreas: a área posterior, correspondendo ao Aquecedor Inferior, a média, correspondendo ao Aquecedor Médio, e a anterior, correspondendo ao Aquecedor Superior (Figura 23.2).

Portanto, de acordo com essa divisão, o terço anterior da língua reflete o estado do Coração e dos Pulmões; o terço médio reflete o estado do Estômago, do Baço, do Fígado e da Vesícula Biliar; e o terço posterior reflete o estado dos Rins, da Bexiga e dos Intestinos (Figura 23.3).

A posição na língua relativa às áreas do Coração e do Pulmão deve ser explicada tendo em vista vermelhidão, aumento, fissuras ou cor Arroxeada.

Quando há Calor no Pulmão (Figura 23.4), essa condição faz com que toda a área frontal da língua fique Vermelha, *incluindo a área do Coração* (mesmo que o Calor esteja apenas no Pulmão, e não no Coração). Quando há Calor no Coração (Figura 23.5), apenas a ponta da língua fica Vermelha.

Em relação ao aumento da língua, o aumento da ponta propriamente dita indica uma patologia do Coração, normalmente Calor no Coração.

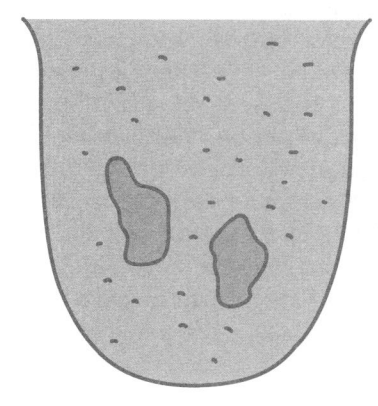

Figura 23.1 Língua parcialmente descascada por uso de antibióticos.

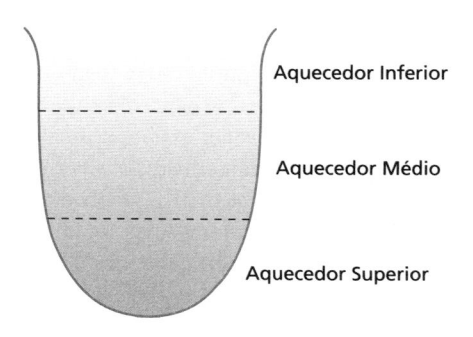

Figura 23.2 Divisões da língua de acordo com os Três Aquecedores.

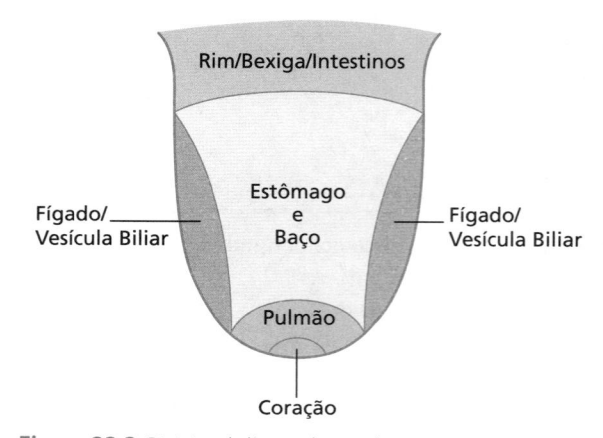

Figura 23.3 Divisões da língua de acordo com os órgãos internos.

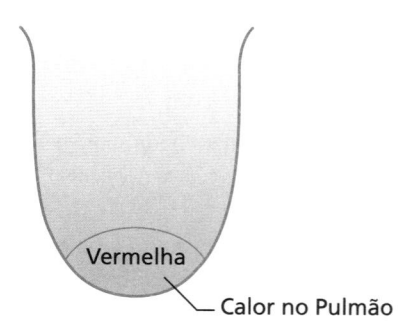

Figura 23.4 Língua indicando Calor no Pulmão (Vermelha no terço anterior).

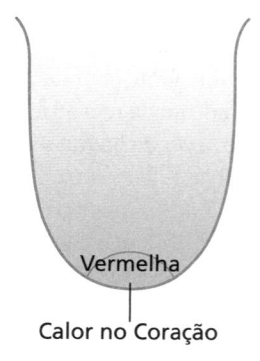

Figura 23.5 Língua indicando Calor no Coração (ponta Vermelha).

O aumento da língua relacionado com o Pulmão normalmente aparece em todo o terço anterior da língua ou nas laterais, entre as áreas do Coração e do Estômago e Baço; eu chamo essa área de área do "tórax" porque ela reflete patologias do coração, dos pulmões e, nas mulheres, das mamas (Figuras 23.6, 23.7 e 23.8).

No que se refere às fissuras, aquelas associadas ao Pulmão normalmente localizam-se na área entre a ponta da língua e o centro (Figura 23.9).

A cor Arroxeada nas laterais da língua, entre a ponta e o centro, pode estar relacionada com os pulmões ou com o coração no sentido biomédico; indica estase de Sangue. Em doenças pulmonares, é vista na asma crônica ou no enfisema, enquanto em doenças cardíacas é vista na insuficiência arterial coronariana ou na angina. A mancha Arroxeada pode ser unilateral ou bilateral (Figura 23.10). Nas mulheres, a cor Arroxeada nessa área também pode indicar patologia das mamas.

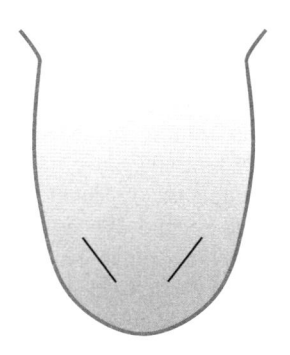

Figura 23.9 Fissuras associadas ao Pulmão.

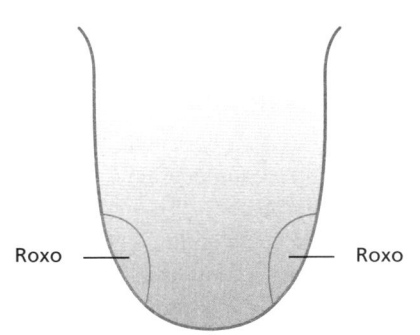

Figura 23.10 Cor Arroxeada na área do tórax (Pulmão ou Coração, e mamas, em mulheres).

Embora as laterais da língua correspondam ao Fígado e à Vesícula Biliar, elas também, sob certas circunstâncias, podem refletir condições do Baço. Uma patologia do Fígado, como Calor, se reflete ao longo de toda a lateral da língua; uma patologia do Baço também se reflete nas laterais, mas apenas na seção central. Isso se aplica para a vermelhidão e para o aumento. As Figuras 23.11 e 23.12 ilustram essa diferença.

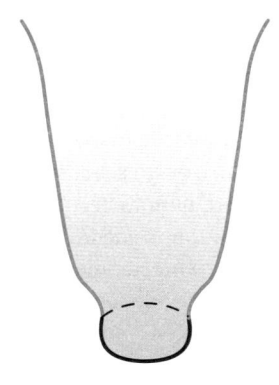

Figura 23.6 Aumento na área do Coração.

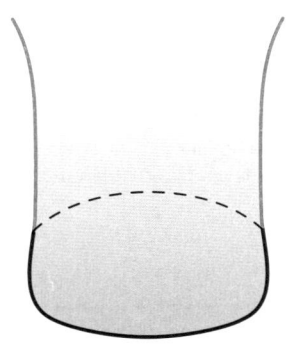

Figura 23.7 Aumento na área do Pulmão (terço anterior).

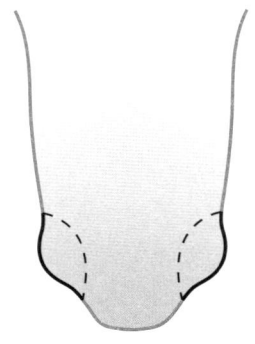

Figura 23.8 Aumento na área do tórax (laterais).

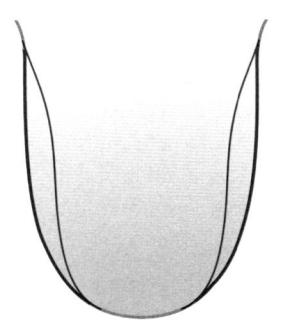

Figura 23.11 As laterais em patologia do Fígado.

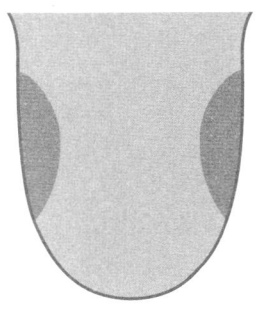

Figura 23.12 As laterais em patologia do Baço.

3. SIGNIFICADO CLÍNICO DA LÍNGUA

A importância do diagnóstico pela língua está principalmente no fato de que ela quase sempre mostra a condição verdadeira do paciente; obviamente, isso é extremamente útil nas condições complicadas onde possa haver sinais contraditórios de Calor e Frio ou de deficiência de *Yin* e de *Yang*. Por exemplo, nas condições da menopausa, em que com frequência há uma deficiência simultânea do *Yin* do Rim e do *Yang* do Rim, a língua mostra claramente se há predominância da deficiência do *Yin* ou do *Yang*, porque ela vai estar Vermelha no primeiro caso e Pálida no segundo.

O significado clínico da língua deve estar relacionado com seus vários aspectos.

a) Cor do corpo da língua

A cor do corpo da língua reflete basicamente o estado dos órgãos *Yin* e do Sangue; mostra condições de Calor ou de Frio, e de deficiência do *Yin* ou do *Yang*.

A cor própria do corpo da língua é visível pela saburra da língua, e é importante não confundir as duas. Em termos gerais, a saburra da língua não se estende até sua borda, de modo que as laterais da língua podem mostrar a cor do seu corpo se a saburra for muito espessa. A observação da cor do corpo da língua inclui a observação de pontos vermelhos que normalmente, embora nem sempre, ocorrem em uma língua Vermelha.

O exame do corpo da língua deve sempre incluir um exame das veias sublinguais.

Os fluidos normais do Estômago tendem a deixar a língua pálida, enquanto o Sangue do Coração tende a deixá-la avermelhada. As influências desses dois órgãos, portanto, fazem com que a língua normal seja pálido-avermelhada, indicando um bom estado dos fluidos do Estômago e do Sangue do Coração.

b) Forma do corpo da língua

A forma do corpo da língua reflete basicamente condições de Deficiência ou Excesso, e essa observação acrescenta mais informações àquelas colhidas pela cor do corpo da língua.

A observação da forma do corpo da língua inclui a consideração da forma propriamente dita, sua espessura (Fina, Aumentada etc.), sua elasticidade (Rígida, Flácida etc.), sua superfície (fissuras etc.) e seus movimentos involuntários (Trêmula, em Movimento etc.).

A forma do corpo da língua normal é flexível, não é aumentada, não é fina e não apresenta fissuras.

c) Saburra da língua

A saburra da língua reflete principalmente o estado dos órgãos *Yang*, em especial do Estômago. Também reflete condições de Deficiência ou Excesso e de Calor ou Frio.

A saburra da língua é formada quando alguns dos fluidos gerados no processo de digestão dos alimentos do Estômago ascendem e a criam. Uma saburra fina e esbranquiçada, portanto, indica um bom estado do *Qi* do Estômago, ao passo que uma saburra da língua sem raiz ou ausente indica enfraquecimento do *Qi* do Estômago.

A saburra da língua deve ser fina para que a cor do corpo da língua possa ser vista através dela.

d) Espírito da língua

O "espírito" da língua se refere ao seu aspecto geral: é chamado de *Shen*, em chinês, e é praticamente a mesma coisa do *Shen* da cútis e dos olhos (ou seja, refere-se às qualidades de luminosidade, brilho e vitalidade). Portanto, é possível distinguir dois tipos de língua: uma com espírito e outra sem espírito.

A língua com espírito denota certas qualidades de vigor, flexibilidade, vitalidade e luminosidade do corpo da língua. Uma língua sem espírito parece inerte, meio rígida, meio escura e baça. Uma língua sem espírito denota um mau prognóstico, ou que a condição será mais difícil de tratar.

RESULTADOS DO APRENDIZADO

O aluno agora deve entender:
- A iluminação ideal para um diagnóstico acurado da língua
- O método sistemático recomendado para observar a língua: cor do corpo, forma do corpo, saburra e espírito da língua
- Os fatores externos que podem influenciar a cor da língua
- As diferentes áreas da língua e seu significado clínico
- O significado clínico da cor do corpo, da forma, da saburra e do espírito da língua.

NOTA

1. Maciocia G: *Tongue Diagnosis in Chinese Medicine*, Eastland Press, 1995 Seattle.

SEÇÃO 3 | PARTE 1

Cor do Corpo da Língua 24

CONTEÚDO DO CAPÍTULO
Espírito da Língua, 179
Cor do Corpo da Língua, 179
Pálida, 179
Vermelha, 180
Arroxeada, 182
Veias Sublinguais, 184

A discussão do significado clínico do corpo da língua será dividida nas seguintes partes:
1. Espírito da língua
2. Cores do corpo da língua
3. Veias sublinguais.

1. ESPÍRITO DA LÍNGUA

O "espírito" da língua se refere ao seu aspecto geral: é chamado de *Shen*, em chinês, e significa a mesma coisa do *Shen* da cútis e dos olhos (ou seja, refere-se às qualidades de luminosidade, brilho e vitalidade). Podemos, então, distinguir dois tipos de língua: a língua com espírito e a língua sem espírito.

Uma língua com espírito denota certas qualidades de vigor, flexibilidade, vitalidade e luminosidade do corpo da língua. Uma língua sem espírito parece inerte, meio rígida, meio escura e baça. Podemos usar a analogia de um pedaço de carne no açougue: a língua com espírito parece um pedaço de carne fresca, enquanto a língua sem espírito parece um pedaço de carne velha que ficou escura, acinzentada e sem vida.

O espírito deve ser observado particularmente na raiz da língua, porque a raiz reflete o estado dos Rins, e o espírito dessa área reflete a condição da Essência do Rim. A Essência do Rim é a base da vida, e a ausência do espírito na raiz da língua indica uma deficiência grave dos Rins e, portanto, a tendência a ficar doente. O espírito da língua é basicamente um sinal prognóstico, porque uma língua com espírito indica que o paciente pode recuperar-se relativamente fácil, ao passo que uma língua sem espírito indica que, independentemente da condição que o paciente esteja passando, o tratamento pode ser prolongado.

É importante lembrar que o espírito da língua não tem nada a ver com outros sinais patológicos na língua; em outras palavras, o paciente pode ter uma língua patológica em muitos aspectos (p. ex., Vermelha com saburra espessa), mas, se tiver espírito, isso indica que a Essência do Rim ainda está forte e que o corpo é capaz de combater os fatores patogênicos.

2. COR DO CORPO DA LÍNGUA

A cor do corpo da língua reflete principalmente o estado dos órgãos *Yin* e do Sangue e mostra condições de Calor ou Frio e de deficiência do *Yin* ou do *Yang*. A cor normal do corpo da língua é pálido-avermelhada.

Tradicionalmente, são descritas cinco cores patológicas: Pálida, Vermelha, Vermelho-escura, Arroxeada e Azulada. Entretanto, o significado clínico da língua Vermelho-escura é essencialmente o mesmo do da língua Vermelha, e o significado clínico da língua Azulada é essencialmente o mesmo do da língua Azul arroxeada; portanto, as cores patológicas podem ser reduzidas a três – Pálida, Vermelha e Arroxeada.

a) Pálida

A língua Pálida é mais pálida do que a normal. A palidez varia de ligeira até uma palidez tão extrema que a língua fica quase branca (Figura 24.1).

A língua Pálida indica deficiência do *Yang* ou deficiência do Sangue. Na deficiência do *Yang*, ela tende a ficar ligeiramente úmida, enquanto na deficiência do Sangue ela tende a ficar ligeiramente seca. Este segundo caso é muito comum em mulheres. Se estiver apenas ligeiramente Pálida, também pode indicar deficiência de *Qi*.

A língua geralmente fica Pálida apenas nas laterais. Se a palidez estiver completa ao longo das laterais, ela indica deficiência do Sangue do Fígado; se estiver Pálida apenas na seção central, indica deficiência do Sangue do Baço. Em casos

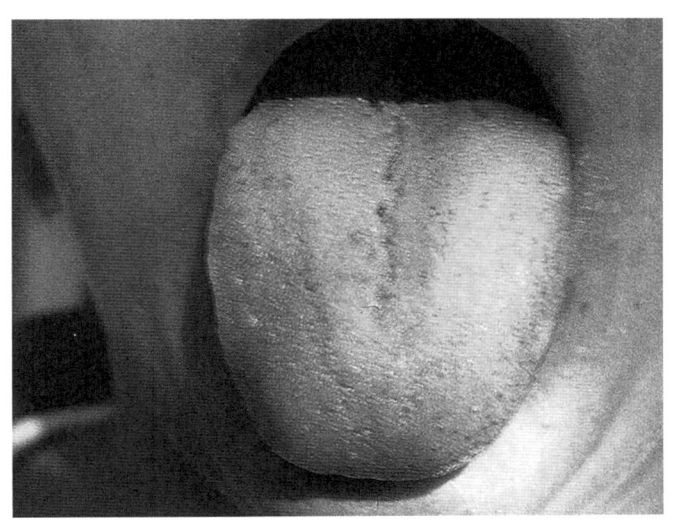

Figura 24.1 Língua Pálida. (Esta figura encontra-se reproduzida em cores no Encarte.)

graves de deficiência do Sangue do Fígado, as laterais também podem ficar alaranjadas.

A língua Pálida normalmente tem saburra; a língua Pálida sem saburra indica deficiência grave do Sangue: isso é relativamente raro, e é normalmente visto apenas em mulheres.

b) Vermelha

A língua Vermelha é mais vermelha do que a normal. Embora tradicionalmente sejam descritos dois tons de vermelho da língua, a língua Vermelha e a língua Vermelho-escura, o significado clínico desses dois tons é essencialmente o mesmo (Figura 24.2).

A língua Vermelha sempre indica Calor, que pode ser Cheio ou Vazio; portanto, quando observamos uma língua Vermelha, a primeira coisa que devemos nos perguntar é se tem ou não saburra. Se a língua for Vermelha com saburra com raiz (independentemente da cor), isso indica Calor Cheio; se a língua for Vermelha sem saburra, coberta parcialmente com saburra, ou com saburra sem raiz (independentemente da cor), indica Calor Vazio.

Deve-se enfatizar que uma língua Vermelha sem saburra indica especificamente Calor Vazio, e não deficiência de *Yin*, embora, obviamente, ela seja decorrente desta última. Em outras palavras, é a falta de saburra que indica a deficiência de *Yin*, e é a vermelhidão (sem saburra) que indica Calor Vazio. A implicação disso, logicamente, é que há muitos tipos de língua que indicam deficiência de *Yin* se o corpo da língua não estiver Vermelho.

O corpo da língua pode estar Vermelho em áreas específicas, especialmente na ponta, no terço anterior, no centro ou nas laterais. A ponta da língua Vermelha indica Calor no Coração (Cheio ou Vazio); se apenas a ponta estiver Vermelha, isso indica que a condição do Calor no Coração é leve, enquanto se toda a língua estiver Vermelha e a ponta ainda mais Vermelha, indica que há Calor generalizado e Calor grave no Coração (Figuras 24.3 e 24.4).

> **ATENÇÃO**
> - Língua Vermelha com saburra: Calor Cheio
> - Língua Vermelha sem saburra: Calor Vazio
> - Língua normal sem saburra: deficiência do *Yin*.

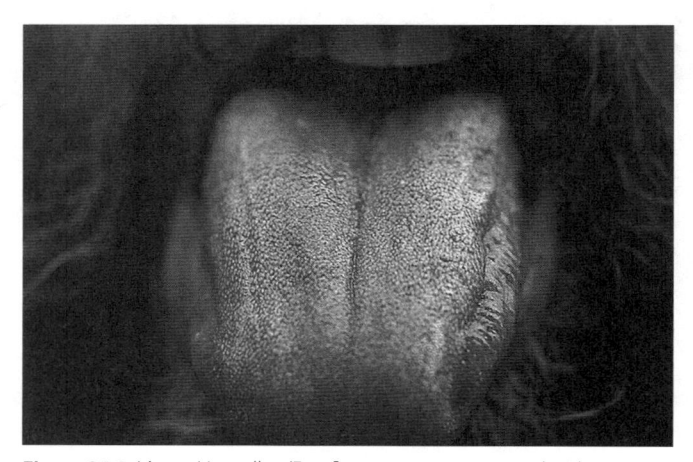

Figura 24.2 Língua Vermelha. (Esta figura encontra-se reproduzida em cores no Encarte.)

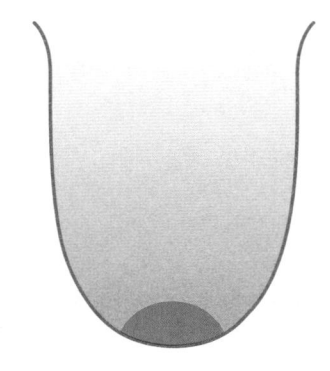

Figura 24.3 Ponta da língua Vermelha.

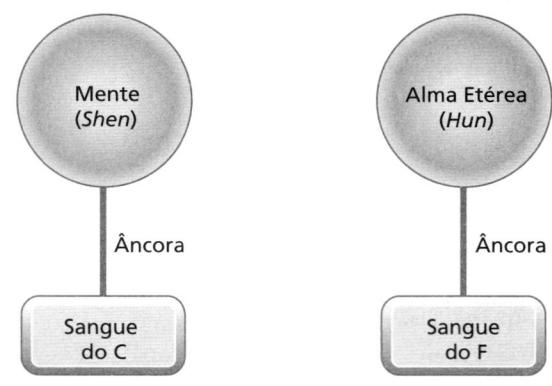

Figura 24.4 Ponta da língua Vermelha.

Laterais Vermelhas em toda a extensão das bordas indicam Calor no Fígado (Figuras 24.5 e 24.6), ao passo que uma vermelhidão apenas na seção central das laterais indica Calor no Estômago ou Calor no Baço (Figura 24.7).

Se a língua estiver Vermelha no centro, isso indica Calor no Estômago (Figura 24.8); se estiver Vermelha no terço anterior (incluindo a ponta), indica Calor no Pulmão (Figura 24.9).

i) Pontos Vermelhos

Antes de definir o que são pontos Vermelhos, devemos definir os "grãos" vermelhos. Os livros chineses antigos sobre diagnóstico pela língua dizem que o Fogo Ministerial fisiológico ascendendo para se comunicar com o Coração forma grãos vermelhos na superfície da língua (lembrando que a língua é uma extensão do Coração).

Esses grãos vermelhos são normais e indicam que o Fogo Ministerial fisiológico está saudável; ou seja, não está excessivo

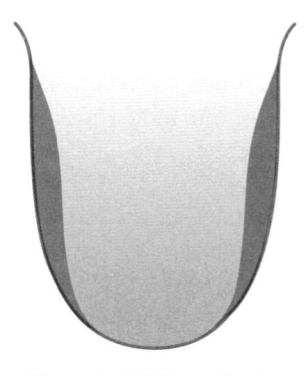

Figura 24.5 Calor no Fígado.

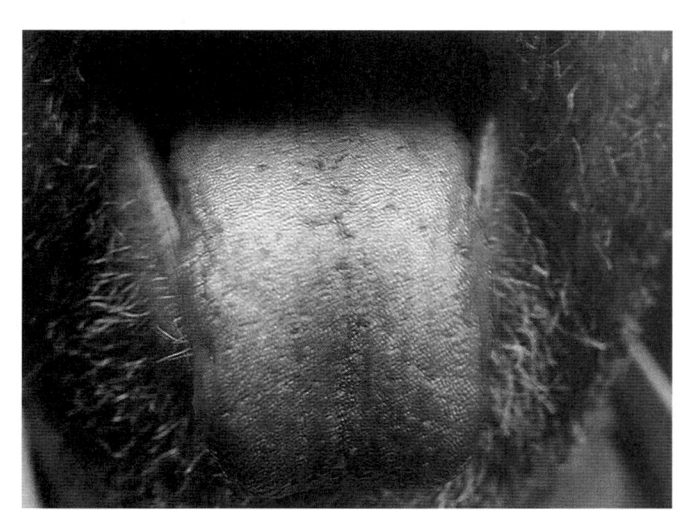

Figura 24.6 Laterais Vermelhas (áreas do Fígado). (Esta figura encontra-se reproduzida em cores no Encarte.)

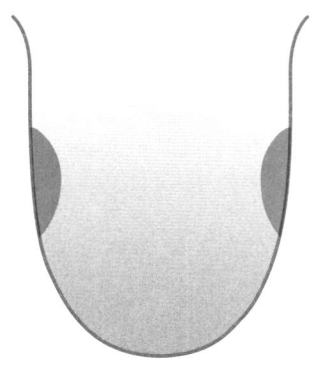

Figura 24.7 Calor no Baço.

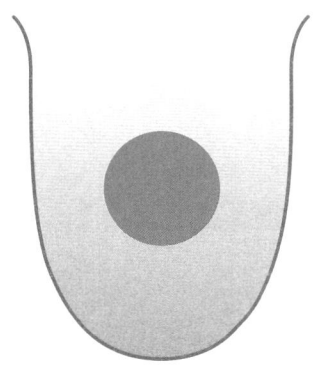

Figura 24.8 Calor no Estômago.

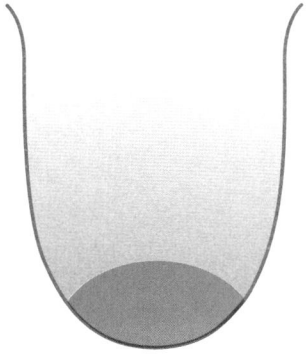

Figura 24.9 Calor no Pulmão.

nem deficiente. Quando o Fogo Ministerial se torna patológico por várias influências da vida, ele chameja em movimento ascendente, tornando os grãos vermelhos mais vermelhos e mais salientes na superfície da língua, tornando-se, desse modo, mais visíveis: quando isso acontece, são chamados "pontos" vermelhos.

Pontos Vermelhos, portanto, são sempre patológicos; eles indicam um estado patológico do Fogo Ministerial flamejando para cima. Pontos Vermelhos sempre indicam Calor a um grau maior do que quando a língua está simplesmente Vermelha. A intensidade da cor dos pontos e sua distribuição estão claramente associadas com a intensidade do Calor; quanto mais intensa a cor e mais densa a distribuição, mais forte o Calor (Figura 24.10).

Pontos vermelhos um pouco maiores normalmente são vistos apenas na raiz da língua e, como os pontos vermelhos menores, indicam Calor, mas com o componente adicional de certa estase de Sangue.

Os pontos vermelhos são vistos com frequência na ponta, nas laterais, no centro ou na raiz da língua. Pontos vermelhos na ponta da língua são relativamente comuns e indicam Fogo no Coração, normalmente derivado de estresse emocional. Pontos vermelhos nas laterais da língua, na área do Fígado, indicam Fogo no Fígado, enquanto pontos vermelhos no centro indicam Calor no Estômago. Entretanto, o Calor no Estômago também pode refletir-se com pontos vermelhos nas laterais da língua, mas apenas na seção média e ao longo de uma faixa mais larga (Figura 24.11).

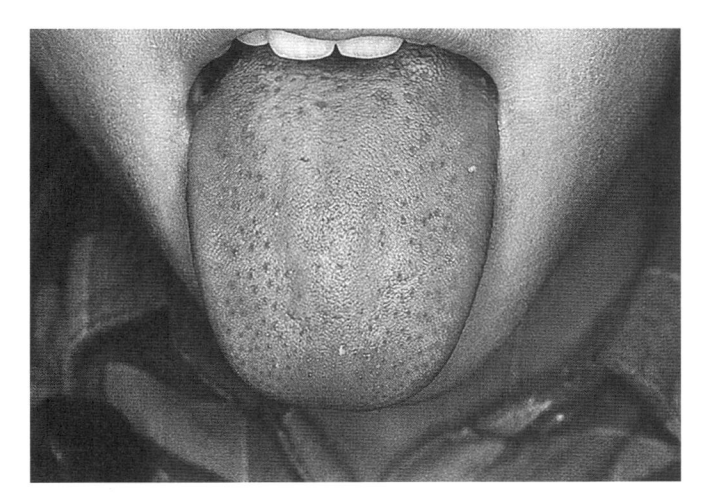

Figura 24.10 Pontos vermelhos. (Esta figura encontra-se reproduzida em cores no Encarte.)

Calor no Fígado   Calor no Estômago

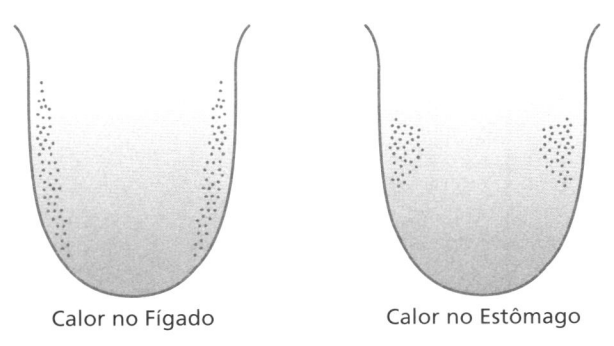

Figura 24.11 Pontos vermelhos indicando Calor no Fígado ou Calor no Estômago.

No caso de Calor no Pulmão, os pontos vermelhos podem surgir na área do tórax ou em todo o terço anterior da língua, ao contrário de quando aparecem apenas na pontinha da língua, indicando Calor no Coração (Figura 24.12).

Pontos vermelhos na raiz indicam Calor, normalmente Umidade-Calor, na Bexiga ou nos Intestinos.

ii) Pontos vermelhos nas doenças externas

O significado dos pontos vermelhos nas doenças externas é diferente do significado nas doenças internas. Antes de tudo, os pontos vermelhos nas doenças externas agudas definitivamente indicam uma invasão de Vento-Calor, ao contrário de Vento-Frio.

Nas doenças externas, a densidade dos pontos vermelhos reflete não apenas a intensidade do fator patogênico, mas também sua progressão em direção ao Interior; portanto, se no curso de uma doença externa aguda os pontos vermelhos forem ficando mais densos, isso indica não apenas que o fator patogênico ficou mais forte, mas que está começando a penetrar no Interior.

A distribuição dos pontos vermelhos também reflete os estágios da penetração de um fator patogênico externo. Nos estágios bem iniciais de uma invasão de Vento externo, os pontos vermelhos podem ficar mais concentrados no terço anterior ou nas laterais: nesse contexto, essas duas áreas correspondem ao Exterior do corpo, enquanto o centro da língua corresponde ao Interior (Figura 24.13).

Portanto, se depois de alguns dias os pontos vermelhos dessas duas áreas se estenderem em direção ao centro da língua, isso indica que o fator patogênico está penetrando no Interior.

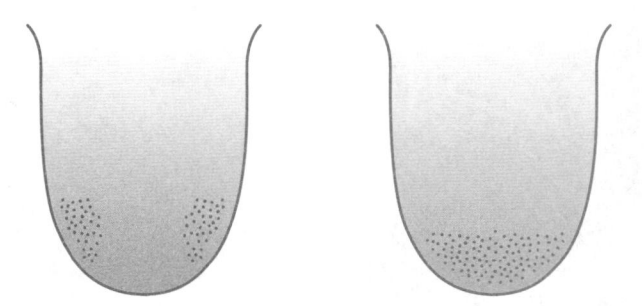

Figura 24.12 Pontos vermelhos indicando Calor no Pulmão.

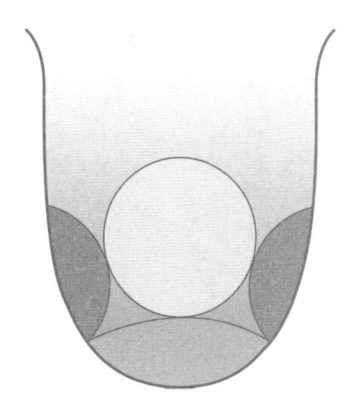

Figura 24.13 Áreas correspondentes ao Interior e ao Exterior nas doenças externas agudas.

c) Arroxeada

Uma língua Arroxeada sempre indica estase de Sangue, que pode derivar de Frio ou de Calor (Figuras 24.14 e 24.15). O Frio Interno contrai e obstrui a circulação de Sangue, levando à estase de Sangue; o Calor causa estase de Sangue porque condensa os fluidos corporais e o Sangue. Quando a estase de Sangue é derivada de Frio, a língua fica Azul-Arroxeada, e quando deriva de Calor, fica Vermelho-Arroxeada. Portanto, a língua Azul-Arroxeada, que indica Frio, se origina de uma língua Pálida, ao passo que a língua Vermelho-Arroxeada origina-se de uma língua Vermelha (Figura 24.16).

A língua fica Arroxeada apenas depois de um tempo prolongado, normalmente anos; portanto, sempre indica uma condição crônica e, por essa razão, é muito mais comum nos idosos. A cor Arroxeada da língua indica condições potencialmente graves e, na presença de uma língua com corpo dessa cor, devemos sempre fortalecer o Sangue e eliminar a estase (além de expelir o Frio interno, no caso de estase de Sangue originada do Frio, e remover o Calor, no caso de estase de Sangue originada do Calor), mesmo na ausência de qualquer sintoma de estase de Sangue. Condições graves relacionadas com estase de Sangue, na medicina chinesa, incluem câncer, doença arterial coronariana, acidente vascular cerebral e hipertensão.

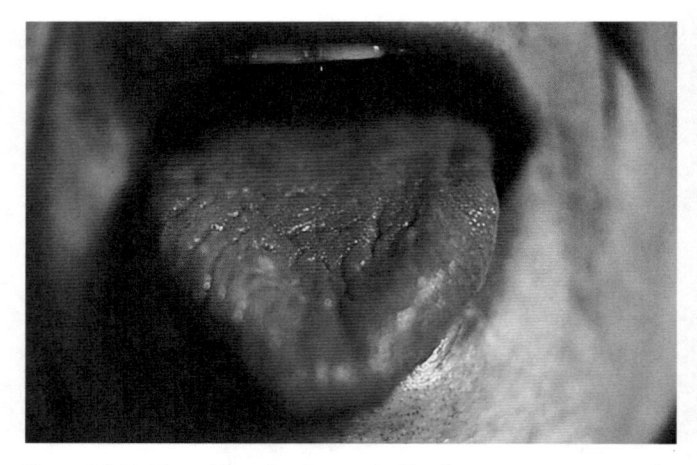

Figura 24.14 Língua Vermelho-Arroxeada. (Esta figura encontra-se reproduzida em cores no Encarte.)

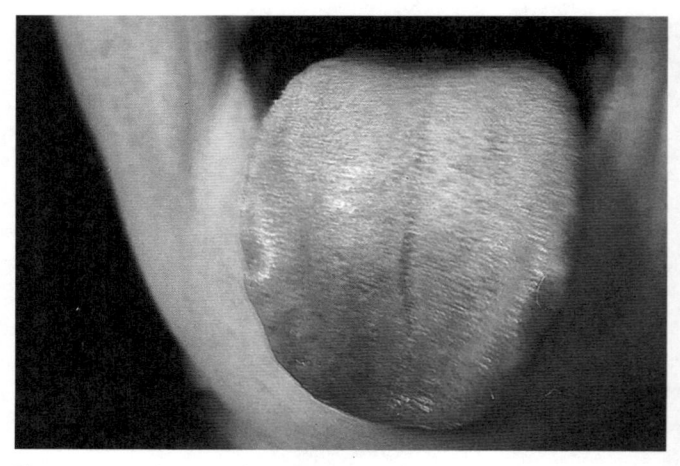

Figura 24.15 Língua Azul-Arroxeada. (Esta figura encontra-se reproduzida em cores no Encarte.)

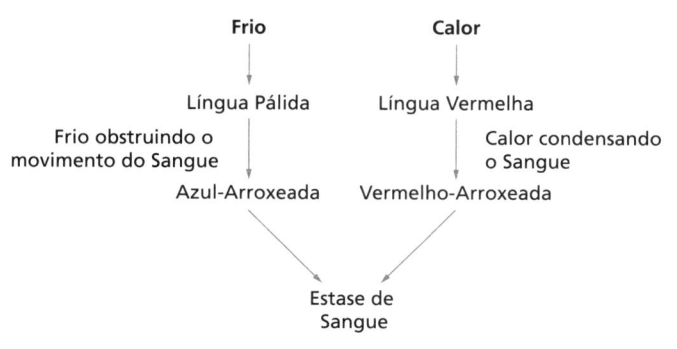

```
        Frio                  Calor
         ↓                      ↓
   Língua Pálida          Língua Vermelha
Frio obstruindo o                      Calor condensando
movimento do Sangue                        o Sangue
         ↓                      ↓
   Azul-Arroxeada         Vermelho-Arroxeada
              ↘          ↙
               Estase de
                Sangue
```

Figura 24.16 Desenvolvimento da língua Azul-Arroxeada ou Vermelho-Arroxeada.

A língua pode apresentar-se apenas parcialmente Arroxeada, e as áreas mais comuns são as suas laterais (área do Fígado ou do tórax), o centro e o terço anterior; a ocorrência mais frequente é nas laterais, na área do Fígado. Estranhamente, a língua nunca fica Arroxeada na pontinha, e a estase de Sangue no Coração normalmente se manifesta na área do tórax/mama, em vez de na ponta (ver a seguir).

Uma língua Arroxeada nas laterais, na área do Fígado, indica estase de Sangue no Fígado, que pode ocorrer em qualquer uma das áreas influenciadas pelo canal do Fígado; por exemplo, estase de Sangue do Fígado no hipocôndrio, no epigástrio, no abdome inferior e no Útero (Figura 24.17). A Figura 24.18 ilustra a área do Fígado. É interessante notar que embora o Útero fique no Aquecedor Inferior, cujo estado se reflete no teço posterior da língua, a estase de Sangue no Útero se manifesta com cor Arroxeada não na raiz da língua, mas nas laterais, na área do Fígado.

A cor Arroxeada nas laterais na área do tórax indica estase de Sangue no tórax (que pode incluir coração ou pulmões, no sentido biomédico) ou, apenas nas mulheres, nas mamas (Figura 24.19). Nas doenças pulmonares, a cor Arroxeada na área do tórax é vista na doença pulmonar obstrutiva crônica, como asma crônica, bronquite ou enfisema. Nas doenças cardíacas, a cor Arroxeada na área do tórax é vista na doença arterial coronariana.

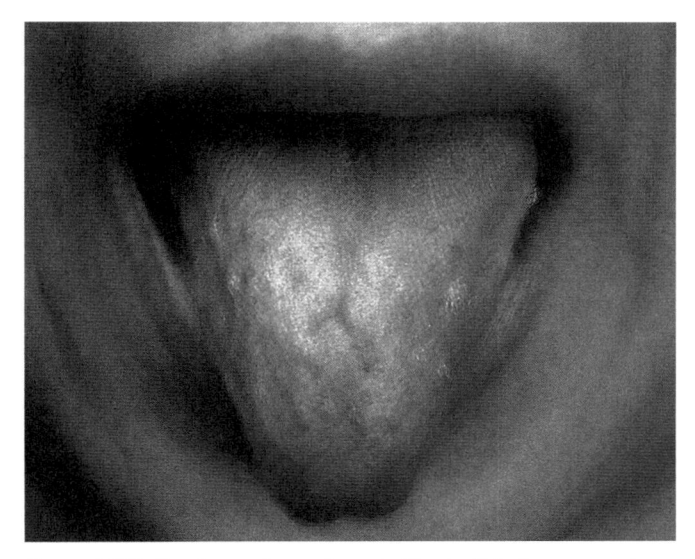

Figura 24.17 Cor Arroxeada nas áreas do Fígado. (Esta figura encontra-se reproduzida em cores no Encarte.)

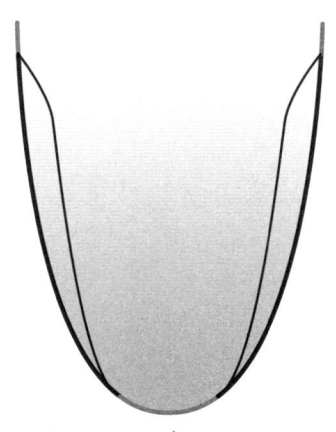

Figura 24.18 Área do Fígado.

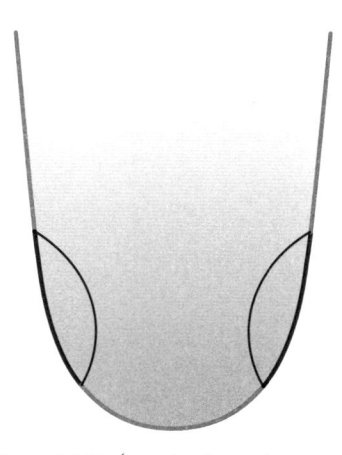

Figura 24.19 Áreas do tórax e das mamas.

Além disso, nas mulheres, a cor Arroxeada na área do tórax/mamas pode indicar uma patologia das mamas, como nódulos, podendo ser benignos ou malignos. A observação da área da mama nas mulheres que sofrem de carcinoma da mama é um importante fator prognóstico porque, se essa área estiver claramente Arroxeada, o prognóstico é ruim, ao passo que se não estiver, o prognóstico é bom. A cor Arroxeada na área da mama às vezes também é vista em mulheres sem nenhuma patologia nas mamas: isso indica a predisposição para nódulos nas mamas e, portanto, deve-se fortalecer o Sangue e eliminar a estase nas mamas, mesmo na ausência de sintomas e sinais (Figura 24.20).

A cor Arroxeada no centro da língua indica estase de Sangue no Estômago, enquanto a cor Arroxeada no terço anterior indica estase de Sangue no Pulmão.

NOTA CLÍNICA

Nas mulheres, eu sempre observo cuidadosamente a área da língua relacionada com a mama (também chamada área do tórax). Na ausência de doença pulmonar ou cardíaca (no sentido biomédico), a área da mama reflete patologias das mamas, em mulheres. Em particular, uma cor arroxeada na área da mama indica estase de Sangue na mama. É uma situação que potencialmente pode levar ao carcinoma de mama. Entretanto, a ênfase está na palavra "potencialmente"; nunca devemos supor que uma mulher tem câncer de mama tendo como base puramente uma cor arroxeada na área da mama. Entretanto, se uma mulher apresenta cor arroxeada na área da mama, eu fortaleço ativamente o Sangue na mama. (Ver Tratamento em seguida.)

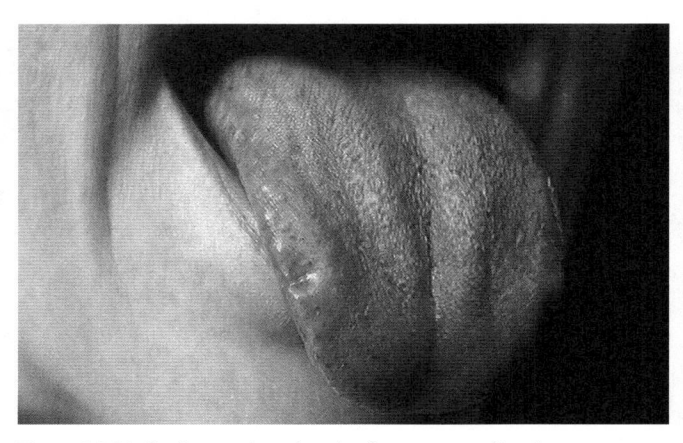

Figura 24.20 Cor Arroxeada na área do tórax e mamas. (Esta figura encontra-se reproduzida em cores no Encarte.)

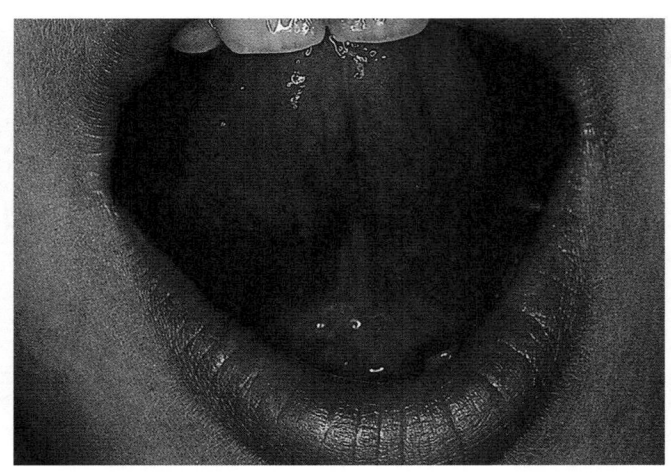

Figura 24.21 Veias sublinguais. (Esta figura encontra-se reproduzida em cores no Encarte.)

TRATAMENTO

Para tratar estase de Sangue nas mamas com acupuntura, eu uso VB-21 *Jianjing*, VB-41 *Zulinqi* e E-18 *Rugen*. Para tratar estase de Sangue nas mamas com fitoterapia, eu uso a prescrição *Ru He Nei Xiao Tang* Decocção para Dissolver Caroço Interno na Mama:

Chai Hu Radix Bupleuri 6 g
Xiang Fu Rhizoma Cyperi rotundi 9 g
Chen Pi Pericarpium Citri reticulati 9 g
Yu Jin Tuber Curcumae 9 g
Dang Gui Radix Angelicae sinensis 6 g
Chi Shao Radix Paeoniae rubrae 15 g
Shan Ci Gu Pseudobulbus Clemastrae 9 g
Xia Ku Cao Spica Prunellae vulgaris 12 g
Lou Lu Radix Rhapontici 9 g
Si Gua Luo Fasciculus Luffae vascularis 5 g
Gan Cao Radix Glycyrrhizae uralensis 3 g.

ÁREAS ARROXEADAS NA LÍNGUA

- Áreas do Fígado: estase de Sangue do Fígado ou estase de Sangue no Útero
- Áreas da mama e tórax: estase de Sangue no Coração ou nas mamas
- Centro: estase de Sangue no Estômago.

3. VEIAS SUBLINGUAIS

As veias sublinguais devem fazer parte do exame de rotina do corpo da língua. Sob condições normais, as duas veias debaixo da língua quase não são visíveis, apresentando cor pálido-avermelhada e desbotada. Quando ficam claramente visíveis, tornam-se, por definição, patológicas (Figura 24.21). Devemos observar o tamanho e a cor das veias sublinguais.

Se as veias estiverem distendidas, mas não escuras, isso indica deficiência de *Qi*, enquanto se estiverem muito finas em relação às laterais da língua e ao corpo do paciente propriamente dito, indica deficiência de *Yin*.

O sinal mais importante em relação às veias sublinguais é sua cor Arroxeada. Se estiverem distendidas e Roxo-escuras, indicam estase de Sangue, normalmente no Aquecedor Superior (Pulmões ou Coração), podendo também ser no Fígado. Veias sublinguais distendidas e escuras são mais comuns nos idosos e dão uma indicação precoce de estase de Sangue antes que o restante do corpo da língua fique Arroxeado. A observação das veias sublinguais, portanto, tem um importante valor preventivo. Veias sublinguais escuras e ressecadas indicam deficiência grave do *Yin* com Calor Vazio. Veias sublinguais escuras, aumentadas e úmidas indicam deficiência do Pulmão, do Baço e do Rim com acúmulo de fluidos.

Essa observação é importante também na Síndrome de Obstrução Dolorosa crônica. Se as veias sublinguais estiverem avermelhadas e brilhantes, indicam Umidade-Calor; se estiverem amareladas, indicam Umidade; e se estiverem esbranquiçadas e deslizantes, indicam Frio-Umidade; se estiverem também aumentadas, Umidade e estase de Sangue.

Na China moderna, alguns médicos consideram o aspecto das veias sublinguais um valioso sinal prodrômico de certas doenças.[1] Os principais sinais são os seguintes:
- Roxo-escuras: endurecimento das artérias cerebrais
- Distendidas, escuras e tortuosas: endurecimento das artérias, hipertensão (se as veias estiverem muito projetadas e parecerem minhocas, a doença é grave)
- Pequenos nódulos como grãos de arroz ou de trigo: endurecimento das artérias e doença cardíaca.

VEIAS SUBLINGUAIS

- Distendidas (não escuras): deficiência de *Qi*
- Finas: deficiência de *Yin*
- Distendidas e escuras: estase de Sangue no Aquecedor Superior
- Escuras e ressecadas: deficiência grave de *Yin* com Calor Vazio
- Escuras, aumentadas e úmidas: deficiência do Pulmão, do Baço e do Rim com acúmulo de fluidos
- Avermelhadas e brilhantes: Umidade-Calor
- Amareladas: Umidade
- Esbranquiçadas e deslizantes: Frio-Umidade
- Aumentadas, esbranquiçadas e pegajosas: Umidade e estase de Sangue.

VEIAS SUBLINGUAIS NA MEDICINA OCIDENTAL

- Roxo-escuras: endurecimento das artérias cerebrais
- Distendidas, escuras e tortuosas: endurecimento das artérias, hipertensão (se as veias estiverem muito protuberantes e parecerem minhocas, a doença é grave)
- Pequenos nódulos como grãos de arroz ou de trigo: endurecimento das artérias e doença cardíaca.

RESULTADOS DO APRENDIZADO

O aluno agora deve entender:
- O princípio de que o espírito da língua reflete o estado da Essência do Rim e, portanto, o prognóstico
- O significado clínico das três cores patológicas: Pálida, Vermelha e Arroxeada no corpo da língua como um todo ou aplicáveis a áreas específicas
- A importância da observação das veias sublinguais.

NOTA

1. Zhang Shu Min, O significado diagnóstico das veias sublinguais na arteriosclerose (*She Xia Mai Luo Zai Zhen Duan Dong Mai Ying Hua Zhong de Yi Yi*). *Journal of Chinese Medicine* (*Zhong Yi Za Zhi*), N. 12, 2000, p. 759.

PARTE 1   SEÇÃO 3

25 Forma do Corpo da Língua

CONTEÚDO DO CAPÍTULO

Fina, 186
Aumentada, 186
Parcialmente Aumentada, 187
Rígida, 187
Flácida, 187
Longa, 188
Curta, 188
Fissurada, 188
Desviada, 190
Móvel, 190
Trêmula, 190
Com Marcas de Dentes, 190

A observação da forma do corpo da língua revela basicamente condições de Deficiência ou de Excesso. Ela também acrescenta informações às recolhidas pela observação da cor do corpo da língua. Por exemplo, uma língua Pálida pode indicar deficiência do *Yang*; entretanto, se além de Pálida também estiver Aumentada, indica que a deficiência do *Yang* é grave e que levou ao acúmulo de Umidade ou Fleuma. Nesse exemplo, a forma do corpo da língua reflete a condição Cheia gerada por Umidade ou Fleuma.

Para dar outro exemplo, se uma língua não tem saburra, isso indica deficiência de *Yin* – se, além disso, também estiver Fina, indica que a deficiência de *Yin* é bastante grave. Nesse exemplo, a forma do corpo da língua reflete a gravidade de uma condição de Deficiência. Para dar ainda outro exemplo, se a ponta da língua estiver Vermelha, isso indica Calor no Coração ou Fogo no Coração, normalmente derivado de problemas emocionais; entretanto, se a ponta também estiver aumentada, indica que a condição de Calor no Coração ou de Fogo no Coração é mais grave.

As formas do corpo da língua a ser discutidas são:
1. Fina
2. Aumentada
3. Parcialmente aumentada
4. Rígida
5. Flácida
6. Longa
7. Curta
8. Fissurada
9. Desviada
10. Móvel
11. Trêmula
12. Com marcas de dentes.

1. FINA

"Fina" se refere à espessura, não à largura, da língua. O "corpo" da língua é formado por fluidos e por Sangue; portanto, uma língua Fina sempre indica uma deficiência de Sangue ou de fluidos *Yin*. No primeiro caso, ela também vai estar Pálida, e no segundo, Vermelha.

Uma língua Fina, na verdade, não é comum, provavelmente porque a Umidade e a Fleuma, que tornam a língua Aumentada, são fatores patogênicos comuns e predominantes. Pelo fato de esses fatores patogênicos fazerem com que a língua fique Aumentada, mesmo se o paciente tiver uma deficiência grave de Sangue ou de *Yin*, isso não se manifestaria na forma do corpo da língua. Na minha prática clínica, por exemplo, de 2.378 pacientes, pouco menos de 2% têm língua Fina, enquanto quase 37% têm língua Aumentada.

2. AUMENTADA

O tamanho do corpo da língua tem de estar relacionado com o tamanho da cabeça da pessoa; o que pode estar "Aumentado" para alguém pode ser normal para outra pessoa (Figura 25.1). Pelo fato de a espessura do corpo da língua depender do suprimento de fluidos e de Sangue, o corpo da língua Aumentado indica um acúmulo de fluidos, que podem ser Umidade, Fleuma ou edema. Portanto, o aumento da língua sempre indica uma condição Cheia, particularmente caracterizada por Umidade ou Fleuma. Embora a Umidade e a Fleuma surjam de uma deficiência do *Qi* ou do *Yang*, o aumento do corpo da língua reflete a condição Cheia criada por esses dois fatores patogênicos.

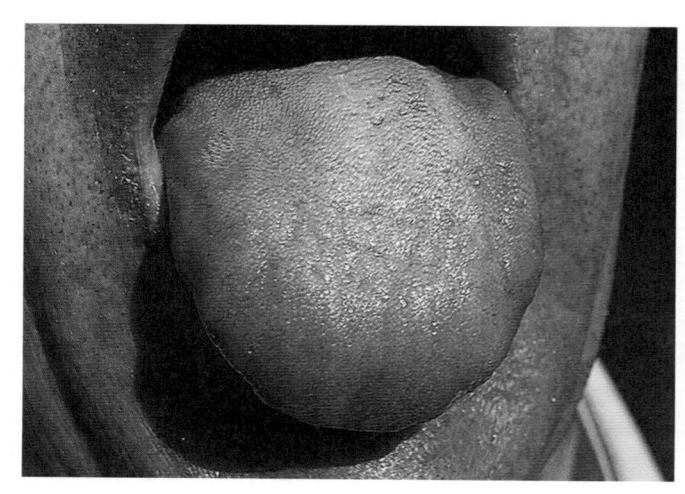

Figura 25.1 Corpo da língua Aumentado. (Esta figura encontra-se reproduzida em cores no Encarte.)

3. PARCIALMENTE AUMENTADA

Embora um aumento total da língua sempre indique Umidade ou Fleuma, o aumento parcial pode indicar outras patologias, como deficiência do Qi, estagnação do Qi ou Calor. As áreas onde o aumento parcial é mais comumente visto são as laterais, na área do Fígado ou do tórax, a ponta e o terço anterior.

- O aumento das laterais, na área do Fígado, é muito comum e normalmente indica Calor no Fígado; está quase sempre associado com uma cor Vermelha na mesma área (Figura 25.2)
- O aumento das laterais, na área do tórax e das mamas, indica retenção de Fleuma no tórax ou na mama ou uma deficiência do Qi do Pulmão (Figura 25.3)
- O aumento da ponta da língua, normalmente associado com a cor Vermelha, é muito comum e indica Calor no Coração ou Fogo no Coração originado de problemas emocionais graves (Figura 25.4)
- O aumento do terço frontal da língua indica retenção de Fleuma nos Pulmões (Figuras 25.5 e 25.6).

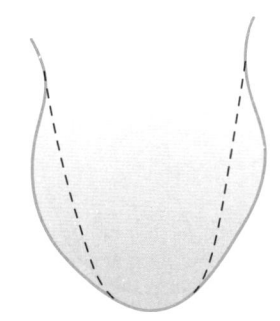

Figura 25.2 Aumento na área do Fígado.

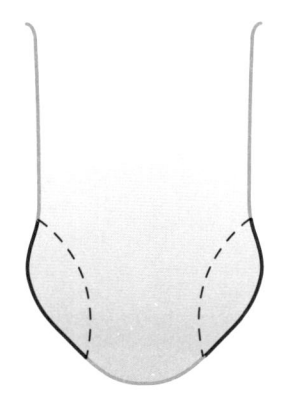

Figura 25.3 Aumento na área do tórax/mama.

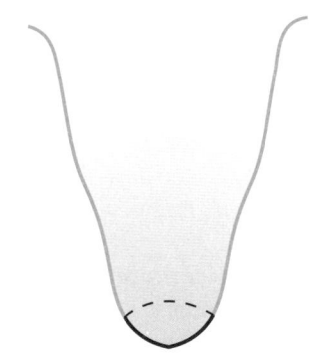

Figura 25.4 Aumento da ponta da língua.

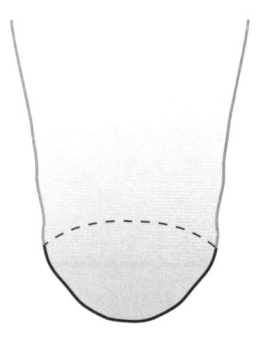

Figura 25.5 Aumento do terço frontal da língua.

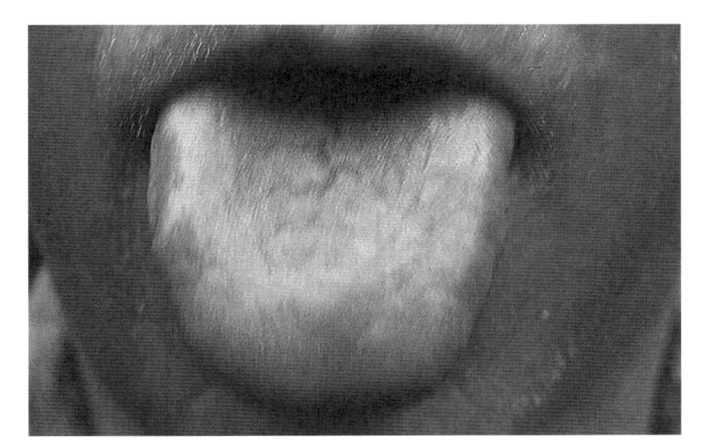

Figura 25.6 Aumento do terço frontal da língua (área do Pulmão). (Esta figura encontra-se reproduzida em cores no Encarte.)

4. RÍGIDA

A língua Rígida não tem a elasticidade e a flexibilidade normais; parece dura e rígida. Indica Vento interno, estase de Sangue ou deficiência grave do Yin (Figura 25.7).

5. FLÁCIDA

Uma língua Flácida é mole e, em casos graves, tem aspecto de amarrotada. Sempre indica falta de fluidos corporais ou de Sangue.

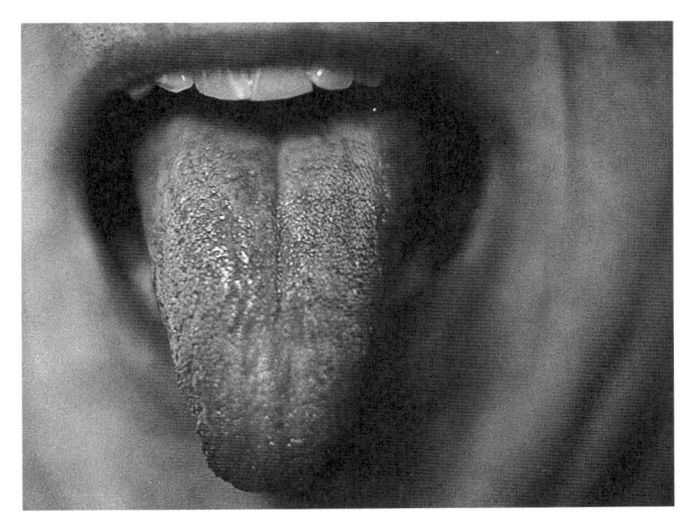

Figura 25.7 Corpo da língua Rígido (essa língua também está muito Arroxeada). (Esta figura encontra-se reproduzida em cores no Encarte.)

6. LONGA

Uma língua Longa é mais estreita e, quando esticada, fica mais projetada que o normal. Não é uma língua comum de se ver e sempre indica Calor.

7. CURTA

Uma língua Curta parece contraída, e o paciente não consegue esticá-la para fora da cavidade da boca. O significado da língua Curta depende da cor do corpo, porque pode indicar duas condições opostas – se estiver Pálida, indica Frio interno grave e deficiência do *Yang*; se estiver Vermelha e sem saburra, indica deficiência grave do *Yin*. No primeiro caso, o paciente não consegue esticar a língua o suficiente porque o Frio interno contrai os músculos, enquanto no segundo caso o paciente não consegue esticar a língua porque não há fluidos suficientes nela.

8. FISSURADA

De modo geral, as fissuras na superfície da língua indicam deficiência do *Yin* ou tendência a ela; entretanto, embora esta seja a causa mais comum, existem outras, como Umidade ou deficiência do *Qi* Original. Fissuras horizontais indicam deficiência do *Yin*, normalmente do Estômago e/ou do Rim, e são mais comumente vistas nos idosos (Figura 25.8).

Fissuras irregulares normalmente indicam deficiência do *Yin* do Estômago ou tendência a ela (Figuras 25.9 e 25.10).

Uma fissura curta central na linha média da língua é muito comum e indica deficiência do *Yin* do Estômago ou tendência a ela (Figuras 25.11 e 25.12).

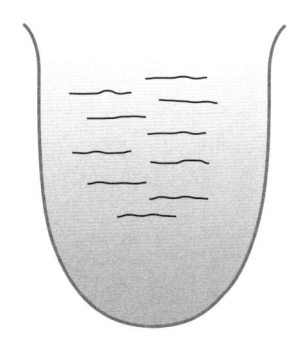

Figura 25.8 Fissuras horizontais.

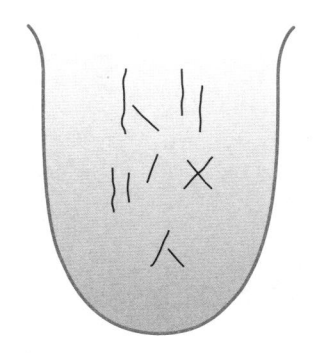

Figura 25.9 Fissuras irregulares.

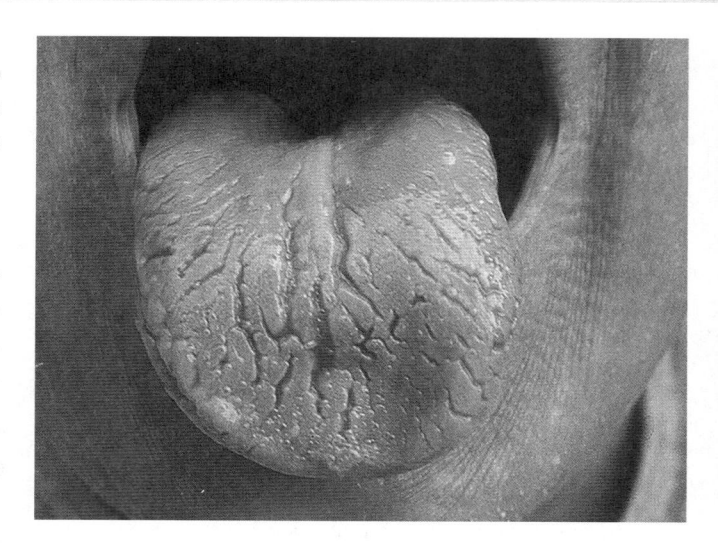

Figura 25.10 Fissuras irregulares. (Esta figura encontra-se reproduzida em cores no Encarte.).

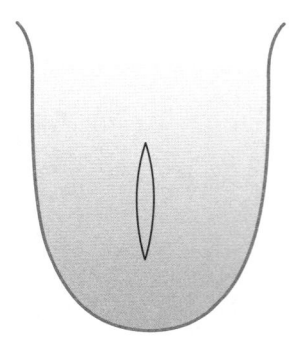

Figura 25.11 Fissura no Estômago.

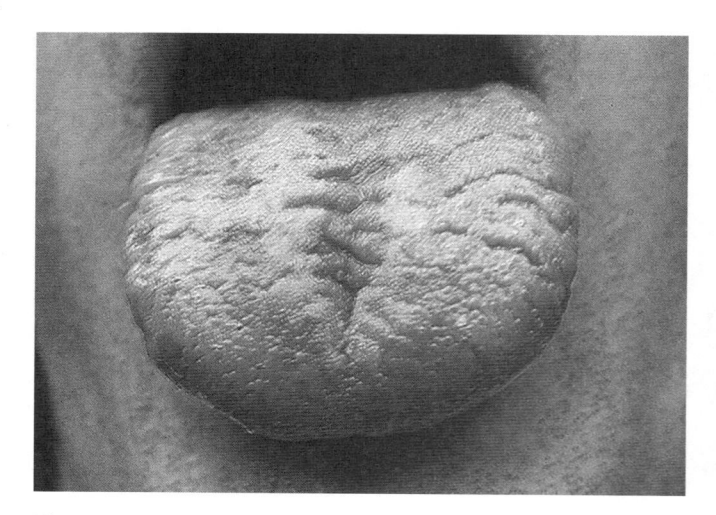

Figura 25.12 Fissura do Estômago. (Esta figura encontra-se reproduzida em cores no Encarte.)

Uma fissura longa central na linha média da língua também é comum; seu significado clínico depende da profundidade da fissura e da cor do corpo da língua, especialmente na ponta (Figuras 25.13 a 25.15).

Se a fissura do Coração for rasa e a cor do corpo da língua estiver normal, isso indica simplesmente uma tendência constitucional a padrões do Coração e não tem nenhum significado clínico específico. Entretanto, se uma pessoa tem uma fissura assim, qualquer estresse emocional que sofra terá repercussões mais profundas do que em uma pessoa que não apresenta uma fissura na área do Coração. De acordo com o Dr. J. H. F. Shen, uma fissura rasa na área do Coração com cor do corpo da língua normal também pode indicar doença cardíaca nos pais ou mesmo nos avós.

Se a fissura do Coração for profunda, isso indica que a pessoa pode sofrer de um padrão do Coração decorrente de estresse emocional, ainda mais se a ponta também estiver Vermelha. A seguir, diferentes situações de estresse emocional, em ordem crescente de gravidade, que se manifestam na língua:

- Fissura do Coração rasa, cor do corpo normal
- Fissura do Coração ausente, ponta Vermelha
- Fissura do Coração profunda, cor do corpo normal
- Fissura do Coração rasa, ponta Vermelha
- Fissura do Coração profunda, ponta Vermelha
- Fissura do Coração profunda, ponta Vermelha com pontos vermelhos
- Fissura do Coração profunda, língua Vermelha com ponta mais vermelha e pontos vermelhos
- Fissura do Coração profunda, língua Vermelha com ponta mais vermelha e aumentada e pontos vermelhos.

Fissuras transversais e curtas nas laterais são um sinal claro de deficiência do *Yin* do Baço. Isso não é comum e não é uma condição descrita com frequência entre os padrões do Baço; essas fissuras são a forma mais fácil de identificar esse padrão (Figura 25.16; ver também Figura 25.12).

Fissuras transversais curtas atrás da ponta, na área do Pulmão, normalmente indicam uma patologia passada do Pulmão, como pneumonia, coqueluche ou infecções respiratórias repetitivas durante a infância. Como essas fissuras refletem patologias passadas, elas não têm um significado clínico importante (Figura 25.17).

Uma fissura extremamente profunda na linha média com outras pequenas fissuras se ramificando dela, normalmente vistas em uma língua Vermelha sem saburra, indica uma deficiência grave do *Yin* do Rim com Calor Vazio nos Rins e no Coração (Figura 25.18).

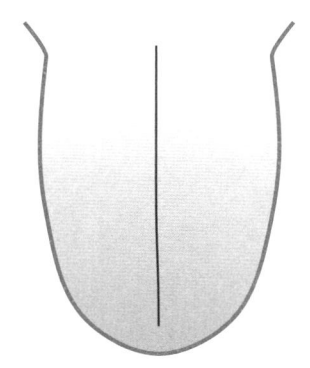

Figura 25.13 Fissura do Coração.

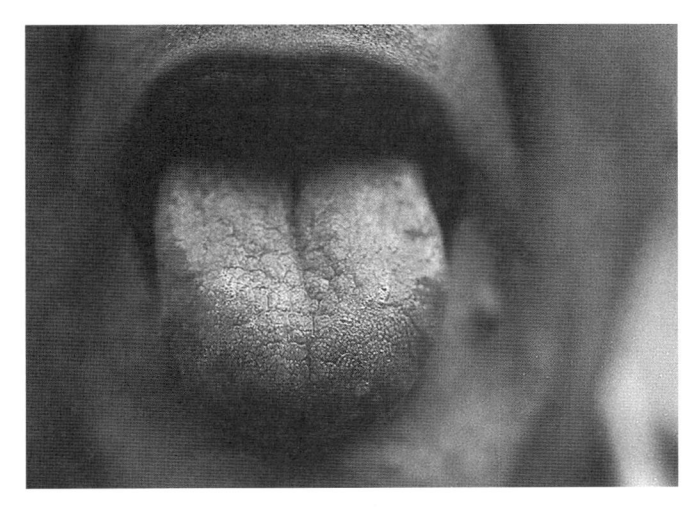

Figura 25.14 Fissura do Coração. (Esta figura encontra-se reproduzida em cores no Encarte.)

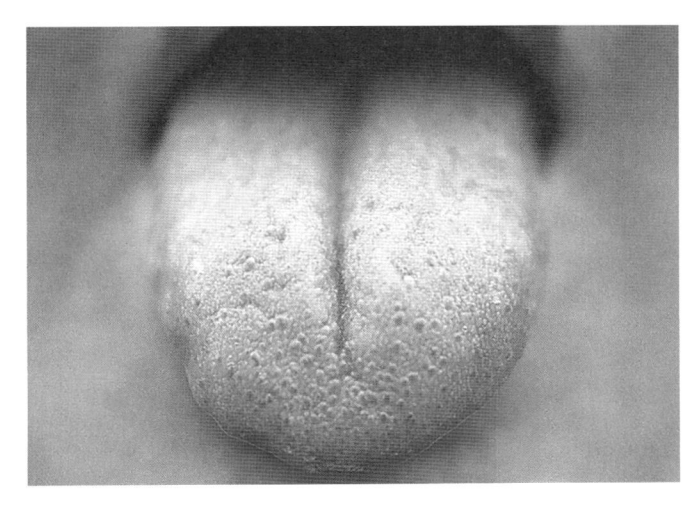

Figura 25.15 Fissura do Coração. (Esta figura encontra-se reproduzida em cores no Encarte.)

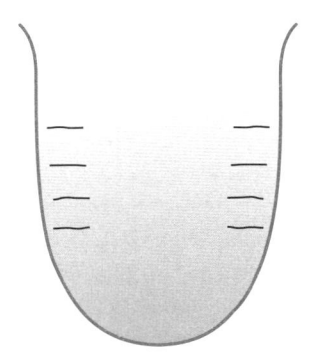

Figura 25.16 Fissuras transversais do Baço.

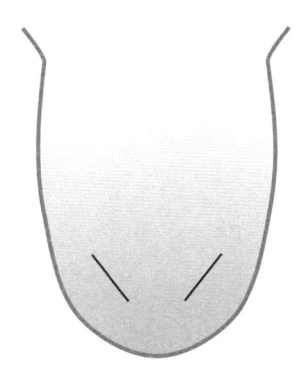

Figura 25.17 Fissuras do Pulmão.

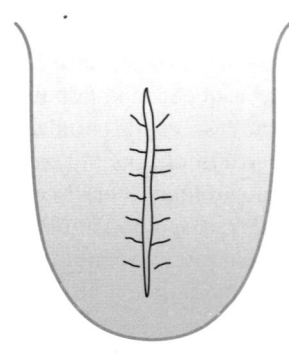

Figura 25.18 Fissura profunda na linha média com pequenas fissuras.

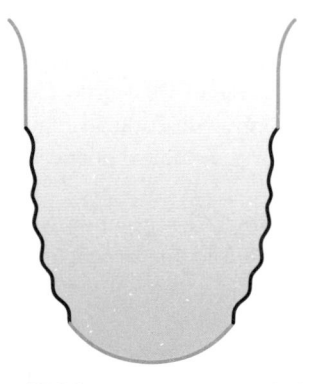

Figura 25.20 Língua com marcas de dentes.

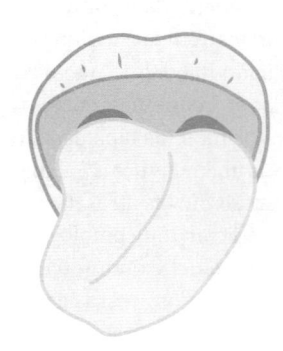

Figura 25.19 Língua Desviada.

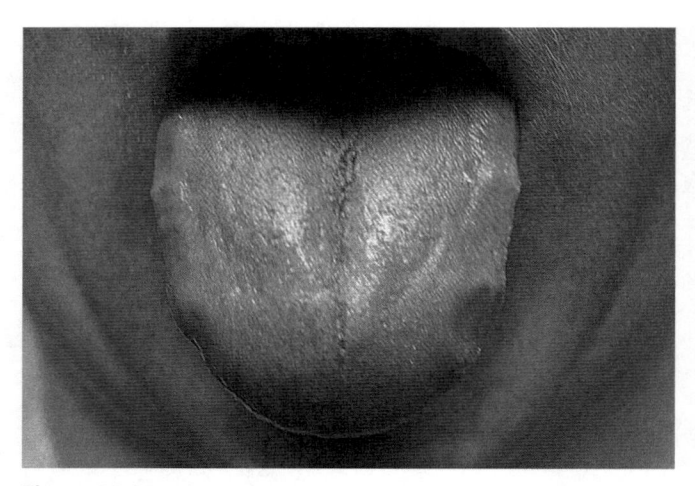

Figura 25.21 Marcas de dentes. (Esta figura encontra-se reproduzida em cores no Encarte.)

9. DESVIADA

A língua Desviada se desvia para um lado quando é esticada (Figura 25.19).

O significado clínico mais comum de uma língua Desviada é Vento interno, e esse tipo de língua é mais comumente visto nos idosos. Em uma pessoa jovem, pode estar relacionada com uma deficiência do Coração.

10. MÓVEL

A língua Móvel se move *lentamente* de um lado para o outro com movimentos de grande amplitude quando é estirada, e o paciente não consegue controlar seu movimento. Sempre indica Vento e é normalmente vista nos idosos.

11. TRÊMULA

A língua Trêmula treme *rapidamente* com movimentos de pequena amplitude quando é estirada. O significado clínico mais comum de uma língua Trêmula em condições crônicas é a deficiência do *Qi* do Baço ou do *Yang* do Baço.

12. COM MARCAS DE DENTES

A língua com marcas de dentes indica deficiência crônica do *Qi* do Baço; entretanto, uma língua com forma normal do corpo também pode apresentar marcas de dentes, por isso não se deve pressupor que a presença de marcas de dentes necessariamente significa que a língua esteja Aumentada (Figuras 25.20 e 25.21).

RESULTADOS DO APRENDIZADO

O aluno agora deve entender:
- Que a observação da forma do corpo da língua complementa o conhecimento adquirido pela observação da cor do corpo da língua
- O significado clínico das várias apresentações da língua: fina, completa ou parcialmente aumentada, rígida, flácida, longa, curta, fissurada, móvel, trêmula, e com marcas de dentes.

Saburra da Língua — 26

SEÇÃO 3 — PARTE 1

> **CONTEÚDO DO CAPÍTULO**
>
> **Fisiologia da Saburra da Língua, 191**
> **Significado Clínico da Saburra da Língua, 191**
> **Presença ou Ausência de Saburra, 191**
> **Saburra com ou sem Raiz, 192**
> **Espessura da Saburra, 193**
> **Distribuição da Saburra, 193**
> **Umidade da Saburra, 193**
> **Textura da Saburra, 193**
> *Saburra pegajosa, 193*
> *Saburra deslizante, 194*
> *Saburra bolorenta, 194*
> **Saburra da Língua nas Doenças Externas, 194**

A discussão do significado clínico da saburra da língua vai se proceder na seguinte ordem:
1. Fisiologia da saburra da língua
2. Significado clínico da saburra da língua
3. Presença ou ausência de saburra
4. Saburra com ou sem raiz
5. Espessura da saburra
6. Distribuição da saburra
7. Umidade da saburra
8. Textura da saburra
9. Saburra da língua em doenças externas.

1. FISIOLOGIA DA SABURRA DA LÍNGUA

O Estômago decompõe e processa os alimentos e, durante o processo de digestão, uma pequena quantidade daquilo que os antigos livros chineses chamavam de "turbidez" ou "fluidos turvos" ascende até a língua – formando, assim, a saburra. Portanto, a presença de saburra indica o funcionamento normal do *Qi* do Estômago. A saburra normal deve ser esbranquiçada e fina o suficiente para deixar ver a cor do corpo da língua através dela. Embora a saburra da língua reflita basicamente a atividade fisiológica do Estômago, o Baço e os Rins também desempenham um papel na sua formação; por essa razão, se a língua não tiver saburra, isso pode ser uma indicação de deficiência do *Yin* do Estômago e/ou do *Yin* do Rim.

Deve-se observar que a saburra da língua é naturalmente mais grossa na raiz da língua e mais fina em direção à ponta e não se estende até as bordas da língua.

2. SIGNIFICADO CLÍNICO DA SABURRA DA LÍNGUA

A saburra da língua reflete basicamente o estado dos órgãos *Yang*, em especial do Estômago. Ela também reflete condições de Deficiência ou Excesso e de Calor ou Frio.

A observação da saburra da língua precisa ser fundamentada em uma análise cuidadosa da história do paciente porque em condições agudas a saburra da língua muda muito rapidamente e pode refletir variações a curto prazo. Por exemplo, saburra da língua amarelada no centro indica Calor no Estômago, que pode ser tanto uma condição crônica de Calor no Estômago como simplesmente um incômodo agudo do estômago. Portanto, é necessário investigar cuidadosamente para excluir a possibilidade de a saburra amarelada estar refletindo meramente uma condição aguda passageira. Além da história, o brilho da saburra pode dar uma indicação da sua duração – quanto mais baça for a saburra, mais crônica a condição.

Pelo fato de a saburra refletir basicamente a condição dos órgãos *Yang*, sua espessura e, particularmente, sua distribuição dão uma clara indicação da patologia afetando um dos órgãos *Yang*. Por exemplo, as laterais da língua refletem a condição do Fígado e da Vesícula Biliar, e podemos diferenciar entre esses dois analisando a cor do corpo ou a saburra; especificamente, se a cor do corpo estiver afetada, isso indica patologia do Fígado, enquanto se a saburra estiver afetada, indica patologia da Vesícula Biliar. Isso também se aplica à raiz da língua: se a raiz da língua estiver Vermelha e sem saburra, isso indica deficiência do *Yin* do Rim com Calor Vazio; se tiver uma saburra espessa, indica uma patologia de um dos órgãos *Yang* do Aquecedor Inferior (Bexiga ou Intestinos).

A saburra da língua também dá uma boa indicação de condições de Deficiência e Excesso. Por exemplo, uma saburra espessa com raiz sempre reflete uma condição Cheia, ao passo que uma saburra sem raiz ou a ausência completa de saburra sempre refletem uma condição de Deficiência. Esse assunto será descrito em detalhes mais adiante no capítulo.

A saburra da língua também dá uma clara indicação da natureza Quente ou Fria de uma condição; entretanto, como indicado anteriormente, ela pode simplesmente refletir uma condição aguda passageira.

> **NOTA CLÍNICA**
>
> O significado clínico da saburra da língua:
> - Órgãos *Yang*
> - Deficiência-Excesso
> - Calor-Frio.

3. PRESENÇA OU AUSÊNCIA DE SABURRA

A presença ou ausência de saburra informa basicamente o estado do *Qi* do Estômago. Se a língua tiver uma saburra com raiz, isso indica que o *Qi* do Estômago ainda está intacto, mesmo se a espessura excessiva ou a cor da saburra estiverem patológicas. Excluindo o caso de uma saburra normal, fina e esbranquiçada, a língua com saburra normalmente indica uma condição Cheia precisamente porque o *Qi* do Estômago está intacto. Uma língua sem saburra indica que o *Qi* do Estômago se encontra gravemente enfraquecido e que existe uma condição de Deficiência. Portanto, é melhor ter saburra espessa patológica com raiz do que não ter saburra.

Como a saburra desaparece da superfície da língua? Em condições crônicas, a saburra da língua desaparece gradualmente ao longo de muito tempo (normalmente anos); em condições agudas, especialmente doenças febris agudas em crianças, a saburra pode desaparecer muito rapidamente, em questão de dias.

Em condições crônicas caracterizadas pela ausência de saburra, com tratamento, a saburra retorna gradualmente e bem lentamente; esse é um sinal positivo. Se a saburra aparecer subitamente em uma língua que antes não tinha saburra, isso é um mau sinal; por exemplo, em um paciente com câncer, o retorno súbito da saburra em uma determinada área da língua pode indicar metástase no órgão correspondente. Ao contrário, se uma língua tem saburra espessa patológica, seu súbito desaparecimento, total ou parcial, no curso de uma doença, é um sinal prognóstico ruim porque indica o esgotamento súbito do *Qi* do Estômago. Entretanto, o significado clínico é diferente se uma saburra espessa ficar normal como resultado do tratamento; como indicado acima, a saburra da língua pode mudar muito mais rapidamente do que a cor do corpo da língua.

4. SABURRA COM OU SEM RAIZ

Podemos comparar a saburra da língua à grama; ela deve "crescer" para fora do corpo da língua, assim como a grama cresce para fora do solo, e deve ter "raízes", assim como as hastes da grama têm raízes na terra. Uma saburra com raiz reflete o funcionamento normal do *Qi* do Estômago, mesmo que a saburra seja patológica (ou seja, muito espessa e amarelado-escura). Uma saburra sem raiz lembra grama ceifada espalhada no chão seco; parece que ela foi "colocada" em cima da língua, em vez de crescer da língua (Figura 26.1 A a C). Em condições graves, a saburra sem raiz pode parecer sal ou neve salpicados em cima da língua. Uma saburra sem raiz indica o começo de um enfraquecimento do *Qi* do Estômago no curso de uma doença crônica. Portanto, é melhor ter saburra espessa patológica com raiz do que ter saburra fina sem raiz.

Deve-se enfatizar que a saburra com raiz não é necessariamente fina, embora seja a situação mais comum. A saburra sem raiz também pode ser grossa e geralmente pegajosa; isso representa o pior cenário porque indica que, por um lado, o *Qi* do Estômago está enfraquecido e, por outro, que há um fator patogênico forte (contra o qual o corpo está incapaz de combater em decorrência da deficiência do *Qi* do Estômago). Por essa razão, é obviamente melhor ter saburra fina em vez de saburra espessa sem raiz.

Para resumir, existem quatro situações diferentes da saburra da língua que podem ser apresentadas (Figura 26.2):

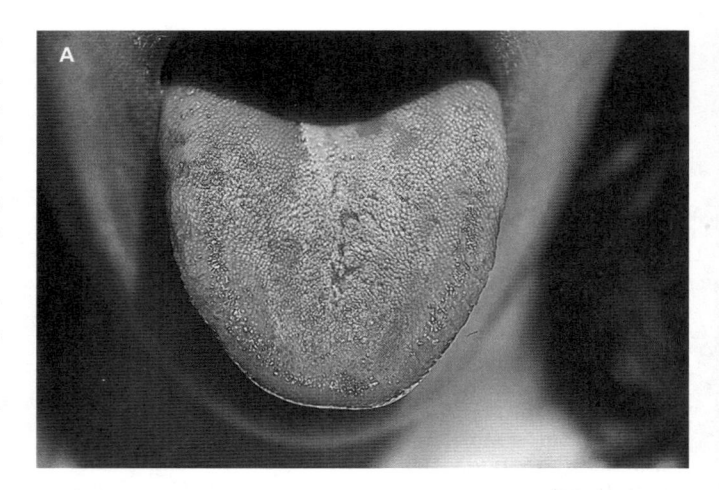

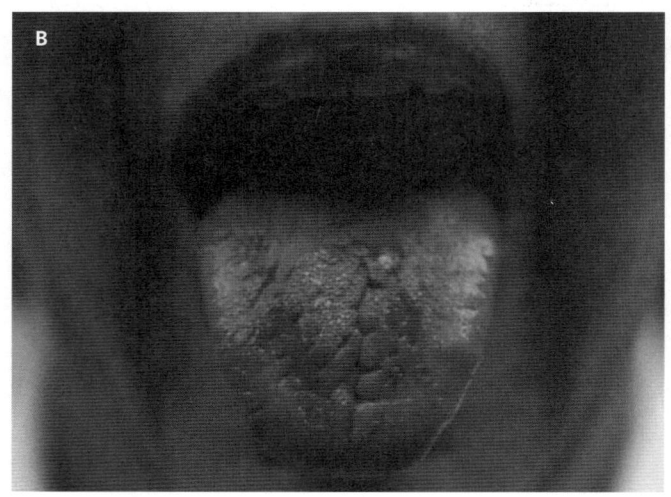

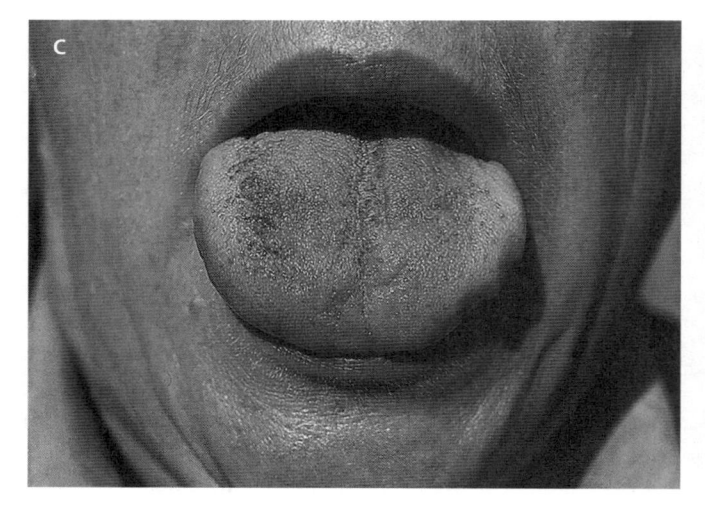

Figura 26.1 A. Saburra sem raiz. **B.** Saburra sem raiz. **C.** Saburra sem raiz (na área da Vesícula Biliar). (Esta figura encontra-se reproduzida em cores no Encarte.)

a) Saburra fina com raiz: *Qi* do Estômago saudável
b) Saburra espessa com raiz: fator patogênico forte, *Qi* do Estômago ainda intacto
c) Saburra fina sem raiz: começo de enfraquecimento do *Qi* do Estômago
d) Saburra espessa sem raiz: fator patogênico forte, *Qi* do Estômago enfraquecido.

Saburra com Raiz
- Fina = *Qi* do Estômago saudável
- Espessa = Fatores patogênicos

Saburra sem Raiz
- Fina = *Qi* do Estômago enfraquecido
- Espessa = Fatores patogênicos fortes, *Qi* do Estômago enfraquecido

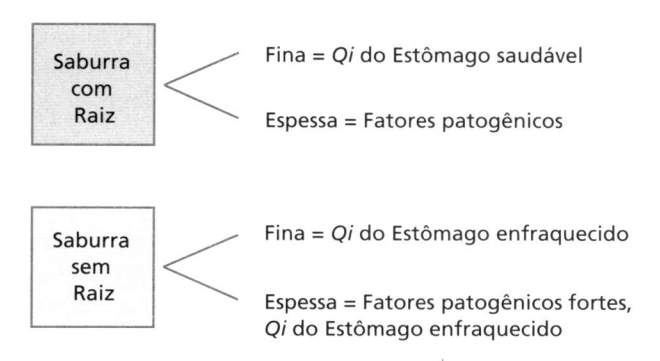

Figura 26.2 Significado clínico da saburra com ou sem raiz de acordo com a espessura.

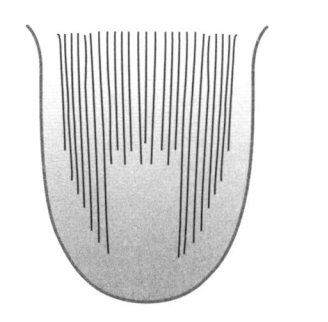

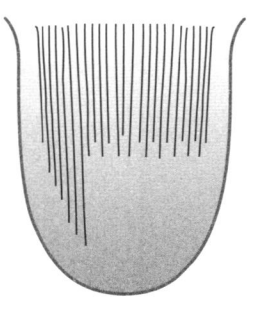

Figura 26.3 Saburra na área da Vesícula Biliar.

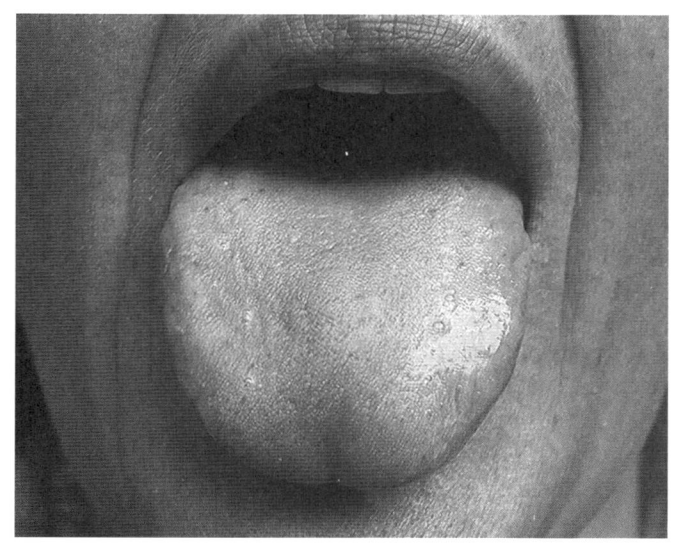

Figura 26.4 Saburra na área da Vesícula Biliar. (Esta figura encontra-se reproduzida em cores no Encarte.)

5. ESPESSURA DA SABURRA

A saburra normal é fina e deve ser possível ver o corpo da língua através dela. Se o corpo da língua não puder ser visto, a saburra da língua está espessa. A espessura da saburra da língua reflete a força do fator patogênico claramente e com precisão – quanto mais espessa a saburra, mais forte o fator patogênico. Se uma saburra fina se tornar espessa, isso indica que os fatores patogênicos estão ficando mais fortes ou que estão penetrando mais profundamente no Interior (a segunda situação se aplica a condições de doenças externas agudas; elas serão explicadas detalhadamente mais adiante no capítulo). Portanto, se estivermos tratando um paciente que apresenta saburra da língua espessa, devemos esperar que ela se torne gradualmente mais fina. Em alguns casos, uma saburra da língua espessa pode se reverter para normal mesmo em pouco tempo.

Conforme mencionado anteriormente, uma saburra espessa pode ser com ou sem raiz, mas o significado clínico da sua espessura é o mesmo – reflete a força de um fator patogênico.

6. DISTRIBUIÇÃO DA SABURRA

Em termos gerais, as mesmas áreas que refletem as alterações na cor do corpo da língua refletem alterações na saburra da língua, embora haja algumas diferenças. Por exemplo, a saburra da língua nunca se estende até a ponta ou até as bordas da língua.

Os locais mais comuns onde se observa uma saburra espessa são no centro e na raiz da língua. Uma saburra espessa no centro reflete a presença de um fator patogênico no Estômago – pode ser Frio, Calor, Umidade ou Fleuma, dependendo da cor e da consistência da saburra; uma saburra espessa na raiz, entretanto, reflete a presença de um fator patogênico na Bexiga ou nos Intestinos.

Um fator patogênico na Vesícula Biliar pode manifestar-se de várias formas; a forma mais comum é uma saburra bilateral ou unilateral que se apresenta em uma ou duas faixas nas bordas (Figuras 26.3 e 26.4).

7. UMIDADE DA SABURRA

A saburra normal deve ser relativamente úmida, indicando um bom suprimento e movimento dos fluidos corporais. Se a saburra estiver muito seca, isso indica Calor ou deficiência do *Yin*. Se estiver muito úmida, indica deficiência grave do *Yang*.

8. TEXTURA DA SABURRA

A textura normal da saburra deve ser como cerdas muito finas de uma escova – na medicina ocidental, correspondendo às papilas filiformes. As "cerdas" individuais (papilas filiformes) devem ser claramente visíveis e não devem estar muito secas nem muito úmidas. Texturas patológicas da saburra a tornam pegajosa, deslizante ou bolorenta.

a) Saburra pegajosa

A saburra pegajosa (também chamada gordurosa) tem aspecto oleoso, porém áspero, e as papilas individuais ainda podem ser vistas. Para ter uma ideia da saburra pegajosa, podemos usar a analogia de uma escova de dentes de cerdas naturais bem finas com manteiga ou banha espalhada sobre ela: a escova de dentes vai estar bem oleosa, mas as cerdas individuais ainda podem ser vistas. Portanto, embora a saburra pegajosa seja oleosa e gordurenta, também pode ser seca. Parece contraditório, mas não é. Usando a mesma analogia, podemos pensar na escova de dentes com cerdas muito finas e manteiga espalhada sobre ela deixada assim por várias horas; depois de um tempo, ela

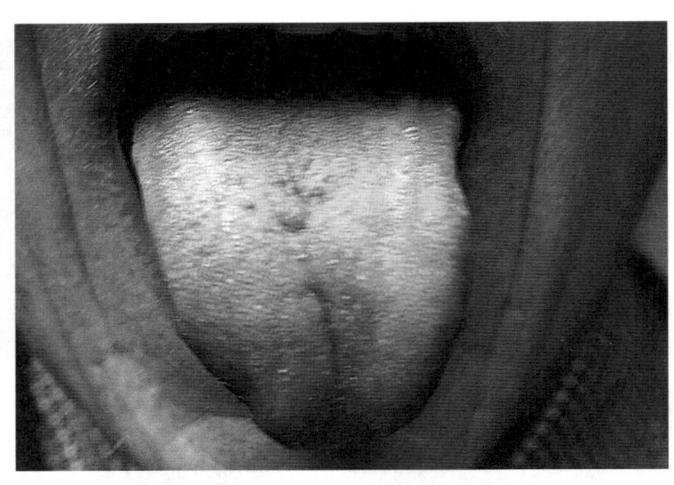

Figura 26.5 Saburra pegajosa. (Esta figura encontra-se reproduzida em cores no Encarte.)

ainda vai ter o aspecto gorduroso, mas estará seca. Portanto, não devemos identificar "viscosidade" da saburra da língua com umidade (Figura 26.5).

A saburra pegajosa indica Umidade ou Fleuma, especialmente a segunda. A saburra pegajosa é extremamente comum; na minha prática clínica, de um banco de dados de 2.378 pacientes, quase 30% apresentam esse tipo de saburra.

b) Saburra deslizante

A saburra deslizante tem aspecto oleoso. Caracteriza-se pelo fato de que as papilas individuais não são facilmente distinguidas porque parecem estar cobertas por um fluido oleoso. Comparando a saburra deslizante com a saburra pegajosa, a primeira é mais oleosa e as papilas individuais não podem ser distinguidas, enquanto a segunda é mais áspera e as papilas individuais podem ser distinguidas. A saburra deslizante, como a saburra pegajosa, indica Umidade ou Fleuma, mas predominantemente Umidade.

c) Saburra bolorenta

A saburra bolorenta tem aspecto grosso, fragmentado e friável; os livros chineses a descrevem como semelhante a "tofu"; usando uma analogia ocidental, ela pode ser comparada a queijo *cottage*. Uma saburra bolorenta também tem aspecto oleoso e é, por definição, sem raiz.

A saburra bolorenta também indica Umidade ou Fleuma, mas em um contexto de deficiência do Yin do Estômago com Calor Vazio. O Calor Vazio desempenha um papel na formação de Fleuma indicada pela saburra bolorenta pela evaporação dos fluidos. A saburra bolorenta é vista apenas nos idosos.

9. SABURRA DA LÍNGUA NAS DOENÇAS EXTERNAS

Nas doenças externas por invasão de Vento, a interpretação da saburra da língua é bem diferente da sua interpretação nas doenças internas.

Nas doenças externas, a espessura da saburra reflete não apenas a intensidade do fator patogênico, mas também sua progressão em direção ao Interior. Portanto, se no curso de uma doença externa aguda a saburra ficar mais grossa, isso indica que não só o fator patogênico ficou mais forte, como também está começando a penetrar no Interior.

A saburra nas doenças externas reflete influências de Calor ou Frio da mesma forma que nas doenças internas, mas há diferenças. A diferença mais importante é que a saburra tende a ser branca logo nos estágios iniciais de uma invasão de Vento, mesmo que seja Vento-Calor. Se, durante uma doença externa aguda, a saburra mudar de branca para amarelada, significa não apenas uma mudança de Frio para Calor (embora a saburra esbranquiçada possa aparecer por Vento-Calor), mas também uma penetração do fator patogênico para o Interior.

A distribuição da saburra também reflete os estágios de penetração de um fator patogênico externo. Logo nos estágios iniciais de uma invasão de Vento externo, a saburra pode estar mais concentrada no terço frontal ou nas laterais. Nesse contexto, essas duas áreas correspondem ao Exterior do corpo, enquanto o centro da língua corresponde ao Interior (ver Figura 24.8). Portanto, se depois de alguns dias a saburra dessas duas áreas se estender em direção ao centro da língua, isso indica que o fator patogênico está penetrando no Interior.

RESULTADOS DO APRENDIZADO

O aluno agora deve entender:
- A saburra basicamente reflete a saúde do Estômago e do Baço, mas também pode indicar uma deficiência do *Yin* do Rim
- A saburra também reflete condições de Deficiência ou Excesso, e de Calor ou Frio
- A observação da língua deve ser respaldada pela história patológica
- Os aspectos da saburra da língua que são clinicamente significativos, especificamente: sua presença ou ausência; presença ou ausência de raiz; espessura, distribuição, umidade e textura da saburra; e sua interpretação na doença externa.

Imagens e Padrões da Língua

27

SEÇÃO 3 — PARTE 1

CONTEÚDO DO CAPÍTULO

Deficiência de *Qi*, 195
Deficiência de *Yang*, 195
Deficiência de Sangue, 195
Deficiência de *Yin*, 196
Fleuma e Umidade, 197
Calor, 197
Frio, 198
Estagnação de *Qi* e Sangue, 198
Vento Interno, 198
Invasões de Vento Externo, 198

Este capítulo descreve o aspecto da língua nos padrões mais comuns, como a seguir:

1. Deficiência de *Qi*
2. Deficiência de *Yang*
3. Deficiência de Sangue
4. Deficiência de *Yin*
5. Fleuma e Umidade
6. Calor
7. Frio
8. Estagnação de *Qi* e de Sangue
9. Vento interno
10. Vento externo.

1. DEFICIÊNCIA DE *QI*

A cor do corpo da língua reflete basicamente a condição do Sangue, mais do que do *Qi*; portanto, uma deficiência leve de *Qi* pode não se manifestar na língua de modo algum. Em casos prolongados de deficiência de *Qi*, a língua pode ficar ligeiramente Pálida.

A deficiência grave do *Qi* do Baço pode manifestar-se com aumento nas laterais da língua, na seção central (Figuras 27.1 e 27.2). Esse aumento é diferente do aumento associado ao Fígado pelo fato de ser muito mais amplo e maior na seção central da língua (Aquecedor Médio).

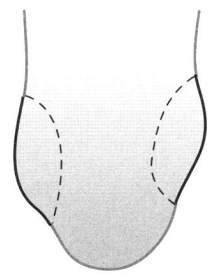

Figura 27.1 Aumento nas laterais por deficiência do Baço.

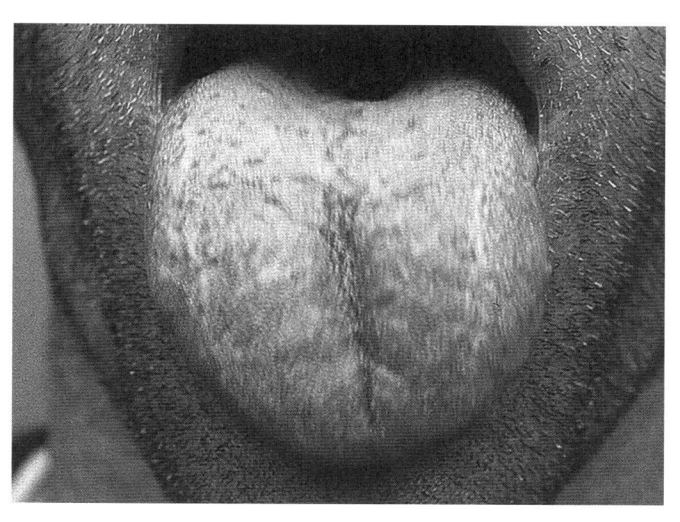

Figura 27.2 Aumento nas laterais por deficiência do Baço. (Esta figura encontra-se reproduzida em cores no Encarte.)

A deficiência do *Qi* do Estômago se manifesta com saburra sem raiz ou com falta de saburra no centro (com a cor do corpo da língua ainda normal).

2. DEFICIÊNCIA DE *YANG*

Na deficiência de *Yang*, a língua fica definitivamente Pálida e tende também a ficar ligeiramente úmida. Na deficiência grave de *Yang*, a língua também pode ficar Aumentada, mas o aumento em si é decorrente da presença de Umidade ou Fleuma, e não pela deficiência de *Yang* propriamente dita.

> ⚠️ **ATENÇÃO**
>
> Uma língua Aumentada não indica deficiência de *Yang*, e sim Umidade ou Fleuma.

Quando a língua está Pálida, não há como identificar qual é o principal órgão envolvido. Por exemplo, a Palidez da língua pode ser decorrente de deficiência de *Yang* do Baço, deficiência do *Yang* do Rim ou de ambas, e não há como deduzir qual é o caso tendo como base apenas a língua. A única orientação a seguir é que quanto mais pálida e mais Aumentada estiver a língua, é mais provável que a causa seja uma deficiência do *Yang* do Rim.

3. DEFICIÊNCIA DE SANGUE

Na deficiência de Sangue, a língua também fica Pálida, mas tende a ficar ligeiramente seca. Em casos graves de deficiência de Sangue, a língua fica Fina e também Pálida, mas, pelas razões explicadas acima, raramente isso acontece.

A deficiência do Sangue do Fígado normalmente está indicada por uma cor Pálida nas laterais, na área do Fígado. Embora a ponta da língua corresponda ao Coração, ela nunca está Pálida por si só na deficiência do Sangue do Coração; nessa condição, entretanto, a língua pode ficar Pálida na área do tórax. A área do tórax está indicada na Figura 23.8.

4. DEFICIÊNCIA DE *Yin*

A saburra da língua é formada durante o processo de digestão dos alimentos pelo Estômago. Conforme relatado anteriormente, a língua normal deve ter uma saburra fina e esbranquiçada, que indica um bom estado do *Qi* do Estômago. A saburra normal é formada pelos "fluidos turvos" produzidos pelo processo de digestão do Estômago; portanto, ela é uma expressão do estado normal dos fluidos do Estômago e, por conseguinte, do *Qi* e do *Yin*.

Se o *Qi* do Estômago estiver enfraquecido, o primeiríssimo sinal disso na língua é uma saburra sem raiz no centro; se o *Qi* do Estômago ficar ainda mais fraco, a saburra ficará sem raiz em toda a língua; e se a deficiência do *Qi* do Estômago progredir para uma deficiência do *Yin* do Estômago, a língua vai ficar completamente sem saburra. Pelo fato de o Estômago ser a origem dos fluidos, uma língua sem saburra sempre indica uma deficiência do *Yin* do Estômago. Logicamente, a língua sem saburra também é vista na deficiência de *Yin* de outros órgãos; não importando qual órgão esteja envolvido, a língua sem saburra sempre indica deficiência do *Yin* do Estômago. Por exemplo, a língua pode não ter saburra na parte anterior, indicando deficiência do *Yin* do Pulmão; entretanto, pelo fato de a saburra ser um reflexo do *Qi* do Estômago e do *Yin* do Estômago, podemos dizer que, nesse caso, há uma deficiência do *Yin* do Pulmão e do Estômago. Para fins de tratamento, isso significa que, sempre que virmos uma língua sem saburra, o *Yin* do Estômago deve ser nutrido, independente de quaisquer outros órgãos que estejam envolvidos.

É muito importante enfatizar que a deficiência de *Yin* se manifesta na língua pela falta de saburra, e *não* pela vermelhidão do corpo da língua. Portanto, se a língua tiver a cor do corpo normal, mas não tiver saburra, podemos afirmar que é uma indicação de deficiência de *Yin*; se o corpo da língua estiver Vermelho e não tiver saburra, isso indica deficiência de *Yin* com Calor Vazio. Portanto, a falta de saburra por si só indica deficiência de *Yin*, enquanto a falta de saburra associada com vermelhidão do corpo da língua indica deficiência de *Yin* com Calor Vazio. Em outras palavras, embora o Calor Vazio surja com o tempo a partir de uma deficiência de *Yin*, principalmente nos estágios iniciais, a deficiência de *Yin* pode e realmente acontece sem Calor Vazio, e neste caso, a língua se apresenta sem saburra, mas ainda sem estar Vermelha.

> **⚠ ATENÇÃO**
>
> A deficiência de *Yin* manifesta-se na língua como ausência de saburra, e não por vermelhidão da língua; especificamente:
> - Falta de saburra: deficiência de *Yin*
> - Falta de saburra e vermelhidão: deficiência de *Yin* e Calor Vazio.

Podemos considerar a deficiência de *Yin* do Estômago como o início de uma deficiência de *Yin* que, com o tempo, afetará outros órgãos. Entretanto, isso não significa que uma deficiência do *Yin* esteja sempre indicada pela deficiência do *Yin* do Estômago. Por exemplo, é bem possível que alguém sofra de deficiência do *Yin* do Pulmão sem que a deficiência do *Yin* do Estômago esteja se manifestando na saburra da língua. Entretanto, se a deficiência de *Yin* se manifesta com falta de saburra, podemos dizer que há certa deficiência do *Yin* do Estômago de base.

É possível identificar vários estágios da deficiência de *Yin* de acordo com a saburra da língua e com a cor do seu corpo. No que se refere ao Estômago, a deficiência do *Qi* do Estômago normalmente precede a deficiência do *Yin* do Estômago, e o primeiríssimo e menos grave sinal da deficiência do *Qi* do Estômago deve ser uma saburra sem raiz no centro. No outro extremo da escala, o tipo mais grave de deficiência de *Yin* (a essa altura, com Calor Vazio) deve ser uma língua Vermelha, completamente sem saburra e possivelmente com fissuras, indicando deficiência do *Yin* do Estômago e deficiência do *Yin* do Rim. Podemos, então, afirmar que a ausência ou presença de saburra na língua reflete uma progressão da deficiência de *Qi* para deficiência de *Yin*, normalmente começando com o Estômago e gradualmente afetando outros órgãos.

Os estágios mais comuns que podemos identificar desse processo são:

1. Língua normal com saburra fina e esbranquiçada com raiz: *Qi* do Estômago bom
2. Saburra sem raiz no centro, cor do corpo normal: início de uma deficiência do *Qi* do Estômago (Figura 27.3)
3. Saburra sem raiz em toda a língua, cor do corpo normal: deficiência do *Qi* do Estômago (Figura 27.4; ver também Figuras 26.1 A e B)
4. Saburra sem raiz em toda a língua, mas ausente no centro, cor do corpo normal: início de uma deficiência do *Yin* do Estômago (Figura 27.5). Uma variação dessa língua seria com o centro Vermelho (Figura 27.6), que indica deficiência do *Yin* do Estômago com Calor Vazio (não afetando outros órgãos)
5. Saburra ausente em toda a língua, cor do corpo normal: deficiência do *Yin* do Estômago avançada. Uma variação dessa língua seria centro Vermelho, que indica deficiência do *Yin* do Estômago avançada com Calor Vazio (não afetando outros órgãos)
6. Saburra ausente em toda a língua, cor do corpo Vermelha: deficiência do *Yin* avançada com Calor Vazio do Estômago e de outros órgãos, notadamente os Rins. Uma variação dessa língua incluiria os sinais adicionais de uma fissura profunda na linha média do Estômago e outras fissuras espalhadas, indicando uma condição mais grave de deficiência do *Yin* do Estômago e do Rim (Figura 27.7).

Qualquer uma das línguas descritas acima de 1 a 5 pode ter uma fissura central na área do Estômago ou fissuras do Estômago espalhadas (ver Figuras 27.3 a 27.7), que simplesmente indicam uma tendência preexistente à deficiência do *Yin* do Estômago.

> **» TRATAMENTO**
>
> Para nutrir o *Yin* do Estômago, eu uso VC-12 *Zhongwan*, E-36 *Zusanli* e BP-6 *Sanyinjiao*.

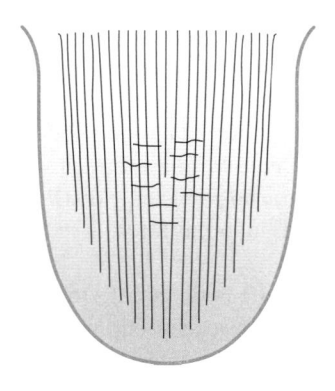

Figura 27.3 Língua com saburra sem raiz no centro.

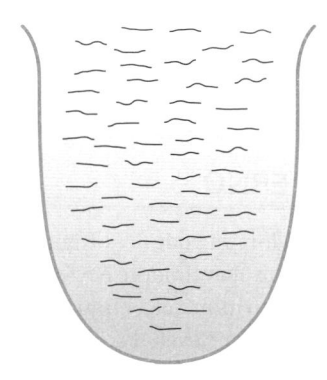

Figura 27.4 Língua com saburra sem raiz por toda parte.

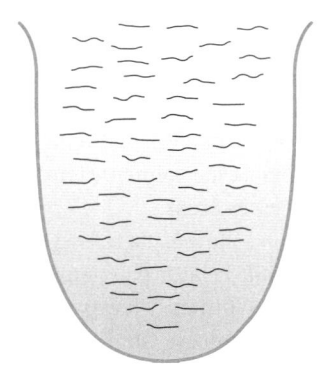

Figura 27.5 Língua com saburra sem raiz por toda parte, mas ausente no centro.

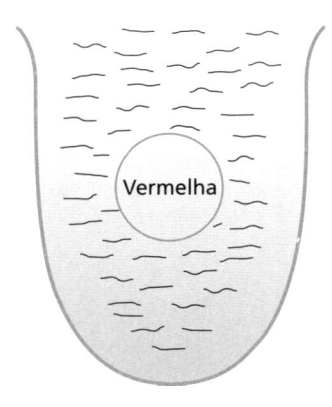

Figura 27.6 Língua com saburra sem raiz por toda parte, ausente no centro e Vermelha no centro.

Vermelha – sem saburra

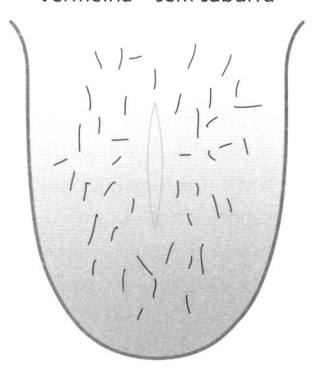

Figura 27.7 Língua sem saburra; cor do corpo Vermelha; fissura profunda na linha média do Estômago; e outras fissuras do Estômago espalhadas.

5. FLEUMA E UMIDADE

A Fleuma e a Umidade podem manifestar-se com língua Aumentada e saburra pegajosa. Entretanto, no caso de Fleuma, o aumento da língua é predominante, enquanto no caso de Umidade, a saburra é predominante. Tanto Fleuma como Umidade podem originar-se de uma deficiência de Qi, mas a deficiência de Qi por si só *não* torna a língua Aumentada; portanto, uma língua Aumentada não indica deficiência de Qi, mas presença de um fator patogênico (ou seja, Fleuma ou Umidade).

A saburra da língua difere ligeiramente dependendo se há Umidade ou Fleuma presentes. A Umidade faz com que a saburra fique mais deslizante e lisa, enquanto a saburra que indica Fleuma tende a ser ligeiramente áspera e pegajosa.

6. CALOR

O Calor sempre se manifesta com corpo da língua Vermelho. Ao examinar uma língua Vermelha, a primeira pergunta que eu faço a mim mesmo é se a língua tem saburra ou não; língua Vermelha com saburra com raiz (independentemente da cor da saburra) indica Calor Cheio, ao passo que uma língua Vermelha sem saburra (ou com saburra sem raiz) indica Calor Vazio.

ATENÇÃO

- Língua Vermelha com saburra: Calor Cheio
- Língua Vermelha sem saburra: Calor Vazio.

Ao observar uma língua Vermelha indicando Calor, devemos identificar o nível de Calor usando a Identificação dos Padrões de acordo com os Quatro Níveis. Embora a teoria dos Quatro Níveis tenha sido desenvolvida para explicar os sintomas e os sinais de doenças febris agudas, ela pode ser aplicada às condições de Calor crônico. De fato, grande parte do conhecimento sobre as línguas Vermelhas e os pontos vermelhos deriva da teoria dos Quatro Níveis.

No nível do Qi Defensivo, a língua pode estar Vermelha ou ligeiramente Vermelha na parte anterior e/ou nas laterais, nas áreas correspondentes ao Exterior dentro do contexto de invasões de Vento externo (ver Figura 23.4).

No nível do *Qi*, a língua fica Vermelha com saburra amarelada, amarelado-escura, acastanhada ou até mesmo preta. Entretanto, dentro do nível do *Qi*, podemos distinguir duas condições: Calor ou Fogo. O Calor é mais superficial que o Fogo e pode ser removido com ervas picantes e frias. O Fogo é mais profundo que o Calor e precisa ser drenado com ervas amargas e frias. Dentro da teoria dos Seis Estágios, o Padrão do Canal *Yang* Brilhante corresponde ao Calor (do Estômago) e o Padrão do Órgão *Yang* Brilhante corresponde ao Fogo. Dentro da teoria dos Quatro Níveis, o padrão de Calor no Estômago corresponde ao Calor, enquanto o Calor Seco no Estômago e nos Intestinos corresponde ao Fogo. A língua que corresponde ao Calor é Vermelha com saburra amarelada, ao passo que a que corresponde ao Fogo é Vermelho-escura com saburra seca, amarelado-escura, acastanhada ou até preta.

Nos níveis do *Qi* Nutritivo e do Sangue, a língua fica Vermelha sem saburra porque nesses níveis o Fogo consumiu o *Yin*.

AVALIAÇÃO DOS QUATRO NÍVEIS DA LÍNGUA

- Nível do *Qi* Defensivo: ligeiramente Vermelha nas laterais e/ou na parte anterior
- Nível do *Qi*: Vermelha com saburra amarelado-escura
- Nível do *Qi* Nutritivo: Vermelha sem saburra
- Nível do Sangue: Vermelho-escura sem saburra, seca.

7. FRIO

O Frio que afeta um órgão *Yin* se manifesta basicamente na cor do corpo da língua, que fica Pálido. Por exemplo, a deficiência do *Yang* do Baço se manifesta normalmente com língua Pálida. O Frio afetando um órgão *Yang* se manifesta principalmente na saburra da língua. Por exemplo, o Frio no Estômago se manifesta com saburra branca no centro.

Ao avaliar a língua nos padrões de Frio, devemos distinguir Frio Cheio de Frio Vazio. O Frio Cheio se manifesta basicamente na saburra, que se torna espessa e branca, enquanto o Frio Vazio se manifesta basicamente na cor e na umidade do corpo da língua, que fica Pálido e ligeiramente úmido.

8. ESTAGNAÇÃO DE *QI* E SANGUE

A cor do corpo da língua reflete a condição do Sangue mais do que a do *Qi*. Portanto, em condições de estagnação do *Qi*, a cor do corpo da língua pode ficar inalterada, enquanto na estase de Sangue a cor do corpo da língua fica Arroxeada. Os livros chineses frequentemente afirmam que a estagnação do *Qi* do Fígado se manifesta com língua Arroxeada, mas eu discordo disso; em minha opinião, a cor Arroxeada nas laterais sempre indica estase de Sangue.

Em condições graves e prolongadas de estagnação do *Qi* do Fígado, as laterais da língua, na área do Fígado, podem ficar Vermelhas. Entretanto, nesse caso, também podemos afirmar que a cor do corpo da língua pode refletir a condição do Sangue, basicamente porque a vermelhidão das suas laterais indica que a estagnação persistente do *Qi* deu origem a Calor. Portanto, a vermelhidão nas laterais reflete o Calor, e não a estagnação do *Qi*.

A estase de Sangue pode manifestar-se também com cor escura e Arroxeada das veias sublinguais. Como mencionado anteriormente, isso normalmente reflete os estágios iniciais de estase de Sangue, particularmente quando ela ocorre nos Aquecedores Médio e Superior.

ATENÇÃO
Uma língua arroxeada indica estase de Sangue, e não estagnação de *Qi*!

9. VENTO INTERNO

No Vento interno, a língua pode ficar Rígida, Móvel ou Desviada. A língua Rígida provavelmente é a forma mais comum de manifestação do Vento interno; a língua Móvel não é frequentemente vista; e a língua Desviada, indicando Vento interno, normalmente é vista apenas em pacientes que sofreram Golpe de Vento.

10. INVASÕES DE VENTO EXTERNO

Em relação à cor do corpo, nas invasões de Vento-Frio, a cor do corpo da língua não muda. Nas invasões de Vento-Calor, o corpo da língua pode ficar Vermelho na parte anterior e/ou nas laterais; além disso, especialmente em crianças, pode haver pontos vermelhos nessas áreas.

No que se refere à saburra, ela reflete as invasões de Vento externo apenas quando o fator patogênico é particularmente forte, caso em que a saburra fica espessa. Nos estágios bem iniciais de invasão de Vento, a saburra fica branca até mesmo com Vento-Calor; em outras palavras, no contexto das invasões externas de Vento, saburra esbranquiçada indica o estágio inicial da invasão, enquanto saburra amarelada indica um estágio mais avançado.

RESULTADOS DO APRENDIZADO
O aluno agora deve entender:
- O aspecto da língua com deficiência de *Qi*, *Yang*, Sangue e *Yin*
- O aspecto da língua com Fleuma e com Umidade; com Calor, Frio, estagnação de *Qi* e estase de Sangue; e com Vento Interno e Vento Externo.

PARTE **2**

Diagnóstico pelo Interrogatório

PARTE 2 — Diagnóstico pelo Interrogatório

A Parte 2 trata do método diagnóstico com base em perguntas (interrogatório). Essa é a parte central do diagnóstico, não só porque precisamos extrair informações do paciente, mas também porque a *forma* como ele fala durante o interrogatório é, em si, um sinal diagnóstico muito importante que reflete a sua condição física, emocional e mental de base. Além disso, é a partir do processo do interrogatório que interagimos com o paciente, assim, a habilidade, o tato e a compaixão com que conduzimos o interrogatório têm uma profunda influência sobre os resultados terapêuticos propriamente ditos.

Portanto, o processo de "interrogar" o paciente está muito além de um conjunto de regras sobre quais perguntas fazer e como fazê-las. É o coração do encontro terapêutico entre o médico e o paciente; é o crisol onde a cura se concretiza.

O diagnóstico pelo interrogatório é um dos quatro pilares dos métodos diagnósticos chineses, e um método que deve sempre ser realizado. Se o paciente estiver inconsciente ou for um bebê ou uma criança pequena, as perguntas devem ser feitas a parentes próximos.

A discussão do procedimento do interrogatório será estruturada sob os seguintes títulos (Capítulo 28):

1. Natureza do diagnóstico pelo interrogatório
2. Natureza dos "sintomas" na medicina chinesa
3. A arte de interrogar: fazer as perguntas certas
4. Problemas relacionados com a terminologia no interrogatório
5. Expressões dos pacientes
6. Armadilhas a serem evitadas no interrogatório
7. Procedimento do interrogatório
8. Período dos sintomas
9. Integração do interrogatório com a observação
10. Identificação dos padrões e interrogatório
11. Diagnóstico pela língua e pelo pulso: integração com o interrogatório
12. As 10 perguntas tradicionais
13. As 16 perguntas.

A Parte 2 inclui os seguintes capítulos:
Capítulo 28: Introdução
Capítulo 29: Dor
Capítulo 30: Alimentos e paladar
Capítulo 31: Fezes e urina
Capítulo 32: Sede e bebidas
Capítulo 33: Níveis de energia
Capítulo 34: Cabeça
Capítulo 35: Face
Capítulo 36: Garganta e pescoço
Capítulo 37: Corpo
Capítulo 38: Tórax e abdome
Capítulo 39: Membros
Capítulo 40: Sono
Capítulo 41: Transpiração
Capítulo 42: Ouvidos e olhos
Capítulo 43: Sensação de frio, sensação de calor e febre
Capítulo 44: Sintomas mentais e emocionais
Capítulo 45: Sintomas sexuais
Capítulo 46: Sintomas da mulher
Capítulo 47: Sintomas das crianças
Capítulo 48: Como diagnosticar as causas da doença.

Introdução 28

CONTEÚDO DO CAPÍTULO

Natureza do Diagnóstico Pelo Interrogatório, 201
Su Wen, *Capítulo 77*, 202
Su Wen, *Capítulo 78*, 202
Natureza dos "Sintomas" na Medicina Chinesa, 203
Língua e pulso, 203
A Arte de Interrogar: Fazer as Perguntas Certas, 203
Problemas de Terminologia no Interrogatório, 205
Expressões dos Pacientes, 205
Armadilhas para Evitar no Interrogatório, 206
Procedimento para o Interrogatório, 206
Período dos Sintomas, 207
Integração do Interrogatório com a Observação, 207
Identificação dos Padrões e Interrogatório, 208
Diagnóstico pela Língua e Pelo Pulso: Integração com o Interrogatório, 208
As 10 Perguntas Tradicionais, 213
Limitações das 10 perguntas tradicionais, 213
Perguntas sobre o estado emocional, 214
Perguntas sobre a vida sexual, 214
Perguntas sobre os níveis de energia, 214
As 16 Perguntas, 214

O diagnóstico pelo interrogatório é um dos quatro pilares dos métodos diagnósticos chineses e deve sempre ser realizado. Se o paciente estiver inconsciente ou for um bebê ou uma criança pequena, as perguntas devem ser feitas a parentes próximos.

A discussão do procedimento do interrogatório será apresentada sob os seguintes tópicos:

1. Natureza do diagnóstico pelo interrogatório
2. Natureza dos "sintomas" na medicina chinesa
3. A arte de interrogar: fazer as perguntas certas
4. Problemas relacionados com a terminologia no interrogatório
5. Expressões dos pacientes
6. Armadilhas a serem evitadas no interrogatório
7. Procedimento do interrogatório
8. Período dos sintomas
9. Integração do interrogatório com a observação
10. Identificação dos padrões e interrogatório
11. Diagnóstico pela língua e pelo pulso: integração com o interrogatório
12. As 10 perguntas tradicionais
13. As 16 perguntas

1. NATUREZA DO DIAGNÓSTICO PELO INTERROGATÓRIO

Podemos distinguir dois aspectos do interrogatório: um geral e um específico. Em um sentido *geral*, o interrogatório é a conversa entre o médico e o paciente para descobrir como o problema atual se apresentou, as condições de vida e de trabalho do paciente e seu ambiente familiar e emocional. O objetivo de investigar esses aspectos da vida do paciente é, em última instância, encontrar a causa ou causas da doença, mais que identificar o padrão; descobrir as causas da doença é importante para que o paciente e o médico trabalhem juntos na tentativa de eliminá-las ou minimizá-las (Figura 28.1). A forma de encontrar a causa da doença é discutida no Capítulo 48.

Em um sentido *específico*, o interrogatório tem como objetivo identificar o padrão predominante da desarmonia à luz de qualquer identificação de padrões aplicável, como, por exemplo, de acordo com os Órgãos Internos, com os canais, os Quatro Níveis etc.

É importante não obscurecer a distinção entre esses dois aspectos do interrogatório: perguntar sobre a situação familiar do paciente, sobre seu trabalho, ambiente e relacionamentos dão uma ideia da *causa*, e não do *padrão* da desarmonia.

OS DOIS ASPECTOS DO INTERROGATÓRIO

- **Geral**: perguntas sobre o estilo de vida, trabalho, emoções, alimentação etc. para determinar a causa da doença
- **Específico**: perguntas sobre as manifestações clínicas para determinar os padrões da desarmonia.

NOTA CLÍNICA

Ao conduzir o interrogatório, eu recomendo fortemente se concentrar primeiro (e apenas) na identificação do padrão da desarmonia, e não na causa da doença. Devemos nos concentrar inteiramente em identificar a patologia, o padrão, a natureza de Cheio ou Vazio da patologia e a interação entre os padrões. Tentar identificar o padrão e encontrar a causa da doença ao mesmo tempo pode apenas desviar a nossa atenção, que deve estar focada exclusivamente em diagnosticar o padrão e a patologia. Depois de identificar a patologia, eu então prossigo e pergunto ao paciente sobre seu estilo de vida para encontrar a causa da doença, que pode estar na dieta, nas emoções, no trabalho, na vida sexual etc. Eu discuto de fato as causas da doença com o paciente durante sua sessão de acupuntura (a não ser que ele seja tratado apenas com fitoterapia). Finalmente, nem sempre é possível identificar a causa da doença durante a consulta inicial. A causa da doença pode ficar mais evidente depois de três ou quatro sessões.

Saber que um paciente é um homem de negócios com uma pesada carga de trabalho, que tem uma relação conflituosa com seus funcionários ou que passa por problemas conjugais não nos diz qual seria o *padrão* predominante da desarmonia, mas simplesmente que o estresse e a tensão emocional provavelmente sejam a *causa* da desarmonia. Esse conhecimento é essencial quando se trabalha com o paciente para tentar eliminar ou minimizar as causas da doença.

PARTE 2 Diagnóstico pelo Interrogatório

Interrogatório geral
- Família
- Ambiente
- Trabalho
- Vida emocional

→ Causas da doença (p. ex., estresse emocional, excesso de trabalho)

Interrogatório específico

Manifestações clínicas → Padrão da desarmonia (p. ex., deficiência do *Yin* do Rim)

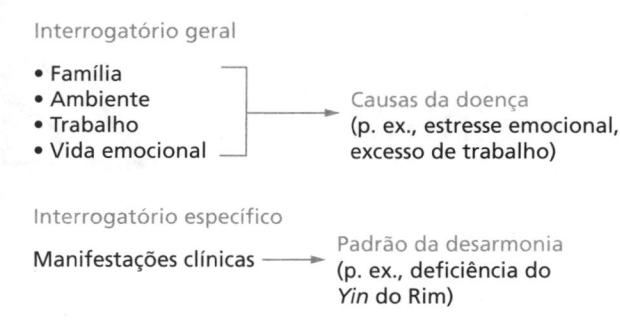

Figura 28.1 Interrogatório.

Durante o curso do interrogatório, perguntamos sobre muitos sintomas que aparentemente podem não estar relacionados com o problema atual; fazemos isso para encontrar o padrão (ou padrões) da desarmonia que é a base do problema atual. Por exemplo, um paciente pode apresentar-se com dor nas costas que suspeitamos que seja decorrente de uma deficiência do *Yang* do Rim com Umidade. Se perguntarmos sobre os intestinos e sobre a micção, por exemplo, podemos descobrir que há outros sintomas de Umidade em um desses sistemas, e isso confirmaria o diagnóstico original de Umidade como causa da dor nas costas.

Nem todos os sintomas e sinais pertencem a apenas um padrão de desarmonia: na verdade, a maioria dos pacientes sofre de pelo menos dois padrões de desarmonia *relacionados*. Usando o exemplo anterior, nesse caso, interrogar sobre a micção e a defecação pode confirmar que esse paciente na verdade sofre de deficiência do *Yang* do Rim com Umidade. Esses dois padrões estão relacionados porque o *Yang* deficiente do Rim falha em aquecer, movimentar, transformar e excretar os fluidos adequadamente, os quais podem acumular-se na forma de Umidade.

Além disso, a investigação de outras áreas além da região lombar e da micção é sempre importante porque pode revelar outros padrões de desarmonia, que podem *não estar relacionados* com os padrões de desarmonia que causam os sintomas atuais do paciente. Continuando com o exemplo anterior, pode ser que a investigação sobre os intestinos, a micção e outros sistemas revele uma condição de estagnação do *Qi*, que pode não estar relacionada com o problema atual.

O diagnóstico pelo interrogatório está intimamente relacionado com a identificação do padrão: um não pode ser realizado sem o conhecimento minucioso do outro. Sem um conhecimento da identificação do padrão, o interrogatório seria um processo sem sentido e inútil de fazer perguntas sem uma ideia clara do que fazer com as respostas e de como usá-las para chegar a um diagnóstico. Por outro lado, o conhecimento da identificação do padrão sem uma compreensão detalhada dos métodos diagnósticos seria inútil porque não haveria as habilidades e as ferramentas para se chegar a uma identificação do padrão. Portanto, o conhecimento da identificação do padrão é um pré-requisito essencial para formar um diagnóstico, mas a habilidade na arte diagnóstica é o recurso com o qual se faz um diagnóstico.

ATENÇÃO

As perguntas feitas durante o interrogatório devem ser sempre guiadas pelo nosso intento de confirmar ou excluir um padrão de desarmonia.

a) *Su Wen*, Capítulo 77

Sempre que se diagnostica um paciente, deve-se investigar as condições da sua vida. Se o paciente era nobre antes e agora é humilde, embora não seja atacado por um fator patogênico externo, ele vai sofrer de doença causada por fatores internos e por perda de sangue. Se o paciente era rico no passado e agora é pobre, ele vai sofrer de perda da Essência causada por estagnação e acúmulo. Até médicos excelentes podem errar ao tratar essa doença se não entenderem a patologia. Esse é o primeiro erro ao se tratar doenças.

Ao diagnosticar um paciente, devemos investigar sua dieta e hábitos de vida para estabelecer se antes ele era alegre e depois ficou triste, ou vice-versa. Essas mudanças anormais das emoções prejudicam o *Qi* da Essência. O esgotamento do *Qi* da Essência prejudica o corpo. Médicos não qualificados não sabem nem as formas de tonificar ou de purgar, nem a patologia do paciente, resultando na perda gradual da Essência e na exuberância dos fatores patogênicos. Esse é o segundo erro ao se tratar doenças.

Se um médico não dominar o diagnóstico pelo pulso, um diagnóstico feito por ele não será digno de qualquer elogio. Esse é o terceiro erro ao se tratar doenças.

Para se fazer um diagnóstico, é preciso prestar atenção em três pontos. Ou seja, perguntar ao paciente sobre sua posição social. Uma pessoa nobre que perdeu sua posição vai sofrer de dano interno. O rico que perdeu sua fortuna vai sofrer de pele seca, contração dos tendões, flacidez e espasmo dos pés. Esse é o quarto erro ao se tratar doenças.

Ao diagnosticar uma doença, os médicos devem saber o passado e o presente, como também o primário e o secundário. O exame do pulso deve ser feito de acordo com as características fisiológicas de homens e mulheres. Separação e a consequente depressão (causa), preocupação, medo, alegria e raiva, os quais levam à deficiência dos Cinco *Zang* e a separação de Sangue e *Qi*. Um médico que não consegue diferenciar as condições patológicas, que não investiga a causa da doença e apenas menciona a gravidade da doença certamente é um médico não qualificado. Esse é o quinto erro ao se tratar doenças.[1]

b) *Su Wen*, Capítulo 78

A razão pela qual os médicos não obtêm resultados perfeitos é que seu *Shen* não fica focado, seu *Zhi* e *Yi* não são lógicos e eles não conseguem considerar o interno e o externo. A ignorância do contrafluxo e do fluxo normal do *Yin* e do *Yang* é a primeira razão de fracasso ao se tratar doenças.

Se um médico trata doenças antes de terminar seu aprendizado, considera o errado como certo, plagia as conquistas dos outros e usa agulhas de pedra indiscriminadamente, por certo ele vai cometer erros. Essa é a segunda razão de fracasso ao se tratar doenças.

Se a pessoa não tem clareza das condições de vida do pobre, do rico, do nobre e do humilde, e se desconhece as condições de vida e não tem informações sobre uma dieta adequada, ela vai falhar em fazer o julgamento correto. Essa é a terceira razão de fracasso ao se tratar doenças.

Se o médico simplesmente sente o pulso sem investigar como a doença teve início, como são as emoções do paciente, sua dieta e intemperança no dia a dia, como ele pode fazer um diagnóstico correto? Essa é a quarta razão de fracasso ao se tratar doenças.

Alguns médicos atuais não conhecem o diagnóstico pelo pulso. Ao diagnosticar, eles não levam em consideração as questões humanas.[2]

Existem muitos aspectos interessantes nessas duas passagens, que vou listar aqui.

1. O primeiro é a importância de perguntar sobre o estilo de vida e a posição social do paciente. Curiosamente, as passagens explicam como a doença pode ser causada por uma mudança da posição social, de rico para pobre
2. As duas passagens enfatizam a influência do estado emocional sobre a etiologia das doenças
3. As duas passagens destacam a importância do diagnóstico pelo pulso
4. Perceba a sobreposição da medicina com a ética confuciana: "*se uma pessoa trata as doenças antes de concluir seu aprendizado, considera errado como certo, plagia as conquistas dos outros*"
5. As duas passagens destacam a importância de focar nos três aspectos do cérebro, ou seja, o *Shen* (do Coração), o *Yi* (do Baço) e o *Zhi* (do Rim).

2. NATUREZA DOS "SINTOMAS" NA MEDICINA CHINESA

O diagnóstico feito pelo interrogatório é baseado no princípio fundamental de que sintomas e sinais refletem a condição dos Órgãos Internos e dos canais. O conceito de sintomas e sinais na medicina chinesa é mais amplo que o da medicina ocidental. Enquanto a medicina ocidental considera sintomas e sinais como manifestações subjetivas e objetivas de uma doença, a medicina chinesa considera as muitas diferentes manifestações como sendo partes de uma imagem total, muitas das quais sem nenhuma relação com o processo da doença atual. A medicina chinesa usa para isso não só sintomas e sinais, mas também muitas outras manifestações para formar uma imagem da desarmonia presente em uma determinada pessoa. Portanto, o interrogatório vai além dos sintomas e sinais que pertencem à queixa atual.

Por exemplo, se um paciente se apresenta com dor epigástrica como queixa principal, um médico ocidental investiga os sintomas estritamente relevantes àquela queixa; por exemplo, se a dor melhora ou piora depois de comer, se a dor surge imediatamente depois de comer ou duas horas depois, se há regurgitação de alimentos etc.

Um médico chinês faz perguntas similares, mas também muitas outras, como "*Você tem muita sede?*", "*Você sente algum gosto amargo na boca?*", "*Você se sente cansado?*" etc. Muitos dos chamados sintomas e sinais da medicina chinesa não seriam considerados sintomas e sinais na medicina ocidental. Por exemplo, ausência de sede (que confirma uma condição de Frio), incapacidade de tomar decisões (que aponta para uma deficiência da Vesícula Biliar), aversão a falar (que indica uma deficiência do Pulmão), propensão a explosões de raiva (que confirma ascensão do *Yang* do Fígado ou Fogo no Fígado), desejo de se deitar (que indica uma fraqueza do Baço), aspecto baço dos olhos (que aponta para um distúrbio da mente e problemas emocionais), e assim por diante. Sempre que eu me referir a "sintomas e sinais" (que também chamo de "manifestações clínicas") será dentro desse contexto.

a) Língua e pulso

É importante enfatizar que a língua e o pulso são sinais que podem determinar um diagnóstico, mesmo na ausência completa de sintomas. Em outras palavras, um pulso Deslizante é tanto um sinal de Fleuma como o é a expectoração de catarro, e um pulso persistentemente Fraco na posição do Rim é tanto um sinal de deficiência do Rim como outros sintomas.

Por exemplo, uma jovem pode ter um pulso do Rim persistentemente Fraco sem nenhum outro sintoma de deficiência do Rim: o pulso Fraco do Rim é tanto um sintoma de deficiência do Rim como o são uma lombalgia, uma tontura e tinidos; podemos, portanto, pressupor com segurança que essa paciente sofre de uma deficiência do Rim. Entretanto, uma determinada posição do pulso pode ficar Fraca apenas temporariamente em função de várias influências do estilo de vida, e só podemos chegar a uma conclusão diagnóstica quando o pulso tiver uma qualidade em particular de modo consistente durante um período de algumas semanas ou mais.

Portanto, deve-se enfatizar que o pulso não é apenas uma manifestação clínica usada para *confirmar* nosso diagnóstico, mas é, por si só, uma manifestação clínica que pode apontar para um determinado padrão. Por exemplo, quaisquer que sejam outros sintomas e sinais, um pulso Deslizante indica Fleuma, um pulso do Rim Fraco indica deficiência do Rim e um pulso Transbordante do Coração indica um padrão do Coração etc.

O mesmo se aplica para os sinais da língua que possam surgir na ausência de sintomas. Por exemplo, uma língua Aumentada com saburra pegajosa indica Fleuma, mesmo na ausência de outros sintomas de Fleuma. Em outras palavras, uma língua assim é tanto um sinal de Fleuma como o é a expectoração de catarro.

> **ATENÇÃO**
>
> A língua ou o pulso, *isoladamente*, são suficientes para confirmar a presença de um padrão de desarmonia.

3. A ARTE DE INTERROGAR: FAZER AS PERGUNTAS CERTAS

O diagnóstico pelo interrogatório é, logicamente, extremamente importante porque, no processo de identificar um padrão, nem todas as informações são dadas pelo paciente. De fato, mesmo que fossem, ainda precisariam ser organizadas para identificar o padrão ou padrões. Às vezes, a ausência de um certo sintoma ou sinal é determinante para fins diagnósticos, e os pacientes obviamente não relatam sintomas que não sentem. Por exemplo, para distinguir entre um padrão de Calor e um de Frio, é necessário estabelecer se a pessoa tem muita sede ou não, e a ausência de sede apontaria para um padrão de Frio. O paciente, obviamente, não daria voluntariamente a informação de "não sentir sede".

A arte de diagnosticar pelo interrogatório consiste em fazer perguntas relevantes para um paciente em particular em relação a uma condição em particular. Um certo padrão pode ser diagnosticado apenas quando as perguntas "certas" são feitas; se não estivermos cientes de um determinado padrão e não fizermos perguntas relevantes, não chegaremos ao diagnóstico correto. Por exemplo, se não soubermos da existência do padrão de Rebelião do *Qi* do Vaso Penetrador, obviamente não vamos fazer perguntas que possam nos levar ao diagnóstico desse padrão (ver adiante).

O interrogatório não deve consistir em seguir cegamente uma lista tradicional de perguntas; ele deve ser conduzido seguindo uma "guia", com uma série de perguntas para confirmar ou excluir um padrão, ou padrões, de desarmonia que nos vem à mente durante a troca de perguntas e respostas. Portanto, quando fazemos uma pergunta ao paciente, devemos sempre perguntar a nós mesmos o *porquê* de estarmos fazendo aquela pergunta. Durante um interrogatório, devemos estar constantemente mudando ou revendo as nossas hipóteses sobre os possíveis padrões de desarmonia, tentando confirmar ou excluir certos padrões, fazendo as perguntas corretas.

Por exemplo, um paciente pode apresentar-se com dores de cabeça crônicas e, mesmo nesse estágio inicial, já começamos a formular hipóteses sobre o possível padrão de desarmonia tendo como base a nossa experiência e o nosso conhecimento; ou seja, pensamos em ascensão do *Yang* do Fígado porque sabemos que é, de longe, a causa mais comum de dores de cabeça crônicas. Portanto, fazemos perguntas sobre o caráter e a localização da dor: se o paciente disser que a dor é pulsátil e que se localiza nas têmporas, mesmo esses poucos detalhes confirmariam, quase com toda certeza, o diagnóstico de ascensão do *Yang* do Fígado.

Entretanto, não devemos nunca parar por aí e chegar a conclusões prematuras. Em vez disso, devemos fazer mais perguntas para confirmar ou excluir a existência de outros padrões que também causam dores de cabeça. Por exemplo, Fleuma é outra causa comum de dores de cabeça crônicas e, portanto, devemos investigar primeiro outras características das dores de cabeça que podem confirmar Fleuma, além de outros possíveis sintomas de Fleuma em outras partes do corpo: o paciente tem alguma sensação de confusão (imprecisão) na cabeça e a dor de cabeça às vezes é uma sensação incômoda acompanhada por sensação de peso? Se a resposta a essas perguntas for afirmativa, concluímos que Fleuma pode ser outra causa das dores de cabeça. Então, fazemos outras perguntas relacionadas com Fleuma em outras partes do corpo; nesse caso em particular, podemos perguntar se o paciente ocasionalmente expectora catarro ou se às vezes tem uma sensação de opressão no peito (Figura 28.2).

Outro bom exemplo da importância de fazer as perguntas certas para confirmar ou excluir a nossa hipótese sobre o padrão ou padrões de desarmonia seria o padrão de Rebelião do *Qi* do Vaso Penetrador. A Rebelião do *Qi* do Vaso Penetrador pode causar uma ampla variedade de sintomas que afetam todo o torso. Esses sintomas incluem plenitude e dor na parte inferior do abdome, ciclos menstruais dolorosos, plenitude e dor umbilical, plenitude e dor epigástrica, sensação de energia subindo no abdome, sensação de aperto no tórax, ligeira falta de ar, palpitações, sensação de bolo na garganta, sensação de calor na face e ansiedade (obviamente, nem todos esses sintomas precisam estar presentes).

Pode ocorrer de a paciente relatar apenas os sintomas de ciclos menstruais dolorosos e a sensação de bolo na garganta; se não tivermos familiaridade com o padrão de Rebelião do *Qi*

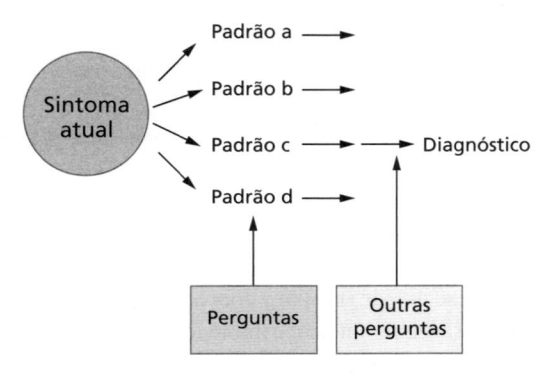

Figura 28.2 Fazendo as perguntas certas.

no Vaso Penetrador, podemos não fazer as perguntas certas que revelam outros sintomas relacionados e, com isso, atribuir os ciclos menstruais dolorosos a Frio no Útero (por exemplo), e a sensação de bolo na garganta à estagnação do *Qi* do Fígado. Mesmo que revelemos esses outros sintomas mencionados acima, se não tivermos familiaridade com o padrão de Rebelião do *Qi* no Vaso Penetrador, poderemos atribuir erradamente esses sintomas a um inextricável número de padrões envolvendo muitos órgãos, em vez de ver que esses sintomas estão conectados com o padrão de Rebelião do *Qi* do Vaso Penetrador (Figura 28.3).

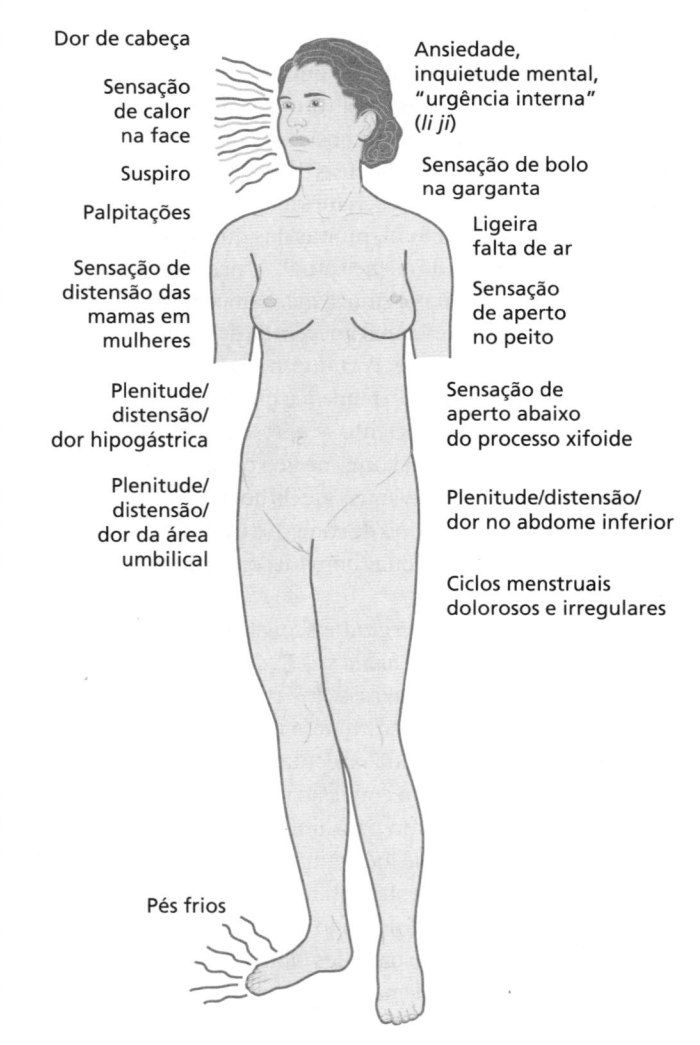

Figura 28.3 Rebelião do *Qi* do Vaso Penetrador.

4. PROBLEMAS DE TERMINOLOGIA NO INTERROGATÓRIO

Um problema em potencial para os médicos ocidentais é que o interrogatório e as várias expressões usadas para expressar os sintomas são originados da cultura e das experiências chinesas, e um paciente ocidental não vai necessariamente usar as mesmas expressões. Esse é um problema, entretanto, capaz de ser superado com a experiência. Depois de alguns anos de prática, podemos aprender a traduzir a maneira chinesa de expressar sintomas e encontrar as correlações mais comuns dos pacientes ocidentais. Por exemplo, enquanto um homem chinês pode espontaneamente dizer que ele tem uma "dor em distensão", um paciente ocidental pode dizer que ele se sente "inchado" ou que "tem a sensação de que vai explodir". As palavras são diferentes, mas o sintoma que descrevem é o mesmo. Com a prática e observação apurada, gradualmente construímos um "vocabulário" dos sintomas mais usados por pacientes ocidentais. Por exemplo, eu acabei interpretando a expressão peculiar em inglês *a feeling of butterflies in the stomach* como um sintoma da rebelião do Qi no Vaso Penetrador.*

A tradução do chinês de termos relacionados com certos sintomas também pode apresentar alguns problemas. Os termos tradicionais são ricos de significados e, às vezes, bastante poéticos, e são mais ou menos impossíveis de traduzir adequadamente porque a língua ocidental não consegue transmitir todas as nuances intrínsecas de um caractere chinês. Por exemplo, eu traduzo a palavra *men* como "sensação de opressão"; entretanto, uma análise do caractere chinês, que retrata um coração esmagado por uma porta, transmite o sentimento de opressão de modo rico e metafórico. O que não pode ser adequadamente traduzido é o uso cultural desse termo na China, o qual sugere que a pessoa se encontra bastante "deprimida" (de acordo com o significado desse termo no Ocidente) por problemas emocionais. Como os pacientes chineses raramente admitem abertamente que estão "deprimidos", eles normalmente dizem que têm uma sensação de *men* no peito.

Outro exemplo é o termo *xin fan*, que eu traduzo como "inquietude mental". Os caracteres chineses contêm o radical para "coração", indicando uma causa emocional desse sentimento, e o radical para "fogo", indicando o efeito aquecedor do estresse emocional sobre o órgão interno; a tradução não vai poder fazer justiça ao termo chinês e transmitir seu intrínseco e rico significado.

Ainda outro exemplo interessante é o uso da palavra *ku* para descrever certos sintomas; *ku* significa "amargo" e é, às vezes, usado para indicar a gravidade de uma dor. Entretanto, a palavra *ku* – ou seja, "amargo" –, na China, também tem uma conotação emocional definitiva implicando que a pessoa tem uma vida "amarga" e experiências de vida amargas.

Não devemos, entretanto, supervalorizar os problemas relacionados com a terminologia decorrentes das diferenças culturais entre a China e o Ocidente. Com muita frequência, os pacientes ocidentais relatam sintomas exatamente como estão escritos nos livros chineses. Por exemplo, um paciente recentemente me disse espontaneamente: "*Eu sinto sede com frequência, mas não tenho vontade de beber água*".

> **NOTA CLÍNICA**
>
> Certa vez, perguntei ao Dr. Shen, médico chinês de Shanghai que na segunda metade da sua vida exerceu a medicina chinesa nos EUA, se ele considerava os pacientes ocidentais muito diferentes dos chineses. Ele respondeu: "Na verdade, não. As pessoas comem no Ocidente e comem na China, têm emoções no Ocidente e na China, trabalham no Ocidente e na China, fazem sexo no Ocidente e na China."

5. EXPRESSÕES DOS PACIENTES

É somente depois que o paciente concluiu o relato dos seus principais problemas que podemos começar a fazer perguntas sistematicamente tendo como base as "10 perguntas", mas sempre seguindo a guia dada pelo que o paciente nos disse. Normalmente, o paciente tem um bom *insight* do principal problema que tem na vida: geralmente, é o primeiro "problema" relatado. Por exemplo, indagado qual seria seu problema principal, um homem de 48 anos de idade disse que estava *em uma encruzilhada na vida*, que *se sentia insatisfeito com seu trabalho* e que *estava buscando algo que tivesse mais significado na vida*. Esse é um bom exemplo de como um paciente espontaneamente oferece informações sobre suas dúvidas existenciais que são, obviamente, a origem dos seus problemas físicos. É obvio que nem sempre isso acontece: muitos pacientes não conseguem enxergar ou não querem enxergar os problemas existenciais e espirituais em suas vidas e apresentam uma longa lista de sintomas físicos que escondem a verdadeira origem da sua *doença* existencial.

No começo do interrogatório, é importante deixar os pacientes falarem livremente e anotar as expressões reais que usam; essas expressões são bastante sugestivas e indicativas de um problema do paciente e, às vezes, também da etiologia. Por exemplo, se um paciente descreve o sentimento de "impotência" sobre uma determinada situação, isso transmite a ideia de que o paciente está se sentindo frustrado (e, no caso de um homem, também pode indicar impotência sexual). É particularmente importante anotar a expressão real usada pelo paciente, especialmente quando essa expressão é repetida no curso do interrogatório. Por exemplo, um paciente pode usar a expressão "encurralado" duas ou três vezes, claramente indicando que a frustração emocional pode ser a origem do problema.

Em alguns casos, os pacientes se referem a uma parte específica do corpo várias vezes no curso do interrogatório, e isso dá uma forte indicação do possível padrão envolvido. Por exemplo, um paciente sofrendo de problemas mentais e emocionais crônicos pode se referir à "garganta" três ou quatro vezes durante o curso do interrogatório, dizendo coisas como: "*Eu sinto um bolo na garganta quando fico nervoso*", "*Minha garganta fica seca com frequência*", ou "*Eu sinto o coração na garganta*"; isso sugere uma condição de estagnação de Qi no Fígado ou nos Pulmões.

---

*N.T.: A tradução literal de *butterflies in the stomach* é "borboletas no estômago". A expressão equivalente em português é "frio na barriga".

A prática da medicina chinesa no Ocidente nos apresenta novos desafios que os médicos chineses não têm na China. Os pacientes ocidentais geralmente buscam tratamento para obter um equilíbrio existencial e espiritual, que não é o caso na China. Por isso, nós precisamos adaptar o nosso diagnóstico e o nosso tratamento às necessidades dos pacientes ocidentais. Por exemplo, uma mulher disse que ela buscava tratamento porque queria *"mais integração, ritmo e enraizamento em sua vida"*. Por isso, precisamos desenvolver um novo conhecimento de padrões e de diagnóstico que nos permitam interpretar as necessidades dos nossos pacientes de acordo com o que eles nos dizem. Nesse exemplo em particular, eu interpretei a falta de "enraizamento" da paciente como sendo decorrente de uma grave deficiência do Rim que a fazia se sentir "sem raiz" (teria sido um erro interpretar sua palavra "enraizamento" em um sentido literal como apontando necessariamente para uma deficiência do elemento Terra).

6. ARMADILHAS PARA EVITAR NO INTERROGATÓRIO

O interrogatório específico (conforme definido anteriormente), com base nas perguntas que dizem respeito às manifestações clínicas do paciente, tem como objetivo encontrar o *padrão* da desarmonia; o interrogatório geral (sobre o estilo de vida, situação familiar, ambiente emocional, condições de vida etc. do paciente) tem como objetivo encontrar a causa da doença. É errado confundir as duas coisas e deduzir o padrão da desarmonia pelo inquérito do estilo de vida do paciente, da sua vida familiar e profissional. Eu já percebi que na prática isso acontece muitas vezes quando um aluno ou um médico me traz um paciente para ter uma segunda opinião. Eu frequentemente ouço comentários como: *"Andrew está sob muito estresse no trabalho e, **portanto**, ele sofre de estagnação do Qi do Fígado"*. Esse é um exemplo de como um médico pode confundir o inquérito geral do estilo de vida do paciente para encontrar a *causa* da doença com o inquérito específico das manifestações clínicas para encontrar o *padrão* da desarmonia. Em outras palavras, voltando ao exemplo mencionado acima, é totalmente errado supor que Andrew sofra de estagnação do Qi do Fígado tendo como base as perguntas sobre seu estilo de vida, trabalho etc.; esse diagnóstico só pode ser feito tendo como base um inquérito específico sobre suas manifestações clínicas. O paciente pode bem ter muito estresse em sua vida, mas isso não vai necessariamente causar estagnação do Qi do Fígado, uma vez que a tensão emocional pode causar muitos outros padrões.

Outra possível armadilha é fazer um diagnóstico de um padrão de desarmonia tendo como base conceitos vagos e evasivos deduzidos da observação do estilo de vida do paciente; por exemplo: *"Betty parece ser uma pessoa bem 'Madeira' e, portanto, eu pensei que houvesse estagnação do Qi do Fígado."* Logicamente, o diagnóstico do Elemento predominante da pessoa tendo como base a forma do seu corpo, o maneirismo, a marcha e a voz é importante (ver Capítulo 1), mas isso nem sempre coincide com o padrão predominante: em outras palavras, uma pessoa do tipo Madeira não vai sofrer necessariamente de um padrão de desarmonia do Fígado.

É necessário ter prudência para conduzir o interrogatório. Conforme mencionado acima, o interrogatório é conduzido tendo como referência a identificação do padrão, e as perguntas têm como objetivo confirmar ou excluir a existência de um certo padrão de desarmonia no paciente.

O processo diagnóstico começa com a habilidade de observar assim que o paciente entra na sala de consulta; por exemplo, se uma mulher estiver pálida, falar com voz baixa e se queixar de cansaço e falta de apetite, imediatamente pensamos em uma deficiência do Qi do Baço como um possível padrão. Portanto, outras perguntas visam confirmar ou descartar a existência desse padrão. Na medicina chinesa, entretanto, é fácil conduzir o interrogatório de forma que possa influenciar o paciente e extrair os sintomas que vão enquadrar as manifestações clínicas dentro de um padrão preconcebido; esse é um perigo real do diagnóstico chinês. A única maneira de eliminar esse risco é manter a *mente aberta*; isso é importantíssimo. Voltando ao exemplo anterior, devemos estar o tempo todo preparados para contemplar a real possibilidade de que essa paciente possa *não* sofrer de deficiência do Qi do Baço ou que a deficiência do Qi do Baço não seja o único padrão, ou até mesmo o padrão principal ou o principal problema.

> **ARMADILHAS NO INTERROGATÓRIO**
>
> - Não use as informações sobre o estilo de vida do paciente para deduzir o *padrão* da desarmonia (é possível deduzir a *causa* da enfermidade dessas informações)
> - Não dependa exclusivamente do tipo do Elemento do paciente para diagnosticar um padrão de desarmonia
> - Lembre-se de manter a mente aberta ao diagnosticar os padrões de desarmonia.

7. PROCEDIMENTO PARA O INTERROGATÓRIO

O interrogatório geralmente se segue a partir da observação da cor facial do paciente, da forma do seu corpo e do seu movimento corporal, e ouvindo sua voz e outros sons; portanto, a observação precede o interrogatório. Assim que o paciente entra, o processo diagnóstico começa: observamos seu movimento (ou seja, se é lento ou rápido), sua cútis, a forma do seu corpo (para avaliá-la em termos dos Cinco Elementos), o som da sua voz e qualquer odor que emana dele. O diagnóstico começa assim que observamos todos esses fatores. Podemos, por exemplo, diagnosticar o tipo do Elemento (Capítulo 1) e se o paciente tem uma condição de Cheio ou Vazio. No primeiro caso, o paciente tem voz forte, anda rapidamente e tem um forte aperto de mão; no segundo caso, o paciente tem voz fraca, anda lentamente e tem aperto de mão fraco.

Eu normalmente começo o interrogatório perguntando ao paciente quais são os principais problemas que o motivaram a me procurar. Eu deixo o paciente falar livremente primeiro, sem interromper. Eu sempre anoto todas as expressões peculiares que ele possa usar. Como indicado anteriormente, pacientes ocidentais usam, obviamente, expressões diferentes das usadas pelos pacientes chineses. Eu nunca ignoro a forma de falar do paciente porque ela normalmente pode ser interpretada em termos do diagnóstico chinês.

Exemplos de descrições peculiares de sintomas, de acordo com minha experiência clínica com pacientes ingleses, incluem "sensação de frio na barriga", "parece que o estômago está discutindo com ele mesmo" etc. À medida que o paciente descreve a queixa principal, ou queixas, já começo a pensar em vários padrões de desarmonia que possam estar causando aquela queixa ou queixas e, assim, começo a fazer perguntas para confirmar ou excluir o padrão particular de desarmonia que me veio à mente.

Depois que o paciente terminou de relatar as principais queixas pelas quais está buscando ajuda, e depois de eu ter decidido, de modo geral, os padrões de desarmonia envolvidos, eu, então, prossigo para fazer mais perguntas, geralmente seguindo 10 perguntas tradicionais ou as 16 perguntas que estão indicadas adiante. Isso é feito por duas razões: primeiro, porque as respostas a essas outras perguntas podem confirmar os padrões da desarmonia diagnosticados e, segundo, porque elas podem revelar outros problemas que o paciente possa ter deixado passar.

Normalmente, olho a língua e sinto o pulso novamente no final do interrogatório para confirmar os padrões de desarmonia. Entretanto, é importante notar que a língua e o pulso não são usados simplesmente para confirmar o diagnóstico de um padrão de desarmonia; com muita frequência, eles mostram claramente a existência de outros padrões que não estavam evidentes pelos sintomas e sinais. Nesse caso, nunca devemos ignorar os achados da língua e do pulso, mas sempre devemos fazer mais perguntas para confirmar os padrões de desarmonia evidenciados pela língua e pelo pulso. Mesmo que não haja outros sintomas, ainda assim, podemos confiar nos sinais da língua e do pulso como base para diagnosticar um determinado padrão de desarmonia. Por exemplo, um paciente pode chegar queixando-se de tontura, e, com base nos sintomas e sinais, diagnosticamos que o padrão predominante causando a tontura é de Fleuma. Quando, então, observamos a língua, vemos que, além de estar Aumentada (indicando Fleuma), ela também está claramente Arroxeada: esse é um sinal definitivo de estase de Sangue, mesmo que o paciente não tenha sintomas disso.

Em alguns casos, a língua e o pulso podem mostrar condições que na verdade são opostas às indicadas pelos padrões de desarmonia. Por exemplo, uma pessoa pode sofrer de uma deficiência bastante clara do *Yang* e o pulso estar Rápido ou, ao contrário, a pessoa ter sintomas e sinais claros de Calor e o pulso estar Lento. Nunca devemos ignorar esses sinais contraditórios e, sim, sempre tentar encontrar sua causa.

8. PERÍODO DOS SINTOMAS

Depois desse passo, eu continuo fazendo outras perguntas, seguindo, de modo geral, as 16 perguntas discutidas adiante para determinar se há outros sintomas e sinais que o paciente possa ter esquecido de mencionar. Essa etapa é sempre seguida do inquérito sobre sua história patológica pregressa ou cirurgias realizadas.

Ao perguntar sobre os vários problemas que o paciente tem ou teve, é importante estabelecer o tempo exato do início. Pela minha experiência, os pacientes quase sempre subestimam o período que sofreram de um determinado problema. Portanto, se um paciente, quando indagado sobre o período que ele sofre daquele problema em particular, disser "*Não me lembro exatamente, mas provavelmente 5 a 7 anos*", podemos ter quase certeza de que o início foi no ponto mais alto da variação oferecida por ele, ou seja, 7 anos ou mais.

Estabelecer exatamente o tempo do início de um problema é importante em muitos casos porque pode estabelecer a causalidade que nem o paciente, nem o médico ou o especialista observaram; na prática, isso acontece frequentemente. Exemplos de eventos (além das causas tradicionais de doença, como problemas emocionais, alimentação etc.) que podem ser gatilhos irreconhecíveis de determinado problema são:

- Uma cirurgia
- Um acidente
- Uma vacinação
- A menarca
- A menopausa
- Parto.

EVENTOS-GATILHO NAS VIDAS DOS PACIENTES

- Uma cirurgia
- Um acidente
- Uma vacinação
- A menarca
- A menopausa
- Parto.

Por exemplo, um paciente pode desenvolver dor abdominal após uma cirurgia de abdome por aderência; uma pessoa pode desenvolver dor nas costas e cervicalgia após um acidente que havia esquecido; a síndrome da fadiga crônica pode desenvolver-se depois de uma série de vacinação feita antes de viajar para o exterior; meninas que sofrem de enxaqueca podem ter esquecido de que o início coincidiu com a menarca (isso tem repercussões importantes para o diagnóstico e para o tratamento); uma mudança no estado emocional pode estar relacionada com o início da menopausa; asma ou enxaqueca podem ter início depois do parto.

9. INTEGRAÇÃO DO INTERROGATÓRIO COM A OBSERVAÇÃO

O interrogatório deve estar integrado perfeitamente com a observação. Durante todo o tempo em que o paciente fala, devemos observar a cútis facial, os olhos e outras características; isso é importante não só pela observação propriamente dita, mas também pela observação de quaisquer alterações que ocorram durante o interrogatório. Por exemplo, as mulheres com frequência desenvolvem uma leve erupção avermelhada no pescoço quando relatam seus sintomas; eu interpreto isso como um sinal de Calor no Fígado, e um sinal que com frequência reflete a origem emocional de um problema.

Outra possível mudança que deve ser observada durante o interrogatório é uma mudança no tom e na oscilação da voz. Se a voz for ficando mais fraca e parecer triste, isso indica que a tristeza ou o pesar está na raiz do problema, em particular, do problema específico sendo relatado. Por exemplo, se a voz de uma mulher ficar fraca e triste ao relatar que parou de menstruar, isso pode indicar que a tristeza ou o pesar afetando os Pulmões e o Coração é a raiz desse problema em particular. Ao contrário, se a voz ficar mais forte e adotar um volume mais elevado no momento em que o paciente conta um problema em particular, isso pode indicar que aquele problema é decorrente de raiva ou de raiva reprimida. É comum um paciente tentar esconder uma determinada emoção, como, por exemplo, rindo inapropriadamente durante o interrogatório; a emoção escondida geralmente é tristeza ou pesar, especialmente nas sociedades em que a expressão dos próprios sentimentos é de alguma forma desestimulada.

10. IDENTIFICAÇÃO DOS PADRÕES E INTERROGATÓRIO

Depois que o paciente terminou de descrever a queixa principal, ou queixas, começamos a fazer perguntas para organizar os sintomas e os sinais vigentes em padrões. Enquanto fazemos perguntas, observamos a cútis, os olhos, a forma das características faciais, o som da voz, o cheiro etc. para serem integrados aos achados do interrogatório. Uma vez que estejamos razoavelmente confiantes na identificação do padrão ou dos padrões envolvidos, geralmente devemos continuar o interrogatório para *excluir* ou confirmar a presença de outros padrões que possam ter se originado dos padrões existentes. Por exemplo, se houver deficiência do Sangue do Fígado, eu sempre verifico se há deficiência do Sangue do Coração (especialmente se a observação me levar a acreditar nisso); se houver uma deficiência do Fígado, principalmente no caso de mulheres, eu sempre verifico se há uma deficiência do Rim; se houver estagnação do Qi do Fígado, eu verifico se esse padrão deu origem a algum grau de Calor; e se houver uma deficiência do Baço, eu verifico se há também uma deficiência do Estômago etc.

É importante lembrar que o interrogatório tem como objetivo não só identificar o padrão ou padrões principais da desarmonia, mas também, com frequência, *excluir* certos padrões de desarmonia: por exemplo, se uma mulher sofrer de amenorreia, mesmo que o padrão de deficiência do Sangue do Fígado esteja bastante claro, eu sempre faço perguntas com o objetivo de descobrir se também há uma deficiência do Rim. Outro exemplo é que se um paciente apresenta deficiência do Sangue do Fígado, eu sempre verifico se esse padrão deu origem a deficiência do Sangue do Coração e, assim, faço perguntas para excluir (ou confirmar) a presença desse padrão. A Tabela 28.1 apresenta a correspondência entre os padrões vigentes e os padrões a serem excluídos ou confirmados.

11. DIAGNÓSTICO PELA LÍNGUA E PELO PULSO: INTEGRAÇÃO COM O INTERROGATÓRIO

Finalmente, eu olho a língua e sinto o pulso: isso é feito não só para *confirmar* o padrão ou padrões identificados pelo interrogatório, mas também para ver se a língua e o pulso indicam a presença de padrões não evidenciados pelas manifestações clínicas. Isso ocorre frequentemente na prática e é o valor real do diagnóstico pela língua e pelo pulso; se o diagnóstico pela língua e pelo pulso fossem usados simplesmente para *confirmar* um diagnóstico, não haveria sentido algum em realizar essa etapa.

Tabela 28.1 Padrões a excluir ou confirmar na presença de padrões vigentes.

Padrão vigente	Padrão a excluir ou confirmar
Estagnação do Qi do Fígado	Deficiência do Sangue do Fígado
Estagnação do Qi do Fígado	Qi do Fígado estagnado transformando-se em Calor
Estagnação do Qi do Fígado	Estase de Sangue do Fígado
Deficiência do Sangue do Fígado	Deficiência do Sangue do Coração (e vice-versa)
Deficiência do Sangue do Fígado	Deficiência do Yin do Fígado
Deficiência do Sangue do Fígado	Deficiência do Rim
Ascensão do Yang do Fígado	Deficiência do Yin do Fígado
Ascensão do Yang do Fígado	Deficiência do Rim
Ascensão do Yang do Fígado	Deficiência do Sangue do Fígado
Ascensão do Yang do Fígado	Fogo no Fígado
Fogo no Fígado	Fogo no Coração
Deficiência do Sangue do Coração	Deficiência do Sangue do Fígado
Fogo no Coração	Fogo no Fígado
Deficiência do Yin do Coração	Deficiência do Yin do Rim
Deficiência do Qi do Baço	Deficiência do Yang do Baço
Deficiência do Qi do Baço	Deficiência do Qi do Estômago
Deficiência do Qi do Baço	Umidade (e vice-versa)
Deficiência do Yang do Baço	Deficiência do Yang do Rim
Deficiência do Qi do Pulmão	Deficiência do Qi do Baço
Deficiência do Yin do Pulmão	Deficiência do Yin do Rim
Deficiência do Yang do Rim	Deficiência do Yang do Baço
Deficiência do Yin do Rim	Deficiência do Yin do Fígado, do Coração ou do Pulmão
Invasão de Vento	Investigue sintomas de transmissão interna

Com muita frequência, a língua e o pulso acrescentam informações valiosas às informações colhidas pelo interrogatório, as quais nunca devem ser ignoradas. Por exemplo, um paciente pode queixar-se de vários sintomas e encontramos o diagnóstico de estagnação do Qi do Fígado; se a língua tiver uma fissura profunda na área do Coração, isso nos diz que o paciente tem uma tendência constitucional a padrões do Coração e uma tendência constitucional a ficar mais afetado por problemas emocionais. O caso clínico seguinte é uma boa ilustração disso.

> **⚠ ATENÇÃO**
> A língua e o pulso podem indicar a presença de padrões não evidenciados pelas manifestações clínicas.

Caso clínico

Uma mulher de 24 anos de idade se queixa de dores crônicas nos joelhos, pulsos e tornozelos. Ela também sofria de cansaço crônico, tontura e fezes soltas. Seus ciclos menstruais eram regulares e duravam apenas 3 dias. Fora isso, não tinha outros sintomas. Suas manifestações clínicas indicam uma deficiência de Sangue (cansaço, tontura, menstruação escassa) e uma deficiência do Baço (cansaço, fezes soltas). A dor articular pode ser decorrente de invasão de Frio e Umidade (ela morava em uma área particularmente úmida das Ilhas Britânicas), podendo também piorar pela deficiência de Sangue de base (Sangue do Fígado não nutrindo os tendões).

Entretanto, o pulso e a língua indicavam padrões totalmente diferentes. Seu pulso estava Transbordante nas duas posições anteriores e sua língua estava muito Vermelha, com ponta mais vermelha e com pontos vermelhos e uma fissura do Coração. Portanto, todos os sinais do pulso e da língua indicavam claramente Fogo no Coração; ela não tinha nenhum sintoma relacionado que indicasse isso, além de sede (que eu perguntei depois de ver sua língua e sentir seu pulso). Eu cheguei à conclusão de que ela sofria de problemas emocionais graves, provavelmente de longa data e originados na infância (em decorrência da fissura do Coração). O acupunturista que vinha tratando dela e que a havia encaminhado para mim confirmou isso. Portanto, esse é um bom exemplo de um caso no qual o pulso e a língua lançam uma luz totalmente diferente sobre o diagnóstico; por essa razão, os achados do pulso e da língua nunca devem ser descartados quando não se encaixarem com os sintomas e os sinais. Outra confirmação da exatidão do diagnóstico baseado no pulso e na língua foi a reação da paciente à fórmula fitoterápica prescrita. Eu ignorei totalmente os sintomas vigentes e, apenas com base nos achados do pulso e da língua, prescrevi uma variação da fórmula Gan Mai Da Zao Tang *Decocção de Glycyrrhiza-Triticum-Zizyphus* (que acalma a Mente e nutre o Coração) com adição de Yuan Zhi *Radix Polygalae tenuifoliae*, Shi Chang Pu *Rhizoma Acori graminei* e Long Chi *Dens Draconis,* com bons resultados.

Obviamente, em algum momento depois de tratar principalmente seu estado emocional, vamos ter de nutrir o Sangue do Fígado e tonificar o *Qi* do Baço.

O caso clínico seguinte é outro exemplo da importância do diagnóstico pelo pulso e pela língua e de como esses dois fatores podem apontar para um conjunto completamente diferente de padrões que, de outra forma, não surgiria a partir de um exame superficial dos sintomas.

Caso clínico

Uma mulher de 33 anos de idade vinha sofrendo de distensão e dor abdominal por 6 anos. O intestino funcionava regularmente, com evacuações diárias. Ela estava sob estresse no trabalho. Ela parecia ser uma jovem profissional segura e equilibrada.

Diagnóstico: à primeira vista, parece um caso simples e óbvio de estagnação do *Qi* do Fígado originado por estresse no trabalho e, provavelmente, hábitos de alimentação irregulares (essas duas causas de doença geralmente andam juntas). Entretanto, seu pulso e sua língua mostravam uma história totalmente diferente. Sua língua estava vermelha nas laterais com fissura do Coração profunda e saburra amarelada e pegajosa. Seu pulso estava Deslizante e um pouco Transbordante na posição do Coração. Seus olhos não tinham lustro.

A fissura profunda do Coração na língua claramente indica problemas emocionais arraigados e de longa data que iam além de um simples estresse no trabalho; isso se confirmava pela qualidade Transbordante do pulso do Coração e pela falta de lustro dos olhos. Portanto, a língua e o pulso mostravam uma imagem completamente diferente da que ela tentava projetar: ela, obviamente, sofria por problemas emocionais profundos, provavelmente desde a infância ou adolescência. Eu não achei apropriado investigar esse assunto durante a primeira consulta, mas, ao perguntar, ela realmente confirmou que sofria de profundas depressões, humor alternante, melancolia, irritabilidade e ansiedade.

Eu a tratei com acupuntura, e o princípio de tratamento foi dispersar o Calor no Coração, resolver a Fleuma e acalmar a Mente. Selecionei alguns dos seguintes pontos: VG-24 *Shenting*, VC-15 *Jiuwei*, C-7 *Shenmen*, VC-12 *Zhongwan*, VC-9 *Shuifen* e E-40 *Fenglong*.

Além de fornecerem informações valiosíssimas para o diagnóstico, a língua e o pulso são muito importantes também para determinar o princípio de tratamento. De fato, os dois são importantíssimos para ajudar a discriminar se o que predomina é uma condição de Vazio ou de Plenitude. Por exemplo, na encefalomielite miálgica crônica (síndrome da fadiga crônica pós-viral), há sempre uma combinação de Umidade (ou Umidade-Calor) com deficiência do Baço: portanto, é importante determinar se devemos nos concentrar em tonificar o Baço ou em resolver a Umidade. A língua e o pulso são importantes para ajudar a determinar isso: se a língua tiver saburra razoavelmente espessa e pulso Deslizante, provavelmente devemos nos concentrar em resolver a Umidade.

No caso de um paciente com câncer, isso é ainda mais importante. Eu normalmente uso fitoterapia chinesa como terapia adjuvante às terapias ocidentais para câncer. Portanto, se um paciente está se submetendo à quimioterapia, eu não vou tratar o câncer, mas ajudar o *Qi* do corpo e o sistema imunológico com ervas que tonifiquem o *Qi*, o Sangue ou o *Yin*.

Depois de concluir a quimioterapia ou depois da cirurgia, eu avalio a língua e o pulso para ter uma ideia se os padrões que causaram o câncer ainda estão ativos. Em outras palavras, mesmo depois de uma cirurgia para remover um tumor (normalmente causado por estase de Sangue, Fleuma ou Calor Tóxico, ou uma combinação de todos esses), eu avalio a situação para determinar se esses fatores patogênicos ainda estão presentes e o quão "ativos" estão. A língua e o pulso são importantes para determinar isso: se a língua estiver Vermelha, com pontos vermelhos e saburra pegajosa, e o pulso estiver Rápido e Deslizante ou em Corda, eu presumo que, a despeito da cirurgia, os fatores patogênicos estão bem ativos e, portanto, administro ervas com o objetivo de expulsar esses fatores, juntamente com ervas anticancerígenas. Se, por outro lado, a língua não estiver Vermelha e não tiver pontos vermelhos ou saburra pegajosa, e o pulso estiver Fraco, Profundo e Fino, eu volto a minha atenção para tonificar o *Qi* do corpo e fortalecer o sistema imunológico.

Concluindo, essa é a ordem que normalmente sigo no meu interrogatório:

1. Perguntar sobre o problema atual, deixando o paciente falar livremente

2. Fazer perguntas específicas para determinar o padrão ou os padrões que causam o problema ou problemas vigentes, tentando estabelecer o tempo de início com exatidão
3. Fazer perguntas para excluir ou confirmar outros padrões
4. Fazer mais perguntas abrangentes seguindo as 16 perguntas
5. Perguntar sobre doenças pregressas e cirurgias
6. Olhar a língua e sentir o pulso
7. Perguntar sobre alguma doença familiar, como asma, eczema e cardiopatia
8. Indagar sobre a vida emocional do paciente, a vida em família e as condições de trabalho para tentar estabelecer a *causa* da doença.

A seguir, um caso clínico e o diagrama (Figura 28.4) que ilustra o processo do interrogatório.

Caso clínico (Figura 28.4)

Uma mulher de 37 anos de idade, muito magra e pálida, sem "lustro", anda lentamente e sua voz é bem baixa. Ao se sentar, percebo que seu cabelo é seco e sem vida e que seu aspecto e modo de falar transmitem desânimo. Nesse ponto, um primeiro diagnóstico preliminar é feito, pois o corpo magro, a cútis pálida e baça, os cabelos secos e o desânimo apontam para uma deficiência de Sangue (essa conclusão preliminar é ilustrada por um triângulo); sabemos que isso é o mais provável porque a deficiência de Sangue é comum em mulheres. Entretanto, conforme mencionado acima, devemos manter uma mente absolutamente aberta e estar preparados para admitir que a paciente não sofra de deficiência de Sangue: se não mantivermos uma mente aberta, pode haver o risco de o nosso interrogatório ser tendencioso, "forçando" as manifestações clínicas a se encaixarem dentro do padrão preconcebido de deficiência de Sangue.

Ao perguntarmos sobre sua queixa principal, ela conta que sofre de tensão pré-menstrual, uma coisa que não confirma diretamente o diagnóstico de deficiência de Sangue. Como a queixa principal é a tensão pré-menstrual (ilustrada por uma caixa com linha dupla), imediatamente pensamos em estagnação do *Qi* do Fígado primeiro, já que esta é a principal causa dessa condição (ilustrada por um triângulo); entretanto, também temos em mente que existem outras possíveis causas de tensão pré-menstrual, algumas com Plenitude (como Fleuma-Fogo) e algumas com Vazio (como deficiência do Sangue do Fígado ou deficiência do Rim). Portanto, começamos a fazer perguntas para confirmar ou excluir a estagnação do *Qi* do Fígado. As perguntas e respostas são as seguintes:

- Quais são as principais manifestações da tensão pré-menstrual: irritabilidade ou depressão? Ela diz que as duas coisas, mas mais depressão e choro do que irritabilidade. Fazemos essa pergunta para ajudar a diferenciar uma condição pré-menstrual de Plenitude (na qual a irritabilidade predomina) de uma condição pré-menstrual de Vazio (na qual a depressão predomina)
- Há distensão das mamas? Sim. Fazemos essa pergunta para confirmar se há estagnação do *Qi* do Fígado: uma

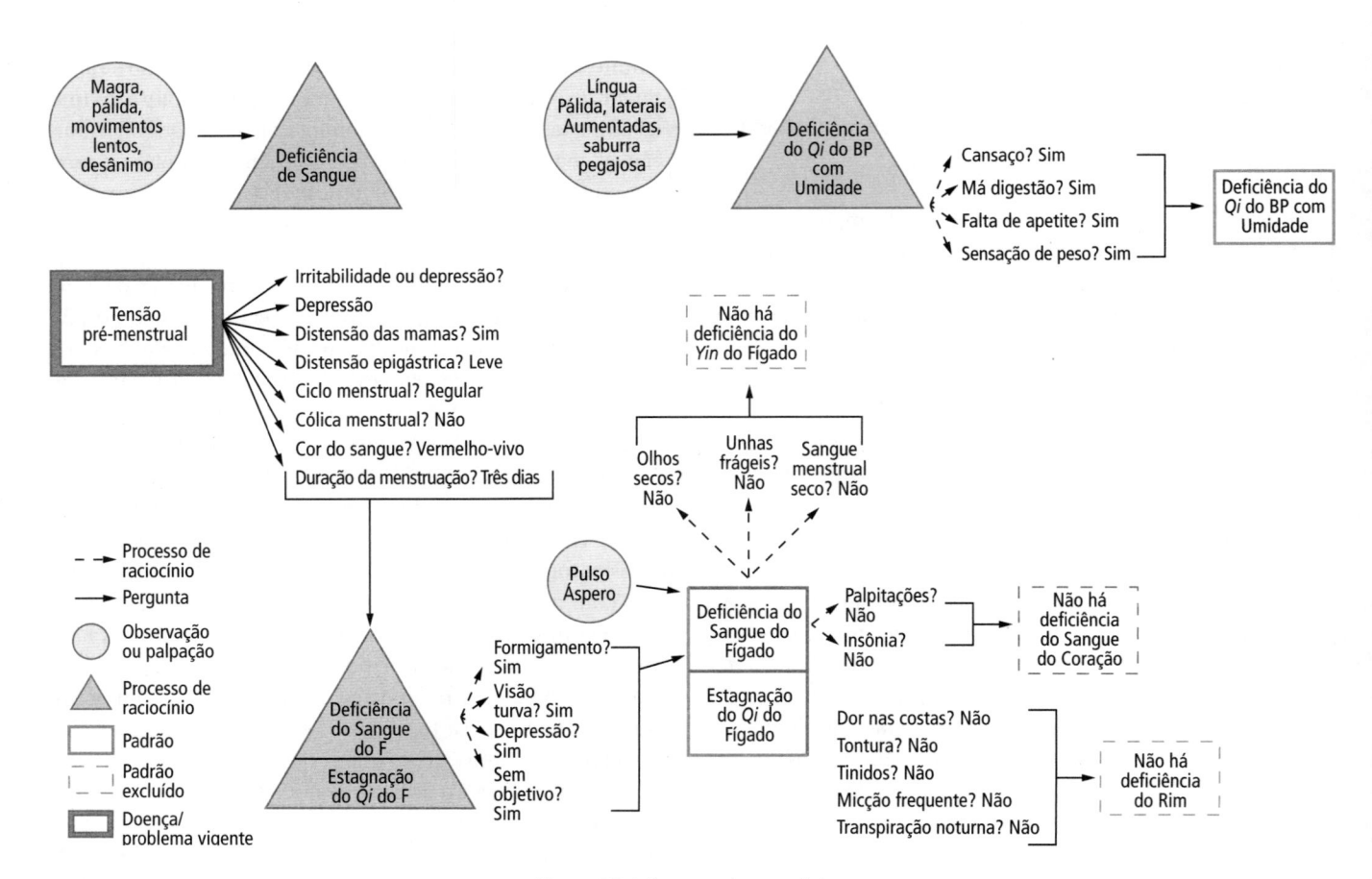

Figura 28.4 Processo do caso clínico.

sensação pronunciada de distensão indica estagnação do Qi do Fígado. Nesse caso, há sensação de distensão, mas não é tão pronunciada
- Há distensão epigástrica ou abdominal? Muito pouca
- O ciclo menstrual é regular? Sim. Fazemos essa pergunta para confirmar se há estagnação do Qi do Fígado, pois uma estagnação grave do Qi do Fígado pode fazer com que o ciclo menstrual fique irregular
- Tem cólica durante a menstruação? Não, mas sente distensão. Fazemos essa pergunta porque já comprovamos que há alguma estagnação do Qi do Fígado e o próximo passo é averiguar se essa estagnação já levou a uma estase de Sangue; a ausência de cólica menstrual nos diz que não há estase de Sangue
- Que cor tem o sangue menstrual? Vermelho-vivo. Fazemos essa pergunta como meio adicional para confirmar ou excluir a presença de estase de Sangue: o sangue vermelho-vivo confirma que não há estase de Sangue
- Quantos dias dura a menstruação? Três dias. Isso confirma que há deficiência de Sangue.

A essa altura, outra imagem é preliminarmente criada em nossa mente: parece bastante claro, agora, que há certa estagnação do Qi do Fígado causando tensão pré-menstrual, mas essa estagnação não é tão pronunciada, e o mais provável é que seja secundária à deficiência do Sangue do Fígado (uma situação muito comum em mulheres). Essa conclusão está ilustrada por uma caixa de linha única. Agora, resta investigar se não existem outros padrões; um padrão muito comum nessa situação seria uma deficiência do Rim. Então, fazemos as seguintes perguntas:
- Você já teve lombalgia? Não
- Você já sentiu tontura? Sim
- Você já teve zumbidos auditivos? Não
- Sua micção é muito frequente? Não
- Você já teve transpiração noturna? Não.

A ausência de lombalgia, tinidos, micção frequente e transpiração noturna indica ausência de deficiência do Rim (indicado por uma caixa com linha tracejada): embora haja alguma tontura, na ausência de outros sintomas do Rim, essa tontura deve ser causada por uma deficiência do Sangue. Para confirmar o diagnóstico de deficiência de Sangue inequivocamente, fazemos mais algumas perguntas sobre isso:
- Você alguma vez já sentiu formigamento nos membros? Sim
- Você já sentiu a visão turva? Sim, às vezes
- Você já se sentiu deprimida? Sim
- Você já se sentiu sem objetivo ou confusa sobre qual direção tomar na vida? Sim.

Esses outros quatro sintomas confirmam a deficiência de Sangue do Fígado inequivocamente: a depressão, o sentimento de não ter objetivo e a confusão sobre qual direção tomar na vida são decorrentes do "movimento" deficiente da Alma Etérea causado pela deficiência do Sangue do Fígado. Por que essa deficiência do Sangue do Fígado, e não de outros órgãos? O fluxo escasso da menstruação, os cabelos secos e a visão turva apontam para a deficiência do Sangue do Fígado. Entretanto, devemos investigar se há também uma deficiência do Sangue de outro órgão e, em especial, do Coração. Então, fazemos as seguintes perguntas:

- Você já sentiu palpitações? Não
- Você já teve insônia? Não.

A resposta a essas perguntas permite excluir a presença de deficiência do Sangue do Coração (ilustrado por uma caixa com linha tracejada). Finalmente, como há deficiência do Sangue do Fígado, devemos averiguar se essa deficiência evoluiu para deficiência do Yin do Fígado. Então, fazemos as seguintes perguntas:
- Você já sentiu secura nos olhos? Não
- As unhas são ressecadas e quebradiças? Não
- O sangue menstrual é seco? Não.

A resposta negativa a essas três perguntas diz que não há deficiência do Yin do Fígado (ilustrado por uma caixa com linha tracejada). Portanto, estabelecemos que o principal problema é uma deficiência do Sangue do Fígado dando origem a uma estagnação secundária do Qi do Fígado; o fato de a estagnação do Qi do Fígado ser secundária é importante para o princípio de tratamento porque significa que devemos concentrar a nossa atenção em nutrir o Sangue do Fígado e apenas secundariamente movimentar o Qi do Fígado.

Antes de concluir o interrogatório, devemos perguntar sobre quaisquer outros sintomas para investigar se existem outros padrões: então, perguntamos se ela sente dor de cabeça, dor no peito, dor abdominal, sobre as fezes e a urina, sobre o sono e a transpiração; ela não reportou nenhum outro sintoma.

Agora é o momento de olhar a língua e sentir o pulso. Sua língua é Pálida, ligeiramente Aumentada, especialmente nas laterais, e com saburra esbranquiçada e pegajosa. Seu pulso estava Áspero à esquerda e Fraco à direita.

Sendo Pálida, a língua confirma a deficiência de Sangue, mas também mostra outros padrões que não haviam surgido pelo interrogatório: o aumento nas laterais indica deficiência do Baço, e a saburra pegajosa indica Umidade. Uma deficiência do Baço com certa Umidade é uma das condições mais comuns na prática clínica e, portanto, não é nenhuma surpresa encontrar essa deficiência refletida na língua da paciente. Tendo percebido isso em sua língua, devemos voltar e fazer mais perguntas para confirmar se há uma deficiência do Baço com certa Umidade. Então, fazemos as seguintes perguntas:
- Você se sente cansada com facilidade? Sim. Essa resposta nos diz que pode haver certa deficiência do Baço
- Como é seu apetite? Ruim
- Você tem algum problema digestivo? Plenitude depois de comer? Gosto pegajoso? Dor epigástrica? A paciente conta que não tem dor epigástrica, mas realmente tem certa sensação de plenitude depois de comer. Isso confirma a Umidade
- Você alguma vez sente uma sensação de peso? Sim, um pouco. Isso confirma ainda mais a presença de Umidade.

Quanto ao pulso, a qualidade de Fraco à direita confirma a deficiência do Baço, enquanto a qualidade de Áspero à esquerda confirma a deficiência de Sangue.

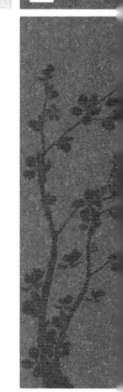

Concluindo, há deficiência do Sangue do Fígado, deficiência do Qi do Baço, estagnação secundária do Qi do Fígado e certa Umidade: portanto, há dois padrões de Vazio e dois padrões de Plenitude. O caráter Vazio do pulso é importante para nos guiar para o princípio de tratamento correto, o qual, nesse caso, deve ser nutrir o Sangue do Fígado e tonificar o *Qi* do Baço primariamente, e mover o *Qi* do Fígado e resolver a Umidade secundariamente. Eu adotei o princípio de tratamento de tonificar o *Qi* do Baço, nutrir o Sangue do Fígado, mover o *Qi* e resolver a Umidade.

≫ TRATAMENTO

VC-12 *Zhongwan*, E-36 *Zusanli*, BP-6 *Sanyinjiao*, B-20 *Pishu*, B-21 *Weishu* para tonificar o *Qi* do Baço
F-8 *Ququan*, VC-4 *Guanyuan* para nutrir o Sangue do Fígado
BP-9 *Yinlingquan* para resolver a Umidade
F-3 *Taichong* para mover o *Qi* do Fígado

Variação de Xiao Yao San
Chai Hu *Radix Bupleuri*, Bo He *Herba Menthae haplocalycis*, Bai Zhu *Rhizoma Atractylodis*, Fu Ling *Poria*, Dang Gui *Radix Angelicae*, Bai Shao *Radix Paeoniae lactiflorae*, Xiang Fu *Rhizoma Cyperi rotundi*.

Caso clínico (Figura 28.5)

Uma mulher de 42 anos de idade se queixa de vertigem posicional benigna que sente há 20 anos. Ao entrar, percebemos que é magra, anda lentamente, é calada, sua voz é baixa e os olhos são ligeiramente baços. Esses sinais deduzidos pela observação nos dão uma primeira impressão da sua condição e certamente apontam para uma deficiência. Além disso, o embotamento dos olhos indica que os problemas emocionais podem ser a causa da sua condição. Quando ela se senta, começamos a perguntar sobre seus sintomas em detalhes. Ela diz que vem sofrendo de ataques infrequentes de vertigem pelos últimos 20 anos e que esses ataques pioraram e ficaram mais frequentes depois do nascimento da segunda filha há 2,5 anos. O agravamento dos sintomas depois do parto nos induz a pensar em uma deficiência do Rim como um dos possíveis padrões. Durante os episódios de vertigem, ela fica com tontura grave, de modo que o quarto parece estar rodando e ela vomita; os ataques normalmente ocorrem pela manhã e pioram quando ela se deita e melhoram ao sentar-se. A gravidade da vertigem claramente indica que seja decorrente de um padrão Cheio: portanto, pelos poucos sinais e sintomas recolhidos pela observação inicial e pelo interrogatório, podemos concluir que há uma condição mista de Plenitude e Vazio. A vertigem grave pode ser decorrente de ascensão do *Yang* do Fígado ou de Vento no Fígado. Entre os ataques da vertigem grave, ela também sofre de crises de tontura branda. Ao contrário dos ataques graves de vertigem, as crises de tontura branda devem ser decorrentes de uma deficiência, provavelmente do Rim. A essa altura, chegamos a algumas conclusões temporárias e podemos levantar a hipótese de que ela sofre de ascensão do *Yang* do Fígado (causando a vertigem grave e, possivelmente, o vômito) derivada de uma deficiência do Rim (causando as crises leves de tontura e a agravação da vertigem depois do parto).

Agora precisamos fazer algumas perguntas sobre outros sintomas, e ela conta que, em geral, sente frio e que apresenta frieira no inverno. Para confirmar ou excluir o padrão da deficiência do Rim, perguntamos sobre dor nas costas, tinidos, transpiração noturna e micção: ela realmente sofre de lombalgia crônica e micção frequente com urina pálida. Considerando a sensação de frio geral, a lombalgia, a micção frequente, as crises brandas de tontura e a agravação após o parto, podemos diagnosticar o padrão de deficiência do *Yang* do Rim. Também podemos deduzir que a deficiência do Rim é a condição de base da ascensão do *Yang* do Fígado.

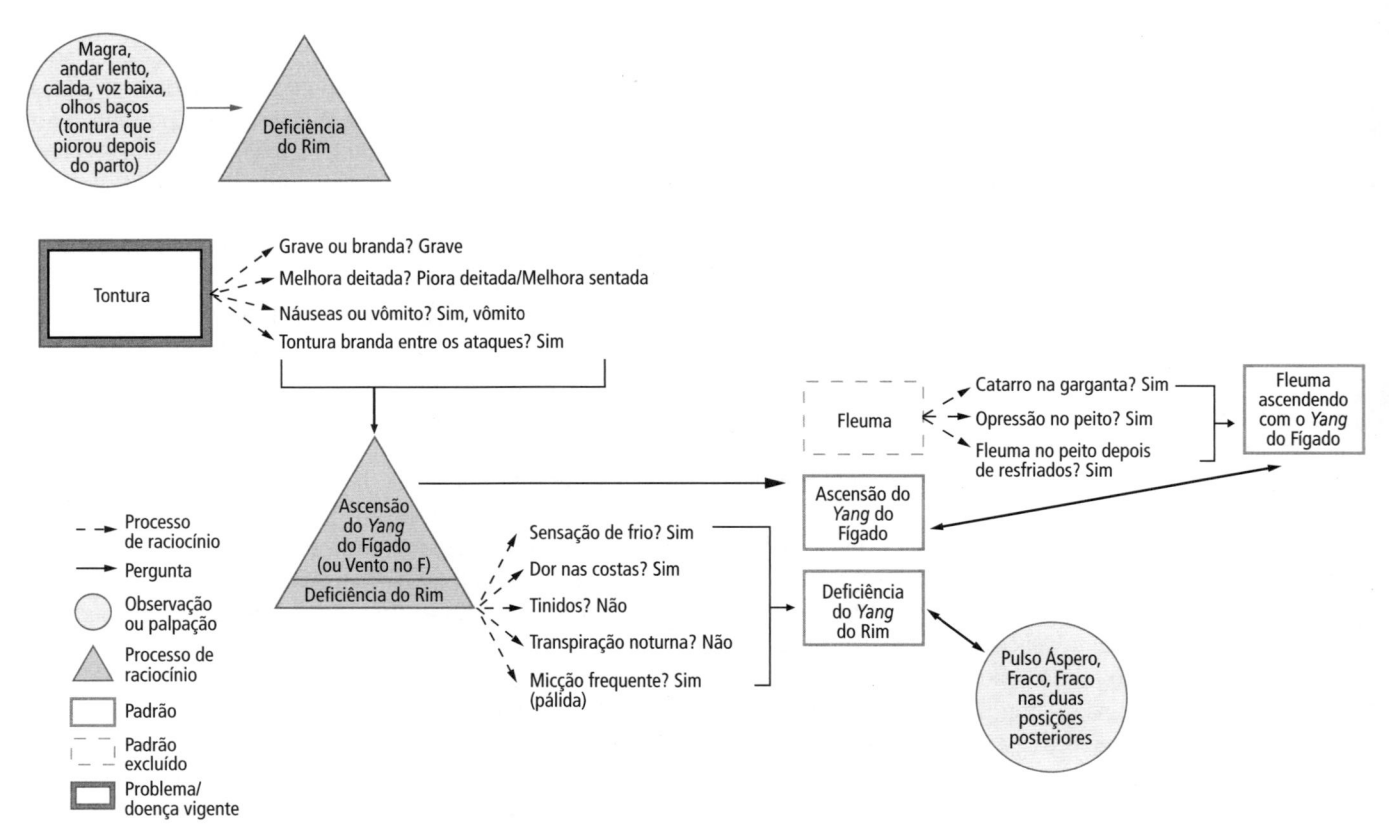

Figura 28.5 Processo do caso clínico.

Em seguida, perguntamos sobre o ciclo menstrual, uma pergunta essencial para todas as mulheres, e ela conta que não tem nenhum problema nessa área: os ciclos menstruais vêm regularmente, não são nem intensos, nem escassos e não sente dor. Como sabemos que Fleuma é uma causa frequente de tontura e vertigem, precisamos fazer perguntas para confirmar ou excluir a possibilidade da interação de Fleuma com a ascensão do *Yang* do Fígado como uma causa da sua vertigem. Sua forma de corpo não aponta para Fleuma, por ser magra (Fleuma tende a causar obesidade); entretanto, isso não quer dizer que gente magra nunca sofra de Fleuma. Perguntamos se ela tem expectoração de catarro, e ela diz que com frequência tem de limpar a garganta pela manhã e, quando fica resfriada, este ataca-lhe logo o peito e produz muito catarro. Ela também sofre ocasionalmente de uma sensação de opressão no peito: esses sintomas, juntamente com o vômito durante os ataques de vertigem, apontam para Fleuma como causa concorrente da vertigem.

Sua língua tem laterais Vermelhas e, fora isso, é uma língua razoavelmente normal: a língua, portanto, não mostra sinais de Fleuma, uma vez que não está Aumentada e não tem saburra pegajosa. Isso não quer dizer que não existe Fleuma, mas simplesmente que a Fleuma é um padrão concomitante e outra causa da vertigem secundária à ascensão do *Yang* do Fígado. Seu pulso é Fraco no geral, Áspero e Fraco à esquerda e especialmente Fraco nas duas posições posteriores. O pulso, portanto, claramente mostra apenas os padrões de deficiência da sua condição, ou seja, deficiência do *Yang* do Rim e deficiência do *Qi* do Baço, que é a origem da Fleuma. Esse é um exemplo claro de um caso no qual o pulso e a língua mostram diferentes aspectos da condição: o pulso evidencia a condição de deficiência de base, enquanto a língua mostra a ascensão do *Yang* do Fígado. Não devemos esperar que o pulso e a língua sempre estejam em conformidade entre si (nesse caso, poderíamos esperar um pulso em Corda em conformidade com as laterais Vermelhas da língua) porque eles geralmente mostram diferentes aspectos de uma condição complexa.

Concluindo, há dois padrões de deficiência – deficiência do *Yang* do Rim e deficiência do *Qi* do Baço (que são a Raiz) – e dois padrões de Plenitude, ascensão do *Yang* do Fígado e Fleuma (que são a Manifestação). No que se refere à vertigem grave, a ascensão do *Yang* do Fígado é primária em relação à Fleuma. O princípio de tratamento nesse caso seria, portanto, tratar tanto a Raiz como a Manifestação, tonificando simultaneamente o *Yang* do Rim, tonificando o *Qi* do Baço, subjugando o *Yang* do Fígado e resolvendo a Fleuma. Nesse caso, tratamos a Raiz e a Manifestação simultaneamente porque os ataques de vertigem são relativamente infrequentes, surgindo a cada 6 meses: se os ataques de vertigem fossem mais frequentes, deveríamos nos concentrar em tratar a manifestação, ou seja, subjugar o *Yang* do Fígado e resolver a Fleuma.

TRATAMENTO

VC-4 *Guanyuan*, R-3 *Taixi*, B-23 *Shenshu* para tonificar os Rins
B-20 *Pishu*, VC-12 *Zhongwan*, E-36 *Zusanli* para tonificar o *Qi* do Baço
F-3 *Taichong* para subjugar o *Yang* do Fígado
E-40 *Fenglong* para resolver a Fleuma.

12. AS 10 PERGUNTAS TRADICIONAIS

O interrogatório é tradicionalmente realizado tendo como base as 10 perguntas. Essa prática foi iniciada por Zhang Jing Yue (1563–1640), mas as 10 perguntas usadas pelos médicos subsequentes diferiram ligeiramente das perguntas encontradas no livro do Dr. Zhang. As 10 perguntas propostas por Zhang Jing Yue foram as seguintes:
1. Aversão ao frio e febre
2. Transpiração
3. Cabeça e corpo
4. As duas excreções
5. Alimentos e bebidas
6. Tórax e abdome
7. Surdez
8. Sede
9. Doença prévia
10. Causas da doença.

Além dessas perguntas, Zhang Jing Yue acrescenta mais duas, uma relacionada com a história ginecológica nas mulheres e a outra relacionada com as crianças, totalizando 12 perguntas.

Embora sejam normalmente chamadas de "perguntas" nos livros chineses, na verdade são áreas de investigação. Essas questões variaram muito ao longo dos séculos, já que diferentes médicos enfatizavam diferentes áreas.

As áreas de questionamento mais usadas mencionadas nos livros modernos chineses são as 10 áreas seguintes:
1. Aversão ao frio e febre
2. Transpiração
3. Cabeça e corpo
4. Tórax e abdome
5. Alimentos e bebidas
6. Fezes e urina
7. Sono
8. Audição e tinidos
9. Sede e bebidas
10. Dor.

Duas áreas de questionamento foram acrescentadas para mulheres e crianças, totalizando 12. Deve-se enfatizar que nem todas essas perguntas precisam ser respondidas em todas as situações, nem são essas as únicas perguntas possíveis porque cada situação requer um método individual e outras perguntas podem ser relevantes.

a) Limitações das 10 perguntas tradicionais

Não é preciso necessariamente seguir a ordem de questionamento acima. Na verdade, eu pessoalmente nunca sigo porque a ordem acima é fortemente tendenciosa e voltada para o interrogatório de um paciente sofrendo de uma condição aguda e exterior, daí o lugar de destaque concedido à pergunta sobre "aversão ao frio e febre", que nos livros chineses sempre vem em primeiro lugar. Nas condições do interior, eu não pergunto sobre sensação de calor ou frio para estabelecer ou confirmar se há Frio interno ou Calor interno, mas normalmente faço isso mais no final do interrogatório.

Não há razão de limitarmos nosso interrogatório rigidamente às 10 perguntas tradicionais nem de fazer todas aquelas perguntas. Cada paciente é diferente, com distintas causas de doença e diferentes padrões de desarmonia, e precisamos adaptar as nossas perguntas a cada situação única do paciente. Além disso, precisamos responder ao estado mental do paciente durante um interrogatório com sensibilidade e flexibilidade para deixar o paciente à vontade, especialmente durante a primeira consulta. Seria errado, portanto, fazer as 10 perguntas como rotina sem adaptar o próprio método à situação concreta. Por exemplo, pode ser que um paciente comece a chorar ao relatar sua queixa principal, e devemos reagir a essa situação de modo sensível e com empatia.

As 10 perguntas, como sendo a base do interrogatório do diagnóstico chinês, foram formuladas durante o início da dinastia Qing na China, portanto, em uma época e em uma cultura muito diferentes das nossas. Portanto, não devemos hesitar em mudar a estrutura e o conteúdo do nosso questionamento para torná-lo mais adequado ao nosso tempo e à nossa cultura.

Desse modo, eu acrescentaria os seguintes tópicos às 10 perguntas tradicionais:
- Emoções
- Sintomas sexuais
- Níveis de energia.

Além disso, eu introduzo uma área separada de questionamento em relação aos membros, que tradicionalmente está incluída sob o tópico de "Corpo".

> **ATENÇÃO**
>
> O lugar de destaque de "aversão ao frio e febre" entre as 10 perguntas reflete a enorme influência do livro clássico *Shang Han Lun* escrito por Zhang Zhong Jing na história da medicina chinesa. Esse clássico, escrito por volta do ano de 220 d.C., tornou-se uma verdadeira bíblia da medicina chinesa e nenhum médico deveria se desviar dele. Como o clássico trata de doenças originadas de Frio externo, a pergunta sobre aversão ao frio e à febre é muito importante. Na nossa situação clínica, não precisamos dar a mesma importância a essa pergunta e só precisamos fazê-la quando vemos um paciente sofrendo de uma invasão aguda de Vento.

b) Perguntas sobre o estado emocional

O inquérito sobre a vida emocional do paciente tem um papel no inquérito geral para encontrar a *causa* da desarmonia e no inquérito específico para encontrar o *padrão* da desarmonia. O estado emocional predominante é uma manifestação clínica como outra qualquer e, portanto, uma parte importante do padrão de desarmonia. Por exemplo, a propensão à raiva é uma forte indicação de ascensão do *Yang* do Fígado ou do Fogo do Fígado, a tristeza geralmente indica uma deficiência do Pulmão, o pensamento obsessivo aponta para um padrão do Baço etc.

Pode ser que, por motivos culturais, não haja nenhuma pergunta específica relacionada com o estado emocional do paciente entre as 10 perguntas tradicionais: os pacientes chineses não são inclinados a falar sobre as próprias emoções e geralmente as expressam como sintomas físicos, em um tipo de "código" acordado entre paciente e médico. Eu dou aqui alguns exemplos do significado emocional dos vários sintomas expressos por pacientes chineses:

1. "Sensação de opressão no peito" (*xiong men*) geralmente significa que o paciente está deprimido
2. "Sede intensa" geralmente indica que o paciente está com raiva
3. "Cansaço e tontura" geralmente significam que o paciente está deprimido
4. "Falta de apetite" geralmente significa que o paciente está deprimido ou vivencia frustração sexual (as mesmas emoções em um paciente ocidental provavelmente o induziriam a comer mais e "beliscar" o tempo todo)
5. "Insônia e palpitações" podem indicar ansiedade intensa e medo
6. "Dor amarga" pode indicar experiências amargas na vida do paciente ou um estado de estar amargurado
7. "Náuseas" pode indicar que o paciente está preocupado ou frustrado, ou deprimido.

c) Perguntas sobre a vida sexual

Os médicos modernos chineses nunca perguntam sobre os sintomas sexuais, em decorrência do moderno pudor chinês em assuntos sexuais. Entretanto, essa pergunta deve sempre fazer parte do interrogatório porque fornece outras informações sobre a sintomatologia do paciente para se chegar a um padrão de desarmonia.

d) Perguntas sobre os níveis de energia

O questionamento sobre os níveis de energia é extremamente importante porque dá uma pista muito simples da presença de um possível padrão de Deficiência (excluindo os poucos casos em que a pessoa se sente cansada por condições de Excesso). Essa pergunta é da maior importância porque a falta de energia é provavelmente uma das principais razões pelas quais as pessoas ocidentais procuram um profissional da medicina chinesa.

13. AS 16 PERGUNTAS

Tendo em conta as três novas perguntas sobre o estado emocional, os sintomas sexuais e os níveis de energia e uma ordem diferente de questionamento, eu proponho uma revisão das 10 perguntas tradicionais, totalizando 16 perguntas, como se segue:

1. Dor
2. Alimentos e paladar
3. Fezes e urina
4. Sede e bebidas
5. Níveis de energia
6. Cabeça, face e corpo
7. Tórax e abdome
8. Membros
9. Sono
10. Transpiração
11. Ouvidos e olhos
12. Sensação de frio, sensação de calor e febre
13. Sintomas emocionais
14. Sintomas sexuais
15. Sintomas das mulheres
16. Sintomas das crianças.

Além de acrescentar quatro perguntas (sobre dor, estado emocional, sintomas sexuais e níveis de energia), eu mudei a ordem das 10 perguntas tradicionais de acordo com a minha experiência clínica com pacientes ocidentais e dividi algumas perguntas em duas (p. ex., "Alimentos e Bebidas" em "Alimentos e Paladar" e "Sede e Bebidas").

Eu releguei as perguntas sobre aversão ao frio e febre para a décima segunda posição porque elas normalmente são feitas no final do interrogatório para confirmar a natureza de Calor ou Frio de um padrão em particular. O lugar de destaque concedido à pergunta sobre aversão ao frio e febre nas 10 perguntas tradicionais é decorrente de razões históricas: de fato, na época em que as 10 perguntas tradicionais foram formuladas, as doenças febris eram extremamente comuns na China e formavam a maior parte de uma prática clínica.

Eu coloquei a pergunta sobre dor em primeiro lugar nessas 16 perguntas revisadas porque esse é de longe o problema mais comum apresentado pelos pacientes ocidentais na prática moderna. A pergunta sobre dor é seguida pela pergunta sobre alimentos, intestinos, micção e sede, novamente porque essas perguntas cobrem uma área bastante ampla dos problemas digestivos e urinários nos pacientes que vemos. A ordem na qual as perguntas estão listadas não é necessariamente a ordem em que são feitas; por exemplo, nas mulheres, as perguntas sobre seu sistema ginecológico devem ser feitas logo no início do interrogatório.

A discussão que se segue vai relacionar o significado clínico de um determinado sintoma, como, por exemplo, "transpiração noturna indica deficiência de *Yin*" ou "sede indica Calor". Deve-se assinalar que esse método, na verdade, contradiz a própria essência do diagnóstico chinês e dos padrões chineses, de acordo com os quais a *imagem* formada pelos vários sintomas e sinais, e não os sintomas individuais, é o que importa. Nenhum sintoma ou sinal pode ser visto isoladamente do padrão do qual faz parte: é a paisagem que conta, não as características individuais. Portanto, é errado dizer "transpiração noturna indica deficiência de *Yin*"; devemos dizer "na presença de *flush* malar, língua Vermelha sem saburra e garganta seca à noite, a transpiração noturna indica deficiência de *Yin*, enquanto na presença de sensação de peso, gosto pegajoso, gosto amargo, plenitude epigástrica, a transpiração noturna indica Umidade-Calor". É somente por propósitos didáticos que precisamos relacionar sintomas e sinais isoladamente com seus possíveis significados diagnósticos.

Entretanto, depois de anos de prática, em alguns casos é possível deduzir o padrão até mesmo a partir de um sintoma ou sinal isolado; isso é possível porque cada sintoma ou sinal dentro de um padrão carrega em si o "selo" do padrão todo. Isso pode ser deduzido principalmente pela observação ou pela audição/olfação. Por exemplo, "inquietude mental" pode ser decorrente de Calor Cheio ou Calor Vazio, conforme indicado acima, e o diagnóstico deve ser feito tendo como base os sintomas concomitantes. Entretanto, um médico experiente é capaz de simplesmente observar o paciente e ter uma ideia se "inquietude mental" deriva de um Calor Cheio ou de um Calor Vazio. É difícil descrever como isso é feito, mas a inquietude mental de um Calor Cheio se manifesta com mais agitação, é mais "sólida" e o paciente é mais agitado; quando a inquietude mental é decorrente de Calor Vazio, o paciente é inquieto, mas de um modo mais tranquilo, há um sentimento vago de ansiedade sem saber o porquê e o paciente geralmente tem o aspecto mais deficiente.

Outro exemplo seria de tosse, nesse caso, usando o diagnóstico pela audição. Simplesmente ouvindo o paciente tossir, um médico experiente pode deduzir não só se a tosse ocorre dentro de um padrão de Fleuma ou Secura, mas até se é Frio-Fleuma, Umidade-Fleuma ou Fleuma-Calor.

RESULTADOS DO APRENDIZADO

O aluno agora deve entender:
- Que o interrogatório geral e o interrogatório específico revelam a causa da doença e o padrão da desarmonia, respectivamente
- Que a profundidade do interrogatório ajuda a identificar o padrão
- Que a apresentação da língua e do pulso isoladamente pode indicar a patologia
- A importância de fazer as perguntas certas e de ouvir as expressões dos pacientes
- As armadilhas desnecessárias e o procedimento recomendado
- A integração do interrogatório com a observação e com o diagnóstico pela língua e pelo pulso
- A adaptação das 10 perguntas tradicionais para servirem ao paciente ocidental individual na prática moderna.

NOTAS

1. 1979 The Yellow Emperor's Classic of Internal Medicine – *Simple Questions* (*Huang Di Nei Jing Su Wen*), People's Health Publishing House, Beijing, publicado pela primeira vez c. 100 a.C., p. 553.
2. Ibid, p. 558.

PARTE 2

29 | Dor

CONTEÚDO DO CAPÍTULO

Localização da dor, 216
Natureza da dor, 217
Timing da dor (cronologia e período), 217
Fatores que afetam a dor, 217
Área da Dor, 217
Natureza da Dor, 217
Dolorimento, 217
Dor com sensação de peso, 217
Dor em distensão, 218
Dor com sensação de plenitude, 218
Dor com sensação de vazio, 218
Dor com sensação de frio, 218
Dor em queimação, 218
Dor em cólica, 218
Dor espástica, 218
Dor com sensação angustiante, 218
Dor com sensação de congestão, 219
Dor que empurra, 219
Dor puxante, 219
Dor cortante, 219
Dor pulsátil, 219
Dor penetrante, 219
Dor que espreita, 219
Período da Dor, 219
Fatores que Afetam a Dor, 219
Pressão, 219
Temperatura, 219
Alimentos e bebidas, 220
Evacuação, 221
Movimento e repouso, 221
Dor no Órgão *versus* Dor no Canal, 221

Conforme mencionado na introdução do Capítulo 28, *Interrogatório*, eu mudei a ordem das 10 perguntas tradicionais e atribuí a primeira pergunta para dor, mas isso não quer dizer que sempre devemos começar perguntando sobre dor. A ordem do questionamento deve ser flexível.

Neste capítulo, vou discutir a dor e seus pontos diagnósticos de modo geral: a dor das várias áreas do corpo é discutida nos capítulos relacionados; por exemplo, o diagnóstico de dor no peito é encontrado em "Tórax e abdome", na pergunta relacionada ao assunto.

Por que perguntar

É preciso perguntar sobre dor porque o caráter, a localização e o tempo da dor dão uma clara indicação do caráter Cheio ou Vazio da condição e também indicam precisamente vários fatores patogênicos, como estagnação do *Qi*, estase de Sangue, Umidade etc.

Obviamente, outra razão de perguntar sobre dor é que é uma queixa muito comum e com frequência a queixa que faz com que o paciente procure ajuda.

Quando perguntar

É óbvio que será necessário perguntar sobre dor em detalhes quando esta for a queixa principal. Entretanto, mesmo que o paciente nos procure por uma condição que não envolva dor, como asma, devemos sempre perguntar se ele sente dor em alguma parte do corpo. Por um lado, isso pode revelar uma condição que o paciente não relatou espontaneamente e, por outro, uma análise do caráter, da localização e do tempo da dor pode ajudar a confirmar o diagnóstico original; de fato, em alguns casos, a análise da dor também pode *acrescentar* uma nova dimensão ao nosso diagnóstico original.

Por exemplo, uma mulher pode apresentar-se com queixa principal de depressão mental que diagnosticamos como sendo causada por uma estagnação do *Qi* do Fígado; antes de concluir o interrogatório, devemos perguntar se ela sente dor em alguma parte do corpo. Se a paciente disser que sente dor e distensão abdominal, isso confirmaria claramente o diagnóstico de estagnação do *Qi* do Fígado. Complementando o exemplo, se ela também sente cólicas menstruais graves, com sangue menstrual coagulado, isso claramente diz que não há apenas estagnação do *Qi* do Fígado, mas também estase de Sangue do Fígado. Como a estase de Sangue é mostrada puramente pela cólica menstrual (ou seja, a língua não está Arroxeada), não saberíamos disso se não tivéssemos indagado sobre dor.

Como perguntar

Ao perguntar sobre dor, devemos sistematicamente perguntar sobre os seguintes quatro aspectos:
- Localização
- Natureza
- *Timing*
- Resposta à pressão e à temperatura.

Localização da dor

A primeira pergunta óbvia é sobre a localização da dor. É importante, nesse caso, não aceitar automaticamente a descrição do paciente da localização da dor. Pacientes com frequência têm uma maneira própria de descrever uma certa localização; é comum dizerem "estômago" quando, na verdade, estão se referindo à parte inferior do abdome. Quando a dor é no abdome, é particularmente importante estabelecer exatamente onde fica, de acordo com as áreas abdominais descritas no Capítulo 38, pedindo ao paciente que aponte onde dói. Isso é ainda mais importante nas crianças, cuja terminologia é obviamente limitada. Elas normalmente dizem que sentem "dor na barriga".

Nos problemas de canais, também é importante investigar exatamente onde a dor se localiza para identificar o canal ou canais envolvidos. Por exemplo, se um paciente se queixa de dor no ombro, devemos investigar com clareza se a dor se localiza na parte anterior do ombro (canal do Pulmão), no centro do ombro (canal do Intestino Grosso) ou na parte posterior do ombro (canal do Intestino Delgado). Entretanto, nos problemas de canais, a identificação do local exato da dor deve ser feita com a ajuda da palpação.

Natureza da dor

Depois de perguntar a localização da dor, devemos perguntar sobre a sua natureza. Primeiramente, permita que o paciente a descreva espontaneamente; não sugira a ele nenhum termo em especial. Uma dificuldade em potencial aqui é a terminologia usada pelo paciente, que será, obviamente, diferente da terminologia usada na China. Com a experiência, aprendemos a "traduzir" as expressões ocidentais para o equivalente chinês; por exemplo, "inchado" indica "distensão", "sentir um peso no peito" indica "sentimento de opressão", "sensação de ser puxado para baixo" no abdome indica sensação de "desabar" etc. Depois de permitir que o paciente descreva a natureza da dor, se ainda for necessário, podemos, então, perguntar sobre a natureza da dor de acordo com a terminologia chinesa, que com frequência os pacientes ocidentais reconhecem como uma descrição bastante acurada da dor que sentem. Por exemplo, nos casos de dor abdominal, quando perguntamos "A dor vem acompanhada por uma sensação de peso?", muitos pacientes confirmam que é exatamente como a sentem.

Timing da dor (cronologia e período)

Depois de perguntar sobre a localização e a natureza da dor, devemos, então, perguntar o período exato da dor, conforme descrito adiante.

Fatores que afetam a dor

Finalmente, devemos perguntar sobre a reação à pressão ou à temperatura. Ao perguntar sobre a reação da dor à pressão, é importante formular as perguntas de uma forma que os pacientes ocidentais possam entender. Em vez de perguntar "*A dor melhora ou piora pela pressão?*" (como se poderia fazer com um paciente chinês), devemos perguntar algo como: "*A dor melhora se esfregar ou pressionar o local ou você realmente prefere que não toquem o local?*"

Ao perguntar sobre a reação da dor à temperatura, devemos também perguntar de forma que seja prontamente compreensível aos pacientes ocidentais. Por exemplo, se um paciente se queixa de dor articular, devemos perguntar se essa dor piora quando o tempo está frio e chuvoso. Também devemos indagar se a aplicação de calor ou frio melhora ou piora a dor.

A medicina chinesa oferece uma classificação detalhada da dor de acordo com os cinco parâmetros:
- Área da dor
- Natureza da dor
- Tempo da dor
- Fatores que afetam a dor
- Dor no órgão *versus* dor no canal.

1. ÁREA DA DOR

Dor localizada normalmente é decorrente de Fleuma, estase de Sangue ou obstrução por Frio e/ou Umidade.

Dor migratória normalmente é decorrente de estagnação do Qi (a não ser que seja decorrente de Vento nas articulações).

2. NATUREZA DA DOR

De modo geral, uma dor ou incômodo de natureza branda indica uma Deficiência, ao passo que uma dor grave e aguda é decorrente de Excesso. Deve-se notar que uma dor branda normalmente é surda, e que uma dor "surda" também pode ser intensa. Por exemplo, uma dor de cabeça por deficiência de Sangue é branda de intensidade e de natureza surda; entretanto, uma dor de cabeça occipital por invasão de Frio externo pode ser surda de natureza, mas muito intensa. Portanto, quando um paciente se queixar de dor de cabeça "surda", devemos esclarecer se é branda (sugerindo Deficiência) ou intensa (sugerindo Excesso).

A dor por Plenitude é decorrente de obstrução dos canais por um fator patogênico, que pode ser:
- Fator patogênico exterior
- Frio ou Calor interior
- Estagnação de Qi
- Estase de Sangue
- Umidade
- Fleuma
- Retenção de alimentos.

Todos esses fatores patogênicos obstruem a circulação do Qi e/ou do Sangue, causando dor. Existe um ditado famoso na medicina chinesa que diz: "Obstrução causa dor; se não há obstrução, não há dor" (*Bu tong ze tong, tong ze bu tong*). Fleuma geralmente não causa dor, mas pode causar em alguns casos.

Uma Deficiência também pode causar dor devido à falta de nutrição dos canais: nesse caso, a dor é branda, sendo mais um incômodo, e será claramente aliviada por repouso. Entretanto, na dor por Deficiência também há certo elemento de estagnação, porque o Qi deficiente falha em circular apropriadamente.

Existem muitos tipos de dor diferentes, e os principais termos são explicados a seguir.

a) Dolorimento

É uma dor surda que normalmente ocorre nos quatro membros ou no tronco. Normalmente, é decorrente de uma condição de Deficiência ou Umidade.

b) Dor com sensação de peso

Também é uma dor surda, mas acompanhada por sensação de peso: ocorre normalmente nos membros, na cabeça ou no corpo todo. É típica de Umidade ou Fleuma.

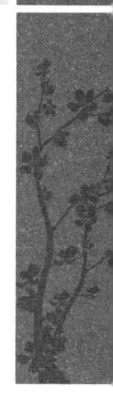

c) Dor em distensão

É uma dor acompanhada por uma sensação de distensão (inchaço). Os pacientes chineses geralmente dizem que têm um *zhang tong*, ou seja, uma dor em distensão. Nenhum paciente ocidental jamais vai usar essa expressão, mas esse tipo de dor é muito comum em pacientes ocidentais. Pacientes que falam inglês normalmente dizem que têm uma dor com sensação de "inchaço" (*bloating sensation*); mas com frequência nem vão mencionar a sensação de inchaço, a não ser que lhes seja perguntado.

Por isso, é muito importante extrair os sintomas exatos e o caráter da dor com as perguntas adequadas. Uma dor em distensão é típica de estagnação do Qi, em especial do Fígado. Entretanto, deve-se notar que outros órgãos também podem sofrer de estagnação do Qi, notadamente o Estômago, o Baço e o Pulmão. Portanto, uma dor em distensão no abdome inferior normalmente indica estagnação do Qi do Fígado ou do Baço; no hipocôndrio, uma estagnação do Qi do Fígado; no epigástrio, uma estagnação do Qi do Estômago; e no peito, uma estagnação do Qi do Pulmão (embora esta última situação também possa indicar estagnação do Qi do Fígado).

ÁREAS DE ESTAGNAÇÃO DO QI

- Abdome inferior: estagnação do Qi do Fígado ou do Baço
- Hipocôndrio: estagnação do Qi do Fígado
- Epigástrio: estagnação do Qi do Estômago
- Hipocôndrio em direção ao epigástrio: Qi do Fígado invadindo o Estômago
- Tórax: estagnação do Qi do Pulmão ou do Qi do Fígado.

Uma dor em distensão na cabeça, como a sentida durante uma dor de cabeça ou enxaqueca, é decorrente da ascensão do *Yang* do Fígado. Pacientes ocidentais normalmente chamam essa dor de "pulsátil", e não de "dor em distensão".

"Distensão" é tanto um sintoma como um sinal; ou seja, ela indica a sensação subjetiva de inchaço do paciente, mas o inchaço também pode ser sentido pela palpação, quando a área fica distendida como um tambor (essa situação é mais fácil de ser sentida no epigástrio ou no abdome inferior). Em ginecologia, uma dor em distensão é vista na dismenorreia por estagnação do Qi do Fígado ou nas mamas, no período pré-menstrual, também por estagnação do Qi do Fígado. A dor em distensão geralmente é de natureza Cheia. A dor em distensão é tratada com ervas mornas e pungentes para mobilizar o Qi.

d) Dor com sensação de plenitude

A dor acompanhada por sensação de plenitude ocorre geralmente apenas no epigástrio ou no abdome inferior. Essa sensação de plenitude deve ser diferenciada da sensação de distensão (inchaço). Na distensão, o paciente se sente inchado (como um tambor), a área parece um tambor à palpação e o abdome distendido pode ser visto pela observação; na sensação de plenitude, o paciente se sente cheio, como se tivesse comido muito, talvez também sentindo um pouco de náuseas, e a área fica *dura* à palpação, e não distendida. A distensão pode ser *vista* (e palpada); a plenitude não pode ser vista, mas pode ser sentida à palpação. Tipicamente, a dor com sensação de plenitude indica retenção de alimentos e está relacionada com o Estômago e o Baço. A dor com sensação de plenitude normalmente é de natureza Cheia. A plenitude é tratada com ervas digestivas.

> **ATENÇÃO**
> "Distensão" e "plenitude" não são a mesma coisa. A distensão se manifesta com sensação de inchaço, ao passo que a plenitude se manifesta com sensação de estar cheio.

e) Dor com sensação de vazio

A dor com sensação de vazio indica deficiência de Qi e de Sangue ou deficiência do Rim, e geralmente ocorre na cabeça.

f) Dor com sensação de frio

A dor com sensação de frio normalmente é uma dor aguda, lancinante ou espástica, que claramente vem acompanhada por uma pronunciada sensação de frio ou até calafrio, e que se alivia por aplicação de calor. Esse tipo de dor normalmente ocorre no abdome ou nos membros e indica Frio Cheio ou Vazio.

g) Dor em queimação

Essa dor é acompanhada por uma sensação de queimação e sempre indica Calor ou Calor Vazio; pode ocorrer no epigástrio ou nos membros.

h) Dor em cólica

Essa é uma dor aguda de natureza espasmódica; ocorre no epigástrio ou, mais comumente, no abdome inferior. Normalmente, indica Frio nos Intestinos, mas também pode ser decorrente de estase de Sangue. Na ginecologia, essa dor é vista na dismenorreia por Frio no Útero. A dor em cólica é de natureza Cheia.

i) Dor espástica

É uma dor aguda acompanhada por espasmo (contração) ou por uma sensação de espasmo; normalmente, ocorre nos membros e está relacionada com os tendões e, portanto, com o Fígado. Pode ser decorrente de deficiência do Sangue do Fígado em conjunção com estagnação do Qi do Fígado ou com ascensão do *Yang* do Fígado. Neste último caso, também pode ocorrer na cabeça. A dor espástica é de natureza Cheia ou uma combinação de Deficiência (do Sangue do Fígado) e de Plenitude (estagnação do Qi).

j) Dor com sensação angustiante

É uma dor ou incômodo, normalmente no epigástrio ou no tórax, acompanhada por inquietude, sensação de ansiedade indefinida e, talvez, palpitações. Normalmente, é decorrente de retenção de Fleuma no epigástrio afetando o Coração. Também é um sintoma típico de rebelião do Qi no Vaso Penetrador, causando ansiedade e palpitações. Esse tipo de dor normalmente é decorrente de uma combinação de Deficiência (do Fígado, Baço ou Rim) e Plenitude (Qi em rebelião). Na ginecologia, esse tipo de dor é visto nos transtornos causados pela menopausa.

k) Dor com sensação de congestão

Essa é normalmente uma dor surda acompanhada por sensação de "congestão"; normalmente, ocorre no epigástrio ou no tórax. "Congestão" pode ser definida como uma sensação leve de plenitude com uma importante diferença objetiva: na plenitude, a área está dura à palpação, enquanto na congestão, o epigástrio está mole. A sensação de dor com congestão normalmente é decorrente de uma combinação de Deficiência (do Baço) e Plenitude (Calor ou Fleuma).

l) Dor que empurra

É uma dor aguda acompanhada por uma sensação como se alguma coisa empurrasse para fora; ocorre no hipocôndrio ou no epigástrio e é decorrente de estagnação grave do Qi.

m) Dor puxante

É uma dor aguda acompanhada por uma sensação como se a pele estivesse sendo puxada: ocorre apenas na cabeça e é decorrente de Vento no Fígado. É de natureza Cheia (embora o Vento no Fígado possa originar-se de uma deficiência de Sangue ou de Yin).

n) Dor cortante

É uma dor muito aguda que parece que a área está sendo cortada por uma faca. Normalmente, ocorre no abdome inferior e é decorrente de estase de Sangue. É definitivamente de natureza Cheia.

o) Dor pulsátil

Essa é uma dor grave, e é como se latejasse ou pulsasse. Normalmente, ocorre na cabeça por ascensão do Yang do Fígado. É de natureza Cheia (embora o Yang do Fígado possa ascender por uma deficiência de Sangue ou do Yin).

p) Dor penetrante

Essa é uma dor grave com sensação de que a área está sendo apunhalada com a ponta de uma lâmina, uma unha ou um parafuso; é uma dor fixa. É decorrente de estase de Sangue e é de natureza Cheia. Pode ocorrer no abdome inferior, epigástrio, hipocôndrio, tórax ou na cabeça. Em ginecologia, é vista na dismenorreia por estase de Sangue.

q) Dor que espreita

A dor que espreita, chamada no chinês de *yin tong*, que significa dor "latente, oculta ou que espreita", não é grave nem aguda, é relativamente fácil de suportar, mas é crônica e persistente. Indica deficiência de Qi e de Sangue ou Frio Vazio no Interior, levando à desnutrição dos canais. A dor que espreita normalmente melhora com a aplicação de calor; geralmente ocorre no abdome ou na região lombar.

A Tabela 29.1 resume os tipos de dor e suas patologias.

> **TIPOS DE DOR**
> - Dolorimento: Deficiência (quatro membros ou tronco)
> - Peso: Umidade ou Fleuma (membros, cabeça ou corpo todo)
> - Distensão: estagnação do Qi (hipocôndrio, epigástrio, abdome inferior)
> - Plenitude: retenção de alimentos (epigástrio, abdome inferior)
> - Vazio: deficiência do Qi e do Sangue ou deficiência do Rim (cabeça)
> - Sensação de frio: Frio ou deficiência do Yang (abdome ou membros)
> - Queimação: Calor ou Calor-Vazio (epigástrio ou membros)
> - Cólica: Frio ou estase de Sangue (epigástrio, abdome inferior)
> - Espástica: estagnação do Qi (membros, abdome)
> - Angustiante: Fleuma ou Rebelião do Qi (tórax, epigástrio)
> - Congestão: Deficiência com Calor (tórax, epigástrio)
> - Dor que empurra: estagnação grave do Qi (hipocôndrio, epigástrio)
> - Puxante: Vento no Fígado (cabeça)
> - Cortante: estase de Sangue (abdome inferior)
> - Pulsátil: ascensão do Yang do Fígado (cabeça)
> - Penetrante: estase de Sangue (cabeça, tórax, hipocôndrio, epigástrio, abdome inferior)
> - Dor que espreita: deficiência do Qi e do Sangue ou Frio-Vazio (abdome, lombar)

3. PERÍODO DA DOR

Dor durante o dia normalmente é decorrente de uma disfunção do Qi ou do Sangue.

Dor à noite é decorrente de uma deficiência do Yin ou de estase de Sangue.

Dor intermitente é causada por deficiência de Qi ou estagnação de Qi.

Dor contínua é decorrente de estase de Sangue.

4. FATORES QUE AFETAM A DOR

Os principais fatores que afetam a dor são:
- Pressão
- Temperatura
- Alimentos e bebidas
- Evacuação
- Movimento e repouso.

a) Pressão

Agrava pela pressão: indica uma condição de Excesso (que pode ser Umidade, Fleuma, estagnação do Qi, estase de Sangue ou retenção de Alimentos). A agravação pela pressão em condições de Excesso é comum na dor abdominal, dor de estômago, cólica menstrual e na dor articular.

Melhora pela pressão: indica uma condição de Deficiência (p. ex., dor abdominal, dor de estômago, cólica menstrual e dor articular).

b) Temperatura

Alivia por calor: se a dor melhora pela aplicação de calor (como bolsa de água quente), isso indica que a dor é decorrente de Frio ou de deficiência do Yang (p. ex., lombalgia, dor articular, dor de estômago, dor abdominal, cólica menstrual). Se a dor melhora pelo tempo quente, isso indica que é decorrente de Frio ou de deficiência do Yang (p. ex., lombalgia, dor articular). O mesmo se aplica se a dor piora pelo frio.

Tabela 29.1 Tipos de dor e as patologias relacionadas.

Tipo de dor	Características	Padrões
Dolorimento	Dor surda que normalmente ocorre nos quatro membros ou no tronco	Condição de Deficiência ou Umidade
Dor com sensação de peso	Dor surda acompanhada por uma sensação de peso: isso normalmente ocorre nos membros, na cabeça ou no corpo todo	Umidade ou Fleuma
Dor em distensão, inchaço	Sensação subjetiva de inchaço; o inchaço também pode ser sentido pela palpação quando a área está distendida como um balão, e visto pela observação	Estagnação do *Qi*
Dor com sensação de plenitude	O paciente se sente muito cheio, como se tivesse comido muito, talvez também um pouco nauseado, e a área é sentida dura, em vez de distendida, à palpação; a plenitude não pode ser vista pela observação	Umidade
Dor com sensação de vazio	Geralmente ocorre na cabeça	Deficiência do *Qi* e do Sangue ou deficiência do Rim
Dor com sensação de frio	Dor aguda, lancinante ou espástica que vem claramente acompanhada por uma pronunciada sensação de frio, ou até calafrio, e que melhora com a aplicação de calor	Frio Cheio ou Vazio, normalmente no abdome ou nos membros
Dor em queimação	Dor com sensação de queimação	Calor Cheio ou Calor Vazio, normalmente no epigástrio ou nos membros
Cólica	Dor aguda de natureza espasmódica, cólica	Frio nos Intestinos, estase de Sangue, normalmente no epigástrio ou, mais comumente, no abdome inferior
Dor espástica	Dor aguda acompanhada por espasmo (contração) ou com sensação de espasmo	Deficiência do Sangue do Fígado em conjunção com estagnação do *Qi* do Fígado ou com ascensão do *Yang* do Fígado, normalmente nos membros ou na cabeça; está relacionada com os tendões e, portanto, com o Fígado; de natureza Cheia ou uma combinação de Deficiência (do Sangue do Fígado) com Plenitude (estagnação do *Qi*)
Dor surda	Dor muito branda	Deficiência, normalmente uma dor crônica de longa data
Dor com sensação angustiante	Dor acompanhada por inquietude, sensação indefinida de ansiedade e, talvez, palpitações, normalmente no epigástrio ou no peito	Retenção de Fleuma no epigástrio afetando o Coração, Rebelião do *Qi* no Vaso Penetrador
Dor com sensação de congestão (*Pi*)	Dor com sensação branda de plenitude, mas o abdome é mole à palpação, normalmente no epigástrio ou no peito	Deficiência (do Baço) e Plenitude (Calor ou Fleuma)
Dor que empurra	Dor aguda acompanhada por sensação de que alguma coisa está empurrando a área, normalmente no hipocôndrio ou no epigástrio	Estagnação grave do *Qi*
Dor puxante	Dor aguda acompanhada por uma sensação como se a pele estivesse sendo puxada, normalmente na cabeça	Vento no Fígado
Dor cortante	Dor muito aguda parecendo uma faca, normalmente no abdome inferior	Estase de Sangue, natureza definitivamente Cheia
Dor pulsátil	Dor grave, sensação de que lateja ou pulsa, normalmente na cabeça, muito comum nas dores de cabeça por ascensão do *Yang* do Fígado	Ascensão do *Yang* do Fígado
Dor penetrante	Como se a ponta de uma lâmina, uma unha ou um parafuso estivesse perfurando: a dor é fixa, normalmente no abdome inferior, epigástrio, hipocôndrio, tórax ou cabeça	Estase de Sangue, natureza Cheia
Dor que espreita	Dor que não é grave, não é aguda, é relativamente fácil de suportar, mas é crônica e persistente. Chamada em chinês de *yin tong*, que significa dor "latente, oculta, que espreita". Normalmente, melhora com aplicação de calor, geralmente no abdome ou na região lombar	Deficiência de *Qi* e Sangue ou Frio Vazio no Interior, levando à desnutrição dos canais

Alivia pelo frio: normalmente, nenhuma dor melhora pela aplicação de frio, exceto no caso de distensões articulares agudas. Da mesma maneira, normalmente nenhuma dor melhora por tempo frio.

c) Alimentos e bebidas

Agrava comendo: indica uma condição de Excesso do Estômago.

Melhora comendo: indica uma condição de Vazio do Estômago.

Agrava bebendo bebidas frias: indica uma condição de Frio do Estômago.

Agrava bebendo bebidas quentes: indica uma condição de Calor do Estômago.

Melhora bebendo bebidas quentes: indica uma condição de Frio do Estômago.

Melhora bebendo bebidas frias: indica uma condição de Calor do Estômago.

d) Evacuação

Melhora pela evacuação: indica uma condição de Excesso dos Intestinos.
Agrava pela evacuação: indica uma condição de Vazio dos Intestinos e do Baço.

e) Movimento e repouso

Melhora pelo movimento: indica estagnação do *Qi* (p. ex., dor abdominal) ou Frio (p. ex., dor nas costas).
Agrava pelo movimento: indica uma deficiência do *Qi* ou do Sangue (p. ex., dor nas costas).
Melhora pelo repouso: indica uma deficiência do *Qi* ou do Sangue (p. ex., dor nas costas, dor articular, cólica menstrual).
Agrava pelo repouso: indica estagnação do *Qi* (p. ex., dor articular, dor nas costas, dor de cabeça), estase de Sangue (p. ex., dor articular, dor nas costas, dor de cabeça) ou Frio (p. ex., dor nas costas).

5. DOR NO ÓRGÃO *VERSUS* DOR NO CANAL

Além da diferenciação mencionada anteriormente, outra muito importante é a diferença entre a dor decorrente do envolvimento dos órgãos internos com seus respectivos canais e a dor decorrente do envolvimento apenas dos canais. Existem quatro situações possíveis:
- Dor no canal derivada de uma patologia apenas do canal
- Dor no órgão e no canal derivada da patologia de um órgão
- Dor no órgão derivada da patologia do órgão
- Dor apenas no canal derivada da patologia do órgão.

A maioria das dores decorrentes de entorses, traumatismos ou de Síndrome de Obstrução Dolorosa (decorrente de Vento, Frio ou Umidade) envolve apenas a patologia de um canal. A segunda possibilidade é a patologia de um órgão causando uma dor no órgão e também no seu canal relacionado, como dor no ombro no canal do Intestino Grosso associada com Umidade-Calor no Intestino Grosso, causando diarreia (Figura 29.1).

A terceira possibilidade é a dor de um órgão derivada da patologia do órgão; essa situação é, obviamente, bastante comum, como dor abdominal por Umidade nos Intestinos, dor no peito por estase de Sangue no Coração etc. (Figura 29.2).

A quarta possibilidade é a patologia de um órgão levando a dor apenas em seu canal relacionado, por exemplo, Umidade-Calor

Dor no canal
- Patologia apenas no canal
- Patologia no canal e no órgão

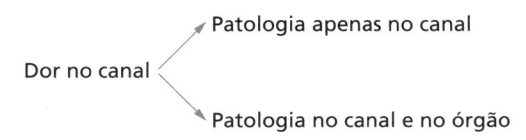

Figura 29.1 Origem da dor no canal por patologia no canal ou patologia no órgão.

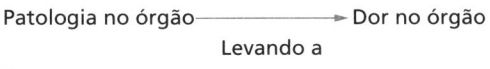

Patologia no órgão → Dor no órgão
Levando a
Figura 29.2 Patologia no órgão levando a dor no órgão.

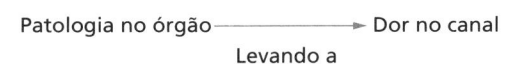

Patologia no órgão → Dor no canal
Levando a
Figura 29.3 Patologia no órgão levando a dor no canal.

no Intestino Grosso se manifestando apenas com dor no braço ao longo do canal do Intestino Grosso; essa situação, entretanto, é bastante rara (Figura 29.3).

Portanto, os dois fatores diagnósticos mais importantes quando confrontados com dor são:
- Se a dor se origina de uma Deficiência ou de uma Plenitude
- Se a dor envolve os órgãos internos e os canais ou apenas os canais.

A dor originada de uma Plenitude, como, por exemplo, uma estase de Sangue, é facilmente explicada; o Sangue estagnado obstrui a circulação do *Qi* e do Sangue, causando dor.

No que se refere à dor por Deficiência, ela é decorrente da desnutrição dos órgãos e dos canais. Entretanto, na dor por Deficiência também há certo elemento de estagnação, porque o *Qi*, o *Yang*, o Sangue ou o *Yin* deficiente também causa certo grau de obstrução.

Em relação à dor por Plenitude, as principais causas são estagnação de *Qi*, estase de Sangue, Frio e Umidade (nessa ordem). O Calor normalmente não causa dor isoladamente, mas pode causar quando está combinado com Umidade. A Fleuma normalmente não causa dor, mas pode causar em certos casos.

Por fim, a Tabela 29.1 apresentada resume os tipos de dor e as patologias relacionadas, e a Tabela 29.2, por sua vez, fornece as características da dor por Deficiência, Plenitude, Frio e Calor.

RESULTADOS DO APRENDIZADO

O aluno agora deve entender:
- Por quê, quando e como perguntar sobre dor em relação a localização, natureza, *timing*, e os fatores que a afetam
- A classificação da dor no órgão e no canal.

Tabela 29.2 Características da dor por Deficiência, Plenitude, Frio e Calor.

	Deficiência	Plenitude	Frio	Calor
Pressão	Melhora	Agrava		
Alimentos	Melhora	Agrava	Alivia por alimentos quentes e agrava por alimentos frios	Alivia por alimentos frios e agrava por alimentos quentes
Tipo	Surda, persistente	Aguda	Espasmódica, espástica	Queimação
Temperatura			Alivia por aplicação de calor	Alivia por aplicação de frio
Evacuação	Agrava	Alivia	Agrava	Alivia
Postura	Melhor deitando	Melhor sentando		
Início	Lento, gradual	Súbito		
Vômito	Agrava	Alivia	Agrava	Alivia
Descanso/exercício	Melhor pelo repouso	Melhor pelo exercício	Melhor pelo exercício	Pior pelo exercício

PARTE 2

Alimentos e Paladar 30

CONTEÚDO DO CAPÍTULO

Introdução, 223
Principais Padrões dos Sintomas Digestivos, 223
Deficiência do Qi, 224
Estagnação do Qi, 224
Rebelião do Qi, 224
Estase de Sangue, 224
Umidade, 224
Fleuma, 224
Retenção de alimentos, 224
Alimentos, 224
Apetite, 225
Fome excessiva, 225
Aversão a alimentos, 225
Fome sem vontade de comer, 226
Paladar, 226
Náuseas e Vômito, 226
Eructação, 227
Regurgitação Azeda, 227

As perguntas sobre as reações a alimentos, apetite, fome e paladar têm como objetivo basicamente estabelecer o estado do Estômago e do Baço.

O presente capítulo é estruturado sob os seguintes tópicos:
1. Introdução
2. Principais padrões dos sintomas digestivos
3. Alimentos
4. Apetite
5. Paladar
6. Náuseas e vômito
7. Eructação
8. Regurgitação ácida.

Por que perguntar

Sempre precisamos perguntar sobre os sintomas digestivos porque o Estômago e o Baço são a fonte do Qi Pós-natal e, portanto, qualquer patologia nesses dois órgãos, com o tempo, vai afetar outros órgãos. Uma patologia do Estômago e do Baço também é muito comum nos pacientes que vemos.

Quando perguntar

Eu sempre pergunto sobre o estado do sistema digestivo antes de concluir o interrogatório do paciente, a não ser que, logicamente, a queixa principal seja um problema digestivo.

Como perguntar

É importante perguntar sobre os sintomas digestivos em detalhe. Não basta simplesmente perguntar *"Você tem alguma queixa digestiva?"*. Precisamos saber do paciente se ele tem algum grau de distensão, inchaço, plenitude, dor, peso, soluço, náuseas, vômito, eructação, fezes soltas, diarreia etc.

1. INTRODUÇÃO

O Estômago e o Baço são a Raiz do Qi Pós-natal, e seu estado afeta todos os outros órgãos internos; por essa razão, é sempre necessário fazer perguntas para avaliar seu estado. Isso é ainda mais importante dada a frequência das queixas digestivas dos pacientes ocidentais.

O Estômago controla a decomposição e a maturação dos alimentos, e, por essa razão, ele é comparado a um caldeirão em ebulição no Aquecedor Médio. O Baço controla a transformação e o transporte (*Yun Hua*) do Qi, por isso ele afeta o transporte e a transformação das essências dos alimentos no Aquecedor Médio. Portanto, o Estômago e o Baço, juntos, são responsáveis pela digestão adequada dos alimentos. Entretanto, na medicina chinesa, a função do Estômago e do Baço vai além da de digerir os alimentos, porque no processo de fazer isso, eles são a fonte do Qi dos Alimentos (*Gu Qi*) que, por sua vez, forma o Qi Torácico (*Zong Qi*) e o Qi Verdadeiro (*Zhen Qi*). Desse modo, o Estômago e o Baço são a fonte do Qi Pós-Celestial, e a investigação sobre o estado desses dois órgãos é crucial em todos os casos.

O Estômago e o Baço são particularmente importantes também porque eles estão no Aquecedor Médio com direções opostas do Qi: o Qi do Estômago desce, enquanto o Qi do Baço ascende. A coordenação normal dessas duas direções do fluxo é vital para a transformação e o transporte adequados do Qi, das essências dos alimentos e dos fluidos; esses dois órgãos ficam em uma encruzilhada crucial no Aquecedor Médio, e qualquer disfunção do movimento do Qi de cada um tem repercussões imediatas nas patologias relacionadas com Qi, Umidade e Fleuma.

Em cada patologia do Estômago e do Baço, há certa disfunção do fluxo adequado do Qi. Por exemplo, quando o Qi do Estômago se rebela ascendendo em vez de descer, causa sintomas como soluço, náuseas, vômito e eructação; mesmo quando o Qi do Estômago está deficiente, ele pode falhar em descer adequadamente e causar alguns dos sintomas acima, mas a um grau muito mais leve. Quando o Qi do Baço desce em vez de ascender, ele pode causar fezes soltas ou diarreia. Quando há retenção de alimentos no Aquecedor Médio, há certa incapacidade do Qi do Estômago em descer.

2. PRINCIPAIS PADRÕES DOS SINTOMAS DIGESTIVOS

Os principais padrões que causam sintomas digestivos são:
- Deficiência do Qi

- Estagnação do *Qi*
- Rebelião do *Qi*
- Estase de Sangue
- Umidade
- Fleuma
- Retenção de alimentos.

a) Deficiência do *Qi*

A deficiência do *Qi* do Baço causa fezes soltas e ligeira distensão abdominal. A deficiência do *Qi* do Estômago causa ligeiro desconforto epigástrico. Se houver dor, é leve, surda e melhora depois de comer.

b) Estagnação do *Qi*

A estagnação do *Qi* causa distensão que afeta o epigástrio, se o Estômago estiver prioritariamente envolvido, ou o abdome, se o Baço estiver prioritariamente envolvido. Se houver dor, ela estará fortemente associada com a distensão. "Distensão" é normalmente descrita como "inchaço" pelos pacientes ocidentais.

c) Rebelião do *Qi*

A rebelião do *Qi* do Estômago causa eructação, soluço, náuseas e vômito, enquanto o afundamento do *Qi* do Baço (ou seja, descenso em vez de ascensão) causa fezes soltas ou diarreia.

d) Estase de sangue

A estase de Sangue causa dor intensa, fixa e lancinante que é epigástrica, se o Estômago estiver envolvido, e abdominal, se o Baço estiver envolvido.

e) Umidade

A Umidade causa uma sensação de plenitude e peso no epigástrio, se o Estômago for afetado, e no abdome, se o Baço for afetado.

f) Fleuma

A Fleuma causa sensação de opressão: normalmente afeta o epigástrio mais que o abdome, e o Estômago mais que o Baço.

g) Retenção de alimentos

A retenção de alimentos causa sensação de plenitude no epigástrio, se o Estômago estiver afetado, e no abdome, se o Baço estiver afetado; o segundo caso afeta mais crianças do que adultos.

A Tabela 30.1 ilustra a diferenciação dos sintomas entre o Estômago e o Baço nos vários padrões.

Portanto, as cinco principais sensações vivenciadas no sistema digestivo são as de distensão, plenitude, opressão, congestão e peso. A Tabela 30.2 ilustra a patologia e a manifestação diagnóstica dessas cinco sensações.

A seguir, as fórmulas herbáceas para essas cinco sensações:
- Sensação de opressão: Ban Xia Hou Po Tang *Decocção de Pinellia-Magnolia*
- Sensação de distensão: Chai Hu Shu Gan Tang *Decocção que acalma o Fígado de Bupleurum*
- Sensação de plenitude: Bao He Wan *Pílula para Preservar e Harmonizar*
- Sensação de congestão: Ban Xia Xie Xin Tang *Decocção de Pinellia para Drenar o Coração*
- Sensação de peso: Huo Po Xia Ling Tang *Decocção de Agastache-Magnolia-Pinellia-Poria.*

O ponto extra de acupuntura *Pigen* é indicado para a sensação de congestão e para a desarmonia do Fígado e do Baço. Esse ponto está localizado na parte inferior das costas, a 3,5 *cun* de distância da linha média, lateralmente à borda inferior do processo espinhoso de L-1 (ou seja, no mesmo nível de B-22 *Sanjiaoshu*).

3. ALIMENTOS

Se o paciente se queixar de sintomas digestivos em especial, é imperativo perguntar qual efeito o ato de comer tem sobre a dor. Se a dor digestiva melhorar comendo, significa que é de natureza Vazia; se piorar comendo, é de natureza Cheia.

Intolerância ou alergia a alimentos são geralmente decorrentes de deficiência do Baço ou de Calor no Estômago, dependendo da reação. Se a intolerância ou a alergia se manifestarem com problemas digestivos e letargia, podem ser decorrentes de deficiência do *Qi* do Baço, ao passo que se elas se manifestarem com reações cutâneas, podem ser decorrentes de Calor no Estômago.

Tabela 30.1 Diferenciação dos sintomas digestivos do Estômago e do Baço de acordo com o padrão.

Padrão	Estômago	Baço
Deficiência do *Qi*	Desconforto epigástrico leve, dor leve e surda, melhora comendo, falta de apetite	Falta de apetite, ligeira distensão abdominal
Estagnação do *Qi*	Distensão epigástrica	Distensão abdominal
Rebelião do *Qi*	Soluço, eructação, náuseas, vômito	Fezes soltas, diarreia
Estase de Sangue	Dor epigástrica fixa e lancinante, vômito de sangue	Dor abdominal fixa e lancinante, sangue nas fezes
Umidade	Sensação de plenitude e peso do epigástrio, sabor pegajoso, falta de apetite	Sensação de plenitude e peso do abdome
Fleuma	Sensação de opressão do epigástrio, gosto pegajoso, náuseas, falta de apetite	
Retenção de alimentos	Sensação de plenitude e dor do epigástrio, regurgitação ácida, náuseas, falta de apetite	Sensação de plenitude e dor do abdome

Tabela 30.2 Diferenciação das sensações de opressão, distensão, plenitude, congestão e peso.

Pinyin	Chinês	Português	Sensação subjetiva	Achado objetivo	Patologia
Men	闷	Opressão, "aperto" epigástrico leve, dor leve e surda, melhora comendo, falta de apetite	Sensação de opressão no epigástrio se estendendo até o tórax	Sem nenhum achado objetivo, puramente subjetivo	Fleuma, estagnação grave do Qi, componente emocional
Zhang	胀	Distensão, "inchaço", "estourar"	Sensação de distensão e inchaço no epigástrio ou no abdome	O abdome parece distendido como um tambor à palpação	Estagnação do Qi
Man	满	Plenitude	Sensação de plenitude associada com náuseas, se for no epigástrio	O abdome fica visivelmente projetado e é duro à palpação	Umidade, retenção de alimentos, acúmulo de Fleuma-Fluidos (Tan Yin), Padrão do Órgão Yang Brilhante
Pi	痞	Congestão (entupimento, "distensão focal" para certos autores)	Sensação de congestão (entupimento), sensação de bolo, uma sensação desconfortável e ligeiramente opressiva: normalmente no epigástrio ou tórax	O abdome é mole à palpação (o que contradiz um pouco a sensação de cheio que o paciente sente)	Deficiência do Qi do Estômago, Calor no Estômago, misto de Deficiência e Excesso com estagnação secundária do Qi, Umidade-Calor agredindo o Yin do Baço
Zhong	重	Peso	Sensação de peso do epigástrio ou do abdome	Sem achado objetivo, puramente subjetivo	Umidade ou Fleuma

Uma sensação de distensão depois de comer indica estagnação do Qi; sensação de plenitude indica retenção de alimentos ou Umidade; sensação de opressão do epigástrio indica Fleuma; sensação de congestão (de estar entupido; sensação leve de plenitude, mas o epigástrio está mole à palpação) indica Calor ou Fleuma ocorrendo dentro de um contexto de deficiência. Uma sensação de peso do epigástrio indica retenção de Umidade.

Problemas digestivos que melhoram pela ingestão de líquidos quentes ou que se agravam por líquidos frios indicam Frio no Estômago e no Baço; enquanto se piorarem pela ingestão de líquidos quentes e melhorarem por líquidos frios, indicam que são decorrentes de Calor no Estômago.

A incapacidade de digerir alimentos gordurosos indica Umidade na Vesícula Biliar.

SINTOMAS DIGESTIVOS

- Intolerância a alimentos: deficiência do Baço ou Calor no Estômago
- Sensação de distensão: estagnação do Qi
- Sensação de plenitude: retenção de alimentos ou Umidade
- Sensação de opressão: Fleuma
- Sensação de congestão (de estar entupido): Deficiência com Calor ou Fleuma
- Sensação de peso: Umidade ou Fleuma
- Incapacidade de digerir alimentos gordurosos: Umidade na Vesícula Biliar.

4. APETITE

Ver Parte 5, *Sintomas e Sinais*, Capítulo 69.

Um apetite normal é uma indicação de que o Estômago e o Baço estão normais. Por motivos sociais e históricos, na China, a falta de apetite é sempre considerada um mau sinal e sempre caracteriza um sintoma de destaque no padrão de deficiência do Qi do Baço. No Ocidente, a falta de apetite é menos comum e normalmente não é considerada um sintoma muito importante, a não ser, logicamente, que leve à anorexia. Outra diferença cultural entre os países ocidentais e a China é que quando os chineses estão sob estresse, eles perdem o apetite, enquanto os pacientes ocidentais tendem a ficar "beliscando" o tempo todo, comem mais ou comem doces quando estão sob estresse.

A falta de apetite normalmente indica deficiência do Qi do Baço, mas também pode ser decorrente de um padrão de Plenitude e, especificamente, de Umidade obstruindo o Aquecedor Médio; nesse caso, estará associada com a sensação de plenitude e leve náuseas.

a) Fome excessiva

Ver Parte 5, *Sintomas e Sinais*, Capítulo 69.

A fome excessiva normalmente indica Calor no Estômago; entretanto, há uma importante exceção a essa regra. No Ocidente, a fome excessiva, levando a "beliscar" com frequência, geralmente é um sinal de estresse emocional e de frustração em vez de Calor no Estômago de fato.

A fome excessiva sem desejo de comer é decorrente de Umidade-Calor no Estômago ou de uma deficiência do Yin do Estômago com Calor Vazio: o Calor no Estômago causa a sensação de fome, mas a Umidade, em primeira instância, ou a deficiência de Yin do Estômago, em segunda instância, fazem com que o paciente fique relutante em comer.

b) Aversão a alimentos

Ver Parte 5, *Sintomas e Sinais*, Capítulo 69.

"Aversão a alimentos" é chamado *yan shi* em chinês e indica uma forte aversão a comer e ao cheiro da comida. "Aversão a alimentos" é diferente de falta de apetite, na medida em que implica uma forte aversão a alimentos. Esse sintoma obviamente é visto na intoxicação alimentar, mas, em casos crônicos, também pode ser visto na retenção de alimentos. Se a aversão a alimentos estiver acompanhada por um gosto bem grosso e pegajoso na boca, é decorrente de Umidade no Aquecedor Médio afetando o Fígado, a Vesícula Biliar, o Estômago e o Baço. A aversão a alimentos na gravidez é decorrente de Rebelião do Qi em ascensão no Vaso Penetrador.

AVERSÃO A ALIMENTOS

- Intoxicação alimentar
- Retenção de alimentos
- Umidade no Aquecedor Médio
- Gravidez.

c) Fome sem vontade de comer

Ver Parte 5, *Sintomas e Sinais*, Capítulo 69.

Esse sintoma pode parecer paradoxal, mas ele de fato ocorre ocasionalmente: o paciente tem fome, ou, mais exatamente, o estômago tem a sensação de fome, mas o paciente não tem vontade de ingerir comida. Esse sintoma pode ser decorrente de duas causas: Umidade-Calor no Estômago (o Calor provoca fome, mas a obstrução do Aquecedor Médio pela Umidade deixa o paciente relutante em comer), ou o padrão de "Estômago forte – Baço fraco" (quando uma condição de Excesso do Estômago causa fome e uma condição de Deficiência do Baço faz com que o paciente fique relutante em comer).

5. PALADAR

Ver Parte 5, *Sintomas e Sinais*, Capítulo 69.

Uma sensação normal do paladar depende basicamente do estado do Estômago e do Baço e reflete um estado saudável desses dois órgãos e um estado normal dos fluidos: portanto, a perda da sensação do paladar geralmente indica uma deficiência do Baço e do Estômago. A perda do sentido do paladar acompanhada por secreção excessiva de saliva indica uma deficiência do Estômago e do Baço com retenção de Frio no Estômago. A perda do paladar também pode ser decorrente de retenção de Umidade no Aquecedor Médio.

Na maioria dos casos, um determinado gosto indica uma condição de Excesso, em vez de Vazio do órgão relevante.

Um gosto amargo indica Fogo no Fígado ou Fogo no Coração; no primeiro caso, o gosto amargo é mais ou menos constante, enquanto no segundo, de Fogo no Coração, ele estará presente apenas pela manhã, depois de uma noite mal dormida. O sabor amargo também pode indicar Calor ou Umidade-Calor na Vesícula Biliar.

ATENÇÃO

- Gosto amargo por Fogo no Fígado: constante
- Gosto amargo por Fogo no Coração: pela manhã, depois de uma noite mal dormida.

Um gosto doce indica deficiência do Baço ou Umidade-Calor.

Um gosto azedo indica retenção de alimentos no Estômago, uma desarmonia do Fígado e do Estômago ou Calor no Fígado e no Estômago.

Um gosto salgado pode indicar uma deficiência do Yin do Rim ou uma deficiência grave do Yang do Rim com fluidos subindo até a boca.

Um gosto picante indica Calor no Pulmão e/ou Calor no Estômago.

Uma sensação pegajosa na boca indica Umidade ou Fleuma, normalmente no sistema digestivo.

Os pacientes ocidentais normalmente não conseguem descrever o tipo de gosto que sentem na boca: pouquíssimos reportam sabor picante, azedo ou salgado, por exemplo. Muitos pacientes, quando indagados, não conseguem dizer se já sentiram gosto pegajoso na boca, mas alguns contam ter sentido um gosto "metálico": eu interpreto esse gosto como sendo um gosto "pegajoso" na boca.

PALADAR

- Perda do sentido do paladar: deficiência do Estômago e do Baço
- Gosto amargo: Fogo no Fígado ou Fogo no Coração
- Gosto doce: deficiência do Baço ou Umidade-Calor
- Gosto azedo: retenção de alimentos no Estômago, desarmonia do Fígado e do Estômago, Calor no Fígado e no Estômago
- Gosto salgado: deficiência do Rim
- Gosto picante: Calor no Pulmão
- Sensação pegajosa na boca: Umidade.

6. NÁUSEAS E VÔMITO

Ver Parte 5, *Sintomas e Sinais*, Capítulo 69; Parte 4, *Audição*, Capítulo 53.

Existem vários termos chineses para se referir a náuseas e ao vômito, expressando diferentes características ou graus de gravidade. O termo chinês *E Xin* significa "náuseas"; *Ou* significa vômito acompanhado por um som; *Tu* significa vômito sem som; *Gan ou* indica ânsias curtas de vômito com som alto; *Yue* indica ânsia longa com som alto (antes da dinastia Ming, esse termo indicava "soluço"). Os dois termos chineses *Ou* e *Tu* normalmente são usados juntos para indicar vômito.

O Qi do Estômago normalmente desce; se ele ascender, pode causar náuseas e/ou vômito. Portanto, náuseas e vômito são, por definição, decorrentes da Rebelião do Qi do Estômago, que ascende; isso não quer dizer, entretanto, que esses sintomas são sempre decorrentes de uma condição Cheia, porque a náuseas e o vômito também podem ser decorrentes de uma deficiência do Estômago. O mecanismo patológico é diferente em cada caso: em condições de Excesso do Estômago, o Qi do Estômago se rebela em um movimento *ativamente* ascendente, enquanto em condições de Vazio, ele falha em descer.

ATENÇÃO

- Na náuseas e no vômito decorrentes de condições de Excesso, o Qi do Estômago se *rebela* e *ascende* (VC-13 Shangwan)
- Na náuseas e no vômito por condições de Vazio, o Qi do Estômago *falha em descer* (VC-10 Xiawan).

Portanto, embora a náuseas e o vômito sempre envolvam uma rebelião do Qi do Estômago, essa condição pode estar combinada com várias patologias do Estômago do tipo Cheio ou Vazio, como Frio no Estômago, Calor no Estômago, deficiência do Yin do Estômago etc. Esse diferente mecanismo patológico explica a ação diferente dos dois pontos VC-13 *Shangwan* e VC-10 *Xiawan*: o primeiro controla ativamente o Qi rebelde do Estômago, ao passo que o segundo ajuda o Qi do Estômago a descer.

Uma sensação branda de náuseas normalmente é decorrente de uma deficiência do *Qi* do Estômago, com o *Qi* do Estômago incapaz de descer. Uma forte sensação de náuseas e vômito é decorrente de uma rebelião do *Qi* do Estômago, que ascende; essa situação pode estar associada com estagnação, Frio ou Calor.

Vômito profuso e ruidoso de alimentos logo após comer indica uma condição de Excesso do Estômago; vômito de fluidos com som baixo algum tempo depois de comer indica uma condição de Vazio do Estômago.

Vômito de fluidos azedos indica *Qi* do Fígado estagnado invadindo o Estômago. Vômito de fluidos amargos indica Calor no Fígado e na Vesícula Biliar. Vômito de fluidos ralos e aquosos indica Frio no Estômago. Vômito logo após comer sugere uma condição de Calor, enquanto vômito algumas horas após comer sugere uma condição de Frio ou de Vazio.

NÁUSEAS E VÔMITO

- Náuseas leve: deficiência do *Qi* do Estômago
- Náuseas/vômito graves: rebelião do *Qi* do Estômago
- Vômito logo após comer: condição de Excesso do Estômago
- Vômito de fluidos: condição de Vazio do Estômago
- Vômito de fluidos azedos: *Qi* do Fígado estagnado invadindo o Estômago
- Vômito de fluidos amargos: Calor no Fígado e na Vesícula Biliar
- Vômito de fluidos ralos e aquosos: Frio no Estômago
- Vômito imediatamente após comer: Calor
- Vômito algumas horas após comer: Frio.

Caso clínico

Uma mulher de 44 anos de idade vinha sofrendo de palpitações nos últimos 8 anos. "Palpitações" se referem a um sintoma subjetivo em que tinha a sensação de que o coração batia no peito, e não estava associada com taquicardia. As palpitações sempre pioravam antes da menstruação. Ela se queixava de náuseas e de dor epigástrica que sentia logo abaixo do esterno, tinha um gosto pegajoso na boca e sensação de um bolo na garganta. Ela também se queixava de boca seca ocasionalmente. E, por vezes, também apresentava zumbidos nos ouvidos.

Sua menstruação era basicamente normal, vinha a cada 4 semanas, durava 6 dias e não apresentava cólica. O único problema associado com a menstruação era a tensão pré-menstrual.

Sua cútis era baça e amarelada, sem lustro, e os olhos eram bem baços e careciam de lustro a um grau extremo.

Sua língua tinha cor normal, exceto pela ponta Vermelha. Tinha uma fissura do Coração e, embora não pudesse ser definida como descascada, a saburra não era satisfatória. O pulso estava Fino à direita e Flutuante e Vazio à esquerda.

Diagnóstico

Uma agravação das palpitações antes da menstruação, juntamente com náuseas, dor epigástrica abaixo do esterno e sensação de bolo na garganta, indica uma condição de rebelião do *Qi* no Vaso Penetrador, pois esse vaso flui através do estômago, conecta-se com o coração, atravessa o peito e passa pela garganta (em seu trajeto para a face).

Entretanto, o pulso Fino à direita e a cútis baça e amarelada claramente mostram uma condição de deficiência de Sangue, enquanto o pulso Flutuante e Vazio à esquerda e a saburra insuficiente na língua mostram o início de uma deficiência do *Yin* (do Fígado, do Rim e do Coração). Nesse caso, portanto, a condição de rebelião do *Qi* no Vaso Penetrador é secundária à condição de deficiência do Sangue e do *Yin*; em outras palavras, o *Qi* do Vaso Penetrador se rebela e ascende porque há uma deficiência do Sangue e do *Yin*. De fato, o Vaso Penetrador é o Mar de Sangue, sendo, portanto, facilmente afetado pela deficiência de Sangue. O princípio de tratamento nesse caso, portanto, deve ser nutrir o Sangue e o *Yin* (do Coração e do Fígado), primeiramente, e controlar o *Qi* rebelde no Vaso Penetrador, secundariamente.

A fissura do Coração e o aspecto bastante baço dos olhos indicam uma Mente perturbada e uma propensão a problemas emocionais.

7. ERUCTAÇÃO

Ver Parte 5, *Sintomas e Sinais*, Capítulo 69; Parte 4, *Audição e Olfação*, Capítulo 53.

A eructação sempre indica rebelião do *Qi* do Estômago, que ascende: isso pode ser decorrente de uma condição puramente de Excesso, em cujo caso a eructação é violenta e ruidosa, ou pode ser decorrente de uma condição de Deficiência, em que a eructação é leve e com som baixo.

A causa mais comum de eructação é o *Qi* do Fígado invadindo o Estômago e provocando a rebelião do seu *Qi*, fazendo-o ascender: isso é acompanhado por distensão no epigástrio e no hipocôndrio.

A retenção de alimentos (comum em crianças) também pode provocar eructação, caso em que vem acompanhada por regurgitação azeda e plenitude epigástrica.

Condições de Deficiência que causam eructação incluem deficiência do *Qi* do Estômago e do Baço e deficiência do *Yin* do Estômago; nesses casos, a eructação é leve e com som fraco.

8. REGURGITAÇÃO AZEDA

Ver Parte 5, *Sintomas e Sinais*, Capítulo 69.

A regurgitação azeda descreve uma sensação de acidez no esôfago causada por um refluxo ácido. Assim como a eructação, essa condição também é uma forma de rebelião do *Qi* do Estômago. A causa mais comum é o *Qi* do Fígado invadindo o Estômago e causando rebelião do *Qi* do Estômago, fazendo-o ascender.

A retenção de Alimentos é outra possível causa de regurgitação azeda. Outras causas incluem Umidade no Estômago, que pode estar associada com Calor ou com Frio.

Caso clínico

Uma mulher de 42 anos de idade se queixava de indigestão, eructação, acidez, regurgitação azeda e distensão epigástrica. Ela vinha sofrendo com isso havia vários anos. Seu apetite era normal, ela não sentia náuseas e as fezes eram normais. Sua cútis era pálida e baça.

Sua língua estava Pálida nas laterais, ligeiramente Aumentada, e a saburra estava levemente ausente no centro. Seu pulso era Fraco e Áspero.

Diagnóstico

Os sintomas digestivos claramente sugerem a condição de *Qi* do Fígado rebelde invadindo o Estômago e impedindo que o *Qi* do Estômago desça, causando eructação e regurgitação azeda. Entretanto, a língua e o pulso mostram condições predominantemente de Deficiência, em particular, deficiência do *Qi* do Baço (pulso Fraco), ligeira deficiência do *Yin* do Estômago (falta de saburra no centro) e deficiência do Sangue do Fígado (laterais Pálidas e pulso Áspero). Em condições de rebelião do *Qi* do Fígado invadindo o Estômago e o Baço, podemos distinguir duas situações: uma quando o problema primário é uma desarmonia do canal do Fígado causada por problemas emocionais, e a outra quando o problema primário é uma fraqueza do Estômago e do Baço, que "permite" que eles mesmos sejam invadidos pelo Fígado. Nesse caso, aplica-se claramente a segunda situação. Essa distinção é importante para determinar o princípio de tratamento adequado porque, na primeira situação, o objetivo primário seria subjugar o *Qi* do Fígado rebelde e o secundário, tonificar o Estômago e o Baço; na segunda situação, o objetivo primário é tonificar o Estômago e o Baço e o secundário é subjugar o *Qi* do Fígado rebelde.

RESULTADOS DO APRENDIZADO

O aluno agora deve entender:
- Por quê, quando e como fazer perguntas sobre alimentação e paladar
- Os sinais e sintomas digestivos dos principais padrões do Estômago e do Baço
- As sensações de opressão, distensão, plenitude, congestão e peso
- O significado clínico do apetite, do paladar, de náuseas e do vômito, da eructação e da regurgitação azeda.

Fezes e Urina

PARTE 2 — 31

CONTEÚDO DO CAPÍTULO

Fezes, 229
Frequência, 229
Consistência, 230
Forma, 231
Cor, 231
Odor e ruídos, 231
Dor abdominal relacionada com a evacuação, 231
Urina, 232
Frequência, 232
Cor, 232
Volume, 233
Dificuldade de micção, 233
Turvação, 233
Incontinência, 233
Micção noturna, 233
Dor, 233
Cheiro, 233

A defecação e a micção refletem basicamente o estado dos órgãos *Yang*, em especial do Intestino Grosso, Intestino Delgado e da Bexiga. Além desses órgãos, outros também influenciam a defecação e a micção; em particular, o Baço, o Fígado e os Rins influenciam a defecação, enquanto os Rins, o Fígado, o Baço e o Triplo Aquecedor influenciam a micção. A defecação e a micção geralmente refletem o estado dos órgãos do Aquecedor Inferior e, em particular, o transporte, a transformação e a excreção dos fluidos no Aquecedor Inferior, que está sob o controle do Triplo Aquecedor.

Por que perguntar

Perguntas sobre a defecação e a micção são importantes e sempre devem ser feitas. Além de informar sobre o estado dos sistemas digestivo e urinário propriamente ditos, elas servem para estabelecer se a natureza da condição é Cheia ou Vazia e se é de Calor ou Frio.

Quando perguntar

A menos que o problema apresentado esteja relacionado com as funções de urinar e defecar, eu geralmente pergunto sobre elas próximo do fim da consulta.

Como perguntar

Ao perguntar sobre micção e defecação, é importante ser específico: perguntar "*Você evacua regularmente?*" pode gerar uma resposta positiva quando o paciente está querendo dizer que ele evacua uma vez a cada 3 dias *regularmente*. Da mesma maneira, se perguntarmos se a micção é "frequente" (quando queremos saber se é "muito frequente"), o paciente pode responder afirmativamente quando, na verdade, é normal. Por isso, devemos perguntar precisamente quantas vezes o paciente evacua e quantas vezes ele urina em um dia (tendo em mente as variações sazonais, ou seja, a micção é menos frequente no verão).

É necessário ter em mente que, na maioria dos países ocidentais, muitas pessoas se forçam a tomar muita água pela crença equivocada de que *isso é bom para os rins*; isso significa que a micção será mais frequente do que uma micção normal e que a cor da urina será mais pálida, dificultando o diagnóstico a partir da urina.

1. FEZES

Ver Parte 5, *Sintomas e Sinais*, Capítulo 72; Parte 1, *Observação*, Capítulo 20; Parte 4, *Audição e Olfato*, Capítulos 53 e 54.

Ao perguntarmos sobre fezes, devemos questionar sobre os seguintes aspectos sistematicamente:
- Frequência
- Consistência das fezes
- Forma
- Cor
- Odor e ruídos
- Dor abdominal relacionada com a evacuação.

O movimento peristáltico do intestino é um importante indicador do estado do sistema digestivo, especificamente do Intestino Grosso e do Estômago. Esses dois órgãos estão conectados dentro do sistema *Yang* Brilhante, e qualquer patologia que os envolva geralmente está interconectada. Por exemplo, o Calor no Estômago é facilmente transmitido para o Intestino Grosso; o *Qi* do Estômago falhando em descer pode causar constipação etc. Entretanto, outros órgãos também desempenham um papel na defecação, em especial o Fígado, que deve ajudar a defecação com seu fluxo livre do *Qi*; os Rins, que controlam os dois orifícios *Yin* inferiores, ou seja, a uretra e o ânus; e o Baço, que controla o transporte do *Qi*.

A evacuação normal deve ocorrer pelo menos 1 vez/dia. As fezes devem ser formadas e não muito duras nem ressecadas, e sem odor excessivo. A evacuação deve acontecer com facilidade e sem esforço.

> **⚠ ATENÇÃO**
>
> Intestino Grosso, Intestino Delgado, Estômago, Baço, Fígado, Rins e Triplo Aquecedor afetam, todos, a defecação.

a) Frequência

Ver Parte 5, *Sintomas e Sinais*, Capítulo 72.

A evacuação normal deve ocorrer 1 a 2 vezes/dia. Qualquer evacuação que ocorra com menos frequência constitui constipação. Evacuação (que pode ou não ser com fezes soltas) que ocorre mais de 3 vezes/dia é considerada muito frequente.

A constipação é o distúrbio mais comum relacionado à frequência da evacuação, mas seu significado clínico não pode ser separado da consistência das fezes.

A constipação indica não só a passagem infrequente das fezes, mas também secura excessiva das fezes ou dificuldade e esforço para evacuar.

Constipação aguda com sede e saburra da língua amarelada indica Calor agudo no Estômago e nos Intestinos.

Constipação crônica em pessoas idosas ou em mulheres pode ser decorrente de deficiência do Sangue ou do Rim; nesse caso, as fezes são ligeiramente secas e vai haver outros sinais de deficiência de Sangue ou do Rim.

Se as fezes forem em pelotas, pequenas e passarem com dificuldade, isso indica estagnação do Qi do Fígado ou Calor nos Intestinos (se também forem ressecadas); quando é decorrente de estagnação do Qi do Fígado, geralmente há alternância entre diarreia com fezes soltas, como acontece na síndrome do intestino irritável.

Constipação com fezes secas indica Calor no Intestino Grosso ou deficiência de Yin e secura no Estômago, nos Intestinos ou nos Rins. Se houver dificuldade para evacuar, mas as fezes não forem ressecadas, isso indica estagnação do Qi do Fígado.

Constipação com dor abdominal que melhora pela defecação indica retenção de alimentos ou Umidade nos Intestinos; constipação com dor e distensão abdominal que não melhoram pela defecação indica estagnação do Qi do Fígado. Constipação com dor abdominal e pronunciada sensação de frio indica Frio nos Intestinos.

A deficiência do Qi do Baço normalmente causa fezes soltas, mas, em alguns casos, uma deficiência grave do Qi do Baço pode causar constipação porque o Qi deficiente falha em mover e transportar. A constipação também pode ser causada pelo chamado "fechamento" do mecanismo do Qi; isso acontece quando há uma disfunção do movimento de ascensão e de descida do Qi no sistema digestivo, que pode ser visto, por exemplo, depois de uma cirurgia.

A alternância de constipação e fezes amolecidas indica Qi do Fígado estagnado invadindo o Baço.

Se as fezes não estiverem amolecidas, mas forem muito frequentes, ao ponto de a pessoa não ser capaz de segurá-las facilmente, isso indica deficiência do Qi Central, ou seja, do Qi do Estômago e do Baço; também indica afundamento do Qi do Baço.

CONSTIPAÇÃO

- Constipação aguda com saburra da língua amarelada: Calor nos Intestinos
- Constipação crônica em mulheres: deficiência de Sangue ou deficiência do Rim
- Constipação com fezes secas: Calor nos Intestinos ou deficiência do Yin
- Dificuldade de evacuar, fezes não muito secas: estagnação do Qi do Fígado
- Constipação aliviada por evacuar: retenção de alimentos
- Constipação com dor e distensão abdominal: estagnação do Qi do Fígado
- Constipação com cólica abdominal: Frio nos Intestinos
- Alternância de constipação com fezes amolecidas: Qi do Fígado estagnado invadindo o Baço
- Fezes pequenas em pelotas, dificuldade de evacuar: estagnação do Qi do Fígado ou Calor nos Intestinos

NOTA CLÍNICA

Em minha opinião, é importante também perguntar sobre o estado da evacuação para servir de guia para a fitoterapia. Se eu estiver prescrevendo fórmulas com Da Huang ou com ervas amargas e frias que estimulam o movimento peristáltico, eu não as uso se o paciente apresentar diarreia, mas elas podem ser usadas se o paciente tiver constipação ou se a evacuação for regular.

b) Consistência

Ver Parte 5, *Sintomas e Sinais*, Capítulo 72; Parte 1, *Observação*, Capítulo 20.

As fezes normais são bem formadas, não são amolecidas, não são muito secas e não flutuam.

Fezes excessivamente secas indicam Calor nos Intestinos, deficiência de Sangue (do Fígado) ou deficiência de Yin (que pode afetar o Intestino Grosso, o Baço, o Fígado ou os Rins).

Fezes amolecidas geralmente indicam uma deficiência do Baço e/ou do Rim. A deficiência do Baço é de longe a causa mais comum de diarreia crônica ou de fezes amolecidas; a deficiência do Rim é uma causa comum de diarreia crônica nos idosos. Se a diarreia for grave e muito líquida, normalmente indica deficiência do Yang (do Baço e/ou do Rim), enquanto fezes amolecidas normalmente indicam deficiência do Qi do Baço.

A causa mais comum de diarreia crônica é a deficiência do Qi do Baço ou do Yang do Baço. Diarreia líquida crônica que ocorre todos os dias bem cedo de manhã é decorrente da deficiência do Yang do Rim e é chamada de diarreia "do cantar do galo" ou "diarreia da quinta hora" (uma referência à antiga maneira chinesa de medir o tempo a cada 24 horas).

Existem também, entretanto, causas de diarreia por Excesso e principalmente por Umidade (que pode estar associada com Calor ou Frio) e Frio no Baço e nos Intestinos.

Diarreia ou fezes amolecidas com odor fétido sugerem Calor, ao passo que ausência de cheiro é uma condição normal ou sugestiva de Frio.

Diarreia ou fezes amolecidas com dor sugerem estagnação do Qi do Fígado, Frio ou Umidade-Calor.

A presença de muco nas fezes indica Umidade, enquanto a presença de sangue indica Qi do Baço deficiente não contendo Sangue, Umidade-Calor ou estase de Sangue nos Intestinos. Diarreia ou fezes amolecidas em caráter agudo normalmente são decorrentes de invasão de Umidade externa, condição observada na intoxicação alimentar; com odor fétido é decorrente de Umidade-Calor, e sem cheiro, de Umidade-Frio.

Alimentos não digeridos nas fezes indicam deficiência do Qi do Baço; sensação de queimação no ânus indica Umidade-Calor nos Intestinos.

Fezes pegajosas, necessitando a lavagem do vaso sanitário com uma escova sanitária a cada vez que for usado, indicam Umidade nos Intestinos.

Caso clínico

Uma mulher de 25 anos de idade vinha sofrendo de colite ulcerativa há 1 ano, depois do término de um relacionamento. Seus principais sintomas eram diarreia com sangue e muco nas fezes, mas sem dor. Na época da consulta, ela estava tomando prednisona oral.

Além disso, não apresentava nenhum outro sintoma, exceto pela menstruação, que não havia voltado depois de ter interrompido o anticoncepcional 1 ano e meio antes. Sua cútis era baça e amarelada e a pele, bastante oleosa.

Sua língua estava ligeiramente Pálida com saburra amarelada e pegajosa e o pulso era Fraco à direita e perceptivelmente em Corda nas duas posições posteriores.

Diagnóstico

Os sintomas abdominais de diarreia com muco e sangue e a saburra pegajosa na língua claramente indicam Umidade-Calor nos Intestinos, nesse caso, ocorrendo dentro de um contexto de deficiência do *Qi* do Baço, como evidenciado pela língua Pálida e o pulso Fraco à direita. Em doenças intestinais, como a colite ulcerativa ou a doença de Crohn, o pulso fica frequentemente em Corda nas duas posições posteriores.

FEZES AMOLECIDAS/DIARREIA

- Fezes ressecadas: Calor nos Intestinos, deficiência de Sangue, deficiência do *Yin*
- Fezes amolecidas: deficiência do *Qi* do Baço ou deficiência do *Yang* do Baço
- Diarreia crônica: deficiência do Baço e/ou do Rim
- Diarreia líquida crônica logo cedo pela manhã: deficiência do *Yang* do Rim
- Diarreia com odor fétido: Calor nos Intestinos
- Diarreia com dor: estagnação do *Qi* do Fígado ou Frio
- Diarreia com muco: Umidade nos Intestinos
- Diarreia com sangue: Umidade-Calor ou deficiência do *Qi* do Baço
- Diarreia aguda: Umidade externa
- Evacuações frequentes, mas sem fezes amolecidas: afundamento do *Qi* do Baço
- Alimentos não digeridos nas fezes: deficiência do *Qi* do Baço
- Muco nas fezes: Umidade nos Intestinos
- Sensação de queimação no ânus: Umidade-Calor nos Intestinos
- Fezes negras ou escuras: estase de Sangue
- Sangue antes das fezes: Calor no Sangue
- Fezes antes de sangue: deficiência do *Qi* do Baço
- Diarreia com borborigmos: deficiência do *Qi* do Baço
- Fezes pegajosas: Umidade nos Intestinos.

c) Forma

Ver Parte 5, *Sintomas e Sinais*, Capítulo 72; Parte 1, *Observação*, Capítulo 20.

Fezes em pelotinhas indicam estagnação do *Qi* do Fígado ou Calor, se também forem secas. Fezes longas e finas como lápis indicam deficiência do *Qi* do Baço (lembre-se que também podem indicar carcinoma do intestino) (Figura 31.1).

d) Cor

Ver Parte 5, *Sintomas e Sinais*, Capítulo 72; Parte 1, *Observação*, Capítulo 20.

Fezes normais são castanho-claras. Fezes pálido-amareladas indicam Calor Vazio (do Baço, Intestino Grosso ou do Rim). Fezes amarelo-escuras indicam Calor Cheio (do Intestino Grosso). Fezes escuras podem indicar presença de sangue oculto e, de modo geral, indicam Calor (do Intestino Grosso).

Fezes pálidas, quase brancas, indicam Frio no Intestino Grosso. Fezes esverdeadas indicam *Qi* do Fígado invadindo o Baço. Fezes avermelhadas indicam presença de sangue vivo, que pode ser decorrente de Calor no Intestino Grosso ou de deficiência do *Qi* do Baço. Fezes verde-azuladas indicam penetração de Frio externo no Intestino Grosso (comum em bebês).

Fezes negras ou muito escuras indicam estase de Sangue. Sangue vivo que surge antes das fezes e que espirra em todas as direções indica Umidade-Calor nos Intestinos. Se o sangue vier antes das fezes e for turvo e o ânus ficar pesado e dolorido, isso indica Calor no Sangue. Se as fezes vierem antes do sangue e forem líquidas, isso indica que o *Qi* do Baço está deficiente e incapaz de conter o Sangue.

e) Odor e ruídos

Ver Parte 5, *Sintomas e Sinais*, Capítulo 72; Parte 4, *Audição e Olfação*, Capítulos 53 e 54.

Em termos gerais, ausência de odor é normal ou indica Frio nos Intestinos. Um forte mau cheiro normalmente indica Calor e, em especial, Umidade-Calor. Cheiro azedo normalmente indica uma desarmonia do Fígado e do Baço.

Flatulência pode ser decorrente de estagnação do *Qi* do Fígado, de Umidade-Calor, se houver mau cheiro, ou de deficiência do *Qi* do Baço, se não tiver nenhum cheiro.

Borborigmos com fezes amolecidas indicam deficiência do Baço; borborigmos com distensão abdominal sem haver fezes amolecidas indicam estagnação do *Qi* do Fígado.

COR DAS FEZES

- Pálido-amareladas: Calor Vazio
- Amarelado-escuras: Calor Cheio
- Escuras: Calor
- Pálidas: Frio
- Esverdeadas: *Qi* do Fígado invadindo o Baço
- Avermelhadas: Calor no Intestino Grosso ou deficiência do *Qi* do Baço
- Verde-azuladas: Frio no Intestino Grosso
- Muito escuras, negras: estase de Sangue
- Sangue vivo antes das fezes: Umidade-Calor
- Sangue turvo antes das fezes: Calor no Sangue
- Fezes líquidas antes do sangue: deficiência do *Qi* do Baço.

f) Dor abdominal relacionada com a evacuação

Ver Parte 5, *Sintomas e Sinais*, Capítulo 72.

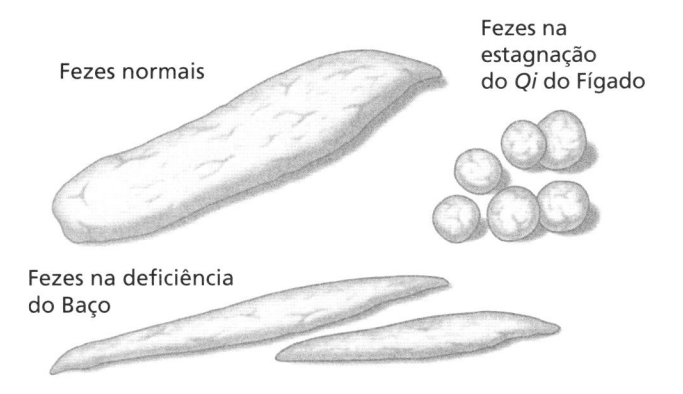

Figura 31.1 Fezes normais, fezes em pelotas e fezes finas e longas.

A sensação de distensão antes de evacuar indica estagnação do *Qi* do Fígado. Dor abdominal antes de evacuar e que não melhora evacuando também indica estagnação do *Qi* do Fígado. Dor abdominal durante a evacuação (e geralmente aliviada depois de evacuar) indica Umidade no Intestino Grosso ou retenção de alimentos. Dor abdominal durante a evacuação e que não melhora depois de evacuar geralmente indica Frio no Intestino Grosso. Dor abdominal depois da evacuação normalmente é decorrente de deficiência do *Qi* do Baço.

NOTA CLÍNICA

- Pontos para constipação: E-25 *Tianshu*, BP-15 *Daheng* à esquerda, B-25 *Dachangshu*
- Pontos para diarreia: E-25 *Tianshu*, E-37 *Shangjuxu*, B-25 *Dachangshu*
- Pontos para dor abdominal e distensão: VB-34 *Yanglingquan*, E-39 *Xiajuxu*, E-25 *Tianshu*.

Caso clínico

Uma mulher de 22 anos de idade vinha sofrendo de constipação e distensão e dor abdominal por 2 anos. A dor abdominal melhorava evacuando. Sua cútis era baça, pálida e amarelada. Ela também vinha apresentando uma queda gradual de cabelo no topo da cabeça, tontura e prurido cutâneo.

Ela tinha usado anticoncepcionais por um longo tempo, tendo interrompido o uso no ano anterior. Sua menstruação não voltou após a interrupção do anticoncepcional, tendo apenas recentemente começado a voltar, embora ainda com ciclo irregular.

Sua língua estava ligeiramente Avermelhada nas laterais e apresentava saburra pegajosa amarelada e razoavelmente espessa, e seu pulso era Deslizante e ligeiramente em Corda.

Diagnóstico

Esse caso é relatado aqui principalmente como exemplo da importância do pulso e da língua no diagnóstico. De fato, seus sintomas atuais claramente refletem deficiência de Sangue do Fígado (queda gradual de cabelo no topo, tontura, cútis amarelada e baça, prurido cutâneo, ciclo menstrual irregular) e estagnação do *Qi* do Fígado (distensão e dor abdominal). Entretanto, a língua e o pulso apresentam uma dimensão completamente diferente do caso, revelando claramente presença de Umidade-de-Calor manifestada pela vermelhidão nas laterais da língua, pela saburra amarelada e pegajosa e pela qualidade Deslizante do pulso (o pulso também estava ligeiramente em Corda em decorrência da estagnação do *Qi* do Fígado (Figura 31.2).

A condição de Umidade-Calor revelada pelo pulso e pela língua acrescenta e corrige parcialmente o diagnóstico inicial; de fato, o alívio da dor abdominal depois de evacuar confirma a presença de Umidade-Calor, que é um fator patogênico "sólido" que é, por assim dizer, "expelido" pelo movimento peristáltico intestinal. Ao contrário, a dor abdominal decorrente da estagnação do *Qi* do Fígado normalmente não melhora com a evacuação.

O pulso e a língua me levaram a fazer outras perguntas, que de outra forma não faria, para confirmar ou excluir a presença de Umidade-Calor; ao ser questionada, ela confirmou que a dor abdominal vinha acompanhada por uma pronunciada sensação de plenitude e peso, típica de Umidade.

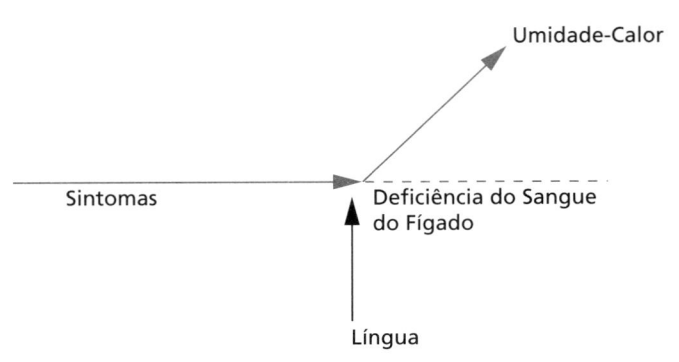

Figura 31.2 Determinar a importância da língua no diagnóstico.

2. URINA

Ver Parte 5, *Sintomas e Sinais*, Capítulo 73; Parte 1, *Observação*, Capítulo 20; Parte 4, *Audição e Olfação*, Capítulo 54.

Em relação à micção, devemos fazer perguntas sobre os seguintes aspectos sistematicamente:
- Frequência
- Cor
- Volume
- Dificuldade de micção
- Turvação
- Incontinência
- Micção noturna
- Dor
- Cheiro.

A micção dá uma boa indicação da natureza Quente ou Fria da condição e também do estado dos Rins e da Bexiga.

a) Frequência

Ver Parte 5, *Sintomas e Sinais*, Capítulo 73.

Como princípio geral, a enurese, ou incontinência da urina, normalmente é decorrente de condições de Deficiência, enquanto a retenção de urina geralmente é decorrente de uma condição Cheia, mas há exceções a essa regra. Por exemplo, uma Deficiência grave do *Qi* do Pulmão e do Baço nos idosos pode levar à retenção de urina.

Micção frequente normalmente é decorrente da deficiência do *Yang* do Rim, em cujo caso a urina é pálida e abundante; se for frequente, mas escassa, indica deficiência do *Qi* do Baço e do Rim.

Enurese noturna em crianças é decorrente de uma deficiência constitucional do Rim ou de Fogo no Fígado; no primeiro caso, a criança é quieta e indiferente, enquanto no segundo, a criança é vivaz e propensa a ataques de raiva.

NOTA CLÍNICA

Micção frequente por deficiência do *Yang* do Rim: B-23 *Shenshu*, B-28 *Pangguangshu*, VC-4 *Guanyuan* com moxa direta.

b) Cor

Ver Parte 5, *Sintomas e Sinais*, Capítulo 73; Parte 1, *Observação*, Capítulo 20.

A cor da urina dá uma boa indicação se a condição do paciente é de Calor ou Frio. A urina normal é pálido-amarelada. Urina pálida indica Frio na Bexiga ou deficiência do *Yang* do Rim; urina escura indica Calor na Bexiga ou deficiência do *Yin* do Rim.

Deve-se ter em mente que a cor da urina é afetada quando a pessoa bebe muita água (ficando mais pálida do que seria de outra forma) e quando a pessoa toma vitamina B, que deixa a urina amarelo-vivo.

Sangue na urina indica deficiência do *Qi* (do Baço e do Rim), Calor na Bexiga ou deficiência do *Yin* do Rim.

Urina muito escura, feito molho de soja, indica uma doença renal, como insuficiência renal ou glomerulonefrite.

NOTA CLÍNICA

- Pálida: Frio na Bexiga ou deficiência do *Yang* do Rim
- Escura: Calor na Bexiga ou deficiência do *Yin* do Rim
- Avermelhada (com sangue): deficiência do *Qi*, Calor na Bexiga ou deficiência do *Yin* do Rim.

c) Volume

Ver Parte 5, *Sintomas e Sinais*, Capítulo 73; Parte 1, *Observação*, Capítulo 20.

Micção copiosa indica deficiência do *Yang* do Rim; micção escassa indica deficiência do *Yin* do Rim ou Calor na Bexiga, a não ser que seja decorrente de transpiração profusa, vômitos repetidos ou diarreia grave. Se a micção é escassa, mas também frequente, normalmente é decorrente de deficiência do *Qi* do Baço e do Rim. Micção copiosa de urina clara e pálida durante uma invasão exterior de Vento indica que o fator patogênico não penetrou no Interior (se tivesse penetrado, a urina seria escura).

NOTA CLÍNICA

Micção escassa em homens de meia-idade ou idosos pode ser decorrente da hipertrofia da próstata, que pode ser benigna ou maligna.

d) Dificuldade de micção

Ver Parte 5, *Sintomas e Sinais*, Capítulo 73.

Retenção de urina por padrões de Excesso pode ser decorrente de Umidade obstruindo as vias urinárias, estase de Sangue na Bexiga ou cálculos. Retenção de urina por padrões de Vazio pode ser decorrente de deficiência do *Yang* do Rim, deficiência do *Yin* do Rim ou deficiência do Pulmão; todos esses padrões ocorrem principalmente em pessoas idosas.

Dificuldade de micção (querendo dizer que a micção é difícil ou que pode parar e recomeçar) normalmente é decorrente de Umidade obstruindo as vias urinárias; uma ligeira dificuldade de urinar também pode ser decorrente de deficiência do *Qi* do Baço e do Rim. Nos idosos, pode ser decorrente de deficiência do *Yang* do Rim; em raros casos, pode ser decorrente de deficiência do *Qi* do Pulmão.

e) Turvação

Ver Parte 5, *Sintomas e Sinais*, Capítulo 73; Parte 1, *Observação*, Capítulo 20.

Urina turva indica Umidade nas vias urinárias. Urina com pequenos flocos de muco indica Umidade-Calor na Bexiga.

f) Incontinência

Ver Parte 5, *Sintomas e Sinais*, Capítulo 73.

Incontinência urinária é sempre decorrente de uma deficiência do Rim e do afundamento do *Qi* do Rim; é comum nos idosos e em mulheres após o parto ou após histerectomia.

O gotejamento de urina após a micção indica falta de firmeza do *Qi* do Rim.

g) Micção noturna

Ver Parte 5, *Sintomas e Sinais*, Capítulo 73.

Micção noturna indica deficiência do *Yang* do Rim. Essa situação decorre da deficiência do *Yang*, que não controla o *Yin* à noite, fazendo com que os fluidos escapem na micção.

NOTA CLÍNICA

A micção noturna é causada por uma deficiência do *Yang* do Rim, e não do *Yin* do Rim.

h) Dor

Ver Parte 5, *Sintomas e Sinais*, Capítulo 73.

Dor e distensão da região hipogástrica antes da micção indicam estagnação do *Qi* do Fígado; dor em queimação durante a micção indica Umidade-Calor na Bexiga; dor surda após a micção indica deficiência do *Qi* do Rim.

i) Cheiro

Ver Parte 5, *Sintomas e Sinais*, Capítulo 73; Parte 4, *Audição e Olfação*, Capítulo 54.

Urina sem cheiro é normal ou indica Frio na Bexiga. Urina com cheiro forte indica Umidade-Calor na Bexiga, e com cheiro adocicado pode indicar diabetes.

RESULTADOS DO APRENDIZADO

O aluno agora deve entender:
- Por quê, quando e como perguntar sobre fezes e urina
- O método sistemático de questionamento sobre o intestino: frequência, consistência, forma, cor, odor e ruídos, e dor abdominal relacionada com a evacuação
- O método sistemático de questionamento sobre a urina: frequência, cor, volume, dificuldade de urinar, turvação, incontinência, micção noturna, dor e cheiro.

32 Sede e Bebidas

CONTEÚDO DO CAPÍTULO

Sede, 234
Boca Seca, 235
Preferência por Bebidas Quentes ou Frias, 235
Ausência de Sede, 235

Por que perguntar

O sintoma de sede (ou sua ausência) reflete o estado dos Fluidos Corporais. Existem dois tipos de fluido, um chamado *Jin* e o outro chamado *Ye*. Os fluidos *Jin* são claros, leves e aquosos e circulam com o *Qi* Defensivo no espaço entre a pele e os músculos; o suor vem desses fluidos. Os fluidos *Ye* são mais densos e pesados, e hidratam e lubrificam os espaços articulares e os órgãos dos sentidos. A saliva é uma expressão desses fluidos *Ye*; a secura da boca ou a sede (que não são a mesma coisa) são, portanto, sintomas da deficiência desses fluidos, ou porque foram consumidos por Calor ou Calor Vazio, ou porque não há *Yin* suficiente.

O órgão mais envolvido com sede e boca seca é o Estômago, mas os Rins também exercem uma influência sobre a saliva. Entretanto, o Calor ou Calor Vazio de qualquer órgão pode causar sede ou boca seca.

Quando perguntar

Durante o tempo da minha prática clínica, nunca tive um paciente que buscasse tratamento para algum problema relacionado com sede (embora na China os pacientes reconheçam problemas relacionados com sede como sendo indicativos de um desequilíbrio que precisa ser tratado). Entretanto, eu pergunto para quase todos os pacientes que atendo se eles têm muita sede, se têm boca seca etc. Normalmente, faço essas perguntas depois de ter questionado sobre os alimentos e o apetite, ou quando estou tentando estabelecer a natureza Quente ou Fria de uma condição.

Especificamente, pergunto sobre sede em condições nas quais o paciente tem *sintomas* aparentes de Calor, mas que eu suspeito que na verdade não haja Calor. Por exemplo, em casos de rebelião do *Qi* no Vaso Penetrador, uma mulher pode ter a sensação de calor na face e face avermelhada, mas não terá sede porque não há Calor real.

Como perguntar

Por motivos culturais, sede e boca seca são dois sintomas dos quais os pacientes chineses têm bastante consciência; os pacientes ocidentais não têm tanta consciência desses sintomas e raramente os reportam espontaneamente. Uma dificuldade a mais no Ocidente é que muitas pessoas se forçam a beber água com muita frequência pela crença equivocada de que esse é um hábito saudável que "*equilibra os rins*". Como resultado desse hábito, essas pessoas raramente têm sede, mesmo que sofram de uma condição de Calor.

Uma dificuldade a mais na Inglaterra é o consumo de chá muito alto, e esse hábito também evita que as pessoas sintam sede. O mesmo se aplica a países onde o consumo de café é alto. Nos EUA, as pessoas também têm propensão a beber muito de modo geral (incluindo água e refrigerante). Como resultado desses fatores, um número menor de pacientes reporta que sente sede em comparação com a China, mesmo que sofram de uma condição de Calor.

Em termos gerais, a preferência por bebidas quentes ou frias reflete respectivamente uma condição de Frio ou Calor do Estômago. Entretanto, esse sintoma diagnóstico pode ser invalidado por questões de hábitos culturais nos países ocidentais, em especial, nos EUA, onde o consumo de bebidas geladas é bastante difundido.

Os seguintes sintomas relacionados com sede serão discutidos:
1. Sede
2. Boca seca
3. Preferência por bebidas quentes ou frias
4. Ausência de sede.

1. SEDE

Ver Parte 5, *Sintomas e Sinais*, Capítulo 70.

Em termos gerais, sede indica Calor, que pode ser Calor Cheio ou Calor Vazio. Sede não é a mesma coisa que boca seca, já que sede normalmente reflete Calor, ao passo que boca seca reflete deficiência de *Yin*.

Calor Cheio causa sede intensa com desejo de beber líquidos frios. Calor Cheio de qualquer órgão pode causar esse sintoma, especialmente Calor no Estômago, Calor no Pulmão, Fogo no Fígado e Fogo no Coração.

Calor Vazio causa sede com desejo de beber água em pequenos goles, especialmente ao anoitecer ou durante a noite. Esse sintoma é causado particularmente por Calor Vazio do Estômago, do Pulmão, do Rim ou do Coração.

Um sintoma particular no diagnóstico chinês é "sede sem vontade de beber água". Esse sintoma pode parecer estranho, mas ele realmente ocorre, e pacientes ocidentais ocasionalmente o reportam até espontaneamente. Umidade-Calor causa sede, mas sem vontade de beber água; isso ocorre porque o

Calor causa sede, mas a Umidade, obstruindo o Aquecedor Médio, faz com que o paciente fique relutante em beber água.

Sede com vontade de beber água imediatamente seguida por vômito dos fluidos indica Fleuma-Calor.

Em casos raros, pouca sede com desejo de beber água em pequenos goles pode decorrer de deficiência grave e crônica do Qi. Isso é resultado do Qi deficiente não transportando os fluidos para a boca e causando sede.

Sede intensa com micção profusa pode indicar diabetes.

A Tabela 32.1 resume os tipos de sede.

SEDE

Deficiência de *Yin*: boca seca
Calor Cheio: sede intensa com vontade de beber líquidos frios
Calor Vazio: sede com vontade de beber líquidos em pequenos goles, especialmente ao anoitecer ou durante a noite
Umidade-Calor: sede sem vontade de beber água
Fleuma-Calor: sede com vontade de beber água, mas imediatamente seguida por vômito dos líquidos
Frio: vontade de beber líquidos quentes
Estase de Sangue: sede sem vontade de beber água, desejo de gargarejar o líquido sem engolir
Deficiência grave e crônica do *Qi*: pouca sede com vontade de beber líquidos em pequenos goles
Diabetes: sede intensa com micção profusa.

2. BOCA SECA

Ver Parte 5, *Sintomas e Sinais*, Capítulo 70.

A deficiência de *Yin* causa boca seca, e não sede, especialmente à tarde ou ao anoitecer; nesse caso, o paciente também deseja beber em pequenos goles.

Embora não seja comum, boca seca também pode decorrer de estase crônica e grave do Sangue, em cujo caso há também vontade de gargarejar os líquidos sem engolir.

⚠ ATENÇÃO

Boca seca pode ser causada por deficiência de *Yin*, e não por Calor. Nesse caso, piora à tarde e ao anoitecer.

3. PREFERÊNCIA POR BEBIDAS QUENTES OU FRIAS

Ver Parte 5, *Sintomas e Sinais*, Capítulo 70.

A preferência do paciente por bebidas quentes ou frias reflete a natureza Fria ou Quente de sua condição, especialmente em relação ao Estômago. Frio no Estômago faz com que o paciente prefira bebidas quentes, enquanto Calor no Estômago faz com que prefira bebidas frias.

Vontade de beber líquidos mornos ou quentes não conta como "sede", e indica um padrão de Frio do Estômago, que também inclui Umidade-Frio.

4. AUSÊNCIA DE SEDE

Ver Parte 5, *Sintomas e Sinais*, Capítulo 70.

Embora "ausência de sede" não seja um sintoma propriamente dito, é considerada como tal na medicina chinesa porque tem um significado diagnóstico particular. Ausência de sede, ou seja, se o paciente raramente sente sede e nunca tem vontade de beber água, indica um padrão de Frio; obviamente, esse sintoma é obtido pelo interrogatório, porque o paciente normalmente não reporta isso espontaneamente.

Caso clínico

Uma mulher de 51 anos de idade vinha sofrendo de diabetes tipo II de início tardio que havia sido diagnosticada apenas 2 semanas antes. As primeiras manifestações foram sede, micção frequente, prurido e irritação na vagina e extremo cansaço. O início da diabetes coincidiu com a interrupção da menstruação, e desde então, ela também apresentou ondas de calor, transpiração noturna, micção noturna, sono perturbado, garganta e olhos secos à noite com vontade de beber água aos goles, além de uma sensação que ela descreveu como *"uma sensação de epinefrina que subia e ficava ao redor do tórax"*. Ela estava com sobrepeso, sua voz era bem alta e ela era animada de modo geral. Sua cútis era bem ruborizada.

Tabela 32.1 Tipos de sede.

Sede	Patologia	Padrão
Ausência de sede	Fluidos Corporais não deficientes	Frio ou normal
Sede intensa com vontade de beber grandes quantidades de água gelada	Fluidos Corporais consumidos por Calor	Calor Cheio (Fígado, Coração, Pulmão, Estômago)
Sede com vontade de beber água em pequenos goles	Fluidos consumidos por Calor Vazio	Calor Vazio (Estômago Rim, Coração, Pulmão)
Sede sem vontade de beber água	Calor causa sede, mas a Umidade obstrui o Aquecedor Médio, de modo que o paciente não tem vontade de beber água	Calor causa sede, mas a Umidade obstrui o Aquecedor Médio, de modo que o paciente não tem vontade de beber água
Sede e vômito depois de beber água	Calor causa sede, mas a Fleuma obstrui o Aquecedor Médio, causando vômito	Fleuma-Calor
Sede sem vontade de beber água, vontade de gargarejar o líquido sem engolir	Intercâmbio de Sangue e Fluidos, estase de Sangue causa obstrução dos Fluidos, de modo que o paciente não tem vontade de beber água	Estase de Sangue
Sede intensa e micção frequente		Diabetes (tipo I)

Diagnóstico

A cútis avermelhada e os sintomas desenvolvidos após a interrupção da menstruação claramente indicam Calor ou Calor Vazio. Entretanto, esse caso é um exemplo de notável contradição entre os sintomas e a língua: de fato, sua língua estava Pálida e Aumentada. Para confirmar ou excluir presença de Frio ou de deficiência do *Yang,* conforme evidenciados pela língua, eu perguntei sobre sensação de frio, e ela realmente confirmou que, embora à noite sentisse calor, também tinha pés muito gelados e precisava usar meias para dormir. Essa contradição é muito comum, especialmente em mulheres na menopausa, e indica simplesmente que há uma deficiência tanto do *Yin* do Rim como do *Yang* do Rim. A deficiência do Rim também ficou confirmada pelo fato de ela sofrer de lombalgia crônica. O sintoma de micção frequente, que surgiu no início da diabetes, também confirma a deficiência do Rim, e não foi por acaso que a diabetes se desenvolveu quando a menstruação acabou e a energia do Rim ficou reduzida.

Seu pulso estava Profundo, ligeiramente Deslizante, Fraco nas duas posições posteriores e relativamente Transbordante na posição do Coração. O pulso Profundo e Fraco nas duas posições posteriores confirma a deficiência do Rim, enquanto a qualidade Deslizante indica presença de Fleuma, que fica confirmada pelo excesso de peso. A qualidade relativamente Transbordante do pulso do Coração é comum em mulheres na menopausa e, em vez de indicar um padrão real do Coração, reflete uma ascensão do *Qi* em direção à parte superior do corpo em decorrência da deficiência do Rim na parte inferior. É essa ascensão do *Qi* que causa as ondas de calor e, no seu caso, também o sintoma peculiar de *"sensação de epinefrina subindo e ficando no tórax".*

O princípio de tratamento, nesse caso, é tonificar os Rins, fortalecer o Vaso Penetrador e o Vaso da Concepção, tonificar o Baço e resolver a Fleuma.

RESULTADOS DO APRENDIZADO

O aluno agora deve entender:
- Por quê, quando e como perguntar sobre sede e bebidas
- O significado clínico de sede, ou ausência de sede, e de boca seca.

Níveis de Energia 33

CONTEÚDO DO CAPÍTULO

Contexto Histórico, 237
Padrões que Causam Cansaço, 238

Essa não é uma das 10 perguntas tradicionais do diagnóstico chinês. Eu a acrescentei na lista de perguntas porque o cansaço é um dos sintomas mais comuns relatados por pacientes ocidentais. Na minha prática clínica, cerca de 12% dos pacientes buscam tratamento especificamente e apenas para cansaço; a estes deve-se acrescentar todos os outros pacientes que procuram tratamento para outros sintomas ou doenças, mas que também sofrem de cansaço crônico.

Por que perguntar

É sempre essencial perguntar sobre o nível de energia e cansaço porque é uma queixa muito comum; de fato, com frequência é a principal razão pela qual os pacientes buscam tratamento.

Quando perguntar

Eu geralmente pergunto sobre cansaço logo no início do processo do interrogatório e assim que suspeito de um padrão de Deficiência.

Como perguntar

Geralmente é uma pergunta direta, e eu normalmente pergunto se eles "se sentem incomumente cansados" ou se "lhes falta energia". Entretanto, quando um paciente reporta que se sente muito cansado, é importante investigar seu estilo de vida. Muitas pessoas têm expectativas irrealistas sobre o próprio nível de energia. Se as pessoas nas sociedades industrializadas trabalham excessivamente e por muitas horas seguidas, a sensação de cansaço é totalmente normal. Por exemplo, não é incomum alguém se levantar às 6 horas, sair de casa às 6 horas e 30 minutos para tomar um trem, trabalhar o dia todo sob condições frenéticas (tendo um sanduíche para "almoçar") e voltar para casa às 21 horas; uma agenda assim é precisamente o que constitui "excesso de trabalho" na medicina chinesa.

O nosso nível de energia também depende da idade; novamente, muitas pessoas têm expectativas irrealistas sobre o próprio nível de energia e se surpreendem por não poderem mais fazer aos 55 anos o que faziam quando tinham 25.

O capítulo será estruturado sob os seguintes tópicos:
1. Contexto histórico
2. Padrões que causam cansaço.

1. CONTEXTO HISTÓRICO

Não existe categoria de doença ou sintoma na medicina chinesa chamada "cansaço", mas existe uma categoria chamada "Exaustão" (*Xu Lao* ou *Xu Sun*). O termo *Xu Lao* descreve não apenas um sintoma – ou seja, "cansaço" (*lao*) –, mas também sua patologia: uma deficiência do Qi do corpo (*xu*). O termo *Xu Lao* foi introduzido pela primeira vez no *Prescriptions of the Golden Chest*. O livro diz, no Capítulo 6: "*Quando o pulso é grande, mas vazio, em pacientes do sexo masculino, indica esgotamento extremo por esforço excessivo*".[1]

O livro *Discussion on the Causes and Symptoms of Diseases* (*Zhu Bing Yuan Hou Lun*, AD 610), escrito por Chao Yuan Fang, fala sobre o conceito de Exaustão e investiga suas causas. O Dr. Chao considera que a Exaustão seja decorrente dos "6 Excessos" (excesso de esforço levando ao esgotamento do Qi, do Sangue, dos Tendões, dos Ossos, dos Músculos e da Essência) e das "7 Agressões". As "7 Agressões" referem-se ao dano infligido aos Órgãos Internos pelos vários excessos, tais como:

- Comer em excesso, agredindo o Baço
- Raiva prolongada, agredindo o Fígado
- Erguer peso excessivo ou sentar-se em chão molhado, agredindo os Rins
- Exposição ao frio e ingestão de líquidos gelados, agredindo os Pulmões
- Exposição ao vento, à chuva, ao frio e ao calor, agredindo o corpo
- Preocupação, tristeza e pensamentos excessivos, agredindo o Coração
- Vento, chuva, frio e Calor do Verão, agredindo o corpo.[2]

O *Questões Simples*, no Capítulo 23, relaciona cinco causas de Exaustão:
- Uso excessivo dos olhos, agredindo o Coração
- Ficar deitado excessivamente, agredindo os Pulmões
- Ficar sentado excessivamente, agredindo o Baço
- Ficar em pé excessivamente, agredindo os Rins
- Fazer atividade física em excesso, agredindo o Fígado.[3]

Ao longo dos séculos, vários médicos já discutiram o tratamento da Exaustão de acordo com seus pontos de vista específicos e com o que consideravam relevante. Por exemplo, Li Dong Yuan, autor do famoso *Discussion on Stomach and Spleen* (*Pi Wei Lun*, 1249), considerava que a deficiência do Estômago e do Baço era a principal causa de Exaustão. Zhu Dan Xi, autor do *Secrets of Dan Xi* (*Dan Xi Xin Fa*, 1347), dava ênfase na deficiência do Yin do Rim e do Yin do Fígado como sendo causas da Exaustão e aconselhava nutrir o Yin e dispersar o Calor.

O Dr. Zhu indicava o Baço e os Pulmões como os dois principais órgãos que deveriam ser tratados em casos de cansaço crônico; o Baço por deficiência do *Yang*, e os Pulmões por deficiência do *Yin*. Cada uma dessas condições pode, com o tempo, levar à deficiência do *Yang* do Rim ou à deficiência do *Yin* do Rim, e a deficiência do *Yang* pode levar à deficiência do *Yin*, e vice-versa. O Dr. Zhu diz: *"Para tratar a Deficiência, há dois sistemas interconectados: os Pulmões ou o Baço. Toda [Deficiência] doença se resume à deficiência do* Yang *ou do* Yin. *A deficiência do* Yang *pode levar à deficiência do* Yin *depois de um tempo prolongado... a deficiência do* Yin *pode levar à deficiência do* Yang *depois de um tempo prolongado... Na deficiência do* Yang, *tratar o Baço; na deficiência do* Yin, *tratar os Pulmões"*.[4]

Zhang Jie Bin, autor do *Classic of Categories* (*Lei Jing*, 1624) e do *Complete Book of Jing Yue* (*Jing Yue Quan Shu*, 1624), preconizava tonificar os Rins para tratamento da Exaustão. Zhu Qi Shi (1463-1539) considerava os Pulmões, o Baço e os Rins os três órgãos mais importantes para tratar a Exaustão. Ele disse em seu livro *Discussion on Exhaustion* (*Xu Lao Lun*): *"Para tratar a Exaustão, há três raízes: Pulmões, Baço e Rins. Os Pulmões são como o 'céu' dos órgãos internos, o Baço é como a 'mãe' do corpo e os Rins são como a 'raiz' da vida. Trate esses três órgãos para tratar a Exaustão"*.[5]

Portanto, o cansaço está incluído no conceito de Exaustão, embora essa seja uma condição mais grave do que um simples cansaço. Entretanto, embora a Exaustão contemple apenas causas de Deficiência, o cansaço pode ser decorrente de causas de Excesso; Umidade, Fleuma e estagnação do *Qi* são causas comuns de cansaço.

2. PADRÕES QUE CAUSAM CANSAÇO

A sensação crônica de cansaço normalmente decorre de uma deficiência. Pode ser uma deficiência do *Qi*, do *Yang*, do Sangue ou do *Yin*. Em alguns casos, como visto, o cansaço também pode decorrer de uma condição de Excesso, em especial Umidade, Fleuma ou estagnação do *Qi*.

O pulso é um importante sinal para diferenciar o tipo Cheio do tipo Vazio de cansaço: se o pulso estiver Cheio de modo geral (em geral, Deslizante ou em Corda), isso indica que o cansaço é causado por uma condição de Excesso (normalmente Umidade, Fleuma ou estagnação do *Qi*).

> **! ATENÇÃO**
>
> O cansaço nem sempre decorre de uma condição de Deficiência. Ele pode ser, e com frequência é, decorrente de uma condição de Excesso.

Umidade e Fleuma são "pesadas" e pesam no corpo, de modo que a pessoa se sente pesada e cansada. A estagnação do *Qi* também pode causar cansaço; nesse caso, não porque não há *Qi* suficiente, mas porque, estando estagnado, o *Qi* não circula adequadamente. Essa situação é mais comum em homens e geralmente reflete um estado de depressão mental. O exemplo clássico seria o de um homem que busca tratamento primeiramente para cansaço e cujos pulso e língua não revelam nenhuma deficiência, apenas uma estagnação grave do *Qi*, estando o pulso muito em Corda e Cheio em todas as posições, e a língua, Vermelha nas laterais. Nessa situação, o homem se sente cansado pela estagnação do *Qi*, e seu cansaço está intimamente ligado ao estado de depressão mental (que geralmente se origina de raiva reprimida).

Cansaço crônico associado com desejo de se deitar, falta de apetite e fezes amolecidas indica deficiência do *Qi* do Baço, que provavelmente é a causa mais comum de cansaço. Se sintomas de Frio estiverem presentes, são devidos à deficiência do *Yang* do Baço.

Cansaço crônico associado com voz fraca e propensão a se resfriar indica deficiência do *Qi* do Pulmão; se houver sintomas de Frio, são devidos à deficiência do *Yang* do Pulmão.

Cansaço crônico associado com dor de cabeça, lassidão, sensação de frio, depressão e micção frequente indica deficiência do *Yang* do Rim.

Cansaço crônico associado a leve depressão, tontura e ciclos menstruais escassos indica deficiência do Sangue do Fígado.

Cansaço crônico associado com ansiedade, insônia, boca seca à noite e língua sem saburra decorre de deficiência do *Yin* do Rim.

Cansaço crônico associado com sensação de peso do corpo e confusão na cabeça indica retenção de Umidade.

Cansaço crônico associado com sensação de opressão no peito, tontura e confusão na cabeça indica retenção de Fleuma.

Cansaço crônico em uma pessoa ansiosa e tensa com pulso em Corda indica estagnação do *Qi* do Fígado.

Cansaço temporário com sensação de frio se alternando com sensação de calor, irritabilidade, saburra da língua unilateral e pulso em Corda indicam padrão do *Yang* Menor (dos Seis Estágios ou dos Quatro Níveis).

> **CANSAÇO**
> - Deficiência do *Qi* do Baço ou do *Yang* do Baço
> - Deficiência do *Qi* do Pulmão ou do *Yang* do Pulmão
> - Deficiência do *Yang* do Rim
> - Deficiência do Sangue do Fígado
> - Deficiência do *Yin* do Rim
> - Umidade
> - Fleuma
> - Estagnação do *Qi* do Fígado.

Caso clínico

Uma mulher de 56 anos de idade se queixava de extremo cansaço que já durava 3 anos, desde a morte do seu marido. Ela contou que sentia que as pernas "pareciam de chumbo" e que não tinha nenhuma motivação para fazer todas as coisas que ela precisava fazer na casa. Ela vinha tendo insônia, também desde a morte do marido. Disse: *"Eu sinto uma dor por dentro, mas as lágrimas não vêm"*. Como ela vem, estoicamente, tentando viver com sua dor sem chorar, seu pesar e depressão provavelmente acabam somatizando-se ainda mais, causando mais sintomas físicos.

Além desses dois problemas principais, ela sofria de dores de cabeça occipitais desde o nascimento do segundo filho, 26 anos antes. Durante o interrogatório, ela revelou que também sentia tontura, ondas de calor, micção noturna e distensão e peso abdominal.

Sua língua estava ligeiramente Vermelha, Rígida, seca, com saburra pegajosa e fissura do Coração; seu pulso estava Deslizante à direita, Flutuante-Vazio à esquerda e Fraco e Profundo na posição posterior esquerda.

Diagnóstico

Essa é uma complexa combinação de padrões, mas o fator irrefutável é o pesar e a depressão evidentes após a morte do marido. O primeiro sintoma relatado por ela foi "cansaço", mas, à medida que foi contando sua história, ficou óbvio que esse cansaço era decorrente de uma profunda depressão que se seguiu ao pesar causado pela morte do marido, daí a falta de motivação e a insônia.

Do ponto de vista dos padrões, há obviamente uma deficiência do Yin do Rim, evidenciada pela micção noturna; as dores de cabeça que surgiram após o segundo parto; a tontura; as ondas de calor; a língua seca Vermelha e Rígida; a qualidade Flutuante-Vazia do pulso à esquerda e o pulso Fraco-Profundo do Rim à esquerda. Acompanhando a deficiência do Yin do Rim há uma deficiência do Yin do Coração, causando insônia e se manifestando com fissura profunda do Coração. Além dessas condições, há também certa Umidade evidenciada pela distensão e peso abdominal e pela saburra da língua pegajosa.

Caso clínico

Uma jovem de 18 anos de idade vinha sentindo cansaço e lassidão havia 9 meses; esse estado foi surgindo gradualmente e era acompanhado por dores de garganta recorrentes, dores de cabeça temporais, sensação de peso, tontura, sensação de confusão na cabeça, visão turva, muco na garganta e alternância de sensação de calor e sensação de frio.

Sua língua estava ligeiramente Vermelha nas laterais, com pontos vermelhos no lado direito, e seu pulso era em Corda no geral.

Diagnóstico

Esse é um exemplo bastante claro do padrão do Yang Menor, não dos Seis Estágios, mas do nível do Qi dos Quatro Níveis (chamado "Calor na Vesícula Biliar"). O padrão de Calor na Vesícula Biliar dos Quatro Níveis é diferente do padrão do Yang Menor dos Seis Estágios, na medida em que se caracteriza por mais Calor do que Frio e pela presença de Fleuma. Os sintomas dessa paciente claramente confirmam isso porque os pontos vermelhos no lado direito da língua indicam que há mais Calor, e a sensação de peso, de confusão na cabeça e o muco na garganta indicam presença de Fleuma.

Esse também é um bom exemplo de cansaço não causado por uma Deficiência, mas sim por Calor.

Caso clínico

Um homem de 54 anos de idade se queixava de cansaço crônico e lassidão; era a queixa principal que apresentava. Durante o interrogatório, quase não surgiram outros sintomas; de fato, o único sintoma digno de nota era presença de fezes amolecidas. Não havia mais nenhum outro sintoma de deficiência do Baço ou de deficiência do Rim. Esse paciente era bastante calado e contido, falava com voz muito baixa e andava bem lentamente; sua cútis era bastante avermelhada.

Sua língua estava Vermelho-Arroxeada de modo geral, especialmente no lado direito, e tinha ponta Vermelha. Seu pulso estava em Corda no geral.

Diagnóstico

Esse é um exemplo de uma situação na qual o comportamento do paciente contradiz o pulso e a língua. Seu andar lento, a voz baixa e o comportamento contido indicam, todos, uma deficiência, enquanto a língua e o pulso claramente indicam presença de uma condição Cheia. Esse também é um exemplo no qual, na ausência de muitos sintomas, a língua e o pulso se tornam ainda mais importantes do que o normal. Sua língua indica estase de Sangue do Fígado (porque é mais Arroxeada do lado direito) e seu pulso confirma isso. A estase de Sangue do Fígado quase sempre se desenvolve a partir da estagnação crônica do Qi do Fígado, portanto, podemos supor que esse paciente esteve sofrendo de uma estagnação do Qi do Fígado por um longo tempo. A causa mais comum de estagnação do Qi do Fígado é um problema emocional relacionado com raiva, ressentimento ou frustração. Nesse caso, portanto, o cansaço crônico decorre não de uma Deficiência, mas de uma Plenitude. O sintoma de fezes amolecidas, que normalmente indica deficiência do Qi do Baço, pode decorrer, nesse caso, do Qi do Fígado estagnado invadindo o Baço. Portanto, embora esse paciente se queixe primariamente de cansaço, fica óbvio que ele também sofre de depressão mental.

Caso clínico

Um homem de 39 anos de idade vinha sofrendo de cansaço extremo por muitos anos; o cansaço era acompanhado por sensação de fraqueza dos membros e ficava pior pela manhã. Indagado se o cansaço vinha acompanhado por sensação de peso, ele disse que sim, mas apenas quando tinha alguma infecção respiratória aguda. Ele também tinha propensão a resfriados frequentes e infecções das vias respiratórias superiores, que todas as vezes afetavam os seios da face, causando sensação de congestão na face e secreção nasal pegajosa.

Dez anos antes, ele tinha tido um quadro de má digestão e crises frequentes de diarreia, tendo diagnóstico de doença celíaca (seu pai também sofria disso), tendo melhorado consideravelmente evitando glúten. Entretanto, ele ainda sofria de crises alternantes de fezes amolecidas e constipação intestinal. Pelo interrogatório, ele revelou que sua boca e lábios ficavam secos com frequência.

O tipo do seu corpo claramente pertencia ao elemento Madeira, sendo alto e magro, mas ele andava de modo lento e ligeiramente desajeitado, não se encaixando no tipo de corpo Madeira. Ele tinha aspecto bem relaxado e plácido e falava lentamente e com voz suave. Sua cútis era pálido-embotada e amarelada, mas as pálpebras, especialmente as superiores, eram bem avermelhadas.

Sua língua estava Vermelha nas laterais, na área do Baço, Aumentada e tinha saburra amarelada. Seu pulso era Deslizante no geral.

Diagnóstico

Há claras manifestações de deficiência do Baço, ou seja, cansaço, sensação de fraqueza, propensão a resfriados frequentes, tendência a fezes amolecidas e cútis pálido-embotada e amarelada; a história de doença celíaca (afetando também o pai) indica que ele provavelmente sofre de uma deficiência constitucional do Baço. A deficiência do Baço tinha obviamente dado origem a Umidade, que se manifestava na congestão dos seios da face, na sensação de peso durante infecções agudas e no pulso Deslizante.

Existe um terceiro padrão bastante incomum, o Calor no Baço, que causa a tendência à constipação intestinal, boca e lábios secos e que se manifesta na língua com cor Avermelhada nas laterais, nas áreas do Baço, e na saburra amarelada.

O contraste entre seu tipo de corpo, que pertence a Madeira, e sua desarmonia predominante no elemento Terra é um mau sinal prognóstico; é melhor, para um tipo Madeira, sofrer de uma desarmonia do tipo Madeira.

Caso clínico

Um homem de 49 anos de idade vinha apresentando cansaço e palpitações por 18 meses. Ele também se queixava de irritabilidade e disse que todos os seus sintomas pioravam à tarde.

Algumas semanas antes da consulta, ele havia apresentado sensação de queimação ao urinar. Era a recorrência de um sintoma que já tinha tido antes.

Sua língua estava Aumentada e as laterais estavam Vermelhas. Seu pulso estava em Corda e Lento.

Diagnóstico

Nesse caso, a natureza em Corda geral do pulso sugere que a causa do cansaço seja uma estagnação do *Qi* do Fígado, em vez de uma condição de deficiência. A estagnação do *Qi* do Fígado é, obviamente, a razão de o paciente se sentir irritado com frequência. A estagnação levou a certo grau de Calor, evidenciado pelas laterais Vermelhas da língua, causando a sensação de queimação ao urinar. A qualidade Lenta do pulso parece contradizer os sintomas de Calor, mas é decorrente da estagnação prolongada do *Qi* do Fígado.

Caso clínico

Um menino de 13 anos de idade vinha apresentando dores de cabeça, transpiração noturna, fraqueza e cansaço por 3 semanas. Esses sintomas haviam surgido subitamente na primavera; antes disso, sua saúde e energia eram boas. Pelo interrogatório mais detalhado, ele revelou que sua fraqueza consistia principalmente de uma sensação de cansaço nas pernas. Ele também se queixava de um desconforto epigástrico que teve dificuldade de descrever, dizendo que era "uma sensação de fome", e ele não conseguia decidir se era fome ou dor. Isso vinha acompanhado por uma sensação de náuseas. Além disso, ele tinha dores nas articulações, especialmente das pernas, tontura, sono agitado e irritabilidade.

Sua língua estava muito levemente Avermelhada nas laterais e tinha saburra branca pegajosa. Seu pulso estava Deslizante-em Corda-Rápido (92 bpm).

Diagnóstico

A característica essencial da condição desse menino é seu início agudo. Se analisarmos seus sintomas isoladamente, muitos padrões diferentes surgem: Umidade-Calor nas articulações (dores articulares), ascensão do *Yang* do Fígado (dores de cabeça, irritabilidade, tontura), deficiência do *Yin* (transpiração noturna, desconforto epigástrico com sensação de fome), deficiência do *Qi* do Baço (fraqueza, cansaço, membros cansados) e *Qi* do Estômago não descendo (náuseas). Entretanto, se levarmos em conta o início súbito e considerarmos os sintomas em sua totalidade, fica evidente que esse problema é causado pelo surgimento de Calor Latente na primavera. Nesse caso, o Calor Latente se manifesta como Umidade-Calor.

O Calor Latente ocorre quando um fator patogênico externo invade o corpo (teoricamente no inverno, mas pode ocorrer em qualquer estação) sem causar sintomas aparentes na época; o fator patogênico penetra no Interior, transforma-se em Calor e "se esconde" no Interior para surgir mais tarde, com início súbito na primavera. Quando surge, o Calor Latente se manifesta com sintomas de Calor Interior, mas com início agudo; no caso desse menino, os sintomas de Calor são insônia, sono agitado, irritabilidade, transpiração noturna, sensação de fome, laterais Vermelhas da língua e pulso Rápido. Os sintomas de Umidade-Calor são membros cansados, dor nas articulações, saburra da língua pegajosa e pulso Deslizante.

Embora os sintomas pareçam bem complexos, o tratamento é relativamente simples e deve consistir em dispersar o Calor e resolver a Umidade com uma prescrição como a Lian Po Yin *Decocção de Coptis-Magnolia*.

Caso clínico

Uma jovem de 20 anos de idade vinha sofrendo de síndrome de fadiga crônica por 3 anos. Seus sintomas eram fadiga extrema, gânglios aumentados, dor de garganta leve e intermitente, sensação de aperto no peito, dor muscular, sensação de confusão na cabeça, tontura, sensação de peso, sensação de calor alternando com sensação de frio, dores de cabeça nas têmporas, visão turva, tinidos, sede, gosto pegajoso na boca, fezes amolecidas e crises de choro. Ela havia tido uma crise aguda e grave de mononucleose aos 16 anos, o que a deixou confinada na cama por muito tempo. Fazendo outras perguntas, ela também contou que sentia "uma pulsação" no peito e no epigástrio e que sofria de insônia.

Sua língua estava Vermelha de modo geral e ligeiramente Aumentada com saburra pegajosa, e seu pulso estava Deslizante e Rápido (92 bpm).

Diagnóstico

Existem dois padrões principais que surgem dos vários sintomas e sinais. O primeiro é Umidade-Calor residual após a crise aguda original de mononucleose, e o segundo é o padrão de Calor na Vesícula Biliar no nível do *Qi* dentro da identificação dos Padrões de acordo com os Quatro Níveis. O padrão de Calor na Vesícula Biliar no nível do *Qi* é equivalente ao padrão do *Yang* Menor dos Seis Estágios, sendo que a principal diferença é se caracterizar por mais Calor e certa Umidade.

Os sintomas e sinais de Umidade-Calor são: fadiga extrema, gânglios aumentados, dor nos músculos, dor de garganta intermitente, sensação de confusão na cabeça, sensação de peso, gosto pegajoso na boca, sede, fezes amolecidas, sensação de pulsação no peito e no epigástrio, insônia, língua Aumentada e Avermelhada com saburra pegajosa e pulso Deslizante-Rápido. Alguns desses sintomas estão relacionados com a Umidade atual e alguns com o Calor. Os sintomas e sinais do padrão de Calor na Vesícula Biliar são alternância de sensação de calor e de frio, dores de cabeça nas têmporas, tontura, visão turva, tinidos, insônia e pulso Rápido.

Caso clínico

Uma mulher de 50 anos de idade sofria de diabetes tipo II de início tardio, que tinha sido diagnosticada havia apenas 7 anos. As primeiras manifestações da doença foram sede, micção frequente, prurido e irritação na vagina e cansaço extremo. O início da diabetes coincidiu com a interrupção do ciclo menstrual. Nessa época, ela apresentou ondas de calor, transpiração noturna, micção noturna, sono perturbado, olhos secos e garganta seca à noite com vontade de beber água aos golinhos, e uma sensação que ela descreveu como *"epinefrina subindo pelo corpo e ficando ao redor do peito"*. Ela estava com excesso de peso, sua voz era bem alta e ela era bem vivaz, de modo geral. Sua cútis era bem corada.

Diagnóstico

A cútis avermelhada e os sintomas desenvolvidos após a interrupção do ciclo menstrual claramente indicam Calor ou Calor Vazio. Entretanto, esse caso é um exemplo de uma contradição marcante entre os sintomas e a língua: de fato, sua língua era Pálida e Aumentada. Para confirmar ou excluir a presença de Frio ou deficiência de *Yang* conforme a língua mostrava, eu perguntei se ela sentia frio e ela confirmou que, embora sentisse calor à noite, também sentia os pés muito frios e precisava usar meias para dormir. Essa contradição é muito comum, especialmente em mulheres na menopausa, e indica simplesmente que há uma deficiência do *Yin* do Rim e do *Yang* do Rim. A deficiência dos Rins também fica confirmada pelo fato de ela ter lombalgia crônica. O sintoma de micção frequente que sentiu no início da diabetes também confirma a deficiência do Rim, e não foi nenhuma surpresa o fato de que a diabetes se desenvolveu quando a menstruação parou e a energia do Rim diminuiu.

Seu pulso estava Profundo, ligeiramente Deslizante, Fraco nas duas posições posteriores e relativamente Transbordante na posição do Coração. O pulso Profundo e Fraco nas duas posições posteriores confirma a deficiência do Rim, e a qualidade Deslizante indica presença de Fleuma, confirmada por seu excesso de peso. A qualidade relativamente Transbordante do pulso do Coração é comum em mulheres na menopausa e, em vez de indicar um padrão real do Coração, reflete uma ascensão do *Qi* em direção à parte superior do corpo decorrente da deficiência dos Rins na parte inferior. É essa ascensão do *Qi* que causa as ondas de calor e, no seu caso, também o sintoma peculiar de *"epinefrina subindo pelo corpo e ficando ao redor do peito".*

O princípio de tratamento, nesse caso, é tonificar os Rins, fortalecer os Vaso Penetrador e o Vaso da Concepção, tonificar o Baço e resolver a Fleuma.

RESULTADOS DO APRENDIZADO

O aluno agora deve entender:
- Por quê, quando e como perguntar sobre os níveis de energia
- O contexto histórico da exaustão (*Xu Lao* ou *Xu Sun*)
- Os padrões que causam cansaço e a importância do diagnóstico do pulso para ajudar na diferenciação dos padrões.

NOTAS

1. He Ren 1981 *A New Explanation of the Synopsis of Prescriptions from the Golden Cabinet* (*Jin Gui Yao Lue Xin Jie* 金匮要略新解), Zhejiang Science Publishing House, p. 44. *The Synopsis of Prescriptions from the Golden Cabinet* foi escrito por Zhang Zhong Jing, c. 200 d.C.
2. Chao Yuan Fang, AD 610 *Discussion on Causes and Symptoms of Diseases* (*Zhu Bing Yuan Hou Lun* 诸病源候论), citado em Zhang Bo Yu 1986 *Chinese Internal Medicine* (*Zhong Yi Nei Ke Xue* 中医内科学), Shanghai Science Publishing House, Shanghai, p. 281.
3. 1979 *The Yellow Emperor's Classic of Internal Medicine – Simple Questions* (*Huang Di Nei Jing Su Wen* 黄帝内经素问), People's Health Publishing House, Beijing, publicado pela primeira vez c. 100 a.C., p. 154.
4. Ibid., p. 21.
5. Zhu Qi Shi 1988 *Discussion on Exhaustion* (*Su Lao Lun* 虚劳论), People's Health Publishing House, Beijing, p. 19. Publicado pela primeira vez c. 1520.

PARTE 2

34 | Cabeça

CONTEÚDO DO CAPÍTULO

Dor de Cabeça, 242
Início, 243
Período do dia, 243
Localização, 243
Caráter da dor, 243
Fatores que melhoram ou agravam, 243
Dores de cabeça de origem interna, 244
Dores de cabeça de origem externa, 244
Tontura, 247
Sensação de Distensão da Cabeça, 248
Sensação de Peso na Cabeça, 248
Sensação de Congestão (Entupimento) da Cabeça, 249
Ruído no Cérebro, 249
Dormência/Formigamento da Pele da Cabeça, 249
Prurido no Couro Cabeludo, 250
Sensação de Frio na Cabeça, 250
Sensação de Calor na Cabeça, 250
Desmaio, 250

A cabeça é chamada de "*Fu* da Essência Brilhante" porque ela aloja o Cérebro, que é uma manifestação do Mar da Medula, e a Medula propriamente dita é uma manifestação da Essência; como a Essência é armazenada nos Rins, a cabeça também está sob a influência dos Rins. O cabelo da cabeça é nutrido pelos Rins e pelo *Qi* e pelo Sangue de modo geral, e, por essa razão, diz-se que o cabelo é a "abundância de Sangue" e a "glória dos Rins". A cabeça também é chamada de Encontro de todos os *Yang* porque todos os canais *Yang* se encontram na cabeça, onde terminam ou começam. A cabeça também alberga os sentidos, e os canais *Yang* trazem para ela o *Yang-Qi* Claro, que "ilumina os orifícios dos sentidos", permitindo que a pessoa tenha visão, audição, paladar e olfato nítidos.

Por que perguntar

É importante perguntar sobre quaisquer problemas na cabeça para praticamente todos os pacientes; primeiro, porque dor de cabeça e tontura são queixas muito comuns, e segundo, porque os pacientes com frequência se esquecem dos sintomas da cabeça e só se lembram quando indagados. Por exemplo, muitos pacientes não dão voluntariamente a informação de ter prurido no couro cabeludo ou sensação de peso na cabeça. Problemas relacionados com a cabeça em geral servem para confirmar ou excluir a presença de padrões do Fígado (claro que não exclusivamente padrões do Fígado). Por exemplo, prurido no couro cabeludo em um paciente que se apresenta com uma possível desarmonia do Fígado confirmaria essa desarmonia, porque o prurido pode ser decorrente de deficiência do Sangue do Fígado, Vento na pele (também relacionado com o Fígado), Fogo no Fígado e Umidade-Calor no canal do Fígado.

Quando perguntar

As perguntas sobre a cabeça são, por óbvio, particularmente importantes em pacientes que sofrem de dores de cabeça; entretanto, elas também são importantes para os idosos e para aqueles que sofrem de hipertensão ou tinidos. Nos idosos, essas perguntas têm importância particular porque os sintomas da cabeça, como dor de cabeça, tontura, sensação de distensão da cabeça etc., geralmente ocorrem com patologias graves, como hipertensão, ou podem ser sinais prodrômicos de acidente vascular cerebral.

Eu também pergunto sobre sintomas na cabeça sempre que há estagnação do *Qi* do Fígado ou estase de Sangue do Fígado para verificar se também há ascensão do *Yang* do Fígado ou Fogo no Fígado, que tendem a causar sintomas na cabeça. Por exemplo, uma mulher pode queixar-se de tensão pré-menstrual caracterizada por irritabilidade e distensão das mamas. Ela também pode sofrer de dores de cabeça pré-menstruais, mas pode não relacionar essas dores de cabeça com a fase pré-menstrual. A presença de dores de cabeça confirmaria que há ascensão do *Yang* do Fígado em conjunção com estagnação do *Qi* do Fígado; se não perguntarmos sobre a dor de cabeça, nunca saberemos disso. Essa situação surge especialmente nas desarmonias do Fígado porque nelas é comum o paciente sofrer de dois, três ou até quatro padrões do Fígado concomitantes.

Como perguntar

Eu normalmente pergunto sobre sintomas da cabeça sempre que for apropriado durante o interrogatório. Faço perguntas sobre sintomas da cabeça especialmente quando aparece uma desarmonia do Fígado, para verificar se há ascensão do *Yang* do Fígado ou Fogo no Fígado.

Os seguintes sintomas da cabeça serão discutidos:
1. Dor de cabeça
2. Tontura
3. Sensação de distensão da cabeça
4. Sensação de peso na cabeça
5. Sensação de congestão na cabeça
6. Ruído no cérebro
7. Dormência/formigamento da pele da cabeça
8. Prurido no couro cabeludo
9. Sensação de frio na cabeça
10. Sensação de calor na cabeça
11. Desmaio.

1. DOR DE CABEÇA

Ver Parte 5, *Sintomas e Sinais*, Capítulo 55.

A dor de cabeça é um dos sintomas mais comuns em pacientes ocidentais. Os livros chineses diferenciam as dores de cabeça entre as de origem interna e as de origem externa, mas o segundo caso é o mais visto na prática clínica.

Ao perguntar sobre dores de cabeça, é importante perguntar sistematicamente sobre início, período do dia, localização, caráter da dor e fatores que melhoram ou pioram.

a) Início

Início recente e curta duração indicam dor de cabeça por invasão exterior de Vento; início gradual com longa duração indica dor de cabeça por causas interiores.

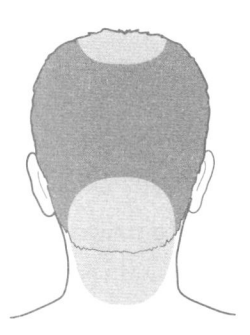

Figura 34.1 Localização de dor de cabeça occipital e no vértice.

b) Período do dia

Dor de cabeça que ocorre durante o dia geralmente indica deficiência do Qi ou do Yang, enquanto dor de cabeça que ocorre à noite pode ser decorrente de deficiência de Sangue ou de Yin. Dor de cabeça que começa à noite, durante o sono, indica estase de Sangue.

c) Localização

- Occipital: canais do Yang Maior (se a dor for grave, pode ser por invasão exterior de Vento, e se a dor for surda, a origem pode ser interna, por deficiência do Rim) (Figura 34.1)
- Fronte: canais do Yang Brilhante (pode ser por Calor no Estômago ou deficiência do Sangue) (Figura 34.2)
- Têmporas e laterais da cabeça: canais do Yang Menor (pode ser por Vento exterior no Yang Menor ou por ascensão do Yang do Fígado) (Figura 34.3)
- Vértice: canais do Yin Terminal (normalmente por deficiência do Sangue do Fígado) (ver Figura 34.1)
- Toda a cabeça: invasão exterior de Vento-Calor ou deficiência do Rim
- Têmpora, lateral da cabeça e olho: canais do Yang Menor (normalmente por ascensão do Yang do Fígado) (Figura 34.4)
- Atrás dos olhos: canal do Fígado (ascensão do Yang do Fígado ou deficiência do Sangue do Fígado) (Figura 34.5).

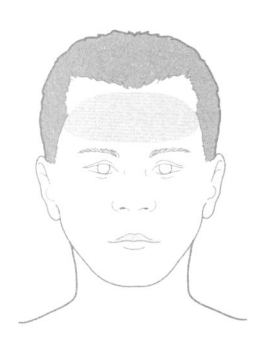

Figura 34.2 Localização de dor de cabeça frontal.

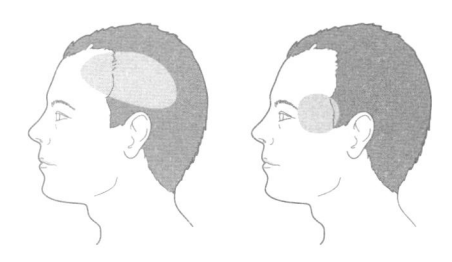

Figura 34.3 Localização de dor de cabeça do Yang Menor.

d) Caráter da dor

Dor surda normalmente indica deficiência, enquanto dor aguda e intensa em geral indica excesso. Dor pulsante e com sensação de distensão indica ascensão do Yang do Fígado, dor puxante indica Vento no Fígado, e dor fixa e maçante indica estase de Sangue. Dor surda, como se a cabeça estivesse envolta ou cheia de algodão e sensação de peso indicam Umidade ou Fleuma. Dor de cabeça que parece estar "dentro" da cabeça normalmente decorre de deficiência do Rim.

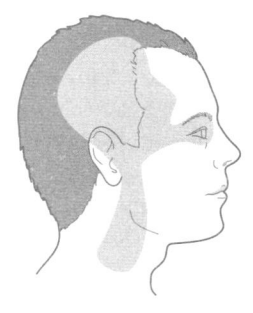

Figura 34.4 Localização de dor de cabeça por ascensão do Yang do Fígado.

e) Fatores que melhoram ou agravam

Dores de cabeça crônicas que melhoram com repouso são decorrentes de uma deficiência; se melhorarem com atividade física, são decorrentes de Fogo no Fígado, Fleuma ou estase de Sangue. Dores de cabeça que pioram deitando-se normalmente indicam plenitude (ascensão do Yang do Fígado, Fogo no Fígado, Fleuma, estase de Sangue), e dores de cabeça que melhoram deitando-se normalmente indicam deficiência. Dores de cabeça que melhoram comendo

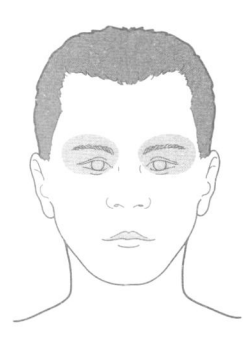

Figura 34.5 Localização de dor de cabeça atrás dos olhos.

normalmente indicam uma deficiência; se piorarem comendo, normalmente indicam um excesso, em especial Fleuma ou retenção de alimentos.

A melhor forma de diferenciar as dores de cabeça é separar as dores de cabeça de origem interna das de origem externa.

f) Dores de cabeça de origem interna

Se a origem for interna, é muito importante diferenciar as dores de cabeça por Plenitude e as originadas por Vazio. As dores de cabeça mais comuns por Plenitude incluem ascensão do *Yang* do Fígado, Fogo no Fígado, Fleuma, estase de Sangue, Vento no Fígado, Calor no Estômago e retenção de alimentos. As dores de cabeça mais comuns por Vazio incluem deficiência de Sangue, deficiência do *Qi* do Estômago e do Baço e deficiência do Rim.

A dor de cabeça por ascensão do *Yang* do Fígado se manifesta com dor latejante, normalmente unilateral, geralmente indo de um lado para outro e localizada atrás do olho, nas têmporas ou no aspecto lateral da cabeça, ao longo do canal da Vesícula Biliar. Geralmente é acompanhada por náuseas e vômito, tontura, visão turva, escotomas cintilantes e pulso em Corda.

A dor de cabeça por Fogo no Fígado, que é menos comum, tem caráter semelhante à proveniente da ascensão do *Yang* do Fígado, mas vem acompanhada por sintomas e sinais de Fogo no Fígado, como sede intensa, gosto amargo na boca, face avermelhada, urina escura e fezes secas.

Outro tipo muito comum de dor de cabeça é a decorrente de Fleuma obstruindo os orifícios da cabeça; nesse caso, a dor de cabeça é surda e a pessoa fica com a sensação de que a cabeça está envolta ou cheia de algodão, com sensação pronunciada de tontura, congestão e visão turva. Outras manifestações incluem náuseas, sensação de opressão no peito, língua Aumentada e pulso Deslizante. Entretanto, pela minha experiência, um dos tipos mais comuns de dor de cabeça crônica de origem interna é a originada de uma combinação de ascensão do *Yang* do Fígado e Fleuma, com Fleuma sendo conduzida para cima pelo *Yang* em ascensão.

A dor de cabeça por estase de Sangue se caracteriza por dor maçante intensa e fixa, normalmente unilateral e acompanhada por língua Arroxeada e pulso em Corda. Em casos muito crônicos e de longa duração de dores de cabeça, o tipo de dor por estase de Sangue com frequência pode estar combinado com outros tipos. A recorrência crônica de dor de cabeça na mesma parte da cabeça pode, por si só, causar estase de Sangue local. Por exemplo, se um paciente sofre de dor de cabeça por ascensão do *Yang* do Fígado por muitos anos e a dor acontece sempre no lado direito, isso pode causar uma estase local de Sangue na cabeça naquele lado, e, assim, a dor de cabeça se manifesta com sintomas de ascensão do *Yang* do Fígado e de estase de Sangue.

A dor de cabeça por Vento no Fígado se caracteriza por dor puxante acompanhada por tontura grave e tremores.

A dor de cabeça por Calor no Estômago se caracteriza por dor frontal intensa e vem acompanhada por dor epigástrica, sede, regurgitação azeda e saburra da língua amarelada.

A dor de cabeça por retenção de alimentos se caracteriza por dor intensa e difusa na fronte e vem acompanhada por náuseas, vômito, regurgitação azeda, sensação de plenitude no epigástrio, saburra da língua espessa e pegajosa e pulso Deslizante.

A dor de cabeça por deficiência de Sangue (normalmente do Fígado e/ou do Coração) se caracteriza por dor surda, normalmente no topo da cabeça, e vem acompanhada por tontura, visão turva, insônia, palpitações, língua Pálida e pulso Áspero.

A dor de cabeça por deficiência do *Qi* do Estômago e do Baço se caracteriza por dor frontal surda e vem acompanhada por cansaço, lassidão, membros fracos, fezes amolecidas, falta de apetite, língua Pálida e pulso Fraco.

A dor de cabeça por deficiência do Rim (que pode ser deficiência do *Yin* ou do *Yang*) se caracteriza por dor de cabeça surda em toda a cabeça acompanhada por sensação de vazio na cabeça, tontura e tinidos.

g) Dores de cabeça de origem externa

As dores de cabeça de origem externa decorrem de invasão de Vento-Frio, Vento-Calor e Vento-Umidade, e obviamente todas têm início agudo.

A dor de cabeça por Vento-Frio se caracteriza por dor grave e rigidez occipital e é acompanhada por aversão pronunciada ao frio, febre, espirros e pulso Flutuante-Apertado.

A dor de cabeça por Vento-Calor se caracteriza por dor grave, como se a cabeça estivesse sendo rachada, e é acompanhada por aversão ao frio, febre, dor de garganta, ligeira transpiração e pulso Flutuante-Rápido.

A dor de cabeça por Vento-Umidade se caracteriza por dor de cabeça surda, como se a cabeça estivesse embrulhada, e é acompanhada por sensação de peso na cabeça, aversão ao frio, febre, ligeira transpiração, náuseas e pulso Flutuante-Deslizante.

A Figura 34.6 ilustra a classificação das dores de cabeça.

DORES DE CABEÇA

- Dor de cabeça latejante: ascensão do *Yang* do Fígado
- Dor de cabeça surda com sensação de peso: Umidade
- Dor de cabeça surda com sensação de peso e tontura: Fleuma
- Dor de cabeça lancinante e maçante: estase de Sangue
- Dor de cabeça puxante: Vento no Fígado
- Dor de cabeça frontal intensa: Calor no Estômago
- Dor de cabeça frontal grave e surda: retenção de alimentos
- Dor de cabeça surda no vértice: deficiência de Sangue
- Dor de cabeça frontal leve e surda: deficiência do Estômago
- Dor de cabeça com sensação de vazio na cabeça: deficiência do Rim
- Dor de cabeça aguda com rigidez occipital: Vento-Frio externo
- Dor de cabeça aguda, grave: Vento-Calor externo
- Dor de cabeça surda, grave e aguda: Umidade externa
- Início recente, curta duração: dor de cabeça de origem externa
- Início gradual, longa duração: dor de cabeça de origem interna
- Dor de cabeça durante o dia: deficiência do *Qi* ou do *Yang*
- Dor de cabeça ao anoitecer: deficiência do Sangue ou do *Yin*
- Dor de cabeça que começa à noite: estase de Sangue
- Dor de cabeça occipital: deficiência do Rim ou Vento-Frio externo
- Dor de cabeça frontal: canal do Estômago
- Dor de cabeça nas têmporas e laterais da cabeça: canal da Vesícula Biliar
- Dor de cabeça atrás dos olhos: canal do Fígado
- Dor de cabeça no vértice: canal do Fígado
- Dor na cabeça toda: Vento externo ou deficiência do Rim
- Dor de cabeça que se agrava deitando-se: Plenitude
- Dor de cabeça que melhora deitando-se: Deficiência
- Dor de cabeça que melhora comendo: Deficiência
- Dor de cabeça que piora comendo: Excesso.

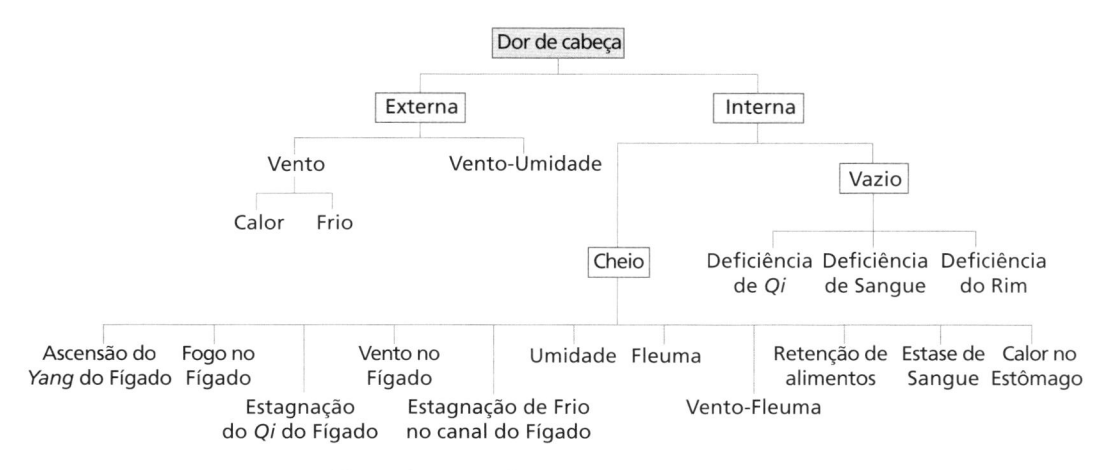

Figura 34.6 Classificação das dores de cabeça.

Caso clínico

Uma menina de 14 anos de idade vinha apresentando dores de cabeça recorrentes desde os 10 anos. As dores de cabeça eram graves e surgiam aproximadamente a cada 3 meses. A dor se concentrava na área atrás dos olhos, era latejante e vinha acompanhada por visão turva, vômito e o que ela descrevia como "olhos turvos". Além das crises de dores de cabeça graves a cada 3 meses, entre elas a paciente também tinha dores de cabeça surdas e frequentes.

Durante a entrevista, ela disse que sofria de cansaço crônico e sentia certo formigamento nos membros.

Sua língua era Pálida, ligeiramente Aumentada e com saburra pegajosa; seu pulso era ligeiramente Deslizante.

Diagnóstico

As dores de cabeça são notadamente do tipo Yang do Fígado, o que se confirma pelo caráter latejante da dor, a localização atrás dos olhos e o vômito. Entretanto, há dois outros padrões que ficam evidenciados por pouquíssimos sintomas. O primeiro deles é certa deficiência do Sangue do Fígado, indicado pelo cansaço crônico, a língua Pálida e o formigamento. A deficiência do Sangue do Fígado é obviamente a causa da ascensão do Yang do Fígado, nesse caso. O segundo padrão é certa Fleuma, indicada principalmente pela língua (Aumentada com saburra pegajosa) e pelo pulso (Deslizante). Os "olhos turvos" podem ser interpretados como sendo um sinal de Fleuma obstruindo os orifícios dos olhos.

Esse é um bom exemplo da importância da língua e do pulso como indicadores de determinado padrão, mesmo na ausência de sintomas; por essa razão, as imagens da língua e do pulso nunca devem ser ignoradas quando parecem não estar de acordo com os sintomas vigentes. Por exemplo, nesse caso de deficiência do Sangue do Fígado com ascensão do Yang do Fígado, a língua "deveria" ser Pálida e Fina e o pulso poderia estar em Corda à esquerda e Fraco à direita. Por que a língua e o pulso mostram certo padrão e a paciente não apresenta nenhum sinal desse padrão? Isso acontece com frequência em jovens, quando há um fator patogênico (nesse caso, Fleuma), mas, devido à pouca idade da pessoa, esse fator patogênico ainda não deu origem a manifestações clínicas.

O princípio de tratamento nesse caso, portanto, não é só nutrir o Sangue do Fígado e dominar o Yang do Fígado, mas também resolver a Fleuma.

Caso clínico

Uma mulher de 28 anos de idade vinha sofrendo de enxaqueca desde os 13 anos. Ela era magra, bem alta e andava com agilidade; a forma de seu corpo era típica do elemento Madeira (ver Capítulo 1). Sua cútis era baço-amarelada, os cabelos eram ressecados e os olhos tinham um bom *Shen*.

As dores de cabeça eram pulsantes e sempre ocorriam no lado esquerdo da cabeça, ao longo do canal da Vesícula Biliar e atrás do olho esquerdo; elas aconteciam semanalmente e quase sempre vinham acompanhadas por náuseas, vômito e fotofobia. A dor de cabeça não era afetada pela postura ou por ingestão de alimentos e, embora durante a menstruação sempre ocorresse, a paciente também as tinha em outros períodos. As dores de cabeça pioravam por tempo úmido e ventoso e também por estresse e fadiga. Uma característica notável das dores de cabeça foi que elas melhoraram notavelmente durante as duas gestações e pioraram significativamente logo depois dos partos. A paciente tinha dois filhos, um de 3 anos e outro de 6 meses. Eletroencefalograma e tomografia computadorizada não revelaram anormalidades e os medicamentos para enxaqueca produziam agravação das dores.

A menstruação era normal, regular e com volume e cor normais, mas a paciente apresentava cólica nos dois primeiros dias. Sua saúde geral era boa, sem nenhuma anormalidade na micção, defecação ou no sono.

Sua língua estava muito ligeiramente Pálida, mas Vermelha nas laterais, Aumentada e com saburra pegajosa, e havia um pequeno pedaço descascado no lado direito, na área da mama; seu pulso era Fraco no geral e Vazio no nível profundo.

Diagnóstico

A observação do tipo do corpo indica que a paciente é do tipo Madeira; seu andar ágil confirma isso, o que é um bom sinal. Conforme mencionado no Capítulo 1, cada tipo de Elemento tem um andar característico, e qualquer desvio desse tipo de andar não é um bom sinal. Por exemplo, o tipo Madeira se movimenta agilmente e, caso seu modo de andar esteja rígido, isso não é um bom sinal. Sua cútis embotada e cabelos ressecados sugerem deficiência de Sangue; o brilho normal dos olhos sugere que não há nenhum problema emocional profundo.

A melhora significativa durante a gravidez e a agravação depois do parto sugerem fortemente uma deficiência do Rim e uma desarmonia do Vaso Penetrador e do Vaso da Concepção; isso também se confirma pelo início das dores de cabeça logo após a menarca (que ocorreu quando a paciente tinha 12 anos e meio).

Portanto, precisamos confirmar a presença de deficiência de Sangue e a deficiência do Rim com mais perguntas. Para confirmar ou excluir deficiência de Sangue, perguntamos sobre dormência e formigamento nos membros, tontura, memória fraca, insônia, visão turva; ela realmente tinha formigamento nos quatro membros, mas nenhum outro sintoma. Entretanto, podemos concluir que há alguma deficiência de Sangue pelo formigamento dos membros, pela cútis embotada e pelos cabelos ressecados. Em relação à deficiência do Rim, ela só tinha lombalgia, e esse sintoma, juntamente com o início das dores de cabeça na época da menarca, a melhora durante a gravidez e a agravação após o parto, confirma presença de uma deficiência do Rim e desarmonia do Vaso Penetrador e do Vaso da Concepção.

A palidez da língua e a fraqueza e o vazio do pulso confirmam deficiência de Sangue e deficiência do Rim. Entretanto, o aumento do corpo da língua e a saburra pegajosa apontam para Fleuma, que não ficou aparente pela observação nem pelo interrogatório; seu corpo magro indica tendência a deficiência de Sangue e de *Yin*, enquanto Fleuma normalmente se manifesta com sobrepeso. Além disso, ela não tinha nenhum outro sintoma de Fleuma; não havia tontura, visão turva, nenhuma sensação de peso na cabeça, ela não tinha dores de cabeça surdas nem expectoração de muco. Entretanto, nesses casos, eu nunca ignoro os sinais da língua e concluí que, embora ela não tivesse nenhum outro sintoma de Fleuma, os sinais da língua estavam claros o suficiente para confirmar a presença de Fleuma, que fica confirmada pela agravação das dores de cabeça no tempo úmido. A presença simultânea de ascensão do *Yang* do Fígado e Fleuma é uma causa muito comum de dores de cabeça crônicas.

O caráter das dores de cabeça aponta com muita clareza para ascensão do *Yang* do Fígado, que é confirmada pela natureza pulsátil da dor, das náuseas e do vômito, pela sensibilidade à luz e pela localização da dor de cabeça no canal da Vesícula Biliar. Podemos, portanto, concluir que as causas da ascensão do *Yang* do Fígado são deficiência do Sangue e deficiência do Rim: a primeira constitui a Manifestação (*Biao*) e a segunda a Raiz (*Ben*). Do ponto de vista de Deficiência e Excesso, a Deficiência consiste na deficiência de Sangue, deficiência do Rim e também na deficiência do *Qi* do Baço, enquanto o Excesso é a ascensão do *Yang* do Fígado e a Fleuma. Podemos deduzir a presença da deficiência do *Qi* do Baço pela presença de Fleuma e pelo Pulso Fraco.

A palidez do corpo da língua pode ser atribuída a qualquer uma das deficiências ou a todas, ou seja, deficiência do Sangue, do Rim e do *Qi* do Baço. A vermelhidão das laterais confirma a ascensão do *Yang* do Fígado, e o aumento do corpo da língua e a saburra pegajosa indicam Fleuma. O último aspecto da língua a se interpretar é o pedaço descascado do lado esquerdo, que pode, sob determinadas circunstâncias, ser a área da mama. Existem duas maneiras de interpretar o significado dessa porção descascada: ele pode indicar o início da deficiência do *Yin* (que pode desenvolver-se a partir da deficiência do Sangue) ou um problema na mama esquerda. Poderia ser um problema na mama esquerda (como mastite) desenvolvido depois do parto; entretanto, a paciente relata que não era o caso. A outra explicação possível é que o pedaço descascado pode indicar um problema mais grave em potencial na mama esquerda, como um tumor maligno.

Nesse caso, precisamos tratar a Raiz e a Manifestação simultaneamente: a Raiz, nutrindo o Sangue, tonificando o Baço e os Rins e fortalecendo o Vaso Penetrador e o Vaso da Concepção; a Manifestação, controlando o *Yang* do Fígado e resolvendo a Fleuma.

Caso clínico

Uma mulher de 50 anos sofria de dores de cabeça desde os 18 anos de idade. As dores ocorriam principalmente na têmpora direita, tinham caráter pulsante e vinham acompanhadas por visão turva. As dores de cabeça tinham se aliviado durante duas gravidezes e pioraram com reposição hormonal.

Ela também tinha insônia e constipação intestinal, a menstruação havia ficado irregular recentemente e o sangue menstrual apresentava coágulos escuros. Suas bochechas eram avermelhadas e seus olhos não tinham brilho e pareciam ansiosos. A língua estava Vermelha e ligeiramente Arroxeada, mais vermelha nas laterais, e não tinha saburra suficiente; o pulso era Fino e ligeiramente Rápido.

Diagnóstico

As dores de cabeça são claramente decorrentes de ascensão do *Yang* do Fígado, conforme se pode confirmar pelo caráter pulsátil, pela localização na têmpora, pela visão turva, pelas bochechas avermelhadas e pela insônia. Nesse caso, o *Yang* do Fígado ascende em decorrência da deficiência do *Yin* do Fígado, que se manifesta pela falta de saburra na língua, pela constipação intestinal e pela visão turva. A melhora durante a gravidez e a agravação pela reposição hormonal, nesse caso indicam uma desarmonia do Fígado.

A cor ligeiramente Arroxeada da língua indica tendência a estase de Sangue, cujo único sintoma são os coágulos da menstruação.

Caso clínico

Um homem de 36 anos de idade se queixava de enxaquecas desde os 11 anos. As crises vinham a cada poucos meses, afetando um dos lados da cabeça ao longo do canal da Vesícula Biliar; a dor era aguda e pulsátil e, com frequência, vinha acompanhada por vômito e visão turva. Entre as crises, ele ocasionalmente sofria de dor de cabeça surda occipital. Ele também era hipertenso e tomava medicação anti-hipertensiva, que não conseguia controlar bem a pressão. Também se queixava de boca seca, e o interrogatório não revelou nenhum sintoma relacionado ao Rim.

Ele estava acima do peso e sua cútis era baço-pálida com pele oleosa e várias pintas pequenas e pálidas na face; seus olhos eram embotados e sem lustro. Sua língua estava Vermelho-escura com a ponta mais vermelha, Aumentada e com saburra esbranquiçada sem raiz, que parecia sal. Embora ele usasse betabloqueadores, que alteram o pulso significativamente (deixando-o Profundo e Lento), seu pulso estava bem Fraco nas duas posições Posteriores.

Diagnóstico

As dores de cabeça são claramente decorrentes da ascensão do *Yang* do Fígado, que está evidenciada pela gravidade e pela natureza pulsátil da dor, pelo vômito e pela visão turva. Nesse caso, a origem da ascensão do *Yang* do Fígado está na deficiência do *Yin* do Fígado e do Rim; isso fica evidente pela língua, que mostra deficiência grave do *Yin* com Calor Vazio. É incomum, mas não infrequente, que não haja outros sintomas da deficiência do Rim, sendo a boca seca o único sintoma da deficiência do *Yin*. Exatamente a mesma patologia que está causando as dores de cabeça também está na raiz da hipertensão.

Sua cútis e forma do corpo contradizem os padrões acima porque a cútis está pálida e embotada (deveria estar avermelhada e avermelhada-flutuante) e a forma do corpo está com sobrepeso (a deficiência do *Yin* normalmente faz com que a pessoa fique magra). Isso decorre da presença de Fleuma, da qual ele não tem nenhum outro sintoma. Entretanto, certos sinais mostram presença de Fleuma, como o aumento da língua, a cútis embotada e pálida, a pele oleosa com pequenas pintas pálidas e a forma do corpo com sobrepeso. A falta de *Shen* dos olhos indica problemas emocionais graves (confirmados por ele), que também podem estar causando a cútis embotada e pálida, contradizendo a língua.

Caso clínico

Uma mulher de 41 anos de idade apresentava dores de cabeça por 20 anos, que haviam piorado no ano anterior. As dores de cabeça tomavam toda a cabeça e eram surdas de modo geral; ocasionalmente, surgiam no lado esquerdo da fronte, onde eram agudas e pulsáteis.

Ela também apresentava frieiras, mãos e pés frios, cansaço e sentia frio de modo geral. Ocasionalmente, tinha um distúrbio visual que consistia em escotomas cintilantes. A paciente tinha dois filhos, um de 2 e outro de 6 anos, e havia tido uma hemorragia grave depois do segundo parto.

Sua língua era ligeiramente Pálida nas laterais e tinha fissura do Coração. Seu pulso era Profundo-Fraco-Áspero.

Diagnóstico

Há sintomas e sinais de deficiência do Sangue do Fígado, manifestada pelas dores de cabeça surdas, pelo distúrbio visual, pelas laterais Pálidas da língua e pelo pulso Áspero: essa deficiência do Sangue ficou obviamente agravada pela hemorragia após o nascimento do segundo filho, que explica a agravação das dores de cabeça. A deficiência do Sangue do Fígado, nesse caso, deu origem à ascensão do *Yang* do Fígado, que está causando as dores de cabeça pulsáteis no lado esquerdo da fronte. Além disso, também há manifestações de deficiência do *Yang* do Rim (sensação de frio, mãos e pés frios, cansaço, pulso Profundo e Fraco).

Nesse caso, a atenção deve voltar-se para tratar a Raiz e a Manifestação, mas com ênfase especial em tratar a Raiz, ou seja, nutrir o Sangue do Fígado e tonificar o *Yang* do Rim.

Caso clínico

Um menino de 13 anos de idade vinha tendo dores de cabeça, transpiração noturna, fraqueza e cansaço por 3 meses. Esses sintomas haviam tido início agudo na primavera. Antes disso, sua saúde e sua energia eram boas. A fraqueza consistia principalmente em uma sensação de cansaço nos membros. Ele também se queixava de um desconforto epigástrico que ele achava difícil de descrever, dizendo que era como "uma sensação de fome", e ele não conseguia decidir se era fome ou dor. Isso era acompanhado por náuseas. Além disso, ele sentia dor nas articulações, em especial nas pernas, tontura, sono agitado e irritabilidade.

Sua língua estava muito ligeiramente Vermelha nas laterais e tinha saburra esbranquiçada e pegajosa. Seu pulso era Deslizante-em Corda-Rápido (92 bpm).

Diagnóstico

A característica essencial da condição desse menino é seu início agudo. Se analisarmos seus sintomas isoladamente, muitos padrões diferentes emergem: Umidade-Calor nas articulações (dores articulares), ascensão do *Yang* do Fígado (dores de cabeça, irritabilidade, tontura), deficiência do *Yin* (transpiração noturna, desconforto epigástrico com sensação de fome), deficiência do *Qi* do Baço (fraqueza, cansaço, membros fracos) e *Qi* do Estômago que não desce (náuseas). Entretanto, se levarmos em conta o início súbito e considerarmos os sintomas em sua totalidade, fica evidente que esse problema foi causado pela emergência do Calor Latente na primavera. Nesse caso em particular, o Calor Latente se manifesta como Umidade-Calor.

O Calor Latente ocorre quando um fator patogênico externo invade o corpo (em teoria, no inverno, mas pode acontecer em qualquer estação) sem causar sintomas aparentes na época; o fator patogênico vai para o Interior, transforma-se em Calor e "se esconde" no Interior para emergir mais tarde com início súbito na primavera. Quando ele emerge, o Calor Latente se manifesta com sintomas de Calor Interior, mas com início agudo; no caso desse menino, os sintomas de Calor são insônia, sono agitado, irritabilidade, transpiração noturna, sensação de fome, laterais da língua Vermelhas e pulso Rápido. Os sintomas de Umidade-Calor são fraqueza nos membros, dores articulares, saburra da língua pegajosa e pulso Deslizante.

Embora os sintomas pareçam complexos, o tratamento é relativamente simples e consiste em dispersar o Calor e resolver a Umidade com prescrição de Lian Po Yin *Decocção de Coptis-Magnolia*.

2. TONTURA

Ver Parte 5, *Sintomas e Sinais*, Capítulo 55.

A tontura é uma queixa comum, especialmente nos idosos, nos quais ela com frequência é a queixa principal.

Por que perguntar

É necessário perguntar sobre tontura, particularmente para pacientes idosos, porque tontura pode ser um sintoma de Vento do Fígado e/ou de Fleuma, ambos fatores patogênicos vistos no golpe de Vento (derrame), ao qual os idosos estão propensos. Nas mulheres, tontura geralmente é um sintoma essencial para estabelecer a presença de deficiência do Sangue do Fígado ou deficiência do Rim.

Quando perguntar

Eu geralmente pergunto sobre tontura no curso do interrogatório para confirmar ou excluir a presença de deficiência de Sangue do Fígado, deficiência do Rim, ascensão do *Yang* do Fígado ou Fleuma em pessoas jovens e de meia-idade, ou de Vento no Fígado nos idosos.

Como perguntar

Quando perguntamos sobre tontura, devemos deixar claro para o paciente que, mesmo que esse sintoma aconteça muito esporadicamente, tem significado clínico. Portanto, devemos perguntar algo como "*Você já sentiu tontura alguma vez, mesmo que ocasionalmente?*".

Tontura pode decorrer de quatro fatores que podem ser resumidos como Vento, *Yang*, Fleuma e deficiência. De modo geral, um início súbito de tontura indica uma condição Cheia, e um início gradual indica uma condição de Deficiência.

A tontura por Vento é muito grave e o paciente sente como se o chão estivesse se movendo, a ponto de perder o equilíbrio. Isso é Vento no Fígado e normalmente é visto nos idosos.

A tontura por ascensão do *Yang* do Fígado também pode ser grave, mas menos do que a originada por Vento, e é acompanhada por dor de cabeça e visão turva. Isso é comum em pacientes de todas as idades.

A tontura por Fleuma é menos grave do que a originada por Vento no Fígado e por *Yang* do Fígado e vem acompanhada por sensação de peso e congestão na cabeça e náuseas.

A tontura originada da deficiência do *Qi* e/ou de Sangue é leve. Piora quando a pessoa está cansada e também pode ser apenas postural. A tontura por uma condição de deficiência pode ser decorrente de deficiência do Sangue (do Fígado e/ou do Coração), caso em que é acompanhada por visão turva, memória fraca e insônia, ou decorrente de deficiência do Rim, em cujo caso é acompanhada por tinidos.

Logicamente, a tontura também pode ocorrer como resultado de um traumatismo na cabeça.

Caso clínico

Uma mulher de 48 anos de idade sofria de vertigem grave por 20 anos. Tinha crises graves com vômitos a cada 6 meses, mas entre elas também apresentava crises menos graves. As crises aconteciam normalmente pela manhã, pioravam deitando-se e melhoravam sentando-se. As crises ficaram mais frequentes depois do nascimento do seu segundo filho, 2 anos e meio antes.

Ela andava lentamente, sua cútis era embotada e amarelada, os olhos não tinham brilho e seu aspecto era bem deprimido. Apresentava poucos outros sintomas. Sentia frio no geral, tinha frieiras no inverno, tinha catarro e dor nas costas.

Sua língua estava relativamente normal, além das laterais muito Vermelhas; seu pulso estava Fraco no geral, especialmente no lado esquerdo, e as duas posições do Rim estavam muito Fracas e Profundas.

Diagnóstico

Nessa paciente, a vertigem é causada por uma combinação de ascensão do *Yang* do Fígado e Fleuma. Além da tontura, a ascensão do *Yang* do Fígado fica evidenciada pelas laterais Vermelhas da língua, e a Fleuma fica evidenciada pelo catarro, pelos vômitos, pela agravação deitando-se e a melhora sentando-se. A Fleuma causa as crises mais frequentes e menos graves de tontura, e a ascensão do *Yang* causa as crises graves ocasionais.

Além desses dois padrões, há deficiência do *Yang* do Rim e uma deficiência do *Qi* do Baço; a deficiência do *Yang* do Rim se manifesta pelo pulso muito Fraco e Profundo nas duas posições Posteriores, pela agravação da tontura depois do parto, pela dor nas costas e pela sensação de frio. A deficiência do *Qi* do Baço se manifesta pelo pulso Fraco no geral e pela cútis amarelada. Tanto a deficiência do *Qi* do Baço como a deficiência do *Yang* do Rim são, obviamente, a causa básica da formação de Fleuma, e a deficiência do Rim é a causa da ascensão do *Yang* do Fígado. Portanto, a deficiência do *Qi* do Baço e a do *Yang* do Rim são a Raiz (*Ben*), enquanto a ascensão do *Yang* do Fígado e a Fleuma são a Manifestação (*Biao*).

TONTURA

- Vento Interno: vertigem grave
- Ascensão do *Yang* do Fígado: tontura com dores de cabeça
- Fleuma: tontura e congestão, piora deitando-se
- Deficiência de Sangue: tontura leve, melhora deitando-se
- Deficiência do Rim: tontura leve crônica
- Traumatismo na cabeça: tontura após acidente

3. SENSAÇÃO DE DISTENSÃO DA CABEÇA

Ver Parte 5, *Sintomas e Sinais*, Capítulo 55.

A "sensação de distensão da cabeça" caracteriza-se por sensação de explosão, como se a cabeça fosse rachar. As duas principais causas desse sintoma são Fogo no Fígado flamejando e Umidade obstruindo a cabeça.

A sensação de distensão da cabeça causada por Fogo no Fígado é muito intensa e é acompanhada por dor de cabeça latejante, boca seca, gosto amargo na boca, língua Vermelha com laterais mais vermelhas e pulso em Corda.

A sensação de distensão na cabeça causada por Umidade é menos grave. É surda, mas intensa, e vem acompanhada por sensação de que a cabeça está embrulhada. A cabeça fica pesada e o paciente sente náuseas, tem saburra da língua pegajosa e o pulso Deslizante.

4. SENSAÇÃO DE PESO NA CABEÇA

Ver Parte 5, *Sintomas e Sinais*, Capítulo 55.

O sintoma de "sensação de peso na cabeça" é muito comum, mas, de modo geral, quase não é relatado espontaneamente pelos

pacientes, devendo ser colhido no interrogatório. Existem cinco causas principais da sensação de peso na cabeça:
- Invasão de Vento-Umidade
- Umidade-Calor ascendendo
- Umidade obstruindo os orifícios do *Yang* Puro
- Fleuma obstruindo a cabeça
- Deficiência do *Qi* Central.

A sensação de peso na cabeça originada da invasão de Vento-Umidade tem início súbito e é decorrente de Umidade externa obstruindo a cabeça. É acompanhada por outros sintomas do exterior, como aversão ao frio, febre e pulso Flutuante.

A sensação de peso na cabeça decorrente de ascensão de Umidade-Calor é bem grave e é acompanhada por dor de cabeça surda, face avermelhada, sensação de calor na cabeça, gosto pegajoso na boca, saburra da língua amarelada e pegajosa e pulso Deslizante-Rápido.

A sensação de peso na cabeça causada por Umidade obstruindo os orifícios do *Yang* Puro é bem grave e é acompanhada por visão turva e sensação de congestão na cabeça, náuseas, audição reduzida, saburra da língua pegajosa e pulso Deslizante.

A sensação de peso na cabeça causada por Fleuma é grave e é acompanhada por tontura, sensação de congestão na cabeça, visão turva, audição reduzida, sensação de opressão no peito, náuseas, língua Aumentada com saburra pegajosa e pulso Deslizante.

A sensação de peso na cabeça causada por deficiência do *Qi* Central (deficiência do Estômago e do Baço) é leve e ocorre não por Umidade ou Fleuma pesando na cabeça, como nos casos anteriores, mas porque o Estômago e o Baço não nutrem o cérebro; com esse vazio, não há "sustentação" da cabeça, que fica pesada.

SENSAÇÃO DE PESO NA CABEÇA

- Invasão de Vento-Umidade: sensação de peso na cabeça com início súbito
- Umidade-Calor: sensação grave de peso na cabeça com dor de cabeça e sede
- Umidade: sensação grave de peso na cabeça com gosto pegajoso na boca
- Fleuma: sensação grave de peso na cabeça com tontura
- Deficiência do *Qi*: sensação leve de peso na cabeça.

5. SENSAÇÃO DE CONGESTÃO (ENTUPIMENTO) DA CABEÇA

Ver Parte 5, *Sintomas e Sinais*, Capítulo 55.

"Congestão" (ou "entupimento") da cabeça indica sensação de peso e nebulosidade na cabeça acompanhada por dificuldade de se concentrar; normalmente fica pior pela manhã. Assim como a Fleuma na cabeça obstrui os orifícios, a sensação de congestão geralmente também é acompanhada por nariz entupido, visão turva ou gosto pegajoso na boca.

A sensação de congestão na cabeça é decorrente de Umidade (com ou sem Calor) se lançando para cima em direção à cabeça ou de Fleuma na cabeça. Se for causada por Fleuma, também vai haver tontura.

ATENÇÃO

Umidade e Fleuma na cabeça causam sensação de peso e de congestão, mas só a Fleuma causa tontura.

SENSAÇÃO DE CONGESTÃO (ENTUPIMENTO) DA CABEÇA

- Umidade-Calor: sensação de congestão na cabeça com dor de cabeça e sede
- Umidade: sensação de congestão na cabeça com gosto pegajoso na boca
- Fleuma: sensação grave de congestão na cabeça com tontura.

6. RUÍDO NO CÉREBRO

Ver Parte 5, *Sintomas e Sinais*, Capítulo 55.

"Ruído no cérebro" deve ser diferenciado dos tinidos: o primeiro é sentido dentro da cabeça, enquanto o segundo consiste em um zumbido nos ouvidos. As quatro principais causas de ruído no cérebro são:
- Deficiência do Mar da Medula
- Deficiência do Sangue do Coração e do Baço
- Ascensão de Umidade-Calor
- Fogo no Fígado.

Ruído no cérebro causado por deficiência do Mar da Medula é acompanhado por tontura, memória fraca e fraqueza das costas e das pernas; decorre da Medula deficiente falhando em "preencher" o cérebro.

Ruído no cérebro causado por deficiência do Sangue do Coração e do Baço é acompanhado por tontura, palpitações, insônia, memória fraca, língua Pálida e pulso Áspero; decorre de *Qi* e Sangue falhando em ascender até a cabeça para iluminar os orifícios.

Ruído no cérebro decorrente de ascensão de Umidade-Calor é acompanhado por sensação de peso na cabeça, dor de cabeça surda, náuseas, saburra da língua amarelada e pegajosa e pulso Deslizante-Rápido; decorre da Umidade obstruindo os orifícios da cabeça.

Ruído no cérebro decorrente de Fogo no Fígado é acompanhado por irritabilidade, distensão da região do hipocôndrio, suspiros e pulso em Corda; decorre da ascensão do Fogo do Fígado até o cérebro.

RUÍDO NO CÉREBRO

- Deficiência do Mar da Medula: tontura, memória fraca, fraqueza das costas e das pernas
- Deficiência do Sangue do Coração e do Baço: tontura, palpitações, insônia, memória fraca, língua Pálida, pulso Áspero
- Umidade-Calor: sensação de peso na cabeça, dor de cabeça surda, náuseas, saburra da língua amarelada e pegajosa, pulso Deslizante-Rápido
- Fogo no Fígado: irritabilidade, distensão hipocondríaca, suspiros, pulso em Corda.

7. DORMÊNCIA/FORMIGAMENTO DA PELE DA CABEÇA

Ver Parte 5, *Sintomas e Sinais*, Capítulo 55.

Dormência e/ou formigamento são chamados de *Ma Mu*: *Ma* significa "formigamento" e *Mu* significa "dormência". Formigamento normalmente decorre da deficiência do Sangue, e dormência geralmente é decorrente da deficiência do *Qi* com Fleuma.

As duas principais causas de dormência da pele da cabeça são deficiência de Sangue e Fleuma.

Dormência da pele da cabeça em decorrência de deficiência de Sangue é acompanhada por tontura, memória fraca, visão turva, palpitações, insônia, língua Pálida e pulso Áspero; ocorre porque o Sangue do Fígado e do Coração falha em nutrir a pele da cabeça.

Dormência da pele da cabeça decorrente de Fleuma é acompanhada por tontura, visão turva, náuseas, sensação de opressão do peito, língua Aumentada com saburra pegajosa e pulso Deslizante; ocorre porque a Fleuma fica estagnada no espaço entre a pele e os músculos.

DORMÊNCIA/FORMIGAMENTO DA PELE DA CABEÇA

- Deficiência de Sangue: tontura, visão turva, memória fraca, palpitações, insônia, língua Pálida, pulso Áspero
- Fleuma: tontura, visão turva, náuseas, sensação de opressão no peito, língua Aumentada com saburra pegajosa, pulso Deslizante

8. PRURIDO NO COURO CABELUDO

Ver Parte 5, *Sintomas e Sinais*, Capítulo 55.

A causa mais comum de prurido no couro cabeludo é a deficiência de Sangue do Fígado, e esse padrão é especialmente comum nas mulheres. Uma causa alternativa é a deficiência do *Yin* do Fígado e/ou do Rim. Não se deve esquecer que o Vento tem ação secante sobre a pele e também pode fazer com que o couro cabeludo fique seco e pruriginoso; essa situação é mais comum nos idosos. Outras causas possíveis de prurido no couro cabeludo são Fogo no Fígado e Umidade-Calor no canal do Fígado.

9. SENSAÇÃO DE FRIO NA CABEÇA

Ver Parte 5, *Sintomas e Sinais*, Capítulo 55.

A sensação de frio na cabeça normalmente é sentida no occipital e, além de uma sensação real de frio, caracteriza-se por desejo de usar uma echarpe ao redor do pescoço e aversão à exposição ao vento. As duas principais causas da sensação de frio no occipital são estagnação de Frio no canal do Fígado e Vazio e Frio do Vaso Governador.

A sensação de frio por estagnação de Frio no canal do Fígado caracteriza-se por sensação de frio do occipital, dor de cabeça no vértice, desejo de cobrir a cabeça com um lenço, mãos e pés frios, cútis esverdeada e vômito.

Sensação de frio na cabeça por deficiência e Frio do Vaso Governador caracteriza-se por sensação de frio no vértice, no occipital e na parte superior das costas, membros frios, sensação de frio geral, dor e fraqueza nas costas e cútis pálida e embotada.

10. SENSAÇÃO DE CALOR NA CABEÇA

Ver Parte 5, *Sintomas e Sinais*, Capítulo 55.

A "sensação de calor na cabeça" inclui uma sensação subjetiva de calor e uma sensação objetiva de calor na cabeça ao toque. As três principais causas de sensação de calor na cabeça são Fogo do Fígado flamejando, deficiência do *Yin* do Rim com Calor Vazio e Frio Verdadeiro e *Yang* Falso.

Fogo no Fígado pode causar sensação de calor na cabeça e na face, que, nesse caso, vem acompanhada por irritabilidade, gosto amargo na boca, sede, língua Vermelha com laterais mais vermelhas e pulso em Corda.

A deficiência do *Yin* do Rim com Calor Vazio pode causar sensação de calor na cabeça acompanhada por tontura, tinidos, calor nas cinco palmas e língua Vermelha com ponta mais vermelha e sem saburra.

Se houver sensação de calor na cabeça com rubor malar, dor de garganta, fezes amolecidas, membros frios e pulso Mínimo, isso pode indicar Frio Verdadeiro e Calor Falso: essa condição é muito rara.

11. DESMAIO

Ver Parte 5, *Sintomas e Sinais*, Capítulo 55.

O "desmaio" pode variar desde um colapso súbito com total perda da consciência até episódios leves e transitórios de "desmaios", mas sem perda total da consciência. Por exemplo, há pacientes que periodicamente "desmaiam", mas ainda assim conseguem escutar as pessoas ao seu redor.

A tarefa mais importante é diferenciar as causas de desmaio por Excesso das causas de desmaio por Vazio. Em outras palavras, desmaiar pode ocorrer porque um fator patogênico obstrui os orifícios da Mente ou porque o *Qi*, o Sangue ou o *Yin* deficientes falham em ancorar a Mente e/ou a Alma Etérea.

O fator patogênico mais comum que obstrui os orifícios da Mente é Fleuma, que se manifesta por língua Aumentada e saburra pegajosa e pulso Deslizante. A retenção de alimentos também pode anuviar os orifícios da Mente, mas isso é bastante raro e ocorre mais em crianças e idosos.

Entre as causas de desmaio por Vazio, estão a deficiência do Sangue ou do *Yin* do Coração e/ou do Fígado e deficiência do *Yang* do Rim.

O desmaio por uma condição de Plenitude se manifesta com perda da consciência, enquanto o desmaio por uma condição de Vazio pode manifestar-se com episódios transitórios de "desmaios" sem perder totalmente a consciência.

Logicamente, em muitos casos, pode haver uma combinação de padrões de Plenitude e Vazio, como, por exemplo, Fleuma com deficiência do Sangue do Fígado.

Caso clínico

Uma mulher de 45 anos de idade vinha sofrendo do que ela descrevia como "viradas", ou seja, ela apresentava episódios recorrentes de desmaio, mas sem perder totalmente a consciência, uma vez que durante esses episódios ela conseguia escutar as pessoas ao seu redor. Esses episódios eram mais frequentes durante ou depois da menstruação.

Ela sentia muito cansaço no geral e tinha pouquíssima vitalidade e energia. Sua cútis era embotada e pálida, sua língua estava Pálida, Aumentada e parcialmente descascada com saburra pegajosa e fragmentada e seu pulso estava Fraco, mas ligeiramente Deslizante.

Diagnóstico

O aumento da língua com saburra pegajosa e o pulso Deslizante claramente indicam Fleuma anuviando os orifícios da Mente e causando os episódios de desmaios. A língua Pálida, o pulso Fraco, a cútis embotada e pálida e a agravação dos episódios de desmaio durante ou depois da menstruação indicam deficiência do Sangue do Fígado. Entretanto, mesmo na ausência de outros sintomas, o descascado parcial da língua claramente indica uma condição de deficiência de *Yin*, nesse caso, provavelmente do Estômago e do Fígado.

RESULTADOS DO APRENDIZADO

O aluno agora deve entender:
- Por quê, quando e como perguntar sobre a cabeça
- O método sistemático do interrogatório: início, período, localização, natureza da dor, fatores que melhoram ou agravam, diferenciação entre origem externa e origem interna
- Por quê, quando e como perguntar sobre tontura
- Visão geral de desmaio, sensação de distensão, peso, congestão, ruído no cérebro, sensação de frio ou calor na cabeça, dormência/formigamento da pele da cabeça e prurido no couro cabeludo.

PARTE 2

35 | Face

CONTEÚDO DO CAPÍTULO

Face, 252
Sensação de calor na face, 252
Dor facial, 253
Sensação de dormência/formigamento na face, 253
Nariz, 254
Nariz entupido, 254
Coceira no nariz, 254
Espirros, 255
Incômodo no nariz, 255
Dor no nariz, 255
Narinas secas, 255
Perda do sentido do olfato, 255
Nariz escorrendo, 256
Dentes e Gengivas, 256
Dor de dente, 256
Gengivas inflamadas, 257
Sangramento das gengivas, 257
Retração das gengivas, 257
Boca e Lábios, 257
Úlceras na boca, 257
Aftas, 258
Língua, 258
Coceira na língua, 259
Dormência na língua, 259
Dor na língua, 259

Por que perguntar

Do ponto de vista energético, a face é uma área de concentração dos canais *Yang*. O *Yang* Puro precisa ascender até a face para iluminar os orifícios e, assim, promover visão, olfação, audição e paladar apurados. Quando o *Yang Qi* puro falha em ascender até a face, Umidade e Fleuma geralmente se acumulam nessa área, obstruindo os orifícios dos sentidos e os seios da face. Umidade e Fleuma são fatores patogênicos extremamente comuns, e, não infrequentemente, os sintomas faciais são sua única manifestação (p. ex., problemas dos seios da face). Por essa razão, eu quase sempre pergunto sobre sintomas faciais para confirmar ou excluir o diagnóstico de Umidade ou Fleuma.

Outra razão de perguntar sobre sintomas faciais é para confirmar ou excluir um diagnóstico de Calor ou Calor Vazio, perguntando se o paciente já teve a sensação de calor na face, que é a principal área onde o Calor ou o Calor Vazio se manifestam.

Quando perguntar

Eu geralmente pergunto sobre qualquer sensação de calor na face sempre que um padrão de Calor ou de Calor Vazio surge a partir do interrogatório. É importante lembrar que devemos perguntar sobre as sensações de calor na face mesmo quando o paciente se apresenta com todos os sintomas de deficiência do *Yang*, porque existem muitas situações nas quais surgem sintomas contraditórios de Calor e Frio. Um exemplo comum dessa situação ocorre com mulheres na menopausa, que apresentam ondas de calor na face dentro de um contexto de deficiência simultânea do *Yang* do Rim e do *Yin* do Rim, com predominância do primeiro. Para outras causas de sensação simultânea de calor e frio, consulte o Capítulo 43.

Eu também pergunto sobre sintomas faciais se houver suspeita de um padrão de Umidade ou Fleuma. Nesse caso, eu sempre pergunto ao paciente sobre sintomas nasais, como coriza ou nariz entupido e sobre dor na face.

Como perguntar

Quando perguntamos sobre sensações de calor na face, devemos deixar claro para o paciente que, mesmo que esse sintoma seja sentido apenas ocasionalmente, ele tem significado diagnóstico. Portanto, devemos perguntar "*Você ocasionalmente sente calor na face?*".

O interrogatório pertinente aos sintomas da face será estruturado da seguinte forma:
1. Face
2. Nariz
3. Dentes e gengivas
4. Boca e lábios
5. Língua.

1. FACE

Os seguintes sintomas da face serão discutidos:
  a) Sensação de calor na face
  b) Dor facial
  c) Sensação de dormência/formigamento da face.

a) Sensação de calor na face

Ver Parte 5, *Sintomas e Sinais*, Capítulo 55.

É importante perguntar se o paciente tem sensação de calor na face, mesmo que ele sinta frio no geral. Especialmente em mulheres, os dois sintomas geralmente coexistem.

Sensação de calor na face pode decorrer por Calor Cheio ou Calor Vazio de qualquer órgão. Calor Cheio se manifesta com sensação de calor na face ocorrendo principalmente de dia ou durante todo o dia, enquanto Calor Vazio se manifesta com sensação de calor na face que ocorre principalmente à tarde ou ao anoitecer (ver Capítulo 55).

i) Sensação de calor na face em mulheres

Nas mulheres, mais que nos homens, a sensação de calor na face geralmente está associada com sintomas ou sinais contraditórios de Frio em outras partes do corpo; por exemplo, mulheres frequentemente têm sensação de calor na face quando seus pés estão frios ou quando têm necessidade de urinar com frequência. A patologia das mulheres difere da dos homens e a sensação de calor na face com sintomas contraditórios de frio pode ser decorrente de quatro causas principais.

Primeiro, pode ser decorrente de uma deficiência simultânea do *Yang* do Rim e do *Yin* do Rim com certo Calor Vazio, uma situação que é muito comum em mulheres na menopausa. Nesse caso, a mulher vai sentir ondas de calor e sensação de calor na face e outros sinais de Calor Vazio, como transpiração noturna e calor nas cinco palmas, mas também sintomas de Frio, como pés frios e micção frequente, que se originam da deficiência do *Yang* do Rim. Logicamente, a deficiência simultânea do *Yin* do Rim e do *Yang* do Rim também pode ocorrer em homens, mas é de longe mais frequente nas mulheres: de fato, pela minha experiência, especialmente em mulheres com mais de 40 anos, essa situação é a norma, e não a exceção.

A segunda causa de sensação de calor na face com sintomas contraditórios de Frio em mulheres é uma deficiência de Sangue dando origem a certo Calor Vazio; a deficiência de Sangue pode causar alguns sintomas de Frio, especialmente mãos frias, e o Calor Vazio originado disso pode causar sensação de calor na face. Esse padrão – ou seja, Calor Vazio por deficiência de Sangue – ocorre apenas em mulheres.

A terceira causa de sensação de calor na face com sintomas contraditórios de Frio em mulheres é uma desarmonia do Vaso Penetrador. Quando o *Qi* do Vaso Penetrador se rebela e ascende, ele se precipita até a face causando sensação de calor facial e, como não consegue descer para as pernas através do ramo descendente, causa pés frios. Novamente, essa patologia do Vaso Penetrador pode ocorrer também em homens, mas é bem mais comum em mulheres.

A quarta causa de sensação de calor na face com sintomas contraditórios de Frio é o Fogo *Yin*. Logicamente, o Fogo *Yin* pode ocorrer tanto em homens como em mulheres.

> **ATENÇÃO**
>
> A sensação de calor na face com sintomas contraditórios de Frio, em mulheres, pode ser causada por:
> - Deficiência simultânea do *Yin* do Rim e do *Yang* do Rim
> - Deficiência de Sangue com Calor Vazio
> - Desarmonia do Vaso Penetrador
> - Fogo *Yin*.

ii) Sensação de calor na face em homens

Nos homens, a sensação de Calor com sintomas contraditórios de Frio pode ser decorrente de três das causas mencionadas acima, ou seja, deficiência simultânea do *Yin* do Rim e do *Yang* do Rim, rebelião do *Qi* do Vaso Penetrador e Fogo *Yin*; as duas primeiras são bem menos comuns em homens do que em mulheres.

Nos homens, a sensação de calor na face com sintomas contraditórios de Frio em outras partes do corpo normalmente é decorrente de padrões coexistentes, como Fogo no Fígado e deficiência do *Yang* do Rim.

b) Dor facial

Ver Parte 5, *Sintomas e Sinais*, Capítulo 55.

As cinco principais causas de dor facial são invasão de Vento-Calor, invasão de Vento-Frio, Umidade-Calor, Fogo no Fígado e deficiência do *Qi* com estase de Sangue.

Dor facial decorrente de invasão de Vento-Calor caracteriza-se por início agudo, dor grave nas bochechas ou no maxilar, sensação de calor na face, face quente à palpação, dor de cabeça, dor de garganta, aversão ao frio e febre.

Dor facial decorrente de invasão de Vento-Frio caracteriza-se por dor espástica nas bochechas e no maxilar com início súbito, espirros, coriza, aversão ao frio, febre e pulso Flutuante-Apertado.

Dor facial decorrente de Umidade-Calor caracteriza-se por dor grave nas bochechas e na fronte acompanhada por bochechas avermelhadas, pele oleosa, secreção nasal pegajosa amarelada ou esverdeada e saburra da língua amarelada e pegajosa.

Dor facial decorrente de Fogo no Fígado caracteriza-se por dor nas bochechas e na fronte, vermelhidão das bochechas, sede, gosto amargo na boca, língua Vermelha com laterais mais vermelhas e pulso em Corda-Rápido.

Dor facial decorrente de deficiência do *Qi* com estase de Sangue caracteriza-se por dor intensa nas bochechas, geralmente unilateral, de natureza maçante e de longa duração e acompanhada por cútis escura e língua Arroxeada.

Neuralgia do trigêmeo é, logicamente, um tipo de dor facial normalmente decorrente de Fogo no Fígado combinado com deficiência do *Yin* do Fígado e do Rim.

> **DOR FACIAL**
>
> - Invasão de Vento-Calor: início agudo, dor grave nas bochechas ou no maxilar, sensação de calor na face, face quente à palpação, dor de cabeça, dor de garganta, aversão ao frio, febre
> - Invasão de Vento-Frio: início agudo, dor espástica nas bochechas e no maxilar, espirros, aversão ao frio, dorso das mãos quente, coriza
> - Umidade-Calor: dor grave nas bochechas e na fronte, bochechas avermelhadas, pele oleosa, secreção nasal pegajosa amarelada ou esverdeada, saburra da língua amarelada e pegajosa
> - Fogo no Fígado: dor nas bochechas e na fronte, bochechas avermelhadas, sede, gosto amargo na boca, língua Vermelha com laterais mais vermelhas, pulso em Corda-Rápido
> - Deficiência do *Qi* com estase de Sangue: dor intensa nas bochechas, geralmente unilateral, de natureza maçante e de longa duração, cútis escura, língua Arroxeada.

c) Sensação de dormência/formigamento na face

Ver Parte 5, *Sintomas e Sinais*, Capítulo 55.

As cinco principais causas de dormência ou formigamento na face são invasão de Vento externo, Vento no Fígado interno, Fogo no Estômago, Vento interno com Fleuma e deficiência de Sangue.

Dormência ou formigamento na face causados por invasão de Vento externo caracterizam-se por início súbito e de curta duração, acompanhados por desvio do olho e da boca.

Dormência ou formigamento na face causados por Vento no Fígado interno são acompanhados por dor de cabeça, tontura, tremores e pulso em Corda.

Dormência ou formigamento na face causados por Fogo no Estômago são acompanhados por sede intensa, dor epigástrica e saburra da língua Amarelada.

Dormência ou formigamento na face causados por Vento interno e Fleuma são acompanhados por desvio da boca, discurso mal articulado e hemiplegia.

Dormência ou formigamento na face causados por deficiência do Sangue são acompanhados por cútis embotada e pálida, visão turva, tontura, língua Pálida e pulso Áspero.

SENSAÇÃO DE DORMÊNCIA E FORMIGAMENTO NA FACE

- Vento Externo: início súbito, curta duração, desvio do olho e da boca
- Vento no Fígado: dor de cabeça, tontura, tremores, pulso em Corda
- Fogo no Estômago: sede intensa, dor epigástrica, saburra da língua Amarelada
- Vento interno com Fleuma: desvio da boca, discurso mal articulado, hemiplegia
- Deficiência de Sangue: cútis embotada e pálida, visão turva, tontura, língua Pálida, pulso Áspero.

2. NARIZ

Na medicina chinesa, o nariz era chamado de *Ming Tang*, que significa "Salão Brilhante", indicando que é uma área de concentração do *Yang-Qi* e um local através do qual o *Yang* Claro ascende até a cabeça. O Dr. Chen Wu Ze, médico da dinastia Song, diz: "*O nariz é a abertura dos Pulmões através da qual os cinco odores são detectados; é o lugar onde o* Yin *e o* Yang *descendem e ascendem e através do qual o* Qi Claro *flui*".[1]

O nariz é o orifício externo do Pulmão e está, portanto, intimamente relacionado com a respiração, com o olfato e com o som (da voz). Os órgãos que influenciam o nariz são Pulmões, Rins, Baço, Estômago, Vesícula Biliar e o Vaso Governador. O Vento-Calor Externo invade o corpo através do nariz e da boca. O nariz pode refletir mudanças patológicas de muitos órgãos diferentes, equilíbrio de *Yin* e *Yang*, Calor e Frio, deficiência e excesso, e estase de Sangue.

Os seguintes sintomas do nariz serão discutidos:
a) Nariz entupido
b) Coceira no nariz
c) Espirros
d) Incômodo no nariz
e) Dor no nariz
f) Narinas ressecadas
g) Perda do sentido do olfato
h) Nariz escorrendo.

a) Nariz entupido

Ver Parte 5, *Sintomas e Sinais*, Capítulo 58.

Excluindo as invasões agudas de Vento, o nariz entupido normalmente é causado por Umidade estagnada no nariz ocorrendo em um contexto de deficiência do *Qi* do Pulmão e do Baço. Nesse caso, o nariz geralmente também fica inchado e pálido, e o problema é intermitente. Esse é um sintoma bastante comum em pacientes ocidentais que, com frequência, leva à sinusite crônica.

Nariz entupido também pode ser causado por estagnação do *Qi* e do Sangue, em cujo caso o nariz fica aumentado, arroxeado e com superfície irregular.

Calor na Vesícula Biliar também pode causar nariz entupido, caso em que as membranas do nariz ficam avermelhadas e aumentadas e há secreção nasal pegajosa e amarelada.

Em recém-nascidos, nariz entupido (que pode afetar sua capacidade de mamar) normalmente é decorrente de invasão de Vento-Frio.

TRATAMENTO

O melhor ponto local para problemas do nariz, pela minha experiência, é o ponto extra *Bitong*. Eu prefiro esse ponto ao IG-20 *Yingxiang*. Os pontos distais são IG-4 *Hegu* e P-7 *Lieque*.

NARIZ ENTUPIDO

- Deficiência do *Qi* do Pulmão e do Baço: nariz aumentado e pálido, o problema vem e vai
- Estagnação do *Qi* e do Sangue: nariz aumentado e arroxeado
- Calor na Vesícula Biliar: membranas nasais avermelhadas e inchadas, secreção nasal pegajosa e amarelada
- Invasão de Vento: início súbito acompanhado por sintomas de Vento-Frio ou Vento-Calor.

b) Coceira no nariz

Ver Parte 5, *Sintomas e Sinais*, Capítulo 58.

Excluindo as invasões agudas de Vento-Calor, a coceira no nariz pode ser decorrente de Calor no Pulmão, deficiência do *Qi* Defensivo e, em crianças, Desnutrição Infantil Afetando o Nariz.

Quando a causa é Calor no Pulmão, o nariz coça, fica seco e avermelhado. A causa mais comum de coceira no nariz, entretanto, é uma deficiência do *Qi* Defensivo do Pulmão, causando coceira no nariz, espirros e episódios de coriza profusa. Na medicina chinesa, esse quadro era chamado de *Bi Jiu* e corresponde de perto à rinite alérgica da medicina ocidental. Pela minha experiência, entretanto, os sintomas de rinite alérgica com coceira no nariz, espirros e coriza profusa são decorrentes também de uma deficiência do *Yang* do Rim e do Vaso Governador.

Em crianças pequenas, coceira no nariz pode ser um sintoma de Desnutrição Infantil. Nesses casos, a coceira é acompanhada por crostas ou úlceras no nariz, secreção nasal amarelada e aquosa, pele seca e mãos e pés quentes, e a criança tem tendência a colocar o dedo no nariz. Essa condição normalmente é causada por alimentação irregular e má qualidade do leite materno, que leva a Umidade-Calor no nariz.

COCEIRA NO NARIZ

- Invasão de Vento-Calor: início súbito, acompanhada por sintomas de invasão externa
- Calor no Pulmão: nariz seco e avermelhado
- Deficiência do sistema do *Qi* Defensivo do Pulmão e do Rim e do Vaso Governador: espirros, episódios de coriza profusa
- Desnutrição Infantil Afetando o Nariz: crostas, úlceras, secreção nasal aquosa e amarelada, pele seca, mãos e pés quentes.

c) Espirros

Ver Parte 5, *Sintomas e Sinais*, Capítulo 58.

Em casos agudos, espirros sempre são decorrentes de invasão de Vento, que pode ser Vento-Frio ou Vento-Calor, embora o primeiro seja mais comum. Os espirros vêm acompanhados por aversão ao frio, calafrios, febre, corpo dolorido e pulso Flutuante. Outras manifestações vão depender se a causa é Vento-Frio ou Vento-Calor.

Espirros crônicos sempre são um sinal de rinite alérgica que, pela minha experiência, normalmente ocorre dentro de um contexto de deficiência do Qi do Pulmão e de deficiência do Yang do Rim. Em minha opinião, vai haver também uma deficiência do sistema do Qi Defensivo do Rim, bem como do Vaso Governador. Nesses casos, os espirros vêm acompanhados por alergia aos ácaros do pó da casa ou ao pólen, coceira no nariz, cansaço, transpiração, pequena falta de ar, língua Pálida e pulso Fraco.

ESPIRROS

- Invasão de Vento: início súbito, aversão ao frio, calafrios, febre, pulso Flutuante
- Deficiência dos sistemas do Qi Defensivo do Pulmão e do Rim: alergias, coceira no nariz, cansaço, transpiração, pequena dificuldade para respirar, língua Pálida, pulso Fraco.

d) Incômodo no nariz

Ver Parte 5, *Sintomas e Sinais*, Capítulo 58.

Excluindo as invasões agudas de Vento-Calor, o incômodo no nariz pode ser decorrente de Fleuma-Calor nos Pulmões, deficiência do Qi do Pulmão ou deficiência do Qi do Pulmão e do Baço.

Incômodo no nariz decorrente de Fleuma-Calor nos Pulmões é acompanhado por secreção nasal pegajosa e amarelada, vermelhidão do nariz e tosse com expectoração de muco pegajoso e amarelado.

Quando decorrente da deficiência do Qi do Pulmão, o incômodo no nariz é acompanhado por coriza e transpiração espontânea, voz fraca e pulso Vazio.

A deficiência crônica do Qi do Pulmão e do Baço com retenção de Umidade no nariz também pode causar incômodo no nariz, caso em que há secreção nasal pegajosa e esbranquiçada, e, muitas vezes, perda do sentido do olfato.

INCÔMODO NO NARIZ

- Invasão aguda de Vento-Calor: incômodo no nariz com aversão ao frio, febre, dores no corpo, pulso Flutuante
- Fleuma-Calor nos Pulmões: incômodo no nariz com secreção nasal pegajosa e amarelada, nariz avermelhado, tosse com expectoração de muco pegajoso e amarelado
- Deficiência do Qi do Pulmão: dor surda no nariz, coriza, transpiração espontânea, voz fraca, pulso Vazio
- Deficiência do Qi do Pulmão e do Baço com Umidade: incômodo no nariz com secreção nasal pegajosa, perda do sentido do olfato.

e) Dor no nariz

Ver Parte 5, *Sintomas e Sinais*, Capítulo 58.

Excluindo as invasões agudas de Vento-Frio e Vento-Calor, a dor no nariz pode ser decorrente de Calor no Pulmão, Umidade-Calor, deficiência do Yin do Pulmão com Calor Vazio ou câncer.

Calor no Pulmão pode causar dor no nariz em condições agudas quando o fator patogênico entra no nível do Qi. Quando a dor no nariz é causada por Umidade-Calor, é acompanhada por secreção amarelada e pegajosa e sensação de peso e calor na face. Quando causada por Calor Vazio nos Pulmões, a dor no nariz é acompanhada por secura e sensação de calor no nariz, com crostas no nariz e vermelhidão. Deve-se ter em mente que a dor no nariz também pode ser causada por carcinoma do nariz, em cujo caso a dor no nariz se estende até a cabeça e há hemorragia nasal com inchaço da mucosa nasal.

DOR NO NARIZ

- Invasão aguda de Vento-Frio: dor aguda no nariz, aversão ao frio, febre, espirros, coriza com secreção esbranquiçada, pulso Flutuante-Apertado
- Invasão aguda de Vento-Calor: dor aguda no nariz, aversão ao frio, febre, secreção nasal pegajosa e amarelada, dor de garganta, dores no corpo, pulso Flutuante-Rápido
- Calor no Pulmão: dor aguda no nariz depois de uma invasão de Vento externo, febre, face e nariz avermelhados, tosse com expectoração de muco amarelado, sede, pulso Rápido-Transbordante
- Umidade-Calor: dor no nariz, bochechas avermelhadas, secreção nasal pegajosa e amarelada, dor na bochecha, sensação de calor na face e de peso na cabeça, secreção nasal amarelada e pegajosa
- Deficiência do Yin do Pulmão com Calor Vazio: dor surda no nariz, crostas no nariz, nariz seco, *flush* malar, tosse seca, transpiração noturna, pulso Flutuante-Vazio e Rápido
- Câncer do nariz: dor no nariz se estendendo até a cabeça, hemorragia nasal, inchaço da mucosa nasal.

f) Narinas secas

Ver Parte 5, *Sintomas e Sinais*, Capítulo 58; Parte 1, *Observação*, Capítulo 7.

"Narinas secas" referem-se à secura da mucosa nasal.

Deficiência do Yin do Pulmão com Calor Vazio pode causar secura das narinas que se estende até a garganta.

Secura das narinas também acontece na presença de Calor no Estômago no nível do Qi dentro da Identificação dos Padrões de acordo com os Quatro Níveis.

A secura das narinas também pode ser causada por estase de Sangue, em cujo caso a ponte do nariz fica seca, há sede sem desejo de beber água e a presença de círculos escuros abaixo dos olhos.

A deficiência crônica do Qi do Pulmão e do Baço pode causar secura da mucosa interna do nariz, perda do sentido do olfato e com frequência secreção turva dos olhos.

NARINAS SECAS

- Deficiência do Yin do Pulmão com Calor Vazio: narinas secas, garganta seca, tosse seca, transpiração noturna, calor nas cinco palmas
- Calor no Estômago no Nível do Qi: narinas secas, febre, sede, transpiração
- Estase de Sangue: narinas secas, ponte do nariz seca, ponte do nariz arroxeada, círculos escuros abaixo dos olhos, cútis escura
- Deficiência do Qi do Pulmão e do Baço: narinas secas, perda do sentido do olfato, secreção turva dos olhos.

g) Perda do sentido do olfato

Ver Parte 5, *Sintomas e Sinais*, Capítulo 58

A causa mais comum de perda do olfato é uma deficiência do Qi do Pulmão e do Baço com incapacidade do Qi Claro de subir até o nariz. Casos de perda aguda e temporária do olfato são decorrentes de invasão de Vento.

A incapacidade de sentir o cheiro de aromas perfumados quando a mucosa nasal está inchada e vermelho-escura é decorrente de Umidade-Calor no Vaso da Cintura.

A perda do sentido do olfato no curso de uma doença grave sempre indica um mau prognóstico.

> **TRATAMENTO**
>
> Perda do sentido do olfato: P-7 *Lieque*, IG-4 *Hegu*, *Bitong*.

h) Nariz escorrendo

Ver Parte 5, *Sintomas e Sinais*, Capítulo 58; Parte 1, *Observação*, Capítulo 20.

Nariz escorrendo com início agudo é decorrente de invasão de Vento, que pode ser Vento-Frio ou Vento-Calor, mas é mais provável de ocorrer com Vento-Frio. A gravidade desse sintoma reflete diretamente a gravidade do Frio (ao contrário de Vento).

Quadro crônico de nariz escorrendo com secreção espessa e pegajosa, normalmente amarelada, geralmente é decorrente de Umidade-Calor no canal do Estômago (com frequência correspondendo à sinusite, na medicina ocidental).

Quadro crônico de nariz escorrendo profusamente com secreção clara e aquosa indica uma deficiência do *Qi* do Pulmão com Frio Vazio (geralmente correspondendo à rinite alérgica na medicina ocidental). Essa secreção profusa e aquosa também pode ser decorrente de uma deficiência do *Yang* do Pulmão e do Rim e do Vaso Governador.

3. DENTES E GENGIVAS

Os seguintes sintomas dos dentes e das gengivas serão discutidos:
a) Dor de dente
b) Gengivas inflamadas
c) Gengivas com sangramento
d) Gengivas retraídas.

Os dentes são uma extensão dos ossos e, como tal, são governados pelos Rins, enquanto as gengivas estão sob a influência do Estômago. Mais especificamente, as gengivas do maxilar superior estão sob a influência do Intestino Grosso e as gengivas do maxilar inferior estão sob a influência do Estômago. O estado dos dentes e das gengivas reflete, portanto, o estado dos Rins, do Estômago e do Intestino Grosso. Por exemplo, as cáries dentárias e a perda dos dentes podem refletir uma deficiência do Rim, e gengivas retraídas refletem uma deficiência do Estômago.

a) Dor de dente

Ver Parte 5, *Sintomas e Sinais*, Capítulo 60.

Como regra geral, uma condição de Plenitude causa dor de dente constante e intensa, ao passo que uma condição de Vazio causa dor de dente que vem e vai e é branda. Dor de dente que piora ao anoitecer e melhora pela manhã aponta para uma deficiência de *Yin*, enquanto a que melhora ao anoitecer e piora pela manhã indica deficiência de *Yang*. No que diz respeito aos canais, os dentes superiores são influenciados pelo canal do Intestino Grosso e os dentes inferiores são influenciados pelo canal do Estômago.

Excluindo as invasões externas de Vento, que causam dor de dente aguda e temporária, dor de dente pode ser causada por Fogo no Estômago, Calor no Baço e no Coração, Umidade-Calor, "Vento-Frio no Cérebro" e deficiência do Estômago e do Baço.

Fogo no Estômago é uma causa comum de dor de dente, e nesse caso ela é acompanhada por sede, bochechas inchadas, fezes ressecadas, agitação mental, língua Vermelha com saburra seca e amarelada no centro e pulso Rápido-Transbordante. Quando o Fogo no Estômago se combina com Calor Tóxico, a dor de dente é muito intensa, pode haver febre e a língua apresenta saburra amarelada seca e espessa e pontos vermelhos; isso pode corresponder a abscesso no dente, na medicina ocidental. Dor de dente também pode ser causada por Calor no Baço e no Coração, em cujo caso pode haver sangramento nas gengivas, insônia e agitação mental.

> **NOTA CLÍNICA**
>
> Na medicina chinesa, os dentes estão relacionados com os Rins, e as gengivas, com o Estômago. Entretanto, há problemas dentários que estão relacionados com a condição das gengivas (e, portanto, com o Estômago). Portanto, seria errado atribuir esses problemas aos Rins. Exemplos de problemas dentários decorrentes da condição das gengivas são dor de dente, sensibilidade ao frio ou ao calor e mobilidade dos dentes.

Umidade-Calor no Estômago também é uma causa frequente de dor de dente, que normalmente é acompanhada por inchaço das gengivas. A relativa importância da dor de dente e do inchaço da gengiva dá uma indicação da prevalência de Calor ou Umidade: se o inchaço da gengiva predominar sobre a dor de dente, a Umidade predomina; se a dor de dente predominar sobre o inchaço da gengiva, o Calor predomina.

Dor de dente grave que se estende até a cabeça é decorrente de "Vento-Frio no Cérebro" e estase de Sangue. A deficiência do *Qi* do Estômago e do Baço pode causar dor de dente crônica surda e intermitente e retração de gengivas; isso pode ser decorrente de consumo excessivo de alimentos azedos.

Outros sintomas relacionados com os dentes incluem mobilidade dos dentes e ranger dos dentes; e outros sintomas relacionados com as gengivas incluem inflamação, sangramento e retração das gengivas. Para o significado diagnóstico desses sintomas, consultar a Parte 5, Capítulo 60.

> **DOR DE DENTE**
>
> - Invasão de Vento externo: dor de dente aguda com dor de cabeça e aversão ao frio
> - Fogo no Estômago: dor de dente intensa, sede, bochechas inchadas, língua Vermelha
> - Calor Tóxico: dor de dente muito intensa, bochechas muito inchadas, febre, língua Vermelha com pontos vermelhos
> - Calor no Baço e no Coração: dor de dente, sangramento das gengivas, insônia
> - Umidade-Calor no Estômago: dor de dente com inchaço das gengivas e gosto pegajoso na boca
> - "Vento-Frio no Cérebro" com estase de Sangue: dor de dente grave se estendendo até a cabeça
> - Deficiência do *Qi* do Estômago e do Baço: dor de dente crônica surda com gengivas retraídas

b) Gengivas inflamadas

Ver Parte 5, *Sintomas e Sinais*, Capítulo 60; Parte 1, *Observação*, Capítulo 8.

Calor no Estômago é uma causa comum de gengivas inflamadas: pode ser tanto Calor Cheio como Calor Vazio por deficiência do *Yin* do Estômago. Outras causas incluem invasão de Vento-Calor externo em casos agudos e duas condições que afetam crianças e são caracterizadas por gengivas inchadas e inflamadas.

c) Sangramento das gengivas

Ver Parte 5, *Sintomas e Sinais*, Capítulo 60; Parte 1, *Observação*, Capítulo 8.

As gengivas podem sangrar por deficiência do *Qi* do Baço, que não contém o Sangue, ou por Calor. Pode ser Calor Cheio ou calor Vazio no Estômago ou Calor Vazio por deficiência do *Yin* do Rim.

SANGRAMENTO DAS GENGIVAS

- *Qi* do Baço deficiente não contendo o Sangue: sangramento das gengivas, cansaço, falta de apetite, fezes amolecidas
- Calor no Estômago: gengivas inflamadas e com sangramento, sensação de calor, sede
- Calor Vazio no Estômago: sangramento das gengivas, boca seca, desejo de beber água em pequenos goles
- Deficiência do Yin do Rim com Calor Vazio: sangramento das gengivas, tontura, tinidos, transpiração noturna, *flush* malar.

d) Retração das gengivas

Ver Parte 5, *Sintomas e Sinais*, Capítulo 60; Parte 1, *Observação*, Capítulo 8.

A retração das gengivas pode ser decorrente de uma deficiência geral do *Qi* e do Sangue, de Calor no Estômago ou de uma deficiência do *Yin* do Rim com Calor Vazio. Deve-se notar que "mobilidade dos dentes" é um sintoma significativo de padrões de Deficiência do Rim: entretanto, geralmente os dentes ficam móveis em decorrência de uma doença da gengiva. Portanto, pode-se assumir que os Rins também influenciam as gengivas.

RETRAÇÃO DAS GENGIVAS

- Deficiência do *Qi* e do Sangue: cansaço, falta de apetite, fezes amolecidas, cútis pálida
- Calor no Estômago: gengivas retraídas e inflamadas, sede, face avermelhada, sensação de calor
- Deficiência do *Yin* do Rim com Calor Vazio: gengivas retraídas, tontura, tinidos, *flush* malar, transpiração noturna.

4. BOCA E LÁBIOS

A boca e os lábios estão relacionados com o Baço. O Capítulo 37 do *Eixo Espiritual* diz: "A boca e os lábios são os orifícios do Baço".[2] O Capítulo 17 do *Eixo Espiritual* diz: "O Baço se abre na boca. Quando o Baço está harmonizado, a boca pode distinguir os cinco sabores".[3]

A boca e os lábios são basicamente influenciados pelos canais do Estômago e do Intestino Grosso; o canal do Fígado rodeia os lábios, assim como o Vaso Penetrador e o Vaso da Concepção. Internamente, outros canais fluem para o lado interno da boca e para a língua, em particular, o canal de Conexão do Coração, o canal Principal e Divergente do Rim e o canal Principal do Baço.

A saliva está principalmente sob o controle do Estômago, do Baço e do Rim, e a umidade normal da boca indica um estado normal dos Fluidos Corporais.

Os seguintes sinais da boca e dos lábios serão discutidos:
a) Úlceras na boca
b) Aftas.

a) Úlceras na boca

Ver Parte 5, *Sintomas e Sinais*, Capítulo 60; Parte 1, *Observação*, Capítulo 8.

Úlceras recorrentes na boca são um sintoma relativamente comum, e a diferenciação mais importante é entre as úlceras originadas de uma condição de Plenitude e as originadas de uma condição de Vazio. Como regra geral, as úlceras da boca que recorrem com muita frequência ou que são praticamente permanentes indicam uma condição Cheia, enquanto as úlceras que vêm e vão normalmente indicam uma condição de Vazio.

A causa mais comum de úlceras é o Calor. O Calor Cheio deve ser diferenciado do Calor Vazio; de modo geral, as úlceras na boca por Calor Cheio são muito doloridas e têm borda vermelha, enquanto as úlceras provenientes de Calor Vazio são menos doloridas e têm borda pálida.

As úlceras na boca devem, ainda, ser diferenciadas de acordo com a localização: úlceras nas gengivas são decorrentes de Calor ou Calor Vazio do Estômago ou do Intestino Grosso (Estômago se estiverem na gengiva inferior e Intestino Grosso se estiverem na gengiva superior); úlceras na língua normalmente estão relacionadas com o canal do Coração, especialmente se estiverem na ponta da língua. Úlceras no interior das bochechas normalmente estão relacionadas com o canal do Estômago. Em mulheres, especialmente na gravidez ou depois do parto, uma desarmonia do Vaso da Concepção pode provocar úlceras na boca; essas úlceras ocorrem tipicamente no assoalho da boca, abaixo da língua.

A causa mais comum de úlceras na boca é Umidade-Calor no Estômago, em cujo caso as úlceras têm borda vermelha, localizam-se no interior das bochechas ou nas gengivas inferiores e estão associadas com sede, dor epigástrica e saburra da língua amarelada no centro (Figura 35.1).

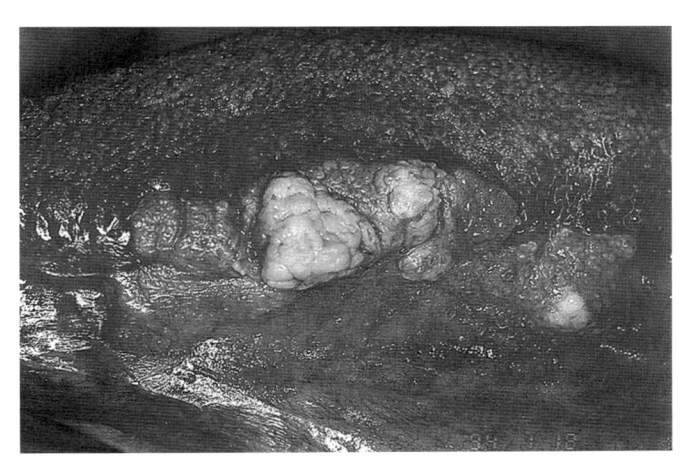

Figura 35.1 Úlceras na boca por Umidade-Calor no estômago. (Esta figura encontra-se reproduzida em cores no Encarte.)

Outro tipo comum de úlcera na boca é a originada pela deficiência do *Yin* do Rim com Calor Vazio, caso em que as úlceras têm borda pálida e pioram por sobrecarga de trabalho e falta de sono. Outros sintomas e sinais incluem garganta seca à noite, transpiração noturna e língua Vermelha sem saburra (Figura 35.2).

Úlceras na boca também podem surgir por deficiência grave do *Qi* do Estômago e do Baço e por deficiência do *Qi* Original; a depleção do *Qi* Original (após doença crônica ou sobrecarga de trabalho) cria as condições para o surgimento patológico do Fogo Ministerial, que flui para cima até a boca, causando úlceras. Isso é chamado de Fogo Yin (Figura 35.3). Essas úlceras são intermitentes, têm borda pálida, pioram por sobrecarga de trabalho e estão associadas com outras manifestações de deficiência do *Qi*.

Outro tipo de úlcera na boca é o decorrente de Calor no Nível do Sangue; é um Calor mais profundo e mais intenso do que o Calor do Estômago (ou Umidade-Calor) mencionado acima (Figura 35.4). Está associado com língua vermelho-escura sem saburra. Essas úlceras são vermelho-escuras, fundas e muito doloridas.

Para mais detalhes sobre o significado diagnóstico de outros tipos de úlceras na boca, consulte a Parte 5, Capítulo 60.

ÚLCERAS NA BOCA

- Calor no Estômago ou Umidade-Calor: úlceras muito doloridas nas gengivas com borda vermelha
- Calor Vazio no Estômago: úlceras com borda pálida nas gengivas
- Fogo no Coração ou Calor Vazio no Coração: úlceras na ponta da língua
- Calor no Estômago: úlceras no interior das bochechas
- Desarmonia do Vaso da Concepção: úlceras na gravidez
- Deficiência do *Yin* do Rim ou deficiência do *Qi* Original: úlceras com borda pálida que pioram por sobrecarga de trabalho
- Calor no Nível do Sangue: úlceras vermelho-escuras fundas, muito doloridas.

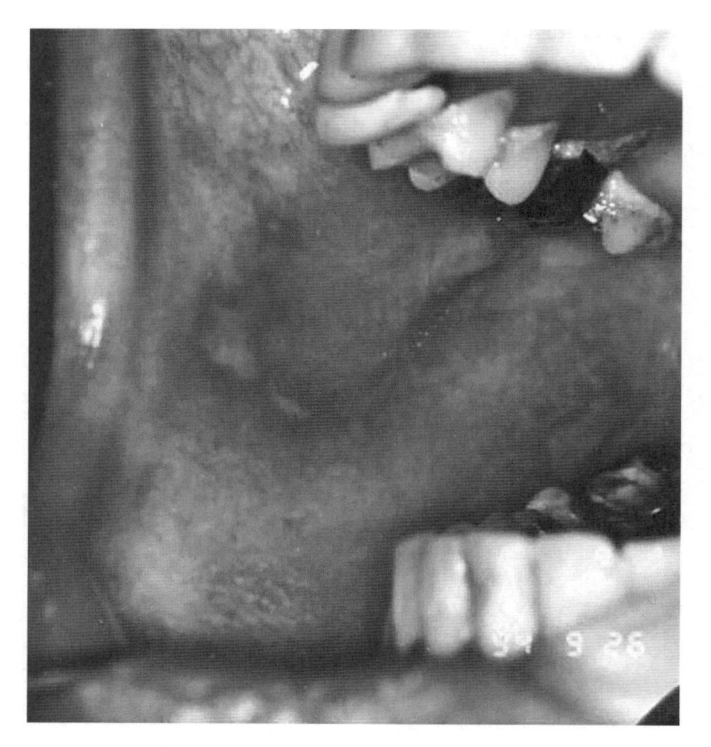

Figura 35.2 Úlcera na boca por Calor Vazio. (Esta figura encontra-se reproduzida em cores no Encarte.)

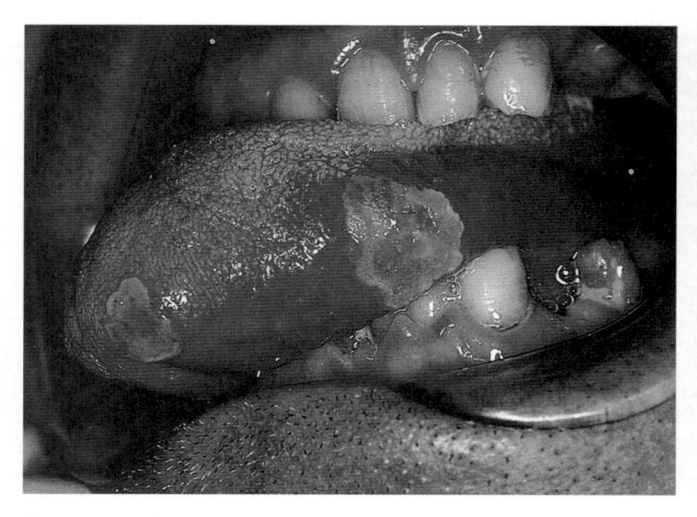

Figura 35.3 Úlcera na boca por Fogo Yin. (Esta figura encontra-se reproduzida em cores no Encarte.)

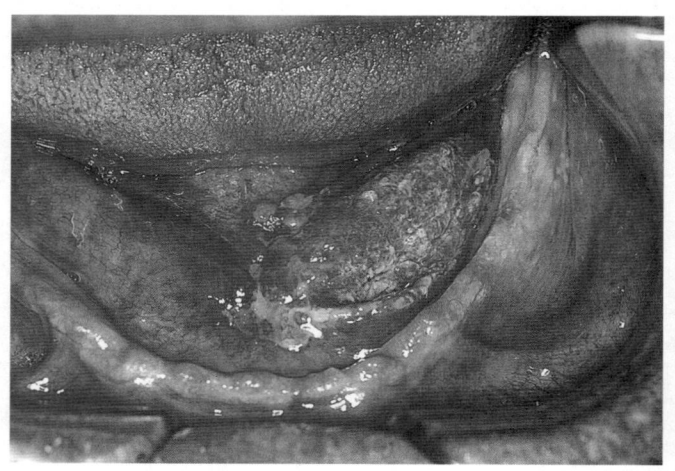

Figura 35.4 Úlcera na boca por Calor no Nível do Sangue. (Esta figura encontra-se reproduzida em cores no Encarte.)

b) Aftas

Ver Parte 5, *Sintomas e Sinais*, Capítulo 60; Parte 1, *Observação*, Capítulo 8.

Aftas normalmente estão relacionadas com o canal do Estômago e refletem Calor Cheio, Calor Vazio ou deficiência de *Qi*. Quando decorrentes de Calor no Estômago, as aftas surgem subitamente e causam dor em queimação; quando decorrentes de Calor Vazio no Estômago, aparecem em crises que recorrem por muitos anos; quando decorrentes de deficiência de *Qi*, as crises ocorrem durante um longo período de tempo, normalmente são pálidas e pioram por sobrecarga de trabalho.

Para outros sinais relacionados com os lábios, consulte a Parte 5, Capítulo 60.

5. LÍNGUA

Os seguintes sinais da língua serão discutidos:
  a) Coceira na língua
  b) Dormência na língua
  c) Dor na língua.

a) Coceira na língua

Ver Parte 5, *Sintomas e Sinais*, Capítulo 60.

Coceira na língua geralmente decorre de Calor, podendo ser Calor externo, na forma de Vento-Calor, ou Calor no Coração, que pode ser Cheio ou Vazio.

b) Dormência na língua

Ver Parte 5, *Sintomas e Sinais*, Capítulo 60.

Dormência na língua pode decorrer de deficiência do Sangue do Coração ou de deficiência do *Qi* do Baço. Em condições de Plenitude, dormência na língua pode decorrer de Fleuma obstruindo os orifícios, Vento no Fígado ou estase crônica de Sangue.

c) Dor na língua

Ver Parte 5, *Sintomas e Sinais*, Capítulo 60.

Dor na língua é sempre decorrente de Calor, e a causa mais comum é Fogo no Coração ou Calor Vazio do Coração. Fogo no Fígado ou Fogo-Fleuma no Coração também podem causar dor na língua.

RESULTADOS DO APRENDIZADO

O aluno agora deve entender:
- Por quê, quando e como fazer perguntas sobre a face
- Que a face é uma área concentrada de canais *Yang* onde Umidade, Fleuma, Calor e Calor Vazio se manifestam com frequência
- O significado clínico da sensação de calor na face para mulheres e homens, da dor na face e da sensação de dormência/formigamento da face
- O significado clínico de nariz entupido, coceira no nariz, espirros, nariz escorrendo, incômodo no nariz, dor no nariz, narinas secas ou perda do sentido do olfato
- Que o estado dos dentes e das gengivas reflete o estado dos Rins, do Estômago e do Intestino Grosso
- O significado clínico de dor de dente, de gengivas inflamadas, de sangramento das gengivas e de retração das gengivas
- Que a boca e os lábios estão relacionados com o Baço, que são influenciados pelos canais do Estômago e do Intestino Grosso e rodeados pelo canal do Fígado e pelos Vasos Penetrador e da Concepção
- O significado clínico das úlceras na boca, das aftas, e de coceira, formigamento ou dor na língua.

NOTAS

1. Citado em Ma Zhong Xue 1989 *Great Treatise of Chinese Diagnostic Methods* (*Zhong Guo Yi Xue Zhen Fa Da Quan* 中国医学诊法大全) Shandong Science Publishing House, Jinan p. 56.
2. 1981 *Spiritual Axis* (*Ling Shu Jing* 灵枢经), People's Health Publishing House, Beijing, publicado pela primeira vez c. 100 a.C., p. 78.
3. Ibid. p. 50.

PARTE 2

36 Garganta e Pescoço

> **CONTEÚDO DO CAPÍTULO**
>
> **Garganta, 260**
> *Dor de garganta, 261*
> *Garganta seca, 261*
> *Coceira na garganta, 261*
> *Rouquidão, 262*
> *Sensação de obstrução na garganta, 262*
> *Amígdalas aumentadas e hiperemiadas, 262*
>
> **Pescoço, 263**
> *Bócio, 263*
> *Torcicolo ou dor no pescoço, 263*

A garganta e a parte anterior do pescoço formam uma área na qual praticamente todos os canais convergem. Com a única exceção do canal da Bexiga, 11 dos 12 canais passam pela parte anterior ou pela lateral da garganta. Dos oito vasos Extraordinários, seis passam pelo centro ou pela lateral da garganta; as exceções são o Vaso Governador e o Vaso da Cintura. Portanto, sendo influenciada por tantos canais e, por conseguinte, pelos órgãos internos, a garganta reflete claramente as condições de Yin-Yang, Calor-Frio e Deficiência-Excesso, e é uma importante área diagnóstica. A garganta é influenciada particularmente pelos canais do Pulmão, Estômago, Intestino Grosso, Fígado, Rim e Vaso da Concepção.

A medicina chinesa fala sobre "garganta" de modo geral, sem distinguir a faringe (relacionada com os sistemas respiratório e digestivo) da laringe (pertencente ao sistema respiratório). Entretanto, há sinais de que os antigos médicos chineses tinham conhecimento dessa diferenciação. Por exemplo, já no ano 100 a.C., o *Eixo Espiritual* diz no Capítulo 69: "*A garganta é a passagem de alimentos e bebidas; a garganta também é onde o* Qi *sobe e desce*".[1]

É interessante o fato de que o texto chinês usa dois termos diferentes nessa frase: *Yan-hou* para passagem de alimentos e *Hou-long* para passagem do *Qi*; os dois termos são traduzidos como "garganta" nos textos modernos.

Tendo em mente a função dual da garganta em relação aos sistemas respiratório e digestivo, pode-se diferenciar a *grosso modo* dois tipos gerais de problemas da garganta: um relacionado com o sistema respiratório e, na medicina chinesa, com os canais do Pulmão e do Rim, e outro relacionado com o sistema digestivo e, na medicina chinesa, com os canais do Estômago e do Intestino Grosso. Nos adultos, dores de garganta crônicas são mais comumente relacionadas com os canais do Pulmão e do Rim, e em crianças, mais comumente relacionadas com os canais do Estômago e do Intestino Grosso.

Em relação a Calor e Frio, a garganta é propensa apenas a Calor (Cheio ou Vazio) e não tem nenhum padrão de Frio.

Por que perguntar

Eu geralmente faço perguntas sobre sintomas da garganta para confirmar um padrão de Calor (porque a garganta é uma área de concentração de Calor) ou um padrão de estagnação do *Qi*.

Normalmente, pergunto sobre os sintomas do pescoço para confirmar a presença de um padrão de Fígado, como estagnação do *Qi* do Fígado ou ascensão do *Yang* do Fígado, que, à exceção da invasão de Frio externo, são as causas mais comuns de dor crônica no pescoço.

Quando perguntar

É útil perguntar sobre sintomas da garganta quando há Calor (Cheio ou Vazio) ou estagnação de *Qi*. Se não houve menção anterior de sintomas da garganta, eu geralmente pergunto sobre esses sintomas mais para o final da consulta. Sempre pergunto sobre a garganta quando suspeito de um padrão de rebelião do *Qi* do Vaso Penetrador.

Como perguntar

Eu normalmente pergunto para o paciente se ele já teve sensação de aperto na garganta ou sensação de bolo na garganta. Se o paciente falar sobre desconforto no pescoço, é importante pedir que ele aponte claramente a área envolvida: as laterais do pescoço são influenciadas pelo canal da Vesícula Biliar e, com frequência, pelos padrões do Fígado, enquanto a parte detrás do pescoço é influenciada pelo canal da Bexiga.

Os seguintes sinais da garganta e do pescoço serão discutidos:
1. Garganta
   a) Dor de garganta
   b) Garganta seca
   c) Coceira na garganta
   d) Rouquidão
   e) Sensação de obstrução na garganta
   f) Amígdalas aumentadas e hiperemiadas.
2. Pescoço
   a) Bócio
   b) Torcicolo ou dor no pescoço.

1. GARGANTA

Ver Parte 5, *Sintomas e Sinais*, Capítulo 59.

a) Dor de garganta

Tanto a dor de garganta aguda como a crônica decorrem de Calor, que pode ser Cheio ou Vazio; entretanto, devemos sempre checar esse sintoma com os achados da observação, especialmente em casos agudos. Hiperemia da faringe confirma presença de Calor, especialmente Calor Cheio.

Ao diagnosticar dor de garganta, a primeira coisa a estabelecer é se é de origem externa ou interna, e o significado clínico desse sintoma será, portanto, analisado de acordo com essa distinção.

i) Dor de garganta de origem externa

Dor de garganta de origem externa tem início súbito e curta duração. Nas invasões externas de Vento, a dor de garganta geralmente aponta para Vento-Calor, e não para Vento-Frio, especialmente se for muito grave. Outros sintomas incluem aversão ao frio, febre (ou corpo quente ao toque), dor de cabeça, espirros e pulso Flutuante-Rápido.

ii) Dor de garganta de origem interna

Dor de garganta de origem interna normalmente decorre de Calor, que pode ser Cheio ou Vazio; em geral, a dor de garganta por Calor Cheio é muito grave e a garganta fica hiperemiada e inchada, ao passo que a por Calor Vazio é menos grave, piora ao anoitecer e está associada com secura. Entretanto, dor de garganta crônica também pode surgir de uma deficiência do Yin de longa data, sem Calor Vazio.

Nos adultos, a dor de garganta crônica mais comum é a originada da deficiência do Yin do Rim e/ou do Pulmão com Calor Vazio. Essa dor de garganta não é muito grave, piora ao anoitecer e está associada com secura da garganta e outras manifestações de deficiência do Yin. Dor de garganta crônica também pode ser causada simplesmente por deficiência do Qi e do Yin, sem Calor Vazio; nesse caso, a dor de garganta é leve, cíclica, causada por excesso de trabalho e está associada a outras manifestações de deficiência de Qi e de Yin.

Em alguns casos, os pacientes reclamam de uma "dor de garganta" que vem e vai de acordo com o estado emocional. Se não houver hiperemia no interior da garganta e nenhum outro sinal de Calor, essa dor de garganta pode decorrer de estagnação do Qi (do Fígado ou do Pulmão) por problemas emocionais.

Em crianças, o Vento-Calor externo tem maior propensão de causar Calor interior do que o Vento-Frio, caso não seja dispersado adequadamente após os estágios iniciais. Há grande probabilidade de dar origem a fatores patogênicos residuais. Quando uma criança apresenta dor de garganta crônica recorrente, as duas causas mais comuns são Calor residual ou acúmulo de Calor nos canais do Estômago e do Intestino Grosso decorrente de retenção de alimentos. No caso de Calor residual no canal do Pulmão, a criança apresenta história de invasões repetidas de Vento-Calor, normalmente tratadas com antibióticos; outras manifestações podem incluir tosse, sede, sensação de calor, bochechas avermelhadas e sono agitado. No caso de dor de garganta por acúmulo de Calor nos canais do Estômago e do Intestino Grosso, não há história de invasões repetidas de Vento-Calor, mas uma sucessão de distúrbios digestivos, como vômito e regurgitação de alimentos. Outras manifestações podem incluir dor abdominal, constipação intestinal, dor epigástrica e sono agitado.

»» TRATAMENTO

Pontos para dor de garganta de origem externa (Vento-Calor): IG-4 *Hegu*, P-11 *Shaoshang*.
Pontos para dor de garganta de origem interna: R-6 *Zhaohai*, P-7 *Lieque*.

DOR DE GARGANTA

- Invasão de Vento-Calor externo: dor de garganta com início agudo
- Calor Cheio no Estômago e nos Intestinos: dor de garganta grave com inchaço
- Deficiência do *Yin* do Rim e/ou do Pulmão com Calor Vazio: dor de garganta leve e crônica
- Deficiência grave do *Qi* e do *Yin*: dor de garganta branda e crônica agravada por sobrecarga de trabalho
- Calor Residual no canal do Pulmão ou Calor nos canais do Estômago e do Intestino Grosso: dor de garganta crônica recorrente em crianças
- Estagnação do *Qi* (Fígado ou Pulmão): "dor de garganta" crônica que vem e vai.

b) Garganta seca

Ver Parte 5, *Sintomas e Sinais*, Capítulo 59.

Excluindo as invasões externas de Vento-Calor que podem causar secura na garganta, a causa mais comum de secura crônica da garganta é uma deficiência do *Yin* do Pulmão e/ou do Rim: de fato, nessas situações, a garganta seca é um importante sintoma que confirma o diagnóstico de deficiência de *Yin*. Secura crônica da garganta por Calor Cheio pode estar relacionada com o canal do Estômago, mas isso é muito menos comum do que o primeiro caso.

A secura crônica da garganta também pode estar relacionada com os canais do Fígado e da Vesícula Biliar e ser causada por Calor no Fígado e na Vesícula Biliar ou pela síndrome do *Yang* Menor dentro dos Seis Estágios ou do padrão de Calor na Vesícula Biliar no nível do *Qi* dentro dos Quatro Níveis.

»» TRATAMENTO

Secura crônica da garganta: P-7 *Lieque* com R-6 *Zhaohai* (Vaso da Concepção).

GARGANTA SECA

- Invasão externa de Vento-Calor
- Deficiência do *Yin* do Pulmão
- Deficiência do *Yin* do Rim
- Calor no Estômago
- Calor no Fígado e na Vesícula Biliar
- Padrão do *Yang* Menor (Seis Estágios)
- Calor na Vesícula Biliar (Quatro Níveis).

c) Coceira na garganta

Ver Parte 5, *Sintomas e Sinais*, Capítulo 59.

A coceira na garganta com início súbito está sempre relacionada com invasão de Vento, que pode ser Vento-Frio,

Vento-Calor ou Vento-Secura. A coceira crônica da garganta normalmente decorre de deficiência do *Yin* do Pulmão ou Secura no Pulmão; nesse caso, a sensação do prurido na garganta é pior ao anoitecer e está associada com desejo de beber água em pequenos goles.

d) Rouquidão

Ver Parte 5, *Sintomas e Sinais*, Capítulo 59; Parte 4, *Audição e Olfação*, Capítulo 53.

Em casos agudos, rouquidão decorre de invasão externa de Vento-Calor ou Calor no Pulmão. Nas invasões de Vento externo, a presença de voz rouca em si indica Vento-Calor, e não Vento-Frio, porque a garganta é um lugar onde o Calor se acumula com facilidade. Nesses casos, a rouquidão vem acompanhada de dor de garganta, aversão ao frio, febre, língua Vermelha na parte anterior ou nas laterais e pulso Flutuante-Rápido.

Rouquidão também pode ocorrer por quadro agudo de Calor no Pulmão depois de uma invasão de Vento-Calor: nesse caso, a rouquidão da voz é acompanhada por dor de garganta, sensação de obstrução da garganta, tosse com pouco muco amarelado, dor no peito, língua Vermelha com saburra seca amarelada e pulso Transbordante-Rápido.

Em casos crônicos, a causa mais comum de rouquidão é de longe uma deficiência do *Yin* do Pulmão e do Rim: nesses casos, a rouquidão é acompanhada por secura da garganta à noite, prurido na garganta, voz fraca, tontura, tinidos, transpiração noturna, língua sem saburra e pulso Flutuante-Vazio. Esse padrão é mais comum nos idosos.

Uma causa menos comum de rouquidão crônica (também nos idosos) é o acúmulo de Fleuma e estase de Sangue na garganta, e nesse caso também há dor de garganta, sensação de obstrução da garganta, espessamento das cordas vocais, nódulos nas cordas vocais, inchaço da garganta, língua Arroxeada e pulso em Corda.

ROUQUIDÃO

- Invasão de Vento-Calor: dor de garganta, início súbito, aversão ao frio, febre, língua Vermelha, pulso Flutuante-Rápido
- Calor no Pulmão: dor de garganta, sensação de obstrução na garganta, tosse com pouco muco amarelado, dor no peito, língua Vermelha com saburra seca amarelada, pulso Transbordante-Rápido
- Deficiência do *Yin* do Pulmão e do Rim: garganta seca à noite, prurido na garganta, voz fraca, tontura, tinidos, transpiração noturna
- Fleuma e estase de Sangue na garganta: dor de garganta, sensação de obstrução na garganta, espessamento das cordas vocais, nódulos nas cordas vocais, inchaço da garganta, língua Arroxeada, pulso em Corda

e) Sensação de obstrução na garganta

Ver Parte 5, *Sintomas e Sinais*, Capítulo 59.

A sensação de obstrução na garganta pode ser comparada a ter um pedaço de carne alojado na garganta; não pode ser engolido ou expelido, mas não há hiperemia, nem dor, nem inchaço da garganta. É comumente chamada de Síndrome do Caroço de Ameixa, embora a primeira referência a essa síndrome no *Prescriptions of the Golden Cabinet* (*Jin Gui Yao Lue*) mencione um pedaço de carne, e não um caroço de ameixa.

Esse sintoma é quase sempre causado por uma estagnação do *Qi* decorrente de problemas emocionais; os livros modernos chineses sempre relacionam esse sintoma à estagnação do *Qi* do Fígado e a problemas emocionais como raiva, raiva reprimida ou frustração, mas também pode ser decorrente de estagnação do *Qi* do Pulmão e da incapacidade deste em descer, causada por emoções como preocupação, tristeza ou pesar. Independente da emoção ou do canal envolvido, quando for decorrente da estagnação de *Qi*, a sensação de corpo estranho na garganta vem e vai de acordo com o estado emocional do paciente.

A sensação de obstrução na garganta também pode ser decorrente de rebelião do *Qi* do Vaso Penetrador. Nesse caso, vem acompanhada por sintomas em todo o curso desse canal, como plenitude e/ou dor abdominal, irregularidades menstruais em mulheres, aperto no peito, ansiedade e palpitações.

Entretanto, a estagnação de *Qi* e a rebelião do *Qi* do Vaso Penetrador não são as únicas possíveis causas de sensação de obstrução na garganta. Esse sintoma também pode ser causado por uma deficiência do *Yin* do Pulmão e/ou do Rim. Nesse caso, a sensação de corpo estranho na garganta é menos grave do que no caso anterior; fica pior ao anoitecer e é agravada por sobrecarga de trabalho.

SENSAÇÃO DE OBSTRUÇÃO NA GARGANTA

- Estagnação do *Qi* do Fígado ou do Pulmão: grave, vem e vai de acordo com o humor
- Rebelião do *Qi* no Vaso Penetrador: piora na gravidez ou antes da menstruação
- Deficiência do *Yin* do Pulmão e/ou do Rim: leve, piora ao anoitecer, agravada por sobrecarga de trabalho.

f) Amígdalas aumentadas e hiperemiadas

Ver Parte 5, *Sintomas e Sinais*, Capítulo 59; Parte 1, *Observação*, Capítulo 10.

As amígdalas são influenciadas pelos canais do Pulmão, Estômago e Intestino Grosso e são suscetíveis a Calor ou Calor Tóxico.

i) Condições agudas

Em condições agudas, a hiperemia e o aumento das amígdalas podem ocorrer com invasão de Vento-Calor; de fato, esse sinal sempre indica que o fator patogênico é Vento-Calor, e não Vento-Frio. Entretanto, o aumento e a hiperemia das amígdalas por invasão de Vento também indicam que há Calor Tóxico de origem externa (essa é uma importante diferenciação diagnóstica na escolha de ervas porque vamos precisar tratar o Calor Tóxico).

ii) Condições crônicas

Em condições crônicas, a hiperemia e o aumento das amígdalas indicam Calor (que pode ser Cheio ou Vazio) ou Calor Tóxico. Esses fatores patogênicos podem afetar os canais do Estômago ou do Intestino Grosso. Em crianças, amigdalite crônica quase sempre está relacionada com Calor residual ou Calor Tóxico (após invasões repetidas de Vento-Calor, especialmente se tratadas com antibióticos). Em adultos, amigdalite crônica geralmente decorre de Calor Vazio no canal do Pulmão e/ou do Estômago.

Caso clínico

Um menino de 12 anos de idade sofria de amigdalite recorrente desde os 18 meses de idade. Na época, ele havia tido uma crise grave de amigdalite aguda para a qual tomou antibióticos; a infecção aguda parecia ter desaparecido, mas ele continuou tendo crises recorrentes, toda vez tratadas com antibióticos desde então. Na época da consulta, além das crises recorrentes de amigdalite, seus principais sintomas eram nariz constantemente entupido, dores de garganta recorrentes, dor de ouvido, tosse e catarro, que se agravavam no inverno e melhoravam no verão. Suas amígdalas e adenoides haviam sido removidas 9 meses antes da consulta, o que rendeu apenas uma ligeira melhora.

Indagado sobre o sistema digestivo, ele disse que tinha dor epigástrica ocasional, sede, gosto pegajoso na boca e náuseas. Ele sentia a cabeça pesada e congestionada, especialmente pela manhã. Seu pulso era Fraco no geral e sua língua estava ligeiramente Vermelha, ligeiramente Aumentada e com saburra fina amarelada e pegajosa.

Diagnóstico

Esse caso é um exemplo clássico de fator patogênico residual em uma criança. Depois de uma infecção aguda, especialmente quando tratada com antibióticos, as crianças ficam propensas a desenvolver um fator patogênico que as predispõe a outras infecções; se essas infecções forem tratadas com mais antibióticos, o fator patogênico residual vai ficando cada vez mais arraigado, estabelecendo um ciclo vicioso que pode durar anos. Nesse caso, a primeira crise de amigdalite, tratada com antibióticos quando ele tinha 18 meses, foi obviamente seguida pela retenção de um fator patogênico; nesse caso, Umidade-Calor na cabeça. Além do nariz entupido, da dor de ouvido, das amigdalites crônicas e da dor de garganta, a presença do fator patogênico fica confirmada pela dor epigástrica, sede, gosto pegajoso na boca, náuseas e saburra da língua pegajosa e amarelada.

Nesse caso, em decorrência da longa duração do problema, a Umidade enfraqueceu o Baço, havendo, assim, uma condição combinada de Excesso e Vazio com Umidade-Calor na cabeça e no Aquecedor Médio e deficiência do *Qi* do Baço, que se confirma pelo pulso Fraco.

Nesse caso, a Raiz da condição é o fator patogênico residual – ou seja, Umidade-Calor na cabeça e no Aquecedor Médio que levou ao desenvolvimento da deficiência do *Qi* do Baço. O princípio de tratamento, portanto, é primeiramente e principalmente eliminar a Umidade-Calor da cabeça e do Aquecedor Médio; esse tratamento pode levar vários meses, e é só depois de dispersar a Umidade-Calor que podemos voltar a atenção para tonificar o *Qi* do Baço.

2. PESCOÇO

Os seguintes sinais do pescoço serão discutidos:
   a) Bócio
   b) Torcicolo e dor no pescoço.

a) Bócio

Ver Parte 5, *Sintomas e Sinais*, Capítulo 59; Parte 1, *Observação*, Capítulo 10.

A investigação de bócio é relevante no interrogatório, bem como na observação, quando há história de bócio ou quando o paciente teve bócio e se submeteu a cirurgia para removê-lo.

O bócio, por si só, é sempre um sinal de Fleuma. Com muita frequência, a patologia de Fleuma está combinada com estagnação de *Qi* na garganta; nem sempre tem relação com o Fígado, podendo também estar relacionado com os Pulmões e com o Estômago. Em casos crônicos, há sempre uma deficiência de base do *Qi* e/ou do *Yin* que pode fazer com que o bócio aumente e diminua.

O bócio está intimamente relacionado com os canais do Fígado e do Pulmão, e o Fogo no Fígado combinado com Fleuma é uma causa frequente de bócio. Finalmente, em casos crônicos, a Fleuma também pode estar combinada com estase de Sangue, causando bócio. Em caso de Fogo no Fígado e estase de Sangue, o bócio é duro; em todos os outros casos, ele é mole à palpação.

BÓCIO

- Fleuma: bócio grande e mole
- Estagnação de *Qi* com Fleuma: irritabilidade, depressão, tamanho do bócio varia de acordo com o humor
- Deficiência de *Yin* com Fleuma: bócio pequeno, cansaço
- Fogo no Fígado com Fleuma: bócio duro, irritabilidade
- Estase do Sangue do Fígado com Fleuma: bócio duro, língua Arroxeada

b) Torcicolo ou dor no pescoço

Ver Parte 5, *Sintomas e Sinais*, Capítulo 62.

A causa mais comum de torcicolo ou dor no pescoço é retenção de Vento e Umidade nos músculos do pescoço, que é um tipo de Síndrome de Obstrução Dolorosa.

Outra causa comum de torcicolo ou dor no pescoço é estagnação do *Qi* do Fígado, que normalmente decorre de estresse, frustração e ressentimento guardados. A ascensão do *Yang* do Fígado ou o Vento no Fígado também podem causar torcicolo ou dor no pescoço; esses padrões são mais comuns nos idosos, muitas vezes, mas não necessariamente, associados à hipertensão.

Uma causa menos comum de torcicolo ou dor leve no pescoço é a deficiência do Rim por conta da incapacidade do *Yang* do Rim em nutrir o canal da Bexiga no pescoço, causando apenas torcicolo crônico e geralmente visto apenas nos idosos.

Invasão de Vento-Frio externo causa torcicolo agudo com todos os outros sintomas característicos de invasões externas, como aversão ao frio e espirros.

▶ TRATAMENTO

Dor no pescoço por acometimento dos canais *Tai Yang*: ID-3 *Houxi* com B-62 *Shenmai* (Vaso Governador), B-10 *Tianzhu*.
Dor no pescoço por acometimento dos canais *Shao Yang*: TA-5 *Waiguan*, VB-20 *Fengchi*.

DOR NO PESCOÇO OU TORCICOLO

- Vento e Umidade nos músculos do pescoço: dor e torcicolo, reage ao clima
- Estagnação do *Qi* do Fígado: aparece e desaparece de acordo com o humor, não reage ao clima
- Ascensão do *Yang* do Fígado: torcicolo intenso, tontura, propensão a explosões de raiva, pulso em Corda
- Vento no Fígado: torcicolo, tremor
- Deficiência do Rim: caráter crônico, mais comum nos idosos
- Invasão de Vento-Frio: início súbito, agudo, acompanhado por aversão ao frio e espirros.

RESULTADOS DO APRENDIZADO

O aluno agora deve entender:
- Por quê, quando e como perguntar sobre o pescoço
- Que quase todos os canais convergem no pescoço, e por isso ele é uma importante área diagnóstica
- O significado clínico de dor de garganta de origem externa e interna, de garganta seca, coceira na garganta, rouquidão ou sensação de obstrução na garganta
- Que as amígdalas são influenciadas pelos Pulmões, Estômago e Intestino Grosso e são suscetíveis aos padrões de Calor ou Calor Tóxico
- O significado clínico de bócio, dor no pescoço e torcicolo.

NOTA

1. 1981 The Yellow Emperor's Classic of Internal Medicine – *Spiritual Axis* (*Ling Shu Jing* 灵 樞 经), People's Publishing House, Beijing, publicado pela primeira vez c. 100 a.C., p. 125.

Corpo 37

PARTE 2

CONTEÚDO DO CAPÍTULO

- Dores no Corpo Todo, 265
- Dor nas Articulações, 265
- Lombalgia, 266
- Dormência/Formigamento, 266
- Prurido, 266
- Perda de Peso, 266
- Obesidade, 267

Perguntas sobre o corpo dizem respeito principalmente a dor e formigamento. O tórax e o abdome são discutidos no Capítulo 38 e os membros, no Capítulo 39.

Por que perguntar

Além da pergunta sobre dor lombar, que eu sempre faço quando suspeito de uma deficiência do Rim, as perguntas sobre o corpo têm relação principalmente com os sintomas que afetam o corpo todo, e não apenas uma área específica, como dor, dormência ou prurido no corpo todo ou perda de peso ou obesidade.

Quando perguntar

Além da pergunta sobre lombalgia, geralmente eu faço perguntas sobre o corpo apenas quando forem relevantes. Em particular, perguntar sobre ganho ou perda de peso é importante porque dá uma ideia do estado do Sangue e do Yin e do Estômago e do Baço.

Como perguntar

As perguntas sobre o corpo relativas a formigamento, dor ou prurido são autoexplicativas. Os seguintes sintomas do corpo serão discutidos:

1. Dores no corpo todo
2. Dor nas articulações
3. Lombalgia
4. Dormência/formigamento
5. Prurido
6. Perda de peso
7. Obesidade

1. DORES NO CORPO TODO

Ver Parte 5, *Sintomas e Sinais*, Capítulo 68.

Quando digo "dores no corpo todo" estou me referindo às dores ou dolorimentos na maioria das articulações e dos músculos, que não é um sintoma comum. É de extrema importância fazer uma distinção de acordo com o início do sintoma. Dores no corpo todo com início súbito são decorrentes de Vento externo e, portanto, são acompanhadas por aversão ao frio, calafrios, febre e pulso Flutuante.

Em condições crônicas, a causa mais comum de dores no corpo todo é a deficiência do *Qi* e do Sangue. Nesse caso, elas são acompanhadas por lassidão pronunciada e melhoram pelo repouso.

Dores nos músculos do corpo, em especial nos membros, normalmente são decorrentes de retenção de Umidade nos músculos e são frequentemente vistas na síndrome da fadiga crônica; nesse caso, a dor muscular é acompanhada por sensação pronunciada de peso dos membros e do corpo. Dores em todos os músculos com sensação de calor no corpo à palpação são decorrentes de Calor no Estômago.

Dor nos braços e ombros sentida apenas ao andar é decorrente de estagnação do *Qi* do Fígado.

Em mulheres, após o parto, dor surda no corpo todo é decorrente de deficiência de Sangue e dor grave e lancinante no corpo todo é decorrente de estase de Sangue.

DORES NO CORPO TODO

- Deficiência de *Qi* e de Sangue: lassidão, melhora pelo repouso
- Retenção de Umidade nos músculos: sensação de peso nos membros e no corpo
- Calor no Estômago: sensação de calor no corpo
- Estagnação do *Qi* do Fígado: dor nos braços e ombros ao andar
- Deficiência de Sangue: após parto
- Estase de Sangue: dor lancinante após o parto.

2. DOR NAS ARTICULAÇÕES

Ver Parte 5, *Sintomas e Sinais*, Capítulo 68.

Dor nas articulações decorre de invasão de Vento, Umidade ou Frio nos canais das articulações. Dor articular por Vento se move de uma articulação para outra; dor articular por Umidade é fixa e caracteriza-se por inchaço e dormência; dor articular por Frio é fixa, normalmente em apenas uma articulação, e a dor é intensa.

Em casos crônicos, qualquer um dos fatores patogênicos citados acima pode transformar-se em Calor. Umidade é formada e a Umidade-Calor se acumula nas articulações, causando dor crônica. Dor lancinante grave nas articulações pode ser decorrente de estase de Sangue.

DOR ARTICULAR

- Invasão de Vento: dor migratória
- Invasão de Umidade: dor com inchaço e sensação de peso
- Invasão de Frio: dor grave em uma única articulação
- Umidade-Calor: dor, inchaço, vermelhidão
- Estase de Sangue: dor lancinante, grave, rigidez.

3. LOMBALGIA

Ver Parte 5, *Sintomas e Sinais*, Capítulo 67.

Dor aguda na região lombar é decorrente de distensão ou invasão de Frio. Se for decorrente de distensão, a dor é intensa com pronunciada rigidez, melhora pelo repouso e se agrava por movimento; essa dor é decorrente de estagnação local de *Qi* e Sangue. Se a dor for decorrente de invasão de Frio, ela piora pelo repouso, normalmente está pior de manhã e melhora por movimento suave. Lombalgia crônica é decorrente de uma deficiência do Rim, e, nesse caso, a dor lombar melhora pelo repouso e piora por excesso de trabalho e atividade sexual excessiva. Em muitos casos de lombalgia crônica, há uma combinação dos três fatores acima; por exemplo, uma deficiência do Rim de base (causando dor crônica surda) predispõe o paciente a invasão de Frio ou a distensão e, portanto, a crises agudas periódicas.

Dor lombar que se estende até a parte superior das costas normalmente é decorrente de uma combinação de deficiência do Rim e estagnação do *Qi* do Fígado.

TRATAMENTO

Lombalgia aguda por distensão (estagnação de *Qi* e/ou de Sangue): B-60 *Kunlun*, pontos *Ah Shi* na região lombar com ventosa, B-25 *Dachangshu*.
Lombalgia por Frio: B-23 *Shenshu*, B-26 *Guanyuanshu*, B-40 *Weizhong*, moxa.
Lombalgia crônica por deficiência do Rim: B-23 *Shenshu*, *Shiqizhuixia*, B-26 *Guanyuanshu*, R-4 *Dazhong*.

LOMBALGIA

- Distensão: lombalgia aguda que melhora pelo repouso
- Invasão de Frio: lombalgia aguda que se agrava pelo repouso
- Deficiência do Rim: lombalgia crônica que melhora pelo repouso
- Deficiência do Rim e estagnação do *Qi* do Fígado: lombalgia crônica que se estende até a região superior das costas.

4. DORMÊNCIA/FORMIGAMENTO

Ver Parte 5, *Sintomas e Sinais*, Capítulos 64, 65, 66 e 68.

Dormência ou formigamento podem ser decorrentes de três causas principais: deficiência de Sangue, Fleuma ou Vento interno. No caso de deficiência de Sangue, há dormência ou formigamento dos dois braços ou das pernas, ou apenas das mãos ou dos pés – mais comum em mulheres. Fleuma pode causar dormência ou formigamento em um ou em ambos os membros, normalmente acompanhados por sensação de peso. Vento interno normalmente causa dormência unilateral em um membro; se afetar os primeiros três dedos de uma pessoa idosa, pode indicar a possibilidade de um acidente vascular cerebral iminente.

DORMÊNCIA/FORMIGAMENTO

- Deficiência de Sangue: os dois membros, mais comum em mulheres
- Fleuma: com sensação de peso
- Vento interno: normalmente unilateral.

5. PRURIDO

Ver Parte 5, *Sintomas e Sinais*, Capítulos 64, 65, 66 e 68.

As três principais causas de prurido geralmente são Vento, Umidade ou Calor: esses três fatores patogênicos causam prurido intenso. A deficiência de Sangue também pode causar prurido, menos intenso do que o causado pelos três fatores patogênicos acima mencionados.

Prurido causado por Vento é muito intenso e ocorre em diferentes partes do corpo, indo de um lugar para outro, ou no corpo todo. O prurido decorrente de Vento pode ser acompanhado por erupção cutânea, mas também pode ocorrer sem nenhum sinal cutâneo externo. Prurido causado por Vento também pode estar acompanhado por pele seca, porque o Vento em si tem efeito secante. No prurido causado por Vento, o paciente tem um irresistível desejo de coçar; a pele pode abrir-se e sangrar, mas cicatriza logo depois de coçar.

Prurido causado por Umidade é mais localizado, normalmente ocorrendo apenas em lugares específicos, como na axila, região genital, nas mãos ou nos pés. É acompanhado por surgimento de vesículas e a pele se abre depois de coçar, exsudando um líquido que pode ser esbranquiçado ou amarelado, conforme associação da Umidade com Frio ou com Calor. Prurido causado por Umidade-Calor é mais intenso e caracteriza-se pelo surgimento de vesículas amareladas ou pústulas. Em casos graves e crônicos, as pústulas podem supurar e exsudar pus e sangue.

Prurido causado por Calor normalmente é acompanhado por erupção avermelhada, que pode surgir localmente ou no corpo todo.

Prurido causado por deficiência de Sangue é menos intenso; a pele fica seca e com escamas e o prurido piora à noite.

Prurido causado por Calor Tóxico é muito intenso e acompanhado pelo surgimento de furúnculos ou úlceras supurantes que exsudam pus e sangue. Calor Tóxico na pele geralmente é uma complicação de eczema crônico, quando a pele fica infectada.

Sob certas circunstâncias, o prurido pode ser uma manifestação normal que ocorre durante a cicatrização de feridas ou úlceras.

PRURIDO

- Vento: prurido intenso e generalizado
- Umidade: prurido localizado, pele úmida
- Calor no Sangue: prurido com erupção cutânea
- Deficiência do Sangue: prurido leve generalizado com pele seca
- Calor Tóxico: prurido intenso com pústulas
- Prurido durante cicatrização de feridas ou úlceras: normal.

6. PERDA DE PESO

As duas causas mais comuns de perda de peso são deficiência do Sangue ou do *Yin*; outras causas incluem deficiência do *Qi* do Estômago e do Baço, Calor no Estômago e Fogo no Fígado. Embora a deficiência do *Qi* do Estômago e a deficiência do *Qi* do Baço normalmente predisponham ao sobrepeso porque ocasionam Umidade e Fleuma, em casos graves (como na anorexia) elas podem levar à perda de peso porque o corpo não é nutrido pelas essências dos alimentos.

7. OBESIDADE

Ver Parte 5, *Sintomas e Sinais*, Capítulo 68.

Quando a obesidade não é puramente decorrente de ingestão excessiva de alimentos, ela normalmente é causada pela retenção de Umidade-Fleuma ocorrendo dentro de um contexto de deficiência do *Qi* do Baço e/ou deficiência do *Yang* do Rim.

RESULTADOS DO APRENDIZADO

O aluno agora deve entender:
- Por quê, quando e como perguntar sobre o corpo, que normalmente é atacado por fatores patogênicos que causam dor ou dormência
- O significado clínico das dores no corpo todo, da dor nas articulações, da lombalgia, da dormência/formigamento, do prurido, da perda de peso e da obesidade.

38 | Tórax e Abdome

PARTE 2

CONTEÚDO DO CAPÍTULO

Tórax, 268
Tosse, 268
Dor no tórax (peito), 269
Dor nas costelas, 270
Sensação de opressão do tórax, 270
Sensação de calor no tórax, 270
Palpitações, 271
Abdome, 271
Sensações, 272
Áreas de dor abdominal, 273

As perguntas para fins diagnósticos relacionadas ao tórax e ao abdome são discutidas separadamente a seguir.

1. TÓRAX

Tórax refere-se à parte do corpo cercada pelas costelas e pelo esterno. Do ponto de vista chinês, há uma diferença entre a parte anterior do tórax, que está sob a influência do Coração e dos Pulmões, e as laterais do tórax, que estão sob a influência do Fígado e da Vesícula Biliar. A parte anterior do tórax também é a área onde o Qi Torácico (Zong Qi) se concentra (Figura 38.1).

Por que perguntar

É necessário perguntar sobre sintomas do tórax porque alguns deles são recorrentes na prática. Com frequência, sintomas se manifestam particularmente no tórax; por exemplo, sensação de opressão nessa área ou palpitações, que geralmente se originam de estresse emocional.

Os pacientes geralmente não fornecem informações sobre sintomas no tórax espontaneamente, a não ser quando indagados. Por exemplo, pela minha experiência, poucos pacientes realmente contam que têm sensação de opressão no peito.

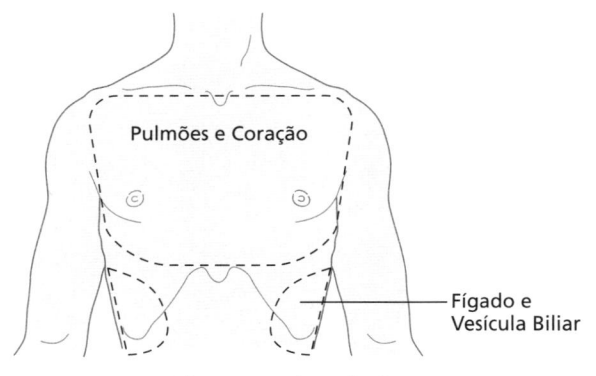

Figura 38.1 Áreas do tórax.

Além disso, a língua e o pulso frequentemente refletem patologias do tórax: a cor arroxeada na área da língua relacionada com o tórax (ver Figura 23.10), por exemplo, ou um pulso que esteja Fraco e Profundo nas duas posições Anteriores.

Quando perguntar

Sintomas no tórax com frequência refletem patologias muito comuns, como estagnação do Qi do Fígado, Fleuma no tórax e deficiência do Sangue do Coração. Portanto, eu pergunto especificamente sobre sintomas no tórax logo no início do interrogatório, quando o paciente está descrevendo seus sintomas.

Como perguntar

É importante ter sensibilidade quando fazemos perguntas sobre o tórax porque as pessoas com frequência têm medo de que, se estamos fazendo perguntas sobre o tórax, é porque suspeitamos de alguma patologia do coração. Além disso, algumas expressões típicas chinesas não são usadas por pacientes ocidentais, por isso devemos formular a pergunta de uma forma que seja compreensível para eles. Por exemplo, poucos pacientes usam a expressão "sensação de opressão no tórax"; eles normalmente dizem que sentem um "aperto no peito" ou que sentem "um peso no peito".

"Palpitações" são outro exemplo da importância de fazer perguntas de uma forma que o paciente possa entender. A maioria das pessoas acredita que palpitações são a mesma coisa que taquicardia – ou seja, o batimento cardíaco mais rápido que o normal. Devemos, portanto, explicar ao paciente que "palpitações" simplesmente significam uma sensação desconfortável de estar consciente do próprio batimento cardíaco. É possível ter taquicardia e não ter palpitações.

Os seguintes sintomas do tórax serão discutidos:
a) Tosse
b) Dor no tórax (peito)
c) Dor nas costelas
d) Sensação de opressão no peito
e) Sensação de calor no peito
f) Palpitações.

a) Tosse

Ver Parte 5, *Sintomas e Sinais*, Capítulo 63; Parte 1, *Observação*, Capítulo 20; Parte 4, *Audição e Olfação*, Capítulo 53.

Quando um paciente se apresenta com tosse, primeiro devemos estabelecer se é uma tosse aguda ou crônica. "Aguda" quer dizer tosse que teve início súbito e pode continuar por alguns dias ou semanas. Tosse crônica significa tosse que começou insidiosamente, sem invasão prévia de Vento e que persiste por meses ou anos, ou que começou com uma invasão exterior de Vento e persistiu por meses ou anos.

i) Tosse aguda

Tosse aguda pode ter três causas. Pode ser uma tosse aguda nos estágios iniciais de uma invasão de Vento, quando o fator patogênico ainda está no Exterior; pode ser uma tosse aguda com o fator patogênico no Interior após uma invasão externa; ou pode ser uma tosse aguda causada por um fator patogênico residual após uma invasão externa.

TRATAMENTO

Tosse aguda na invasão de Vento: IG-4 *Hegu*, P-7 *Lieque*, B-12 *Fengmen*.
Tosse aguda com fator patogênico no Interior: P-7 *Lieque*, P-5 *Chize*, P-1 *Zhongfu*, B-13 *Feishu*.
Tosse aguda causada por fator patogênico residual: idêntico ao anterior.

TOSSE AGUDA

- Invasão externa de Vento: tosse aguda, aversão ao frio, febre, dor de garganta, nariz escorrendo, pulso Flutuante
- Calor ou Fleuma-Calor nos Pulmões: tosse aguda, ladrante, com expectoração de muco amarelado, sensação de calor, sede, pulso Transbordante-Rápido
- Secura residual e Fleuma nos Pulmões: tosse aguda e seca com pouco muco difícil de expectorar depois de crises repetidas de tosse seca, sensação de cócegas na garganta

ii) Tosse crônica

Tosse crônica normalmente decorre de retenção crônica de Fleuma nos Pulmões (Fleuma que pode estar combinada com Umidade, Calor ou Secura) ou de deficiência do *Qi* e/ou do *Yin* do Pulmão.

Um tipo bastante comum de tosse crônica é a decorrente de Umidade-Fleuma nos Pulmões, que se caracteriza por expectoração profusa de muco esbranquiçado fácil de expectorar, sensação de opressão no peito, língua Aumentada com saburra pegajosa e pulso muito Deslizante. Quando Fleuma se combina com Calor nos Pulmões, a tosse tem som mais alto e caracteriza-se por expectoração de muco amarelado, sensação de opressão no peito, sensação de calor e língua Vermelha e Aumentada e pulso Deslizante-Rápido.

Um tipo comum de tosse crônica nos idosos é o decorrente de Secura-Fleuma nos Pulmões, que se caracteriza por tosse seca crônica com som fraco e pouco muco ocasional difícil de expectorar.

Tosse crônica decorrente de uma deficiência do *Qi* ou do *Yin* do Pulmão caracteriza-se por tosse branda com som fraco acompanhada por sinais de deficiência do *Qi* ou do *Yin*.

TRATAMENTO

Tosse por Umidade-Fleuma: P-5 *Chize*, P-1 *Zhongfu*, B-13 *Feishu*, E-40 *Fenglong*.
Tosse por Fleuma-Calor: P-5 *Chize*, P-1 *Zhongfu*, IG-11 *Quchi*, B-13 *Feishu*, E-40 *Fenglong*.
Tosse por Secura-Fleuma: P-1 *Zhongfu*, P-7 *Lieque*, E-40 *Fenglong*, BP-6 *Sanyinjiao*, R-6 *Zhaohai*.

TOSSE CRÔNICA

- Umidade-Fleuma nos Pulmões: tosse crônica com expectoração fácil de muco profuso esbranquiçado, língua Aumentada com saburra pegajosa
- Fleuma-Calor nos Pulmões: tosse crônica com expectoração profusa de muco amarelado ou esverdeado, sensação de calor, língua Vermelha e Aumentada com saburra pegajosa amarelada, pulso Deslizante-Rápido
- Secura-Fleuma nos Pulmões: tosse seca crônica com expectoração difícil e ocasional de pouco muco, garganta seca, língua Aumentada com saburra seca
- Deficiência do *Qi* do Pulmão: tosse leve crônica com som fraco, voz fraca, pulso Vazio
- Deficiência do *Yin* do Pulmão: tosse seca crônica, garganta seca ao anoitecer, transpiração noturna, língua sem saburra

Caso clínico

Uma mulher de 48 anos de idade vinha apresentando tosse persistente por 6 meses. Ela sentia que tinha certo muco na garganta difícil de expectorar, mas a tosse era seca de modo geral. Quando conseguia expectorar algum muco, era espesso, pegajoso e esbranquiçado. Ela também se queixava de falta de ar e sensação de aperto e opressão no peito. Um pneumologista havia diagnosticado bronquiectasia.

Ela era magra e franzina e vinha perdendo peso nos últimos 2 anos. Sua cútis era baça e amarelada. Ela também tinha sensação de frio de modo geral, mãos e pés frios, constipação intestinal e secreção vaginal amarelada.

A cor da língua era normal, mas o corpo da língua estava Aumentado; a parte posterior da língua tinha saburra amarelada sem raiz e sem "espírito". Seu pulso era Fraco no geral, especialmente nas duas posições Posteriores, e ligeiramente Deslizante.

Diagnóstico

A tosse com expectoração de muco espesso, pegajoso e esbranquiçado, juntamente com a falta de ar e sensação de aperto e opressão no peito, indica presença de Umidade-Fleuma nos Pulmões, que se confirma pelo aumento do corpo da língua e pelo pulso Deslizante. A sensação geral de frio, as mãos e os pés frios, a constipação intestinal e o pulso Fraco nas duas posições Posteriores indicam deficiência do *Yang* do Rim, que obviamente contribuiu para a formação de Fleuma. A deficiência do Rim também fica evidente pela ausência de "espírito" na raiz da língua. Além de Umidade-Fleuma nos Pulmões, também há Umidade-Calor no Aquecedor Inferior, que causa secreção vaginal amarelada.

A perda de peso que vem ocorrendo nos últimos 2 anos e a saburra da língua sem raiz apontam para o início de uma situação de deficiência do *Yin* do Rim, que às vezes pode evoluir a partir da deficiência do *Yang* do Rim.

O tratamento deve concentrar-se primeiro em resolver a Umidade-Fleuma e estimular o descenso do *Qi* do Pulmão, e depois em tonificar os Rins.

b) Dor no tórax (peito)

Ver Parte 5, *Sintomas e Sinais*, Capítulo 63; Parte 1, *Observação*, Capítulo 16.

Aqui, "tórax" indica a parte anterior do tórax. Dor nessa área normalmente tem envolvimento do canal do Coração ou do Pulmão e sempre denota uma condição Cheia (mesmo que a origem seja uma condição subjacente de Vazio).

A dor no tórax pode ser diferenciada de acordo com seu caráter. Dor fixa, pungente, lancinante ou em agulhada indica estase de Sangue. Dor no peito acompanhada por sensação de distensão do tórax e do hipocôndrio indica estagnação do Qi e normalmente é acompanhada por suspiros e irritabilidade. Dor crônica intermitente no tórax, que vem e vai, também indica estase de Sangue, mas sugere uma condição subjacente de Vazio de deficiência de Qi ou de Yang.

Dor no tórax lancinante ou pungente indica estase de Sangue afetando o canal do Coração (especialmente se irradiar-se para o braço esquerdo), e isso geralmente ocorre dentro de um contexto de deficiência do Yang do Coração: cai na categoria de Síndrome de Obstrução Dolorosa no Tórax.

Dor no tórax acompanhada por tosse com expectoração profusa de muco amarelado é decorrente de Fleuma-Calor nos Pulmões e pode ser vista em condições pulmonares agudas, como bronquite, pneumonia ou pleurite.

Dor no tórax em uma grande área juntamente com tosse, falta de ar e face avermelhada indica Calor no Pulmão. Dor no tórax se estendendo para a região hipocondríaca pode ser decorrente de Umidade-Calor no canal do Fígado e da Vesícula Biliar.

Dor na região cardíaca do lado esquerdo do tórax indica estase de Sangue no Coração ou Fleuma obstruindo o canal do Coração.

Dor no tórax se estendendo para a parte superior das costas normalmente é decorrente de Fleuma ou estase de Sangue.

TRATAMENTO

Dor no tórax por estase de Sangue no Coração: PC-6 *Neiguan*, E-40 *Fenglong*.
Dor no tórax por Fleuma-Calor nos Pulmões: P-5 *Chize*, IG-11 *Quchi*, E-40 *Fenglong*.
Dor no tórax por Calor no Pulmão: P-5 *Chize*, IG-11 *Quchi*.
Dor no tórax por estagnação do Qi do Fígado: VB-34 *Yanglingquan*, TA-6 *Zhigou*.
Dor no tórax por Umidade-Calor no Fígado e na Vesícula Biliar: VB-34 *Yanglingquan*, TA-6 *Zhigou*, VC-9 *Shuifen*, BP-9 *Yinlingquan*.

DOR NO TÓRAX

- Estase de Sangue no Coração: dor lancinante no tórax
- Fleuma-Calor nos Pulmões: dor no tórax com tosse e expectoração profusa de muco amarelado
- Calor no Pulmão: dor no tórax com tosse e falta de ar
- Estagnação do Qi do Fígado: dor em distensão no tórax e no hipocôndrio
- Estase de Sangue com condição subjacente de Vazio: dor crônica e intermitente no tórax
- Umidade-Calor no Fígado e na Vesícula Biliar: dor no tórax e no hipocôndrio com sensação de peso e gosto pegajoso na boca

c) Dor nas costelas

Ver Parte 5, *Sintomas e Sinais*, Capítulo 63.

"Dor nas costelas" se refere à dor no aspecto lateral da caixa torácica, acima da área dos hipocôndrios.

Os padrões mais comuns que causam dor nas costelas são:

- Estagnação do Qi do Fígado: dor nas costelas com sensação pronunciada de distensão
- Estase de Sangue: dor lancinante grave
- Umidade-Calor no Fígado e na Vesícula Biliar: dor nas costelas com sensação de opressão e peso.

d) Sensação de opressão do tórax

Ver Parte 5, *Sintomas e Sinais*, Capítulo 63.

Uma sensação de opressão no tórax é a tradução do termo chinês *Xiong Men*. Pacientes ocidentais, pelo menos os de países anglo-saxônicos, raramente usam esse termo e relatam esse sintoma como sendo uma sensação de aperto, desconforto ou peso no peito.

Uma sensação de opressão no peito acompanhada por tosse e expectoração de muco indica retenção de Fleuma nos Pulmões, que é a causa mais comum desse sintoma. Uma sensação de opressão no peito sem tosse e sem expectoração de muco e acompanhada por ligeira falta de ar, suspiros e sensação de bolo na garganta indica estagnação do Qi do Pulmão, com Qi do Pulmão falhando em descender; isso normalmente é causado por problemas emocionais, como tristeza ou preocupação. Embora a sensação de bolo na garganta normalmente esteja relacionada com estagnação do Qi do Fígado, a estagnação do Qi do Pulmão causada por problemas emocionais é uma causa bastante frequente desse sintoma, juntamente com sensação de opressão no tórax.

Outra causa muito comum da sensação de opressão no tórax é a Rebelião do Qi do Vaso Penetrador, sendo mais comum em mulheres. Entretanto, antes de diagnosticar Rebelião do Qi do Vaso Penetrador, devemos verificar se a sensação de opressão do tórax vem acompanhada por outros sintomas relevantes, como distensão ou plenitude abdominal, dor ou plenitude ao redor do umbigo ou aperto epigástrico.

Em alguns casos, uma estagnação grave do Qi do Fígado por problemas emocionais também pode causar sensação de opressão no tórax.

SENSAÇÃO DE OPRESSÃO NO TÓRAX

- Fleuma nos Pulmões: ligeira falta de ar, suspiros
- Estagnação do Qi do Pulmão: suspiros, sensação de bolo na garganta
- Rebelião do Qi do Vaso Penetrador: plenitude abdominal, plenitude epigástrica
- Estagnação grave do Qi do Fígado: depressão, irritabilidade.

e) Sensação de calor no tórax

Ver Parte 5, *Sintomas e Sinais*, Capítulo 63.

Excluindo as invasões externas de Vento-Calor, a sensação de calor no tórax decorre de Calor Cheio ou Calor Vazio dos canais do Pulmão e do Coração. Se houver sensação de calor no peito acompanhada por sede, insônia, palpitações e agitação, isso indica Fogo no Coração. Sensação de calor ao anoitecer, boca seca à noite, insônia, transpiração noturna e calor nas cinco palmas é decorrente de Calor Vazio no Coração.

Uma sensação de calor no tórax acompanhada por tosse, mãos quentes, face avermelhada e expectoração de muco amarelado é decorrente de Calor no Pulmão; se for acompanhada por transpiração noturna, sensação de calor à tarde, calor nas cinco palmas, garganta seca à noite e tosse seca, indica Calor Vazio no Pulmão.

SENSAÇÃO DE CALOR NO TÓRAX

- Invasão de Vento-Calor externo: aversão ao frio, febre, dor de garganta
- Fogo no Coração: insônia, palpitações, ponta da língua Vermelha
- Calor Vazio no Coração: insônia, transpiração noturna, boca seca à noite
- Calor no Pulmão: tosse, face avermelhada
- Calor Vazio no Pulmão: tosse seca, transpiração noturna, garganta seca à noite.

f) Palpitações

Ver Parte 5, *Sintomas e Sinais*, Capítulo 63.

Quando perguntamos aos pacientes sobre palpitações, é importante explicar o significado desse sintoma: a maioria dos pacientes identifica erradamente o termo "palpitações" com taquicardia – ou seja, o batimento cardíaco batendo mais rápido do que o normal. Na realidade, palpitações não estão relacionadas com o ritmo do pulso, mas indicam simplesmente uma sensação subjetiva e desconfortável de estar consciente do próprio batimento cardíaco.

Palpitações são um sintoma que sempre está relacionado com o Coração e pode surgir em qualquer um dos padrões do Coração.

Palpitações com início agudo podem ser decorrentes de estímulos externos, como susto ou um transtorno emocional devastador, caso em que as palpitações são chamadas de "palpitações por susto" (*Jing Ji*).

Palpitações que se estendem para cima em direção ao tórax e à garganta e para baixo em direção ao umbigo e ao abdome são chamadas de *Zheng Chong*, que eu traduzo como "palpitações por pânico" (literalmente significa "pânico e ansiedade"). Esse tipo de palpitações é decorrente de Rebelião do Qi no Vaso Penetrador afetando o Coração, e é considerado mais grave que o tipo convencional de palpitações.

Caso clínico

Uma mulher de 44 anos de idade vinha tendo palpitações por 8 anos. Era um sintoma subjetivo de sentir o batimento cardíaco no peito, e não estava associado com taquicardia. As palpitações sempre pioravam antes da menstruação. Ela também se queixava de náuseas e de dor epigástrica logo abaixo do esterno, gosto pegajoso na boca e sensação de bolo na garganta. Ela também se queixava de sentir boca seca ocasionalmente. E às vezes também tinha zumbidos auditivos.

Sua menstruação era normal, vindo a cada 4 semanas, durando 6 dias e sem dor. O único problema associado com a menstruação era tensão pré-menstrual.

Sua cútis era baça e amarelada, sem lustro, e os olhos eram muito embotados e não tinham lustro a um grau extremo.

Sua língua tinha cor normal, exceto pela ponta Vermelha. A língua apresentava fissura do Coração e, embora não pudesse ser definida como descascada, a saburra não era suficiente. Seu pulso era Fino à direita e Flutuante-Vazio à esquerda.

Diagnóstico

A agravação das palpitações antes da menstruação, juntamente com náuseas, dor epigástrica abaixo do esterno e sensação de bolo na garganta, indica Rebelião do Qi no Vaso Penetrador, já que esse vaso flui através do estômago, conecta-se com o coração, atravessa o tórax e passa sobre a garganta (em seu trajeto até a face).

O pulso direito Fino e a cútis baça e amarelada claramente mostram uma condição de deficiência de Sangue, enquanto o pulso Flutuante-Vazio esquerdo e a saburra insuficiente na língua mostram um início de deficiência do Yin (do Fígado, Rim e Coração). Nesse caso, portanto, a condição da Rebelião do Qi no Vaso Penetrador é secundária à condição da deficiência de Sangue e de Yin; em outras palavras, o Qi do Vaso Penetrador se rebela para cima porque há uma deficiência de Sangue e de Yin. O princípio de tratamento nesse caso, portanto, deve ser nutrir o Sangue e o Yin (do Coração e do Fígado) primeiramente e dominar o Qi rebelde no Vaso Penetrador secundariamente.

A fissura do Coração e o aspecto muito baço dos olhos indicam uma Mente perturbada e forte propensão a problemas emocionais.

2. ABDOME

Abdome se refere à área do tronco entre o diafragma e a sínfise pubiana (Figura 38.2).

Por que perguntar

Sintomas abdominais são tão frequentes, que é absolutamente crucial perguntar sobre eles em todos os casos, mesmo que o paciente se apresente com um problema em uma área completamente diferente, como dores de cabeça. O abdome imediatamente reflete padrões extremamente comuns, como estagnação do Qi, estase de Sangue e Umidade.

Quando perguntar

Se o paciente não vier se consultar especificamente para problemas abdominais, eu geralmente pergunto sobre eles imediatamente depois de perguntar sobre problemas digestivos (relacionados com o Estômago).

Como perguntar

É importante ser claro sobre a área envolvida porque os pacientes geralmente são vagos sobre a localização dos seus sintomas abdominais. Por exemplo, uma pessoa pode referir-se ao abdome usando o termo "estômago". Portanto, devemos sempre pedir ao paciente que defina exatamente qual a área envolvida.

No caso de dor, devemos primeiro deixar o paciente descrever a dor abdominal com suas próprias palavras; só depois podemos perguntar sistematicamente sobre a reação da dor a pressão, aplicação de calor e a alimentos e bebidas para estabelecer se o caráter da dor é de Plenitude ou Vazio e de Calor ou Frio. Ao perguntar sobre a reação da dor abdominal à "pressão", em vez de simplesmente perguntar "A dor melhora ou piora com a

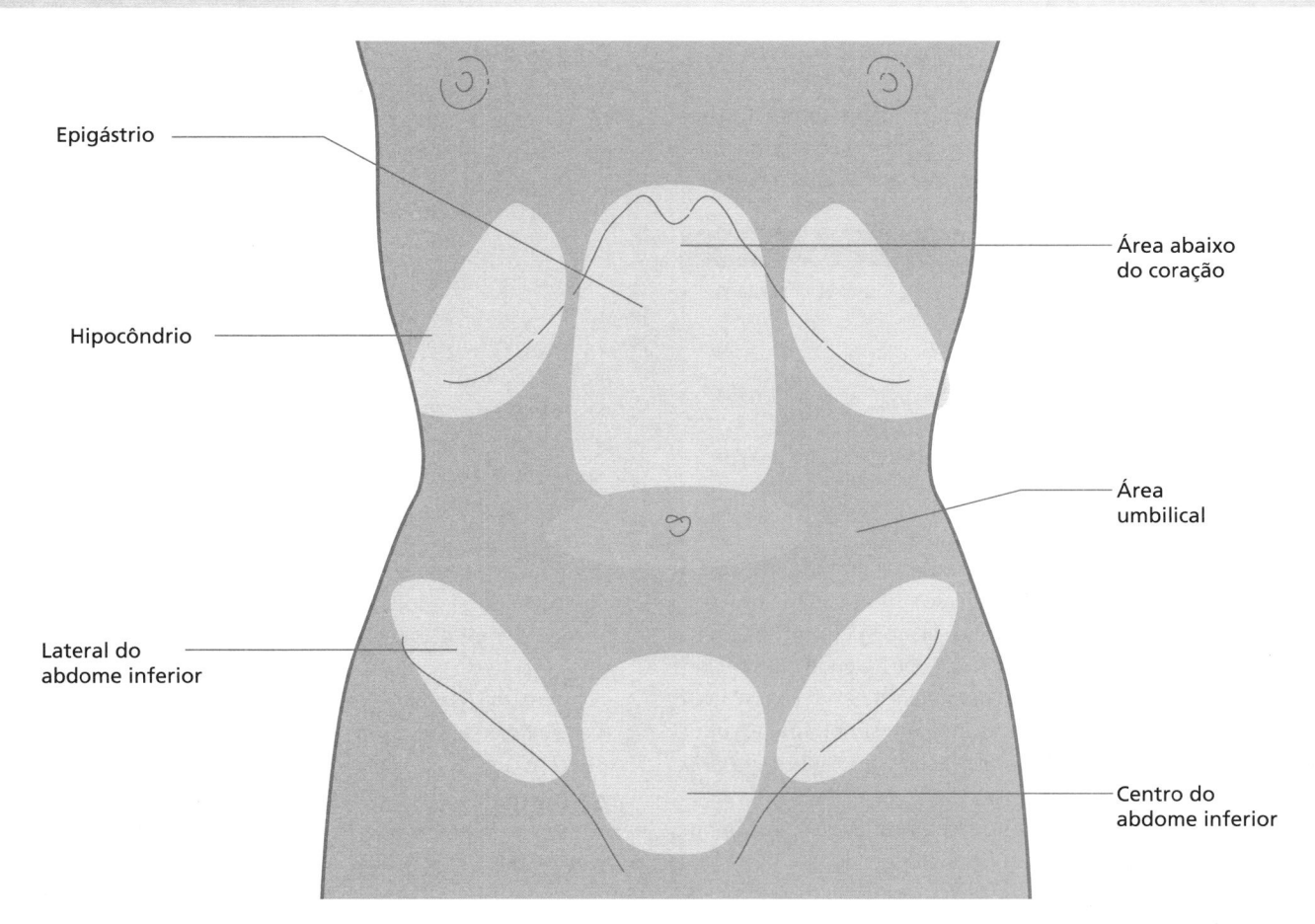

Figura 38.2 Áreas do abdome.

pressão?", com a possibilidade de o paciente não entender muito bem a pergunta, devemos perguntar "Quando você está sentindo dor, você gosta de pressionar a área da dor com as mãos ou não quer ser tocado?". E, então, perguntamos a reação da dor abdominal ao calor ou ao frio e à ingestão de bebidas quentes ou frias.

Além disso, há também um problema de terminologia porque pouquíssimos pacientes usam de fato o termo "distensão" (geralmente falam que sentem a "barriga inchada"), e um número ainda menor de pacientes usa o termo "congestão". O significado exato desses sintomas está descrito a seguir.

A apresentação dos sintomas abdominais será centrada primeiramente nas quatro sensações mais comuns sentidas no abdome, que são:
- Distensão
- Dor
- Plenitude
- Congestão.

Depois disso, os vários sintomas abdominais serão discutidos de acordo com as áreas, que são:
- Área abaixo do processo xifoide (*Xin Xia*)
- Epigástrio
- Hipocôndrio
- Área umbilical
- Área central do abdome inferior
- Área lateral direita do abdome inferior
- Área lateral esquerda do abdome inferior.

a) Sensações

As sensações discutidas são:
i) Distensão
ii) Dor
iii) Plenitude
iv) Congestão.

i) Distensão

Ver Parte 5, *Sintomas e Sinais*, Capítulo 71; Parte 1, *Observação*, Capítulo 16.

Sensação de distensão abdominal (normalmente chamada de "inchaço" pelos pacientes ocidentais) é um sintoma extremamente comum. Os seguintes padrões são os que mais causam distensão abdominal (em ordem de frequência):
- Estagnação do *Qi*: distensão grave
- Deficiência do *Qi* do Baço: distensão leve
- Umidade-Fleuma.

Além da sensação subjetiva de inchaço, a distensão também se caracteriza pela sensação objetiva de distensão à palpação, semelhante a um tambor.

> **ATENÇÃO**
> Distensão é uma sensação subjetiva de inchaço, mas também é um sinal objetivo do abdome; ou seja, o abdome fica distendido como um balão à palpação. Também é visível pela observação.

ii) Dor

Ver Parte 5, *Sintomas e Sinais*, Capítulo 71.

Dor abdominal pode ser decorrente de uma ampla variedade de condições, algumas por Plenitude e outras por Vazio. Por definição, a dor abdominal proveniente de uma condição de Plenitude é grave, enquanto a proveniente de uma condição de Vazio é branda. Entre as condições de Plenitude que podem causar dor abdominal estão:

- Estagnação do *Qi*
- Estase de Sangue
- Umidade
- Retenção de alimentos
- Frio.

Entre as condições de Vazio estão:

- Deficiência do *Qi* do Baço
- Frio Vazio
- Deficiência do Rim.

Para uma discussão mais detalhada dos padrões que causam dor abdominal em suas várias áreas, ver Parte 5, Capítulo 71, *Sintomas Abdominais*.

Dor abdominal é um dos sintomas que mais se apresentam na prática clínica. Ao fazer um diagnóstico de dor abdominal, é importante relatar-se aos princípios básicos que permitem fazer a diferenciação de Plenitude e Vazio e de Calor e Frio. Dor abdominal que melhora por pressão indica uma Deficiência, enquanto a que piora pela pressão ou faz com que o paciente não queira ser tocado naquela área indica Plenitude.

Dor abdominal que melhora pela aplicação de calor (como bolsa de água quente) ou por ingestão de bebidas quentes indica uma condição de Frio, assim como se a dor piorar por exposição ao frio ou por ingestão de bebidas frias. Dor abdominal que piora por exposição ao calor ou por ingestão de bebidas quentes indica uma condição de Calor; o mesmo é verdade se melhorar por exposição ao frio (que é muito raro, mesmo em condições de Calor) ou ingestão de bebidas frias.

iii) Plenitude

Ver Parte 5, *Sintomas e Sinais*, Capítulo 71.

Uma sensação de plenitude no abdome normalmente é causada por Umidade ou retenção de alimentos. Subjetivamente, o paciente se sente cheio, como se tivesse comido muito, e há leve sensação de náuseas; objetivamente, o abdome encontra-se duro à palpação.

> **ATENÇÃO**
>
> Uma sensação subjetiva de plenitude tem correspondência com a dureza objetiva do abdome à palpação.

iv) Congestão

Ver Parte 5, *Sintomas e Sinais*, Capítulo 71.

"Congestão" é uma tradução do termo chinês *pi* (embora esse termo tenha um significado mais amplo do que simplesmente "sensação de congestão"). Uma sensação de congestão no abdome caracteriza-se por uma leve sensação subjetiva de plenitude, estando o abdome mole à palpação. Esse sintoma normalmente é decorrente de Umidade ou Calor, ocorrendo dentro de um contexto de Deficiência.

> **ATENÇÃO**
>
> Uma sensação de congestão caracteriza-se pela contradição entre a sensação subjetiva de plenitude e a sensação objetiva de moleza do abdome à palpação.

b) Áreas de dor abdominal

Antes de estabelecer se a condição dos sintomas abdominais é por Plenitude ou Vazio e por Calor ou Frio, é importante pedir ao paciente que identifique claramente a localização do problema, que normalmente é dor. Pacientes muitas vezes são vagos sobre a localização da dor e devemos pedir que prestem atenção e sejam exatos. Essa dificuldade fica particularmente evidente nas crianças, que normalmente não conseguem identificar o local exato da dor abdominal.

As regiões do abdome, na medicina chinesa, são as seguintes (ver Figura 38.2):

- Área abaixo do processo xifoide: a pequena área imediatamente abaixo do processo xifoide que se estende por aproximadamente 50 mm e é delimitada pelas costelas. Ela é influenciada pelos canais do Coração e do Estômago e pelo Vaso Penetrador
- Epigástrica: a área entre o processo xifoide e o umbigo, excluindo a área do hipocôndrio. Está relacionada com os canais do Estômago e do Baço
- Hipocôndrios: as duas áreas abaixo da caixa torácica. É uma área influenciada pelos canais do Fígado e da Vesícula Biliar
- Umbilical: a área ao redor do umbigo. É influenciada pelos canais do Baço, Fígado, Rim e Intestino Delgado
- Central do abdome inferior (*Xiao Fu*): a área entre o umbigo e a sínfise pubiana. Essa área é influenciada pelos canais do Fígado, Rim, Bexiga e Intestino Grosso e pelo Vaso da Concepção; em mulheres, também é influenciada pelo Útero
- Lateral direita do abdome inferior e lateral esquerda do abdome inferior (*Shao Fu*): as áreas laterais do abdome inferior. Essa área é influenciada pelos canais do Fígado e do Intestino Grosso e pelo Vaso Penetrador.

O diagnóstico dos problemas abdominais e, especialmente, de dor abdominal é muito mais complexo do que o dos problemas da região epigástrica por causa do grande número de canais envolvidos.

Em mulheres, é ainda mais complexo porque o abdome inferior pode refletir problemas de todos os canais acima, bem como problemas do Útero e do sistema ginecológico. Na prática, portanto, é difícil diferenciar, nas mulheres, se uma dor abdominal é de origem intestinal ou ginecológica. A dificuldade existe também na medicina ocidental. Na medicina chinesa, entretanto, a distinção é menos importante do que na medicina ocidental porque existe a sobreposição de uma patologia dos Intestinos e uma do sistema ginecológico. Por exemplo, nas mulheres, a estase de Sangue no abdome inferior pode ao mesmo tempo causar dismenorreia e dor abdominal de origem intestinal.

Para a diferenciação dos vários sintomas abdominais, o leitor deve consultar a Parte 5, Capítulo 71. Aqui, vou discutir as condições e os padrões mais comuns classificados de acordo com sua localização – ou seja, área abaixo do processo xifoide, epigástrio, hipocôndrios, área umbilical, área central do abdome inferior, área lateral direita do abdome inferior e área lateral esquerda do abdome inferior.

i) Área abaixo do processo xifoide

Ver Parte 5, *Sintomas e Sinais*, Capítulo 71.

A área abaixo do processo xifoide se estende por aproximadamente 50 mm a partir do processo xifoide e é delimitada pelas costelas. É influenciada pelos canais do Estômago, Coração e Vaso Penetrador, e sua sintomatologia geralmente reflete problemas emocionais. De fato, essa é uma área facilmente e com frequência afetada por problemas emocionais decorrentes de preocupação, medo, tristeza ou pesar. Os sintomas relacionados com essa área podem incluir sensação de aperto, distensão, opressão, congestão e palpitações, dependendo da patologia e do canal envolvidos.

O Vaso Penetrador tem forte influência nessa área, causando sensação de aperto. Entretanto, uma patologia do Vaso Penetrador pode ser diagnosticada apenas se a sensação de aperto nessa área estiver associada com outras sensações abdominais ou torácicas, como plenitude ou dor no abdome inferior, distensão ou dor epigástrica e opressão ou aperto no peito. Um sintoma típico do Vaso Penetrador na área abaixo do processo xifoide caracteriza-se por sensação de "urgência", ansiedade e palpitações nessa área. Ocasionalmente, pacientes ocidentais descrevem essa sintomatologia do Vaso Penetrador de formas diferentes e incomuns; por exemplo, na Inglaterra, um paciente pode relatar que tem sensação de "borboletas" nessa área, sensação de "cascata no coração", "sensação como se o estômago estivesse brigando consigo mesmo" ou "sensação de epinefrina subindo e descendo no peito". São sintomas relacionados com o Qi Rebelde no Vaso Penetrador ao longo do seu curso no abdome e no tórax, afetando o Coração e a região abaixo do processo xifoide.

Na ausência de outros sintomas do Vaso Penetrador ao longo do seu trajeto, sintomas na área abaixo do processo xifoide normalmente estão relacionados com o Estômago ou o Coração. Os sintomas nessa área devem estar intimamente integrados com a palpação: área dura à palpação indica uma condição de Plenitude, e mole à palpação, uma condição de Vazio.

Uma sensação de opressão na área abaixo do processo xifoide normalmente indica Fleuma ou estagnação grave do Qi no Coração e no canal do Estômago. Uma sensação de plenitude nessa área indica retenção de alimentos no Estômago afetando o Coração; sensação de congestão nessa área (ou seja, o paciente se sente cheio, mas a área encontra-se mole à palpação) indica deficiência do Estômago e do Baço com Calor no Coração. Sensação de distensão nessa área indica estagnação do Qi no Estômago.

No pulso, essa área pode ser sentida na extremidade distal da posição Média direita colocando-se o dedo na posição do Estômago e rolando-o distalmente muito levemente.

> **ÁREA ABAIXO DO PROCESSO XIFOIDE**
> - Rebelião do Qi no Vaso Penetrador: aperto e distensão com ansiedade e palpitações
> - Fleuma ou estagnação grave do Qi: sensação de opressão
> - Retenção de alimentos: sensação de plenitude
> - Deficiência do Estômago e do Baço com Calor no Coração: sensação de congestão
> - Estagnação do Qi do Estômago: sensação de distensão.

ii) Epigástrio

Ver Parte 5, *Sintomas e Sinais*, Capítulo 71.

Epigástrio refere-se à área entre o processo xifoide e o umbigo, excluindo a área dos hipocôndrios. O epigástrio está intimamente relacionado com os canais do Estômago e do Baço, e reflete basicamente os padrões do Estômago, como Frio no Estômago, Calor no Estômago, Fogo no Estômago, Umidade-Calor no Estômago, Estômago Deficiente e Frio, deficiência do Yin do Estômago etc.

No caso de um paciente que se apresenta com um problema epigástrico (que normalmente é dor ou distensão), é importante integrar as perguntas sobre o caráter da dor epigástrica com perguntas sobre sede, paladar, náuseas, eructação e regurgitação azeda.

A parte superior do epigástrio, a área logo abaixo do processo xifoide, também é influenciada pelo canal do Coração, e na medicina chinesa, com frequência há uma sobreposição e uma interação entre os canais do Estômago e do Coração em certos padrões. Por exemplo, a Rebelião do Qi do Estômago causando náuseas e vômito está com frequência associada com Rebelião do Qi do Coração – ou seja, o Qi do Coração não desce, provocando dor epigástrica, náuseas, vômito, eructação, regurgitação azeda e palpitações, além de um desconforto que se estende do epigástrio até a área esternal.

Entretanto, dor epigástrica nem sempre está relacionada com o canal do Estômago e, em alguns casos, o diagnóstico chinês de dor epigástrica deve ser integrado com um diagnóstico ocidental. Por exemplo, quando o Intestino Grosso está afetado por estagnação do Qi e há flatulência grave no cólon transverso, isso pode causar dor epigástrica; nesse caso, seria errado atribuir o problema ao canal do Estômago só porque está acontecendo na área epigástrica. Logicamente, nesse caso haveria outros sintomas, como dor no abdome inferior, constipação intestinal e fezes pequenas, que apontariam para o Intestino Grosso.

Existem muitos tipos de dor epigástrica, conforme se segue:
- Dor epigástrica espástica que melhora por aplicação de calor e ingestão de bebidas quentes indica Frio Cheio no Estômago
- Dor epigástrica com pronunciada sensação de plenitude indica retenção de alimentos, quadro que é mais comum em crianças
- Dor epigástrica em distensão que se irradia para o hipocôndrio direito ou esquerdo indica Rebelião do Qi do Fígado invadindo o Estômago; esse é um tipo muito comum de dor epigástrica
- Dor epigástrica em queimação denota Calor no Estômago
- Dor epigástrica em queimação com sensação de peso, náuseas e sensação de opressão no peito indica Fleuma-Calor no Estômago

- Dor epigástrica em queimação com sensação de peso, gosto pegajoso na boca e saburra da língua pegajosa e amarelada denota Umidade-Calor no Estômago
- Dor epigástrica lancinante grave indica estase de Sangue no Estômago
- Dor surda crônica intermitente que melhora por aplicação de calor e ingestão de bebidas quentes e que piora por sobrecarga de trabalho indica Estômago Deficiente e Frio
- Dor epigástrica crônica surda e intermitente ligeiramente em queimação com boca seca indica deficiência do *Yin* do Estômago.

Sensações de dor, distensão, aperto ou opressão do epigástrio também podem ser causadas por Rebelião do *Qi* no Vaso Penetrador. Entretanto, essas sensações epigástricas apontam para uma patologia do Vaso Penetrador apenas quando estão associadas com outros sintomas abdominais, como dor ou distensão no abdome inferior ou dor umbilical.

O interrogatório sobre sintomas epigástricos deve estar intimamente integrado com a investigação da língua e do pulso.

Manifestação do epigástrio na língua

Na língua, a área epigástrica está refletida no centro ou nas laterais ao redor do centro (ver Figura 23.3). Examinar a saburra nessa área é essencial para distinguir condições de Cheio e Vazio porque uma condição de Cheio vai se refletir com saburra espessa nessa área, e uma condição de Vazio vai se refletir com saburra sem raiz ou ausência de saburra nessa área. A saburra nessa área também reflete de perto a natureza de Calor ou Frio dos problemas do Estômago: saburra branca indica Frio e saburra amarelada (incluindo marrom) indica Calor. A espessura da saburra reflete a intensidade do fator patogênico: quanto mais espessa for a saburra, mais intenso é o fator patogênico.

Resumindo, ao examinar a saburra na área do Estômago na língua, devemos estabelecer sistematicamente, primeiro, se há saburra; segundo, a cor da saburra; e terceiro, a espessura da saburra. Algumas patologias do Estômago se refletem nas laterais da seção central da língua; por exemplo, Calor no Estômago geralmente se manifesta com vermelhidão nessas áreas. Fissuras na área central são um reflexo bastante claro de deficiência do *Yin* do Estômago; podem ser fissuras pequenas horizontais ou verticais ou uma fissura larga na linha média na área central. Enquanto fissuras pequenas nessa área se desenvolvem gradualmente a partir de irregularidades dietéticas, uma fissura larga na linha média central do Estômago pode ser hereditária e indica tendência a desenvolver deficiência do *Yin* do Estômago.

Manifestação do epigástrio no pulso

Em relação ao pulso, a posição média do lado direito logicamente reflete as desarmonias do Estômago. As qualidades mais comuns do pulso nessa posição são Deslizante, Encharcado, Flutuante-Vazio e em Corda. Pulso Deslizante na posição do Estômago/Baço indica retenção de Umidade no Estômago e no Baço; pulso Encharcado indica Umidade ocorrendo dentro de um contexto de deficiência do Estômago e do Baço; pulso Flutuante-Vazio nessa posição indica deficiência do *Yin* do Estômago; pulso em Corda nessa posição denota estagnação do *Qi* do Estômago, que pode ocorrer isoladamente ou como consequência de estagnação do *Qi* do Fígado, e, nesse caso, o pulso estaria em Corda nas duas posições Médias. Um aspecto interessante do pulso do Estômago é sua parte superior, que é sentida rolando-se o dedo distalmente (em direção aos dedos) muito levemente; é uma parte que corresponde ao esôfago, e se o pulso estiver Apertado nessa área, isso indica Rebelião do *Qi* do Estômago ou estagnação de alimentos na parte superior do Estômago, geralmente decorrente de comer muito rápido ou de comer sob pressão no trabalho.

TRATAMENTO

Pontos essenciais para dor/distensão epigástrica: VC-12 *Zhongwan*, E-36 *Zusanli*.

ATENÇÃO

VC-13 *Shangwan* domina a Rebelião do *Qi* do Estômago.
VC-12 *Zhongwan* tonifica o *Qi* do Estômago (mas também resolve Umidade e Fleuma).
VC-10 *Xiawan* estimula o descenso do *Qi* do Estômago em condições de Vazio.

DOR EPIGÁSTRICA

- Estase de Sangue no Estômago: dor lancinante
- Frio no Estômago: dor espástica que melhora por calor
- Retenção de alimentos: dor com sensação de plenitude
- Rebelião do *Qi* do Fígado invadindo o Estômago: dor em distensão que se irradia para a direita ou para a esquerda
- Calor no Estômago: dor em queimação
- Fleuma-Calor no Estômago: dor em queimação com sensação de peso e náuseas
- Umidade-Calor no Estômago: dor com sensação de peso e gosto pegajoso na boca
- Estômago Deficiente e Frio: dor surda, intermitente e crônica que melhora por calor
- Deficiência do *Yin* do Estômago: dor intermitente crônica em queimação, boca seca
- Rebelião do *Qi* no Vaso Penetrador: distensão, aperto e dor que se irradiam para o abdome e/ou tórax com ansiedade.

iii) Hipocôndrios

Ver Parte 5, *Sintomas e Sinais*, Capítulo 71.

A maioria dos pacientes não tem familiaridade com a palavra "hipocôndrio". Portanto, quando eu pergunto aos pacientes sobre sintomas nessa área, eu simplesmente aponto para ela. A área do hipocôndrio inclui as costelas e a área imediatamente abaixo delas dos dois lados; essa área é influenciada pelos canais do Fígado e da Vesícula Biliar, e é importante notar que a área do hipocôndrio esquerdo também pode refletir desarmonias do Fígado. Novamente, quando os pacientes relatam problemas abdominais nessa área, é importante identificar o local exato. Se alguma dor se localizar apenas na região do hipocôndrio, ela definitivamente está relacionada com o canal do Fígado e/ou com o canal da Vesícula Biliar; se a dor começar na região do hipocôndrio e se irradiar em direção ao centro do epigástrio, indica Rebelião do *Qi* do Fígado invadindo o Estômago; se a dor começar no centro do epigástrio e se irradiar em direção ao hipocôndrio direito ou esquerdo, indica uma deficiência primária do Estômago com estagnação do *Qi* do Fígado secundária.

Caso clínico

Uma mulher de 49 anos de idade vinha tendo crises recorrentes de dor e desconforto no hipocôndrio direito por 7 anos. A dor às vezes era aguda e se irradiava para o ombro.

A paciente também tinha sensação de congestão na cabeça, não tinha concentração e, às vezes, tinha dificuldade de encontrar as palavras. Ela tinha períodos ocasionais de tontura pela manhã e também apresentava visão turva e moscas volantes. Ela se sentia cansada com frequência e apresentava dores articulares, especialmente no quadril esquerdo, onde a dor era de longa data.

Essa paciente tinha insônia e com frequência acordava entre 3 e 4 horas da manhã. Ela sofria de colite, com dor abdominal, muco e sangue nas fezes e diarreia. Esses sintomas tinham melhorado com acupuntura, mas ela ainda tinha fezes amolecidas.

Ela ficava irritada e apresentava distensão das mamas antes da menstruação. Os ciclos menstruais vinham ficando mais escassos e a mama esquerda ficava dolorida depois da menstruação. Ela já havia tido vários nódulos mamários.

O corpo da língua estava ligeiramente Pálido-Arroxeado, com pontos vermelhos e laterais ligeiramente Vermelhas. A língua estava Aumentada, com marcas de dentes, e tinha saburra pegajosa. Seu pulso era Profundo-Fraco-Áspero, e a posição Anterior do lado esquerdo estava relativamente Transbordante.

Diagnóstico

A dor no hipocôndrio é causada por estagnação do Qi do Fígado. Outros sintomas de estagnação do Qi do Fígado são distensão das mamas e irritabilidade antes da menstruação. Uma evidência da natureza grave e de longa data da estagnação é a cor ligeiramente Arroxeada da língua.

A sensação de congestão na cabeça, a falta de concentração, a dificuldade de encontrar palavras, os nódulos mamários e os episódios de tontura pela manhã apontam para presença de Fleuma. Isso se confirma pela língua Aumentada e pela saburra da língua pegajosa.

A deficiência de base que levou ao desenvolvimento de Fleuma é predominantemente a deficiência do Yang do Baço e do Rim. Essa deficiência é a causa das fezes amolecidas e do cansaço e se reflete no pulso Profundo e Fraco, e na língua Aumentada com marcas de dentes.

Há também uma deficiência do Sangue do Fígado que se manifesta com visão turva, moscas volantes, ciclos menstruais ficando cada vez mais escassos, pulso Áspero e Palidez da língua. A dor na mama esquerda que ocorre *depois* da menstruação indica que, embora seja decorrente da estagnação do Qi do Fígado, há uma deficiência de Sangue subjacente. Dores articulares normalmente são decorrentes de Síndrome de Obstrução Dolorosa com Vento, Umidade ou Frio; entretanto, em mulheres, as dores articulares sem inchaço geralmente são causadas simplesmente pelo Sangue deficiente falhando em nutrir os tendões, como é o caso dessa paciente.

iv) Área umbilical

Ver Parte 5, *Sintomas e Sinais*, Capítulo 71.

A área umbilical é influenciada pelos canais do Rim e do Fígado e por Vaso da Concepção e Vaso Penetrador. Dor nessa área é mais comum em crianças do que em adultos.

Os padrões mais comuns que causam dor umbilical são:
- Frio no abdome
- Estagnação do Qi
- Estase de Sangue
- Retenção de alimentos (mais comum em crianças).

v) Área central do abdome inferior

Ver Parte 5, *Sintomas e Sinais*, Capítulo 71.

A área central do abdome inferior é influenciada por muitos canais diferentes: do Rim, Fígado, Bexiga, Intestino Delgado, Vaso da Concepção, Vaso Penetrador e do Útero propriamente dito. Dor nessa área geralmente é difícil de diagnosticar por conta do envolvimento de tantos canais diferentes – nas mulheres, as dificuldades ficam agravadas por causa da influência do Útero nessa área.

Os padrões mais comuns que causam problemas nessa área são:
- Estagnação do Qi: sensação pronunciada de distensão ou dor em distensão
- Estase de Sangue: dor lancinante fixa e grave
- Umidade: sensação de peso.

Além de identificar o padrão, obviamente é necessário identificar o canal envolvido, e isso é feito de acordo com os sintomas concomitantes. No caso da Bexiga, vai haver sintomas urinários; no caso do Útero, vai haver irregularidades menstruais; no caso do Intestino Delgado, vai haver borborigmos, fezes amolecidas ou constipação intestinal; e no caso do Fígado, vai haver distensão pronunciada e uma clara correlação do problema abdominal com o estado emocional.

ÁREA CENTRAL DO ABDOME INFERIOR

- Umidade-Calor na Bexiga: dor com micção frequente e difícil
- Estase de Sangue ou Umidade-Calor no Útero: dor durante a menstruação
- Umidade-Calor no Intestino Delgado: dor com borborigmos e fezes amolecidas ou constipação intestinal
- Estagnação do Qi do Fígado: dor em distensão agravada por períodos de estresse emocional?

Caso clínico

Uma mulher de 31 anos de idade se apresentou com queixa de dor abdominal após cirurgia de dilatação e curetagem no útero. Dez meses antes, ela havia feito laparoscopia exploratória por suspeita de cisto ovariano e desenvolveu complicações depois desse procedimento, com infecção na cicatriz e hematoma no abdome. Três meses depois disso, teve uma gravidez interrompida. Ela evoluiu com complicações e foi aconselhada a fazer um procedimento de dilatação e curetagem no útero. Após esse procedimento, desenvolveu dor aguda e constante no abdome inferior, dor durante a relação sexual e hemorragia no meio do ciclo menstrual; o sangue menstrual ficou escuro e com coágulos. Antes de tudo isso acontecer, suas regras eram dolorosas, mas não eram escuras, e não apresentava a hemorragia entre os ciclos.

Além do problema descrito, ela também se queixava de cansaço pronunciado e, pelo interrogatório, revelou que tinha moscas volantes à tarde, formigamento nos membros, memória fraca e tontura. Ela também se queixou de lombalgia, que atribuía ao hábito de andar a cavalo e, ocasionalmente, tinidos. Ela sentia frio de modo geral e tinha mãos e pés frios. Ocasionalmente, ela também sentia dor no peito com palpitações e falta de ar, e por isso usava inalante.

Sua cútis era bem pálida e o *Shen* dos olhos era brilhante. Sua voz era clara, mas com um sutil tom de tristeza. Sua língua estava Pálida no geral, com laterais mais pálidas, Aumentada, com fissura do Estômago e saburra sem raiz na raiz da língua. Seu pulso estava Fraco e Áspero, e particularmente Fraco nas duas posições Posteriores; o pulso na posição do Coração também estava particularmente Áspero.

Diagnóstico

Para o diagnóstico, devemos separar o diagnóstico do seu problema agudo atual (dor abdominal, dispareunia e hemorragia no meio do ciclo menstrual após dilatação e curetagem) do diagnóstico da condição de base. O problema atual de dor abdominal é claramente decorrente de estase de Sangue, evidenciada pela dor lancinante e pelo sangue menstrual escuro e com coágulos. A língua não mostra nenhuma estase de Sangue (porque não está Arroxeada) por conta de o problema ser relativamente recente.

A condição de base se caracteriza basicamente por três problemas:
1. Deficiência do Sangue (língua Pálida, moscas volantes, cansaço, formigamento, memória fraca e tontura). Há deficiência do Sangue do Fígado, mas também do Coração, evidenciada pelas palpitações, falta de ar e pulso Áspero na posição do Coração
2. Deficiência do Estômago e do Baço com algum acometimento dos Intestinos. A deficiência do Baço se manifesta claramente pelo aumento das laterais da língua e pelo cansaço. A deficiência do Estômago se manifesta pela fissura do Estômago e pela saburra sem raiz. O fato de a saburra sem raiz estar na raiz da língua mostra que há patologia intestinal. Foi só depois que salientei essa questão que ela me contou que seus exames haviam revelado presença de parasitas intestinais
3. Deficiência do *Yang* do Rim (lombalgia, sensação de frio, mãos e pés frios, tinidos ocasionais).

Em relação a uma possível etiologia, eu me arrisquei a dizer que, em minha opinião, a origem principal do problema era emocional. Eu baseei essa suposição principalmente pela aspereza do pulso (especialmente o do Coração) e sua falta de onda, que normalmente é decorrente de tristeza. Como eu contei para ela que tinha a impressão de que a tristeza era a principal origem do problema, ela confirmou, dizendo que tinha sido repetidamente abusada sexualmente quando criança. Eu penso que essa era a causa emocional da deficiência do Sangue (especialmente do Coração) e da deficiência do Rim, já que o abuso sexual era obviamente acompanhado por medo, que agrediu os Rins. Além de ser sexualmente abusada, ela também havia sido frequentemente espancada na região lombar. Eu penso que isso, mais do que andar a cavalo, era a causa da lombalgia.

Tratamento

Para o tratamento, devemos focar no problema agudo atual de estase de Sangue no abdome com uma fórmula para revigorar o Sangue e eliminar a estase, como Sheng Hua Tang *Decocção para Gerar e Transformar*, que é uma fórmula para dor abdominal por estase de Sangue após parto. A interrupção da gravidez, a dilatação e a curetagem são, de alguma forma, energeticamente equivalentes a um parto (obviamente, sem a depleção pronunciada de *Qi* e Sangue que se segue após o parto).

vi) Área lateral direita do abdome inferior

Ver Parte 5, *Sintomas e Sinais*, Capítulo 71.

Essa área é influenciada principalmente pelos canais do Intestino Grosso e Fígado e pelo Vaso Penetrador. Como regra geral, problemas nessa área são causados pelo sistema ginecológico com mais frequência do que pelo Intestino Grosso. Por exemplo, em mulheres, dor nessa área é muito frequentemente decorrente de cistos no ovário.

Os padrões mais comuns que causam dor nessa área são:
- Estagnação do *Qi*: distensão e/ou dor em distensão
- Estase de Sangue: dor lancinante fixa, grave, com sensação de massa
- Umidade: acompanhada por sensação de peso
- Frio: dor espástica grave que melhora por aplicação de calor.

vii) Área lateral esquerda do abdome inferior

Ver Parte 5, *Sintomas e Sinais*, Capítulo 71.

Essa é uma área influenciada pelos canais do Intestino Grosso, Fígado e Baço e pelo Vaso Penetrador. Como regra geral, comparada com a região lateral direita do abdome inferior, problemas nessa área geralmente são causados pela patologia do Intestino Grosso. Os padrões mais comuns que causam problemas nessa área são os mesmos da área lateral direita do abdome inferior:
- Estagnação do *Qi*: distensão e/ou dor em distensão
- Estase de Sangue: dor lancinante fixa grave com sensação de massa
- Umidade: acompanhada por sensação de peso
- Frio: dor espástica grave que melhora por aplicação de calor.

A Figura 38.3 resume os padrões mais comuns que afetam cada área do tórax e do abdome.

RESULTADOS DO APRENDIZADO

O aluno agora deve entender:
- Que a parte anterior do tórax é influenciada pelo Coração e pelos Pulmões e é onde o *Qi* Torácico (*Zong Qi*) se reúne; que as laterais do tórax são influenciadas pelo Fígado e pela Vesícula Biliar
- Por quê, quando e como perguntar sobre o tórax
- O significado clínico de tosse, dor no peito, dor nas costelas, sensação de opressão ou calor no tórax e palpitações
- Por que, quando e como perguntar sobre o abdome
- As quatro sensações abdominais mais comuns decorrentes de padrões de Plenitude ou Vazio e de Calor ou Frio: distensão, dor, plenitude e congestão
- As áreas de dor abdominal: área abaixo do processo xifoide (*Xin Xia*), epigástrio, hipocôndrios, área umbilical, área central do abdome inferior, áreas laterais direita e esquerda do abdome.

Retenção de alimentos
Deficiência do Estômago e do Baço
Fleuma
Rebelião do *Qi*
Estagnação do *Qi*

Estase de Sangue no Coração
Calor no Pulmão
Estagnação do *Qi*

Estagnação do *Qi* do Fígado
Umidade-Calor no Fígado/Vesícula Biliar

Estagnação do *Qi* do Fígado
Estase de Sangue do Fígado
Umidade-Calor no Fígado e na Vesícula Biliar

Frio no Estômago
Calor no Estômago
Deficiência do Yin do Estômago
Retenção de alimentos
Umidade-Calor no Estômago

Frio
Estagnação do *Qi*, estase de Sangue
Retenção de alimentos

Estagnação do *Qi*
Estase de Sangue
Umidade

Estagnação do *Qi*
Estase de Sangue
Umidade
Frio

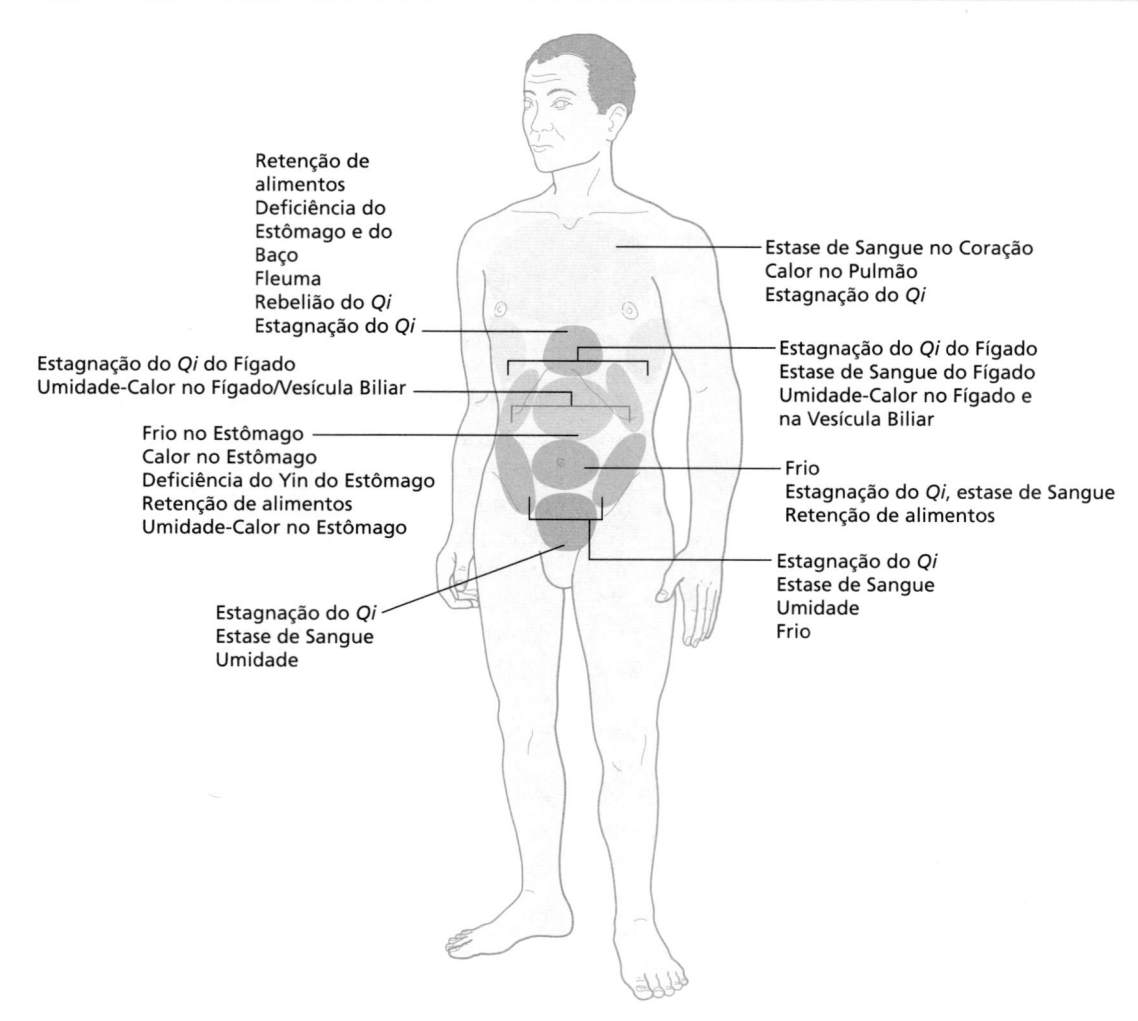

Figura 38.3 Principais padrões no tórax e no abdome por área.

PARTE 2

Membros 39

CONTEÚDO DO CAPÍTULO

Fraqueza dos Membros, 279
Dificuldade de Andar (Atrofia/Flacidez dos Membros), 280
Sensação de Distensão dos Membros, 280
Dormência/Formigamento dos Membros, 280
Dor Articular Generalizada, 281
Tremor dos Membros, 281
Dor e Incapacidade de Erguer o Braço, 282
Dor no Cotovelo, 282
Dor nas Mãos, 282
Mãos Frias, 283
Mãos Quentes, 283
Prurido nas Mãos, 283
Dormência/Formigamento das Mãos, 283
Edema das Mãos, 284
Dor no Quadril, 284
Dor na Coxa, 284
Dor nos Joelhos, 284
Joelhos Fracos, 284
Pés Frios, 284
Dor nos Pés, 284
Edema dos Pés, 284
Dor nas Plantas dos Pés, 285
Sensação de Queimação nas Plantas dos Pés, 285
Sensação de Peso dos Membros, 285
Cãibras nas Panturrilhas, 285
Dor Muscular nos Membros, 285

Este capítulo trata dos sintomas que podem surgir nos braços, pernas ou em todos os quatro membros. Além da influência óbvia de cada canal que atravessa o membro, de modo geral, os quatro membros são influenciados basicamente pelo Baço e pelo Estômago.

Por que perguntar

Em termos gerais, as perguntas sobre os quatro membros são feitas apenas quando o paciente apresenta algum problema específico neles. As principais exceções a isso são quando o paciente apresenta sintomas de deficiência de Sangue, em cujo caso eu sempre pergunto se há dormência nos membros, ou quando o paciente apresenta sintomas de Umidade, caso em que eu pergunto sobre sensação de peso nos membros.

Quando perguntar

Eu geralmente pergunto sobre os membros quando o paciente apresenta algum problema específico, como edema, dormência ou fraqueza nos membros.

Eu também pergunto sobre os membros em três outras situações. Quando suspeito de uma deficiência do *Qi* do Estômago, pergunto se existe fraqueza dos membros; quando suspeito de uma deficiência do Rim, pergunto sobre fraqueza nos joelhos; e quando suspeito de Fleuma ou deficiência do Sangue, pergunto sobre dormência ou formigamento nos membros.

Como perguntar

Quando perguntamos sobre os membros, temos de deixar claro que estamos nos referindo aos quatro membros, ou seja, se o paciente tem algum problema como fraqueza, peso ou dormência nos quatro membros.

Os sintomas que serão discutidos aqui são:
1. Fraqueza dos membros
2. Dificuldade de andar (atrofia/flacidez dos membros)
3. Sensação de distensão dos membros
4. Dormência/formigamento dos membros
5. Dor articular generalizada
6. Tremor dos membros
7. Dor e incapacidade de erguer o ombro
8. Dor no cotovelo
9. Dor nas mãos
10. Mãos frias
11. Mãos quentes
12. Prurido nas mãos
13. Dormência/formigamento das mãos
14. Edema das mãos
15. Dor no quadril
16. Dor na coxa
17. Dor nos joelhos
18. Joelhos fracos
19. Pés frios
20. Dor nos pés
21. Edema dos pés
22. Dor nas plantas dos pés
23. Sensação de queimação nas plantas dos pés
24. Sensação de peso nos membros
25. Cãibras nas panturrilhas
26. Dor muscular nos membros.

1. FRAQUEZA DOS MEMBROS

Ver Parte 5, *Sintomas e Sinais*, Capítulos 64 e 66.

As três causas mais comuns de fraqueza dos membros são deficiência do *Qi* do Estômago, deficiência geral do *Qi* e do Sangue e deficiência do *Yang* do Rim. O Estômago leva as essências dos alimentos para os quatro membros e, por essa razão, qualquer fraqueza do *Qi* do Estômago é a causa mais comum de sensação de peso dos membros. Os Rins levam as essências dos alimentos e Sangue para as pernas, e qualquer fraqueza dos membros nos idosos provavelmente se deve a uma deficiência do Rim.

TRATAMENTO

Fraqueza dos quatro membros: IG-10 *Shousanli*, E-36 *Zusanli*.

2. DIFICULDADE DE ANDAR (ATROFIA/FLACIDEZ DOS MEMBROS)

Ver Parte 5, *Sintomas e Sinais*, Capítulo 64; Parte 1, *Observação*, Capítulo 18.

Atrofia ou flacidez dos membros causam dificuldade de andar; o exemplo mais comum disso, em pacientes ocidentais, é a esclerose múltipla.

Nos estágios iniciais, a atrofia/flacidez dos membros geralmente decorre de uma deficiência do *Qi* do Estômago e do Baço, que falha em levar as essências dos alimentos para os membros. Nos estágios mais avançados, a atrofia e/ou flacidez dos membros geralmente decorrem de uma deficiência do *Yin* do Fígado e do Rim ou de uma deficiência do *Yang* do Baço e do Rim.

Atrofia/flacidez dos membros em crianças decorre de deficiência da Essência do Rim. Uma deficiência geral do *Qi* e do Sangue também pode causar atrofia/flacidez dos membros.

TRATAMENTO

Dificuldade de andar: E-31 *Biguan*, E-36 *Zusanli*.

3. SENSAÇÃO DE DISTENSÃO DOS MEMBROS

Ver Parte 5, *Sintomas e Sinais*, Capítulo 64.

As cinco causas mais comuns de sensação de distensão dos membros são:
- Estagnação do *Qi*
- Estagnação do *Qi* com Umidade
- Estase de Sangue por deficiência do *Qi*
- Vento-Fleuma
- Umidade nos músculos.

A estagnação do *Qi* causa sensação de distensão dos membros, particularmente das mãos e dos pés.

Se a sensação de distensão dos membros estiver acompanhada por inchaço sob a pele e a cútis estiver amarelada, a causa é estagnação do *Qi* com Umidade. Deve-se notar que esse inchaço não é um edema real e não há cacifo quando se pressiona a pele. Esse tipo de distensão e inchaço dos membros é muito comum nas mulheres que sofrem de síndrome pré-menstrual.

Se a sensação de distensão dos membros piorar por esforço excessivo e a parte inferior das pernas estiver arroxeada, a causa é estase de Sangue originada de uma deficiência do *Qi*.

Se a sensação de distensão dos membros estiver acompanhada por dormência, formigamento, sensação de peso e tremor, ela decorre de Vento-Fleuma.

Uma sensação de distensão dos membros também pode ser decorrente de retenção de Umidade nos músculos, que pode estar associada com Frio ou com Calor; nesse caso, também há sensação de peso dos membros.

SENSAÇÃO DE DISTENSÃO DOS MEMBROS

- Estagnação do *Qi*
- Estagnação do *Qi* com Umidade: sensação de distensão e inchaço
- Estase de Sangue por deficiência do *Qi*: sensação de distensão, fraqueza, cor arroxeada
- Vento-Fleuma: sensação de distensão, dormência, formigamento
- Umidade: sensação de distensão e peso.

TRATAMENTO

- Tremor dos membros: VB-31 *Fengshi*, TA-6 *Zhigou*, F-3 *Taichong*
- A língua indicando Vento de Fígado pode estar Móvel, Desviada ou Rígida.

4. DORMÊNCIA/FORMIGAMENTO DOS MEMBROS

Ver Parte 5, *Sintomas e Sinais*, Capítulo 64.

"Dormência", aqui, inclui formigamento dos membros. Em termos gerais, sensação de dormência/formigamento pode ser decorrente de:
- Deficiência de Sangue
- Vento
- Fleuma
- Umidade ou Umidade-Calor
- Estagnação do *Qi* e do Sangue.

A deficiência de Sangue normalmente causa formigamento, enquanto Fleuma e Vento tendem a causar mais dormência; com Vento, a dormência geralmente é unilateral. Entretanto, essas são apenas regras gerais.

A deficiência de Sangue é uma causa comum de dormência/formigamento dos membros em pessoas mais jovens, especialmente mulheres. Nos idosos, dormência dos membros geralmente é causada por Vento ou Vento-Fleuma obstruindo os canais e, no caso de Vento, a dormência geralmente é unilateral. Umidade ou Umidade-Calor podem causar dormência dos membros e, em especial, das pernas. Em alguns casos, a dormência pode ser causada por estagnação do *Qi* e do Sangue nos membros, e nesse caso ela melhora por atividade física.

DORMÊNCIA/FORMIGAMENTO DOS MEMBROS

- Deficiência do Sangue: comum em mulheres, mais formigamento
- Vento: mais dormência, geralmente unilateral, comum nos idosos
- Fleuma: com sensação de peso
- Umidade: com inchaço
- Estagnação de Qi e de Sangue: com dor.

Caso clínico

Um homem de 63 anos de idade sofria de esclerose múltipla havia 10 anos, embora a doença tivesse sido diagnosticada apenas 3 anos antes. Por muito tempo, o único sintoma que ele tinha era sensação de formigamento no braço direito e na perna direita; mais recentemente, ele tinha começado a arrastar a perna direita e estava tendo dificuldade com o braço direito. Além disso, recentemente ele havia desenvolvido secura na garganta e tosse seca, e ocasionalmente apresentava transpiração noturna e tinidos. Por último, começou a ter espasmos.

Seu pulso era Fino à direita e em Corda à esquerda. Sua língua estava ligeiramente Vermelho-Arroxeada e seca com pequenas fissuras, e a saburra da língua era um pouco fina demais.

Diagnóstico

O sintoma inicial da perna direita indica Umidade, que normalmente é o primeiro estágio da esclerose múltipla. O arrastar da perna direita e a dificuldade com o braço direito, que surgiram em seguida, indicam que a doença evoluiu para um estágio mais avançado: deficiência do Qi do Estômago e do Baço. O paciente depois desenvolveu garganta seca e tosse, transpiração noturna e tinidos, indicando que a doença progrediu para um estágio ainda mais avançado de deficiência do Yin do Fígado e do Rim. Isso se confirma pelo pulso Fino à direita; pela língua seca; e pela saburra da língua muito fina. Finalmente, os espasmos da perna indicam Vento interno, que se origina da deficiência do Yin e normalmente é o último estágio da esclerose múltipla. Portanto, esse caso clínico mostra sucintamente todos os quatro estágios da esclerose múltipla – ou seja, Umidade, deficiência do Qi do Estômago e do Baço, deficiência do Yin do Fígado e do Rim e Vento interno.

5. DOR ARTICULAR GENERALIZADA

Ver Parte 5, *Sintomas e Sinais*, Capítulo 64.

Dor em múltiplas articulações normalmente decorre de Vento (Síndrome de Obstrução Dolorosa por Vento) combinado com Umidade e/ou Frio. Se o sítio da dor mudar, afetando diferentes articulações a cada dia, isso é uma forte indicação de Vento. Dor grave indica Frio, e inchaço das articulações indica Umidade. Em condições crônicas, Umidade frequentemente se combina com Calor e causa inchaço, vermelhidão e calor das articulações.

Caso clínico

Uma mulher de 50 anos de idade vinha sofrendo de osteoartrite por 1 ano. A condição tinha tido início súbito depois de ela ter sofrido um choque profundo. A dor, que era lancinante, havia afetado inicialmente cotovelo, ombro e pescoço; entretanto, depois de se submeter a uma tração cervical, a dor se espalhou para todas as outras articulações. As articulações não estavam inchadas. A paciente contou que tinha a sensação de estar "sendo esmagada por dentro". A dor melhorava com banho quente e piorava por tempo úmido ou frio e por estresse.

Ela tinha quatro filhos. Durante a primeira gravidez, sofreu repetidas infecções renais; durante a terceira gravidez, desenvolveu asma; e durante a quarta gravidez, desenvolveu pré-eclâmpsia com hipertensão. A pressão arterial permaneceu alta desde então, e ela tomava medicação anti-hipertensiva.

A paciente tinha tendência à constipação intestinal e contou que estava sem energia. Ela havia começado uma reposição hormonal 5 anos antes, depois de apresentar ondas de calor, letargia e mudanças de humor. Ela continuou tendo infecções renais repetitivas desde a primeira gravidez.

O corpo da sua língua era Vermelho-Arroxeado, Aumentado e tinha fissuras na área do Estômago e do Baço. A saburra da língua estava bem fina. O pulso era Deslizante no geral e Fraco nas duas posições Posteriores.

Diagnóstico

A dor articular migratória e generalizada que piora pela exposição ao tempo úmido e frio indica Síndrome de Obstrução Dolorosa por Vento e Frio. O Vento está indicado pela dor migratória e o Frio, pela intensidade da dor e pela agravação por exposição ao frio. A ausência de inchaço das articulações indica que há pronunciada Umidade.

A dor articular lancinante é causada por estase de Sangue nos canais, provocada pelo choque súbito que a paciente vivenciou um pouco antes do início dos sintomas. Ter se submetido à tração cervical, com consequente restrição do movimento, só piorou a estase de Sangue. A estase de Sangue fica óbvia pela língua Arroxeada e pela natureza lancinante da dor articular. A hipertensão é causada pela deficiência do Rim e por retenção de Fleuma, que, por sua vez, resultou da deficiência prolongada do Rim e está evidenciada pela língua Aumentada e pelo pulso Deslizante.

Há uma deficiência do Rim de base, que é predominantemente do Yin do Rim. Essa deficiência provavelmente se originou durante a primeira gravidez, aos 16 anos de idade, quando ela teve problemas renais, e piorou na terceira gravidez, quando desenvolveu asma, piorando ainda mais durante a quarta gravidez, quando desenvolveu uma condição de pré-eclâmpsia. Outros sinais e sintomas da deficiência do Yin do Rim são as ondas de calor que ela teve antes de fazer reposição hormonal, a tendência à constipação intestinal e a falta de saburra da língua.

Eu interpretei a expressão que ela usou de "sensação de estar sendo esmagada por dentro" como fortemente sugestiva da origem emocional (choque) do seu problema.

6. TREMOR DOS MEMBROS

Ver Parte 5, *Sintomas e Sinais*, Capítulo 64; Parte 1, *Observação*, Capítulos 4 e 18.

Um tremor dos membros sempre indica Vento no Fígado; devemos, então, estabelecer a origem do Vento do Fígado e se é Vento Cheio ou Vazio. A causa raiz do Vento no Fígado pode ser Calor durante uma doença febril, Fogo no Fígado, ascensão do Yang do Fígado, deficiência do Yin do Fígado e/ou do Rim e deficiência do Sangue do Fígado. Os dois últimos tipos de Vento são do tipo Vazio e todos os anteriores são do tipo Cheio.

Vento Cheio se caracteriza por tremores pronunciados ou convulsões (durante uma doença febril aguda), enquanto Vento Vazio se caracteriza por tremores finos ou tiques.

VENTO NO FÍGADO

- Tipo Cheio: tremores pronunciados, convulsões, vertigem, dormência unilateral de um membro, pulso em Corda
- Tipo Vazio: tremores finos, tiques, tontura branda, formigamento dos membros, pulso Áspero ou Fino e ligeiramente em Corda.

Caso clínico

Um homem de 46 anos de idade vinha apresentando tremor fino do braço direito por 3 anos. Ele já havia se consultado com um neurologista, que excluira o diagnóstico de doença de Parkinson. Esse paciente tinha pouquíssimos outros sintomas, queixando-se apenas de sensação de calor na cabeça, mãos e pés frios, moscas volantes, prurido ocasional no olho esquerdo e calor ocasional e secura nos dois olhos. Sua pele também estava bem seca e ele tinha miopia desde os 8 anos de idade.

O tipo do seu corpo era uma mistura de Metal com Madeira. Sua língua era ligeiramente Fina, Vermelha nas laterais e não tinha saburra suficiente no centro. Seu pulso estava ligeiramente em Corda à esquerda e Fraco à direita, principalmente na posição do Pulmão.

Diagnóstico

O tremor do braço é um sinal incontestável de Vento no Fígado, e devemos estabelecer o padrão raiz que deu origem ao Vento. Nesse caso, é uma deficiência do *Yin* do Fígado e do Sangue do Fígado. Os sintomas de deficiência do Sangue do Fígado são moscas volantes, prurido no olho esquerdo, pele seca, miopia desde a infância e pulso Fraco à direita. A secura dos olhos e a falta de saburra da língua indicam deficiência do *Yin* do Fígado. Há também alguns sintomas de ascensão do *Yang* do Fígado (sensação de calor na cabeça e nos olhos, laterais da língua Vermelhas) e de estagnação do *Qi* do Fígado (mãos e pés frios). O pulso em Corda pode estar relacionado com qualquer um dos padrões de Plenitude do Fígado. Nas desarmonias do Fígado, não é incomum ter uma combinação de vários padrões diferentes.

Não há nenhum sintoma ou sinal correspondente à fraqueza do pulso do Pulmão, que não é algo incomum referente a esse órgão. Quando o pulso do Pulmão é o mais fraco de todas as posições do pulso, eu normalmente relaciono isso a problemas emocionais decorrentes de tristeza ou pesar.

Caso clínico

Uma mulher de 45 anos de idade vinha apresentando tremor fino do braço esquerdo por 1 ano. Ela também sentia dormência e formigamento no braço esquerdo. Tinha poucos outros sintomas, exceto por menstruação bastante escassa.

Sua língua estava Pálida e era ligeiramente Fina, e o pulso Fino e em Corda.

Diagnóstico

Esse é um exemplo claro de Vento Vazio originado de deficiência do Sangue. A deficiência do Sangue fica evidente pela língua Fina e Pálida, e o Vento fica evidente pelo pulso em Corda e, obviamente, pelo tremor no braço.

7. DOR E INCAPACIDADE DE ERGUER O BRAÇO

Ver Parte 5, *Sintomas e Sinais*, Capítulo 65.

A incapacidade de erguer o braço, quase sempre acompanhada por dor no ombro, é uma queixa bastante comum, especialmente após os 40 anos de idade.

A causa mais comum da dificuldade de erguer o ombro é a retenção crônica de Frio na articulação em decorrência de exposições sucessivas ao tempo frio e úmido; essa síndrome cai na categoria de Síndrome de Obstrução Dolorosa. Nesse caso, a dor piora pelo repouso e melhora com atividade física, piora pela exposição ao frio e melhora pela exposição ao calor e usando roupas quentes.

Outra causa comum desse problema é entorse da articulação do ombro, que leva a estagnação local de *Qi* e Sangue; nesse caso, a dor melhora com atividade suave e piora pelo repouso.

Nos idosos, a incapacidade crônica de erguer o braço geralmente decorre de estase local de Sangue, que pode ser uma consequência de retenção crônica de Frio ou de esforços repetitivos. Nesse caso, a incapacidade de erguer o ombro é muito pronunciada e há dor grave e rigidez que pioram à noite.

Em casos raros, a incapacidade de erguer o ombro acompanha a Síndrome de Obstrução Dolorosa no Tórax, caso em que o paciente sofre de dor no tórax, falta de ar e palpitações.

AVALIAÇÃO DOS QUATRO NÍVEIS DA LÍNGUA

- Nível do *Qi* Defensivo: ligeiramente Vermelha nas laterais e/ou na parte anterior
- Nível do *Qi*: Vermelha com saburra amarelado-escura
- Nível do *Qi* Nutritivo: Vermelha sem saburra
- Nível do Sangue: Vermelho-escura sem saburra, seca.

8. DOR NO COTOVELO

Ver Parte 5, *Sintomas e Sinais*, Capítulo 65.

A dor no cotovelo normalmente decorre de retenção de Frio ou de estagnação local de *Qi* e Sangue como resultado de lesão por esforço repetitivo. No caso de retenção de Frio, a dor é grave e piora pela exposição ao frio e melhora por aplicação de calor. No caso de estagnação de *Qi* e Sangue, a dor piora pelo repouso e melhora ligeiramente pelo movimento.

9. DOR NAS MÃOS

Ver Parte 5, *Sintomas e Sinais*, Capítulo 65.

Dor nas mãos pode ser de natureza Cheia ou Vazia; em condições de Plenitude a dor é grave, e nas condições de Vazio a dor é surda.

As três causas mais comuns são retenção de Frio, Umidade ou Vento (ou uma combinação dos três) nas mãos; essa condição cai na categoria de Síndrome de Obstrução Dolorosa. Quando a dor na mão é decorrente de Frio, ela é intensa, piora pela exposição ao frio e melhora por aplicação de calor; quando é decorrente de Umidade, há inchaço dos dedos; quando é decorrente de Vento, a dor nas mãos normalmente está associada com dor em outras articulações.

Dor nas mãos também pode ser decorrente de estagnação do Qi do Fígado, em cujo caso pode estar acompanhada de dor nos pés. Em casos crônicos, a estagnação do Qi leva à estase de Sangue, e isso pode causar dor grave nos dedos das mãos que piora à noite com pronunciada rigidez nos dedos.

Deficiência de Sangue pode causar dor surda nas mãos. Isso acontece porque o Sangue deficiente não chega até as mãos, causando uma pequena estagnação local; é mais comum em mulheres. A deficiência de Yang também pode causar dor surda nas mãos, semelhante à deficiência de Sangue; além disso, as mãos ficam com pronunciada sensação de frio.

DOR NAS MÃOS

- Dor grave na mão que piora por frio: Síndrome de Obstrução Dolorosa por Frio
- Dor na mão com inchaço: Síndrome de Obstrução Dolorosa por Umidade
- Dor nas mãos e em outras articulações: Síndrome de Obstrução Dolorosa por Vento
- Dor na mão com inchaço e calor: Umidade-Calor nas articulações
- Dor nas mãos e nos pés: estagnação do Yang do Fígado
- Dor grave nas mãos e nos dedos das mãos que piora à noite com rigidez: estase de Sangue
- Dor surda nas mãos: deficiência de Sangue
- Dor surda nas mãos que melhora por calor, mãos frias: deficiência de Yang.

10. MÃOS FRIAS

Ver Parte 5, *Sintomas e Sinais*, Capítulos 64 e 65.

Mãos frias decorrem de três possíveis causas: deficiência de Yang (é a causa mais comum), deficiência de Sangue e estagnação de Qi.

A deficiência do Yang causando mãos frias é principalmente do Baço, Pulmão ou Coração. Deficiência do Sangue, especialmente do Coração, também pode causar mãos frias; é mais frequente nas mulheres. Estagnação do Qi do Fígado pode causar mãos frias, mas em conjunção com pés frios – condição chamada de Síndrome das Quatro Rebeliões, em que as "quatro rebeliões" indicam mãos e pés frios; a famosa fórmula Si Ni San *Pó para as Quatro Rebeliões* é usada para esse padrão. Uma importante diferença entre membros frios decorrentes de deficiência de Yang e membros frios decorrentes de estagnação de Qi é que, no primeiro caso, todo o membro vai estar frio, enquanto no segundo, apenas as mãos e os pés ficam frios.

No caso de deficiência do Yang ou do Sangue, a sensação de frio é decorrente do Yang Qi ou do Sangue deficientes não chegando até as extremidades; no caso de estagnação do Qi do Fígado, o Qi não chega até as extremidades porque fica estagnado no corpo.

MÃOS FRIAS

- Mãos frias que melhoram por calor: deficiência de Yang
- Mãos frias com palpitações e tontura: deficiência do Sangue do Coração
- Dedos das mãos e dos pés frios: estagnação do Qi do Fígado.

11. MÃOS QUENTES

Ver Parte 5, *Sintomas e Sinais*, Capítulos 64 e 65.

Para diagnosticar o significado de mãos quentes, devemos primeiramente diferenciar as síndromes do Exterior das síndromes do Interior. Nas síndromes exteriores decorrentes de invasão de Vento, o dorso das mãos fica quente ao toque, ao passo que o paciente sente frio no geral. A sensação subjetiva de frio do paciente (ao ponto de tremer de frio) simultaneamente com a sensação objetiva de calor no dorso das mãos caracteriza os estágios iniciais de uma invasão de Vento.

Nas condições interiores, mãos quentes são decorrentes de Calor Cheio ou Calor Vazio, normalmente dos Pulmões, Coração ou Estômago. Nas condições do Interior, são as palmas das mãos, e não o dorso, que ficam especialmente quentes. No Calor Cheio, a mão toda fica quente, enquanto no Calor Vazio, principalmente as palmas das mãos ficam quentes.

MÃOS QUENTES

- Dorso das mãos quente com início agudo e aversão ao frio: invasão de Vento externo
- Condição crônica de dorso das mãos quente: Calor Cheio (Pulmões, Coração ou Estômago)
- Condição crônica de palmas das mãos quentes: Calor Vazio (Pulmões ou Coração).

12. PRURIDO NAS MÃOS

Ver Parte 5, *Sintomas e Sinais*, Capítulos 64 e 65.

Uma causa comum de prurido nas mãos é Umidade, que pode estar associada com Calor. Com Umidade, o prurido nas mãos está associado com inchaço dos dedos das mãos e, geralmente, com pequenas vesículas esbranquiçadas; com Umidade-Calor, o prurido é mais intenso e está associado com inchaço e vermelhidão dos dedos das mãos.

Outra possível causa de prurido nas mãos é deficiência de Sangue causando Vento na pele.

13. DORMÊNCIA/FORMIGAMENTO DAS MÃOS

Ver Parte 5, *Sintomas e Sinais*, Capítulo 65.

Ao perguntar aos pacientes sobre dormência, é importante explicar que isso inclui qualquer sensação de formigamento.

Causas de dormência ou formigamento das mãos incluem:
- Deficiência do Sangue
- Fleuma
- Estagnação do Qi e do Sangue
- Vento.

A deficiência de Sangue é uma causa comum de dormência/formigamento das mãos, especialmente de formigamento. Fleuma pode causar dormência/formigamento das mãos, especialmente dormência. Outra causa menos comum de dormência/formigamento das mãos é estagnação crônica de Qi e Sangue.

Dormência ou formigamento unilateral dos três primeiros dedos das mãos, em uma pessoa idosa, pode indicar possibilidade de acidente vascular iminente.

14. EDEMA DAS MÃOS

Ver Parte 5, *Sintomas e Sinais*, Capítulos 64 e 65; Parte 1, *Observação*, Capítulo 18.

Edema das mãos pode decorrer de deficiência do Yang do Pulmão ou de deficiência do Yang do Baço; nesse caso, o edema tem cacifo. Se o edema não tiver cacifo, é decorrente de estagnação do Qi.

15. DOR NO QUADRIL

Ver Parte 5, *Sintomas e Sinais*, Capítulo 66.

A causa mais comum de dor no quadril é invasão de Frio e Umidade na articulação do quadril, em cujo caso a dor é unilateral, grave e com acentuada rigidez da articulação.

Nos idosos, dor no quadril geralmente é decorrente de estagnação crônica do Qi e estase de Sangue, afetando o canal da Vesícula Biliar.

16. DOR NA COXA

Ver Parte 5, *Sintomas e Sinais*, Capítulo 66.

Dor na coxa pode ser decorrente de retenção de Umidade nos músculos, e a Umidade pode estar associada com Calor ou Frio; nesse caso, a dor se irradia para a virilha.

Dor crônica da coxa pode ser decorrente de deficiência do Qi com estase de Sangue ou de deficiência do Yang do Rim.

17. DOR NOS JOELHOS

Ver Parte 5, *Sintomas e Sinais*, Capítulo 66.

A causa mais comum de dor nos joelhos é invasão de Frio, que cai na categoria de Síndrome de Obstrução Dolorosa. Invasão de Frio no joelho causa dor grave, normalmente unilateral, e rigidez. O Frio geralmente está associado com Umidade, em cujo caso o joelho fica inchado. Quando a Umidade fica retida por muito tempo, pode transformar-se em Umidade-Calor, caso em que o joelho fica dolorido, inchado e quente.

Outra causa comum de dor no joelho é contusão relacionada com condições de trabalho, que normalmente causa estagnação local de Qi e de Sangue.

Dor surda no joelho que melhora com repouso, tem início gradual e está associada com fraqueza dos joelhos é decorrente de deficiência do Rim.

DOR NOS JOELHOS

- Invasão de Frio: dor grave
- Umidade-Frio: dor e inchaço
- Umidade-Calor: dor, inchaço e quente ao toque
- Estagnação de Qi e de Sangue: melhora com exercício
- Deficiência do Rim: dor crônica, melhora com repouso

18. JOELHOS FRACOS

Ver Parte 5, *Sintomas e Sinais*, Capítulo 66.

A causa mais comum de fraqueza dos joelhos é uma deficiência do Rim. Deficiência crônica do Estômago e do Baço também pode causar fraqueza dos joelhos.

19. PÉS FRIOS

Ver Parte 5, *Sintomas e Sinais*, Capítulo 66.

A causa mais comum de pés frios é a deficiência do Yang do Rim; de fato, esse é um sintoma relativamente importante para diagnosticar deficiência do Yang do Rim. Outra possível causa de pés frios, especialmente em mulheres, é a deficiência do Sangue do Fígado.

Obstrução de Fleuma no Aquecedor Inferior também pode fazer com que os pés fiquem frios.

20. DOR NOS PÉS

Ver Parte 5, *Sintomas e Sinais*, Capítulo 66.

Por dor nos pés queremos dizer uma dor localizada, normalmente unilateral, sem inchaço ou vermelhidão. É, portanto, diferente de dor nas articulações decorrente de invasão de Vento, Frio ou Umidade causando Síndrome de Obstrução Dolorosa. Dor no pé pode ocorrer no dorso, nas laterais ou na planta. As três causas mais comuns são deficiência do Rim (que pode ser do Yin ou do Yang), deficiência do Sangue e Umidade ou Fleuma. Quando a dor se estende para a lateral do pé em direção à planta do pé, ela normalmente é decorrente de deficiência do Rim, e se for decorrente da deficiência do Yin do Rim, é acompanhada por sensação de calor nas plantas dos pés.

Uma dor na parte anterior da planta do pé que piora andando se o paciente estiver com excesso de peso é decorrente de Umidade-Fleuma.

DOR NOS PÉS

- Frio: dor grave
- Umidade: dor com inchaço
- Umidade-Calor: dor, inchaço, vermelhidão e calor
- Deficiência de Sangue: dor crônica e formigamento
- Fleuma: dor, dormência e formigamento
- Deficiência do Yang do Rim: dor e fraqueza
- Deficiência do Yin do Rim: dor que piora à noite, sensação de calor nas plantas dos pés.

21. EDEMA DOS PÉS

Ver Parte 5, *Sintomas e Sinais*, Capítulos 64 e 66; Parte 1, *Observação*, Capítulos 18 e 19; Parte 2, *Interrogatório*, Capítulo 39.

Edema dos pés normalmente decorre de deficiência do Yang do Rim; nesse caso, o edema tem cacifo. Se o edema não tiver cacifo, é decorrente de estagnação do Qi. O Capítulo 18 discute o Edema em detalhes.

22. DOR NAS PLANTAS DOS PÉS

Ver Parte 5, *Sintomas e Sinais*, Capítulo 66.

Podemos diferenciar três áreas distintas da planta do pé (Figura 39.1): a parte anterior do pé, que pertence ao canal do Estômago; a área abaixo do dedo grande do pé, que pertence aos canais do Fígado e do Baço; e o restante da planta do pé propriamente dita, que pertence ao canal do Rim. Portanto, uma dor na parte anterior do pé geralmente é decorrente de uma deficiência do Qi do Estômago com invasão de Umidade nos membros ou decorrente de Calor no Estômago, e dor abaixo do dedo grande do pé normalmente é decorrente de Fogo no Fígado ou de Umidade no Baço.

Uma dor na planta do pé propriamente dita normalmente é decorrente de uma deficiência do Rim (*Yin* ou *Yang*) também com invasão de Umidade.

23. SENSAÇÃO DE QUEIMAÇÃO NAS PLANTAS DOS PÉS

Ver Parte 5, *Sintomas e Sinais*, Capítulo 66.

Uma sensação de queimação nas plantas dos pés pode ser decorrente de Calor Cheio no Fígado ou no Estômago; se for no Fígado, apenas a área abaixo do dedo grande do pé vai estar quente; se for no Estômago, a parte anterior da planta do pé vai estar quente.

Entretanto, a causa mais comum de sensação de queimação nas plantas dos pés propriamente ditas é uma deficiência do *Yin* do Rim, normalmente com Calor Vazio; nesse caso, a sensação de queimação fica pior ao anoitecer e à noite.

24. SENSAÇÃO DE PESO DOS MEMBROS

Ver Parte 5, *Sintomas e Sinais*, Capítulos 64 e 66.

Pacientes muito frequentemente reportam uma sensação de peso dos membros, embora nem sempre usem esse termo. Eles normalmente dizem que as pernas parecem "feitas de chumbo".

Uma sensação de peso dos membros é sentida com mais frequência nas pernas. Sensação de peso nas pernas é sempre decorrente de Umidade no Aquecedor Inferior: a Umidade pode estar combinada com Calor ou Frio e pode ter natureza Cheia ou Vazia. Sensação de peso por Umidade Cheia é mais pronunciada do que por Umidade associada com deficiência do Qi do Baço.

Quando a deficiência do Qi do Baço está associada com deficiência do Qi do Estômago, a sensação de peso é frequentemente vivenciada em todos os quatro membros, e não apenas nas pernas. De modo semelhante, quando a Fleuma causa sensação de peso, essa sensação é vivenciada em todos os quatro membros.

25. CÃIBRAS NAS PANTURRILHAS

Ver Parte 5, *Sintomas e Sinais*, Capítulo 66.

A causa mais comum de cãibras nas panturrilhas é a deficiência do Sangue do Fígado; esse sintoma é mais comum nos idosos e frequentemente ocorre à noite. Se as cãibras forem muito graves e acompanhadas de dormência nas pernas, elas podem indicar presença de Vento-Vazio originado da deficiência do Sangue do Fígado.

Cãibras nas panturrilhas também podem ser causadas por uma combinação de Vento e Fleuma nos membros, em cujo caso geralmente ocorrem apenas em pacientes com mais de 70 anos de idade. Se as cãibras nas panturrilhas forem acompanhadas por dor, indicam que, além de uma deficiência do Sangue do Fígado, também há estase de Sangue do Fígado.

26. DOR MUSCULAR NOS MEMBROS

Ver Parte 5, *Sintomas e Sinais*, Capítulo 64.

Dor muscular nos membros quase sempre é decorrente de retenção de Umidade no espaço entre a pele e os músculos. Isso pode ser uma condição de Plenitude ou de Vazio (associada com deficiência do Qi do Baço), e a Umidade pode ou não estar combinada com Calor. Se estiver combinada com Calor, a dor é mais intensa. Além da dor, há pronunciada sensação de peso dos membros. Em alguns casos, a dor muscular nos membros pode ser decorrente de deficiência do Sangue do Fígado, em cujo caso é branda e associada com formigamento.

Dor muscular nos membros é um sintoma comum da síndrome da fatiga pós-viral.

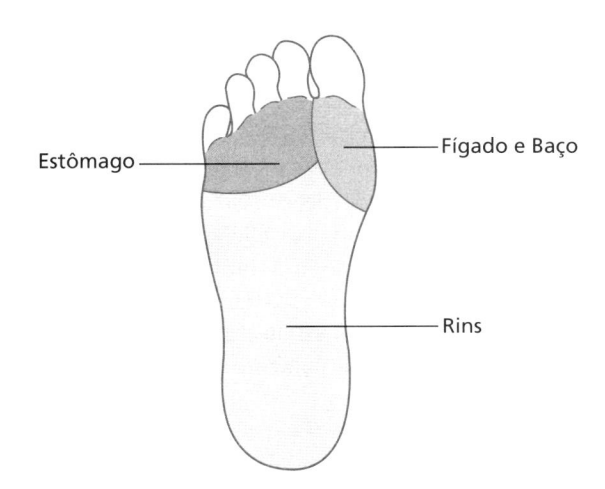

Figura 39.1 Áreas da planta do pé.

RESULTADOS DO APRENDIZADO

O aluno agora deve entender:
- Que os membros são influenciados pelo Baço e pelo Estômago e pelos canais que atravessam cada membro
- Por que, quando e como perguntar sobre os membros
- Sobre fraqueza, dificuldade de andar, sensação de distensão ou de peso, dor muscular, dormência/formigamento, dor articular generalizada e tremor dos membros
- As patologias específicas dos membros superiores e inferiores.

PARTE 2

40 | Sono

CONTEÚDO DO CAPÍTULO

Insônia, 286
Sonhos Excessivos, 288
Sonolência, 289

Distúrbios do sono são muito comuns em pacientes ocidentais; quando perguntamos ao paciente sobre algum problema de sono, é importante esclarecer se há dificuldade de pegar no sono ou de permanecer dormindo, de levantar cedo pela manhã ou se tem excesso de sonhos.

Por que perguntar

É essencial perguntar a todos os pacientes sobre o sono porque isso dá uma indicação do estado da Mente (*Shen*) e da Alma Etérea (*Hun*). Um distúrbio da Mente e/ou da Alma Etérea é, logicamente, extremamente comum em pacientes ocidentais, cuja vida em geral está sujeita a uma considerável quantidade de estresse.

A duração do sono necessário varia de acordo com a idade e, de modo geral, vai diminuindo gradualmente ao longo da vida da pessoa, sendo maior em bebês e menor nos idosos. Portanto, devemos levar em conta a idade quando avaliamos se o sono do paciente é adequado.

Quando perguntar

Eu pergunto sobre sono e sobre os sonhos logo no início da consulta em todos os casos. Mesmo que o paciente aparentemente não apresente nenhum problema desse tipo, eu sempre pergunto sobre o sono e os sonhos para ter uma ideia do estado da Mente e da Alma Etérea.

Como perguntar

É importante ser específico ao perguntar sobre sono e sonhos; não basta perguntar *"Você dorme bem?"*. Eu geralmente pergunto aos pacientes se eles pegam no sono com facilidade, se acordam durante a noite e se sonham excessivamente. O último sintoma é difícil de definir, porque todos sonhamos; sonhar é uma parte essencial do sono, realizando uma função que ainda é assunto de debate.

O que, então, constitui sonhar "excessivamente" na medicina chinesa? Pessoalmente, eu penso que isso pode ser definido como ter muitos sonhos a ponto de se sentir exausto pela manhã por causa deles, ou ter sonhos desagradáveis que deixam a pessoa cansada e ligeiramente perturbada pela manhã ou que a fazem acordar durante a noite. Pesadelos também são uma forma de "sonhar excessivamente", do ponto de vista da medicina chinesa.

Se o paciente sonha excessivamente, eu, então, pergunto se ele tem algum sonho recorrente. Além da moderna interpretação psicológica dos sonhos de acordo com as teorias de Freud, Jung e outros, sempre tento interpretar sonhos recorrentes em termos da medicina chinesa. O *Questões Simples* tem uma longa lista de sonhos com seus significados na medicina chinesa (essa lista está na Parte 5, Capítulo 81). Por exemplo, sonhos recorrentes com água normalmente indicam uma deficiência do Rim (na psicologia junguiana, água é símbolo do inconsciente).

Os sintomas relacionados com o sono que serão discutidos são:
1. Insônia
2. Sonhos excessivos
3. Sonolência.

1. INSÔNIA

Ver Parte 5, *Sintomas e Sinais*, Capítulo 81.

De modo geral, o sono depende do estado do Sangue e do *Yin*, especialmente do Coração e do Fígado, embora o Sangue e o *Yin* de outros órgãos também influenciem o sono. Durante a noite, a energia *Yin* predomina e a Mente e a Alma Etérea devem ficar ancoradas no Sangue do Coração e no Sangue do Fígado, respectivamente (Figura 40.1).

Um distúrbio do sono pode ser decorrente de a Mente e/ou a Alma Etérea não estarem ancoradas no Sangue do Coração (ou *Yin* do Coração) e no Sangue do Fígado (ou *Yin* do Fígado), respectivamente. Isso pode acontecer porque não há Sangue ou *Yin* suficiente para ancorar a Mente e/ou a Alma Etérea, ou porque algum fator patogênico (como Calor) as agita. A primeira situação é um distúrbio do sono proveniente de Vazio e a segunda situação é proveniente de Excesso. Nos dois casos, diz-se que a Mente e/ou a Alma Etérea "flutuam" à noite causando insônia.

De modo geral, nas condições de Deficiência, a dificuldade de pegar no sono indica uma deficiência do Sangue do Coração, do Baço ou do Fígado, enquanto a dificuldade de se manter dormindo e a tendência em acordar durante a noite indicam uma deficiência do *Yin*. Logicamente, acordar durante a noite também pode ser decorrente de condições de Excesso, como Calor, Fogo, Fleuma-Fogo ou retenção de alimentos.

> **⚠ ATENÇÃO**
>
> Dificuldade de pegar no sono geralmente indica uma deficiência do Sangue ou do *Yin*, enquanto acordar durante a noite geralmente indica uma deficiência do *Yin* com Calor Vazio.

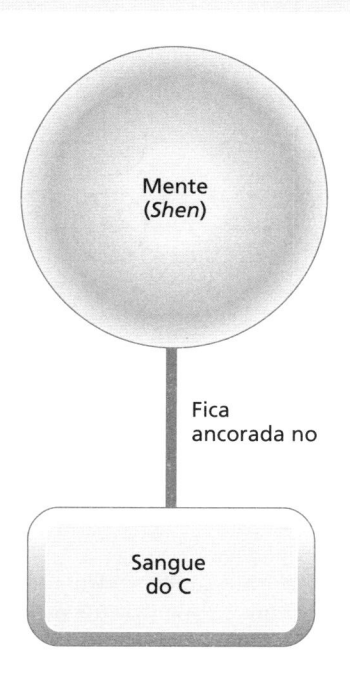

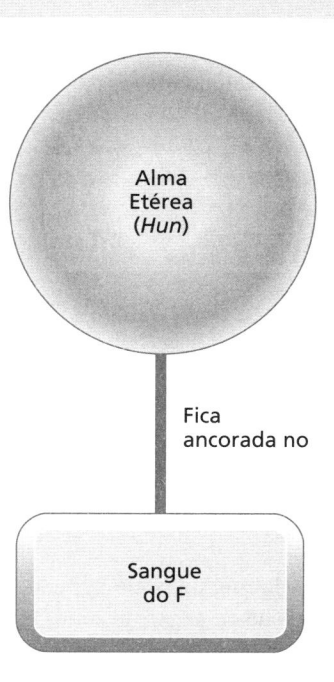

Figura 40.1 Sangue do Coração e Sangue do Fígado como âncoras da Mente e da Alma Etérea.

Ao diagnosticar distúrbios do sono, é importante primeiro distinguir uma condição Cheia de uma condição Vazia e, depois, um padrão do Coração ou do Fígado. Condições de Excesso são caracterizadas por sono muito agitado com sensação de calor, agitação e excesso de sonhos. Condições de Vazio são caracterizadas pela incapacidade de pegar no sono ou se manter dormindo sem nenhum dos sintomas mencionados acima. Um padrão do Fígado que causa insônia caracteriza-se por sonhos excessivos e, quando comparado com um padrão do Coração, uma agitação muito mais grave.

Entretanto, o Coração e o Fígado não são os únicos órgãos que podem causar insônia: o Estômago, o Baço, os Rins e a Vesícula Biliar podem desempenhar um papel na insônia. Por exemplo, uma deficiência do Sangue do Baço geralmente acompanha uma deficiência do Sangue do Coração e contribui para provocar insônia (a famosa fórmula Gui Pi Tang *Decocção para Tonificar o Baço* trata insônia decorrente desses padrões). O *Yin* do Rim, assim como o *Yin* do Fígado, também precisa ancorar a Mente e a Alma Etérea à noite, portanto, uma deficiência do *Yin* do Rim, com ou sem Calor Vazio, também é uma causa frequente de insônia.

Uma deficiência da Vesícula Biliar e do Coração pode fazer com que a pessoa acorde cedo pela manhã sem conseguir dormir novamente.

Uma causa menos comum de insônia é Calor residual no diafragma, que pode ocorrer depois de uma invasão de Vento-Calor; isso é obviamente um tipo agudo de insônia com início recente.

Para uma descrição detalhada dos padrões que causam insônia, ver a Parte 5, Capítulo 81, *Sono*. A Figura 40.2 resume as etiologias e as patologias da insônia diferenciadas em padrões de Vazio e de Plenitude.

Resumindo, os principais padrões que surgem na insônia são:
- Deficiência do Sangue do Coração: insônia com dificuldade de pegar no sono, palpitações, língua Pálida, pulso Áspero ou Fino
- Deficiência do *Qi* e do Sangue do Baço e do Coração: insônia com dificuldade de pegar no sono, palpitações, cansaço, língua Pálida, pulso Áspero
- Deficiência do *Yin* do Coração: insônia com dificuldade de pegar no sono, palpitações, língua sem saburra, pulso Flutuante-Vazio
- Deficiência do Sangue do Fígado: insônia com dificuldade de pegar no sono, sonhos, tontura, visão turva, língua Pálida, pulso Áspero ou Fino
- Deficiência do *Yin* do Fígado: insônia com dificuldade de pegar no sono, sonhos, tontura, visão turva, olhos secos, língua sem saburra, pulso Flutuante-Vazio
- Deficiência do *Yin* do Coração e do Rim: insônia com dificuldade de pegar no sono, tontura, tinidos, língua sem saburra, pulso Flutuante-Vazio
- Deficiência do *Yin* do Coração e do Rim com Calor Vazio no Coração: insônia, acorda frequentemente durante a noite, ansiedade, transpiração noturna, tontura, tinidos, língua Vermelha sem saburra, pulso Flutuante-Vazio e Rápido
- Deficiência da Vesícula Biliar e do Coração: acorda facilmente à noite e se assusta facilmente, com dificuldade de voltar a dormir, ou apto a acordar muito cedo pela manhã, depressão, timidez, desconforto nos hipocôndrios, palpitações
- Fogo no Fígado: insônia, sonhos excessivos, sono agitado, propensão a explosões de raiva, dores de cabeça, língua Vermelha com laterais mais vermelhas e saburra seca amarelada, pulso em Corda-Rápido
- Fleuma-Fogo perturbando o Coração: sono agitado, insônia, sono perturbado por sonhos, muco na garganta, língua Vermelha com ponta mais vermelha e saburra pegajosa amarelada, pulso Deslizante-Transbordante-Rápido
- Fogo no Coração: sono agitado, sono perturbado por sonhos, palpitações, agitação, língua Vermelha com ponta mais vermelha e saburra amarelada, pulso Transbordante-Rápido

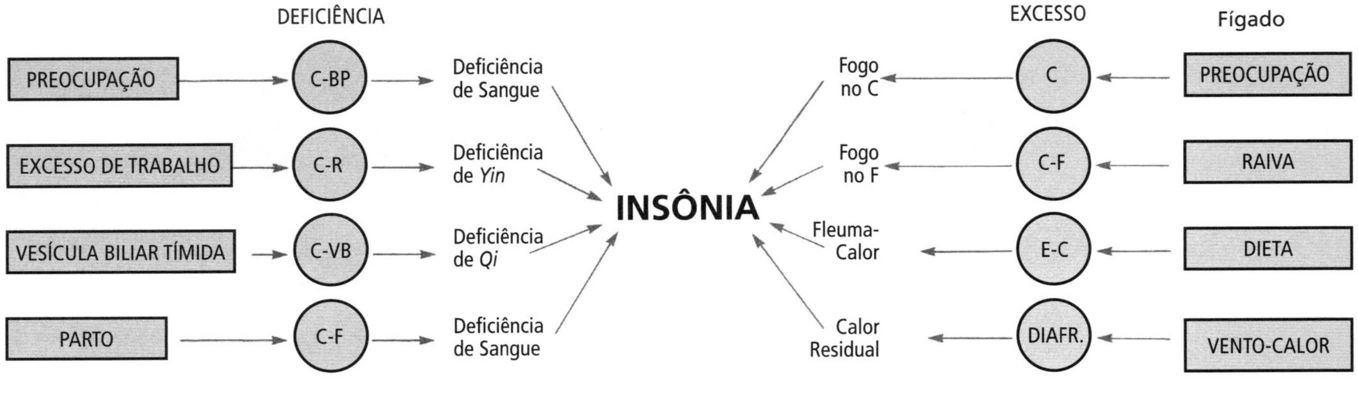

Figura 40.2 Etiologia e patologia da insônia.

- Calor Residual no diafragma: sono agitado, prefere dormir apoiado, incapacidade de pegar no sono, agitação mental, sensação de opressão no diafragma, pontos vermelhos na parte anterior ou ao redor do centro da língua, pulso ligeiramente Rápido.

TRATAMENTO

Deficiência do Sangue ou do Yin (do Coração, Baço ou Fígado): C-7 *Shenmen*, VC-15 *Jiuwei*, VG-24 *Shenting*, BP-6 *Sanyinjiao*.
Deficiência do Yin com Calor Vazio (da maioria dos órgãos, mas especialmente do Coração, Fígado ou Rins): C-7 *Shenmen*, VC-15 *Jiuwei*, VG-24 *Shenting*, BP-6 *Sanyinjiao*, VC-4 *Guanyuan*, R-3 *Taixi*.
Calor Cheio (Coração, Fígado ou Estômago), Fleuma-Fogo (Estômago e/ou Coração): C-8 *Shaofu*, E-44 *Neiting*, IG-11 *Quchi*, E-40 *Fenglong*.
Calor Vazio (Coração, Fígado ou Rins): C-6 *Yinxi*, R-3 *Taixi*, C-7 *Shenmen*, VC-4 *Guanyuan*, BP-6 *Sanyinjiao*, VC-15 *Jiuwei*.
Retenção de alimentos: VC-12 *Zhongwan*, VC-10 *Xiawan*, E-44 *Neiting*, E-40 *Fenglong*, BP-4 *Gongsun*.
Deficiência da Vesícula Biliar e do Coração: VB-40 *Qiuxu*.

INSÔNIA

- Insônia com dificuldade de pegar no sono: deficiência do Sangue ou do Yin (do Coração, Baço ou Fígado)
- Insônia com dificuldade de permanecer dormindo: deficiência do Yin com Calor Vazio (da maioria dos órgãos, mas em especial do Coração, Fígado ou Rim)
- Sono agitado com sonhos excessivos: Calor Cheio (do Coração, Fígado ou Estômago), Fleuma-Fogo (Estômago e/ou Coração)
- Acorda à noite com boca seca, sonhos, transpiração noturna: Calor Vazio (no Coração, Fígado ou Rins)
- Sono agitado com plenitude abdominal: retenção de alimentos
- Acorda cedo pela manhã: deficiência da Vesícula Biliar e do Coração.

2. SONHOS EXCESSIVOS

Ver Parte 5, *Sintomas e Sinais*, Capítulo 81.

Sonhos excessivos são outro distúrbio comum do sono, e normalmente decorrem de um fator patogênico agitando a Alma Etérea. Pode ser um fator patogênico como Fogo ou Fleuma-Fogo, ou Calor Vazio originado da deficiência do Yin.

"Sonhar em excesso" é uma coisa difícil de definir porque sonhar é um aspecto fisiológico normal do sono. Do ponto de vista da medicina chinesa, sonhar excessivamente pode ser definido como um nível de sonho, independentemente de ser agradável ou desagradável, que torna a pessoa que sonha agitada ou a faz acordar. Isso inclui pesadelos, especialmente quando são recorrentes. Outros médicos definem "sonhar em excesso" como acordar com sensação desagradável provocada pelo sonho; por implicação, do ponto de vista chinês, sonhos "normais" não são lembrados pela manhã.

"Sonhar em excesso" era chamado de *Ye You*, que significa "vagar à noite"; *Meng You*, que significa "vagar no próprio sonho"; ou *Meng Xing*, que significa "mover-se no próprio sonho"; esses termos são uma clara referência ao perambular da Alma Etérea à noite quando sonhamos demais.

Com exceção da deficiência do Coração e da Vesícula Biliar, sonhar em excesso normalmente é causado por uma condição de Plenitude, geralmente do Fígado ou do Coração, como Fogo no Fígado, Fogo no Coração ou Fleuma-Fogo no Coração. Condições de Plenitude do Estômago com frequência também causam sonhos excessivos, especialmente Fleuma-Fogo no Estômago e retenção de alimentos.

Para uma descrição dos padrões envolvidos no sonhar excessivamente e o significado dos sonhos de acordo com o *Clássico de Medicina do Imperador Amarelo*, ver Parte 5, Capítulo 81.

Para resumir, os principais padrões que causam sonhos excessivos são:

- Fogo no Fígado: sonhos excessivos, pesadelos, sono agitado, dores de cabeça, língua Vermelha com laterais mais vermelhas e saburra amarelada e seca, pulso em Corda-Rápido
- Fogo no Coração: sonhos excessivos, sono agitado, palpitações, insônia, língua Vermelha com ponta mais vermelha e saburra amarelada, pulso Transbordante-Rápido
- Fleuma-Fogo perturbando o Coração: sonhos excessivos, sono agitado, insônia, desperta por pesadelos, palpitações, agitação, muco na garganta, língua Vermelha com ponta mais vermelha e saburra pegajosa amarelada, pulso Deslizante-Transbordante-Rápido
- Fleuma-Fogo no Estômago: sonhos excessivos e agitados, sono agitado, dor epigástrica em queimação, insônia, língua Vermelha com saburra amarelada e pegajosa ou amarelo-escura (ou até preta), fissura do Estômago com saburra áspera amarelada e pegajosa dentro dela, pulso

Deslizante-Rápido e ligeiramente Transbordante na posição Média Direita
- Deficiência do *Yin* do Coração com Calor Vazio: sono perturbado por sonhos, insônia, língua Vermelha com ponta mais vermelha e sem saburra, pulso Flutuante-Vazio e Rápido
- Deficiência do *Yin* do Fígado com Calor Vazio: sono perturbado por sonhos, insônia, visão turva, olhos secos, língua Vermelha sem saburra, pulso Flutuante-Vazio e ligeiramente Rápido
- Deficiência do *Yin* do Coração e do Rim com Calor Vazio: sono perturbado por sonhos, palpitações, tontura, tinidos, língua Vermelha com ponta mais vermelha sem saburra, fissura do Coração na linha média da língua, pulso Flutuante-Vazio e Rápido ou Profundo-Fraco nas duas posições Posteriores e relativamente Transbordante nas duas posições Anteriores
- Deficiência do Coração e da Vesícula Biliar: sonhos excessivos, acorda com facilidade pelos sonhos, distraído, instável emocionalmente, ansiedade e palpitações.

SONHOS EXCESSIVOS

- Fogo no Fígado
- Fogo no Coração
- Fleuma-Fogo perturbando o Coração
- Fleuma-Fogo no Estômago
- Deficiência do *Yin* do Coração com Calor Vazio
- Deficiência do *Yin* do Fígado com Calor Vazio
- Deficiência do *Yin* do Coração e do Rim com Calor Vazio
- Deficiência do Coração e da Vesícula Biliar.

3. SONOLÊNCIA

Ver Parte 5, *Sintomas e Sinais*, Capítulo 81; Parte 2, *Interrogatório*, Capítulo 40.

Sonolência significa adormecer frequentemente durante o dia ou no início da noite. Alguns livros chineses também acrescentam que o paciente acorda assim que expira e em seguida adormece novamente. "Sonolência" também inclui a necessidade fisiológica de algumas pessoas de dormir um período de tempo maior que o normal, que nos adultos é de aproximadamente de 7 a 8 horas.

Sonolência pode ser decorrente de uma Deficiência, normalmente de *Qi* e/ou de *Yang*, ou de um Excesso, como Umidade ou Fleuma. A situação mais comum é uma combinação de Deficiência (do Baço e/ou do Rim) com uma condição de Plenitude, consistindo de Umidade ou Fleuma.

Logicamente, quando um paciente se queixa de sonolência, devemos primeiramente investigar suas horas de trabalho. Se o paciente trabalha por muitas horas (uma ocorrência bastante comum nas sociedades industrializadas ocidentais), a sonolência não se trata de um sintoma patológico.

Para uma descrição detalhada dos padrões que causam sonolência, ver Parte 5, Capítulo 81, *Sono*.

SONOLÊNCIA

- Deficiência do *Yang* do Baço: sonolência, desejo de se deitar, fezes amolecidas, língua Pálida, pulso Fraco
- Deficiência do *Yang* do Rim: sonolência, apatia, lombalgia, tontura, tinidos, língua Pálida e Aumentada, pulso Profundo-Fraco
- Umidade: sonolência após comer, sensação de peso, saburra pegajosa, pulso Deslizante
- Fleuma: sonolência após comer e pela manhã, congestão da cabeça, tontura, língua Aumentada com saburra pegajosa, pulso Deslizante.

RESULTADOS DO APRENDIZADO

O aluno agora deve entender:
- Por quê, quando e como perguntar sobre o sono para verificar a saúde da Mente (*Shen*) e da Alma Etérea (*Hun*)
- Insônia causada por padrões de Excesso ou Vazio, e do Coração e do Fígado
- Que sonhar excessivamente reflete uma patologia, afetando a Alma Etérea
- O significado clínico de sonolência.

PARTE 2

41 | Transpiração

> **CONTEÚDO DO CAPÍTULO**
>
> **Significado Clínico da Transpiração nos Padrões do Exterior, 290**
> **Significado Clínico da Transpiração nos Padrões do Interior, 291**
> **Patologia da Transpiração, 291**
> **Classificação da Transpiração, 291**
> *Área do corpo, 291*
> *Período do dia, 291*
> *Condições da doença, 291*
> *Qualidade do suor, 291*
> **Ausência de Transpiração, 292**

Transpirar em excesso é um sintoma que sempre requer atenção médica, na medicina chinesa. Para definir "transpiração excessiva", devemos ter em mente que, sob certas circunstâncias, a transpiração é um processo fisiológico normal. Por exemplo, é normal transpirar durante atividade física, depois de comer alimentos condimentados, no tempo quente e quando se está sob pressão emocional aguda.

Por que perguntar

A transpiração espontânea durante o dia não é uma área essencial do interrogatório por várias razões. Antes de mais nada, é um sintoma do qual só os pacientes chineses têm consciência e que, por isso, reportam espontaneamente. Pacientes ocidentais reportam esse sintoma muito raramente. Em termos de significado clínico como parte de um padrão, a transpiração espontânea durante o dia raramente é uma manifestação essencial que feche um diagnóstico.

Uma exceção disso ocorre quando vemos um paciente durante uma invasão aguda de Vento, caso em que devemos sempre perguntar se há transpiração. A presença de transpiração indica que o fator patogênico é Vento-Calor ou Vento-Frio, mas com prevalência de Vento (Padrão de Ataque de Vento do Padrão do *Yang* Maior de acordo com os Seis Estágios), e que o *Qi* Vertical do paciente se encontra relativamente fraco. Ao contrário, ausência de transpiração durante uma invasão de Vento externo geralmente indica que o Frio predomina sobre o Vento e que o *Qi* Vertical do paciente é forte.

Transpiração noturna é bem diferente, já que os pacientes ocidentais têm mais consciência desse sintoma; em mulheres na menopausa, particularmente, esse é um importante sintoma que definitivamente é relatado pela paciente. A transpiração noturna é clinicamente significativa para fechar o diagnóstico de deficiência do *Yin* (embora há que se lembrar que outros padrões podem causar transpiração noturna, como, por exemplo, Umidade-Calor, Calor no Estômago etc.).

Quando perguntar

Eu pergunto sobre transpiração diurna principalmente para confirmar um diagnóstico de deficiência do *Qi* do Pulmão e sobre transpiração noturna para confirmar um diagnóstico de deficiência de *Yin*. Se a transpiração noturna aparece sem qualquer manifestação de deficiência de *Yin*, então é preciso pensar novamente e investigar se esse sintoma está sendo causado por Umidade-Calor ou por outros padrões menos comuns.

Como perguntar

Ao perguntar sobre transpiração diurna, eu geralmente pergunto: "*Você tende a transpirar anormalmente mesmo na ausência de atividade física?*" No caso de transpiração noturna, a pergunta é mais fácil, e eu simplesmente pergunto: "*Você tem tendência a transpirar durante a noite às vezes?*" Devemos, entretanto, excluir a transpiração noturna causada simplesmente por um cobertor mais pesado ou por estar em um quarto muito quente.

A avaliação dos sintomas da transpiração deve ser feita considerando se ela é parte de um padrão Exterior ou Interior, e a discussão será articulada seguindo cinco tópicos:
1. Significado clínico da transpiração nos padrões do Exterior
2. Significado clínico da transpiração nos padrões do Interior
3. Patologia da transpiração
4. Classificação da transpiração
5. Ausência de transpiração.

1. SIGNIFICADO CLÍNICO DA TRANSPIRAÇÃO NOS PADRÕES DO EXTERIOR

Nos padrões do Exterior, a transpiração espontânea indica invasão de Vento-Frio com prevalência de Vento decorrente de uma desarmonia do *Qi* Nutritivo e do *Qi* Defensivo, ou invasão de Vento-Calor. Na invasão de Vento-Frio com prevalência de Vento, o *Qi* Nutritivo deficiente falha em conter os fluidos no espaço entre a pele e os músculos, os poros ficam abertos e o paciente transpira ligeiramente. É importante notar que não é uma transpiração profusa e espontânea, e o paciente pode nem ter consciência dela a não ser que perguntemos. Nos padrões do Exterior, uma transpiração leve pode ocorrer durante invasões de Vento-Calor, Vento-Umidade ou Calor do Verão.

No curso de doenças febris agudas, quando o fator patogênico penetra no Interior, geralmente há transpiração profusa, como no estágio do *Yang* Brilhante dos Seis Estágios ou no nível do *Qi* dos Quatro Níveis.

2. SIGNIFICADO CLÍNICO DA TRANSPIRAÇÃO NOS PADRÕES DO INTERIOR

Nos padrões do Interior, a transpiração espontânea é decorrente da deficiência de *Qi* ou de *Yang* ou de Calor Cheio, se ocorrer durante o dia, e decorrente da deficiência de *Yin* ou de Umidade-Calor, se ocorrer durante a noite. Se for por deficiência do *Qi* ou do *Yang*, normalmente é do Pulmão ou do Coração; se a causa for Calor Cheio, normalmente é Calor (ou Umidade-Calor) no Coração, Fígado, Pulmões ou Estômago.

Para resumir, os padrões que causam transpiração diurna nas condições do Interior são:
- Deficiência do *Qi* (do Pulmão e/ou Coração)
- Deficiência do *Yang* (do Pulmão, Coração ou Rim)
- Colapso do *Yang* ou do *Yin*
- Fogo no Fígado
- Fogo no Coração
- Calor no Pulmão
- Calor no Estômago
- Umidade-Calor no Estômago e no Baço
- Fleuma-Calor nos Pulmões
- Fleuma-Calor no Coração
- Fleuma-Calor no Estômago.

Os principais padrões que causam transpiração noturna são:
- Deficiência do *Yin* (de qualquer órgão)
- Deficiência de *Yin* com Calor Vazio
- Umidade-Calor no Estômago e no Baço
- Deficiência do *Qi* e do Sangue do Coração.

> **ATENÇÃO**
> Transpiração noturna NÃO é sempre decorrente de deficiência de *Yin*.

3. PATOLOGIA DA TRANSPIRAÇÃO

Transpiração diurna envolve perda de fluidos do espaço entre a pele e os músculos, onde o *Qi* Defensivo circula. Transpiração noturna (chamada de *Dao Han* em chinês, que literalmente significa "transpiração ladra") envolve perda de fluidos no nível ósseo e geralmente é chamada de "vaporização dos ossos". Portanto, na primeira, são Fluidos Corporais ordinários (*Jin-Ye*), enquanto, na segunda, são essências *Yin*. Portanto, os fluidos perdidos durante a transpiração noturna são mais preciosos. Os fluidos do tipo *Yin* perdidos durante a transpiração diurna são simplesmente fluidos corporais, ao passo que os perdidos durante a transpiração noturna são essências *Yin* nutritivas. Entretanto, tanto a transpiração diurna como a transpiração noturna dão início a um círculo vicioso patológico, porque podem originar-se de uma deficiência, mas elas também agravam essa deficiência. De fato, a transpiração diurna consome o *Qi* (os poros são chamados "orifícios do *Qi*"), enquanto a transpiração noturna consome o *Yin*.

Os antigos livros chineses dizem que a transpiração noturna tem sabor doce (porque é uma essência *Yin*), enquanto o suor perdido durante o dia tem gosto salgado.

Além da transpiração diurna e da transpiração noturna, existem dois outros tipos de transpiração: Transpiração por Colapso (*Jue Han*) e Transpiração por Calafrio (*Zhan Han*).

Transpiração por Colapso ocorre durante colapso do *Yang* ou colapso do *Yin*: o suor por colapso do *Yin* é oleoso, enquanto o suor por colapso do *Yang* extravasa em gotas aquosas e diluídas.

Transpiração por calafrio normalmente é vista nas doenças febris agudas e se caracteriza por um episódio de calafrios seguido por sudorese. Se a febre baixar depois da sudorese, o pulso ficar calmo e o corpo ficar fresco ao toque, significa que o fator patogênico foi expelido e que o *Qi* Vertical prevaleceu; mas se depois da sudorese houver agitação e o pulso ficar Rápido, isso indica que o fator patogênico prevaleceu e que o *Qi* Vertical foi severamente enfraquecido.

4. CLASSIFICAÇÃO DA TRANSPIRAÇÃO

Ver Parte 5, *Sintomas e Sinais*, Capítulo 76; Parte 1, *Observação*, Capítulo 20.

Devemos distinguir a transpiração de acordo com a área do corpo, o período do dia, as condições e a qualidade do suor.

a) Área do corpo
- Apenas na cabeça: Calor ou Umidade-Calor no Estômago, Calor no Aquecedor Superior, *Yang* deficiente flutuando para cima, retenção de alimentos
- Apenas nas mãos e nos pés: deficiência do *Qi* ou do *Yin* do Pulmão ou do Coração e dos Rim. Também pode ser decorrente de Calor nos Pulmões ou no Coração e nos Rins
- Suor oleoso na testa: colapso do *Yin*
- Apenas no nariz: Umidade-Calor nos Pulmões e/ou no Estômago
- Apenas nos braços e nas pernas: deficiência do Estômago e do Baço
- Apenas nas mãos: deficiência do *Qi* ou do *Yin* do Pulmão ou do Coração, ou Calor nos Pulmões ou no Coração
- Corpo todo: deficiência do *Qi* do Pulmão
- Nas palmas das mãos, plantas dos pés e no tórax: deficiência do *Yin* (chamada de transpiração nas cinco palmas).

b) Período do dia
- Durante o dia: deficiência de *Yang*
- Durante a noite: deficiência de *Yin* (em alguns casos, também pode ser por Umidade-Calor).

c) Condições da doença
- Suor frio e profuso durante doença grave: colapso do *Yang*
- Suor oleoso na testa, como pérolas, sem fluir: colapso do *Yang*, risco de morte iminente.

d) Qualidade do suor
- Oleoso: deficiência grave do *Yang*
- Amarelado: Umidade-Calor.

5. AUSÊNCIA DE TRANSPIRAÇÃO

Ver Parte 5, *Sintomas e Sinais*, Capítulo 76.

Ausência de transpiração também é um sintoma na medicina chinesa. Nas invasões exteriores de Vento, é sempre importante perguntar sobre transpiração. A ausência de transpiração indica invasão de Vento-Frio com prevalência de Frio, e isso corresponde ao estágio *Yang* Maior dentro da Identificação dos Padrões dos Seis Estágios. O estágio *Yang* Maior é sempre causado por invasão de Vento-Frio e tem dois tipos: um com prevalência de Frio (no qual não há sudorese) e o outro com prevalência de Vento (no qual há sudorese).

Nas condições do Exterior, ausência de transpiração normalmente indica Frio ou Frio-Umidade nas camadas superficiais do corpo (o espaço entre a pele e os músculos).

Nas condições do Interior, ausência de transpiração indica um estado "apertado" e excessivamente fechado do espaço entre a pele e os músculos (*Cou Li*). Isso torna a pessoa mais propensa a febre quando invadida por um fator patogênico e também indica que ela tem mais propensão a condições de Plenitude do que de Vazio.

Para uma descrição mais detalhada dos vários tipos de transpiração, ver Parte 5, Capítulo 76, *Transpiração*.

RESULTADOS DO APRENDIZADO

O aluno agora deve entender:
- Por quê, quando e como perguntar sobre transpiração
- O significado clínico dos padrões do Exterior e do Interior
- Patologia, ausência de transpiração e classificação: área do corpo, período do dia, condição da doença e qualidade do suor.

PARTE 2

42 Ouvidos e Olhos

CONTEÚDO DO CAPÍTULO

Ouvidos, 293
Tinidos, 293
Surdez, 294
Dor de ouvido, 294
Coceira nos ouvidos, 294

Olhos, 294
Dor ocular, 295
Visão turva, 296
Coceira nos olhos, 296
Sensação de distensão dos olhos, 296
Olhos lacrimejantes, 296
Olhos secos, 296

1. OUVIDOS

Os ouvidos são os orifícios dos Rins, e, por essa razão, tinidos e surdez são geralmente decorrentes de uma deficiência do Rim. Entretanto, os ouvidos são influenciados por muitos outros órgãos, incluindo Fígado, Coração, Pulmões e Vesícula Biliar. Além disso, embora o Baço não esteja diretamente relacionado com os ouvidos, a deficiência do Qi do Baço pode gerar Umidade ou Fleuma, que podem afetar os ouvidos.

Por que perguntar

Eu geralmente pergunto sobre qualquer sintoma do ouvido em três circunstâncias principais: quando há deficiência do Rim, ascensão do *Yang* do Fígado ou Fleuma. No último caso, a Fleuma obstrui os orifícios e pode causar tinidos ou surdez.

Quando perguntar

Eu normalmente pergunto sobre sintomas auditivos mais para o final da consulta, basicamente para confirmar um padrão de deficiência do Rim, de ascensão do *Yang* do Fígado ou de Fleuma.

Como perguntar

Ao perguntar sobre tinidos, é importante expressar o sintoma usando termos que o paciente possa entender. Eu geralmente pergunto se eles sentem algum "zumbido nos ouvidos". É importante fazer o paciente entender que mesmo um zumbido ocasional nos ouvidos tem significado clínico.

Em termos gerais, os ouvidos podem ser afetados por uma patologia de Deficiência (normalmente do Rim, mas também do Pulmão e do Coração), causando tinidos, deficiência auditiva ou surdez, ou por uma patologia de Plenitude, que normalmente é decorrente de Calor ou Fleuma.

Os principais padrões de Deficiência que afetam os ouvidos são:
- Deficiência do Rim (*Yin* ou *Yang*), causando tinidos e/ou surdez
- Deficiência do *Qi* do Pulmão, causando tinidos
- Deficiência do Sangue do Coração, causando tinidos.

Os principais padrões de Excesso que afetam os ouvidos são:
- Ascensão do *Yang* do Fígado, causando tinidos e surdez
- Fogo no Fígado, causando tinidos e surdez
- Fleuma na cabeça, causando tinidos
- Umidade-Calor na Vesícula Biliar, causando dor de ouvido.

Os sintomas discutidos são:
a) Tinidos
b) Surdez
c) Dor de ouvido
d) Coceira nos ouvidos.

a) Tinidos

Ver Parte 5, *Sintomas e Sinais*, Capítulo 57.

Tinidos são causados por uma incapacidade do *Qi* de subir até os ouvidos (tipo Vazio) ou por um excesso de *Qi* nos ouvidos (tipo Cheio). Para fazer a diferença entre os tipos causados por Deficiência e os tipos causados por Excesso, precisamos considerar o início, o tom, a duração e a reação à pressão dos tinidos.

Início súbito sugere uma condição Cheia que pode ser interna, como Fogo no Fígado ou Vento no Fígado, ou externa, como Calor no *Yang* Menor. Início gradual sugere uma condição de Vazio que pode ser decorrente de uma deficiência do Rim, do Pulmão ou do Coração.

Tinidos altos, estridentes, parecendo um apito indicam ascensão do *Yang* do Fígado, Fogo no Fígado ou Vento no Fígado, enquanto tinidos baixos parecendo água correndo indicam uma deficiência do Rim.

Tinidos de curta duração normalmente são decorrentes de uma invasão externa de Vento-Calor afetando os canais do *Yang* Menor, enquanto tinidos crônicos de longa duração são decorrentes de uma deficiência do Rim ou de uma patologia do Fígado (ascensão do *Yang* do Fígado, Fogo no Fígado, Vento no Fígado).

Se os tinidos se agravarem ao pressionar as mãos nas orelhas, sugere uma condição de Plenitude; se melhorarem, sugerem uma condição de Vazio.

Caso clínico

Uma mulher de 56 anos de idade vinha sofrendo de tinidos por 3 anos. O início tinha sido lento e gradual e o ruído no ouvido era baixo. Ela também sofria de memória fraca, falta de concentração, visão turva, tontura e ondas de calor. Pelo interrogatório, ela revelou que também tinha boca seca, ansiedade e palpitações. Sua urina estava escura. Ela também contou que se assustava com facilidade.

Ocasionalmente, sentia dor surda no peito, com a sensação da dor se estendendo até o pescoço como uma "banda de aço".

Ela já não menstruava havia 2 anos. Sua língua estava Vermelha com ponta mais vermelha, totalmente sem saburra e seca. Seu pulso estava Fraco nas duas posições Posteriores e muito ligeiramente em Corda e Fino à esquerda.

Diagnóstico

Essa paciente apresenta manifestações bastante claras de deficiência do *Yin* do Rim (urina escura, tinidos, tontura, visão turva e ondas de calor) e de deficiência do *Yin* do Coração (memória fraca, falta de concentração, palpitações, ansiedade e propensão a se assustar). As condições de deficiência do *Yin* ficam bem evidenciadas pela ausência da saburra, e a vermelhidão da língua (combinada com falta de saburra) indica claramente Calor Vazio. Eu interpretei a dor surda no peito se estendendo até o pescoço como um sintoma de rebelião do *Qi* do Vaso Penetrador, um fator comum de complicação nos problemas da menopausa. A qualidade em Corda do pulso à esquerda confirma o diagnóstico.

> **TINIDOS**
>
> - Tinidos com início súbito e alternância de calafrios e febre: padrão do *Yang* Menor
> - Tinidos com início súbito e dor de cabeça: Fogo no Fígado ou ascensão do *Yang* do Fígado
> - Tinidos estridentes: Fogo no Fígado ou ascensão do *Yang* do Fígado
> - Tinidos baixos: deficiência do Rim
> - Tinidos graves e crônicos: Fogo no Fígado, ascensão do *Yang* do Fígado ou Vento no Fígado
> - Tinidos suaves, intermitentes e crônicos: deficiência do Rim
> - Tinidos suaves, intermitentes e crônicos com palpitações e voz fraca: deficiência do *Qi* do Coração e do Pulmão.

b) Surdez

Ver Parte 5, *Sintomas e Sinais*, Capítulo 57.

Os critérios diagnósticos de surdez ou de deficiência auditiva são similares aos de tinidos: início agudo aponta para uma Plenitude e início gradual aponta para uma Deficiência. As principais causas de surdez ou de deficiência auditiva por Excesso são Fogo no Fígado, ascensão do *Yang* do Fígado e Fleuma-Fogo afetando o canal do Fígado.

A principal causa de surdez ou de deficiência auditiva por Vazio é a deficiência do Rim (a causa mais comum nos idosos). Entretanto, os Rins não são o único órgão que influencia os ouvidos. Surdez e deficiência auditiva também podem ser causadas por deficiência do Sangue do Coração, deficiência do *Qi* Torácico (*Zong Qi*) ou deficiência do *Yang-Qi*. Em todos esses casos, a deficiência auditiva é decorrente da incapacidade do *Qi* ou do Sangue fluírem para cima até os ouvidos.

> **SURDEZ**
>
> - Deficiência do Rim: tontura, tinidos, lombalgia
> - Ascensão do *Yang* do Fígado: tontura, tinidos, dor de cabeça
> - Fogo no Fígado: tinidos, sede, gosto amargo na boca
> - Fleuma-Fogo no canal do Fígado: tontura, tinidos, muco na garganta, dor de cabeça
> - Deficiência do Yin do Coração e do Rim: tontura, palpitações, insônia
> - Deficiência do *Qi* do Pulmão e do Coração: palpitações, respiração curta, voz fraca
> - Deficiência do Sangue do Coração: palpitações, memória fraca, insônia.

c) Dor de ouvido

Ver Parte 5, *Sintomas e Sinais*, Capítulo 57.

Com exceção da estagnação do *Qi* e do Sangue, a dor de ouvido normalmente decorre de Calor: pode ser uma invasão de Vento-Calor afetando os canais do *Yang* Menor (muito comum em crianças), Umidade-Calor no canal do Fígado e da Vesícula Biliar ou Fogo no Fígado. Uma secreção amarelada do ouvido pode acompanhar uma invasão de Vento-Calor ou de Umidade-Calor no Fígado e na Vesícula Biliar. A dor de ouvido por estagnação do *Qi* e do Sangue não é comum, e normalmente só é vista nos idosos.

> **DOR DE OUVIDO**
>
> - Vento-Calor nos canais do *Yang* Menor: aversão ao frio, febre
> - Umidade-Calor na Vesícula Biliar: secreção dos ouvidos
> - Fogo no Fígado: dor de cabeça, face avermelhada, gosto amargo na boca
> - Estagnação do *Qi* e do Sangue: dor de ouvido crônica (nos idosos).

d) Coceira nos ouvidos

Ver Parte 5, *Sintomas e Sinais*, Capítulo 57.

Em casos agudos, coceira nos ouvidos decorre de invasão de Vento-Calor nos canais do *Yang* Menor. Em casos crônicos, decorre ou de deficiência do Sangue, levando a Vento interno, ou de deficiência do *Yin* do Rim com Calor Vazio.

2. OLHOS

Os olhos são os orifícios do Fígado, mas isso não quer dizer que todos os problemas oculares estejam relacionados com o Fígado. De fato, outros órgãos afetam os olhos, destacando-se Coração, Rins e Vesícula Biliar.

O Coração influencia os olhos porque seus canais Principal e de Conexão chegam até os globos oculares. Por essa razão, muitos problemas oculares são decorrentes de Calor no Coração originado de problemas emocionais.

Os Rins nutrem e hidratam os olhos de modo semelhante ao Fígado, e alguns problemas oculares nos idosos com frequência são decorrentes de uma deficiência do Rim.

O canal da Vesícula Biliar também passa pelos olhos e pode causar problemas oculares, normalmente em conjunção com Fogo no Fígado ou com ascensão do *Yang* do Fígado.

Por que perguntar

As perguntas relacionadas com os olhos de certa forma são mais importantes que as relacionadas com os ouvidos, primeiro porque os problemas oculares são mais comuns, e depois porque os sintomas oculares geralmente fecham um diagnóstico. Por exemplo, o sintoma de olhos secos geralmente fecha o diagnóstico de deficiência do *Yin* do Fígado (embora também possa ser causado por uma deficiência do *Yin* do Rim).

Quando perguntar

Eu pergunto sobre sintomas oculares logo no início do interrogatório juntamente com questões dirigidas para identificar um determinado padrão. Por exemplo, se um paciente mostra sintomas de deficiência do Sangue do Fígado, eu imediatamente pergunto sobre visão turva e moscas volantes. Depois, eu pergunto sobre olhos secos para descobrir se a deficiência do Sangue do Fígado evoluiu para um nível mais profundo de deficiência do *Yin* do Fígado.

Perguntas relacionadas com visão turva, moscas volantes, olhos secos e vermelhidão/dor/coceira nos olhos são importantes, e eu as faço em quase todos os casos.

Como perguntar

"Visão turva" não é uma expressão comum para a maioria dos pacientes. Eu geralmente pergunto se a visão deles às vezes fica "não clara ou um pouco obscurecida", enfatizando que a condição em questão não tem nada a ver com o fato de terem ou não miopia. "Moscas volantes" é outra expressão que a maioria dos pacientes não conhece, e eu geralmente pergunto se eles alguma vez veem "pontos pretos ou brancos flutuando no campo de visão".

Os sintomas oculares discutidos são:
a) Dor ocular
b) Visão turva
c) Coceira nos olhos
d) Sensação de distensão nos olhos
e) Olhos lacrimejantes
f) Olhos secos.

a) Dor ocular

Ver Parte 5, *Sintomas e Sinais*, Capítulo 61.

i) Caráter Cheio ou Vazio da dor ocular

A Tabela 42.1 resume as características de Excesso e Vazio de dor ocular.

Tabela 42.1 Caráter Cheio e Vazio da dor ocular.

Caráter	Cheio/*Yang*	Vazio/*Yin*
Início	Súbito	Gradual
Horário	Dia	Noite
Período do dia	Manhã	Tarde
Constância	Crônica e persistente	Crônica vem e vai
Inchaço	Com inchaço	Sem inchaço
Intensidade	Grave, insuportável	Surda, branda
Inflamação	Inflamado, avermelhado e quente	Nem vermelho, nem quente
Pressão	Piora com pressão	Melhora com pressão
Temperatura	Piora com calor, melhora com frio	Piora com frio, melhora com calor
Irritabilidade	Dor com irritabilidade (Fígado)	Dor sem irritabilidade (deficiência do *Yang*)
Caráter da dor	Dor como agulhadas	Dor branda
Alimentos	Piora depois de comer	Melhora depois de comer, piora quando está com fome
Duas excreções (micção e defecação)	Vermelhidão, excreções afetadas	Sem vermelhidão, excreções não afetadas
Movimento do globo ocular	Com globos oculares em movimento	Globos oculares sem movimento

ii) Irradiação da dor

A dor ocular também deve ser diferenciada de acordo com sua irradiação. Se a dor se irradiar para o occipital, os canais do *Yang* Maior estão afetados; se se irradiar para as laterais da cabeça e para os cantos externos dos olhos, os canais do *Yang* Menor estão afetados; se se irradiar para o nariz e para os dentes, os canais do *Yang* Brilhante estão afetados; e se se irradiar para o topo da cabeça, o canal do Fígado está afetado.

iii) Dor ocular de origem interna ou externa

A dor ocular deve ser diferenciada entre interna e externa; além disso, dor ocular interna deve ser diferenciada entre condições de Deficiência e Excesso, conforme indicado na Tabela 42.1.

Dor ocular de origem externa é decorrente principalmente de invasão de Vento-Calor e se caracteriza por início súbito, pálpebras grudadas e olhos lacrimejantes.

Dor ocular de origem interna deve ser diferenciada entre Deficiência e Excesso. Os tipos mais comuns de dor ocular de origem interna por condições de Excesso são:
- Ascensão do *Yang* do Fígado
- Fogo no Fígado
- Fogo no Coração
- Vento no Fígado
- Umidade-Calor
- Fleuma-Calor
- Estase de Sangue.

Dor ocular por uma condição de Excesso geralmente é acompanhada por inchaço e vermelhidão.

Os tipos mais comuns de dor ocular decorrentes de Deficiência são:
- Deficiência do Sangue do Fígado
- Deficiência do Sangue do Coração
- Deficiência do Rim.

DOR OCULAR

Cheio
- Vento-Calor: início agudo, aversão ao frio, febre
- Fogo no Fígado: olhos vermelhos, sede, gosto amargo na boca, pulso em Corda
- Ascensão do *Yang* do Fígado: dor de cabeça, distensão do olho
- Fogo no Coração: olhos vermelhos, palpitações, ansiedade
- Vento no Fígado: vertigem
- Umidade-Calor: pálpebras grudentas, saburra da língua amarelada e pegajosa
- Fleuma-Calor: pálpebras grudentas, sensação de opressão no peito, tontura
- Estase de Sangue: olhos saltados, cútis escura, língua Arroxeada.

Vazio
- Deficiência do Sangue do Fígado: tontura, visão turva
- Deficiência do Sangue do Coração: insônia, memória fraca, palpitações
- Deficiência do Rim: tontura, tinidos
- Deficiência do *Qi* e do *Yin*: olhos ligeiramente quentes e doloridos, dor branda, desejo de fechar os olhos, olhos avermelhados, cansaço, olhos secos.

b) Visão turva

Ver Parte 5, *Sintomas e Sinais*, Capítulo 61.

Visão turva, chamada *Mu Xuan* em chinês, indica não apenas obscurecimento da visão e moscas volantes, mas também inclui uma ligeira tontura.

Embora a visão turva seja uma queixa relativamente comum, a maioria dos pacientes vai dizer que não apresenta esse sintoma ou não vai saber o que queremos dizer. Portanto, a pergunta deve ser feita de um modo diferente, como por exemplo: "*Você já teve algum problema de visão?*" ou "*Sua visão às vezes fica obscura?*".

Antes de mais nada, deve-se lembrar que os olhos estão sob o controle não só do Fígado, mas também da Vesícula Biliar e dos Rins; especialmente nos idosos, uma deficiência do Rim geralmente é a raiz dos problemas oculares e de visão turva.

Entre os tipos relacionados com Deficiência, as causas mais comuns de visão turva são deficiência do Sangue do Fígado ou do *Yin* do Fígado. Se a visão turva estiver associada com secura dos olhos, sugere uma deficiência do *Yin* do Fígado ou uma deficiência do *Yin* do Fígado e do Rim; essa condição é comum nos idosos.

Visão turva também pode decorrer de padrões de Excesso, como Calor na Vesícula Biliar, ascensão do *Yang* do Fígado (uma característica comum da enxaqueca), Fogo no Fígado e Fleuma. Fleuma, em particular, nem sempre é reconhecida como uma possível causa de visão turva; ela pode causar o obscurecimento da visão porque obstrui os orifícios claros da cabeça, incluindo os olhos (pela mesma razão, Fleuma pode causar tinidos).

VISÃO TURVA

- Deficiência do Sangue do Fígado: moscas volantes, tontura
- Deficiência do *Yin* do Fígado: olhos secos
- Deficiência do *Yin* do Rim: tontura, tinidos
- Calor na Vesícula Biliar: dor ocular, olhos vermelhos
- Ascensão do *Yang* do Fígado: dor de cabeça
- Fogo no Fígado: olhos vermelhos e doloridos
- Fleuma: tontura, congestão.

c) Coceira nos olhos

Ver Parte 5, *Sintomas e Sinais*, Capítulo 61.

Excluindo as invasões de Vento externo, a causa de coceira nos olhos normalmente é Fogo no Fígado ou uma deficiência do Sangue do Fígado dando origem a Vento no Fígado. Olhos que coçam na rinite alérgica são uma patologia separada que não está relacionada com o Fígado, e, sim, com Vento externo, porque a reação causada pela invasão de alergênios imita a reação causada por invasão de Vento externo.

d) Sensação de distensão dos olhos

Ver Parte 5, *Sintomas e Sinais*, Capítulo 61.

A sensação de distensão nos olhos geralmente está associada a problemas emocionais afetando o Fígado e causando estagnação do *Qi* do Fígado e Fogo no Fígado.

e) Olhos lacrimejantes

Ver Parte 5, *Sintomas e Sinais*, Capítulo 61; *Observação*, Capítulo 6.

Olhos lacrimejantes podem ser do tipo Cheio ou Vazio. Em particular, podem decorrer de Calor Cheio ou Calor Vazio do Pulmão ou do Estômago.

Outras causas de olhos lacrimejantes incluem Vento-Calor externo, Fogo no Fígado e deficiência do Sangue do Fígado associada com Calor no Fígado. Em alguns casos, o lacrimejamento dos olhos pode decorrer de uma deficiência do Sangue do Fígado e de uma deficiência geral do *Qi* ou de uma deficiência do *Yang* do Rim; esses dois tipos de lacrimejamento dos olhos são chamados de "lacrimejamento frio".

OLHOS LACRIMEJANTES

- Calor no Pulmão: tosse
- Calor Vazio no Pulmão: tosse seca
- Calor no Estômago: dor epigástrica, sede
- Calor Vazio no Estômago: dor epigástrica, sede com desejo de beber em pequenos goles
- Vento-Calor Externo: aversão ao frio, febre
- Fogo no Fígado: olhos vermelhos, gosto amargo na boca
- Deficiência do Sangue do Fígado com certo Calor: visão turva, olhos vermelhos
- Deficiência do Sangue do Fígado: visão turva
- Deficiência do *Yang* do Rim: lombalgia, urina clara e abundante
- Deficiência geral do *Qi*: cansaço, fezes amolecidas, voz fraca.

f) Olhos secos

Ver Parte 5, *Sintomas e Sinais*, Capítulo 61.

As causas mais comuns de olhos secos são deficiência grave do Sangue do Fígado ou deficiência do *Yin* do Fígado.

Nos idosos, olhos secos normalmente são decorrentes de uma deficiência do *Yin* do Fígado e do Rim; em alguns casos, a deficiência do *Yin* do Pulmão também está envolvida. Olhos secos com início agudo podem ser decorrentes de invasão de Vento-Calor, caso em que eles também ficam vermelhos.

OLHOS SECOS

- Deficiência do *Yin* do Fígado: visão turva
- Deficiência do *Yin* do Fígado e do Rim: tontura, tinidos
- Deficiência do *Yin* do Pulmão: tosse seca
- Vento-Calor Externo: aversão ao frio, febre.

RESULTADOS DO APRENDIZADO

O aluno agora deve entender:
- Que os ouvidos são os orifícios dos Rins, mas são influenciados por muitos outros órgãos
- Por quê, quando e como perguntar sobre os ouvidos
- O significado clínico de tinidos, surdez, dor de ouvido e coceira nos ouvidos
- Que os olhos são o orifício do Fígado, mas são influenciados por muitos outros órgãos
- Por quê, quando e como perguntar sobre os olhos
- O significado clínico de dor ocular, coceira nos olhos, sensação de distensão dos olhos, olhos lacrimejantes ou secos e visão turva.

PARTE 2

43 | Sensação de Frio, Sensação de Calor e Febre

CONTEÚDO DO CAPÍTULO

Terminologia, 299
Sensação de Frio, 299
Sensação de frio em condições do Interior, 299
Sensação de frio em condições do Exterior, 302
Como distinguir entre causas externas e internas de sensação de frio, 302
Sensação Simultânea de Frio e Febre em Condições do Exterior, 303
Vento-Frio e Vento-Calor, 304
Calor de Verão, 305
Umidade-Calor, 305
Calor-Seco, 305
Alternância Entre Sensação de Frio e Sensação de Calor, 305
Sensação de Calor por Causas Internas, 306
Febre Interna, 306
Febre aguda, 307
Febre crônica, 308
Calor nas Cinco Palmas, 309
Sensações Contraditórias de Frio e Calor em Condições Internas, 310
Deficiência simultânea do Yin do Rim e do Yang do Rim, 310
Deficiência do Sangue, 310
Desarmonia do Vaso Penetrador, 310
Fogo Yin, 310

Perguntas sobre sensação de frio ou calor e febre geralmente são feitas mais para o fim do interrogatório para estabelecer a natureza Quente ou Fria de um padrão.

Por que perguntar

Devemos sempre perguntar para todos os nossos pacientes sobre sensação de frio ou calor; o significado clínico, entretanto, varia em condições internas e externas. Nas condições internas (que constituem a maioria esmagadora da prática clínica), a distinção entre sensação de frio e sensação de calor simplesmente informa sobre a natureza Fria ou Quente do padrão predominante.

Em condições externas (p. ex., quando um paciente se apresenta com resfriado agudo ou gripe), perguntas sobre sensações de frio ou calor são necessárias principalmente para estabelecer, primeiramente, se é de fato uma condição externa e se o fator patogênico está no Exterior ou no Interior.

A sensação de frio ou calor do paciente nunca deve ser desconsiderada, mesmo quando contradiz a língua e/ou o pulso. Por exemplo, um paciente pode ter a língua claramente Vermelha, mas sentir-se sempre com frio; embora o sinal de uma língua Vermelha seja muito importante, não devemos desconsiderar a sensação de frio e devemos investigar mais fundo para encontrar a causa dessa discrepância.

Quando perguntar

Como mencionado acima, perguntas sobre sensação de frio e calor devem sempre ser feitas como rotina para todos os pacientes.

Em *condições internas*, as perguntas sobre sensação de frio ou calor do paciente geralmente são feitas mais no final da consulta para confirmar a existência de um padrão de Frio ou Calor. De modo geral, as perguntas sobre sensação de frio ou calor também ajudam a detectar a tendência constitucional de um paciente a condições de Frio ou Calor. Por exemplo, um paciente pode não ter sintomas significativos de deficiência do *Yang* e de Frio, mas, quando questionado, pode dizer que sempre sente frio, que precisa usar mais roupas que as outras pessoas etc.; esse sintoma nunca deve ser desconsiderado porque indica uma tendência de base para padrões de deficiência do *Yang* e de Frio.

Em *condições externas*, as perguntas sobre sensação de frio e calor são essenciais e devem sempre ser feitas em detalhe para estabelecer se o fator patogênico penetrou no Interior ou se ainda está no Exterior. Se vemos um paciente diariamente no curso de uma condição aguda do exterior, como deveríamos, devemos perguntar cuidadosamente sobre sensação de frio e calor todos os dias para estabelecer a natureza exterior ou interior do padrão.

Como perguntar

Na China, as perguntas sobre sensação de frio e sensação de calor coincidem quase exatamente com a terminologia da medicina chinesa, o que facilita muito para os médicos chineses. Com pacientes ocidentais, é um pouco mais difícil e precisamos ter certeza de perguntar aos pacientes sobre sensação de frio e calor de um jeito que eles possam entender prontamente.

Em condições do interior, para a sensação de frio, devemos simplesmente perguntar: *"Você é friorento de modo geral?"*, *"Você tem tendência a sentir frio?"* ou *"Você percebe se sente mais frio do que as outras pessoas?"*; para sensação de calor, devemos fazer perguntas como: *"Você é calorento de modo geral?"*, *"Você às vezes sente um calor incomum?"* ou *"Você normalmente quer abrir uma janela quando os outros a querem fechada?"*. Se o paciente responder afirmativamente a uma das perguntas anteriores sobre sensação de calor, devemos continuar a fazer perguntas mais específicas sobre quando ele sente calor para estabelecer se é Calor Cheio ou Calor Vazio; portanto, fazemos perguntas como: *"Você sente mais calor à tarde ou ao anoitecer?"*.

Aqui vou discutir os seguintes tópicos:
1. Sensação de frio
   a) Sensação de frio em condições do Interior
   b) Sensação de frio em condições do Exterior
   c) Como distinguir entre causas externas e internas da sensação de frio.

2. Sensação de frio e febre simultaneamente em condições do Exterior
3. Sensação de frio alternando-se com sensação de calor
4. Sensação de calor por causas internas
5. Febre interna
6. Calor nas cinco palmas
7. Sensações contraditórias de frio e calor em condições internas.

TERMINOLOGIA

Antes de discutir as várias causas de sensação de frio, ou sensação de calor e sensação febril, eu gostaria de esclarecer alguns pontos relacionados com a terminologia, particularmente em relação à febre.

A *causa* da doença na sensação de frio, sensação de calor ou na febre pode ser *externa* (p. ex., Vento externo) ou *interna*; portanto, a causa da doença simplesmente se refere à origem do fator patogênico.

O *padrão* (ou *síndrome*) se refere à localização do fator patogênico, que pode ser no *Interior* ou no *Exterior*. Isso é decidido *não* de acordo com a origem do fator patogênico, mas tendo como base as manifestações clínicas. Em outras palavras, uma causa *externa* de doença (p. ex., Vento externo) pode causar um padrão *exterior* e um padrão *interior* (Figura 43.1).

Uma causa *externa* de doença é, por exemplo, Vento externo, que inicialmente gera um padrão *exterior*. Se o fator patogênico não for expelido, ele prossegue causando um padrão *interior*. Uma causa *interna* de doença (como Fogo no Fígado) produz um padrão *interior* por definição.

Em relação à febre, não devemos confundir febre de causa *externa* com febre no *Exterior*: uma causa *externa* pode causar uma febre no *exterior* inicialmente e, mais tarde, se o fator patogênico não for expelido, vai causar uma febre no *Interior*.

1. SENSAÇÃO DE FRIO

Ver Parte 5, *Sintomas e Sinais*, Capítulo 82.

Existem quatro graus de "sensação de frio" que se aplicam tanto para condições do Interior como para condições do Exterior. Em ordem ascendente de gravidade com seu significado clínico, são:
- "Aversão ao vento" (*Wu Feng*, literalmente "aversão ou ojeriza ao vento")
- "Medo do frio" (*Wei Han*)
- "Aversão ao frio" (*Wu Han*, literalmente "aversão ou ojeriza ao frio")
- "Calafrios" (*Han Zhan*).

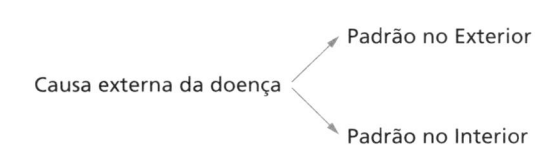

Figura 43.1 Relação entre causas externas e internas de doença com padrões no Exterior e no Interior.

Os sintomas de sensação de frio devem ser claramente diferenciados entre padrões do interior e padrões do exterior.

Aversão ao vento significa que o paciente fica arrepiado, tem ojeriza a estar no vento e quer permanecer dentro de casa.

Medo do frio significa que o paciente sente muito frio, quer ficar dentro de casa, próximo a uma fonte de calor, e quer se agasalhar.

Aversão ao frio significa que o paciente sente muito frio, quer permanecer dentro de casa e gosta de se cobrir na cama com muitos cobertores.

Calafrio significa que o paciente sente frio extremo, treme de frio e quer ficar na cama debaixo de uma pilha de cobertores.

A discussão da sensação de frio será articulada em três partes:
a) Sensação de frio em condições do Interior
b) Sensação de frio em condições do Exterior
c) Como distinguir entre causas externas e internas da sensação de frio.

a) Sensação de frio em condições do Interior

Nas doenças internas, as perguntas sobre sensação de frio servem para estabelecer a natureza Fria dos padrões que se apresentam. O Frio pode ser Cheio ou Vazio, e independente de ser Cheio ou Vazio, ele se manifesta com sensação de frio.

Se a pessoa sente frio com facilidade e sente frio nos membros, isso claramente indica Frio Cheio ou Frio Vazio originado de uma deficiência do *Yang*. Em pacientes com doenças crônicas, o Frio Vazio é mais comum do que o Frio Cheio.

Frio Cheio se caracteriza por sensação intensa de frio e calafrios; o corpo também é frio ao toque. Várias partes do corpo podem estar particularmente frias, dependendo da localização do Frio. Se estiver no Estômago, os membros e o epigástrio ficam frios; se estiver nos Intestinos, as pernas e o abdome inferior ficam frios; e se estiver no Útero, o abdome inferior fica frio. Frio Cheio normalmente tem início súbito e pode durar no máximo apenas alguns meses, porque o Frio vai inevitavelmente consumir o *Yang* e levar à deficiência do *Yang* com consequente Frio Vazio.

A deficiência do *Yang* de qualquer órgão pode causar sensação de frio e/ou membros frios; decorre especialmente de uma deficiência do *Yang* do Coração, Pulmão, Baço, Rim e Estômago. A sensação de frio é tanto subjetiva como objetiva – ou seja, o paciente sente frio fácil e frequentemente, e seus membros ou outras partes do corpo ficam frios ao toque.

MANIFESTAÇÕES CLÍNICAS DO FRIO CHEIO

- Sensação intensa de frio e calafrios
- Corpo fica visivelmente frio e relativamente duro ao toque
- Dor
- Pulso Cheio
- Início súbito.

Uma deficiência do *Yang* do Pulmão e/ou do Coração se manifesta especialmente com mãos frias (Figura 43.2); uma deficiência do *Yang* do Baço, com membros e abdome frios (Figura 43.3); e uma deficiência do *Yang* do Rim, especialmente com pernas, joelhos, pés e costas frios (Figura 43.4). Uma deficiência do *Yang* do Estômago se manifesta com epigástrio e membros frios de maneira semelhante à deficiência do *Yang* do Baço (ver Figura 43.3).

Há, entretanto, outras causas de membros frios (ao contrário de uma sensação geral de frio). Uma delas é estagnação de *Qi*; quando o *Qi* estagna, ele pode não conseguir chegar até as mãos e os pés e estes ficam frios (Figura 43.5). Essa situação é chamada "síndrome das quatro rebeliões", indicando mãos e pés frios; a famosa fórmula Si Ni San *Pó para as Quatro Rebeliões* é usada para esse padrão. Uma importante diferença se os membros frios são decorrentes de deficiência do *Yang* ou de estagnação do *Qi* é que, no primeiro caso, o membro todo fica frio, enquanto no segundo, apenas as mãos e os pés, especialmente os dedos, ficam frios.

MANIFESTAÇÕES CLÍNICAS DE FRIO VAZIO

- Sensação de frio leve e persistente ou tendência a sentir frio
- Corpo fica levemente frio ao toque
- Sem dor
- Pulso Fraco
- Início lento e gradual.

Além disso, membros frios podem ocorrer em mulheres com deficiência de Sangue, porque o Sangue deficiente não chega às extremidades. Nos casos de deficiência do Sangue do Coração, apenas as mãos e o tórax ficam frios (Figura 43.6), enquanto em casos de deficiência do Sangue do Fígado, os pés ficam frios (Figura 43.7).

Temos de ter em mente que, mesmo que um paciente sinta frio no geral, ele pode ter sensação de calor em uma parte específica do corpo, como a face, portanto, devemos sempre lembrar

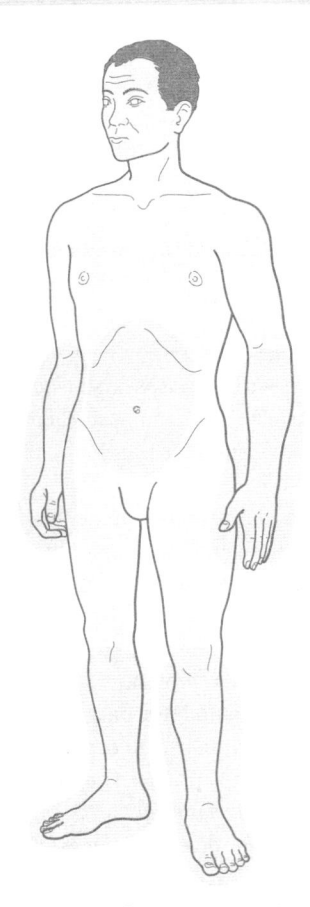

Figura 43.3 Deficiência do *Yang* do Baço.

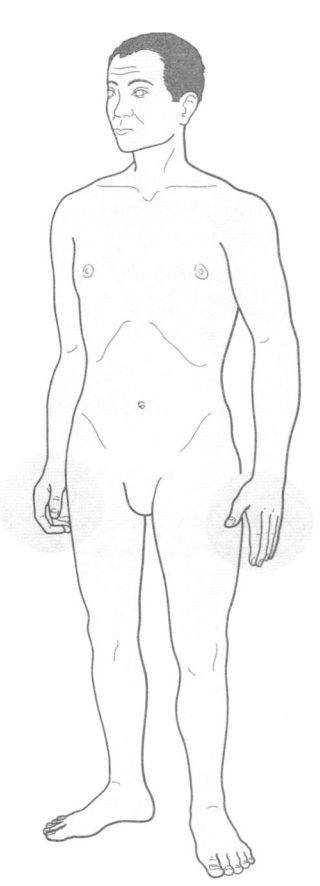

Figura 43.2 Deficiência do *Yang* do Pulmão e do Coração.

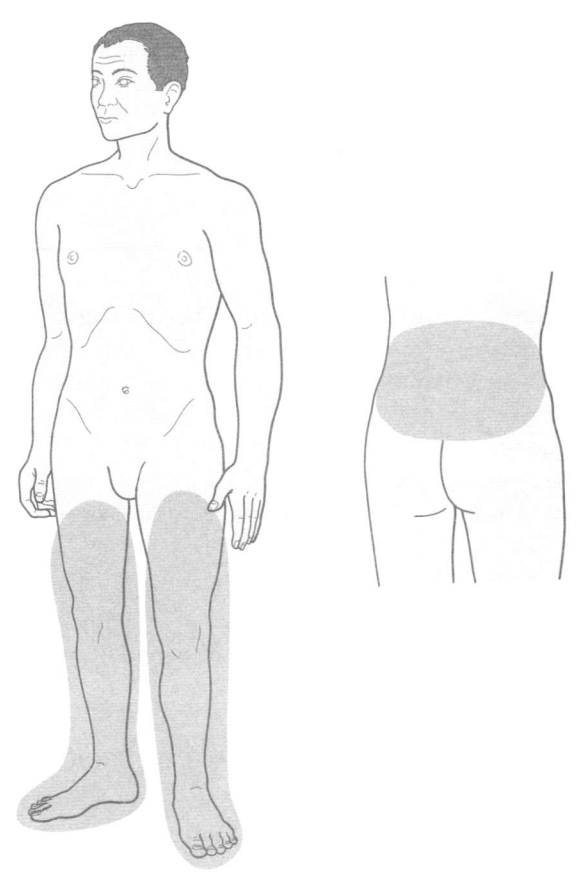

Figura 43.4 Deficiência do *Yang* do Rim.

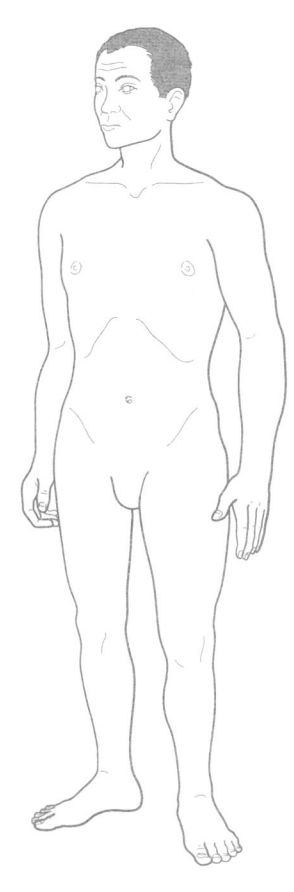

CAPÍTULO 43 Sensação de Frio, Sensação de Calor e Febre

Figura 43.5 Mãos e pés frios por estagnação do *Qi*.

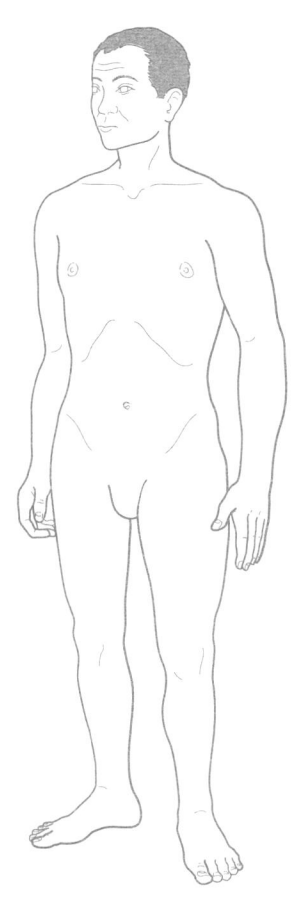

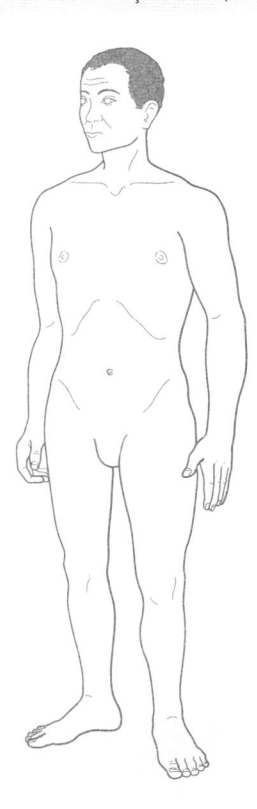

Figura 43.7 Deficiência do Sangue do Fígado.

de perguntar sobre partes específicas do corpo depois de termos perguntado sobre a sensação geral. Um exemplo muito comum disso, especialmente nas mulheres, é uma sensação geral de frio com episódios ocasionais de sensação de calor na face.

ATENÇÃO

Quando um paciente sente frio no geral, lembre-se de perguntar se ele sente calor em alguma parte específica do corpo.

Resumindo, sensação de frio e membros frios podem ser decorrentes de:
- Deficiência do *Yang* do Coração e/ou do Pulmão: mãos frias, mãos suadas
- Deficiência do *Yang* do Baço/deficiência do *Yang* do Estômago: membros e abdome frios
- Deficiência do *Yang* do Rim: pernas, joelhos, pés e costas frios
- Estagnação do *Qi*: mãos e pés, especialmente os dedos, frios
- Deficiência do Sangue do Coração: mãos e tórax frios
- Deficiência do Sangue do Fígado: pés frios.

TRATAMENTO

Deficiência do *Yang* do Coração e/ou do Pulmão: P-9 *Taiyuan*, C-5 *Tongli*, B-13 *Feishu*, B-15 *Xinshu*.
Deficiência do *Yang* do Baço/deficiência do *Yang* do Estômago: VC-12 *Zhongwan*, B-20 *Pishu*, B-21 *Weishu*, E-36 *Zusanli*.
Deficiência do *Yang* do Rim: B-23 *Shenshu*, VC-4 *Guanyuan*, R-3 *Taixi*.
Estagnação do *Qi*: F-3 *Taichong*.
Deficiência do Sangue do Coração: C-7 *Shenmen*, VC-14 *Juque*.
Deficiência do Sangue do Fígado: F-8 *Ququan*, E-36 *Zusanli*, BP-6 *Sanyinjiao*, VC-4 *Guanyuan*.

Figura 43.6 Deficiência do Sangue do Coração.

b) Sensação de frio em condições do Exterior

i) Invasões externas

Em invasões externas, a sensação de frio ou de calafrio serve para estabelecer se o fator patogênico está no Exterior ou no Interior. De fato, quando o fator patogênico está no Exterior, o paciente sente frio, calafrios e não suporta a ideia de estar ao ar livre (situação chamada de "aversão ao frio"). A sensação de frio pode ou não estar acompanhada por febre real, mas vai estar associada com calor na pele; ou seja, o paciente sente frio e calafrio, mas sua pele está quente ao toque.

As áreas normalmente tocadas para verificar isso são o dorso das mãos e a testa. Convém salientar que a sensação de frio e a sensação de febre (ou sensação de calor ao toque) são *simultâneas*, e não alternantes; portanto, se um paciente sentir frio pela manhã, sem febre e sem sensação de calor ao toque no corpo, e apresentar febre ao anoitecer, isso corresponde à síndrome do *Yang* Menor, e *não* constitui o estágio inicial de uma invasão de Vento. A Figura 43.8 faz a distinção das manifestações de sensação de frio nas condições do exterior e do interior.

Nas síndromes do exterior, a presença de sensação de frio e de calafrios é um fator determinante para diagnosticar que o fator patogênico ainda está no Exterior e que o padrão, portanto, é do Exterior. Assim que a sensação de frio desaparece e o paciente sente calor, esse é um sinal claro de que o fator patogênico está no Interior e que se transformou em Calor. Esses sinais podem ser vistos com muita clareza em crianças pequenas; quando o fator patogênico está no Exterior, a criança tende a ir para a cama e se cobrir com muitos cobertores. Assim que o fator patogênico penetra no Interior (normalmente transformando-se em Calor), a criança se descobre.

> **FATOR PATOGÊNICO NO INTERIOR *VERSUS* EXTERIOR**
>
> - Fator patogênico no Exterior: sensação de frio, calafrios, aversão a estar ao ar livre, possivelmente febre; o paciente está quente ao toque (especialmente na testa e no dorso da mão)
> - Fator patogênico no Interior: sensação de frio desaparece, paciente sente *apenas* calor.

ii) Vento-Frio *versus* Vento-Calor

Em padrões do exterior, tanto Vento-Frio como Vento-Calor causam sensação de frio e calafrios; é um equívoco comum pensar que isso não acontece no caso de Vento-Calor. Como a sensação de frio é causada pela obstrução do *Qi* Defensivo pelo Vento (independentemente de ser Vento-Frio ou Vento-Calor) no espaço entre a pele e os músculos, a sensação de frio e os calafrios também estão presentes nas invasões de Vento-Calor, ainda que a um menor grau do que nas invasões de Vento-Frio. Essa situação é explicada em detalhes adiante.

c) Como distinguir entre causas externas e internas de sensação de frio

Distinguir entre sensação de frio por invasão de Vento externo e sensação de frio por Frio interno (que pode ser Cheio ou Vazio) é razoavelmente fácil porque os sintomas concomitantes são bastante óbvios. Durante uma invasão externa com o fator patogênico ainda no Exterior, o paciente sente frio, a ideia de ficar ao ar livre lhe desagrada, tem calafrios, pode ter febre e o dorso das mãos fica quente; além disso, há espirros, tosse, secreção nasal, dor de garganta, dor de cabeça, dores no corpo e pulso Flutuante.

Quando o paciente sofre de Frio interior, não há nenhum dos sintomas anteriores. Outra distinção entre sensação de frio nas síndromes do Exterior e sensação de frio nas síndromes do Interior é que, no primeiro caso, a sensação de frio *não* é aliviada cobrindo-se, enquanto, no segundo, é. De fato, se um paciente sente frio e tem calafrios por causa de uma invasão de Vento exterior, ele vai querer ir para a cama se cobrir com cobertores, mas isso não alivia a sensação de frio e os calafrios. Se um paciente sofre de Frio interno, vai ter alívio se cobrindo. A Tabela 43.1 resume a diferenciação entre Frio Externo e Frio Interno.

i) Diferenciação da patologia de uma sensação de frio por causas externas ou internas

A patogênese da sensação de frio nos padrões do Exterior e do Interior é diferente. Nos padrões de Exterior, a sensação de frio ocorre porque o Vento externo obstrui o espaço entre a pele e os músculos onde o *Qi* Defensivo circula. Como o *Qi* Defensivo

Tabela 43.1 Diferenciação entre Frio Externo e Frio Interno.

Invasão Externa de Frio	Frio Interno
Sente frio, calafrios, desagrada-lhe estar ao ar livre, tem febre, espirros, tosse, dor de garganta, secreção nasal	Sente frio, nenhum dos sintomas associados com invasão externa está presente
Sensação de frio não é aliviada agasalhando-se com roupas e cobertores	Sensação de frio é aliviada agasalhando-se com roupas quentes

Sensação de frio
- Exterior: Sensação de frio, calafrios, dorso das mãos quente, possivelmente febre
  - Vento-Frio: sensação pronunciada de frio
  - Vento-Calor: sensação menos pronunciada de frio
- Interior: Sensação de frio, pés frios, membros frios, dorso das mãos não fica quente

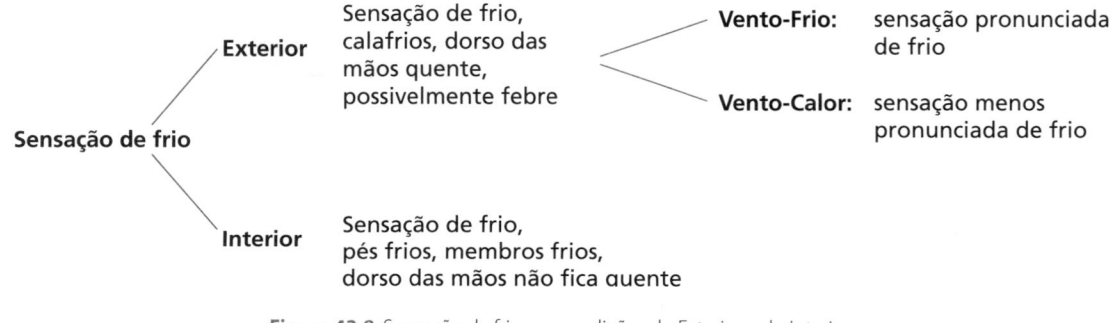

Figura 43.8 Sensação de frio em condições do Exterior e do Interior.

aquece os músculos, sua obstrução por Vento faz com que o paciente sinta frio e calafrios (mesmo que o fator patogênico seja Vento-Calor). Portanto, o *Qi* Defensivo não fica necessariamente fraco, mas apenas obstruído no espaço entre a pele e os músculos.

Nos padrões do Interior, a sensação de frio normalmente é decorrente de uma deficiência do *Yang* e da incapacidade do *Yang-Qi* em aquecer os músculos e os membros (no caso de Frio Vazio) ou do Frio obstruindo o fluxo do *Yang-Qi* para os músculos e membros (no caso de Frio Cheio).

2. SENSAÇÃO SIMULTÂNEA DE FRIO E FEBRE EM CONDIÇÕES DO EXTERIOR

Antes de mais nada, devemos definir "febre". "Febre" não indica uma elevação real da temperatura (como a medida por um termômetro), mas uma emanação objetiva de calor do corpo do paciente sentida à palpação (especialmente na testa e no dorso das mãos). Isso é discutido em detalhe adiante.

A sensação simultânea de frio e febre indica a invasão de um fator patogênico no Exterior e que esse fator ainda está no nível do Exterior. A presença simultânea de sensação de frio e/ou calafrios com febre normalmente indica uma invasão aguda de Vento e denota que o fator patogênico ainda está no Exterior; enquanto houver sensação de frio, o fator patogênico está no Exterior. As situações clínicas nas quais o fator patogênico está no Exterior são descritas no padrão do *Yang* Maior dentro dos Seis Estágios no livro *Discussion of Cold-induced Diseases* (*Shang Han Lun*), e no Nível do *Qi* Defensivo dentro dos Quatro Níveis descrito pela escola das Doenças Febris (*Wen Bing*), da dinastia Qing. Conforme mencionado acima, é importante enfatizar que a sensação de frio e de febre (ou sensação do corpo quente ao toque) são *simultâneas*, e não alternantes (Figura 43.9).

Embora seja a ocorrência *simultânea* de sensação de frio e de febre que define um padrão exterior decorrente de invasão de Vento exterior, vou discutir a patologia da sensação de frio e de febre com mais detalhe separadamente.

A etiologia e a patologia do Vento-Calor podem ser usadas como modelo para explicar a etiologia e a patologia do Calor do Verão, da Umidade-Calor e do Calor-Seco.

Os fatores patogênicos discutidos são:

a) Vento-Frio e Vento-Calor
b) Calor do Verão
c) Umidade-Calor
d) Calor Seco.

Antes de discutir os fatores patogênicos acima, devemos primeiramente discutir a patologia e as manifestações clínicas da "sensação de frio" e de "febre".

Sensação de frio ("aversão ao frio") nos padrões do Exterior

Nos padrões do exterior, a sensação de frio ocorre porque o Vento externo obstrui o espaço entre a pele e os músculos (chamado *Cou Li*), onde o *Qi* Defensivo circula. Como o *Qi* Defensivo aquece os músculos, sua obstrução pelo Vento faz com que o paciente sinta frio e calafrios (mesmo que o Vento esteja associado com Calor). Portanto, o *Qi* Defensivo não se encontra necessariamente fraco, mas apenas *obstruído* no espaço entre a pele e os músculos.

Portanto, nos padrões do exterior, tanto Vento-Frio como Vento-Calor causam sensação de frio e, possivelmente, calafrios; é um equívoco comum pensar que isso não acontece com Vento-Calor. Como a sensação de frio é causada pela obstrução do *Qi* Defensivo pelo Vento (seja Vento-Frio ou Vento-Calor) no espaço entre a pele e os músculos, a sensação de frio e os calafrios também estão presentes nas invasões de Vento-Calor, embora a um grau menor que nas invasões de Vento-Frio.

Conforme mencionado acima, existem quatro diferentes graus de "sensação de frio" nas condições do exterior. Em ordem ascendente de gravidade, elas são:

- "Aversão ao vento" (*Wu Feng*, literalmente, "aversão ou ojeriza ao vento")
- "Medo do frio" (*Wei Han*)
- "Aversão ao frio" (*Wu Han*, literalmente, "aversão ou ojeriza ao frio")
- "Calafrios" (*Han Zhan*).

O significado clínico desses quatro graus de sensação de frio dentro do contexto das invasões do exterior foi descrito acima.

Portanto, em termos gerais, existem três aspectos de "sensação de frio" nas invasões do Vento exterior: o paciente sente frio ou tem "ondas" de calafrios e fica relutante em sair, quer ficar em um ambiente fechado próximo a uma fonte de calor. Exceto em casos brandos, a sensação de frio não melhora agasalhando-se.

Concluindo, a sensação de frio nas invasões do exterior decorre da obstrução do *Qi* Defensivo no espaço entre a pele e os músculos e indica que o fator patogênico está no Exterior: assim que a sensação de frio passar, o fator patogênico estará no Interior.

Febre nos padrões do exterior

Quanto à "febre", é importante entender que o termo chinês *Fa Re* não indica necessariamente o que entendemos por febre. "Febre" é um sinal na medicina moderna ocidental, não na medicina chinesa. Obviamente, na China Antiga não existiam termômetros, e o sintoma *Fa Re* descrito nos antigos textos não significa necessariamente que o paciente estivesse com uma febre real. Literalmente, o termo significa "emitindo calor ardente" e indica que o corpo do paciente está quente e, em casos graves,

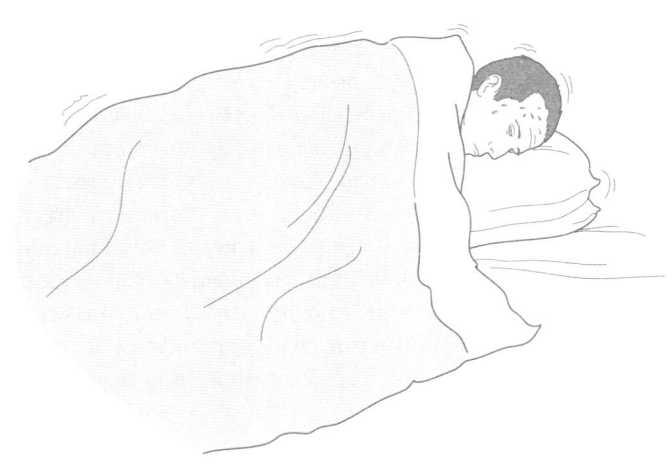

Figura 43.9 Sensação simultânea de frio e febre.

quase queimando ao toque; as áreas tocadas são normalmente a testa, em especial, o dorso das mãos (não as palmas, que tendem a refletir mais o Calor Vazio).

De fato, o dorso das mãos quente em comparação com as palmas e a parte superior das costas quente comparada com o tórax são uma característica da *Fa Re* (chamada febre) no estágio exterior das invasões de Vento.[1] Essa sensação objetiva de calor no corpo do paciente pode ou não estar acompanhada por febre real. De fato, nas febres de origem interna, pode até haver casos em que o paciente tem febre baixa real e o corpo quente ao toque.

Portanto, é importante lembrar que, dentro do contexto das condições do exterior decorrentes de invasões de Vento, "febre" indica a sensação *objetiva* de calor do corpo do paciente (com ou sem elevação real da temperatura do corpo), e *não* uma sensação de calor; de fato, conforme descrito acima, o paciente sente frio.

> **ATENÇÃO**
>
> "Febre" não indica necessariamente uma elevação da temperatura; indica que a testa e o dorso das mãos do paciente estão quentes ao toque. O paciente pode ou não estar com uma febre real.

Febre e sensação de frio simultaneamente

Quando o sintoma de calafrio e de sensação de frio ocorre simultaneamente com o sinal objetivo de calor do corpo do paciente ao toque (ou de febre real), isso indica uma invasão aguda de Vento externo e denota que o fator patogênico ainda está no Exterior. Em particular, é o sintoma de calafrio e a sensação de febre que indicam que o fator patogênico está no Exterior. No momento em que o paciente não sente mais frio, mas sente calor, e se na cama tirar as cobertas, significa que o fator patogênico está no Interior e que se transformou em Calor.

Patologia da febre

A febre, ou sensação de calor do corpo em invasões externas de Vento, decorre da luta entre o *Qi* do corpo (*Qi* Vertical) e o fator patogênico externo. Portanto, a força da febre (ou da sensação de calor do corpo) reflete a intensidade dessa luta; isso depende da força relativa do fator patogênico externo e da força do *Qi* Vertical. Quanto mais forte o fator patogênico externo, mais alta é a febre (ou sensação de calor no corpo); da mesma forma, quanto mais forte for o *Qi* Vertical, mais elevada será a febre (ou sensação de calor do corpo). Portanto, a febre será mais elevada quando tanto o fator patogênico externo como o *Qi* Vertical forem fortes.

A força relativa do fator patogênico e do *Qi* Vertical é apenas um fator que determina a intensidade da febre (ou sensação de calor no corpo). Outro fator é simplesmente a constituição de uma pessoa: uma pessoa com constituição *Yang* (ou seja, com predominância de *Yang*) terá maior propensão a uma febre mais elevada (ou sensação de calor no corpo).

> **ATENÇÃO**
>
> A intensidade da febre em condições do exterior está relacionada com a luta entre o *Qi* Vertical e o fator patogênico externo, e nada tem a ver se o fator patogênico é Vento-Frio ou Vento-Calor.

Graus da febre

Portanto, existem três graus possíveis de febre (ou sensação de calor do corpo):

- Fator patogênico forte e *Qi* Vertical forte: febre alta (ou sensação de calor do corpo)
- Fator patogênico forte com *Qi* Vertical fraco, ou vice-versa: febre média (ou sensação de calor do corpo)
- Fator patogênico fraco com *Qi* Vertical fraco: febre baixa (ou sensação de calor do corpo) ou ausência de febre.

a) Vento-Frio e Vento-Calor

i) Fatores que determinam o desenvolvimento de Vento-Frio ou Vento-Calor

A constituição de uma pessoa é o principal fator que determina se a vítima de uma invasão de Vento vai desenvolver Vento-Frio ou Vento-Calor. Se não fosse assim, em países frios da região Norte, ninguém seria vítima de invasões de Vento-Calor, o que não é o caso. Essa também é a razão pela qual, nas crianças, as invasões de Vento-Calor são mais prevalentes do que as de Vento-Frio, porque as crianças são naturalmente de natureza *Yang*, comparadas com os adultos. Existem, também, entretanto, novos fatores artificiais que podem predispor a pessoa a invasões de Vento-Calor quando ela sucumbe ao Vento: lugares muito secos com aquecedores centrais, condições de trabalho em ambientes quentes (p. ex., cozinheiros, metalúrgicos) etc.

ii) Manifestações clínicas de Vento-Calor e de Vento-Frio

Embora a febre seja mais provável de ocorrer nas invasões de Vento-Calor, a diferenciação entre Vento-Calor e Vento-Frio não é feita tendo como base a intensidade da aversão ao frio e da febre (ou sensação de calor do corpo). Outros fatores, como a língua, e outros sintomas ajudam a diferenciar Vento-Frio de Vento-Calor. Essa diferenciação está ilustrada na Tabela 43.2.

iii) Vento-Frio: diferenciação entre "Ataque de Vento" e "Ataque de Frio"

Até agora, falamos sobre Vento-Frio no geral, mas o artigo *Discussão das Doenças Induzidas por Frio* faz a diferenciação entre dois tipos de invasões por Vento-Frio: uma com prevalência de Vento, chamada de "Ataque de Vento", e outra com prevalência de Frio, chamada de "Ataque de Frio". O Ataque de Vento está descrito na Cláusula 2 do *Discussão das Doenças Induzidas por Frio*: "O padrão do *Yang* Maior com febre, sudorese, aversão ao vento e pulso Flutuante e Retardado é chamado de Ataque de Vento".[2] Pode parecer estranho o fato de que o pulso Retardado apareça nesse padrão, já que o Vento é um fator patogênico *Yang* que se movimenta e se abre. Entretanto, também é verdade que o Vento pode causar retesamento (como no retesamento occipital por invasões de Vento-Frio), rigidez e paralisia; portanto, é bem possível que um Ataque de Vento de Vento-Frio externo cause pulso Retardado (que é menos lento que o pulso Lento). O comentário da Cláusula 2 confirma que *Huan*, nesse caso, significa um "pulso moderado e lento (*Chi*)".[3]

Tabela 43.2 Diferenciação entre as manifestações de Vento-Frio e de Vento-Calor.

		Vento-Frio	Vento-Calor
Patologia		Vento-Frio obstruindo o espaço entre a pele e os músculos	Vento-Calor obstruindo o espaço entre a pele e os músculos e prejudicando o descenso do Qi do Pulmão
Sintomas e sinais	Febre	Baixa	Alta
	Calafrios	Pronunciados	Brandos
	Dores	Pronunciadas	Leves
	Sede	Ausente	Presente
	Urina	Clara	Ligeiramente escura
	Dor de cabeça	Occipital	Bem dentro da cabeça, grave
	Transpiração	Se transpirar, é na parte de cima, na cabeça	Pouca transpiração
	Dor de garganta	Garganta coça	Garganta muito dolorida
	Língua	Sem alterações	Ligeiramente vermelha nas laterais e/ou na parte anterior
	Pulso	Flutuante-Apertado	Flutuante-Rápido
Tratamento		Ervas picantes e quentes para promover transpiração	Ervas picantes e refrescantes para libertar o Exterior

A Cláusula 3 descreve o Ataque de Frio: "*O padrão Yang Maior com febre ou sem febre, aversão ao frio, dores no corpo, vômitos e pulso Apertado no Yin e no Yang é chamado de Ataque de Frio*".[4]

No Ataque de Vento, o *Qi* Nutritivo do paciente está mais deficiente do que no Ataque de Frio, e isso provoca uma ligeira sudorese. Os outros sintomas são apresentados na Tabela 43.3.

O evento simultâneo de calafrios e febre, além de ocorrer com Vento-Calor e com Vento-Frio, também pode ocorrer nas invasões de Calor do Verão, Umidade-Calor e Calor-Seco.

b) Calor de Verão

Calor de Verão é um tipo de Vento-Calor que se manifesta com sensação simultânea de frio e febre. As manifestações clínicas normalmente são febre (ou sensação de calor do corpo),

Tabela 43.3 Diferenciação entre Ataque de Frio e Ataque de Vento no Vento-Frio.

	Ataque de Frio no Vento-Frio	Ataque de Vento no Vento-Frio
Manifestações comuns	Aversão ao frio, retesamento occipital, pulso Flutuante	
Outros sintomas	Aversão acentuada ao frio, dores no corpo, ausência de sudorese, pulso Flutuante-Apertado	Aversão ao vento, febre, ligeira sudorese, pulso Flutuante-Lento
Tratamento	Libertar o Exterior provocando sudorese (*Ma Huang Tang*)	Libertar o Exterior ajustando o espaço entre a pele e os músculos e regulando o *Qi* Defensivo e o *Qi* Nutritivo (*Gui Zhi Tang*)

calafrios, ausência de transpiração, dor de cabeça, sensação de peso, sensação desconfortável no epigástrio, irritabilidade, sede, língua Vermelha na parte anterior ou nas laterais com saburra branca e pegajosa, pulso Encharcado e Rápido.

A saburra da língua é branca porque o fator patogênico está no Exterior.

c) Umidade-Calor

Umidade-Calor de origem externa também se manifesta com sensação simultânea de frio e febre nos seus estágios bem iniciais. As manifestações clínicas normalmente são febre que piora à tarde, corpo quente ao toque, aversão ao frio, calafrios, gânglios aumentados, dor de cabeça, sensação de peso, sensação de opressão no epigástrio, gosto pegajoso na boca, sede sem vontade de beber líquidos, saburra da língua branca e pegajosa e pulso Encharcado-Lento.

O pulso é Lento por conta da influência obstrutiva da Umidade. A saburra da língua é branca porque o fator patogênico está no Exterior.

d) Calor-Seco

Calor-Seco é um tipo de Vento-Calor que se manifesta com sensação simultânea de frio e febre. As manifestações clínicas normalmente são febre; ligeira aversão ao frio; calafrios; ligeira sudorese; pele, nariz, boca e garganta secos; tosse seca; dor de garganta; língua Seca com saburra branca e fina; e pulso Flutuante-Rápido.

A saburra da língua é branca porque o fator patogênico está no Exterior.

3. ALTERNÂNCIA ENTRE SENSAÇÃO DE FRIO E SENSAÇÃO DE CALOR

A alternância de sensação de frio com sensação de calor (ou febre) não deve ser confundida com a sensação *simultânea* de frio e febre que caracteriza as invasões de Vento externo. Existem duas diferenças principais. A primeira, na sensação alternante de frio e calor, a sensação de calor é uma sensação subjetiva do paciente, enquanto na aversão simultânea ao frio com febre das invasões externas, a sensação de calor é uma sensação objetiva de calor na testa e nas mãos do paciente quando essas partes são tocadas. A segunda, na alternância de sensação de frio com sensação de calor, as sensações de frio e de calor são alternantes, enquanto na aversão ao frio com febre elas são simultâneas.

A sensação de frio alternando-se com sensação de calor ocorre também nas invasões externas, mas apenas naquelas afetando os canais do *Yang* Menor (enquanto a aversão ao frio com febre ocorre em padrões externos afetando os canais do *Yang* Maior). Esse é um sintoma essencial do padrão *Yang* Menor dentro dos Seis Estágios ou do padrão de Calor na Vesícula Biliar dentro dos Quatro Níveis. O segundo também é um tipo de padrão do *Yang* Menor, mas com prevalência de calor, e não de frio. Isso se reflete nas sensações do paciente em que a sensação de calor predomina sobre a sensação de frio.

PARTE 2 Diagnóstico pelo Interrogatório

> **ATENÇÃO**
> - "Sensação de calor" com alternância de sensação de frio e de calor é subjetiva
> - "Sensação de calor" (ou febre) com aversão simultânea de frio e febre é objetiva, ou seja, o corpo do paciente está quente ao toque.

Caso clínico

Uma jovem de 18 anos de idade se queixava de doença aguda se manifestando com alternância de calafrios e sensação de calor, gânglios aumentados, dor de garganta, dor de cabeça, letargia e sensação de peso na cabeça. Esses sintomas haviam começado 3 semanas antes da consulta. Sua língua estava Vermelha com pontos vermelhos na parte anterior com saburra fina e amarelada. Seu pulso estava Flutuante no geral, em especial nas posições Anteriores, e ligeiramente Deslizante no lado direito.

Diagnóstico

Esse é um caso muito claro de invasão aguda de Vento-Umidade-Calor que ainda estava no nível exterior na época da consulta. Ainda estava no nível exterior porque ela ainda sentia calafrios. Juntamente com os sintomas típicos de Vento-Calor, há também Umidade exterior aguda que se manifesta com gânglios aumentados, sensação de peso na cabeça e qualidade Deslizante no lado direito do pulso.

4. SENSAÇÃO DE CALOR POR CAUSAS INTERNAS

A sensação subjetiva de calor pode ser causada por Calor Cheio ou Calor Vazio de qualquer órgão. No Calor Cheio, a sensação de calor é um pouco mais intensa que a sentida no Calor Vazio. Outra diferença é que, no Calor Vazio, a sensação de calor tende a ser mais acentuada à tarde ou ao anoitecer. Além disso, o Calor Vazio se caracteriza por sensação de calor, especialmente nas áreas *Yin* do corpo e, particularmente, no tórax, palmas das mãos e plantas dos pés. Logicamente, a diferenciação entre Calor Cheio e Calor Vazio é feita tendo como base outras manifestações, como sede, cútis e, principalmente, a língua, que fica Vermelha com saburra no Calor Cheio e Vermelha e sem saburra no Calor Vazio. As principais manifestações de diferenciação do Calor Cheio e do Calor Vazio são mostradas na Tabela 43.4.

Tabela 43.4 Diferenciação entre Calor Cheio e Calor Vazio.

Calor Cheio	Frio Vazio
- Normalmente um calor mais intenso	- Calor menos intenso
- Generalizado no corpo ou na face	- Geralmente no tórax, plantas dos pés e palmas das mãos
- Não tem relação com o período do dia	- Pior à tarde e ao anoitecer
- Sede intensa	- Boca seca com desejo de beber em pequenos goles
- Irritabilidade acentuada	- Ansiedade vaga
- Cútis toda avermelhada	- Vermelhidão nas bochechas
- Língua Vermelha, saburra amarelada seca e espessa	- Língua Vermelha sem saburra
- Pulso Transbordante-Rápido	- Pulso Flutuante-Vazio e Rápido

No Calor Cheio, os órgãos mais frequentemente envolvidos são Fígado, Coração, Estômago e Pulmões; no Calor Vazio, os órgãos mais frequentemente envolvidos são os Rins, Coração, Estômago e Pulmões.

Temos de lembrar que, em alguns casos, uma pessoa pode sentir calor no geral, mas, ao mesmo tempo, sentir os pés frios, por exemplo. Portanto, quando um paciente responde afirmativamente à pergunta *"Você tem tendência para sentir calor de modo geral?"*, nosso questionamento não deve parar por aí; em vez disso, deve continuar para determinar se há qualquer sensação de frio em partes específicas do corpo. Para uma discussão sobre o significado clínico das sensações simultâneas (e contraditórias) de calor e frio nas condições internas, ver adiante.

> **ATENÇÃO**
> Quando um paciente sente calor de modo geral, lembre-se de perguntar sobre qualquer possível sensação de frio em alguma parte específica do corpo (e vice-versa).

5. FEBRE INTERNA

Ver Parte 5, *Sintomas e Sinais*, Capítulo 82.

Por "febre" nos referimos à situação em que o paciente tem febre, mas sem sensação simultânea de frio/calafrios; portanto, vamos discutir agora febres interiores, que, convém lembrar, podem ser de origem externa ou interna. Uma febre interna de origem externa é causada por um fator patogênico do exterior (como Vento-Calor, Vento-Frio ou Umidade-Calor) que penetrou no interior, causando febre; uma febre interna de origem interna se origina de uma desarmonia interna, como Calor interior, deficiência do *Yin*, deficiência do Sangue e estase do Sangue (Figuras 43.10 e 43.11).

Em alguns padrões discutidos, pode não haver uma febre real, mas apenas uma sensação de calor; a patologia e a patogenesia da febre interna ou da sensação de calor são as mesmas. Em termos gerais, febres agudas são caracterizadas por uma febre real, ou seja, temperatura do corpo elevada, enquanto "febres" crônicas podem caracterizar-se simplesmente por uma sensação de calor sem aumento da temperatura do corpo. Portanto, ao contrário da situação das síndromes do exterior em que "febre"

Fator patogênico externo ⟶ Febre Exterior ⟶ Febre Interior

Fator patogênico penetra no Interior

Figura 43.10 Relação entre fator patogênico externo e febre interior.

Causa externa de doença (p. ex., Vento externo) — Fator patogênico penetra no Interior ⟶ Febre interior

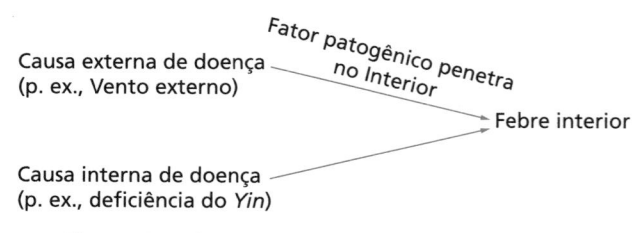

Causa interna de doença (p. ex., deficiência do *Yin*)

Figura 43.11 Causas externas e internas de febres interiores.

indica uma sensação objetiva de calor do corpo, nas síndromes crônicas do Interior com febre de origem interna, "febre" pode indicar uma sensação subjetiva de calor.

Existem três graus de febre (ou sensação de calor do corpo):
- Febre baixa (*Wei Re*) indica que a febre é muito baixa e que o corpo está apenas ligeiramente quente; o paciente pode nem ter consciência de que está com febre
- Febre (*Fa Re*) indica que a temperatura do corpo está elevada (ou que o corpo está bem quente ao toque); o paciente tem consciência da febre e tem sensação de calor
- Febre alta (*Zhuang Re*) indica que a febre é muito alta e que o corpo está muito quente ao toque; o paciente tem sensação intensa de calor e se livra das cobertas.

Quando se fala de febres de origem interna, é importante fazer a distinção entre febre aguda e febre crônica.

a) Febre aguda

Febres internas agudas normalmente se desenvolvem a partir do estágio agudo de uma invasão de Vento externo: tanto o Vento-Frio como o Vento-Calor podem causar febre interna. Portanto, a febre discutida aqui é basicamente uma febre aguda originada de causas externas, mas no estágio interior. Nessas febres agudas, a Identificação dos Padrões de acordo com os Quatro Níveis oferece a melhor estrutura de interpretação e é clinicamente mais relevante do que a Identificação dos Padrões de acordo com os Seis Estágios. Entretanto, pode haver outras febres agudas internas de origem interna, como, por exemplo, por Umidade-Calor no Fígado e na Vesícula Biliar (episódio febril de colecistite) e Umidade-Calor na Bexiga (cistite com febre) (Figura 43.12).

Os Quatro Níveis

Dentro dos Quatro Níveis, o nível do *Qi* Defensivo é o único situado no Exterior e, portanto, há febre e calafrios simultaneamente com sensação de frio. Nos outros três níveis (*Qi*, *Qi* Nutritivo e Sangue), o Calor está no Interior e a febre é interior. A Identificação dos Padrões de acordo com os Quatro Níveis descreve a sintomatologia das invasões de Vento-Calor. Entretanto, também pode haver presença de febre, ainda que em menor grau, nas invasões de Vento-Frio e, nessa situação, a Identificação dos Padrões de acordo com os Seis Estágios é a mais apropriada.

Os três níveis do Interior, ou seja, nível do *Qi*, do *Qi* Nutritivo e do Sangue, dentro dos Quatro Níveis, representam três diferentes graus de penetração do Calor, sendo o nível do *Qi* o mais superficial (ou menos profundo) e o nível do Sangue, o mais profundo. No nível do *Qi*, o *Qi* Vertical ainda está forte e trava uma luta com os fatores patogênicos, causando febre alta e aguda, manifestações fortes caracterizadas por agitação, febre alta, transpiração profusa etc. Nos níveis do *Qi* Nutritivo e do Sangue, o *Qi* Vertical já foi afetado, o Calor consumiu os fluidos e há deficiência de *Yin*. Esses níveis normalmente se caracterizam por febre à noite e pelo comprometimento da Mente, causando delírio, agitação mental grave e, em casos graves, coma. No nível do Sangue, pode haver desenvolvimento de Vento interno, ocorrendo hemorragia. Também no nível do Sangue, a um menor grau no nível do *Qi* Nutritivo, há máculas.

A língua é um importante sinal objetivo para diferenciar o nível do *Qi* do nível do *Qi* Nutritivo e do nível do Sangue; no nível do *Qi*, a língua fica Vermelha e tem saburra espessa, enquanto nos níveis do *Qi* Nutritivo e do Sangue, a língua fica Vermelho-escura e não tem saburra.

OS QUATRO NÍVEIS EM SÍNTESE

Nível do *Qi* Defensivo: febre, aversão ao frio
Nível do *Qi*: febre, sensação de calor, sede
Nível do *Qi* Nutritivo: febre à noite, confusão mental, máculas
Nível do Sangue: febre à noite, confusão mental, máculas, hemorragia

As manifestações clínicas do nível do *Qi* Defensivo, que causam sensação simultânea de frio e febre, foram discutidas acima. As manifestações clínicas dos principais padrões que surgem nos níveis do *Qi*, *Qi* Nutritivo e Sangue são descritas abaixo.

Calor nos Pulmões (nível do Qi)

Manifestações clínicas

Febre, tosse com muco amarelado, sudorese, sede, sensação de opressão ou dor no peito, língua Vermelha com saburra amarelada e pegajosa, pulso Rápido-Transbordante.

Esse é um dos padrões que surgem no nível do *Qi* de acordo com os Quatro Níveis. Caracteriza-se por Calor no Pulmão agudo, interior. Do ponto de vista ocidental, corresponde à bronquite aguda, pneumonia ou pleurisia. Nesse caso, há febre real, bem como sensação objetiva de calor no corpo do paciente.

Fleuma-Calor nos Pulmões (nível do Qi)

Manifestações clínicas

Febre, tosse com muco abundante pegajoso e amarelado, sede, sudorese, sensação de opressão no peito, náuseas, língua Vermelha com saburra amarelada e pegajosa, pulso Rápido-Deslizante.

Esse é um dos possíveis padrões que surgem no nível do *Qi* de acordo com os Quatro Níveis; caracteriza-se por Calor no Pulmão interior com Fleuma.

Calor no Yang Brilhante – Padrão do Canal

Manifestações clínicas

Febre, sudorese, sede intensa, pulso Grande ou Transbordante, língua Vermelha com saburra amarelada.

Corresponde a Calor agudo interior no canal do Estômago, e suas manifestações são descritas por Calor no nível do Estômago dentro dos Quatro Níveis ou pelo Padrão do Canal do *Yang* Brilhante dentro dos Seis Estágios. Esse padrão normalmente é resumido, em poucas palavras, como os "quatro grandes", ou seja, febre alta, sede intensa, sudorese profusa e pulso Transbordante ou Grande.

Febre aguda
- De causa externa no estágio Exterior: **Febre Exterior**
- De causa externa no estágio Interior
- De causa interna, síndrome no Interior: **Febre Interior**

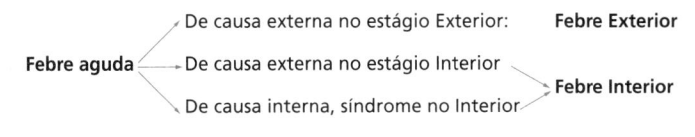

Figura 43.12 Origem das febres agudas.

Calor no Yang Brilhante – padrão do Órgão

Manifestações clínicas

Febre, dor e plenitude abdominal, fezes secas, constipação intestinal, sede, língua Vermelha com saburra amarelada, seca e espessa, amarronzada ou escura, pulso Profundo-Cheio-Rápido.

Corresponde a Calor Seco no nível dos Intestinos dentro dos Quatro Níveis e é o mesmo do Padrão do Órgão *Yang* Brilhante dentro dos Seis Estágios.

Umidade-Calor no Estômago e nos Intestinos

Manifestações clínicas

Febre, sede sem vontade de beber líquidos, fezes amolecidas, dor abdominal, sensação de peso, língua Vermelha com saburra amarelada e pegajosa, pulso Deslizante-Rápido.

Corresponde à Umidade-Calor no nível do Estômago e dos Intestinos dentro dos Quatro Níveis.

Calor no Nível do Qi Nutritivo

Manifestações clínicas

Febre à noite, sede, boca seca sem vontade de beber água, agitação mental, delírio, afasia, coma, língua Vermelha sem saburra, pulso Fino-Rápido.

Corresponde a Calor no nível do *Qi* Nutritivo dentro dos Quatro Níveis.

Calor no Nível do Sangue

Manifestações clínicas

Febre à noite, sede, agitação mental, hemorragia, convulsões, tremor, língua Vermelha sem saburra, pulso Fino-Rápido.

Corresponde a Calor no nível do Sangue dentro dos Quatro Níveis.

Além dos padrões de interior acima mencionados, com febre interna dos Quatro Níveis, dois padrões comuns de Calor interior que podem dar origem a febre aguda Interna são Umidade-Calor na Vesícula Biliar e no Fígado (como na colecistite aguda) e Umidade-Calor na Bexiga (como na cistite aguda).

Umidade-Calor na Vesícula Biliar e no Fígado

Manifestações clínicas

Febre, gosto amargo e pegajoso na boca, dor nos hipocôndrios que pode estender-se para o ombro direito e a escápula, irritabilidade, sensação de opressão no peito, náuseas, vômitos, urina escura, língua com laterais Vermelhas e saburra da língua amarelada e pegajosa, pulso em Corda-Deslizante-Rápido.

Umidade-Calor na Bexiga

Manifestações clínicas

Febre, queimação durante micção, dificuldade de urinar, urina escassa, sangue na urina, agitação mental, saburra da língua amarelada e pegajosa na raiz da língua, pulso Deslizante-Rápido.

b) Febre crônica

Febres internas crônicas podem ser decorrentes de uma Deficiência ou de um Excesso. A deficiência de *Yin* é uma causa comum e óbvia de febre interna crônica, mas a deficiência de *Qi* e de Sangue também podem causá-las. Causas de febre interna por Excesso incluem *Qi* do Fígado estagnado transformado em Calor e estase de Sangue. Portanto, há cinco principais causas de febre interna crônica:

i) Calor Vazio por deficiência de *Yin*
ii) Deficiência do *Qi*
iii) Deficiência do Sangue
iv) *Qi* do Fígado estagnado transformado em Calor
v) Estase de Sangue.

i) Calor Vazio por deficiência do Yin

Manifestações clínicas

Febre baixa ou sensação de calor à tarde ou ao anoitecer, calor nas cinco palmas, *flush* malar, sede com vontade de beber em pequenos goles, boca seca e garganta seca à noite, agitação mental, sudorese noturna, insônia, sono perturbado pelos sonhos, fezes secas, urina escassa e escura, linha fina avermelhada dentro da pálpebra inferior, língua Vermelha sem saburra e com fissuras, pulso Fino-Rápido.

Esses são os sintomas gerais de Calor Vazio originado de deficiência de *Yin*; eles podem surgir dos Pulmões, Coração, Estômago, Baço, Fígado e Rins. Outros sintomas concomitantes (ou mais acentuados) de acordo com o órgão envolvido são:
- Pulmões: garganta seca, tosse seca, *flush* malar
- Coração: insônia, agitação mental, sono perturbado por sonhos, *flush* malar, ponta da língua vermelha
- Baço: lábios secos, fezes ressecadas
- Fígado: olhos secos, olhos vermelhos, sono perturbado por sonhos, laterais da língua avermelhadas
- Rins: tontura, tinidos
- Estômago: boca seca, sangramento das gengivas.

ii) Deficiência do Qi

Manifestações clínicas

Febre baixa ou sensação de calor que piora por excesso de trabalho, tontura, cansaço, depressão, fraqueza muscular e sudorese espontânea, respiração curta, fezes amolecidas, falta de apetite, voz fraca, língua Pálida, pulso Fraco ou Vazio.

Essa febre é causada por uma deficiência grave do *Qi*, normalmente do Baço, Estômago e Pulmão, e por uma deficiência do *Qi* Original. Essa situação foi descrita por Li Dong Yuan no famoso clássico *Discussion on Stomach and Spleen* (*Pi Wei Lun*). Ele dizia que excesso de trabalho e alimentação inadequada enfraquecem o *Qi* do Estômago e do Baço e o *Qi* Original que reside no Campo Inferior do Elixir (*Dan Tian*); aqui, ele compartilha o local com o Fogo Ministerial fisiológico. Se o Fogo Ministerial se agitar por sobrecarga de trabalho e por problemas emocionais, ele torna-se patológico, "desloca" o *Qi* Original no Campo Inferior do Elixir e ascende causando febre baixa ou sensação de calor (Figura 43.13).

Li Dong Yuan chamava esse Fogo Ministerial de "ladrão" do *Qi* Original: o Calor gerado pelo Fogo Ministerial

[Diagrama: Fogo Ministerial patológico perturba o Coração e o Pericárdio → Ansiedade, depressão, sensação de calor na face, bochechas avermelhadas. Fogo Ministerial desloca → Qi Original → Deficiência do E e do BP, exaustão, sensação de frio etc.]

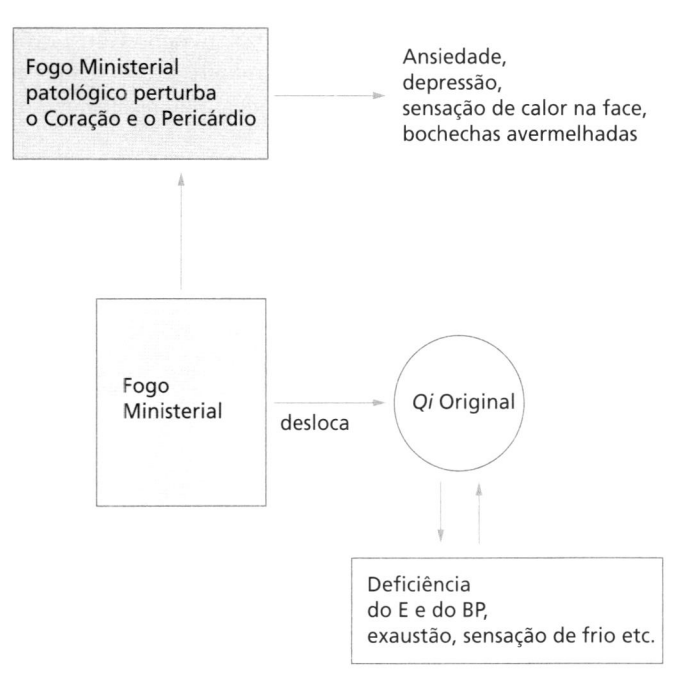

Figura 43.13 Patologia do Fogo *Yin*.

patológico é chamado de "Fogo *Yin*" e não é Calor Cheio nem Calor Vazio, embora seja mais semelhante ao segundo. Li Dong Yuan disse que não se trata esse Fogo *Yin* dispersando-o com ervas amargas e refrescantes, mas tonificando o *Qi* Original com ervas doces e quentes; como o Fogo Ministerial e o *Qi* Original compartilham o mesmo local, a tonificação do *Qi* Original automaticamente desloca e domina o Fogo Ministerial patológico.

A prescrição representativa para dominar o Fogo *Yin* é o Bu Zhong Yi Qi Tang *Decocção que Tonifica o Centro e Beneficia o Qi*, que inclui em sua fórmula Ren Shen *Radix Ginseng*, que tonifica o *Qi* Original.

Essa condição de Fogo *Yin* e a sensação de calor originada pela deficiência de *Qi* e de Sangue é muito comum atualmente e com frequência vista em casos de síndrome de fadiga crônica e outras doenças autoimunes modernas, como lúpus ou artrite reumatoide.

iii) Deficiência de Sangue

Manifestações clínicas

Febre baixa ou sensação de calor à tarde, tontura, formigamento, visão turva, memória fraca, cansaço, depressão, ciclos menstruais escassos, palpitações, cútis baça-pálida, lábios pálidos, língua Pálida-Fina, pulso Fino ou Áspero.

Essa febre é causada por uma depleção grave do Sangue e pelo Calor Vazio resultante; é mais comum em mulheres e pode ocorrer após o parto.

iv) Qi do Fígado estagnado transformado em Calor

Manifestações clínicas

Febre baixa crônica ou sensação de calor que vem e vai de acordo com o estado emocional (surge quando a pessoa está nervosa), humor instável, irritabilidade, sensação de opressão e distensão no peito e nos hipocôndrios, garganta seca, suspiros, gosto amargo na boca, menstruação irregular, tensão pré-menstrual, língua Vermelha com laterais mais vermelhas e saburra fina e amarelada, pulso Rápido-em Corda.

Essa situação é decorrente de Calor no Fígado gerado por estagnação crônica do *Qi* do Fígado e normalmente causado por problemas emocionais crônicos.

v) Estase de Sangue

Manifestações clínicas

Febre baixa ou sensação de calor à tarde ou ao anoitecer, boca seca, dor abdominal, pele e unhas secas, cútis escura, lábios arroxeados, língua Arroxeada, pulso Áspero ou Firme.

Essa situação é de estase crônica de Sangue e normalmente está relacionada com o Fígado. As manifestações de secura não decorrem de uma deficiência do *Yin*, mas da estase de Sangue decorrente das interações e do intercâmbio entre Sangue e Fluidos Corporais; quando o Sangue fica estagnado por muito tempo, ele não consegue intercambiar com os Fluidos Corporais e estes falham em hidratar o corpo. Febre por estase crônica de Sangue é frequentemente vista no câncer.

6. CALOR NAS CINCO PALMAS

Essa é uma sensação de calor nas palmas das mãos, nas plantas dos pés e no tórax, que às vezes é chamada de Calor nos Cinco Centros ou Calor nos Cinco Corações; essa situação pode ou não ser acompanhada por febre real. Normalmente, é acompanhada por agitação mental, sudorese noturna e insônia. Essa situação é frequentemente vista na prática; entretanto, às vezes pode se manifestar apenas nas plantas dos pés ou nas palmas das mãos e no tórax.

A deficiência do *Yin* de qualquer órgão pode causar calor nas cinco palmas: Pulmão, Coração, Fígado, Baço, Rim, Estômago. Entretanto, existem outras possíveis causas, menos comuns, de calor nas cinco palmas, incluindo deficiência de Sangue, Calor Latente no *Yin* Menor e Fogo no Fígado.

Na deficiência de Sangue, o calor nas cinco palmas é vivenciado principalmente à tarde e é acompanhado por outros sintomas de deficiência de Sangue. Isso ocorre quase exclusivamente em mulheres.

Calor Latente no *Yin* Menor caracteriza-se por Calor nos Rins e é frequentemente visto na encefalomielite miálgica (síndrome da fadiga pós-viral). As principais manifestações são febre baixa ou sensação de calor à tarde ou ao anoitecer, sensação de frio pela manhã, tontura, tinidos e sudorese noturna.

O Fogo no Fígado também pode causar calor nas cinco palmas, embora não seja uma causa frequente; esse sintoma é acompanhado por outras manifestações de Fogo no Fígado.

CALOR NAS CINCO PALMAS

- Deficiência de *Yin* de qualquer órgão (esse é o padrão mais comum)
- Deficiência de Sangue: mais comum em mulheres, ocorre mais frequentemente à tarde
- Calor Latente no *Yin* Menor: ocorre mais frequentemente ao anoitecer, com febre baixa
- Fogo no Fígado: calor grave nas cinco palmas com início súbito (não é comum).

7. SENSAÇÕES CONTRADITÓRIAS DE FRIO E CALOR EM CONDIÇÕES INTERNAS

Sensações contraditórias de calor e frio são muito comuns, em especial em mulheres, sobretudo depois dos 40 anos de idade. Essa situação é decorrente de quatro possíveis causas:
a) Deficiência simultânea do *Yin* do Rim e do *Yang* do Rim
b) Deficiência do Sangue com Calor Vazio
c) Desarmonia do Vaso Penetrador
d) Fogo *Yin*.

a) Deficiência simultânea do *Yin* do Rim e do *Yang* do Rim

A deficiência simultânea do *Yin* do Rim e do *Yang* do Rim é muito comum em mulheres com mais de 40 anos de idade; de fato, provavelmente é mais a norma do que a exceção. O *Yin* do Rim e o *Yang* do Rim têm uma raiz comum e, especialmente depois dos 40 anos, a deficiência de um deles geralmente envolve também a deficiência do outro, ainda que em graus diferentes. Portanto, quando há uma deficiência do *Yang* do Rim e do *Yin* do Rim, com predominância da segunda, vai haver tontura, tinidos, sudorese noturna, *flush* malar, calor nas cinco palmas e sensação de calor, e, possivelmente, também pés frios; quando há predominância da deficiência do *Yang* do Rim, há tontura, dor nas costas, tinidos, micção frequente, sensação acentuada de frio e pés frios, mas possivelmente também sensação de calor à tarde.

b) Deficiência do Sangue

A deficiência do Sangue pode causar certo Calor Vazio e, portanto, sintomas contraditórios de calor e frio. De fato, a deficiência de Sangue pode causar mãos frias, mas quando o Calor Vazio surge dessa deficiência em casos crônicos pode haver sensação de calor na face.

c) Desarmonia do Vaso Penetrador

Sintomas contraditórios de calor e frio podem ser causados por uma desarmonia do Vaso Penetrador. Quando esse vaso está deficiente (envolvendo uma deficiência do Rim), uma deficiência do *Qi* em seu ramo descendente pode causar pés frios e o *Qi* rebelde em ascensão pode causar sensação de calor na face.

d) Fogo *Yin*

Finalmente, o Fogo *Yin* pode fazer com que a pessoa sinta frio de modo geral e a sensação ocasional de calor na face. A patologia do Fogo *Yin* já foi explicada acima.

SENSAÇÃO CONTRADITÓRIA DE FRIO E CALOR

- Deficiência simultânea do *Yin* do Rim e do *Yang* do Rim
- Deficiência do Sangue com Calor Vazio
- Desarmonia do Vaso Penetrador com rebelião do *Qi*
- Fogo *Yin*.

RESULTADOS DO APRENDIZADO

O aluno agora deve entender:
- Por quê, quando e como fazer perguntas sobre sensação de frio, de calor e febre
- A sensação e as causas de frio em condições do interior ou do exterior
- Sensação simultânea de frio e febre em condições do exterior e em comparação com sensações alternantes de frio e calor
- A sensação de calor por causas internas
- Os padrões dos Quatro Níveis na febre aguda: nível do *Qi* Defensivo, do *Qi*, do *Qi* Nutritivo e do Sangue
- Os padrões de base da febre crônica; calor nas cinco palmas
- As sensações contraditórias comumente sentidas de frio e calor em condições internas em mulheres com mais de 40 anos de idade.

NOTAS

1. Deng Tie Tao, *Practical Chinese Diagnosis* (*Shi Yong Zhong Yi Zhen Duan Xue* 实用中医诊断学), Shanghai Science Publishing House, Shanghai, 1988, p. 90.
2. Shang Han Lun Research Group Nanjing College of Chinese Medicine, Uma Explicação da obra *Discussão das Doenças Induzidas pelo Frio* (*Shang Han Lun Yi Shi* 伤寒论译释), Shanghai Science Publishing House, Shangai, 1980, p. 351.
3. Ibid.
4. Ibid., p. 354.

Sintomas Mentais e Emocionais

PARTE 2 — 44

CONTEÚDO DO CAPÍTULO

Depressão, 312
Definição de depressão, 312
Diagnóstico da depressão, 312
Depressão na medicina chinesa, 313
Padrões na depressão, 313
Medo/Ansiedade, 315
Irritabilidade/Raiva, 316
Preocupação, 317
Tristeza e Pesar, 317
Alegria Excessiva, 318
Agitação Mental, 319

Por que perguntar

A área do interrogatório relacionada com as emoções vivenciadas pelo paciente é importantíssima, se não *a mais* importante. Causas emocionais de doença desempenham um papel muito relevante na etiologia e nas manifestações clínicas da maioria dos nossos pacientes. Portanto, devemos sempre perguntar aos pacientes sobre sua vida emocional. Entretanto, alguns deles podem considerar a investigação sobre sua vida emocional uma intrusão, por isso temos de ter sensibilidade para perguntar.

O estado emocional do paciente reflete, é claro, o estado de sua Mente e Espírito, e as descobertas do interrogatório precisam ser cuidadosamente integradas com aquelas colhidas pela observação, particularmente a observação do lustro (*Shen*) dos olhos. Além disso, o estado da Mente e do Espírito do paciente é um fator prognóstico importante.

Quando perguntar

A investigação da vida emocional do paciente deve estar intimamente integrada com a observação (especialmente dos olhos, da cútis e da língua), com a palpação (do pulso) e com a audição (voz).

Se a condição emocional não for o problema apresentado, eu geralmente pergunto sobre a vida emocional do paciente mais para o final da consulta para tentar encontrar a causa da doença. Em muitos casos, o estado emocional do paciente é o principal problema; por exemplo, alguns pacientes podem vir se consultar por estarem deprimidos ou ansiosos. Em outros casos, o estado emocional do paciente é a causa de base dos sintomas físicos; por exemplo, um paciente pode queixar-se de cansaço e sintomas digestivos quando frustração e ressentimento são as causas da condição.

A não ser que o paciente se consulte especificamente para um estado emocional, como depressão ou ansiedade, eu geralmente pergunto sobre as emoções do paciente quando o padrão emergente proveniente do interrogatório, juntamente com a observação dos olhos e da língua e a palpação do pulso, aponte fortemente para uma causa emocional da doença. Por exemplo, se o pulso do Pulmão estiver um pouco cheio e o paciente estiver com aspecto triste, eu posso tentar descobrir se ele vivenciou tristeza ou pesar que não tenham sido expressos (a plenitude do pulso do Pulmão indica isso).

Se o pulso do Coração estiver Transbordante e houver fissura do Coração na língua, eu posso investigar se ele sofreu algum choque. Se o pulso do Pulmão estiver particularmente Fraco e sem onda e os olhos não tiverem lustro, eu posso explorar se algum evento na vida do paciente causou-lhe tristeza ou pesar.

Se o pulso estiver em Corda em todas as posições, eu pergunto para o paciente se alguma situação em sua vida está causando frustração, raiva ou ressentimento. Se o pulso do Coração estiver Áspero, a cútis, baça, os olhos, sem lustro e a voz, fraca e chorosa, eu tento determinar se o paciente está triste.

Tendo como base os achados da observação, palpação e audição, eu geralmente peço para o paciente confirmar a presença de problemas emocionais. Isso é importante para que ele fique mais envolvido com o tratamento; e, com o paciente mais consciente de uma possível causa emocional dos sintomas, isso estimula o processo de cura.

É importante ter sensibilidade ao perguntar sobre o estado emocional do paciente (se não for sua queixa principal). Com muita frequência, a observação fornece uma pista de seu estado emocional, e nesse caso eu pergunto sobre aquilo. Por exemplo, uma paciente pode queixar-se de cansaço e distensão das mamas antes da menstruação; se a ela não tiver lustro nos olhos, eu suspeito que algum estresse emocional seja a causa do problema e lhe pergunto cuidadosamente sobre isso.

É importante mencionar, entretanto, que, na maioria dos casos, quando tratamos sintomas emocionais ou os sintomas que são causados por problemas emocionais, a observação deve ter precedência sobre o que o paciente relata verbalmente. É muito comum encontrarmos a verdadeira causa de uma doença quando olhamos além daquilo que o paciente está dizendo.

Como perguntar

Conforme mencionado acima, devemos ter uma enorme sensibilidade ao fazer perguntas sobre as emoções do paciente.

Antes de mais nada, devemos perguntar apenas caso se mostrarem dispostos a falar sobre suas emoções, e respeitar seu desejo caso não queiram falar sobre isso. Se eu suspeito que o estresse emocional seja a causa de um problema, faço perguntas do tipo *"Você sofreu algum choque no passado?"*, *"Você tem alguma tendência de se irritar sobre alguma situação?"* ou *"Você se sente triste às vezes?"* etc.

Logicamente, se o paciente vem se consultar especificamente para uma condição emocional, o interrogatório é conduzido de modo diferente, já que ele forneceu espontaneamente essa informação.

Os estados emocionais discutidos são:
1. Depressão
2. Medo/ansiedade
3. Irritabilidade/raiva
4. Preocupação
5. Tristeza e pesar
6. Alegria excessiva
7. Agitação mental.

1. DEPRESSÃO

Ver Parte 5, *Sintomas e Sinais*, Capítulo 79.

Depressão é um sintoma muito comum em pacientes ocidentais, mesmo que alguns deles não o admitam e outros possam nem reconhecer que estejam deprimidos.

a) Definição de depressão

"Depressão" é um termo ocidental moderno que indica uma mudança do humor que vai desde uma sensação muito branda de desânimo até o desespero e a depressão mais atroz. Na depressão leve, a mudança de humor varia e não é permanente, enquanto na depressão grave, a mudança de humor é constante e persiste por meses ou anos.

A depressão grave também vem acompanhada por mudanças características do comportamento, da atitude, da eficiência do raciocínio e do funcionamento fisiológico. Logicamente, uma sensação temporária de depressão após eventos adversos da vida, como luto, é normal. Para diferenciar uma reação normal de uma depressão patológica, é necessário um julgamento quantitativo. Se o fator precipitante parecer inadequado, ou a depressão parecer grave demais ou duradoura demais, a condição pode ser considerada anormal. Além disso, a gravidade e a incapacidade na doença depressiva vão diferir qualitativa e quantitativamente das sensações de depressão que são parte das experiências normais.

Depressão é duas vezes mais comum em mulheres do que em homens, e seu início aumenta por volta da meia-idade. Os principais sintomas de depressão são humor deprimido, perda do interesse, perda da autoestima ou da motivação, fadiga, ansiedade, insônia e perda do apetite. Em casos muito graves, o paciente não chega a sair de um humor extremamente deprimido, é incapaz de sentir qualquer prazer em qualquer momento, encontra-se em total desespero e pode ficar com tendências suicidas. Uma síndrome depressiva grave tem as seguintes características:
- Humor muito deprimido durante a maior parte do dia, quase todos os dias
- Diminuição acentuada do interesse ou do prazer em todas ou quase todas as atividades na maior parte do dia, quase todos os dias
- Perda (ou ganho) significativa de peso, diminuição (ou aumento) do apetite
- Insônia ou sonolência
- Agitação ou lentidão psicomotora todos os dias
- Fadiga quase todos os dias
- Sensação de inutilidade ou culpa (que pode ser ilusória) quase todos os dias (não meramente uma autorreprovação ou culpa por estar doente)
- Capacidade reduzida de pensar ou se concentrar, indecisão quase todos os dias
- Pensamentos recorrentes de morte, ideação suicida recorrente sem um plano específico ou uma tentativa de suicídio ou um plano específico para cometer suicídio.

Além das manifestações acima, uma síndrome depressiva grave é definida pela ausência dos seguintes fatores: um fator orgânico, uma reação normal a luto, ilusões ou alucinações na ausência de sintomas do humor, esquizofrenia, transtorno delirante e transtorno psicótico.[1]

b) Diagnóstico da depressão

Perguntar aos pacientes sobre sentimentos de depressão deve sempre fazer parte do interrogatório sobre o estado emocional do paciente, e as perguntas devem ser feitas com sensibilidade e tato. De fato, alguns pacientes não vão querer admitir que estão deprimidos, alguns admitem que estão deprimidos, mas não vão necessariamente querer falar sobre o assunto, e outros podem nem mesmo perceber que estão em um estado de depressão. Esses pacientes com frequência se queixam apenas de sintomas físicos, como cansaço extremo, falta de motivação e sensação de frio, preferindo não encarar o fato de que possam estar deprimidos. Na China, essa é mais a norma do que a exceção, porque os pacientes chineses raramente se queixam de estarem "deprimidos", sendo comum a observação de uma somatização do sentimento de depressão em sintomas físicos.

Em pacientes que não têm consciência de estarem deprimidos, o diagnóstico chinês geralmente nos capacita a reconhecer a verdadeira condição do estado mental e emocional do paciente. Certos sinais que apontam para a depressão mental como sendo a causa raiz dos problemas do paciente são:
- A cútis
- Os olhos
- A língua
- A voz
- O pulso.

A *cútis* de uma pessoa gravemente deprimida não vai ter lustro e tende a ser acinzentada ou esverdeada, os *olhos* também carecem de lustro (Shen), a *língua* vai apresentar a ponta Vermelha e pode ter uma fissura profunda do Coração, e a *voz* vai ser baixa e sem vitalidade.

O *pulso* de uma pessoa deprimida varia, dependendo se a condição é de Plenitude ou de Vazio. Em condições de Plenitude, o pulso fica muito em Corda ou em Corda e Deslizante, ao passo que nas condições de Vazio (especialmente quando tristeza e pesar prevalecem), o pulso fica Fraco ou Áspero, geralmente Curto e quase sempre sem uma "onda" (pulso Triste).

Curiosamente, o pulso de uma pessoa deprimida muito frequentemente aponta para raiva reprimida como sendo a verdadeira causa do problema. De fato, em alguns casos, um paciente deprimido pode mostrar muitos sinais que apontam para uma condição de Vazio (voz baixa, cútis baça, movimentos lentos) ao mesmo tempo em que o pulso se apresenta muito em Corda; isso normalmente indica que a depressão do paciente é decorrente de raiva reprimida. Ao contrário, um pulso que esteja Áspero, Curto ou Triste indica que a tristeza ou o pesar são as emoções prevalentes e as causas da depressão.

c) Depressão na medicina chinesa

Na medicina chinesa, depressão mental era chamada de *Yin Yu*, que significa "melancolia" ou "depressão", ou de *Yu Zheng*, que significa "padrão de depressão". *Yu* tem o significado duplo de "depressão" e "estagnação", o que implica que, de acordo com essa teoria, a depressão mental é sempre causada por uma estagnação.

De fato, no *Questões Simples*, o Capítulo 71 menciona as Cinco Estagnações de Madeira, Fogo, Terra, Metal e Água.[2] O *Essential Method of Dan Xi* (*Dan Xi Xin Fa*, 1347) descreve seis estagnações de *Qi*, Sangue, Umidade, Fleuma, Calor e Alimentos. Diz o livro: "*Quando o Qi e o Sangue estão harmonizados, não surge nenhuma doença. Se eles estagnam, surgem as doenças. Muitas doenças são decorrentes de estagnação... estagnação faz com que as coisas se acumulem de modo que não conseguem fluir livremente, elas gostariam de subir, mas não conseguem. elas gostariam de descender, mas não conseguem, elas gostariam de transformar, mas não conseguem... e assim, as seis Estagnações acontecem*".[3]

O *Complete Book of Jing Yue* (*Jing Yue Quan Shu*, 1624) dá à estagnação uma interpretação emocional e fala sobre as Seis Estagnações de raiva, pensamentos recorrentes mórbidos e melancólicos, preocupação, tristeza, choque e medo. Isso confirma que todas as emoções podem levar à estagnação do *Qi*. Ele diz: "*Nas seis Estagnações, a estagnação é a causa da doença. Na estagnação emocional, a doença [ou seja, a emoção] é a causa da estagnação*".[4]

d) Padrões na depressão

Os livros chineses normalmente atribuem a depressão mental à estagnação do *Qi* do Fígado em suas várias manifestações, incluindo a estagnação do *Qi* do Fígado transformando-se em Calor e a estagnação do *Qi* do Fígado com Fleuma. Nos estágios tardios de depressão mental, os padrões de Vazio surgem. Portanto, embora na medicina chinesa a estagnação e a depressão sejam quase sinônimos, os padrões de Vazio também podem causar depressão.

Na depressão grave, o Fígado está sempre envolvido porque ele abriga a Alma Etérea. A Alma Etérea é responsável pelos nossos sonhos, planos, projetos de vida, pelo nosso relacionamento com outras pessoas etc. A Alma Etérea foi descrita com frequência como "a chegada e a saída da Mente (*Shen*)"; isso significa que a Alma Etérea ajuda a Mente dando a ela a capacidade de ter sonhos, planos, ideias e projetos etc. Nesse sentido, a Alma Etérea dá "movimento" à Mente, projeção em direção ao lado de fora e capacidade para formar relacionamentos com outras pessoas, daí sua "chegada e saída", conforme descrito acima. Por outro lado, a Mente guia e controla a Alma Etérea e, mais que tudo, integra sua atividade dentro da vida psíquica geral da pessoa.

Portanto, se o "movimento" da Alma Etérea estiver ausente (seja por falta de atividade ou por controle excessivo da Mente), a pessoa fica deprimida; se o "movimento" da Alma Etérea estiver excessivo (seja por hiperatividade própria ou falta de controle pela Mente), a pessoa pode apresentar comportamento maníaco (lembrando que essa última situação pode variar em intensidade e gravidade, indo desde um transtorno bipolar declarado a manifestações muito menos graves, que são relativamente comuns também em indivíduos mentalmente saudáveis).

Quando uma pessoa se encontra gravemente deprimida, a Alma Etérea não está "chegando e saindo" o suficiente, portanto, a pessoa não tem sonhos, perde a fé no futuro, não sabe a direção que deve seguir na vida e tem sentimento de perda, de isolamento e de separação. Desse ponto de vista, muitos padrões do Fígado (e de outros órgãos), e não apenas a estagnação do *Qi* do Fígado, podem causar depressão. Quando a Alma Etérea "chega e sai" em excesso, a pessoa pode desenvolver comportamento maníaco; nesse caso, a pessoa tem muitos sonhos, projetos e ideias, mas que não se concretizam por causa do estado caótico da Alma Etérea e pela falta de controle desta pela Mente.

A Figura 44.1 ilustra os dois estados da Alma Etérea: quando ela "chega e sai" demasiadamente e quando ela não "chega e sai" o suficiente.

É essencial ao movimento adequado da Alma Etérea sua contenção pela Mente. A Mente (*Shen* do Coração) precisa conter a Alma Etérea (mas não demais) e integrar o material que vem dela na totalidade da psique. Se a Mente controlar e restringir a Alma Etérea demasiadamente, surge depressão; se a Mente falhar em controlar e conter a Alma Etérea, pode resultar em comportamentos maníacos (Figura 44.2).

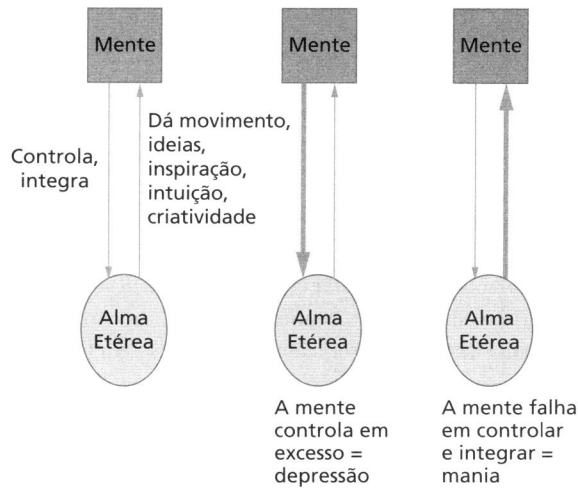

Figura 44.1 A "chegada e saída" da Alma Etérea.

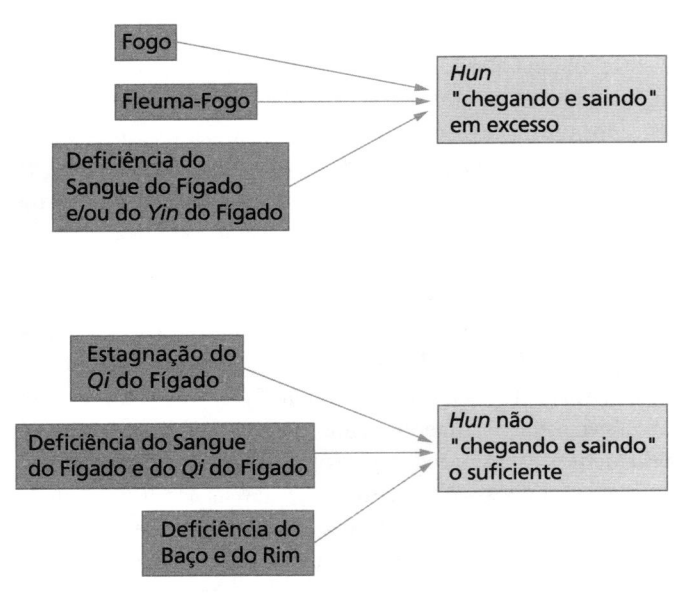

Figura 44.2 Relação entre Mente e Alma Etérea.

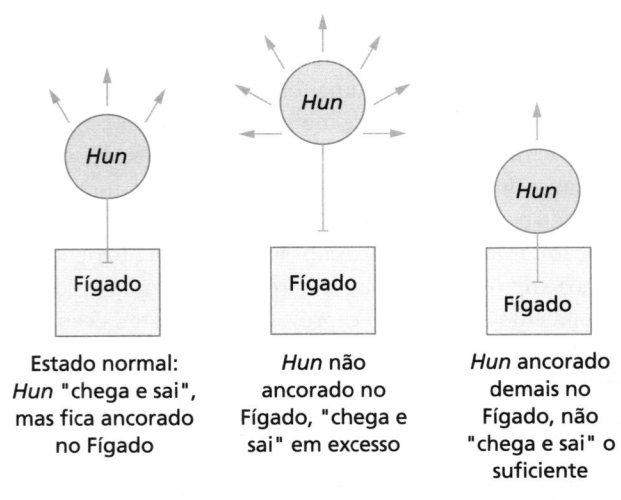

Figura 44.3 Padrões que levam ao movimento excessivo e deficiente da Alma Etérea.

A falta de "movimento" da Alma Etérea e, por conseguinte, depressão, pode ser decorrente de fatores patogênicos inibindo a Alma Etérea, como estagnação do *Qi* do Fígado ou uma deficiência do Fígado, Baço ou dos Rim não estimulando a Alma Etérea. Movimento excessivo da Alma Etérea e, por conseguinte, comportamento maníaco, pode ser decorrente de fatores patogênicos estimulando excessivamente a Alma Etérea, como Fogo ou Fogo-Fleuma, ou da falta de ancoramento dessa Alma por conta de uma deficiência do Sangue do Fígado e/ou do *Yin* do Fígado. Note que a deficiência do Sangue do Fígado pode causar falta de movimento da Alma Etérea quando está combinada com deficiência do *Qi* do Fígado (associada com deficiência do *Qi* da Vesícula Biliar); caso contrário, o Sangue do Fígado deficiente falha em abrigar a Alma Etérea, o que leva ao excesso de movimento.

> **"MOVIMENTO" DA ALMA ETÉREA**
>
> Falta de movimento da Alma Etérea
> - Estagnação do *Qi* do Fígado
> - Deficiência do Sangue do Fígado e do *Qi* do Fígado
> - Deficiência do Baço e do Rim.
>
> Movimento excessivo da Alma Etérea
> - Fogo
> - Fleuma-Fogo
> - Deficiência do Sangue do Fígado e/ou do *Yin* do Fígado.

A Figura 44.3 ilustra os padrões que levam ao movimento excessivo e deficiente da Alma Etérea.

Ao diagnosticar os padrões predominantes em pacientes deprimidos, é importante diferenciar condições de Plenitude e de Vazio: como o humor dos pacientes deprimidos é o mesmo nos dois casos, os principais sinais de diferenciação são o pulso e a língua. Nas condições Cheias que causam depressão, o pulso normalmente está em Corda ou Deslizante e em Corda, ao passo que nas condições de Vazio, ele fica Áspero, Curto ou Triste. Como a depressão normalmente está acompanhada por ansiedade, ela fica obviamente mais acentuada nas condições de Plenitude do que nas de Vazio.

> **DEPRESSÃO**
>
> - Estagnação do *Qi* do Fígado: depressão, mau humor, irritabilidade
> - *Qi* do Fígado estagnado transformando-se em Calor: depressão, irritabilidade, língua Vermelha
> - Estagnação do *Qi* do Fígado com *Qi*-Fleuma: depressão, mau humor, sensação de bolo na garganta
> - Fleuma-Fogo perturbando a Mente: depressão, ansiedade, agitação, expectoração de muco, língua Aumentada
> - Estase de Sangue no Coração: depressão, agitação, língua Arroxeada
> - Calor na Vesícula Biliar: depressão, irritabilidade, gosto amargo na boca, plenitude nos hipocôndrios
> - Calor no Diafragma: depressão, ansiedade, sensação de congestão no peito após invasão de Vento-Calor
> - Deficiência do Sangue do Baço e do Coração: depressão, insônia, palpitações, cansaço
> - Deficiência do *Yang* do Coração: depressão, palpitações, mãos frias
> - Deficiência do Sangue do Fígado: depressão, falta do sentido de direção, tristeza
> - Deficiência do *Yin* do Rim e do Coração com Calor Vazio do Coração: depressão, ansiedade, sudorese noturna, palpitações, língua Vermelha sem saburra
> - Deficiência do *Yang* do Rim: depressão, falta de motivação, falta de força de vontade, sensação de frio, micção frequente.

Os principais padrões de Plenitude que acompanham depressão são:
- Estagnação do *Qi* do Fígado
- *Qi* do Fígado estagnado transformando-se em Calor
- Estagnação do *Qi* do Fígado com *Qi*-Fleuma
- Fleuma-Fogo perturbando a Mente
- Estase de Sangue
- Calor na Vesícula Biliar.

Os principais padrões de Vazio que acompanham depressão são:
- Deficiência do Sangue do Baço e do Coração
- Deficiência do *Yang* do Coração
- Deficiência do Sangue do Fígado
- Deficiência do *Yin* do Rim e do Coração com Calor Vazio
- Deficiência do *Yang* do Rim.

Para uma descrição detalhada desses padrões, ver Parte 5, *Sintomas e Sinais*, Capítulo 79, sobre "Problemas Mentais e Emocionais".

2. MEDO/ANSIEDADE

Ver Parte 5, *Sintomas e Sinais*, Capítulo 79.

A sensação crônica de ansiedade (ocorrendo isoladamente sem depressão) é muito comum em pacientes ocidentais. A sensação de ansiedade inclui estados emocionais parecidos com as emoções do medo e da preocupação (duas das sete emoções) na medicina chinesa. Ela pode estar acompanhada ou ser causada por uma Deficiência (normalmente de Sangue ou de *Yin*), por um Excesso (normalmente de Calor) ou por uma combinação de Deficiência e Excesso (normalmente deficiência de *Yin* com Calor Vazio).

Quando há uma deficiência de Sangue ou de *Yin*, a Mente e a Alma Etérea perdem suas "residências" no Sangue do Coração e no Sangue do Fígado, respectivamente, e a pessoa fica ansiosa e dorme mal. Por outro lado, fatores patogênicos como estagnação do *Qi*, estase de Sangue, Calor ou Fleuma-Calor podem "agitar" a Mente e a Alma Etérea, causando ansiedade e insônia. Em alguns casos, logicamente, a Mente e a Alma Etérea ficam agitadas tanto por uma deficiência (p. ex., deficiência de *Yin*) como por um fator patogênico (p. ex., Calor Vazio). A Figura 44.4 ilustra graficamente as duas causas de ansiedade – ou seja, uma Deficiência fazendo com que a Mente não fique "ancorada" ou um fator patogênico "agitando" a Mente.

Como regra geral, o grau de ansiedade ou medo vai depender de ser causado por uma condição de Vazio ou de Plenitude: nas condições de Vazio, ela é branda, ao passo que nas condições de Plenitude, ela é grave.

É relativamente fácil observar se os pacientes são ansiosos: eles são agitados, a voz pode estar trêmula; eles podem estar inquietos, falar muito (no caso de uma condição de Plenitude) ou estar muito quietos (no caso de uma condição de Vazio); e eles podem ficar muito ansiosos sobre a acupuntura. Em alguns casos, entretanto, o estado de ansiedade pode não estar aparente em pacientes que tentam bravamente esconder seu verdadeiro estado. De fato, aqueles que estão em constante estado de medo podem inicialmente parecer calmos e centrados. Nesses casos, a língua, o pulso e os olhos podem revelar o estado de ansiedade ou medo do paciente. A língua pode ter a ponta Vermelha, geralmente com fissura profunda do Coração, o pulso pode estar em Corda (em caso de uma condição de Plenitude) ou Flutuante-Vazio (no caso de uma condição de Vazio) e Rápido, e os olhos podem parecer "instáveis" e sem controle.

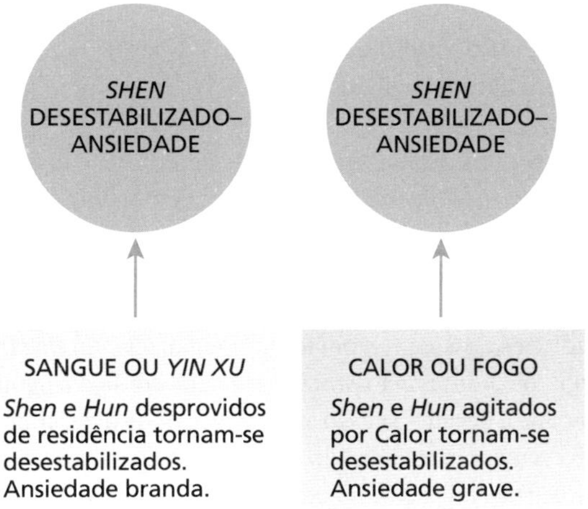

PADRÕES NA ANSIEDADE

Vazio
- Deficiência de Sangue
- Deficiência de *Yin*.

Cheio
- Calor.

Cheio/Vazio
- Deficiência de *Yin* com Calor Vazio.

Para uma descrição detalhada dos padrões que acompanham ansiedade e medo, ver Parte 5, *Sintomas e Sinais*, Capítulo 79, sobre "Problemas Mentais e Emocionais".

MEDO/ANSIEDADE

Vazio
- Deficiência do Sangue do Coração: ansiedade leve, insônia, palpitações
- Deficiência do *Yin* do Coração: ansiedade que piora ao anoitecer, palpitações, sudorese noturna
- Deficiência do Sangue do Fígado: ansiedade leve, depressão, insônia
- Deficiência do *Yin* do Fígado: ansiedade leve, depressão, insônia, língua sem saburra
- Deficiência do *Yin* do Rim: ansiedade que piora ao anoitecer, falta de força de vontade, tontura, tinidos
- Deficiência do *Qi* do Coração e da Vesícula Biliar: ansiedade leve, insônia, timidez.

Cheio
- Fogo no Coração: ansiedade grave, palpitações, língua Vermelha com saburra
- Estase de Sangue no Coração: ansiedade grave, palpitações, língua Arroxeada
- Fleuma-Fogo perturbando a Mente: ansiedade grave, comportamento maníaco, língua Aumentada
- Estagnação do *Qi* do Fígado: ansiedade, depressão, irritabilidade, distensão nos hipocôndrios
- Fogo no Fígado: ansiedade grave, dor de cabeça, sede, língua Vermelha, pulso em Corda
- Ascensão do Yang do Fígado: ansiedade, dor de cabeça, tontura
- Rebelião do *Qi* no Vaso Penetrador: ansiedade, sensação de pânico, sensação de constrição na garganta, palpitações, aperto no peito, plenitude abdominal, pulso Firme
- Calor no Diafragma: ansiedade e sensação de congestão na região abaixo do coração após invasão de Vento-Calor.

Cheio/Vazio
- Deficiência do *Yin* do Rim e do Coração com Calor Vazio no Coração: ansiedade que piora ao anoitecer, tontura, tinidos, palpitações
- Deficiência do *Yin* do Coração com Calor Vazio: ansiedade que piora ao anoitecer, palpitações, língua Vermelha sem saburra.

Caso clínico

Uma mulher de 39 anos de idade vinha sofrendo de ataques de pânico por 6 anos. Durante os ataques, a garganta ficava tensa, ela sentia como se fosse incapaz de engolir e ficava com leve falta de ar, tinha palpitações e sentia calor. Os episódios ocorriam todos os dias e pioravam após o almoço. Ao

SHEN DESESTABILIZADO– ANSIEDADE

↑

SANGUE OU *YIN XU*
Shen e *Hun* desprovidos de residência tornam-se desestabilizados. Ansiedade branda.

SHEN DESESTABILIZADO– ANSIEDADE

↑

CALOR OU FOGO
Shen e *Hun* agitados por Calor tornam-se desestabilizados. Ansiedade grave.

Figura 44.4 Duas causas de ansiedade.

descrever os ataques, a paciente repetidamente mencionou a palavra "garganta".

A paciente também mencionou que sofria de sudorese noturna. A menstruação não era problemática, mas ela ficava agressiva antes dela.

O corpo da língua estava Aumentado, ligeiramente sem saburra na raiz e muito ligeiramente Vermelho nas laterais e na ponta. Seu pulso estava bem Fraco na posição Posterior esquerda e Transbordante na posição Anterior esquerda.

Diagnóstico

Os ataques de pânico são causados pela rebelião do *Qi* no Vaso Penetrador. As manifestações clínicas apresentadas pela paciente são razoavelmente típicas da patologia do *Qi* se rebelando para cima ao longo do trajeto do Vaso Penetrador. O Vaso Penetrador flui para cima através do abdome e tórax, ao longo da linha do canal do Rim, fluindo através do Coração em seu trajeto até a garganta e a face. Portanto, ele influencia o Coração e a área do tórax e, nesse caso, está causando os sintomas de palpitações e falta de ar. Os sintomas associados com a síndrome da rebelião do *Qi* em ascensão no Vaso Penetrador eram chamados de *Li Ji*, que literalmente significa "urgência interna" e indica um estado de ansiedade e pânico, como visto no caso (Figura 44.5).

A tensão na garganta e a dificuldade de engolir são causadas pelo *Qi* do Vaso Penetrador se rebelando para cima. A sensação de calor é causada pelo *Qi* do Vaso Penetrador se precipitando para cima até a face; isso fica refletido na qualidade Transbordante do pulso na posição Anterior esquerda e pela qualidade Fraca na posição Posterior esquerda. Esse pulso reflete claramente a deficiência do Vaso Penetrador no Aquecedor Inferior e a subsequente ascensão do *Qi* rebelde até a face. Deve-se lembrar que as posições do pulso refletem não apenas os órgãos, mas também as áreas do corpo e seus respectivos canais; nesse caso, há Vazio abaixo (abdome inferior) e Plenitude acima (garganta e face), tornando o pulso Fraco na terceira posição e Transbordante na primeira.

Entretanto, nesse caso, o pulso também está refletindo uma patologia dos órgãos relevantes. O pulso Fraco na posição Posterior esquerda indica uma deficiência do Rim, predominantemente do *Yin* do Rim, conforme evidenciado pela raiz da língua descascada e pela sudorese noturna. A qualidade Transbordante da posição Anterior esquerda indica Calor no Coração, evidenciado também pela ponta da língua Vermelha.

O aumento da língua indica presença de Fleuma, mas ela não tinha nenhum sintoma desse fator patogênico presente. Esses casos enfatizam o valor preventivo do diagnóstico pela língua e, portanto, eu corrijo a Fleuma mesmo na ausência de sintomas.

O fato de a paciente dizer repetida e enfaticamente a palavra "garganta", ao descrever seus sintomas pode indicar que a origem da sua condição é emocional e uma situação em que se sentiu incapaz de se expressar, levando à sensação de restrição na área da garganta.

3. IRRITABILIDADE/RAIVA

Ver Parte 5, *Sintomas e Sinais*, Capítulo 79.

Irritabilidade é uma queixa emocional comum. Inclui irritabilidade frequente, perda de controle com facilidade, sentimento de frustração e estados emocionais similares. Das tradicionais sete emoções, a irritabilidade é parecida com a "raiva", mas abrange um conjunto mais vasto de estados emocionais e normalmente não é tão intensa. A propensão à raiva geralmente decorre de padrões do Fígado, enquanto a irritabilidade pode ser causada por muitos padrões diferentes afetando a maioria dos órgãos.

Em particular, os padrões que podem causar irritabilidade incluem:

- Estagnação do *Qi*
- Estase de Sangue
- Ascensão do *Yang* do Fígado
- Deficiência de Sangue
- Deficiência do *Yin* (com ou sem Calor Vazio)
- Calor (incluindo Umidade-Calor)
- Calor Vazio.

Portanto, irritabilidade pode ser decorrente de causas Cheias ou Vazias; de modo geral, a irritabilidade por Vazio é branda e, de certa forma, vaga, enquanto a irritabilidade decorrente de Plenitude é mais intensa. O interrogatório, portanto, deve primeiro estabelecer o caráter Cheio ou Vazio da irritabilidade. Em condições de Vazio, o paciente pode dizer "*Eu fico irritado facilmente*" ou "*Coisas que antes não me afetavam, agora me afetam*" etc. Em condições de Excesso, o paciente pode dizer algo como "*Eu estou sempre irritado*", "*Eu estou tão no meu limite que acabo descontando nos meus filhos*" etc.

A seguir, eu relaciono exemplos de padrões que podem causar irritabilidade com exemplos de expressões dos pacientes:

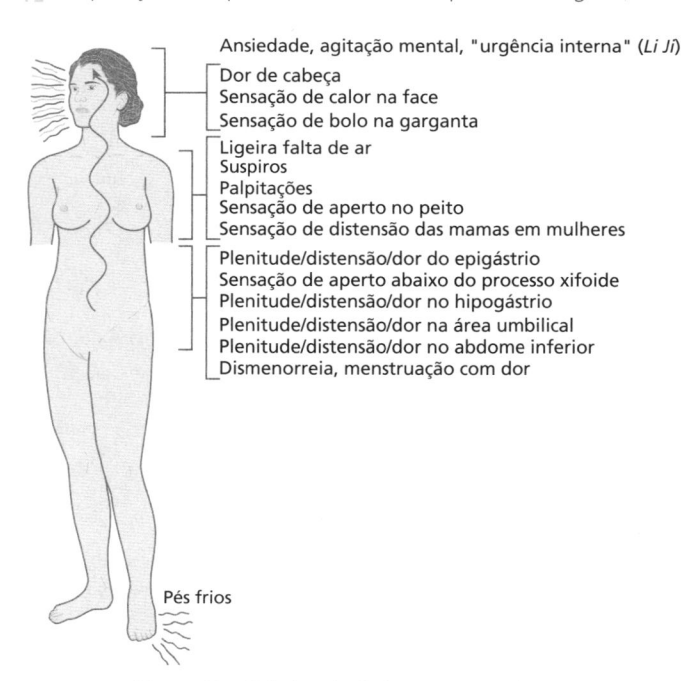

Figura 44.5 Rebelião do *Qi* do Vaso Penetrador.

- Estagnação do *Qi* do Fígado: "Eu me sinto extremamente irritada antes da menstruação e acabo descontando na minha família"
- Estagnação do *Qi* do Pulmão: "Eu sinto um bolo na garganta, estou no limite e tenho vontade de chorar"
- Estase de Sangue do Fígado: "Eu fervo com ressentimento"
- Estase de Sangue do Coração: "Minha mente fica o tempo todo julgando e me sinto ressentido"
- Ascensão do *Yang* do Fígado: "Eu perco o controle muito fácil"
- Fogo no Fígado: "Eu explodo de raiva"
- Fogo no Coração: "Eu fico irritado, impaciente e com raiva"
- Calor no Pulmão: "Eu me sinto frustrado, com vontade de chorar e irritado"
- Calor no Estômago: "Eu fico com raiva com frequência e obsessivo"
- Deficiência do Sangue do Fígado: "Sinto-me perdido, assoberbado e no limite e não aguento"
- Deficiência do *Yin* do Rim: "Eu me sinto impotente, desmotivado e no limite, ao anoitecer"
- Deficiência do Sangue do Coração: "Eu me sinto triste e no limite e não aguento"
- Deficiência do *Yin* do Rim com Calor Vazio: "Eu me sinto com calor e incomodado"
- Deficiência do *Yin* do Coração com Calor Vazio: "Eu me sinto triste e com calor e incomodado"
- Umidade-Calor: "Eu me sinto pesado, nojento e irritado".

4. PREOCUPAÇÃO

Muitos pacientes se queixam que se preocupam e pensam demais (pensamentos melancólicos recorrentes, reflexivos) e, mesmo que não seja a queixa principal, muitas pessoas confessam que sentem isso quando indagadas. A emoção da preocupação está relacionada com os Pulmões e os pensamentos excessivos estão mais relacionados com o Baço.

A preocupação descreve uma condição em que o paciente tende a imaginar o pior resultado possível em uma certa situação; por exemplo, uma mãe que imagina que o filho sofreu um acidente quando ele está demorando para chegar em casa.

Pensar demais descreve um estado no qual o paciente não consegue esvaziar a mente de pensamentos repetitivos, que podem ser de natureza relativamente trivial. A pessoa faz uma tempestade em copo d'água por uma questão aparentemente insignificante.

Propensão a preocupar-se e pensar em excesso normalmente é causada por – e, por sua vez, pode causar – uma condição de Vazio. Uma deficiência do *Qi* e/ou do Sangue do Baço é o padrão mais comumente visto que leva à preocupação e aos pensamentos excessivos. Entretanto, a deficiência do Sangue do Coração e/ou do Fígado também podem causar preocupação em excesso.

Há também situações nas quais o pensamento excessivo é causado por uma condição mista ou de Excesso, a saber, estagnação do *Qi* do Pulmão ou deficiência do *Yin* do Pulmão com Calor Vazio. A preocupação por uma condição de Excesso normalmente é mais intensa e desgastante do que a decorrente de uma condição de Vazio, a qual o paciente pode descrever como sendo mais camuflada.

PREOCUPAÇÃO/PENSAR DEMAIS

- Deficiência do *Qi* do Coração e do Baço: preocupação, pensamentos ligeiramente obsessivos, depressão leve, pensamentos excessivos, língua Pálida, pulso Vazio
- Deficiência do *Qi* do Pulmão: preocupação, depressão, língua Pálida, pulso Vazio
- Estagnação do *Qi* do Pulmão: preocupação, leve irritabilidade, depressão, sensação de bolo na garganta, língua ligeiramente Vermelha nas laterais e nas áreas do tórax, pulso muito ligeiramente Tenso na posição Anterior Direita
- Deficiência do Sangue do Coração: preocupação, depressão, língua Pálida e Fina, pulso Áspero ou Fino
- Deficiência do Sangue do Fígado: preocupação que aumenta depois da menstruação em mulheres, língua Pálida, pulso Áspero ou Fino
- Deficiência do *Yin* do Coração: preocupação, insônia, sono perturbado por sonhos, memória fraca, ansiedade, propensão a se assustar, agitação mental, inquietação, "sente-se incomodado e com calor", pulso Flutuante-Vazio, especialmente na posição Anterior esquerda
- Deficiência do *Yin* do Coração com Calor Vazio: preocupação especialmente ao anoitecer, ansiedade, propensão a se assustar, agitação mental, inquietação, "sente-se incomodado e com calor", língua Vermelha, mais vermelha na ponta, sem saburra, pulso Flutuante-Vazio e Rápido.

5. TRISTEZA E PESAR

"Tristeza", que pertence aos Pulmões, deve ser diferenciada da "falta de alegria", que pertence ao Coração. Tristeza é um estado emocional que enfraquece os Pulmões e normalmente se manifesta com sintomas relacionados aos Pulmões, como cútis pálida e voz fraca e chorosa. A falta de alegria, por outro lado, não é um estado emocional real, mas uma certa falta de vitalidade originada da deficiência do Coração; a falta de alegria não se manifesta com uma conduta triste, mas com monotonia e falta de "fogo".

Um paciente pode relatar o sentimento de tristeza ou pode não ter consciência dele. A qualidade cheia ou vazia do pulso do Pulmão normalmente é a indicação mais confiável da presença de tristeza. Eu considero que um pulso cheio do Pulmão geralmente indica tristeza vivenciada pelo paciente por muito tempo, o qual pode estar totalmente alheio à sua presença. Quando o pulso do Pulmão está Fraco ou Vazio, eu percebo que é mais provável o paciente relatar o sentimento de tristeza.

A tristeza consome o *Qi* do Pulmão e do Coração. Entretanto, com o tempo, a deficiência do *Qi* no tórax também pode dar origem a certa estagnação do *Qi* no tórax. Essa estagnação está associada com os Pulmões e com o Coração, e não com o Fígado. Ela se manifesta com leve sensação de aperto no peito, vivência da tristeza no peito, suspiros e palpitações leves.

Os padrões de Vazio mais prováveis que dão origem a tristeza são deficiência do *Qi* do Pulmão ou deficiência do Sangue do Fígado e/ou do Coração; quando a tristeza é decorrente de uma condição de Vazio, ela geralmente é acompanhada por choro frequente. Tristeza por deficiência do Sangue do Fígado é mais comum em mulheres e fica pior depois da menstruação ou depois de parto. Tristeza com sensação de bolo na garganta pode ser decorrente de estagnação do *Qi* do Pulmão.

O pesar é parecido com a tristeza e normalmente decorre de uma perda, separação ou luto. Como a tristeza, o pesar esgota o *Qi* do Pulmão e do Coração e, com o tempo, pode dar origem a certa estagnação do *Qi* no tórax, causando sintomas semelhantes aos mencionados acima para tristeza.

TRISTEZA

- Deficiência do *Qi* do Pulmão e do Coração: tristeza, choro, depressão, língua Pálida, pulso Vazio
- Deficiência do Sangue do Fígado: tristeza, choro, confusão mental, falta de perspectiva, língua Pálida, pulso Áspero ou Fino
- Deficiência do Sangue do Coração: tristeza, choro, depressão, língua Pálida e Fina, pulso Áspero ou Fino
- Estagnação do *Qi* do Pulmão: tristeza, leve irritabilidade, depressão, língua ligeiramente Vermelha nas laterais, nas áreas do tórax, pulso muito ligeiramente Tenso na posição Anterior Direita.

Caso clínico

Uma mulher de 57 anos de idade se apresentou com queixa principal de dor no peito. Conforme ela ia falando, eu observei que seus olhos estavam muito sem lustro e sem *Shen*. Isso sempre aponta para uma origem emocional do problema. Eu perguntei por quanto tempo ela tinha aquela dor no peito e ela respondeu que havia começado depois da morte do marido, alguns anos antes.

Sua língua estava Aumentada, com a ponta vermelha, e seu pulso estava ligeiramente Deslizante, mas muito ligeiramente Apertado na posição do Pulmão.

Diagnóstico

Esse é um bom exemplo do efeito do pesar. O pesar pela morte do marido inicialmente causou uma deficiência do Coração e do Pulmão; com o tempo, isso causou certa estagnação do *Qi* nesses dois órgãos. A estagnação do *Qi* do Coração manifesta-se com ponta da língua vermelha e a estagnação do *Qi* no Coração e nos Pulmões causou a dor no peito. Como essa era uma condição de longa data, a depleção e a estagnação simultânea do *Qi* do Pulmão interrompeu o movimento e a transformação do *Qi* e dos fluidos, dando origem a certa Fleuma no tórax que contribuiu para a dor no peito. A Fleuma está indicada pela língua Aumentada e pelo pulso Deslizante.

A paciente teve uma interessante reação emocional ao tratamento que vale a pena relatar. Eu usei um tratamento simples agulhando PC-6 *Neiguan* de um lado, P-7 *Lieque* do outro lado, VC-12 *Zhongwan* e E-40 *Fenglong*. Alguns dias depois do tratamento, ela foi ao cemitério visitar o túmulo do marido pela primeira vez desde sua morte e chorou. Ela obviamente havia reprimido seu pesar por muitos anos e isso causou a estagnação do *Qi* do Coração e dos Pulmões no tórax. Outra reação emocional alguns dias depois do tratamento foi que, pela primeira vez, ela sentiu raiva no trabalho. Isso também é interessante porque, como há uma relação de controle entre Madeira e Metal, também há uma relação entre suas emoções associadas: raiva e tristeza/pesar. Obviamente, a liberação da estagnação do *Qi* no Metal interrompeu o controle excessivo do Metal sobre a Madeira, levando a uma explosão de raiva. Além disso, cada emoção pode neutralizar outra por meio do ciclo reverso de Controle (*Ke*) dos Cinco Elementos: raiva (Madeira) neutraliza tristeza (Metal), alegria (Fogo) neutraliza medo (Água), pensamentos excessivos (Terra) neutralizam raiva (Madeira) etc.

6. ALEGRIA EXCESSIVA

Logicamente, poucos pacientes vão relatar que se sentem excessivamente alegres! Um estado normal de alegria obviamente não é causa de doença. Vários estados emocionais estão incluídos sob o termo "excesso de alegria". Primeiro, inclui o estado súbito de extrema euforia derivada de notícias alegres. Isso faz o *Qi* subir e expandir o Coração. Segundo, o excesso de alegria pode ser interpretado como uma vida caracterizada por excesso de entusiasmo e superestimulação. De fato, eu diria que a "superestimulação" é a melhor descrição de "excesso de alegria" na medicina chinesa. Isso também faz o *Qi* ascender, podendo provocar Fogo no Coração. Terceiro, excesso de alegria é visto em certas condições mentais, como hipomania ou comportamento maníaco.

Pela minha experiência, o principal significado de "alegria" como causa emocional de doença na medicina chinesa é a superestimulação. Nesse sentido, é uma causa emocional comum de doença na nossa sociedade, com superestimulação proveniente de desejos, álcool, drogas.

Um padrão Cheio do Coração é o mais provável de causar excesso de alegria. Fleuma-Fogo perturbando o Coração pode causar os casos mais graves de excesso de alegria; o observado em doenças mentais, como no distúrbio bipolar, é um exemplo típico dessa condição. Entretanto, Fleuma-Fogo nem *sempre* causa necessariamente sintomas graves. Pode ser observado com relativa frequência em formas mais brandas quando causa riso excessivo e inapropriado, ataques de alegria excessiva e hiperatividade. Fogo no Coração também pode causar um humor permanentemente eufórico.

ATENÇÃO

Fleuma-Fogo perturbando o Coração nem sempre se manifesta com sintomas mentais graves.

O Calor Vazio do Coração também pode causar alegria excessiva e uma sensação de estar sendo conduzido sem ser capaz de parar.

ALEGRIA EXCESSIVA

- Fogo no Coração: alegria excessiva, humor permanentemente eufórico, riso excessivo, agitação mental, sensação de agitação, língua Vermelha com ponta mais vermelha e saburra amarelada, pulso Transbordante-Rápido
- Calor Vazio no Coração: alegria excessiva, sensação de euforia permanente como se estivesse sendo conduzido, ansiedade, propensão a se assustar, agitação mental, inquietude, "sente-se incomodado e com calor", língua Vermelha, ponta da língua mais vermelha, ausência de saburra, pulso Flutuante-Vazio e Rápido
- Fleuma-Fogo perturbando o Coração: alegria excessiva, confusão mental, riso excessivo e inapropriado, agitação mental, língua Vermelha com ponta aumentada e mais vermelha, fissura do Coração com saburra amarelada e pegajosa dentro dela, pulso Deslizante-Rápido ou Deslizante-Transbordante-Rápido.

7. AGITAÇÃO MENTAL

"Agitação mental" é uma tradução do termo *Fan Zao*, que significa literalmente "aborrecimento e agitação". Estão incluídas aqui as pernas inquietas. O termo *Fan Zao* abrange dois sintomas diferentes: *Fan* (aborrecimento) é decorrente de Calor Cheio e pertence aos Pulmões, e *Zao* (agitação) é decorrente de Calor Vazio e pertence aos Rins. *Fan* é *Yang* e *Zao* é *Yin*.

É improvável que algum paciente use o termo "agitação mental", sendo mais provável dizer que tem "dificuldade de concentração", de "não ser capaz de se concentrar em uma única coisa por um período de tempo" ou de "não ser capaz de se sentar e não fazer nada".

A deficiência de *Yin* com Calor Vazio pode causar uma sensação vaga de agitação mental que piora ao anoitecer, enquanto Fleuma-Calor no Estômago e/ou no Coração, ou Fogo no Coração, causam sensação mais intensa de agitação que pode estar acompanhada de confusão mental. A agitação mental também pode ser causada por Calor no Pulmão, em cujo caso será acompanhada por preocupação e outros sintomas do Pulmão, como falta de ar ou tosse.

AGITAÇÃO MENTAL

- Deficiência de *Yin* com Calor Vazio: agitação mental vaga, pernas inquietas, língua Vermelha sem saburra, pulso Flutuante-Vazio e Rápido
- Fleuma-Calor no Estômago e no Coração: agitação mental, confusão mental, agitação, comportamento precipitado, tendência em bater ou repreender as pessoas, gritos, depressão, comportamento maníaco, língua Vermelha no centro com saburra amarelada e pegajosa e uma fissura do Estômago/Coração com saburra áspera, amarelada e pegajosa dentro dela, pulso Deslizante-Rápido
- Fogo no Coração: acentuada agitação mental, agitação, língua Vermelha com ponta mais vermelha e saburra amarelada, pulso Transbordante-Rápido
- Calor no Pulmão: agitação mental, preocupação, língua Vermelha com saburra amarelada, pulso Transbordante-Rápido.

RESULTADOS DO APRENDIZADO

O aluno agora deve entender:
- Que as causas emocionais de doenças são frequentemente responsáveis pelas condições vivenciadas pelos nossos pacientes e que, portanto, é fundamental perguntar sobre elas, e quando e como conduzimos esse interrogatório
- A definição, o diagnóstico e a interpretação da literatura clássica da depressão
- Os padrões na depressão e o papel da Alma Etérea (*Hun*) na depressão grave
- O papel que a Mente e a Alma Etérea desempenham no medo e na ansiedade e os sinais e sintomas dos padrões
- Os padrões e as manifestações da irritabilidade e da raiva
- Os padrões que causam preocupação e pensamentos excessivos e os sinais e sintomas resultantes
- O papel que os Pulmões e o Coração desempenham na tristeza e no pesar
- Alegria excessiva que, embora raramente vista em nossos pacientes adultos, é mais comum em crianças; e agitação mental.

NOTAS

1. Jamison K.R. 1993 *Touched with Fire: Manic-Depressive Illness and the Artistic Temperament*, The Free Press, New York, p. 261-2.
2. 1079 The Yellow Emperor's Classic of Internal Medicine – *Simple Questions* (*Huang Di Nei Jing Su Wen* 黄 帝 内 经 素 问), People's Health Publishing House, Beijing, p. 492. Publicado pela primeira vez c. 100 a.C.
3. Citado em Zhang Bo Yu 1986 *Internal Medicine* (*Zhong Yi Nei Ke Xue* 中 医 内 科 学), Shanghai Science Publishing House, p. 121.
4. Ibid., p. 121.

45 | Sintomas Sexuais

PARTE 2

> **CONTEÚDO DO CAPÍTULO**
>
> **Homens, 320**
> Impotência, 321
> Falta de libido, 321
> Ejaculação precoce, 321
> Emissões noturnas, 321
> Cansaço e tontura após ejaculação, 321
>
> **Mulheres, 321**
> Falta de libido, 321
> Dor de cabeça após orgasmo, 322

A investigação da vida sexual do paciente deve sempre fazer parte do interrogatório. Essa não é uma das 10 perguntas tradicionais dos livros chineses, em parte por motivos culturais. De fato, a partir do período Ming, e especialmente durante a dinastia Qing, a medicina chinesa foi fortemente influenciada pela moralidade confuciana prevalecente, que condenava qualquer conversa ou demonstração de sexualidade.

Por que perguntar

As perguntas sobre sintomas sexuais são feitas basicamente para verificar o estado dos Rins. De fato, uma deficiência do Rim é a origem de muitos sintomas sexuais, como impotência, ejaculação precoce e frigidez.

Nos homens, além de perguntar sobre qualquer problema sexual, como impotência, é importante estabelecer se algum sintoma apresenta piora por atividade sexual ou se ele se sente excessivamente cansado após atividade sexual. Qualquer agravação de um sintoma depois de atividade sexual sempre indica uma deficiência do *Qi*, geralmente do Rim. É sempre uma indicação de deficiência do Rim se um homem se sente especialmente cansado após atividade sexual, particularmente se o cansaço vem acompanhado por tontura, lombalgia, joelhos fracos etc.

Entretanto, não se deve esquecer que outros órgãos desempenham um papel na origem dos sintomas sexuais, em especial o Fígado e o Coração. O Coração, em particular, tem um papel importante no desejo sexual e na obtenção de uma ereção normal nos homens.

Quando perguntar

Eu geralmente pergunto sobre sintomas sexuais quando o paciente se apresenta com um padrão claro de deficiência do Rim ou do Coração. Também pergunto sobre sintomas sexuais quando o paciente se encontra claramente sob estresse emocional e eu suspeito que seja decorrente de problemas sexuais, como impotência, nos homens, ou incapacidade de atingir o orgasmo, nas mulheres.

Como perguntar

Por motivos óbvios, o médico precisa ter tato ao perguntar sobre sintomas sexuais, especialmente quando médico e paciente forem de sexos opostos. Em alguns casos, quando eu tenho a intuição de que o paciente não vai ficar à vontade com essas perguntas, eu não pergunto.

A investigação sobre a atividade sexual é importante nos homens não só por motivos diagnósticos, mas também para informá-los sobre os níveis apropriados da atividade sexual de acordo com a medicina chinesa.[1] Existem diferenças significativas entre a fisiologia sexual de homens e mulheres, que com frequência não são levadas em consideração quando informamos aos pacientes sobre a frequência desejável de atividade sexual; o alerta chinês sobre "atividade sexual excessiva" é mais relevante para os homens do que para as mulheres.

De fato, o *Tian Gui*, uma manifestação direta da Essência (*Jing*), nos homens é esperma nas mulheres e sangue menstrual. Pelo fato de que durante a relação sexual os homens perdem esperma e as mulheres, obviamente, não perdem sangue menstrual, a atividade sexual pode ser potencialmente debilitante para homens (quando é muito frequente), mas nem tanto para mulheres.

Os problemas sexuais, e seu significado clínico, de homens e mulheres serão discutidos separadamente. São eles:
1. Homens
   a) Impotência
   b) Falta de libido
   c) Ejaculação precoce
   d) Emissões noturnas
   e) Cansaço e tontura após ejaculação.
2. Mulheres
   a) Falta de libido
   b) Dor de cabeça logo após o orgasmo.

1. HOMENS

Os sintomas sexuais discutidos são:
a) Impotência
b) Falta de libido
c) Ejaculação precoce
d) Emissões noturnas
e) Cansaço e tontura após ejaculação.

Os sintomas e sinais relacionados com o sistema sexual dos homens são discutidos no Capítulo 75 da Parte 5, *Sintomas e Sinais*.

a) Impotência

Ver Parte 5, *Sintomas e Sinais*, Capítulo 75.

A impotência é de longe a queixa sexual mais comum dos homens, e a primeira causa que vem à mente é uma deficiência do Rim, em especial do *Yang* do Rim. Essa é uma causa comum de impotência, especialmente em homens mais velhos, em cujo caso é acompanhada por lombalgia, joelhos fracos, tontura, tinidos e memória fraca.

Em homens jovens, entretanto, a minha experiência mostra que a impotência geralmente está relacionada com um padrão do Coração e com ansiedade. Em alguns casos, a impotência pode ser causada por Umidade-Calor no canal do Fígado.

ATENÇÃO

Impotência em homens jovens é causada com frequência por um padrão do Coração, e não por deficiência do Rim.

TRATAMENTO

Disfunção erétil por deficiência do Rim: B-23 *Shenshu*, VC-4 *Guanyuan*, R-13 *Quxue*, R-3 *Taixi*.

IMPOTÊNCIA

- Deficiência do *Yang* do Rim: impotência, sensação de frio, lombalgia, urina abundante e clara
- Deficiência do Sangue do Coração: impotência, tontura, palpitações, pulso Áspero
- Fogo no Coração: impotência, palpitações, insônia, sono perturbado por sonhos, pulso Rápido-Transbordante
- Umidade-Calor no canal do Fígado: impotência, peso no escroto, secreção uretral, saburra amarelada e pegajosa.

b) Falta de libido

Ver Parte 5, *Sintomas e Sinais*, Capítulo 75.

Falta de libido, em homens, normalmente está relacionada com uma deficiência do *Qi* ou do *Yang*, mais frequentemente do Rim. Entretanto, outros órgãos podem ser relevantes, e uma deficiência grave do *Qi* desses órgãos, como Baço, Coração ou Pulmão, também pode causar falta de libido. Pela minha experiência, uma deficiência do Coração é uma causa mais comum de falta de libido do que uma deficiência do Rim. Entre as condições de Excesso, a estagnação do *Qi* do Fígado também pode causar falta de libido.

c) Ejaculação precoce

Ver Parte 5, *Sintomas e Sinais*, Capítulo 75.

A ejaculação precoce normalmente está relacionada com um padrão do Rim, em especial *Qi* do Rim sem Firmeza. Também pode ser decorrente de um padrão do Coração, como deficiência do *Qi* do Coração ou do Sangue do Coração.

d) Emissões noturnas

Ver Parte 5, *Sintomas e Sinais*, Capítulo 75.

"Emissões noturnas" indicam ejaculação durante o sono; esse sintoma sempre tem um lugar preponderante entre os sintomas de deficiência do Rim nos livros chineses. No Ocidente, esse sintoma é relativamente raro e não chega a ser considerado um "sintoma", a não ser que ocorra com muita frequência, como 1 vez/semana ou mais.

Existem razões culturais pelas quais esse sintoma sempre tem lugar de destaque entre os sintomas de deficiência do Rim nos livros chineses. Antigamente, considerava-se que a ejaculação durante o sono, especialmente relacionada com sonhos eróticos, fosse decorrente de um ato sexual do homem com mulheres fantasmas à noite; essas mulheres fantasmas eram consideradas muito perigosas, porque roubavam a Essência vital dos homens.

De modo geral, emissões noturnas sem sonhos eróticos são decorrentes puramente de uma deficiência (normalmente do Rim), enquanto emissões noturnas com sonhos eróticos normalmente são decorrentes de Calor (que pode ser Cheio ou Vazio), normalmente do Coração. Portanto, Calor Vazio que surge de uma deficiência do Rim pode causar emissões noturnas com sonhos; Calor Cheio, particularmente do Coração e/ou do Fígado, também pode causar esse sintoma.

ATENÇÃO

Emissões noturnas sem sonhos são decorrentes de uma deficiência do *Yin* do Rim, ao passo que emissões noturnas com sonhos são decorrentes de Calor (Cheio ou Vazio).

e) Cansaço e tontura após ejaculação

Ver Parte 5, *Sintomas e Sinais*, Capítulo 75.

Cansaço acentuado com tontura após a ejaculação é quase sempre decorrente de uma deficiência do Rim.

2. MULHERES

Os sintomas sexuais discutidos são:
  a) Falta de libido
  b) Dor de cabeça após orgasmo.

a) Falta de libido

Ver Parte 5, *Sintomas e Sinais*, Capítulo 89.

Falta de libido ou incapacidade de atingir o orgasmo, em mulheres, normalmente está relacionada com uma deficiência do Rim ou do Coração.

De modo geral, o desejo sexual depende do estado do *Yang* do Rim e do Fogo Ministerial; Fogo Ministerial deficiente pode causar falta de desejo sexual (e, inversamente, Fogo do Fígado e/ou do Coração e Calor Vazio originado da deficiência do *Yin* do Rim pode causar desejo sexual aumentado).

O Coração desempenha um importante papel na excitação sexual e no orgasmo, em mulheres. Durante a excitação sexual, há excitação do Fogo Ministerial (fisiológico) do Rim, que sobe em direção ao Coração e ao Pericárdio. É esse fluxo ascendente do Fogo Ministerial em direção ao Coração que causa rubor na face e aumento da frequência cardíaca. Portanto, a falta de desejo sexual geralmente é decorrente de um Fogo Ministerial deficiente e, portanto, de *Yang* do Rim deficiente.

Durante o orgasmo, o Fogo Ministerial que ascende durante a excitação sexual é subitamente descarregado para baixo; esse movimento descendente do Fogo Ministerial é controlado pelo Coração (cujo *Qi* descende naturalmente). Assim, a incapacidade de atingir o orgasmo pode ser decorrente de uma deficiência do Coração.

Logicamente, a incapacidade de uma mulher em atingir o orgasmo também depende do desempenho do homem durante o ato sexual. De acordo com a alquimia sexual taoísta, homens pertencem ao Fogo, e Fogo flameja facilmente e se extingue facilmente; mulheres pertencem à Água, e Água é "lenta para ferver e lenta para esfriar". É por essa razão que os antigos manuais taoístas sobre sexo eram destinados principalmente aos homens, para que ficassem habilidosos na arte dos jogos sexuais preliminares. Portanto, ao considerar a incapacidade da mulher de atingir o orgasmo, devemos lembrar da possibilidade de que seja decorrente da falta de habilidade do seu parceiro, mais que de um padrão de deficiência próprio dela.

b) Dor de cabeça após orgasmo

Ver Parte 5, *Sintomas e Sinais*, Capítulo 89.

Dor de cabeça logo depois do orgasmo normalmente indica Rebelião do *Qi* do Vaso Penetrador. Também pode indicar Fogo no Coração.

RESULTADOS DO APRENDIZADO

O aluno agora deve entender:
- Por quê, quando e como perguntar sobre a vida sexual do paciente
- As causas e as manifestações dos sintomas sexuais masculinos: impotência, falta de libido, ejaculação precoce, emissões noturnas e cansaço/tontura após ejaculação
- Os papéis fundamentais que o Fogo Ministerial desempenha na libido das mulheres.

NOTA

1. Ver Maciocia G 1998 *The Foundations of Chinese Medicine*, Churchill Livingstone, Edinburgh, p. 137-9.

Sintomas das Mulheres 46

CONTEÚDO DO CAPÍTULO

Menstruação, 324
Menarca, 324
Ciclo, 324
Volume de sangramento, 325
Cor, 326
Consistência, 327
Dor, 327
Sintomas pré-menstruais, 329
Outros sintomas que ocorrem em torno da menstruação, 330
Descarga Vaginal, 330
Cor, 330
Consistência, 330
Odor, 330
Fertilidade e Gravidez, 330
Parto, 332
Lactação, 332
Aborto Espontâneo e Aborto Induzido, 332
Sintomas das Mamas, 332
Distensão da mama antes da menstruação, 333
Nódulos mamários, 333
Menopausa, 334

Por que perguntar

Em pacientes do sexo feminino, as perguntas sobre sintomas ginecológicos são geralmente essenciais para se chegar a um diagnóstico, mesmo para problemas não ginecológicos. Por exemplo, se uma mulher sofrer de dor na parte inferior do abdome e não tivermos certeza da causa, se ela tiver dismenorreia e o sangue menstrual for escuro e com coágulos, isso indica, decididamente, que a dor abdominal decorre de estase de Sangue.

Quando perguntar

A não ser que a mulher se apresente especificamente com alguma queixa ginecológica, eu geralmente pergunto sobre sua história ginecológica mais para o final da consulta. A investigação da história ginecológica, mesmo em mulheres na menopausa, dá uma ideia da condição geral do *Qi* e do Sangue. Por exemplo, uma mulher pode ter sofrido por toda sua vida de menstruação abundante causada por Calor no Sangue; se ela vier se consultar já no período da menopausa e suspeitarmos que possa sofrer de Calor no Sangue, mas não tivermos certeza porque seus sintomas são muito brandos, a investigação da história menstrual vai ajudar a confirmar o diagnóstico de Calor no Sangue.

Como perguntar

Ao perguntar sobre a história ginecológica da mulher, devemos sempre partir do começo, perguntando sobre as condições do seu ciclo menstrual 2 anos depois da menarca (porque é comum que o ciclo se mantenha irregular nos primeiros 2 anos até se regularizar).

Devemos perguntar sistematicamente, primeiro, sobre o ciclo menstrual atual e, depois, sobre todos os outros eventos da história ginecológica da mulher.

Em relação ao ciclo menstrual, devemos fazer as seguintes perguntas:
- Idade na menarca
- Ciclo
- Volume do sangue menstrual
- Cor do sangue menstrual
- Coágulos
- Dor
- Sintomas pré-menstruais.

Em relação a outros eventos ginecológicos, devemos perguntar especificamente sobre:
- Parto
- Aborto
- Aborto espontâneo
- Anticoncepcional
- Dispositivo intrauterino (DIU)
- Reposição hormonal
- Doença inflamatória pélvica
- Todas as intervenções cirúrgicas ginecológicas (como dilatação ou curetagem, tratamento a *laser*, histeroscopia, colposcopia, laparoscopia etc.).

A história ginecológica das mulheres às vezes pode ser complicada; por exemplo, uma mulher pode ter usado anticoncepcionais ou DIU por alguns anos e ter tido dois filhos, possivelmente com um ou mais abortos espontâneos ou interrupção da gravidez entre as gestações. Nesses casos, é útil fazer um diagrama ilustrando claramente as idades nas quais esses eventos ocorreram (Figura 46.1). Como ilustração, essa figura mostra a história ginecológica de uma mulher cuja menarca ocorreu aos 14 anos, fez um aborto aos 18, teve duas gestações aos 24 e 28 anos, cisto ovariano aos 36 e menopausa aos 52 anos.

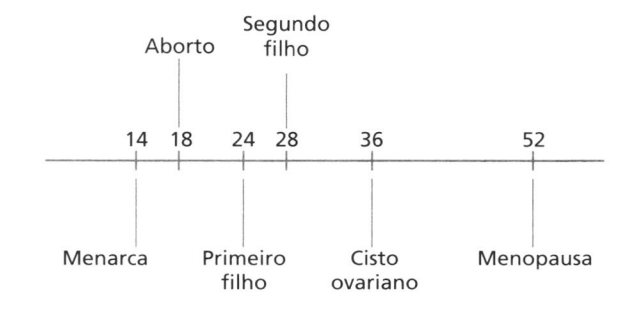

Figura 46.1 Diagrama de história ginecológica.

Se o ciclo da mulher for irregular e caracterizar-se por descargas, ou por dor ou descarga no meio do ciclo, também é útil fazer um diagrama ilustrando claramente em qual parte do ciclo esses eventos acontecem (Figura 46.2). Como forma de ilustração, esse diagrama mostra o ciclo menstrual de uma mulher cujo período dura 7 dias e que apresenta dor no meio do ciclo e distensão da mama antes da menstruação.

Por exemplo, algumas mulheres podem queixar-se de sangramento menstrual prolongado quando, de fato, elas sofrem de sangramento no meio do ciclo; o caso clínico a seguir ilustra isso.

Caso clínico

Uma mulher de 42 anos de idade se queixa de sangramento menstrual "quase que constante". Ela conta que a menstruação dura 3 semanas e ela fica apenas 1 semana sem menstruar antes da menstruação seguinte. Entretanto, ao interrogatório mais detalhado, fica claro que o que ela descreve como "sangramento" na verdade é uma secreção vaginal escura. A interpretação diagnóstica e o tratamento foram, portanto, obviamente diferentes daquilo que seria sugerido pelo sangramento prolongado.

Diagnóstico

Alguns procedimentos ginecológicos (p. ex., colposcopia) têm certo efeito sobre a fisiologia da mulher, os quais devem ser levados em conta quando se fecha um diagnóstico; outros tornam o diagnóstico praticamente impossível (p. ex., anticoncepcionais).

As respostas às perguntas relacionadas com regularidade do ciclo, volume do sangramento, cor do sangue menstrual, dor etc. não são confiáveis se a mulher toma anticoncepcionais ou se usa DIU. Os anticoncepcionais regularizam o período menstrual, tornam a menstruação escassa e menos dolorosa e geralmente impedem os coágulos; o DIU geralmente torna a menstruação mais pesada e mais dolorosa. Nesses casos, é importante perguntar à paciente como era seu ciclo menstrual antes de começar a usar anticoncepcionais ou DIU.

As seguintes características ginecológicas serão discutidas:
1. Menstruação
   a) Menarca
   b) Ciclo
   c) Volume do sangramento
   d) Cor do sangue menstrual
   e) Consistência
   f) Dor
   g) Sintomas pré-menstruais
   h) Outros sintomas que ocorrem perto da menstruação.

2. Descarga vaginal
   a) Cor
   b) Consistência
   c) Odor.
3. Fertilidade e gravidez
4. Parto
5. Lactação
6. Aborto espontâneo e provocado
7. Sintomas das mamas
   a) Distensão das mamas antes da menstruação
   b) Nódulos nas mamas
8. Menopausa.

1. MENSTRUAÇÃO

Ao interrogar sobre menstruação, devemos perguntar sobre os seguintes aspectos sistematicamente:
   a) Menarca
   b) Ciclo
   c) Volume de sangramento
   d) Cor
   e) Consistência
   f) Dor
   g) Sintomas pré-menstruais
   h) Outros sintomas que ocorrem em torno da menstruação.

Ao fazer perguntas sobre o ciclo menstrual, eu sempre pergunto como era a menstruação 2 anos depois da menarca (porque é normal que a menstruação fique irregular por aproximadamente 2 anos depois da menarca). Isso é importante porque dá uma ideia do ciclo menstrual *constitucional* da mulher, eliminando a influência de eventos ginecológicos subsequentes, como gravidez, parto, aborto espontâneo, aborto induzido, anticoncepcionais etc.

Por exemplo, uma mulher pode ter sofrido perda importante de sangue durante um parto e desenvolver deficiência de Sangue, que faz com que sua menstruação fique escassa. A menstruação escassa, nesse caso, não mostra seu ciclo menstrual constitucional, mas a consequência de uma causa definida de doença. Perguntando sobre sua menstruação 2 anos depois da menarca, formulamos uma ideia do estado constitucional do seu sistema ginecológico.

a) Menarca

A idade da menarca varia entre 10 e 16 anos; a média é 12,8 anos. A menarca tende a ocorrer em idade mais jovem em países industrializados, em comparação com sociedades agrícolas em desenvolvimento.

É normal que o ciclo menstrual fique um pouco irregular durante 2 anos até ficar estabelecido em um padrão; por essa razão, devemos sempre perguntar sobre a condição do ciclo menstrual 2 anos depois da menarca.

Menarca precoce (antes dos 13 anos) pode indicar Calor no Sangue, enquanto menarca tardia (depois dos 16 anos) pode indicar deficiência de Sangue e/ou do Rim ou Frio no Útero.

b) Ciclo

Ver Parte 5, *Sintomas e Sinais*, Capítulo 84.

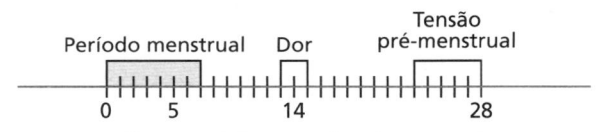

Figura 46.2 Diagrama do ciclo menstrual.

A duração do ciclo é idealmente de 28 dias, mas pode variar. A regularidade do ciclo, de certo modo, é mais importante que seu valor absoluto; portanto, se o ciclo é consistentemente de 32 dias, pode ser considerado normal e não deve ser considerado como "menstruação tardia". Além disso, um desvio ocasional de um ciclo regular não deve ser considerado anormal porque o ciclo menstrual é influenciado por muitos fatores, como viagem, estresse emocional etc.

As principais questões relacionadas ao ciclo menstrual que devem ser incluídas no interrogatório são:
- Sempre adiantada (ou seja, mais de 7 dias adiantada): deficiência do Qi, Calor no Sangue ou Calor-Vazio no Sangue por deficiência do Sangue ou do Yin
- Sempre atrasada (ou seja, mais de 7 dias atrasada): deficiência do Sangue, estase de Sangue ou estase de Frio
- Irregular (às vezes atrasada, às vezes adiantada): estagnação do Qi do Fígado, estase do Sangue do Fígado, deficiência do Baço ou deficiência do Rim
- Menstruação que para e volta: estase de Sangue
- Menstruação que começa ou termina com descarga amarronzada: estase de Sangue
- Sangramento no meio do ciclo: Umidade-Calor (especialmente se também houver dor), deficiência do Qi, deficiência do Yin do Fígado e do Rim.

Deve-se ter em mente que, conforme dito acima, aproximadamente pelos primeiros 2 anos a partir da menarca, o ciclo menstrual pode ser um pouco irregular, o que é normal.

Amenorreia pode ser decorrente de deficiência grave do Sangue (comum em mulheres atletas), estase de Sangue ou Frio no Útero.

c) Volume de sangramento

Ver Parte 5, *Sintomas e Sinais*, Capítulo 84.

A perda de sangue durante a menstruação pode variar entre 30 e 80 mℓ. A menstruação é considerada "abundante" se a perda de sangue for profusa ou prolongada. É importante perguntar quantos dias dura a menstruação porque uma menstruação que dura mais de 5 dias normalmente é considerada excessiva na medicina chinesa, enquanto uma que dure menos de 4 dias é normalmente considerada escassa. Embora a maioria das mulheres considere anormal uma menstruação que dure muito tempo ou cujo fluxo seja muito intenso, elas não usam o mesmo termo para uma menstruação muito curta ou muito escassa. Em outras palavras, muitas mulheres dizem que sua menstruação é "normal" quando dura 3 dias ou até menos ou quando o sangramento é muito leve.

Perda intensa de sangue é decorrente de deficiência de Qi, Calor no Sangue, Calor-Vazio no Sangue, deficiência do Yin do Fígado e do Rim ou estase de Sangue. Se a menstruação for escassa, isso denota deficiência de Sangue, Frio no Útero ou estase de Sangue do Fígado.

A Tabela 46.1 resume os sintomas e os padrões de menstruações abundantes.

IRREGULARIDADES DO CICLO

- Sempre adiantado
- Deficiência de Qi
- Calor no Sangue
- Calor Vazio no Sangue
- Deficiência do Yin do Fígado e do Rim
- Sempre atrasado
- Deficiência de Sangue
- Estase de Sangue do Fígado
- Frio no Útero
- Irregular
- Estagnação do Qi do Fígado
- Estase de Sangue do Fígado
- Deficiência do Baço
- Deficiência do Rim
- Início hesitante
- Estase de Sangue do Fígado
- Começa e termina com descarga amarronzada
- Estase do Sangue do Fígado
- Sangramento no meio do ciclo: Umidade-Calor, deficiência de Qi, deficiência do Yin do Fígado e do Rim.

ATENÇÃO

Pela minha experiência, há forte tendência entre os médicos de sempre atribuírem os períodos menstruais abundantes à deficiência de Qi. Não é esse o caso e, pela minha experiência, cerca de metade dos casos decorre de Calor no Sangue e metade decorre de deficiência de Qi.

VOLUME DO SANGRAMENTO

- Intenso
- Deficiência de Qi
- Calor no Sangue
- Calor-Vazio no Sangue
- Deficiência do Yin do Fígado e do Rim
- Estase de Sangue do Fígado
- Escasso
- Deficiência de Sangue
- Frio no Útero
- Estase do Sangue do Fígado.

Caso clínico

Uma mulher de 49 anos de idade sofria com menstruação torrencial por 11 anos. Desde o nascimento do seu segundo filho, quando tinha 35 anos, seu ciclo foi ficando irregular, variando entre 17 e 45 dias; a menstruação durava 7 dias no total e era dolorosa, o sangue menstrual tinha coágulos e ela ficava com descarga amarronzada por 1 dia depois da menstruação. A menstruação também tinha sido dolorosa nos anos seguintes à menarca, aos 12 anos. Sua história ginecológica era bem complicada porque ela fez uso de anticoncepcionais dos 18 aos 30 anos, teve um aborto espontâneo aos 30, o primeiro filho aos 31, outro aborto espontâneo aos 34 e um segundo filho aos 35 anos, sendo que a menstruação ficou muito intensa aos 38 anos. Em histórias complicadas como essa, é útil desenhar dois diagramas, um destacando os principais eventos ginecológicos da sua vida e outro retratando o ciclo menstrual (Figuras 46.3 e 46.4).

Além do problema ginecológico, ela havia adquirido incontinência urinária e fecal depois da segunda gravidez.

Tabela 46.1 Sintomas e padrões de menstruações abundantes.

Sintomas	Língua	Padrão
Sangramento menstrual intenso que pode começar logo como uma torrente, sangue pálido	Pálida	Deficiência de *Qi*
Sangramento menstrual intenso, sangue pálido, ciclos irregulares, dor nas costas, sensação de frio, fezes amolecidas	Pálida, úmida	Deficiência do *Yang* do Baço e do Rim
Sangramento menstrual intenso, fica gotejando depois do tempo apropriado, menstruação irregular, infertilidade, tontura, tinidos, sudorese noturna	Sem saburra	Deficiência do *Yin* do Fígado e do Rim
Sangramento menstrual intenso, sangue vermelho-vivo ou vermelho-escuro, sensação de calor, agitação mental, face avermelhada, sede	Vermelha com saburra	Calor no Sangue
Sangramento menstrual intenso, dores de cabeça, tontura, tinidos, irritabilidade	Vermelha com laterais mais vermelhas, saburra amarelada	Fogo no Fígado
Sangramento menstrual intenso, menstruação irregular, gotejamento depois do tempo apropriado, infertilidade, tontura, tinidos, sudorese noturna, sensação de calor ao anoitecer, calor nas cinco palmas	Vermelha sem saburra	Deficiência do *Yin* do Fígado e do Rim com Calor Vazio no Sangue
Sangramento menstrual intenso, menstruação acompanhada por dor e sangue escuro com coágulos escuros, menstruação que começa e para	Laterais Arroxeadas	Estase de Sangue

Seu pulso estava ligeiramente Transbordante e Rápido e muito Fraco nas duas posições Posteriores; sua língua estava Vermelha e ligeiramente Arroxeada.

Diagnóstico

A menstruação torrencial é causada por Calor no Sangue, evidenciado pela língua Vermelha e pelo pulso Transbordante e Rápido. Há também um pouco de estase de Sangue, indicada pela menstruação dolorosa, pelos coágulos menstruais, pelo ciclo irregular e pela língua ligeiramente Arroxeada. Há também uma deficiência do Rim de base, indicada pela fraqueza do pulso nas duas posições Posteriores e pelo fato de que a menstruação torrencial tenha começado depois da segunda gravidez, além de ela ter sofrido dois abortos espontâneos.

O princípio de tratamento, portanto, é esfriar o Sangue, parar o sangramento, revigorar o Sangue e tonificar os Rins. Nos problemas ginecológicos, normalmente é apropriado aplicar diferentes princípios de tratamento em cada fase do ciclo menstrual. Há quatro fases do ciclo menstrual, sendo que a primeira é a menstruação propriamente dita, durante a qual o Sangue se movimenta; a segunda, sendo a fase pós-menstrual, durante a qual há relativa deficiência de Sangue; a terceira é a ovulação, durante a qual os Vasos Penetrador e da Concepção estão ativos; e a quarta é a fase pré-menstrual, durante a qual o *Qi* do Fígado se movimenta. Nesse caso, podemos, então, esfriar e revigorar o Sangue durante a fase pré-menstrual e durante a menstruação propriamente dita e tonificar os Rins após a menstruação, por cerca de 2 semanas.

d) Cor

Ver Parte 5, *Sintomas e Sinais*, Capítulo 84; Parte 1, *Observação*, Capítulo 20.

A cor do sangue menstrual varia ligeiramente durante o período. De modo geral, ele é vermelho-escuro, sendo mais claro no começo, vermelho-escuro no meio e rosado no final do período. A seguir, as principais áreas a serem interrogadas em relação à cor:

- Vermelho-escuro ou vermelho-vivo: Calor no Sangue
- Pálido: deficiência de Sangue
- Enegrecido, muito escuro: estase de Sangue
- Arroxeado: Frio-Cheio
- Acastanhado como molho shoyo e diluído: Frio-Vazio
- Vermelho-escarlate: Calor-Vazio no Sangue.

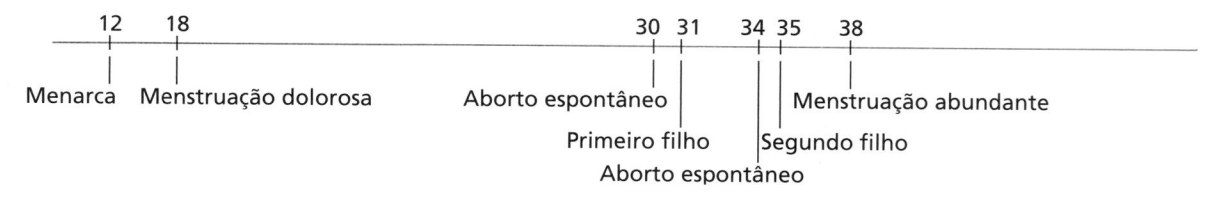

Figura 46.3 Diagrama dos eventos ginecológicos.

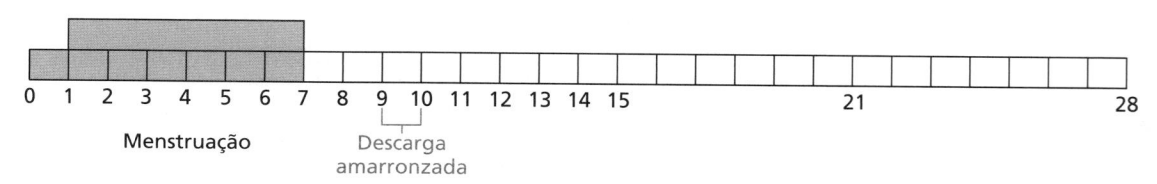

Figura 46.4 Diagrama do ciclo menstrual.

e) Consistência

Ver Parte 5, *Sintomas e Sinais*, Capítulo 84; Parte 1, *Observação*, Capítulo 20.

O fluxo normal não coagula e não contém coágulos; o sangue não é nem diluído, nem espesso. A seguir, as principais áreas a serem interrogadas com relação à consistência do sangue menstrual:

- Coagulado, com coágulos escuros e opacos: estase de Sangue ou Frio no Útero
- Coagulado, com coágulos escuros, mas com aspecto de sangue vivo: Calor
- Coágulos grandes: estase de Sangue
- Coágulos pequenos e escuros, mas o sangue não é escuro: Frio no Útero
- Aquoso: deficiência de Sangue ou de *Yin*
- Pegajoso: Umidade ou Umidade-Calor no Útero.

f) Dor

Ver Parte 5, *Sintomas e Sinais*, Capítulo 84.

Além de um ligeiro desconforto, normalmente a menstruação deve acontecer quase sem dor. As principais áreas a serem questionadas com relação à dor menstrual são:

i) Período da dor

- Dor antes da menstruação: estagnação do *Qi* ou estase de Sangue (neste segundo caso, a dor tipicamente melhora assim que a menstruação desce)
- Dor durante a menstruação: Calor no Sangue ou estase de Sangue
- Dor depois da menstruação: deficiência de Sangue.

ii) Natureza da dor

- Dor grave, lancinante: estase de Sangue
- Dor grave espasmódica aliviada por aplicação de calor (como bolsa de água quente): estase de Frio
- Dor branda: ou Calor no Sangue ou deficiência de Sangue
- Sensação arrastada no abdome inferior com dor branda: afundamento do *Qi*
- Sensação de peso no abdome inferior com dor: Umidade-Calor
- Dor durante a ovulação: Umidade-Calor.

A Tabela 46.2 resume os sintomas e os padrões da menstruação dolorosa.

DOR MENSTRUAL

Período da dor
- Dor antes da menstruação: estagnação do *Qi* ou estase de Sangue (nessa última situação, a dor tipicamente melhora assim que a menstruação desce)
- Dor durante a menstruação: Calor no Sangue ou estase de Sangue
- Dor depois da menstruação: deficiência de Sangue.

Natureza da dor
- Dor grave, lancinante: estase de Sangue
- Dor grave espasmódica que melhora por aplicação de calor (como bolsa de água quente): estase de Frio
- Dor branda: Calor no Sangue ou deficiência de Sangue
- Sensação arrastada no abdome inferior com dor branda: afundamento do *Qi*
- Sensação de peso no abdome inferior com dor: Umidade-Calor
- Dor durante a ovulação: Umidade-Calor.

Caso clínico

Uma menina de 15 anos de idade vinha tendo dor abdominal grave por 1 ano, iniciada 18 meses depois da menarca. A dor era do lado direito do abdome, descrita pela paciente como sendo contínua e surda. Entretanto, ficava aguda e lancinante durante a menstruação e em outras ocasiões. A dor melhorava por aplicação de calor.

Três meses antes de vir à consulta, a paciente havia se submetido à ressecção de um cisto ovariano do lado esquerdo e drenagem de outro cisto do lado direito. Ela também tinha episódios recorrentes de úlceras orais e genitais desde os 9 anos. Essas úlceras haviam melhorado bastante com uso de corticoides. Durante o interrogatório, a paciente contou que tinha tendência à constipação intestinal, especificamente que o intestino não funcionava com frequência.

O corpo da língua estava Aumentado e ligeiramente Vermelho nas laterais. Tinha saburra branca e pegajosa, particularmente na área da Vesícula Biliar, e estava descascada no centro. Seu pulso estava em Corda à direita e ligeiramente em Corda à esquerda, onde também era Vazio no nível Profundo.

Diagnóstico

A natureza lancinante da dor abdominal, juntamente com seu alívio por aplicação de calor, parece sugerir Frio no Útero como causa principal. A dor abdominal começou logo depois da menarca, sugerindo também presença de Frio no Útero, já que esse é um fator patogênico bastante comum em jovens que sofrem de dismenorreia. A qualidade em Corda do pulso parece confirmar presença de estagnação. Entretanto, essa hipótese inicial não é confirmada pelas outras manifestações clínicas.

Cistos ovarianos normalmente caracterizam-se por Umidade, que é o caso dessa paciente, pois o aumento da língua e a saburra pegajosa confirmam presença de Umidade.

As úlceras orais e genitais são causadas por Umidade-Calor nos Vasos da Cintura e da Concepção. A desarmonia do Vaso da Cintura é uma causa frequente de acúmulo de Umidade no sistema genital, especialmente em mulheres. A desarmonia desse Vaso fica confirmada pela distribuição da saburra da língua nas áreas da Vesícula Biliar (Figura 46.5). A desarmonia do Vaso da Concepção fica evidente pela distribuição das úlceras orais e genitais, porque esse vaso começa em VC-1, flui através da genitália externa e, na face, rodeia a boca. Nesse caso, Umidade

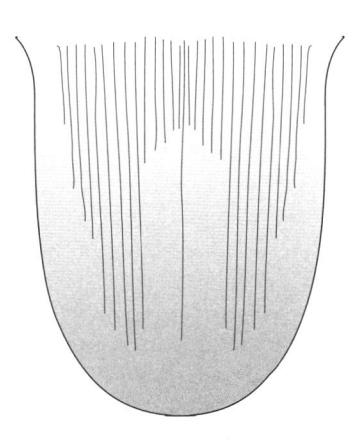

Figura 46.5 Língua da paciente.

Tabela 46.2 Sintomas e padrões da menstruação dolorosa.

Sintomas	Língua	Padrão
Distensão e dor abdominal antes ou durante a menstruação	Normal ou ligeiramente Vermelha nas laterais	Estagnação do Qi do Fígado
Dor menstrual grave que melhora pela passagem dos coágulos	Laterais Arroxeadas	Estase de Sangue do Fígado
Dor menstrual grave espasmódica e em cólica que melhora por aplicação de calor, pequenos coágulos fibrosos no sangue vermelho-vivo, sensação de frio durante a menstruação	Pálida	Estagnação de Frio
Menstruação dolorosa com sensação de peso que se estende até o sacro, dor no meio do ciclo menstrual, pequenos coágulos vermelhos	Vermelha com saburra amarelada e pegajosa	Umidade-Calor
Menstruação dolorosa, menstruação abundante, irritabilidade, sede, gosto amargo na boca	Laterais Vermelhas	Estagnação do Qi do Fígado transformando-se em Fogo no Fígado
Dor menstrual surda mais para o final ou depois do período menstrual, dor que melhora pela pressão, menstruação escassa	Pálida	Deficiência de Qi e de Sangue
Dor menstrual surda durante ou depois do período menstrual, pouco sangramento, sem coágulos	Pálida e ligeiramente aumentada nas laterais	Deficiência do Yang do Baço e do Sangue do Fígado
Dor menstrual surda durante ou depois do período menstrual, menstruação escassa, dor nas costas, tontura, tinidos, sudorese noturna	Sem saburra	Deficiência do Yin do Fígado e do Rim

se combina com Calor, que fica evidente pela vermelhidão das laterais da língua.

Portanto, podemos concluir que a dor abdominal é causada por Umidade-Calor, e não por Frio, como parece à primeira impressão. A retenção prolongada de Umidade no Aquecedor Inferior (iniciada quando ela tinha 9 anos de idade) também levou à estase de Qi e Sangue e, portanto, à agravação da dor durante a menstruação. Do ponto de vista da medicina ocidental, as úlceras orais e genitais recorrentes, que são inflamatórias e não infecciosas, são conhecidas como doença de Behçet.

A área central da língua descascada indica deficiência do Yin do Estômago, que foi provavelmente causada pelo Calor consumindo o Yin. O pulso Vazio no nível Profundo confirma a deficiência de Yin; entretanto, é Vazio do lado esquerdo (e não do lado direito, como se esperaria da deficiência do Yin do Estômago), podendo ser decorrente de uma deficiência do Yin do Fígado. A causa mais provável disso tudo é a desarmonia do Vaso da Cintura, que afeta os canais da Vesícula Biliar e do Fígado.

Caso clínico

Uma mulher de 28 anos de idade sofria de dismenorreia desde a menarca. A menstruação vinha regularmente e durava de 9 a 10 dias; o sangue menstrual era escuro com coágulos ocasionais. A dor às vezes era lancinante, mas em outras era mais um incômodo surdo e profundo que uma dor, e com sensação acentuada de peso. Ela disse, *"Toda a parte inferior do meu corpo parece enorme, pesada"*, expressando claramente o que na medicina chinesa é chamado de "sensação de peso". A dor era na área central inferior do abdome e melhorava com banho quente. Recentemente, ela vinha sentindo dor aguda durante o ato sexual também na área central inferior do abdome. Além da dismenorreia, ela vinha sentindo dor surda no meio do ciclo na área direita inferior do abdome por 2 anos, acompanhada por descarga marrom-escura. Ela também sofria de tensão pré-menstrual, que se manifestava com irritabilidade e distensão das mamas e do abdome. Tendo como base exames internos e uma ultrassonografia, ela havia recebido diagnóstico de endometriose.

Outros sintomas extraídos pelo interrogatório incluíam membros frios, ocasionalmente, sensação de calor na face, palpitações, ansiedade e aperto no peito.

Sua língua estava Vermelha na ponta, e o pulso, ligeiramente Deslizante no geral e ligeiramente Tenso na posição posterior esquerda.

Diagnóstico

O caráter lancinante da dor e a cor escura do sangue menstrual com coágulos claramente indicam estase de Sangue, que se origina mais provavelmente de Frio no Útero. Podemos deduzir a presença de Frio no Útero pelo alívio da dor por banho quente e pela história. De fato, se a menstruação é dolorosa desde a época da menarca, o fator etiológico mais comum é invasão de Frio externo no Útero em decorrência de praticar jogos vestida com *short* no tempo frio e úmido. Nesse caso, portanto, o Frio no Útero obstrui a circulação de sangue e causa estase de Sangue.

Além da estase de Sangue, há também um padrão claro de Umidade no Aquecedor Inferior, manifestado pela ocasional dor surda durante a menstruação, a sensação pronunciada de peso e a dor no meio do ciclo menstrual. Há também certa estagnação do Qi do Fígado, causando os sintomas pré-menstruais.

As sensações ocasionais de calor na face, membros frios, palpitações, ansiedade e aperto no peito podem ser explicadas como manifestações do Qi rebelando-se no Vaso Penetrador. De fato, dados esses sintomas e os sintomas menstruais, podemos dizer que todos os seus sintomas refletem uma desarmonia do Vaso Penetrador.

O principal princípio de tratamento é, portanto, simplesmente regular o Vaso Penetrador aquecendo o Útero, revigorando o Sangue e resolvendo a Fleuma do Aquecedor Inferior.

Caso clínico

Uma mulher de 43 anos de idade sofria de menstruação abundante por 15 anos; a menstruação vinha regularmente, durava 7 dias e não era dolorosa, sendo o sangue menstrual escuro e com coágulos. O fluxo mais pesado era nos primeiros 3 dias da menstruação. Um mês antes da consulta, uma ultrassonografia havia revelado a presença de miomas no útero.

Sua constituição física era robusta, os olhos tinham bom lustro, indicando bom Espírito, e sua energia geral era boa. Ela estava um pouco acima do peso e sua cútis era amarelada. Ela não tinha nenhum outro sintoma além de muco ocasional nas fezes. Perguntas sobre uma possível deficiência do Rim não revelaram nenhum sintoma. À palpação, seu abdome estava bastante mole e os miomas não eram palpáveis. Sua língua tinha cor normal, mas estava bastante Aumentada. Seu pulso era Deslizante, Cheio e ligeiramente Transbordante.

Diagnóstico

Sua boa constituição física, o bom Espírito e a energia geral indicam boa constituição, mas o excesso de peso indica Fleuma. A presença de Fleuma é confirmada pela presença ocasional de muco nas fezes, pelo excesso de peso, pelo aumento da língua e pelo pulso Deslizante; os miomas também podem ser parcialmente decorrentes de Fleuma. O sangue menstrual escuro com coágulos e a presença de miomas em si indicam estase de Sangue localizada no Útero, ainda não grave o suficiente para deixar a língua Arroxeada. Nesse caso, podemos, portanto, concluir que os miomas são decorrentes de uma combinação de Fleuma e estase de Sangue. A moleza do abdome à palpação indica que a Fleuma é o fator patogênico predominante na formação dos miomas.

As duas principais causas de sangue menstrual abundante normalmente são uma deficiência do Qi ou Calor no Sangue e, nesse caso, é decorrente de Calor no Sangue. Não há muitos sinais disso porque a língua não está Vermelha, mas o Calor no Sangue está evidenciado principalmente pelo pulso Transbordante. Por outro lado, não há sinais de deficiência do Baço ou do Rim, embora o Baço deva estar deficiente para haver formação de Fleuma. No caso da paciente, provavelmente não há muitos sintomas de deficiência por causa da sua boa constituição; isso também fica evidente pelo pulso Cheio, o qual, embora realmente indique presença de um fator patogênico, também indica que o Qi Vertical não foi severamente afetado.

Nesse caso, é necessário tratar suas três principais condições simultaneamente, ou seja, Fleuma, Calor no Sangue e estase de Sangue, e o princípio de tratamento, portanto, é resolver a Fleuma, esfriar e revigorar o Sangue e parar o sangramento.

g) Sintomas pré-menstruais

Ver Parte 5, *Sintomas e Sinais*, Capítulo 85.

A causa mais comum de tensão pré-menstrual é a estagnação do Qi do Fígado, manifestando-se com irritabilidade, depressão e tendência a chorar; esses estados emocionais são com frequência acompanhados por distensão abdominal e das mamas.

Entretanto, muitos outros padrões podem causar tensão pré-menstrual. Fogo no Fígado e/ou Fogo no Coração podem causar tensão pré-menstrual, manifestando-se com propensão a explosões de raiva, irritabilidade e agitação. Fleuma-Fogo também pode causar tensão pré-menstrual manifestando-se com sintomas semelhantes, além de confusão mental; com Fleuma-Fogo também há inchaço e dor nas mamas antes da menstruação.

Tensão pré-menstrual pode ser causada por condições de Deficiência, principalmente deficiência do Sangue do Fígado, deficiência do Yin do Fígado e do Rim, deficiência do Yang do Baço e do Rim e deficiência do Baço com Umidade. Nas condições de Deficiência, a tensão pré-menstrual se manifesta basicamente com depressão, choro, falta de motivação e irritabilidade moderada.

> **ATENÇÃO**
>
> Tensão pré-menstrual *não* é sempre decorrente de estagnação do Qi do Fígado.

Náuseas ou vômito antes da menstruação denota Qi do Fígado estagnado invadindo o Estômago, e constipação intestinal pré-menstrual indica Qi do Fígado estagnado invadindo os Intestinos e o Baço.

Dores de cabeça antes da menstruação indicam estagnação do Qi do Fígado ou ascensão do Yang do Fígado. Distensão das mamas denota estagnação do Qi do Fígado, mas se as mamas ficarem inchadas e doloridas, pode denotar Fleuma (a qual, em problemas pré-menstruais, normalmente se combina com a estagnação do Qi). Dor aguda nas mamas pode ser decorrente de Calor Tóxico na mama, como acontece na mastite aguda depois do parto.

Retenção de líquido com edema antes da menstruação indica deficiência do Yang do Baço e/ou deficiência do Yang do Rim.

É sempre importante perguntar se há alteração do funcionamento dos intestinos perto do período menstrual, porque essas alterações refletem o estado dos órgãos Yang na mulher. Fezes amolecidas ou constipação intestinal são sintomas frequentes que aparecem perto do período menstrual. Constipação intestinal no período menstrual pode ser decorrente do Qi do Fígado estagnado invadindo os Intestinos, de deficiência do Sangue do Fígado ou de deficiência do Yang do Rim. Fezes amolecidas podem ser decorrentes de deficiência do Qi do Baço, do Qi do Fígado estagnado invadindo o Baço ou de deficiência do Yang do Rim.

Caso clínico

Uma mulher de 36 anos de idade tinha inchaço e dor nas duas mamas antes da menstruação, sendo pior na mama esquerda, com um caroço na borda que surgia antes da menstruação e desaparecia depois. Ela vinha tendo esse problema há 8 anos. Não tinha qualquer outra irregularidade menstrual: a menstruação vinha regularmente e não era nem abundante, nem escassa, nem dolorosa.

Pelo interrogatório, verificou-se que ela também sentia cansaço, tinha moscas volantes, fraqueza, tontura, palpitações, fezes amolecidas e ansiedade ao anoitecer.

Sua língua era ligeiramente Pálida e Aumentada nas laterais e tinha saburra pegajosa. Seu pulso estava Fino e ligeiramente em Corda.

Diagnóstico

A patologia da mama mostra uma clara condição de estagnação do *Qi* do Fígado porque o inchaço da mama é claramente pré-menstrual; entretanto, o caroço, o inchaço acentuado e a dor na mama indicam que também há Fleuma. Isso é *Qi*-Fleuma, e o caroço vem e vai por causa da estagnação do *Qi*. A estagnação do *Qi* do Fígado ocorre em um contexto de deficiência do Sangue do Fígado, do qual há claras manifestações (cansaço, moscas volantes, tontura, laterais da língua Pálidas, pulso Fino). Há também um pouco de deficiência do Sangue do Coração, indicada pelas palpitações e pela ansiedade ao anoitecer. Finalmente, há uma deficiência do *Qi* do Baço de base indicada pela fraqueza e pelas fezes amolecidas; a deficiência do *Qi* do Baço deu origem a Fleuma.

SINTOMAS PRÉ-MENSTRUAIS

- Irritabilidade, depressão, mau humor, propensão a explosões de raiva, impaciência, pulso em Corda: estagnação do *Qi* do Fígado
- Propensão a explosões de raiva, irritabilidade, agitação mental, gritos, ansiedade, insônia: Fogo no Fígado e no Coração
- Agitação mental, ansiedade, insônia, sono perturbado pelos sonhos: Fogo no Coração
- Agitação mental, ansiedade, insônia, hiperatividade, sono perturbado por sonhos, confusão mental: Fleuma-Fogo importunando para cima
- Choro, depressão, irritabilidade moderada: deficiência do Sangue do Fígado com estagnação do *Qi* do Fígado secundária
- Choro, depressão, falta de motivação, insônia: deficiência do *Yin* do Fígado e do Rim
- Choro, depressão, falta de motivação, cansaço, lassidão: deficiência do *Yang* do Baço e do Rim
- Choro, cansaço, lassidão, sensação de peso, mamas inchadas: deficiência do *Qi* do Baço com Umidade e estagnação do *Qi* do Fígado secundária
- Náuseas, vômito: *Qi* do Fígado invadindo o Estômago
- Constipação intestinal com fezes em pelotas e distensão abdominal: *Qi* do Fígado invadindo os Intestinos
- Constipação intestinal com fezes secas: deficiência do Sangue do Fígado
- Constipação intestinal com movimento intestinal infrequente: deficiência do *Yang* do Rim
- Fezes amolecidas: deficiência do *Qi* do Baço
- Fezes amolecidas com distensão abdominal: *Qi* do Fígado estagnado invadindo o Baço
- Diarreia: deficiência do *Yang* do Rim
- Dores de cabeça: ascensão do *Yang* do Fígado ou estagnação do *Qi* do Fígado
- Distensão das mamas: estagnação do *Qi* do Fígado e/ou Fleuma
- Dor nas mamas: estagnação do *Qi* do Fígado ou Calor Tóxico
- Edema: deficiência do *Yang* do Baço e do Rim.

h) Outros sintomas que ocorrem em torno da menstruação

Ver Parte 5, *Sintomas e Sinais*, Capítulo 85.

Dores de cabeça que ocorrem durante a menstruação normalmente são decorrentes de ascensão do *Yang* do Fígado ou Fogo no Fígado flamejante, ambos ocorrendo em um contexto de Calor no Sangue. Dores de cabeça que ocorrem após a menstruação indicam deficiência do Sangue do Fígado.

Constipação intestinal durante a menstruação pode ser decorrente de Fogo no Fígado, ao passo que constipação intestinal depois da menstruação é decorrente de deficiência do Sangue ou do Rim.

Insônia durante a menstruação indica Calor no Sangue, com frequência com Fogo no Fígado e/ou Fogo no Coração. Insônia depois da menstruação denota deficiência de Sangue.

Diarreia depois da menstruação indica deficiência do *Yang* do Baço e/ou do *Yang* do Rim.

2. DESCARGA VAGINAL

Ver Parte 5, *Sintomas e Sinais*, Capítulo 89; Parte 4, *Audição e Olfação*, Capítulo 54; Parte 1, *Observação*, Capítulo 20.

"Descarga vaginal" significa uma descarga anormal, e não a secreção transparente normal, como clara de ovo, que ocorre durante a ovulação. A descarga vaginal deve ser diferenciada de acordo com cor, consistência e odor. Um aumento das secreções vaginais no meio do ciclo e durante a gravidez é normal.

a) Cor

- Esbranquiçada: Frio, que pode originar-se da deficiência do *Yang* do Baço ou do Rim, ou de Frio-Umidade exterior
- Amarelada: Calor, normalmente Umidade-Calor no Aquecedor Inferior
- Esverdeada: Umidade-Calor no canal do Fígado
- Avermelhada e esbranquiçada: Umidade-Calor
- Amarelada, avermelhada e com pus esbranquiçado após a menopausa: Calor Tóxico.

b) Consistência

- Aquosa: Frio-Umidade e/ou condição de Deficiência
- Espessa: Umidade-Calor e/ou condição de Excesso.

c) Odor

- Odor de peixe: Frio
- Odor de couro: Calor.

3. FERTILIDADE E GRAVIDEZ

Ver Parte 5, *Sintomas e Sinais*, Capítulos 86 e 89.

Infertilidade pode decorrer de muitas condições de Deficiência ou de Excesso diferentes. São elas:

- Deficiência de Sangue
- Deficiência do Rim
- Estase de Sangue
- Frio no Útero
- Umidade-Fleuma.

Sensação leve de náuseas nos primeiros 3 meses de gravidez é normal; vômitos persistentes durante os primeiros 3 meses de gravidez ou que se mantêm nos meses seguintes é um sinal patológico que normalmente indica rebelião do *Qi* no Vaso Penetrador afetando o canal do Estômago. Isso pode ocorrer em um contexto de deficiência do Estômago ou de Calor no Estômago.

Edema durante a gravidez indica deficiência do *Yang* do Rim. Hipertensão denota uma deficiência do Rim com ascensão do *Yang* do Fígado, podendo anunciar um estado de pré-eclâmpsia que também se caracteriza por dor de cabeça, tontura e visão turva.

O estado de franca eclâmpsia se manifesta com convulsões que, do ponto de vista chinês, indicam desenvolvimento de Vento no Fígado originado da deficiência do Fígado e do Rim.

Agravação ou melhora de certos sintomas durante a gravidez indicam uma deficiência do Rim. Muitas pessoas pensam que a gravidez é um evento debilitante na vida da mulher; em minha opinião, isso não procede. A gravidez pode ser debilitante apenas se houver uma deficiência do Rim preexistente e a mulher não cuidar de si mesma. Se uma deficiência preexistente do Rim não for grave e a mulher se cuidar durante a gravidez, tal evento pode, na verdade, fortalecer os Rins (porque a menstruação em si é moderadamente debilitante e, portanto, sua cessação pode aumentar o Sangue e fortalecer os Rins). Por essa razão, uma agravação de certos sintomas durante a gravidez indica que os Rins foram enfraquecidos por ela, ao passo que uma melhora dos sintomas indica que os Rins foram fortalecidos. Exemplos comuns de doenças que podem melhorar ou piorar durante a gravidez são asma, enxaqueca e artrite reumatoide.

FERTILIDADE E GRAVIDEZ

- Infertilidade: deficiência do Sangue, deficiência do Rim, estase de Sangue, Frio no Útero, Umidade-Fleuma
- Enjoo intenso pela manhã: Rebelião do Qi no Vaso Penetrador, Calor no Estômago
- Edema durante a gravidez: deficiência do Yang do Rim
- Hipertensão durante a gravidez: deficiência do Rim com ascensão do Yang do Fígado
- Eclâmpsia: Vento no Fígado.

ATENÇÃO

Gravidez não é necessariamente debilitante para o organismo da mulher. Ela pode ter um efeito neutro ou pode até ter um efeito fortalecedor.

Caso clínico

Uma mulher de 45 anos vinha tentando engravidar por 7 anos; ela já tinha um filho de 18 anos. Sua menstruação era escassa, durava apenas 2 ou 3 dias, ela tinha tensão pré-menstrual e distensão abdominal *depois* da menstruação; também tinha constipação intestinal e sensação de arrasto no abdome inferior durante a menstruação. Outros sintomas revelados pelo interrogatório incluíam dor nas costas, tontura ocasional, micção frequente e nictúria. Ela também tinha insônia e ansiedade, estava ligeiramente acima do peso e seus olhos careciam de brilho a um alto grau.

A consulta ao ginecologista e vários exames revelaram, de acordo com um diagnóstico ocidental, endometriose e cistos no ovário.

Sua língua estava ligeiramente Pálida e, embora tivesse saburra amarelada e pegajosa no centro e na raiz, era descascada nas laterais e na parte anterior; seu pulso era Deslizante no geral, ligeiramente Móvel nas posições Anterior e Média do lado esquerdo, Fraco nas duas posições Posteriores e Rápido (112 bpm).

Diagnóstico

A paciente apresenta uma imagem complexa de padrões. Há definitivamente Umidade, evidenciada pelo excesso de peso, pela sensação de arrasto no abdome, saburra da língua pegajosa e pulso Deslizante. A Umidade está associada com Calor porque a saburra da língua é amarelada. Outro padrão é o de deficiência do Rim, manifestada por dor nas costas, tontura, micção frequente, nictúria, menstruação escassa e pulso Fraco nas duas posições Posteriores.

A falta de brilho nos olhos e o pulso Móvel e Rápido sugerem presença de um padrão do Coração, provavelmente decorrente de algum choque. Isso se confirma pela insônia e pela ansiedade; a língua está ligeiramente Pálida, mas também descascada na parte anterior; portanto, podemos concluir que há deficiência tanto do Qi como do Yin do Coração. A tensão pré-menstrual indica estagnação do Qi do Fígado, mas esse não é um grande problema nesse caso porque é secundário à deficiência do Rim; isso se confirma pelo fato de que a distensão abdominal ocorre *depois*, e não antes, da menstruação.

Caso clínico

Uma mulher de 39 anos de idade apresentava excesso de pelos no corpo desde o início da puberdade, aos 15 anos. Recentemente, tinha sido diagnosticada com síndrome do ovário policístico depois de uma ultrassonografia. Seu ciclo menstrual era de 5 semanas, a menstruação durava 5 a 6 dias e ela apresentava descarga vaginal esbranquiçada e gelatinosa no meio do ciclo.

Ela se sentia cansada com frequência e seu sono não era bom, acordando regularmente muito cedo pela manhã. Tinha tendência à constipação intestinal e sofria de hemorroidas. Suas mãos e pés ficavam frios com frequência. Sua boca tendia a ficar ressecada e ela tinha muco na garganta.

A língua estava Aumentada com laterais Vermelhas e pontos vermelhos na ponta e a saburra era amarelada e pegajosa. O pulso estava Profundo-Fraco e Lento (60 bpm) no geral, estando as posições Anterior direita e Posterior esquerda especialmente Fracas.

Diagnóstico

O excesso de pelos no corpo e a síndrome de ovário policístico geralmente caminham de mãos dadas e, nesse caso, são causados por Fleuma, que se desenvolveu como resultado de uma deficiência do Yang do Rim de base. Embora a medicina ocidental explique o excesso de pelos no corpo como sendo decorrente de um desequilíbrio entre estrogênio e testosterona (com níveis excessivos de testosterona), pela medicina chinesa, essa situação decorre de uma desarmonia do Vaso Penetrador: o Vaso Penetrador é o Mar de Sangue, e uma desarmonia pode fazer com que o Sangue promova o crescimento excessivo de pelos no corpo. A desarmonia do Vaso Penetrador também está indicada pelo início do problema na puberdade, que é a época quando os Vasos da Concepção e Penetrador estão em um estado de transição e mudança e, por isso, suscetíveis às desarmonias.

A presença de Fleuma se confirma pela língua Aumentada, pela descarga vaginal no meio do ciclo e pelos cistos ovarianos propriamente ditos. Os sintomas de cansaço, constipação intestinal e extremidades frias são decorrentes da deficiência do Yang do Rim, evidenciada pelo pulso Profundo-Fraco e Lento, especialmente na posição Posterior esquerda.

O aumento e a vermelhidão das laterais do corpo da língua, a saburra da língua amarelada e pegajosa e os pontos vermelhos na ponta indicam Fleuma-Calor afetando provavelmente os Pulmões e o Coração, mas ela quase não tinha nenhum sintoma disso além da boca seca e do muco na garganta.

Caso clínico

Uma mulher de 41 anos de idade vinha tentando engravidar por 1 ano, sem sucesso. Durante esse ano, ela havia engravidado uma vez, mas a gravidez era ectópica e ela teve de remover cirurgicamente a tuba uterina direita. Ela já tinha um filho de 2 anos e meio. Também se queixava de cansaço e exaustão, falta de motivação e falta de libido. Seu sono era perturbado e ela ocasionalmente tinha moscas volantes e sudorese noturna.

Sua menstruação era normal, regular, durava 5 dias, não era nem muito intensa, nem muito escassa e era sem dor. Ela tinha história de dor abdominal causada por doença inflamatória pélvica, causando dispareunia (dor durante o ato sexual), que havia melhorado com acupuntura.

Sua língua era quase normal, sendo apenas ligeiramente Pálida nas laterais e com ponta ligeiramente Vermelha com pontos vermelhos. Seu pulso estava em Corda no geral, ligeiramente Deslizante e perceptivelmente Cheio no nível Médio.

Diagnóstico

Esse caso clínico é apresentado aqui como exemplo da importância do pulso no diagnóstico. Em uma primeira análise, parece que essa paciente tem uma deficiência do Rim que faz com que seja infértil, esteja cansada, esgotada e sem motivação e libido. Entretanto, o interrogatório mais detalhado destinado a confirmar ou excluir a deficiência do Rim não revelou dor nas costas, tontura ou tinidos. Além disso, ela já havia engravidado uma vez, resultando em gravidez ectópica, que normalmente indica obstrução no Aquecedor Inferior por Umidade, Fleuma, estagnação do Qi ou estase de Sangue. Portanto, se ela é infértil, a causa provavelmente é mais uma condição de Excesso do que de deficiência do Rim. Além disso, o pulso e a língua não mostram uma deficiência do Rim nem de qualquer outro órgão.

O pulso em Corda claramente indica estagnação grave do Qi, provavelmente originada por problemas emocionais, os quais são confirmados pela ponta da língua Vermelha com pontos vermelhos na língua. Portanto, podemos concluir que seu esgotamento, falta de motivação e falta de libido são decorrentes mais de uma depressão mental do que de uma deficiência do Rim. Além disso, a qualidade Cheia do nível Médio do pulso (correspondendo ao Sangue) confirma uma condição de estase de Sangue no Útero. Sua história de inflamação pélvica e dispareunia confirma esse diagnóstico.

O princípio de tratamento nesse caso, portanto, deve ser mover o Qi, pacificar o Fígado, revigorar o Sangue e acalmar a Mente.

4. PARTO

Ver Parte 5, *Sintomas e Sinais*, Capítulo 87.

A seguir, as principais áreas do interrogatório relacionadas com as condições do parto:

- Náuseas e hemorragia grave depois do parto: exaustão do Vaso Penetrador
- Sudorese e febre após o parto: exaustão do Qi e do Sangue
- Depressão pós-natal: deficiência do Sangue do Fígado e do Coração
- Psicose pós-natal: estase de Sangue no Útero e no Coração.

5. LACTAÇÃO

Ver Parte 5, *Sintomas e Sinais*, Capítulo 87.

Ausência de leite nas mamas (agalactia) após o parto pode ser decorrente de deficiência de Sangue, deficiência do Estômago e do Baço ou de estagnação do Qi do Fígado. O fluxo de leite espontâneo após o parto pode ser decorrente de deficiência do Qi do Baço, Calor no Estômago ou Fogo no Fígado.

Mastite após o parto é decorrente de Calor Tóxico no canal do Estômago.

6. ABORTO ESPONTÂNEO E ABORTO INDUZIDO

É importante perguntar sobre abortos espontâneos e abortamento, porque eles enfraquecem o corpo da mulher. Existe um ditado na ginecologia chinesa que diz: "*Aborto é mais grave que parto*". É fácil entender a razão dessa afirmação: durante um aborto espontâneo, há perda maciça de sangue. Além disso, do ponto de vista mental e emocional, significa uma grande perda para a mulher com subsequente tristeza e pesar, que muitas vezes são subestimados.

O aborto também é debilitante, mas a um menor grau porque não há a perda de sangue que acontece durante um aborto espontâneo.

Aborto espontâneo antes dos 3 meses de gestação indica deficiência do Rim, enquanto aborto espontâneo depois de 3 meses de gestação denota afundamento do Qi do Baço, estase do Sangue do Fígado ou Calor no Sangue.

7. SINTOMAS DAS MAMAS

As mamas, nas mulheres, são influenciadas basicamente pelo canal do Estômago, que controla os principais tecidos da mama e os ductos lactíferos; o canal do Fígado influencia o mamilo, mas também, juntamente com o canal da Vesícula Biliar, o aspecto lateral da mama; o Vaso Penetrador também influencia os ductos lactíferos e os tecidos conjuntivos da mama, os quais, na medicina chinesa, são classificados como "Membranas" (*Huang*). Os canais Musculares da Vesícula Biliar, do Coração e do Pericárdio fluem sobre a mama (Figura 46.6).

O Vaso Penetrador se origina no Útero e se conecta com as mamas, e essa relação pode ser vista na ligação que existe entre o sangue menstrual e o leite da mama: o leite da mama é uma transformação do sangue menstrual que ocorre após o parto e, portanto, o Vaso Penetrador, sendo o Mar de Sangue, é a fonte do leite da mama depois do parto. Muitas patologias das mamas, incluindo nódulos mamários, especialmente em

CAPÍTULO 46 Sintomas das Mulheres

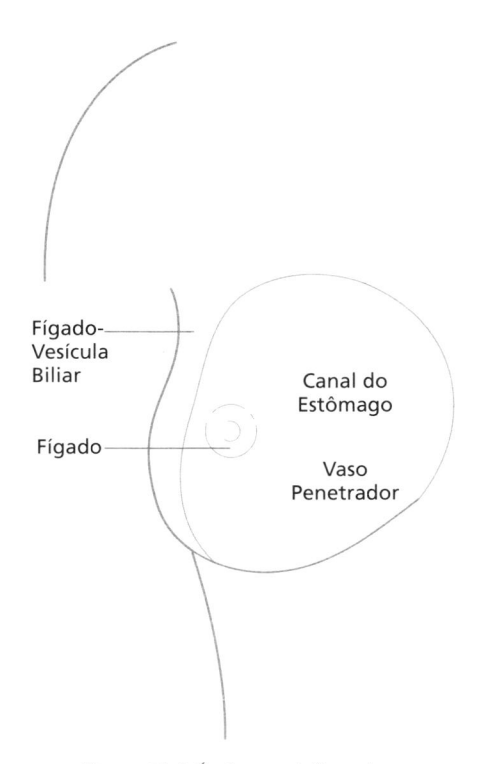

Figura 46.6 Órgãos que influenciam a mama.
(Fígado-Vesícula Biliar, Fígado, Canal do Estômago, Vaso Penetrador)

> **DISTENSÃO DA MAMA ANTES DA MENSTRUAÇÃO**
> - Estagnação do *Qi* do Fígado: distensão acentuada, irritabilidade, pulso em Corda
> - Estagnação do *Qi* do Pulmão: ligeira distensão das mamas, tristeza, pulso Fraco
> - Estagnação do *Qi* do Fígado com Fleuma: mamas inchadas e doloridas, língua Aumentada
> - Estase de Sangue do Fígado: mamas doloridas, língua Arroxeada
> - Deficiência do Sangue do Fígado: distensão moderada das mamas, pulso Áspero.

b) Nódulos mamários

Ver Parte 5, *Sintomas e Sinais*, Capítulo 88; Parte 1, *Observação*, Capítulo 12; Parte 3, *Palpação*, Capítulo 51.

Outra patologia comum das mamas, em mulheres, é o desenvolvimento de nódulos.

Nódulos múltiplos, relativamente moles, móveis, indolores e com bordas distintas normalmente indicam doença fibrocística da mama, que, do ponto de vista chinês, é decorrente de Fleuma.

Um nódulo único móvel e relativamente duro com bordas distintas indica um fibroadenoma, que, do ponto de vista chinês, decorre de uma combinação de Fleuma e estase de Sangue.

Um nódulo único imóvel e indolor com bordas indistintas pode indicar carcinoma da mama, o qual, do ponto de vista chinês, normalmente decorre de uma combinação de Fleuma, estagnação do *Qi* e estase de Sangue.

A idade da paciente pode dar uma indicação aproximada de qual dessas três patologias é a mais provável porque fibroadenomas são mais comuns entre 20 e 30 anos de idade, os cistos, dos 30 aos 50 anos, e o carcinoma, em mulheres com mais de 50 anos: logicamente, essas são apenas indicações estatísticas gerais que sempre têm exceções na prática.

> **NÓDULOS DAS MAMÁRIOS**
> **Diferenciação na medicina chinesa**
> - Nódulos múltiplos indolores, móveis e relativamente moles com bordas distintas: Fleuma
> - Nódulo único, móvel, relativamente duro e com bordas distintas: Fleuma com estase de Sangue
> - Nódulo único relativamente duro, imóvel e com bordas indistintas: estase de Sangue
>
> **Diferenciação na medicina ocidental**
> - Nódulos múltiplos, indolores, moles, móveis e com bordas distintas: doença fibrocística
> - Nódulo único, móvel, relativamente duro e com bordas distintas: fibroadenoma
> - Nódulo único, imóvel, relativamente duro e com bordas indistintas: carcinoma

Caso clínico

Uma mulher de 39 anos de idade tinha um nódulo na mama esquerda (quadrante superior esquerdo) por 5 anos; o tamanho do nódulo variava em relação ao ciclo menstrual, aumentando ligeiramente antes da menstruação e diminuindo depois. O nódulo às vezes ficava dolorido. Biopsia, mamografia e ressonância magnética confirmaram ausência de malignidade. O nódulo não era nem um fibroadenoma, nem um cisto, e tinha sido descrito simplesmente como "sensibilidade e nodularidade mamária".

---

mulheres depois dos 40 anos, quase sempre ocorrem em um contexto de "desarmonia" do Vaso Penetrador, que significa ou uma deficiência, ou estase de Sangue nesse vaso.

a) Distensão da mama antes da menstruação

Ver Parte 5, *Sintomas e Sinais*, Capítulo 88; Parte 1, *Observação*, Capítulo 12.

Um dos sintomas mais comuns da mama vistos na prática clínica é a distensão da mama antes da menstruação, que é um sinal bastante típico da estagnação do *Qi* do Fígado. Embora a estagnação do *Qi* do Fígado afetando as mamas seja uma condição bastante comum, a estagnação do *Qi* do Pulmão também tem uma influência significativa nas mamas das mulheres. Problemas emocionais, como tristeza, pesar e preocupação, afetam os Pulmões e podem prejudicar a circulação de *Qi* no tórax e, portanto, também nas mamas. Por essa razão, muitas patologias das mamas, em mulheres, incluindo nódulos mamários, podem ser decorrentes de estagnação do *Qi* do Pulmão, e não do *Qi* do Fígado, e das emoções acima mencionadas mais do que de raiva ou raiva reprimida. Em particular, alguns médicos chineses relacionam as patologias das mamas com estresse emocional originado de separação, como viuvez, término de relacionamentos, divórcio, morte de um filho ou luto pela morte de um cônjuge ainda jovem.

Se as mamas também ficarem inchadas, desconfortantes e perceptivelmente maiores antes da menstruação, isso também é uma indicação de estagnação do *Qi* do Fígado, mas combinada com Fleuma. Se as mamas ficarem distendidas e perceptivelmente doloridas antes da menstruação, isso indica estase de Sangue do Fígado. Uma ligeira sensação de distensão das mamas após a menstruação normalmente decorre de deficiência do Sangue do Fígado.

À palpação, o nódulo era firme, mas não muito duro, alongado e móvel. Não havia envolvimento de gânglios linfáticos na axila.

Sua menstruação era regular, indolor, nem muito abundante, nem escassa; ela sofria com distensão das mamas e do abdome antes da menstruação. Ela não tinha qualquer outro sintoma além de uma propensão a fezes amolecidas.

Pela observação, a cútis estava embotada e amarelada, e os olhos estavam ligeiramente "arregalados"; havia também uma veia vermelha horizontal começando no canto externo do olho esquerdo e chegando até a borda da pupila. Além disso, o branco abaixo da pupila era visível (normalmente, não fica visível).

Sua língua estava Vermelha nas laterais e na ponta, tinha saburra amarelada e marcas de dentes na área esquerda associada às mamas. Seu pulso estava Deslizante no todo, o lado esquerdo estava Deslizante e em Corda, especialmente na posição do Fígado, enquanto a posição esquerda Anterior estava relativamente Transbordante; o pulso também estava ligeiramente Rápido (84 bpm).

Diagnóstico

Nos nódulos mamários, os fatores patogênicos mais comuns são estagnação do Qi do Fígado, estase do Sangue do Fígado e Fleuma surgindo em combinações variadas. Nesse caso, há sinais de todos os três padrões. Há estagnação do Qi do Fígado por causa da distensão pré-menstrual, da variação do tamanho do nódulo em relação ao ciclo menstrual e do pulso em Corda. Há estase de Sangue do Fígado porque o nódulo é firme e ligeiramente dolorido e o pulso é em Corda. Há Fleuma porque o pulso é Deslizante. Estagnação do Qi do Fígado e estase do Sangue do Fígado são os padrões predominantes em comparação com Fleuma. A estagnação crônica do Qi do Fígado deu origem a Calor no Fígado e Calor no Coração, evidenciados pelas laterais Vermelhas e pela ponta da língua vermelha, e confirmados pela rapidez do pulso e pela qualidade Transbordante do pulso do Coração.

As marcas de dentes na área da mama esquerda na língua indicam que a patologia da mama ocorre em um contexto de deficiência de Qi, confirmada também pela propensão a fezes amolecidas. Os olhos ligeiramente arregalados indicam que a Mente e o Espírito estão perturbados por problemas emocionais, os quais, pelo interrogatório, foram confirmados pela paciente. O branco do olho abaixo da pupila visível é geralmente um sinal prognóstico ruim. A veia vermelha no olho esquerdo localiza-se na área do Coração e do Pulmão e na parte inferior da esclera que corresponde ao tórax.[1]

8. MENOPAUSA

Ver Parte 5, *Sintomas e Sinais*, Capítulo 89.

Por menopausa, entende-se o período durante o qual os níveis de estrogênio declinam abruptamente, a menstruação cessa e a mulher torna-se infértil. Do ponto de vista chinês, a menopausa decorre de um declínio fisiológico natural da Essência do Rim e, portanto, não é uma "doença" ginecológica. Requer intervenção terapêutica apenas quando as manifestações desse período de transição tornam-se desconfortáveis e angustiantes.

> **ATENÇÃO**
>
> A menopausa *não* é uma "doença"!

As principais manifestações que normalmente fazem com que a mulher busque tratamento são ondas de calor, sudorese e secura vaginal. A rigor, esses são os únicos sintomas diretamente relacionados com o declínio dos níveis hormonais. Entretanto, muitos outros sintomas podem surgir em decorrência do declínio da Essência do Rim e de outros padrões associados. Esses sintomas incluem dores de cabeça, depressão, ansiedade, irritabilidade, choro, memória fraca, redução da proficiência, insônia, cansaço, pele e cabelos ressecados.

É um equívoco comum supor que os sintomas da menopausa sejam sempre decorrentes da deficiência do Yin do Rim porque se caracterizam por ondas de calor. Embora as ondas de calor obviamente sejam mais intensas quando há uma deficiência do Yin do Rim, elas também ocorrem em mulheres que sofrem de deficiência do Yang do Rim porque, especialmente durante os anos da menopausa, uma deficiência do Rim quase sempre inclui uma deficiência do Yin e do Yang. Isso muito frequentemente dá origem a sintomas contraditórios de calor e frio. Por exemplo, uma mulher na menopausa sofrendo de deficiência do Yin do Rim pode apresentar ondas de calor graves, sudorese noturna e secura da vagina e da pele, mas ela também pode apresentar pés frios. Por outro lado, uma mulher na menopausa sofrendo de deficiência do Yang do Rim pode apresentar pés frios, sensação geral de frio, micção frequente e ondas de calor.

Existem dois outros padrões associados com uma deficiência do Rim no período da menopausa que são particularmente comuns, que são a ascensão do Yang do Fígado (causando dores de cabeça) e deficiência do Yin do Coração com Calor Vazio (causando insônia, ansiedade, agitação e memória fraca).

Finalmente, os sintomas da menopausa podem ser agravados por padrões preexistentes, sendo o principal Fleuma. Isso pode agravar as ondas de calor e piorar os sintomas mentais e emocionais associados com a menopausa.

> **ATENÇÃO**
>
> Sintomas da menopausa ocorrem em um contexto de deficiência do Yang do Rim tão frequentemente como de deficiência do Yin do Rim.

> **RESULTADOS DO APRENDIZADO**
>
> O aluno agora deve entender:
> - Que perguntar para uma mulher sobre seus sintomas ginecológicos é vital para obter informações sobre sua saúde de base e, portanto, quando e como perguntar
> - A história ginecológica
> - Nódulos das mamas e distensão pré-menstrual das mamas
> - O método sistemático de interrogatório sobre a menstruação: volume e duração do sangramento, cor, consistência, duração do ciclo, menarca, menopausa, dor, sintomas pré-menstruais e outros sintomas concomitantes com a menstruação
> - Os padrões essenciais e as implicações de fertilidade, aborto espontâneo e aborto induzido, parto, problemas da lactação e descarga vaginal.

NOTA

1. Maciocia, G. 1999 *The Foundations of Chinese Medicine*, Churchill Livingstone, Edinburgh, p. 147.

Sintomas das Crianças

PARTE 2

47

CONTEÚDO DO CAPÍTULO

Gravidez da Mãe, 335
Parto, 335
Problemas Pós-Parto, 335
Doenças da Infância, 335
Sintomas Digestivos, 336
Sintomas Respiratórios e Dor de Ouvido, 336
Tosse e sibilos, 336
Dor de ouvido, 336
Catarro crônico, 336
Sono, 336
Vacinação, 336
Desenvolvimento Lento, 337

O interrogatório das crianças, especialmente as mais novas, precisa, por óbvio, ser conduzido com a ajuda dos pais da criança ou de outros parentes. Com crianças maiores (com mais de 5 anos), embora ainda seja necessária a ajuda dos pais para descrever os sintomas e sinais da criança, é importante também ouvi-la atentamente. Ao perguntar para a criança sobre seus sintomas, obviamente devemos evitar usar termos médicos difíceis, como "abdome", e usar termos coloquiais, como "barriga".

A maioria das perguntas feitas para os adultos que foram discutidas nos capítulos anteriores se aplica igualmente às crianças, como sistema digestivo e paladar, sede, defecação, micção etc. Há, entretanto, várias perguntas que dizem respeito apenas às crianças, que incluem como foi a gestação da mãe, o parto, problemas pós-parto, vacinas e doenças da infância. Além das áreas de questionamento mencionadas acima, perguntas sobre o sistema digestivo da criança, sintoma respiratório, dor de ouvido e sono também são importantes e têm um significado ligeiramente diferente ao relacionado com os adultos.

Os seguintes aspectos das condições das crianças serão discutidos:
1. Gravidez da mãe
2. Parto
3. Problemas pós-parto
4. Doenças da infância
5. Sintomas digestivos
6. Sintomas respiratórios e dor de ouvido
7. Sono
8. Vacinação
9. Desenvolvimento lento.

1. GRAVIDEZ DA MÃE

O período passado no útero é extremamente importante para influenciar a constituição do bebê. Muitos fatores afetam o bebê e sua constituição no período de gestação. Choques emocionais da mãe podem afetar o sistema nervoso e o Coração da criança. Consumo de álcool e drogas recreativas e de cigarro obviamente afetam de maneira negativa a constituição da criança.

Quando um bebê chora muito à noite e vomita frequentemente, isso pode decorrer daquilo que os chineses chamam de "Calor no útero", que, por sua vez, pode ser decorrente de consumo de alimentos excessivamente quentes pela mãe gestante ou, mais comumente, pelo fato de a mãe ter sofrido algum choque durante a gravidez. Choque pré-natal também pode manifestar-se com tom azulado na testa e no queixo do bebê.

2. PARTO

As condições do parto têm uma importante influência sobre a constituição do bebê. Corte prematuro do cordão umbilical, indução do parto ou parto cesariana podem afetar a constituição do bebê negativamente e, em particular, podem causar uma deficiência do Pulmão. Portanto, se um bebê ou uma criança bem novinha sofrer de deficiência do Pulmão, pode ser uma consequência das condições acima mencionadas durante o parto.

3. PROBLEMAS PÓS-PARTO

A principal pergunta a ser feita é sobre amamentação: falta de amamentação ou amamentação por pouco tempo geralmente afetam perniciosamente o sistema digestivo do bebê, causando deficiência do Estômago ou retenção de alimentos no Estômago. Dar alimentos sólidos muito cedo para os bebês (antes dos 6 meses de idade) é uma causa muito comum de retenção de alimentos em bebês e crianças.

4. DOENÇAS DA INFÂNCIA

Devemos sempre perguntar aos pais sobre as doenças comuns da infância que a criança teve. História de várias doenças da infância com erupções cutâneas (sarampo, catapora, rubéola) sugere tendência da criança a Calor. Coqueluche tem efeito debilitante sobre os pulmões da criança, e isso pode causar uma constituição fraca do Pulmão e tendência a desenvolver padrões do Pulmão mais tarde na vida.

5. SINTOMAS DIGESTIVOS

Ver Parte 5, *Sintomas e Sinais*, Capítulo 90.

Sintomas digestivos são muito comuns das crianças em decorrência de Baço e Estômago inerentemente fracos ao nascer: quanto mais jovem a criança, mais é comum ter sintomas digestivos. As duas causas mais comuns de dor abdominal em crianças são retenção de Frio no Estômago e nos Intestinos e estagnação do *Qi* nos Intestinos. Em bebês, a retenção de alimentos (chamada de distúrbio de acúmulo em bebês) é muito comum e se manifesta com vômito de leite e cólica.

6. SINTOMAS RESPIRATÓRIOS E DOR DE OUVIDO

Ver Parte 5, *Sintomas e Sinais*, Capítulo 90.

Perguntas sobre tosse, sibilos, falta de ar ou dor de ouvido são sempre importantes no interrogatório das crianças porque elas têm propensão a invasões de Vento, que podem causar os sintomas acima mencionados.

a) Tosse e sibilos

Ver Parte 5, *Sintomas e Sinais*, Capítulo 90.

História repetida de ataques de tosse e sibilos quase sempre indica fator patogênico residual (normalmente Fleuma-Calor no Pulmão) após invasões de Vento externo. Essas invasões dão origem a um fator patogênico residual quando o Vento não é expelido adequadamente, quando os antibióticos são usados com muita frequência ou quando a criança tem constituição fraca. Nesses casos, a criança sofre de tosse crônica e/ou sibilos e fica propensa a ter infecções respiratórias frequentes.

b) Dor de ouvido

Ver Parte 5, *Sintomas e Sinais*, Capítulo 90.

História de dor de ouvido crônica indica presença de um fator patogênico residual que, nesse caso, normalmente é Umidade-Calor no canal do Vesícula Biliar. Isso também acontece como resultado de infecções agudas repetitivas do ouvido normalmente tratadas com administração constante de antibióticos, que só pioram o quadro porque promovem o desenvolvimento de um fator patogênico residual.

c) Catarro crônico

A condição de catarro crônico é muito comum em crianças e é consequência de um fator patogênico residual após invasões repetidas de Vento em combinação com uma deficiência do Baço, levando à formação de Fleuma. Uma criança com essa condição fica constantemente com o nariz escorrendo ou com nariz entupido, tem tosse e otite média.

7. SONO

Devemos sempre perguntar sobre o sono no caso de bebês e crianças porque o sono não só dá uma indicação do estado da Mente, como também um distúrbio do sono geralmente reflete a presença de certos fatores patogênicos.

Sono conturbado com choro, em bebês, geralmente é decorrente de retenção de alimentos e de Calor no Estômago, caso em que o bebê chora muito alto. Se o bebê chora baixinho durante a noite, isso pode ser decorrente de um choque pré-natal.

Em crianças mais velhas, o sono conturbado pode ser decorrente dos mesmos fatores que afetam os adultos, mas os mais comuns são Fogo no Fígado, Calor no Estômago e Retenção de Alimentos.

8. VACINAÇÃO

Uma discussão completa sobre vacinação está além do âmbito deste livro. Para compreender o efeito das vacinações do ponto de vista chinês, é necessário mencionar a teoria dos Quatro Níveis. Quando um fator patogênico invade o corpo, ele primeiro penetra no nível do *Qi* Defensivo e, se não for expelido, avança através dos níveis do *Qi*, *Qi* Nutritivo e do Sangue; os Quatro Níveis representam quatro diferentes camadas energéticas de penetração do Calor, sendo o nível do *Qi* Defensivo o mais superficial e o nível do Sangue o mais profundo (Figura 47.1).

Do ponto de vista da medicina chinesa, portanto, pode-se alegar que as vacinações consistem basicamente em injetar um "fator patogênico" (ou seja, o germe vivo ou atenuado) diretamente no nível do Sangue. Isso pode promover o desenvolvimento de Calor Latente no nível do Sangue, podendo acarretar problemas para a criança tanto a curto como a longo prazo (Figura 47.2).

A curto prazo, o Calor Latente pode provocar erupção cutânea, insônia e alteração temporária no temperamento da criança. Os efeitos a longo prazo das vacinações são mais difíceis

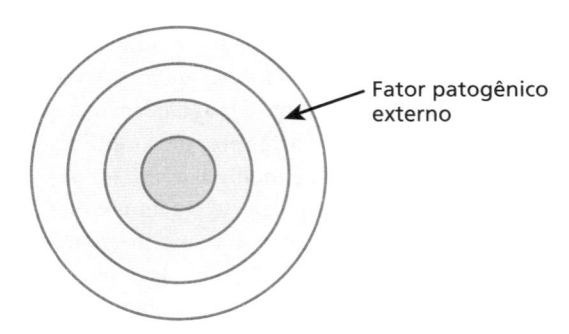

Figura 47.1 Os quatro níveis.

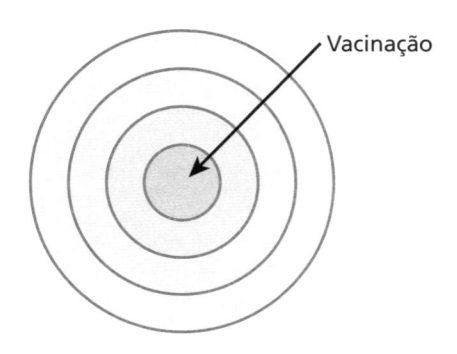

Figura 47.2 Os quatro níveis e a vacinação.

de estabelecer, e tema de grande controvérsia. Entretanto, se as vacinações geram Calor Latente no nível do Sangue, é bem possível que elas tenham efeitos graves a longo prazo. Esses efeitos incluem dano cerebral, possivelmente autismo, asma, tosse crônica, alergias e doenças de pele mais tarde na vida.

O efeito das vacinações, segundo a medicina chinesa, também está discutido no Capítulo 48.

ATENÇÃO

Vacinações são causas comuns de Calor Latente nas crianças, que pode persistir até a vida adulta.

9. DESENVOLVIMENTO LENTO

O desenvolvimento lento em crianças era resumido na China Antiga como os "Cinco Atrasos". Esses atrasos consistem no desenvolvimento lento para ficar em pé, andar, o aparecimento dos primeiros dentinhos, o crescimento dos cabelos e para falar. O desenvolvimento lento é causado basicamente pela fraqueza congênita do Fígado e dos Rins, com os Rins afetando a capacidade de ficar em pé, o aparecimento dos primeiros dentinhos e o crescimento dos cabelos, e o Fígado afetando a capacidade de ficar em pé e de andar. Entre as causas pós-natais, o Estômago influencia o andar e o Coração, a fala. A Figura 47.3 ilustra a influência das deficiências pré-natais e pós-natais sobre os Cinco Atrasos.

RESULTADOS DO APRENDIZADO

O aluno agora deve entender:
- As perguntas específicas apropriadas para entender a saúde de uma criança: gravidez da mãe, parto, problemas pós-parto, vacinações e doenças da infância
- As áreas adicionais importantes de questionamento que têm um significado diferente nas crianças em relação aos adultos: sistema digestivo, especialmente em decorrência da imaturidade do Baço e do Estômago ao nascer, sintomas respiratórios, dor de ouvido e sono.

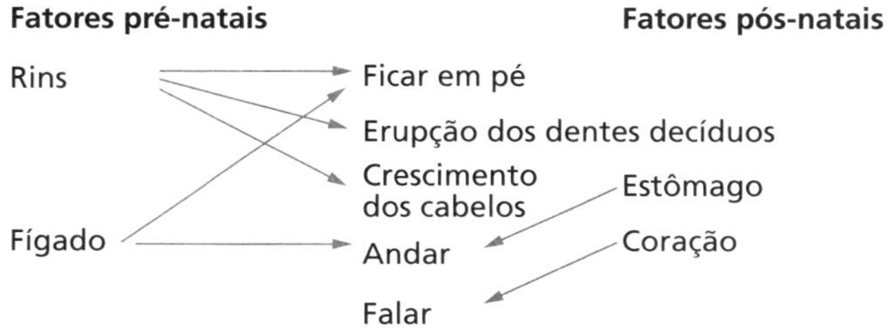

Fatores pré-natais **Fatores pós-natais**

Rins → Ficar em pé
    → Erupção dos dentes decíduos
    → Crescimento dos cabelos ← Estômago
Fígado → Andar ← Coração
    → Falar

Figura 47.3 Condições pré-natais e pós-natais que afetam os cinco atrasos.

PARTE 2

48 | Diagnóstico das Causas de Doença

> **CONTEÚDO DO CAPÍTULO**
>
> **Interações entre Causas de Doença, 338**
> *Interação de trauma com clima, 338*
> *Interação de constituição hereditária fraca com hábitos alimentares, 339*
> *Interação de problemas emocionais na puberdade com sobrecarga de trabalho, 339*
> *Interação de constituição fraca do coração com problemas emocionais, 339*
> **Os Cinco Estágios da Vida, 339**
> *Infância, 339*
> *Adolescência, 339*
> *Juventude, 340*
> *Meia-idade, 340*
> *Velhice, 340*
> **Causas de Doença, 341**
> *Hereditariedade, 341*
> *Emoções, 342*
> *Excesso de trabalho, 347*
> *Alimentação, 347*
> *Clima, 348*
> *Trauma, 348*
> *Drogas, incluindo vacinações, 349*
> *Drogas recreativas, 349*

Conforme mencionado anteriormente, a identificação das possíveis causas da desarmonia do paciente está ligada às informações gerais sobre sua vida emocional, sua vida profissional, sua alimentação, história de choques ou traumas, história familiar e influências ambientais. Eu normalmente começo conduzindo um interrogatório específico para identificar os padrões de desarmonia *antes* de me aprofundar nesses aspectos da vida do paciente. É importante não confundir o interrogatório geral para encontrar as *causas* da doença com o interrogatório específico para identificar os *padrões* de desarmonia.

Identificar as causas da doença não é fácil e, portanto, nem sempre possível, mas tentar encontrá-las é importante porque só quando identificamos as causas da doença é que podemos ajudar o paciente a eliminá-las ou minimizá-las o máximo possível. Mesmo que o paciente não possa fazer nada a respeito sobre uma determinada causa que tenha ocorrido no passado (como um acidente), sua identificação ainda é importante para que possamos orientar o paciente no caminho certo. Por exemplo, não serve de nada investigar a vida emocional do paciente se a causa do problema for um acidente passado, como também não tem sentido intervir na alimentação do paciente ou submetê-lo a uma dieta rígida se a causa do problema for claramente emocional.

Um dos pontos fortes da medicina chinesa, quando comparada com alguns ramos da medicina complementar moderna que consideram uma determinada causa de doença com exclusão de todas as outras, é precisamente o fato de que ela contempla muitas diferentes causas da doença sem dar particular ênfase em uma ou em outra.

Tradicionalmente, as causas de doença eram diferenciadas de acordo com três categorias gerais: externas (decorrentes do clima), internas (decorrentes das emoções) e mistas. Atualmente, essa classificação não é mais relevante (até porque algumas das causas mais importantes de doenças estão no grupo das causas "mistas"), não sendo mais necessário segui-la. As principais causas de doenças, apresentadas na ordem aproximada de importância e frequência, são as seguintes:

- Hereditariedade
- Emoções
- Excesso de trabalho
- Alimentação
- Clima
- Trauma
- Drogas, incluindo as vacinações
- Drogas "recreativas"
- Atividade sexual excessiva.

Eu percebo que, ao identificar uma causa ou causas de doenças, é útil dividir a vida da pessoa em cinco etapas distintas (ver adiante). Pelo fato de que cada causa de doença predomina durante determinado período da vida, estabelecer quando a causa surgiu ajuda a identificar a doença.

Raramente existe uma única causa de doença; quase sempre, a doença resulta da combinação de ao menos duas causas. Normalmente, uma causa ocorre em um determinado ponto da vida do paciente; depois, alguns anos mais tarde, outra causa intervém e a combinação das duas desencadeia uma desarmonia (Figura 48.1). Alguns exemplos são dados mais adiante.

1. INTERAÇÕES ENTRE CAUSAS DE DOENÇA

a) Interação de trauma com clima

Uma lesão no joelho ocorrida em idade jovem durante atividade esportiva pode cicatrizar sem nenhuma consequência aparente, mas quando, anos depois, o paciente é vítima de uma invasão de Frio e Umidade (andando na chuva e permanecendo com roupas molhadas o dia todo), ele pode desenvolver Síndrome de Obstrução Dolorosa naquele joelho. Um traumatismo anterior, de fato, geralmente explica a unilateralidade de determinado problema articular.

A

Primeira causa de doença (p. ex., trauma) — Segunda causa de doença (p. ex., invasão externa)

Idade (anos): 0 — 18 — 37 → Doença

B

Doença

18 | 24 | 32 | 42

- Maus hábitos alimentares
- Perda de sangue no parto
- Problemas emocionais

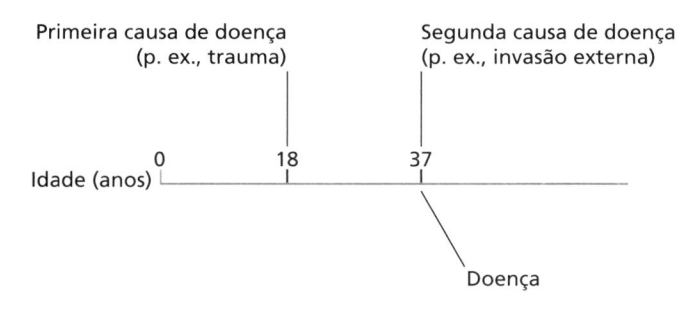

Figura 48.1 Interação de causas de doença.

b) Interação de constituição hereditária fraca com hábitos alimentares

Uma menina nasce com constituição fraca do Estômago e do Baço que aparentemente melhora depois dos 7 anos de idade, como normalmente acontece. Quando chega aos 14 anos, essa menina se torna vegetariana. Sua alimentação, agora, consiste principalmente de queijo e salada: isso interage com uma constituição fraca do Estômago e do Baço preexistente, causando deficiência do Qi do Baço e, possivelmente, também uma deficiência de Sangue.

c) Interação de problemas emocionais na puberdade com sobrecarga de trabalho

Uma menina sofre traumas emocionais profundos durante a puberdade em decorrência de conflitos familiares. Esses conflitos aparentemente não têm nenhuma consequência até ela se tornar uma mulher mais velha. Aos 27 anos, ela trabalha muito e por muitas horas: a interação dos problemas emocionais na puberdade (que afetam os Vasos da Concepção e Penetrador) com o excesso de trabalho mais tarde na vida causa problemas ginecológicos, possivelmente endometriose.

d) Interação de constituição fraca do coração com problemas emocionais

Um menino nasce com constituição fraca do Coração que se manifesta com disposição nervosa, sono agitado e fissura profunda do Coração na língua. Mais velho, esse jovem sofre um profundo estresse emocional decorrente de dificuldades no relacionamento. A interação de uma constituição fraca do Coração preexistente com os subsequentes problemas emocionais causa padrões graves do Coração e, possivelmente, ansiedade e depressão.

2. OS CINCO ESTÁGIOS DA VIDA

A vida do paciente pode ser diferenciada em cinco estágios:
a) Infância (do nascimento até a puberdade)
b) Adolescência (da puberdade até aproximadamente 20 anos)
c) Juventude (dos 20 aos 40 anos)
d) Meia-idade (dos 40 aos 60 anos)
e) Velhice (dos 60 anos em diante).

Logicamente, os limites de idade indicados acima servem apenas como diretrizes e cada caso pode variar de acordo com as condições individuais do corpo. Por exemplo, um homem de 38 anos que apresente saúde muito precária pode ser incluído no grupo da meia-idade, enquanto uma pessoa de 42 anos saudável e jovial pode ser incluída no grupo da juventude. A seguir, as principais características e possíveis etiologias e patologias desses cinco estágios de vida.

a) Infância

Durante o início da infância, existem apenas três causas possíveis de doença: constituição hereditária fraca, nutrição irregular e clima. Portanto, se um paciente apresenta uma determinada queixa desde a infância, ela pode ser decorrente de uma dessas três causas. Podemos eliminar o clima como causa de doença porque clima como causa de doença normalmente não tem consequências duradouras (a não ser que seja um fator patogênico residual), de modo que o problema pode ser decorrente apenas de hereditariedade ou nutrição irregular. Um exemplo desse problema é uma doença atópica de início precoce (asma e eczema), que normalmente decorre de fraqueza hereditária dos sistemas do Qi Defensivo do Pulmão e do Rim.

Uma possível causa recente de doença em crianças pequenas são as vacinações, que com frequência são a causa de infecções crônicas, problemas de sono e hiperatividade.

As principais causas de doenças de crianças mais velhas são basicamente hábitos alimentares, clima, emoções e traumas. Por exemplo, se um paciente sofre de dores de cabeça persistentes desde a infância, a causa pode ter sido um traumatismo na cabeça ou nutrição irregular quando criança. A vida emocional de uma criança é bem diferente da de um adulto, e os problemas emocionais de uma criança são, em grande parte, reflexo do estado emocional da família.

b) Adolescência

A adolescência é um período da vida muito vulnerável tanto no nível físico como no emocional, especialmente para as meninas. A tomada detalhada do caso normalmente revela o início de um determinado problema durante a adolescência. Por exemplo, se uma menina tem dores de cabeça desde o início da menarca (que pode ser estabelecido apenas com um interrogatório muito criterioso), isso indica grande probabilidade de ser decorrente de uma deficiência do Sangue do Fígado (com consequente ascensão do *Yang* do Fígado) como causa principal do problema. Isso, por sua vez, decorre provavelmente de hábitos alimentares irregulares ou de dieta vegetariana descuidada.

Problemas de pele desde essa idade também podem ser decorrentes da agravação da deficiência de Sangue pelo início da menarca. Se uma jovem sofre de menstruação dolorosa desde seu início, isso quase certamente aponta para invasão de Frio no Útero durante o início da adolescência, quando o Útero se encontra em um estado particularmente vulnerável.

A adolescência também é uma época de vulnerabilidade do ponto de vista emocional, e qualquer problema emocional na juventude geralmente tem origem nessa época.

c) Juventude

Muitos eventos caracterizam o início da juventude, como, por exemplo, sair da casa dos pais, mudança de hábitos alimentares, atividade sexual e infecções.

A saída da casa dos pais geralmente coincide com a deterioração dos hábitos alimentares do jovem adulto, caracterizados por refeições irregulares, *fast food* e, muitas vezes, a mudança para uma dieta vegetariana. Quando praticada sem o entendimento apropriado de nutrição, uma dieta vegetariana pode causar deficiência de Sangue, especialmente em meninas. Portanto, problemas digestivos mais tarde na vida com frequência têm sua origem nessa época da vida.

A juventude também é a época de estresse emocional originado de trabalho, de relacionamentos e de situações familiares não resolvidas. O pulso reflete a causa emocional da doença com bastante exatidão. Por exemplo, se o pulso do Pulmão estiver um pouco cheio e o paciente tiver aspecto triste, pode ser decorrente de tristeza ou pesar que não foi expressado (a plenitude do pulso do Pulmão indica isso). Se o pulso do Pulmão estiver particularmente Fraco e sem onda e os olhos não tiverem lustro, pode-se perguntar se fatos da vida do paciente lhe causaram tristeza ou pesar.

Se o pulso do Coração estiver Transbordante e houver uma fissura do Coração na língua, eu posso perguntar se o paciente sofreu algum choque. Se o pulso do Coração estiver Áspero, a cútis, embaçada, os olhos, sem lustro, e a voz, fraca e chorosa, tudo isso geralmente indica tristeza de longa data.

Se o pulso do Coração estiver em Corda em todas as posições, eu geralmente pergunto se há alguma situação na vida do paciente que esteja lhe causando frustração, raiva ou ressentimento.

Pulso, cútis e olhos geralmente apontam para a emoção verdadeira por trás da doença, às vezes até contradizendo a própria percepção do paciente. Por exemplo, uma paciente se queixava de vários sintomas, os quais atribuía à raiva que sentia por ter sido abusada sexualmente quando adolescente. Sua terapeuta também já havia identificado a raiva como causa de seus sintomas. Entretanto, sua cútis pálida, olhos tristes e pulso Fraco sem onda, especialmente na posição do Pulmão, mostravam uma imagem diferente: em outras palavras, todos os sinais apontavam para a tristeza e o pesar como emoções predominantes. Portanto, eu lhe perguntei como ela se sentia em relação às suas experiências passadas e ela confirmou que essas eram as emoções que predominavam.

Outro caso mostrou quase uma situação oposta. Uma jovem se queixava de tensão pré-menstrual e depressão; ela tinha aspecto triste e sua voz era um pouco chorosa. Entretanto, seu pulso não estava fraco, mas, sim, cheio, particularmente Móvel, especialmente na posição do Coração. Eu perguntei se havia sofrido algum choque durante a infância, e ela caiu em prantos, contando que tinha sido abusada sexualmente por um tio.

d) Meia-idade

As principais causas de doença na meia-idade são emoções, sobrecarga de trabalho e hábitos alimentares.

O estado emocional na meia-idade pode tomar duas direções opostas: algumas pessoas conseguem resolver os problemas emocionais da juventude e adotam um estilo de vida voltado às necessidades do *Self*; para outros, a meia-idade é um tempo de crise e instabilidade emocional em que todos os aspectos da vida são questionados. A maioria das pessoas supera essa crise e alcança um melhor equilíbrio emocional.

A sobrecarga de trabalho é provavelmente a causa mais importante de doença na meia-idade. Isso acontece porque a meia-idade é um tempo em que a pessoa normalmente alcança o ponto máximo da sua carreira, a qual impõe grandes demandas. Infelizmente, essas demandas chegam em uma época da vida quando a nossa energia está naturalmente começando a declinar e o Qi do Rim também começa a declinar. A maioria das pessoas impõe a si mesma uma sobrecarga excessiva; elas esperam ter a mesma energia que tinham aos 30 anos ou até aos 20 anos e não têm ideia da necessidade de repousar: elas pensam que é "normal" levantar às 6 e meia, pegar um trem às 7 e meia, trabalhar o dia todo sob condições estressantes, comer um sanduíche de almoço na mesa de trabalho sem qualquer interrupção do trabalho e retornar para casa às 21 horas. Essa situação constitui "sobrecarga de trabalho" e é uma causa significativa de deficiência do Rim no mundo ocidental.

e) Velhice

Velhice é uma época em que as causas de doença têm impacto menor do que em qualquer outro período da vida. Em linhas gerais, as causas passadas de doença já foram consolidadas e, normalmente, nenhuma nova causa de doença interfere de modo significativo. Não é porque os hábitos alimentares ou os problemas emocionais não afetem os idosos, mas porque qualquer causa de doença nessa época da vida inevitavelmente tem suas raízes no passado distante; por essa razão, uma mudança nos hábitos é algo menos importante nos idosos do que em qualquer outra época da vida, particularmente em relação aos hábitos alimentares. Por exemplo, se um homem de 85 anos sofrer de Fleuma em decorrência do consumo excessivo de alimentos gordurosos por toda sua vida, uma mudança nos hábitos alimentares nessa época da vida vai ter pouco impacto em seu organismo (embora possa ser aconselhável que ele faça tais mudanças). Logicamente, isso não quer dizer que outras mudanças nos hábitos de vida não tenham impacto sobre a saúde da pessoa; por exemplo, nunca é tarde para explorar a raiz dos problemas emocionais ou para começar a se exercitar.

3. CAUSAS DE DOENÇA

Conforme explicado anteriormente, as principais causas de doença são as seguintes:
a) Hereditariedade
b) Emoções
c) Sobrecarga de trabalho
d) Hábitos alimentares
e) Clima
f) Traumas
g) Drogas, incluindo as vacinações
h) Atividade sexual excessiva.

a) Hereditariedade

A condição constitucional do corpo herdada dos nossos pais depende de três fatores:
1. Saúde geral dos pais
2. Saúde dos pais no momento de concepção
3. Condições da gravidez da mãe.

Qualquer um desses fatores pode afetar a condição do corpo e se tornar uma causa de doença mais tarde na vida. Se o *Qi* e a Essência dos pais forem fracos, a Essência Pré-Celestial resultante da criança também será fraca. Da mesma forma, se a mãe conceber em idade mais avançada, isso pode resultar em uma deficiência do Rim ou do Fígado durante a infância.

Mesmo que a saúde geral dos pais seja boa, se estiver deficiente no momento da concepção (talvez por sobrecarga de trabalho, atividade sexual excessiva, consumo excessivo de álcool ou uso de certos medicamentos ou drogas, como *cannabis* ou cocaína), isso resultará em uma constituição fraca da criança. Nesse caso, a fraqueza vai afetar não só os Rins ou o Fígado, mas qualquer outro órgão – Baço, Pulmões ou Coração, dependendo da condição em particular que esteja afetando negativamente a saúde dos pais. Por exemplo, se um dos pais esteve trabalhando em excesso na época da concepção, sua saúde precária pode causar uma fraqueza hereditária do Baço na criança; o consumo excessivo de álcool ou uso de drogas ou de certos medicamentos pode causar fraqueza hereditária do Coração ou do Fígado na criança.

A condição da mãe durante a gravidez pode afetar o feto. Por exemplo, um acidente da mãe mais tarde pode causar dores de cabeça na criança. Um choque durante a gravidez pode fazer com que o bebê chore durante o sono ou que a criança tenha pesadelos (isso também se manifesta com uma tonalidade azulada na testa e no queixo).

As manifestações clínicas da constituição fraca de cada um dos órgãos da criança estão indicadas abaixo. Possíveis causas que surgem durante a gravidez para cada uma dessas constituições serão dadas, mas devemos obviamente lembrar que as manifestações podem resultar de uma fraqueza constitucional de um ou dos dois progenitores, e não necessariamente do que aconteceu durante a gravidez.

i) Constituição fraca do Baço

Músculos flácidos ao longo da coluna, problemas digestivos, vômitos, diarreia, cútis amarelada; criança sossegada; corpo magro ou gordo se houver Fleuma quando bebê, mas vai emagrecendo cada vez mais depois de 1 mês.

A causa de uma constituição fraca do Baço normalmente é a alimentação inadequada ou sobrecarga de trabalho da mãe durante a gravidez.

ii) Constituição fraca do Pulmão

Cútis esbranquiçada, medo, timidez, propensão a ficar resfriado, coqueluche, asma, eczema, tórax estreito, pulso "especial" do Pulmão e fissuras do Pulmão na língua (Figura 48.2).

Na gravidez, as causas dessa constituição normalmente são transtornos emocionais da mãe, em especial, tristeza ou pesar. Logicamente, fumar durante a gravidez também afeta negativamente os Pulmões do bebê.

iii) Constituição fraca do Coração

Tonalidade azulada na testa, medo, choro à noite, fissura do Coração na língua; criança tensa; corpo quente, olhos avermelhados, bochechas coradas (ou o oposto, ou seja, muito pálidas), ponta da língua vermelha.

Na gravidez, essa constituição pode ser causada quando a mãe sofre algum tipo de choque.

iv) Constituição fraca do Fígado

Miopia em idade precoce, dores de cabeça desde tenra idade; criança muito tensa; corpo tendinoso; enurese noturna, sono agitado, espasmos durante o sono; gritos durante o sono; muito amamentada quando bebê, faminta quando criança, irritadiça, pulso em Corda e língua vermelha com saburra.

Na gravidez, essa constituição pode ser causada por estresse emocional e raiva sentidos pela mãe.

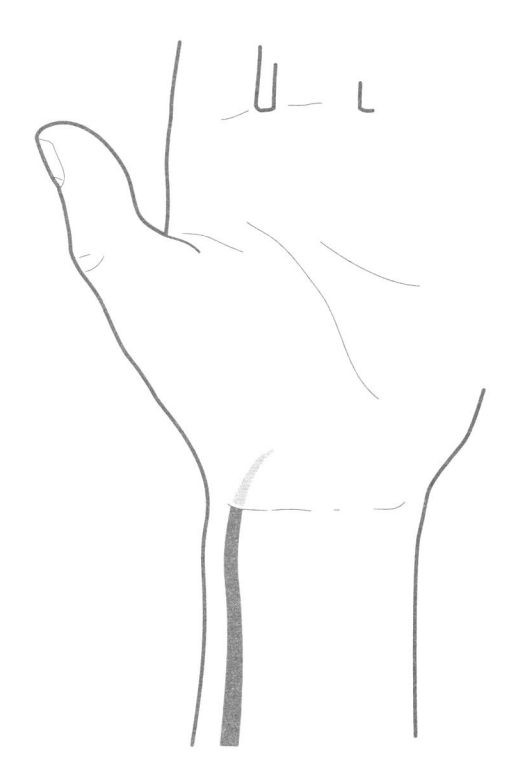

Figura 48.2 Pulso especial do Pulmão.

v) Constituição fraca do Rim

Enurese noturna; criança tímida ou apática; lassidão; corpo magro; desenvolvimento lento na infância; asma e eczema atópico, dores de cabeça desde tenra idade, micção frequente e sensação de frio.

Na gravidez, essa constituição pode ser causada por sobrecarga de trabalho da mãe.

b) Emoções

Emoções são estímulos mentais que influenciam nossa vida afetiva. Sob circunstâncias normais, não são causas de doença. De fato, o termo mais apropriado para "emoções" deveria ser "sentimentos", pois sentimentos são uma expressão natural da vida humana. Sem sentimentos, não seríamos humanos. É quase impossível para um ser humano evitar sentir raiva, tristeza, pesar, preocupação ou medo em algum momento da vida. Por exemplo, a morte de um parente provoca um sentimento muito natural de pesar. Somente quando esses sentimentos dominam a nossa vida inapropriadamente e perturbam nossa psique e nosso corpo é que se tornam patológicos; quando isso acontece, os sentimentos transformam-se em "estados emocionais".

Os estados emocionais surgem precisamente quando os sentimentos são suprimidos; por exemplo, se determinada situação nos deixa com raiva e reconhecemos a raiva, nós conseguimos lidar com ela e talvez cheguemos à conclusão de que parte da raiva era uma projeção da nossa própria Sombra. Nesses casos, a raiva é um sentimento normal que provavelmente não vai ter consequências patológicas. Mas se falharmos em reconhecer a raiva, esse sentimento vai ser conduzido para níveis mais profundos da nossa psique e vai se transformar em um "estado emocional" que nos domina. Nós "possuímos" sentimentos, mas os "estados emocionais" nos possuem.

Portanto, as emoções (ou "sentimentos") tornam-se causas de doença apenas quando são excessivas, prolongadas, suprimidas ou não reconhecidas, caso em que se transformam em estados emocionais. Por exemplo, quase ninguém consegue evitar sentir raiva de vez em quando, mas um estado temporário de raiva não causa doença. Entretanto, se a pessoa fica constantemente com raiva sobre uma determinada situação por anos a fio ou, pior ainda, se a raiva não é reconhecida, essa emoção vai definitivamente afetar a Mente e o Espírito e causar doença.

Na medicina chinesa, emoções (o termo aqui significa causas de doença, não os sentimentos normais) são estímulos mentais que perturbam a Mente e o Espírito e, por meio deles, alteram o equilíbrio dos órgãos internos e a harmonia do Qi e do Sangue. Por essa razão, o estresse emocional é uma causa interna de doença que agride os órgãos internos diretamente. Por outro lado, e essa é uma característica muito importante da medicina chinesa, o estado dos órgãos internos afeta o nosso estado emocional. Por exemplo, se o Yin do Fígado estiver deficiente (talvez por fatores alimentares) e causar ascensão do Yang do Fígado, a pessoa pode ficar irritadiça o tempo todo.

Inversamente, se uma pessoa está constantemente com raiva de uma determinada situação ou de uma pessoa em particular, isso pode causar ascensão do Yang do Fígado.

O *Eixo Espiritual*, no Capítulo 8, ilustra claramente a relação recíproca entre emoções e órgãos internos. O livro diz: "*Medo, ansiedade e excesso de pensamentos do Coração agridem a Mente... a preocupação do Baço agride o Intelecto... tristeza e choque do Fígado agridem a Alma Etérea... alegria excessiva do Pulmão agride a Alma Corpórea... raiva do Rim agride a Força de Vontade...*".[1] Por outro lado, mais adiante o texto diz: "*Se o Sangue do Fígado estiver deficiente, há medo, se estiver em excesso, há raiva... se o Qi do Coração estiver deficiente, há tristeza, se estiver excessivo, há comportamento maníaco...*".[2] Essas duas passagens mostram claramente que, por um lado, o estresse emocional agride os órgãos internos e, por outro, a desarmonia dos órgãos internos causa desequilíbrio emocional.

As emoções tidas em consideração na medicina chinesa foram variando ao longo dos anos. Do ponto de vista dos Cinco Elementos, o *Clássico do Imperador Amarelo* considerava cinco emoções, cada uma afetando um órgão Yin específico:

1. Raiva afetando o Fígado
2. Alegria afetando o Coração
3. Excesso de pensamentos afetando o Baço
4. Preocupação afetando os Pulmões
5. Medo afetando os Rins.

Entretanto, essas não são absolutamente as únicas emoções discutidas no *Clássico do Imperador Amarelo*. Em outras passagens, tristeza e choque são acrescidos, somando sete emoções:

1. Raiva afetando o Fígado
2. Alegria afetando o Coração
3. Preocupação afetando os Pulmões e o Baço
4. Excesso de pensamentos afetando o Baço
5. Tristeza afetando os Pulmões e o Coração
6. Medo afetando os Rins
7. Choque afetando os Rins e o Coração.

Outros médicos consideraram outras emoções, como pesar, amor, ódio e desejo.

Por fim, curiosamente, há uma última emoção, normalmente não mencionada na medicina chinesa, que é a culpa. Entretanto, em minha opinião, culpa é uma emoção bastante disseminada entre os pacientes ocidentais e, definitivamente, uma causa emocional de doença.

Portanto, a lista das emoções pode ser expandida da seguinte maneira:

1. Raiva (e frustração e ressentimento) afetando o Fígado
2. Alegria afetando o Coração
3. Preocupação afetando os Pulmões e o Baço
4. Excesso de pensamentos afetando o Baço
5. Tristeza (e pesar) afetando os Pulmões
6. Medo afetando os Rins
7. Choque afetando os Rins e o Coração
8. Amor afetando o Coração
9. Ódio afetando o Coração e o Fígado
10. Desejo afetando o Coração
11. Culpa afetando os Rins e o Coração.

O efeito de cada emoção sobre o órgão relevante não deve ser interpretado muito restritivamente. Existem passagens do *Clássico do Imperador Amarelo* que atribuem o efeito das emoções a órgãos diferentes dos que foram aqui mencionados. Por exemplo, o *Eixo Espiritual*, no Capítulo 28, diz: "*Preocupação e excesso de pensamentos agitam o Coração*".[3] O *Questões Simples*, no Capítulo 39, diz: "*Tristeza agita o Coração*".[4]

EMOÇÕES

- Raiva: Fígado
- Alegria: Coração
- Preocupação: Pulmões e Baço
- Excesso de pensamentos: Baço
- Tristeza: Pulmões e Coração
- Medo: Rins
- Choque: Rins e Coração.

Ademais, todas as emoções, além de afetar o órgão relevante diretamente, afetam o Coração indiretamente porque o Coração abriga a Mente. Ele sozinho, sendo responsável pela consciência e pela cognição, é capaz de reconhecer e sentir o efeito da tensão emocional.

Fei Bo Xiong (1800-1879) deixa isso bem claro quando diz: "*As sete emoções agridem os cinco órgãos* Yin *seletivamente, mas todas afetam o Coração. Alegria agride o Coração... Raiva agride o Fígado; o Fígado não é capaz de reconhecer a raiva, mas o Coração é, e por isso a raiva afeta tanto o Fígado como o Coração. Preocupação agride os Pulmões, os Pulmões não conseguem reconhecê-la, mas o Coração consegue, e por isso a preocupação afeta tanto os Pulmões como o Coração. Pensamento excessivo agride o Baço, que não é capaz de reconhecê-lo, mas o Coração o é, assim ele afeta tanto o Baço como o Coração*".[5]

Yu Chang, no *Principles of Medical Practice* (1658), diz: "*Preocupação agita o Coração e tem repercussões sobre os Pulmões; excesso de pensamentos agita o Coração e tem repercussões sobre o Baço; raiva agita o Coração e tem repercussões sobre o Fígado; medo agita o Coração e tem repercussões sobre os Rins. Portanto, todas as cinco emoções* [incluindo alegria] *afetam o Coração*".[6] A escrita chinesa claramente corrobora o conceito de que todas as emoções afetam o Coração porque os caracteres para todas as sete emoções são baseados no radical de "coração".

O fato de que todas as emoções afligem o Coração também explica a razão pela qual a ponta da língua vermelha, indicando Fogo no Coração, é vista com tanta frequência mesmo na presença de problemas emocionais relacionados com outros órgãos.

O primeiro efeito do estresse emocional no corpo é prejudicar a circulação adequada e a direção do *Qi*. O *Qi* é insubstancial e a Mente, com suas energias mental e emocional, é o tipo mais imaterial do *Qi*. Portanto, é natural que o estresse emocional que afeta a Mente prejudique a circulação do *Qi* em primeiro lugar.

Diz-se que cada emoção tem um efeito específico sobre a circulação do *Qi*. O *Questões Simples*, no Capítulo 39, diz: "*Raiva faz o* Qi *subir, alegria desacelera o* Qi, *tristeza dissolve o* Qi, *medo faz o* Qi *descer... choque dispersa o* Qi*... excesso de pensamentos ata o* Qi".[7] O Dr. Chen Yan, no *A Treatise on the Three Categories of Causes of Diseases* (1174), diz: "*Alegria dispersa, raiva desperta, preocupação deixa o* Qi *irregular, excesso de pensamentos ata, tristeza deixa o* Qi *apertado, o medo afunda, o choque movimenta*".[8]

Novamente, isso não deve ser tomado na sua literalidade, porque, em certos casos, a pressão emocional pode ter um efeito sobre o *Qi* diferente do efeito descrito acima. Por exemplo, diz-se que o medo faz o *Qi* descer, podendo causar enurese, incontinência urinária ou diarreia, já que os Rins controlam os dois orifícios inferiores (uretra e ânus). Isso é certamente verdade em casos de medo extremo e súbito, que podem causar incontinência urinária ou diarreia, ou no caso de crianças quando a ansiedade sobre certa situação familiar causa enurese. Entretanto, o efeito do medo sobre o *Qi* também depende do estado do Coração. Se o Coração for forte, o medo vai fazer o *Qi* descer, mas se o Coração for fraco, vai fazer o *Qi* subir na forma de Calor Vazio. Essa situação é mais comum em idosos e mulheres. Nesses casos, medo e ansiedade podem enfraquecer o *Yin* do Rim e dar origem a Calor Vazio do Coração, com sintomas como palpitações, insônia, sudorese noturna, boca seca, face avermelhada e pulso Rápido.

Vamos agora discutir os efeitos de cada emoção individualmente.

i) Raiva

A emoção da "raiva", talvez mais que qualquer outra emoção, deve ser interpretada com muita abrangência para incluir vários outros estados emocionais associados, como ressentimento, raiva reprimida, sensação de ofendido, frustração, irritação, fúria, indignação, animosidade ou amargura.

Qualquer um desses estados emocionais pode afetar o Fígado se persistir por muito tempo, causando estagnação do *Qi* ou do Sangue do Fígado, ascensão do *Yang* do Fígado ou Fogo do Fígado flamejante. O efeito da raiva sobre o Fígado depende, por um lado, da reação da pessoa ao estímulo emocional e, por outro, dos fatores concomitantes. Se a raiva for contida, vai causar estagnação do *Qi* do Fígado, e se for expressa, vai causar ascensão do *Yang* do Fígado ou Fogo do Fígado flamejante. Em uma mulher, a estagnação do *Qi* do Fígado pode facilmente levar a estase do Sangue do Fígado. Se a pessoa também sofrer de alguma deficiência do *Yin* do Rim (talvez por atividade sexual excessiva), ela vai desenvolver ascensão do *Yang* do Fígado. Se, por outro lado, a pessoa tiver propensão a quadros de Calor (talvez por consumo excessivo de alimentos quentes), ela tende a desenvolver Fogo do Fígado flamejante.

Raiva (concebida no sentido abrangente indicado acima) faz o *Qi* subir, e muitos dos sintomas e sinais se manifestam na cabeça e no pescoço, como dores de cabeça, tinidos, tontura, manchas vermelhas na parte anterior do pescoço, face avermelhada, sede, gosto amargo na boca e língua Vermelha com laterais vermelhas.

O *Questões Simples*, no Capítulo 39, diz: "*Raiva faz o* Qi *subir e causa vômito de sangue e diarreia*".[9] Causa vômito de sangue porque faz o *Qi* do Fígado e o Fogo do Fígado ascenderem, e diarreia porque induz o *Qi* do Fígado a invadir o Baço.

Raiva nem sempre se manifesta externamente com explosões de fúria, irritabilidade, gritos, face vermelha etc. Alguns indivíduos podem trazer o sentimento de raiva dentro deles por anos sem nunca o manifestar. Em particular, a depressão prolongada pode ser decorrente de raiva reprimida ou ressentimento. Uma pessoa que se encontra muito deprimida pode parecer controlada e pálida, andar lentamente e falar com voz baixa, todos sinais que poderiam ser associados com uma depleção do *Qi* e do Sangue originada de tristeza ou pesar. Entretanto, quando raiva, em vez de tristeza, é a causa de doença, o pulso e a língua claramente mostram isso: o pulso fica Cheio e em Corda e a língua, Vermelha com laterais mais vermelhas e com saburra amarelada e seca. Esse tipo de depressão geralmente decorre de ressentimento de longa data em relação a um membro da família, geralmente mantido em segredo.

Em alguns casos, a raiva pode afetar outros órgãos, especialmente o Estômago. Isso decorre porque o *Qi* do Fígado estagnado invade o Estômago. Essa condição é mais fácil de ocorrer se a pessoa fica com raiva durante a refeição, o que pode acontecer se as refeições da família se tornam ocasiões de discussões regulares. Também acontece quando existe uma fraqueza preexistente do Estômago, em cujo caso a raiva pode afetar apenas o Estômago, sem afetar o Fígado.

Se a pessoa fica com raiva regularmente uma ou duas horas depois das refeições, a raiva vai afetar os Intestinos, e não o Estômago. Isso acontece, por exemplo, quando a pessoa vai direto para um trabalho estressante e frustrante depois do almoço. Nesse caso, o *Qi* do Fígado estagnado invade os Intestinos e causa dor abdominal, distensão abdominal e alternância de constipação intestinal com diarreia.

Finalmente, a raiva, como todas as outras emoções, também afeta o Coração. O Coração é particularmente suscetível a ser afetado pela raiva porque, do ponto de vista dos Cinco Elementos, o Fígado é a mãe do Coração, e, geralmente, o Fogo do Fígado é transmitido ao Coração, dando origem a Fogo no Coração. A raiva torna o Coração cheio de sangue que flui para ele. Com o tempo, isso leva a Calor no Sangue, afetando o Coração e, portanto, a Mente. De acordo com o Dr. J. H. F. Shen, raiva tende a afetar o Coração particularmente quando a pessoa faz *jogging* ou atividade física em excesso; a atividade física em excesso dilata o coração, que, então, fica mais suscetível a ser afetado pela transmissão do Fogo do Fígado para o Coração.

Em alguns casos, a raiva mascara outras emoções, como culpa. Algumas pessoas podem guardar uma culpa no coração por muitos anos e ser incapazes de, ou não estarem dispostas a, reconhecê-la; elas, então, usam a raiva para mascarar a culpa. Além disso, existem certas famílias nas quais todos os membros ficam perpetuamente com raiva; isso acontece mais nos países mediterrâneos, como Itália, Espanha ou Grécia. Nessas famílias, a raiva é usada como máscara para esconder outras emoções, como culpa, medo ou aversão a ser controladas, ou para esconder uma fraqueza ou um complexo de inferioridade. Quando esse é o caso, é importante conhecer a situação porque é preciso tratar não a raiva, mas a condição psicológica e emocional de base.

RAIVA

- Afeta o Fígado (e Coração)
- Faz o *Qi* subir
- Raiva expressa causa ascensão do *Yang* do Fígado; raiva reprimida causa estagnação do *Qi* do Fígado
- Raiva durante as refeições afeta o Estômago
- Raiva depois de comer afeta os Intestinos
- Raiva pode mascarar culpa.

ii) Alegria

Um estado normal de alegria não é, por si só, causa de doença; ao contrário, é um estado mental benéfico que favorece o funcionamento uniforme dos órgãos internos e suas faculdades mentais. O *Questões Simples*, no Capítulo 39, diz: "*Alegria faz com que a Mente fique tranquila e relaxada, beneficia o* Qi *Nutritivo e o* Qi *Defensivo e faz com que o* Qi *relaxe e desacelere*".[10] Por outro lado, no Capítulo 2, o *Questões Simples* diz: "*O Coração... controla a alegria, a alegria agride o Coração, o medo neutraliza a alegria*".[11]

O que se quer dizer por "alegria" como causa de doença não é, obviamente, um estado de contentamento saudável, mas um estado de excitação excessiva e avidez, que pode agredir o Coração. Isso acontece com pessoas que vivem em um estado de estímulo mental contínuo (embora agradável) ou de excitação excessiva: em outras palavras, uma vida "intensamente lúdica".

Como indicado acima, a avidez desordenada é um aspecto da emoção "alegria" que agita o Fogo Ministerial, que, por sua vez, estimula excessivamente a Mente.

Alegria, no sentido amplo indicado acima, deixa o Coração maior. Isso provoca um estímulo excessivo do Coração, que, com o tempo, pode provocar sintomas e sinais relacionados com o Coração. Esses sintomas e sinais podem desviar-se um pouco dos padrões clássicos do Coração. As principais manifestações são palpitações, euforia, insônia, agitação e loquacidade; a ponta da língua fica vermelha; o pulso fica tipicamente lento, ligeiramente Transbordante, mas Vazio na posição Anterior esquerda.

Alegria também pode ser assinalada como causa de doença quando é súbita; isso acontece, por exemplo, quando a pessoa ouve boas notícias inesperadamente. Nessa situação, "alegria" é semelhante ao choque. Fei Bo Xiong, no *Medical Collection from Four Families from Meng He*, diz: "*Alegria agride o Coração... [faz com que o] Yang Qi flutue e os vasos sanguíneos fiquem muito abertos e dilatados*".[12] Nesses casos de alegria súbita e excitação, o Coração dilata e desacelera e o pulso fica Lento e ligeiramente Transbordante, mas Vazio. Podemos entender melhor o efeito de uma alegria súbita se pensarmos em situações em que uma crise de enxaqueca é precipitada pela euforia ao ouvir boas notícias. Outro exemplo de alegria como causa de doença é o de uma risada súbita que desencadeia um ataque cardíaco; esse exemplo também confirma a relação que existe entre o Coração e o riso.

ALEGRIA

- Afeta o Coração
- Faz o *Qi* desacelerar
- Alegria é um estado de excitação excessiva e/ou desejo
- Alegria deixa o coração maior.

iii) Preocupação

Preocupação é uma das causas emocionais mais comuns de doença na nossa sociedade. As mudanças sociais extremamente rápidas e radicais que ocorreram nas sociedades ocidentais nas últimas décadas criaram um clima de insegurança e ansiedade em todas as esferas da vida. Logicamente, também há pessoas que, por conta de uma desarmonia preexistente dos órgãos internos, são mais propensas a ficar preocupadas até com os incidentes mais insignificantes da vida.

Por exemplo, muitas pessoas parecem muito tensas e se preocupam demais. O interrogatório sobre o trabalho e a vida familiar normalmente não revela nada digno de nota. Elas simplesmente se preocupam excessivamente com atividades triviais diárias e tendem a fazer tudo com pressa e a estar sempre pressionadas pelo tempo. Esse estado emocional pode ser decorrente de uma fraqueza constitucional do Baço, Coração ou do Pulmões ou de uma combinação deles.

A preocupação ata o *Qi*, ou seja, estagna o *Qi*, e afeta os Pulmões e o Baço: os Pulmões porque quando uma pessoa está preocupada, a respiração fica superficial, e o Baço porque esse órgão é responsável pelo pensamento e pelas ideias. A preocupação é a contraparte patológica da atividade mental do Baço em gerar ideias.

Em alguns casos, a preocupação também pode afetar o Fígado como resultado da estagnação do Pulmão: no sentido dos Cinco Elementos, corresponde ao Metal agredindo Madeira. Quando isso acontece, o pescoço e os ombros se contraem e se tornam rígidos e doloridos.

Os sintomas e sinais causados pela preocupação variam de acordo com o órgão afetado, Pulmões ou Baço. Se a preocupação afetar os Pulmões, causa sensação desconfortável no peito, leve falta de ar, ansiedade, retesamento dos ombros, às vezes tosse seca e cútis pálida. A posição Anterior direita do pulso (dos Pulmões) pode estar ligeiramente Tensa ou em Corda, indicando a ação de atar o *Qi* que a preocupação faz.

Se a preocupação afetar o Baço, pode causar falta de apetite, ligeiro desconforto epigástrico, um pouco de dor e distensão abdominal, cansaço e cútis pálida. A posição Média direita do pulso (Baço) fica ligeiramente Tensa, mas Fraca. Se a preocupação também afetar o Estômago (o que acontece se a pessoa se preocupa na hora da refeição), o pulso Médio direito pode ficar Fraco-Flutuante.

PREOCUPAÇÃO

- Afeta Pulmões, Coração e Baço
- Ata o *Qi*
- Também pode afetar o Fígado
- Afeta a respiração e a Alma Corpórea (*Po*).

iv) Excesso de pensamentos

O excesso de pensamentos é um estado parecido com a preocupação, tanto no caráter como no efeito. Consiste em ruminar pensamentos, pensar constantemente sobre certos eventos ou pessoas (muito embora sem se preocupar), ter pensamentos nostálgicos sobre o passado e geralmente pensar intensamente sobre a vida em vez de vivê-la. Em casos extremos, o excesso de pensamentos também inclui trabalho mental excessivo no processo de trabalho ou de estudo da pessoa.

O excesso de pensamentos afeta o Baço e, à semelhança da preocupação, ata o *Qi*. Portanto, causa sintomas semelhantes aos descritos acima. A única diferença é que o pulso do lado direito não só vai estar ligeiramente Tenso, como também não vai ter nenhuma onda. É possível sentir o pulso normal como uma onda abaixo dos dedos que se move da posição Posterior em direção à posição Anterior. O pulso sem onda não tem esse fluxo de movimento indo da posição Posterior para a posição Anterior e, em vez disso, é sentido como se cada posição individual fosse separada das outras (ver Figura 50.1). No caso do excesso de pensamentos, o pulso não vai ter onda apenas na posição Média direita. Pulso sem onda na posição Anterior e na posição Média indica Tristeza.

EXCESSO DE PENSAMENTOS

- Afeta o Baço e o Coração
- Ata o *Qi*
- Em casos graves, leva a pensamentos obsessivos
- "Excesso de pensamentos" também inclui trabalho mental excessivo.

v) Tristeza e pesar

Tristeza inclui a emoção de pesar/remorso, como quando alguém se arrepende de certa ação ou decisão tomada no passado e fica com a Mente constantemente voltada para aquele período. Tristeza e pesar afetam os Pulmões e o Coração. De fato, de acordo com o *Questões Simples*, tristeza afeta os Pulmões por meio do Coração. O Capítulo 39 diz: "*Tristeza deixa o Coração apertado e agitado; isso passa para os lobos dos pulmões, o Aquecedor Superior fica obstruído, o Qi Nutritivo e o Qi Defensivo não conseguem circular livremente. Calor se acumula e dissolve o Qi*".[13]

De acordo com essa passagem, portanto, tristeza afeta basicamente o Coração, e os Pulmões sofrem como consequência porque os dois órgãos estão situados no Aquecedor Superior. Os Pulmões governam o *Qi* e as emoções de tristeza e pesar consomem o *Qi*. Essa situação geralmente se manifesta com pulso Fraco nas posições Anteriores esquerda e direita (Coração e Pulmões). O pulso nas duas posições Anteriores fica particularmente Curto e sem onda: ele não flui livremente em direção ao dedo polegar. Outras manifestações originadas da tristeza e do pesar incluem voz fraca, cansaço, cútis pálida, leve falta de ar, choro e sensação de opressão no peito. Nas mulheres, a deficiência do *Qi* do Pulmão proveniente de tristeza ou pesar geralmente leva à deficiência de Sangue e amenorreia.

Embora a tristeza e o pesar consumam o *Qi*, levando à deficiência de *Qi*, essas emoções também podem, depois de muito tempo, levar à estagnação do *Qi*, porque o *Qi* deficiente do Pulmão e do Coração falha em circular adequadamente no tórax.

Conforme mencionado anteriormente, cada emoção pode afetar outros órgãos além do seu órgão "específico". Por exemplo, o Capítulo 8 do *Eixo Espiritual* diz: "*Quando a tristeza afeta o Fígado, agride a Alma Etérea; isso causa confusão mental... o Yin fica prejudicado, os tendões se contraem e há desconforto nos hipocôndrios*".[14] Isso mostra como os órgãos podem ser afetados por emoções além daquelas "específicas" de cada um. Nesse caso, tristeza pode naturalmente afetar a Alma Etérea e, portanto, o *Yin* do Fígado. Tristeza tem efeito esgotante sobre o *Qi* e, portanto, em alguns casos, esgota o *Yin* do Fígado, levando a confusão mental, depressão, falta de sentido de direção na vida e incapacidade de planejar a própria vida.

Finalmente, alguns médicos consideram que o pesar não expresso e suportado sem lágrimas afeta os Rins. De acordo com eles, quando o pesar é mantido sem chorar, os fluidos não conseguem sair (na forma de lágrimas) e perturbam o metabolismo dos fluidos dentro dos Rins. Isso acontece apenas em situações nas quais o pesar é sentido por muitos anos.

TRISTEZA E PESAR

- Afetam os Pulmões e o Coração
- Esgotam o *Qi*
- Com o tempo, também podem levar à estagnação do *Qi*
- Tristeza também pode afetar o Sangue do Fígado, em mulheres
- Pesar não expresso e sem lágrimas afeta os Rins.

vi) Medo

"Medo" inclui o estado crônico de medo e ansiedade, e também de susto repentino. O medo esgota o *Qi* do Rim e faz o *Qi* descer. O Capítulo 39 do *Questões Simples* diz: "*Medo esgota a Essência, bloqueia o Aquecedor Superior, fazendo o* Qi *descer para o Aquecedor Inferior*".[15] Exemplos do *Qi* em movimento descendente são enurese noturna em crianças e incontinência urinária ou diarreia em adultos após um susto repentino.

Situações de ansiedade crônica e medo têm efeitos diferentes sobre o *Qi*, dependendo do estado do Coração. Se o Coração estiver forte, o *Qi* desce, mas se o Coração estiver fraco, o *Qi* vai subir na forma de Calor Vazio. Essa situação é mais comum em mulheres e idosos de ambos os sexos, porque o medo e a ansiedade enfraquecem o *Yin* do Rim e dão origem a Calor Vazio do Coração com sintomas como palpitações, insônia, sudorese noturna, boca seca, *flush* malar e pulso Rápido.

Se a pessoa tem tendência à fraqueza constitucional do Coração (manifestada com fissura na linha média da língua que se estende até a ponta), o medo vai afetar o Coração, e não os Rins.

Há outras causas de medo que não estão relacionadas com os Rins. A deficiência do Sangue do Fígado e uma deficiência da Vesícula Biliar também podem tornar a pessoa medrosa.

MEDO

- Afeta os Rins e o Coração
- Faz o *Qi* descer (em teoria)
- Em minha opinião, também pode fazer o *Qi* ascender.

vii) Choque

Choque mental dispersa o *Qi* e afeta o Coração e os Rins. Choque causa depleção repentina do *Qi* do Coração, deixa o Coração menor e pode provocar palpitações, falta de ar e insônia. Geralmente, se reflete no pulso com qualidade Móvel – ou seja, pulso curto, deslizante, em forma de feijão, rápido e dá a impressão de vibrar quando pulsa.

Choque também "fecha" o Coração ou o deixa menor. Essa condição pode ser observada por uma tonalidade azulada na fronte e pelo pulso do Coração que fica Tenso e Fino.

Choque também afeta os Rins porque o corpo recorre à Essência do Rim para complementar a depleção repentina do *Qi*. Por essa razão, o choque pode causar sintomas como sudorese noturna, boca seca, tontura ou tinidos.

CHOQUE

- Afeta Rins, Baço e Coração
- Detém o *Qi*
- Deixa o coração menor.

viii) Amor

Pode parecer estranho incluir "amor" dentro das causas emocionais de doença, mas todos os antigos livros chineses (incluindo livros não médicos de escritores taoístas e confucianistas) sempre colocaram "amor" no topo da lista das emoções, logo depois de alegria e raiva.

"Amor" aqui não significa o amor normal, como o de uma mãe por um filho ou o amor entre dois amantes, mas, sim, uma condição em que o amor se torna uma obsessão ou quando é mal orientado, como quando uma pessoa ama alguém que persistentemente a agride. Nesse contexto, "amor" indica um amor muito obsessivo por uma determinada pessoa, uma emoção malconduzida concentrada em alguém que persistentemente machuca aquele que ama, seja física ou mentalmente, ou amor narcisista. Ciúme obsessivo cai nessa categoria abrangente. Nesses sentidos, amor se torna causa de doença.

"Amor" no sentido descrito acima afeta o Coração e acelera o *Qi*. Essa condição é sentida na posição Anterior esquerda (Coração) com qualidade Transbordante e o pulso também fica rápido. Pode causar sintomas e sinais como palpitações, ponta da língua vermelha, face avermelhada, insônia e agitação mental.

"AMOR"

- Afeta o Coração
- Acelera o *Qi*
- Consiste em:
  - Amor obsessivo
  - Amor mal direcionado (em relação a uma pessoa que nos fere)
  - Ciúme e possessividade
  - Amor narcisista.

ix) Ódio

Ódio é semelhante à raiva, mas difere no fato de que indica uma malícia "fria" e calculista, em vez de explosões descontroladas e espontâneas típicas da raiva. Quando guardado no coração por muitos anos, o ódio é uma emoção muito prejudicial e destrutiva. Afeta o Coração e o Fígado e ata e desacelera o *Qi*. Pode ser sentido no pulso da mão esquerda com qualidade em Corda, mas Lento. Os sintomas e sinais causados pelo ódio incluem dor no peito, dor nos hipocôndrios, insônia, dor de cabeça e palpitações. Essas manifestações incluem dor em alguma parte do corpo, pois quando o ódio é sentido por muitos anos, ele se volta para dentro para agredir apenas a própria pessoa.

> **ÓDIO**
> - Afeta o Fígado e o Coração
> - Semelhante à raiva
> - Ata e desacelera o *Qi*.

x) Desejo

"Desejo" significa uma avidez excessiva. A inclusão dessa emoção como causa de doença reflete a influência budista na medicina chinesa, que começou durante a dinastia Tang. A causa fundamental de doença de acordo com o pensamento budista é o desejo – ou seja, apegar-se a objetos externos ou a outras pessoas e sempre querer mais. Esse desejo em excesso, que é um aspecto da emoção da "alegria" na medicina chinesa, faz com que o Fogo Ministerial flameje para cima e perturbe a Mente. Isso significa um estado constante de desejar mais que nunca é satisfeito. Pode-se incluir aqui o desejo por objetos materiais ou por reconhecimento.

O desejo afeta o Coração e dispersa o *Qi*. O desejo também afeta o Pericárdio porque agita o Fogo Ministerial. Na doença, Fogo Ministerial refere-se ao Fogo Vazio que surge dos Rins; ele afeta o Pericárdio e, portanto, a Mente.[16] Se a Mente estiver calma, acomodada e contente, o Pericárdio segue sua direção e há uma vida alegre e equilibrada.

Se a Mente estiver fraca e insatisfeita, o Pericárdio segue as exigências do desejo e a pessoa constantemente deseja novos objetos ou novos sinais de reconhecimento, os quais, entretanto, mesmo quando obtidos, nunca são satisfatórios e deixam a pessoa mais frustrada. É por essas razões que o taoísmo, o confucianismo e o budismo dão ênfase na redução do desejo para impedir o despertar do Fogo Ministerial, que agita a Mente.

O desejo causa Fogo no Coração ou Calor Vazio no Coração, dependendo da condição de base da pessoa. Se houver uma tendência à deficiência de *Yin*, que é comum nas pessoas que tendem a trabalhar excessivamente, vai causar Calor Vazio do Coração. Essa condição causa palpitações, *flush* malar, garganta seca, insônia e agitação mental.

> **DESEJO**
> - Afeta o Coração e o Pericárdio
> - Dispersa o *Qi*
> - Semelhante à "alegria".

xi) Culpa

Culpa é uma emoção e causa de doença extremamente comum no Ocidente. A sensação de culpa pode originar-se da transgressão de tabus sociais ou religiosos ou por uma ação errada que foi lamentada posteriormente. As pessoas propensas a se culpar por tudo que dá errado também podem sofrer de uma sensação subjetiva e não justificada de culpa.

A culpa afeta o Coração e os Rins e faz com que o *Qi* estagne ou afunde. Pode causar estagnação do *Qi* no tórax, no epigástrio ou no abdome, e suas manifestações clínicas incluem sensação desconfortável no peito, dor e distensão epigástrica ou abdominal e pulso Fino. A língua fica com a ponta vermelha e o pulso fica vibrando ao pulsar. Os olhos ficam instáveis e com frequência se fechando quando a pessoa está falando.

Se afetar os Rins, a culpa pode fazer com que o *Qi* afunde, dando origem a problemas urinários, como incontinência moderada, gotejamento de urina e sensação de queda no hipogástrio.

Em alguns casos, a culpa também pode surgir da repressão da raiva. Quando a raiva é reprimida e não reconhecida, ela pode se voltar para dentro e causar uma atitude de autopunição e culpa. Quando a culpa resulta de raiva reprimida, o pulso fica em Corda.

> **CULPA**
> - Afeta os Rins e o Coração
> - Pode causar o afundamento do *Qi*.

c) Excesso de trabalho

O que se pretende dizer por "excesso de trabalho" não é o trabalho físico, mas o hábito de trabalhar longas horas todos os dias sem descanso adequado e normalmente fazendo refeições irregulares por muitos anos. Conforme declarado antes, alguém que "trabalha excessivamente" sai de casa talvez às 7 horas, pega um trem para ir ao trabalho, trabalha sob condições estressantes sem hora de almoço (comendo um sanduíche na mesa de trabalho) e volta para casa às 21 horas. Quando uma rotina assim é seguida por muitos anos, constitui o que eu chamo de "excesso de trabalho". É uma causa de doença extremamente comum em pacientes ocidentais, sobre a qual eles precisam ser informados. A maioria das pessoas que segue uma rotina de trabalho como essa fica surpresa quando eu sugiro que trabalham muito e que seus hábitos de trabalho podem ter alguma coisa a ver com sua doença.

Excesso de trabalho, da forma como foi definido acima, é provavelmente a causa mais comum de deficiência de *Yin* dos pacientes que vemos. Consome basicamente o *Yin* do Rim, mas também o *Yin* do Fígado e do Estômago, dependendo das circunstâncias. Nas mulheres, tende a agredir o *Yin* do Fígado, bem como o *Yin* do Rim; por outro lado, quando o excesso de trabalho está associado com alimentação irregular (como normalmente acontece), agride o *Yin* do Estômago.

d) Alimentação

A alimentação influencia a nossa saúde de duas formas principais: primeiro, a partir da nossa escolha de alimentos, e depois, por meio dos nossos hábitos alimentares.

i) Escolha dos alimentos

Nossa escolha de alimentos pode ficar desequilibrada de quatro maneiras principais: comer alimentos frios excessivamente, comer alimentos quentes excessivamente, comer alimentos gordurosos excessivamente e não comer o suficiente.

Comer alimentos frios em excesso

Alimentos "frios" incluem frutas cruas, vegetais crus e bebidas geladas. Os pacientes normalmente ficam surpresos quando são informados que o consumo excessivo desse tipo de alimento pode ser prejudicial porque esse conselho vai contra a ideia prevalecente de uma alimentação "saudável" – ou seja, comer muita fruta e salada para garantir a ingestão máxima de vitaminas e minerais. É verdade que alimentos crus são ricos em vitaminas e minerais e que um pequeno consumo desses alimentos não é prejudicial, sendo, de fato, saudável. Torna-se prejudicial do ponto de vista da medicina chinesa apenas quando a base da alimentação da pessoa é exclusivamente de frutas e vegetais crus.

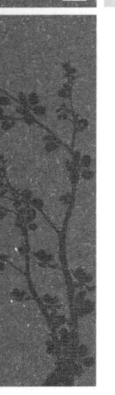

O consumo excessivo de alimentos frios (incluindo bebidas geladas) agride o Baço e gera Frio interno no corpo. Essa situação causa cútis pálida, fezes amolecidas, cansaço, sensação de frio e dor abdominal.

Comer alimentos quentes em excesso
Alimentos "quentes" incluem carne vermelha (especialmente cordeiro, carne bovina e carne de caça), pimenta e álcool. O consumo excessivo de alimentos quentes causa Calor nos órgãos internos e se manifesta com cútis avermelhada, sensação de calor, sede, insônia, agitação mental e língua Vermelha.

Comer alimentos gordurosos em excesso
Alimentos "gordurosos" incluem laticínios, bananas e amendoim. Além desses, essa categoria inclui alimentos cozidos em gordura animal e alimentos fritos. Açúcar também é um alimento "gorduroso".

Alimentos gordurosos levam à formação de Umidade e/ou Fleuma, e o consumo excessivo desses alimentos é extremamente comum nos países ocidentais, especialmente nos EUA e nos países do norte da Europa.

Não comer o suficiente
Nos países abastados, "não comer o suficiente" decorre de seguir uma dieta restritiva, geralmente com o objetivo de emagrecer, podendo também ser resultado de seguir uma dieta vegetariana sem critério, especialmente em mulheres. Muitas jovens se tornam vegetarianas e, sem ter um bom conhecimento de combinação de alimentos, tendem a comer muita salada e queijo, que agridem o Baço e geram Umidade. Essas meninas tendem a ser pálidas e a sofrer de cansaço, problemas digestivos, fezes amolecidas e problemas menstruais; a língua fica Pálida e o pulso, Áspero.

ii) Hábitos alimentares

A medicina chinesa enfatiza não só a variação de alimentos ingeridos, mas também, igualmente importante, a forma como comemos. Podemos ter uma alimentação balanceada exclusivamente de alimentos orgânicos, mas se nossos hábitos alimentares forem caóticos, vai causar doença.

A medicina chinesa enfatiza a importância da rotina e da regularidade da alimentação. Enfatiza também a importância de se fazer um pequeno intervalo depois do almoço. Infelizmente, a maioria das pessoas que trabalham em tempo integral tem hábitos alimentares muito irregulares, incluindo qualquer um dos seguintes:
- Comer com pressa
- Comer em pé
- Comer na mesa de trabalho
- Ter almoços de negócios
- Comer sem rotina, por exemplo, um almoço de negócios farto em um dia e no dia seguinte ficar sem almoçar
- Comer tarde da noite.

Esses hábitos alimentares inicialmente agridem o *Qi* do Estômago e, depois, o *Yin* do Estômago. Um dos sinais mais evidentes disso, além de problemas digestivos, é a língua apresentando uma fissura do Estômago ou fissuras espalhadas na área do Estômago e sem saburra.

e) Clima

A invasão de fatores patogênicos externos é uma causa importante de doença na Síndrome de Obstrução Dolorosa (*Bi*). Os principais fatores patogênicos externos são Vento, Umidade e Frio. Uma vez no corpo, qualquer um desses fatores patogênicos pode transformar-se ou se combinar com Calor.

Vento se caracteriza por sensibilidade e dor nos músculos e nas articulações e limitação de movimento, com a dor se movendo de uma articulação para outra. Em casos agudos, o pulso fica Flutuante e ligeiramente Rápido. Uma importante característica do Vento é que a dor se move de uma articulação para outra em dias diferentes e também pode surgir e desaparecer rapidamente.

Umidade se caracteriza por dor, sensibilidade e inchaço dos músculos e articulações, com sensação de peso e dormência nos membros; a dor é fixa em um determinado local e piora por tempo úmido. Em casos agudos, o pulso fica Lento e ligeiramente Deslizante.

Frio se caracteriza por dor intensa em uma articulação ou músculo, há limitação de movimento e normalmente é unilateral. Em casos agudos, o pulso fica Tenso.

Calor se origina de qualquer um dos três tipos anteriores quando o fator patogênico exterior se transforma em Calor no Interior e dá origem a Síndrome de Obstrução Dolorosa. Isso acontece especialmente quando há uma deficiência de *Yin* de base.

Calor se caracteriza por dor e vermelhidão, inchaço e calor nas articulações (que ficam quentes ao toque), limitação de movimento e dor grave. Em casos agudos, há sede, febre que não diminui depois de suar e pulso Deslizante e Rápido.

Essa síndrome se caracteriza não só por Calor, mas por Umidade-Calor. De fato, Umidade é o aspecto primário dessa síndrome e Calor é o aspecto secundário.

O diagnóstico de fatores patogênicos externos é baseado em dois fatores principais: início agudo do problema e sensibilidade da dor às mudanças do tempo.

f) Trauma

"Trauma" aqui significa traumatismo físico. Acidentes provocam estagnação local do *Qi*; se o traumatismo for grave, causa estase de Sangue local.

O diagnóstico de trauma é obviamente extraído da história, exceto quando o trauma ocorreu vários anos antes e o paciente já o esqueceu ou não faz relação do acidente com o problema atual.

Se o trauma provoca estase de Sangue local, essa estase pode manifestar-se na língua com uma única manchinha arroxeada que (quando comparada com pontos) é relativamente maior. A língua também reflete as áreas do corpo, e a localização da mancha arroxeada aponta para o sítio do traumatismo, que pode ser bem antigo (Figura 48.3).

Portanto, por exemplo, uma pequena mancha arroxeada do lado direito da ponta pode indicar traumatismo do lado direito da cabeça.

g) Drogas, incluindo vacinações

Obviamente, as drogas medicamentosas são uma causa importante de doença nos pacientes ocidentais. Uma discussão dos efeitos colaterais das drogas está além do alcance deste livro. Deve-se notar, entretanto, que, com pouquíssimas exceções importantes (como quimioterapia e uso de corticoides), os efeitos colaterais das drogas são relativamente a curto prazo (assim que são interrompidas) comparados com outras causas de doença. Por exemplo, um antidepressivo tem alguns efeitos colaterais bem conhecidos, mas esses efeitos cessam quando a droga é descontinuada, não causando um dano duradouro.

É diferente de outras causas de doença, como hereditariedade, estresse emocional ou alimentação. Por exemplo, um problema emocional ocorrido na infância tem efeitos duradouros mesmo depois de a pessoa ter reconhecido o problema e tomado medidas para o enfrentar e resolver. Da mesma maneira, se uma pessoa come irregularmente por alguns anos, os efeitos disso podem ser bastante duradouros, mesmo depois de ela ter regularizado a alimentação por um considerável período.

Quanto às vacinações, em minha opinião, elas levam à formação de Calor Latente. O Calor Latente é formado quando um fator patogênico invade o corpo sem causar sintomas aparentes; o fator patogênico penetra no Interior, transforma-se em Calor e "fica escondido" no Interior por algum tempo. Com o tempo (geralmente semanas ou meses), o Calor emerge na forma de Calor Latente com sintomas como fadiga súbita, membros cansados, insônia, sede, irritabilidade, língua vermelha e pulso Rápido. Deve-se enfatizar que o fato de o Calor Latente emergir não significa que está sendo expelido, mas simplesmente que está se manifestando depois de ficar escondido no Interior por algum tempo.

Para compreender o efeito das vacinações, precisamos mencionar a teoria dos Quatro Níveis. De acordo com essa teoria, um fator patogênico externo invade o corpo, passando através dos quatro níveis energéticos: níveis do Qi Defensivo, Qi, Qi Nutritivo e Sangue.

O nível do Qi Defensivo fica no nível exterior – ou seja, nesse estágio, o fator patogênico está no Exterior do corpo. No nível do Qi, o fator patogênico transforma-se em Calor interior. Os três níveis, Qi, Qi Nutritivo e Sangue, estão todos no interior e todos se caracterizam por Calor interior, mas em três camadas energéticas diferentes, o nível do Qi sendo a mais superficial e o do Sangue, a mais profunda. No caso de uma vacina, é como se o "fator patogênico" (ou seja, a vacina) fosse injetado diretamente no nível do Sangue. Uma vez nesse nível, ele "fica na espreita", transforma-se em Calor e emerge mais tarde como Calor Latente.

Logicamente, essa teoria é impossível de ser provada, mas a minha impressão é que muitas doenças modernas autoimunes, alguns tipos de câncer (como leucemia, linfoma ou mieloma) e a síndrome da imunodeficiência adquirida (AIDS) se manifestam como Calor Latente, e sua incidência crescente pode ser decorrente, em parte, das vacinações.

h) Drogas recreativas

Os efeitos nocivos das drogas "recreativas", como cocaína, heroína, ácido lisérgico (LSD), ecstasy e outras são bem conhecidos. Entretanto, as drogas chamadas "leves", como *cannabis*, também têm um profundo impacto sobre a nossa saúde. O uso regular de *cannabis* por um longo período tem ações neurológicas definitivas sobre o cérebro, afetando negativamente a memória e a concentração.[17] É minha experiência que esses efeitos são permanentes nos usuários de longa data mesmo depois de pararem de usar a droga. O uso prolongado da droga também pode causar perda da substância cerebral; a *cannabis* também prejudica a divisão celular pelos linfócitos na cultura de tecidos.[18]

Pela minha experiência, pessoas que fizeram uso prolongado dessa droga apresentam certa falta de centramento, Estômago e Baço fracos e Zhi (Força de Vontade) dos Rins enfraquecido.

i) Atividade sexual excessiva

"Atividade sexual", neste caso, significa ejaculação nos homens e orgasmo nas mulheres. A atividade sexual excessiva pode enfraquecer os Rins porque o esperma é uma emanação direta da Essência do Rim (a atividade sexual que não culmina em ejaculação não consome os Rins). É difícil definir o que é "excessiva" porque depende da idade e da saúde da pessoa. Um guia aproximado da frequência recomendada de ejaculações em homens saudáveis é dividir a idade do homem por 5; por exemplo, a cada 8 dias em um homem de 40 anos. Deve-se enfatizar que esse período deve ser estendido no caso de um homem com saúde precária, especialmente se sofrer de uma deficiência do Rim.

Atividade sexual excessiva enfraquece a Essência do Rim e pode causar lombalgia, tontura, tinidos, memória fraca, pouca concentração e joelhos fracos.

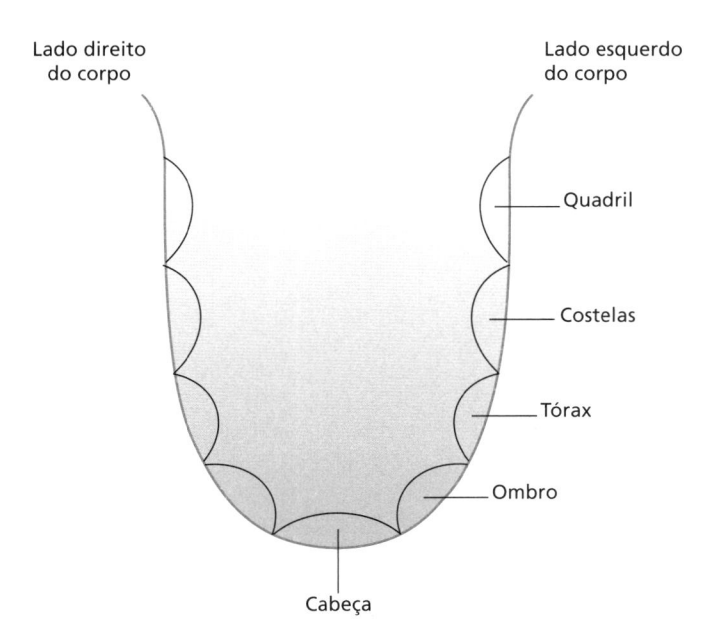

Figura 48.3 Áreas do corpo refletidas na língua.

(Lado direito do corpo / Lado esquerdo do corpo: Quadril, Costelas, Tórax, Ombro, Cabeça)

Eu tenho me referido aos homens deliberadamente porque, em minha opinião, o efeito da atividade sexual nas mulheres é bem diferente do efeito nos homens. O esperma nos homens é uma emanação da Essência do Rim; o equivalente nas mulheres é o sangue menstrual ou os óvulos nos ovários. Esperma e sangue menstrual/óvulos constituem a essência do *Tian Gui*, que aparece na puberdade. O raciocínio é bem simples: durante o orgasmo, homens perdem esperma, mas as mulheres não perdem sangue menstrual nem os óvulos; portanto, atividade sexual e orgasmo nas mulheres não são debilitantes para os Rins.

Uma causa de doença em mulheres equivalente à ejaculação excessiva nos homens seria uma perda maciça de sangue após o parto ou uma perda menstrual mensal intensa em uma mulher que sofre de menorragia. Algumas pessoas dizem que o aumento da lubrificação da vagina durante a excitação sexual e o orgasmo equivale à ejaculação nos homens. Minha tendência é discordar desse ponto de vista porque, pelo meu modo de entender, esses fluidos fazem parte dos Fluidos Corporais e não são uma emanação da Essência do Rim.

Finalmente, deve-se mencionar que a falta de atividade sexual também pode ser causa de doença, mas apenas quando o desejo sexual estiver presente. Se o desejo sexual estiver totalmente ausente, então a falta de atividade sexual não tem repercussões para a saúde. O desejo sexual faz o Fogo Ministerial subir, e com o orgasmo, esse Fogo é descarregado para baixo. Quando o desejo sexual não é satisfeito, o Fogo Ministerial sobe sem ser descarregado durante o orgasmo e afeta o Coração, causando Fogo no Coração pela estagnação do *Qi* do Coração.

RESULTADOS DO APRENDIZADO

O aluno agora deve entender:

- Há com frequência pelo menos duas das seguintes causas de doença interativas: hereditariedade, emoções, excesso de trabalho, alimentação, clima, trauma, drogas medicamentosas e recreativas e atividade sexual excessiva
- É útil dividir a vida do paciente em cinco estágios: infância, adolescência, juventude, meia-idade e velhice
- As manifestações de constituições fracas do Baço, Pulmão, Coração, Fígado e Rim são herdadas dos pais
- Todas as emoções afetam o Coração, bem como um órgão específico; as emoções a ser consideradas são raiva, alegria, preocupação, excesso de pensamentos, tristeza, pesar, medo, choque, amor, ódio, desejo e culpa
- Trabalhar sem descansar adequadamente pode consumir o *Yin* de vários órgãos
- Alimentos excessivamente frios ou quentes podem causar Frio ou Calor internos, respectivamente, enquanto alimentos gordurosos geram formação de Fleuma e/ou Umidade
- Regularidade para se alimentar e hábitos alimentares focados são importantes
- Invasão de fatores patogênicos externos é particularmente relevante na Síndrome de Obstrução Dolorosa (*Bi*)
- Os efeitos colaterais da maioria das drogas são temporários assim que a droga é interrompida
- Atividade sexual excessiva se refere à ejaculação nos homens e orgasmo nas mulheres.

NOTAS

1. 1981 *Spiritual Axis* (*Ling Shu Jing* 灵枢经), People's Health Publishing House, Beijing, publicado pela primeira vez c. 100 a.C., p. 24.
2. Ibid., p. 24.
3. Ibid., p. 67.
4. *Simple Questions*, p. 221.
5. Fei Bo Xiong *et al.* 1985 *Medical Collection from Four Families from Meng He* (*Meng He Si Jia Yi Ji* 孟河四家医集), Jiangsu Science Publishing House, Nanjing, p. 40.
6. *Principles of Medical Practice*, citado em Wang Ke Qin 1988 *Theory of the Mind in Chinese Medicine* (*Zhong Yi Shen Zhu Xue Shuo* 中医肾主学说), Ancient Chinese Medical Texts Publishing House, p. 34.
7. *Simple Questions*, p. 221.
8. Chen Yan 1174 *A Treatise on the Three Categories of Causes of Diseases* (*San Yin Ji Yi Bing Zheng Fang Lun* 三因极一病证方论), citado em Wang Ke Qin 1988 *Theory of the Mind in Chinese Medicine* (*Zhong Yi Shen Zhu Xue Shuo* 中医肾主学说), Ancient Chinese Medical Texts Publishing House, p. 55.
9. *Simple Questions*, p. 221.
10. Ibid., p. 221.
11. Ibid., p. 38.
12. *Medical Collection from Four Families from Meng He*, p. 40.
13. *Simple Questions*, p. 221.
14. *Spiritual Axis*, p. 24.
15. *Simple Questions*, p. 222.
16. Por essa razão, "Fogo Ministerial" se refere tanto ao Fogo fisiológico ou patológico do Rim como também ao Pericárdio. Por isso, alguns médicos designam a posição Posterior Direita do pulso ao *Yang* do Rim e outros médicos a designam como sendo do Pericárdio.
17. D. R. Lawrence 1973 Clinical Pharmacology, Churchill Livingstone, Edinburgh, p. 14.29.
18. Ibid., p. 14.30 e 14.31.

PARTE **3**

Diagnóstico pela Palpação

PARTE 3 Diagnóstico pela Palpação

O diagnóstico pela palpação inclui a palpação de pulso, tórax e abdome, de várias partes do corpo, dos canais e dos pontos. As duas partes mais importantes do diagnóstico pela palpação são o pulso e o abdome.

O diagnóstico pelo pulso evoluiu a um nível de sofisticação altíssimo na medicina chinesa, beneficiando-se de uma tradição contínua, ininterrupta, por mais de 2.000 anos. Os primeiros elementos sistemáticos do diagnóstico pelo pulso são encontrados no *Clássico de Medicina do Imperador Amarelo*. É possível que nos últimos séculos (a partir da dinastia Song em diante, quando a moralidade confuciana prevaleceu), o diagnóstico pelo pulso foi desenvolvido em preferência ao diagnóstico abdominal porque era considerado impróprio que um médico do sexo masculino palpasse o corpo de uma mulher.

O diagnóstico pela palpação dos canais e dos pontos é muito importante, especialmente para os acupunturistas, porque a palpação e a inserção de agulhas nos pontos doloridos fundem o diagnóstico e a terapia em uma única coisa.

A discussão do diagnóstico pela palpação será articulada nos seguintes capítulos:

Capítulo 49: Diagnóstico pelo pulso
Capítulo 50: Qualidades do pulso
Capítulo 51: Palpação das partes do corpo
Capítulo 52: Palpação dos canais.

PARTE 3

49 Diagnóstico pelo Pulso

CONTEÚDO DO CAPÍTULO

Introdução, 354
Su Wen, *Capítulo 17 (melhor hora para tomar o pulso)*, 354
O pulso identifica a desarmonia do órgão e do padrão, 355
O pulso dá uma ideia do estado do Qi
e do Sangue como um todo, 355

As "Nove Regiões" do Pulso de Acordo com o *Clássico de Medicina do Imperador Amarelo*, 355
Su Wen, *Capítulo 20 (nove regiões do pulso)*, 355

O Pulso no *Clássico Das Dificuldades*, 356

As Três Seções do Pulso, 356

Distribuição das Posições do Pulso para os Órgãos, 358
Posições dos órgãos no pulso, 358
Conciliando as diferentes designações do pulso, 361

Os Três Níveis, 363

Método de Tomar o Pulso, 364
Hora, 364
Nivelamento do braço, 364
Equalização da respiração, 365
Colocação dos dedos, 365

Fatores que Afetam o Pulso, 366
Estação, 366
Sexo, 367
Idade, 367
Constituição física, 367
Menstruação, 367
Gravidez, 367
Fan Guan Mai e Xie Fei Mai, 367

Atributos do Pulso Normal, 368
Espírito, 368
Qi do Estômago, 368
Raiz, 368

Diretrizes para Interpretar o Pulso, 369
Sentir o pulso como um todo com três dedos, 370
Sentir o espírito, o Qi do Estômago e a raiz, 370
Sentir as três posições juntas primeiro e depois individualmente, 370
Sentir os três níveis, 370
Sentir a qualidade global do pulso, se houver, 371
Sentir a qualidade, força e nível de cada posição individual do pulso rolando e empurrando os dedos, 371
Contar a frequência do pulso, 371

Aplicação Clínica do Diagnóstico pelo Pulso, 372
O pulso é geralmente crucial para fechar um diagnóstico, 372
O pulso é essencial para distinguir Deficiência de Excesso, 372
O pulso é essencial para determinar o princípio de tratamento, 372
O pulso em problemas emocionais, 373
O pulso como indicador de problema em um órgão, 373
O pulso como indicador de um problema cardíaco, 373
O pulso não reflete necessariamente todos os aspectos de uma desarmonia, 374
O pulso indica desarmonias além do padrão vigente, 375
O pulso pode indicar uma deficiência de base na ausência de sintomas, 375
O pulso no câncer, 375

Integração do Diagnóstico do Pulso com o da Língua, 376
Qi e Sangue, 376
Fator tempo, 376
Quando o pulso é rápido e a língua não está vermelha, 376
Quando o pulso é lento e a língua é vermelha, 377
O diagnóstico pelo pulso acrescenta detalhes ao diagnóstico pela língua, 377

Limitações do Diagnóstico Pelo Pulso, 377
Subjetividade, 377
Sujeito a influências a curto prazo, 377

A discussão do diagnóstico pelo pulso será articulada sob os seguintes tópicos:
1. Introdução
2. As "nove regiões" do pulso do *Clássico de Medicina do Imperador Amarelo*
3. O pulso no *Clássico das Dificuldades*
4. As três seções do pulso
5. Distribuição das posições do pulso para os órgãos
   a) Posições dos órgãos no pulso
      i) *Clássico das Dificuldades* (Nan Jing, 100 d.C.)
      ii) *Pulse Classic* (Mai Jing, 280 d.C.)
      iii) *The Study of the Pulse from Pin Hu Lake* (Pin Hu Mai Xue, 1564)
      iv) O *Golden Mirror of Medicine* (Yi Zong Jin Jian, 1742)
      v) China Moderna
   b) Reconciliando as diferentes disposições do pulso
      i) Órgão *Yin* e *Yang* como se refletem no pulso
      ii) Os pontos de vista do acupunturista e do fitoterapeuta sobre o diagnóstico do pulso
      iii) Canais do Intestino Delgado e do Intestino Grosso *versus* órgãos no diagnóstico do pulso
      iv) Significado clínico do diagnóstico do pulso independente das posições dos órgãos
      v) Interpretação do pulso em condições agudas *versus* condições crônicas
      vi) O pulso como reflexo do *Qi* do Coração
6. Os três níveis
7. Método de tomar o pulso
   a) Hora
   b) Nivelar o braço
   c) Equalizar a respiração
   d) Posicionar os dedos
      i) Posicionamento dos dedos
      ii) Disposição dos dedos
      iii) Regulagem dos dedos
      iv) Uso dos dedos
      v) Movimento dos dedos
8. Fatores que afetam o pulso

a) Estação
b) Gênero
c) Idade
d) Constituição física
e) Menstruação
f) Gravidez
g) *Fan Guan Mai* e *Xie Fei Mai*
   i) *Fan Guan Mai*
   ii) *Xie Fei Mai*
9. Atributos do pulso normal
   a) Espírito
   b) *Qi* do Estômago
   c) Raiz
10. Diretrizes para interpretar o pulso
    a) Sentir o pulso como um todo com os três dedos
    b) Sentir o espírito, o *Qi* do Estômago e a raiz
    c) Sentir as três posições juntas primeiramente e depois cada uma individualmente
    d) Sentir os três níveis
    e) Sentir a qualidade geral do pulso, caso haja
    f) Sentir a qualidade, a força e o nível de cada posição individual
    g) Contar a frequência do pulso
11. Aplicação clínica do diagnóstico pelo pulso
    a) O pulso geralmente é crucial para concluir um diagnóstico
    b) O pulso é essencial para distinguir Deficiência de Excesso
    c) O pulso é essencial para determinar o princípio de tratamento
    d) O pulso nos problemas emocionais
    e) O pulso como indicador de um problema em um órgão
    f) O pulso como indicador de um problema no coração
    g) O pulso não reflete necessariamente todos os aspectos da desarmonia
    h) O pulso indica desarmonias além dos padrões presentes
    i) O pulso pode indicar uma deficiência de base na ausência de sintomas
    j) O pulso no câncer
12. Integração do diagnóstico do pulso com a língua
    a) *Qi* e Sangue
    b) Fator tempo
    c) Quando o pulso é rápido e a língua não é vermelha
    d) Quando o pulso é lento e a língua é vermelha
    e) O diagnóstico do pulso acrescenta detalhes para o diagnóstico da língua
13. Limitações do diagnóstico do pulso
    a) É subjetivo
    b) Está sujeito a influências a curto prazo

As qualidades do pulso são discutidas no Capítulo 50.

1. INTRODUÇÃO

O diagnóstico pelo pulso é o mais difícil entre as artes diagnósticas da medicina chinesa; é um assunto bastante complexo que deve envolver um nível profundo de conhecimento e grande dose de habilidade e sensibilidade. Ferramenta diagnóstica essencial para os praticantes da medicina chinesa, o diagnóstico pelo pulso é verdadeiramente uma "arte"; essa técnica tem mais direito ao título do que qualquer outra habilidade diagnóstica da medicina chinesa. Adquirir as habilidades para se fazer um bom diagnóstico pelo pulso requer muita paciência, e tornar-se proficiente nessa arte exige anos de prática. É um estudo que não tem fim: é necessário continuar a desenvolver a própria habilidade e o conhecimento do diagnóstico pelo pulso por toda a vida.

O que sentimos quando tomamos o pulso? Basicamente, sentimos a pulsação do *Qi* por meio da pulsação do Sangue. *Qi* é uma energia sutil que não dá para "sentir" (exceto por praticantes peritos no *Qi Gong*) ou "medir". Portanto, usamos a artéria radial para sentir a pulsação do sangue e ter uma ideia do estado do *Qi*. Isso é possível por conta do forte elo entre o *Qi* e o Sangue: o *Qi* é o comandante do Sangue e o Sangue é a mãe do *Qi*. Portanto, com a pulsação do Sangue podemos sentir o estado do *Qi*. O uso do pulso para sentir o estado do *Qi* também fica demonstrado pelo fato de que o pulso é sentido na artéria radial, onde o canal do Pulmão passa, e pelo fato de os Pulmões governarem o *Qi*, essa artéria em particular nos fala sobre o estado do *Qi*.

O Coração é o órgão mais importante que influencia o pulso: do ponto de vista da medicina chinesa, pelo fato de o Coração governar o Sangue, e do ponto de vista da medicina ocidental, pelo fato da pulsação do pulso derivar da ação de bombeamento do coração. Entretanto, além do Coração, os outros quatro órgãos *Yin* também têm uma relação com o Sangue e, portanto, com o pulso (Figura 49.1).

O diagnóstico pelo pulso é importante por duas razões: ele ajuda a identificar o órgão interno (ou canais) afetado ou o padrão predominante, e reflete todo o complexo do *Qi* e do Sangue.

Su Wen, Capítulo 17 (melhor hora para tomar o pulso)

"*A melhor hora para tomar o pulso é de manhã bem cedo, quando o Yin Qi não está perturbado, o Yang Qi ainda não foi consumido, nenhum alimento foi ingerido, os canais Principais não estão vigorosos, os canais Luo estão tranquilos e o Qi e o Sangue estão circulando bem. Portanto, as alterações anormais do pulso podem ser detectadas. Além de examinar as alterações do pulso, devemos observar cuidadosamente o lustro* [Jing Ming] *dos olhos e inspecionar as cinco cores para concluir quando os cinco órgãos Yin estão cheios ou vazios.*"[1]

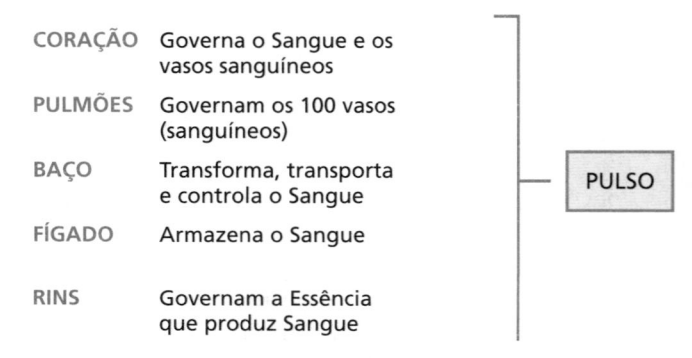

CORAÇÃO	Governa o Sangue e os vasos sanguíneos	
PULMÕES	Governam os 100 vasos (sanguíneos)	
BAÇO	Transforma, transporta e controla o Sangue	PULSO
FÍGADO	Armazena o Sangue	
RINS	Governam a Essência que produz Sangue	

Figura 49.1 Influência dos órgãos *Yin* no pulso.

a) O pulso identifica a desarmonia do órgão e do padrão

Dentro da imagem geral de uma desarmonia, o pulso pode ser considerado uma manifestação como outra qualquer (p. ex., sede, tontura, face avermelhada). O significado único do diagnóstico pelo pulso, entretanto, é que, por si só, ele nos permite diagnosticar um padrão, mesmo na ausência de outros sintomas. Por exemplo, tontura indica uma deficiência do Rim apenas se ocorrer juntamente com outros sintomas que indicam deficiência do Rim, como tinidos, lombalgia e sudorese noturna. Ao contrário, um pulso do Rim Profundo-Fraco nas duas posições Posteriores por si só indica inequivocamente uma deficiência do Rim.

Além disso, o pulso pode indicar, por si só, um padrão com alguma certeza. Por exemplo, tontura pode ser causada por Fleuma e, para diagnosticar essa condição, deve ser acompanhada por outros sintomas ou sinais de Fleuma, como sensação de opressão no peito, sensação de congestão na cabeça, língua Aumentada etc. Entretanto, um pulso Deslizante por si só indica Fleuma (excluindo, logicamente, o caso de gravidez).

b) O pulso dá uma ideia do estado do *Qi* e do Sangue como um todo

Outra forma em que o pulso difere de outras manifestações clínicas é que ele dá uma imagem do corpo como um todo, do estado do *Qi* e do Sangue, do estado dos órgãos *Yin* e *Yang*, do estado das partes do corpo e da constituição do indivíduo. Nenhuma outra manifestação clínica pode fazer isso e apenas a língua chega próximo de fazê-lo.

2. AS "NOVE REGIÕES" DO PULSO DE ACORDO COM O *CLÁSSICO DE MEDICINA DO IMPERADOR AMARELO*

A prática de sentir o pulso na artéria radial foi descrita no *Clássico das Dificuldades* (c. 100 d.C.); antes disso, o pulso era tomado em nove artérias diferentes, três na cabeça, três nas mãos e três nas pernas, conforme no *Questões Simples*, Capítulo 20: "*Existem três áreas no corpo, cada área é dividida em três, somando nove regiões: elas são usadas para determinar a vida e a morte [ou seja, o prognóstico], e, nelas, as 100 doenças se manifestam, Deficiência e Excesso são regulados e os fatores patogênicos podem ser expelidos*".[2]

As nove regiões são as artérias onde o pulso é sentido, as quais refletem o estado dos Aquecedores Superior, Médio e Inferior. Cada uma das três áreas é dividida em três regiões identificadas como Céu, Pessoa e Terra, indicando as regiões Superior, Média e Inferior, conforme indicado na Tabela 49.1.[3]

Embora esse método de tomar o pulso em nove artérias diferentes e em nove locais distintos tenha sido substituído pelo método de tomar o pulso apenas na artéria radial, sentir os pulsos das nove regiões ainda pode ser útil na prática clínica para confirmar o vazio ou a plenitude de uma determinada área. Por exemplo, em um paciente que sofre de hipertensão causada por ascensão do *Yang* do Fígado, pode ser útil checar os pulsos das regiões superiores para determinar o grau de gravidade dessa patologia (quanto mais fortes, duros e cheios os pulsos das regiões superiores forem, mais grave a ascensão do *Yang* do Fígado).

Outro exemplo do uso dos pulsos das nove regiões seria para pacientes com problemas circulatórios nas pernas. Nesse caso, pode ser útil sentir os pulsos das regiões inferiores para estabelecer o grau da gravidade desse problema (quanto mais fracos e vazios os pulsos das regiões inferiores forem, mais precária será a circulação do *Qi* nas pernas).

Além disso, esse método pode ser particularmente importante quando temos um paciente que sofreu amputação de um braço ou de uma perna; nesse caso, os três pulsos da artéria radial do membro ausente podem ser substituídos pelas nove regiões do *Questões Simples*.

Su Wen, Capítulo 20 (nove regiões do pulso)

"*Existem Três Regiões no corpo humano, e cada região tem três divisões que são examinadas para concluir o prognóstico das doenças. As Três Regiões se referem à Região Superior, Média e Inferior. Cada Região tem Três Divisões que correspondem a Céu, Terra e Pessoa. Divisão Céu da Região Superior se refere à artéria da testa [Taiyang]; divisão Terra da Região Superior se refere à artéria próxima da boca [E-3 Juliao]; divisão Pessoa da Região Superior se refere à artéria na parte anterior da orelha [TA-21 Ermen]; divisão Céu da Região Média se refere à artéria do Tai Yin da Mão [P-8 Jingqu]; divisão Terra da Região Média se refere à artéria do Yang Ming da Mão [IG-4 Hegu]; divisão Pessoa da Região Média se refere à artéria do Shao Yin da Mão [C-7 Shenmen]; divisão Céu da Região Inferior se refere ao Jue Yin do Pé [F-10 Wuli]; divisão Terra da Região Inferior se refere ao Shao Yin do Pé [R-3 Taixi]; divisão Pessoa da Região Inferior se refere ao Tai Yin do Pé [BP-11 Jimen].*"[4]

Tabela 49.1 As nove regiões do pulso de acordo com o *Questões Simples*.

Área	Localização	Região	Ponto	Órgão ou parte do corpo	Alternativa
Superior	Cabeça	Superior Média Inferior	*Tai Yang* E-3 *Juliao* TA-21 *Ermen*	*Qi* da cabeça *Qi* da boca *Qi* das orelhas e dos olhos	
Média	Mão	Superior Média Inferior	P-8 *Jingqu* IG-4 *Hegu* C-7 *Shenmen*	Pulmões Centro do tórax Coração	
Média	Perna	Superior Média Inferior	F-10 *Wuli* R-3 *Taixi* BP-11 *Jimen*	Fígado Rins Baço e Estômago	F-3 *Taichong* E-42 *Chongyang*

3. O PULSO NO *CLÁSSICO DAS DIFICULDADES*

O *Clássico das Dificuldades* (c. 100 d.C.) estabeleceu, pela primeira vez, a prática de tomar o pulso na artéria radial; esse pulso era variadamente chamado de *Qi Kou* ("Portal do *Qi*"), *Cun Kou* ("Portal da Polegada" [posição Anterior do pulso]) e *Mai Kou* ("Portal do Pulso"). O *Clássico das Dificuldades* diz: "*Os 12 canais principais têm suas próprias artérias, mas o pulso pode ser tomado apenas no Portal da Polegada [posição de P-9] refletindo a vida e a morte dos cinco órgãos* Yin *e dos seis órgãos* Yang... *O Portal da Polegada é o ponto de início e final da energia dos cinco órgãos* Yin *e dos seis órgãos* Yang *e essa é a razão pela qual podemos tomar o pulso apenas nessa posição.*"[5]

A última parte dessa declaração é interessante porque a descrição do pulso do Portal da Polegada como sendo o "ponto de início e ponto final da energia dos cinco órgãos *Yin* e dos seis órgãos *Yang*" parece implicar uma compreensão da circulação do sangue como sendo um circuito fechado.

Existem duas razões principais pelas quais o pulso é sentido na posição do "Portal do *Qi*" na artéria radial do pulso correspondente ao canal do Pulmão. Primeira, é que os Pulmões governam o *Qi* e esse canal, portanto, é o melhor para aferir o seu estado no corpo. De fato, o *Clássico das Dificuldades*, Capítulo 1, diz: "*Doze canais têm locais onde o pulso pode ser sentido e, mesmo assim, seleciona-se apenas o Portal da Polegada para determinar o estado dos cinco órgãos* Yin *e dos seis órgãos* Yang, *por que isso? O Portal da Polegada constitui o grande local de encontro dos vasos, é o local onde o pulso do* Yin Maior da Mão *[Pulmões] pulsa... o Portal da Polegada é o início e o final dos cinco órgãos* Yin *e dos seis órgãos* Yang *e, portanto, apenas o Portal da Polegada é usado [para diagnóstico]*".[6]

A segunda razão é que o *Qi* Pós-natal e o Sangue são originados dos alimentos e da água que entram no Estômago. O Estômago extrai as essências dos alimentos, que vão para os Pulmões; dos Pulmões, elas vão para a pele e para os cinco órgãos *Yin* e os seis órgãos *Yang* e para todas as artérias do corpo – essa é uma razão pela qual P-9 *Taiyuan* é o ponto de Encontro (*Hui*) de todos os vasos sanguíneos.

O *Questões Simples* diz, no Capítulo 11:

"*O Imperador Amarelo perguntou: por que é que se pode dizer o estado dos cinco órgãos* Yin *apenas no Portal do* Qi*? Chi Po respondeu: o Estômago é o Mar dos Alimentos e das Bebidas e a grande origem dos seis órgãos* Yang. *Os cinco sabores penetram na boca e ficam armazenados no Estômago, o qual nutre o* Qi *dos cinco órgãos* Yin; *o Portal do* Qi *é o* Yin Maior. *Os sabores dos cinco órgãos* Yin *e dos seis órgãos* Yang *são todos derivados do Estômago e depois transformados para se tornar visíveis no Portal do Qi.*"[7]

O Capítulo 21 do *Questões Simples* diz:

"*O Qi dos alimentos penetra no Estômago, o Qi dos Alimentos vai para o Coração e sua parte refinada penetra nos vasos, o Qi dos vasos flui para os 12 canais e o Qi dos canais chega nos Pulmões. Os Pulmões governam todos os vasos e sua essência refinada vai para a pele e para os pelos do corpo. Os pelos do corpo e os vasos se combinam e o Qi é transmitido para os seis órgãos* Yang *cujo Qi se manifesta e nutre os quatro órgãos* Yin *[além do Coração]. Quando o Qi está equilibrado, o Portal do Qi se torna o Portal da Polegada [ou seja, a posição do pulso] a partir do qual o estado do corpo pode ser determinado.*"[8]

Portanto, a seção da artéria radial no canal do Pulmão nos diz sobre o estado do *Qi* e do Sangue do corpo todo.

POR QUE O PULSO É SENTIDO NA ARTÉRIA RADIAL (CANAL DO PULMÃO)

- Os Pulmões governam o *Qi*
- Os Pulmões recebem o *Qi* dos Alimentos do Estômago.

O Dr. J. H. F. Shen tem outra ideia interessante de por que o pulso é sentido na artéria radial do punho. Ele compara o sangue fluindo na artéria radial no punho como sendo uma onda do mar e o osso metacarpiano do polegar como sendo um penhasco. Pelo fato de a onda do sangue na artéria radial se chocar contra o penhasco e recuar, podemos sentir o pulso ali. Se o sangue não encontrasse esse obstáculo, ele seguiria fluindo sem ser desviado e não conseguiríamos interpretá-lo do mesmo jeito (Figura 49.2).

4. AS TRÊS SEÇÕES DO PULSO

As três seções do pulso são as seguintes:

Polegada	Cun	Anterior
Portão	Guan	Média
Pé	Chi	Posterior

O segundo capítulo do *Clássico das Dificuldades* explica como seu autor chegou à palpação do pulso nas três posições chamadas Polegada ou Anterior, Portão ou Média e Pé ou Raiz (*Cun, Guan* e *Chi*):

"*As seções Pé e Polegada do pulso são o ponto de encontro dos canais. A distância da posição Portão [P-8, no mesmo nível da apófise radial] até a posição Pé no cotovelo representa o Pé-Interior e reflete as energias* Yin. *A distância da posição Portão até o ponto Margem do Peixe [a eminência tenar] é o Pé-Exterior e reflete as energias* Yang. *Daí, a distância de 1 polegada é separada da distância de 1 pé [da posição Portão até a prega do cotovelo], de modo que a distância de 1 pé é representada por 1 polegada. Então, as energias* Yin *são refletidas dentro dessa seção de 1 polegada da seção de 1 pé de comprimento e as energias* Yang *são refletidas dentro de uma seção de 9 fen [nove décimos de uma polegada] da seção de 1 polegada. O comprimento total da seção Pé e da seção Polegada se estende por 1 polegada e 9 fen; por isso se fala das seções do Pé e Polegada.*"[9]

Em outras palavras, a distância da posição Portão-*Guan* (ou Média) do pulso (em P-8 *Jingqu*) até a prega do cotovelo mede 1 pé chinês e reflete as energias *Yin*; a distância da posição Portão-*Guan* até a prega do pulso é de 9 fen (nove décimos de uma polegada) e reflete as energias *Yang*. Entretanto, uma seção de 1 polegada é separada da distância de 1 pé a partir da posição Portão-*Guan* até a prega do cotovelo para representar as energias *Yin*; em outras palavras, essa seção de 1 polegada é representativa da seção de 1 pé (Figura 49.3).

O *Clássico do Pulso* diz algo semelhante:

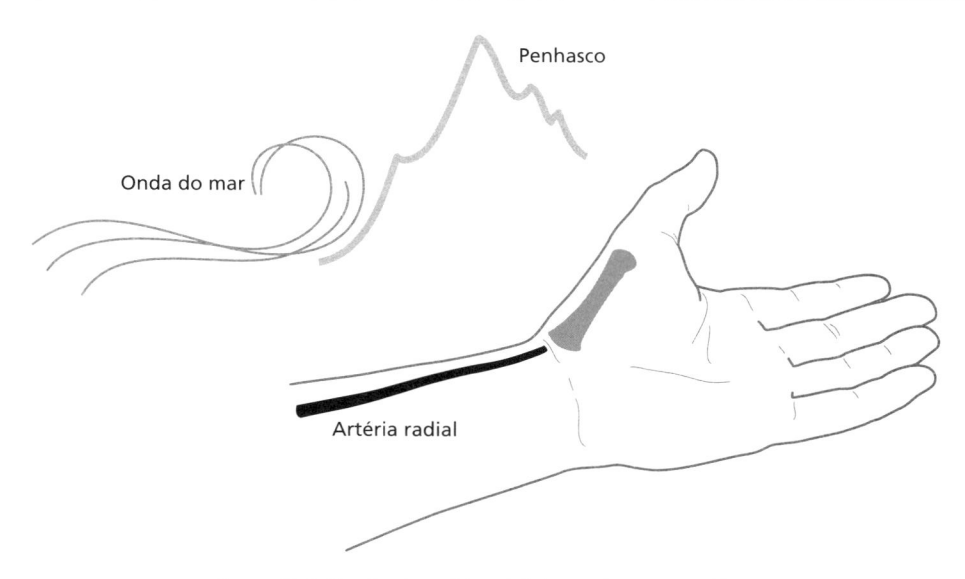

Figura 49.2 O pulso da artéria radial de acordo com o Dr. Shen.

"Da Margem do Peixe [a eminência tenar] até o osso proeminente [processo estiloide radial] movendo uma polegada para trás [em sentido proximal], no meio disso está o Portal Polegada. Da Polegada até o Pé, chama-se Chi Ze e essa posição é chamada Pé. A posição atrás da Polegada e em frente das posições Pé chama-se posição Portão: essa é a fronteira entre o Yang emergente [na posição Polegada] e o Yin submerso [na posição Pé]. O Yang emergente ocupa três divisões [posições] e o Yin submerso também ocupa três divisões [posições]. O Yang se origina na posição Pé e se move [ou se manifesta] na posição Polegada; o Yin se origina na posição Polegada e se move [ou se manifesta] na posição Pé. A posição Polegada governa o Aquecedor Superior, incluindo a pele e os cabelos até as mãos; a posição Portão governa o Aquecedor Médio, incluindo o abdome e a parte posterior do corpo; a posição Pé governa o Aquecedor Inferior, o abdome inferior até os pés."[10]

O Clássico das Dificuldades diz, no Capítulo 3: "Na frente [ou seja, distalmente] da posição Portão, o Yang se move, o pulso aqui tem 9 fen de comprimento e é superficial... atrás [ou seja, em sentido proximal] da posição Portão o Yin se move, o pulso aqui tem 1 cun de comprimento e é profundo".[11]

Portanto, três seções do pulso são identificadas: a seção Polegada-Cun (Anterior), refletindo as energias Yang e a seção Portão-Guan (Média), e a seção Pé-Chi (Posterior), refletindo as energias Yin.

AS TRÊS POSIÇÕES DO PULSO

- A posição Polegada-Cun (Anterior) reflete as energias Yang
- As posições Portão-Guan (Média) e Pé-Chi (Posterior) refletem as energias Yin.

Três diferentes tipos de pressão do dedo são aplicados em cada seção, constituindo as nove regiões, que compartilham o mesmo nome, mas têm significado diferente dos citados no Questões Simples, listados acima. Essa foi a revolução que o Clássico das Dificuldades proporcionou ao diagnóstico pelo pulso: as mesmas informações que eram obtidas sentindo o pulso em nove artérias distintas, da cabeça, das mãos e das pernas, poderiam agora ser obtidas sentindo o pulso apenas na artéria radial.

O Capítulo 18 do Clássico das Dificuldades descreve as três diferentes pressões aplicadas ao pulso:

"Existem três seções, Polegada, Portão e Pé, e três pressões, superficial, média e profunda [fazendo] 9 regiões. A seção Superior pertence ao Céu e reflete doenças do tórax e da cabeça; a seção Média pertence à Pessoa e reflete doenças do diafragma até o umbigo; a seção Inferior pertence à Terra e reflete doenças do umbigo até os pés. Examine [essas seções] antes de agulhar."[12]

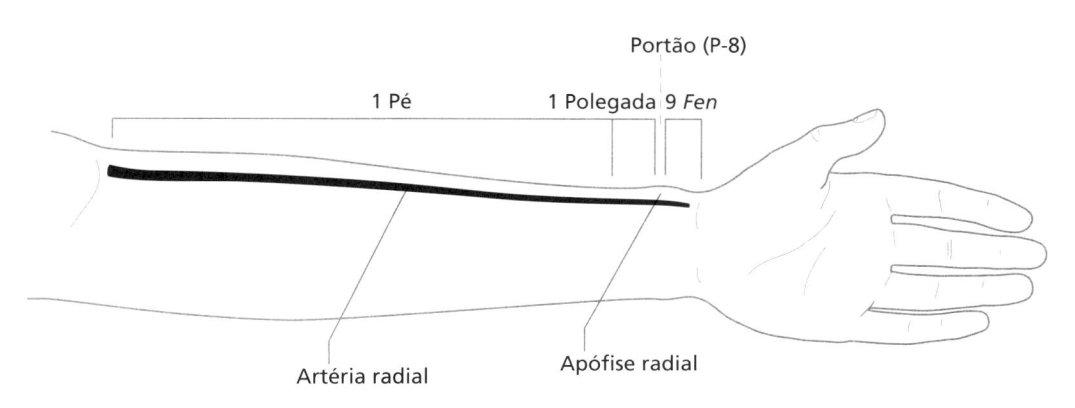

Figura 49.3 Seções Polegada, Portão e Pé do pulso de acordo com o Clássico das Dificuldades.

Essa passagem estabelece claramente o princípio, adotado por todos os médicos que vieram em seguida, de que a seção Polegada do pulso corresponde ao Aquecedor Superior e às doenças do tórax para cima; a seção Portão corresponde ao Aquecedor Médio e às doenças do diafragma até o umbigo, e a seção Pé, ao Aquecedor Inferior e às doenças do umbigo até os pés (Figura 49.4).

5. DISTRIBUIÇÃO DAS POSIÇÕES DO PULSO PARA OS ÓRGÃOS

Vou discutir a distribuição das posições do pulso para os órgãos examinando as várias disposições do pulso ao longo dos anos e depois tentar conciliar as discrepâncias entre as várias disposições.

a) Posições dos órgãos no pulso

Além de atribuir as três seções do pulso aos Três Aquecedores, o diagnóstico do pulso do ponto de vista chinês vai muito além de designar cada posição do pulso ao Qi de um determinado órgão. Ao longo dos séculos, os médicos chineses discordaram sobre a designação de cada posição, surgindo muitas opiniões diferentes. A Tabela 49.2 resume a designação das posições do pulso a vários órgãos, de acordo com seis grandes clássicos representativos:

- *Clássico de Medicina do Imperador Amarelo (Huang Di Nei Jing)*, c. 100 a.C.
- *Clássico das Dificuldades (Nan Jing)*, ca. 100 d.C.
- *Clássico do Pulso (Mai Jing)*, por Wang Shu He, c. 280 d.C.
- *The Study of the Pulse from Pin Hu Lake (Pin Hu Mai Xue)*, por Li Shi Zhen, 1564
- *The Complete Works of Jing Yue (Jing Yue Quan Shu)*, por Zhang Jing Yue, 1624
- *The Golden Mirror of Medicine (Yi Zong Jin Jian)*, por Wu Qian, 1742.

Vale observar que as passagens reais a respeito da correlação entre órgãos e posições do pulso de alguns clássicos mostram que essa correlação nunca foi tão simples e mecânica como tende a ser ensinada atualmente – ou seja, que palpamos os "órgãos Yang no nível superficial e os órgãos Yin no nível profundo".

i) *Clássico das Dificuldades* (*Nan Jing*, 100 d.C.)

O Capítulo 18 do *Clássico das Dificuldades* explica a correspondência das posições do pulso com os órgãos (ou canais) de acordo com os Cinco Elementos em uma declaração bastante complexa:

"*O Yin Maior da Mão* [Pulmões] *e o Yang Brilhante da Mão* [Intestino Grosso] *pertencem ao Metal; o Yin Menor do Pé* [Rins] *e o Yang Maior do Pé* [Bexiga] *pertencem à Água. Metal gera Água; Água flui para baixo e não consegue ascender. Portanto, esses são sentidos na posição abaixo da posição Portão* [ou seja, posição Pé]. *O Yin Terminal do Pé* [Fígado] *e o Yang Menor do Pé* [Vesícula Biliar] *pertencem à Madeira; Madeira gera o Fogo do Yang Maior da Mão* [Intestino Delgado] *e do Yin Menor da Mão* [Coração]. *O Fogo chameja para cima e não consegue descer. Portanto, o Yang Maior da Mão* [Intestino Delgado] *e o Yin Menor da Mão* [Coração] *correspondem à posição acima do Portão* [ou seja, posição Polegada]. *O Fogo do Mestre do Coração da Mão* [ou seja, Pericárdio] *e o Yang Menor da Mão* [Triplo Aquecedor] *geram a Terra do Yin Maior do Pé* [Baço] *e o Yang Brilhante do Pé* [Estômago]. *A Terra governa o Centro e, portanto, sua posição é a central. Isso está de acordo com o relacionamento de geração e nutrição mútuas de Mãe-Filho dos Cinco Elementos.*"[13]

Portanto, a designação dos órgãos para as posições do pulso de acordo com o *Clássico das Dificuldades* obedece estritamente o ciclo dos Cinco Elementos, como se segue (Figura 49.5):

Polegada-*Cun*-Anterior	Aquecedor Superior – doenças do tórax até a cabeça	Polegada-*Cun*-Anterior
Portão-*Guan*-Média	Aquecedor Médio – doenças do diafragma até o umbigo	Portão-*Guan*-Média
Pé-*Chi*-Posterior	Aquecedor Inferior – doenças do umbigo até os pés	Pé-*Chi*-Posterior

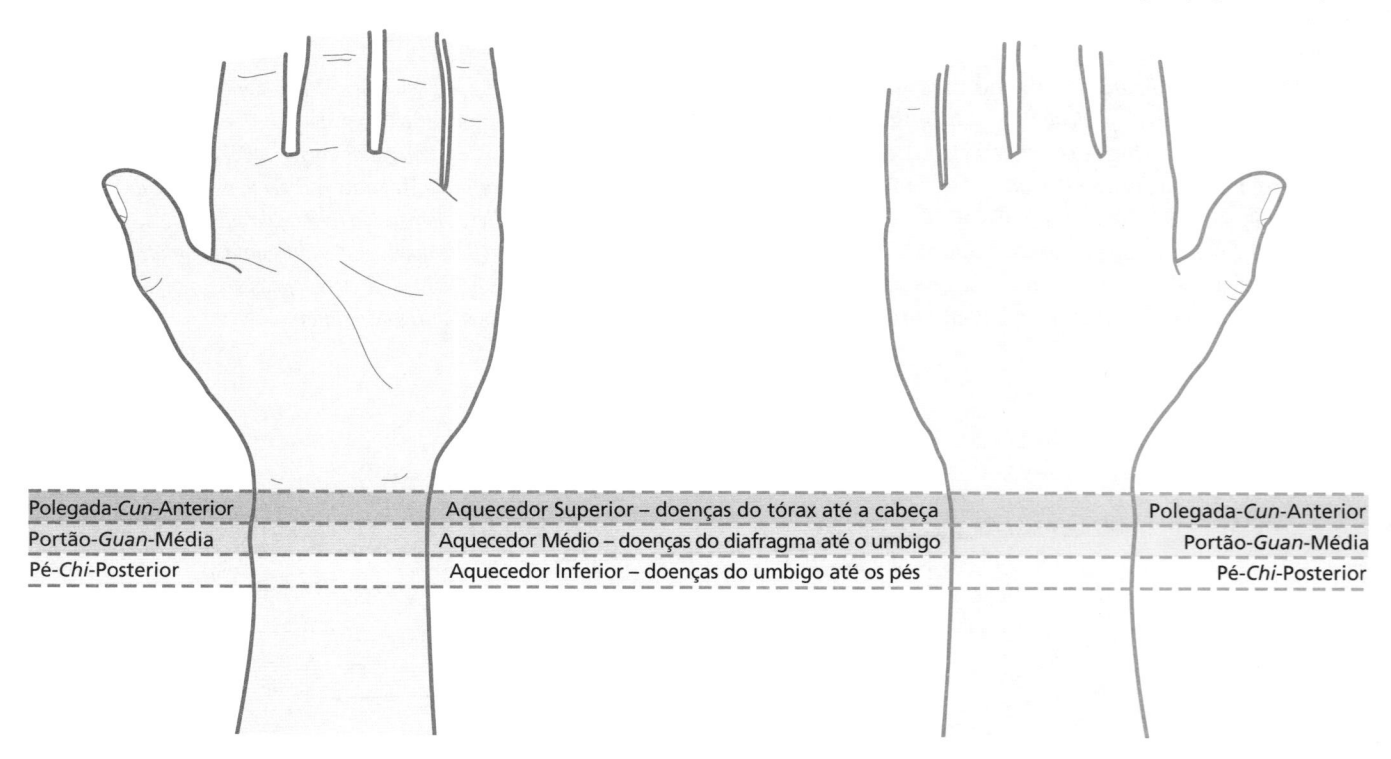

Figura 49.4 Correspondência das três seções com os Três Aquecedores.

Tabela 49.2 Designação dos órgãos às posições do pulso por diferentes autores.

	ESQUERDA			DIREITA		
	Anterior	**Média**	**Posterior**	**Anterior**	**Média**	**Posterior**
Nei Jing	Coração Shanzhong	Fígado Diafragma	Rim Abdome	Pulmão Centro do Tórax	Estômago Baço	Rim Abdome
Nan Jing	Coração Intestino Delgado	Fígado Vesícula Biliar	Rim Bexiga	Pulmão Intestino Grosso	Baço Estômago	Pericárdio Triplo Aquecedor
Mai Jing	Coração Intestino Delgado	Fígado Vesícula Biliar	Rim Bexiga	Pulmão Intestino Grosso	Baço Estômago	Rim Bexiga/ Triplo Aquecedor
Pin Hu Mai Xue	Coração	Fígado	Rim	Pulmão	Baço Estômago	*Ming Men*
Jing Yue Quan Shu	Coração Pericárdio	Fígado Vesícula Biliar	Rim Bexiga/ Intestino Grosso	Pulmão Shanzhong	Baço Estômago	Rim Triplo Aquecedor/ *Ming Men*/Intestino Delgado
Yi Zong Jin Jian	Shanzhong Coração	Vesícula Biliar Fígado	Bexiga/Intestino Delgado Rim	Centro do Tórax Pulmão	Estômago Baço	Intestino Grosso Rim

É interessante notar que essa distribuição rigorosa nas posições do pulso de acordo com os Cinco Elementos e a designação da posição Pé do lado direito (Posterior) ao Pericárdio e ao Triplo Aquecedor sugerem que o *Clássico das Dificuldades* designa os canais, em vez dos órgãos, para as posições do pulso. Portanto, a disposição das posições do pulso no *Clássico das Dificuldades* é vista claramente do ponto de vista do acupunturista, e não do ponto de vista do fitoterapeuta, e isso confirma que as duas principais disposições do pulso – ou seja, uma com o Intestino Delgado e o Intestino Grosso na posição Anterior (*Cun*) e a outra com eles na posição Posterior (*Chi*) – refletem os diferentes pontos de vista do acupunturista e do fitoterapeuta, conforme será discutido em detalhes adiante.

ii) *Clássico do Pulso* (*Mai Jing*, 280 d.C.)

O *Clássico do Pulso* discute a correspondência das posições do pulso com os órgãos (ou canais) no Capítulo 7. Diz ele:

"*A posição do Coração é atribuída à posição* Cun *esquerda* [que fica] *distal à posição Portão. O Coração é o* Yin *Menor da Mão e está relacionado, do ponto de vista exterior-interior, com o* Yang *Maior*

Esquerdo	Direito
Intestino Delgado/Coração	Pulmões/Intestino Grosso
Vesícula Biliar/Fígado	Baço/Estômago
Bexiga/Rins	Pericárdio/Triplo Aquecedor

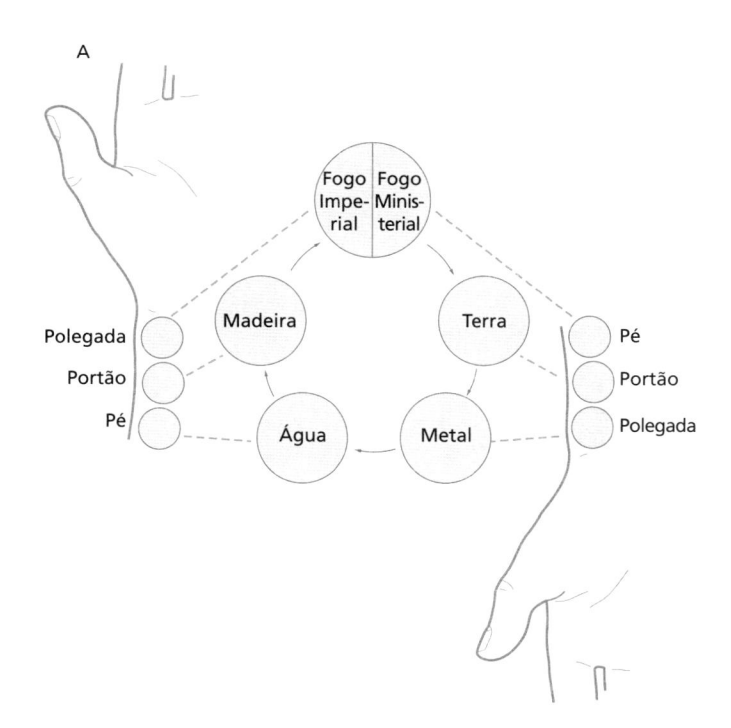

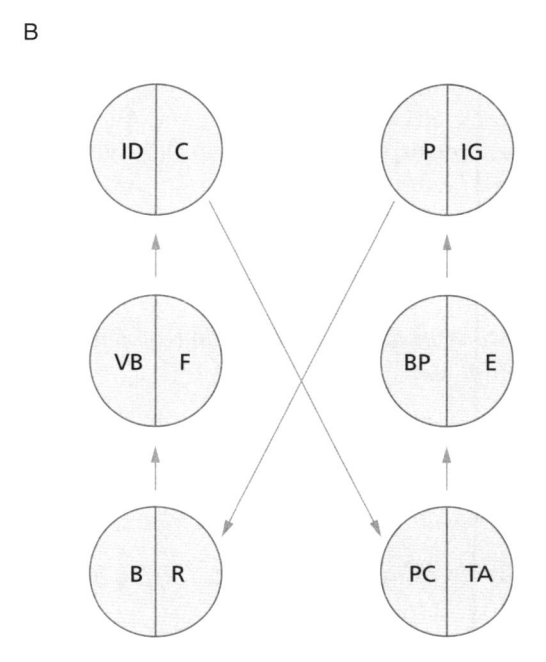

Figura 49.5 (A e B) Influência dos Cinco Elementos sobre a correspondência entre órgãos e posições do pulso de acordo com o Clássico das Dificuldades.

da Mão, ou seja, o Intestino Delgado. A posição do Fígado é atribuída à posição Portão esquerda. O Fígado é o Yin Terminal do Pé e está relacionado, do ponto de vista exterior-interior, com o Yang Menor do Pé, ou seja, a Vesícula Biliar. A posição dos Rins é atribuída à posição Pé esquerda, proximal à posição Portão. Os Rins são o Yin Menor do Pé, que está relacionado do ponto de vista exterior-interior com o Yang Maior do Pé, ou seja, a Bexiga. A posição dos Pulmões é atribuída à posição Cun direita, distal à posição Portão. Os Pulmões são o Yin Maior da Mão e estão relacionados do ponto de vista exterior-interior com o Yang Brilhante da Mão, ou seja, o Intestino Grosso. A posição do Baço é atribuída à posição Guan direita. O Baço é o Yin Maior do Pé que está relacionado, do ponto de vista exterior-interior, com o Yang Brilhante da Mão, ou seja, o Estômago. A posição dos Rins é atribuída à posição Pé direita, proximal à posição Portão. Os Rins são o Yin Menor do Pé, que está relacionado do ponto de vista exterior-interior com o Yang Maior do Pé, ou seja, a Bexiga. Os Rins e a Bexiga se encontram no Aquecedor Inferior, no ponto à direita do Guan Yuan [VC-4]: à esquerda desse ponto ficam os Rins, à direita, o Útero, também chamado Triplo Aquecedor."[14]

A última parte dessa declaração é digna de nota porque parece atribuir as duas posições Posteriores, da esquerda e da direita, aos Rins e à Bexiga, considerando, ao mesmo tempo, que a posição Posterior também reflete o Útero e o Triplo Aquecedor. A maioria dos autores traduz o final da passagem acima dando a entender que a posição Posterior esquerda corresponde aos Rins e a Posterior direita, ao Útero e ao Triplo Aquecedor. Eu penso que "direita" e "esquerda" no final da passagem acima se referem à direita e à esquerda de VC-4 Guanyuan. Concluindo, a disposição do pulso de acordo com o *Clássico do Pulso* é a seguinte:

Esquerdo	Direito
Intestino Delgado/Coração	Pulmões/Intestino Grosso
Vesícula Biliar/Fígado	Baço/Estômago
Bexiga/Rins	Rins/Útero/Triplo Aquecedor/Bexiga

A associação entre Útero e Triplo Aquecedor é interessante porque confirma a declaração do Capítulo 66 do *Clássico das Dificuldades*, de acordo com a qual o *Qi* Original (*Yuan Qi*) se origina do espaço entre os dois rins (e, portanto, também do Útero em mulheres) e se espalha para os cinco órgãos *Yin* e os seis órgãos *Yang* por meio da intermediação do Triplo Aquecedor.

iii) The Study of the Pulse from Pin Hu Lake (Pin Hu Mai Xue, 1564)

The Study of the Pulse from Pin Hu Lake atribui apenas os órgãos *Yin* às posições do pulso: "O Coração e o Fígado ficam à esquerda e os Pulmões e o Baço ficam à direita. Os Rins e o Portão da Vida [Ming Men] ficam na posição Pé à esquerda e à direita".[15]

iv) The Golden Mirror of Medicine (Yi Zong Jin Jian, 1742)

O *Golden Mirror of Medicine*, escrito por Wu Qian, atribui as posições do pulso aos órgãos como se segue:

Esquerdo	Direito Direito
"Externo"/"Interno"	"Interno"/"Externo"
Shanzhong/Coração	Pulmões/Centro do tórax
Vesícula Biliar/Fígado	Baço/Estômago
Bexiga, Intestino Delgado/Rins	Rins/Intestino Grosso

A Figura 49.6 é uma reprodução do diagrama extraído do texto original, e a Figura 49.7 é uma tradução do mesmo.[16]

O diagrama extraído do *Golden Mirror of Medicine* claramente mostra que "externo" e "interno" significam distal e proximal, respectivamente; isso significa que os órgãos *Yang* e *Yin* dentro de cada posição são sentidos nas extremidades distal e proximal, respectivamente. Esse assunto é discutido em detalhe mais adiante.

v) China Moderna

A designação mais comum do pulso na China Moderna é a seguinte:

	Esquerdo	Direito
	"Externo"/"Interno"	"Interno"/"Externo"
Anterior	Pericárdio/Coração	Pulmões
Média	Vesícula Biliar/Fígado	Baço/Estômago
Posterior	Intestino Delgado/Bexiga/ Yin do Rim	Yang do Rim/Intestino Grosso

Essa designação das posições do pulso em relação aos órgãos é algo que eu deduzi a partir de vários professores com os quais convivi na China porque os livros modernos normalmente não apresentam essas informações de maneira clara. Isso provavelmente decorre do fato de ter havido considerável discordância sobre esse assunto ao longo dos séculos, e os livros modernos, por isso, tendem a encobrir o assunto.

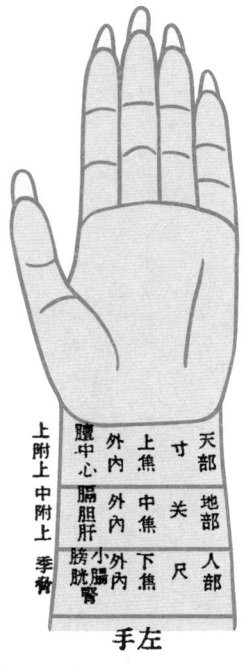

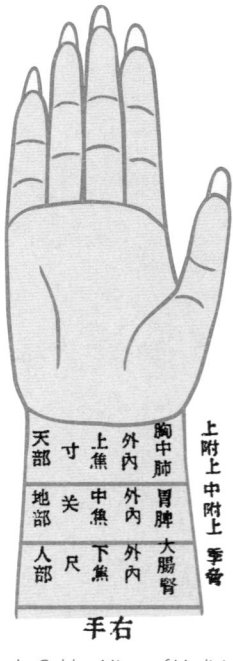

Figura 49.6 Diagrama do pulso extraído do *Golden Mirror of Medicine*.

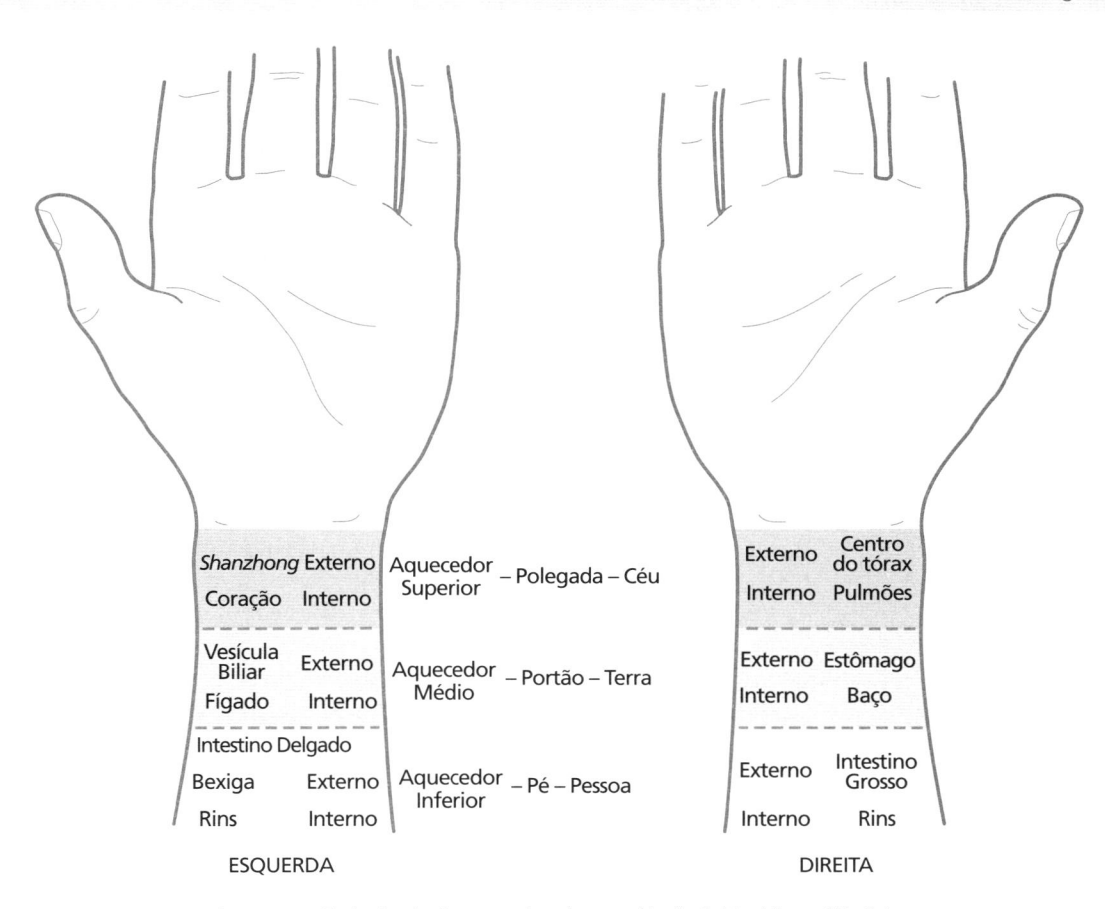

Figura 49.7 Tradução do diagrama do pulso extraído do *Golden Mirror of Medicine*.

Por exemplo, o livro *Chinese Acupuncture and Moxibustion*, de 1987, não apresenta nenhuma designação das posições do pulso em relação aos órgãos.[17] Outros textos geralmente omitem a atribuição dos órgãos Intestino Delgado e Intestino Grosso, pois eles estão sujeitos a maiores discordâncias; por exemplo, o *Fundamentals of Chinese Medicine* (uma tradução de um texto chinês), de 1985, diz: "*O pulso direito polegada está associado com os pulmões e o pulso barreira direito está associado com o estômago e com o baço. O pulso polegada esquerdo está associado com o coração e o pulso barreira esquerdo está associado com o fígado e a vesícula biliar. O rim e a bexiga estão refletidos nos dois pulsos do cúbito*".[18]

b) Conciliando as diferentes designações do pulso

Embora as diferentes designações do pulso possam parecer contraditórias, há um traço comum entre elas. Reconhece-se, de modo geral, que a posição Anterior (*Cun*) reflete o Aquecedor Superior, a posição Média (*Guan*) reflete o Aquecedor Médio e a posição Posterior (*Chi*) reflete o Aquecedor Inferior. De modo geral, as principais discrepâncias ocorrem com a designação dos órgãos *Yang*, especialmente, com o Intestino Grosso e Intestino Delgado. De fato, muitos médicos não atribuem os órgãos *Yang* ao pulso de modo algum (o *Clássico de Medicina do Imperador Amarelo* não atribui).

i) Como os órgãos *Yin* e *Yang* se refletem no pulso

A suposição comumente aceita de que o nível superficial reflete o estado dos órgãos *Yang* e o nível profundo reflete o estado dos órgãos *Yin* nem sempre foi única na medicina chinesa. De fato, os diferentes níveis (ou diferentes locais) onde os órgãos *Yang* e *Yin* são sentidos geralmente são descritos como *wai* (externo) e *nei* (interno), e "externo" e "interno" podem ser interpretados de três maneiras:

- "Externo" querendo dizer nível superficial e "interno" querendo dizer nível profundo
- "Externo" querendo dizer lateral e "interno" querendo dizer medial
- "Externo" querendo dizer distal e "interno" querendo dizer proximal.

A primeira interpretação é de longe a mais comum nos dias de hoje, mas é importante perceber que ela não é a única e que as três interpretações não se excluem mutuamente. De fato, o Dr. J. H. F. Shen geralmente usa a segunda e a terceira interpretações ao ler o pulso, assunto que será discutido mais adiante. A Figura 49.8 ilustra as três diferentes maneiras de interpretar "externo" e "interno".

De qualquer modo, a relação entre os órgãos *Yin* e *Yang*, na forma como se refletem no pulso, precisa ser interpretada dinamicamente, e não mecanicamente: não devemos simplesmente atribuir o nível superficial aos órgãos *Yang* e o nível profundo aos órgãos *Yin* – por exemplo, na posição Média esquerda, a Vesícula Biliar no nível superficial e o Fígado no nível profundo. Como a relação entre os órgãos *Yin* e *Yang* acoplados é muito próxima (com exceção de Intestino Delgado/Coração e Intestino Grosso/Pulmão, o que será discutido brevemente), cada posição individual do pulso deve ser analisada primeiramente

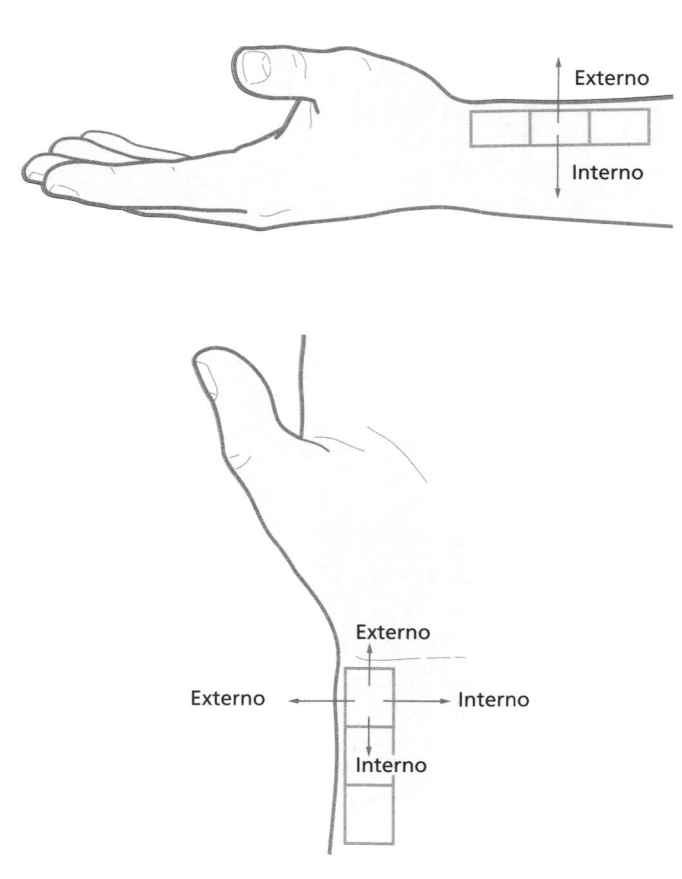

Figura 49.8 Significado de "externo" e "interno" ao tomar o pulso.

como um todo, prestando atenção à intensidade e ao nível do pulso, em vez de sentir mecanicamente a "Vesícula Biliar" no nível superficial e o "Fígado" no nível profundo como duas entidades distintas.

Cada posição individual do pulso pode refletir fenômenos diferentes em situações diferentes. Por exemplo, vamos considerar a posição Média esquerda (Fígado e Vesícula Biliar): em um estado de saúde, o Fígado e a Vesícula Biliar ficam equilibrados, ou, em outras palavras, Yin e Yang dentro da esfera Fígado/Vesícula Biliar estão equilibrados. Nesse caso, o pulso vai estar relativamente mole e uniforme, e não particularmente superficial ou profundo, e a influência da Vesícula Biliar sobre o pulso não será sentida. Mas se o Yang do Fígado estiver excessivo e ascender, afetando o canal da Vesícula Biliar (causando dores de cabeça temporais graves), o Qi em ascensão se refletirá no pulso, que fica em Corda (mais duro que o normal) e mais superficial (dá para sentir o pulso batendo abaixo do dedo). Ao interpretar o pulso, podemos dizer que o Yang do Fígado está em ascensão ou, em outras palavras, que o Qi da Vesícula Biliar está excessivo.

ii) Pontos de vista do acupunturista e do fitoterapeuta em relação ao diagnóstico do pulso

Uma das possíveis explicações para as diferentes disposições do pulso é o método terapêutico do profissional – ou seja, do acupunturista ou do fitoterapeuta. Uma vez que o pulso reflete o Qi do órgão e do canal, os acupunturistas que trabalham nos canais naturalmente atribuem o Intestino Delgado e o Intestino Grosso às mesmas posições do Coração e dos Pulmões, respectivamente, com os quais seus canais são acoplados. Os fitoterapeutas, por outro lado, dão mais importância aos órgãos internos do que aos canais e, portanto, atribuem o Intestino Delgado e o Intestino Grosso às posições Posteriores – ou seja, o Aquecedor Inferior, onde esses órgãos estão situados.

iii) Canais versus órgãos do Intestino Delgado e do Intestino Grosso no diagnóstico do pulso

O Intestino Delgado e o Intestino Grosso provavelmente são motivo das maiores discrepâncias no diagnóstico do pulso porque eles às vezes são situados na posição Anterior e às vezes na posição Posterior. Essa discrepância pode ser explicada pelo fato de que a conexão entre esses dois órgãos e seus canais é de certa maneira mais vaga quando comparada com a dos outros órgãos. De fato, os órgãos Intestino Delgado e Intestino Grosso ficam no Aquecedor Inferior, enquanto seus canais ficam nos braços (os órgãos do Aquecedor Superior têm seus canais nos braços, ao passo que os órgãos do Aquecedor Médio e do Aquecedor Inferior têm seus canais nas pernas). Além disso, as funções dos órgãos intestinais não correspondem rigorosamente às funções dos seus canais; de fato, embora os pontos do braço do Intestino Delgado e do Intestino Grosso possam logicamente ser usados para problemas intestinais, suas principais aplicações clínicas se resumem em tratar problemas do pescoço, ombros, face e cabeça, bem como para invasões externas de Vento.

Portanto, a mesma qualidade do pulso no exemplo específico da posição Anterior pode ter dois significados diferentes em diferentes situações. Por exemplo, se o pulso da posição Anterior direita (Pulmão) estiver muito superficial, ligeiramente grande e ligeiramente rápido, isso pode indicar um transtorno emocional afetando os Pulmões. Nesse caso, o pulso reflete o estado dos Pulmões; entretanto, em outra ocasião, exatamente o mesmo tipo de pulso pode indicar algo muito diferente – por exemplo, quando o paciente está com um abscesso dentário agudo. Em uma situação dessa, o pulso reflete o estado do canal do Intestino Grosso (onde o abscesso está situado), e não um problema com o órgão Pulmão.

Por outro lado, problemas com o *órgão* Intestino Grosso (e não com o canal) normalmente se manifestam na posição Posterior do pulso e geralmente nos dois lados. Por exemplo, em pacientes que sofrem de colite ulcerativa, as duas posições Posteriores ficam quase sempre muito em Corda, refletindo o Calor e a estagnação no Intestino Grosso. Portanto, por esses dois exemplos (abscesso dentário e colite ulcerativa) podemos ver que as designações contraditórias do Intestino Grosso, na posição Anterior direita e posição Posterior direita, podem *ambas* estar certas.

iv) Significado clínico do diagnóstico do pulso independente das posições dos órgãos

Não devemos dar muita importância às diferentes posições do pulso deduzidas por diferentes autores, e não devemos ver a relação entre as posições do pulso e dos órgãos mecanicamente. De fato, é perfeitamente possível fazer um diagnóstico do pulso bom e clinicamente significativo sem haver absolutamente nenhuma referência a órgãos internos. Isso porque o pulso nos dá uma ideia da força relativa do Qi nos Três Aquecedores, nos três níveis e nos lados esquerdo e direito.

O pulso reflete essencialmente o estado do *Qi* nos diferentes Aquecedores e nos diferentes níveis de energia, que são dependentes da condição patológica. Precisamos interpretar o pulso dinamicamente, e não mecanicamente. A coisa mais importante é avaliar como o *Qi* está fluindo; qual é a relação entre *Yin* e *Yang* no pulso (ou seja, se existe deficiência ou excesso de *Yin* ou de *Yang*); em qual nível o *Qi* está fluindo (ou seja, se o pulso é superficial ou profundo); se o *Qi* do corpo é deficiente; e se há um ataque de fator patogênico externo.

> **ATENÇÃO**
>
> O pulso nos dá informações clinicamente relevantes, mesmo sem referência às posições dos órgãos.

v) Interpretação clínica do pulso em condições agudas *versus* crônicas

A relevância clínica de cada posição do pulso relacionada com um órgão difere nas condições agudas e crônicas. Nas condições agudas, especialmente quando há febre, nos pós-operatórios, durante infecções etc., a avaliação das posições individuais do pulso é algo menos importante do que sua qualidade geral e seu ritmo. Por exemplo, se uma pessoa sofrer de uma invasão grave de Vento, o pulso vai estar Flutuante em todas as posições e, logicamente, isso não indica uma patologia em cada um dos órgãos correspondentes.

vi) O pulso como reflexo do *Qi* do Coração

Embora cada posição do pulso possa ser atribuída a um determinado órgão interno ou canal, não podemos perder de vista o fato de que o pulso como um todo reflete o estado do *Qi* do Coração e do Sangue do Coração: o Coração governa o Sangue e os vasos sanguíneos e, portanto, é natural que qualquer desarmonia do Coração possa se refletir no pulso *como um todo*. A influência do Coração no pulso como um todo se manifesta particularmente quando o pulso está extremamente Fraco, Fino ou Áspero, ou, ao contrário, Transbordante, em *todas* as posições, e também quando está muito Lento ou muito Rápido.

Além disso, qualquer irregularidade do pulso (Nodoso, Acelerado, Apressado, Intermitente) sempre indica uma desarmonia no Coração, independentemente do envolvimento de outros órgãos internos. Frequentemente, mas absolutamente nem sempre, as qualidades do pulso citadas acima podem indicar não apenas uma desarmonia no sentido da medicina chinesa, mas possivelmente também um problema cardíaco no sentido da medicina ocidental. Por exemplo, um defeito cardíaco congênito pode manifestar-se com uma das qualidades acima.

O significado clínico do diagnóstico do pulso nos problemas cardíacos é discutido em detalhe mais adiante.

> **ATENÇÃO**
>
> Independentemente de posições, o pulso como um todo reflete o *Qi* do Coração.

6. OS TRÊS NÍVEIS

Ao sentir o pulso, devemos aplicar três pressões diferentes para sentir os três diferentes níveis de energia: o nível superficial é sentido com uma pressão muito leve e corresponde a *Qi*, *Yang* e órgãos *Yang*; o nível profundo é sentido com uma pressão forte e corresponde ao *Yin* e aos órgãos *Yin*; o nível médio é sentido entre os dois níveis com pressão moderada e corresponde ao nível do Sangue.

O significado clínico dos três níveis está resumido na Tabela 49.3.

A correlação entre o nível superficial e o *Qi* e o *Yang*, o nível médio e o Sangue, e o nível profundo e o *Yin* é importante do ponto de vista clínico. Essa distinção está, afinal, implícita em muitas das qualidades do pulso. Por exemplo, quando dizemos que um pulso está Fraco, queremos dizer que está fraco no nível superficial e, portanto, indica deficiência do *Yang*. Quando dizemos que um pulso está Flutuante-Vazio, queremos dizer que está fraco no nível profundo e, portanto, indica uma deficiência do *Yin*. Quando dizemos que um pulso está Oco, queremos dizer que está vazio no nível médio e, portanto, indica uma deficiência do Sangue.

Os três exemplos dados acima se referem a uma deficiência de energia nos três níveis; logicamente, um pulso também pode estar forte demais em cada um desses níveis. Por exemplo, um pulso Flutuante é muito superficial e, portanto, indica "Excesso de *Yang*", que pode ser externo (porque o Vento é um fator patogênico *Yang*) ou interno; um pulso Firme é, por definição, cheio, forte e duro nos níveis médio e profundo e pode, portanto, indicar estase de Sangue; e um pulso Profundo e Cheio indica presença de um fator patogênico no Interior e, portanto, na energia *Yin*. A Tabela 49.4 ilustra o significado clínico da força do pulso em cada nível, indicando também as qualidades do pulso correspondentes de cada nível.

Outro modo de interpretar os três níveis é o apresentado por Li Shi Zhen, que faz uma correlação dos níveis superficial, médio e profundo com a energia dos Pulmões e Coração, Estômago e Baço, e Fígado e Rins, respectivamente (ver Tabela 49.3). Isso significa que, de acordo com essa teoria, o todo do nível superficial (independentemente das posições) reflete o estado do Pulmão e do Coração, o todo do nível médio reflete o estado do Estômago e do Baço e o todo do nível profundo (independentemente da posição) reflete o estado do Fígado e dos Rins; esse raciocínio é certamente útil do ponto de vista clínico, especialmente quando o pulso mostra a mesma qualidade em todas as posições. Por exemplo, se o pulso estiver Vazio no nível profundo em todas as posições, certamente deduzimos que há uma deficiência do *Yin* do Fígado e dos Rins. Isso não significa, logicamente, que outros órgãos

Tabela 49.3 Correspondência dos três níveis do pulso com as energias *Yang* e *Yin*, por *Li Shi Zhen*.

Nível	Energia	Yin ou Yang	Órgãos
Superficial	Qi/Yang	Órgãos Yang	Pulmões e Coração
Médio	Sangue		Estômago e Baço
Profundo	Yin	Órgãos Yin	Fígado e Rins

Tabela 49.4 Significado clínico da força do pulso nos três níveis.

Nível	Fraco	Forte
Superficial	Deficiência do Yang ou do Qi (Profundo, Fraco, Encharcado, Oculto)	Excesso de Yang, invasão de fator patogênico externo (Flutuante, Grande, Transbordante, em Corda)
Médio	Deficiência do Sangue (Áspero, em Couro, Oco, Disperso)	Calor no Sangue ou estase do Sangue (Firme, em Corda, Deslizante, Grande, Transbordante)
Profundo	Deficiência do Yin (Flutuante-Vazio, em Couro, Disperso)	Frio Interno ou Calor interno, estase nos órgãos Yin (Profundo, Cheio, Deslizante, em Corda, Firme, Tenso)

não tenham deficiência do Yin, mas que se, por acaso, houvesse uma deficiência do Yin do Pulmão, o pulso estaria vazio no nível profundo apenas na posição do Pulmão. A ideia segundo a qual os três diferentes níveis podem ser relacionados com a energia de diferentes órgãos é na verdade bem antiga e está presente tanto no *Clássico das Dificuldades* como no *Clássico do Pulso*:

O *Clássico do Pulso* (Mai Jing) diz:

"Inicialmente, devemos aplicar a pressão [equivalente a] *de três feijões de soja e [esse nível corresponde] à pele e ao cabelo e à energia dos Pulmões; com a pressão equivalente a seis feijões de soja, corresponde aos vasos sanguíneos e à energia do Coração; com a pressão equivalente a nove feijões de soja, corresponde aos músculos e à energia do Baço; com a pressão equivalente a doze feijões de soja, corresponde aos tendões e à energia do Fígado; finalmente, pressionando fundo até o osso e depois liberando a pressão, se o pulso ficar rápido, corresponde à energia dos Rins.*"[19]

Wang She He (autor do *Clássico do Pulso*) obviamente se baseou na descrição do *Clássico das Dificuldades*, que tem uma passagem quase idêntica no Capítulo 5.[20]

Deve-se ressaltar que algumas das qualidades do pulso (em Corda, Deslizante, Grande, Transbordante etc.) se manifestam, obviamente, em mais de um nível.

7. MÉTODO DE TOMAR O PULSO

Existem quatro aspectos do método de tomar o pulso:
a) Hora
b) Nivelamento do braço
c) Equalização da respiração
d) Colocação dos dedos.

a) Hora

Teoricamente, a melhor hora para tomar o pulso é logo pela manhã, quando o *Yin* está calmo e o *Yang* ainda não está agitado; é também o momento em que o pulso ainda não foi afetado por trabalho, refeição, emoções etc. O *Questões Simples* explica a razão pela qual a manhã, bem cedo, é a melhor hora para tomar o pulso: "*Normalmente, o pulso deve ser tomado pela manhã quando o Yin Qi ainda não está agitado* [e também ainda não ficou reduzido depois da noite], *o Yang Qi ainda não se dispersou* [nem emergiu ainda depois da noite], *o paciente ainda não comeu, os canais principais ainda não estão cheios, os canais de Conexão estão equilibrados e o Qi e o Sangue estão equilibrados*".[21] Obviamente, isso não é possível na prática clínica, portanto, devemos ter em mente os vários fatores que podem afetar o pulso a curto prazo – por exemplo, pressa no trabalho, pressa para chegar ao consultório, ter feito apenas uma refeição ou estar com fome, problema emocional etc.

b) Nivelamento do braço

O braço do paciente deve estar na horizontal e não deve estar mais elevado que o nível do coração. Se o paciente estiver deitado, o braço deve estar repousando na maca; *não* deve estar dobrado, apoiado no corpo do paciente (Figura 49.9). Se o paciente estiver sentado, o braço deve ficar apoiado confortavelmente sobre a mesa. Na China, essa é a maneira mais comum de tomar o pulso, usando uma pequena almofada na qual o paciente apoia seu punho.

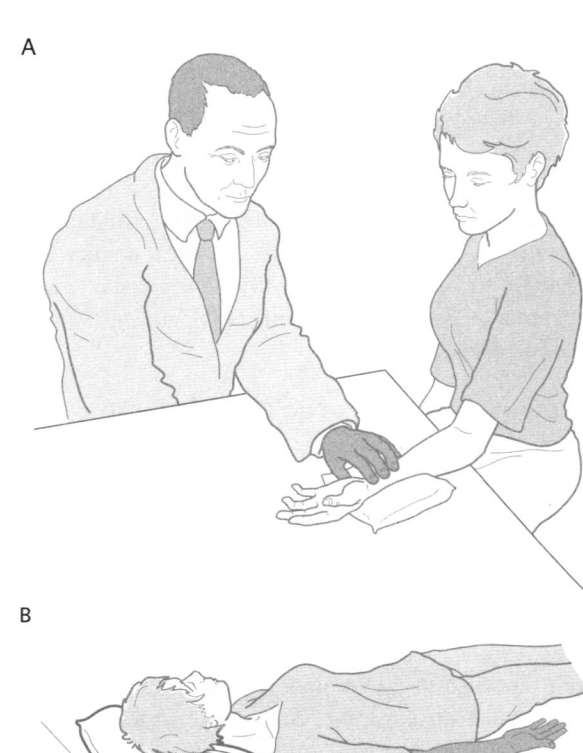

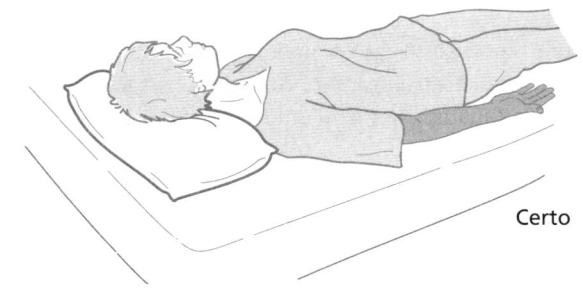

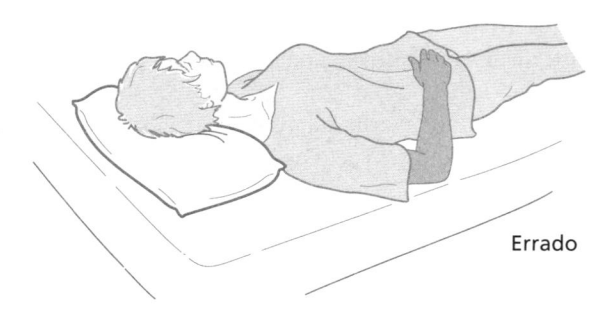

Figura 49.9 Posição do braço do paciente durante a palpação do pulso.

c) Equalização da respiração

Tradicionalmente, a equalização da respiração era necessária para determinar se o pulso estava Lento ou Rápido associando-o com o ciclo respiratório do examinador. Se o pulso do paciente bater três vezes menos, ou menos de três vezes com relação ao ciclo respiratório do médico, é Lento; se bater cinco vezes mais ou mais de cinco vezes, é Rápido. Esse método não é mais usado hoje porque podemos usar um relógio para medir a velocidade do pulso; entretanto, a "equalização da respiração" ainda é um procedimento útil porque facilita a concentração e o relaxamento necessários do médico.

d) Colocação dos dedos

A colocação dos dedos envolve cinco aspectos:
i) Colocação dos dedos
ii) Disposição dos dedos
iii) Regulação dos dedos
iv) Uso dos dedos
v) Movimento dos dedos
- Erguer
- Pressionar
- Pesquisar
- Empurrar
- Rolar.

i) Colocação dos dedos

Colocar os dedos significa posicionar três dedos (indicador, médio e anelar) simultaneamente na artéria radial para fazer uma avaliação inicial da força, nível e qualidade do pulso. Para avaliar as posições individuais, pode ser necessário erguer dois dos dedos ligeiramente enquanto se interpreta o pulso com o terceiro dedo. Normalmente, se palpa o pulso do braço direito do paciente com a mão esquerda, e vice-versa (Figura 49.10), colocando os dedos indicador, médio e anelar sobre as posições Anterior, Média e Posterior, respectivamente.

ii) Disposição dos dedos

Disposição dos dedos significa que o examinador deve separar ligeiramente os dedos ou juntá-los de acordo com o tamanho do braço do paciente. Por exemplo, ao sentir o pulso de uma criança de 10 anos de idade, devemos juntar nossos dedos para sentir as três posições; quanto mais nova a criança, mais juntos nossos dedos devem ficar, e em um bebê com menos de 1 ano de idade, sentimos as três posições com um único dedo (rolando o dedo em sentido proximal e distal para sentir as posições Posterior e Anterior, respectivamente). Ao palpar o pulso de um homem muito alto, devemos distribuir os dedos separando-os ligeiramente para palpar as três posições.

iii) Regulação dos dedos

Regular os dedos significa que o profissional deve colocar as pontas dos dedos nas três posições, levando em consideração o diferente comprimento dos dedos. Em outras palavras, o dedo médio, sendo o mais comprido, fica ligeiramente contraído. Para sentir o pulso, são usadas as polpas dos dedos, não as pontas (Figura 49.11).

iv) Uso dos dedos

Usar os dedos significa que o profissional deve ter em mente a sutil diferença da sensibilidade de cada um dos três dedos. De modo geral, o dedo anelar é ligeiramente mais sensível que os outros, e devemos levar isso em consideração ao comparar as diferentes forças das três posições. Entretanto, a diferença da sensibilidade é muito pequena, e não é muito importante na prática clínica.

v) Movimento dos dedos

Movimento dos dedos significa que estes devem mover-se em várias direções durante a palpação do pulso. É um equívoco comum pensar que o pulso é sentido mantendo os dedos absolutamente parados por um longo tempo; na verdade, os dedos devem ficar parados apenas quando se conta a frequência do pulso para decidir se é Lento, Rápido ou normal. Existem cinco movimentos dos dedos:
- **Erguer** – consiste em erguer levemente os dedos para checar a força do pulso no nível superficial e, assim, verificar se ele é Flutuante, normal ou deficiente naquele nível
- **Pressionar** – consiste em pressionar gentilmente os dedos para baixo para checar a força do pulso nos níveis médio e profundo e, assim, verificar se ele é Profundo, normal ou deficiente nesses níveis; esse procedimento é necessário para determinar se o pulso é Profundo, Oco, Oculto ou vazio no nível profundo

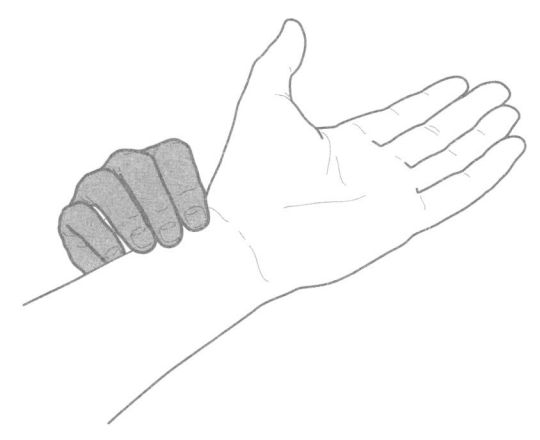

Figura 49.10 Colocação dos dedos durante a palpação do pulso.

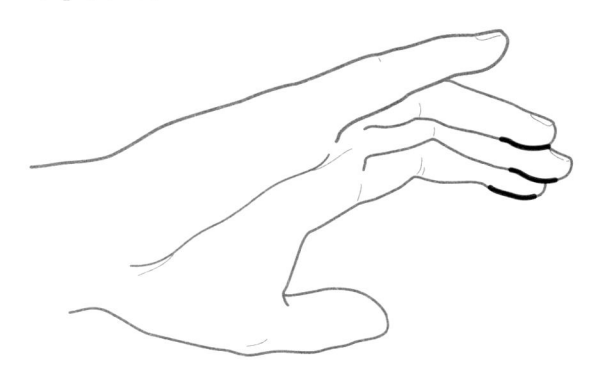

Figura 49.11 Usar a parte interna das pontas dos dedos para tomar o pulso.

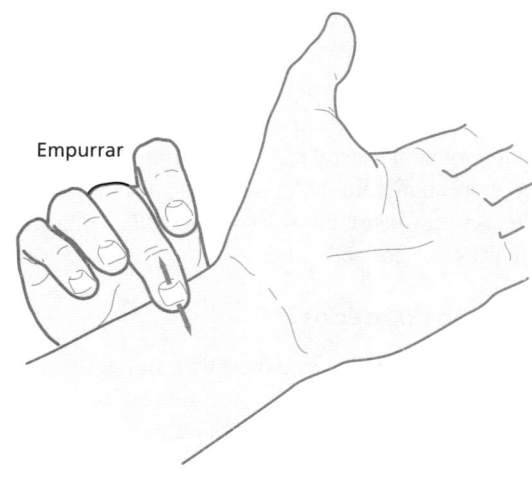

Figura 49.12 Empurrar os dedos de um lado para o outro.

- **Pesquisar** – consiste em não mover os dedos, deixando-os parados para contar a frequência do pulso e decidir se é Lento, Rápido ou normal
- **Empurrar** – consiste no movimento suave dos dedos de um lado para o outro (lateral-medial) em cada posição (Figura 49.12). Esse movimento é necessário para interpretar muitas qualidades do pulso, como Deslizante, em Corda, em Couro, Tenso, Áspero, Fino, Mínimo etc. Só é possível identificar tais qualidades do pulso movendo os dedos dessa maneira para sentir *em volta* do pulso; só é possível determinar a forma do pulso palpando em volta deste
- **Rolar** – consiste no movimento dos dedos para frente e para trás (proximal-distal) em cada posição (Figura 49.13). Esse movimento é necessário para determinar se o pulso é Curto, Longo ou Móvel, ou para ler o pulso de uma criança com menos de 1 ano de idade.

ATENÇÃO

O pulso não é sentido com os dedos totalmente imóveis, mas, sim, movendo-os de quatro maneiras:
1. Erguendo (para cima)
2. Pressionando (para baixo)
3. Empurrando (de um lado para o outro)
4. Rolando (proximal-distal).

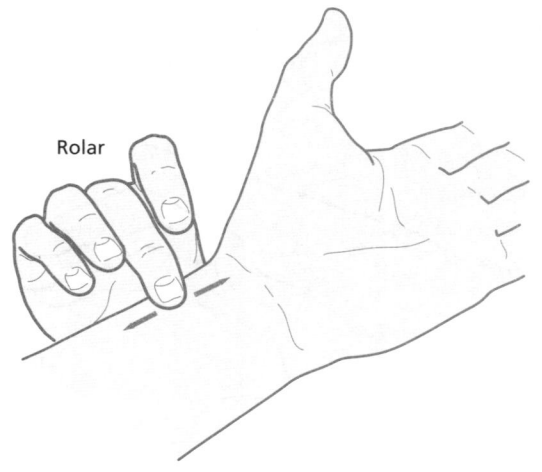

Figura 49.13 Rolando os dedos.

8. FATORES QUE AFETAM O PULSO

Não existe um pulso normal "padrão". O pulso de uma pessoa varia de acordo com muitos fatores, que devem ser levados em consideração.

Os seguintes fatores afetam o pulso:
a) Estação
b) Sexo
c) Idade
d) Constituição física
e) Menstruação
f) Gravidez
g) *Fan Guan Mai* e *Xie Fei Mai.*

a) Estação

O pulso varia consideravelmente de acordo com as estações, tornando-se relativamente em Corda na primavera, Transbordante no verão, Mole no outono e Profundo no inverno.

Na primavera, o pulso deve estar ligeiramente em Corda, reto e relativamente Longo. Tradicionalmente, foi descrito como "sentir a ponta suave de uma vara de bambu".

No verão, o pulso deve estar mais superficial do que nas outras estações. Deve ser redondo ao toque e ligeiramente Deslizante, surgindo com força e desaparecendo rapidamente. Foi tradicionalmente descrito como sentir um gancho ou "um colar de pérolas". No fim do verão, o pulso deve estar relativamente mole, leve e relaxado e foi tradicionalmente descrito como "sentir os passos de um frango".

No outono, o pulso deve novamente ficar relativamente mole, superficial, leve e relaxado. Tradicionalmente, foi descrito como "sentir um grupo de mudas brotando em conjunto".

No inverno, o pulso deve estar mais profundo do que nas outras estações e relativamente duro e redondo ao toque, como uma pedra.

PULSOS SAZONAIS

- Primavera: ligeiramente em Corda
- Verão: superficial
- Outono: mole
- Inverno: profundo.

Os pulsos sazonais normais foram descritos de maneiras ligeiramente diferentes em várias passagens dos clássicos. O *Classic of Categories*, por Zhang Jing Yue (1624), descreve o pulso na primavera como sendo redondo e Deslizante, no verão, como Transbordante e grande, no outono, como Flutuante e como cabelo, e no inverno, como Profundo e igual a uma pedra.[22] Também diz que "*Na Primavera, o pulso é flutuante como um peixe nadando nas ondas; no Verão, fica no nível da pele, transbordante e cheio; no Outono, fica abaixo da pele e como um verme que ficou hibernando e que está prestes a se mover; no Inverno, fica no nível dos ossos e igual a um verme em hibernação que fica oculto*".[23]

O *Questões Simples,* no Capítulo 19, descreve os pulsos sazonais normais da seguinte maneira: "*Na primavera, o pulso é como a corda de um arco... no verão, como um gancho... no outono, flutuante... e no inverno, como um local de depósito*".[24]

O *Questões Simples* descreve os pulsos normais de cada estação comparando-os com vários instrumentos de medida, como régua, esquadro de um carpinteiro, braço de uma balança e um contrapeso: "*Na primavera, o pulso deve ser igual a uma régua, no verão, igual a um esquadro* [de carpinteiro], *no outono, como o braço de uma balança, e no inverno, como um contrapeso*".[25] A analogia entre os pulsos sazonais e os instrumentos de medição enfatiza a ideia de equilíbrio e harmonia do pulso com os diferentes ciclos sazonais. Os comentários modernos explicam que, na primavera, o pulso deve ser leve, maleável e deslizante, no verão, transbordante e relativamente rápido, no outono, superficial e relativamente mole como cabelo, e no inverno, como uma pedra e profundo.

b) Sexo

Os pulsos dos homens são relativamente mais fortes do que os pulsos das mulheres, de modo geral. Existem duas outras diferenças entre os pulsos dos homens e os das mulheres. Primeiro, o pulso do lado esquerdo é mais forte do que o pulso do lado direito nos homens, e vice-versa nas mulheres: essa é apenas uma pequena diferença (alguns autores dizem que é de aproximadamente 8%). O *Clássico do Pulso* (Capítulo 7) diz: "*O lado esquerdo* [do pulso] *é grande nos homens, o lado direito é grande nas mulheres*".[26] Li Shi Zhen também discute as diferenças entre o pulso esquerdo e o direito: "*Nos homens, o pulso esquerdo deve ser mais forte, nas mulheres, o pulso direito deve ser mais forte*".[27]

Segundo, nos homens, a posição Anterior é relativamente mais forte do que a posição Posterior, e vice-versa nas mulheres. O *Clássico das Dificuldades* (Capítulo 19) diz: "*Nos homens, o pulso* [é encontrado] *acima da posição Média, nas mulheres, abaixo da posição Média. Portanto, o pulso dos homens é normalmente fraco na posição Posterior, enquanto o pulso nas mulheres é forte na posição Posterior: isso é normal*".[28]

Li Shi Zhen diz algo semelhante em seu livro *The Study of the Pulse from Pin Hu Lake*: "*Existem diferenças na posição Posterior em homens e mulheres: nas mulheres, o* Yang [ou seja, a posição Anterior] *é fraco e o* Yin [ou seja, a posição Posterior] *é forte*".[29] Chen Jia Yuan, da dinastia Qing, diz: "*Os homens têm menos* Yin *e mais* Yang, *mulheres têm menos* Yang *e mais* Yin. *O Sul corresponde ao Fogo e ao homem, as duas posições Anteriores do pulso correspondem ao Sul e ao* Yang *original, logo são grandes e transbordantes, enquanto as duas posições Posteriores são fracas e moles. As mulheres correspondem ao Norte, e, portanto, as duas posições Anteriores do pulso são finas e fracas, enquanto as duas posições Posteriores são grandes*".[30]

É interessante observar que essa situação quase nunca é encontrada na prática porque os pulsos das mulheres são normalmente mais fracos na posição Posterior, talvez indicando um declínio da força hereditária do Rim comparada com as gerações anteriores. Na minha prática clínica, a partir de um banco de dados de mais de 2.500 pacientes, eu constatei que 22% das mulheres têm pulso muito fraco nas duas posições Posteriores, em comparação com 4,6% dos homens.

> **DIFERENÇA NO PULSO ENTRE HOMENS E MULHERES**
> - O lado esquerdo é ligeiramente mais forte nos homens e o lado direito, nas mulheres
> - As posições Anteriores são ligeiramente mais fortes nos homens, as posições Posteriores, nas mulheres (não verificado na minha prática clínica)

> **ATENÇÃO**
> Ao contrário do que os Clássicos afirmam, as posições posteriores normalmente são mais fracas nas mulheres do que nos homens.

c) Idade

O pulso varia consideravelmente com a idade, especialmente no que se refere ao ritmo, sendo mais rápido em crianças pequenas e mais lento em idosos (ver Capítulo 50). A maioria dos livros chineses também afirma que o pulso é naturalmente mais fraco nos idosos: eu não vejo isso acontecer na prática porque, em muitos casos, o pulso dos idosos geralmente é Cheio e em Corda, uma vez que as pessoas idosas frequentemente sofrem de Vento no Fígado ou Fleuma.

d) Constituição física

O pulso deve ser naturalmente mais forte e mais longo em pessoas robustas e grandes, e mais fraco, menor e mais curto em pessoas pequenas e frágeis. Portanto, o pulso considerado muito fraco e curto em um homem robusto pode ser normal em uma mulher magra e franzina. O *Clássico do Pulso* diz:

"*Ao diagnosticar pelo pulso, devemos levar em consideração se o paciente é grande, pequeno, alto ou baixo e se sua natureza é plácida ou nervosa. Se o pulso, seja lento, rápido, grande, pequeno, longo ou curto, estiver de acordo com a natureza da pessoa, é normal; se ele não estiver de acordo, é anormal. As três posições do pulso tendem a ter o mesmo tamanho. Por exemplo, em uma pessoa pequena, ou uma mulher, ou uma pessoa magra, o pulso é pequeno e mole.*"[31]

e) Menstruação

Na semana que antecede o início da menstruação, o pulso fica ligeiramente Deslizante, especialmente na posição Posterior direita. Quando a menstruação chega, o pulso perde a qualidade Deslizante e se torna relativamente Fraco e pode ficar um pouco mais lento.

f) Gravidez

O pulso se torna Deslizante durante a gravidez; essa qualidade, portanto, é normal na gravidez. Quanto mais avançada a gravidez, mais Deslizante o pulso fica. É também normal que os pulsos Anterior e Posterior se tornem mais fortes na gravidez.

g) *Fan Guan Mai* e *Xie Fei Mai*

i) *Fan Guan Mai*

A artéria radial fica deslocada em uma pequena porcentagem das pessoas (cerca de 5%), localizando-se no aspecto dorsal em lugar de estar no aspecto interno do braço (Figura 49.14). Essa anormalidade anatômica era chamada *Fan Guan Mai* em chinês, que significa "pulso no portão oposto". Nesses casos (que normalmente ocorrem de um lado apenas), não podemos interpretar o pulso adequadamente e devemos consultar os pulsos das nove regiões da cabeça, mãos e pés. Portanto, sempre que não for possível palpar o pulso ou quando for sentido muito fracamente, devemos checar o aspecto dorsal do braço para ver se a artéria está deslocada, para não haver uma dedução errada de que o pulso está muito fraco e quase não existente.

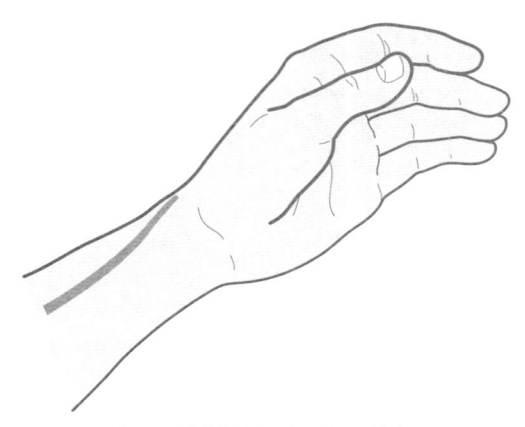

Figura 49.14 Pulso *Fan Guan Mai*.

ii) *Xie Fei Mai*

Em alguns indivíduos, o pulso corre da posição Posterior obliquamente em direção à posição Anterior. Esse pulso era chamado de *Xie Fei Mai*, que significa Pulso Oblíquo Alado. À semelhança do *Fan Guan Mai*, esse pulso é decorrente de uma irregularidade da artéria radial que dificulta a leitura e a interpretação do pulso adequadamente.

> **FATORES QUE AFETAM O PULSO**
> - Estação
> - Gênero
> - Idade
> - Constituição física
> - Menstruação
> - Gravidez
> - Fan Guan Mai.

9. ATRIBUTOS DO PULSO NORMAL

O pulso normal tem três atributos: "espírito"', "*Qi* do Estômago" e "raiz".

a) Espírito

A palavra chinesa usada aqui é *Shen*, que é, obviamente, usada com muita frequência dentro do contexto do diagnóstico para indicar uma condição favorável, um bom prognóstico. A palavra *Shen* é usada dentro do contexto do diagnóstico da língua, da cútis facial e do olho. Dentro do contexto do diagnóstico pelo pulso, um pulso tem "espírito" quando tem ritmo regular e é "ordenado". Um pulso sem "espírito" é muito duro, não é mole, não é suave, pode ser irregular e também mudar a qualidade com frequência.

b) *Qi* do Estômago

O pulso tem *Qi* do Estômago quando está relativamente lento (ou seja, 4 batimentos por ciclo respiratório), suave, calmo e relativamente macio.

Sentimos o pulso na artéria radial ao longo do canal do Pulmão para verificar o estado do *Qi* e do Sangue de todos os órgãos; entretanto, o *Qi* dos órgãos não consegue alcançar o canal do Pulmão sem a força do *Qi* do Estômago. Conforme um livro chinês diz: "*As essências dos alimentos penetram no Estômago, o Qi dos Alimentos vai até o Coração e o excesso penetra nos vasos sanguíneos. O Qi dos vasos sanguíneos flui nos doze canais que estão sob o controle dos Pulmões*".[32] Isso significa que o *Qi* do Pulmão reflete o *Qi* de todos os canais e dos vasos sanguíneos, e por essa razão podemos sentir o pulso na artéria radial ao longo do canal do Pulmão, mas o *Qi* do Pulmão depende da força motora e da nutrição do *Qi* do Estômago para alcançar os canais e os vasos sanguíneos.

O Estômago tem uma importante influência sobre o pulso porque vem do Estômago a força motriz necessária para o batimento do Coração. Outra coisa é o batimento do ventrículo esquerdo, que pode ser sentido abaixo e à esquerda do mamilo esquerdo e que, de acordo com a medicina chinesa, é o batimento de *Xu Li*, ou seja, do Grande canal de Conexão do Estômago. O Estômago é a fonte do *Qi* Pós-Celestial, o Mar dos Alimentos, a fonte do *Qi* Pós-natal e do Sangue, e, portanto, dá "corpo" ao pulso; por essa razão, um pulso que não esteja macio, que esteja duro demais, que não esteja suave e que não esteja Desacelerado significa que não tem *Qi* do Estômago.

É importante não confundir a qualidade de ter "*Qi* do Estômago" com o pulso real do Estômago, porque o primeiro se aplica a todas as posições. Além disso, é importante enfatizar que "não ter *Qi* do Estômago" não implica necessariamente uma deficiência: "não ter *Qi* do Estômago" pode aplicar-se tanto aos pulsos Deficientes como aos Cheios. Portanto, por exemplo, um pulso em Corda, por definição, carece de *Qi* do Estômago porque é muito duro; por outro lado, um pulso Encharcado também carece de *Qi* do Estômago porque é muito mole.

> **⚠ ATENÇÃO**
> Um pulso pode carecer de "*Qi* do Estômago" sendo muito mole (Vazio) ou muito duro (Cheio).

c) Raiz

O pulso normal deve ter uma "raiz"; isso tem dois significados. Primeiro, significa que o pulso na posição do Rim deve ser normal; segundo, o pulso no nível profundo (correspondendo ao Fígado e aos Rins, na configuração de Li Shi Zhen descrita acima) deve ser normal. Portanto, um pulso "sem raiz" ou é muito fraco nas posições do Rim ou muito vazio no nível profundo.

Em alguns casos, entretanto, uma obstrução do Aquecedor Inferior ou no Útero por Frio pode fazer com que o pulso do Rim fique muito fraco ou quase imperceptível. Isso decorre de Frio obstruindo o Aquecedor Inferior e impedindo o sangue de passar pela posição Posterior do pulso; seria errado interpretar esse pulso como "não tendo raiz" porque, uma vez o Frio removido, o pulso do Rim vai voltar ao normal. Portanto, se o pulso do Rim estiver muito fraco, devemos sempre ter em mente a possibilidade de que isso seja decorrente de obstrução do Aquecedor Inferior por Frio e checar os sintomas e os sinais para excluir tal hipótese.

Resumindo, o pulso normal tem "espírito", que indica um bom *Qi* do Coração, tem *Qi* do Estômago, que indica bom *Qi* do Estômago, e tem uma raiz, que indica bom *Qi* do Rim; esses três aspectos correspondem aos Três Tesouros: Espírito, *Qi* e Essência (*Jing-Qi-Shen*):

Atributos do pulso normal	Órgão	Substância vital
Espírito	Coração	Espírito (Shen)
Qi do Estômago	Estômago	Qi
Raiz	Rim	Rim

Eu acrescentaria que o pulso normal também tem uma quarta qualidade, a de ter uma "onda". O pulso normal deve ter um movimento claro e regular em forma de onda vindo da posição Posterior e indo em direção à posição Anterior, indicando bom Qi do Estômago e do Coração. O pulso "sem onda" não tem o fluxo ondulante e uniforme e pode ser patológico ou porque não tem onda, ou porque seu movimento ondulante é excessivamente longo. Muitas qualidades do pulso, na verdade, retratam um pulso sem onda, como o Curto, Áspero, Disperso, Fraco ou Encharcado, enquanto outras qualidades retratam um pulso com uma onda excessiva, como em Corda, Longo, Transbordante ou Grande. O pulso sem onda geralmente reflete a presença de problemas emocionais decorrentes de tristeza e pesar, e o pulso com onda excessiva geralmente reflete problemas emocionais decorrentes de raiva.

Algumas passagens do *Clássico do Pulso* e do *Clássico das Dificuldades* parecem descrever o atributo de um pulso normal com onda, apesar de não mencionarem essa palavra. Por exemplo, o *Clássico do Pulso* diz:

"A posição atrás da Polegada e em frente da posição Pé é a posição Portão, sendo a fronteira entre o Yang *emergente* [na posição Polegada] e o Yin *submerso* [na posição Pé]. O Yang *emergente* ocupa três divisões [posições] e o Yin *submerso* também ocupa três divisões [posições]. O Yang *se origina na posição Pé e se move* [ou se manifesta] *em direção à posição Polegada*; o Yin *se origina na posição Polegada e se move* [ou se manifesta] *em direção à posição Pé*."[33]

Essa passagem sugere claramente a noção de uma onda de *Qi*, em suas qualidades Yin e Yang, se movendo no pulso da posição Polegada para a posição Posterior e da posição Posterior para a posição Polegada (Figura 49.15).

O *Clássico das Dificuldades*, no Capítulo 3, tem um conceito semelhante em uma passagem que descreve o pulso que não tem onda ou que tem uma onda excessiva:

"*Em frente à posição Portão, o* Yang *se move e o pulso deve estender-se por 9 fen e ficar próximo da superfície; se ele exceder 9 fen, está em excesso, e, se for mais curto que 9 fen, é deficiente... Atrás da posição Portão, o* Yin *se move e o pulso deve se estender até 1 cun e estar no nível profundo. Se exceder 1 cun, está em excesso, ao passo que se tiver menos de 1 cun, está deficiente.*"[34]

Essa passagem descreve essencialmente as qualidades do pulso Longo e Curto e um pulso que tem uma onda excessiva ou que não tem onda, respectivamente.

ATRIBUTOS DE UM PULSO NORMAL

- Espírito: mole, suave, mas com força, regular
- Qi do Estômago: suave, calmo, relativamente mole, relativamente lento
- Raiz: normal nas posições Posteriores e no nível profundo
- Onda: pulso com onda clara e uniforme da posição Posterior para a posição Anterior.

10. DIRETRIZES PARA INTERPRETAR O PULSO

Ao tomar o pulso, eu recomendo avaliar os aspectos na seguinte ordem:

- Sentir o pulso como um todo com três dedos para ter uma ideia inicial da sua força ou fraqueza geral
- Sentir se o pulso tem espírito, Qi do Estômago e raiz
- Sentir as três posições primeiro com três dedos e depois individualmente, erguendo suavemente dois dos dedos e sentindo com o terceiro
- Sentir os três níveis erguendo e pressionando constantemente os dedos, buscando os níveis
- Sentir a qualidade global do pulso, caso haja uma
- Sentir a qualidade do pulso, a força e o nível de cada posição individual do pulso rolando e empurrando os dedos, conforme descrito acima
- Contar a frequência do pulso.

É uma boa ideia treinar para avaliar os aspectos do pulso acima mencionados em uma ordem racional: por exemplo, ao tomar o pulso, não devemos nunca nos concentrar imediatamente em uma qualidade particular da posição de um órgão específico sem antes avaliar o pulso como um todo. Cada um dos aspectos da tomada do pulso mencionados acima tem seu próprio significado clínico.

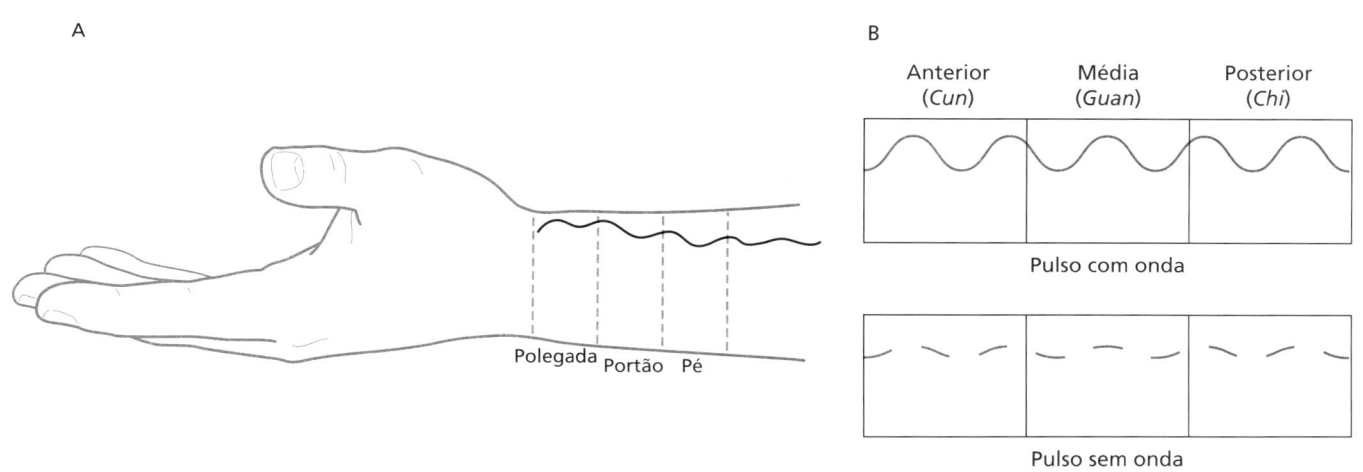

Figura 49.15 Fluxo do *Qi* no pulso em forma de onda.

a) Sentir o pulso como um todo com três dedos

Sentir o pulso como um todo usando três dedos nos dá uma ideia inicial da sua força ou fraqueza global; isso proporciona uma avaliação inicial da constituição do paciente e da força do Qi do seu corpo. Também nos possibilita determinar se o pulso corresponde à constituição física da pessoa.

b) Sentir o espírito, o *Qi* do Estômago e a raiz

Sentir o espírito, o *Qi* do Estômago e a raiz do pulso nos dá uma ideia do estado da Mente, do *Qi* do Estômago e dos Rins. O *Qi* do Estômago é particularmente importante porque dá uma ideia imediata se o pulso é normal: qualquer pulso que seja muito mole ou muito duro e cheio imediatamente nos diz que o *Qi* do Estômago não está presente.

c) Sentir as três posições juntas primeiro e depois individualmente

Sentir as três posições juntas primeiro é importante para se ter uma ideia da força ou fraqueza global do pulso e para comparar a força relativa dos pulsos esquerdo e direito. Depois de sentir as três posições juntas com os três dedos, devemos sentir cada posição individualmente, erguendo gentilmente dois dedos e sentindo com o terceiro. Nesse estágio, isso é feito não tanto para se sentir o estado dos órgãos internos relacionados com cada posição, mas para se ter uma ideia da distribuição e equilíbrio do *Qi* entre as três posições e, portanto, entre os Três Aquecedores.

É importante lembrar que sentir a força ou a fraqueza nas três posições do pulso reflete o estado e a distribuição do *Qi* nos três Aquecedores, independentemente dos órgãos individuais; em outras palavras, podemos ter uma boa ideia da força ou fraqueza do *Qi* e de sua "rebelião" (fluindo na direção errada) sentindo cuidadosamente e avaliando o fluxo do *Qi* nas três posições, inicialmente ignorando os órgãos associados com essas posições. Em outras palavras, devemos lembrar que as três posições do pulso refletem partes do corpo, bem como órgãos. O *Questões Simples* confirma isso no Capítulo 17 ao afirmar: "*Quando a superior* [posição] *do pulso está forte* [significa que] *o Qi está em ascensão; quando a inferior* [posição] *do pulso está forte* [significa que] *o Qi está distendido* [abaixo]".[35]

Nesse estágio, podemos ter uma ideia inicial da força relativa do *Qi* e do Sangue nos Três Aquecedores. Por exemplo, se o pulso estiver muito fraco nas posições Posteriores e relativamente transbordante nas duas posições Anteriores, isso pode indicar que o *Qi* está se rebelando em movimento ascendente e que essa rebelião ascendente tem grande probabilidade de ser decorrente de uma deficiência do *Qi* e do Sangue no Aquecedor Inferior, de modo que o *Qi* não se encontra "ancorado" no Aquecedor Inferior e se rebela para cima em direção ao Aquecedor Superior.

d) Sentir os três níveis

Sentimos os três níveis erguendo e pressionando constantemente os dedos para "buscar" esses níveis. É uma boa ideia buscar o nível médio de duas maneiras: primeiro, pressione gentilmente para baixo a partir do nível superficial e, em seguida, pressione até o fim indo até o nível profundo e lentamente erga os dedos para parar no nível médio.

Sentir os três níveis é essencial para se ter uma ideia do estado do *Qi/Yang*, Sangue e *Yin*, além do nível do *Qi* no corpo. Por exemplo, se o pulso estiver Flutuante-Vazio, isso significa duas coisas: primeiro, que o *Qi* está fraco no nível profundo e em relativo excesso no nível superficial, e segundo, que há uma deficiência do *Yin* com relativo Excesso do *Yang*. Estes não são dois fenômenos diferentes, mas simplesmente duas maneiras diferentes de interpretar a mesma situação clínica e expressar sua patologia.

Integrando as três posições (correspondendo aos Três Aquecedores) com os três níveis, formamos uma imagem tridimensional do *Qi* no corpo de modo semelhante à prática da medicina ocidental com tomografia computadorizada (TC), ressonância magnética (RM) e tomografia com emissão de pósitron (PET scan) (Figura 49.16). Essa imagem é clinicamente relevante mesmo sem nenhuma referência à correspondência das posições dos órgãos. A força relativa do *Qi* em cada Aquecedor e em cada nível é clinicamente significativa mesmo sem qualquer referência aos órgãos e é, na verdade, um bom exercício na leitura do pulso para não ficarmos muito "fixados" na designação de cada posição a um determinado órgão. Em outras palavras, uma avaliação do *Qi* nas três posições e nos três níveis nos dá uma imagem dinâmica da distribuição e do equilíbrio do *Qi* no corpo, que é necessário *antes* de analisarmos cada posição em sua relação com um órgão em particular.

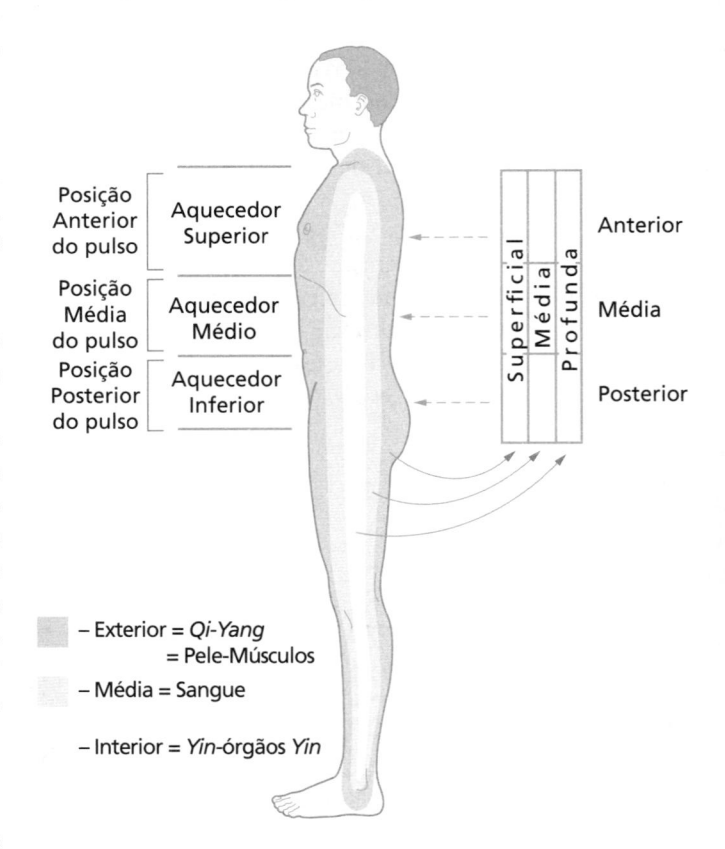

Figura 49.16 Relação entre as três posições e os Três Aquecedores e entre os três níveis e as três camadas de energia.

A Figura 49.17 mostra como o pulso reflete a energia nos Três Aquecedores e nos três níveis, e nos lado esquerdo e direito.

e) Sentir a qualidade global do pulso, se houver

O passo seguinte é tentar sentir se o pulso tem uma qualidade global, lembrando que uma "qualidade" do pulso pode ser sentida apenas "rolando" e "empurrando" os dedos conforme descrito anteriormente. O pulso nem sempre tem uma qualidade global; por exemplo, pode estar ligeiramente Transbordante na posição do Coração, mas muito Fraco na posição do Baço/Estômago. E, ao contrário, o pulso pode ser sentido claramente e muito definidamente como em Corda em todas as posições, dando uma forte indicação de uma desarmonia do Fígado (ou Fleuma).

Se um pulso tiver uma qualidade global clara, isso geralmente significa que a desarmonia do paciente é razoavelmente simples; por exemplo, se todas as posições do pulso estiverem em Corda, isso indica uma desarmonia do Fígado (ou Fleuma), sem outras desarmonias. Ao contrário, se um pulso tiver várias qualidades diferentes em diferentes posições, isso indica que o paciente sofre de uma desarmonia complexa caracterizada por condições de Deficiência e Plenitude em vários órgãos.

f) Sentir a qualidade, força e nível de cada posição individual do pulso rolando e empurrando os dedos

O passo seguinte é sentir a qualidade, a força e o nível de cada posição individual do pulso erguendo suavemente dois dedos enquanto o terceiro se concentra em uma determinada posição. É importante notar que, para se avaliar cada posição individual, o dedo fica em constante movimento, buscando, explorando a forma e o nível do pulso, "rolando" em sentido distal e medial, "empurrando" em sentido medial e lateral, e "erguendo e pressionando" para sentir o nível do pulso. O rolamento do dedo nos diz se o pulso naquela posição é Curto, Longo, Áspero, Móvel ou sem onda. Empurrar o dedo nos diz se o pulso naquela posição é Áspero, Deslizante, em Corda, Fraco, Disperso, Grande, Transbordante, Fino, Mínimo etc. Erguer e pressionar os dedos nos diz se o pulso naquela posição é Flutuante, Profundo, Fraco, Encharcado, Flutuante-Vazio, Oculto, em Couro ou Firme.

g) Contar a frequência do pulso

Por fim, é realizada a contagem da frequência do pulso. Conforme mencionado anteriormente, antigamente, isso era feito correlacionando o ritmo do pulso com o ritmo da respiração dos médicos. Atualmente, nós simplesmente contamos a

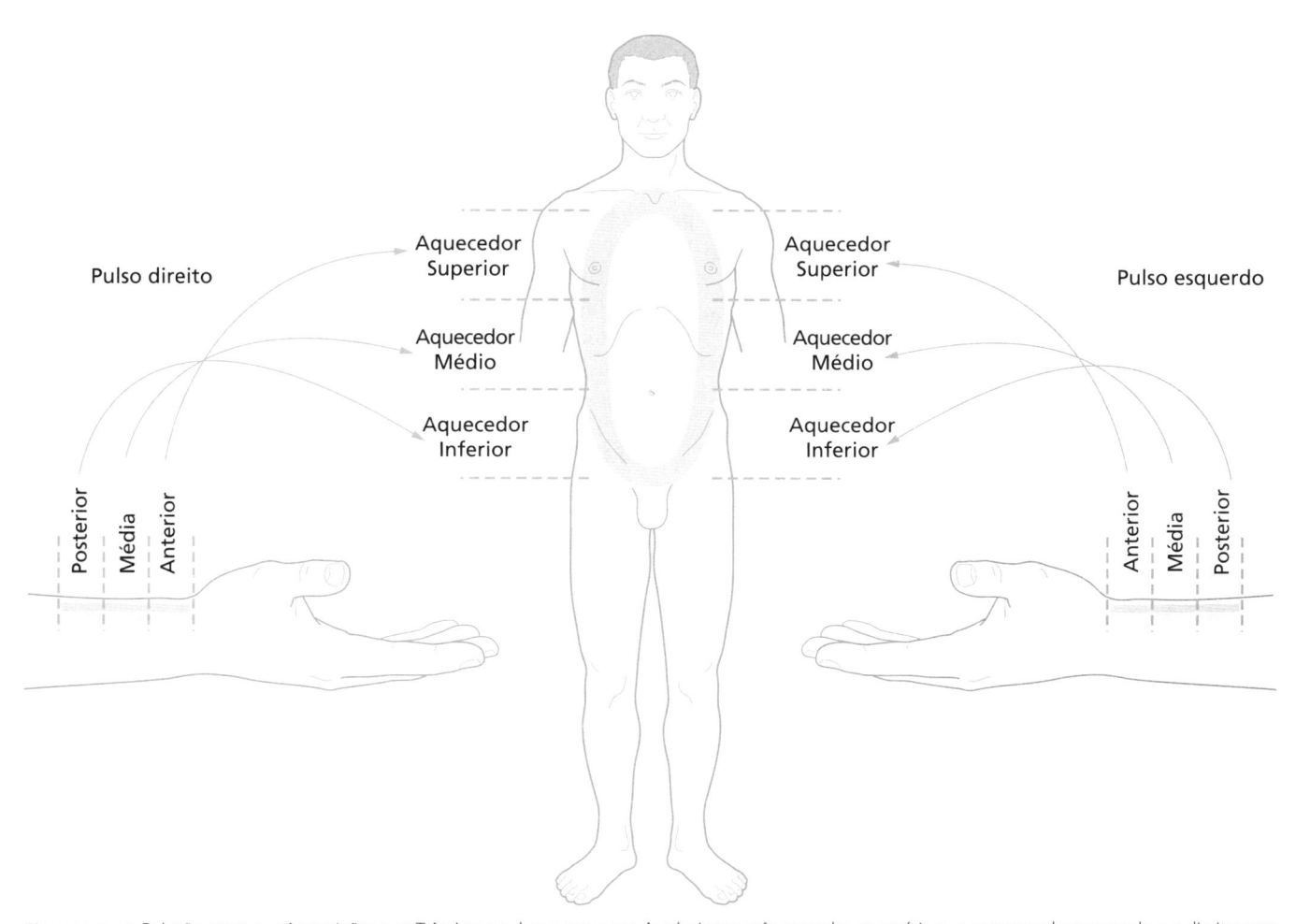

Figura 49.17 Relação entre as três posições e os Três Aquecedores, entre os três níveis e as três camadas energéticas, e entre o pulso esquerdo e o direito com os lados esquerdo e direito.

frequência cardíaca com um relógio. Isso logicamente é crucial para diagnosticar qualidades do pulso que refletem irregularidades da sua frequência e do ritmo, como, por exemplo, Lento, Rápido, Desacelerado, Apressado, Móvel, Nodoso, Acelerado ou Intermitente.

11. APLICAÇÃO CLÍNICA DO DIAGNÓSTICO PELO PULSO

O diagnóstico pelo pulso é parte essencial do diagnóstico chinês por muitas razões. Dois aspectos podem ser apontados como sendo as características mais importantes do diagnóstico do pulso: primeiro, além de dar indicações sobre as desarmonias vigentes, ele também reflete a constituição de uma pessoa, e segundo, quando aplicado habilmente, o diagnóstico pelo pulso pode nos dar uma imagem bastante detalhada e precisa do estado do *Qi* em todos os órgãos e em todas as partes do corpo.

A seguir, alguns exemplos da aplicação clínica do diagnóstico do pulso.

a) O pulso é geralmente crucial para fechar um diagnóstico

O pulso geralmente é crucial para fechar um diagnóstico. Um exemplo comum do valor do pulso para fechar o diagnóstico é quando uma pessoa (normalmente um homem) se apresenta com queixa de cansaço, inércia e apatia geral; ele pode falar com voz baixa e a primeira impressão geral seria de uma Deficiência como causa do problema. Entretanto, se o pulso estiver em Corda nos dois lados (como geralmente acontece com esses pacientes), ele aponta claramente para uma estagnação do *Qi* do Fígado como a causa do problema. Nesse caso, o pulso geralmente é o único sintoma apontando para uma condição de Excesso e, especificamente, para estagnação do *Qi* do Fígado como a causa do problema.

O caso clínico a seguir é outra ilustração do valor do pulso para fechar um diagnóstico.

Caso clínico

Uma mulher de 65 anos se queixava de dor aguda nas costelas do lado esquerdo. Ela já havia se consultado com seu clínico e com um ortopedista, os quais pediram radiografias que não revelaram qualquer anormalidade. Tanto o clínico como o ortopedista trataram o problema como sendo musculoesquelético.

Ao perguntar sobre seu sintoma, fiquei um pouco confuso porque ela não apresentava qualquer sintoma de um padrão do Fígado ou da Vesícula Biliar que pudesse explicar a dor na costela. Também fiquei intrigado porque, se o problema fosse de fato de origem musculoesquelética, como teria começado subitamente sem história de queda ou outra causa aparente? Entretanto, seu pulso contou uma história completamente diferente: estava muito Rápido (mais de 100 bpm), Transbordante e Deslizante. Em particular, a posição Anterior direita (posição do Pulmão) estava muito Transbordante. Esse pulso claramente indicava que, longe de ser um problema musculoesquelético, ela estava com um problema grave em um órgão interno e, embora não se possa diagnosticar câncer com certeza, eu suspeitei que houvesse uma doença grave no pulmão esquerdo causando a dor na costela. Eu desconfiava que pudesse ser pleurisia ou carcinoma.

Insisti que ela voltasse ao clínico para fazer outros exames. Uma Ressonância Magnética e testes laboratoriais de sangue revelaram que ela estava com carcinoma do pulmão esquerdo e da coluna.

b) O pulso é essencial para distinguir Deficiência de Excesso

Distinguir Deficiência de Excesso é um dos aspectos mais úteis do diagnóstico pelo pulso. Em muitos casos, o paciente se apresenta com uma mistura de Deficiência e Excesso; na verdade, essa, mais que uma condição de pura Deficiência ou de puro Excesso, é provavelmente a situação mais comum na prática clínica.

A síndrome da fadiga pós-viral é um bom exemplo dessa situação: praticamente todos os pacientes que sofrem dessa condição sofrem de retenção de Umidade juntamente com uma deficiência do Baço, Estômago, Pulmão ou Rim, ou de uma mistura delas. Entretanto, a combinação de uma condição de Deficiência e Excesso nunca é 50-50; um aspecto sempre predomina, e normalmente não é fácil determinar isso pelos sintomas e sinais. Por exemplo, um paciente que sofre da síndrome da fadiga pós-viral sente fadiga extrema e falta de apetite (sintomas de Deficiência), mas também dores musculares e sensação de peso (sintomas de Plenitude, neste caso, Umidade). Em tal situação, o pulso é absolutamente crucial para se chegar a uma conclusão e determinar se o que predomina é a Deficiência ou o Excesso. Se o pulso estiver fraco no todo, isso significa que a Deficiência predomina; se o pulso estiver cheio no todo, o Excesso predomina. Portanto, em tal caso, o pulso é o aspecto do diagnóstico mais importante para fazer essa diferenciação.

A importante implicação disso é que o pulso determina, portanto, a escolha do princípio de tratamento: se estiver fraco no todo, devemos nos concentrar em tonificar o *Qi* Vertical, e se estiver cheio no todo, devemos nos concentrar em expelir os fatores patogênicos (nesse caso, resolver a Umidade).

c) O pulso é essencial para determinar o princípio de tratamento

O pulso é essencial para determinar o princípio de tratamento em condições complexas de Deficiência e Excesso combinadas. O exemplo da síndrome de fadiga pós-viral foi dado anteriormente.

Outro exemplo pode ser uma situação de deficiência do Sangue do Fígado levando à ascensão do *Yang* do Fígado: essa situação é muito comum em mulheres e é com frequência a causa de problemas menstruais, como tensão pré-menstrual ou dores de cabeça durante a menstruação. Os sintomas em si podem não ajudar a determinar se o que predomina é a deficiência do Sangue do Fígado ou a ascensão do *Yang* do Fígado. O pulso pode nos ajudar a diferenciar isso muito claramente: se estiver Áspero ou Fino, a deficiência do Sangue do Fígado predomina e devemos, portanto, nutrir o Sangue; se estiver em Corda, a ascensão do *Yang* do Fígado predomina e devemos, portanto, subjugar o *Yang* do Fígado.

d) O pulso em problemas emocionais

Em muitas situações, o pulso reflete claramente problemas emocionais. Alguns exemplos serão dados aqui.

Quando uma pessoa é afetada por tristeza, pesar ou preocupação, o pulso do Coração pode ficar ligeira e relativamente Transbordante; é importante observar que isso não é o verdadeiro pulso Transbordante, mas é um pulso que fica ligeiramente Transbordante *em relação* às outras posições. Muitas vezes, o pulso pode estar muito Fraco ou Áspero no todo, mas uma palpação cuidadosa da posição do Coração revela que está muito ligeiramente Transbordante se comparada com o resto do pulso.

A qualidade do pulso do Coração é muito sutil e pode facilmente passar despercebida; além de ser mais superficial comparado com as outras posições do pulso, o pulso do Coração também é percebido como sendo um pouco "redondo" e muito ligeiramente Transbordante. Esse é um sinal seguro de que o paciente foi profundamente afetado por problemas emocionais, como mágoa, tristeza ou pesar, afetando o Coração. Quando todos os outros pulsos estão fracos, mas o pulso do Coração está relativamente Transbordante do modo descrito acima, isso normalmente indica que a pessoa está sofrendo de tristeza e suportando seu estresse emocional em silêncio.

Outro bom exemplo de um reflexo claro de estresse emocional no pulso é a situação na qual um paciente pode parecer muito deprimido, anda lentamente e fala com voz baixa, levando-nos a supor que ele sofre de uma Deficiência; entretanto, muito frequentemente (e com maior frequência em homens), o pulso dessas pessoas encontra-se extremamente em Corda e Cheio em todas as posições. Essa é uma indicação absolutamente confiável de que a pessoa não está realmente deprimida, mas, sim, com raiva, ou, em outras palavras, ela pode estar deprimida por conta de uma raiva reprimida.

Um pulso Rápido é outra indicação de estresse emocional. Normalmente, a pessoa está sob grande estresse e sofre de medos, ansiedade, culpa, ou é em consequência de algum choque. A seguir, um caso clínico que ilustra esse ponto.

Caso clínico

Uma mulher de 28 anos de idade se queixava de cansaço, náuseas e tontura. Ela não tinha nenhum outro sintoma e parecia bem saudável. Emocionalmente, parecia uma pessoa feliz e falava com voz animada e vibrante, sorrindo frequentemente. Todas as indicações eram, portanto, de que ela estivesse sofrendo de uma simples deficiência do Baço e, possivelmente, de Sangue, como é comum em mulheres. Entretanto, o pulso mostrava uma imagem completamente diferente: era Fino e muito Rápido (mais de 100 bpm). Sua língua tinha a ponta vermelha. Minha impressão era a de que ela vinha sofrendo de problemas emocionais reprimidos há muito tempo, e suspeitei que algum choque fosse a principal causa dos seus problemas. Quando perguntei se ela havia sofrido algum choque no passado, ela caiu em prantos e disse que tinha sido sexualmente abusada dos 6 aos 9 anos.

Logicamente, devemos excluir outras causas de pulso Rápido, como infecção, um padrão de Calor verdadeiro ou Calor no Sangue. Na ausência de sintomas e sinais claros de Calor, um pulso Rápido normalmente indica os problemas emocionais acima mencionados.

Um pulso sem onda indica que a pessoa sofre de tristeza ou pesar, que também podem estar indicados por um pulso do Pulmão muito Fraco. Um pulso do Pulmão Cheio pode indicar que a pessoa sofre de preocupação ou de pesar não expresso. Se as duas posições Anteriores (Pulmões e Coração) estiverem Fracas e Curtas, indicam problemas emocionais de longa data originados de tristeza ou pesar. Um pulso Móvel geralmente indica choque; deve-se observar que o pulso pode reter tal qualidade por muitos anos depois do choque original.

O PULSO NOS PROBLEMAS EMOCIONAIS

- Pulso do Coração ligeiramente Transbordante: tristeza, pesar ou preocupação
- Todos os pulsos em Corda e Cheios: raiva reprimida ou frustração
- Pulso Rápido: medo, culpa ou choque
- Pulso sem onda: tristeza ou pesar
- Pulso do Pulmão Fraco: tristeza ou pesar
- Pulso do Pulmão Cheio: preocupação ou pesar não expressos
- As duas posições Anteriores Fracas e Curtas: tristeza ou pesar de longa data
- Pulso móvel: choque.

e) O pulso como indicador de problema em um órgão

Quando todas as posições do pulso estão muito fracas e profundas exceto por uma, isso normalmente é uma indicação de que o órgão correspondente àquela posição está "doente". Isso geralmente aponta para uma doença orgânica real no sentido médico ocidental (em vez de um padrão de desarmonia no sentido da medicina chinesa), mas essa não é uma regra absoluta. Por exemplo, se o pulso estiver Fraco, Áspero e Profundo em todas as posições, com exceção da posição do Coração, isso pode simplesmente indicar problemas emocionais profundos conforme descrito acima, mas também pode indicar um problema cardíaco real; o segundo caso é o mais provável se o pulso do Coração estiver Deslizante e Fino e, particularmente, Deslizante nos aspectos medial e lateral.

Um pulso do Coração Flutuante também indica um problema com o coração propriamente dito, especialmente se estiver Flutuante-Oco nos aspectos lateral e medial da posição do pulso (o que pode indicar hipertensão). A qualidade Flutuante-Fraca-Oca indica que o coração está dilatado; isso ocorre geralmente em pessoas que correm longas distâncias todos os dias. A qualidade Flutuante-Tensa-Oca pode indicar endurecimento das artérias.

f) O pulso como indicador de um problema cardíaco

Assim como o *Qi* do Coração fica refletido no pulso como um todo, independentemente das posições, a condição do coração (no sentido ocidental) também se reflete no pulso como um todo, não apenas na posição Anterior esquerda. Devemos sempre lembrar que quando sentimos o pulso, sentimos a artéria radial, que é um vaso sanguíneo, e que o Coração governa todos os vasos sanguíneos; portanto, por definição, a sensação geral da artéria radial reflete a condição do Coração em um sentido chinês e também do coração no sentido médico ocidental.

Por exemplo, quando o pulso como um todo está em Corda, Deslizante, Transbordante e Apressado e duro à palpação, pode-se suspeitar de aneurisma da aorta.

Se o pulso estiver Apressado (ou seja, muito rápido e agitado) e Cheio de modo geral, isso geralmente indica um problema cardíaco, como taquicardia (em todos os seus vários tipos, como, por exemplo, taquicardia supraventricular, taquicardia juncional ou taquicardias amplas e complexas). De modo semelhante, qualquer irregularidade do pulso (Nodoso, Precipitado, Intermitente) pode indicar um distúrbio de condução do coração, como fibrilação atrial (quando está rápido e irregular, ou seja, Precipitado), síndrome do seio doente, síndrome de Wolff-Parkinson-White ou síndrome de Lown-Ganong-Levine.

Se o pulso estiver extremamente Lento, pode indicar um problema cardíaco, como síndrome do seio doente ou bloqueio atrioventricular (a não ser, obviamente, que seja decorrente de atividade física regular e intensa, como a realizada por atletas).

Se o pulso estiver Mínimo ou Espalhado, pode indicar a possibilidade de insuficiência cardíaca. Os aspectos medial e lateral do pulso do Coração podem refletir problemas das válvulas, como estenose mitral, regurgitação mitral ou prolapso da válvula mitral; nesses casos, esses aspectos do pulso do Coração (sentidos rolando-se o dedo em sentido medial e lateral muito ligeiramente) apresentam-se como um pulso Deslizante ou Tenso. Ver Figura 50.2, no Capítulo 50.

A seguir, três casos clínicos que ilustram o uso do pulso para diagnosticar condições cardíacas.

> **ATENÇÃO**
>
> O pulso como um todo pode refletir uma patologia cardíaca.

Caso clínico

Uma mulher de 45 anos de idade se queixava de cansaço extremo, uma condição que ela já vinha sentindo por 20 anos. Ela se queixava de memória fraca, moscas volantes, tinidos, micção frequente e gotejamento ocasional de urina. Também sofria de constipação intestinal e sua menstruação tinha cessado 6 meses antes.

Quando criança, tinha ataques frequentes de bronquite e pneumonia. Ela tinha feito tratamento com acupuntura por 5 anos e com fitoterapia chinesa por 2 anos; esses tratamentos realmente proporcionavam uma melhora, mas que não perdurava.

Sua língua estava ligeiramente Vermelha nas laterais e Aumentada, e seu pulso estava Profundo, muito Fraco, Áspero, Fino e Lento (52 bpm).

Três padrões principais emergem de uma análise das manifestações clínicas: deficiência do Sangue do Fígado (cessação da menstruação, moscas volantes, cansaço, constipação intestinal, pulso Profundo-Fraco-Lento); e deficiência do Sangue do Coração (memória fraca, pulso Áspero). Entretanto, o fato de o pulso estar muito Fraco, Áspero e Fino em todas as posições, além de muito Lento, indica claramente que o principal problema provavelmente esteja no Coração, especificamente, uma deficiência grave do *Qi* e do Sangue do Coração. Essa deficiência pode ser congênita ou pode ter sido induzida pelos frequentes episódios de bronquite e pneumonia durante a infância. Eu aconselhei essa paciente para que fizesse uma investigação com um cardiologista; assim ela fez, e o cardiologista constatou que a membrana do pericárdio estava aumentada e mostrava sinais de inflamação. O princípio de tratamento nesse caso, portanto, deve ser não apenas nutrir o Sangue do Fígado e tonificar o *Yang* do Rim, mas também tonificar o *Qi* e o Sangue do Coração.

Caso clínico

Um homem de 60 anos de idade buscou tratamento para ombro congelado. Ao tomar seu pulso, percebi que estava muito Cheio, Deslizante, em Corda, muito Transbordante e Rápido. A combinação dessas qualidades a esse grau claramente indicava não apenas uma desarmonia do Coração, mas também a possibilidade de um problema no coração ou nos vasos sanguíneos; entretanto, ele não tinha qualquer sintoma relacionado com o coração (não era hipertenso, não tinha dor no peito, não apresentava arritmia). Embora ele tivesse vindo para tratar seu problema no ombro, eu sugeri que se consultasse com um cardiologista, o qual constatou, por meio de exames, que o paciente tinha um aneurisma da aorta que necessitava de cirurgia.

Caso clínico

Uma mulher de 25 anos de idade queixava-se de menstruação dolorosa com claros sintomas de Frio no Útero (dores espásticas, sensação de frio durante a menstruação, sangue menstrual com pequenos coágulos escuros, língua Pálida, pulso Lento). Entretanto, uma característica marcante do seu pulso (pela idade) era sua lentidão (48 bpm) e uma pausa em intervalos irregulares; essa qualidade do pulso (lento e interrompendo em intervalos irregulares) é chamada de Nodosa. Indicava a possibilidade não apenas de uma desarmonia do Coração, mas também de um distúrbio real do coração. Por isso, aconselhei a paciente a procurar um cardiologista, que, de fato, diagnosticou um problema de condução do coração.

g) O pulso não reflete necessariamente todos os aspectos de uma desarmonia

Assim como a língua, não devemos esperar que o pulso reflita *todos* os aspectos de uma desarmonia. Por exemplo, se uma mulher sofre de estagnação do *Qi* do Fígado causando sintomas bem claros de tensão pré-menstrual com distensão das mamas e do abdome e irritabilidade, o pulso pode não estar em Corda se a estagnação do *Qi* do Fígado ocorre em um contexto de deficiência do Sangue do Fígado. Nesse caso, o pulso pode estar Fraco e Áspero, refletindo apenas a deficiência do Sangue do Fígado, mas não a estagnação do *Qi* do Fígado. O oposto também pode acontecer: no exemplo acima, o pulso pode estar em Corda se a estagnação do *Qi* do Fígado for muito intensa, caso em que a qualidade do pulso reflete apenas esse padrão, e não a deficiência do Sangue do Fígado.

Nos idosos, o pulso se apresenta frequentemente Cheio, com frequência sendo em Corda e/ou Deslizante; isso acontece porque as pessoas idosas sofrem frequentemente de Fleuma crônica, estase de Sangue ou Vento interno, situações que podem fazer com que o pulso fique em Corda e duro. Entretanto, muitos idosos que sofrem desses padrões também sofrem, com frequência, de deficiência do *Yin* (que pode estar aparente pela falta de saburra na língua): a qualidade em Corda e Cheia do pulso mascara a deficiência do *Yin*, que não fica evidente no pulso.

h) O pulso indica desarmonias além do padrão vigente

Quando o pulso indica desarmonias além dos padrões vigentes, ele suscita a importante questão da integração do diagnóstico pelo pulso com o diagnóstico pelos sintomas. Na maioria dos casos, o pulso e as manifestações clínicas estão em consonância entre si; por exemplo, se um paciente mostra todos os sintomas de Fleuma, o pulso provavelmente vai estar Deslizante. Em outros casos, como mencionado acima, o pulso reflete apenas um aspecto da desarmonia. Existem casos, entretanto, em que o pulso parece estar em contradição com as manifestações clínicas ou, no mínimo, não relacionado com elas. A tendência, na China moderna (de acordo com a minha experiência), é dar mais importância às manifestações clínicas, e se o pulso não estiver em consonância com elas, ele simplesmente é ignorado. Eu, pessoalmente, não concordo com essa ideia porque penso que o pulso é sempre clinicamente significativo e nunca deve ser ignorado como sinal diagnóstico.

Muitos exemplos podem ser dados de situações nas quais o pulso parece não estar relacionado com as manifestações clínicas (não necessariamente contradizendo-as). Por exemplo, o paciente tem sintomas de Fleuma, mas o pulso não é Deslizante; o paciente *não* tem sintomas de Fleuma, mas o pulso é Deslizante; o paciente parece ser um tipo *Yang* exuberante de pessoa, mas o pulso é muito Fraco e Profundo; o paciente não tem sintomas de nenhuma desarmonia do Fígado, mas o pulso se apresenta em Corda (ou vice-versa) etc.

Nesses casos, além da situação acima mencionada, quando o pulso reflete um aspecto de uma desarmonia e as manifestações clínicas refletem outro, um pulso que aparentemente não tem nenhuma relação com as manifestações clínicas presentes simplesmente reflete a existência de uma desarmonia que *ainda* não causou sintomas.

Um exemplo comum tem relação com o pulso do Pulmão: uma mulher pode apresentar-se com manifestações clínicas de estagnação do *Qi* do Fígado causando tensão pré-menstrual ou outras irregularidades menstruais, e o pulso se encontra ligeiramente em Corda, mas a posição que mais se destaca é a do Pulmão, que se encontra extremamente Fraca e Profunda. O que temos de fazer com isso? Pelo fato de todas as manifestações clínicas e o pulso em Corda apontarem para uma desarmonia do Fígado, devemos ignorar a posição do Pulmão? Em minha opinião, isso nunca deve ser feito. Nesse exemplo, a fraqueza da posição do Pulmão simplesmente indica que essa paciente sofre de deficiência do *Qi* do Pulmão sem *ainda* apresentar sintomas desse padrão; a fraqueza da posição do Pulmão nunca deve ser ignorada porque, afinal de contas, um pulso do Pulmão Fraco reflete uma deficiência do *Qi* do Pulmão tanto quanto uma voz fraca e tosse crônica. Nesse caso, eu definitivamente presto atenção na fraqueza do pulso do Pulmão e tonifico os Pulmões (além de tratar a desarmonia do Fígado).

Para dar outro exemplo relacionado com um tipo de pulso Cheio em vez de Vazio, é comum acontecer de uma pessoa não ter nenhum sintoma de Fleuma, mas o pulso ser claramente Deslizante. Salvo os casos em que um pulso Deslizante possa indicar saúde (ou, obviamente, gravidez), isso definitivamente indica que o paciente está sofrendo de Fleuma, mesmo que não haja qualquer manifestação dela.

A propósito, essa característica se aplica também ao diagnóstico pela língua: a língua pode mostrar desarmonias além das manifestações presentes. Um bom exemplo é uma fissura central do Estômago na língua indicando tendência à deficiência do *Yin* do Estômago, mesmo na ausência de qualquer problema digestivo.

i) O pulso pode indicar uma deficiência de base na ausência de sintomas

Quando o pulso é Fraco em uma determinada posição, ele definitivamente indica uma deficiência daquele órgão em particular, independentemente de haver sintomas dessa deficiência ou não. É precisamente por essa razão que o diagnóstico pelo pulso nos permite dar um tratamento preventivo antes do início das manifestações clínicas.

Uma fraqueza do pulso do Rim (geralmente dos dois lados) é o exemplo mais comum dessa situação. Existem muitos pacientes (especialmente mulheres) que têm pulso muito Fraco nas duas posições Posteriores sem nenhum sintoma de deficiência do Rim. Entretanto, conforme mencionado acima, um pulso Fraco e Profundo nas duas posições Posteriores reflete uma deficiência do Rim tanto quanto cansaço, dor nas costas, tontura e tinidos. De fato, essa é precisamente uma razão pela qual o diagnóstico do pulso é tão importante: ele aponta inequivocamente para uma certa desarmonia, o que é mais do que sintomas isolados fazem. Nesse exemplo, se o paciente sofresse apenas de tontura, não poderíamos diagnosticar uma deficiência do Rim porque esse sintoma pode ser decorrente de muitas outras desarmonias (deficiência de Sangue, Fleuma, ascensão do *Yang* do Fígado etc.), mas a fraqueza do pulso nas duas posições Posteriores aponta inequivocamente para uma deficiência do Rim.

j) O pulso no câncer

Não existe nenhuma qualidade específica do pulso ou uma imagem do pulso que nos permita diagnosticar câncer inequivocadamente. Em termos gerais, no câncer avançado, podem surgir duas imagens opostas do pulso: ou o pulso se torna extremamente Fraco, Áspero, Fino e Profundo, ou se torna Cheio, Deslizante, Transbordante e Rápido.

Embora o pulso não possa ser usado para diagnosticar câncer, é muito importante determinar o prognóstico e o princípio de tratamento.

Em relação ao *prognóstico*, se um paciente tem câncer, o prognóstico é ruim se o pulso apresentar qualquer uma das imagens descritas acima; ou seja, se estiver muito Profundo, Fraco, Áspero e Fino ou muito Cheio, Deslizante, Transbordante e Rápido. Se, além disso, o pulso estiver particularmente Rápido e Transbordante, pode indicar a presença de Calor Tóxico, que nunca é um bom sinal no câncer ou em pacientes com câncer que passaram por um tratamento ocidental.

Em relação ao *princípio de tratamento*, o pulso é muito importante de fato. Em termos gerais, pacientes com câncer passam por algum tratamento na forma de cirurgia, radioterapia ou quimioterapia, ou uma combinação deles. No final desses tratamentos, o nosso papel é estimular o sistema imunológico para prevenir uma recorrência. Do ponto de vista da medicina chinesa, temos de avaliar a condição do paciente como se ele ainda tivesse câncer. De fato, os tratamentos ocidentais podem remover o câncer cirurgicamente, pela radioterapia ou pela quimioterapia, mas eles não removem os padrões que estão na raiz do câncer; os padrões mais comuns são Fleuma, estase de Sangue, Calor Tóxico e Umidade.

Portanto, devemos avaliar a condição do paciente muito cuidadosamente para determinar se o que predomina é Deficiência ou Excesso – ou seja, se os fatores patogênicos acima estão relativamente fracos e o principal problema é uma deficiência do *Qi* Vertical, ou se os fatores patogênicos acima ainda estão fortes. No primeiro caso, o objetivo é tonificar o *Qi* Vertical primariamente e expelir os fatores patogênicos secundariamente; no segundo caso, o objetivo é expelir os fatores patogênicos primariamente e tonificar o *Qi* Vertical secundariamente. O pulso é crucial para fazer essa distinção e, assim, escolher o princípio de tratamento apropriado; se o pulso estiver basicamente Fraco, Fino, Áspero ou Vazio, precisamos concentrar a nossa atenção em tonificar o *Qi* Vertical; se o pulso for do tipo Cheio, Deslizante, em Corda, Tenso ou Firme, precisamos nos concentrar em expelir os fatores patogênicos (que pode ser resolver a Fleuma, revigorar o Sangue, resolver a Umidade ou dispersar o Calor Tóxico).

> **ATENÇÃO**
>
> Depois de uma cirurgia em pacientes com câncer, o pulso é crucial para determinar se ainda há um fator patogênico ativo e, com isso, estabelecer o princípio de tratamento.

Por exemplo, vamos supor que uma mulher sofrendo de um tumor maligno na mama venha se consultar depois de passar por uma lumpectomia e subsequente radioterapia. Devemos avaliar sua condição cuidadosamente, como se ela ainda tivesse o tumor, porque a cirurgia e a radioterapia removeram o tumor, mas não o padrão que está na base da formação do câncer. Os padrões que aparecem no câncer de mama normalmente são Fleuma e/ou estase de Sangue em combinações variadas; há normalmente também estagnação do *Qi*, mas isso, por si só, não é capaz de causar um tumor, ao contrário de Fleuma e estase de Sangue.

Ao nos deparar com pacientes nessa condição, não devemos, então, supor que para todos os casos temos de tonificar o *Qi* Vertical para impedir uma recidiva: devemos escolher o princípio de tratamento de acordo com as manifestações clínicas, tendo em mente que não podemos depender de um exame do tumor porque ele foi removido.

Na presença de um tumor, nós o palpamos para decidir se é causado por Fleuma (em cujo caso ele é relativamente mole e indolor) ou por estase de Sangue (caso em que ele é duro e provavelmente dolorido). Uma decisão sobre a escolha do princípio de tratamento depende muito do pulso: se for do tipo Vazio, devemos concentrar a nossa atenção em tonificar o *Qi* Vertical; se for do tipo Cheio (Deslizante, em Corda, Tenso), devemos nos concentrar em expelir os fatores patogênicos (resolver a Fleuma e/ou revigorar o Sangue).

Se o pulso também for Rápido e Transbordante, isso pode indicar presença de Calor Tóxico, e precisamos dispersar o Calor e resolver a Toxina (na fitoterapia, isso é feito usando ervas que dispersam Calor Tóxico, muitas das quais têm efeito anticancerígeno).

12. INTEGRAÇÃO DO DIAGNÓSTICO DO PULSO COM O DA LÍNGUA

Existem muitas formas nas quais a integração do diagnóstico do pulso e da língua é crucial na prática clínica.

a) *Qi* e Sangue

O pulso e a língua são bem complementares, visto que o pulso reflete mais o estado do *Qi* e a língua reflete mais o estado do Sangue; logicamente, isso é uma generalização (porque o pulso pode refletir o estado do Sangue, por exemplo, quando está Áspero), embora seja um conceito proveitoso, apesar de tudo.

Essa distinção pode ser útil em pacientes sofrendo de problemas emocionais. Por exemplo, um pulso em Corda e Cheio geralmente indica um padrão do Fígado originado de estresse emocional. Se a cor do corpo da língua estiver normal, isso nos diz que o problema emocional não é de longa data; se a língua estiver Vermelha, indica que o problema emocional é mais prolongado e mais grave.

b) Fator tempo

O pulso é mais influenciado por fatores a curto prazo do que a língua. Por exemplo, um período de sobrecarga no trabalho, um transtorno emocional e atividade física podem, todos, alterar o pulso a curto prazo, mas não a língua.

Por essa razão, a língua é um bom indicador da duração de um problema; por exemplo, um pulso do Coração Transbordante indica que a pessoa está sob estresse emocional, e uma língua Vermelha com ponta mais vermelha indica que o problema é de longa data.

Outro exemplo é o de estase de Sangue. Um pulso Áspero ou Firme pode apontar para estase de Sangue, e se a língua estiver Arroxeada, isso indica a longa duração do problema. Outro bom exemplo é o de uma deficiência do *Yin*. Um pulso Flutuante-Vazio indica deficiência do *Yin* e a língua nos diz o estágio exato dessa deficiência pela observação do grau de ausência da saburra.

c) Quando o pulso é rápido e a língua não está vermelha

Um pulso Rápido indica Calor, e isso deve estar espelhado por uma língua Vermelha. Na prática, muitas vezes o pulso é Rápido, mas a língua não é Vermelha.

O choque pode ser uma explicação dessa discrepância porque ele torna o pulso Rápido, mas não causa vermelhidão da língua.

Outra explicação dessa discrepância ocorre em casos nos quais uma pessoa constantemente se esforça para trabalhar demais e por muitas horas; isso faz com que o coração fique dilatado e o pulso do Coração normalmente fique Transbordante, mas Vazio e o pulso, Rápido.

d) Quando o pulso é lento e a língua é vermelha

A explicação mais comum dessa discrepância é a prática de atividade física intensa, especialmente *jogging* ou corrida; isso faz com que o pulso fique Lento. Pelo fato de a Lentidão do pulso ser decorrente de atividade física, e não de um padrão de Frio verdadeiro, a língua não fica Pálida e pode ficar Vermelha por outras razões.

Outra possível explicação de uma contradição entre um pulso Lento e uma língua Vermelha (a qual sempre deve estar na mente) é cardiopatia. Um pulso muito Lento pode, às vezes, indicar certas irregularidades na condução do coração, especialmente se o pulso também estiver irregular.

e) O diagnóstico pelo pulso acrescenta detalhes ao diagnóstico pela língua

O pulso geralmente acrescenta detalhes aos achados do diagnóstico da língua. Por exemplo, uma saburra amarela e pegajosa com pontos vermelhos na raiz da língua indica Umidade-Calor no Aquecedor Inferior, mas não nos diz se está na Bexiga, nos Intestinos ou no Útero. O pulso acrescenta detalhes às informações colhidas da língua porque Umidade-Calor na Bexiga se manifesta no pulso com qualidade Deslizante-em Corda na posição Posterior esquerda, Umidade-Calor nos Intestinos se manifesta no pulso com a mesma qualidade nas duas posições Posteriores, e Umidade-Calor no Útero se manifesta no pulso com a mesma qualidade na posição do Útero, situada no aspecto proximal da posição Posterior esquerda.

Outro campo no qual o pulso acrescenta detalhes à língua é o dos padrões do Coração. Quando a língua tem uma fissura central profunda, isso indica tendência a padrões do Coração por problemas emocionais. Entretanto, também pode indicar a tendência hereditária a problemas cardíacos reais. Se o pulso do Coração estiver Cheio e duro nas posições lateral e medial da posição do Coração (sentido rolando-se o dedo em sentido lateral e medial muito ligeiramente), isso indica a possibilidade de uma cardiopatia real.

Outra situação na qual o pulso acrescenta detalhes aos achados da língua é quando ela está Arroxeada, indicando estase de Sangue. Se a língua toda estiver Arroxeada, não há como se saber qual é o órgão afetado; a qualidade em Corda do pulso em uma ou outra posição nos ajuda a localizar qual órgão está particularmente afetado por estase de Sangue.

13. LIMITAÇÕES DO DIAGNÓSTICO PELO PULSO

As principais desvantagens do diagnóstico pelo pulso são sua subjetividade e o fato de ser prontamente afetado por alterações a curto prazo.

a) Subjetividade

Mais do que qualquer outro elemento diagnóstico chinês, o diagnóstico pelo pulso é bastante subjetivo, pelo menos comparado com outros elementos diagnósticos, como a observação e a palpação. Por exemplo, suscita pouca divergência se uma face está avermelhada ou se a língua está muito vermelha; esses sinais também podem ser vistos objetivamente por diferentes observadores. Entretanto, se um pulso está sendo descrito como em Corda, essa é puramente uma interpretação subjetiva do profissional; é impossível "mostrar" para outros observadores que o pulso está em Corda; além disso, outro médico pode descrever o mesmo pulso como Deslizante.

b) Sujeito a influências a curto prazo

O pulso é fácil e rapidamente influenciado por fatores a curto prazo, ao menos quando comparado com a língua. Por exemplo, se uma pessoa tem um transtorno emocional súbito, o pulso pode ficar rápido, mas a mesma situação não muda a língua a curto prazo. Da mesma maneira, o pulso é obviamente afetado por atividade física, tornando-se rápido, enquanto a língua não é afetada por atividade física. Se uma pessoa trabalha muito duro por 1 semana dormindo pouco, o pulso vai refletir isso, tornando-se imediatamente bastante fraco e profundo, mas uma única semana não provocaria mudança na cor do corpo da língua (embora haja situações, como as doenças febris agudas, que fazem com que a cor do corpo da língua mude rapidamente).

Por essas razões, a integração do diagnóstico da língua com o diagnóstico do pulso, conforme discutida acima, é absolutamente essencial.

RESULTADOS DO APRENDIZADO

O aluno agora deve entender:
- Diagnóstico pelo pulso, que é uma habilidade que deve ser aprimorada infinitamente, sendo vital porque ajuda a identificar os órgãos internos afetados e o padrão predominante, além de refletir a saúde geral do Qi e do Sangue
- Por que o pulso é sentido na artéria radial
- As três seções do pulso: Anterior – Polegada (*Cun*), Média – Portão (*Guan*) e Posterior – Pé (*Chi*), de acordo com os Clássicos
- Designação das posições do pulso aos órgãos de acordo com os Clássicos e conciliando as disparidades
- Os três níveis do pulso de acordo com Li Shi Zhen
- A importância do método de tomar o pulso com base na hora, no nivelamento do braço, na equalização da respiração e na colocação dos dedos
- Os seguintes fatores que afetam o pulso: estação, gênero, idade, constituição física, menstruação, gravidez e deslocamento da artéria radial (*Fan Guan Mai* e *Xie Fei Mai*)
- Os três atributos do pulso normal: espírito, Qi do Estômago e raiz
- Diretrizes sistemáticas para interpretar o pulso
- Que o pulso é crucial para esclarecer o diagnóstico, especialmente quando outros sinais e sintomas são contraditórios ou confusos
- Que o pulso nem sempre reflete todos os aspectos da desarmonia, indicando harmonias além dos padrões vigentes e deficiências subjacentes que ainda não se manifestaram em sintomas
- O papel do pulso no câncer para determinar o prognóstico e o princípio de tratamento, tendo como base sua evolução em um pulso Fraco, Áspero, Fino ou Profundo, ou em um pulso Cheio, Deslizante, Transbordante e Rápido
- A integração do diagnóstico do pulso com o diagnóstico da língua
- O diagnóstico pelo pulso tem limitações porque é subjetivo e sujeito a influências a curto prazo.

NOTAS

1. 1979 The Yellow Emperor's Classic of Internal Medicine – *Simple Questions* (*Huang Di Nei Jing Su Wen* 黄帝内经素问), People's Health Publishing House, Beijing, publicado pela primeira vez c. 100 a.C., p. 98.
2. Ibid., p. 130.
3. Eu traduzo a palavra "*ren*" como "pessoa", e não como "homem", porque é exatamente o que significa. É uma palavra neutra em termos de gênero, de modo que "homem" é "*nan ren*" ("pessoa do sexo masculino" e "mulher" é "*nu ren*" (pessoa do sexo feminino).
4. *Simple Questions*, p. 130.
5. Nanjing College of Traditional Chinese Medicine 1979 *A Revised Explanation of the Classic of Difficulties* (*Nan Jing Jiao Shi* 难经校释), People's Health Publishing House, Beijing. Publicado pela primeira vez c. 100 d.C., p. 1-2.
6. Ibid., p. 2.
7. *Simple Questions*, p. 78.
8. Ibid., p. 139.
9. Ibid., p. 4-5.
10. Fuzhou City People's Hospital 1988 *A Revised Explanation of the Pulse Classic* (*Mai Jing Jiao Shi* 脉经校释), People's Health Publishing House, Beijing, p. 7. O livro *Clássico do Pulso* foi escrito por Wang Shu He e publicado pela primeira vez no ano de 280 d.C.
11. *A Revised Explanation of the Classic of Difficulties*, p. 6.
12. Ibid., p. 46.
13. Ibid., p. 45-6.
14. *A Revised Explanation of the Pulse Classic*, p. 16-17.
15. Cheng Bao Shu 1988 *An Annotated Translation of the Study of the Pulse from Pin Hu Lake* (*Pin Hu Mai Xue Yi Zhu* 频湖脉学译注), Ancient Chinese Medical Texts Publishing House, Beijing, p. 3-4. O livro *The Study of thePulse from Pin Hu Lake* foi publicado pela primeira vez em 1564.
16. Wu Qian 1977 *Golden Mirror of Medicine* (*Yi Zong Jin Jian* 医宗金鉴), People's Health Publishing House, Beijing, Vol. 2, p. 909. Publicado pela primeira vez em 1742.
17. Cheng Xin Nong 1987 *Chinese Acupuncture and Moxibustion*, Foreign Languages Press, Beijing, 1987.
18. Beijing/Nanjing/Shanghai College of Chinese Medicine, *Fundamentals of Chinese Medicine*, traduzido por N. Wiseman e A. Ellis, Paradigm Publications, Brookline, Massachusetts, EUA, 1985.
19. *A Revised Explanation of the Pulse Classic*, p. 15.
20. *A Revised Explanation of the Classic of Difficulties*, p. 12.
21. *Simple Questions*, p. 98.
22. Zhang Jing Yue 1982 *Classic of Categories* (*Lei Jing* 类经), People's Health Publishing Company, Beijing, p. 561. *The Classic of Categories* foi publicado pela primeira vez em 1624, p. 561.
23. Ibid., p. 131.
24. *Simple Questions*, p. 118-19.
25. Ibid., p. 101.
26. *A Revised Explanation of the Pulse Classic*, p. 16.
27. *An Annotated Translation of the Study of the Pulse from Pin Hu Lake*, p. 4.
28. *A Revised Explanation of the Classic of Difficulties*, p. 50.
29. *An Annotated Translation of the Study of the Pulse from Pin Hu Lake*, p. 4.
30. Chen Jia Yuan 1988 *Eight Secret Books on Gynaecology* (*Fu Ke Mi Shu Ba Zhong* 妇科秘书八种), Ancient Chinese Medicine Texts Publishing House, Beijing, p. 153. O livro de Chen, escrito durante a dinastia Qing (1644–1911) foi intitulado *Secret Gynaecological Prescriptions* (*Fu Ke Mi Fang* 妇科秘方).
31. *Pulse Classic*, p. 14.
32. Guang Dong College of Chinese medicine 1979, *Diagnosis in Chinese Medicine* (*Zhong Yi Zhen Duan Xue* 中医诊断学), Shanghai Science Publishing House, Shanghai, p. 178.
33. *A Revised Explanation of the Pulse Classic*, p. 7.
34. *A Revised Explanation of the Classic of Difficulties*, p. 6.
35. *Simple Questions*, p. 98.

PARTE 3

Qualidades do Pulso 50

CONTEÚDO DO CAPÍTULO

As Oito Qualidades Básicas Do Pulso, 383
Flutuante, 383
Descrição do pulso, 383
Significado clínico, 383
Combinações, 383
Diferenciação de qualidades similares de pulso, 384
Significado clínico em cada posição, 384
Profundo, 384
Descrição do pulso, 384
Significado clínico, 385
Combinações, 385
Diferenciação de pulsos similares, 385
Significado clínico em cada posição, 385
Lento, 385
Descrição do pulso, 385
Significado clínico, 385
Combinações, 386
Diferenciação de pulsos similares, 387
Significado clínico em cada posição, 387
Rápido, 387
Descrição do pulso, 387
Significado clínico, 387
Combinações, 388
Diferenciação de pulsos similares, 388
Significado clínico em cada posição, 388
Vazio, 388
Descrição do pulso, 388
Significado clínico, 389
Combinações, 389
Diferenciação de pulsos similares, 389
Significado clínico em cada posição, 389
Cheio, 389
Descrição do pulso, 389
Significado clínico, 389
Combinações, 390
Diferenciação de pulsos similares, 390
Significado clínico em cada posição, 390
Deslizante, 390
Descrição do pulso, 390
Significado clínico, 390
Combinações, 390
Diferenciação de pulsos similares, 391
Significado clínico em cada posição, 391
Áspero, 391
Descrição do pulso, 391
Significado clínico, 391
Combinações, 392
Diferenciação de pulsos similares, 392
Significado clínico em cada posição, 392
Pulsos Vazios, 392
Fraco, 392
Descrição do pulso, 392
Significado clínico, 392
Combinações, 392
Diferenciação de pulsos similares, 393
Significado clínico em cada posição, 393
Fino, 393
Descrição do pulso, 393

Significado clínico, 393
Combinações, 393
Diferenciação de pulsos similares, 393
Significado clínico em cada posição, 393
Mínimo, 393
Descrição do pulso, 393
Significado clínico, 393
Combinações, 394
Diferenciação de pulsos similares, 394
Significado clínico em cada posição, 394
Encharcado (Fraco-Flutuante), 394
Descrição do pulso, 394
Significado clínico, 394
Combinações, 394
Diferenciação de pulsos similares, 394
Significado clínico em cada posição, 394
Curto, 394
Descrição do pulso, 394
Significado clínico, 394
Combinações, 394
Diferenciação de pulsos similares, 395
Significado clínico em cada posição, 395
Oco, 395
Descrição do pulso, 395
Significado clínico, 395
Combinações, 395
Diferenciação de pulsos similares, 395
Significado clínico em cada posição, 395
Em Couro, 395
Descrição do pulso, 395
Significado clínico, 395
Combinações, 395
Diferenciação de pulsos similares, 395
Significado clínico em cada posição, 396
Escondido, 396
Descrição do pulso, 396
Significado clínico, 396
Combinações, 396
Diferenciação de pulsos similares, 396
Significado clínico de cada posição, 396
Espalhado, 396
Descrição do pulso, 396
Significado clínico, 397
Combinações, 397
Diferenciação de pulsos similares, 397
Significado clínico em cada posição, 397
Pulsos Cheios, 397
Em Corda, 397
Descrição do pulso, 397
Significado clínico, 397
Combinações, 398
Diferenciação de pulsos similares, 398
Significado clínico em cada posição, 398
Tenso, 398
Descrição do pulso, 398
Significado clínico, 398
Combinações, 398

PARTE 3 Diagnóstico pela Palpação

CONTEÚDO DO CAPÍTULO *(continuação)*

Diferenciação de pulsos similares, 399
Significado clínico em cada posição, 399
Transbordante, 399
Descrição do pulso, 399
Significado clínico, 399
Combinações, 400
Diferenciação de pulsos similares, 400
Significado clínico em cada posição, 400
Grande, 400
Descrição do pulso, 400
Significado clínico, 400
Combinações, 400
Diferenciação de pulsos similares, 400
Significado clínico em cada posição, 401
Firme, 401
Descrição do pulso, 401
Significado clínico, 401
Combinações, 401
Diferenciação de pulsos similares, 401
Significado clínico em cada posição, 401
Longo, 401
Descrição do pulso, 401
Significado clínico, 401
Combinações, 402
Diferenciação de pulsos similares, 402
Significado clínico em cada posição, 402
Móvel, 402
Descrição do pulso, 402
Significado clínico, 402
Combinações, 402
Diferenciação de pulsos similares, 402
Significado clínico em cada posição, 402
Pulsos com Irregularidades de Frequência ou Ritmo, 402
Nodoso, 402
Descrição do pulso, 402
Significado clínico, 402
Combinações, 403
Diferenciação de pulsos similares, 403
Significado clínico em cada posição, 403
Precipitado, 403
Descrição do pulso, 403
Significado clínico, 403
Combinações, 403
Diferenciação de pulsos similares, 403
Significado clínico em cada posição, 403
Acelerado, 403
Descrição do pulso, 403
Significado clínico, 403
Combinações, 404
Diferenciação de pulsos similares, 404
Significado clínico em cada posição, 404
Intermitente, 404
Descrição do pulso, 404
Significado clínico, 404
Combinações, 404
Diferenciação de pulsos similares, 404
Significado clínico em cada posição, 404
Retardado, 404
Descrição do pulso, 404
Significado clínico, 404
Combinações, 405
Diferenciação de pulsos similares, 405
Significado clínico em cada posição, 405
Três Qualidades Não Tradicionais do Pulso, 405
Irregular, 405
Descrição do pulso, 405
Significado clínico, 405
Combinações, 405

Diferenciação de pulsos similares, 405
Significado clínico em cada posição, 405
Estagnado, 405
Descrição do pulso, 405
Significado clínico, 405
Combinações, 406
Diferenciação de pulsos similares, 406
Significado clínico em cada posição, 406
Triste, 406
Descrição do pulso, 406
Significado clínico, 406
Combinações, 406
Diferenciação de pulsos similares, 406
Significado clínico em cada posição, 406
Classificação das Qualidades do Pulso, 406
Os Oito Grupos Básicos das Qualidades do Pulso, 406
Pulsos Flutuantes, 406
Pulsos Profundos, 407
Pulsos Lentos, 407
Pulsos Rápidos, 407
Pulsos Deslizantes, 407
Pulsos Ásperos, 407
Pulsos Vazios, 407
Pulsos Cheios, 407
Os Diferentes Aspectos Para a Classificação das Qualidades do Pulso, 407
De acordo com a profundidade, 407
De acordo com a frequência, 407
De acordo com a força, 407
De acordo com o tamanho, 407
De acordo com o comprimento, 407
De acordo com a forma, 407
De acordo com o ritmo, 407
Classificação das Qualidades do Pulso de Acordo Com Padrões do Qi, Sangue e Fluidos Corporais, 407
Deficiência de Qi, 407
Deficiência de Yang, 407
Deficiência de Sangue, 407
Deficiência de Yin, 407
Estagnação do Qi, 407
Estase de Sangue, 407
Fleuma, 407
Umidade, 407
Classificação das Qualidades do Pulso de Acordo Com os Oito Princípios, 407
Yin-Yang, 407
Exterior-Interior, 408
Calor-Frio, 408
Deficiência-Excesso, 408
Classificação das Qualidades do Pulso de Acordo Com os Seis Estágios, 408
Classificação das Qualidades do Pulso de Acordo Com os Padrões dos Quatro Níveis, 408
Classificação das Qualidades do Pulso de Acordo Com os Padrões do Triplo Aquecedor, 408
Terminologia, 408
As posições do pulso em detalhe, 409
Posição Anterior Esquerda (Coração), 409
Transbordante, 409
Curto, 409
Fraco, 409
Flutuante, 410
Deslizante, 410
Oco, 410
Áspero, 411
Em Corda, 411
Posição Média Esquerda (Fígado), 411
Flutuante, 411

CAPÍTULO 50 Qualidades do Pulso

CONTEÚDO DO CAPÍTULO (continuação)

Profundo, 411
Deslizante, 411
Transbordante, 411
Em Corda, 411
Posição Posterior Esquerda (Rim), 411
Flutuante, 412
Profundo, 412
Deslizante, 412
Fraco, 412
Fino, 412
Transbordante, 412
Oco, 412
Posição Anterior Direita (Pulmão), 413
Flutuante, 413
Deslizante, 413
Transbordante, 413
Oco, 413
Posição Média Direita (Estômago e Baço), 413
Flutuante, 414
Em Corda, 414
Fraco, 414
Fino, 414
Deslizante, 414
Encharcado, 414
Oco, 414
Posição Posterior Direita (Intestino Delgado e Rins), 415
Flutuante, 415

Fraco, 415
Deslizante, 415
Em Corda, 415
Qualidades do Pulso Que Indicam Condições Perigosas, 415
Pulso do caldeirão em ebulição, 415
Pulso do peixe circulando, 415
Pulso do camarão nadando, 415
Pulso do telhado vazando, 415
Pulso do pássaro bicando, 415
Pulso da corda desamarrando, 416
Pulso batendo na pedra, 416
Pulso da faca virada para cima, 416
Pulso do feijão girando, 416
Pulso precipitado da semente de gergelim, 416
Influência dos Fármacos Sobre o Pulso, 416
Tranquilizantes e Hipnóticos, 416
Antidepressivos, 416
Antidepressivos tricíclicos, 416
Inibidores seletivos da recaptação da serotonina (ISRS), 416
Inibidores da monoaminoxidase (IMAOs), 416
Betabloqueadores, 416
Inibidores da Enzima de Conversão da Angiotensina (ECA), 416
Varfarina, 416
Diuréticos, 416
Antagonistas do Receptor H$_2$, 417
Insulina, 417

As qualidades do pulso serão discutidas sob os seguintes tópicos:
- As 29 qualidades do pulso (Flutuante, Profundo, Lento, Rápido, Vazio, Cheio, Deslizante, Áspero, Fraco, Fino, Mínimo, Encharcado, Curto, Oco, em Couro, Escondido, Espalhado, em Corda, Tenso, Transbordante, Grande, Firme, Longo, Móvel, Nodoso, Precipitado, Acelerado, Intermitente, Retardado)
- Três qualidades do pulso não tradicionais (Irregular, Estagnado e Triste)
- Classificação das qualidades do pulso
  - Os oito grupos básicos das qualidades do pulso
  - Os diferentes aspectos da classificação das qualidades do pulso
  - Classificação das qualidades do pulso de acordo com padrões do *Qi*, do Sangue e dos Fluidos Corporais
  - Classificação das qualidades do pulso de acordo com os Oito Princípios
  - Classificação das qualidades do pulso de acordo com os padrões dos Seis Estágios
  - Classificação das qualidades do pulso de acordo com os padrões dos Quatro Níveis
  - Classificação das qualidades do pulso de acordo com os padrões do Triplo Aquecedor
- Terminologia
- As posições do pulso em detalhe
- As qualidades do pulso que indicam condições perigosas
- A influência das drogas sobre o pulso.

As "qualidades" do pulso descritas nos livros chineses ao longo dos séculos variaram, mas atualmente foram padronizadas 28 ou 29 qualidades. Em teoria, não há razão especial de sermos restritos em usar apenas esses termos. Por exemplo, não existe pulso "Duro", mas esse é um termo que com frequência vem à mente quando estamos sentindo um pulso em particular. Entretanto, é importante treinarmos a nós mesmos para usar a terminologia estabelecida das qualidades do pulso e, assim, estabelecer uma base comum de comunicação entre os profissionais e entre professores e alunos. Por exemplo, um médico ou aluno pode descrever um pulso como "molhado" usando uma terminologia própria (na verdade, o termo "molhado" descreve o pulso Encharcado muito bem), mas esse termo não teria muita utilidade para outros profissionais ou alunos.

Nunca é demais enfatizar que as qualidades do pulso, com suas descrições e significado clínico, devem ser memorizadas. E é só memorizando as qualidades do pulso que o aluno consegue se comunicar com o professor clínico; somente quando o aluno e o professor clínico tiverem clareza sobre o que significa e qual a sensação de palpar um pulso em Corda eles vão conseguir se comunicar entre si e o aluno vai correlacionar a descrição teórica de um pulso em Corda com a sensação que sente quando palpa tal pulso.

Convém salientar que a "qualidade" do pulso pode ser sentida e identificada apenas se movermos os dedos constantemente, "rolando-os" em sentido distal e proximal, "empurrando-os" em sentido medial e lateral, e "pressionando-os" para baixo e trazendo-os para cima, conforme descrito no capítulo anterior. Não vamos conseguir sentir e identificar a qualidade do pulso se mantivermos os dedos absolutamente imóveis porque estes precisam sentir, investigar e explorar a forma e o tamanho do pulso, e isso pode ser feito apenas movimentando os dedos em todas as quatro direções ao redor de uma determinada posição do pulso (ou seja, em sentido distal, proximal, medial e lateral).

Por exemplo, podemos deduzir que um pulso é Longo ou Curto apenas se rolarmos gentilmente o dedo em sentido distal; podemos deduzir que um pulso é Deslizante apenas se sentirmos "ao redor" movimentando os dedos em sentido medial e lateral; podemos deduzir que um pulso é Flutuante-Vazio apenas se pressionarmos os dedos para baixo e em seguida formos erguendo-os para explorar sua profundidade.

> **ATENÇÃO**
>
> As qualidades do pulso não podem ser sentidas mantendo-se os dedos absolutamente imóveis. Os dedos devem sentir todo o entorno da posição do pulso: em sentido distal, proximal, medial, lateral e em níveis diferentes.

As qualidades do pulso que serão aqui discutidas estão ilustradas na Tabela 50.1.

A ordem na qual eu dispus essas 29 qualidades é diferente daquela usada tradicionalmente nos livros chineses. As primeiras oito qualidades são as básicas tradicionais: Flutuante, Profundo, Lento, Rápido, Vazio, Cheio, Deslizante e em Corda. As outras 21 qualidades são dispostas em três grupos:

- 9-17: qualidades do tipo Vazio
- 18-24: qualidades do tipo Excesso
- 25-29: qualidades que denotam a frequência ou o ritmo do pulso.

Além das 29 qualidades tradicionais mencionadas acima, eu também discuto três novas qualidades, acrescentadas pela experiência do Dr. Li Shi Shen: Irregular, Estagnado e Triste.

Para cada qualidade de pulso, eu apresento as seguintes características:

- Descrição do pulso
- Significado clínico
- Combinações
- Diferenciação de pulsos similares
- Significado clínico em cada posição, de acordo com Li Shi Zhen.

Eu emparelhei cada uma das oito qualidades básicas com sua oposta (ou seja, pulso Flutuante/Profundo, Lento/Rápido, Cheio/Vazio e Deslizante/Áspero). Essas qualidades do pulso são consideradas as oito básicas porque elas correspondem intimamente aos Oito Princípios: Flutuante e Profundo correspondem a Exterior e Interior; Lento e Rápido correspondem a Frio e Calor; Cheio e Vazio correspondem a Excesso e Deficiência; e Deslizante e Áspero correspondem a Fleuma (ou Umidade) e deficiência de Sangue. As qualidades de um pulso Deslizante/Áspero são parte deste grupo porque são muito comuns. Outra razão para estas duas últimas qualidades estarem pareadas é que, em certo grau, elas estão em extremidades opostas de uma escala em termos de como são sentidas sob o dedo.

AS OITO QUALIDADES BÁSICAS DO PULSO

- Flutuante – Exterior
- Profundo – Interior
- Rápido – Calor
- Lento – Frio
- Cheio – Excesso
- Vazio – Deficiência
- Deslizante – Fleuma ou Umidade
- Áspero – deficiência do Sangue.

Tabela 50.1 As 29 qualidades do pulso.

Número	Português	Pinyin	Tradução literal	Chinês	Número	Português	Pinyin	Tradução literal	Chinês
1	Flutuante	Fu	Flutuante	浮	16	Escondido	Fu	Escondido, prostrado	伏
2	Profundo	Chen	Profundo (fundo)	沉	17	Espalhado	San	Quebrado, disperso, desfeito	散
3	Lento	Chi	Lento, tardio	迟	18	Em Corda	Xian	Corda de um arco	纤
4	Rápido	Shu	Vários (em sucessão)	速	19	Tenso	Jin	Tenso, esticado	紧
5	Vazio	Xu	Vazio	虚	20	Transbordante	Hong	Grande, vasto, inundado	宏
6	Cheio	Shi	Sólido	实	21	Grande	Da	Grande	大
7	Deslizante	Hua	Deslizante	滑	22	Firme	Lao	Firme, amarrado, preso	牢
8	Áspero	Se	Grosseiro	涩	23	Longo	Chang	Longo	长
9	Fraco	Ruo	Fraco, débil	弱	24	Móvel	Dong	Mover	动
10	Fino	Xi	Fino, delgado	细	25	Nodoso	Jie	Amarrar, nó, tricô	节
11	Mínimo	Wei	Mínimo, minúsculo	微	26	Precipitado	Cu	Apressado, urgente, curto de tempo	促
12	Encharcado	Ru (Ruan)	Imerso, úmido, (mole)	润	27	Acelerado	Ji	Rápido, ligeiro, urgente	急
13	Curto	Duan	Curto	短	28	Intermitente	Dai	Tomar o lugar de	待
14	Oco	Kou	Oco	窟	29	Retardado	Huan	Lento, atrasado, adiado	缓
15	Em Couro	Ge	Em Couro	革					

AS OITO QUALIDADES BÁSICAS DO PULSO

1. FLUTUANTE

a) Descrição do pulso

Esse pulso é sentido com uma pressão muito leve; em casos extremos, é sentido sem pressão nenhuma. Como seu nome implica, ele tem uma qualidade "flutuante" e é relativamente resistente à pressão. Podemos pensar em uma prancha de madeira na água; podemos empurrá-la para baixo com certa resistência, mas ela sobe de novo. Em outras palavras, há uma diferença entre um pulso que é sentido claramente na superfície (como deve ser sentido quando o *Yang-Qi* está normal) e um pulso que seja Flutuante – o pulso Flutuante é mais resistente à pressão do dedo do que um pulso que é normal no nível superficial.

Especialmente no verão, é normal que o pulso fique relativamente mais superficial, mas isso não o torna Flutuante. Tendo em mente os três níveis do pulso discutidos no capítulo anterior, o pulso Flutuante é sentido muito claramente (e um pouco excessivamente) no nível superficial, que corresponde às energias do *Qi* e do *Yang*.

A descrição tradicional de um pulso Flutuante afirma que ele parece "penas eriçadas pelo vento". O *Clássico das Dificuldades*, no Capítulo 18, diz: "*Quando o pulso é Flutuante, ele parece mover-se acima do músculo.*"[1]

b) Significado clínico

Em termos gerais, o pulso Flutuante indica a presença de um fator patogênico no Exterior do corpo; portanto, está associado a sintomas do exterior causados por invasão de Vento. De fato, aversão ao frio, febre (ou pele quente ao toque) e pulso Flutuante são suficientes para diagnosticar invasão de um fator patogênico externo.

Portanto, o pulso Flutuante é um dos principais sinais clínicos de invasão de Vento. O *Discussion of Cold-induced Diseases* diz: "*Pulso Flutuante, rigidez e dor no pescoço e aversão ao frio são sinais de um padrão do* Yang Maior *[invasão de Vento].*"[2]

A razão de o pulso se tornar flutuante nas invasões de fatores patogênicos externos é que, quando o corpo é atacado por males externos, o *Qi* Defensivo é atraído para a superfície do corpo (e para o espaço entre a pele e os músculos) de modo a combater os fatores patogênicos externos. Portanto, o *Yang-Qi* aumentado na superfície do corpo se reflete em um pulso mais *Yang* (ou seja, Flutuante). Entretanto, se o paciente tiver um *Qi* Defensivo fraco e não reagir bem à invasão dos fatores patogênicos, o pulso pode não ficar Flutuante.

O pulso Flutuante não é encontrado apenas em condições do exterior, mas ocorre também em situações do interior. Portanto, vou discutir o significado clínico do pulso Flutuante fazendo a distinção entre condições do exterior e condições do interior (ver seção Combinações).

Sob as seguintes condições, um pulso Flutuante é normal e não indica patologia:
- Em uma pessoa abaixo do peso
- Em tempo muito quente.

PULSO FLUTUANTE: RESUMO DO SIGNIFICADO CLÍNICO

- Invasão de Vento externo
- Deficiência do *Yin* (condições do interior)
- Doença em um órgão (condições do interior)
- Prolapso do Estômago (condições do interior).

c) Combinações

O significado clínico do pulso Flutuante combinado com outros pulsos deve ser diferenciado de acordo com as condições do interior e as condições do exterior.

i) Condições do exterior

Nas condições do exterior, o pulso deve ser Flutuante, e é claramente acompanhado por sintomas do exterior, como aversão ao frio e presença de febre. O pulso Flutuante nas condições do exterior pode estar combinado com outras qualidades, por exemplo:

- **Flutuante-Cheio** indica uma condição Externa de Excesso encontrada quando o paciente tem um forte *Qi* Defensivo
- **Flutuante-Fraco** indica uma condição Externa de Vazio encontrada quando o paciente tem um *Qi* Defensivo fraco que não reage adequadamente à invasão dos fatores patogênicos externos
- **Flutuante-Lento** indica invasão de Vento-Frio com prevalência de Vento
- **Flutuante-Tenso** indica uma invasão de Vento-Frio com prevalência de Frio
- **Flutuante-Vazio** indica uma invasão de Calor do verão; ele é mais flutuante do que o pulso Flutuante-Vazio por deficiência de *Yin*
- **Flutuante-Deslizante** indica uma invasão de Vento-Umidade ou Vento complicado por Fleuma.

ii) Condições do interior

O pulso Flutuante pode ser encontrado em condições do interior, sendo relativamente comum. Nas condições do interior, os sintomas do exterior, como aversão ao frio e presença de febre, estão obviamente ausentes. Portanto, se sentirmos um pulso Flutuante, devemos primeiro estabelecer se a condição do paciente é do exterior ou do interior; isso é feito facilmente, porque uma condição do exterior se apresenta com início agudo de aversão ao frio, febre, dores no corpo, dor de garganta etc. Na ausência desses sintomas, a condição é do interior e devemos interpretar o significado do pulso Flutuante de modo diferente.

A qualidade Flutuante do pulso em condições do interior não é tão acentuada como nas condições do exterior. Nas condições do exterior, o pulso fica claramente Flutuante, como um pedaço de madeira na água (conforme descrito acima), e é bastante resistente à pressão; nas condições do interior, a qualidade Flutuante do pulso é menos acentuada e não é tão resistente à pressão.

> **ATENÇÃO**
>
> A qualidade Flutuante do pulso em condições do interior não é tão acentuada como nas condições do exterior.

Um pulso Flutuante em uma condição do interior associada com vazio no nível profundo do pulso geralmente indica um problema potencialmente grave, em geral uma deficiência grave do Sangue, do *Yin* ou da Essência. Portanto, um pulso relativamente Flutuante que esteja Vazio no nível profundo em condições do interior pode estar associado a anemia, asma crônica, cirrose hepática ou câncer.

Além disso, se o pulso estiver Fraco e Profundo de modo geral, mas Flutuante em uma determinada posição, pode haver um problema (geralmente orgânico, em vez de simplesmente energético) no órgão correspondente àquela posição. Por exemplo, se o pulso estiver Fraco e Profundo de modo geral, em todas as posições com exceção da posição do Coração, onde se encontra Flutuante, isso pode indicar cardiopatia.

O pulso Flutuante sem força em condições do interior também pode estar associado ao prolapso do estômago, em cujo caso o pulso também vai estar Fino ou Encharcado.

Se, na ausência de sintomas do exterior, o pulso se encontra Flutuante em todas as posições e, embora estando relativamente duro no nível superficial, desaparecer sob pressão, isso indica que a pessoa está trabalhando excessivamente e se esforçando além do próprio limite. O Dr. Shen chama essa condição de "*Qi* selvagem".

DOENÇAS OCIDENTAIS POTENCIALMENTE INDICADAS POR UM PULSO FLUTUANTE

- Flutuante-Vazio: anemia, asma crônica, cirrose hepática, câncer
- Flutuante em uma posição, mas Profundo-Fraco em todas as outras: doença em potencial daquele órgão
- Flutuante-Fino ou Flutuante-Encharcado: prolapso do estômago

O significado clínico do pulso Flutuante nas condições do interior precisa ser interpretado de acordo com suas combinações.

- **Flutuante-Vazio** é um pulso relativamente comum nas condições do interior, e indica deficiência de *Yin*. O pulso Flutuante-Vazio é sentido clara e facilmente no nível superficial com pressão muito leve, mas, com uma pressão mais profunda, a sensação é de um pulso vazio. Entretanto, o pulso Flutuante-Vazio não é tão flutuante quanto o pulso Flutuante das condições do exterior.

    O vazio do pulso no nível profundo claramente reflete a deficiência de *Yin*. Por outro lado, sua qualidade flutuante no nível superficial reflete a ascensão do *Yang* que se origina da deficiência de *Yin*. O pulso Flutuante-Vazio reflete uma condição relativamente avançada de deficiência de *Yin* quando essa condição dá origem a *Yang* Flutuante e possivelmente Calor Vazio. Há, logicamente, outras qualidades de pulso que podem indicar deficiência de *Yin*, como Fino, em Couro ou Mínimo

- **Flutuante-Áspero** indica deficiência grave de Sangue. Qual é a diferença do significado clínico entre um pulso Áspero (que também indica deficiência de Sangue) e um pulso Flutuante-Áspero? O segundo indica uma condição mais grave de deficiência de Sangue, a tal grau que há certo Calor Vazio associado. Portanto, uma mulher com pulso Flutuante-Áspero que esteja sofrendo de deficiência de Sangue pode sentir uma sensação de calor na face decorrente de Calor Vazio originado da deficiência de Sangue; isso ocorre apenas em mulheres

- **Flutuante-Oco** aparece depois de uma hemorragia. Se também estiver Rápido, entretanto, pode indicar hemorragia iminente
- **Flutuante-Curto** indica deficiência grave de *Qi*
- **Flutuante-Rápido** indica uma condição grave de Exaustão grave (*Xu Lao*). Logicamente, isso se aplica apenas se o pulso Flutuante-Rápido ocorrer em condições do interior; na presença de sintomas do exterior, indica invasão de Vento-Calor, e seu significado clínico, portanto, será completamente diferente
- **Flutuante-Deslizante-Rápido** indica retenção de Fleuma-Calor de longa data, normalmente nos Pulmões, como se vê na bronquite crônica
- **Flutuante-Fraco** indica deficiência de *Yin*.

COMBINAÇÕES DE PULSO FLUTUANTE EM CONDIÇÕES DO INTERIOR

- Flutuante-Vazio: anemia, asma crônica, cirrose hepática, câncer
- Flutuante em uma posição, mas Profundo-Fraco em todas as outras: doença em potencial daquele órgão
- Flutuante-Fino ou Flutuante-Encharcado: prolapso do estômago

d) Diferenciação de qualidades similares de pulso

- **Encharcado**: o pulso Encharcado é mole, sem força, difícil de sentir no nível superficial e comparável a algodão, enquanto o pulso Flutuante é facilmente sentido no nível superficial e, embora decresça em força quando pressionado com um pouco mais de intensidade, ele não é tão mole quanto o pulso Encharcado. Entretanto, em condições do interior, o pulso combinado Flutuante-Fraco é muito semelhante ao pulso Encharcado.

e) Significado clínico em cada posição

Li Shi Zhen

Posição anterior: Invasão de Vento externo com tontura e dor de cabeça ou invasão de Vento-Calor com muco no peito
Posição média: Deficiência do Baço com Excesso do Fígado
Posição posterior: Dificuldade de micção e de defecação.

2. PROFUNDO

a) Descrição do pulso

O pulso Profundo pode ser sentido apenas nos níveis médio e, especialmente, profundo. A sensação é como se o pulso estivesse afundado por debaixo do músculo. Foi também descrito nos livros antigos como "uma pedra na água".

A profundidade na qual o pulso é sentido precisa ser correlacionada com a constituição física do paciente; obviamente, em pacientes obesos, o pulso será mais profundo. Portanto, a descrição do pulso Profundo é relativa; o que parece profundo em uma pessoa magra pode ser normal em uma pessoa obesa.

b) Significado clínico

Essa qualidade de pulso indica simplesmente que é uma condição do interior. Uma interpretação mais detalhada do significado clínico desse pulso deve ser baseada na diferenciação entre um pulso Profundo-Cheio e um pulso Profundo-Fraco.

i) Profundo-Cheio

O pulso Profundo-Cheio denota presença de um fator patogênico no Interior; pode ser Frio, Calor, Retenção de Alimentos, estagnação de Qi ou de Sangue ou Acúmulo de Água, dependendo da combinação que se apresenta com outras qualidades do pulso.

ii) Profundo-Fraco

O pulso Profundo-Fraco indica deficiência de *Yang* e é muito comum.

PULSO PROFUNDO: RESUMO DO SIGNIFICADO CLÍNICO

- Fator patogênico no Interior (Profundo-Cheio)
- Deficiência de *Yang* (Profundo-Fraco).

c) Combinações

- **Profundo-Fraco**, uma qualidade de pulso bastante comum, indica deficiência de *Yang*. Esse pulso é sentido no nível profundo com pressão moderada e é um pulso fraco
- **Profundo-em Corda** indica estase de Sangue e uma possível patologia do Vaso Penetrador
- **Profundo-em Corda-Lento** indica estase de Sangue originada de Frio, ou estagnação de Frio no canal do Fígado
- **Profundo-Lento** denota Frio no interior
- **Profundo-Rápido** indica Calor no interior
- **Profundo-Encharcado-Lento** denota Umidade no interior, frequentemente com edema.

d) Diferenciação de pulsos similares

- **Escondido**: o pulso Escondido é essencialmente o mesmo que o pulso Profundo, sendo um caso extremo dele. O pulso Profundo fica afundado por debaixo do músculo e pode ser sentido claramente com pressão forte, enquanto o pulso Escondido fica afundado perto do osso e é difícil senti-lo mesmo com pressão forte
- **Firme**: o pulso Firme é um tipo de pulso Profundo, visto que só pode ser sentido nos níveis médio e profundo. É essencialmente um pulso que está em Corda nos níveis médio e profundo (o pulso em Corda é superficial e é sentido em todos os níveis).

e) Significado clínico em cada posição

Li Shi Zhen

Posição Anterior: Fleuma ou estagnação de Fleuma-Fluidos no tórax

Posição Média: dor por Frio no Aquecedor Médio
Posição Posterior: espermatorreia branca e diarreia ou lombalgia por deficiência do Rim e dor abdominal.

3. LENTO

a) Descrição do pulso

Antigamente, o pulso era definido como lento tendo como base os ciclos respiratórios do médico. Portanto, um pulso era considerado lento se batesse três vezes ou menos durante o tempo que o médico levava para inspirar e expirar; era considerado rápido se batesse cinco vezes ou mais nesse mesmo tempo. Obviamente, esse método depende de o médico estar com boa saúde; não funcionaria se o médico sofresse de falta de ar crônica! Embora o método não seja usado atualmente, a concentração na própria respiração dá foco e relaxa a mente do médico.

Atualmente, a definição de pulso Lento ou Rápido está relacionada com a frequência cardíaca, que deve ser correlacionada com a idade do paciente, como se segue:

Idade	Frequência
0 a 1	120/140
1 a 3	110
4 a 10	84/90
11 a 15	78/80
16 a 35	76
36 a 50	72/70
50+	68

Qualquer frequência de pulso abaixo desses valores é um pulso Lento. Claro, esses valores não devem ser seguidos rigidamente; por exemplo, uma frequência de pulso de 74 na faixa de 16 a 35 anos seria apenas ligeiramente lenta e não teria significado clínico.

b) Significado clínico

Um pulso Lento quase sempre indica um padrão de Frio. Uma interpretação diferente de um pulso Lento é que denota um problema nos órgãos *Yin*, ao contrário do pulso Rápido, que indica um problema nos órgãos *Yang*; entretanto, essa é uma generalização ampla e não muito relevante do ponto de vista clínico. O Capítulo 9 do *Clássico das Dificuldades* diz: "*Pulso Rápido indica problemas nos órgãos* Yang, *pulso Lento, problemas nos órgãos* Yin".[3]

O significado clínico do pulso Lento vai depender de estar Cheio ou Vazio – um pulso Lento e Cheio indica Frio Cheio, enquanto um pulso Lento e Vazio indica Frio Vazio originado de uma deficiência de *Yang*. Uma condição de Frio Cheio pode durar apenas um período relativamente curto (questão de semanas ou meses) porque o Frio interior, com o tempo, vai esgotar o *Yang*, levando à sua deficiência e, portanto, a Frio Vazio. Por esta razão, na prática clínica, Frio Vazio é mais comum do que Frio Cheio, porque nós normalmente vemos pacientes com condições crônicas.

Se o pulso estiver muito lento, batendo apenas duas vezes a cada ciclo respiratório, é chamado pulso Nocivo; se bater apenas uma vez por ciclo respiratório, é chamado pulso Destruído. Esses dois pulsos, especialmente o segundo, indicam depleção extrema dos órgãos internos e estão sempre associados com condições graves.

i) Condições comuns de Frio que se manifestam com pulso Lento

Condições comuns que se apresentam com pulso Lento são deficiência do *Qi* do Estômago, deficiência do *Yang* do Baço, deficiência do *Yang* do Coração, deficiência do *Yang* do Rim, deficiência do *Yang* do *Qi* Torácico (*Zong Qi*), deficiência do *Yang* do Pulmão, Frio no Estômago, Frio no Útero, massas abdominais, Frio-Fleuma e Umidade-Frio.

Pulso Lento em condições crônicas também pode indicar uma deficiência do *Qi* Original (*Yuan Qi*).

CONDIÇÕES QUE NORMALMENTE SE MANIFESTAM COM PULSO LENTO

- Deficiência do *Qi* do Estômago
- Deficiência do *Yang* do Baço
- Deficiência do *Yang* do Coração
- Deficiência do *Yang* do Rim
- Deficiência do *Qi* Torácico (*Zong Qi*)
- Deficiência do *Yang* do Pulmão
- Frio no Estômago
- Frio no Útero
- Massas abdominais
- Frio-Fleuma
- Umidade-Frio.

ii) Manifestações contraditórias caracterizadas por pulso Lento e sintomas de Calor

Muito ocasionalmente, o pulso Lento ocorre em combinação com sintomas de Calor; uma das razões para essa contradição pode ser Umidade-Calor, porque a Umidade em si pode reduzir a frequência do pulso.

Logicamente, qualquer contradição entre um pulso Lento com sintomas de Calor pode simplesmente ser decorrente da coexistência de padrões de Frio e Calor. Por exemplo, a combinação de deficiência do *Yang* do Rim com Umidade-Calor na Bexiga é relativamente comum. Outra possível combinação é uma deficiência do *Yang* do Rim com ascensão do *Yang* do Fígado.

Em mulheres na menopausa, é muito comum haver uma deficiência simultânea do *Yin* do Rim e do *Yang* do Rim. Se a deficiência do *Yang* do Rim for mais acentuada, o pulso pode estar Lento, mas a deficiência do *Yin* do Rim vai causar certos sinais de Calor Vazio, como ondas de calor e sudorese noturna.

Dentro do contexto das Doenças Febris, o pulso pode estar Lento com o padrão de Umidade-Calor no nível do *Qi* Defensivo.

Um pulso Lento com sintomas de Calor também pode indicar a condição de Frio Verdadeiro e Calor Falso, mas ela é bastante rara. Outra possível explicação de um pulso Lento com sintomas de Calor é um Calor que é tão intenso que obstrui a circulação do *Qi* e torna o pulso Lento; entretanto, tal situação também é muito rara.

SITUAÇÕES QUE DÃO ORIGEM A SINTOMAS CONTRADITÓRIOS DE PULSO LENTO E SINTOMAS DE CALOR

- Umidade-Calor
- Coexistência de padrões de Frio e Calor
- Deficiência simultânea do *Yin* do Rim e do *Yang* do Rim (com predominância do segundo)
- Umidade-Calor no nível do *Qi* Defensivo das Doenças Febris
- Frio Verdadeiro e Calor Falso
- Calor intenso obstruindo a circulação do *Qi*.

iii) Pulso Lento e *jogging*

O Dr. Shen sempre relaciona um pulso Lento com alguma desarmonia do Coração e com má circulação; paradoxalmente, também é frequente ver esse pulso em pessoas que fazem muita atividade de corrida. De acordo com o Dr. Shen, o *jogging* excessivo (em sua opinião, mais de 6,4 km por dia) leva à dilatação dos vasos sanguíneos que, com o tempo, torna-se permanente, desacelerando assim a circulação, de modo que o pulso se torna Lento.

Pulso Lento é relativamente comum em pacientes ocidentais que praticam corrida. De fato, quando sentimos um pulso Lento, a primeira pergunta que devemos fazer é se o paciente corre regularmente. Entretanto, esse não é necessariamente um sinal "falso" a ser ignorado, porque reflete o fato de que correr em excesso agride o *Yang* e leva a Frio interno. Portanto, embora o pulso Lento deva ser levado em consideração, é importante também lembrar que ele pode estar "mascarando" presença de Calor.

iv) Situações que podem causar pulso Lento sem envolvimento de Frio

As seguintes situações da vida podem causar pulso Lento:
- Idade avançada
- Pós-parto
- Consumo excessivo de alimentos gordurosos e doces.

Pulso Lento também pode aparecer quando um paciente usa betabloqueadores; nesse caso, é um falso sinal e pode ser ignorado.

c) Combinações

- **Lento-Flutuante** indica invasão de Vento-Frio exterior com prevalência de Vento
- **Lento-Profundo** indica Frio interior (que pode ser Cheio ou Vazio, dependendo se o pulso estiver Cheio ou Vazio)
- **Lento-Deslizante** denota Frio-Fleuma ou Umidade-Frio
- **Lento-Áspero** indica deficiência de Sangue e Frio interior originado dessa deficiência. (Pulso Lento-Deslizante indica patologia do *Qi*, enquanto pulso Lento-Áspero indica patologia do Sangue.)
- **Lento-Fraco** denota Frio Vazio com deficiência de *Yang*
- **Lento-Cheio** denota Frio interno e geralmente é visto em condições crônicas dolorosas
- **Lento-em Corda** indica acúmulo de Fleuma-Fluidos ou estagnação de Frio no canal do Fígado
- **Lento-Profundo-Fraco** pode indicar deficiência do *Yang* do Coração com sintomas de membros frios, sensação de frio, transpiração e depressão

- **Lento-Tenso-Transbordante** indica que os vasos sanguíneos estão dilatados. Em uma pessoa jovem, geralmente é decorrente de *jogging* excessivo, enquanto nos idosos pode indicar endurecimento dos vasos sanguíneos.

d) Diferenciação de pulsos similares

- **Retardado**: esse pulso tem quatro batimentos por ciclo respiratório, enquanto o pulso Lento tem três batimentos ou menos
- **Nodoso**: esse pulso é lento e cessa a intervalos irregulares, enquanto o pulso Lento é regular.

e) Significado clínico em cada posição

Li Shi Zhen

Posição Anterior: deficiência e Frio no Aquecedor Superior
Posição Média: dor por Frio no Aquecedor Médio
Posição Posterior: dor nas costas e dor na perna com sensação de peso por deficiência do Rim.

4. RÁPIDO

a) Descrição do pulso

O pulso Rápido tem seis batimentos ou mais para cada ciclo respiratório. Na prática clínica moderna, o pulso é definido como Rápido quando bate mais vezes do que os valores indicados na tabela que foi apresentada junto do tópico sobre o pulso Lento. Por exemplo, uma frequência do pulso de 82 na idade entre 16 e 35 anos indica um pulso Rápido.

b) Significado clínico

O pulso Rápido sempre indica Calor, que pode ser Cheio ou Vazio, dependendo se o pulso estiver Cheio ou Vazio. Exemplos típicos de um pulso Rápido e Cheio são os pulsos Rápido-em Corda, indicando Fogo no Fígado, ou Rápido-Deslizante, evidenciando Fleuma-Fogo.

Exemplos de um pulso que seja Rápido e Vazio são os pulsos Rápido-Fino, indicando deficiência de *Yin* com Calor Vazio, ou Rápido e Flutuante-Vazio, também indicando deficiência de *Yin* com Calor Vazio. É importante enfatizar que, na deficiência de *Yin*, o pulso Rápido indica presença de Calor Vazio, e não a deficiência de *Yin* propriamente dita; essa deficiência se manifesta com o pulso sendo Fino ou Flutuante-Vazio. Isso equivale à situação do diagnóstico pela língua quando, na deficiência de *Yin*, o corpo da língua Vermelho indica presença de Calor Vazio, e não a deficiência de *Yin* propriamente dita, a qual se manifesta pela ausência da saburra.

ATENÇÃO

A deficiência de *Yin* está indicada pelo pulso Flutuante-Vazio; somente quando o pulso, além de Flutuante-Vazio, está Rápido é que o Calor Vazio está indicado.

Conforme mencionado anteriormente, na apresentação do pulso Lento, o *Clássico das Dificuldades* relaciona o pulso Rápido com problemas dos órgãos *Yang* e o pulso Lento, com problemas dos órgãos *Yin*. Logicamente, essa é uma ampla generalização que apresenta exceções (p. ex., Fogo no Fígado pode manifestar-se com pulso Rápido).

Condições comuns que se apresentam com pulso Rápido são Calor no Estômago, Calor nos Intestinos, Calor no Pulmão, Fogo no Fígado, Fogo no Coração, deficiência de *Yin* com Calor Vazio, Fleuma-Calor, Umidade-Calor e invasão de Vento-Calor. O pulso Rápido também é visto na síndrome do Lírio, descrita no Capítulo 3 do *Synopsis of Prescriptions from the Golden Cabinet*.[4]

SITUAÇÕES COMUNS QUE SE MANIFESTAM COM PULSO RÁPIDO

- Calor no Estômago
- Calor no Intestino Grosso
- Calor no Pulmão
- Fogo no Fígado
- Fogo no Coração
- Calor Vazio
- Fleuma-Calor
- Umidade-Calor
- Invasão de Vento-Calor.

Nas febres, independentemente de a origem ser interna ou externa, o pulso deve ficar Rápido; se não estiver, esse é um sinal de gravidade.

ATENÇÃO

Nas febres, se o pulso não estiver Rápido, isso é um mau sinal.

Existem algumas situações nas quais o pulso Rápido não indica Calor porque as manifestações clínicas não apontam para Calor. Quando sentimos um pulso Rápido, é importante comparar esse dado com a língua e com a parte interna das pálpebras inferiores; em condições verdadeiras de Calor, a língua fica Vermelha e a parte interna das pálpebras inferiores também.

A seguir, alguns exemplos de situações nas quais o pulso Rápido não corresponde a Calor.

- **O pulso pode ficar Rápido após um transtorno emocional**, como choque ou explosão de raiva. Portanto, se virmos um paciente cujas manifestações clínicas não apontam para Calor e o pulso está Rápido, devemos sempre perguntar se a pessoa teve algum problema emocional recentemente (nas últimas horas ou nos últimos dias). O *Questões Simples*, no Capítulo 17, diz: "*Um pulso Rápido pode indicar que a pessoa sofreu um susto repentino, e, nesse caso, o pulso volta ao normal em 3 a 4 dias.*"[5]
- **O pulso pode ficar Rápido quando a pessoa que sofre de deficiência de *Qi* e de Sangue trabalha demais, esforçando-se além do próprio limite**. Nesse caso, o pulso fica Rápido, manifestando a tentativa do *Qi* do corpo de fazer face a essas demandas. O Dr. J. H. F. Shen descreve essa situação como "*Qi* selvagem", quando o pulso também

está Transbordante. O *Complete Book of Jing Yue* confirma isso dizendo que uma das causas de pulso Rápido pode ser Exaustão (*Xu Lao*). Se o pulso estiver Rápido e Grande, mas também Vazio, pode indicar exaustão grave da Essência e do Sangue, que ocorre também sem Calor Vazio

- **O pulso pode ficar Rápido em casos avançados de câncer**, mesmo na ausência de um padrão de Calor. Em um paciente sofrendo de câncer, esse normalmente é um mau sinal, indicando um prognóstico ruim e, potencialmente, uma disseminação rápida do câncer
- **O pulso pode ficar Rápido na deficiência extrema do Qi**, novamente refletindo a tentativa do *Qi* do corpo de fazer face às suas demandas
- **O pulso pode ficar Rápido no Fogo Yin**. O conceito de Fogo *Yin* foi introduzido por Li Dong Yuan em seu famoso *Discussion on Stomach and Spleen* (*Pi Wei Lun*, 1249). De acordo com Li Dong Yuan, os maus hábitos alimentares, o trabalho excessivo e o estresse emocional enfraquecem o Estômago e o Baço e o *Qi* Original (*Yuan Qi*). Quando o *Qi* Original declina, o Fogo Ministerial se torna patológico e ascende do espaço entre os Rins para perturbar o Coração e o Pericárdio; Li Dong Yuan chama isso de Fogo *Yin* (não confundir com Calor Vazio).

O Fogo Ministerial patológico (ou seja, Fogo *Yin*) "desloca" o *Qi* Original porque os dois ocupam o mesmo espaço entre os Rins; por essa razão, Li Dong Yuan diz que o Fogo *Yin* é um "ladrão" do *Qi* Original. Portanto, nesse tipo de patologia pode haver certos sintomas e sinais de Frio que surgem de uma deficiência do *Qi* Original (ou seja, pés frios, sensação de frio e língua Pálida) e certas manifestações de Calor pela ascensão do Fogo *Yin* (ou seja, sensação de calor na face e pulso Rápido). O despertar do Fogo *Yin* não é tratado dispersando o Calor, mas tonificando o *Qi* Original com ervas doces e mornas: a fórmula representativa para essa condição é *Bu Zhong Yi Qi Tang* (Decocção para Tonificar o Centro e Beneficiar o *Qi*).

Como o Fogo *Yin* se origina de uma deficiência do *Qi* Original, se este predominar, o pulso pode ficar Lento, e não Rápido.

- **Um pulso Rápido também pode indicar simplesmente tensão nervosa sem qualquer Calor.** Essa situação normalmente é encontrada em pessoas que são constitucionalmente nervosas; tais pacientes provavelmente vão apresentar uma fissura do Coração na língua.

SITUAÇÕES EM QUE O PULSO É RÁPIDO POR OUTRAS RAZÕES QUE NÃO CALOR

- Transtorno emocional
- Deficiência grave de *Qi* e de Sangue por excesso de trabalho
- Câncer
- Deficiência extrema de *Qi*
- Fogo *Yin*
- Tensão nervosa.

Os seguintes fatores também podem fazer com que o pulso fique temporariamente Rápido na ausência de Calor:

- Atividade física vigorosa
- Refeições pesadas
- Álcool
- Cigarro
- Chá
- Café
- Susto
- Transtornos emocionais
- Certas ervas (p. ex., Ma Huang [*Ephedrae sinica*] ou Ren Shen [*Radix Panax Ginseng*]
- Anemia.

c) Combinações

- **Rápido-Cheio** indica presença de Calor Cheio por Excesso de *Yang*
- **Rápido-Vazio** indica Calor Vazio por deficiência de *Yin*
- **Rápido-Flutuante** denota invasão de Vento-Calor externo
- **Rápido-Profundo** indica Calor interior
- **Rápido-Transbordante** indica Calor Cheio, normalmente no Estômago, Pulmões ou Coração
- **Rápido-Fino** denota Calor Vazio por deficiência de *Yin*
- **Rápido-Flutuante-Vazio** indica Calor Vazio por deficiência de *Yin*
- **Rápido-em Corda** indica Fogo no Fígado
- **Rápido-Deslizante** denota Fleuma-Calor
- **Rápido-Profundo-Cheio** indica Fogo interior no Estômago e nos Intestinos
- **Rápido-em Corda-Grande** indica Calor no Sangue. De acordo com o Dr. Shen, esse pulso pode ser visto quando há excesso de glicose ou colesterol no sangue.

d) Diferenciação de pulsos similares

- **Precipitado**: o pulso Precipitado é rápido e cessa em intervalos irregulares, enquanto o pulso Rápido é regular
- **Acelerado**: o pulso Acelerado bate sete a oito vezes a cada ciclo respiratório; é regular e dá a sensação de estar acelerado e ansioso. A sensação é de ser extremamente agitado e urgente
- **Móvel**: o pulso Móvel é rápido e curto; ele tem a forma de um feijão e dá a impressão de vibrar, e não de pulsar. O pulso Rápido é simplesmente rápido e não tem nenhum dos atributos acima.

e) Significado clínico em cada posição

Li Shi Zhen

Posição Anterior: dor de garganta, úlceras na língua e na boca, vômito de sangue, tosse, abscesso pulmonar
Posição Média: Fogo no Estômago na posição Média direita, Fogo no Fígado na posição Média esquerda
Posição Posterior: nutrir o *Yin* e dispersar o Fogo.

5. VAZIO

a) Descrição do pulso

O pulso Vazio não tem nenhuma força e desaparece com pressão leve, dando a sensação de vazio; é mole, mas também *relativamente* grande e distendido no nível superficial.

b) Significado clínico

O pulso Vazio indica deficiência de *Qi* nos seus estágios inicial ou médio; na deficiência crônica de *Qi*, o pulso Vazio normalmente se torna Fraco (ver adiante). Como a maioria dos pacientes que vemos sofre de condições crônicas que já passaram de uma mera deficiência de *Qi*, o clássico pulso Vazio é relativamente raro. Ao se discutir o significado clínico do pulso "Vazio", é importante ser preciso sobre a própria terminologia – há uma diferença entre a clássica qualidade do pulso "Vazio" (conforme definido acima) indicando puramente deficiência de *Qi*, e o pulso do tipo Vazio que abrange uma ampla variedade de pulsos deficientes, como Fraco, Fino, Áspero etc. Portanto, é importante, especialmente nas clínicas de formação, não usar a palavra "Vazio" em um sentido solto, mas apenas para indicar uma qualidade precisa do pulso.

> **ATENÇÃO**
>
> Não confundir a qualidade específica de pulso "Vazio" com o tipo genérico de pulso livremente definido como "do tipo vazio".

O pulso Vazio é mais comum na posição do Pulmão, e, em condições crônicas, ele pode indicar Exaustão do Pulmão (*Fei Xu Lao*).

Se o pulso estiver Vazio e relativamente Flutuante e sem força em todas as três posições, especialmente do lado esquerdo, isso indica deficiência de Sangue.

Se o pulso estiver Vazio e ligeiramente Rápido nas síndromes agudas do exterior, isso indica invasão de Calor do Verão.

> **PULSO VAZIO: RESUMO DO SIGNIFICADO CLÍNICO**
>
> - Deficiência de *Qi*
> - Deficiência de Sangue (ligeiramente Flutuante)
> - Calor do Verão (ligeiramente Rápido).

c) Combinações

- **Vazio-Flutuante** sem força indica deficiência de Sangue
- **Vazio-Rápido** em síndromes do exterior pode denotar invasão de Calor do Verão
- **Vazio-Rápido** em síndromes do interior pode indicar ascensão do Fogo *Yin* por uma deficiência do *Qi* Original, conforme descrito anteriormente, na apresentação do pulso Rápido.

d) Diferenciação de pulsos similares

- **Fraco**: o pulso Fraco é ligeiramente mais profundo que o pulso Vazio e, portanto, requer uma pressão do dedo ligeiramente mais forte. Esse pulso não tem a qualidade relativamente grande e distendida do pulso Vazio, e é mais mole que o pulso Vazio
- **Áspero**: o pulso Áspero é mais profundo que o pulso Vazio, não tem sua qualidade relativamente grande e distendida, é mais fraco que o pulso Vazio e não tem onda. O pulso Vazio, ao contrário, tem onda. O pulso Áspero também parece "denteado", enquanto o pulso Vazio é bem arredondado ao toque do dedo
- **Oco**: o pulso Oco é vazio apenas no nível médio e pode ser sentido nos níveis superficial e profundo; o pulso Vazio é vazio no nível superficial e é mais mole que o pulso Oco
- **Encharcado**: o pulso Encharcado é mole e sem força, mas também ligeiramente flutuante, enquanto o pulso Vazio é maior e não é flutuante.

e) Significado clínico em cada posição

Li Shi Zen

Posição Anterior: Sangue deficiente sem nutrir o Coração
Posição Média: distensão abdominal, retenção de Alimentos e estagnação do *Qi*
Posição Posterior: atrofia ou síndrome da Obstrução Dolorosa por vaporização dos ossos consumindo a Essência e o Sangue com deficiência no Aquecedor Inferior.

6. CHEIO

a) Descrição do pulso

O pulso Cheio é duro, cheio e longo; ele é sentido com facilidade em todos os níveis e tem qualidade elástica resistente à pressão do dedo.

b) Significado clínico

O pulso Cheio simplesmente indica presença de um padrão de Excesso: seu significado clínico pode ser deduzido apenas por sua combinação com outras qualidades. Quando se discute o significado clínico do pulso "Cheio", é importante ser preciso quanto à terminologia; há uma diferença entre o pulso "Cheio" clássico (conforme definido acima), indicando puramente uma condição de Excesso, e um pulso do tipo Cheio que abrange uma ampla variedade de pulsos cheios, como em Corda, Deslizante, Tenso, Grande, Transbordante etc. Portanto, é importante, especialmente nas clínicas de formação, não usar a palavra "Cheio" de modo solto, mas apenas para indicar uma qualidade precisa de um pulso.

Uma identificação adequada do pulso Cheio é essencial para determinar o princípio de tratamento correto em condições crônicas que normalmente se caracterizam por presença simultânea de padrões de Excesso e de Vazio. Nesses casos, devemos ter em mente uma ideia clara sobre qual será a nossa estratégia de tratamento; ou seja, tonificar o *Qi* do corpo ou expelir os fatores patogênicos. Quando somos confrontados com essas estratégias alternativas de tratamento, a qualidade do pulso é extremamente importante para decidir qual delas escolher; se o pulso estiver Cheio, normalmente é melhor concentrar a nossa atenção em expelir os fatores patogênicos, mesmo que a condição seja crônica.

A síndrome da fadiga crônica é um desses casos. Nessa condição, quase sempre há uma Deficiência (normalmente de *Qi*) e um Excesso (normalmente Umidade). Em geral, baseio a minha decisão de tonificar o *Qi* ou resolver a Umidade pela qualidade do pulso; se estiver Cheio ou se for do tipo cheio, eu começo resolvendo a Umidade, em vez de tonificar o Qi. O mesmo princípio se aplica a qualquer condição crônica que se manifesta com padrões simultâneos de Deficiência e Excesso.

Condições comuns que se apresentam com pulso Cheio são Fogo no Coração, Fogo no Estômago, Fogo no Fígado, retenção de Alimentos, Fleuma, Frio Cheio e estagnação de Qi e/ou de Sangue.

CONDIÇÕES COMUNS QUE SE MANIFESTAM COM PULSO CHEIO

- Fogo no Coração, no Estômago ou no Fígado
- Retenção de Alimentos
- Fleuma
- Frio Cheio
- Estagnação de Qi e/ou de Sangue.

c) Combinações

- **Cheio-Rápido** indica Calor Cheio
- **Cheio-Lento** indica Frio Cheio
- **Cheio-Tenso** denota Frio Cheio
- **Cheio-Deslizante** indica Fleuma
- **Cheio-Longo** indica Calor
- **Cheio-em Corda** indica um padrão de Excesso do Fígado

d) Diferenciação de pulsos similares

- **Transbordante**: o pulso Transbordante é largo, longo e relativamente flutuante, e diminui de força quando pressionado com firmeza. O pulso Cheio não é tão longo, não é tão flutuante e não diminui de força quando intensamente pressionado.

e) Significado clínico em cada posição

Li Shi Zhen

Posição Anterior: invasão de Vento-Calor na cabeça e na face, dor de garganta, língua rígida, sensação de plenitude no tórax
Posição Média: Calor no Baço, distensão e plenitude abdominal
Posição Posterior: dor nas costas, dor abdominal, constipação intestinal.

7. DESLIZANTE

a) Descrição do pulso

O pulso Deslizante é deslizante ou "oleoso" ao toque do dedo: ele é arredondado, "escorrega" ou desliza sob o dedo e flui de maneira uniforme. Antigamente, era descrito como dando a sensação de "pérolas rolando em uma bacia" ou "gotas de chuva rolando na folha de lótus". Os alunos podem ter uma boa ideia de como é um pulso Deslizante sentindo o pulso de uma mulher em estágio avançado da gravidez; muito provavelmente, o pulso vai estar bastante Deslizante (se não estiver, esse é um mau sinal).

b) Significado clínico

O pulso Deslizante indica basicamente Fleuma ou Retenção de Alimentos; também pode indicar estase de Sangue. Em linhas gerais, o pulso Deslizante é cheio por definição, indicando presença de Fleuma; entretanto, ele também pode estar combinado com tipos vazios de pulsos, refletindo condições simultâneas de deficiência de Qi e presença de Fleuma (que normalmente se origina da deficiência de Qi).

Embora o pulso Deslizante seja tradicionalmente associado a Fleuma, ele também pode ser visto em casos de Umidade crônica; por exemplo, é muito comum em casos de síndrome da fadiga crônica, que mostra manifestações evidentes de Umidade.

É normal que o pulso fique Deslizante durante a gravidez, e, de fato, indica uma gravidez saudável. Ao contrário, se o pulso não estiver Deslizante durante a gravidez, não é um bom sinal e pode indicar problemas iminentes. Nesses casos, a mulher deve ser tratada, mesmo na ausência de sintomas. Em particular, há certas qualidades de pulso que são indesejáveis durante a gravidez, como Áspero, em Corda, Fino, Fraco, em Couro e Oco, os quais podem indicar possibilidade de abortamento.

De acordo com algumas fontes chinesas, um pulso Deslizante que esteja Retardado e relativamente mole indica saúde.

Condições comuns que se manifestam com pulso Deslizante incluem uma ampla variedade de doenças caracterizadas por Fleuma em todas as suas manifestações: Fleuma-Calor, Frio-Fleuma, Umidade-Fleuma, Vento-Fleuma etc. Nos órgãos, a Fleuma pode ficar retida principalmente nos Pulmões, Estômago e Coração (Fleuma não substancial anuviando a Mente). Fleuma nos Pulmões é extremamente comum, e um bom exemplo de pulso Deslizante é o que se sente em um paciente com bronquite aguda ou crônica.

Outras condições além de Fleuma, como Umidade-Calor ou retenção de Alimentos, também podem causar pulso Deslizante.

De acordo com o Dr. Shen, quando uma qualidade Deslizante é sentida apenas em uma posição, não necessariamente indica Umidade ou Fleuma. Por exemplo, ele atribui os seguintes significados clínicos do pulso Deslizante nas posições individuais:
- Pulmões: Fleuma
- Estômago: acidez excessiva
- Bexiga: distúrbio da função da bexiga
- Coração: problema de válvula cardíaca
- Fígado: distúrbio da função hepática
- Vesícula Biliar: cálculo biliar
- Rim: infecção renal.

PULSO DESLIZANTE: RESUMO DO SIGNIFICADO CLÍNICO

- Fleuma
- Retenção de Alimentos
- Estase de Sangue
- Umidade (crônica)
- Gravidez.

c) Combinações

- **Deslizante-Flutuante** indica Vento-Fleuma
- **Deslizante-Profundo** indica Fleuma ou Retenção de Alimentos
- **Deslizante-Rápido** indica Umidade-Calor ou Fleuma-Calor

- **Deslizante-Lento** indica Umidade-Frio ou Frio-Fleuma (geralmente visto na diarreia)
- **Deslizante-Grande** denota Fleuma-Calor com predominância de Calor
- **Deslizante-Curto** indica Umidade ou Fleuma em um contexto de deficiência de *Qi*
- **Deslizante-Fraco** indica Umidade ou Fleuma em um contexto de deficiência de *Qi*.

Li Shi Zhen resume as combinações dos pulsos Deslizantes do seguinte modo:
- Deslizante-Flutuante: Vento-Fleuma
- Deslizante-Profundo: Fleuma com retenção de Alimentos
- Deslizante-Rápido: Fleuma-Fogo
- Deslizante-Lento: retenção de Alimentos.

d) Diferenciação de pulsos similares

- **Móvel**: o pulso Móvel é arredondado como o pulso Deslizante, mas também é curto e tem forma de feijão e dá a impressão de vibrar em vez de pulsar
- **Encharcado**: o pulso Encharcado é muito ligeiramente deslizante, além de mole e relativamente flutuante. O pulso Deslizante é muito mais cheio do que o pulso Encharcado e não é mole.

e) Significado clínico em cada posição

Li Shi Zhen

Posição Anterior: Fleuma no tórax ou no diafragma, vômito, vômito de fluidos ácidos, língua rígida, tosse
Posição Média: retenção de Alimentos, Calor no Baço e no Fígado
Posição Posterior: diabetes, diarreia, hérnia, síndrome da Micção Dolorosa.

8. ÁSPERO

a) Descrição do pulso

O pulso Áspero parece grosseiro, "denteado" e curto. Ele flui sem uma "onda"; o pulso normal flui da posição Posterior para a posição Anterior com um movimento uniforme e contínuo, como uma onda do mar. O pulso Áspero não tem esse movimento contínuo entre as três posições e não parece uma onda: essa é uma importante diferença de um pulso normal porque o pulso Áspero é sentido dentro de cada posição separadamente (Figura 50.1).

Por essa razão, ao decidir se um pulso é Áspero ou não, é importante sentir o pulso com os três dedos para detectar presença ou ausência da onda entre as três posições. Entretanto, isso não significa que o pulso não possa estar Áspero em apenas uma posição.

> ⚠️ **ATENÇÃO**
> O pulso Áspero deve ser sentido com os três dedos simultaneamente.

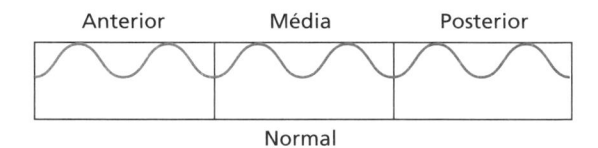

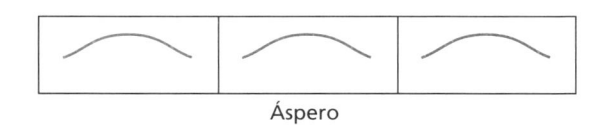

Figura 50.1 A qualidade do pulso Áspero em relação à onda.

Existem muitas outras maneiras de descrever o pulso Áspero. Primeiro, parece que ele flui verticalmente subindo e descendo, em vez de horizontalmente. Ele também dá a impressão de vir e ir, de estar estagnado e não fluir adequadamente. Uma descrição é *"o pulsar do batimento surge, mas não todo de uma vez; ele desaparece, mas não imediatamente"*. Outra característica do pulso Áspero é que ele pode surgir para mudar a qualidade e a força quando o estamos sentindo.

Antigamente, o pulso Áspero era descrito como "uma faca raspando bambu" ou "gotas de chuva na areia". Alguns livros chineses descrevem esse pulso como um "pulso 3 a 5", o que significa que ele muda o ritmo frequentemente, às vezes batendo três vezes e às vezes cinco por ciclo respiratório. Outros autores dizem que o pulso Áspero combina três qualidades: Lento, Fino e Curto.

DESCRIÇÕES DO PULSO ÁSPERO
- Grosseiro, denteado e curto
- Sem uma onda
- Dá a impressão de fluir verticalmente, e não horizontalmente
- Dá a impressão de vir e ir
- Estagnado, não flui adequadamente
- A pulsação do batimento surge, mas não toda de uma vez; desaparece, mas não imediatamente
- Pode mudar a qualidade e a força quando o estamos sentindo
- Faca raspando bambu
- Gotas de chuva na areia
- Muda com frequência a frequência
- É uma combinação de três qualidades: Lento, Fino e Curto.

b) Significado clínico

O pulso Áspero indica uma deficiência de Sangue ou da Essência. Também pode indicar perda de fluidos, que ocorre após sudorese, vômito e diarreia profusos. Em uma mulher grávida, o pulso Áspero é sempre um mau sinal, indicando, no início da gestação, possibilidade de abortamento, e no final da gestação, possibilidade de eclâmpsia. Nos homens, pulso Áspero indica deficiência da Essência, que pode ser decorrente de atividade sexual excessiva.

Além da deficiência de Sangue, o pulso Áspero pode indicar estase de Sangue, mas apenas quando isso ocorrer em um contexto de deficiência de *Qi* ou Sangue.

Em linhas gerais, o pulso Áspero é logicamente, por definição, do tipo vazio. Entretanto, embora o pulso Áspero seja curto, grosseiro, denteado e sem onda, ele também pode ser relativamente Cheio. A palavra "relativamente" é importante na descrição dessa combinação de pulso porque o pulso Áspero-Cheio não é tão cheio quanto o pulso Cheio. O pulso Áspero e relativamente Cheio geralmente indica estase de Sangue, e não deficiência de Sangue, originada de problemas emocionais.

O pulso Áspero, em geral, indica os padrões de deficiência de Sangue (especialmente em mulheres), deficiência da Essência (especialmente em homens) e estase de Sangue. O pulso Áspero é sentido na estase de Sangue apenas quando essa condição ocorre em um contexto de Deficiência. Condições comuns que se apresentam com esses padrões e pulso Áspero incluem cardiopatia, síndrome da Obstrução Dolorosa no Tórax, muitos distúrbios menstruais, distúrbios pós-natais (p. ex., depressão) e câncer.

> **PULSO ÁSPERO: RESUMO DO SIGNIFICADO CLÍNICO**
> - Deficiência de Sangue
> - Deficiência da Essência
> - Deficiência dos Fluidos Corporais
> - Estase de Sangue.

c) Combinações

- **Áspero-Fraco** indica depleção do *Qi* e do Sangue
- **Áspero-Mínimo** indica deficiência extrema de Sangue
- **Áspero-Encharcado** denota deficiência de *Qi* e Sangue com alguma Umidade, e é um pulso bastante comum
- **Áspero-Flutuante** indica invasão de Vento externo ocorrendo em um contexto de deficiência de *Qi* e Sangue
- **Áspero-Profundo** indica deficiência crônica de Sangue
- **Áspero-Cheio** pode indicar estase de Sangue
- **Áspero-Nodoso** indica estase de Sangue originada de deficiência de *Yang* e Frio interno
- **Áspero-Fino** indica deficiência de Fluidos Corporais.

d) Diferenciação de pulsos similares

- **Fraco**: o pulso Fraco é profundo, fraco e mole, mas tem uma onda; o pulso Áspero é grosseiro, denteado, não é tão mole e não tem onda
- **Mínimo**: o pulso Mínimo é muito fino, quase indefinido, enquanto o pulso Áspero não é tão fino
- **Fino**: o pulso Fino é estreito, mas bem definido e tem uma onda; a forma do pulso Áspero não é tão bem definida e não tem onda.

e) Significado clínico em cada posição

Li Shi Zen

Posição Anterior: deficiência do *Qi* do Coração, dor no peito.
Posição Média: deficiência do Estômago e do Baço, distensão nos hipocôndrios.
Posição Posterior: prejuízo da Essência e do Sangue, síndrome da Micção Dolorosa, constipação intestinal, sangue nas fezes.

PULSOS VAZIOS

9. FRACO

a) Descrição do pulso

Pelo fato de o pulso Fraco não poder ser sentido no nível superficial, ele é, por definição, Profundo. Esse pulso é mole e sem força. Ao discutir o significado clínico do pulso "Fraco", é importante ser preciso sobre a própria terminologia; existe uma diferença entre o clássico pulso "Fraco" (conforme definido acima), indicando puramente uma deficiência de *Yang*, e um pulso do tipo fraco que abrange uma ampla variedade de pulsos deficientes, como Vazio, Fino, Áspero, Encharcado etc. Portanto, é importante, especialmente nas clínicas de formação, não usar a palavra "Fraco" em um sentido livre, e, sim, apenas para indicar uma qualidade precisa de pulso.

> **ATENÇÃO**
> O pulso Fraco não é apenas "fraco", mas uma qualidade precisa de pulso; ele é extremamente comum.

b) Significado clínico

O pulso Fraco indica deficiência de *Yang*; é um pulso bastante comum nas condições crônicas, mais que o pulso Vazio. Entretanto, ele também pode indicar deficiência de Sangue ou deficiência do *Qi* Original.

Se o pulso estiver relativamente Flutuante no nível médio e muito Fraco no nível profundo, isso indica deficiência grave de Sangue com colapso dos vasos sanguíneos.

De acordo com o Dr. Shen, podemos diferenciar o pulso Fraco nos níveis superficial, médio ou profundo. Um pulso Fraco no nível superficial indica deficiência de *Yang* e pode ser decorrente de excesso de trabalho; se o pulso ficar Fraco no nível superficial em um curto prazo, isso indica falta de sono. Um pulso Fraco no nível médio indica deficiência de Sangue, enquanto um pulso Fraco no nível profundo indica deficiência de *Yin*.

Condições comuns que se apresentam com pulso Fraco são deficiência de *Yang*, deficiência de Sangue e deficiência do *Qi* Original. Esses padrões, apresentando-se com pulso Fraco, são comuns em muitas doenças digestivas, em distúrbios menstruais, com sudorese profusa, emissões noturnas e hemorragias.

> **PULSO FRACO: RESUMO DO SIGNIFICADO CLÍNICO**
> - Deficiência de *Yang*
> - Deficiência de Sangue
> - Deficiência do *Qi* Original.

c) Combinações

- **Fraco-Áspero** indica deficiência de Sangue
- **Fraco-Fino** indica deficiência grave de Sangue

- **Fraco-Lento** indica deficiência de *Yang*
- **Fraco-Rápido** indica sangramento por deficiência de *Qi*
- **Fraco-Encharcado** denota deficiência de *Yang* com certa Umidade
- **Fraco-Flutuante** indica deficiência de *Qi*.

d) Diferenciação de pulsos similares

- **Vazio**: o pulso Vazio é mole, relativamente grande e pode ser sentido no nível superficial, enquanto o pulso Fraco é mais fino e pode ser sentido apenas nos níveis médio e profundo
- **Áspero**: o pulso Áspero é grosseiro, denteado e não tem onda; o pulso Fraco é mais mole, mas tem onda
- **Fino**: o pulso Fino é estreito, mas bem definido, enquanto o pulso Fraco é mole e não tem forma distinta
- **Encharcado**: o pulso Encharcado é mole e fraco, mas também relativamente flutuante, enquanto o pulso Fraco não é absolutamente nada flutuante e não pode ser sentido no nível superficial.

e) Significado clínico em cada posição

Li Shi Zhen

Posição Anterior: deficiência de *Yang*
Posição Média: deficiência do Estômago e do Baço
Posição Posterior: declínio do *Yang-Qi*, exaustão da Essência *Yin*.

10. FINO

a) Descrição do pulso

O pulso Fino é fino e como uma linha, mas é nítido e reto, embora mole. Parece uma linha fina sob o dedo.

b) Significado clínico

O pulso Fino indica basicamente uma deficiência grave de Sangue, mas também de *Qi*. O Capítulo 17 do *Questões Simples* diz: "*O pulso Fino indica deficiência de Qi*".[6] Comparado ao pulso Áspero, o pulso Fino indica uma deficiência mais grave de Sangue. Pode também indicar deficiência de *Yin*.

O pulso Fino é obviamente do tipo Vazio por definição, mas pode estar combinado com qualidades de Excesso, como em Corda ou Tenso. O pulso Fino com força indica Umidade. Pulso Fino e Fraco em pessoas muito jovens indica deficiência constitucional do *Qi* Original.

O pulso Fino é uma qualidade de pulso bastante comum, que aparece principalmente na deficiência de Sangue e/ou de *Yin*. Doenças que comumente se apresentam com esse pulso incluem doenças digestivas, diarreia e distúrbios menstruais.

> **PULSO FINO: RESUMO DO SIGNIFICADO CLÍNICO**
> - Deficiência de Sangue
> - Deficiência de *Qi*
> - Deficiência de *Yin*
> - Umidade (Fino com força).

c) Combinações

- **Fino-Rápido** indica deficiência de *Yin* com Calor-Vazio
- **Fino-em Corda** indica estagnação do *Qi* do Fígado ou ascensão do *Yang* do Fígado ocorrendo em um contexto de deficiência de Sangue
- **Fino-Tenso** indica Frio-Vazio ocorrendo em um contexto de deficiência de Sangue
- **Fino-Áspero** indica deficiência grave de Sangue ou da Essência
- **Fino-Profundo** indica retenção de Umidade, geralmente visto na síndrome de Obstrução Dolorosa
- **Fino-Fraco** indica deficiência grave de Sangue e geralmente é visto na sudorese noturna.

De acordo com o Dr. Shen, um pulso Fino-Fraco em uma pessoa de meia-idade significa que ela está trabalhando em excesso, e em uma pessoa jovem, entre 15 e 20 anos, significa que ela está realizando atividade física em excesso.

d) Diferenciação de pulsos similares

- **Áspero**: o pulso Áspero é grosseiro e denteado, não tem onda e é mais indistinto; o pulso Fino é fino, mas nítido e distinto e tem onda
- **Mínimo**: o pulso Mínimo nada mais é do que um caso extremo do pulso Fino; simplesmente é mais fino do que o pulso Fino
- **Fraco**: o pulso Fraco é mais mole e menos bem definido do que o pulso Fino; além disso, não aparece no nível superficial, ao passo que o pulso Fino pode ser sentido no nível superficial.

e) Significado clínico em cada posição

Li Shi Zhen

Posição Anterior: vômito crônico
Posição Média: distensão abdominal, deficiência do Estômago e do Baço
Posição Posterior: Frio no Aquecedor Inferior, diarreia, emissões noturnas.

11. MÍNIMO

a) Descrição do pulso

O pulso Mínimo é muito fino, quase indistinto; é basicamente um caso extremo do pulso Fino, sendo quase imperceptível sob o dedo.

b) Significado clínico

O pulso Mínimo indica deficiência grave de Sangue, da Essência ou de *Yin*; também pode indicar deficiência do *Qi* Original. É visto apenas em condições crônicas e indica um mau prognóstico. Normalmente, está presente em pacientes com câncer.

Condições comuns que se apresentam com pulso Mínimo incluem hemorragias, sudorese espontânea, emissões noturnas, diarreia crônica, doenças menstruais, colapso do *Yang* e vômito crônico.

> **PULSO MÍNIMO: RESUMO DO SIGNIFICADO CLÍNICO**
> - Deficiência grave de Sangue
> - Deficiência de Yin
> - Deficiência da Essência.

c) Combinações

- **Mínimo-Rápido** indica deficiência de Yin com Calor-Vazio
- **Mínimo-Lento** indica deficiência grave de Qi e de Sangue com Frio interno
- **Mínimo-Áspero** indica exaustão do Sangue
- **Mínimo-Encharcado** indica deficiência de Qi e de Sangue com certa Umidade
- **Mínimo-Profundo** indica deficiência de Yin
- **Mínimo-em Corda** indica ascensão do Yang do Fígado ocorrendo em um contexto de deficiência grave de Sangue.

d) Diferenciação de pulsos similares

- **Fino**: o pulso Mínimo nada mais é que um caso extremo de pulso Fino; ele simplesmente é mais fino do que o pulso Fino
- **Fraco**: o pulso Fraco é Profundo e mole, mas não é tão fino e imperceptível quanto o pulso Mínimo.

e) Significado clínico em cada posição

Li Shi Zhen

Posição Anterior: falta de ar e palpitações
Posição Média: distensão e plenitude abdominal, deficiência do Estômago e do Baço
Posição Posterior: deficiência de Sangue, exaustão da Essência, diabetes, dor abdominal.

12. ENCHARCADO (FRACO-FLUTUANTE)

a) Descrição do pulso

O pulso Encharcado (também chamado Fraco-Flutuante) só pode ser sentido no nível superficial; ele é relativamente flutuante, mas fraco e mole, como algodão molhado ou pão molhado. Ele desaparece quando se aplica uma pressão mais forte. Em chinês, é chamado de *ru*, que significa "encharcado", mas também de *ruan*, que significa "mole".

Em meus livros anteriores, eu chamo esse pulso de "Fraco-Flutuante", o que descreve bem sua característica de ser fraco e mole, mas também de ser ligeiramente flutuante.

b) Significado clínico

O pulso Encharcado indica deficiência crônica de Qi com retenção de Umidade. É um pulso relativamente comum em condições crônicas com Umidade, como síndrome da fadiga pós-viral. O pulso Encharcado também indica deficiência do Qi do Estômago.

Condições comuns que se apresentam com pulso Encharcado são distúrbios digestivos, síndrome da fadiga crônica, asma, emissões noturnas e diarreia.

> **PULSO ENCHARCADO: RESUMO DO SIGNIFICADO CLÍNICO**
> - Deficiência crônica de Qi com Umidade.

c) Combinações

- **Encharcado-Fino** indica deficiência grave do Qi do Baço com retenção crônica de Umidade
- **Encharcado-Áspero** indica exaustão do Sangue
- **Encharcado-Flutuante** denota deficiência do Qi Defensivo
- **Encharcado-em Corda** denota Umidade com estagnação do Qi do Fígado
- **Encharcado-Rápido** indica Umidade-Calor.

d) Diferenciação de pulsos similares

- **Vazio**: o pulso Vazio é mole, mas relativamente grande e flutuante, enquanto o pulso Encharcado é mais fino, mais fraco, mais mole e menos flutuante
- **Fraco**: o pulso Fraco é mole e pode ser sentido apenas no nível profundo, enquanto o pulso Encharcado também é mole, mas pode ser sentido no nível superficial.

e) Significado clínico em cada posição

Li Shi Zhen

Posição Anterior: declínio do Yang-Qi com transpiração incessante
Posição Média: deficiência do Qi Central
Posição Posterior: perda da Essência e do Sangue, Frio por Deficiência no Aquecedor Inferior; promove a melhora, aquece e tonifica o Yin verdadeiro.

13. CURTO

a) Descrição do pulso

O pulso Curto não preenche a posição toda do pulso. Dentro de cada posição, ele pode ser sentido no centro, mas desaparece na cabeça e na cauda. O pulso Curto é mais comumente sentido nas posições Anterior e Média, especialmente na Anterior.

b) Significado clínico

O pulso Curto indica deficiência grave do Qi, especialmente do Pulmão e do Coração. Padrões comuns que se apresentam com pulso Curto são deficiência do Qi do Pulmão, deficiência do Qi do Coração, deficiência do Qi do Estômago e deficiência de Qi e de Sangue.

> **PULSO CURTO: RESUMO DO SIGNIFICADO CLÍNICO**
> - Deficiência grave do Qi (do Pulmão, Coração ou Estômago).

c) Combinações

- **Curto-Flutuante** indica deficiência do Qi do Pulmão
- **Curto-Áspero** denota deficiência do Qi do Coração
- **Curto-Rápido** indica deficiência grave do Sangue do Coração com Calor-Vazio

- **Curto-Lento** indica deficiência de Yang com Frio interno
- **Curto-Profundo** indica acúmulo no Interior com deficiência do Baço
- **Curto-Precipitado** indica estagnação do Qi com Fleuma não substancial ou retenção de Alimentos.

d) Diferenciação de pulsos similares

- **Móvel**: o pulso Móvel é curto, tem forma de feijão, é rápido e dá a impressão de vibrar, em vez de pulsar. O pulso Curto compartilha com o pulso Móvel apenas a característica de ser curto
- **Vazio**: o pulso Vazio é mole, relativamente flutuante e, à semelhança do pulso Curto, indica deficiência de Qi. O pulso Curto não é mole nem flutuante
- **Fraco**: o pulso Fraco é mole e pode ser sentido apenas nos níveis médio e profundo, mas ele não é curto. O pulso Curto pode ser sentido em todos os níveis
- **Escondido**: o pulso Escondido é muito profundo e difícil de sentir, mas ocupa sua posição normal do pulso, enquanto o pulso Curto não preenche toda a posição do pulso.

e) Significado clínico em cada posição

Li Shi Zhen

Não fornecido.

14. OCO

a) Descrição do pulso

O pulso Oco pode ser sentido nos níveis superficial e profundo, mas não no nível médio. Como seu nome sugere, ele é oco, como um talo de cebola. Esse pulso também é bastante sólido nas laterais dos dedos quando eles são rolados de um lado para o outro.

b) Significado clínico

O pulso Oco indica perda de Sangue e surge depois de uma hemorragia. Convém enfatizar que indica uma hemorragia patológica, e não, por exemplo, o sangramento menstrual normal. Também pode surgir depois de uma perda profusa de fluidos por transpiração, vômitos ou diarreia. Se o pulso for Oco e Rápido, pode indicar hemorragia *iminente*. O pulso Oco não é comum.

> **PULSO OCO: RESUMO DO SIGNIFICADO CLÍNICO**
> - Perda de sangue
> - Perda de fluidos.

c) Combinações

- **Oco-Flutuante** indica deterioração do Qi e do Yin
- **Oco-Rápido** indica deficiência de Yin com Calor Vazio ou hemorragia iminente
- **Oco-Vazio-Encharcado** indica perda da Essência ou depleção do Sangue
- **Oco-Nodoso** indica deficiência de Yang ou estase de Sangue
- **Oco-Lento** indica perda de Sangue e deterioração do Qi Vertical.

d) Diferenciação de pulsos similares

- **Áspero**: o pulso Áspero normalmente é vazio, áspero e sem onda, enquanto o pulso Oco tem forma definida e tem onda, sendo vazio apenas no nível médio
- **Vazio**: o pulso Vazio é relativamente superficial e mole e desaparece com pressão relativamente leve. O pulso Oco não é superficial nem mole; ele desaparece com pressão mais forte, mas tem mais forma que o pulso Vazio.

e) Significado clínico em cada posição

Li Shi Zhen

Não fornecido.

15. EM COURO

a) Descrição do pulso

O pulso em Couro pode ser sentido no nível superficial, esticado como a pele de um tambor, sendo vazio no nível profundo; parece duro externamente, mas é vazio internamente, como um tambor.

b) Significado clínico

O pulso em Couro indica deficiência grave de Sangue, Essência ou de Yin. Também indica Qi flutuando para cima por não estar aterrado pelo Sangue.

Padrões comuns que se apresentam com pulso em Couro incluem depleção do Sangue e/ou do Yin, e essas condições podem surgir no aborto recorrente, na menorragia e com emissões noturnas. Pela minha experiência, o pulso em Couro é frequentemente sentido em casos avançados de esclerose múltipla.

> **PULSO EM COURO: RESUMO DO SIGNIFICADO CLÍNICO**
> - Deficiência grave de Sangue
> - Deficiência grave da Essência
> - Deficiência grave de Yin.

c) Combinações

- **Em Couro-Rápido** indica deficiência grave de Yin com Calor Vazio
- **Em Couro-Lento** indica deficiência grave de Sangue com estase de Sangue
- **Em Couro-Áspero** denota deficiência grave de Sangue.

d) Diferenciação de pulsos similares

- **Áspero**: o pulso Áspero é grosseiro, denteado e não tem onda, mas não é sentido claramente no nível superficial. O pulso em Couro, que, assim como o pulso Áspero, indica deficiência de Sangue, é relativamente duro no nível superficial; no nível profundo ele é mais vazio do que o pulso Áspero

- **Oco**: o pulso Oco é vazio no meio e pode ser sentido claramente nos níveis superficial e profundo, enquanto o pulso em Couro não pode ser sentido no nível profundo. Outra diferença é que o pulso em Couro é relativamente duro e esticado no nível superficial, diferente do pulso Oco
- **Flutuante-Vazio**: o pulso Flutuante-Vazio e o pulso Oco compartilham a característica comum de serem vazios no nível profundo. Entretanto, o pulso Flutuante-Vazio é relativamente mole no nível superficial, ou pelo menos muito mais mole do que o pulso em Couro, que é duro e esticado no nível superficial
- **Em Corda**: o pulso em Couro tem uma qualidade ligeiramente em Corda na superfície, mas desaparece com a pressão, ao passo que o pulso em Corda é em Corda em todos os níveis e não desaparece com a pressão. O pulso em Couro, embora no nível superficial seja duro como o em Corda, dá a sensação de ser mais "achatado" no nível superficial do que o pulso em Corda.

e) Significado clínico em cada posição

Li Shi Zhen

Não fornecido.

16. ESCONDIDO

a) Descrição do pulso

O pulso Escondido é simplesmente um caso extremo do pulso Profundo; ele é mais profundo do que o pulso Profundo e pode ser sentido apenas com pressão muito forte no nível bem profundo, perto do osso.

b) Significado clínico

O significado clínico do pulso Escondido é semelhante ao do pulso Profundo; ele simplesmente significa que a condição é do interior e seu significado clínico depende da sua associação com outras qualidades, especialmente as Cheias ou Vazias.

Entretanto, a qualidade Escondida sempre indica um "bloqueio" no Interior, especialmente quando é do tipo cheia. "Bloqueio", neste caso, significa que um fator patogênico está alojado bem fundo no interior do corpo. Está "trancado" lá dentro e é difícil de ser expelido. Por exemplo, dependendo da sua associação com outras qualidades de pulsos, o pulso Escondido pode indicar estagnação "bloqueada" de *Qi*. Estase "bloqueada" de Sangue, Calor "bloqueado" no Interior, Frio "bloqueado", dor crônica "bloqueada", Fleuma "bloqueada" ou retenção "bloqueada" de Alimentos. A distinção mais importante a ser feita é se o pulso Escondido é do tipo cheio ou vazio.

Quando o pulso Escondido também é do tipo vazio, isso indica deficiência grave de *Yang*.

> **ATENÇÃO**
> O pulso Escondido geralmente indica que um fator patogênico está "bloqueado" bem no fundo do corpo. Exemplos desses fatores patogênicos são estagnação do *Qi*, estase de Sangue, Calor, Frio, Fleuma ou retenção de Alimentos.

Condições comuns que se apresentam com pulso Escondido incluem doenças digestivas, estase de Sangue, massas abdominais, cardiopatia e vômito.

De acordo com o Dr. Shen, o pulso Escondido em pessoas aparentemente saudáveis indica um estilo de vida em que elas se entregam a drogas e a atividade sexual excessiva. Se o pulso estiver muito Escondido, isso indica que aquele estilo de vida ocorreu entre o nascimento e os 15 anos; se estiver ligeiramente menos Escondido, ocorreu entre 15 e 20 anos; se estiver ainda menos Escondido, ocorreu depois dos 20 anos.

> **ATENÇÃO**
> De acordo com o Dr. Shen, o pulso Escondido em uma pessoa aparentemente saudável pode indicar abuso de drogas e de atividade sexual no passado.

PULSO ESCONDIDO: RESUMO DAS MANIFESTAÇÕES CLÍNICAS
- Fator patogênico no Interior (Escondido-Cheio)
- Deficiência grave de *Yang* (Escondido-Fraco).

c) Combinações

- **Escondido-Cheio** indica estagnação do *Qi* e do Sangue, retenção de Alimentos, Frio interno ou Calor interno, dependendo de o pulso estar Lento ou Rápido
- **Escondido-Vazio** indica deficiência grave de *Yang* com Frio interno
- **Escondido-Rápido** indica Calor interior, que pode ser Calor Cheio ou Calor Vazio, dependendo de o pulso estar cheio ou vazio
- **Escondido-Lento** indica Frio interior.

d) Diferenciação de pulsos similares

- **Profundo**: o pulso Profundo e o pulso Escondido não são significativamente diferentes porque o pulso Escondido é simplesmente um caso extremo de pulso Profundo
- **Curto**: o pulso Escondido é muito profundo e difícil de sentir, mas ele ocupa sua posição normal do pulso, enquanto o pulso Curto não preenche toda posição do pulso.

e) Significado clínico de cada posição

Li Shi Zhen

Posição Anterior: retenção de Alimentos no tórax, estagnação do *Qi*, ânsia de vômito, sensação desconfortável na região cardíaca
Posição Média: dor abdominal, sensação de peso no corpo, fraqueza
Posição Posterior: dor grave por hérnia.

17. ESPALHADO

a) Descrição do pulso

O pulso Espalhado parece "quebrado" em muitos pedacinhos, em vez de fluir de maneira uniforme. É relativamente superficial, mas desaparece com facilidade pela pressão.

b) Significado clínico

O pulso Espalhado indica estágio grave e avançado de deficiência de *Qi* e de Sangue, particularmente do *Qi* do Rim e do *Qi* Original. É um pulso que sempre indica uma condição grave.

Na gravidez, o pulso Espalhado indica probabilidade de abortamento iminente, enquanto antes do parto indica que este pode ser longo e difícil. Depois do parto, indica depleção grave de Sangue, e a mulher deve ser tratada mesmo na ausência de sintomas para prevenir o colapso do Sangue.

Condições comuns que se apresentam com um pulso Espalhado incluem cardiopatia, distúrbios digestivos, abortamento e asma.

> **PULSO ESPALHADO: RESUMO DO SIGNIFICADO CLÍNICO**
> - Deficiência grave de *Qi* e de Sangue
> - Deficiência grave do Rim
> - Deficiência grave do *Qi* Original.

c) Combinações

- **Espalhado-Lento** indica deficiência grave de *Qi* e de *Yang*
- **Espalhado-Rápido** denota deficiência grave de Sangue com Calor Vazio
- **Espalhado-Flutuante** indica deficiência grave do *Qi* Original com flutuação do *Yang* ou com Fogo *Yin*.

d) Diferenciação de pulsos similares

- **Vazio**: o pulso Vazio e o pulso Espalhado compartilham as características de serem relativamente superficiais e de desaparecerem quando se aplica mais pressão. O pulso Vazio tem mais forma e flui mais uniformemente do que o pulso Espalhado; embora obviamente vazio, o pulso Vazio tem muito mais "corpo" do que o pulso Espalhado. Além disso, o pulso Espalhado, ao contrário do pulso Vazio, dá a impressão de estar quebrado em vários pedacinhos
- **Áspero**: o pulso Áspero e o pulso Espalhado compartilham a característica de parecerem "ásperos" e de não fluírem uniformemente. Entretanto, o pulso Áspero tem mais forma que o Espalhado
- **Fino**: o pulso Fino é simplesmente mais fino que o normal, ele pode ser sentido claramente e flui com relativa uniformidade, enquanto o pulso Espalhado não flui uniformemente e não tem uma forma definida
- **Mínimo**: o pulso Mínimo é extremamente fino, mas pode ser sentido claramente, além de fluir com relativa uniformidade, enquanto o pulso Espalhado não flui uniformemente e não tem forma definida.

e) Significado clínico em cada posição

Li Shi Zhen

Posição Anterior: Anterior esquerda, ansiedade e palpitações; Anterior direita, transpiração

Posição Média: Média esquerda, Fleuma-Fluidos nos membros; Média direita, contrações musculares nas pernas, edema
Posição Posterior: declínio do *Qi* Original.

PULSOS CHEIOS

18. EM CORDA

a) Descrição do pulso

O pulso em Corda é superficial e duro; ele pode ser sentido bem claramente em todos os níveis. No nível superficial, ele "bate" no dedo com força. Portanto, um dos atributos do pulso em Corda é ser superficial.

Ele normalmente é comparado com a corda esticada de um instrumento musical; se tentarmos pressioná-lo para baixo, ele "salta" de volta para cima. Esse é um pulso comum na prática clínica, e um pulso relativamente fácil de identificar; pelo fato de ser superficial, duro e elástico, ele se manifesta facilmente sem que o profissional precise se concentrar para senti-lo.

b) Significado clínico

O pulso em Corda é extremamente comum. O principal significado clínico do pulso em Corda é o fato de indicar desarmonias do Fígado de Excesso, como estagnação do *Qi* do Fígado, estase do Sangue do Fígado, ascensão do *Yang* do Fígado, Fogo no Fígado, Vento no Fígado.

O pulso em Corda também pode indicar presença de Fleuma crônica, comum nos idosos. Finalmente, o pulso em Corda também pode indicar dor crônica, mesmo que esta não tenha origem em uma desarmonia do Fígado. Por exemplo, se o paciente estiver sofrendo de neuralgia ciática crônica no canal da Bexiga, o pulso na posição Posterior esquerda pode ficar em Corda.

> **! ATENÇÃO**
>
> O pulso Em Corda não denota apenas desarmonias do Fígado; também pode indicar retenção de Fleuma de longa data.

O pulso em Corda é do tipo Cheio por definição, mas ele pode ser visto em condições de Vazio da mesma forma, em combinação com pulsos de condições de Vazio. Por exemplo, um achado clínico relativamente comum é um pulso Fino no geral, mas em Corda à esquerda, em um paciente sofrendo de deficiência de Sangue e ascensão do *Yang* do Fígado. Um pulso em Corda, mas relativamente Fraco, ou um pulso em Corda à esquerda e Fraco à direita indicam deficiência do Estômago e do Baço com estagnação de Frio ou rebelião do *Qi* do Fígado invadindo o Estômago: esses padrões se manifestam com regurgitação ácida, náuseas, vômito, dor epigástrica, soluços e eructação.

É normal o pulso ficar relativamente em Corda na primavera. O *Questões Simples*, no Capítulo 19, diz: "*Primavera é a estação do Fígado, ela pertence ao Leste e à Madeira. Tudo cresce durante essa estação; quando o Qi da primavera chega, o pulso deve ficar relativamente mole, fraco, leve, deslizante e longo, todas qualidades que explicam a razão pela qual é chamado em Corda. O oposto disso indica doença*".[7]

Condições comuns que se apresentam com pulso em Corda são dor menstrual, tensão pré-menstrual, depressão, ansiedade, Fleuma crônica, dor crônica e doença mental.

PULSO EM CORDA: RESUMO DAS MANIFESTAÇÕES CLÍNICAS

- Desarmonia do Fígado
- Fleuma
- Dor crônica.

c) Combinações

- **Em Corda-Rápido** indica Fogo no Fígado
- **Em Corda-Lento** indica estagnação de Frio no canal do Fígado ou Qi do Fígado em rebelião invadindo o Estômago
- **Em Corda-Deslizante** indica presença simultânea de um padrão Cheio do Fígado e Fleuma; essa é uma combinação de pulso relativamente comum
- **Em Corda-Longo** indica estagnação do Qi do Fígado ou estase de Sangue do Fígado
- **Em Corda-Profundo** indica Fleuma crônica
- **Em Corda-Fino** indica um padrão de Excesso do Fígado (geralmente Yang do Fígado ou Vento no Fígado) ocorrendo em um contexto de deficiência de Sangue
- **Em Corda-Tenso** indica estase de Sangue
- **Em Corda-Grande** indica Fogo no Fígado ou ascensão do Yang do Fígado
- **Em Corda-Transbordante** denota Fogo no Fígado.

d) Diferenciação de pulsos similares

- **Tenso**: o pulso Tenso e o pulso em Corda compartilham a característica de serem duros sob pressão e de serem "elásticos". As duas principais diferenças são que o pulso Tenso é mais espesso que o pulso em Corda, parecendo mais uma corda do que a corda de um instrumento musical, ao passo que o pulso em Corda é mais superficial que o pulso Tenso e bate no dedo com mais força
- **Firme**: o pulso Firme pode ser sentido apenas nos níveis médio e profundo, e é duro ao toque. O pulso em Corda também é duro, mas é mais elástico e pode ser sentido claramente também no nível superficial. Em outras palavras, o pulso Firme é um pulso em Corda que está presente apenas nos níveis Médio e Profundo
- **Em Couro**: o pulso em Couro tem qualidade ligeiramente em Corda na superfície, mas desaparece com a pressão, enquanto o pulso em Corda é em Corda em todos os níveis e não desaparece com pressão. O pulso em Couro, embora no nível superficial seja duro como o em Corda, é mais "achatado" no nível superficial do que o pulso em Corda.

e) Significado clínico em cada posição

Li Shi Zhen

Posição Anterior: dores de cabeça, Fleuma no tórax e no diafragma
Posição Média: posição Média esquerda, alternância de calafrios e febre, massas abdominais; posição Média direita, Frio no Estômago e no Baço, dor no peito e no abdome
Posição Posterior: dor por hérnia, rigidez das pernas.

19. TENSO

a) Descrição do pulso

O pulso Tenso é duro e parece uma corda sendo torcida; ele é forte e elástico e produz sensação elástica quando se retira a pressão do dedo, embora não seja tão elástica quanto a do pulso em Corda.

b) Significado clínico

De modo geral, o pulso Tenso indica Frio e pode ser encontrado em muitas condições diferentes.

Nas invasões externas de Vento, o pulso Flutuante-Tenso indica invasão de Vento-Frio com prevalência de Frio (Padrão do *Yang* Maior – Prevalência de Frio dentro da Identificação dos Padrões de acordo com os seis Estágios).

Em condições internas, o pulso Tenso indica Frio, normalmente Frio-Cheio, embora possa estar combinado com um pulso do tipo Vazio em condições de Frio-Vazio. Como o pulso em Corda, ele pode indicar dor crônica, normalmente por Frio.

O pulso Tenso também é frequentemente visto na asma quando essa condição está associada com Frio nos Pulmões.

O pulso Tenso também é frequentemente visto nos distúrbios digestivos caracterizados por presença de Frio e/ou Retenção de Alimentos no Estômago e no Baço com náuseas, vômito e diarreia.

O pulso Tenso frequentemente se combina com pulso Deslizante na presença de Frio-Fleuma.

O pulso Tenso também pode indicar Frio no Sangue.

Condições comuns que se apresentam com pulso Tenso incluem dor crônica, distúrbios digestivos, invasão de Frio, dor menstrual, diarreia por Frio, asma e arteriosclerose.

PULSO TENSO: RESUMO DAS MANIFESTAÇÕES CLÍNICAS

- Frio Interno
- Invasão de Vento-Frio externo
- Dor crônica
- Frio no Sangue.

c) Combinações

- **Tenso-Flutuante** indica invasão de Vento-Frio com prevalência de Frio
- **Tenso-Profundo** indica Frio-Cheio interno
- **Tenso-Cheio** indica dor crônica por Frio
- **Tenso-Fino** denota Frio-Vazio ocorrendo em um contexto de deficiência do Estômago e do Baço
- **Tenso-Transbordante** indica úlceras ou carbúnculos
- **Tenso-Áspero** é visto na síndrome de Obstrução Dolorosa por Frio
- **Tenso-Deslizante** denota Frio-Fleuma e é comum na asma
- **Tenso-Firme** indica estase de Sangue por Frio.

d) Diferenciação de pulsos similares

- **Em Corda**: o pulso Tenso e o pulso em Corda compartilham a característica de serem duros à pressão e serem "elásticos". As duas principais diferenças são que o pulso Tenso é mais grosso que o pulso em Corda e parece uma corda, em vez de uma corda de instrumento musical, já o pulso em Corda é mais superficial que o pulso Tenso e bate no dedo com mais força
- **Firme**: o pulso Firme é Cheio, em Corda e pode ser sentido apenas nos níveis Médio e Profundo; o pulso Tenso pode ser sentido em todos os níveis. O pulso Tenso parece mais "nodoso" (como uma corda) do que o Firme.

e) Significado clínico em cada posição

Li Shi Zhen

Posição Anterior: diferença entre as posições Anteriores da esquerda e da direita (Li Shi Zhen não fornece informações sobre isso)
Posição Média: dor grave no peito e no abdome
Posição Posterior: síndrome por Frio excessivo, síndrome dos porquinhos correndo, dor de hérnia.

20. TRANSBORDANTE

a) Descrição do pulso

O pulso Transbordante parece largo sob o dedo, muito superficial e amplo. Como seu nome implica, ele normalmente é comparado a um rio inundando suas margens porque o pulso vai além do seu limite natural em todas as direções.

b) Significado clínico

O pulso Transbordante indica Calor e quase sempre também é rápido. Embora ele seja Cheio por definição, para interpretar seu significado clínico, precisamos distinguir um pulso Transbordante com força de um pulso Transbordante sem força.

Teoricamente, o pulso Transbordante indica Calor por definição, mas há situações em que ele pode ser decorrente de outras causas, especialmente quando é encontrado em uma apenas posição (algumas delas estão descritas adiante). Por exemplo, pulso Transbordante na posição do Coração pode indicar problemas emocionais, não necessariamente se manifestando como Calor. Portanto, quando sentimos um pulso Transbordante, é importante comparar esse dado com a língua e com a parte interna das pálpebras inferiores; em condições verdadeiras de Calor, a língua fica Vermelha e a parte interna das pálpebras também fica vermelha.

i) Transbordante com força

O pulso Transbordante com força sempre indica Calor Cheio, que pode afetar Fígado, Coração, Pulmões ou Estômago: nesse caso, ele também é rápido.

No curso de uma doença febril aguda, o pulso Transbordante com força é visto com Calor no Estômago no nível do Qi. Nesse caso, a qualidade Transbordante indica que o Calor está transbordando dos canais principais para os canais de Conexão; se o pulso estiver muito Transbordante e muito rápido, indica que o Calor está próximo de progredir para o nível do Qi Nutritivo ou para o nível do Sangue, com possível desenvolvimento de máculas. Portanto, no curso de uma doença febril aguda, a qualidade Transbordante geralmente indica que a condição está mudando e evoluindo para o nível seguinte.

O pulso Transbordante é muitas vezes sentido apenas em posições individuais e, nesses casos, normalmente indica Calor naquele órgão em particular. Entretanto, nesses casos, seu significado clínico pode ser um pouco diferente, geralmente indicando problemas emocionais graves. Por exemplo, se o pulso estiver Transbordante apenas na posição do Coração, isso definitivamente indica que o paciente está sofrendo de problemas emocionais graves que afetam o Coração. Se o pulso estiver Transbordante apenas na posição do Fígado, isso indica que a pessoa está sofrendo de raiva reprimida, ressentimento ou frustração; se estiver Transbordante na posição do Pulmão, indica que o paciente está sofrendo de tristeza e pesar por muito tempo, e que esses sentimentos não estão sendo expressos.

É importante salientar que, quando o pulso está Transbordante em apenas uma posição, pode estar "Transbordante" apenas em relação às outras posições. Por exemplo, o pulso pode estar Fraco no geral e difícil de sentir, mas o pulso da posição do Coração se destaca como sendo mais superficial e mais largo do que nas outras; portanto, devemos interpretar esse pulso do Coração como sendo "Transbordante", mas ele não vai estar tão transbordante quanto o clássico pulso Transbordante.

> **⚠ ATENÇÃO**
>
> O pulso Transbordante em posições individuais indica Calor naquele órgão em particular (língua Vermelha e pulso Rápido) ou problemas emocionais graves relacionados com aquele órgão em particular (Coração, Fígado, Pulmões).

ii) Transbordante sem força

O pulso Transbordante sem força é largo, superficial e cheio, mas desaparece quando se aplica mais pressão e não tem força no nível profundo. Sua força indica deficiência de Yin com Calor Vazio e exaustão dos Fluidos Corporais. Seu significado clínico é o mesmo do pulso Flutuante-Vazio, mas indica um estágio mais grave e um Calor Vazio mais intenso.

O pulso também pode estar Transbordante sem força *e* Flutuante, indicando uma condição de deficiência grave de Yin, Calor-Vazio intenso e ascensão do Qi para a parte superior do corpo.

De acordo com o Dr. Shen, com frequência vê-se um pulso Transbordante-Oco na hipertensão e no diabetes; na primeira condição, o pulso fica Transbordante e Oco principalmente nas posições Anterior e Média, enquanto na segunda, principalmente nas posições Média e Posterior.

Condições comuns que se apresentam com pulso Transbordante incluem doença mental, doenças febris e problemas emocionais graves.

PULSO TRANSBORDANTE: RESUMO DO SIGNIFICADO CLÍNICO

- Frio Interno
- Invasão de Vento-Frio externo
- Dor crônica
- Frio no Sangue.

c) Combinações

- **Transbordante-Flutuante** indica invasão de Vento-Calor com intenso Calor: essa condição evolui muito rapidamente para o nível do *Qi*
- **Transbordante-Flutuante sem força** denota deficiência grave do *Yin* com Calor Vazio
- **Transbordante-Profundo** indica Calor interno
- **Transbordante-Deslizante** indica Fleuma-Calor com prevalência de Calor
- **Transbordante-Mole** indica deficiência de *Yin* com exaustão dos Fluidos Corporais e Calor Vazio
- **Transbordante-Tenso** indica síndrome de Obstrução Dolorosa no Tórax ou sangue nas fezes com constipação intestinal
- **Transbordante-Oco-Rápido com força** indica hemorragia iminente
- **Transbordante-Oco-Fraco** indica hemorragia prévia.

d) Diferenciação de pulsos similares

- **Grande**: o pulso Grande é muito parecido com o pulso Transbordante porque os dois são superficiais, largos e passam dos limites do pulso. O pulso Grande, entretanto, é "mais arredondado" do que o pulso Transbordante, tem mais forma e não necessariamente é rápido
- **Cheio**: o pulso Cheio simplesmente indica que o pulso é cheio e relativamente duro, enquanto o pulso Transbordante vai além do próprio limite, é mais superficial e é relativamente mais mole
- **Longo**: o pulso Longo passa da sua posição longitudinalmente e não é superficial. O pulso Transbordante se estende além das suas posições em todas as direções e é superficial.

e) Significado clínico em cada posição

Li Shi Zhen

Posição Anterior: Anterior esquerda, Fogo no Coração flamejando para cima; Anterior direita, sensação de peso no peito
Posição Média: ascensão do *Yang* do Fígado, deficiência do Estômago e do Baço
Posição Posterior: exaustão da Essência do Rim, deficiência de *Yin* com Fogo flamejando.

21. GRANDE

a) Descrição do pulso

O pulso Grande é largo, amplo, transborda dos seus limites e é cheio. É muito semelhante ao pulso Transbordante, mas tem mais forma e não necessariamente é rápido.

b) Significado clínico

O pulso Grande geralmente indica Calor e seu significado clínico é parecido com o do pulso Transbordante. Quando sentimos um pulso Grande, é importante comparar esse achado com a língua e com a parte interna das pálpebras inferiores; em condições verdadeiras de Calor, a língua fica Vermelha e a parte interna das pálpebras inferiores também fica vermelha. Há que se diferenciar o pulso Grande com força do pulso Grande sem força.

i) Grande com força

O pulso Grande com força indica Calor interno que pode ocorrer no Coração, Fígado, Pulmões ou Estômago. Nas doenças febris agudas, indica Calor no Estômago no nível do *Qi*.

Padrões comuns que se apresentam com pulso Grande com força são doenças febris agudas no nível do *Qi*, Fogo no Fígado, Fogo no Coração, Calor nos Intestinos e Fleuma-Fogo, e esses padrões aparecem em condições como infecções agudas no tórax, infecções intestinais ou cardiopatia.

ii) Grande sem força

O pulso Grande sem força indica deficiência de *Yin* com Calor-Vazio ou depleção grave do Sangue. O *Questões Simples*, no Capítulo 17, diz: "*O pulso Grande indica deficiência de Yin e excesso de Yang com Calor-Vazio*".[8]

Padrões comuns que se apresentam com pulso Grande sem força são deficiência grave de Sangue, deficiência de *Yin* com Calor-Vazio e deficiência de Sangue com ascensão do *Yang* do Fígado. Esse pulso aparece frequentemente nos distúrbios menstruais e no diabetes.

PULSO GRANDE: RESUMO DAS MANIFESTAÇÕES CLÍNICAS

- Calor Cheio (Grande com força)
- Deficiência de *Yin* com Calor Vazio (Grande sem força).

c) Combinações

- **Grande-Profundo** indica Calor interno
- **Grande-em Corda** indica Fogo no Fígado
- **Grande-Encharcado** denota Calor-Vazio com Umidade
- **Grande-Transbordante** indica Calor no Estômago
- **Grande-Cheio** indica estagnação grave do *Qi*.

d) Diferenciação de pulsos similares

- **Transbordante**: o pulso Grande é muito parecido com o pulso Transbordante pelo fato de os dois serem superficiais, largos e irem além dos seus limites no pulso. O pulso Grande, entretanto, é "mais arredondado" do que o pulso Transbordante, tem mais forma e não necessariamente é rápido
- **Cheio**: o pulso Cheio simplesmente indica que o pulso é cheio e relativamente duro, enquanto o pulso Grande passa do seu limite, é mais superficial e relativamente mais mole
- **Longo**: o pulso Longo se estende além da sua posição no pulso longitudinalmente e não é superficial. O pulso Grande se estende além das posições do pulso em todas as direções e é superficial.

e) Significado clínico em cada posição

O significado clínico é o mesmo do pulso Transbordante.

22. FIRME

a) Descrição do pulso

O pulso Firme é sentido apenas no nível profundo; ele é duro e combina as qualidades de Cheio, em Corda e Longo. É basicamente um pulso que é em Corda apenas nos níveis médio e profundo (o pulso em Corda pode ser sentido claramente em todos os níveis).

b) Significado clínico

O pulso Firme geralmente indica Frio interno, normalmente causando dor crônica. Também pode indicar acúmulo no Interior, estagnação do Qi ou estase de Sangue. É uma qualidade de pulso que está associada com massas abdominais ou dor abdominal, e também pode indicar estase de Sangue decorrente de Frio.

O pulso Firme em todas as três posições da direita ou nas duas posições Médias da esquerda e da direita indica estase de Sangue e uma patologia do Vaso Penetrador.

O pulso Firme é relativamente comum, especialmente em mulheres.

Condições comuns que se apresentam com pulso Firme incluem síndrome da Obstrução Dolorosa no Tórax, convulsões, massas abdominais, dor abdominal, doenças menstruais e arteriosclerose.

PULSO FIRME: RESUMO DO SIGNIFICADO CLÍNICO

- Frio Interno
- Estase de Sangue
- Estagnação no Vaso Penetrador.

c) Combinações

- **Firme-Tenso** indica Frio interno possivelmente com edema
- **Firme-Lento** indica Frio interno e estase de Sangue
- **Firme-Áspero** denota estase de Sangue.

d) Diferenciação de pulsos similares

- **Em Corda**: o pulso em Corda e o pulso Firme compartilham as características comuns de serem duros, Cheios e Longos. A principal diferença é que o pulso em Corda é sentido claramente em todos os níveis, enquanto o pulso Firme é sentido apenas nos níveis médio e profundo
- **Tenso**: o pulso Tenso e o pulso Firme compartilham as características similares de serem duros e Cheios. A principal diferença é que o pulso Tenso é sentido claramente em todos os níveis, enquanto o pulso Firme é sentido apenas nos níveis médio e profundo
- **Cheio**: o pulso Cheio pode ser sentido em todos os níveis, enquanto o pulso Firme só pode ser sentido no nível profundo
- **Escondido**: o pulso Escondido fica afundado debaixo dos músculos, próximo do osso, e é muito difícil de sentir, enquanto o pulso Firme pode ser sentido claramente nos níveis médio e profundo.

e) Significado clínico em cada posição

Li Shi Zhen

Não fornecido.

23. LONGO

a) Descrição do pulso

O pulso Longo é simplesmente mais longo que o normal; ou seja, ele se estende longitudinalmente além do limite do pulso. Para determinar se um pulso é Longo, normal ou Curto, é importante rolar o dedo para trás e para a frente (em sentido distal e proximal) em cada posição.

b) Significado clínico

O pulso Longo normalmente indica Calor. Também pode indicar uma desarmonia de Excesso do Fígado com rebelião do Qi, como ascensão do Yang do Fígado ou rebelião do Qi no Vaso Penetrador.

O pulso Longo também pode indicar Fleuma. O Capítulo 18 do *Questões Simples* diz: "*Se o pulso do Fígado estiver relativamente mole e parecer a ponta de uma vara de bambu comprida, isso indica um estado harmonioso do Fígado... Se o pulso do Fígado estiver Cheio e Deslizante e parecer se mover ao longo de uma vara de bambu comprida, isso indica doença do Fígado*".[9]

Se o pulso for Longo, relativamente mole, Retardado, nem Flutuante nem Profundo, nem Rápido nem Lento, nem Cheio nem Vazio, isso é um sinal de saúde.

Condições comuns que se apresentam com pulso Longo são doença do Fígado, dor nos hipocôndrios, doença mental, Qi em rebelião no Vaso Penetrador e hemoptise.

De acordo com o Dr. Shen, se o pulso estiver Longo de um lado e Curto do outro, isso indica um problema grave. Normalmente, o lado que tem a qualidade Longo também está em Corda, Fino e Rápido. Por exemplo, se o pulso do lado esquerdo estiver Longo-em Corda-Fino-Rápido e o pulso do lado direito estiver Curto, isso indica que a pessoa está extremamente nervosa e sofre de uma desarmonia do Fígado e do Coração. Se o pulso do lado direito estiver Longo, Fraco na posição do Pulmão, Fino-Tenso nas posições Média e Posterior e Curto do lado esquerdo, isso indica uma desarmonia do Estômago e deficiência geral do Qi.

PULSO LONGO: RESUMO DO SIGNIFICADO CLÍNICO

- Calor
- Desarmonia do Fígado
- Fleuma
- Saúde (relativamente mole, Retardado, nem Flutuante nem Profundo, nem Rápido nem Lento, nem Cheio nem Vazio).

c) Combinações

- **Longo-Rápido** indica Calor interno
- **Longo-Lento** indica estagnação do *Qi*
- **Longo-Flutuante** indica invasão de Vento-Calor externo
- **Longo-Profundo** indica Calor interno
- **Longo-em Corda** indica uma desarmonia do Fígado do tipo Excesso
- **Longo-Deslizante** indica Fleuma-Calor
- **Longo-Transbordante** indica excesso de *Yang* e Calor
- **Longo-Firme** indica acúmulo interno
- **Longo-Transbordante-Oco** pode indicar hipertensão ou diabetes, de acordo com o Dr. Shen.

d) Diferenciação de pulsos similares

- **Transbordante**: o pulso Longo se estende além das posições do pulso longitudinalmente e não é superficial. O pulso Transbordante se estende além das posições do pulso para todas as direções e é superficial.

e) Significado clínico em cada posição

Li Shi Zhen

Não fornecido.

24. MÓVEL

a) Descrição do pulso

O pulso Móvel é curto, Deslizante e rápido e dá a impressão de "sacudir" ou "vibrar", em vez de pulsar. Tem a forma de um feijão sem cabeça ou cauda. O pulso Móvel é sentido mais frequentemente nas posições Anterior e Média.

b) Significado clínico

O pulso Móvel geralmente reflete problemas emocionais graves, particularmente choque, susto ou ansiedade grave. Em casos de choque, o pulso pode permanecer Móvel por anos depois do ocorrido.

O pulso Móvel também pode indicar deficiência grave de *Qi* e de Sangue, geralmente se manifestando com cãibras nas pernas. O pulso Móvel com força também pode indicar estagnação do *Qi*.

> **PULSO MÓVEL: RESUMO DO SIGNIFICADO CLÍNICO**
> - Choque
> - Deficiência grave de *Qi* e de Sangue
> - Estagnação do *Qi*.

c) Combinações

- **Móvel-Rápido** indica Calor ocorrendo em um contexto de problemas emocionais graves
- **Móvel-Deslizante** indica deficiência grave de *Qi* e Fleuma
- **Móvel-Cheio** indica dor crônica
- **Móvel-Vazio** indica depleção grave do Sangue
- **Móvel-Fraco** indica choque.

d) Diferenciação de pulsos similares

- **Curto**: o pulso Móvel é curto por definição, mas, além disso, é rápido, tem forma de feijão, é um pouco Deslizante e dá a impressão de "sacudir" em vez de pulsar
- **Deslizante**: o pulso Móvel é Deslizante por definição, mas, além disso, é Curto, rápido, em forma de feijão, um pouco Deslizante e dá a impressão de "sacudir" em vez de pulsar.

e) Significado clínico em cada posição

Li Shi Zhen

Não fornecido.

PULSOS COM IRREGULARIDADES DE FREQUÊNCIA OU RITMO

25. NODOSO

a) Descrição do pulso

Nodoso se refere ao ritmo do pulso; denota um pulso Lento e que fica interrompido a intervalos irregulares.

b) Significado clínico

O pulso Nodoso indica Frio interno com estagnação de *Qi* e de Sangue, e sempre indica uma desarmonia do Coração (embora, logicamente, a frequência e o ritmo do pulso sejam os mesmos em todas as posições). É frequentemente visto nas cardiopatias, como doença arterial coronariana, angina do peito, cardiopatia reumática etc. É comum surgir um pulso Nodoso após cirurgia. Em jovens, pulso Nodoso pode indicar uma deficiência constitucional do *Qi* Original ou uma deficiência grave do *Yang* decorrente de atividade física excessiva ou atividade sexual excessiva durante a puberdade.

É preciso diferenciar entre pulso Nodoso com força e pulso Nodoso sem força.

i) Nodoso com força

O pulso Nodoso com força pode indicar várias condições, como se segue:

- Estagnação grave do *Qi* por Frio
- Fleuma crônica estagnada no Interior em pessoas idosas
- Retenção de Alimentos
- Estagnação grave do *Qi* por problemas emocionais
- Estase de Sangue
- Massas abdominais.

ii) Nodoso sem força

O pulso Nodoso sem força pode indicar deficiência constitucional do *Qi* Original, deficiência da Essência do Rim, possivelmente por atividade sexual excessiva, ou deficiência grave de *Yang*.

Condições comuns que se apresentam com pulso Nodoso incluem cardiopatia, doença arterial coronariana, angina do peito e cardiopatia reumática.

PULSO NODOSO: RESUMO DO SIGNIFICADO CLÍNICO

- Estagnação grave do *Qi* por Frio
- Fleuma crônica estagnada no Interior em pessoas idosas
- Retenção de Alimentos
- Estagnação grave do *Qi* por problemas emocionais
- Estase de Sangue
- Deficiência do *Qi* Original (sem força)
- Deficiência da Essência (sem força)
- Cardiopatia.

c) Combinações

- **Nodoso-Áspero** indica estase de Sangue e pode apontar para doença arterial coronariana
- **Nodoso-Deslizante** indica retenção crônica de Fleuma e pode apontar para cardiopatia reumática
- **Nodoso-Flutuante** indica invasão de Frio nos Canais
- **Nodoso-Profundo** indica acúmulo no Interior
- **Nodoso-em Corda** indica uma doença das artérias ou hipertensão.

d) Diferenciação de pulsos similares

- **Intermitente**: o pulso Intermitente para a intervalos *regulares* e pode ser rápido, lento ou com ritmo normal, enquanto o pulso Nodoso é sempre lento e para a intervalos *irregulares*
- **Lento**: o pulso Lento e o pulso Nodoso são, ambos, lentos, mas o pulso Nodoso para a intervalos irregulares.

e) Significado clínico em cada posição

Isso não se aplica aqui porque qualquer anormalidade na frequência ou ritmo do pulso será a mesma em todas as posições.

26. PRECIPITADO

a) Descrição do pulso

O pulso Precipitado se refere ao ritmo do pulso; denota um pulso Rápido e que cessa a intervalos irregulares.

b) Significado clínico

O pulso Precipitado indica Calor interno e está sempre relacionado com uma desarmonia do Coração (embora, logicamente, a frequência e o ritmo do pulso sejam os mesmos em todas as posições). O pulso Precipitado também pode indicar retenção de Alimentos ou Fleuma ocorrendo em um contexto de Calor interno ou estagnação de *Qi* ou de Sangue.

O pulso Precipitado sem força indica depleção grave do *Qi* Original e separação do *Yin* e do *Yang*; isso sempre indica uma condição grave, mais do que o pulso Nodoso sem força.

O pulso Precipitado também pode indicar rebelião do *Qi* por raiva.

Condições comuns que se apresentam com pulso Precipitado são doença mental, bronquite crônica com Fleuma-Calor e doença cardíaca.

PULSO PRECIPITADO: RESUMO DO SIGNIFICADO CLÍNICO

- Calor
- Depleção grave do *Qi* Original (sem força)
- Retenção de Alimentos com Calor
- Fleuma com Calor
- Estagnação grave de *Qi* e de Sangue.

c) Combinações

- **Precipitado-Transbordante** indica Calor no Estômago
- **Precipitado-Deslizante** indica retenção prolongada de Fleuma-Calor
- **Precipitado-em Corda** indica Fogo no Fígado e Fogo no Coração
- **Precipitado-Deslizante-em Corda** indica Fogo no Coração, Fogo no Fígado e Fleuma-Calor
- **Precipitado-Flutuante** indica Calor no *Yang* Brilhante
- **Precipitado-Fino** sem força indica colapso do *Qi* do Coração.

d) Diferenciação de pulsos similares

- **Intermitente**: o pulso Intermitente para a intervalos regulares e pode ser rápido, lento ou com ritmo normal, enquanto o pulso Precipitado é sempre rápido e para a intervalos irregulares
- **Rápido**: o pulso Rápido e o pulso Precipitado são ambos rápidos, mas enquanto o pulso Rápido é regular, o pulso Precipitado para a intervalos irregulares.

e) Significado clínico em cada posição

Isso não se aplica aqui porque qualquer anormalidade na frequência ou no ritmo do pulso será a mesma em todas as posições.

27. ACELERADO

a) Descrição do pulso

O pulso Acelerado é rápido por definição, batendo pelo menos oito vezes a cada ciclo respiratório e dando a impressão de ser apressado, ansioso, agitado e urgente.

b) Significado clínico

O pulso Acelerado geralmente indica deficiência grave de *Yin* com intenso Calor-Vazio: sempre indica uma condição grave.

O nome chinês dessa qualidade de pulso, *Ji*, é o mesmo encontrado em *Li Ji*, ou a sintomatologia do *Qi* em Rebelião no Vaso Penetrador. Literalmente, *ji* significa "urgência", e no contexto dessa patologia, *Li Ji* indica uma sensação de energia subindo do abdome para a garganta acompanhada por sensação de agitação e ansiedade. Em casos graves dessa patologia, o pulso pode estar Acelerado.

PULSO ACELERADO: RESUMO DO SIGNIFICADO CLÍNICO

- Deficiência de *Yin* com Calor Vazio
- Rebelião grave do *Qi* no Vaso Penetrador.

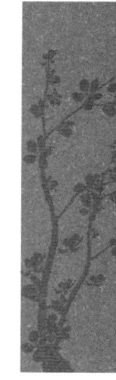

c) Combinações

- **Acelerado-Flutuante** indica Calor Vazio grave decorrente de deficiência de *Yin*
- **Acelerado-Profundo** indica uma condição de Rebelião do *Qi* no Vaso Penetrador
- **Acelerado-Flutuante-Vazio** denota deficiência grave de *Yin*
- **Acelerado-Deslizante** indica Calor Vazio por deficiência de *Yin* com Fleuma
- **Acelerado-Transbordante** indica Calor Vazio grave decorrente de deficiência de *Yin*.

d) Diferenciação de pulsos similares

- **Precipitado**: o pulso Precipitado é Rápido e para a intervalos irregulares. O pulso Acelerado é mais rápido que o pulso Rápido e dá a impressão de estar agitado e urgente
- **Rápido**: o pulso Acelerado é uma forma de pulso Rápido. A diferença é que é mais rápido e transmite a impressão de estar extremamente agitado, urgente e apressado.

e) Significado clínico em cada posição

Isso não se aplica nesse caso porque qualquer anormalidade na frequência ou no ritmo do pulso será a mesma em todas as posições.

28. INTERMITENTE

a) Descrição do pulso

O pulso Intermitente fica interrompido a intervalos regulares; pode ser lento, rápido ou, com frequência, normal. Depois de ficar interrompido, dá a impressão de levar um longo tempo para começar a bater novamente. Para estabelecer se um pulso é Intermitente ou não, é importante contar os batimentos por um longo tempo porque ele pode parar uma vez a cada 50 batimentos.

b) Significado clínico

O pulso Intermitente sempre indica uma desarmonia do Coração, mas também a depleção grave de outros órgãos *Yin*. O *Questões Simples*, no Capítulo 17, diz: "*O pulso Intermitente indica depleção do* Qi".[10] O pulso Intermitente é visto principalmente na deficiência grave do *Qi* do Coração e do *Qi* do Baço. Quanto menor o intervalo em que ele trava, mais órgãos *Yin* estão acometidos.

De acordo com o Capítulo 5 do *Eixo Espiritual*, se o pulso trava a cada 50 batimentos, um órgão *Yin* está acometido; se ele trava a cada 40 batimentos, dois órgãos *Yin* estão acometidos; se ele trava a cada 30 batimentos, três órgãos *Yin* estão acometidos; se ele trava a cada 20 batimentos, quatro órgãos *Yin* estão acometidos; e se ele trava a cada dez batimentos, todos os órgãos *Yin* estão acometidos.[11] Se o pulso trava regularmente depois de menos de quatro batimentos, isso indica uma condição grave.

O pulso Intermitente também pode indicar choque. Curiosamente, os antigos livros chineses dizem que um pulso Intermitente por volta dos 100 dias de gravidez é normal.

Condições comuns que se apresentam com pulso Intermitente incluem cardiopatias, síndrome de Obstrução Dolorosa do Tórax e certos distúrbios menstruais.

PULSO INTERMITENTE: RESUMO DO SIGNIFICADO CLÍNICO
- Desarmonia do Coração
- Choque
- Problema nos órgãos *Yin*.

c) Combinações

- **Intermitente-Lento** indica exaustão do *Qi* Original
- **Intermitente-Rápido** indica Calor interno ocorrendo em um contexto de desarmonia do Coração
- **Intermitente-Transbordante** indica localização da doença nos canais de conexão
- **Intermitente-Fino-Profundo** denota deficiência grave do *Qi* do Baço, possivelmente com diarreia crônica
- **Intermitente-Fino-Mínimo** indica exaustão dos Fluidos Corporais
- **Intermitente-Nodoso** indica cardiopatia ocorrendo em um contexto de deficiência do *Yang* do Coração.

d) Diferenciação de pulsos similares

- **Nodoso**: o pulso Nodoso é lento e trava a intervalos irregulares, enquanto o pulso Intermitente pode ser lento, rápido ou, com frequência, normal e trava a intervalos regulares
- **Precipitado**: o pulso Precipitado é rápido e trava a intervalos irregulares, enquanto o pulso Intermitente pode ser lento, rápido ou com frequência normal e trava a intervalos regulares.

e) Significado clínico em cada posição

Isso não se aplica aqui porque qualquer anormalidade na frequência ou no ritmo do pulso será a mesma em todas as posições.

29. RETARDADO

a) Descrição do pulso

O pulso Retardado tem quatro batimentos por ciclo respiratório; portanto, não é rápido nem lento.

b) Significado clínico

Se o paciente não tiver nenhum sintoma e o pulso não estiver nem Flutuante nem Profundo e nem Cheio nem Vazio, o pulso Retardado indica saúde. De fato, a qualidade Retardada indica presença de *Qi* do Estômago, que é um dos três atributos do pulso normal, conforme descrito acima.

Em condições patológicas, quando combinado com outras qualidades do pulso, normalmente indica Umidade ocorrendo em um contexto de deficiência do Estômago e do Baço.

Condições comuns que se apresentam com pulso Retardado incluem derrame com Fleuma, síndrome de Obstrução Dolorosa por Vento, vômito e hérnia de hiato.

> **PULSO RETARDADO: RESUMO DO SIGNIFICADO CLÍNICO**
> - Umidade com deficiência do *Qi* do Baço
> - Saúde.

c) Combinações

- **Retardado-Encharcado** indica Umidade com deficiência do *Qi* do Baço
- **Retardado-Deslizante** indica Frio-Umidade
- **Retardado-Fino** indica deficiência de *Qi* e de Sangue
- **Retardado-Flutuante** indica fraqueza do *Qi* Defensivo
- **Retardado-Profundo** indica fraqueza do *Qi* Nutritivo
- **Retardado-Áspero** indica deficiência de Sangue
- **Retardado-Grande sem força** indica deficiência de *Yin*.

d) Diferenciação de pulsos similares

- **Lento**: o pulso Lento bate três vezes ou menos por ciclo respiratório, enquanto o pulso Retardado bate quatro vezes por ciclo respiratório.

e) Significado clínico em cada posição

Isso não se aplica aqui porque qualquer anormalidade na frequência ou no ritmo do pulso vai ser a mesma em todas as posições.

TRÊS QUALIDADES NÃO TRADICIONAIS DO PULSO

30. IRREGULAR

a) Descrição do pulso

O pulso Irregular fica interrompido a intervalos irregulares, mas não é Lento nem Rápido. Os pulsos tradicionais Nodoso e Precipitado também são pulsos irregulares, mas o pulso Nodoso é Lento e o pulso Precipitado é Rápido. Para decidir se o pulso é Irregular, é necessário senti-lo por um longo tempo, porque o pulso pode parar apenas depois de muitos batimentos. Além disso, seria aconselhável não diagnosticar um pulso Irregular durante a primeira consulta porque o pulso pode tornar-se Irregular apenas por um tempo definido; isso acontece quando o paciente teve algum choque ou sofreu estresse emocional.

b) Significado clínico

Pulso Irregular sempre indica uma desarmonia do Coração, que pode ser uma Deficiência, como deficiência do *Qi* do Coração ou do Sangue do Coração, ou um Excesso, como estase de Sangue do Coração. Conforme mencionado acima, um pulso pode ficar Irregular apenas por certo tempo, após choque ou problema emocional profundo. E, inversamente, uma pessoa com pulso Irregular fica assustada com facilidade e tem propensão a ficar abalada por choques.

> **PULSO IRREGULAR: RESUMO DO SIGNIFICADO CLÍNICO**
> - Deficiência do *Qi* do Coração
> - Deficiência do Sangue do Coração
> - Estase do Sangue do Coração
> - Choque.

Uma pessoa com pulso Irregular não deve trabalhar por muitas horas, não deve erguer coisas pesadas e deve abster-se de atividade sexual excessiva (especialmente os homens).

> **⚠ ATENÇÃO**
>
> Uma pessoa com pulso Irregular não deve trabalhar por muitas horas, não deve erguer coisas pesadas e deve abster-se de atividade sexual excessiva.

c) Combinações

- **Irregular-Flutuante** indica deficiência grave do *Qi* do Coração por excesso de trabalho
- **Irregular-Profundo** denota estase de Sangue no Coração
- **Irregular-Cheio** também denota estase de Sangue no Coração
- **Irregular-Vazio** indica deficiência grave do *Qi* do Coração
- **Irregular-Áspero** indica deficiência grave do Sangue do Coração
- **Irregular-Deslizante** indica deficiência do *Qi* do Coração com Fleuma.

d) Diferenciação de pulsos similares

- **Intermitente**: o pulso Intermitente trava a intervalos regulares, enquanto o pulso Irregular trava a intervalos irregulares
- **Nodoso**: o pulso Nodoso é uma forma de pulso Irregular porque trava a intervalos irregulares, mas ele é Lento. Diferente do pulso Nodoso, o pulso Irregular tem frequência normal
- **Precipitado**: o pulso Precipitado é uma forma de pulso Irregular porque trava a intervalos irregulares, mas é Rápido. Diferente do pulso Precipitado, o pulso Irregular tem frequência normal.

e) Significado clínico em cada posição

Isso não se aplica aqui porque qualquer anormalidade na frequência ou no ritmo do pulso será a mesma em todas as posições.

31. ESTAGNADO

a) Descrição do pulso

O pulso Estagnado parece relutante em surgir, como se estivesse sendo suprimido, parecendo improvável durar; não flui uniformemente e não tem uma "onda".

b) Significado clínico

O pulso Estagnado quase sempre indica problemas emocionais profundos, sentimentos reprimidos, ressentimento e depressão. Também aparece quando o paciente usa certos fármacos, especialmente tranquilizantes.

> **PULSO ESTAGNADO: RESUMO DO SIGNIFICADO CLÍNICO**
> - Problemas emocionais profundos
> - Sentimentos reprimidos
> - Ressentimento
> - Tranquilizantes.

c) Combinações

- **Estagnado-Fraco** indica problemas emocionais graves ocorrendo em um contexto de deficiência de *Qi* e Sangue
- **Estagnado-Áspero** indica problemas emocionais graves ocorrendo em um contexto de deficiência do Sangue do Coração: o paciente normalmente é muito deprimido
- **Estagnado-Cheio** indica emoções reprimidas, ressentimento contido e depressão ocorrendo em um contexto de estagnação do *Qi* do Fígado.

d) Diferenciação de pulsos similares

- **Áspero**: o pulso Áspero não tem "onda" e é fraco e vazio por definição. O pulso Estagnado também não tem "onda", mas, além disso, parece relutante em surgir, como se estivesse sendo suprimido
- **Triste**: o pulso Triste, como o pulso Estagnado, não tem "onda", mas também é Curto, característica que o pulso Estagnado não tem.

e) Significado clínico em cada posição

Posição Anterior: estagnação do *Qi* do Coração e/ou do Pulmão por tristeza, pesar ou depressão
Posição Média: estagnação do *Qi* do Fígado por raiva reprimida ou ressentimento, uso de tranquilizantes
Posição Posterior: estagnação do *Qi* nos Intestinos.

32. TRISTE

a) Descrição do pulso

O pulso Triste não flui uniformemente e não tem onda; também é Curto e muito fraco. É encontrado em todas as posições ou, se estiver em posições individuais, apenas nas posições Anterior ou Média; em outras palavras, o pulso Triste nunca vai estar presente apenas na posição Posterior (ver Figura 50.1).

b) Significado clínico

O pulso Triste sempre indica problemas emocionais, decorrentes principalmente de tristeza e pesar; é um pulso frequentemente visto em pacientes enlutados. Pode-se estimar aproximadamente a duração do problema emocional de acordo com quantas posições estão afetadas. Se o pulso estiver Triste apenas na posição Anterior, o problema é recente (aproximadamente 6 meses); se estiver Triste nas posições Anterior e Média, o problema já dura aproximadamente 1 ano; se estiver Triste em todas as posições, indica que o paciente tem estado triste por muito tempo, possivelmente por toda a sua vida.

Se a pessoa que sofre com os problemas emocionais acima mencionados tiver uma boa constituição, o pulso vai mostrar apenas a qualidade Triste e nenhuma outra; se a pessoa tiver uma constituição fraca, com o tempo, seus problemas emocionais vão afetar um ou mais órgãos, e isso se refletirá nas posições relevantes do pulso (p. ex., pulso do Pulmão Fraco, pulso do Estômago Fraco, pulso do Fígado em Corda etc.).

> **PULSO TRISTE: RESUMO DO SIGNIFICADO CLÍNICO**
> - Problemas emocionais por tristeza ou pesar.

c) Combinações

- **Triste-Cheio** indica problemas emocionais decorrentes de pesar afetando os Pulmões
- **Triste-Vazio** indica problemas emocionais decorrentes de tristeza afetando particularmente o Coração
- **Triste-Rápido** indica problemas emocionais decorrentes de pesar e preocupação
- **Triste-Lento** indica problemas emocionais decorrentes de tristeza profunda afetando o Coração
- **Triste-Áspero** denota deficiência do Sangue do Coração originada de tristeza
- **Triste-Fino** denota deficiência do Sangue do Coração originada de tristeza.

d) Diferenciação de pulsos similares

- **Áspero**: o pulso Áspero, como o pulso Triste, não tem uma "onda", mas também é fraco e vazio por definição. O pulso Triste não necessariamente é fraco ou vazio, e também é Curto.

e) Significado clínico em cada posição

Posição Anterior: deficiência do *Qi* do Coração e/ou do Pulmão por tristeza recente (aproximadamente 2 anos)
Posição Média: deficiência do Sangue do Fígado e do Coração por tristeza de longa data. O pulso não apresenta a qualidade Triste apenas na posição Média; nesse caso, terá essa qualidade nas posições Média e Anterior
Posição Posterior: o pulso normalmente não apresenta a qualidade Triste na posição Posterior.

CLASSIFICAÇÃO DAS QUALIDADES DO PULSO

As qualidades do pulso podem ser classificadas de várias formas, cada uma lançando mais luz sobre sua natureza.

1. OS OITO GRUPOS BÁSICOS DAS QUALIDADES DO PULSO

a) Pulsos Flutuantes

Flutuante – Oco – em Couro – Encharcado – Transbordante

b) **Pulsos Profundos**

Profundo – Escondido – Firme

c) **Pulsos Lentos**

Lento – Nodoso

d) **Pulsos Rápidos**

Rápido – Precipitado – Acelerado – Transbordante – Móvel

e) **Pulsos Deslizantes**

Deslizante – Encharcado – Móvel

f) **Pulsos Ásperos**

Áspero – Espalhado

g) **Pulsos Vazios**

Vazio – Fraco – Encharcado – Fino – Mínimo – Espalhado – Curto – Áspero

h) **Pulsos Cheios**

Cheio – em Corda – Tenso – Grande – Transbordante – Longo

Logicamente, a mesma qualidade de pulso pode aparecer em mais de uma categoria de acordo com diferentes aspectos (p. ex., Transbordante aparece nas categorias de pulsos Flutuantes e Cheios).

2. OS DIFERENTES ASPECTOS PARA A CLASSIFICAÇÃO DAS QUALIDADES DO PULSO

Poderá ser de ajuda para se entender a natureza das qualidades do pulso perceber que elas refletem diferentes aspectos do pulso. Por exemplo, Lento e Rápido claramente se referem a uma irregularidade na frequência do pulso, enquanto Nodoso, Precipitado e Intermitente se referem a uma irregularidade do ritmo.

a) **De acordo com a profundidade**

Flutuante – Profundo – Escondido – Firme – em Couro

b) **De acordo com a frequência**

Lento – Rápido – Retardado – Acelerado – Móvel

c) **De acordo com a força**

Vazio – Cheio – Fraco – Espalhado

d) **De acordo com o tamanho**

Grande – Transbordante – Fino – Mínimo

e) **De acordo com o comprimento**

Longo – Curto – Móvel

f) **De acordo com a forma**

Deslizante – Áspero – em Corda – Tenso – Móvel – Oco – Firme

g) **De acordo com o ritmo**

Nodoso – Precipitado – Intermitente

Logicamente, algumas qualidades do pulso fogem dessa classificação porque são definidas de acordo com mais de um aspecto. As seguintes qualidades do pulso são bons exemplos:
- O pulso Encharcado é definido de acordo com profundidade (é flutuante), tamanho (é fino) e força (é mole)
- O pulso em Couro é definido de acordo com a força (é vazio no nível profundo) e com a profundidade (é relativamente superficial)
- O pulso Firme é definido de acordo com profundidade (é profundo), força (é cheio) e forma (é em corda)
- O pulso Espalhado é definido de acordo com força (é fraco), profundidade (é relativamente flutuante) e forma (é "quebrado").

3. CLASSIFICAÇÃO DAS QUALIDADES DO PULSO DE ACORDO COM PADRÕES DO *QI*, SANGUE E FLUIDOS CORPORAIS

Tendo discutido as qualidades do pulso e o significado clínico de cada uma, pode ser útil resumi-las agrupando-as de acordo com os principais padrões.

a) **Deficiência de *Qi***

Vazio – Curto – Espalhado

b) **Deficiência de *Yang***

Profundo – Fraco – Escondido

c) **Deficiência de Sangue**

Áspero – Fino – Espalhado

d) **Deficiência de *Yin***

Fino – Mínimo – em Couro

e) **Estagnação do *Qi***

Em Corda

f) **Estase de Sangue**

Em Corda – Áspero – Firme

g) **Fleuma**

Deslizante – em Corda

h) **Umidade**

Encharcado – Deslizante

4. CLASSIFICAÇÃO DAS QUALIDADES DO PULSO DE ACORDO COM OS OITO PRINCÍPIOS

a) ***Yin-Yang***

i) **Deficiência de Yang:** Fraco, Lento, Profundo

ii) Deficiência de Yin: Fino, Mínimo, Flutuante-Vazio, em Couro

iii) Colapso do Yang: Escondido, Lento, Espalhado

iv) Colapso do Yin: Mínimo, Rápido

b) Exterior-Interior

i) Exterior: Flutuante
- Frio: Flutuante-Tenso
- Calor: Flutuante-Rápido
- Deficiente: Flutuante-Lento-Fraco
- Excesso: Flutuante-Cheio-Tenso

ii) Interior: Profundo
- Frio: Profundo-Lento
- Calor: Profundo-Rápido
- Deficiente: Profundo-Fraco
- Excesso: Profundo-Cheio

c) Calor-Frio

i) Calor: Rápido, Precipitado, Acelerado, Grande, Transbordante

ii) Frio: Lento, Nodoso, Tenso

d) Deficiência-Excesso

i) Deficiência: Vazio, Fraco, Áspero, Fino, Mínimo, Encharcado, Curto, Oco, em Couro, Escondido, Espalhado
- Deficiência de *Qi*: Vazio, Encharcado
- Deficiência de *Yang*: Fraco, Escondido
- Deficiência de Sangue: Áspero, Fino
- Deficiência de *Yin*: Fino, Mínimo, em Couro, Flutuante-Vazio

ii) Excesso: Cheio, Deslizante, em Corda, Tenso, Transbordante, Grande, Firme, Longo
- Estagnação do *Qi*: em Corda
- Estase de Sangue: em Corda, Áspero, Firme, Deslizante

5. CLASSIFICAÇÃO DAS QUALIDADES DO PULSO DE ACORDO COM OS SEIS ESTÁGIOS

Consulte a Tabela 50.2.

6. CLASSIFICAÇÃO DAS QUALIDADES DO PULSO DE ACORDO COM OS PADRÕES DOS QUATRO NÍVEIS

Consulte a Tabela 50.3.

7. CLASSIFICAÇÃO DAS QUALIDADES DO PULSO DE ACORDO COM OS PADRÕES DO TRIPLO AQUECEDOR

Consulte a Tabela 50.4.

Tabela 50.2 Pulsos dos padrões dos seis Estágios.

YANG MAIOR	Canal	Prevalência de Frio	Flutuante-Tenso
		Prevalência de Vento	Flutuante-Lento
	Órgão	Acúmulo de Água	Flutuante-Rápido
		Acúmulo de Sangue	Profundo-Fino-Rápido
YANG BRILHANTE	Canal		Transbordante-Rápido
	Órgão		Profundo-Cheio-Deslizante-Rápido
YANG MENOR	Em Corda		
YIN MAIOR	Profundo-Fraco-Lento		
YIN MENOR	Transformação em Frio	Profundo-Fraco-Lento	
	Transformação em Calor	Fino-Rápido	
YIN TERMINAL	Em Corda		

Tabela 50.3 Pulsos dos padrões dos quatro Níveis.

QI DEFENSIVO	Vento-Calor	Flutuante-Rápido
	Umidade-Calor	Encharcado-Lento
	Secura-Calor	Flutuante-Rápido
	Calor do Verão	Encharcado-Rápido
QI	Calor no Pulmão	Deslizante-Rápido
	Calor no Estômago	Transbordante-Rápido
	Secura-Calor nos Intestinos	Profundo-Cheio-Rápido
	Calor na Vesícula Biliar	Em Corda-Rápido
	Umidade-Calor no Estômago e no Baço	Encharcado-Rápido
QI NUTRITIVO	Calor no nível do *Qi* Nutritivo	Fino-Rápido
	Calor no Pericárdio	Fino-Rápido
SANGUE	Calor Vitorioso movendo o Sangue	Em Corda-Rápido
	Calor Vitorioso agitando o Vento	Em Corda-Rápido
	Vento Vazio agitando no Interior	Fino-Rápido
	Colapso do *Yin*	Mínimo-Rápido
	Colapso do *Yang*	Escondido-Lento-Espalhado

TERMINOLOGIA

Para facilitar a referência cruzada com outros autores, a Tabela 50.5 indica a terminologia das qualidades do pulso usadas por seis autores. Os autores e seus livros são:
1. Garry Seifert: *Li Shi Zhen Pulse Diagnosis*, publicado por Garry Seifert, Haymarket, NSW, Australia.
2. Ted Kaptchuk: *The Web that has no Weaver*, Congdon and Weed, NY, 1983.
3. Yang Shou Zhong (tradutor): *The Pulse Classic (Mai Jing)*, Blue Poppy Press, Boulder, CO, EUA, 1997.

Tabela 50.4 Pulsos dos padrões do Triplo Aquecedor.

AQUECEDOR SUPERIOR	Vento-Calor na porção do Qi	Flutuante-Rápido
	Defensivo do Pulmão	Rápido-Transbordante
	Calor nos Pulmões (nível do Qi)	Fino-Rápido
	Calor no Pericárdio (nível do Qi Nutritivo)	
AQUECEDOR MÉDIO	Calor no Yang Brilhante	Transbordante-Rápido
	Umidade-Calor no Baço	Encharcado-Rápido
AQUECEDOR INFERIOR	Calor nos Rins	Flutuante-Vazio e Rápido
	Calor no Fígado agita o Vento	Em Corda-Fino-Rápido
	Vento-Vazio no Fígado	Profundo-Fino-Rápido

4. Cheng Xin Nong: *Chinese Acupuncture and Moxibustion*, Foreign Languages Press, Beijing, 1987.
5. N. Wiseman & A. Ellis (tradutores): *Fundamentals of Chinese Medicine*, Paradigm Publications, Brookline, MA. EUA, 1985.
6. B. Flaws (tradutor): *The Lakeside Master's Study of the Pulse* by Li Shi Zhen, Blue Poppy Press, Boulder, CO. EUA, 1998.

As posições do pulso em detalhe

Agora vou apresentar as várias qualidades do pulso que surgem em cada posição do pulso e seu significado clínico. Essas informações são originadas primeiramente do Dr. J. H. F. Shen e, em segundo lugar, da minha própria experiência clínica. Como indicado anteriormente, o Dr. Shen coloca o Intestino Grosso na posição Posterior esquerda e o Intestino Delgado na posição Posterior direita; a maioria dos outros autores reverte essas posições.

1. POSIÇÃO ANTERIOR ESQUERDA (CORAÇÃO)

A estrutura da posição Anterior esquerda é mostrada na Figura 50.2.

A posição Anterior esquerda corresponde ao Coração e ao Pericárdio ou ao Coração e ao Intestino Delgado na disposição do pulso de acordo om os Cinco Elementos.

Estresse emocional frequentemente causa qualidades anormais nessa posição, e eu vou discutir as qualidades mais frequentes uma por uma. Essa discussão pressupõe que uma determinada posição do pulso apresenta uma qualidade diferente do resto do pulso. Por exemplo, a discussão da qualidade Transbordante na posição Anterior esquerda se aplica se essa qualidade for encontrada apenas nessa posição; se todas as posições do pulso estiverem Transbordantes, a interpretação logicamente seria diferente.

a) Transbordante

Eu encontro com muita frequência a qualidade Transbordante nessa posição quando a pessoa está afetada por problemas emocionais profundos que causam ansiedade e preocupação; com frequência são problemas decorrentes de dificuldades no relacionamento. É importante enfatizar que a qualidade do pulso pode estar "Transbordante" nessa posição apenas em relação ao restante do pulso, e quando isso acontece, ela "se destaca" e chama a nossa atenção. Portanto, se todas as outras posições do pulso estiverem muito fracas e o pulso na posição do Coração estiver muito mais forte e mais superficial, podemos classificá-lo como sendo "Transbordante", embora a mesma qualidade em uma pessoa com pulsos fortes seria normal.

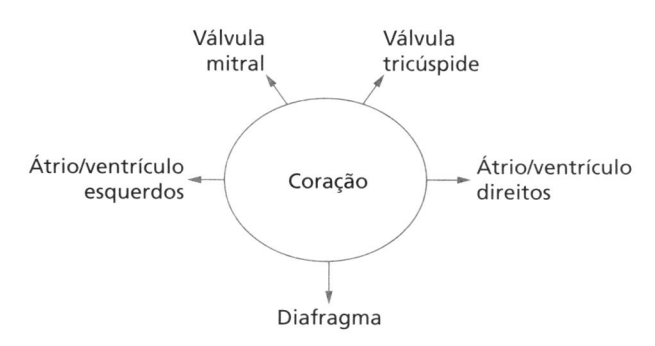

É essencial que a qualidade relativamente Transbordante nessa posição, quando o restante das posições está muito fraco, não seja interpretada como sendo normal; quando essa posição em particular se destaca e fica em desarmonia com o restante do pulso, normalmente indica onde está o problema principal.

A qualidade Transbordante na posição do Coração também indica que, em consequência de profundo estresse emocional, o Qi se rebela para cima em direção ao tórax e à face, e o paciente sente calor na face, apresenta sensação de constrição da garganta e sente uma energia subindo até a cabeça.

b) Curto

Pulso Curto na posição do Coração também indica problemas emocionais, normalmente decorrentes de tristeza e pesar. O pulso Curto não tem "onda"; ou seja, ele não flui uniformemente com movimento ondulante em direção ao punho. O Dr. Shen chama esse pulso de "pulso Triste" porque ele quase sempre decorre dessa emoção. Eu vejo com frequência esse pulso em pessoas que estão tristes por estarem sozinhas, e que desejam amor e afeição; ele também é visto em pessoas que tendem a esconder suas emoções.

Se as posições do Coração e do Pulmão apresentarem pulso Curto, pode haver duas causas: tristeza, como descrito acima, ou acidente no tórax. Para diferenciar essas duas condições, devemos considerar os outros aspectos do diagnóstico. Por exemplo, em caso de tristeza, os olhos podem não ter espírito (*Shen*), a língua pode estar Vermelha na ponta ou ter uma fissura do Coração e a cútis pode estar pálida.

c) Fraco

Pulso Fraco na posição do Coração geralmente indica fraqueza funcional do coração e da circulação em vez de problemas emocionais, embora as duas condições possam, é lógico, ocorrer simultaneamente. Portanto, um pulso Fraco na posição Anterior esquerda geralmente indica deficiência do Qi do Coração, do

Figura 50.2 Estrutura da posição Anterior esquerda do pulso.

Tabela 50.5 Terminologia do pulso usada por diferentes autores.

Maciocia	Seifert	Kaptchuk	Yang	Cheng	Flaws	Wiseman
Flutuante	Flutuante	Flutuante	Flutuante	Superficial	Flutuante	Flutuante
Profundo	Profundo	Afundado	Profundo	Profundo	Afundado	Profundo
Lento	Lento	Lento	Lento	Lento	Lento	Lento
Rápido	Rápido	Rápido	Rápido	Rápido	Rápido	Rápido
Vazio	Vazio	Vazio	Vazio	Tipo Deficiente	Vácuo	Vácuo
Cheio	Cheio	Cheio	Repleto	Tipo Excesso	Repleto	Repleto
Deslizante	Deslizante	Deslizante	Deslizante	Rolante	Deslizante	Deslizante
Áspero	Áspero	Áspero	Áspero	Hesitante	Áspero	Grosseiro
Fraco	Fraco	Frágil	Fraco	Fraco	Fraco	
Fino	Delgado	Delgado	Fino	Em Linha	Fino	Delgado
Mínimo	Mínimo	Mínimo	Débil		Débil	
Encharcado	Mole	Encharcado	Mole	Mole	Encharcado	Encharcado
Curto	Curto	Curto			Curto	Curto
Oco	Oco	Oco	Em Talo de Cebolinha		Em Talo de Cebolinha	
Em Couro	Em Couro	Em Couro	Em Pele de Tambor		Em Pele de Tambor	
Escondido	Escondido	Escondido	Escondido		Profundo	
Espalhado	Espalhado	Espalhado	Dissipado		Espalhado	
Em Corda	Elástico	Em Corda	Corda de Arco	Corda Esticada	Corda de Arco	Em Corda
Tenso	Tenso	Tenso	Tenso	Tenso	Tenso	
Transbordante	Alagado	Alagado	Crescente	Crescente	Crescente	Crescente
Grande		Grande				
Firme	Firme	Confinado			Confinado	
Longo	Longo	Longo			Longo	Longo
Móvel	Móvel	Móvel	Agitado		Agitado	
Nodoso	Nodoso	Nodoso	Atado	Nodoso	Atado	Lento-irregularmente interrompido
Precipitado	Precipitado		Saltado	Abrupto	Saltado	Rápido-irregularmente interrompido
Acelerado		Acelerado				
Intermitente	Intermitente	Intermitente	Interrompido	Regularmente intermitente	Regularmente interrompido	Regularmente interrompido
Retardado	Retardado	Moderado	Moderado		Moderado	

Yang do Coração ou do Sangue do Coração, e o paciente sofre de mãos frias, cansaço, ligeira falta de ar, ligeira depressão e palpitações. Se o pulso na posição do Coração estiver muito Fraco, mas os outros pulsos não estiverem Fracos e houver uma fissura do Coração na língua, são sinais que indicam fraqueza constitucional do Coração.

d) Flutuante

Pulso Flutuante em apenas uma posição não é tão flutuante quanto o pulso Flutuante visto nas invasões externas de Vento. Quando o pulso está Flutuante em apenas uma posição (que não seja a posição do Pulmão), isso não indica uma invasão exterior de Vento, mas uma patologia daquele órgão em particular. Nas invasões leves de Vento externo, o pulso pode ficar Flutuante apenas na posição do Pulmão.

Uma qualidade Flutuante do pulso do Coração geralmente indica um problema com o coração propriamente dito. Por exemplo, se estiver Flutuante-Oco no aspecto lateral e medial da posição do pulso, isso pode indicar hipertensão. Se estiver Flutuante-Fraco-Oco, indica que o coração está dilatado; isso ocorre com frequência em pessoas que correm grandes distâncias todos os dias. Pulso Flutuante-Tenso-Oco pode indicar endurecimento das artérias.

e) Deslizante

Pulso Deslizante na posição do Coração, especialmente nos aspectos medial e lateral, geralmente indica cardiopatia; nesse caso, o pulso na posição do Coração geralmente é Profundo, Fino e Deslizante.

f) Oco

Se o pulso estiver Oco, ele logicamente indica perda de Sangue, mas o significado é diferente se o pulso estiver Oco apenas na posição do Coração. Nesse caso, normalmente denota que o coração está permanentemente dilatado ou aumentado, em geral, por excesso de *jogging*. Se o pulso estiver Oco e Transbordante com força nos aspectos distal ou proximal da posição do Coração, isso pode indicar arteriosclerose e/ou hipertensão.

g) Áspero

Um pulso Áspero na posição do Coração indica deficiência do Sangue do Coração, geralmente decorrente de problemas emocionais, como tristeza. Se o pulso estiver Áspero nas posições do Coração e do Fígado, isso indica deficiência geral de Sangue, que pode ser decorrente de causas que não emocionais (como excesso de trabalho ou parto).

h) Em Corda

Um pulso em Corda na posição do Coração normalmente indica estagnação no tórax. Se o pulso estiver em Corda e forte, isso indica estagnação do *Qi* no tórax, com grande probabilidade de o paciente estar sofrendo de dor no peito. Se estiver em Corda, mas Fino e rápido, pode indicar que o coração foi afetado por choque. Se, nas posições do Coração e do Pulmão, o pulso estiver em Corda com força, isso pode indicar estagnação do *Qi* no tórax, provavelmente decorrente de um acidente prévio ou pancada no tórax.

> **POSIÇÃO ANTERIOR ESQUERDA (CORAÇÃO)**
> - Transbordante: problemas emocionais profundos, rebelião do *Qi* para cima
> - Curto: tristeza ou pesar
> - Fraco: fraqueza funcional do coração e da circulação, deficiência do *Qi* do Coração, do *Yang* do Coração ou do Sangue do Coração
> - Flutuante: possivelmente um problema cardíaco, hipertensão (Flutuante-Oco nos aspectos lateral e medial), coração dilatado (Flutuante-Fraco-Oco), endurecimento das artérias (Flutuante-Tenso-Oco)
> - Deslizante: cardiopatia (Deslizante nos aspectos medial e lateral)
> - Oco: coração dilatado normalmente por excesso de *jogging*, endurecimento das artérias, derrame, hipertensão (Oco-Transbordante)
> - Áspero: deficiência do Sangue do Coração, normalmente por tristeza
> - Em Corda: estagnação do *Qi* no tórax, choque (em Corda-Fino-Rápido), acidente no tórax (posições do Coração e do Pulmão em Corda)

2. POSIÇÃO MÉDIA ESQUERDA (FÍGADO)

A estrutura da posição Média esquerda está ilustrada na Figura 50.3.

A posição Média esquerda corresponde ao Fígado e à Vesícula Biliar; alguns autores discordam disso.

a) Flutuante

Pulso Flutuante nessa posição é bem comum e normalmente indica ascensão do *Yang* do Fígado ou rebelião do *Qi* do Fígado em sentido horizontal. Logicamente, estamos supondo que o pulso se encontra Flutuante apenas nessa posição, e não Flutuante no geral, e que não há sintomas ou sinais de uma invasão externa de Vento.

Se o pulso estiver Flutuante e em Corda na posição do Fígado, isso indica ascensão do *Yang* do Fígado; se estiver Flutuante, mas Fraco e ligeiramente Oco, indica estagnação do *Qi* do Fígado no epigástrio e no hipocôndrio.

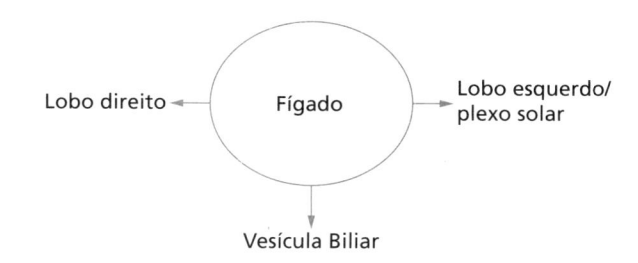

Figura 50.3 Estrutura da posição Média esquerda do pulso.

b) Profundo

Se o pulso na posição do Fígado estiver Profundo e Deslizante, isso indica Fleuma afetando o Fígado e a Vesícula Biliar. Se estiver Profundo, em Corda e Deslizante, indica doença da Vesícula Biliar. Se estiver Profundo e Fraco, indica deficiência do Sangue do Fígado.

c) Deslizante

Um pulso Deslizante na posição do Fígado indica deficiência da função hepática decorrente de aflição por Fleuma. Se o pulso estiver Deslizante no seu aspecto proximal, isso indica Umidade na Vesícula Biliar. Se estiver Deslizante e em Corda no aspecto proximal, pode indicar presença de cálculos biliares (caso em que também pode haver pequenos pontos de sangue na esclera dos olhos).

d) Transbordante

Pulso Transbordante na posição do Fígado indica ascensão do *Yang* do Fígado ou Fogo do Fígado flamejando.

e) Em Corda

Pulso em Corda na posição do Fígado é muito comum porque essa qualidade é indicativa de desarmonias do Fígado. Se estiver em Corda, mas também "estagnado" (ou seja, sem onda, mas forte), indica raiva reprimida.

Se as posições Médias esquerda e direita apresentarem pulso em Corda, isso indica rebelião do *Qi* do Fígado invadindo o Estômago.

> **POSIÇÃO MÉDIA ESQUERDA (FÍGADO)**
> - Flutuante: ascensão do *Yang* do Fígado ou *Qi* do Fígado se rebelando horizontalmente (Flutuante-Fraco e ligeiramente Oco)
> - Profundo: Fleuma no Fígado e na Vesícula Biliar, doença da vesícula biliar (Profundo-em Corda-Deslizante), deficiência do Sangue do Fígado (Profundo-Fraco)
> - Deslizante: Fígado afetado por Fleuma, Umidade na Vesícula Biliar (Deslizante no aspecto proximal), cálculos biliares (Deslizante-em Corda no aspecto proximal)
> - Transbordante: ascensão do *Yang* do Fígado ou Fogo do Fígado flamejando
> - Em Corda: desarmonia do Fígado, raiva reprimida (em Corda-Estagnado), *Qi* do Fígado invadindo o Estômago (as duas posições Médias em Corda)

3. POSIÇÃO POSTERIOR ESQUERDA (RIM)

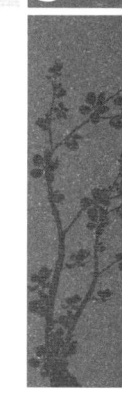

A estrutura da posição Posterior esquerda está ilustrada na Figura 50.4.

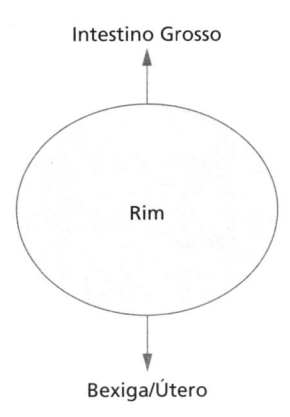

Figura 50.4 Estrutura da posição Posterior esquerda do pulso.

A posição Posterior esquerda reflete o estado dos Rins, Intestino Grosso, Bexiga e Útero.

a) Flutuante

Um pulso Flutuante com força normalmente está relacionado com problemas no Intestino Grosso, ao passo que a qualidade Flutuante sem força normalmente reflete problemas no Rim.

Um pulso Flutuante, Fino, em Corda e Rápido na posição Posterior esquerda indica estagnação no Intestino Grosso com Umidade-Calor. Um pulso Flutuante e Fraco indica Rins fracos. Em uma mulher, um pulso Flutuante-em Corda nessa posição indica Calor do Sangue no Útero. Um pulso Flutuante-Rápido na posição esquerda do Rim em uma mulher grávida indica risco de abortamento.

b) Profundo

Um pulso Profundo nessa posição normalmente indica deficiência do Rim, especialmente deficiência do *Yang* do Rim; é uma qualidade extremamente comum na posição do Rim, em especial depois dos 40 anos, e é mais comum em mulheres. Dois fatores devem ser levados em conta ao verificar se o pulso nessa posição é Profundo ou não; primeiro, é normal que o pulso nessa posição seja mais profundo do que nas posições Anterior e Média, e segundo, é normal o pulso nessa posição ser um pouco mais profundo no inverno.

Um pulso Profundo, Fino e Fraco na posição do Rim indica deficiência grave dos Rins; se, além disso, estiver Lento, indica uma deficiência grave do *Yang* do Rim.

Se o pulso estiver Profundo, Cheio e Deslizante no aspecto distal, indica Umidade no Intestino Grosso. Se estiver Profundo, Fraco e Deslizante na mesma posição, indica *Qi* do Intestino Grosso fraco e diarreia.

c) Deslizante

Um pulso Deslizante na posição do Rim normalmente indica retenção de Umidade nos Rins e na Bexiga. De acordo com o Dr. Shen, um pulso Deslizante nessa posição, em homens, pode indicar tendência a ter emissões noturnas frequentes.

Se o pulso estiver Deslizante, Profundo e Cheio no aspecto distal (Intestino Grosso), isso indica Umidade no Intestino Grosso e, possivelmente, diarreia; se estiver Deslizante, Profundo e Fraco, indica fraqueza do *Qi* do Intestino Grosso e, possivelmente, diarreia.

Se o pulso estiver Deslizante no aspecto proximal (Útero), indica gravidez se o pulso do Coração estiver forte, e amenorreia se estiver fraco.

d) Fraco

Um pulso Fraco na posição esquerda do Rim é extremamente comum tanto em homens como em mulheres, especialmente depois dos 40 anos, e indica uma deficiência do Rim. Nos homens, pode ser decorrente de atividade sexual excessiva, enquanto nas mulheres pode ser decorrente de muitas gestações próximas umas das outras, menorragia ou histerectomia; tanto em homens como em mulheres é comum decorrer de sobrecarga de trabalho.

Se o pulso esquerdo do Rim estiver Fraco e Intermitente, isso indica uma deficiência do Rim e do *Qi* Original, e pode ser decorrente de atividade sexual excessiva (ou, na verdade, de qualquer nível de atividade sexual) antes da puberdade.

e) Fino

Um pulso Fino na posição do Rim indica deficiência do *Qi* Original e da Essência; nos homens, pode ser decorrente de atividade sexual excessiva (incluindo masturbação). Se esse pulso estiver Fino, Escondido e em Corda, indica inflamação no Intestino Grosso.

f) Transbordante

Um pulso Transbordante nessa posição normalmente está relacionado com os Intestinos, e não com os Rins; indica Calor no Intestino Grosso. Se estiver Transbordante nas posições esquerda e direita do Rim, pode indicar hipertrofia prostática.

g) Oco

O pulso Oco na posição do Rim normalmente é visto no diabetes, quando o paciente faz uso de insulina por muitos anos.

> **POSIÇÃO POSTERIOR ESQUERDA (INTESTINO GROSSO E RIM)**
>
> - Flutuante: padrão do Intestino Grosso (com força), padrão do Rim (sem força), Umidade-Calor no Intestino Grosso (Flutuante-Fino-em Corda-Rápido), Calor no Sangue afetando o Útero (Flutuante-em Corda), risco de abortamento (Flutuante-Rápido)
> - Profundo: deficiência do Yang do Rim, deficiência grave do Rim (Profundo-Fino-Fraco), deficiência grave do Yang do Rim (Profundo-Fino-Fraco-Lento), Umidade no Intestino Grosso (Profundo-Cheio-Deslizante no aspecto distal), fraqueza do *Qi* do Intestino Grosso (Profundo-Fraco-Deslizante no aspecto distal)
> - Deslizante: Umidade nos Rins e na Bexiga, Umidade no Intestino Grosso (Deslizante-Profundo-Cheio no aspecto distal), Fraqueza do *Qi* do Intestino Grosso (Deslizante-Profundo-Fraco), amenorreia (Deslizante no aspecto proximal e pulso do Coração Fraco), gravidez (Deslizante no aspecto proximal e pulso do Coração forte)
> - Fraco: deficiência do Rim, deficiência do *Qi* Original (Fraco e Intermitente)
> - Fino: deficiência do *Qi* Original e da Essência, inflamação do Intestino Grosso (Fino-Escondido-em Corda)
> - Transbordante: Calor no Intestino Grosso, hipertrofia prostática (Transbordante nas posições esquerda e direita do Rim)
> - Oco: diabetes.

4. POSIÇÃO ANTERIOR DIREITA (PULMÃO)

A estrutura da posição Anterior direita está ilustrada na Figura 50.5.

A posição Anterior direita reflete o estado dos Pulmões. Convém lembrar que o pulso do Pulmão é naturalmente bem mole, e isso deve ser levado em conta quando estamos identificando uma determinada qualidade patológica do pulso, especialmente as decorrentes de padrões de Excesso. Em outras palavras, a qualidade Tensa ou em Corda ou Deslizante na posição do Pulmão é menos óbvia do que em outras posições. Portanto, uma qualidade que seria considerada "Deslizante" ou "Tensa" no pulso do Pulmão pode ser normal para outras posições do pulso.

Ao sentir o pulso do Pulmão, devemos também analisar uma posição distal e medial em relação a esse pulso, a qual o Dr. Shen chama de pulso "especial" do Pulmão (Figura 50.6). Em condições normais, não há nenhum pulso nessa posição. Se o pulso "especial" do Pulmão estiver presente e o pulso do Pulmão propriamente dito se encontrar Fraco, isso indica que o paciente teve uma doença pulmonar quando criança ou que seus pais tiveram uma doença pulmonar, possivelmente tuberculose pulmonar, e que esses fatores afetaram negativamente os pulmões do paciente. Se for possível sentir um pulso "especial" do Pulmão e o pulso do Pulmão propriamente dito estiver normal, isso indica ou que o paciente sofreu uma doença pulmonar durante a infância (coqueluche, pneumonia) ou que seus pais sofreram alguma doença pulmonar (p. ex., tuberculose pulmonar). Se o pulso "especial" do Pulmão estiver mole e o pulso do Pulmão propriamente dito estiver normal, isso indica um problema pulmonar passado. Se o pulso "especial" do Pulmão estiver Flutuante, isso indica um problema atual nos pulmões, como asma ou tuberculose. Se o pulso "especial" do Pulmão estiver Deslizante e o pulso do Pulmão propriamente dito estiver normal, isso indica retenção de fleuma antiga nos pulmões. Se o pulso "especial" do Pulmão estiver Deslizante e Fraco e o pulso do Pulmão propriamente dito também estiver Fraco, isso pode indicar tuberculose pulmonar.

a) Flutuante

Pulso Flutuante na posição do Pulmão é muito comum nas invasões de Vento externo; se o fator patogênico for particularmente forte, o pulso vai ficar Flutuante em todas as posições. Um pulso Flutuante-Tenso nessa posição indica invasão de Vento-Frio com prevalência de Frio; um pulso Flutuante-Lento indica invasão de Vento-Frio com prevalência de Vento; e um pulso Flutuante-Rápido indica invasão de Vento-Calor.

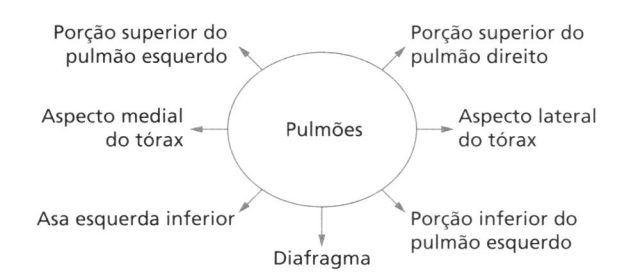

Figura 50.5 Estrutura da posição Anterior direita.

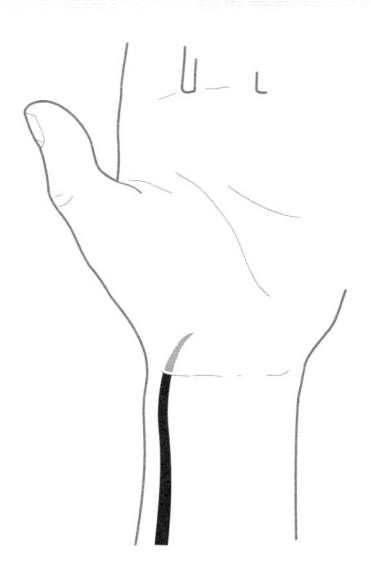

Figura 50.6 Pulso "especial" do Pulmão (localização distal e medial).

Se o pulso nessa posição estiver Flutuante, mas Fraco, isso indica invasão prévia de Vento com retenção de fator patogênico residual no Interior. Se estiver Flutuante, Oco e mole, indica estagnação de Qi nos Pulmões por problemas emocionais.

b) Deslizante

Pulso Deslizante na posição do Pulmão indica retenção de Fleuma nos Pulmões.

c) Transbordante

Pulso Transbordante na posição do Pulmão indica Calor no Pulmão. Na ausência de sinais de Calor, a qualidade relativamente Transbordante nessa posição indica problemas emocionais originados de pesar ou preocupação.

d) Oco

Pulso Oco com força na posição do Pulmão indica possível hemorragia nos pulmões; se também estiver Rápido, indica hemorragia iminente nos pulmões.

POSIÇÃO ANTERIOR DIREITA (PULMÃO)

- Flutuante: invasão de Vento externo, invasão de Vento-Frio (Flutuante-Tenso), invasão de Vento-Calor (Flutuante-Rápido), fator patogênico residual (Flutuante-Fraco), estagnação do Qi nos Pulmões por problemas emocionais (Flutuante-Oco e mole)
- Deslizante: Fleuma nos Pulmões
- Transbordante: Calor no Pulmão, problemas emocionais por pesar ou preocupação
- Oco: hemorragia nos Pulmões.

5. POSIÇÃO MÉDIA DIREITA (ESTÔMAGO E BAÇO)

A estrutura da posição Média direita está ilustrada na Figura 50.7.

Conforme explicação feita na introdução do diagnóstico pelo pulso, os termos "externo" e "interno" descrevendo os diferentes locais dos órgãos Yang e Yin no pulso podem ser

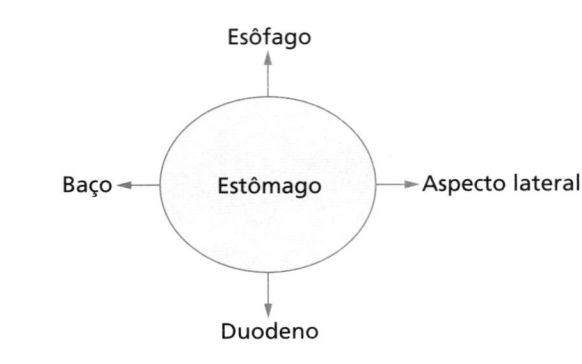

Figura 50.7 Estrutura da posição Média direita do pulso.

interpretados de três formas: podem significar superficial e profundo, lateral e medial ou distal e proximal. No caso da posição Média direita, as interpretações mais amplamente usadas são as duas primeiras; ou seja, o Estômago é sentido na superfície ou no aspecto lateral e o Baço, no nível profundo, ou aspecto medial. Entretanto, no caso do Estômago e do Baço, mais que qualquer outro sistema de órgãos baseado em *Yin* e *Yang*, a relação entre os dois é extremamente próxima, de modo que a posição do pulso precisa ser considerada como um todo, indicando o estado do Elemento Terra. A diferenciação entre Estômago e Baço deve ser vista não mecanicamente, mas dinamicamente, de acordo com as manifestações clínicas. Como regra geral, as qualidades do pulso de padrões de Excesso nessa posição refletem uma patologia do Estômago, enquanto as qualidades de padrões de Deficiência refletem uma patologia do Baço.

a) Flutuante

Pulso Flutuante nessa posição é bastante comum, e sempre reflete uma patologia do Estômago. Normalmente, indica Calor no Estômago ou estagnação do *Qi* no Estômago.

Quando o pulso do Estômago está Flutuante, o paciente tem sensação acentuada de distensão no epigástrio. Se o pulso estiver ligeiramente Flutuante, mas vazio no nível profundo, isso indica deficiência do *Yin* do Estômago; essa qualidade também é vista com frequência na prática.

b) Em Corda

Pulso em Corda na posição Média direita indica estagnação do *Qi* no Estômago, normalmente por maus hábitos alimentares, como comer excessivamente, comer apressado, comer sob estresse etc. Se as duas posições Médias estiverem em Corda, isso indica rebelião do *Qi* do Fígado invadindo o Estômago.

c) Fraco

Pulso Fraco nessa posição é extremamente comum e normalmente indica uma deficiência do Baço. Se o pulso estiver muito Fraco na posição do Estômago, mas ligeiramente em Corda no seu aspecto proximal (rolando-se o dedo muito levemente em sentido proximal), isso pode indicar prolapso do Estômago. Um prolapso do Estômago pode causar consideráveis problemas digestivos, mesmo quando mínimo, e o pulso reflete isso com precisão – o paciente tem má digestão, sente sono depois de comer, tem sensação de peso no epigástrio e sente-se muito cansado de modo geral.

Se o pulso estiver Fraco, relativamente Flutuante e Oco, isso indica deficiência do *Yin* do Estômago com ligeira estagnação do *Qi*. O paciente sente hiperacidez no estômago e acentuada distensão epigástrica.

Se o pulso estiver Fraco e muito ligeiramente em Corda e o pulso do Pulmão estiver Fraco, isso pode indicar úlcera gástrica.

Se os pulsos nas duas posições Médias, da direita e da esquerda, estiverem Fracos, Profundos e Lentos, isso indica uma deficiência do Estômago e do Baço.

d) Fino

O pulso Fino na posição Média direita é comum; indica uma deficiência do Baço e do Estômago. Se estiver Fino, Profundo e muito ligeiramente em Corda, pode indicar úlcera gástrica; se estiver Fino, Profundo, Deslizante e Rápido, indica Umidade-Calor no Estômago e no Baço.

e) Deslizante

Um pulso Deslizante nessa posição indica Umidade ou Fleuma. Umidade pode afetar o Baço e o Estômago, enquanto Fleuma normalmente afeta apenas o Estômago. Se o pulso estiver Deslizante e Cheio, isso normalmente indica Fleuma no Estômago; se estiver Deslizante, mas Fraco e relativamente mole, indica Umidade crônica no Baço.

f) Encharcado

Um pulso Encharcado nessa posição é comum e indica Umidade crônica no Baço. É frequentemente visto na síndrome da fadiga pós-viral.

g) Oco

Um pulso Oco na posição Média direita indica hemorragia no estômago; se o pulso estiver Oco e Rápido, pode indicar iminência de uma hemorragia gástrica.

POSIÇÃO MÉDIA DIREITA (ESTÔMAGO E BAÇO)

- Flutuante: Calor no Estômago, estagnação do *Qi* no Estômago, deficiência do *Yin* do Estômago (Flutuante, mas Vazio no nível Profundo)
- Em Corda: estagnação de *Qi* no Estômago, rebelião do *Qi* do Fígado invadindo o Estômago (as duas posições Médias em Corda), comer muito rápido, possivelmente hérnia de hiato (em Corda na posição distal)
- Fraco: deficiência do *Qi* do Baço, prolapso do Estômago (Fraco na posição principal e ligeiramente em Corda no aspecto proximal), deficiência do *Yin* do Estômago (Fraco-Flutuante-Oco), úlcera gástrica (Fraco e ligeiramente em Corda), deficiência do Estômago e do Baço (Fraco-Profundo-Lento nas duas posições Médias)
- Fino: deficiência do Estômago e do Baço, úlcera gástrica (Fino-Profundo e muito ligeiramente em Corda), Umidade-Calor no Estômago e no Baço (Fino-Profundo-Deslizante-Rápido)
- Deslizante: Umidade ou Fleuma no Estômago (Deslizante-Cheio) ou no Baço (Deslizante-Fraco)
- Encharcado: Umidade crônica no Baço com deficiência do *Qi* do Baço
- Oco: hemorragia no estômago com hemorragia gástrica iminente (Oco-Rápido).

A estrutura da posição Posterior direita está ilustrada na Figura 50.8. A posição Posterior direita reflete os Rins, o Intestino Delgado e o Aquecedor Inferior.

6. POSIÇÃO POSTERIOR DIREITA (INTESTINO DELGADO E RINS)

a) Flutuante

Pulso Flutuante na posição Posterior direita normalmente reflete patologia do Intestino Delgado (ou seja, Calor no Intestino Delgado).

b) Fraco

Pulso Fraco na posição Posterior direita normalmente reflete uma patologia dos Rins. Se o pulso estiver Profundo e Fraco, normalmente indica uma deficiência do *Yang* do Rim.

c) Deslizante

Pulso Deslizante na posição Posterior direita normalmente reflete uma patologia do Intestino Delgado (ou seja, Umidade). Se estiver Deslizante e em Corda, isso indica Umidade-Calor no Intestino Delgado com estagnação de *Qi*; esse pulso é frequentemente visto na colite ulcerativa. Se o pulso estiver Deslizante, mas Profundo e ligeiramente Fraco, isso indica retenção de Umidade no Intestino Delgado e nos Rins.

d) Em Corda

Pulso em Corda na posição Posterior direita reflete uma patologia do Intestino Delgado e indica estagnação de *Qi*. Se o pulso nessa posição estiver em Corda, Longo e Rápido, isso indica Umidade-Calor e estagnação de *Qi* no Intestino Delgado; a imagem desse pulso é frequentemente vista na colite ulcerativa. Se o pulso estiver em Corda, mas Fino e Rápido, indica Umidade-Calor no Intestino Delgado ocorrendo em um contexto de deficiência do Rim.

> **POSIÇÃO POSTERIOR DIREITA (INTESTINO DELGADO E RINS)**
> - Flutuante: Calor no Intestino Delgado
> - Fraco: deficiência do Rim, deficiência do *Yang* do Rim (Fraco e Profundo)
> - Deslizante: Umidade no Intestino Delgado, Umidade-Calor com estagnação do *Qi* no Intestino Delgado (Deslizante-em Corda), colite ulcerativa (Deslizante-em Corda nas duas posições Posteriores), Umidade no Intestino Delgado e nos Rins (Deslizante-Profundo-Fraco)
> - Em Corda: estagnação do *Qi* no Intestino Delgado, Umidade-Calor com estagnação de *Qi* no Intestino Delgado (em Corda-Longo-Rápido), Umidade-Calor no Intestino Delgado com deficiência do Rim (em Corda-Fino-Rápido).

QUALIDADES DO PULSO QUE INDICAM CONDIÇÕES PERIGOSAS

Tradicionalmente, existem 10 qualidades do pulso que indicam condições perigosas e um mau prognóstico. As 10 qualidades perigosas são:
- Pulso do caldeirão em ebulição
- Pulso do peixe circulando

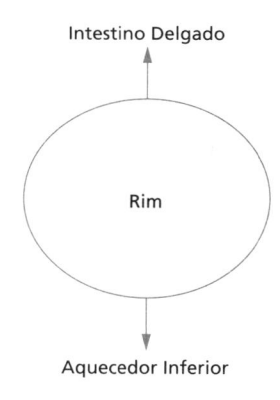

Figura 50.8 Estrutura da posição Posterior direita do pulso.

- Pulso do camarão nadando
- Pulso do telhado vazando
- Pulso do pássaro bicando
- Pulso da corda desamarrando
- Pulso batendo na pedra
- Pulso da faca virada para cima
- Pulso do feijão girando
- Pulso precipitado de semente de gergelim.

a) Pulso do caldeirão em ebulição

Esse pulso fica na pele, é flutuante e extremamente rápido, de modo que não se consegue contar sua frequência. Parece água fervendo furiosamente em um caldeirão; é um pulso sem raiz.

Esse pulso indica Calor extremo nos três *Yang* e consumo total do *Yin*.

b) Pulso do peixe circulando

Esse pulso fica na pele; é como um peixe com a cabeça parada e a cauda se mexendo e se agitando; às vezes dá para senti-lo e às vezes não dá. Também é extremamente rápido.

Esse pulso indica Frio extremo nos três *Yin* e Colapso do *Yang*.

c) Pulso do camarão nadando

Esse pulso fica na pele, mas sua forma fica um pouco escondida; às vezes ele surge e às vezes, não; ele salta e se lança como um camarão.

Esse pulso indica Colapso do *Yin* e do *Yang*.

d) Pulso do telhado vazando

Esse pulso fica entre os músculos e os tendões; é como água pingando, uma gota por vez, a longos intervalos irregulares, cada gota respingando sem força.

Esse pulso indica Colapso do *Qi* do Estômago e do Baço.

e) Pulso do pássaro bicando

Esse pulso fica entre os músculos e os tendões; é rápido e irregular, parando e começando novamente. É como um pássaro bicando o alimento três vezes, depois cinco vezes seguidas, parando um pouco e voltando a intervalos irregulares.

Esse pulso indica exaustão do *Qi* do Baço e do *Qi* dos Alimentos (*Gu Qi*).

f) Pulso da corda desamarrando

Esse pulso fica entre os músculos e os tendões; é rápido e bate caoticamente a intervalos irregulares.

Esse pulso indica Colapso do *Qi* do Rim.

g) Pulso batendo na pedra

Esse pulso fica entre os músculos e os tendões, e é como bater forte com o dedo em uma pedra a intervalos irregulares.

Esse pulso denota exaustão da Água do Rim.

h) Pulso da faca virada para cima

Esse pulso é como uma faca com sua lâmina virada para cima; ele é fino, mas duro e tenso. No nível superficial, é fino, duro e tenso, e no nível profundo, é largo, duro e tenso.

Esse pulso indica exaustão do *Yin* do Fígado e do Rim.

i) Pulso do feijão girando

Esse pulso dá a sensação de que está girando; é curto e móvel e parece as sementes de *Coicis lachryma jobi* (painço, lágrima de Jó) (*Yi Yi Ren*). Também parece com sentir pérolas rolando.

Esse pulso indica exaustão de todos os Órgãos Internos.

j) Pulso precipitado da semente de gergelim

Esse pulso é rápido e se interrompe a intervalos irregulares (como o pulso Precipitado); é pequeno e tem forma semelhante à da semente de gergelim.

Esse pulso indica exaustão do *Qi* e do Sangue.

Uma característica comum da maioria dos pulsos considerados de risco é a irregularidade no batimento; portanto, eles indicam uma patologia do coração no sentido ocidental. Muitos deles também são rápidos, indicando não necessariamente Calor, mas um completo colapso do *Qi* e do Sangue, o que torna o pulso rápido.

INFLUÊNCIA DOS FÁRMACOS SOBRE O PULSO

A seguir, relaciono alguns fármacos e seus efeitos sobre o pulso. Essa lista não é abrangente; ao contrário, limita-se somente aos efeitos que eu observei na prática clínica. Convém lembrar que os fármacos nem sempre têm esses efeitos relacionados porque pessoas diferentes reagem de formas diferentes ao mesmo medicamento. Por exemplo, os antibióticos normalmente fazem com que a língua fique parcialmente descascada, mas em alguns pacientes, os antibióticos fazem com que a saburra da língua fique espessa.

1. TRANQUILIZANTES E HIPNÓTICOS

Os tranquilizantes (ansiolíticos) e hipnóticos (pílulas para dormir) têm uma influência definitiva sobre o pulso. Pela minha experiência, eles causam o que eu chamo de qualidade "Estagnada" do pulso (ver anteriormente).

O pulso de quem faz uso de tranquilizantes parece relutante em surgir, como se tivesse sido suprimido, e parece que não vai durar; ele não flui uniformemente e não tem uma "onda". É, de certa forma, em Corda, mas não tem a força ou a onda de um pulso verdadeiramente em Corda.

2. ANTIDEPRESSIVOS

a) Antidepressivos tricíclicos

Os antidepressivos tricíclicos tendem a fazer com que o pulso perca sua "raiz"; ou seja, torna-se ligeiramente Vazio no nível profundo e muito ligeiramente Flutuante.

b) Inibidores seletivos da recaptação da serotonina (ISRS)

Os antidepressivos ISRS tendem a causar estagnação de *Qi* no sistema digestivo e afetam o Estômago e o Baço. A posição do pulso do Estômago e do Baço tende a ficar um pouco Deslizante e/ou em Corda.

c) Inibidores da monoaminoxidase (IMAOs)

Esses antidepressivos tendem a afetar o Fígado e geralmente causam ascensão do *Yang* do Fígado. Eles tendem a tornar o pulso em Corda.

3. BETABLOQUEADORES

Os betabloqueadores provavelmente são os fármacos com efeito mais evidente sobre o pulso. Eles deixam o pulso lento, e isso definitivamente deve ser levado em conta – caso contrário, podemos concluir erradamente que o paciente sofre de uma síndrome de Frio. Eles também tendem a tornar o pulso profundo e um pouco fraco. Pela minha experiência, esse tipo de droga faz com que a leitura do pulso fique muito difícil, e muitas vezes eu tendo a ignorar completamente o pulso quando o paciente faz uso de betabloqueadores.

4. INIBIDORES DA ENZIMA DE CONVERSÃO DA ANGIOTENSINA (ECA)

Os inibidores da ECA afetam os Rins e fazem com que o pulso fique Profundo e Fraco nas duas posições Posteriores.

5. VARFARINA

A varfarina tende a tornar o pulso relativamente Transbordante e ligeiramente Vazio no nível médio.

6. DIURÉTICOS

Diuréticos tendem a tornar o pulso ligeiramente Vazio no nível profundo. Eles também podem afetar os Rins e deixar o pulso muito Fraco nas duas posições Posteriores.

7. ANTAGONISTAS DO RECEPTOR H$_2$

Esses fármacos tendem a afetar o Estômago e o Baço e fazer com que o pulso da posição Média direita fique ligeiramente Flutuante-Vazio.

8. INSULINA

O uso prolongado de insulina faz com que o pulso fique ligeiramente Deslizante e Oco.

RESULTADOS DO APRENDIZADO

O aluno agora deve entender:
- A importância de uma linguagem universal do diagnóstico pelo pulso e de memorizar as qualidades do pulso, sua descrição e seu significado clínico
- A importância de movimentar os dedos no sentido distal, proximal, medial e lateral para determinar a qualidade do pulso
- Apresentamos uma descrição geral, o significado clínico, as combinações, a diferenciação de pulsos similares e a interpretação de cada pulso de acordo com *Li Shi Zhen*
- O primeiro grupo de qualidades tradicionais do pulso (os oito pulsos básicos): Flutuante, Profundo, Lento, Rápido, Vazio, Cheio, Deslizante e Áspero
- Pulsos de Vazio: Fraco, Fino, Mínimo, Encharcado, Curto, Oco, em Couro, Escondido e Espalhado
- Pulsos de Plenitude: em Corda, Tenso, Transbordante, Grande, Firme, Longo e Móvel
- Pulsos relacionados com frequência ou ritmo: Nodoso, Precipitado, Acelerado, Intermitente, Retardado
- Três qualidades adicionais (pela experiência do Dr. Shen): Irregular, Estagnado e Triste
- Diferentes classificações das qualidades do pulso
- Terminologia do pulso de seis autores contemporâneos da medicina chinesa
- Qualidades do pulso em cada posição, de acordo com o Dr. Shen e com a minha experiência clínica: Anterior esquerda (Coração), Média esquerda (Fígado), Posterior esquerda (Rim), Anterior direita (Pulmões), Média direita (Baço e Estômago) e Posterior direita (Intestino Delgado e Rins)
- Qualidades indicando condições de risco e a influência de fármacos sobre o pulso.

NOTAS

1. Nanjing College of Traditional Chinese Medicine: 1979 *A Revised Explanation of the Classic of Difficulties* (*Nan Jing Jiao Shi* 难 经 校 释), People's Health Publishing House, Beijing, p. 47. Publicado pela primeira vez c. 100.
2. Shang Han Lun Research Group of the Nanjing College of Traditional Chinese Medicine: 1980 *An Explanation of the Discussion of Cold-induced Diseases* (*Shang Han Lun Shi* 伤 寒 论 释), Shanghai Science Publishing House, Shanghai, p. 8. O livro *The Discussion of Cold-induced Diseases* foi escrito por Zhang Zhong Jing c. 220 a.C.
3. Nanjing College of Traditional Chinese Medicine: 1979 *A Revised Explanation of the Classic of Difficulties* (*Nan Jing Jiao Shi* 难 经 校 释), People's Health Publishing House, Beijing, p. 19. Publicado pela primeira vez c. 100 d.C.
4. A síndrome do Lírio é descrita no Capítulo 3 do *Synopsis of Prescriptions from the Golden Cabinet*. A síndrome é descrita da seguinte forma: "O paciente quer comer, mas fica relutante para engolir o alimento e indisposto a falar. Ele prefere ficar deitado na cama, embora não consiga ficar quieto por causa da inquietação. Ele pode ficar com vontade de andar, mas logo fica cansado. De vez em quando, ele aprecia comer certos alimentos, mas em outras vezes ele não tolera nem mesmo o cheiro da comida. Ele às vezes sente muito frio e às vezes, muito calor, mas sem febre ou aversão ao frio. Ele também sente um gosto amargo na boca e a urina é escura. Aparentemente, nenhuma droga é eficaz para curar essa síndrome; depois de tomar o remédio, pode vomitar e ter diarreia. A doença assombra o paciente e, embora sua aparência esteja normal, ele realmente sofre. Seu pulso é Rápido". Essa síndrome aparentemente estranha realmente acontece na prática e é vista em pacientes que estão deprimidos.
5. 1979 The Yellow Emperor's Classic of Internal Medicine *Simple Questions* (*Huang Di Nei Jing Su Wen* 黄 帝 内 经 素 问), People's Health Publishing House, Beijing, p. 98. Publicado pela primeira vez c. 100 a.C.
6. Ibid., p. 98.
7. Ibid., p. 118.
8. Ibid., p. 107.
9. Ibid., p. 116.
10. Ibid., p. 98.
11. 1981 *Spiritual Axis* (*Ling Shu Jing* 灵枢经), People's Health Publishing House, Beijing, p. 17. Publicado pela primeira vez c. 100 a.C.

PARTE 3

51 | Palpação das Partes do Corpo

CONTEÚDO DO CAPÍTULO

Palpação do Tórax e do Abdome, 418
Introdução, 418
Palpação do tórax, 420
Palpação do abdome, 422

Palpação da Pele, 423
Pele do corpo, 423
Diagnóstico do antebraço, 424
Palpação das têmporas nas crianças, 425

Palpação das Mãos e dos Pés, 426
Temperatura, 426
Palpação e comparação do dorso e da palma da mão, 426
Palpação dos pés e das mãos em crianças, 426
Palpação das unhas, 426

Palpação dos pontos de acupuntura, 426
Introdução, 427
Pontos de Alarme (Mu), 427
Pontos Shu Dorsais, 428
Pontos Fonte (Yuan), 428

A palpação é usada para detectar a temperatura, a hidratação e a textura da pele, a consistência dos tecidos mais profundos e a presença de massas. É realizada na pele, mãos e pés, tórax, abdome e nos pontos e canais de acupuntura.

Existem três técnicas diferentes de palpação:
- Tocar
- Palpar suavemente
- Pressionar forte.

Tocar consiste simplesmente em tocar a pele do paciente levemente. Isso é feito para detectar a temperatura e a hidratação da pele e verificar se o paciente está transpirando. Detectar se o paciente está transpirando é um dado importante no caso de invasões de Vento exterior para diferenciar entre um Ataque de Vento (durante o qual o paciente transpira ligeiramente) e um Ataque de Frio (durante o qual o paciente não transpira) dentro do padrão *Tai Yang* de invasão de Vento-Frio. A temperatura da pele da testa também é importante nas invasões de Vento exterior porque ela reflete a intensidade da "febre" (ou emissão de calor, conforme definido no Capítulo 43).

Palpar suavemente consiste em pressionar a pele e os tecidos mais profundos do paciente, e essa técnica normalmente é realizada no tórax, abdome e membros. Serve para determinar se há sensibilidade ou inchaço, e é usada para distinguir condições de Plenitude de condições de Vazio.

Pressionar forte consiste em pressionar relativamente forte em níveis ainda mais profundos, normalmente do abdome. Essa técnica serve para determinar se há dor e massas, e é usada para estabelecer a condição de Plenitude ou de Vazio dos Órgãos Internos.

Essas três técnicas correspondem a três diferentes graus de pressão, refletindo o estado de diferentes camadas energéticas. Portanto, *tocar* revela o estado da pele, *palpar*, o estado da carne e dos músculos, e *pressionar*, o estado dos tendões, dos ossos e dos Órgãos Internos.

A discussão da palpação será estruturada nas seguintes seções:
1. Palpação do tórax e do abdome
2. Palpação da pele
3. Palpação das mãos e dos pés
4. Palpação dos pontos de acupuntura.

1. PALPAÇÃO DO TÓRAX E DO ABDOME

A palpação do tórax e do abdome é uma parte importante do diagnóstico pela palpação porque ela revela o estado dos órgãos internos. O Capítulo 35 do *Eixo Espiritual* diz: "*Os órgãos internos residem dentro do tórax e da cavidade abdominal como objetos preciosos em um cofre, cada um com sua localização específica.*"[1] O *Questões Simples*, no Capítulo 22, diz: "*Quando o Coração está acometido, há dor no centro do tórax e plenitude e dor nos hipocôndrios... Quando os Rins estão acometidos, há inchaço do abdome.*"[2]

A palpação do tórax e do abdome será estruturada sob os seguintes tópicos:
- a) Introdução
    - i) Temperatura
    - ii) Textura
    - iii) Distensão *versus* plenitude
    - iv) Sensibilidade
    - v) Nódulos
    - vi) Pulso umbilical
- b) Palpação do tórax
    - i) Pulso apical
    - ii) Tórax
    - iii) Mamas
- c) Palpação do abdome
    - i) Hipocôndrios
    - ii) Epigástrio
    - iii) Região umbilical
    - iv) Abdome central
    - v) Lateral inferior do abdome
    - vi) Central inferior do abdome.

a) Introdução

i) Temperatura

Ao palpar o abdome, devemos primeiro sentir a temperatura de diferentes áreas; se o abdome estiver frio à palpação, isso indica Frio ou deficiência do *Yang*; se o abdome estiver quente à palpação, indica Calor. Se a imagem do pulso indicar Calor, mas o abdome não estiver quente à palpação, isso indica Calor externo. Nas crianças, a sensação de calor no abdome à palpação geralmente indica retenção de Alimentos.

ii) Textura

Em seguida, devemos analisar a textura do abdome – ou seja, se é macia ou dura. O abdome normal deve ser relativamente mole à palpação superficial, mas firme à pressão mais profunda. Se o abdome estiver muito mole e flácido à palpação, isso indica uma condição de deficiência do Baço e do Estômago, se for no epigástrio, ou do Baço e dos Rins, se for no abdome inferior; este segundo sinal é comum em mulheres que tiveram muitos filhos.

Se o abdome estiver duro à palpação, isso indica uma condição de Plenitude, que normalmente é estagnação do Qi, estase de Sangue, Umidade ou retenção de Alimentos, cada uma dessas condições se apresentando com diferentes sintomas subjetivos, que são distensão, dor e plenitude.

A palpação do abdome é muito importante nas invasões de Vento, especialmente nas crianças, porque se o abdome estiver mole, o fator patogênico normalmente ainda está no Exterior, ao passo que se o abdome estiver duro, o fator patogênico já penetrou para o Interior.

> **TEXTURA DO ABDOME**
> - Epigástrio mole e flácido: deficiência do Estômago e do Baço
> - Abdome inferior mole e flácido: deficiência do Baço e do Rim
> - Duro: condição de Plenitude
> - Estagnação do Qi (com sensação de distensão)
> - Umidade (com sensação de plenitude)
> - Estase de Sangue (com dor)
> - Retenção de Alimentos (com sensação de plenitude)
> - Mole durante invasões de Vento em crianças: fator patogênico ainda no Exterior
> - Duro durante invasões de Vento em crianças: fator patogênico já penetrou no Interior.

iii) Distensão *versus* plenitude

Podemos distinguir distensão de plenitude pela palpação. Além de serem sintomas subjetivos, distensão e plenitude também são sinais objetivos. O abdome distendido é duro à palpação, mas é elástico, como um tambor, enquanto uma plenitude do abdome se manifesta com dureza, mas sem distensão à palpação.

iv) Sensibilidade

O abdome deve então ser palpado para investigar se há sensibilidade. Se uma palpação leve provoca dor, isso indica uma condição de Plenitude que pode ser estagnação do Qi, estase de Sangue, Umidade, retenção de Alimentos, Calor ou Frio. Se a pressão da palpação aliviar a dor, isso indica uma condição deficiente do Baço e do Estômago, se ocorrer no epigástrio, ou de Baço, Rins e Fígado, se ocorrer no abdome inferior. Se o abdome estiver sensível apenas sob pressão profunda, normalmente indica estase de Sangue. Se a dor melhorar pela pressão superficial do abdome, mas a pressão mais profunda provocar desconforto, indica uma condição combinada de Deficiência e Excesso – por exemplo, estagnação do Qi do Fígado com deficiência do Qi do Baço.

> **SENSIBILIDADE À PALPAÇÃO**
> - Sensibilidade pela pressão leve: condição de Plenitude (estagnação do Qi, estase de Sangue, Umidade, Retenção de Alimentos, Calor ou Frio)
> - Sensibilidade que melhora pela palpação: deficiência do Estômago e do Baço (epigástrio) ou deficiência do Fígado e do Rim (abdome inferior)
> - Sensível pela pressão profunda: estase de Sangue
> - Sensibilidade que melhora pela pressão superficial e é provocada pela pressão mais profunda: Deficiência e Excesso combinados.

v) Nódulos

Massas abdominais são chamadas de *Ji Ju*. *Ji* indica massas abdominais reais que são fixas e imóveis; se houver dor associada, sua localização é fixa. Essas massas são decorrentes de estase de Sangue, e eu as chamo de "massas de Sangue". *Ju* indica massas abdominais que aparecem e desaparecem, não têm localização fixa e são móveis. Se houver dor associada, ela vem e vai e muda de local. Essas massas são decorrentes de estagnação do Qi, e eu as chamo de "massas de Qi".

Nódulos abdominais reais, portanto, pertencem à categoria de massas abdominais, especificamente, às massas *Ji* – ou seja, massas de Sangue.

Outro nome para massas abdominais era *Zheng Jia*, *Zheng* sendo equivalente a *Ji* (ou seja, massas agudas e fixas) e *Jia* sendo equivalente a *Ju* (ou seja, massas não substanciais decorrentes de estagnação de Qi). O termo *Zheng Jia* normalmente se referia a massas abdominais presentes apenas em mulheres; entretanto, embora essas massas sejam mais frequentes em mulheres, elas também podem ocorrer em homens.

Ao palpar o abdome, devemos investigar se há presença de nódulos. Nódulos que vêm e vão e que estão associados com distensão indicam estagnação do Qi, enquanto nódulos que são fixos e possivelmente doloridos indicam estase de Sangue. Nódulos abdominais moles e móveis podem indicar Fleuma. Nódulos na região inferior esquerda do abdome podem simplesmente indicar fezes no cólon.

Nódulos palpáveis no abdome inferior podem ser decorrentes de estagnação do Qi, estase de Sangue, Umidade-Fleuma ou Umidade-Calor.

Nódulos abdominais decorrentes de estagnação do Qi normalmente são moles e surgem e desaparecem de acordo com o estado emocional; quando decorrentes de estase de Sangue, são duros à palpação e normalmente estão associados com dor. Quando os nódulos abdominais são decorrentes de Umidade-Calor, também serão doloridos e, quando palpados, muito sensíveis; quando decorrentes de Umidade-Fleuma, são mais moles que os nódulos decorrentes de estase de Sangue ou Umidade-Calor. Um exemplo típico de nódulo abdominal decorrente de estase de Sangue é o mioma, e um exemplo de nódulo decorrente de Umidade-Fleuma ou de Umidade-Calor é um cisto ovariano.

> **DOIS TIPOS DE MASSAS ABDOMINAIS**
> - Qi (*Ju* ou *Jia*): massas relativamente moles que vêm e vão
> - Sangue (*Ji* ou *Zheng*): massas duras e fixas.

vi) Pulso umbilical

Finalmente, a palpação do abdome sempre deve incluir a palpação do pulso ao redor do umbigo usando três dedos e o polegar simultaneamente, com o dedo médio acima do umbigo, os dedos indicador e anelar à direita e à esquerda, respectivamente, e o polegar abaixo do umbigo (Figura 51.1).

Do ponto de vista chinês, essa é a pulsação do *Qi* Original, que deve ser forte e regular. Se pulsar mais de cinco vezes por ciclo respiratório, indica Calor nos Vasos Penetrador e da Concepção. Se esse pulso estiver débil e houver sensação de calor à palpação, ele indica deficiência do *Yin* no Vaso Penetrador. Se esse pulso estiver mais lento que duas pulsações por ciclo respiratório, indica uma deficiência grave do *Qi* Original. Se a pulsação ao redor do umbigo estiver lenta e fria à palpação, ela indica uma deficiência do Fogo do Portão da Vida.

As áreas abdominais influenciadas pelos vários órgãos internos estão ilustradas na Figura 51.2.

> **PULSO UMBILICAL**
> - Pulso umbilical forte e regular: *Qi* Original saudável
> - Pulso umbilical que bate mais de cinco vezes por ciclo respiratório: Calor nos Vasos Penetrador e da Concepção
> - Pulso umbilical débil com sensação de calor à palpação: deficiência do *Yin* no Vaso Penetrador
> - Pulso umbilical mais lento que duas pulsações por ciclo respiratório: deficiência grave do *Qi* Original
> - Pulso umbilical lento com sensação de frio à palpação: deficiência do Fogo do Portão da Vida.

b) Palpação do tórax

A palpação do tórax inclui a palpação das seguintes áreas:
a) Pulso apical
b) Tórax
c) Mamas.

i) Pulso Apical

Ver Parte 1, *Observação*, Capítulo 13.

O pulso apical pode ser palpado no quinto espaço intercostal: do ponto de vista anatômico ocidental, é a palpação do ventrículo esquerdo do coração, enquanto na antiga medicina chinesa, esse pulso era chamado de pulsação do *Xu Li*, que está relacionado com o Grande canal de Conexão do Estômago e reflete o estado do *Qi* Torácico (*Zong Qi*). Para uma descrição da antiga interpretação dessa pulsação, ver no Capítulo 13 a seção sobre "Diagnóstico pela Observação".

A pulsação do pulso apical reflete o estado do *Qi* Torácico e, sob condições normais, deve ser sentida claramente, não deve ser dura e deve ser relativamente lenta, indicando assim um estado normal do *Qi* Torácico. Se a pulsação do pulso apical estiver débil e sem força, isso indica uma deficiência do *Qi* Torácico e, portanto, do Pulmão e do Coração; se a pulsação estiver muito forte e dura, indica uma condição de excesso do Pulmão e/ou do Coração. Entretanto, em alguns casos, quando o ventrículo esquerdo está aumentado, o pulso apical pode estar "largo", mas vazio, indicando deficiência do *Qi* do Coração.

Se o pulso apical parar e recomeçar, pode indicar que o paciente sofreu um choque grave; esse sinal também pode ser visto em alcoólatras.

A pulsação do pulso apical também deve ser comparada com a pulsação do pulso radial, e os dois devem ser similares entre si;

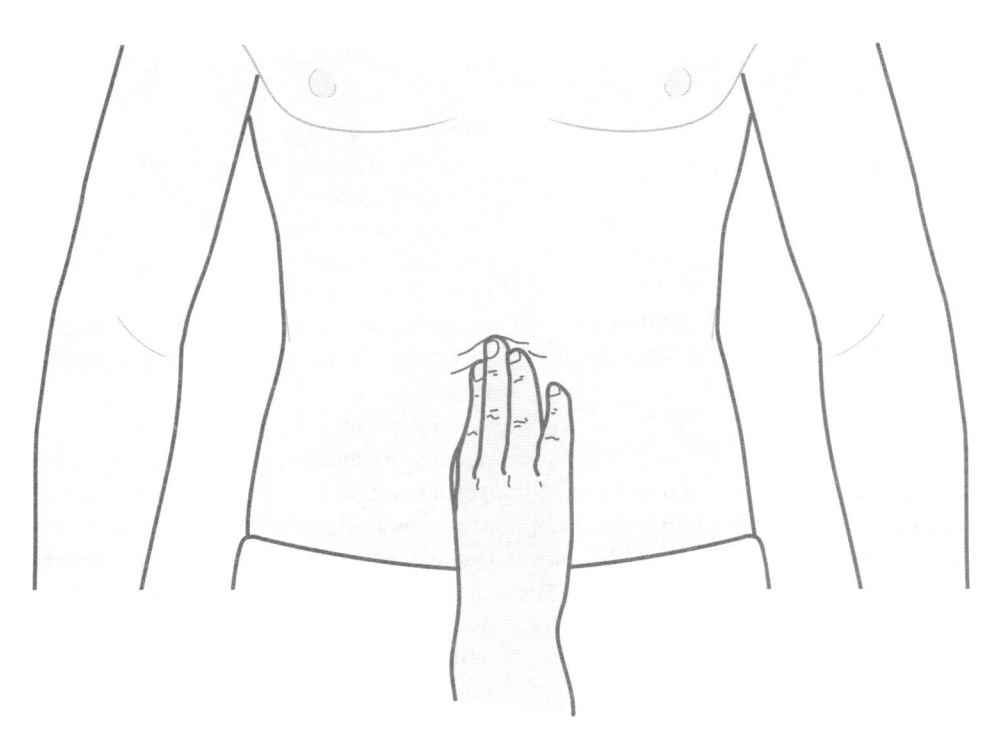

Figura 51.1 Sentindo o pulso umbilical.

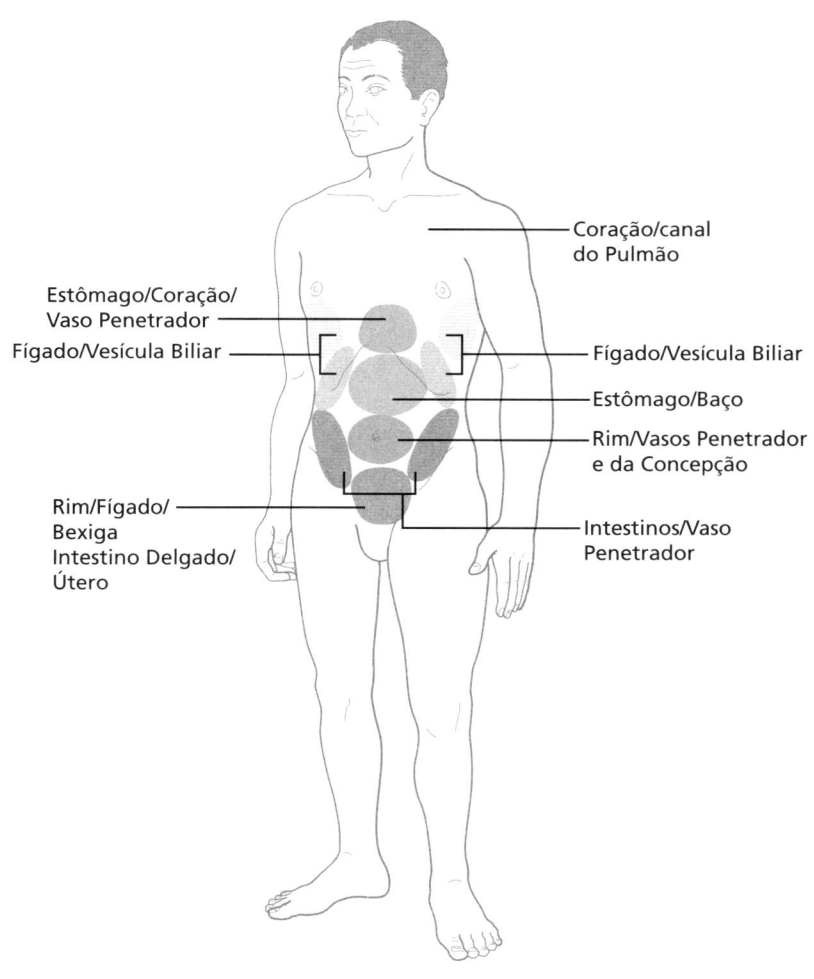

Figura 51.2 Áreas do abdome.

por exemplo, se o pulso apical estiver débil, o pulso radial também deve estar Fraco, Vazio ou Áspero. Qualquer discrepância entre o pulso apical e o pulso radial é um mau sinal prognóstico e geralmente indica cardiopatia.

O pulso apical pode ficar afetado por influências a curto prazo, como choque, susto ou explosão intensa de raiva, caso em que ele se torna muito rápido.

> **PULSO APICAL**
> - Sentido nitidamente, sem ser duro, relativamente lento: normal
> - Débil e sem força: deficiência do *Qi* Torácico (*Zong Qi*)
> - Forte e duro: condição de Excesso do Pulmão e/ou do Coração
> - Largo, mas vazio: deficiência do *Qi* do Coração
> - Parando e reiniciando: choque grave ou alcoolismo
> - Discrepância entre o pulso apical e o radial: mau prognóstico
> - Rápido: choque, susto ou explosão de raiva.

ii) Tórax

O centro do tórax corresponde ao Coração e o restante, aos Pulmões. A palpação do tórax revela o estado de Coração, Pulmões e Pericárdio, e, em termos gerais, qualquer sensibilidade à palpação indica uma condição de Plenitude de um desses órgãos. Por exemplo, se o tórax estiver muito sensível até sob a palpação leve no centro, na área de VC-17 *Shanzhong*, pode indicar estase de Sangue do Coração.

Se o tórax estiver sensível à palpação na área ao redor do centro, isso normalmente indica uma condição de Excesso dos Pulmões, geralmente retenção de Fleuma. Por outro lado, se a palpação do tórax aliviar um desconforto, isso indica uma condição de Deficiência do Coração ou dos Pulmões. Se a palpação superficial do tórax aliviar uma dor, mas o paciente sentir desconforto com a pressão mais profunda, isso indica uma condição combinada de Deficiência e Excesso.

> **TÓRAX**
> - Sensível pela palpação leve de VC-17: estase do Sangue do Coração
> - Sensível ao redor do centro: condição de excesso do Pulmão
> - Sensibilidade que melhora pela palpação: condição de deficiência do Coração ou do Pulmão
> - Sensibilidade que melhora pela palpação leve, mas é suscitada pela palpação mais profunda: Deficiência e Excesso combinados.

iii) Mamas

Ver Parte 1, *Observação*, Capítulo 12; Parte 2, *Interrogatório*, Capítulo 46.

A palpação das mamas em mulheres é realizada quando há nódulos nas mamas. Nódulos nas mamas podem ser malignos ou benignos. O propósito da palpação, na medicina chinesa,

não é o de substituir o diagnóstico ocidental – nunca devemos recorrer à palpação para diferenciar nódulos benignos de malignos –, mas identificar os padrões que os estão causando. A palpação dos nódulos deve levar em consideração sua dureza, suas bordas e sua mobilidade.
- Relativamente mole: Fleuma
- Relativamente duro: estase de Sangue
- Bordas distintas: Fleuma
- Bordas indistintas: Calor Tóxico
- Móvel à palpação: Fleuma
- Imóvel à palpação: estase de Sangue ou Calor Tóxico.

Nódulos pequenos e móveis com bordas distintas e que mudam de tamanho de acordo com o ciclo menstrual normalmente indicam doença fibrocística da mama, que em geral decorre de uma combinação de Fleuma e estagnação do *Qi*. Um único nódulo relativamente duro, móvel e com bordas distintas, que pode ser ligeiramente dolorido, em geral indica um fibroadenoma, que, do ponto de vista da medicina chinesa, é decorrente de uma combinação de Fleuma e estase de Sangue. Um único nódulo duro e imóvel com bordas indistintas, sem dor, pode indicar carcinoma da mama, que, pelo ponto de vista da medicina chinesa, normalmente decorre de uma combinação de Fleuma, estagnação do *Qi* e estase de Sangue ocorrendo em um contexto de desarmonia dos Vasos Penetrador e da Concepção.

> **NÓDULOS MAMÁRIOS MAIS COMUNS**
> - Doença fibrocística (estagnação do *Qi* e Fleuma): múltiplos nódulos pequenos, móveis, com bordas distintas, que mudam de tamanho de acordo com o ciclo menstrual
> - Fibroadenoma (estase de Sangue): um único nódulo móvel, relativamente duro, com bordas distintas, possivelmente dolorido
> - Carcinoma da mama (estase de Sangue e Fleuma): nódulo único, duro, imóvel, indolor e com margens indistintas

Ver Parte 1, *Observação*, Capítulo 16; Parte 2, *Interrogatório*, Capítulo 38.

c) Palpação do abdome

As áreas de palpação do abdome são as seguintes:
i) Hipocôndrios
ii) Epigástrio
iii) Região umbilical
iv) Região central do abdome
v) Laterais inferiores do abdome
vi) Central inferior do abdome. Ver Figura 51.3.

i) Hipocôndrios

Os hipocôndrios incluem o aspecto lateral da caixa torácica e a área imediatamente abaixo dela. Refletem o estado do Fígado e da Vesícula Biliar. Se os hipocôndrios estiverem nitidamente sensíveis à palpação, isso indica estagnação do *Qi* do Fígado, estase de Sangue do Fígado ou Umidade-Calor no Fígado e na Vesícula Biliar. Se a palpação dos hipocôndrios aliviar o desconforto do paciente, isso pode indicar deficiência do Sangue do Fígado.

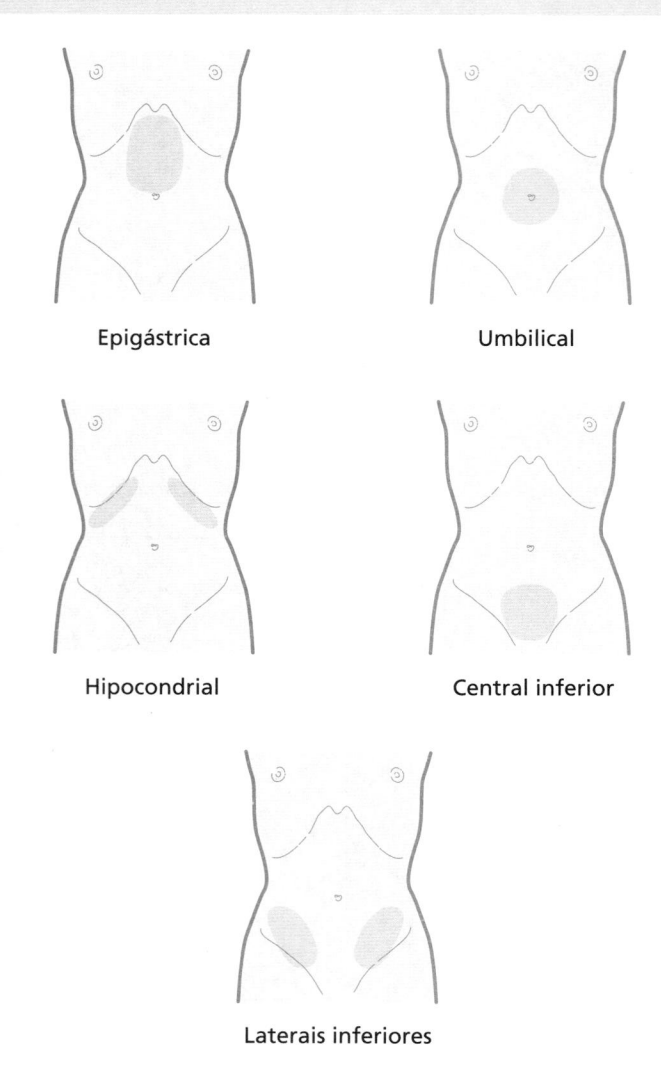

Figura 51.3 Áreas abdominais.

Epigástrica

Umbilical

Hipocondrial

Central inferior

Laterais inferiores

ii) Epigástrio

A área epigástrica é a contida entre o processo xifoide, as margens costais e o umbigo. A palpação do epigástrio revela basicamente a condição do Estômago e do Baço. O epigástrio normal deve ser elástico, nem duro, nem muito mole. A área imediatamente abaixo do processo xifoide reflete a condição do Estômago e do Coração e deve ser relativamente mais mole do que o restante do epigástrio; se essa área estiver dura à palpação, isso geralmente indica estagnação do *Qi* ou do Sangue do Coração, normalmente decorrente de problemas emocionais.

Se o epigástrio estiver duro à palpação, isso indica uma condição de Excesso do Estômago, que pode ser estagnação do *Qi*, estase de Sangue, Umidade ou retenção de Alimentos. Se o epigástrio estiver distendido como um tambor, indica estagnação do *Qi*. Se o paciente tiver uma sensação subjetiva de plenitude, mas o epigástrio estiver mole à palpação, isso indica uma condição combinada de Deficiência e Excesso, geralmente caracterizada por Calor no Estômago e deficiência do *Qi* do Baço. Se a palpação do epigástrio aliviar o desconforto do paciente, evidencia-se uma condição de Deficiência do Estômago.

> **EPIGÁSTRIO**
> - Elástico, nem duro, nem mole: estado saudável do Estômago e do Baço
> - Dureza na área abaixo do processo xifoide: estagnação do *Qi* ou do Sangue do Coração, normalmente decorrente de problemas emocionais
> - Duro: condição de Excesso do Estômago (estagnação do *Qi*, estase de Sangue, Umidade ou retenção de Alimentos)
> - Distendido como um tambor: estagnação do *Qi*
> - Mole à palpação com sensação subjetiva de Plenitude: Calor no Estômago e deficiência do *Qi* do Baço.

iii) Região umbilical

A região umbilical reflete o estado dos Rins e do Vaso Penetrador. Ela deve ser elástica, mas não dura. Se estiver dura e cheia à palpação, isso indica estagnação do *Qi* ou estase de Sangue no Vaso Penetrador. Se estiver dolorida à palpação, indica estase de Sangue no Vaso Penetrador; se estiver muito mole à palpação, indica uma deficiência do Rim e uma deficiência dos Vasos Penetrador e da Concepção.

iv) Região central do abdome

A região central do abdome inclui as áreas à direita, à esquerda e imediatamente abaixo da área umbilical. Essas áreas refletem o estado do Estômago, do Baço e dos Intestinos. Se estiverem duras à palpação, indicam Umidade ou retenção de Alimentos nos Intestinos. Se estiverem doloridas à palpação, indicam estase de Sangue. Se estiverem distendidas como um tambor, indicam estagnação do *Qi*. Se a área central do abdome estiver mole à palpação, isso indica uma deficiência do *Qi* do Baço.

v) Laterais inferiores do abdome

As áreas laterais inferiores do abdome são chamadas de *Shao Fu*, e refletem o estado dos Intestinos e do Vaso Penetrador. Se estiverem duras à palpação, indicam Umidade nos Intestinos ou estase de Sangue no Vaso Penetrador. Se doloridas à palpação, indicam estase de Sangue no Vaso Penetrador. A sensação de massa na área lateral inferior do abdome também indica estase de Sangue nos Intestinos ou no Vaso Penetrador.

vi) Central inferior do abdome

A área central inferior do abdome é chamada de *Xiao Fu* e reflete o estado dos Intestinos, dos Rins e da Bexiga. Se essa área estiver dura à palpação, pode indicar Umidade nos Intestinos ou na Bexiga, ao passo que se estiver dolorida à palpação, pode indicar estagnação do *Qi* ou estase de Sangue nos Intestinos ou na Bexiga.

2. PALPAÇÃO DA PELE

A palpação da pele inclui a palpação da pele do corpo e a palpação do antebraço. A palpação da pele será estruturada sob os seguintes tópicos:
- a) Pele do corpo
  - i) Temperatura
  - ii) Hidratação
  - iii) Textura
  - iv) Fronte
- b) Diagnóstico do antebraço
- c) Palpação das têmporas nas crianças.

a) Pele do corpo

A palpação da pele do corpo tem como objetivo avaliar sua temperatura, sua hidratação e sua textura.

i) Temperatura

A temperatura da pele reflete condições de Calor ou de deficiência de *Yang*. Se a pele estiver quente ao toque, normalmente indica uma condição de Calor; se estiver fria, indica deficiência de *Yang*.

Uma sensação quente da pele à palpação pode estar relacionada mais especificamente com as cinco camadas energéticas de pele, músculos, vasos sanguíneos, tendões e ossos, de acordo com a quantidade de pressão exercida. Essas cinco camadas energéticas refletem o estado dos Pulmões, Baço, Coração, Fígado e Rins, e podem ser agrupadas em três – pele, músculos e vasos sanguíneos, e tendões e ossos – correspondendo a três diferentes pressões da palpação.

> **ATENÇÃO**
>
> Existem três camadas energéticas da palpação:
> - Pele
> - Músculos e vasos sanguíneos
> - Tendões e ossos.

A camada energética da *pele* é sentida pela palpação bem leve; se estiver quente à palpação e a sensação de calor diminuir depois de vários minutos, indica Calor exterior por invasão de Vento ou Calor Vazio por deficiência de *Yin* afetando os Pulmões.

A camada energética dos *músculos e vasos sanguíneos* é sentida pela palpação da pele com uma pressão ligeiramente mais forte; se estiver quente nesse nível, indica Calor interior afetando o Coração ou o Baço.

A camada energética dos *tendões e ossos* é sentida palpando-se a pele com pressão ainda mais forte; se estiver quente nesse nível, indica Calor Vazio por deficiência de *Yin*, normalmente afetando o Fígado e os Rins.

> **PALPAÇÃO DAS CAMADAS ENERGÉTICAS DA PELE**
> - Pele
> - Quente: Vento-Calor ou Calor Vazio por deficiência de *Yin*
> - Músculos e vasos sanguíneos
> - Quente: Calor interior no Coração ou no Baço
> - Tendões e ossos
> - Quente: Calor Vazio por deficiência do Yin do Fígado ou do Rim.

ii) Hidratação

A palpação da pele deve considerar a sua hidratação; a pele normal deve ser ligeiramente úmida e elástica. Se a pele estiver muito úmida por suor, isso indica deficiência do *Yang* ou Calor, ao passo que se estiver úmida e oleosa, indica Umidade. Se a pele estiver seca à palpação, isso indica deficiência de Sangue, deficiência de *Yin* ou estase grave de Sangue. Se a pele estiver áspera à palpação, indica deficiência grave de Sangue, geralmente como condição de base de síndrome de Obstrução Dolorosa (*Bi*).

iii) Textura

Se a pele estiver áspera e muito seca e escamosa, isso indica deficiência grave e secura do Sangue juntamente com uma deficiência do Baço. Se a pele estiver inchada à palpação e a pressão exercida com o polegar deixar cacifo, evidencia-se edema por deficiência de *Yang*; se a pele estiver inchada, mas a pressão exercida pelo polegar não deixar cacifo, indica estagnação do *Qi* ou estase de Sangue.

iv) Fronte

Palpar a fronte para sentir sua temperatura era, na China Antiga, um método para verificar se o paciente estava apresentando "febre". A sensação objetiva de calor pela palpação da fronte é chamada *Fa Re*, que significa literalmente "emissão de calor" e geralmente é traduzida como "febre". Essa tradução não está totalmente correta, porque o paciente pode ou não ter febre. Sempre que o termo "febre" for mencionado nesse contexto, refere-se à sensação objetiva de calor pela palpação da testa. A sensação objetiva de calor pela palpação da testa juntamente com a sensação subjetiva de aversão ao frio indica invasão de Vento externo; essa sensação juntamente com a sensação subjetiva de calor indica Calor interno.

A temperatura da testa deve ser comparada com a das palmas das mãos: se a temperatura da testa for mais quente que a das palmas das mãos, geralmente indica Calor exterior, enquanto se a temperatura das palmas das mãos for mais quente que a temperatura da testa, geralmente indica Calor interior.

PALPAÇÃO DA PELE

- Sensação quente: Calor
- Sensação fria: Frio ou deficiência de *Yang*
- Pele úmida (por suor): deficiência de *Yang* ou Calor
- Pele úmida e oleosa: Umidade ou Fleuma
- Pele seca: deficiência de Sangue ou de *Yin* (ou estase grave de Sangue)
- Pele áspera: deficiência de Sangue
- Pele áspera, seca e escamosa: Sangue deficiente e seco
- Pele inchada com cacifo pela pressão: edema
- Pele inchada sem cacifo pela pressão: estagnação do *Qi* ou estase de Sangue.

b) Diagnóstico do antebraço

O diagnóstico pela palpação da superfície palmar do antebraço, entre o cotovelo e a dobra do punho, foi descrito no Capítulo 74 do *Eixo Espiritual*, que diz: "*A condição rápida ou lenta, grande ou pequena e deslizante ou áspera da pele do antebraço, bem como a firmeza dos músculos, reflete o local da doença*".[3]

Essa citação se refere à palpação da superfície palmar do antebraço. "Rápida ou lenta" se refere à forma como a mão desliza sobre a pele do paciente; ou seja, "rápida" significa que a pele do paciente é lisa e a mão do médico desliza facilmente, e "lenta" significa que a pele do paciente é áspera e a mão do médico não desliza facilmente. "Grande ou pequena" se refere ao tamanho dos músculos dessa parte do braço, e "deslizante ou áspera" se refere à textura da pele do antebraço.

O mesmo capítulo do *Eixo Espiritual* diz:

"*Quando a pele do antebraço é deslizante e úmida, indica invasão de Vento; se for áspera, indica Síndrome de Obstrução Dolorosa por Vento; se for como escama de peixe, indica Fleuma-Fluidos; se estiver quente e o pulso Cheio, indica uma doença de Calor; se a pele estiver fria e o pulso, pequeno, indica diarreia e deficiência de Qi; se a pele estiver extremamente quente e depois ficar fria, indica Calor e Frio combinados; se a pele estiver fria e depois for ficando gradualmente mais quente à palpação, também indica Calor e Frio combinados.*"[4]

Em outras palavras, a textura da pele da superfície interna do antebraço reflete invasões de Vento externo se estiver ligeiramente úmida, deficiência de Sangue se estiver seca, síndrome de Obstrução Dolorosa por Vento se estiver áspera, e deficiência grave do Baço com Fleuma se estiver áspera e grossa, como escamas de peixe. Além disso, a temperatura da pele da parte interna do antebraço reflete condições de Calor ou Frio (particularmente dos Intestinos).

PALPAÇÃO DO ANTEBRAÇO (CAPÍTULO 74 DO *EIXO ESPIRITUAL*)

- Cotovelo quente: Calor acima da cintura
- Mão quente: Calor abaixo da cintura
- Prega interna do cotovelo quente: Calor no peito
- Aspecto lateral do cotovelo quente: Calor na parte superior das costas
- Aspecto interno do braço quente: Calor no abdome
- Três a 4 *cun* abaixo do aspecto lateral do cotovelo quente: vermes nos Intestinos
- Palma da mão quente: Calor no abdome
- Palma da mão fria: Frio no abdome
- Vasos sanguíneos azulados na eminência tenar: Frio no Estômago.

Além da palpação, deve-se observar a pele do aspecto interno do antebraço para determinar se há flacidez, tensão, umidade, secura, protrusão e contração. Se o aspecto interno do antebraço estiver flácido e frouxo, isso indica Calor; se estiver tenso, indica Frio. Se o antebraço estiver úmido, isso indica invasão de Vento; se estiver seco, indica deficiência de Sangue ou de *Yin*. Se a pele do antebraço parecer saliente e ressaltada, isso indica uma condição de Plenitude; se parecer encolhida e murcha, indica uma condição de Vazio.

O *Detailed Discussion of the Essence of Pulse Diagnosis* (*Mai Yao Jing Wei Lun*) elaborou a topografia do antebraço descrita acima, retirada do Capítulo 74 do *Eixo Espiritual*, em um mapa detalhado de correspondência entre as áreas do aspecto interno do antebraço com as partes do corpo (Figura 51.4).[5]

Capítulo 74 do Ling Shu (diagnóstico do antebraço)

"*Se o cotovelo estiver quente, isso indica que a região acima da cintura está quente; se apenas a mão estiver quente, indica que a região abaixo da cintura está quente. Se o aspecto anterior do cotovelo estiver quente, isso indica que o peito está quente; se o aspecto posterior do cotovelo estiver quente, indica que os ombros e as costas estão quentes. Se o meio do braço estiver quente, isso indica que a cintura e o abdome estão*

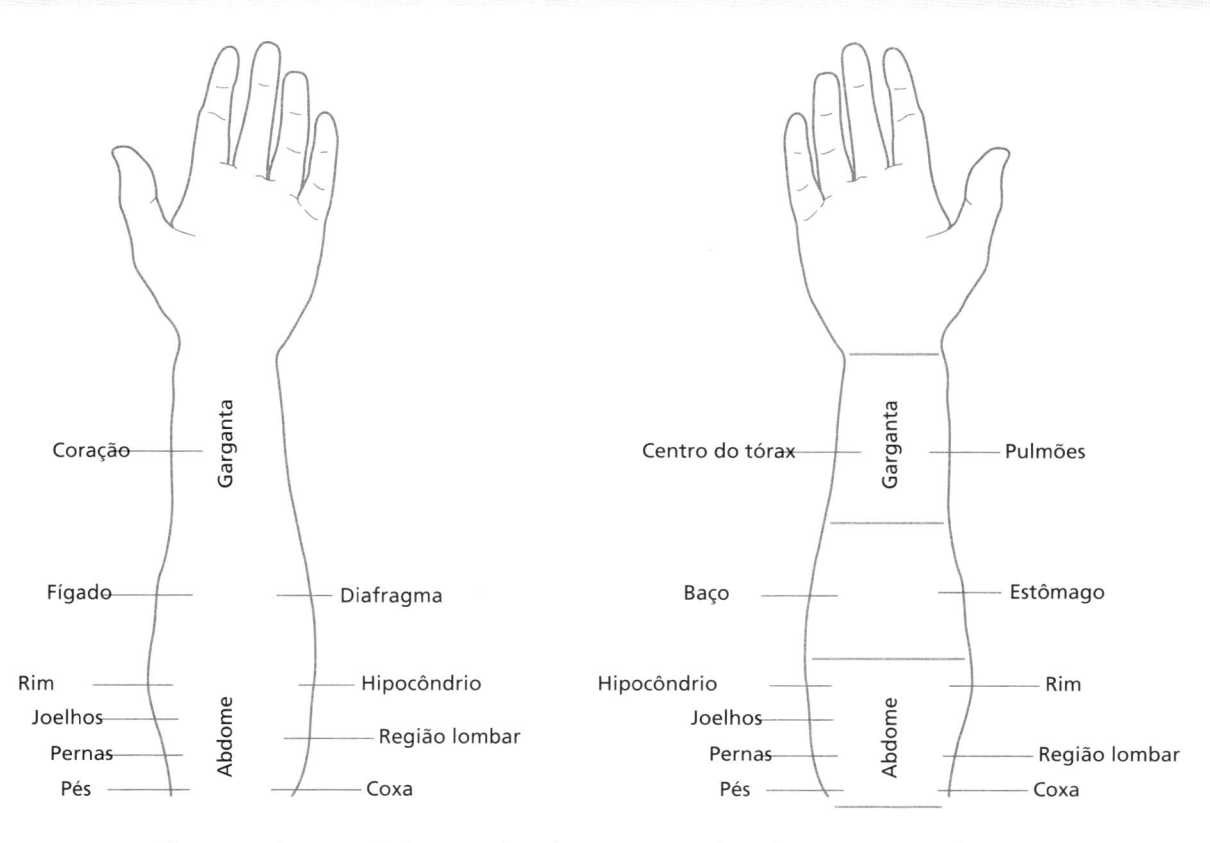

Figura 51.4 Correspondência entre as áreas do aspecto interno do antebraço com as partes do corpo.

quentes. Se a região situada de 3 a 4 cun *abaixo do aspecto posterior do cotovelo estiver quente, isso indica que há vermes nos intestinos. Se a palma da mão estiver quente, isso indica Calor no abdome; se a palma da mão estiver fria, indica Frio no abdome. Se houver vasos azulados na eminência tenar, isso indica Frio no Estômago.*[6]

c) Palpação das têmporas nas crianças

Em bebês com menos de 6 meses de idade, a palpação das têmporas é usada para fins diagnósticos. A área a ser palpada é a que vai do final da sobrancelha até a linha do cabelo na têmpora (Figura 51.5).

Essa área é palpada colocando-se suavemente os dedos indicador, médio e anelar entre o final da sobrancelha e a linha do cabelo temporal com o dedo indicador mais próximo do final da sobrancelha. A mão direita deve ser usada para sentir o lado esquerdo da têmpora da criança e a mão esquerda, para sentir o lado direito. Se essa área estiver quente sob todos os três dedos, isso indica invasão externa de Vento; se estiver fria sob todos os três dedos, indica uma invasão externa de Vento-Frio ou distúrbio de Acúmulo por estagnação no sistema digestivo. Se estiver quente sob os dedos indicador e médio, isso indica Calor acima e Frio abaixo; se estiver quente sob os dedos médio e anelar, indica Calor por susto; se estiver quente apenas sob o dedo indicador, indica Distúrbio de Acúmulo, estagnação do *Qi* no tórax ou problemas com o aleitamento. Logicamente, a sensação quente nessa área também corresponde à sensação objetiva de calor chamada *Fa Re*, que pode ou não corresponder a uma febre real.

Finalmente, a temperatura dessa área da testa do bebê deve ser comparada com a temperatura das palmas das mãos; se a temperatura das palmas das mãos estiver mais quente que a das têmporas, isso indica Calor Vazio, e se a temperatura das têmporas estiver mais quente que a das palmas das mãos, indica Calor Cheio.

PALPAÇÃO DA TÊMPORA EM BEBÊS

- Quente sob os três dedos: invasão externa de Vento-Calor
- Fria sob os três dedos: invasão externa de Vento-Frio ou Distúrbio de Acúmulo
- Quente sob os dedos indicador e médio: Calor acima, Frio abaixo
- Quente sob os dedos médio e anelar: Calor por susto
- Quente sob o dedo indicador apenas: Distúrbio de Acúmulo, estagnação do *Qi* no tórax ou problemas com aleitamento
- Têmporas mais quentes que as palmas das mãos: Calor Cheio
- Palmas das mãos mais quentes que as têmporas: Calor Vazio.

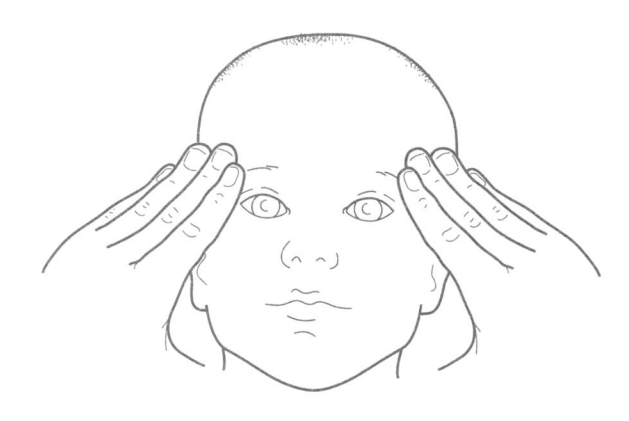

Figura 51.5 Palpação da têmpora em bebês.

3. PALPAÇÃO DAS MÃOS E DOS PÉS

a) Temperatura

A palpação das mãos e dos pés, em particular, a palpação da temperatura dessas áreas, é importante para diagnosticar condições de Calor e Frio. A causa mais comum de mãos frias e pés frios é deficiência de *Yang*. A deficiência do *Yang* do Pulmão e do Coração causa frieza apenas das mãos. A deficiência do *Yang* do Baço e do Rim causa frieza particularmente dos pés, mas geralmente das duas mãos também. A deficiência do *Yang* do Estômago pode causar frieza das mãos e dos pés. No caso de deficiência do *Yang* do Baço e do Rim, a característica particular é que não só as mãos e os pés ficam frios, mas todos os membros ficam frios.

Nas mulheres, as mãos e os pés frios também podem ser causados por deficiência de Sangue. A deficiência do Sangue do Coração pode causar mãos frias, e a deficiência do Sangue do Fígado pode causar pés frios.

A estagnação do *Qi* do Fígado pode causar frieza das mãos e dos pés, particularmente dos dedos das mãos e dos pés; nesse caso, a sensação de frio não é decorrente de uma deficiência de *Yang*, mas do *Qi* estagnado não conseguindo chegar até as extremidades.

> **ATENÇÃO**
> No caso de mãos e pés frios em decorrência de estagnação do *Qi* do Fígado, são os dedos das mãos e dos pés que ficam particularmente frios.

Existem outras causas menos comuns de mãos e pés frios. Uma é Fleuma no Interior, que pode obstruir a circulação do *Qi* para os membros e causar frieza nas mãos; isso também pode acontecer no caso de Fleuma-Calor, dando origem a sintomas contraditórios de calor e frio. Outra situação menos comum de mãos e pés frios é quando há um Calor bastante acentuado e intenso no Interior obstruindo a circulação do *Qi*, de modo que o *Qi* não consegue aquecer as mãos e os pés; essa condição também vai dar origem a sintomas contraditórios de calor e frio. Um exemplo dessa situação é a condição de Calor no Pericárdio, no nível do *Qi* Nutritivo dentro dos Quatro Níveis, que se caracteriza por sintomas e sinais de Calor intenso (língua Vermelho-escura sem saburra, febre à noite, agitação mental etc.), mas mãos frias.

MÃOS E PÉS FRIOS

Causas comuns
- Mãos e pés frios: deficiência do *Yang* do Baço ou do Estômago
- Mãos frias: deficiência do *Yang* do Pulmão e/ou do Coração
- Pés frios: deficiência do *Yang* do Rim
- Mãos e pés frios em mulheres: deficiência de Sangue
- Mãos frias em mulheres: deficiência do Sangue do Coração
- Pés frios em mulheres: deficiência do Sangue do Fígado
- Dedos das mãos e dos pés frios: estagnação do *Qi* do Fígado.

Causas menos comuns
- Mãos e pés frios: Fleuma ou Calor Interior obstruindo a circulação do *Qi*.

b) Palpação e comparação do dorso e da palma da mão

Ao palpar as mãos para sentir sua temperatura, devemos estabelecer a diferença entre o dorso e a palma da mão: dorso quente reflete mais condições de Calor Cheio, enquanto palma quente reflete mais condições de Calor Vazio, embora não seja exclusivamente assim.

> **ATENÇÃO**
> Dorso da mão quente indica Calor Cheio, e palma da mão quente indica Calor Vazio.

No contexto das invasões exteriores de Vento, a palpação do dorso das mãos é importante porque confirma a natureza exterior da condição. De fato, nas invasões exteriores de Vento (seja Vento-Frio ou Vento-Calor), há a contradição característica entre a sensação subjetiva de frio que o paciente sente ("aversão ao frio") ou até calafrios e a sensação objetiva de calor do dorso das mãos à palpação. O termo chinês *Fa Re*, que normalmente é traduzido como "febre" no contexto das invasões exteriores de Vento, na verdade se refere precisamente a isso – ou seja, à sensação *objetiva* de calor do dorso das mãos e da fronte à palpação, e o paciente pode estar ou não com febre real.

Portanto, a comparação entre a temperatura do dorso com a da palma da mão tem duas interpretações: por um lado, ajuda a distinguir Calor Cheio de Calor Vazio, e por outro, no contexto das doenças agudas, confirma a natureza exterior.

O Capítulo 74 do *Eixo Espiritual* relaciona a temperatura da palma da mão com a condição dos Intestinos: se a palma da mão estiver quente, indica Calor nos Intestinos, e se estiver fria, Frio nos Intestinos.[7]

c) Palpação dos pés e das mãos em crianças

Nas crianças, as condições de Calor normalmente se refletem nas plantas dos pés, que ficam quentes, enquanto as condições de Frio normalmente se refletem no dorso do pé e na perna, que ficam frios. Além disso, nas crianças, as pontas dos dedos frias podem indicar choque ou susto, e se a seção média dos dedos das mãos ficar quente, indica uma invasão externa de Vento.

d) Palpação das unhas

A palpação das unhas deve incluir pressioná-las. Quando uma unha é pressionada, surge uma coloração branca e, sob condições normais, ela retoma sua cor rosada normal assim que cessa a pressão. Se a retomada da cor rosada normal ocorrer lentamente, isso indica deficiência de Sangue ou estase de Sangue.

4. PALPAÇÃO DOS PONTOS DE ACUPUNTURA

A palpação dos pontos de acupuntura será estruturada sob os seguintes tópicos:

a) Introdução
b) Pontos de Alarme (*Mu*)
c) Pontos *Shu* Dorsais (*Bei Shu*)
d) Pontos Fonte (*Yuan*).

a) Introdução

A palpação dos pontos de acupuntura tem como objetivo principal verificar se há sensibilidade: se um ponto estiver muito sensível, mesmo pela pressão superficial, isso indica uma condição Cheia daquele canal ou estagnação local. Se a pressão no ponto aliviar uma dor em particular, isso indica uma condição de Vazio daquele canal; e se a pressão no ponto inicialmente melhorar a dor, mas depois causar um desconforto, indica uma condição combinada de Deficiência e Excesso.

Qualquer ponto de acupuntura pode ser usado com fins diagnósticos e, de fato, os pontos *Ah Shi* também podem ser usados. Entretanto, alguns pontos têm um significado diagnóstico particular: os pontos de Alarme (*Mu*), os pontos *Shu* Dorsais e os pontos Fonte (*Yuan*).

b) Pontos de Alarme *(Mu)*

Com uma única exceção, os pontos de Alarme ficam localizados no tórax e no abdome. O caractere chinês *Mu* significa literalmente "levantar, coletar, alistar, recrutar". Neste contexto, tem o significado de coletar, ou seja, são pontos onde os *Qi* dos órgãos relevantes são coletados ou se reúnem. Esses pontos são frequentemente usados no diagnóstico pela palpação porque ficam facilmente doloridos à palpação ou mesmo espontaneamente, quando os órgãos relevantes estão doentes. Eles são usados com fins diagnósticos particularmente, mas não exclusivamente, em condições agudas. Por exemplo, o ponto P-1 *Zhongfu* fica dolorido em doenças pulmonares agudas, como bronquite; entretanto, o mesmo ponto também pode ficar dolorido na asma crônica.

Os pontos de Alarme são:
Pulmões: P-1 *Zhongfu*
Intestino Grosso: E-25 *Tianshu*
Estômago: VC-12 *Zhongwan*
Baço: F-13 *Zhangmen*
Coração: VC-14 *Juque*
Intestino Delgado: VC-4 *Guanyuan*
Bexiga: VC-3 *Zhongji*
Rins: VB-25 *Jingmen*
Pericárdio: VC-17 *Shanzhong*
Triplo Aquecedor: VC-5 *Shimen*
Vesícula Biliar: VB-24 *Riyue*
Fígado: F-14 *Qimen*.

P-1 *Zhongfu* é particularmente útil para diagnosticar condições de Vazio ou Plenitude do Pulmão em doenças do interior, como bronquite aguda ou crônica, asma e enfisema. P-2 *Yunmen* também fica frequentemente dolorido à palpação nas mesmas condições.

E-25 *Tianshu* é um ponto muito importante no diagnóstico abdominal porque ele reflete prontamente condições de Plenitude ou de Vazio, não só do Intestino Grosso, do qual é o ponto de Alarme, mas também do Intestino Delgado. E-25 também é, com frequência, o centro de estagnação de *Qi* ou de estase de Sangue nos Intestinos, em cujo caso o abdome fica distendido à palpação. Esse ponto também é, com frequência, onde a Umidade nos Intestinos se acumula, caso em que ele vai estar duro à palpação.

VC-12 *Zhongwan* é um ponto extremamente importante que sempre deve ser palpado porque reflete condições de Plenitude ou de Vazio do Estômago. Sensação de distensão à palpação indica estagnação de *Qi*, e sensação de dureza à palpação indica Umidade ou retenção de Alimentos; se o ponto estiver muito mole à palpação e a mão do médico afundar facilmente, isso indica uma condição de deficiência do Estômago. Ao palpar VC-12, outros pontos associados devem ser palpados, porque todos eles refletem o estado do Estômago; esses pontos são E-20 *Chengman*, R-17 *Shangqu* e E-21 *Liangmen*.

F-13 *Zhangmen* reflete condições de Plenitude e Vazio do Baço e, com frequência, é possível identificar a sensação de distensão à palpação desse ponto, que indica estagnação de *Qi* no Baço. Ao palpar F-13, outros pontos associados que indicam o estado do Baço devem ser palpados igualmente, em especial R-18 *Shiguan*, VC-9 *Shuifen* e E-21 *Liangmen*.

VC-14 *Juque* é um ponto muito importante que deve ser palpado porque reflete prontamente condições de Plenitude e Vazio do Coração, especialmente quando causadas por problemas emocionais. A consistência e a sensação da área ao redor desse ponto devem ser comparadas e contrapostas com a área do abdome inferior ao redor de VC-6 *Qihai*; a área ao redor de VC-14 deve estar relativamente mole comparada com a área ao redor de VC-6, que não deve estar dura, mas deve estar mais dura que a área ao redor de VC-14. Quando a área ao redor desse ponto estiver distendida ou dura, isso normalmente indica estagnação de *Qi* afetando não só o Coração, mas, em geral, também os Pulmões e o Estômago, normalmente causada por problemas emocionais. Se a área ao redor de VC-14 estiver muito mole e a mão do examinador afundar facilmente, isso indica uma condição de deficiência do Coração. Ao palpar VC-14, devemos também sempre palpar VC-15 *Jiuwei*, porque, embora não seja o ponto de Alarme do Coração, ele funciona muito bem como tal, sua palpação, portanto tem o mesmo significado diagnóstico do ponto VC-14.

VC-4 *Guanyuan* indica condições de Plenitude ou Vazio do Intestino Delgado, mas, pela minha experiência, esse é um aspecto secundário da sua palpação. Eu acho que a condição do Intestino Delgado também se reflete pela palpação de outros pontos, como E-25 *Tianshu*, E-27 *Daju*, E-28 *Shuidao* e E-29 *Guilai*. Em contrapartida, a palpação de VC-4 *Guanyuan* é importante para mostrar condições de Plenitude ou Vazio do Útero e dos Vasos Penetrador e da Concepção. Se esse ponto estiver distendido à palpação, isso indica estagnação de *Qi* no Útero; se estiver duro à palpação, indica retenção de Umidade no Útero; e se estiver duro com sensação de massa, indica estase de Sangue no Útero. Se esse ponto estiver mole e a mão do profissional afundar facilmente, isso indica uma condição de deficiência do Útero e dos Vasos Penetrador e da Concepção (esse achado é comum em mulheres multíparas).

VC-3 *Zhongji* reflete prontamente condições de Plenitude ou Vazio da Bexiga pela palpação. Entretanto, a palpação desse ponto também reflete a condição do canal do Fígado, especialmente em condições urinárias. Por exemplo, se esse ponto estiver distendido à palpação, isso indica estagnação de *Qi* não só na Bexiga, mas também no canal do Fígado, normalmente causando problemas urinários. Se ele estiver duro à palpação, isso indica retenção de Umidade na Bexiga e/ou no canal do Fígado.

VB-25 *Jingmen* reflete doenças do órgão Rim e, se estiver dolorido à palpação, pode indicar presença de infecção renal.

VC-17 *Shanzhong* indica condições de Plenitude ou Vazio no Pericárdio de acordo com os mesmos princípios gerais, dependendo se está duro ou mole à palpação. Entretanto, para determinar condições do Coração e do Pericárdio, a palpação de VC-14 *Juque* e de VC-15 *Jiuwei* é mais importante.

VC-5 *Shimen* reflete a condição do Aquecedor Inferior e, particularmente, de Intestino Delgado, Bexiga, Útero e Rins. Sensação de dureza nesse ponto indica uma condição de Plenitude de um desses órgãos, ao passo que a moleza indica deficiência de um deles e também do *Qi* Original (*Yuan Qi*).

VB-24 *Riyue* indica o estado da Vesícula Biliar. Dureza desse ponto indica Umidade na Vesícula Biliar e moleza indica deficiência do *Qi* da Vesícula Biliar.

F-14 *Qimen* reflete a condição do Fígado. Se esse ponto estiver duro e dolorido à palpação, evidencia-se uma condição de Plenitude do Fígado (estagnação do *Qi*, estase de Sangue, Umidade). Se esse ponto estiver mole à palpação, isso indica deficiência do Sangue do Fígado.

c) Pontos *Shu* Dorsais

Os pontos *Shu* Dorsais estão todos localizados no canal da Bexiga nas costas, e também podem ser usados para fins diagnósticos. Os mesmos princípios que se aplicam para os pontos de Alarme também se aplicam para esses pontos; ou seja, se estiverem doloridos à palpação, indicam uma condição de Plenitude dos órgãos relevantes, ao passo que se a palpação aliviar uma dor em particular, ela indica uma condição de Vazio daquele órgão. Um significado diagnóstico em particular da palpação desses pontos é que eles refletem especificamente uma condição do órgão relevante, e não do seu canal. Por exemplo, sensibilidade no ponto B-18 *Ganshu* pode indicar uma condição de Plenitude do Fígado.

Os pontos *Shu* Dorsais são os seguintes:

Pulmões: B-13 *Feishu*
Pericárdio: B-14 *Jueyinshu*
Coração: B-15 *Xinshu*
Fígado: B-18 *Ganshu*
Vesícula Biliar: B-19 *Danshu*
Baço: B-20 *Pishu*
Estômago: B-21 *Weishu*
Triplo Aquecedor: B-22 *Sanjiaoshu*
Rins: B-23 *Shenshu*
Intestino Grosso: B-25 *Dachangshu*
Intestino Delgado: B-27 *Xiaochangshu*
Bexiga: B-28 *Pangguangshu*.

d) Pontos Fonte *(Yuan)*

O uso diagnóstico dos pontos Fonte está descrito no Capítulo 1 do *Eixo Espirityal*, que diz: "*Se os cinco órgãos* Yin *estiverem acometidos, reações anormais surgirão nos 12 pontos Fonte. Se soubermos a correspondência dos pontos Fonte com os órgãos* Yin *relevantes, poderemos diagnosticar quando um órgão* Yin *está doente*".[8] Essa declaração claramente indica que os pontos Fonte estão relacionados com o *Qi* Original e que as alterações na pele sobre os pontos Fonte ou a sensibilidade à palpação indicam anormalidades no órgão *Yin* relevante. Convém lembrar que o Capítulo 1 do *Eixo Espiritual* relaciona os pontos Fonte apenas dos órgãos *Yin*, como se segue:

P-9 *Taiyuan* para os Pulmões
PC-7 *Daling* para o Coração
BP-3 *Taibai* para o Baço
F-3 *Taichong* para o Fígado
R-3 *Taixi* para os Rins.

Essa relação tem um total de dez pontos (cada ponto sendo bilateral), e os outros dois pontos fonte listados nesse capítulo são VC-15 *Jiuwei* para os tecidos Adiposos e VC-6 *Qihai* para Membranas.

RESULTADOS DO APRENDIZADO

O aluno agora deve entender:
- Que a palpação pelo toque é realizada para determinar a temperatura e a hidratação da pele e dos canais Superficiais de Conexão, e a palpação um pouco mais forte revela a textura e a firmeza da pele e da carne e revela o estado dos canais de Conexão, e a pressão dos músculos revela sua firmeza e presença de massas
- Que a palpação do tórax e do abdome revela o estado dos órgãos internos
- As diferentes regiões abdominais e o que procurar pela palpação
- Que a palpação da pele inclui o corpo, o antebraço e as têmporas em bebês com menos de 6 meses de idade
- O significado da temperatura das mãos e dos pés, em particular as causas comuns e menos comuns de frio
- O significado da temperatura do dorso e da palma da mão
- O significado da temperatura da mão e do pé em crianças e da palpação das unhas nos adultos
- Que os pontos de acupuntura são palpados para verificar se estão doloridos à palpação e determinar condições de Plenitude, Vazio ou Combinadas
- Os principais pontos palpados e o significado dos achados: Os pontos de Alarme (*Mu*) representando cada órgão Yin e Yang, os pontos *Shu* Dorsais (*Bei Shu*) no canal da Bexiga e os pontos Fonte (*Yuan*).

NOTAS

1. 1981 *Spiritual Axis* (*Ling Shu Jing* 灵枢经), People's Health Publishing House, Beijing, publicado pela primeira vez c. 100 a.C., p. 75
2. 1979 *The Yellow Emperor's Classic of Internal Medicine – Simple Questions* (*Huang Di Nei Jing* 黄帝内经素问), People's Health Publishing House, Beijing, p. 146. Publicado pela primeira vez c. 100 a.C.
3. *Spiritual Axis*, p. 133.
4. Ibid., p. 133.
5. Deng Tie Tao, *Practical Chinese Diagnosis* (*Shi Yong Zhong Yi Zhen Duan Xue* 实用中医诊断学), Shanghai Science Publishing House, Shanghai, 1988, p. 167.
6. 1981 *The Yellow Emperor's Classic of Internal Medicine – Spiritual Axis* (*Ling Shu Jing* 灵枢经), People's Health Publishing House, Beijing, publicado pela primeira vez c. 100 a.C., p. 133.
7. *Spiritual Axis*, p. 133.
8. Ibid., p. 3.

Palpação dos Canais

PARTE 3

52

CONTEÚDO DO CAPÍTULO

Canais de Conexão, 429
Palpação, 430

Canais Musculares, 431
Características, 431
Funções, 431
Palpação, 431

Palpação dos Canais na Síndrome de Obstrução Dolorosa (Bi), 431

Palpação dos Canais, 431
Canal do Pulmão, 432
Canal do Intestino Grosso, 432
Canal do Estômago, 432
Canal do Baço, 433
Canal do Coração, 434
Canal do Intestino Delgado, 434
Canal da Bexiga, 435
Canal do Rim, 435
Canal do Pericárdio, 436
Canal do Triplo Aquecedor, 437
Canal da Vesícula Biliar, 437
Canal do Fígado, 438

Além de palpar pontos específicos com significado diagnóstico particular (conforme descrito no capítulo anterior), o diagnóstico pela palpação deve incluir também a palpação dos canais. Antes de discutir a palpação dos canais propriamente ditos, devemos discutir o significado energético dos canais secundários, em particular, dos canais de Conexão (*Luo*) e dos canais Musculares (*Jing Jin*): são os dois canais secundários particularmente envolvidos na palpação. Os outros canais secundários, os canais Divergentes (*Jing Bie*), não estão envolvidos na palpação porque se situam em um nível profundo, mais profundo que os canais Principais.

Este capítulo será estruturado nas seguintes partes:
1. Canais de Conexão
2. Canais Musculares
3. Palpação dos canais na Síndrome de Obstrução Dolorosa (*Bi*)
4. Palpação dos canais individuais.

1. CANAIS DE CONEXÃO

Os canais de Conexão são chamados de *Luo Mai*: *Luo* significa "rede". (Os canais Principais são chamados de *Jing Mai*, e *Jing* tem o significado de "linha", "rota" e "caminho".) O Capítulo 17 do *Eixo Espiritual* confirma que os canais de Conexão são "horizontais" ou "transversais": "*Os canais Principais ficam no Interior, seus ramos são horizontais* [ou transversais] *e formam os canais* Luo."[1]

Os canais de Conexão são mais superficiais que os canais Principais e correm em todas as direções, embora mais horizontal do que verticalmente. Em particular, eles ocupam o espaço entre a pele e os músculos – ou seja, o espaço *Cou Li*. Os componentes de cada sistema de canais correspondem a diferentes camadas energéticas pertencentes àquele canal. Por exemplo, se tomarmos o canal do Pulmão, a parte mais superficial dele é a pele sobreposta ao trajeto do canal; abaixo, há o espaço *Cou Li* – ou seja, o espaço entre a pele e os músculos, onde os canais de Conexão Superficiais passam; abaixo destes, o canal de Conexão propriamente dito ocupa o espaço entre os músculos e os tendões; abaixo deste há o canal Principal do Pulmão e abaixo dele, o canal de Conexão Profundo do Pulmão (Figura 52.1).

É importante visualizar os canais de Conexão não como linhas, mas como espaços ocupados por canais. Por essa razão, seria mais adequado chamá-los de "áreas de Conexão" (áreas *Luo*) em vez de "canais". Os principais ramos dos canais de Conexão que começam nos pontos de Conexão e fluem para várias áreas são chamados de *Bie*, ou "divergentes" (a mesma palavra usada para canais Divergentes). Por exemplo, o canal de Conexão do Pulmão começa em P-7 *Lieque* e flui para a eminência tenar do polegar. A Figura 52.2 ilustra a diferença entre o canal de Conexão e a área de Conexão.

Portanto, os canais de Conexão ocupam o espaço entre os canais Principais e a pele; contudo, dentro desse espaço também existem graus de profundidade. Nas camadas mais superficiais, logo abaixo da pele, estão os canais de Conexão menores, chamados de Diminutos, e os canais de Conexão Superficiais. Os canais de Conexão Diminutos são chamados *Sun*, e os canais Superficiais são chamados *Fu*.

O Capítulo 17 do *Eixo Espiritual* diz: "*Os canais Principais estão no Interior, seus ramos são horizontais* [ou transversais], *formando os canais* Luo: *as ramificações destes são os* Luo Diminutos."[2] O Capítulo 10 do *Eixo Espiritual* diz: "*Os ramos mais superficiais dos canais que podem ser vistos são os canais* Luo".[3] O Capítulo 58 do *Questões Simples* diz: "*Os* Luo Diminutos [Sun Luo] *se comunicam com os 365 pontos*".[4]

Entretanto, os canais de Conexão também se situam em uma camada mais profunda que a dos canais Principais. São chamados canais de Conexão Profundos, e estão conectados com os vasos sanguíneos e com o Sangue de modo geral.

Os 12 canais Principais estão situados entre os canais de Conexão *Yang* e *Yin*. É através dos canais de Conexão *Yin* e *Yang* que o *Qi* Nutritivo e Defensivo, o *Qi* e o Sangue dos canais principais se espalham em todas as direções, permeando e irrigando os Órgãos Internos. Também é por meio dos canais de Conexão

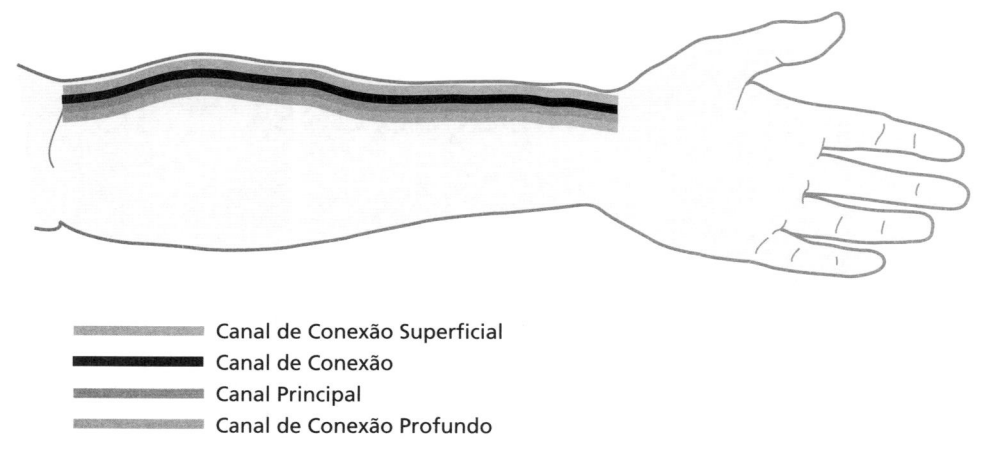

Figura 52.1 Camadas energéticas de um canal (Pulmão).

- Canal de Conexão Superficial
- Canal de Conexão
- Canal Principal
- Canal de Conexão Profundo

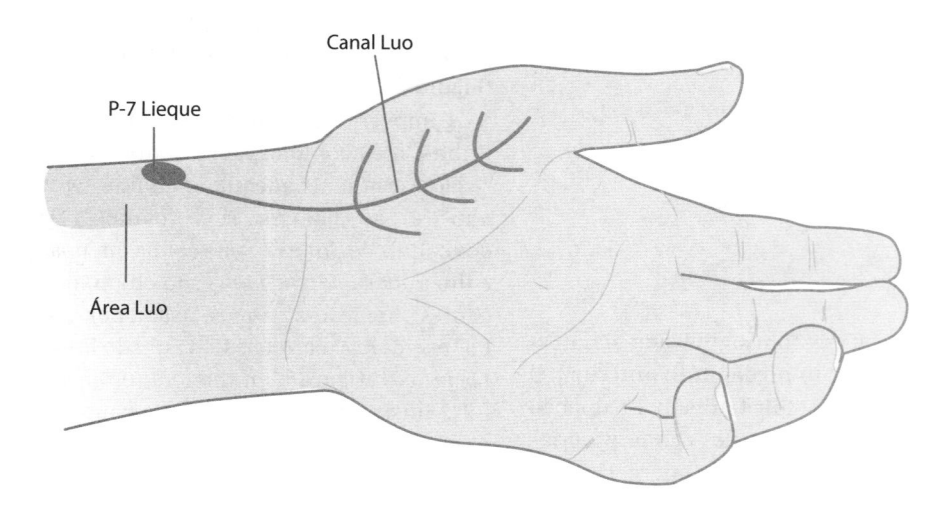

Figura 52.2 Diferença entre canal de Conexão e área de Conexão.

que a essência dos Órgãos Internos é transportada para os canais principais e, através deles, para todo o corpo.

Os canais de Conexão não conseguem penetrar nas grandes articulações do corpo como fazem os canais Principais, portanto, eles ficam restritos aos espaços entre o trajeto profundo dos canais Principais e a superfície do corpo. Os canais de Conexão também ocupam os espaços e as "cavidades" do corpo, que são parte do Triplo Aquecedor. Isso significa que a maior parte da estagnação no corpo, na verdade, ocorre nos canais de Conexão, porque eles estão "confinados" nesses espaços (uma vez que não conseguem passar através das grandes articulações) e porque eles formam uma rede que "captura" facilmente fatores patogênicos ou nos quais o Qi e/ou o Sangue ficam estagnados.

O Capítulo 10 do *Eixo Espiritual* diz: "*Os canais Luo não conseguem passar através das grandes articulações; para [penetrarem e] saírem, eles devem mover-se por rotas alternativas. Eles, então, entram e se juntam novamente abaixo da pele, podendo, assim, ser vistos pelo lado externo. Para agulhar o canal Luo, temos de agulhar acima do acúmulo, onde o Sangue está concentrado. Mesmo que não haja acúmulo de sangue, devemos picar para provocar um sangramento rápido para drenar os fatores patogênicos para fora; se isso não for feito, pode haver desenvolvimento de síndrome Bi.*"[5]

Palpação

A palpação dos membros envolve essencialmente a palpação dos canais de Conexão, em especial, os canais de Conexão Superficiais e os canais de Conexão propriamente ditos. Em termos gerais, quanto mais distal o ponto, mais ele reflete o estado dos canais de Conexão; e quanto mais proximal o ponto, mais reflete o estado dos canais Principais. Por exemplo, a palpação do antebraço, de P-10 a P-5 e um pouco mais além, reflete o estado da porção do canal de Conexão do Pulmão, ao passo que a palpação da área de P-2 e P-1 reflete principalmente o estado do canal Principal do Pulmão (e do órgão propriamente dito). Ver Figura 52.3.

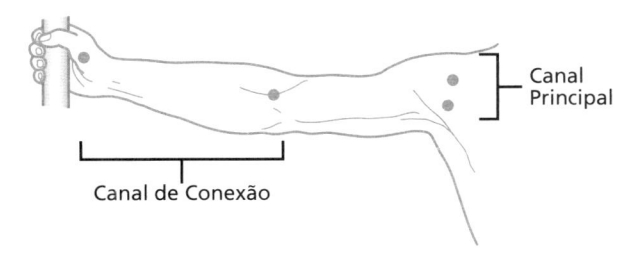

Figura 52.3 Pontos que refletem o canal de Conexão ou o canal Principal à palpação.

O *toque* da pele revela sua temperatura e hidratação, assim como o estado dos canais de Conexão Superficiais: sensação de calor indica Calor do canal de Conexão Superficial, enquanto sensação de frio indica Frio naquele determinado canal. Secura da pele indica falta de fluidos corporais nos canais de Conexão Superficiais (relacionada com Pulmões e Baço), enquanto suor excessivo indica um estado de fraqueza do espaço entre a pele e os músculos (relacionado com deficiência do Qi do Pulmão).

Palpar a pele revela a textura e a firmeza da pele e da carne e reflete o estado dos canais de Conexão. Flacidez indica fraqueza do canal de Conexão daquele canal que está sendo palpado, enquanto dureza indica estagnação no canal de Conexão.

Pressionar os músculos revela a firmeza dos músculos e dos tendões e possíveis nódulos ou massas. Rigidez e dureza das camadas abaixo da carne do membro indicam uma condição de Plenitude dos canais de Conexão (estagnação do Qi e/ou do Sangue), ao passo que flacidez indica uma condição de Vazio do canal de Conexão.

O Capítulo 10 do *Ling Shu* (diagnóstico dos canais de Conexão) descreve: *"Em termos de diagnóstico de acordo com os canais Luo, a cor azulada dos canais Luo [visíveis na pele] indica Frio ou dor, enquanto vermelhidão dos canais Luo indica Calor. Se houver Frio no Estômago, os canais Luo da eminência tenar ficam azulados; se houver Calor no Estômago, os canais Luo da eminência tenar ficam avermelhados; se os canais Luo da eminência tenar ficarem escuros, isso indica Síndrome Bi com retenção prolongada de fatores patogênicos; se os canais Luo da eminência tenar ficarem avermelhados, escuros e azulados, ocorre mistura de Frio e Calor; se os canais Luo da eminência tenar ficarem azulados e curtos, verifica-se deficiência do Qi."*[6]

2. CANAIS MUSCULARES

Os canais Musculares são chamados *Jing Jin*, que pode ser traduzido como "músculos semelhantes a canais" ou "músculos dos canais". Eles são discutidos no Capítulo 13 do *Eixo Espiritual*.

Características

Os canais Musculares têm as seguintes características:
- Ficam na superfície do corpo
- Não se conectam com os Órgãos Internos
- Todos se originam nas extremidades
- Em geral, seguem o curso do canal Principal, com exceções (p. ex., o canal Muscular da Bexiga)
- Seguem os contornos dos principais músculos sobrepostos aos canais Principais.

Funções

- Protegem o corpo de trauma
- Sustentam o corpo em sua posição ereta
- Mantêm a integridade do corpo porque fazem a conexão dos "100 ossos"
- Governam o movimento das articulações
- Permitem o movimento do corpo
- Contribuem para a integração da superfície do corpo com o Interior
- Contribuem com a integração e a conexão dentro dos canais *Yang* e *Yin* (ou seja, a conexão entre os canais *Yang* Maior, *Yang* Brilhante e *Yin* Menor, e entre os canais *Yin* Maior, *Yin* Menor e *Yin* Terminal).

Palpação

A palpação dos canais Musculares é feita com relativa firmeza e revela a consistência dos músculos. Se estiverem rígidos e duros à palpação, isso indica estagnação do Qi ou Frio nos canais Musculares, enquanto se estiverem flácidos, indica uma deficiência do Qi e/ou do Sangue nos canais Musculares.

A patologia dos canais Musculares está essencialmente relacionada apenas com invasão de fatores patogênicos externos ou trauma.

3. PALPAÇÃO DOS CANAIS NA SÍNDROME DE OBSTRUÇÃO DOLOROSA (*BI*)

A palpação dos pontos ao longo do canal é essencial no tratamento da Síndrome de Obstrução Dolorosa – consiste não apenas na palpação de pontos de acupuntura reais, mas também de pontos *Ah Shi*. Portanto, para encontrar pontos *Ah Shi*, todo o canal precisa ser palpado.

A escolha de pontos no tratamento da Síndrome de Obstrução Dolorosa é baseada principalmente em um ou mais pontos distais do canal afetado (normalmente, agulhados com método de redução ou de harmonização) e em vários pontos locais, de acordo com a sensibilidade à palpação. A palpação de pontos *Ah Shi* tem dois propósitos: no diagnóstico, permite que identifiquemos o canal afetado com precisão; e no tratamento, permite que tratemos os pontos reativos (porque sua sensibilidade indica os pontos de estagnação local).

A identificação do canal afetado por meio da palpação é absolutamente essencial para a escolha dos pontos distais e locais. Por exemplo, em problemas do ombro, devemos identificar claramente o canal envolvido, que pode ser o canal do Intestino Delgado, do Triplo Aquecedor, do Intestino Grosso ou do Pulmão.

4. PALPAÇÃO DOS CANAIS

Cada canal tem áreas específicas com um significado diagnóstico em particular à palpação. A seguir, uma discussão dessas áreas para cada canal – para cada canal, dois aspectos da palpação são discutidos: a palpação de um vaso sanguíneo sobre o canal e a palpação da pele sobre o canal. Para a palpação da pele, três aspectos são discutidos: temperatura, textura e sensibilidade.

a) Canal do Pulmão

Além da palpação de pontos ao longo dos canais, a palpação da posição Anterior da artéria radial do lado direito propriamente dito é uma forma de palpar o canal do Pulmão.

i) Palpação do vaso sanguíneo

A artéria axilar pode ser palpada ao longo do canal, na região que vai de P-1 *Zhongfu* a P-4 *Xiabai*. Se estiver superficial à palpação, ela indica uma invasão externa de Vento na porção do *Qi* Defensivo do Pulmão; se estiver profunda, indica um problema interno do Pulmão; se estiver rápida, indica Calor no Pulmão, e se estiver lenta, denota Umidade-Fleuma ou Frio-Fleuma nos Pulmões. Se a pulsação da artéria estiver vazia, indica deficiência do *Qi* do Pulmão, ao passo que, se estiver cheia, denota uma condição de Plenitude do Pulmão, como Fleuma nos Pulmões.

ii) Palpação da pele

Temperatura

Além de sentir a pulsação da artéria axilar, devemos palpar a pele sobre o canal do Pulmão, novamente entre a área que vai de P-1 *Zhongfu* até P-4 *Xiabai*. Se a pele estiver quente, ela indica Calor no Pulmão, enquanto se estiver fria, indica Frio-Fleuma nos Pulmões.

Textura

Se a pele estiver flácida, isso denota deficiência do *Qi* do Pulmão, e se estiver áspera e rígida, indica uma condição de Plenitude dos Pulmões.

Sensibilidade

Sensibilidade à palpação indica estagnação do *Qi* e do Sangue no canal do Pulmão: se a sensibilidade for provocada por pressão leve, indica estagnação nas camadas superficiais, no nível da camada energética do canal de Conexão do Pulmão; se for provocada por pressão profunda, indica estagnação nas camadas energéticas profundas do canal – ou seja, camadas energéticas dos tendões e ossos.

PALPAÇÃO DO CANAL DO PULMÃO

Palpação do vaso sanguíneo
Artéria axilar entre P-1 *Zhongfu* e P-4 *Xiabai*
- Superficial: invasão externa de Vento na porção do *Qi* Defensivo do Pulmão
- Profunda: problema interno do Pulmão
- Rápida: Calor no Pulmão
- Lenta: Umidade-Fleuma ou Frio-Fleuma nos Pulmões
- Vazia: deficiência do *Qi* do Pulmão
- Cheia: condição de Plenitude do Pulmão.

Palpação da pele
Temperatura
- Quente: Calor no Pulmão
- Fria: Frio-Fleuma nos Pulmões.

Textura
- Flácida: deficiência do *Qi* do Pulmão
- Áspera e rígida: condição de Plenitude dos Pulmões.

Sensibilidade
- Sensibilidade com pressão leve: estagnação nas camadas superficiais do canal de Conexão do Pulmão
- Sensibilidade com pressão profunda: estagnação nas camadas energéticas profundas do canal – ou seja, camadas energéticas dos tendões e ossos.

b) Canal do Intestino Grosso

A área diagnóstica para palpação no canal do Intestino Grosso é a que vai de IG-4 *Hegu* até IG-5 *Yangxi* – especialmente esta, onde a artéria radial pode ser sentida.

i) Palpação do vaso sanguíneo

Se a pulsação na área de IG-5 *Yangxi* estiver superficial e larga, isso indica condições como paralisia facial, abscesso dentário ou Vento-Calor externo; se estiver profunda, pode indicar uma patologia intestinal, como dor abdominal, constipação ou diarreia; se estiver rápida, denota uma condição de Calor do Intestino Grosso, e se estiver lenta, uma condição de Frio; se a pulsação estiver vazia, denota uma condição de Vazio do Intestino Grosso, e se estiver cheia, uma condição de Plenitude com estagnação e dor abdominal.

ii) Palpação da pele

Temperatura

Se a pele na área de IG-4 *Hegu* e IG-5 *Yangxi* estiver quente, ela indica uma condição de Calor do canal, geralmente causando abscesso dentário ou amigdalite; se estiver fria, denota uma condição de Frio.

Textura

Se a pele nessa mesma área estiver flácida, isso indica uma condição de Vazio do Intestino Grosso, com sintomas como diarreia crônica; se a pele estiver áspera e dura, denota uma condição de Plenitude do Intestino Grosso, com sintomas como diarreia por Umidade-Calor.

Sensibilidade

Se a área entre IG-4 *Hegu* e IG-5 *Yangxi* estiver dolorida pela palpação leve, isso indica uma estagnação nos canais de Conexão Superficiais (com sintomas como formigamento facial), enquanto se estiver dolorida à pressão profunda, indica uma estagnação dos canais de Conexão Profundos, com sintomas como tendinite crônica do ombro ou do cotovelo com estagnação de longa data. Se houver uma sensibilidade espontânea que melhora pela palpação, ela indica uma condição de Vazio do canal, ao passo que se a sensibilidade piorar pela palpação, denota uma condição de Plenitude do canal.

c) Canal do Estômago

i) Palpação do vaso sanguíneo

As duas áreas com significado diagnóstico são E-42 *Chongyang* e E-9 *Renying*.

E-42 Chongyang

A artéria dorsal pode ser sentida nesse ponto. Se a pulsação estiver superficial, ela indica problemas no canal do Estômago, como dor de cabeça ou dor de garganta; se estiver profunda, denota um problema do órgão Estômago com sintomas como dor epigástrica. Se a pulsação estiver rápida, ela indica Calor no canal do Estômago com sintomas como sede e problemas dos dentes ou das gengivas por Calor; se estiver lenta, indica

Frio no canal do Estômago. Se a pulsação estiver vazia, denota uma condição de Vazio do Estômago com sintomas como dor epigástrica surda, ao passo que se estiver cheia, indica uma condição de Plenitude do Estômago com sintomas como dor epigástrica por estagnação.

E-9 Renying

A artéria carótida pode ser sentida nesse ponto. Esse é um ponto Janela do Céu que regula o fluxo de ida e vinda do *Qi* para a cabeça. Se o pulso carotídeo estiver cheio e rápido, isso indica uma condição de Plenitude com excesso de *Yang* na cabeça; se estiver vazio, indica uma condição de Vazio com deficiência do *Qi* e/ou do Sangue na cabeça.

ii) Palpação da pele

A área ao redor de E-42 *Chongyang* deve ser palpada.

Temperatura

Se a pele estiver quente à palpação, ela indica uma condição de Calor do canal do Estômago, que pode estar causando problemas na gengiva ou nas mamas (em mulheres); se a pele estiver fria, indica uma condição de Frio do Estômago com sintomas como dor epigástrica surda.

Textura

Se a pele na área de E-42 *Chongyang* estiver flácida, isso indica uma condição de Vazio do Estômago, com sintomas como dor epigástrica surda, ao passo que se estiver áspera e dura, denota uma condição de Plenitude do Estômago que pode estar causando dor epigástrica aguda ou uma patologia da mama (em mulheres).

Sensibilidade

Se a área estiver sensível à palpação leve, isso indica uma estagnação nos canais de Conexão Superficiais, com sintomas como paralisia facial; se estiver sensível à pressão profunda, indica estagnação do *Qi* e/ou do Sangue nos canais de Conexão propriamente ditos e nos canais Principais, com sintomas como Síndrome de Obstrução Dolorosa ao longo do canal do Estômago.

Se houver sensibilidade que é aliviada pela pressão, isso indica uma condição de Vazio do canal, ao passo que se for agravada pela pressão, indica uma condição de Plenitude do canal.

d) Canal do Baço

A área diagnóstica para palpação no canal do Baço é a área que vai de BP-11 *Jimen* até BP-12 *Chongmen*, onde a artéria femoral pode ser sentida.

i) Palpação do vaso sanguíneo

Se a pulsação na área de BP-11 *Jimen* até BP-12 *Chongmen* estiver superficial e larga, isso indica condições cutâneas, como erisipela; se estiver profunda, pode indicar uma patologia intestinal, como dor ou plenitude abdominal; se estiver rápida, denota uma condição de Calor do canal do Baço; se estiver lenta, uma condição de Frio do órgão, com sintomas como diarreia; se a pulsação estiver vazia, denota uma condição de Vazio do Baço, com sintomas como lassidão, fraqueza e fezes amolecidas; e, se estiver cheia, uma condição de Plenitude com estagnação e dor abdominal.

PALPAÇÃO DO CANAL DO INTESTINO GROSSO

Palpação do vaso sanguíneo
De IG-4 *Hegu* a IG-5 *Yangxi*
- Superficial e larga: paralisia facial, abscesso dentário ou Vento-Calor externo
- Profunda: patologia do Intestino
- Rápida: Calor
- Lenta: Frio
- Vazia: condição de Vazio
- Cheia: condição de Plenitude com estagnação e dor abdominal.

Palpação da pele
Temperatura
- Quente: condição de Calor (dente, amígdala)
- Fria: condição de Frio.

Textura
- Flácida: Vazio (diarreia)
- Áspera e dura: Plenitude (diarreia por Umidade-Calor).

Sensibilidade
- Sensível pela palpação leve: estagnação nos canais de Conexão Superficiais
- Sensível pela pressão profunda: estagnação nos canais de Conexão propriamente ditos e nos canais de Conexão Profundos
- Sensibilidade espontânea que melhora pela palpação: condição de Vazio no canal
- Sensibilidade que piora pela palpação: condição de Plenitude do canal.

PALPAÇÃO DO CANAL DO ESTÔMAGO

Palpação do vaso sanguíneo
E-42 *Chongyang* e E-9 *Renying*
E-42 *Chongyang*
- Superficial: problemas no canal do Estômago (cabeça, garganta)
- Profunda: problemas no órgão Estômago (dor epigástrica)
- Rápida: Calor no canal do Estômago (gengivas, boca)
- Lenta: Frio no canal do Estômago
- Vazia: condição de Vazio do Estômago (dor epigástrica surda)
- Cheia: condição de Plenitude do Estômago (estagnação)
E-9 *Renying*
- Cheia e rápida: condição de Plenitude com excesso de Yang na cabeça
- Vazia: condição de Vazio com deficiência do *Qi* e/ou do Sangue na cabeça.

Palpação da pele
Ao redor de E-42 *Chongyang*.
Temperatura
- Quente: Calor no canal do Estômago (gengivas ou mamas – nas mulheres)
- Fria: condição de Frio do Estômago (epigástrio).

Textura
- Flácida: condição de Vazio do Estômago (epigástrio)
- Áspera e dura: condição de Excesso do Estômago (pode ser uma patologia das mamas, em mulheres).

Sensibilidade
- Sensível pela palpação leve: estagnação nos canais de Conexão Superficiais
- Sensível pela pressão profunda: estagnação do *Qi* e/ou do Sangue nos canais de Conexão propriamente ditos e nos canais Principais, com sintomas como Síndrome de Obstrução Dolorosa crônica ao longo do canal do Estômago
- Sensibilidade que melhora pela pressão: condição de Vazio do canal
- Sensibilidade que piora pela pressão: condição de Plenitude do canal.

ii) Palpação da pele

Temperatura

Se a pele na área de BP-11 *Jimen* e BP-12 *Chongmen* estiver quente, isso indica uma condição de Calor do canal, geralmente causando erisipela; se estiver fria, denota uma condição de Frio, com sintomas como membros frios.

Textura
Se a pele nessa mesma área estiver flácida, isso indica uma condição de Vazio do Baço, com sintomas como diarreia crônica; se a pele estiver áspera e dura, denota uma condição de Plenitude do Baço, com sintomas como diarreia por Umidade-Calor.

Sensibilidade
Se a área entre BP-11 *Jimen* e BP-12 *Chongmen* estiver sensível à palpação leve, isso indica estagnação nos canais de Conexão Superficiais, ao passo que se estiver sensível pela pressão profunda, indica uma estagnação nos canais de Conexão propriamente ditos e, possivelmente, também nos canais de Conexão Profundos, com sintomas como dor crônica na virilha. Se houver sensibilidade espontânea que melhora pela palpação, isso indica uma condição de Vazio do canal, enquanto se a sensibilidade piorar pela palpação, denota uma condição de Plenitude do canal.

PALPAÇÃO DO CANAL DO BAÇO

Palpação do vaso sanguíneo
De BP-11 *Jimen* a BP-12 *Chongmen*
- Superficial e larga: erupções cutâneas
- Profunda: patologia intestinal
- Rápida: Calor no canal do Baço
- Lenta: Condição de Frio (diarreia)
- Vazia: condição de Vazio (fezes amolecidas, cansaço)
- Cheia: estagnação nos Intestinos.

Palpação da pele
Temperatura
- Quente: Calor no canal
- Fria: Frio (membros).

Textura
- Flácida: condição de Vazio (diarreia)
- Áspera e dura: condição de Plenitude (diarreia por Umidade-Calor)

Sensibilidade
- Sensível pela palpação leve: estagnação nos canais de Conexão Superficiais
- Sensível pela pressão profunda: estagnação no canal de Conexão propriamente dito e no canal de Conexão Profundo
- Sensibilidade espontânea que melhora pela pressão: condição de Vazio do canal
- Sensibilidade espontânea que piora pela pressão: condição de Plenitude do canal.

---

e) Canal do Coração

As áreas diagnósticas de palpação do canal do Coração são C-7 *Shenmen*, onde a artéria ulnar pode ser sentida, e C-1 *Jiquan*, onde a artéria axilar pode ser sentida.

i) Palpação do vaso sanguíneo

Se a pulsação na área de C-7 *Shenmen* e C-1 *Jiquan* estiver superficial e larga, isso indica condições que se apresentam com olhos vermelhos por Calor no Coração ou erisipela; se estiver profunda, pode indicar uma condição se apresentando com palpitações e dor no peito; se estiver rápida, denota uma condição de Calor do canal do Coração, com sintomas como úlceras na língua, ao passo que se estiver lenta, uma condição de Frio, como Síndrome de Obstrução Dolorosa no Tórax; se a pulsação estiver vazia, denota uma condição de Vazio do Coração, com sintomas como ansiedade e falta de memória, e se estiver cheia, denota uma condição de Plenitude, com sintomas como agitação mental.

ii) Palpação da pele

Temperatura
Se a pele na área de C-7 *Shenmen* e C-1 *Jiquan* estiver quente, isso indica uma condição de Calor do canal, amiúde causando olhos vermelhos, palmas das mãos quentes ou erisipela; se estiver fria, denota uma condição de Frio, geralmente causando dor no peito.

Textura
Se a pele nessa mesma área estiver flácida, isso indica uma condição de Vazio do canal do Coração, com sinais como contração do dedo mínimo da mão; se a pele estiver áspera e dura, denota uma condição de Plenitude do canal do Coração, como Calor no Coração, causando úlceras na língua.

Sensibilidade
Se as áreas de C-7 *Shenmen* e C-1 *Jiquan* mostrarem-se doloridas pela palpação leve, isso indica uma estagnação nos canais de Conexão Superficiais, ao passo que se houver sensibilidade pela pressão profunda, indica uma estagnação nos canais de Conexão propriamente ditos, e possivelmente também nos canais de Conexão Profundos, com sintomas como Síndrome de Obstrução Dolorosa no Tórax. Se houver sensibilidade espontânea que melhora pela palpação, isso indica uma condição de Vazio do canal, ao passo que se a sensibilidade piorar pela palpação, denota uma condição de Plenitude do canal.

PALPAÇÃO DO CANAL DO CORAÇÃO

Palpação do vaso sanguíneo
De C-7 *Shenmen* a C-1 *Jiquan*
- Superficial e larga: Calor no Coração (olhos)
- Profunda: palpitações e dor no peito
- Rápida: Calor no canal do Coração (úlceras na língua)
- Lenta: Síndrome de Obstrução Dolorosa no Tórax
- Vazia: condição de Vazio (mental)
- Cheia: condição de Plenitude (mental).

Palpação da pele
Temperatura
- Quente: Calor (olhos)
- Fria: Frio (tórax).

Textura
- Flácida: condição de Vazio do canal (mãos)
- Áspera e dura: condição de Plenitude do canal (úlceras na língua).

Sensibilidade
- Sensível pela palpação leve: estagnação no canal de Conexão Superficial
- Sensível pela pressão profunda: estagnação no canal de Conexão propriamente dito e no canal de Conexão Profundo
- Sensibilidade espontânea que melhora por pressão: condição de Vazio do canal
- Sensibilidade espontânea que piora pela pressão: condição de Plenitude do canal.

---

f) Canal do Intestino Delgado

A área diagnóstica de palpação no canal do Intestino Delgado é a área ao redor de ID-16 *Tianchuang*, onde a artéria cervical pode ser sentida.

i) Palpação do vaso sanguíneo

Se a pulsação na área de ID-16 *Tianchuang* estiver superficial e larga, isso indica condições como dor de cabeça por invasão de Vento externo; se estiver profunda, pode indicar uma patologia urinária, como retenção urinária; se estiver rápida, denota uma condição de Calor do Intestino Delgado, com sintomas como queimação durante a micção, e se estiver lenta, uma condição de Frio, com sintomas como micção frequente com urina pálida; se a pulsação estiver vazia, denota uma condição de Vazio do Intestino Delgado com sintomas urinários, e se estiver cheia, uma condição de Plenitude com estagnação e dor abdominal ou retenção urinária.

ii) Palpação da pele

Temperatura

Se a pele na área de ID-16 *Tianchuang* estiver quente, isso indica uma condição de Calor do canal, amiúde causando amigdalite ou infecções no ouvido; se estiver fria, denota uma condição de Frio do Intestino Delgado com borborigmos e diarreia.

Textura

Se a pele na mesma área estiver flácida, isso indica uma condição de Vazio do Intestino Delgado, com sintomas como micção frequente de urina pálida; se a pele estiver áspera e dura, denota uma condição de Plenitude do Intestino Delgado, geralmente com sintomas como torcicolo.

Sensibilidade

Se a área ao redor de ID-16 *Tianchuang* se apresentar sensível pela palpação leve, isso indica uma estagnação nos canais de Conexão Superficiais (com sintomas como dormência dos músculos do pescoço), ao passo que se estiver sensível pela pressão profunda, indica estagnação nos canais de Conexão propriamente ditos e, possivelmente, também nos canais de Conexão Profundos, com sintomas como tendinite crônica do ombro ou torcicolo com estagnação de longa data. Se houver sensibilidade espontânea que melhora pela palpação, indica uma condição de Vazio do canal, ao passo que se a sensibilidade piorar pela palpação, denota uma condição de Plenitude do canal.

g) Canal da Bexiga

A área diagnóstica para palpar no canal da Bexiga é aquela ao redor de B-40 *Weizhong*, onde a artéria poplítea pode ser sentida.

i) Palpação do vaso sanguíneo

Se a pulsação na área de B-40 *Weizhong* estiver superficial e larga, ela indica condições como dor nas costas e dor no pescoço por invasão de Vento externo; se estiver profunda, pode indicar uma patologia urinária, como micção escassa com edema; se estiver rápida, denota uma condição de Calor da Bexiga, com sintomas como queimação ao urinar, e se estiver lenta, uma condição de Frio, com sintomas como micção frequente de urina pálida; se a pulsação estiver vazia, denota uma condição de Vazio da Bexiga, com sintomas como incontinência urinária ou enurese, e se estiver cheia, indica uma condição de Plenitude, com sintomas como retenção de urina.

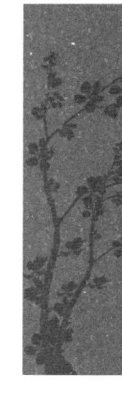

PALPAÇÃO DO CANAL DO INTESTINO DELGADO

Palpação do vaso sanguíneo
Área ao redor de ID-16 *Tianchuang*
- Superficial e larga: Vento externo
- Profunda: patologia urinária
- Rápida: Calor com sintomas urinários
- Lenta: Frio com sintomas urinários
- Vazia: condição de Vazio com sintomas urinários
- Cheia: condição de Plenitude com dor abdominal e retenção urinária.

Palpação da pele
Temperatura
- Quente: Calor no canal (amigdalite e ouvidos)
- Fria: Frio no órgão (diarreia).

Textura
- Flácida: condição de Vazio com sintomas urinários
- Áspera e dura: condição de Plenitude do canal (pescoço).

Sensibilidade
- Sensível pela palpação leve: estagnação no canal de Conexão Superficial (pescoço)
- Sensível pela pressão profunda: estagnação no canal de Conexão propriamente dito e no canal de Conexão Profundo (ombro e pescoço)
- Sensibilidade espontânea que melhora pela pressão: condição de Vazio do canal
- Sensibilidade espontânea que piora pela pressão: condição de Plenitude do canal.

---

ii) Palpação da pele

Temperatura

Se a pele na área de B-40 *Weizhong* estiver quente, isso indica uma condição de Calor do canal que pode causar erupções cutâneas ao longo dele; se estiver fria, denota uma condição de Frio, com sintomas como pernas frias e fracas.

Textura

Se a pele na mesma área estiver flácida, ela indica uma condição de Vazio da Bexiga, com sintomas como dor nas costas por Deficiência e pernas fracas; se a pele estiver áspera e dura, denota uma condição de Plenitude da Bexiga, com sintomas como retenção urinária.

Sensibilidade

Se a área ao redor de B-40 *Weizhong* se apresentar sensível pela palpação leve, isso indica estagnação nos canais de Conexão Superficiais (com sintomas como formigamento no couro cabeludo), enquanto se estiver sensível pela pressão profunda, indica uma estagnação nos canais de Conexão propriamente ditos e, possivelmente, também nos canais de Conexão Profundos, com sintomas como lombalgia crônica por estagnação de longa data. Se houver sensibilidade espontânea que melhora pela palpação, denota uma condição de Vazio do canal, ao passo que se a sensibilidade piorar pela palpação, denota uma condição de Plenitude do canal.

h) Canal do Rim

A área diagnóstica para a palpação no canal do Rim é a área ao redor de R-3 *Taixi*, onde a artéria tibial posterior pode ser sentida.

PARTE 3 Diagnóstico pela Palpação

PALPAÇÃO DO CANAL DA BEXIGA

Palpação do vaso sanguíneo
Área ao redor de B-40 *Weizhong*
- Superficial e larga: Vento externo
- Profunda: patologia urinária
- Rápida: Calor (queimação durante micção)
- Lenta: Frio (micção frequente)
- Vazia: condição de Vazio do órgão
- Cheia: condição de Plenitude do órgão.

Palpação da pele
Temperatura
- Quente: condição de Calor no canal
- Fria: condição de Frio no canal (pernas).

Textura
- Flácida: condição de Vazio (pernas e costas)
- Áspera e dura: condição de Plenitude (urinária).

Sensibilidade
- Sensível pela palpação leve: estagnação no canal de Conexão Superficial
- Sensível pela pressão profunda: estagnação no canal de Conexão propriamente dito e no canal de Conexão Profundo
- Sensibilidade espontânea que melhora pela pressão: condição de Vazio do canal
- Sensibilidade espontânea que piora pela pressão: condição de Plenitude do canal.

i) Palpação do vaso sanguíneo

Se a pulsação na área de R-3 *Taixi* estiver superficial e larga, isso indica condições como dor de cabeça e torcicolo por invasão de Vento externo; se estiver profunda, pode indicar uma patologia urinária, como micção escassa com edema ou problemas ginecológicos; se estiver rápida, denota uma condição de Calor do Rim, com sintomas de queimação durante a micção, e se estiver lenta, denota uma condição de Frio, com sintomas como micção frequente de urina pálida; se a pulsação estiver vazia, denota uma condição de Vazio do Rim, com sintomas como incontinência urinária ou enurese, e se estiver cheia, denota uma condição de Plenitude, com sintomas como de retenção urinária.

ii) Palpação da pele

Temperatura
Se a pele na área de R-3 *Taixi* estiver quente, isso indica uma condição de Calor do canal, podendo causar erupções cutâneas ao longo do canal; se estiver fria, denota uma condição de Frio, causando sensação de frio, lombalgia e micção frequente de urina pálida.

Textura
Se a pele na mesma área estiver flácida, isso indica uma condição de Vazio do Rim, que causa lombalgia por Deficiência e pernas fracas; se a pele estiver áspera e dura, denota uma condição de Plenitude do Rim, com sintomas como retenção urinária.

Sensibilidade
Se a área ao redor de R-3 *Taixi* se apresentar sensível pela palpação leve, isso indica uma estagnação dos canais de Conexão Superficiais (com sintomas como formigamento no couro cabeludo), enquanto se ficar dolorida pela pressão profunda, indica estagnação nos canais de Conexão propriamente ditos e, possivelmente, também nos canais de Conexão Profundos, com sintomas como lombalgia crônica por estagnação de longa data. Se houver sensibilidade espontânea que melhora pela palpação, ela indica uma condição de Vazio do canal, enquanto se a sensibilidade piorar pela palpação, denota uma condição de Plenitude do canal.

PALPAÇÃO DO CANAL DO RIM

Palpação do vaso sanguíneo
Área ao redor de R-3 *Taixi*
- Superficial e larga: Vento externo
- Profunda: condição urinária ou ginecológica
- Rápida: Calor (urinária)
- Lenta: Frio (urinária)
- Vazia: condição de Vazio (urinária)
- Cheia: condição de Plenitude (urinária).

Palpação da pele
Temperatura
- Quente: condição de Calor do canal
- Fria: condição de Frio do canal.

Textura
- Flácida: condição de Vazio (costas)
- Áspera e dura: condição de Plenitude (urinária).

Sensibilidade
- Sensível à palpação leve: estagnação no canal de Conexão Superficial
- Sensível à pressão profunda: estagnação no canal de Conexão propriamente dito e no canal de Conexão Profundo
- Sensibilidade espontânea que melhora pela pressão: condição de Vazio do canal
- Sensibilidade espontânea que piora pela pressão: condição de Plenitude do canal.

i) Canal do Pericárdio

A área diagnóstica para palpação no canal do Pericárdio é aquela ao redor de PC-8 *Laogong*, onde a artéria digital palmar comum pode ser sentida.

i) Palpação do vaso sanguíneo

Se a pulsação na área de PC-8 *Laogong* for superficial e larga, isso indica condições como plenitude do tórax; se estiver profunda, pode indicar dor no peito por estagnação; se estiver rápida, denota uma condição de Calor do Pericárdio, com sintomas como agitação mental e calor no peito, ao passo que se estiver lenta, denota uma condição de Frio, com sintomas como dor no peito por deficiência de *Yang*; se a pulsação estiver vazia, denota uma condição de Vazio do Pericárdio, com sintomas como palpitações, insônia e sensação de vazio no peito; se a pulsação estiver cheia, denota uma condição de Plenitude, com sintomas como agitação mental e comportamento maníaco.

ii) Palpação da pele

Temperatura
Se a pele na área de PC-8 *Laogong* estiver quente, isso indica uma condição de Calor do canal que pode causar palmas das mãos quentes; se estiver fria, denota uma condição de Frio, com sintomas como sensação de frio e dor surda no peito.

Textura
Se a pele na mesma área estiver flácida, isso indica uma condição de Vazio do Pericárdio, com sintomas como sensação de vazio no peito; se a pele estiver áspera e dura, denota uma condição de Plenitude do Pericárdio, com sintomas como dor no peito.

Sensibilidade
Se a área ao redor de PC-8 *Laogong* se mostrar sensível à palpação leve, isso indica estagnação nos canais de Conexão Superficiais (com sintomas como formigamento no couro cabeludo), enquanto se estiver sensível à pressão profunda, indica estagnação nos canais de Conexão propriamente ditos e, possivelmente, também nos canais de Conexão Profundos, com sintomas como dor no peito por estagnação de longa data. Se houver sensibilidade espontânea que melhora pela palpação, isso indica uma condição de Vazio do canal, enquanto se a sensibilidade piorar pela palpação, denota uma condição de Plenitude do canal.

PALPAÇÃO DO CANAL DO PERICÁRDIO

Palpação do vaso sanguíneo
Área ao redor de PC-8 *Laogong*
- Superficial e larga: plenitude do peito
- Profunda: dor no peito por estagnação
- Rápida: condição de Calor do Pericárdio (mental)
- Lenta: dor no peito por deficiência de Yang
- Vazia: condição de Vazio (mental)
- Cheia: condição de Plenitude (mental).

Palpação da pele
Temperatura
- Quente: condição de Calor do canal
- Fria: condição de Frio (tórax).

Textura
- Flácida: condição de Vazio (tórax)
- Áspera e dura: condição de Plenitude (tórax).

Sensibilidade
- Sensível à palpação leve: estagnação no canal de Conexão Superficial
- Sensível à pressão profunda: estagnação no canal de Conexão propriamente dito e no canal de Conexão Profundo
- Sensibilidade espontânea que melhora pela pressão: condição de Vazio do canal
- Sensibilidade espontânea que piora pela pressão: condição de Plenitude do canal.

j) Canal do Triplo Aquecedor

A área diagnóstica de palpação no canal do Triplo Aquecedor é aquela ao redor de TA-22 *Heliao*, onde a artéria temporal superficial pode ser sentida.

i) Palpação do vaso sanguíneo

Se a pulsação na área de TA-22 *Heliao* estiver superficial e larga, isso indica condições como dor de cabeça e torcicolo por invasão de Vento externo; se estiver profunda, pode indicar uma patologia urinária; se estiver rápida, denota uma condição de Calor do Triplo Aquecedor, com sintomas como dor de ouvido, e se estiver lenta, uma condição de Frio, com sintomas como micção frequente de urina pálida; se a pulsação estiver vazia, denota uma condição de Vazio do Triplo Aquecedor, com sintomas como incontinência urinária ou enurese, e se estiver cheia, uma condição de Plenitude, com sintomas como plenitude do tórax.

ii) Palpação da pele

Temperatura
Se a pele na área de TA-22 *Heliao* estiver quente, isso indica uma condição de Calor do canal, podendo causar infecções do ouvido; se estiver fria, denota uma condição de Frio, com sintomas como pernas frias e fracas ou uma patologia urinária.

Textura
Se a pele na mesma área estiver flácida, isso indica uma condição de Vazio do Triplo Aquecedor, com sintomas como braços fracos; se a pele estiver áspera e dura, denota uma condição de Plenitude do Triplo Aquecedor, com sintomas como erupções cutâneas avermelhadas ao longo do canal.

Sensibilidade
Se a área ao redor de TA-22 *Heliao* se mostrar sensível pela palpação leve, isso indica estagnação dos canais de Conexão Superficiais (com sintomas como formigamento da face), enquanto se se mostrar sensível pela pressão profunda, indica estagnação nos canais de Conexão propriamente ditos e, possivelmente, também nos canais de Conexão Profundos, com sintomas como tendinite crônica do ombro por estagnação prolongada. Se houver sensibilidade espontânea que melhora pela palpação, indica uma condição de Vazio do canal, ao passo que se a sensibilidade piorar pela palpação, denota uma condição de Plenitude do canal.

PALPAÇÃO DO CANAL DO TRIPLO AQUECEDOR

Palpação do vaso sanguíneo
Área ao redor de TA-22 *Heliao*
- Superficial e larga: Vento externo
- Profunda: patologia urinária
- Rápida: Calor (ouvido)
- Lenta: Frio (urinária)
- Vazia: condição de Vazio (urinária)
- Cheia: condição de Plenitude (tórax).

Palpação da pele
Temperatura
- Quente: condição de Calor do canal
- Fria: condição de Frio do canal.

Textura
- Flácida: condição de Vazio (braços)
- Áspera e dura: condição de Plenitude (canal).

Sensibilidade
- Sensível à palpação leve: estagnação no canal de Conexão Superficial
- Sensível à pressão profunda: estagnação no canal de Conexão propriamente dito e no canal de Conexão Profundo
- Sensibilidade espontânea que melhora pela pressão: condição de Vazio do canal
- Sensibilidade espontânea que piora pela pressão: condição de Plenitude do canal.

k) Canal da Vesícula Biliar

A área diagnóstica para realizar a palpação no canal da Vesícula Biliar é a área ao redor de VB-2 *Tinghui*, onde a artéria temporal superficial pode ser sentida.

i) Palpação do vaso sanguíneo

Se a pulsação na área de VB-2 *Tinghui* estiver superficial e larga, isso indica condições como dor de cabeça e torcicolo por invasão de Vento externo; se estiver profunda, pode indicar uma patologia da Vesícula Biliar, com sintomas como dor nos hipocôndrios; se estiver rápida, denota uma condição de Calor da Vesícula Biliar, com sintomas como dor de ouvido ou olhos vermelhos, e se estiver lenta, uma condição de Frio, com sintomas como dor de cabeça ou lacrimejamento dos olhos; se a pulsação estiver vazia, denota uma condição de Vazio da Vesícula Biliar, com sintomas como leucorreia crônica, e se estiver cheia, uma condição de Plenitude, com sintomas como dor de ouvido.

ii) Palpação da pele

Temperatura

Se a pele na área de VB-2 *Tinghui* estiver quente, isso indica uma condição de Calor do canal, que pode causar infecções do ouvido; se estiver fria, denota uma condição de Frio, com sintomas como pernas frias e fracas.

Textura

Se a pele na mesma área estiver flácida, isso indica uma condição de Vazio da Vesícula Biliar, com sintomas como dor nas costas por Deficiência e pernas fracas; se a pele estiver áspera e dura, denota uma condição de Excesso da Vesícula Biliar, com sintomas como dor nos hipocôndrios.

Sensibilidade

Se a área ao redor de VB-2 *Tinghui* se mostrar sensível à palpação leve, isso indica estagnação nos canais de Conexão Superficiais (com sintomas como formigamento na face e no ouvido), enquanto se a pressão profunda provocar incômodo, indica estagnação nos canais de Conexão propriamente ditos e, possivelmente, também nos canais de Conexão Profundos, com sintomas como dor crônica no quadril ou no joelho por estagnação de longa data. Se houver sensibilidade espontânea que melhora pela palpação, ela indica uma condição de Vazio do canal, enquanto se a palpação piorar algum incômodo, denota uma condição de Excesso do canal.

l) Canal do Fígado

A área diagnóstica de palpação no canal do Fígado é a área ao redor F-3 *Taichong* (onde a artéria metatársica dorsal pode ser sentida), F-9 *Yinbao* e F-10 *Wuli* (onde a artéria femoral pode ser sentida).

i) Palpação do vaso sanguíneo

Se a pulsação na área de F-3 *Taichong*, F-9 *Yinbao* e F-10 *Wuli* estiver superficial e larga, isso indica condições como dor de cabeça e dor nos olhos; se estiver profunda, pode indicar uma patologia do Fígado, como estagnação do *Qi* do Fígado, com sintomas de dor abdominal; se estiver rápida, denota uma condição de Calor do Fígado, com sintomas como dor de cabeça, olhos vermelhos e epistaxe, e se estiver lenta, uma condição de Frio, com sintomas como dor de cabeça ou lacrimejamento dos olhos; se a pulsação estiver vazia, denota uma condição de Vazio do Fígado, com sintomas como visão turva e menstruação escassa, e se estiver cheia, uma condição de Excesso, com sintomas como distensão no hipogástrio e problemas urinários.

ii) Palpação da pele

Temperatura

Se a pele da área de F-3 *Taichong*, F-9 *Yinbao* e F-10 *Wuli* estiver quente, isso indica uma condição de Calor do canal, que pode causar erisipela ou inflamação dos órgãos genitais externos; se estiver fria, denota uma condição de Frio, com sintomas como hipogástrio frio e órgãos genitais frios.

Textura

Se a pele na mesma área estiver flácida, isso indica uma condição de Vazio do Fígado, com sintomas como dormência e fraqueza das pernas; se a pele estiver áspera e dura, denota uma condição de Plenitude do Fígado, com sintomas como dor nos hipocôndrios.

Sensibilidade

Se a área ao redor F-3 *Taichong*, F-9 *Yinbao* e F-10 *Wuli* se mostrar sensível à palpação leve, isso indica estagnação nos canais de Conexão Superficiais (com sintomas como prurido genital), e se a pressão profunda provocar incômodo, indica estagnação nos canais de Conexão propriamente ditos e, possivelmente, também nos canais de Conexão Profundos, com sintomas como dor no hipogástrio e sintomas urinários. Se houver sensibilidade espontânea que melhora pela palpação, isso indica uma condição de Vazio do canal, enquanto se a sensibilidade piora pela palpação, denota uma condição de Plenitude do canal.

PALPAÇÃO DO CANAL DA VESÍCULA BILIAR

Palpação do vaso sanguíneo
Área ao redor de VB-2 *Tinghui*
- Superficial e larga: Vento externo
- Profunda: dor nos hipocôndrios
- Rápida: Calor (ouvidos, olhos)
- Lenta: Frio (cabeça, olhos)
- Vazia: condição de Vazio (secreção vaginal)
- Cheia: condição de Plenitude (ouvidos).

Palpação da pele
Temperatura
- Quente: Calor (ouvidos)
- Fria: Frio (pernas).

Textura
- Flácida: condição de Vazio (costas, pernas)
- Áspera e dura: condição de Plenitude (hipocôndrios).

Sensibilidade
- Sensível à pressão leve: estagnação no canal de Conexão Superficial
- Sensível à pressão profunda: estagnação no canal de Conexão propriamente dito e no canal de Conexão Profundo
- Sensibilidade espontânea que melhora pela pressão: condição de Vazio do canal
- Sensibilidade espontânea que piora pela pressão: condição de Plenitude do canal.

PALPAÇÃO DO CANAL DO FÍGADO

Palpação do vaso sanguíneo
De F-3 *Taichong* a F-10 *Wuli*
- Superficial e larga: dor na cabeça e nos olhos
- Profunda: estagnação do *Qi* do Fígado
- Rápida: Calor no Fígado (cabeça, olhos)
- Lenta: dor de cabeça com lacrimejamento dos olhos
- Vazia: deficiência do Sangue do Fígado
- Cheia: estagnação do *Qi* do Fígado (urinária).

Palpação da pele
Temperatura
- Quente: Calor no canal (órgãos genitais)
- Fria: Frio no canal (órgãos genitais).

Textura
- Flácida: condição de Vazio (pernas)
- Áspera e dura: condição de Plenitude (hipocôndrios).

Sensibilidade
- Sensível à palpação leve: estagnação no canal de Conexão Superficial
- Sensível à pressão profunda: estagnação no canal de Conexão propriamente dito e no canal de Conexão Profundo
- Sensibilidade espontânea que melhora pela pressão: condição de Vazio do canal
- Sensibilidade espontânea que piora pela pressão: condição de Plenitude do canal.

RESULTADOS DO APRENDIZADO

O aluno agora deve entender:
- Que a palpação dos canais inclui a palpação dos canais de Conexão (*Luo*) e dos canais Musculares (*Jing*), além das funções desses canais
- O papel da palpação na Síndrome de Obstrução Dolorosa (*Bi*)
- As áreas ao longo de cada um dos seis canais *Yin* e *Yang* que têm significado diagnóstico particular à palpação: a palpação do vaso sanguíneo e da temperatura, textura e sensibilidade da pele.

NOTAS

1. 1981 *Spiritual Axis* (*Ling Shu Jing* 灵 枢 经), People's Health Publishing House, Beijing, publicado pela primeira vez c. 100 a.C., p. 50.
2. Ibid., p. 50.
3. Ibid., p. 37.
4. 1979 *The Yellow Emperor's Classic of Internal Medicine – Simple Questions* (*Huang Di Nei Jing Su Wen* 黄 帝 内 经 素 问), People's Health Publishing House, Beijing, publicado pela primeira vez c. 100 a.C., p. 301.
5. Ibid., p. 37.
6. 1981 *The Yellow Emperor's Classic of Internal Medicine – Spiritual Axis* (*Ling Shu Jing* 灵 枢 经), People's Health Publishing House, Beijing, publicado pela primeira vez c. 100 a.C., p. 38.

PARTE 4

Diagnóstico pela Audição e pela Olfação

INTRODUÇÃO

O diagnóstico pela audição e pela olfação é chamado *Wen* em chinês, e, curiosamente, esse caractere pode significar tanto "ouvir" como "cheirar". O diagnóstico por meio desses dois métodos tem sido parte integral da medicina chinesa desde seus primórdios. O Capítulo 5 do *Questões Simples* menciona a audição no contexto do diagnóstico em geral: "*Aquele que faz um bom diagnóstico observa a cútis do paciente e sente seu pulso para distinguir* Yin *de* Yang; *ele examina se a cútis é clara ou turva para identificar o local da doença; ele ouve o arquejo e a respiração do paciente e a voz do paciente para diagnosticar a aflição*".[1]

Antigamente, os órgãos Yin eram correlacionados com as cinco notas musicais (a escala da música chinesa tem cinco notas, em vez de sete) e com os cinco sons:

- O Fígado tem a nota *Jue* e o som do grito
- O Coração tem a nota *Zhi* e o som do riso
- O Baço tem a nota *Gong* e o som do canto
- Os Pulmões têm a nota *Shang* e o som do choro
- Os Rins têm a nota *Yu* e o som do gemido.

O *Clássico das Dificuldades* menciona os sons e os cheiros em várias passagens. O Capítulo 34 relaciona as cores, os sons, os cheiros, os sabores e os fluidos de cada órgão Yin. Os sons e os cheiros de cada órgão Yin nesse clássico são os seguintes:[2]

Órgão	Som	Cheiro
Fígado	Grito	Imundo
Coração	Falante	Queimado
Baço	Canto	Perfumado
Pulmões	Choro	Podre
Rins	Gemido	Pútrido

O Capítulo 49 do *Clássico das Dificuldades* diz: "*O Coração controla o sentido do olfato. Quando entra no próprio Coração, o cheiro é de queimado; quando entra no Baço, é perfumado; quando entra no Fígado, é imundo; quando entra nos Rins, é pútrido; quando entra nos Pulmões, é podre*".[3]

É interessante que essa passagem relaciona o sentido do olfato com o Coração.

O mesmo capítulo do *Clássico das Dificuldades* discute os sons relacionados com os órgãos Yin: "*Os Pulmões controlam a voz* [ou som]. *Quando entra no Fígado, o som é de grito; quando entra no Coração, é falante; quando entra no Baço, é de canto; quando entra nos Rins, é de gemido; e quando entra nos Pulmões propriamente ditos, é de choro*".[4] O Capítulo 61 do mesmo texto diz: "*Ouvindo os cinco sons, podemos diagnosticar a doença*".[5]

O Capítulo 17 do *Questões Simples* tem uma interessante descrição da voz do paciente que sofre por Umidade: "*Quando o Centro* [ou seja, o Aquecedor Médio] *sofre por plenitude, o Qi em ascensão vai causar medo e a voz* [do paciente] *soa como se estivesse saindo de dentro de um quarto* [ou seja, entre paredes]: *isso é decorrente de Umidade no Centro*".[6]

A mesma passagem, então, descreve o significado clínico de uma voz fraca e de discurso incoerente: "*Quando a voz é débil e interrompida, o Qi está esgotado. Se a pessoa não consegue cuidar da própria higiene pessoal* [as roupas e as roupas de cama são literalmente sujas e encardidas] *e o discurso é incoerente, isso significa que a Mente está caótica*".[7]

A Parte 4 está estruturada em dois capítulos:

Capítulo 53: Diagnóstico pela audição

Capítulo 54: Diagnóstico pela olfação.

NOTAS

1. 1979 *The Yellow Emperor's Classic of Internal Medicine – Simple Questions* (*Huang Di Nei Jing Su Wen* 黄帝内经素问), People's Health Publishing House, Beijing, p. 46. Publicado pela primeira vez c. 100 a.C.
2. Nanjing College of Traditional Chinese Medicine 1979 *A Revised Explanation of the Classic of Difficulties* (*Nan Jing Jiao Shi* 难经校释), People's Health Publishing House, Beijing, p. 85. Publicado pela primeira vez c. 100 d.C.
3. Ibid., p. 113.
4. Ibid., p. 114.
5. Ibid., p. 135.
6. *Simple Questions*, p. 99-100.
7. Ibid., p. 100.

PARTE 4

Diagnóstico pela Audição 53

CONTEÚDO DO CAPÍTULO

Introdução, 443
Voz, 443
Voz normal, 444
A voz e os Cinco Elementos, 444
Força e qualidade da voz, 444
Fala, 445
Choro em Bebês, 445
Respiração e Suspiros, 446
Respiração, 446
Sons de respiração patológica, 446
Suspiros, 446
Tosse e Espirros, 446
Tosse, 446
Espirros, 446
Soluços, 447
Eructação, 447
Vômitos, 447
Suspiros, 447

INTRODUÇÃO

Podemos iniciar usando a "audição" como auxiliar do diagnóstico assim que o paciente começa a falar, ou mesmo quando ele marca a consulta pelo telefone. O som da voz nos dá uma indicação imediata do estado do Qi do paciente, em particular, do Qi do Pulmão, que está diretamente refletido na voz. A voz também reflete o estado da Mente e do Espírito: voz baixa, sem força e com tom triste indica que a Mente e o Espírito estão afetados.

Os seguintes sons diagnósticos serão discutidos:
1. Voz
2. Fala
3. Choro em bebês
4. Respiração e suspiros
5. Tosse e espirros
6. Soluços
7. Eructação
8. Vômitos
9. Suspiros.

1. VOZ

Os tópicos discutidos são os seguintes:
a) Voz normal
b) A voz e os Cinco Elementos
c) Força e qualidade da voz

i) Voz anasalada
ii) Voz rouca
iii) Ronco
iv) Gemido
v) Grito
vi) Gagueira.

O som da voz é produzido pelas funções combinadas de muitas partes do corpo, que na medicina chinesa são influenciadas por vários órgãos internos: os pulmões propriamente ditos (Pulmões), laringe (Pulmões), epiglote (Rins), língua (Coração), dentes (Rins), lábios (Baço) e nariz (Pulmões). Por essa razão, a voz pode refletir o estado do Qi em geral, porque vários órgãos estão envolvidos na sua produção, particularmente Pulmões, Coração, Baço e Rins.

⚠ ATENÇÃO

- Pulmões (Pulmões)
- Laringe (Pulmões)
- Epiglote (Rins)
- Língua (Coração)
- Dentes (Rins)
- Lábios (Baço)
- Nariz (Pulmões).

A voz é um importante elemento diagnóstico, o qual é usado assim que o paciente chega e nos cumprimenta. É a primeira impressão do Qi da pessoa, com uma voz forte refletindo um Qi forte e uma voz fraca indicando uma deficiência do Qi.

A voz é um importante reflexo do estado da Mente e do Espírito, até porque a fala em geral é controlada pelo Coração. Nossa voz, logicamente, reflete de perto o nosso estado mental e emocional, e podemos facilmente detectar tristeza, preocupação, medo ou raiva na voz de uma pessoa.

A voz é uma manifestação direta do Qi do Pulmão, e reflete prontamente o estado do Qi do Pulmão; os Pulmões influenciam o tom e a força da voz.

O Coração influencia a fala propriamente dita de duas maneiras. Primeiro, o Coração tem uma profunda influência sobre o tom e a textura da voz porque ele controla a língua, que é um órgão crucial na produção da fala. Segundo, o Coração abriga a Mente e o Espírito, e o tom e a força da voz são muito afetados pelo estado mental e emocional de quem está falando.

O Baço controla os lábios, que também são essenciais na produção da fala: obviamente, eles influenciam a força e o tom da voz. Por exemplo, se o Qi do Baço estiver deficiente, os lábios podem não ter força, deixando a fala indistinta. Ademais, embora o tom e a força da voz reflitam basicamente o estado do

Qi do Pulmão, também refletem o estado do Qi de modo geral e, portanto, do Baço, que é a base do Qi Pós-Natal.

Os Rins influenciam a entonação e a qualidade da voz porque o Qi Original que emerge de entre os Rins chega na raiz da língua, permitindo que a laringe emita sons.

Ao ouvir a voz, devemos avaliar a força, o tom, a entonação e a qualidade da voz propriamente dita e a maneira de falar (ou seja, rápida, lenta, confusa, arrastada etc.). A maneira de falar será discutida na seção "Fala".

a) Voz normal

A voz normal deve ser harmoniosa, relativamente suave, equilibrada, clara e com a força apropriada (nem muito alta, nem muito baixa). A voz normal geralmente é comparada com o som emitido por um sino, e os Pulmões são comparados com o sino propriamente dito. Portanto, quando o sino está íntegro, o som que emite é claro. De modo semelhante, quando o Qi do Pulmão está bom e os Pulmões estão desobstruídos por Fleuma, a voz é clara, seu tom é melodioso e a entonação não é alta nem baixa. Ao avaliar se a qualidade, a entonação e o tom da voz são normais, entretanto, não há um padrão universal, pois a voz está relacionada com sexo, idade e constituição física do paciente. Portanto, uma voz muito fraca para um homem de boa constituição física seria considerada normal para uma senhora de constituição física miúda.

Convém lembrar que o estado emocional do paciente também deve ser levado em conta porque ele afeta facilmente a voz. Por exemplo, o *Golden Mirror of Medicine* (*Yi Zong Jin Jian*) diz: "*Quando o Coração é afetado por alegria excessiva, a voz fica dispersiva; quando o Coração é afetado por raiva, a voz fica indignada e austera; quando o Coração é afetado por pesar, a voz fica triste e rouca... quando o Coração é afetado por amor, a voz fica calorosa e harmoniosa. Quando o Coração está feliz, a voz fica lenta e relaxada*".[1]

b) A voz e os Cinco Elementos

Do ponto de vista dos Cinco Elementos, existem cinco tons de voz: gritando para Madeira, rindo para Fogo, cantando para Terra, chorando para Metal e gemendo para Água. Esses tons de voz podem ser interpretados de duas maneiras: sob condições fisiológicas, esses tons são normais para os tipos pertinentes – ou seja, é normal que o tipo Madeira tenha uma voz relativamente alta, "gritando"; sob condições patológicas, o tom de voz pode desviar-se do seu padrão por excesso ou deficiência; portanto, a voz de um tipo Madeira pode soar como se estivesse "gritando demais" ou pode estar sem força suficiente.

Uma voz gritada é alta e é emitida em acessos curtos e agudos, como se a pessoa estivesse censurando alguém. Uma pessoa com voz cantada tem, com frequência, pequenos acessos de riso enquanto fala, e a voz propriamente dita pode ter uma ponta de riso. A voz em tom cantado tem entonação relativamente alta, é melodiosa e tem um fluxo de tons altos e baixos como uma canção. Voz em tom de choro é um pouco hesitante, com entonação relativamente baixa e tom triste; em alguns casos, pode soar quase como se a pessoa estivesse prestes a cair em prantos. Voz em gemido soa gutural, tem entonação baixa e é um pouco rouca.

VOZES DOS CINCO ELEMENTOS
- Gritando: Madeira
- Rindo: Fogo
- Cantando: Terra
- Chorando: Metal
- Gemendo: Água.

c) Força e qualidade da voz

Ver Parte 5, *Sintomas e Sinais*, Capítulo 83.

Voz forte e alta geralmente indica uma condição de Excesso, ao passo que voz baixa, fraca e calma indica uma condição de Vazio. Ao considerar a qualidade da voz, devemos discutir os vários sons como se segue:
- Voz anasalada
- Voz rouca
- Ronco
- Gemido
- Grito
- Gagueira.

i) Voz anasalada

Ver Parte 5, *Sintomas e Sinais*, Capítulo 83.

Além da força da voz, devemos também avaliar sua clareza. Conforme mencionado anteriormente, a voz normal deve soar nítida como um sino. Se a voz soar abafada, indica que as passagens dos Pulmões estão obstruídas. Essa obstrução pode ser causada por Vento externo, Fleuma ou Umidade.

Em condições de Deficiência, se a voz estiver abafada e fraca, isso indica deficiência de Qi e de Sangue ou deficiência do Qi do Pulmão, normalmente combinada com retenção de Umidade ou Fleuma nas passagens nasais.

ii) Voz rouca

Voz rouca em condições agudas sempre indica invasão de Vento-Calor com Secura no sistema do Qi Defensivo do Pulmão. Se compararmos os Pulmões com um instrumento de metal ou um sino, nesse caso, a voz fica rouca porque o sino está "cheio" (ou seja, os Pulmões estão obstruídos pelo Vento). Antigamente, essa condição era chamada de "*jin* cheio não tocando", *jin* sendo um antigo instrumento de percussão feito de metal.

Voz rouca súbita também pode ser decorrente de estagnação do Qi do Fígado ou do Pulmão afetando a garganta por conta de problemas emocionais.

Voz rouca em condições crônicas decorre de uma deficiência do Yin do Pulmão e do Rim. Nesse caso, a voz fica rouca porque o sino está rachado (antigamente, essa condição era chamada "*jin* quebrado e sem tocar"). Se a voz fica rouca subitamente no curso de uma doença crônica grave (p. ex., câncer), isso indica um colapso do Yin ou do Yang e é um mau sinal prognóstico.

Voz rouca crônica com inchaço da faringe pode ser decorrente de Fleuma e estase de Sangue obstruindo a garganta.

Voz rouca durante a gravidez decorre de patologia do canal de Conexão, que liga o Útero aos Rins. Como o canal do Rim chega até a raiz da língua, qualquer distúrbio do canal de Conexão, conectando os Rins ao Útero durante a gravidez, impede o Qi do Rim de subir até a língua, afetando, assim, a voz. Isso é mencionado no Capítulo 47 do *Questões Simples*.² Essa condição normalmente melhora sozinha e não requer tratamento; de fato, o *Questões Simples* diz que esse problema não requer tratamento porque "*se resolverá no décimo mês*"; ou seja, quando a mulher der à luz.

Voz rouca, grave e áspera com início súbito indica invasão de Vento; voz anasalada indica invasão de Vento-Frio ou Vento-Umidade.

Dificuldade de produzir som, com falta de ar e som ruidoso na garganta como o de uma serra, indica retenção de Fleuma nos Pulmões.

iii) Ronco

Ver Parte 5, *Sintomas e Sinais*, Capítulos 81 e 83.

O ronco geralmente decorre de Fleuma ou Umidade obstruindo as passagens nasais. Entretanto, devemos distinguir o ronco alto, que reflete puramente uma condição de Plenitude de Umidade ou Fleuma, do ronco fraco, que reflete uma condição de Umidade ou Fleuma em um contexto de deficiência de *Qi*.

O Capítulo 34 do *Questões Simples* atribui o ronco à rebelião do *Qi* no canal do Estômago: "*Incapacidade de dormir com ronco decorre de rebelião do* Qi *do canal do Estômago. Os três canais* Yang *do Pé fluem, todos, para baixo; quando o Qi dos canais do Estômago se rebela com movimento ascendente, causa ronco.*"³

iv) Gemido

Ver Parte 5, *Sintomas e Sinais*, Capítulo 83.

Gemer geralmente indica dor, mas, ainda assim, é preciso diferenciar o gemido alto, que reflete uma condição de Excesso, do gemido fraco e débil, que reflete uma condição mista de Plenitude e Vazio como causa da dor. O gemido por dor normalmente decorre de Umidade ou estagnação do *Qi*.

v) Grito

Ver Parte 5, *Sintomas e Sinais*, Capítulo 83.

Gritar indica dor intensa, quase sempre decorrente de uma condição de Excesso, normalmente estase de Sangue, Umidade-Calor ou Calor Tóxico.

vi) Gagueira

Ver Parte 5, *Sintomas e Sinais*, Capítulo 83.

Gagueira pode decorrer de deficiência do Sangue do Coração ou Fogo no Coração.

2. FALA

Ver Parte 5, *Sintomas e Sinais*, Capítulo 83.

Indisposição para falar geralmente indica deficiência do *Qi* do Pulmão e/ou do Baço, enquanto disposição para falar muito geralmente indica uma condição de Plenitude, especialmente Calor do Coração.

Fala arrastada indica retenção de Fleuma e é frequentemente vista em pacientes após Golpe de Vento (acidente vascular cerebral). Fala incessante e incoerente indica Fleuma-Fogo obstruindo os orifícios da Mente e comportamento maníaco.

VOZ
• Voz alta: condição de Excesso
• Voz fraca: condição de Vazio
• Voz abafada em condições agudas: invasão de Vento
• Voz abafada em condições crônicas: deficiência de *Qi* e de Sangue
• Voz anasalada: invasão de Vento-Frio ou Vento-Umidade
• Voz rouca em condições agudas: invasão de Vento-Calor ou estagnação do *Qi*
• Voz rouca em condições crônicas: deficiência do *Yin* (do Pulmão e/ou do Rim)
• Voz rouca em condições crônicas com inchaço da faringe: Fleuma e estase de Sangue
• Voz rouca súbita em doença crônica: colapso do *Yin* ou do *Yang*
• Voz rouca durante gravidez: patologia do canal do Rim
• Voz rouca, grave e áspera com início súbito: invasão de Vento
• Dificuldade de emitir som com falta de ar: Fleuma nos Pulmões
• Ronco: Fleuma ou Umidade obstruindo as passagens nasais
• Gemido: dor por Umidade ou estagnação do *Qi*
• Grito: dor grave por condição de Excesso por estase de Sangue, Umidade-Calor ou Calor Tóxico
• Gagueira: deficiência do Sangue do Coração ou Fogo no Coração

Murmurar coisas para si mesmo com voz baixa indica Fleuma obstruindo os orifícios da Mente.

Hesitação para falar com dificuldade de encontrar as palavras normalmente indica Umidade ou Fleuma obstruindo o cérebro; esse sintoma é visto com frequência na síndrome da fadiga crônica. Falar e rir muito juntamente com atividade anormal durante a noite pode indicar fase maníaca do distúrbio de bipolaridade.

Fala delirante ocorre na febre alta e indica Calor invadindo o Pericárdio durante uma doença febril. Falar com voz muito débil, com a fala frequentemente interrompida e com grande dificuldade de voltar a falar novamente depois de parar, indica deplecão grave do *Qi* e é uma condição chamada de *Duo Qi*, que significa literalmente "Roubo do *Qi*".

Falar durante o sono pode decorrer de condições de Plenitude (p. ex., Fogo no Coração, Calor na Vesícula Biliar ou Calor no Estômago) ou de condições de Vazio (p. ex., deficiência do Sangue do Coração); no primeiro caso, a fala durante o sono é agitada e alta, enquanto no segundo é fraca.

FALA
• Indisposição para falar: deficiência do *Qi* (Pulmão e/ou Baço)
• Fala muito: condição de Plenitude
• Fala arrastada: Fleuma
• Fala incoerente, incessante: Fleuma-Fogo
• Murmura para si mesmo: Fleuma obstruindo os orifícios da Mente
• Hesitação para falar com dificuldade de encontrar as palavras: Umidade ou Fleuma
• Fala e ri muito: comportamento maníaco (*Kuang*)
• Fala delirante: Calor no Pericárdio em doenças febris
• Fala interrompida e muito débil: esgotamento grave do *Qi*
• Fala durante o sono: Fogo no Coração, Calor na Vesícula Biliar, Calor no Estômago, deficiência do Sangue do Coração.

3. CHORO EM BEBÊS

Ver Parte 5, *Sintomas e Sinais*, Capítulo 90.

Ouvir o choro de um bebê faz parte do diagnóstico pela audição. Se o bebê chora alto e movimenta a cabeça de um lado para o outro, isso indica Distúrbio de Acúmulo. Se o bebê chora baixo e intermitentemente, indica deficiência do Baço. Se o choro do bebê é longo, contínuo, mas suave, indica uma condição de Deficiência e, possivelmente, amígdalas inchadas.

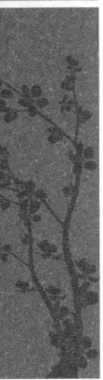

4. RESPIRAÇÃO E SUSPIROS

Ver Parte 5, *Sintomas e Sinais*, Capítulo 63.

a) Respiração

O som da respiração reflete a condição dos Pulmões e dos Rins. O princípio geral é o mesmo do som da voz; ou seja, respirar com som baixo e fraco indica uma deficiência do Pulmão e/ou do Rim, enquanto respirar alto indica uma condição de Excesso. O som de uma respiração superficial indica deficiência de *Yang* e respiração alta geralmente indica Calor no Pulmão.

Além desses princípios gerais, os sons de uma respiração patológica podem ser classificados como falta de ar, sibilos, respiração curta, *Qi* em rebelião e fraqueza do *Qi*.

b) Sons de respiração patológica

Ver Parte 5, *Sintomas e Sinais*, Capítulo 63.

Falta de ar (*Chuan*) caracteriza-se por dificuldade em respirar, respiração curta e elevação dos ombros, uma característica de pacientes que sofrem de asma ou outras doenças pulmonares obstrutivas. Essa falta de ar pode ser por Excesso ou Vazio. No caso de Excesso, a respiração é irregular, alta e pesada; na condição de Vazio, a respiração é mais baixa e a voz, fraca. A falta de ar de Excesso normalmente é decorrente de retenção de Fleuma nos Pulmões, ao passo que a por Vazio decorre de Fleuma nos Pulmões combinada com uma deficiência do Pulmão, do Baço ou do Rim.

Sibilos (*Xiao*) caracterizam-se por um som sibilante emitido ao respirar, geralmente durante a exalação; com frequência é um sintoma da asma. Sibilos indicam retenção de Fleuma nos Pulmões. Fleuma é a explicação tradicional para sibilos na medicina chinesa, mas, pela minha experiência, em jovens que sofrem de asma alérgica, há pouca ou nenhuma Fleuma e os sibilos são causados por Vento nos Pulmões. Para uma explicação mais completa desse conceito, ver o Capítulo 5 do livro *Practice of Chinese Medicine*.[4]

Respiração curta (*Duan Qi*) caracteriza-se por respirações curtas, irregulares e rápidas, mas sem o esforço acentuado para respirar e sem a elevação dos ombros vista na falta de ar. Respiração curta indica retenção de Fleuma nos Pulmões combinada com deficiência do Pulmão.

Respiração fraca (*Qi Shao*) caracteriza-se por sons respiratórios fracos, baixos e curtos que indicam deficiência do *Qi* do Pulmão e/ou do Rim.

Respiração da rebelião do Qi (*Shang Qi*) caracteriza-se por respirações rápidas e curtas, tosse, sensação de opressão na garganta e de energia subindo; essa sensação é acompanhada por ansiedade que piora deitando-se. A rebelião do *Qi* pode ser decorrente de ascensão do *Qi* do Vaso Penetrador ou de Fogo no Fígado agredindo os Pulmões.

OS CINCO SONS DE RESPIRAÇÃO PATOLÓGICA

- Falta de ar (*Chuan*): Fleuma nos Pulmões
- Sibilos (*Xiao*): Fleuma ou Vento nos Pulmões
- Respiração curta (*Duan Qi*): Fleuma nos Pulmões com deficiência do *Qi* do Pulmão
- Fraqueza do *Qi* (*Qi Shao*): deficiência do *Qi* (do Pulmão e/ou do Rim)
- Rebelião do *Qi* (*Shang Qi*): Rebelião do *Qi* do Vaso Penetrador ou Fogo no Fígado agredindo os Pulmões.

c) Suspiros

Suspiros geralmente indicam estagnação do *Qi* do Fígado ou do Pulmão, normalmente originada de problemas emocionais como raiva reprimida ou frustração, se o Fígado estiver envolvido, ou preocupação e tristeza, se os Pulmões estiverem envolvidos. Suspiros com som fraco também podem ser decorrentes de deficiência do Baço e do Coração originada de tristeza, pesar ou pensamentos excessivos.

5. TOSSE E ESPIRROS

a) Tosse

Ver Parte 5, *Sintomas e Sinais*, Capítulo 63.

Os mesmos princípios gerais se aplicam para o som da tosse – ou seja, tosse alta indica uma condição de Excesso e tosse fraca indica uma condição de Vazio. Além disso, uma tosse alta, "produtiva" e "solta" indica Umidade-Fleuma nos Pulmões. Tosse forte e alta indica Fleuma-Calor nos Pulmões. Tosse seca, alta e persistente, com expectoração ocasional de muco em condições agudas, indica Secura residual e Fleuma nos Pulmões. Tosse seca, fraca e persistente, com expectoração ocasional de muco em condições crônicas, indica Fleuma-Secura nos Pulmões. Tosse seca, fraca, persistente e baixa indica deficiência de *Yin*.

Em crianças, tosse forte e alta que vem em ataques violentos de tosse espasmódica e que geralmente termina com vômito indica coqueluche.

TOSSE

- Som alto: condição de Plenitude
- Som fraco: condição de Vazio
- Tosse alta, produtiva e solta: Umidade-Fleuma nos Pulmões
- Tosse forte e alta: Fleuma-Calor nos Pulmões
- Tosse alta, seca, persistente e com expectoração ocasional de muco escasso em condições agudas: Secura residual e Fleuma nos Pulmões depois de uma invasão de Vento-Calor
- Tosse seca, fraca, persistente com expectoração ocasional de muco escasso em condições crônicas: Fleuma-Secura no Pulmões
- Tosse seca, fraca, persistente e baixa: deficiência do *Yin* do Pulmão
- Tosse forte e alta com ataques violentos em crianças: coqueluche.

b) Espirros

Ver Parte 5, *Sintomas e Sinais*, Capítulo 58; Parte 2, *Interrogatório*, Capítulo 35.

Espirrar normalmente decorre de uma deficiência da função do Pulmão de difundir o *Qi*. Espirro normal que ocorre como reação às partículas suspensas no ar que penetram no nariz é uma expressão de bom estado do *Yang-Qi*, e o Capítulo 28 do *Eixo Espiritual* correlaciona o espirro normal ao Coração: "Quando o Yang-Qi está harmonizado, ele preenche o Coração, sai no nariz e causa espirro".[5] O Capítulo 23 do *Questões Simples* também relaciona o espirro aos Rins: "*O Coração controla a eructação, os Pulmões controlam a tosse, o Fígado controla o fluxo da fala, o Baço controla o ato de engolir e os Rins controlam os espirros.*"[6]

Espirrar alto indica uma condição de Excesso, normalmente decorrente de invasão de Vento externo, ao passo que espirrar baixo indica uma condição de Vazio dos Pulmões (como na rinite alérgica). Espirrar com secreção nasal profusa indica invasão de Vento-Frio, mas, na ausência de invasão de Vento, pode ser decorrente de alergia.

Em relação aos espirros, eu acredito ser importante fazer a distinção entre o tipo decorrente de uma invasão aguda de Vento do tipo decorrente de rinite alérgica. Em uma invasão aguda de Vento, o espirro tem início agudo e é acompanhado por certa secreção nasal. Esse tipo de espirro é decorrente de um Excesso.

O espirro da rinite alérgica não está relacionado com uma invasão de Vento, e pode ser por Excesso ou Vazio. Em condições de Excesso, o espirro é alto; nas condições de Vazio, é baixo.

Os espirros nas invasões de Vento são decorrentes da obstrução da função de difusão do Pulmão; os espirros da rinite alérgica também são decorrentes de Vento, mas não o mesmo tipo de Vento das invasões externas. Além disso, na rinite alérgica há uma deficiência de base do *Yang* do Rim e do Vaso Governador (conforme mencionado no Capítulo 23 do *Questões Simples*, citado acima).

Os espirros da rinite alérgica são acompanhados por secreção nasal transparente profusa.

De acordo com alguns médicos, se, após uma invasão de Vento, o fator patogênico penetrar no Interior e o paciente subitamente começar a espirrar novamente, isso indica que o *Qi* do corpo está se recuperando (Tabela 53.1).

6. SOLUÇOS

Ver Parte 5, *Sintomas e Sinais*, Capítulo 69.

Soluços altos e ruidosos indicam uma condição de Excesso, geralmente Calor; esse tipo de soluço pode ser decorrente de rebelião do *Qi* do Estômago em ascensão, Calor no Estômago ou *Qi* do Fígado invadindo o Estômago. Soluços infrequentes com som grave, mas forte, podem ser decorrentes de Frio no Estômago. Soluços infrequentes e fracos, com som baixo, indicam deficiência do Estômago. Soluços frequentes, mas fracos, indicam deficiência do *Yin* do Estômago.

Acupuntura

VC-13 *Shangwan*, PC-6 *Neiguan*, E-19 *Burong*.

7. ERUCTAÇÃO

Ver Parte 5, *Sintomas e Sinais*, Capítulo 69; Parte 2, *Interrogatório*, Capítulo 30.

Tabela 53.1 Diferenciação dos espirros.

Tipo de espirro	Patologia	Tratamento
Invasão aguda de Vento externo, som alto	Vento externo obstruindo a função de difusão do Pulmão, condição de Excesso	P-7 *Lieque*, IG-4 *Hegu*, B-12 *Fengmen*, ventosa
Espirros persistentes, altos, secreção nasal transparente	Vento alojado no nariz, predominância do *Biao* (ou seja, Vento no nariz), condição de Excesso	P-7 *Lieque*, IG-4 *Hegu*, B-12 *Fengmen*, B-13 *Feishu*
Espirros persistentes baixos, secreção nasal transparente	Vento alojado no nariz, predominância de *Ben* (ou seja, deficiência do *Yang* do Rim e do Vaso Governador), condição de Vazio	P-7 *Lieque*, IG-4 *Hegu*, B-13 *Feishu*, B-23 *Shenshu*, VC-4 *Guanyuan*

ESPIRROS

- Altos: condição de Excesso
- Fracos: condição de Vazio
- Espirros agudos: invasão de Vento
- Espirros crônicos: retenção crônica de Vento no nariz (rinite alérgica)
- Espirros com secreção nasal profusa: invasão de Vento-Frio ou rinite alérgica.

Eructações altas e longas indicam condição de Excesso, que pode ser retenção de Alimentos, Calor no Estômago ou *Qi* do Fígado invadindo o Estômago. Eructações curtas e baixas indicam uma condição de Deficiência, que pode ser deficiência do *Qi* do Estômago ou *Qi* do Estômago Deficiente e Frio.

Acupuntura

VC-13 *Shangwan*, PC-6 *Neiguan*, E-19 *Burong*, E-21 *Liangmen*.

8. VÔMITOS

Ver Parte 5, *Sintomas e Sinais*, Capítulo 69; Parte 2, *Interrogatório*, Capítulo 30.

Vômitos com som alto indicam uma condição de Excesso, que pode ser retenção de Alimentos, Calor no Estômago, Calor no Fígado e no Estômago ou Frio Cheio no Estômago. Vômitos com som fraco indicam uma condição de Deficiência, que pode ser deficiência do *Qi* do Estômago, Estômago Deficiente e Frio ou deficiência do *Yin* do Estômago. Acessos de vômito, dependendo do estado emocional, normalmente indicam rebelião do *Qi* do Fígado invadindo o Estômago.

Acupuntura

VC-13 *Shangwan*, PC-6 *Neiguan*, E-19 *Burong*, E-40 *Fenglong*.

9. SUSPIROS

Suspiros consistem em uma expiração profunda com som curto. Suspirar está muito associado com tristeza ou preocupação, e normalmente decorre de estagnação do *Qi* do Pulmão e/ou do Coração no tórax, que é uma condição de Excesso. Entretanto, suspirar também pode estar associado à deficiência de *Qi* ou de *Yang*, em cujo caso os suspiros são baixos e débeis.

RESULTADOS DO APRENDIZADO

O aluno agora deve entender:
- A importância da voz como auxiliar diagnóstico; ela reflete o estado do *Qi* do Pulmão, mas também é influenciada por muitos outros órgãos
- A importância de ouvir a força, o tom, a entonação e a qualidade geral da voz, além do modo de falar
- As qualidades de uma voz normal, os sons que pertencem aos Cinco Elementos e as qualidades que devem ter a nossa atenção
- O significado clínico dos sons da respiração patológica e dos suspiros
- O significado clínico da tosse, dos espirros, dos soluços, da eructação e dos vômitos.

NOTAS

1. Wu Qian: 1977 *Golden Mirror of Medicine* (*Yi Zong Jin Jian* 医 宗 金 鉴), vol. 2, People's Health Publishing House, Beijing, p. 877. Publicado pela primeira vez em 1742.
2. 1979 *The Yellow Emperor's Classic of Internal Medicine – Simple Questions* (*Huang Di Nei Jing Su Wen* 黄 帝 内 经 素 问), People's Health Publishing House, Beijing, p. 259. Publicado pela primeira vez c. 100 a.C.
3. *Simple Questions*, p. 199.
4. Maciocia G: *The practice of Chinese medicine*, Churchill Livingstone, 2000, Edinburgh.
5. 1981 *Spiritual Axis* (*Ling Shu Jing* 灵 枢 经), People's Health Publishing House, Beijing, p. 67. Publicado pela primeira vez c. 100 a.C.
6. *Simple Questions*, p. 150.

Diagnóstico pela Olfação

PARTE 4

54

CONTEÚDO DO CAPÍTULO

Significado Clínico, 449
Odor do Corpo, 449
Odor das Secreções do Corpo, 450
Hálito, 450
Suor, 450
Escarro, 450
Urina e fezes, 450
Descarga vaginal e lóquios, 450
Gases intestinais, 450

SIGNIFICADO CLÍNICO

O diagnóstico pela olfação não é uma parte importante do processo diagnóstico. É usado principalmente para confirmar um diagnóstico, e raramente é um fator determinante. Os cheiros dos Cinco Elementos mencionados aqui são úteis principalmente para correlacionar o tipo de Elemento do paciente e para indicar concordância ou discordância deste. Por exemplo, cheiro rançoso em um Elemento Madeira é um exagero patológico de um cheiro constitucional da Madeira e, portanto, menos grave que outro cheiro. Em outras palavras, é mais grave um tipo Madeira ter cheiro pútrido (que pertence aos Rins) do que ter cheiro rançoso (que é o cheiro da Madeira).

Existem dois aspectos bem distintos do diagnóstico pela olfação: o primeiro é o odor do corpo propriamente dito do paciente, que dá uma ideia não só do padrão predominante de desarmonia, mas também do tipo constitucional do paciente; o segundo é o odor de certas secreções corporais, usado apenas para identificar o padrão predominante da desarmonia.

Supondo que o paciente não esteja usando nenhum perfume ou loção pós-barba (eu normalmente peço para meus pacientes não usarem perfume ou loção pós-barba quando vão à consulta pela primeira vez), o diagnóstico pela olfação é realizado durante o interrogatório. Em alguns casos, o odor do corpo é bem claro, chegando a ser opressor. Se não houver nenhum odor em particular sendo emanando do corpo no início do interrogatório, na maioria dos casos, o odor fica aparente quando o paciente se deita, parcialmente sem roupa, para a sessão de acupuntura.

Dois aspectos principais do diagnóstico pela olfação são considerados:
1. Odor do corpo
2. Odor das secreções corpóreas
   a) Hálito
   b) Suor
   c) Escarro
   d) Urina e fezes
   e) Descarga vaginal e lóquios
   f) Gases intestinais.

1. ODOR DO CORPO

Do ponto de vista dos Cinco Elementos, os cinco odores do corpo são os seguintes: rançoso (ou "imundo", nos livros chineses) para Madeira, queimado para Fogo, perfumado ou adocicado para Terra, podre para Metal e pútrido para Água. Desse ponto de vista, esses odores corpóreos refletem uma desarmonia no Elemento relevante, que pode ser uma Deficiência ou um Excesso. Em alguns casos, esses odores corpóreos ficam bem aparentes assim que o paciente entra, mas na maioria dos casos, esses odores são detectados apenas quando o paciente se despe, principalmente nas costas.

Às vezes, o odor do corpo de acordo com os Cinco Elementos emana depois que as agulhas ficaram retidas por cerca de 20 minutos. Pela minha experiência, os dois odores corpóreos dos Cinco Elementos mais comuns são o pútrido (Rins) e o rançoso (Fígado): o odor pútrido é relativamente comum nos idosos (provavelmente em decorrência do declínio do Qi do Rim).

O odor corpóreo pode ser usado para fins diagnósticos de duas maneiras. Na ausência de padrões de desarmonia que expliquem um determinado odor, o odor do corpo reflete o tipo do Elemento constitucional do paciente da mesma maneira que a forma do corpo e as estruturas faciais. Portanto, um odor ligeiramente rançoso vai emanar de um tipo Madeira, um odor ligeiramente queimado vai emanar de um tipo Fogo etc.

Além do odor do corpo constitucional, o odor do corpo da pessoa reflete os padrões de desarmonia que estão presentes, os quais podem não estar necessariamente em concordância com o tipo do Elemento do paciente. Por exemplo, um tipo Madeira pode emanar um cheiro ligeiramente de queimado, indicando a presença de um padrão do Coração. De fato, é um mau sinal se o odor do corpo contrariar o tipo constitucional do Elemento. Em outras palavras, é pior para um tipo Madeira ter odor de queimado (Coração) do que odor rançoso.

ODORES DOS CINCO ELEMENTOS

- Rançoso: Madeira
- Queimado: Fogo
- Perfumado/adocicado: Terra
- Podre: Metal
- Pútrido: Água.

2. ODOR DAS SECREÇÕES DO CORPO

O diagnóstico pela olfação também inclui o cheiro das secreções corpóreas. Obviamente, fica impraticável, para o profissional, cheirar a urina ou a descarga vaginal. Entretanto, eu normalmente pergunto para os pacientes se eles percebem algum cheiro forte, e a maioria das pessoas tem bastante consciência de quando alguma secreção está com cheiro ruim.

As seguintes secreções corpóreas serão discutidas:
a) Hálito
b) Suor
c) Escarro
d) Urina e fezes
e) Descarga vaginal e lóquios
f) Gases intestinais.

a) Hálito

O odor que emana da boca está intimamente relacionado com o sistema digestivo. Em termos gerais, mau hálito forte indica Calor no Estômago ou retenção de alimentos. Hálito azedo indica retenção de alimentos, ou, em crianças, Distúrbio de Acúmulo. Hálito repulsivo, um pouco acre, indica Umidade-Calor no Estômago e no Baço. Hálito com odor podre pode indicar Umidade-Calor no Intestino Grosso, que pode ser decorrente de colite ulcerativa.

CHEIROS DO HÁLITO
- Mau hálito forte: Calor no Estômago ou retenção de alimentos
- Azedo: retenção de alimentos, Distúrbio de Acúmulo (em crianças)
- Mau hálito acre: Umidade-Calor no Estômago e no Baço
- Podre: Umidade-Calor no Intestino Grosso

b) Suor

O cheiro do suor normalmente está relacionado com Umidade porque os fluidos que formam o suor se originam do espaço entre a pele e os músculos, onde a Umidade geralmente se acumula. Sempre que o suor estiver com cheiro forte, ele indica Umidade-Calor. Suor com cheiro pútrido pode indicar uma doença pulmonar, hepática ou renal.

c) Escarro

Escarro com cheiro forte, geralmente cheirando podre, indica Calor nos Pulmões e, normalmente, Fleuma-Calor ou Calor Tóxico. Escarro com cheiro de peixe também pode indicar Calor no Pulmão. Escarro sem cheiro indica Frio.

d) Urina e fezes

Fezes malcheirosas sempre indicam Calor ou Umidade-Calor nos Intestinos, enquanto qualquer irregularidade do movimento peristáltico e ausência de cheiro normalmente indicam uma condição de Frio.

Em relação à urina, urina com cheiro forte indica Umidade-Calor na Bexiga, enquanto ausência de cheiro indica Frio.

e) Descarga vaginal e lóquios

Descarga vaginal com cheiro forte e cheiro de couro indica Umidade-Calor, enquanto cheiro de peixe indica Umidade-Frio.

Lóquios com cheiro forte após o parto podem indicar Umidade-Calor ou Calor Tóxico no Útero.

f) Gases intestinais

Gases intestinais muito malcheirosos indicam Umidade-Calor no Intestino Grosso. Se os gases tiverem cheiro rançoso e podre, como o de ovos podres, eles indicam Calor Tóxico no Intestino Grosso. A liberação de gases sem cheiro normalmente indica deficiência do *Qi* do Baço.

RESULTADOS DO APRENDIZADO

O aluno agora deve entender:
- Que embora o cheiro não seja um instrumento diagnóstico importante, ele revela o odor do corpo do paciente, apontando para os padrões de desarmonia e para o tipo com base nos Cinco Elementos
- Que o padrão patológico do paciente está indicado pelo odor das secreções: hálito, suor, escarro, urina e fezes, descarga vaginal e lóquios e gases intestinais.

PARTE 5

Sintomas e Sinais

INTRODUÇÃO

Enquanto a Parte 1, sobre *Observação*, apresenta os sinais que podem ser observados e a Parte 2, sobre *Interrogatório*, discute os sintomas que são obtidos pelo interrogatório, a Parte 5 apresenta os sintomas e os sinais por área do corpo, sem distinção entre o que se vê na observação e o que se obtém no interrogatório do paciente. A separação entre observação e interrogatório é feita puramente com fins didáticos e não corresponde à realidade clínica, em que o que é visto pela observação e o que é obtido pelo interrogatório ocorrem simultaneamente e podem ser integrados automaticamente.

Por exemplo, a separação entre olhos vermelhos (observação) e dor no olho (interrogatório) é artificial e não corresponde à realidade. Se vemos um paciente com olhos vermelhos, imediatamente perguntamos se ele tem dor no olho, sem esperar passar por todas as etapas da observação.

Além disso, a combinação dos sintomas e dos sinais para cada área corresponde também à forma como normalmente procedemos com o paciente. Por exemplo, se um paciente chega e suas manifestações clínicas se concentram principalmente em uma área do corpo, nós naturalmente investigamos essa área perguntando sobre os sintomas e observando qualquer sinal externo, sem distinção entre interrogatório e observação; se o paciente se queixa de visão turva, por exemplo, imediata e automaticamente observamos os olhos para ver se estão secos ou vermelhos.

Para esclarecer as ligações entre a Parte 5, *Sintomas e Sinais*, a Parte 1, *Observação*, e a Parte 2, *Interrogatório*, eu faço a indicação em cada uma dessas partes (p. ex., "Tontura", encontrada no Capítulo 55 da Parte 5, também é encontrada no Capítulo 34 da Parte 2).

Os sintomas e sinais apresentados na Parte 5 são descritos principalmente em termos tirados dos livros chineses, mas com várias adaptações.

1. Eu integrei nos sintomas e sinais apresentados alguns sintomas (p. ex., belisca constantemente alimentos) e alguns sinais (p. ex., ruborização) que considero comuns no Ocidente, mas que não estão presentes nos textos chineses
2. Para muitos sintomas e sinais, introduzi novos padrões que eu não encontrei nos textos originais chineses
3. Eu eliminei certos sintomas e sinais ou padrões que são vistos apenas na China e acrescentei alguns que são típicos de pacientes ocidentais
4. Dentro de cada padrão, eu acrescentei sintomas e sinais específicos do sintoma ou do sinal discutido.

Os sintomas e sinais discutidos aqui estão estruturados por áreas do corpo, como se segue:

Seção 1

- Cabeça e face
- Cor da face
- Ouvidos/Orelhas
- Nariz
- Garganta
- Boca
- Língua
- Dentes
- Gengivas
- Lábios
- Palato
- Sulco Nasolabial
- Olhos
- Pescoço
- Ombros
- Parte superior das costas
- Tórax
- Membros
- Braços
- Pernas
- Região lombar
- Corpo
- Sistema digestivo e paladar
- Sede e bebidas
- Abdome
- Defecação
- Micção
- Ânus
- Sintomas sexuais e genitais masculinos
- Transpiração
- Sinais da pele
- Sintomas emocionais
- Sintomas mentais e emocionais
- Dificuldades mentais
- Sono
- Sensação de frio, sensação de calor, febre
- Voz, discurso e sons

Seção 2

- Sintomas e sinais ginecológicos

Seção 3

- Sintomas e sinais pediátricos

Para cada sintoma ou sinal, apresento os padrões mais comuns que os causam. Eu gostaria de chamar a atenção do leitor para os seguintes pontos:

- Os sintomas/sinais são dispostos, tanto quanto possível, em ordem ou frequência dentro de cada capítulo
- Entre os padrões, eu apresento primeiro os mais comuns, divididos em três grupos classificados por cores, de Cheio, Vazio e Cheio/Vazio. Para esses padrões, dou os pontos de acupuntura sugeridos. Abaixo deles, apresento, então, os padrões menos comuns sob o título "Outros Padrões", estes sem o tratamento de acupuntura
- Há mais sintomas e sinais na Parte 5 do que na Parte 1, sobre *Observação*, e na Parte 2, sobre *Interrogatório*, mas todos os sintomas e sinais dessas duas partes são encontrados na Parte 5
- Os padrões referentes a cada sintoma/sinal na Parte 5 não correspondem necessariamente aos da Parte 6 (*Padrões*), por várias razões:

- Sempre que possível, o padrão foi mudado para torná-lo mais específico ao sintoma/sinal no qual ele aparece (p. ex., o padrão de deficiência do Sangue do Fígado para visão turva contém mais sintomas dos olhos ou da face)
- Os padrões também foram mudados listando os sintomas e os sinais que estão relacionados mais intimamente com o sintoma vigente
- Existem certos padrões que são peculiares ao sintoma/sinal discutido e que não ocorrem em outros casos (p. ex., Calor Tóxico do Feto na seção de crianças). Isso também reflete o fato de que, na prática clínica, as condições nem sempre caem certinho em padrões normais
- A lista de todas as possíveis manifestações em cada padrão, de modo geral, foi reduzida na Parte 5 em comparação com os padrões na Parte 6
- Sempre que apropriado, eu indico com pequenos ícones o tipo de paciente no qual aquele determinado padrão ocorre com mais frequência. Se o símbolo de um homem ou de uma mulher estiver combinado com o símbolo de um idoso, significa que o padrão é mais comum em um homem idoso ou em uma mulher idosa, respectivamente. Logicamente, esses símbolos não devem ser interpretados muito rigidamente; ou seja, se houver o símbolo de uma mulher em determinado padrão, isso simplesmente significa que o padrão é mais frequente em mulheres, e *não* que aquele padrão não possa ocorrer em homens. As figuras simbólicas são as seguintes:

- Um homem, indicando que aquele padrão é mais comum em homens
- Uma mulher, indicando que aquele padrão é mais comum em mulheres
- Uma criança, indicando que aquele padrão é mais comum em crianças
- Uma pessoa idosa, indicando que aquele padrão é mais comum em idosos (homem ou mulher)
- Uma mulher grávida, indicando que aquele padrão é mais comum em mulheres grávidas ou em mulheres após o parto.

Nota: os pontos de acupuntura indicados não são "fórmulas" de pontos; eles são meramente sugestões, podendo-se acrescentar ou remover alguns deles.

Os principais textos chineses originais usados para a Parte 5 são:

1. Zhang Zhu Sheng: 1995 *Great Treatise of Diagnosis by Observations in Chinese Medicine* (*Zhong Hua Yi Xue Wang Shen Da Quan*), Shanxi Science Publishing House, Taiyuan.
2. Zhao Jin Duo: 1985 *Identification of Patterns and Diagnosis in Chinese Medicine* (*Zhong Yi Zheng Zhuang Jian Bie Zhen Duan Xue*), People's Health Publishing House, Beijing
3. Zhu Wen Feng: 1999 *Diagnosis in Chinese Medicine* (*Zhong Yi Zhen Duan Xue*), People's Health Publishing House, Beijing
4. Zhao Jin Duo: 1991 *Differential Diagnosis and Patterns in Chinese Medicine* (*Zhong Yi Zheng Hou Jian Bie Zhen Duan Xue*), People's Health Publishing House, Beijing.

SEÇÃO 1

Sintomas e Sinais das Partes do Corpo

INTRODUÇÃO

A Parte 5, *Sintomas e Sinais*, é dividida em três seções, como se segue:
- Seção 1: Sintomas e sinais das partes do corpo
- Seção 2: Sintomas e sinais ginecológicos
- Seção 3: Sintomas e sinais pediátricos.

A primeira seção da Parte 5 trata dos sintomas e sinais gerais do corpo todo. A Parte 5 apresenta os sintomas e os sinais por área do corpo, sem distinção entre o que se vê pela observação e o que se obtém pelo interrogatório do paciente. A separação entre observação e interrogatório não corresponde à realidade clínica, na qual o que se vê pela observação e o que se obtém pelo interrogatório ocorrem simultaneamente e podem ser integrados automaticamente.

Por exemplo, a separação entre olhos vermelhos (observação) e dor no olho (interrogatório) é artificial e não corresponde à realidade. A coleção dos sintomas (obtidos pelo interrogatório) e dos sinais (obtidos pela observação) de cada parte do corpo corresponde à realidade.

Para dar outro exemplo, se um paciente se queixa de dor articular (interrogatório), a primeira coisa que naturalmente fazemos é olhar para a articulação para investigar se está inchada (observação), e também vamos palpar a articulação (palpação); portanto, neste exemplo, observação, interrogatório e palpação se convergem. Podem até ser integrados à Audição e à Olfação, se conseguirmos detectar um odor forte emanando do corpo do paciente.

Além disso, a combinação dos sintomas e sinais para cada área também corresponde à forma com a qual normalmente procedemos com o paciente. Por exemplo, se um paciente chega ao nosso consultório e suas manifestações clínicas se concentram principalmente em uma área do corpo, naturalmente vamos investigar essa área fazendo perguntas sobre sintomas e observando qualquer sinal externo, sem distinção entre interrogatório e observação. Se o paciente se queixa de visão turva, por exemplo, imediata e automaticamente observamos seus olhos para ver se estão secos ou vermelhos.

Para esclarecer as ligações entre a Parte 5, *Sintomas e Sinais*, a Parte 1, *Observação*, e a Parte 2, *Interrogatório*, dou a indicação em cada uma dessas partes (p. ex., "Tontura", encontrada no Capítulo 55 da Parte 5, também é encontrada no Capítulo 34 da Parte 2).

A Seção 1 é dividida nos seguintes capítulos:
Capítulo 55: Cabeça e face
Capítulo 56: Cor da face
Capítulo 57: Ouvidos/Orelhas
Capítulo 58: Nariz
Capítulo 59: Garganta
Capítulo 60: Boca, língua, dentes, gengivas, lábios, palato e sulco nasolabial
Capítulo 61: Olhos
Capítulo 62: Pescoço, ombros e parte superior das costas
Capítulo 63: Tórax
Capítulo 64: Membros
Capítulo 65: Braços
Capítulo 66: Pernas
Capítulo 67: Região lombar
Capítulo 68: Corpo
Capítulo 69: Sistema digestivo e paladar
Capítulo 70: Sede e bebidas
Capítulo 71: Abdome
Capítulo 72: Defecação
Capítulo 73: Micção
Capítulo 74: Ânus
Capítulo 75: Sintomas sexuais e genitais masculinos
Capítulo 76: Transpiração
Capítulo 77: Sinais da pele
Capítulo 78: Sintomas emocionais
Capítulo 79: Sintomas mentais e emocionais
Capítulo 80: Dificuldades mentais
Capítulo 81: Sono
Capítulo 82: Sensação de frio, sensação de calor, febre
Capítulo 83: Voz, discurso e sons.

PARTE 5 SEÇÃO 1

55 | Cabeça e Face

CONTEÚDO DO CAPÍTULO

Cabeça, 456
Tontura, 457
Desmaio, 457
Sensação de peso da cabeça, 458
Dor de cabeça, 458
Sensação de distensão da cabeça, 460
Sensação de congestão da cabeça, 460
Sensação de frio na cabeça, 461
Sensação de calor na cabeça, 461
Dormência da cabeça, 461
Cabeça caída, 461
Inclinação da cabeça para um lado, 462
Tremor da cabeça, 462
Ruído no cérebro, 462
Inchaço de toda a cabeça, 462
Úlceras na região mastoide, 463
Cabeça inclinada para trás, 463
Cabelos e Couro Cabeludo, 463
Embranquecimento prematuro dos cabelos, 463
Queda de cabelo, 464
Alopecia, 464
Cabelos secos e quebradiços, 464
Cabelos oleosos, 465
Caspa, 465
Prurido no couro cabeludo, 465
Couro cabeludo seco, 466
Vermelhidão e dor do couro cabeludo, 466
Furúnculos no couro cabeludo, 466
Erosão do couro cabeludo, 467
Úlceras no couro cabeludo, 467
Face, 467
Acne, 467
Sensação de calor na face, 468
Dor facial, 469
Dormência da face, 470
Edema da face, 471
Tique, 471
Desvio do olho e da boca, 471
Paralisia facial, 472
Erupções papulares/maculares, 472
Inchaço e vermelhidão da face, 472
Inchaço, vermelhidão e dor nas bochechas, 472
Úlceras abaixo do arco zigomático, 472
Linhas na face, 472

Os seguintes sintomas da cabeça, cabelos e face serão discutidos:
1. Cabeça
   a) Tontura
   b) Desmaio
   c) Sensação de peso da cabeça
   d) Dor de cabeça
   e) Sensação de distensão da cabeça
   f) Sensação de congestão da cabeça
   g) Sensação de frio na cabeça
   h) Sensação de calor na cabeça
   i) Dormência da cabeça
   j) Cabeça caída
   k) Cabeça inclinada para um lado
   l) Tremor da cabeça
   m) Ruído no cérebro
   n) Inchaço de toda a cabeça
   o) Úlceras na região mastoide
   p) Cabeça inclinada para trás
2. Cabelo e couro cabeludo
   a) Embranquecimento precoce dos cabelos
   b) Queda de cabelos
   c) Alopecia
   d) Cabelos secos e quebradiços
   e) Cabelos oleosos
   f) Caspa
   g) Prurido no couro cabeludo
   h) Couro cabeludo seco
   i) Vermelhidão e dor no couro cabeludo
   j) Furúnculos no couro cabeludo
   k) Erosão do couro cabeludo
   l) Úlceras no couro cabeludo
3. Face
   a) Acne
   b) Sensação de calor na face
   c) Dor facial
   d) Dormência da face
   e) Edema da face
   f) Tique
   g) Desvio do olho e da boca
   h) Paralisia facial
   i) Erupções papulares/maculares
   j) Inchaço e vermelhidão da face
   k) Inchaço, vermelhidão e dor nas bochechas
   l) Úlceras abaixo do arco zigomático
   m) Linhas na face.

1. CABEÇA

Os seguintes sinais da cabeça serão discutidos:
a) Tontura
b) Desmaio
c) Sensação de peso da cabeça
d) Dor de cabeça
e) Sensação de distensão da cabeça
f) Sensação de congestão da cabeça
g) Sensação de frio na cabeça

h) Sensação de calor na cabeça
i) Dormência da cabeça
j) Cabeça caída
k) Cabeça inclinada para um lado
l) Tremor da cabeça
m) Ruído no cérebro
n) Inchaço de toda a cabeça
o) Úlceras na região mastoide
p) Cabeça inclinada para trás.

a) Tontura

Ver Parte 2, *Interrogatório*, Capítulo 34.

A tontura de uma condição Cheia é sempre mais grave do que a de uma condição Vazia.

Vazio

Deficiência do Sangue do Fígado

Tontura branda, visão turva, moscas volantes, dormência ou formigamento dos membros, menstruação escassa, complexão opaca-pálida, língua Pálida, pulso Intermitente ou Fino.

Acupuntura

F-8 *Ququan*, E-36 *Zusanli*, BP-6 *Sanyinjiao*, VC-4 *Guanyuan*.

Deficiência do Rim

Tontura que piora após esforço físico, sensação de vazio da cabeça, tinidos, dor nas costas, cansaço, joelhos fracos.

Outros sintomas e sinais dependem se há deficiência do *Yin* do Rim ou do *Yang* do Rim.

Acupuntura

R-3 *Taixi*, VC-4 *Guanyuan*, B-23 *Shenshu*, BP-6 *Sanyinjiao*.

Cheio

Ascensão do Yang do Fígado

Tontura com dor de cabeça, dor de cabeça, tontura, tinidos, irritabilidade, propensão a explosões de raiva, pulso em Corda.

Acupuntura

F-3 *Taichong*, TA-5 *Waiguan*, VB-20 *Fengchi*.

Vento no Fígado

Tontura grave, vertigem, tremores, tinidos, dor de cabeça, dormência dos membros, tiques, língua Rígida, Desviada ou Móvel, pulso em Corda. Este é o tipo mais grave de tontura.

Acupuntura

F-3 *Taichong*, VB-20 *Fengchi*, VG-16 *Fengfu*, ID-3 *Houxi* com B-62 *Shenmai*, VG-19 *Houding*.

Fleuma obstruindo a cabeça

Tontura, sensação de peso e congestão da cabeça, sensação de opressão do tórax, tontura, visão turva, sonolência, náuseas, escarro na garganta, congestão da cabeça, língua Aumentada com saburra pegajosa, pulso Deslizante.

Acupuntura

E-40 *Fenglong*, VC-12 *Zhongwan*, VC-5 *Shimen*, B-22 *Sanjiaoshu*, VG-20 *Baihui*.

Outros padrões

Fogo no Fígado

Tontura, dor de cabeça, face avermelhada, tontura, tinidos, irritabilidade, propensão a explosões de raiva, sede, gosto amargo na boca, constipação intestinal, urina escura, língua Vermelha com laterais mais vermelhas, saburra seca e amarelada, pulso em Corda-Rápido.

Deficiência do Qi e do Sangue do Baço e do Coração

Tontura branda postural, palpitações, insônia, sono perturbado por sonhos, memória fraca, ansiedade, propensão a se assustar, cútis baça-pálida, lábios pálidos, cansaço, músculos fracos, fezes amolecidas, falta de apetite, menstruação escassa, língua Pálida e Fina, pulso Áspero ou Fino.

Deficiência do Qi do Estômago e do Baço

Tontura branda, falta de apetite, ligeira distensão abdominal após comer, cansaço, lassidão, cútis pálida, fraqueza dos membros, fezes amolecidas, sensação desconfortável no epigástrio, falta de paladar, língua Pálida, pulso Vazio.

> **NOTA CLÍNICA**
> - Em mulheres, deficiência do Sangue do Fígado é a causa mais comum de tontura. Deficiência do Rim também é comum
> - Nos idosos, procure Fleuma como causa de tontura
> - Quando houver evidências claras de que a tontura é decorrente de problemas emocionais, a causa é a ascensão do *Yang* do Fígado.

b) Desmaio

Ver Parte 2, *Interrogatório*, Capítulo 34.

Vazio

Deficiência do Sangue do Coração

Episódios breves e transitórios de desmaio, geralmente sem perda completa da consciência; cútis baça-pálida, palpitações, ansiedade, insônia, mãos frias, lábios pálidos, língua Pálida, pulso Áspero.

Acupuntura

C-7 *Shenmen*, VC-14 *Juque*, E-36 *Zusanli*, BP-6 *Sanyinjiao*, VG-20 *Baihui*.

Deficiência do Sangue do Fígado

Episódios breves e transitórios de desmaio, geralmente sem perda completa da consciência, em mulheres é comum coincidir com a menstruação; face baça-pálida, lábios pálidos, mãos frias, tontura, visão turva, transpiração, respiração fraca, língua Pálida, pulso Áspero ou Fino.

Acupuntura

F-8 *Ququan*, E-36 *Zusanli*, BP-6 *Sanyinjiao*, VC-4 *Guanyuan*, VB-20 *Fengchi*.

Cheio

Fleuma obstruindo os orifícios claros

Desmaio súbito com inconsciência ou episódios de desmaio sem perda completa da consciência, muco na garganta, sensação de opressão do tórax, náuseas, vômito, respiração pesada, língua Aumentada com saburra pegajosa, pulso Deslizante.

Acupuntura

E-40 *Fenglong*, VC-12 *Zhongwan*, VC-5 *Shimen*, B-22 *Sanjiaoshu*, VG-20 *Baihui*.

Outros padrões

Deficiência do Yin do Coração

Episódios breves e transitórios de desmaio, geralmente sem perda completa da consciência, cútis baça-pálida com maçãs do rosto vermelho-flutuante, palpitações, ansiedade, insônia, garganta seca à noite, língua sem saburra, pulso Flutuante-Vazio.

Deficiência do *Yin* do Fígado

Episódios breves e transitórios de desmaio, geralmente sem perda completa da consciência, em mulheres é comum coincidir com a menstruação, face baça-pálida com maçãs do rosto avermelhadas, tontura, visão turva, transpiração, respiração fraca, cabelos secos, língua sem saburra, pulso Flutuante-Vazio.

Deficiência do *Yang* do Rim e deficiência do *Qi* Original

Episódios breves e transitórios de desmaio, geralmente sem perda da consciência, boca aberta, mãos relaxadas, respiração fraca, cútis pálida, transpiração, membros frios, língua Pálida, pulso Profundo-Fraco.

Estagnação do *Qi* do Fígado com rebelião do *Qi* do Fígado ascendendo para anuviar os orifícios

Desmaio, boca fechada e mãos cerradas, respiração pesada, mãos e pés frios, pulso em Corda-Profundo.

Calor no Sangue com Fogo no Fígado flamejando para cima para anuviar os orifícios

Desmaio súbito, inconsciência, dentes cerrados, boca fechada, punhos cerrados, face vermelha, lábios vermelhos, olhos vermelhos, língua Vermelha com saburra amarelada, pulso em Corda-Transbordante-Rápido.

Retenção de Alimentos

Episódios de desmaio depois de comer em excesso, falta de ar, distensão e plenitude do epigástrio, mau hálito, regurgitação ácida, saburra da língua espessa e pegajosa, pulso Deslizante.

c) Sensação de peso da cabeça

Ver Parte 2, *Interrogatório*, Capítulo 34.

Uma sensação de peso da cabeça é sempre causada por Umidade ou Fleuma obstruindo a cabeça.

Cheio

Umidade-Calor

Sensação de peso e congestão da cabeça e do corpo, tontura, visão turva, sonolência, sensação de opressão do tórax, náuseas, língua Aumentada com saburra pegajosa, pulso Deslizante.

Acupuntura

E-40 *Fenglong*, VC-12 *Zhongwan*, VC-5 *Shimen*, VC-9 *Shuifen*, B-22 *Sanjiaoshu*, E-8 *Touwei*, IG-4 *Hegu*, VG-20 *Baihui*.

Umidade

Sensação de peso da cabeça e do corpo que piora à tarde; sensação de peso da cabeça e do corpo, gosto pegajoso na boca, plenitude epigástrica, sensação de opressão no tórax, descarga vaginal excessiva, saburra da língua pegajosa, pulso Deslizante ou Encharcado. Outros sintomas e sinais dependem se há Umidade-Calor ou Umidade-Frio.

Acupuntura

VC-12 *Zhongwan*, VC-9 *Shuifen*, BP-9 *Yinlingquan*, IG-4 *Hegu*, VG-20 *Baihui*.

d) Dor de cabeça

Ver Parte 2, *Interrogatório*, Capítulo 34.

Cheio

Ascensão do Yang do Fígado

Dor de cabeça com sensação de distensão que pode ser unilateral no canal da Vesícula Biliar, nas têmporas ou atrás dos olhos; tontura, tinidos, irritabilidade, propensão a explosões de raiva, pulso em Corda. Esse é provavelmente o tipo mais comum de dor de cabeça. A ascensão do *Yang* do Fígado pode originar-se de uma deficiência do Sangue do Fígado e/ou do *Yin* do Fígado ou de uma deficiência do *Yin* do Rim, e as manifestações clínicas vão variar em conformidade com cada caso.

Acupuntura

F-3 *Taichong*, VB-20 *Fengchi*, TA-5 *Waiguan*, VB-43 *Xiaxi*, além de pontos locais de acordo com a localização da dor de cabeça.

Umidade obstruindo a cabeça

Dor de cabeça com sensação de peso da cabeça, sensação como se a cabeça estivesse envolta em algodão, gosto pegajoso na boca, sensação de peso da cabeça e do corpo, plenitude epigástrica, sensação de opressão no tórax, descarga vaginal excessiva, saburra da língua pegajosa, pulso Deslizante ou Encharcado.

Acupuntura

E-8 *Touwei*, VG-23 *Shangxing*, VC-12 *Zhongwan*, VC-9 *Shuifen*, IG-4 *Hegu*, P-7 *Lieque*, VG-20 *Baihui*.

Fleuma turva obstruindo a cabeça

Dor de cabeça surda com sensação de peso e congestão da cabeça, memória fraca e dificuldade de concentração, tontura, visão turva, muco na garganta, sensação de opressão do tórax, náuseas, língua Aumentada com saburra pegajosa, pulso Deslizante.

Acupuntura

E-40 *Fenglong*, VC-12 *Zhongwan*, VC-9 *Shuifen*, VC-5 *Shimen*, B-22 *Sanjiaoshu*, E-8 *Touwei*, VG-20 *Baihui*.

Ascensão do *Yang* do Fígado com Fleuma obstruindo a cabeça

Dor de cabeça surda, frequente e quase constante, com sensação de peso e congestão da cabeça, memória fraca e dificuldade de concentração, tontura, visão turva, muco na garganta, sensação de opressão no tórax, náuseas, língua Aumentada com saburra pegajosa. A dor de cabeça frequente é intercalada por ataques de dor de cabeça grave com sensação de distensão, que pode ser unilateral no canal da Vesícula Biliar, nas têmporas ou atrás dos olhos, tontura, tinidos, irritabilidade, propensão a explosões de raiva. O pulso é Deslizante ou em Corda dependendo do que predominar, se Fleuma ou *Yang* do Fígado.

Acupuntura

F-3 *Taichong*, VB-20 *Fengchi*, TA-5 *Waiguan*, VB-43 *Xiaxi*, E-40 *Fenglong*, VC-12 *Zhongwan*, VC-9 *Shuifen*, VC-5 *Shimen*, B-22 *Sanjiaoshu*, E-8 *Touwei*, VG-20 *Baihui*.

Vazio

Deficiência do Sangue

Dor de cabeça surda na fronte ou no vértice, tontura, visão turva, memória fraca, língua Pálida e Fina, pulso Áspero ou Fino. Outros sintomas e sinais dependem do órgão afetado, se Fígado ou Coração.

Acupuntura

F-8 *Ququan*, E-36 *Zusanli*, BP-6 *Sanyinjiao*, VC-4 *Guanyuan*, VG-20 *Baihui*.

Outros padrões

Vento-Fleuma

Dor de cabeça puxante com sensação de peso da cabeça, tontura grave, visão turva, tremores, dormência ou formigamento dos membros, tinidos, náuseas, muco na garganta, sensação de opressão do tórax, língua Rígida ou Desviada e Aumentada, pulso em Corda-Deslizante.

Fogo no Fígado

Dor de cabeça com sensação de distensão, que pode ser unilateral na cabeça, no canal da Vesícula Biliar, nas têmporas ou atrás dos olhos; olhos vermelhos e congestionados, face avermelhada, tontura, tinidos, irritabilidade, propensão a explosões de raiva, sede, gosto amargo na boca, constipação intestinal, urina escura, língua Vermelha com laterais mais vermelhas e saburra seca-amarelada, pulso em Corda-Rápido.

Vento no Fígado

Dor de cabeça puxante, tremores, tontura grave, tinidos, dormência dos membros, tiques, língua Rígida, Desviada ou Móvel, pulso em Corda.

Estagnação do *Qi* do Fígado

Dor de cabeça com sensação de distensão nas têmporas e/ou na fronte, distensão nos hipocôndrios ou no epigástrio, irritabilidade, mau humor, sensação de bolo na garganta, tensão pré-menstrual, pulso em Corda.

Estase de Sangue

Dor de cabeça lancinante fixa em uma pequena área, lábios arroxeados, cútis escura, língua Arroxeada.

Calor no Estômago

Dor de cabeça grave na fronte, dor em queimação no epigástrio, sede, regurgitação ácida, náuseas, fome excessiva, mau hálito, sensação de calor, língua Vermelha com saburra amarelada, pulso Transbordante-Rápido.

Deficiência do *Qi*

Dor de cabeça surda na fronte que piora com excesso de trabalho e melhora com repouso e deitando-se; sensação desconfortável no epigástrio, falta de apetite, falta de paladar, fezes amolecidas, cansaço principalmente pela manhã, membros fracos, língua Pálida, pulso Vazio. Normalmente decorrente de deficiência do *Qi* do Estômago.

Deficiência do Rim

Dor de cabeça surda com sensação de vazio da cabeça, piora por esforço excessivo, tontura, lombalgia, joelhos fracos, tinidos. As outras manifestações clínicas vão depender se a deficiência é do *Yin* do Rim ou do *Yang* do Rim.

Retenção de Alimentos

Dor de cabeça na fronte que piora depois de comer; plenitude, dor e distensão do epigástrio que melhoram vomitando; náuseas, vômito de fluidos ácidos, mau hálito, regurgitação ácida, eructação, insônia, fezes amolecidas ou constipação intestinal, falta de apetite, saburra da língua espessa, pulso Cheio-Deslizante. Esse tipo de dor de cabeça normalmente é visto apenas em crianças.

Invasão de Vento-Frio

Dor de cabeça occipital, torcicolo, aversão ao frio, febre, tosse, coceira na garganta, ligeira falta de ar, nariz congestionado ou com coriza escorrendo, espirros, dores no corpo, saburra da língua fina e branca, pulso Flutuante-Tenso.

Invasão de Vento-Calor

Dor de cabeça que toma a cabeça toda, aversão ao frio, febre, tosse, dor de garganta, nariz congestionado ou com secreção amarelada escorrendo, dor de cabeça, dores no corpo, transpiração moderada, pouca sede, amígdalas aumentadas, língua ligeiramente Vermelha nas laterais, na área do tórax ou na parte anterior, pulso Flutuante-Rápido.

Invasão de Vento-Umidade

Dor de cabeça frontal, sensação de peso da cabeça, aversão ao frio, febre, plenitude epigástrica, dores no corpo, língua com saburra fina-pegajosa-branca, pulso Flutuante-Deslizante. Além dessa identificação dos padrões de acordo com os órgãos internos, também é importante, principalmente do ponto de vista do acupunturista, diferenciar as dores de cabeça de acordo com o canal envolvido.

Canais do *Yang* Maior

Dor de cabeça occipital que se irradia para a parte posterior do pescoço e para o topo da cabeça.

Acupuntura

ID-3 *Houxi*, B-62 *Shenmai*.

Canais do *Yang* Brilhante

Dor de cabeça na fronte.

Acupuntura

E-44 *Neiting*, IG-4 *Hegu*.

Canais do *Yang* Menor

Dores de cabeça nas têmporas, nas laterais da cabeça e no pescoço ao longo do canal da Vesícula Biliar e do canal do Triplo Aquecedor.

Acupuntura

TA-5 *Waiguan*, VB-41 *Zulinqi*.

Canais do *Yin* Maior

Dor de cabeça frontal.

Acupuntura

BP-3 *Taibai*, P-7 *Lieque*.

Canais do *Yin* Menor

Dor de cabeça de caráter surda sentida dentro da cabeça ou no occipício.

Acupuntura

R-4 *Dazhong*, C-5 *Tongli*.

Canais do *Yin* Terminal

Dor de cabeça no vértice.

Acupuntura

F-3 *Taichong*, PC-6 *Neiguan*.

> **NOTA CLÍNICA**
> - Pela minha experiência, a combinação de ascensão do *Yang* do Fígado com Fleuma é a causa mais comum de dores de cabeça crônicas em adultos
> - Nas mulheres, a ascensão do *Yang* do Fígado (causando dores de cabeça crônicas) normalmente é originada da deficiência do Sangue do Fígado.

e) Sensação de distensão da cabeça

Ver Parte 2, *Interrogatório*, Capítulo 34.

Cheio

Ascensão do **Yang** *do* **Fígado**

Sensação de distensão da cabeça, dor de cabeça, tontura, tinidos, irritabilidade, propensão a explosões de raiva, pulso em Corda.

Acupuntura

F-3 *Taichong*, VB-20 *Fengchi*, TA-5 *Waiguan*, VB-43 *Xiaxi*.

Outros padrões

Fogo no Fígado

Sensação de distensão da cabeça, dor nos olhos, olhos vermelhos, dores de cabeça, face avermelhada, tontura, tinidos, irritabilidade, propensão a explosões de raiva, sede, gosto amargo na boca, constipação intestinal, urina escura, língua Vermelha com laterais mais vermelhas e saburra seca-amarelada. Pulso em Corda-Rápido.

Invasão de Vento-Calor

Sensação aguda de distensão da cabeça, aversão ao frio, febre, tosse, dor de garganta, nariz congestionado ou com secreção amarelada escorrendo, dor de cabeça, dores no corpo, transpiração moderada, sede moderada, amígdalas aumentadas, língua ligeiramente Vermelha nas laterais, na área do tórax ou na parte anterior, pulso Flutuante-Rápido.

f) Sensação de congestão da cabeça

Ver Parte 2, *Interrogatório*, Capítulo 34.

Cheio

Fleuma

Sensação grave de congestão da cabeça, tontura, sensação de peso da cabeça, visão turva, produção excessiva de cera do ouvido, nariz congestionado, dor de cabeça surda frontal, muco na garganta, sensação de opressão do tórax, língua Aumentada com saburra pegajosa, pulso Deslizante.

Acupuntura

E-40 *Fenglong*, VC-12 *Zhongwan*, VC-9 *Shuifen*, VC-5 *Shimen*, B-22 *Sanjiaoshu*, P-7 *Lieque*, IG-4 *Hegu*, VG-20 *Baihui*.

Umidade

Sensação de congestão da cabeça, sensação de peso da cabeça, sinusite crônica, nariz congestionado, secreção nasal pegajosa, dor de cabeça frontal como se a cabeça estivesse envolta em algodão, plenitude epigástrica, gosto pegajoso na boca, sensação de opressão no tórax, descarga vaginal abundante, saburra da língua pegajosa, pulso Deslizante ou Encharcado.

Acupuntura

VC-12 *Zhongwan*, VC-9 *Shuifen*, BP-9 *Yinlingquan*, IG-4 *Hegu*, P-7 *Lieque*, E-44 *Neiting*, VG-20 *Baihui*.

> **NOTA CLÍNICA**
> Fleuma é, de longe, a causa mais comum da sensação de congestão da cabeça.

g) Sensação de frio na cabeça

Ver Parte 2, *Interrogatório*, Capítulo 34.

Inclui-se aqui a sensação real de frio na cabeça, além da propensão para usar chapéu e aversão ao vento.

Vazio

Vazio e Frio no Vaso Governador

Sensação de frio na cabeça e nas costas, membros frios, sensação de frio, dor nas costas, pés frios, tontura, tinidos, joelhos fracos, cútis pálida, pulso Flutuante, mas Fraco em todas as três posições da esquerda.

Acupuntura

ID-3 *Houxi* com B-62 *Shenmai*, VG-20 *Baihui* com moxa direta.

Outros padrões

Frio no canal do Fígado

Sensação de frio na cabeça, dor de cabeça no vértice, cútis azulada, mãos e pés frios, pulso Profundo-Tenso.

h) Sensação de calor na cabeça

Ver Parte 2, *Interrogatório*, Capítulo 34.

Cheio

Fogo no Fígado

Sensação de calor na cabeça, face avermelhada, olhos vermelhos e congestionados, dor no olho, dores de cabeça, face avermelhada, tontura, tinidos, irritabilidade, propensão a explosões de raiva, sede, gosto amargo na boca, constipação intestinal, urina escura, língua Vermelha com laterais mais vermelhas e saburra seca-amarelada, pulso em Corda-Rápido.

Acupuntura

F-2 *Xingjian*, IG-11 *Quchi*.

Calor no Estômago

Sensação de calor na cabeça, principalmente depois de comer ou, nas crianças, durante o sono; sede, dor epigástrica, língua com saburra amarelada, pulso Rápido.

Acupuntura

E-44 *Neiting*, IG-4 *Hegu*, IG-11 *Quchi*.

Vazio

Deficiência do Yin do Rim com Calor Vazio

Sensação de calor na cabeça, especialmente ao anoitecer; tontura, tinidos, deficiência auditiva, sudorese noturna, boca seca à noite, calor nas cinco palmas, sensação de calor ao anoitecer, *flush* malar, sede com vontade de beber líquidos em pequenos goles, dor lombar, urina escura e escassa, insônia, língua Vermelha sem saburra, pulso Flutuante-Vazio e Rápido.

Acupuntura

R-3 *Taixi*, VC-4 *Guanyuan*, R-10 *Yingu*, BP-6 *Sanyinjiao*, IG-11 *Quchi*.

Fogo Yin

Sensação de calor na cabeça, mas pés frios ou sensação de frio no geral; cansaço, úlceras na boca, língua Pálida, pulso Fraco.

Acupuntura

VC-4 *Guanyuan*, VC-6 *Qihai*, VG-20 *Baihui*, E-36 *Zusanli*, BP-6 *Sanyinjiao*.

Calor Vazio por deficiência de Sangue

Sensação de calor na cabeça, principalmente à tarde; cansaço, visão turva, tontura, língua Pálida, pulso Áspero ou Fino. Calor Vazio por deficiência de Sangue ocorre apenas em mulheres.

Acupuntura

VC-4 *Guanyuan*, F-8 *Ququan*, E-36 *Zusanli*, BP-6 *Sanyinjiao*, IG-4 *Hegu*, C-5 *Tongli*.

i) Dormência da cabeça

Ver Parte 2, *Interrogatório*, Capítulo 34.

Vazio

Deficiência do Sangue do Fígado

Dormência da pele da cabeça, especialmente no vértice, dor de cabeça surda, tontura, visão turva, moscas volantes, dormência ou formigamento dos membros, menstruação escassa, cútis baça-pálida, língua Pálida, pulso Áspero ou Fino.

Acupuntura

F-8 *Ququan*, E-36 *Zusanli*, BP-6 *Sanyinjiao*, VC-4 *Guanyuan*, VG-20 *Baihui*.

Cheio

Umidade-Fleuma

Dormência da pele da cabeça, especialmente na fronte, sensação de peso e congestão da cabeça, sensação de opressão do tórax, tontura, visão turva, sonolência, náuseas, muco na garganta, congestão da cabeça, língua Aumentada com saburra pegajosa, pulso Deslizante.

Acupuntura

E-40 *Fenglong*, VC-12 *Zhongwan*, VC-9 *Shuifen*, VC-5 *Shimen*, B-22 *Sanjiaoshu*, VG-20 *Baihui*, E-8 *Touwei*.

Outros padrões

Vento no Fígado

Dormência unilateral da cabeça, tremores, tontura grave, tinidos, dor de cabeça, dormência dos membros, tiques, língua Rígida, Desviada ou Móvel, pulso em Corda.

j) Cabeça caída

Vazio

Vazio do Mar da Medula

Cabeça caída, tontura, tinidos, surdez, dor nas costas, memória fraca, joelhos fracos, dificuldade de andar. Essa condição normalmente, mas nem sempre, está acompanhada por deficiência do Yin do Rim.

Acupuntura

VC-4 *Guanyuan*, B-23 *Shenshu*, ID-3 *Houxi* com B-62 *Shenmai*, R-13 *Qixue*, R-14 *Siman*.

Outros padrões

Deficiência do Qi do Estômago e do Baço

Cabeça caída, falta de apetite, cansaço, distensão abdominal moderada, cútis pálida, fezes amolecidas, língua Pálida, pulso Vazio.

k) Inclinação da cabeça para um lado

Ver Parte 1, *Observação*, Capítulo 5.

Vazio

Vazio do Mar da Medula

Cabeça inclinada para um lado, tontura, tinidos, surdez, dor nas costas, memória fraca, joelhos fracos, dificuldade de andar. Essa condição normalmente, mas nem sempre, está acompanhada por deficiência do Yin do Rim.

Acupuntura

VC-4 *Guanyuan*, B-23 *Shenshu*, ID-3 *Houxi* com B-62 *Shenmai*, R-13 *Qixue*, R-14 *Siman*, VG-16 *Fengfu*.

Outros padrões

Afundamento do Qi do Baço

Cabeça inclinada para um lado, falta de apetite, distensão abdominal moderada depois de comer, cansaço, lassidão, cútis pálida, fraqueza dos membros, fezes amolecidas, depressão, tendência à obesidade, sensação de queda do abdome, prolapso de estômago, útero, ânus ou bexiga, frequência e urgência de micção, língua Pálida, pulso Fraco.

l) Tremor da cabeça

Ver Parte 1, *Observação*, Capítulos 4 e 5.

Cheio

Vento no Fígado

Tremor da cabeça, vertigem, tremores, tontura grave, tinidos, dor de cabeça, dormência dos membros, tiques, língua Rígida, Desviada ou Móvel, pulso em Corda.

Acupuntura

F-3 *Taichong*, VB-20 *Fengchi*, VG-16 *Fengfu*, ID-3 *Houxi* com B-62 *Shenmai*, VG-20 *Houding*.

Vazio

Vento-Vazio por deficiência de Sangue

Tremor moderado da cabeça, tremor moderado das mãos, tiques faciais, tontura, memória fraca, visão turva, língua Pálida e Fina, pulso Áspero ou Fino e ligeiramente em Corda.

Acupuntura

F-3 *Taichong*, VB-20 *Fengchi*, VG-16 *Fengfu*, ID-3 *Houxi* com B-62 *Shenmai*, VG-19 *Houding*, F-8 *Ququan*, E-36 *Zusanli*, BP-6 *Sanyinjiao*, VC-4 *Guanyuan*.

Vento-Vazio por deficiência de Yin

Tremor moderado da cabeça, tremor moderado da mão, tontura, tinidos, sudorese noturna, língua sem saburra, pulso Flutuante-Vazio ou Fino e ligeiramente em Corda.

Acupuntura

F-3 *Taichong*, VB-20 *Fengchi*, VG-16 *Fengfu*, ID-3 *Houxi* com B-62 *Shenmai*, VG-19 *Houding*, F-8 *Ququan*, R-3 *Taixi*, R-10 *Yingu*, BP-6 *Sanyinjiao*, VC-4 *Guanyuan*.

m) Ruído no cérebro

Ver Parte 2, *Interrogatório*, Capítulo 34.

"Ruído no cérebro" é semelhante ao som dos tinidos nos ouvidos, mas é sentido no centro da cabeça. O nome chinês para essa condição é *nao ting*, que significa "tinidos no cérebro"; seu antigo nome era *lei tou feng*, que significa "trovão cabeça vento".

Vazio

Vazio do Mar da Medula

Ruído no cérebro semelhante a tinidos, tontura, tinidos, ruído no cérebro, memória fraca, surdez, sensação de vazio da cabeça, visão turva.

Acupuntura

VC-4 *Guanyuan*, B-23 *Shenshu*, ID-3 *Houxi* com B-62 *Shenmai*, R-13 *Qixue*, R-14 *Siman*, VG-16 *Fengfu*.

Outros padrões

Deficiência do Qi e do Sangue do Baço e do Coração

Ruído no cérebro como tinidos, memória fraca, tontura, insônia, palpitações, falta de apetite, fezes amolecidas, língua Pálida, pulso Fraco ou Áspero.

Ascensão de Fleuma-Calor

Ruído no cérebro como tinidos, sensação de peso e congestão da cabeça, dor de cabeça, tontura, visão turva, náuseas, sensação de opressão no tórax, língua Vermelha-Aumentada com saburra pegajosa e amarelada, pulso Deslizante.

Estagnação do Qi do Fígado

Ruído no cérebro como tinidos, tensão dos músculos do pescoço, distensão nos hipocôndrios ou no epigástrio, irritabilidade, mau humor, sensação de bolo na garganta, tensão pré-menstrual, pulso em Corda. O Qi do Fígado estagnado prejudica a ascensão e a descida do Qi; o Qi límpido não consegue ascender e o Qi turvo não consegue descer, de modo que o turvamento se acumula na cabeça.

n) Inchaço de toda a cabeça

Ver Parte 1, *Observação*, Capítulo 5.

"Doença Febril da Cabeça Grande" (invasão de Calor Tóxico na cabeça)

Inchaço da cabeça e da face, gânglios aumentados, inchaço da glândula parótida, amígdalas aumentadas, aversão ao frio, febre, tosse, dor de garganta, nariz entupido ou escorrendo com secreção amarelada, dor de cabeça, dores no corpo, sudorese moderada, sede moderada, língua ligeiramente Vermelha nas laterais, na área do tórax ou na parte anterior, pulso Flutuante-Rápido.

o) Úlceras na região mastoide

Ver Parte 1, *Observação*, Capítulo 5.

Cheio

Umidade-Calor no canal da Vesícula Biliar

Úlceras na região mastoide, dor, plenitude e distensão nos hipocôndrios, náuseas, vômito, incapacidade de digerir alimentos gordurosos, cútis e olhos amarelados, tontura, tinidos, irritabilidade, sensação de peso, saburra espessa-pegajosa-amarelada unilateral ou bilateral, pulso Deslizante-Rápido.

Acupuntura

VB-43 *Xiaxi*, TA-5 *Waiguan*, VC-12 *Zhongwan*, VC-9 *Shuifen*, BP-9 *Yinlingquan*, IG-11 *Quchi*.

Outros padrões

Fogo no Fígado

Úlceras na região mastoide, dor de cabeça, face avermelhada, tontura, tinidos, irritabilidade, propensão a explosões de raiva, sede, gosto amargo na boca, constipação intestinal, urina escura, língua Vermelha com laterais mais vermelhas e saburra seca-amarelada, pulso em Corda-Rápido.

p) Cabeça inclinada para trás

Ver Parte 1, *Observação*, Capítulo 5.

Vento Interno nas doenças febris agudas

Cabeça inclinada para trás com olhos virados, opistótono, febre à noite, convulsões, erupção macular, língua Vermelha sem saburra, pulso Fino e em Corda.

2. CABELOS E COURO CABELUDO

Os seguintes sinais relacionados com os cabelos e com o couro cabeludo serão discutidos:
  a) Embranquecimento prematuro dos cabelos
  b) Queda de cabelo
  c) Alopecia
  d) Cabelos secos e quebradiços
  e) Cabelos oleosos
  f) Caspa
  g) Prurido no couro cabeludo
  h) Couro cabeludo seco
  i) Vermelhidão e dor do couro cabeludo
  j) Furúnculos no couro cabeludo
  k) Erosão do couro cabeludo
  l) Úlceras no couro cabeludo.

a) Embranquecimento prematuro dos cabelos

Ver Parte 1, *Observação*, Capítulo 5.

Vazio

Deficiência do Fígado e do Rim

Embranquecimento prematuro dos cabelos em toda a cabeça, calvície, tontura, tinidos, visão turva, dor nas costas, diminuição da libido; outras manifestações clínicas dependem se a deficiência for do *Yin* do Rim ou do *Yang* do Rim.

Acupuntura

R-3 *Taixi*, VC-4 *Guanyuan*, B-23 *Shenshu*, F-8 *Ququan*, BP-6 *Sanyinjiao*.

Deficiência do *Yin* do Rim com Calor Vazio

Embranquecimento prematuro dos cabelos, calvície, tontura, tinidos, deficiência auditiva, sudorese noturna, boca seca à noite, calor nas cinco palmas, sensação de calor ao anoitecer, *flush* malar, sede com vontade de beber líquidos em pequenos goles, lombalgia, urina escura e escassa, insônia, língua Vermelha sem saburra, pulso Flutuante-Vazio e Rápido.

Acupuntura

R-3 *Taixi*, VC-4 *Guanyuan*, R-10 *Yingu*, BP-6 *Sanyinjiao*, IG-11 *Quchi*.

Deficiência da Essência do Rim

Embranquecimento prematuro dos cabelos, desenvolvimento ósseo deficiente em crianças, enfraquecimento e desmineralização dos ossos em adultos, surdez, fraqueza dos joelhos e das pernas, memória fraca, dentes moles, queda de cabelo ou embranquecimento prematuro dos cabelos, fraqueza da atividade sexual, lombalgia, infertilidade, esterilidade, tontura, tinidos. Língua de cor normal e pulso Flutuante-Vazio ou em Couro é quando a deficiência da Essência do Rim ocorre em um contexto de deficiência do *Yin* do Rim, e língua Pálida e pulso Profundo-Fraco é quando ocorre em um contexto de deficiência do *Yang* do Rim.

Acupuntura

R-3 *Taixi*, VC-4 *Guanyuan*, R-10 *Yingu*, B-23 *Shenshu*, B-52 *Zhishi*, R-13 *Qixue*.

Outros padrões

Deficiência do Sangue do Fígado

Embranquecimento prematuro dos cabelos, especialmente na área do vértice, tontura, visão turva, moscas volantes, dormência ou formigamento dos membros, menstruação escassa, cútis baça-pálida, língua Pálida, pulso Áspero ou Fino.

Deficiência do *Qi* e do Sangue

Embranquecimento prematuro dos cabelos, falta de apetite, fezes amolecidas, voz fraca, cansaço, visão turva, tontura, dormência ou formigamento dos membros, palpitações, cútis baça-pálida, língua Pálida, pulso Fraco ou Áspero.

Fogo no Fígado e no Coração

Embranquecimento súbito dos cabelos após um choque ou um distúrbio emocional intenso, como raiva; dores de cabeça, olhos vermelhos, tontura, tinidos, irritabilidade, face avermelhada, sede, gosto amargo na boca, palpitações, agitação, insônia, sono perturbado por sonhos, sensação de calor, língua Vermelha com laterais e ponta mais vermelhas e saburra seca-amarelada, pulso em Corda-Transbordante-Rápido.

Estagnação do Qi do Fígado

Embranquecimento prematuro dos cabelos em algumas partes que surge em um período relativamente curto de tempo, distensão nos hipocôndrios ou no epigástrio, irritabilidade, mau humor, sensação de bolo na garganta, tensão pré-menstrual, pulso em Corda. Esse padrão decorre de preocupação, pensamentos excessivos ou raiva, que provocam a estagnação do Qi; o Qi estagnado, por sua vez, se transforma em Calor que, por sua vez, consome o Yin.

b) Queda de cabelo

Ver Parte 1, *Observação*, Capítulo 5.

Refiro-me aqui à queda gradual e uniforme do cabelo (e não à queda aos tufos).

Vazio

Deficiência do Rim

Queda gradual dos cabelos que pode melhorar durante a gravidez, tontura, tinidos, dor nas costas, cansaço. Outros sintomas e sinais, incluindo pulso e língua, dependem se a condição é de deficiência do Yin do Rim, do Yang do Rim ou da Essência do Rim.

Acupuntura

R-3 *Taixi*, VC-4 *Guanyuan*, B-23 *Shenshu*.

Deficiência do Sangue do Fígado

Queda gradual dos cabelos, dor de cabeça surda, tontura, visão turva, moscas volantes, dormência ou formigamento dos membros, menstruação escassa, cútis baço-pálida, língua Pálida, pulso Áspero ou Fino.

Acupuntura

F-8 *Ququan*, E-36 *Zusanli*, BP-6 *Sanyinjiao*, VC-4 *Guanyuan*.

Outros padrões

Calor no Sangue por Fogo no Fígado

Queda gradual dos cabelos, especialmente no vértice, face avermelhada, olhos vermelhos, dor de cabeça, tontura, tinidos, irritabilidade, propensão a explosões de raiva, sede, gosto amargo na boca, constipação intestinal, urina escura, língua Vermelha com laterais mais vermelhas e saburra seca-amarelada, pulso em Corda-Rápido.

c) Alopecia

Ver Parte 1, *Observação*, Capítulo 5.

Alopecia se refere à queda de cabelo aos tufos.

Vazio

Vento Vazio no Fígado por deficiência de Sangue

Queda súbita de cabelo aos tufos, ligeiro tremor da cabeça e/ou da mão, tiques faciais, tontura, visão turva, dormência e/ou formigamento unilateral de um membro, língua Pálida e Fina, pulso Áspero ou Fino e ligeiramente em Corda.

Acupuntura

F-3 *Taichong*, VB-20 *Fengchi*, VG-16 *Fengfu*, VG-19 *Houding*, F-8 *Ququan*, E-36 *Zusanli*, BP-6 *Sanyinjiao*, VC-4 *Guanyuan*.

Cheio

Vento Cheio no Fígado

Queda súbita de cabelo aos tufos, tremores, tontura grave, tinidos, dor de cabeça, dormência dos membros, tiques, língua Rígida, Desviada ou Móvel, pulso em Corda.

Acupuntura

F-3 *Taichong*, VB-20 *Fengchi*, VG-16 *Fengfu*, ID-3 *Houxi* com B-62 *Shenmai*, VG-19 *Houding*.

Outros padrões

Calor no Sangue por Fogo no Fígado

Queda de cabelo aos tufos, cabelos secos, dor de cabeça, face avermelhada, tontura, tinidos, irritabilidade, propensão a explosões de raiva, sede, gosto amargo na boca, constipação intestinal, urina escura, língua Vermelha com laterais mais vermelhas e saburra seca-amarelada, pulso em Corda-Rápido.

Estase do Sangue do Fígado

Queda de cabelo aos tufos, dor nos hipocôndrios e/ou no abdome, menstruação dolorosa, sangue menstrual escuro e coagulado, massas no abdome, unhas e lábios arroxeados, cútis arroxeada ou escura, língua Arroxeada, pulso em Corda ou Firme.

> **NOTA CLÍNICA**
>
> Como regra geral, os cabelos caem gradualmente se a causa for uma Deficiência (do Sangue do Fígado ou do Rim), e caem aos tufos se a causa for uma Plenitude (geralmente Vento interno).

d) Cabelos secos e quebradiços

Ver Parte 1, *Observação*, Capítulo 5.

Vazio

Deficiência do Sangue do Fígado

Cabelos secos sem lustro, tontura, visão turva, moscas volantes, dormência ou formigamento dos membros, menstruação escassa, cútis baço-pálida, língua Pálida, pulso Áspero ou Fino.

Acupuntura

F-8 *Ququan*, E-36 *Zusanli*, BP-6 *Sanyinjiao*, VC-4 *Guanyuan*.

Deficiência do Yin do Rim

Cabelos secos sem lustro, tontura, tinidos, deficiência auditiva, memória fraca, sudorese noturna, vertigem, boca e garganta secas à noite, lombalgia, dor nos ossos, emissões noturnas, constipação intestinal, urina escura e escassa, infertilidade, ejaculação precoce, cansaço, lassidão, depressão, ansiedade moderada, língua de cor normal sem saburra, pulso Flutuante-Vazio.

Acupuntura

R-3 *Taixi*, VC-4 *Guanyuan*, B-23 *Shenshu*, BP-6 *Sanyinjiao*, VC-12 *Zhongwan*.

Outros padrões

Deficiência de Qi e de Sangue

Cabelos finos e quebradiços, falta de apetite, fezes amolecidas, voz fraca, cansaço, visão turva, tontura, dormência ou formigamento dos membros, palpitações, cútis baça-pálida, língua Pálida, pulso Fraco ou Áspero.

Deficiência do Qi do Estômago e do Baço

Cabelos finos e quebradiços, falta de apetite, ligeira distensão abdominal após comer, cansaço, lassidão, cútis pálida, fraqueza dos membros, fezes amolecidas, sensação de desconforto no epigástrio, sensação de falta do paladar, língua Pálida, pulso Vazio.

Perda de sangue

Cabelos secos, sem vida e sem lustro, pele seca, cútis pálida, menorragia, língua Pálida e seca, pulso Oco.

> **NOTA CLÍNICA**
>
> Nas mulheres, eu sempre observo os cabelos logo no início da consulta para investigar o estado do Sangue do Fígado.

e) Cabelos oleosos

Ver Parte 1, *Observação*, Capítulo 5.

Cheio

Umidade

Cabelos oleosos, sensação de peso da cabeça e do corpo, plenitude epigástrica, gosto pegajoso na boca, sensação de opressão no tórax, descarga vaginal excessiva, saburra da língua pegajosa, pulso Deslizante ou Encharcado.

Acupuntura

VC-12 *Zhongwan*, VC-9 *Shuifen*, BP-9 *Yinlingquan*, VC-5 *Shimen*, B-22 *Sanjiaoshu*.

Umidade-Calor

Cabelos oleosos, plenitude epigástrica, gosto pegajoso na boca, sede sem vontade de beber líquidos, sensação de peso da cabeça e do corpo, sensação de calor, saburra da língua pegajosa e amarelada, pulso Deslizante-Rápido.

Acupuntura

VC-12 *Zhongwan*, VC-9 *Shuifen*, VC-5 *Shimen*, B-22 *Sanjiaoshu*, BP-9 *Yinlingquan*, IG-11 *Quchi*.

Fleuma

Cabelos oleosos, sensação de opressão do tórax, muco na garganta, língua Aumentada com saburra pegajosa, pulso Deslizante.

Acupuntura

E-40 *Fenglong*, VC-12 *Zhongwan*, VC-9 *Shuifen*, VC-5 *Shimen*, B-22 *Sanjiaoshu*.

f) Caspa

Ver Parte 1, *Observação*, Capítulo 5.

Vazio

Sangue do Fígado deficiente e seco

Caspa, cabelos secos, pele seca, olhos ressecados, tontura, visão turva, moscas volantes, dormência ou formigamento dos membros, cútis baça e pálida, língua Pálida, pulso Áspero ou Fino.

Acupuntura

F-8 *Ququan*, E-36 *Zusanli*, BP-6 *Sanyinjiao*, VC-4 *Guanyuan*, R-6 *Zhaohai*.

Outros padrões

Deficiência do Sangue do Fígado com Vento no Fígado

Caspa, cabelos secos, pele seca, tremor moderado da cabeça e/ou da mão, tiques faciais, tontura, visão turva, dormência e/ou formigamento unilateral de um membro, língua Pálida e Fina, pulso Áspero ou Fino e ligeiramente em Corda.

Fogo no Fígado

Caspa, sensação de calor da cabeça, dor de cabeça, face avermelhada, tontura, tinidos, irritabilidade, propensão a explosões de raiva, sede, gosto amargo na boca, constipação intestinal, urina escura, língua Vermelha com laterais mais vermelhas e saburra seca-amarelada, pulso em Corda-Rápido.

Umidade-Calor no Fígado

Caspa, cabelos oleosos, olhos amarelados, produção excessiva de cera do ouvido, plenitude de hipocôndrios, abdome ou hipogástrio, gosto amargo na boca, náuseas, sensação de peso do corpo, descarga vaginal excessiva com prurido, sangramento e/ou dor no meio do ciclo menstrual, erupções papulares genitais ou cutâneas vesiculares com prurido, dificuldade de urinar, queimação durante a micção com urina escura, língua Vermelha com laterais mais vermelhas e saburra pegajosa-amarelada, pulso Deslizante-em Corda-Rápido.

Calor Tóxico

Caspa, infecções na pele do couro cabeludo, furúnculos na cabeça, sensação de calor na cabeça, olhos vermelhos, sede, língua Vermelha com pontos vermelhos e saburra espessa-seca-amarelada, pulso Deslizante-Transbordante-Rápido.

Invasão de Vento-Calor e Secura

Caspa com início agudo, tosse seca, aversão ao frio, febre, garganta seca, prurido na garganta, nariz ressecado, desconforto no tórax, saburra fina-seca-branca, pulso Flutuante.

g) Prurido no couro cabeludo

Ver Parte 1, *Interrogatório*, Capítulo 34.

Vazio

Deficiência do Sangue do Fígado

Prurido no couro cabeludo, caspa, cabelos e couro cabeludo ressecados, tontura, visão turva, moscas volantes, dormência ou formigamento dos membros, menstruação escassa, cútis baça e pálida, língua Pálida, pulso Áspero ou Fino.

Acupuntura

F-8 *Ququan*, E-36 *Zusanli*, BP-6 *Sanyinjiao*, VC-4 *Guanyuan*, R-6 *Zhaohai*.

Vazio/Cheio

Deficiência do Sangue do Fígado com Vento no Fígado

Prurido no couro cabeludo, caspa, cabelo e couro cabeludo ressecados, pele seca, ligeiro tremor da cabeça e/ou da mão, tiques faciais, tontura, visão turva, dormência e/ou formigamento unilateral de um membro, língua Pálida e Fina, pulso Áspero ou Fino e ligeiramente em Corda.

Acupuntura

F-8 *Ququan*, E-36 *Zusanli*, BP-6 *Sanyinjiao*, VC-4 *Guanyuan*, R-6 *Zhaohai*, VB-20 *Fengchi*, F-3 *Taichong*, VG-16 *Fengfu*, VG-19 *Houding*.

Outros padrões

Deficiência do Yin do Fígado

Prurido no couro cabeludo, cabelo e couro cabeludo ressecados, tontura, dormência ou formigamento dos membros, visão turva, moscas volantes, olhos ressecados, menstruação escassa, cútis baça e pálida, mas com maçãs do rosto avermelhadas, unhas fracas e quebradiças, sudorese noturna, língua de cor normal sem saburra, pulso Fino ou Flutuante-Vazio.

Fogo no Fígado

Prurido no couro cabeludo, sensação de calor na cabeça, couro cabeludo seco, dor de cabeça, face avermelhada, tontura, tinidos, irritabilidade, propensão a explosões de raiva, sede, gosto amargo na boca, constipação intestinal, urina escura, língua Vermelha com laterais mais vermelhas e saburra seca-amarelada, pulso em Corda-Rápido.

Umidade-Calor no canal do Fígado

Prurido no couro cabeludo, erupções cutâneas no couro cabeludo, psoríase no couro cabeludo, plenitude de hipocôndrio, abdome ou hipogástrio, gosto amargo na boca, náuseas, sensação de peso no corpo, descarga vaginal amarelada, prurido vaginal, sangramento e/ou dor no meio do ciclo menstrual, erupções papulares genitais ou cutâneas vesiculares com prurido, língua Vermelha com laterais mais vermelhas e saburra pegajosa e amarelada, pulso Deslizante-em Corda-Rápido.

h) Couro cabeludo seco

Ver Parte 1, *Observação*, Capítulo 5.

Vazio

Deficiência do Yin do Fígado

Couro cabeludo seco, cabelos ressecados, caspa, visão turva, moscas volantes, olhos ressecados, tontura, dormência ou formigamento dos membros, menstruação escassa, unhas fracas e quebradiças, língua de cor normal, mas sem saburra, pulso Fino ou Flutuante-Vazio.

Acupuntura

F-8 *Ququan*, E-36 *Zusanli*, BP-6 *Sanyinjiao*, VC-4 *Guanyuan*, R-6 *Zhaohai*.

Deficiência do Yin do Rim

Couro cabeludo seco, cabelos secos, caspa, visão turva, moscas volantes, olhos ressecados, tontura, tinidos, memória fraca, deficiência auditiva, sudorese noturna, boca e garganta secas à noite, lombalgia, fezes ressecadas, urina escura e escassa, língua com cor normal, mas sem saburra, pulso Flutuante-Vazio.

Acupuntura

R-3 *Taixi*, VC-4 *Guanyuan*, B-23 *Shenshu*, BP-6 *Sanyinjiao*, VC-12 *Zhongwan*.

i) Vermelhidão e dor do couro cabeludo

Ver Parte 1, *Observação*, Capítulo 5.

Invasão de Vento-Calor

Vermelhidão aguda e dor no couro cabeludo, aversão ao frio, febre, tosse, dor de garganta, nariz entupido ou com secreção amarelada escorrendo, dor de cabeça, dores no corpo, transpiração moderada, sede moderada, amígdalas aumentadas, língua ligeiramente Vermelha nas laterais, na área do tórax ou na parte anterior, pulso Flutuante-Rápido.

Fogo no Fígado

Vermelhidão e dor do couro cabeludo, dor de cabeça, face avermelhada, tontura, tinidos, irritabilidade, propensão a explosões de raiva, sede, gosto amargo na boca, constipação intestinal, urina escura, língua Vermelha com laterais mais vermelhas e saburra seca-amarelada, pulso em Corda-Rápido.

j) Furúnculos no couro cabeludo

Ver Parte 1, *Observação*, Capítulo 5.

Cheio

Fogo no Fígado

Furúnculos crônicos no couro cabeludo, dor de cabeça, face avermelhada, tontura, tinidos, irritabilidade, propensão a explosões de raiva, sede, gosto amargo na boca, constipação intestinal, urina escura, língua Vermelha com laterais mais vermelhas e saburra seca-amarelada, pulso em Corda-Rápido.

Acupuntura

F-2 *Xingjian*, IG-11 *Quchi*, VG-19 *Houding*.

Umidade-Calor no canal do Fígado

Furúnculos crônicos no couro cabeludo, plenitude do hipocôndrio, abdome ou hipogástrio, gosto amargo na boca, falta de apetite, náuseas, sensação de peso do corpo, descarga vaginal amarelada, prurido vaginal, dificuldade urinária, queimação durante a micção, urina escura, língua Vermelha com laterais mais vermelhas e saburra pegajosa e amarelada, pulso Deslizante-em Corda-Rápido.

Acupuntura

F-2 *Xingjian*, TA-5 *Waiguan*, VC-12 *Zhongwan*, VC-9 *Shuifen*, BP-9 *Yinlingquan*, IG-11 *Quchi*.

Outros padrões

Calor Tóxico na cabeça

Furúnculos agudos no couro cabeludo, vermelhidão, dor e inchaço do couro cabeludo, dor de cabeça, gânglios aumentados, amígdalas vermelhas e aumentadas, aversão ao frio, febre, sede, língua Vermelha na parte anterior com pontos vermelhos e saburra espessa-pegajosa-amarelada, pulso Deslizante-Transbordante-Rápido.

k) Erosão do couro cabeludo

Ver Parte 1, *Observação*, Capítulo 5.

Umidade-Calor no canal do Fígado

Erosão do couro cabeludo com prurido e exsudação de fluido, plenitude do hipocôndrio, abdome ou hipogástrio, gosto amargo na boca, falta de apetite, náuseas, sensação de peso do corpo, descarga vaginal amarelada, dificuldade urinária, queimação durante a micção, urina escura, língua Vermelha com laterais mais vermelhas e saburra pegajosa-amarelada, pulso Deslizante-em Corda-Rápido.

l) Úlceras no couro cabeludo

Ver Parte 1, *Observação*, Capítulo 5.

Fogo no Fígado

Úlceras crônicas no couro cabeludo, dor de cabeça, face avermelhada, tontura, tinidos, irritabilidade, propensão a explosões de raiva, gosto amargo na boca, constipação intestinal, urina escura, língua Vermelha com laterais mais vermelhas, saburra seca-amarelada, pulso em Corda-Rápido.

Umidade-Calor no canal do Fígado

Úlceras crônicas no couro cabeludo, plenitude do hipocôndrio, abdome ou hipogástrio, gosto amargo na boca, falta de apetite, náuseas, sensação de peso do corpo, descarga vaginal amarelada, prurido vaginal, dificuldade urinária, queimação durante a micção, urina escura, língua Vermelha com laterais mais vermelhas e saburra pegajosa-amarelada, pulso Deslizante-em Corda-Rápido.

Calor no Vaso Governador

Úlceras no topo da cabeça, sensação de calor na cabeça, vermelhidão do couro cabeludo, dor de cabeça, insônia, urina escassa e escura, língua Vermelha com saburra amarelada, pulso Flutuante-Rápido em todas as três posições da esquerda.

3. FACE

Os seguintes sinais da face serão apresentados:
a) Acne
b) Sensação de calor na face
c) Dor facial
d) Dormência da face
e) Edema da face
f) Tique
g) Desvio do olho e da boca
h) Paralisia facial
i) Erupções papulares/maculares
j) Inchaço e vermelhidão da face
k) Inchaço, vermelhidão e dor nas bochechas
l) Úlceras abaixo do arco zigomático
m) Linhas na face.

a) Acne

Ver Parte 5, *Sintomas e Sinais*, Capítulo 77; Parte 1, *Observação*, Capítulo 5.

Cheio

Umidade-Calor na pele

Acne facial com erupções papulares avermelhadas, pele oleosa, face inchada, saburra da língua pegajosa-amarelada, pulso Deslizante-Rápido. Esse é o padrão mais comum que causa acne em jovens.

Acupuntura

IG-11 *Quchi*, IG-4 *Hegu*, VC-12 *Zhongwan*, VC-9 *Shuifen*, BP-9 *Yinlingquan*, VC-5 *Shimen*, B-22 *Sanjiaoshu*.

Calor Tóxico na pele

Acne facial com grandes erupções pustulares vermelhas que são doloridas; sensação de calor, face avermelhada, olhos vermelhos, língua Vermelha com pontos vermelhos e saburra espessa-pegajosa-amarela, pulso Deslizante-Transbordante-Rápido.

Acupuntura

IG-11 *Quchi*, IG-4 *Hegu*, VC-12 *Zhongwan*, VC-9 *Shuifen*, BP-9 *Yinlingquan*, F-2 *Xingjian*.

Calor Tóxico com estase de Sangue na pele

Acne facial com grandes erupções pustulares vermelho-escuras ou arroxeadas que são doloridas, sensação de calor, face escura, olhos vermelhos, língua Vermelho-Arroxeada com pontos vermelhos e saburra espessa-pegajosa-amarelada, pulso Deslizante-Transbordante-em Corda-Rápido.

Acupuntura

IG-11 *Quchi*, IG-4 *Hegu*, VC-12 *Zhongwan*, VC-9 *Shuifen*, BP-9 *Yinlingquan*, F-2 *Xingjian*, PC-6 *Neiguan*, BP-10 *Xuehai*, B-17 *Geshu*.

Calor nos Pulmões e no Estômago

Acne facial com erupções papulares pequenas e avermelhadas na face, tórax e parte superior das costas; pele seca, cravos, face avermelhada, sensação de calor, língua Vermelha com saburra seca-amarelada, pulso Transbordante-Rápido.

Acupuntura
E-44 *Neiting*, IG-4 *Hegu*, P-10 *Yuji*, P-5 *Chize*.

Vazio/Cheio
Deficiência do Qi do Baço com Umidade
Acne facial crônica com erupções papulares ou vesiculares vermelho-pálidas que demoram para desaparecer; pele oleosa, cútis baça-pálida, língua Pálida com saburra pegajosa, pulso Encharcado.

Acupuntura
IG-11 *Quchi*, IG-4 *Hegu*, VC-12 *Zhongwan*, VC-9 *Shuifen*, BP-9 *Yinlingquan*, B-20 *Pishu*, E-36 *Zusanli*.

Outros padrões
Umidade-Fleuma na pele
Acne facial com erupções vesiculares grandes e pálidas, pele oleosa, face inchada, cabelos oleosos, língua Aumentada com saburra pegajosa, pulso Deslizante.

Umidade-Fleuma com estase de Sangue na pele
Acne facial com erupções papulares grandes, escuras e arroxeadas, cútis escura, face inchada, pele seca se a estase de Sangue predominar, pele oleosa se a Umidade-Fleuma predominar, língua Arroxeada e Aumentada, pulso Deslizante-em Corda.

Desarmonia dos Vasos Penetrador e da Concepção
Acne facial que começa na puberdade, especialmente no queixo; pele oleosa, erupções papulares que pioram antes da menstruação em meninas.

Ao contrário de ser um padrão isolado que causa acne, uma desarmonia dos Vasos Penetrador e da Concepção é a condição de base para o desenvolvimento de acne na puberdade, e continua a ser uma condição de base quando a acne persiste por vários anos, especialmente em mulheres.

> **NOTA CLÍNICA**
> Ao tratar acne, eu sempre harmonizo o Vaso da Concepção e o Vaso Penetrador, independente do padrão, para equilibrar os níveis hormonais.

b) Sensação de calor na face
Ver Parte 2, *Interrogatório*, Capítulo 35.

Sensação de calor na face inclui as ondas de calor do período da menopausa.

Cheio
Ascensão do Yang do Fígado
Sensação de calor na face, face avermelhada, dor de cabeça, tontura, tinidos, irritabilidade, propensão a explosões de raiva, pulso em Corda.

Acupuntura
F-3 *Taichong*, TA-5 *Waiguan*, VB-20 *Fengchi*, VB-43 *Xiaxi*.

Fogo no Fígado
Sensação de calor na face e na cabeça, pior por ansiedade ou nervosismo; face avermelhada, olhos vermelhos, dor de cabeça, tontura, tinidos, irritabilidade, propensão a explosões de raiva, sede, gosto amargo na boca, constipação intestinal, urina escura, língua Vermelha com laterais mais vermelhas e saburra seca-amarelada, pulso em Corda-Rápido.

Acupuntura
F-2 *Xingjian*, IG-11 *Quchi*, IG-4 *Hegu*.

Fogo no Coração
Sensação de calor na face, palpitações, sede, úlceras na boca e na língua, agitação mental, sente-se agitado, insônia, sono perturbado por sonhos, sensação de calor, face avermelhada, gosto amargo na boca, língua Vermelha com ponta mais vermelha e saburra amarelada, pulso Transbordante-Rápido.

Acupuntura
C-8 *Shaofu*, IG-4 *Hegu*.

Calor no Pulmão
Sensação de calor na face, vermelhidão na bochecha direita, tosse, ligeira falta de ar, sensação de calor, dor no peito, batimento da asa do nariz, sede, face avermelhada, língua Vermelha com saburra amarelada, pulso Transbordante-Rápido.

Acupuntura
P-10 *Yuji*, IG-4 *Hegu*.

Calor no Estômago
Sensação de calor na face, pior depois de comer; dor epigástrica em queimação, sede, regurgitação ácida, náuseas, fome excessiva, mau hálito, sensação de calor, língua Vermelha com saburra amarelada, pulso Transbordante-Rápido.

Acupuntura
E-44 *Neiting*, IG-4 *Hegu*, E-21 *Liangmen*.

Vazio/Cheio
Deficiência do Yin do Coração com Calor Vazio
Sensação de calor na face à tarde e ao anoitecer, *flush* malar, palpitações, insônia, sono perturbado por sonhos, memória fraca, ansiedade, propensão a se assustar, agitação mental, inquietação, "sente-se com calor e aborrecido", boca e garganta secas, sede com vontade de beber líquidos em pequenos goles, sensação de calor ao anoitecer, *flush* malar, sudorese noturna, calor nos cinco palmos, língua Vermelha mais vermelha na ponta e sem saburra, pulso Flutuante-Vazio e Rápido.

Acupuntura
C-6 *Yinxi*, C-8 *Shaofu*, BP-6 *Sanyinjiao*, VC-4 *Guanyuan*, VC-14 *Juque*.

Deficiência do Yin do Rim com Calor Vazio
Sensação de calor na face à tarde ou ao anoitecer, tontura, tinidos, deficiência auditiva, sudorese noturna, boca seca à noite,

calor nos cinco palmos, sensação de calor ao anoitecer, *flush* malar, sede com vontade de beber líquidos em pequenos goles, lombalgia, urina escura e escassa, insônia, língua Vermelha sem saburra, pulso Flutuante-Vazio e Rápido.

Acupuntura

R-3 *Taixi*, VC-4 *Guanyuan*, R-10 *Yingu*, BP-6 *Sanyinjiao*, IG-4 *Quchi*.

Deficiência do *Yin* do Pulmão com Calor Vazio

Sensação de calor na face à tarde e ao anoitecer, *flush* malar, tosse seca ou com pouco muco pegajoso que pode estar com raias de sangue; boca e garganta secas à noite, voz fraca e/ou rouca, sudorese noturna, cansaço, *flush* malar, sensação de calor ou febre baixa ao anoitecer, calor nos cinco palmos, corpo delgado ou tórax estreito, insônia, ansiedade, língua Vermelha sem saburra, pulso Flutuante-Vazio e Rápido.

Acupuntura

P-9 *Taiyuan*, P-10 *Yuji*, BP-6 *Sanyinjiao*, VC-12 *Zhongwan*.

Deficiência do *Yin* do Estômago com Calor Vazio

Sensação de calor na face à tarde e ao anoitecer, dor epigástrica surda ou em queimação, sensação de calor à tarde, boca e garganta secas, especialmente à tarde, sede com vontade de beber líquidos em pequenos goles, fezes ressecadas, ligeira sensação de plenitude após comer, sudorese noturna, calor nos cinco palmos, sangramento nas gengivas, língua Vermelha (ou Vermelha apenas no centro) sem saburra no centro, pulso Flutuante-Vazio e Rápido.

Acupuntura

E-44 *Neiting*, BP-6 *Sanyinjiao*, VC-12 *Zhongwan*, E-36 *Zusanli*, IG-4 *Hegu*.

Outros padrões

Umidade-Calor no Baço

Sensação de calor na face, gosto pegajoso na boca, sede sem vontade de beber líquidos, sensação de plenitude no epigástrio, dor epigástrica ou abdominal, falta de apetite, sensação de peso do corpo, náuseas, vômito, fezes amolecidas com odor ofensivo, sensação de calor, urina escura e escassa, dor de cabeça com sensação de peso da cabeça, cútis baça e amarelada, gosto amargo na boca, língua Vermelha com saburra pegajosa-amarelada, pulso Deslizante-Rápido.

Calor no Baço

Sensação de calor na face, lábios vermelhos e secos, ponta do nariz avermelhada, dor epigástrica e/ou abdominal em queimação, fome excessiva, úlceras na boca, sede, fezes ressecadas, sensação de calor, urina escura e escassa, cútis amarelada, língua Vermelha com saburra seca-amarelada, pulso Transbordante-Rápido.

Deficiência do *Yin* do Baço com Calor Vazio

Sensação de calor na face à tarde e ao anoitecer, falta de apetite, má digestão, ânsia de vômito, fome constante, perda do paladar, ligeira dor epigástrica, boca e lábios secos, fezes ressecadas, corpo delgado, cútis amarelada com ponta do nariz avermelhada, sudorese noturna, *flush* malar, sensação de calor ao anoitecer, língua Vermelha sem saburra e com fissuras transversais nas laterais, pulso Flutuante-Vazio e Rápido.

Fogo *Yin*

Sensação de calor na face com membros frios, face ligeiramente avermelhada ou face pálida com cor vermelho-flutuante nas bochechas, dor de garganta intermitente, boca seca, lábios secos, úlceras na boca, exaustão, falta de apetite, má digestão, membros fracos, língua Pálida, pulso Fraco ou Transbordante-Vazio.

O Fogo *Yin* é um Fogo Ministerial que surge quando o *Qi* Original (*Yuan Qi*) fica esgotado por excesso de trabalho. Pelo fato de o Fogo Ministerial e o *Qi* Original residirem no mesmo local, o Fogo Ministerial "assalta" o *Qi* Original e sobe até a cabeça. Esse padrão é tratado tonificando o *Qi* Original e dispersando ligeiramente o Calor; a prescrição representativa é *Bu Zhong Yi Qi Tang* ("Decocção para Tonificar o Centro e Beneficiar o *Qi*").

> **NOTA CLÍNICA**
>
> Nas mulheres, sensação de calor na face absolutamente nem sempre indica Calor. Nas mulheres, sensação de calor na face contradizendo outros sintomas e sinais é bastante comum. Em particular, pode decorrer de:
> - Uma deficiência simultânea do *Yin* do Rim e do *Yang* do Rim
> - Calor Vazio por deficiência de Sangue
> - Fogo *Yin*.

c) Dor facial

Ver Parte 2, *Interrogatório*, Capítulo 35.

Dor facial, como a da neuralgia do trigêmeo, geralmente decorre de invasão de Vento nos canais da face. Essa é uma invasão de Vento puramente nos canais da face, e não é acompanhada pelos sintomas de invasão de Vento no sistema do *Qi* Defensivo do Pulmão (como no resfriado comum e na gripe). O padrão de Vento nos canais causando dor facial pode estar associado a qualquer um dos outros padrões listados; por exemplo, a associação de invasão de Vento nos canais da face com deficiência de *Yin* é uma causa comum de dor facial, especialmente nos idosos.

Cheio

Fogo no Fígado

Dor facial em queimação que vem e vai de acordo com os estados emocionais, dor que piora por exposição ao calor, face avermelhada, olhos vermelhos, dor de cabeça, tontura, tinidos, irritabilidade, propensão a explosões de raiva, sede, gosto amargo na boca, constipação intestinal, urina escura, língua Vermelha com laterais mais vermelhas e saburra seca-amarelada, pulso em Corda-Rápido.

Acupuntura

F-2 *Xingjian*, IG-11 *Quchi*, IG-4 *Hegu*.

Umidade-Calor

Dor grave nas bochechas e na fronte acompanhada por secreção nasal pegajosa amarelada ou esverdeada, plenitude epigástrica, gosto pegajoso na boca, sede sem vontade de beber líquidos, sensação de peso na cabeça e no corpo, sensação de calor, saburra da língua pegajosa-amarelada, pulso Deslizante-Rápido.

Acupuntura

IG-11 *Quchi*, IG-4 *Hegu*, VC-12 *Zhongwan*, VC-9 *Shuifen*, BP-9 *Yinlingquan*.

Estase de Sangue

Dor facial lancinante, cútis escura, dor de cabeça, lábios arroxeados, círculos escuros abaixo dos olhos, língua Arroxeada, pulso em Corda ou Áspero. Trata-se de estase de Sangue afetando os canais da face, que pode ocorrer em um contexto de deficiência do Sangue do Coração ou do Fígado.

Acupuntura

Chong Mai (BP-4 *Gongsun* com PC-6 *Neiguan*), F-3 *Taichong*, BP-10 *Xuehai*, B-17 *Geshu*, IG-4 *Hegu*.

Outros padrões

Invasão de Vento-Frio nos canais

Dor facial em repetidas crises; dor espástica insuportável; a face torna-se pálido-acinzentada durante uma crise de dor, piora por exposição ao frio e melhora pelo calor. Língua Pálida, pulso Tenso.

Invasão de Vento-Calor nos canais

Dor facial com sensação de queimação em crises repetidas; dor lancinante, insuportável; dor no nariz e lábios, o simples toque na face pode subitamente provocar dor, a dor se localiza principalmente ao longo do eixo central da face, e não dos lados direito e esquerdo, a face fica avermelhada durante uma crise de dor, sudorese, a dor melhora pela exposição ao frio e piora por exposição ao calor, sensação de calor, sede, saburra da língua amarelada, pulso Rápido.

Deficiência de Qi e de Sangue

Dor facial surda e crônica que piora por excesso de esforço e melhora por repouso, face pálida, falta de apetite, fezes amolecidas, voz fraca, cansaço, visão turva, tontura, dormência ou formigamento dos membros, palpitações, cútis baça e pálida, língua Pálida, pulso Fraco ou Áspero.

Deficiência de Yin com Calor Vazio

Dor facial, *flush* malar, boca seca sem vontade de beber líquidos, sensação de calor ao anoitecer, sudorese noturna, língua Vermelha sem saburra, pulso Flutuante-Vazio e Rápido. Outros sintomas e sinais dependem do órgão envolvido.

Deficiência de Yin com Calor Vazio e Vento interno

Dor facial que piora por exposição ao vento, *flush* malar, boca seca sem vontade de beber líquidos, sensação de calor ao anoitecer, sudorese noturna, vertigem, tiques faciais, tremor, língua Rígida, Vermelha e sem saburra, pulso Flutuante-Vazio, Rápido e ligeiramente em Corda.

Fleuma-Calor

Dor facial, sensação de peso e congestão da cabeça, sensação de calor, face avermelhada, inchaço da face, círculos escuros embaixo dos olhos, pele oleosa, sensação de opressão no tórax, muco na garganta, expectoração de muco amarelado, tontura, náuseas, língua Vermelha e Aumentada com saburra pegajosa-amarelada, pulso Deslizante-Rápido.

Deficiência do Yin com Fleuma-Calor

Dor facial, flush malar, boca seca sem vontade de beber líquidos, sensação de calor ao anoitecer, sudorese noturna, sensação de calor, face avermelhada, sensação de peso e congestão da cabeça, inchaço da face, pele oleosa, tontura, náuseas, sensação de opressão do tórax, muco na garganta, língua Vermelha, Aumentada com saburra, pulso Flutuante-Vazio ou Fino e ligeiramente Deslizante.

> **NOTA CLÍNICA**
>
> Nos idosos com dor facial (geralmente neuralgia do trigêmeo), a deficiência do *Yin* é quase sempre o terreno que favorece uma invasão de Vento.

d) Dormência da face

Ver Parte 2, *Interrogatório*, Capítulo 35.

Vazio

Deficiência de Sangue

Dormência moderada da face, cútis baça e pálida, dor de cabeça surda, visão turva, tontura, língua Pálida, pulso Áspero ou Fino. Outros sintomas e sinais dependem do órgão envolvido (que pode ser Fígado ou Coração).

Acupuntura

F-8 *Ququan*, E-36 *Zusanli*, BP-6 *Sanyinjiao*, VC-4 *Guanyuan*, C-7 *Shenmen*, IG-4 *Hegu*.

Cheio

Vento no Fígado

Dormência unilateral da face, tremores, tontura grave, tinidos, dor de cabeça, dormência dos membros, tiques, língua Rígida, Desviada ou Móvel, pulso em Corda.

Acupuntura

F-3 *Taichong*, VB-20 *Fengchi*, VG-16 *Fengfu*, ID-3 *Houxi* com B-62 *Shenmai*, VG-19 *Houding*, IG-4 *Hegu*.

Vento-Fleuma

Dormência da face, desvio da boca, discurso arrastado, tontura grave, visão turva, tremores, dormência ou formigamento dos membros, tinidos, náuseas, muco na garganta, sensação de opressão no tórax, língua Rígida ou Desviada e Aumentada, pulso em Corda-Deslizante.

Acupuntura

F-3 *Taichong*, VB-20 *Fengchi*, VG-16 *Fengfu*, ID-3 *Houxi* com B-62 *Shenmai*, VG-19 *Houding*, IG-4 *Hegu*, VC 12

Zhongwan, VC-9 *Shuifen*, E-40 *Fenglong*, VC-5 *Shimen*, B-22 *Sanjiaoshu*.

Outros padrões
Fogo no Estômago
Dormência da face, sangramento das gengivas, dor epigástrica em queimação, sede intensa com vontade de beber líquidos gelados, agitação mental, boca seca, úlceras na boca, fezes ressecadas, regurgitação azeda, mau hálito, náuseas, vômito logo após comer, sensação de calor, língua Vermelha com saburra espessa-seca-escura-amarelada, pulso Profundo-Cheio-Rápido.

Invasão de Vento
Dormência da face com início súbito e com curta duração, desvio do olho e da boca, pulso Flutuante.

e) Edema da face
Ver Parte 1, *Observação*, Capítulo 5.

Vazio
Deficiência do Qi do Pulmão
Edema da face e das mãos, ligeira falta de ar, tosse moderada, voz fraca, sudorese espontânea durante o dia, aversão a conversar, cútis branco-brilhante, propensão a se resfriar, cansaço, aversão ao frio, língua Pálida, pulso Vazio.

Acupuntura
P-9 *Taiyuan*, E-36 *Zusanli*, VC-12 *Zhongwan*, IG-4 *Hegu*, VC-9 *Shuifen*, BP-9 *Yinlingquan*.

Deficiência do Yang do Baço
Edema da face, abdome e pernas; falta de apetite, ligeira distensão abdominal depois de comer, cansaço, lassidão, cútis pálida, fraqueza dos membros, fezes amolecidas, depressão leve, tendência à obesidade, sensação de frio, membros frios, edema. Língua Pálida e úmida, pulso Profundo-Fraco.

Acupuntura
B-20 *Pishu*, E-36 *Zusanli*, VC-12 *Zhongwan*, IG-4 *Hegu*, VC-9 *Shuifen*, BP-9 *Yinlingquan*.

Outros padrões
Vento-Água invadindo os Pulmões
Edema da face e das mãos com início súbito, cútis brilhante, urina escassa e pálida, aversão ao vento, febre, tosse, ligeira falta de ar, saburra da língua branca e pegajosa, pulso Flutuante-Deslizante.

f) Tique
Ver Parte 1, *Observação*, Capítulo 4.
"Tique" indica um espasmo involuntário e recorrente dos músculos faciais, normalmente envolvendo os olhos e/ou a boca.

Cheio
Vento no Fígado
Tique intenso do olho, tremores, tontura grave, tinidos, dor de cabeça, dormência dos membros, tiques, língua Rígida, Desviada ou Móvel, pulso em Corda.

Acupuntura
F-3 *Taichong*, VB-20 *Fengchi*, VG-16 *Fengfu*, ID-3 *Houxi* com B-62 *Shenmai*, VG-19 *Houding*, IG-4 *Hegu*.

Vazio/Cheio
Deficiência do Sangue do Fígado levando a Vento no Fígado
Tiques faciais ocasionais, ligeiro tremor da cabeça e/ou das mãos, tiques faciais, tontura, visão turva, dormência e/ou formigamento unilateral de um membro, língua Pálida e Fina, pulso Áspero ou Fino e ligeiramente em Corda.

Acupuntura
F-8 *Ququan*, E-36 *Zusanli*, BP-6 *Sanyinjiao* VC-4 *Guanyuan*, F-3 *Taichong*, VB-20 *Fengchi*, VG-16 *Fengfu*, IG-4 *Hegu*.

Outros padrões
Vento no Fígado e Fleuma
Tiques faciais, tontura grave, visão turva, tremores, dormência ou formigamento dos membros, tinidos, náuseas, muco na garganta, sensação de opressão do tórax, língua Rígida ou Desviada e Aumentada, pulso em Corda-Deslizante. Essa condição é mais comum em pessoas idosas.

Estagnação do Qi do Fígado
Tiques nos olhos, distensão nos hipocôndrios ou no epigástrio, irritabilidade, mau humor, sensação de bolo na garganta, tensão pré-menstrual, pulso em Corda.

Invasão Externa de Vento-Frio nos canais da face
Tique de curta duração com início súbito, torcicolo, dor de cabeça occipital, pulso Flutuante-Tenso.

g) Desvio do olho e da boca
Ver Parte 1, *Observação*, Capítulos 4 e 5.

Cheio
Vento no Fígado
Desvio do olho e da boca, tremores, tontura grave, tinidos, dor de cabeça, dormência dos membros, tiques, língua Rígida, Desviada ou Móvel, pulso em Corda. Esse quadro corresponde ao Golpe de Vento (derrame).

Acupuntura
F-3 *Taichong*, VB-20 *Fengchi*, VG-16 *Fengfu*, ID-3 *Houxi* com B-62 *Shenmai*, VG-19 *Houding*, IG-4 *Hegu*, além de pontos locais para paralisia facial.[1]

Invasão Externa de Vento-Frio nos canais da face
Desvio súbito da boca e do olho, fechamento incompleto do olho, incapacidade de erguer a sobrancelha. Esse quadro corresponde à paralisia facial (paralisia de Bell) e decorre de uma invasão de Vento-Frio não na porção do *Qi* Defensivo do Pulmão (como no resfriado comum e na gripe), mas nos canais da face.

Acupuntura

IG-4 *Hegu*, P-7 *Lieque*, TA-5 *Waiguan*, além de pontos locais para paralisia facial.[2]

Outros padrões

Vento no Fígado e Fleuma

Desvio do olho e da boca, hipertensão, tremores, tontura grave, tinidos, dor de cabeça, dormência dos membros, tiques, sensação de opressão do tórax, expectoração de muco, língua Desviada ou Rígida e Aumentada com saburra pegajosa, pulso em Corda-Deslizante. Essa condição é mais comum em pessoas idosas.

Estagnação do Qi do Fígado

Desvio intermitente do olho e da boca, dependendo do estado emocional, distensão no hipocôndrio ou no epigástrio, irritabilidade, mau humor, sensação de bolo na garganta, tensão pré-menstrual, pulso em Corda.

Deficiência de Qi e de Sangue

Desvio moderado do olho e da boca, falta de apetite, fezes amolecidas, voz fraca, cansaço, visão turva, tontura, dormência ou formigamento dos membros, palpitações, cútis baça e pálida, língua Pálida, pulso Fraco ou Áspero.

Calor Tóxico nos canais da face

Desvio apenas da boca, sede, gosto amargo na boca, inchaço e dor da face, dor de dente, dor de cabeça, olhos vermelhos, língua Vermelha com pontos vermelhos e saburra espessa, pegajosa e amarelada. Pulso Transbordante-Deslizante-Rápido.

h) Paralisia facial

Ver Parte 1, *Observação*, Capítulo 4.

Cheio

Invasão Externa de Vento-Frio nos canais da face

Paralisia facial com início súbito, fechamento incompleto do olho, incapacidade de erguer a sobrancelha. Esse quadro corresponde à paralisia facial (paralisia de Bell) e é decorrente de invasão de Vento-Frio não na porção do *Qi* Defensivo do Pulmão (como no resfriado comum e na gripe), mas nos canais da face.

Acupuntura

IG-4 *Hegu*, P-7 *Lieque*, TA-5 *Waiguan*, além de pontos locais para paralisia facial.[3]

i) Erupções papulares/maculares

Ver Parte 1, *Observação*, Capítulo 5.

Calor no Pulmão

Erupções papulares na face e no nariz, tosse, ligeira falta de ar, sensação de calor, dor no peito, batimento das asas do nariz, sede, face avermelhada, língua Vermelha com saburra amarelada, pulso Transbordante-Rápido.

Calor no Sangue

Erupções maculares na face, face avermelhada, sensação de calor na cabeça, sede, insônia, agitação, menstruação abundante, língua Vermelha, pulso Transbordante-Rápido.

j) Inchaço e vermelhidão da face

Ver Parte 1, *Observação*, Capítulo 5.

Invasão de Calor Tóxico

Vermelhidão e inchaço agudos da face, amígdalas aumentadas, gânglios aumentados, inchaço da glândula parótida, aversão ao frio, febre, dor de cabeça, língua Vermelha na parte anterior com pontos vermelhos e saburra espessa-pegajosa-amarelada, pulso Transbordante-Deslizante-Rápido.

k) Inchaço, vermelhidão e dor nas bochechas

Ver Parte 1, *Observação*, Capítulo 5.

Calor Tóxico na face

Inchaço, vermelhidão e dor nas bochechas; sede, gosto amargo na boca, dor de dente, dor de cabeça, olhos vermelhos, língua Vermelha com pontos vermelhos e saburra espessa, pegajosa e amarelada, pulso Transbordante-Deslizante-Rápido.

l) Úlceras abaixo do arco zigomático

Ver Parte 1, *Observação*, Capítulo 5.

Calor Tóxico no Estômago

Úlceras abaixo do arco zigomático, inchaço e vermelhidão das bochechas, amígdalas vermelhas e aumentadas, dor epigástrica em queimação, sede, regurgitação ácida, náuseas, fome excessiva, mau hálito, sensação de calor, língua Vermelha com saburra espessa-pegajosa-amarelada e com pontos vermelhos, pulso Transbordante-Deslizante-Rápido.

m) Linhas na face

Ver Parte 1, *Observação*, Capítulo 5.

Deficiência de Sangue

Linhas na face, pele seca da face, couro cabeludo e cabelos ressecados, olhos ressecados, moscas volantes, visão turva, dormência ou formigamento dos membros, menstruação escassa, língua Pálida e Fina, pulso Fino ou Áspero.

Calor com secura

Linhas na face, pele seca da face, cabelo e couro cabeludo ressecados, face avermelhada, boca seca, olhos ressecados, sede, sensação de calor, língua Vermelha com saburra amarelada, pulso Transbordante-Rápido. Outros sintomas e sinais dependem do órgão envolvido.

NOTAS

1. Maciocia G: *The practice of Chinese medicine*, Churchill Livingstone, 2012, Edinburgh, p. 1202.
2. Ibid.
3. Ibid.

SEÇÃO 1 PARTE 5

Cor da Face 56

CONTEÚDO DO CAPÍTULO

Branca/Pálida, 473
Vazio, 473
Cheio, 473
Outros padrões, 473
Amarela, 474
Cheio, 474
Vazio, 474
Outros padrões, 474
Vermelha, 475
Cheio, 475
Vazio/Cheio, 475
Outros padrões, 475
Azulada/Esverdeada, 475
Cheio, 475
Vazio, 476
Outros padrões, 476
Roxa, 476
Cheio, 476
Escura, 476
Vazio, 476
Cheio, 476
Outros padrões, 476
Descorada, 476
Vazio, 477
Cheio, 477
Cheio/Vazio, 477
Outros padrões, 477
Ruborizada, 477
Cheio, 477
Vazio/Cheio, 477
Outros padrões, 477

As seguintes cores da face serão discutidas:
1. Branca/pálida
2. Amarela
3. Vermelha
4. Azulada/esverdeada
5. Roxa
6. Escura
7. Descorada
8. Ruborizada.

1. BRANCA/PÁLIDA

Ver Parte 1, *Observação*, Capítulo 3.

a) Vazio

Deficiência de *Yang*

Cútis pálido-brilhante, cansaço, falta de apetite, fezes amolecidas, voz fraca, ligeira falta de ar, sudorese espontânea, membros frios, língua Pálida, pulso Fraco, deficiência do *Yang* de qualquer órgão, especialmente Estômago, Baço, Rim, Pulmão e Coração, pode causar cútis pálido-brilhante.

Acupuntura

E-36 *Zusanli*, VC-12 *Zhongwan*, B-20 *Pishu*, R-7 *Fuliu*, B-23 *Shenshu* (moxa).

Deficiência de Sangue

Cútis baça e pálida, visão turva, memória fraca, tontura, menstruação escassa, língua Pálida, pulso Áspero ou Fino. Deficiência do Coração, do Baço ou do Fígado pode causar cútis baça e pálida.

Acupuntura

C-7 *Shenmen*, VC-14 *Juque*, E-36 *Zusanli*, BP-6 *Sanyinjiao*, F-8 *Ququan*, VC-4 *Guanyuan*.

b) Cheio

Frio Cheio

Cútis acinzentada e pálida, dor abdominal, dor epigástrica, membros frios; dor que melhora pela exposição ao calor e bebendo líquidos quentes e piora pela exposição ao frio e bebendo líquidos frios; saburra da língua espessa e branca, pulso Tenso. Esse é o Frio Cheio Interno, que pode afetar Estômago, Baço, o canal do Fígado e os Intestinos.

Acupuntura

VC-12 *Zhongwan*, B-20 *Pishu*, B-23 *Shenshu*, E-36 *Zusanli*, VC-6 *Qihai* (moxa).

c) Outros padrões

Deficiência de *Qi*

Face ligeiramente pálida, cansaço, falta de apetite, fezes amolecidas, voz fraca, ligeira falta de ar, pulso Vazio. Outros sintomas e sinais dependem do órgão envolvido, que pode ser especialmente Pulmão, Baço ou Coração.

Colapso do *Yang*

Cútis pálido-acinzentada, transpiração na fronte lembrando gotas de óleo, calafrios, membros frios, respiração fraca, ausência de sede, micção profusa de urina pálida ou incontinência urinária, fezes amolecidas, incontinência fecal, confusão mental ou inconsciência, língua Pálida-Curta e úmida, pulso Profundo-Mínimo.

Invasão de Vento-Frio

Cútis pálido-acinzentada, aversão ao frio, febre, tosse, prurido na garganta, ligeira falta de ar, nariz congestionado ou com coriza, espirros, dor de cabeça occipital, dores no corpo, saburra da língua fina-branca, pulso Flutuante-Tenso.

Calor estagnado no Interior (Calor Verdadeiro-Frio Falso)

Cútis pálido-acinzentada, face escura, olhos brilhantes com lustro, lábios vermelhos e ressecados, irritabilidade, corpo forte, respiração ruidosa, voz alta, sede com vontade de beber bebidas geladas, urina escassa e escura, constipação intestinal, sensação de queimação no ânus, membros frios, tórax quente, aversão ao calor, agitação mental, sede, urina escura, fezes ressecadas, língua Vermelha com saburra amarelada, pulso Profundo-Cheio-Rápido.

> **NOTA CLÍNICA**
>
> Não é de surpreender se, nas mulheres, a face pálida também apresentar certa vermelhidão nas bochechas. Isso pode ser decorrente de:
> - Deficiência simultânea do *Yin* do Rim e do *Yang* do Rim
> - Calor Vazio por deficiência de Sangue
> - Fogo *Yin*.

2. AMARELA

Ver Parte 1, *Observação*, Capítulo 3.

a) Cheio

Umidade

Cútis amarelada (que pode ser brilhante se a Umidade estiver combinada com Calor), sensação de peso na cabeça e no corpo, plenitude epigástrica, gosto pegajoso na boca, sensação de opressão no tórax, descarga vaginal excessiva, saburra da língua pegajosa, pulso Deslizante ou Encharcado.

Acupuntura

VC-12 *Zhongwan*, VC-9 *Shuifen*, BP-9 *Yinlingquan*, VC-5 *Shimen*, B-22 *Sanjiaoshu*.

Umidade-Calor Crônica

Cútis amarelo-acinzentada, sensação de plenitude e dor no epigástrio e no abdome inferior, falta de apetite, sensação de peso, sede sem vontade de beber líquidos, náuseas, fezes amolecidas com odor ofensivo, sensação de calor, gosto pegajoso na boca, língua Vermelha com saburra pegajosa e amarelada, pulso Deslizante-Rápido.

Acupuntura

IG-11 *Quchi*, IG-4 *Hegu*, VC-12 *Zhongwan*, VC-9 *Shuifen*, BP-9 *Yinlingquan*, VC-5 *Shimen*, B-22 *Sanjiaoshu*.

b) Vazio

Deficiência crônica do *Qi* do Baço

Cútis baço-amarelada, amarelo-acinzentada, falta de apetite, ligeira distensão abdominal depois de comer, cansaço, fraqueza dos membros, fezes amolecidas, língua Pálida, pulso Vazio.

Acupuntura

VC-12 *Zhongwan*, E-36 *Zusanli*, BP-3 *Taibai*, B-20 *Pishu*.

c) Outros padrões

Deficiência do Sangue do Fígado

Cútis baço-amarelada ou amarelo-acinzentada, tontura, visão turva, moscas volantes, dormência ou formigamento dos membros, menstruação escassa, língua Pálida, pulso Áspero ou Fino.

Deficiência do *Qi* do Baço com estagnação do *Qi* do Fígado

Cútis amarelo-acinzentada, falta de apetite, ligeira distensão abdominal após comer, cansaço, fraqueza dos membros, fezes amolecidas, distensão no hipocôndrio ou no epigástrio, irritabilidade, mau humor, sensação de bolo na garganta, tensão pré-menstrual, pulso Fraco à direita e em Corda à esquerda.

Umidade-Calor com estase de Sangue

Cútis azul-amarelada, sensação de plenitude e dor no epigástrio e no abdome inferior, falta de apetite, sensação de peso, sede sem vontade de beber líquidos, náuseas, fezes amolecidas com odor ofensivo, sensação de calor, gosto pegajoso na boca, unhas e lábios arroxeados, língua Vermelho-arroxeada com saburra pegajosa e amarelada, pulso Deslizante-Rápido.

Calor no Estômago

Cútis ressecada e amarelada, dor epigástrica em queimação, sede, regurgitação ácida, náuseas, fome excessiva, mau hálito, sensação de calor, língua Vermelha com saburra amarelada, pulso Transbordante-Rápido.

Deficiência do *Yin* do Estômago com Calor Vazio

Cútis amarelada fina e ressecada, *flush* malar, falta de apetite, má digestão, ânsia de vômito, perda do paladar, dor epigástrica moderada, boca e lábios secos, fezes ressecadas, corpo delgado, sensação de calor ao anoitecer, língua Vermelha sem saburra, pulso Flutuante-Vazio e Rápido.

Calor no Baço

Cútis amarelada e ressecada, dor epigástrica e/ou abdominal em queimação, fome excessiva, ponta do nariz vermelha, lábios secos, úlceras na boca, sede, fezes ressecadas, sensação de calor, urina escura e escassa, língua Vermelha com saburra seca amarelada, pulso Transbordante-Rápido.

Estase de Sangue

Cútis amarelada muito baça e descorada, agitação mental, dor abdominal, língua Arroxeada, pulso Firme. Outros sintomas e sinais dependem do órgão envolvido.

Invasão de Vento-Calor

Cútis vermelho-amarelada flutuante, aversão ao frio, febre, tosse, dor de garganta, nariz congestionado ou com secreção amarelada escorrendo, dor de cabeça, dores no corpo, sudorese moderada, sede moderada, amígdalas aumentadas, língua ligeiramente Vermelha nas laterais, na área do tórax ou na parte anterior, pulso Flutuante-Rápido.

Invasão de Vento-Umidade

Cútis amarelada flutuante, aversão ao frio, febre, náuseas, sensação de peso, dor de cabeça, dores no corpo, sudorese noturna, pulso Flutuante-Deslizante.

3. VERMELHA

Ver Parte 1, *Observação*, Capítulo 3.

a) Cheio

Calor Cheio

Face vermelho-brilhante, sensação de calor, sede, agitação mental, língua Vermelha com saburra amarelada, pulso Transbordante-Rápido. Calor de qualquer órgão pode causar face avermelhada, mas em especial do Coração, Pulmão, Fígado e Estômago.

Acupuntura

- Coração: C-8 *Shaofu*
- Fígado: F-2 *Xingjian*
- Estômago: E-44 *Neiting*
- Pulmões: P-10 *Yuji*.

Ascensão do *Yang* do Fígado

Face ligeiramente avermelhada, dor de cabeça, tontura, tinidos, irritabilidade, propensão a explosões de raiva, pulso em Corda.

Acupuntura

F-3 *Taichong*, VB-20 *Fengchi*, TA-5 *Waiguan*, VB-43 *Xiaxi*.

Umidade-Calor

Face avermelhada, face inchada, pele oleosa, plenitude epigástrica, gosto pegajoso na boca, sede sem vontade de beber líquidos, sensação de peso na cabeça e no corpo, sensação de calor, saburra da língua amarelada e pegajosa, pulso Deslizante-Rápido.

Acupuntura

IG-11 *Quchi*, IG-4 *Hegu*, VC-12 *Zhongwan*, VC-9 *Shuifen*, BP-9 *Yinlingquan*, VC-5 *Shimen*, B-22 *Sanjiaoshu*.

b) Vazio/Cheio

Deficiência de *Yin* com Calor Vazio

Flush malar, sensação de calor ao anoitecer, sudorese noturna, agitação mental, calor nos cinco palmos, língua Vermelha sem saburra, pulso Rápido e Flutuante-Vazio. Pode ser Calor Vazio de qualquer órgão, mas em especial do Estômago, Coração, Pulmão, Rim, Baço e Fígado.

Acupuntura

BP-6 *Sanyinjiao*, VC-12 *Zhongwan*, VC-4 *Guanyuan*, R-3 *Taixi* para nutrir o *Yin*. E também:
- Coração: C-6 *Yinxi*
- Fígado: F-2 *Xingjian*
- Pulmões: P-10 *Yuji*
- Estômago: E-44 *Neiting*
- Baço: BP-2 *Dadu*
- Rins: R-2 *Rangu*.

c) Outros padrões

Deficiência de Sangue com Calor Vazio

Maçãs do rosto vermelho-flutuante, cútis baça e pálida, visão turva, tontura, menstruação escassa, amenorreia, insônia, língua Pálida, pulso Áspero ou Fino. Calor Vazio derivado da deficiência de Sangue normalmente é visto apenas em mulheres, e, embora possa causar vermelhidão nas maçãs do rosto, normalmente não está associado a outros sintomas de Calor, como sede ou sensação de calor.

Fogo *Yin*

Face ligeiramente avermelhada ou face pálida com cor vermelho-flutuante nas bochechas, sensação intermitente e recorrente de calor na face, mas com membros frios, dor de garganta intermitente, boca seca, lábios secos, úlceras na boca, exaustão, falta de apetite, má digestão, membros fracos, língua Pálida, pulso Fraco ou Transbordante-Vazio.

O Fogo *Yin* é um Fogo Ministerial patológico que surge quando o *Qi* Original (*Yuan Qi*) fica consumido por excesso de trabalho. Pelo fato de o Fogo Ministerial e o *Qi* Original residirem no mesmo local, o Fogo Ministerial patológico "assalta" o *Qi* Original e sobe até a cabeça. Esse padrão é tratado tonificando o *Qi* Original e dispersando ligeiramente o Calor, e a prescrição representativa é *Bu Zhong Yi Qi Tang* (Decocção para Tonificar o Centro e Beneficiar o *Qi*).

Invasão de Vento-Calor

Face avermelhada, aversão ao frio, febre, tosse, dor de garganta, nariz congestionado ou com secreção amarelada escorrendo, dor de cabeça, dores no corpo, transpiração moderada, sede moderada, amígdalas aumentadas, língua ligeiramente Vermelha nas laterais, na área do tórax ou na parte anterior, pulso Flutuante-Rápido.

Yang deficiente flutuante

Flush malar, sensação de calor, desejo de se despir, sede com vontade de beber líquidos quentes, ligeira falta de ar, sudorese fria, membros frios, urina pálida, lábios pálidos, língua Pálida, pulso Fraco. Essa condição é bem rara; resulta quando o *Yang* está tão fraco que o pouco *Yang* que resta flutua.

4. AZULADA/ESVERDEADA

Ver Parte 1, *Observação*, Capítulo 3.

"Azulado/esverdeado" é uma tradução da palavra chinesa *qing*, que, infelizmente, pode significar tanto "verde" como "azul", levando a dificuldades na tradução desse termo.

a) Cheio

Frio Cheio

Face azulada brilhante, dor abdominal, dor epigástrica, dor facial, dor que melhora pela exposição ao calor e piora pela exposição ao frio, membros frios, saburra da língua branca, pulso Tenso.

Acupuntura

VC-12 *Zhongwan*, B-20 *Pishu*, B-23 *Shenshu*, E-36 *Zusanli*, VC-6 *Qihai* (moxa).

Estagnação do Qi do Fígado

Cútis muito ligeiramente esverdeada, especialmente ao redor da boca, distensão no hipocôndrio ou no epigástrio, irritabilidade, mau humor, sensação de bolo na garganta, tensão pré-menstrual, pulso em Corda.

Acupuntura

F-3 *Taichong*, PC-6 *Neiguan*, VB-34 *Yanglingquan*.

b) Vazio

Deficiência do Yang do Coração e do Rim

Face baço-azulada, face cinzenta, lábios esverdeados, palpitações, respiração curta, desconforto no peito, membros frios, edema, dor nas costas, tontura, tinidos, micção abundante de urina pálida, língua Pálida e úmida, pulso Profundo-Fraco.

Acupuntura

C-5 *Tongli*, B-15 *Xinshu*, R-7 *Fuliu*, VC-4 *Guanyuan*, B-23 *Shenshu* (moxa).

Deficiência do Yang do Pulmão e do Rim

Face baço-esverdeada-arroxeada, falta de ar que piora por esforço, voz fraca, membros frios, sudorese, micção frequente de urina pálida, dor nas costas, tontura, tinidos, língua Pálida, pulso Profundo-Fraco.

Acupuntura

P-7 *Lieque*, B-13 *Feishu*, R-7 *Fuliu*, VC-4 *Guanyuan*, B-23 *Shenshu* (moxa).

c) Outros padrões

Dor crônica

Face baço-esverdeada, dor abdominal, dor epigástrica, dor facial, menstruação dolorosa. Dor crônica de qualquer origem ou órgão pode fazer com que a face fique baço-esverdeada.

Estagnação do Qi do Fígado

Cútis muito ligeiramente esverdeada, especialmente ao redor da boca, distensão do hipocôndrio ou do epigástrio, irritabilidade, mau humor, sensação de bolo na garganta, tensão pré-menstrual, pulso em Corda.

Vento no Fígado

Face esverdeada, tremores, tontura grave, tinidos, dor de cabeça, dormência nos membros, tiques, língua Rígida, Desviada ou Móvel, pulso em Corda.

5. ROXA

Ver Parte 1, *Observação*, Capítulo 3.

a) Cheio

Estase de Sangue por Frio

Face azul-arroxeada, dor no peito, palpitações, dor abdominal, língua Azul-Arroxeada, pulso Tenso. Outras manifestações dependem do órgão envolvido, que pode ser Coração, Fígado, Pulmões ou Intestinos.

Acupuntura

PC-6 *Neiguan*, B-17 *Geshu*, BP-10 *Xuehai* (moxa).

Estase de Sangue por Calor

Face vermelho-arroxeada, sensação de calor, dor no peito, dor abdominal, língua Vermelho-Arroxeada, pulso em Corda. Essa condição normalmente é decorrente de estase de Sangue do Fígado associada com Calor no Sangue.

Acupuntura

PC-6 *Neiguan*, B-17 *Geshu*, BP-10 *Xuehai*.

6. ESCURA

Ver Parte 1, *Observação*, Capítulo 3.

Cútis "escura" é uma mistura de uma cor cinzento-arroxeada, normalmente sem "espírito", ou seja, de aspecto baço; em casos extremos, pode estar muito escura, quase negra.

a) Vazio

Deficiência grave do Yang do Rim

Cútis escura, dor nas costas, tontura, tinidos, sensação de frio, joelhos fracos, cútis branco-brilhante, cansaço, depressão, exaustão, micção abundante de urina clara, língua Pálida e úmida, pulso Profundo-Fraco.

Acupuntura

R-3 *Taixi*, VC-4 *Guanyuan*, B-23 *Shenshu*, R-7 *Fuliu*. Moxa.

b) Cheio

Estase grave de Sangue

Cútis escura, unhas arroxeadas, pele seca, lábios arroxeados, dor abdominal ou no tórax, menstruação dolorosa, língua Arroxeada, pulso Áspero.

Acupuntura

PC-6 *Neiguan*, B-17 *Geshu*, BP-10 *Xuehai*.

c) Outros padrões

Deficiência da Essência do Rim

Cútis escura, dor nas costas, tontura, tinidos, joelhos fracos, memória fraca, dentes moles, embranquecimento prematuro dos cabelos, infertilidade, esterilidade, pulso em Couro.

7. DESCORADA

Ver Parte 1, *Observação*, Capítulo 3.

Cútis "descorada" indica uma cor pálido-amarelada da pele que é baça e sem lustro.

a) Vazio

Deficiência crônica do *Qi* do Baço

Cútis descorada, falta de apetite, ligeira distensão abdominal após comer, cansaço, lassidão, cútis pálida, fraqueza dos membros, fezes amolecidas, depressão moderada, tendência à obesidade, língua Pálida, pulso Vazio.

Acupuntura

VC-12 *Zhongwan*, E-36 *Zusanli*, BP-3 *Taibai*, B-20 *Pishu*.

b) Cheio

Deficiência de Sangue

Cútis baço-descorada, tontura, visão turva, insônia, menstruação escassa, dormência ou formigamento dos membros, cansaço, língua Pálida-Fina, pulso Áspero. Outros sintomas e sinais dependem do órgão envolvido, que pode ser Fígado, Coração ou Baço.

Acupuntura

- Fígado: F-8 *Ququan*, E-36 *Zusanli*, BP-6 *Sanyinjiao*, VC-4 *Guanyuan*
- Coração: C-7 *Shenmen*, VC-14 *Juque*, E-36 *Zusanli*, BP-6 *Sanyinjiao*
- Baço: VC-12 *Zhongwan*, E-36 *Zusanli*, BP-6 *Sanyinjiao*, B-20 *Pishu*.

c) Cheio/Vazio

Deficiência do *Qi* do Baço com Umidade

Cútis descorada, falta de apetite, ligeira distensão abdominal após comer, cansaço, lassidão, fraqueza dos membros, fezes amolecidas, depressão moderada, tendência à obesidade, plenitude abdominal, sensação de peso, gosto pegajoso na boca, má digestão, alimentos não digeridos nas fezes, náuseas, dor de cabeça surda, descarga vaginal excessiva, língua Pálida com saburra pegajosa, pulso Encharcado.

Acupuntura

VC-12 *Zhongwan*, E-36 *Zusanli*, BP-3 *Taibai*, B-20 *Pishu*, VC-9 *Shuifen*, BP-9 *Yinlingquan*, VC-5 *Shimen*, B-22 *Sanjiaoshu*.

d) Outros padrões

Estase de Sangue

Cútis muito baça e descorada, agitação mental, dor abdominal, língua Arroxeada, pulso Firme. Outros sintomas e sinais dependem do órgão envolvido.

8. RUBORIZADA

a) Cheio

Calor no Coração

Ruboriza-se facilmente quando excitado ou ansioso, palpitações, sensação de calor, ansiedade, insônia, língua com ponta Vermelha, pulso Transbordante-Rápido.

Acupuntura

C-8 *Shaofu*.

b) Vazio/Cheio

Deficiência do *Yin* do Coração com Calor Vazio

Ruboriza-se facilmente quando excitado ou ansioso, palpitações, insônia, sono perturbado por sonhos, memória fraca, ansiedade, propensão a se assustar, agitação mental, inquietude, sente-se "aborrecido e com calor", boca e garganta secas, sede com vontade de beber líquidos aos goles, sensação de calor ao anoitecer, *flush* malar, sudorese noturna, calor nos cinco palmos, língua Vermelha, mais vermelha na ponta, sem saburra, pulso Flutuante-Vazio e Rápido.

Acupuntura

C-7 *Shenmen*, VC-14 *Juque*, C-6 *Yinxi*, BP-6 *Sanyinjiao*, VC-12 *Zhongwan*.

c) Outros padrões

Ascensão do *Yang* do Fígado

Ruboriza-se facilmente quando está nervoso, dor de cabeça, tontura, tinidos, irritabilidade, propensão a explosões de raiva, pulso em Corda.

Fogo no Fígado

Ruboriza-se facilmente após ingerir bebida alcoólica, dor de cabeça, face avermelhada, tontura, tinidos, irritabilidade, propensão a explosões de raiva, sede, gosto amargo na boca, constipação intestinal, urina escura, língua Vermelha com laterais mais vermelhas e saburra seca-amarelada, pulso em Corda-Rápido.

Deficiência do *Yin* do Pulmão com Calor Vazio

Ruboriza-se facilmente quando preocupado, tosse seca ou com pouco muco pegajoso que pode ter raias de sangue, boca e garganta secas à noite, voz fraca e/ou rouca, sudorese noturna, cansaço, *flush* malar, sensação de calor ou febre baixa ao anoitecer, calor nos cinco palmos, corpo delgado ou tórax estreito, insônia, ansiedade, língua Vermelha sem saburra, pulso Flutuante-Vazio e Rápido.

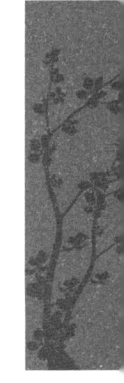

57 | Ouvidos/Orelhas

CONTEÚDO DO CAPÍTULO

Tinidos e/ou Surdez, 478
Vazio, 478
Cheio, 479
Outros padrões, 479
Prurido nos Ouvidos, 479
Cheio, 479
Outros padrões, 479
Dor de Ouvido, 479
Cheio, 479
Outros padrões, 480
Sangramento dos Ouvidos, 480
Umidade-Calor na Vesícula Biliar, 480
Fogo no Fígado, 480
Deficiência do Yin do Rim com Calor Vazio, 480
Deficiência do Qi do Baço, 480
Secreção dos Ouvidos, 480
Cheio, 480
Outros padrões, 480
Produção Excessiva de Cera, 481
Fleuma, 481
Umidade-Calor na Vesícula Biliar, 481
Deficiência do Yang do Baço e do Rim, 481
Deficiência do Yin do Rim com Calor Vazio, 481
Calor Tóxico com Estagnação do Qi e estase de Sangue, 481
Ouvidos Inchados, 481
Umidade-Calor na Vesícula Biliar, 481
Calor na Vesícula Biliar, 481
Invasão de Vento-Água nos Pulmões, 481
Orelhas Contraídas, 481
Deficiência do Yin do Rim, 481
Consequências de Calor agudo nas doenças febris, 481
Estase grave do Sangue no abdome com massas abdominais, 481
Hélice Seca e Contraída, 481
Estase de Sangue, 481
Estase de Sangue com Umidade-Calor, 481
Deficiência do Yin do Rim, 481

Feridas na Orelha, 481
Calor na Vesícula Biliar e no Fígado, 481
Invasão de Vento-Calor nos canais do Yang Menor, 482
Verrugas na Orelha, 482
Calor na Vesícula Biliar e no Fígado, 482
Fogo no Estômago, 482
Hélice Amarelada, 482
Umidade-Calor na Vesícula Biliar, 482
Estase de Sangue originada de Calor (Fígado e Vesícula Biliar), 482
Hélice Pálida, 482
Deficiência de Yang, 482
Deficiência de Sangue, 482
Hélice Azul-Esverdeada (qing), 482
Estase de Sangue por Calor, 482
Estase de Sangue por Frio, 482
Vento Interno em crianças, 482
Hélice Escura, 482
Estase de Sangue, 482
Estase de Sangue por Frio, 482
Calor crônico, 482
Hélice Avermelhada, 482
Calor no Pulmão, 482
Fogo no Coração, 482
Calor nos canais do Yang Menor, 483
Umidade-Calor no Fígado e na Vesícula Biliar, 483
Deficiência do Yin do Rim com Calor Vazio, 483
Parte Posterior da Orelha Avermelhada, 483
Invasão de Vento-Calor (especialmente em crianças), 483
Sarampo, 483
Vasos Sanguíneos da Orelha Distendidos, 483
Deficiência do Pulmão com Fleuma-Calor, 483
Estase de Sangue, 483
Umidade-Calor na Vesícula Biliar, 483
Calor no Coração, 483
Inchaço e Vermelhidão da Concha, 483
Umidade-Calor na Vesícula Biliar, 483
Deficiência do Yin do Rim com Calor Vazio, 483
Calor Tóxico, 483

Os seguintes sintomas relacionados com os ouvidos serão discutidos:
1. Tinidos e/ou surdez
2. Prurido nos ouvidos
3. Dor de ouvido
4. Sangramento dos ouvidos
5. Secreção dos ouvidos
6. Produção excessiva de cera
7. Ouvidos inchados
8. Orelhas contraídas
9. Hélice seca e contraída
10. Feridas nas orelhas
11. Verrugas nas orelhas
12. Hélice amarelada
13. Hélice pálida
14. Hélice azul-esverdeada
15. Hélice escura
16. Hélice avermelhada
17. Parte posterior da orelha avermelhada
18. Vasos sanguíneos distendidos na orelha
19. Inchaço e vermelhidão da concha.

1. TINIDOS E/OU SURDEZ

Ver Parte 2, *Interrogatório*, Capítulo 42.

a) Vazio

Deficiência do Rim

Tinidos e/ou surdez com início gradual, tinidos com som baixo, tontura, dor nas costas, cansaço. Outros sintomas e sinais, incluindo os da língua e pulso, dependem de a deficiência ser do *Yin* do Rim ou do *Yang* do Rim.

Acupuntura

VC-4 *Guanyuan*, R-3 *Taixi*, B-23 *Shenshu*.

b) Cheio

Ascensão do Yang do Fígado

Tinidos e/ou surdez, tinidos com som alto, dores de cabeça, tontura, tinidos, irritabilidade, propensão a explosões de raiva, face avermelhada, pulso em Corda.

Acupuntura

F-3 *Taichong*, VB-20 *Fengchi*, TA-5 *Waiguan*, VB-43 *Xiaxi*, TA-17 *Yifeng*, VB-2 *Tinghui*.

c) Outros padrões

Fogo no Fígado

Tinidos e/ou surdez com início súbito, tinidos com som alto, face avermelhada, olhos vermelhos, dor de cabeça, tontura, tinidos, irritabilidade, propensão a explosões de raiva, sede, gosto amargo na boca, constipação intestinal, urina escura, língua Vermelha com laterais mais vermelhas e saburra seca e pegajosa, pulso em Corda-Rápido.

Fleuma-Fogo afetando o canal do Fígado

Tinidos e/ou surdez com início súbito, tinidos com som alto, sede, gosto amargo na boca, face avermelhada, sensação de opressão no peito, muco na garganta, catarro, língua Vermelha com laterais mais vermelhas, língua Aumentada com saburra pegajosa e amarelada, pulso em Corda-Deslizante-Rápido.

Deficiência do Yin do Coração e do Rim

Tinidos e/ou surdez com início gradual, tinidos com som baixo, tontura, insônia, ansiedade, palpitações, sudorese noturna, língua sem saburra, pulso Flutuante-Vazio.

Deficiência do Sangue do Coração

Tinidos e/ou surdez com início gradual, tinidos com som baixo, tontura, memória fraca, palpitações, insônia, ansiedade, cútis baço-pálida, língua Pálida, pulso Áspero ou Fino.

Deficiência do Qi do Coração e do Pulmão (deficiência do Qi Torácico)

Tinidos e/ou surdez com início gradual, tinidos com som baixo, cansaço, palpitações, depressão, respiração curta, língua Pálida, pulso Fraco nas duas posições Anteriores.

Deficiência do Sangue do Fígado

Tinidos e/ou surdez com início gradual, tinidos com som baixo, tontura, visão embaçada, insônia, memória fraca, língua Pálida, pulso Áspero ou Fino.

Invasão de Vento-Calor (nos canais Yang Menor)

Tinidos e/ou surdez com início súbito, tinidos com som alto, dor de cabeça, torcicolo, dor de garganta, queimação nos olhos, sudorese moderada, febre, aversão ao frio, língua Vermelha na parte anterior ou nas laterais, pulso Flutuante-Rápido.

> **NOTA CLÍNICA**
>
> Pela minha experiência, tinidos decorrentes de uma Deficiência são mais fáceis de tratar do que os decorrentes de uma Plenitude.

2. PRURIDO NOS OUVIDOS

Ver Parte 2, *Interrogatório*, Capítulo 42.

a) Cheio

Umidade-Calor na Vesícula Biliar

Prurido nos ouvidos, dor de ouvido, tontura, tinidos, dor de cabeça, gosto pegajoso na boca, dor, plenitude e distensão nos hipocôndrios, náuseas, vômito, incapacidade de digerir gordura, cútis e olhos amarelados, irritabilidade, sensação de peso, saburra da língua espessa-pegajosa-amarelada unilateral ou bilateral, pulso Deslizante-Rápido.

Acupuntura

VB-43 *Xiaxi*, TA-5 *Waiguan*, VC-12 *Zhongwan*, VC-9 *Shuifen*, BP-9 *Yinlingquan*, TA-17 *Yifeng*, VB-2 *Tinghui*.

Invasão de Vento-Calor

Prurido nos ouvidos com início súbito, aversão ao frio, febre, dor de garganta, dor de cabeça, dores no corpo, sudorese moderada, língua com laterais e/ou parte anterior Vermelhas, pulso Flutuante-Rápido.

Acupuntura

IG-4 *Hegu*, TA-5 *Waiguan*, B-12 *Fengmen*, P-7 *Lieque*, TA-17 *Yifeng*.

b) Outros padrões

Deficiência de Sangue com Vento Interno

Prurido nos ouvidos, secura da pele ao redor dos ouvidos, crostas no ouvido, visão turva, tontura, vertigem, dormência, língua Pálida e Rígida, pulso Áspero ou Fino e ligeiramente em Corda.

Deficiência do Yin do Rim com Calor Vazio

Prurido nos ouvidos, tinidos, sudorese noturna, boca seca com desejo de beber líquidos em pequenos goles, dor nas costas, memória fraca, urina escura e escassa, calor nos cinco palmos, *flush* malar, sensação de calor ao anoitecer, língua Vermelha sem saburra, pulso Flutuante-Vazio e Rápido.

3. DOR DE OUVIDO

Ver Parte 2, *Interrogatório*, Capítulo 42.

a) Cheio

Invasão de Vento-Calor

Dor de ouvido de início agudo, aversão ao frio, febre, dor de garganta, dor de cabeça, dores no corpo, sudorese moderada, língua com laterais e/ou parte anterior Vermelhas, pulso Flutuante-Rápido.

Acupuntura

IG-4 *Hegu*, TA-5 *Waiguan*, B-12 *Fengmen*, P-7 *Lieque*, TA-17 *Yifeng*.

Umidade-Calor na Vesícula Biliar

Dor de ouvido, secreção amarelada do ouvido, tontura, tinidos, dor, plenitude e distensão nos hipocôndrios, náuseas, vômito, incapacidade de digerir alimentos gordurosos, cútis e olhos amarelados, irritabilidade, sensação de peso, saburra da língua espessa-pegajosa-amarelada unilateral ou bilateral, pulso Deslizante-Rápido.

Acupuntura

VB-43 *Xiaxi*, TA-5 *Waiguan*, VC-12 *Zhongwan*, VC-9 *Shuifen*, BP-9 *Yinlingquan*, TA-17 *Yifeng*, VB-2 *Tinghui*.

b) Outros padrões

Fogo no Fígado

Dor de ouvido de início súbito, piora pela pressão, dores de cabeça, tontura, face avermelhada, olhos vermelhos, sede, gosto amargo na boca, tinidos, irritabilidade, propensão a explosões de raiva, constipação intestinal, urina escura, língua Vermelha com laterais mais vermelhas e saburra seca-amarelada, pulso em Corda-Rápido.

Estagnação do *Qi* e estase de Sangue

Dor de ouvido grave, dor de cabeça, tinidos, língua Arroxeada, pulso em Corda.

> **NOTA CLÍNICA**
>
> Dor de ouvido, em crianças, é sempre decorrente de um fator patogênico residual (normalmente Umidade-Calor) depois de infecções repetidas no trato respiratório superior ou no ouvido (normalmente tratadas com antibióticos).

4. SANGRAMENTO DOS OUVIDOS

a) Umidade-Calor na Vesícula Biliar

Sangramento dos ouvidos, dor de ouvido, secreção amarelada do ouvido, tontura, tinidos, dor de cabeça, dor, plenitude e distensão dos hipocôndrios, náuseas, vômito, incapacidade de digerir alimentos gordurosos, cútis e olhos amarelados, irritabilidade, sensação de peso, saburra da língua espessa-pegajosa-amarelada unilateral ou bilateral, pulso Deslizante-Rápido.

b) Fogo no Fígado

Sangramento súbito do ouvido, face avermelhada, olhos vermelhos, sede, gosto amargo na boca, dores de cabeça, tontura, tinidos, irritabilidade, propensão a explosões de raiva, constipação intestinal, urina escura, língua Vermelha com laterais mais vermelhas e saburra seca-amarelada, pulso em Corda-Rápido.

c) Deficiência do *Yin* do Rim com Calor Vazio

Sangramento escasso do ouvido que vem e vai, ausência de inchaço ou vermelhidão do ouvido, tontura, tinidos, sudorese noturna, boca seca com vontade de beber líquidos em pequenos goles, dor nas costas, memória fraca, urina escura e escassa, calor nos cinco palmos, *flush* malar, sensação de calor ao anoitecer, língua Vermelha sem saburra, pulso Flutuante-Vazio e Rápido.

d) Deficiência do *Qi* do Baço

Sangramento moderado ocasional do ouvido, falta de apetite, cansaço, distensão abdominal moderada, cútis pálida, fezes amolecidas, língua Pálida, pulso Vazio.

5. SECREÇÃO DOS OUVIDOS

a) Cheio

Umidade-Calor na Vesícula Biliar

Secreção pegajosa, espessa e amarelada do ouvido, dor de ouvido, tinidos, tontura, dor de cabeça, dor, plenitude e distensão dos hipocôndrios, náuseas, vômito, incapacidade de digerir alimentos gordurosos, cútis e olhos amarelados, irritabilidade, sensação de peso, saburra da língua espessa-pegajosa-amarelada unilateral ou bilateral, pulso Deslizante-Rápido.

Acupuntura

VB-43 *Xiaxi*, TA-5 *Waiguan*, VC-12 *Zhongwan*, VC-9 *Shuifen*, BP-9 *Yinlingquan*, TA-17 *Yifeng*, VB-2 *Tinghui*.

Invasão de Vento-Calor

Secreção amarelada do ouvido, dor de ouvido, aversão ao frio, febre, dor de garganta, dor de cabeça, dores no corpo, sudorese moderada, língua com laterais e/ou parte anterior Vermelhas, pulso Flutuante-Rápido.

Acupuntura

IG-4 *Hegu*, TA-5 *Waiguan*, B-12 *Fengmen*, P-7 *Lieque*, TA-17 *Yifeng*.

b) Outros padrões

Deficiência do *Yin* do Rim com Calor Vazio

Secreção escassa do ouvido que vem e vai, tontura, tinidos, sudorese noturna, boca seca com vontade de beber líquidos em pequenos goles, dor nas costas, memória fraca, urina escura e escassa, calor nos cinco palmos, *flush* malar, sensação de calor ao anoitecer, língua Vermelha sem saburra, pulso Flutuante-Vazio e Rápido.

Calor Tóxico no Fígado e na Vesícula Biliar

Secreção amarelada e com odor desagradável do ouvido, dor de ouvido grave, irritabilidade, dor de cabeça, sensação de calor, febre, gosto amargo na boca, gosto pegajoso na boca, língua Vermelha com laterais mais vermelhas e pontos vermelhos com saburra pegajosa e amarelada, pulso Transbordante-Deslizante-Rápido.

Deficiência do *Qi* do Baço com Umidade

Secreção escassa do ouvido sem dor, cansaço, fezes amolecidas, sensação de peso, sensação de plenitude, língua Pálida com saburra branca e pegajosa, pulso Mole.

6. PRODUÇÃO EXCESSIVA DE CERA

Ver Parte 1, *Observação*, Capítulo 9.

a) Fleuma

Produção excessiva de cera, tontura, sensação de congestão da cabeça, sensação de opressão do tórax, sensação de peso, muco na garganta, língua Aumentada com saburra pegajosa, pulso Deslizante. Outros sintomas e sinais vão depender do órgão envolvido.

b) Umidade-Calor na Vesícula Biliar

Produção excessiva de cera, secreção de cera amarelo-brilhante, dor de ouvido, dor de cabeça, dor, plenitude e distensão dos hipocôndrios, náuseas, vômito, incapacidade de digerir alimentos gordurosos, cútis e olhos amarelados, tontura, tinidos, irritabilidade, sensação de peso, saburra da língua espessa-pegajosa-amarelada unilateral ou bilateral, pulso Deslizante-Rápido.

c) Deficiência do *Yang* do Baço e do Rim

Produção excessiva de cera, secreção de cera amarelo-opaca, tontura, tinidos, cansaço, falta de apetite, fezes amolecidas, dor nas costas, sensação de frio, língua Pálida, pulso Fraco.

d) Deficiência do *Yin* do Rim com Calor Vazio

Produção excessiva de cera, tontura, tinidos, sudorese noturna, boca seca com vontade de beber água em pequenos goles, dor nas costas, memória fraca, urina escura e escassa, calor nos cinco palmos, *flush* malar, sensação de calor ao anoitecer, língua Vermelha sem saburra, pulso Flutuante-Vazio e Rápido.

e) Calor Tóxico com Estagnação do *Qi* e estase de Sangue

Produção excessiva de cera, dor de ouvido, descarga ocasional de cera opaca, sangramento do ouvido, secreção do ouvido, língua Vermelha com pontos vermelhos e saburra pegajosa-amarelada, pulso Deslizante-em Corda-Rápido.

7. OUVIDOS INCHADOS

Ver Parte 1, *Observação*, Capítulo 9.

a) Umidade-Calor na Vesícula Biliar

Ouvidos inchados e vermelhos, dor de ouvido, secreção do ouvido, gosto pegajoso na boca, dor, plenitude e distensão nos hipocôndrios, náuseas, vômito, incapacidade de digerir alimentos gordurosos, cútis e olhos amarelados, tontura, tinidos, irritabilidade, sensação de peso, saburra da língua espessa-pegajosa-amarelada unilateral ou bilateral, pulso Deslizante-Rápido.

b) Calor na Vesícula Biliar

Ouvidos inchados e vermelhos, sede, gosto amargo na boca, irritabilidade, dor de cabeça, saburra da língua amarelada unilateral, pulso em Corda-Rápido.

c) Invasão de Vento-Água nos Pulmões

Ouvidos inchados com início agudo, edema da face e das mãos, aversão ao frio, febre, dor de cabeça, saburra da língua branca, pulso Flutuante-Deslizante.

8. ORELHAS CONTRAÍDAS

Ver Parte 1, *Observação*, Capítulo 9.

a) Deficiência do *Yin* do Rim

Orelhas ressecadas e contraídas, tontura, tinidos, sudorese noturna, boca seca com vontade de beber líquidos em pequenos goles, dor nas costas, memória fraca, urina escura e escassa, língua sem saburra, pulso Flutuante-Vazio.

b) Consequências de Calor agudo nas doenças febris

Orelhas ressecadas e contraídas, boca seca, exaustão, pele seca, língua seca, pulso Fino.

c) Estase grave do Sangue no abdome com massas abdominais

Orelhas contraídas, secas, baças e escuras, boca seca, pele seca, dor abdominal, perda de peso, língua Arroxeada, pulso em Corda ou Áspero.

9. HÉLICE SECA E CONTRAÍDA

Ver Parte 1, *Observação*, Capítulo 9.

a) Estase de Sangue

Hélice ressecada, contraída e escura, dor abdominal, dor no tórax, língua Arroxeada, pulso em Corda ou Áspero. Outros sintomas e sinais vão depender dos órgãos envolvidos, que podem ser Fígado, Coração, Estômago ou Intestinos.

b) Estase de Sangue com Umidade-Calor

Hélice ressecada e contraída, dor abdominal, muco nas fezes, fezes amolecidas, língua Arroxeada com saburra pegajosa e amarelada, pulso em Corda-Deslizante.

c) Deficiência do *Yin* do Rim

Hélice ressecada, escura e contraída, tinidos, tontura, sudorese noturna, boca seca com vontade de beber líquidos aos golinhos, dor nas costas, memória fraca, urina escassa e escura, língua sem saburra, pulso Flutuante-Vazio.

10. FERIDAS NA ORELHA

Ver Parte 1, *Observação*, Capítulo 9.

a) Calor na Vesícula Biliar e no Fígado

Feridas na orelha, face avermelhada, dor de cabeça, irritabilidade, gosto amargo na boca, tontura, dor nos hipocôndrios, língua Vermelha com saburra amarelada, pulso em Corda-Rápido.

b) Invasão de Vento-Calor nos canais do *Yang* Menor

Feridas na orelha, dor de ouvido, alternância de calafrios e febre, irritabilidade, dor de cabeça, língua com laterais Vermelhas e, possivelmente, saburra branca unilateral, pulso Flutuante-Rápido e em Corda.

11. VERRUGAS NA ORELHA

Ver Parte 1, *Observação*, Capítulo 9.

a) Calor na Vesícula Biliar e no Fígado

Verrugas na orelha, face avermelhada, dor de cabeça, irritabilidade, tontura, gosto amargo na boca, dor nos hipocôndrios, língua Vermelha com saburra amarelada, pulso em Corda-Rápido.

b) Fogo no Estômago

Verrugas na orelha, dor epigástrica em queimação, sede intensa com desejo de beber líquidos gelados, agitação mental, sangramento das gengivas, fezes ressecadas, regurgitação ácida, mau hálito, sensação de calor, língua Vermelha com saburra espessa-seca-escura-amarelada, pulso Profundo-Cheio-Rápido.

12. HÉLICE AMARELADA

Ver Parte 1, *Observação*, Capítulo 9.

a) Umidade-Calor na Vesícula Biliar

Hélice amarelada, gosto amargo e pegajoso na boca, dor de ouvido, dor, plenitude e distensão dos hipocôndrios, náuseas, vômito, incapacidade de digerir alimentos gordurosos, cútis e olhos amarelados, tontura, tinidos, irritabilidade, sensação de peso, saburra da língua espessa-pegajosa-amarelada unilateral ou bilateral, pulso Deslizante-Rápido.

b) Estase de Sangue originada de Calor (Fígado e Vesícula Biliar)

Hélice opaca amarelado-escura, dor de ouvido, dor nos hipocôndrios, sede, boca seca, dor de cabeça, irritabilidade, língua vermelho-arroxeada com saburra amarelada unilateral, pulso em Corda-Rápido.

13. HÉLICE PÁLIDA

Ver Parte 1, *Observação*, Capítulo 9.

a) Deficiência de *Yang*

Hélice pálida, sensação de frio, cansaço, membros frios, fezes amolecidas, língua Pálida e úmida, pulso Profundo-Fraco. Outros sintomas e sinais vão depender do órgão envolvido.

b) Deficiência de Sangue

Hélice pálida e seca, pele seca, visão turva, tontura, dormência dos membros, menstruação escassa, língua Pálida, pulso Áspero ou Fino.

14. HÉLICE AZUL-ESVERDEADA (*QING*)

Ver Parte 1, *Observação*, Capítulo 9.

a) Estase de Sangue por Calor

Hélice esverdeada e ressecada, dor abdominal, dor no tórax, língua Vermelho-Arroxeada, pulso em Corda ou Áspero. Outros sintomas e sinais vão depender do órgão envolvido.

b) Estase de Sangue por Frio

Hélice azulada e úmida, dor abdominal, dor no tórax, língua Azul-Arroxeada, pulso em Corda ou Áspero. Outros sintomas e sinais vão depender do órgão envolvido.

c) Vento Interno em crianças

Hélice esverdeada, tremor, convulsões, febre, opistótono, língua Rígida, pulso em Corda.

15. HÉLICE ESCURA

Ver Parte 1, *Observação*, Capítulo 9.

a) Estase de Sangue

Hélice escura e ressecada, boca seca, cútis escura, pele escura, dor abdominal, dor no tórax, língua Arroxeada, pulso em Corda ou Áspero.

b) Estase de Sangue por Frio

Hélice úmida e escura, dor abdominal, dor no tórax, língua Azul-Arroxeada, pulso em Corda ou Áspero.

c) Calor crônico

Hélice ressecada e escura, face avermelhada, sede, pele seca, boca seca, fezes ressecadas, língua Vermelha com saburra amarelada, pulso Transbordante-Rápido. Outros sintomas e sinais vão depender do órgão envolvido.

16. HÉLICE AVERMELHADA

Ver Parte 1, *Observação*, Capítulo 9.

a) Calor no Pulmão

Hélice avermelhada, batimento das asas do nariz, sede, face avermelhada, tosse, ligeira falta de ar, sensação de calor, dor no peito, língua Vermelha com saburra amarelada, pulso Transbordante-Rápido.

b) Fogo no Coração

Hélice avermelhada, face avermelhada, gosto amargo na boca, sede, palpitações, agitação, insônia, sono perturbado por sonhos, sensação de calor, língua Vermelha com ponta mais vermelha e saburra amarelada, pulso Transbordante-Rápido.

c) Calor nos canais do *Yang* Menor

Hélice avermelhada, gosto amargo na boca, desconforto nos hipocôndrios, garganta seca, alternância de sensação de frio e calor com predominância do segundo, irritabilidade, língua com saburra amarelada unilateral, pulso em Corda-Rápido.

d) Umidade-Calor no Fígado e na Vesícula Biliar

Hélice avermelhada e inchada, gosto amargo e pegajoso na boca, queimação durante a micção, descarga vaginal excessiva, irritabilidade, sensação de opressão do tórax, náuseas, vômito, urina escura, língua com laterais Vermelhas e saburra da língua pegajosa-amarelada, pulso em Corda-Deslizante-Rápido.

e) Deficiência do *Yin* do Rim com Calor Vazio

Hélice avermelhada e ressecada, tinidos, *flush* malar, boca seca com desejo de beber líquidos aos goles, tontura, sudorese noturna, dor nas costas, memória fraca, urina escassa e escura, calor nos cinco palmos, sensação de calor ao anoitecer, língua Vermelha sem saburra, pulso Flutuante-Vazio e Rápido.

17. PARTE POSTERIOR DA ORELHA AVERMELHADA

Ver Parte 1, *Observação*, Capítulo 9.

a) Invasão de Vento-Calor (especialmente em crianças)

Parte posterior da orelha avermelhada, aversão ao frio, febre, dor de garganta, dor de cabeça, dores no corpo, ligeira sudorese, língua com laterais e/ou parte anterior Vermelhas, pulso Flutuante-Rápido.

b) Sarampo

Parte posterior da orelha avermelhada, erupção papular, febre, sede, sudorese, língua Vermelha com saburra amarelada, pulso Transbordante-Rápido.

18. VASOS SANGUÍNEOS DA ORELHA DISTENDIDOS

Ver Parte 1, *Observação*, Capítulo 9.

a) Deficiência do Pulmão com Fleuma-Calor

Vasos sanguíneos vermelhos e distendidos na orelha, tosse, falta de ar, expectoração de muco pegajoso, voz fraca, cansaço, sensação de opressão do tórax, língua Pálida e Aumentada com saburra pegajosa, pulso Deslizante no geral, mas Fraco na posição Anterior direita.

b) Estase de Sangue

Vasos sanguíneos arroxeados e distendidos na orelha, cútis escura, dor de cabeça, dor abdominal, dor no tórax, língua Arroxeada, pulso em Corda ou Áspero. Outros sintomas e sinais vão depender do órgão envolvido.

c) Umidade-Calor na Vesícula Biliar

Vasos sanguíneos vermelhos e distendidos na orelha, dor de ouvido, tontura, tinidos, dor, plenitude e distensão dos hipocôndrios, náuseas, vômito, incapacidade de digerir alimentos gordurosos, cútis e olhos amarelados, irritabilidade, sensação de peso, saburra da língua espessa-pegajosa-amarelada unilateral ou bilateral, pulso Deslizante-Rápido.

d) Calor no Coração

Vasos sanguíneos vermelhos e distendidos na orelha, especialmente no lóbulo, palpitações, sensação de calor, ansiedade, insônia, ponta da língua Vermelha, pulso Transbordante-Rápido.

19. INCHAÇO E VERMELHIDÃO DA CONCHA

Ver Parte 1, *Observação*, Capítulo 9.

a) Umidade-Calor na Vesícula Biliar

Inchaço e vermelhidão da concha, dor de ouvido, secreção do ouvido, prurido no ouvido, dor de cabeça, dor, plenitude e distensão dos hipocôndrios, náuseas, vômito, incapacidade de digerir alimentos gordurosos, cútis e olhos amarelados, tontura, tinidos, irritabilidade, sensação de peso, saburra da língua espessa-pegajosa-amarelada unilateral ou bilateral, pulso Deslizante-Rápido.

b) Deficiência do Yin do Rim com Calor Vazio

Vermelhidão e ligeiro inchaço da concha, dor de ouvido, tontura, tinidos, sudorese noturna, boca seca com vontade de beber líquidos em pequenos goles, dor nas costas, memória fraca, urina escassa e escura, calor nos cinco palmos, *flush* malar, sensação de calor ao anoitecer, língua Vermelha sem saburra, pulso Flutuante-Vazio e Rápido.

c) Calor Tóxico

Inchaço e vermelhidão da concha, dor de ouvido, secreção do ouvido, gânglios cervicais aumentados, dor de cabeça, sede, língua Vermelha com pontos vermelhos, saburra da língua espessa, pegajosa e amarelada, pulso Transbordante-Deslizante-Rápido.

PARTE 5 SEÇÃO 1

58 | Nariz

CONTEÚDO DO CAPÍTULO

Nariz Pálido, 485
Deficiência do Yang do Estômago e do Baço com Frio Vazio, 485
Deficiência do Sangue do Fígado, 485
Fleuma-Fluidos, 485

Nariz Amarelado, 485
Umidade-Calor no Baço, 485
Deficiência crônica do Qi do Baço com retenção de Umidade, 485
Estase de Sangue do Fígado, 485
Calor no Baço, 485
Fleuma-Fluidos, 485

Nariz Avermelhado, 486
Calor no Pulmão, 486
Fogo no Fígado, 486
Calor no Baço, 486
Invasão de Vento-Calor, 486

Nariz Azul-Esverdeado, 486
Estase de Sangue do Fígado, 486
Frio Interno, 486
Fleuma-Fluidos, 486

Nariz Vermelho-Arroxeado, 486
Estase de Sangue do Fígado, 486
Estase de Sangue do Coração, 486
Estase de Sangue no Estômago, 486

Nariz Escuro, 486
Fogo no Fígado, 486
Exaustão (Xu Lao), 486

Espirros, 486
Cheio, 486
Vazio, 487

Nariz Entupido, 487
Cheio, 487
Vazio, 487
Outros padrões, 487

Nariz Escorrendo, 488
Cheio, 488
Vazio, 488
Outros padrões, 488

Prurido no Nariz, 488
Invasão de Vento, 488
Calor Seco nos Pulmões, 488
Calor Tóxico nos Pulmões, 488
Umidade-Calor no canal do Baço, 488
Deficiência do Qi do Pulmão, 489
Deficiência do Qi do Pulmão e do Yang do Rim (Vaso Governador deficiente), 489
Disfunção Nutricional da Infância que acomete o Nariz, 489

Narinas Secas, 489
Secura que agride os Pulmões, 489
Calor no Pulmão, 489
Calor no Estômago, 489
Deficiência do Yin do Pulmão com Calor Vazio, 489
Deficiência do Yin do Estômago com Calor Vazio, 489
Deficiência do Qi do Pulmão e do Baço, 489
Estase de Sangue, 489
Invasão de Vento-Calor, 489

Invasão de Vento-Secura, 489
Calor Tóxico nos Pulmões, 489

Sangramento do Nariz, 490
Fogo do Fígado que agride os Pulmões, 490
Calor agudo no Pulmão, 490
Deficiência do Qi do Baço, 490
Fogo no Estômago, 490
Deficiência do Yin do Rim com Calor Vazio, 490
Estase de Sangue do Fígado, 490
Invasão de Vento-Calor, 490
Calor Seco Residual nos Pulmões, 490
Colapso do Yin e do Yang, 490

Dor Branda no Nariz, 490
Invasão de Vento-Calor, 490
Fleuma-Calor nos Pulmões, 490
Deficiência do Qi do Pulmão e do Baço, 490

Dor no Nariz, 490
Invasão de Vento, 491
Calor no Pulmão e no Estômago, 491
Umidade-Calor no canal do Estômago, 491
Deficiência do Yin do Pulmão com Calor Vazio, 491
Estase de Sangue do Fígado, 491
Carcinoma do Nariz, 491

Nariz Inchado, 491
Umidade-Calor no Estômago e no Baço, 491
Calor no Pulmão, 491
Fogo no Fígado, 491
Fogo no Coração, 491
Deficiência do Yin do Coração com Calor Vazio, 491
Deficiência do Yin do Rim com Calor Vazio, 491
Umidade-Fleuma nos Pulmões, 491
Calor Tóxico nos Pulmões, 491
Calor Tóxico no nível do Qi Nutritivo ou no nível do Sangue, 492
Disfunção Nutricional da Infância com Calor, 492
Vermes nas Crianças, 492

Mau Cheiro, 492
Fleuma-Calor nos Pulmões, 492
Deficiência do Qi do Pulmão com Umidade-Calor, 492
Umidade-Calor na Vesícula Biliar e no Fígado, 492
Deficiência do Qi do Baço com Umidade-Calor, 492

Perda do Sentido do Olfato, 492
Cheio, 492
Vazio, 492
Outros padrões, 493

Pólipos, 493
Cheio, 493
Outros padrões, 493

Batimento das Asas do Nariz (Parte Externa das Narinas), 493
Calor Agudo no Pulmão, 493
Deficiência do Yin do Pulmão com Calor Vazio, 493
Invasão de Vento-Calor, 493

Úlceras no Nariz, 493
Calor no Pulmão, 493
Umidade-Calor no Estômago e no Baço, 493

CONTEÚDO DO CAPÍTULO (continuação)

Fogo no Fígado, 493
Calor Tóxico no Fígado, 494
Pápulas no Nariz, 494
Calor no Estômago, 494
Calor no Pulmão, 494
Calor no Sangue nos Pulmões, 494

Os seguintes sintomas e sinais relacionados com o nariz serão discutidos:
1. Nariz pálido
2. Nariz amarelado
3. Nariz avermelhado
4. Nariz azul-esverdeado
5. Nariz vermelho-arroxeado
6. Nariz escuro
7. Espirros
8. Nariz entupido
9. Nariz escorrendo
10. Prurido no nariz
11. Narinas ressecadas
12. Sangramento do nariz
13. Dor branda no nariz
14. Dor intensa no nariz
15. Nariz inchado
16. Mau cheiro
17. Perda do sentido do olfato
18. Pólipos
19. Batimento das asas do nariz
20. Úlceras no nariz
21. Pápulas no nariz.

1. NARIZ PÁLIDO

Ver Parte 1, *Observação*, Capítulo 7.

a) Deficiência do Yang do Estômago e do Baço com Frio Vazio

Ponta do nariz pálida, desconforto ou dor surda no epigástrio que melhora depois de comer e melhora com pressão ou massagem, falta de apetite, preferência por bebidas e comidas quentes, vômito de líquido claro, ausência de sede, membros frios e fracos, cansaço, cútis pálida, fezes amolecidas, sensação de frio, membros frios, língua Pálida e úmida, pulso Profundo-Fraco-Lento.

b) Deficiência do Sangue do Fígado

Ponte do nariz pálida, face baço-empalidecida, tontura, visão turva, moscas volantes, dormência ou formigamento dos membros, menstruação escassa, língua Pálida, pulso Áspero ou Fino.

c) Fleuma-Fluidos

Ponta do nariz pálida e inchada, face inchada, pele oleosa, plenitude e distensão abdominal, náuseas, vômito de líquidos aquosos, boca seca sem vontade de beber líquidos, respiração curta, tontura, sensação de opressão do peito, membros inchados, expectoração de muco aquoso, incapacidade de se deitar, língua Aumentada com saburra pegajosa, pulso Profundo-em Corda ou Profundo-Deslizante.

2. NARIZ AMARELADO

Ver Parte 1, *Observação*, Capítulo 7.

a) Umidade-Calor no Baço

Nariz amarelado-brilhante, se Calor predominar, ou amarelado-opaco, se Umidade predominar; pele oleosa, plenitude do epigástrio, dor epigástrica ou abdominal, gosto pegajoso na boca, sede sem vontade de beber líquidos, falta de apetite, sensação de peso do corpo, sede, náuseas, vômito, fezes amolecidas com odor ofensivo, sensação de calor, urina escassa e escura, dor de cabeça com sensação de peso da cabeça, cútis baço-amarelada, gosto amargo na boca, língua Vermelha com saburra pegajosa-amarelada, pulso Deslizante-Rápido.

b) Deficiência crônica do Qi do Baço com retenção de Umidade

Ponta do nariz baço-amarelada, face baço-empalidecida, falta de apetite, ligeira distensão abdominal após comer, cansaço, lassidão, cútis pálida ou descorada, fraqueza dos membros, fezes amolecidas, depressão moderada, tendência à obesidade, plenitude abdominal, sensação de peso, gosto pegajoso na boca, má digestão, alimentos não digeridos nas fezes, náuseas, dor de cabeça surda frontal, descarga vaginal excessiva, língua Pálida com saburra pegajosa, pulso Encharcado.

c) Estase de Sangue do Fígado

Ponte do nariz baça e amarelo-escura, cútis escura, dor nos hipocôndrios, dor abdominal, menstruação dolorosa, sangue menstrual escuro e coagulado, massas no abdome, unhas e lábios arroxeados, língua Arroxeada, pulso em Corda ou Firme.

d) Calor no Baço

Ponta do nariz amarelo-brilhante e seca, dor epigástrica e/ou abdominal em queimação, fome excessiva, ponta do nariz vermelha, lábios secos, úlceras na boca, sede, fezes ressecadas, sensação de calor, urina escassa e escura, cútis amarelada, língua Vermelha com saburra seca e amarelada, pulso Transbordante-Rápido

e) Fleuma-Fluidos

Ponta do nariz baço-amarelada e inchada, plenitude e distensão abdominal, náuseas, vômito de líquidos aquosos, boca seca sem vontade de beber líquidos, respiração curta, tontura, sensação de opressão do peito, inchaço dos membros, expectoração de muco fino e aquoso, incapacidade de se deitar, língua Aumentada com saburra pegajosa, pulso Profundo-em Corda ou Profundo-Deslizante.

3. NARIZ AVERMELHADO

Ver Parte 1, *Observação*, Capítulo 7.

a) Calor no Pulmão

Ponte do nariz avermelhada em sua parte superior, batimento das asas do nariz, face avermelhada, tosse, ligeira falta de ar, sensação de calor, dor no peito, sede, face avermelhada, língua Vermelha com saburra amarelada, pulso Transbordante-Rápido.

b) Fogo no Fígado

Ponte do nariz avermelhada em sua parte central, face avermelhada, dor de cabeça, tontura, tinidos, irritabilidade, propensão a explosões de raiva, sede, gosto amargo na boca, constipação intestinal, urina escura, língua Vermelha com as laterais mais vermelhas e saburra seca e amarelada, pulso em Corda-Rápido.

c) Calor no Baço

Ponta do nariz avermelhada e seca, sede, lábios secos, boca seca, dor epigástrica e/ou abdominal em queimação, fome excessiva, ponta do nariz avermelhada, úlceras na boca, fezes ressecadas, sensação de calor, urina escassa e escura, cútis amarelada, língua Vermelha com saburra seca e amarelada, pulso Transbordante-Rápido.

d) Invasão de Vento-Calor

Ponte do nariz avermelhada com início agudo, aversão ao frio, febre, tosse, dor de garganta, nariz congestionado ou escorrendo com secreção amarelada, dor de cabeça, dores no corpo, sudorese moderada, sede moderada, amígdalas aumentadas, língua ligeiramente Vermelha nas laterais, na área do tórax ou na parte anterior, pulso Flutuante-Rápido.

4. NARIZ AZUL-ESVERDEADO

Ver Parte 1, *Observação*, Capítulo 7.

a) Estase de Sangue do Fígado

Ponte do nariz esverdeada, cútis escura, dor de cabeça, dor nos hipocôndrios e/ou abdominal, menstruação dolorosa, sangue menstrual escuro e coagulado, massas no abdome, unhas e lábios arroxeados, língua Arroxeada, pulso em Corda ou Firme.

b) Frio Interno

Ponte do nariz azulada, face pálido-acinzentada, dor abdominal, membros frios, sensação de frio, diarreia, língua Pálida e úmida, pulso Profundo-Tenso-Lento.

c) Fleuma-Fluidos

Ponta do nariz azulada e inchada, face inchada, plenitude e distensão abdominal, náuseas, vômito de líquidos aquosos, boca seca sem vontade de beber líquidos, respiração curta, tontura, sensação de opressão do tórax, inchaço dos membros, expectoração de muco aquoso, incapacidade de se deitar, língua Aumentada com saburra pegajosa, pulso Profundo-em Corda ou Profundo-Deslizante.

5. NARIZ VERMELHO-ARROXEADO

Ver Parte 1, *Observação*, Capítulo 7.

a) Estase de Sangue do Fígado

Ponte do nariz vermelho-arroxeada, cútis escura, dor nos hipocôndrios e/ou abdominal, menstruação dolorosa, sangue menstrual escuro e coagulado, massas no abdome, unhas e lábios arroxeados, língua Arroxeada, pulso em Corda ou Firme.

b) Estase de Sangue do Coração

Cor vermelho-arroxeada na ponte entre os olhos, palpitações, dor lancinante ou pontiaguda no tórax que pode se irradiar para o aspecto interno do braço esquerdo ou para o ombro, sensação de opressão ou constrição do tórax, cianose dos lábios e das unhas, mãos frias, língua totalmente Arroxeada ou Arroxeada apenas nas áreas laterais do tórax, pulso Áspero ou em Corda.

c) Estase de Sangue no Estômago

Asas do nariz vermelho-arroxeadas e escuras, sangramento nas gengivas, dor epigástrica lancinante, vômito de sangue, língua Arroxeada no centro, pulso em Corda ou Áspero.

6. NARIZ ESCURO

Ver Parte 1, *Observação*, Capítulo 7.

a) Fogo no Fígado

Ponte do nariz escura, face avermelhada, sede, gosto amargo na boca, dores de cabeça, tontura, tinidos, irritabilidade, propensão a explosões de raiva, constipação intestinal, urina escura, língua Vermelha com laterais mais vermelhas e saburra seca e amarelada, pulso em Corda-Rápido.

b) Exaustão (*Xu Lao*)

Ponte do nariz azul-arroxeada e escura, exaustão extrema, perda de peso, língua Vermelha sem saburra, pulso Fino-Rápido. Outros sintomas e sinais dependem do órgão envolvido.

7. ESPIRROS

Ver Parte 2, *Interrogatório*, Capítulo 35.

a) Cheio

Invasão de Vento

Quadro agudo de espirros, aversão ao frio, febre, dores no

corpo, dor de cabeça occipital, pulso Flutuante. Outras manifestações vão depender se a invasão for de Vento-Frio ou Vento-Calor.

Acupuntura

P-7 *Lieque*, IG-4 *Hegu*, TA-5 *Waiguan*, B-12 *Fengmen*, *Bitong*.

b) Vazio

Deficiência do *Qi* do Pulmão

Quadro crônico de espirros, alergia aos ácaros domésticos ou a pólen, prurido no nariz, cansaço, ligeira falta de ar, tosse moderada, voz fraca, sudorese espontânea durante o dia, aversão a conversar, cútis branco-brilhante, propensão a se resfriar, cansaço, aversão ao frio, língua Pálida, pulso Vazio.

Acupuntura

B-13 *Feishu*, P-7 *Lieque*, VC-12 *Zhongwan*, VC-6 *Qihai*, *Bitong*.

Deficiência do *Yang* do Rim

Quadro crônico de espirros, alergia aos ácaros domésticos ou a pólen, piora depois de atividade sexual, lombalgia, joelhos frios, sensação de frio na região lombar, sensação de frio, pernas fracas, cútis branco-brilhante, joelhos fracos, cansaço, lassidão, micção abundante de urina clara, micção escassa de urina clara, micção noturna, apatia, edema da parte inferior das pernas, infertilidade em mulheres, fezes amolecidas, depressão, impotência, ejaculação precoce, baixa contagem de espermatozoides, esperma frio e fino, diminuição da libido, língua Pálida e úmida, pulso Profundo-Fraco.

Acupuntura

B-23 *Shenshu*, R-3 *Taixi*, R-7 *Fuliu*, VC-4 *Guanyuan*, VC-6 *Qihai*, *Bitong*, ID-3 *Houxi* com B-62 *Shenmai* (Vaso Governador).

> **NOTA CLÍNICA**
>
> Espirros são decorrentes não só da falta de difusão do *Qi* do Pulmão, mas também de uma deficiência do sistema do *Qi* Defensivo do Rim. Além disso, o Vaso Governador está envolvido porque ele passa através do nariz.

8. NARIZ ENTUPIDO

Ver Parte 2, *Interrogatório*, Capítulo 35.

a) Cheio

Invasão de Vento

Quadro agudo de nariz entupido, aversão ao frio, febre, dor de cabeça occipital, torcicolo, pulso Flutuante. Outros sintomas e sinais vão depender se a invasão for de Vento-Frio ou de Vento-Calor.

Acupuntura

P-7 *Lieque*, IG-4 *Hegu*, TA-5 *Waiguan*, *Bitong*.

Umidade-Calor no Estômago e no Baço

Nariz entupido, dor facial, sinusite, dor de cabeça surda, sensação de plenitude e dor no epigástrio e no abdome inferior, falta de apetite, sensação de peso, sede sem vontade de beber líquidos, náuseas, fezes amolecidas com odor ofensivo, sensação de calor, cútis baço-amarelada, gosto pegajoso na boca, língua Vermelha com saburra pegajosa e amarelada, pulso Deslizante-Rápido.

Acupuntura

VC-12 *Zhongwan*, VC-9 *Shuifen*, BP-9 *Yinlingquan*, E-40 *Fenglong*, IG-11 *Quchi*, *Bitong*, VC-5 *Shimen*, B-22 *Sanjiaoshu*.

b) Vazio

Deficiência do *Qi* do Pulmão e do Baço

Quadro crônico de nariz entupido, nariz pálido, falta de apetite, ligeira distensão abdominal após comer, cansaço, cútis pálida, fraqueza dos membros, fezes amolecidas, ligeira falta de ar, voz fraca, tosse moderada, transpiração espontânea durante o dia, propensão a se resfriar, língua Pálida, pulso Vazio.

Acupuntura

B-13 *Feishu*, P-7 *Lieque*, BP-3 *Taibai*, B-20 *Pishu*, VC-12 *Zhongwan*, *Bitong*.

c) Outros padrões

Calor no Pulmão

Nariz entupido, nariz ressecado, nariz avermelhado, tosse, ligeira falta de ar, sensação de calor, dor no peito, batimento das asas do nariz, sede, face avermelhada, língua Vermelha com saburra amarelada, pulso Transbordante-Rápido.

Calor na Vesícula Biliar

Nariz entupido, membranas avermelhadas e inchadas, secreção nasal amarelada e pegajosa, garganta seca, gosto amargo na boca, face e orelhas avermelhadas, tontura, tinidos, irritabilidade, plenitude nos hipocôndrios, saburra da língua amarelada unilateral ou bilateral, pulso em Corda-Rápido.

Umidade-Calor no Fígado e na Vesícula Biliar

Nariz entupido com secreção amarelada ocasional, sinusite, gosto amargo na boca, plenitude e/ou dor nos hipocôndrios, abdome ou epigástrio, gosto amargo na boca, falta de apetite, náuseas, sensação de peso do corpo, descarga vaginal amarelada, prurido vaginal, sangramento ou dor no meio do ciclo menstrual, queimação durante a micção, urina escura, cútis e olhos amarelados, vômito, língua Vermelha com laterais mais vermelhas e saburra pegajosa e amarelada unilateral ou bilateral, pulso em Corda-Deslizante-Rápido.

Deficiência do *Yang* do Pulmão e do Rim

Nariz entupido, tosse, respiração curta, dor nas costas, tontura, tinidos, sensação de frio, membros frios, micção abundante de urina clara, língua Pálida, pulso Fraco.

Estagnação do *Qi* e estase de Sangue

Nariz entupido, ponte do nariz arroxeada e inchada com superfície irregular, dor de cabeça, dor no peito, língua Arroxeada.

> **NOTA CLÍNICA**
> Sinusite é a causa mais comum de nariz entupido. Em crianças, essa condição quase sempre é decorrente de um fator patogênico residual (Umidade-Calor) decorrente de repetidas infecções do trato respiratório superior tratadas com antibióticos.

9. NARIZ ESCORRENDO

Ver Parte 1, *Observação*, Capítulo 20; Parte 2, *Interrogatório*, Capítulo 35.

a) Cheio

Invasão de Vento-Frio

Nariz escorrendo com secreção profusa transparente, prurido na garganta, início agudo, aversão ao frio, febre, tosse, ligeira falta de ar, nariz congestionado ou nariz escorrendo com secreção clara, espirros, dor de cabeça occipital, dores no corpo, saburra da língua branca e fina, pulso Flutuante-Tenso.

Acupuntura

IG-4 *Hegu*, TA-5 *Waiguan*, B-12 *Fengmen*, P-7 *Lieque*, *Bitong*.

Invasão de Vento-Calor

Nariz escorrendo com secreção amarelada, início agudo, narinas vermelhas, aversão ao frio, febre, tosse, dor de garganta, nariz congestionado ou escorrendo com secreção amarelada, dor de cabeça, dores no corpo, sudorese moderada, sede moderada, amígdalas aumentadas, língua ligeiramente Vermelha nas laterais, na área do tórax ou na parte anterior, pulso Flutuante-Rápido.

Acupuntura

IG-4 *Hegu*, TA-5 *Waiguan*, B-12 *Fengmen*, P-7 *Lieque*, IG-11 *Quchi*, *Bitong*.

b) Vazio

Deficiência do *Qi* do Pulmão com Frio Vazio

Quadro crônico de nariz escorrendo com secreção branca e aquosa, espirros, ligeira dificuldade em respirar, tosse moderada, voz fraca, sudorese espontânea durante o dia, aversão a conversar, cútis branco-brilhante, propensão a se resfriar, cansaço, aversão ao frio, sensação de frio, membros frios, língua Pálida, pulso Fraco. Essa condição pode corresponder à rinite alérgica na medicina ocidental.

Acupuntura

B-13 *Feishu*, P-7 *Lieque*, VC-12 *Zhongwan*, VC-6 *Qihai*, *Bitong*. Moxa.

Deficiência do *Yang* do Rim

Lombalgia, joelhos frios, sensação de frio, cútis branco-brilhante, joelhos fracos, cansaço, lassidão, micção abundante de urina clara, micção noturna, impotência, diminuição da libido, língua Pálida e úmida, pulso Profundo-Fraco. Essa condição também corresponde à rinite alérgica na medicina ocidental.

Acupuntura

B-23 *Shenshu*, R-3 *Taixi*, R-7 *Fuliu*, VC-4 *Guanyuan*, *Bitong*, ID-3 *Houxi* com B-62 *Shenmai* (Vaso Governador).

c) Outros padrões

Umidade-Calor no Estômago e no Baço

Nariz escorrendo com secreção pegajosa e amarelada de odor desagradável, dor facial, sensação de peso da cabeça, gosto pegajoso na boca, sensação de plenitude e dor no epigástrio e no abdome inferior, falta de apetite, sede sem vontade de beber líquidos, náuseas, fezes amolecidas com odor ofensivo, sensação de calor, cútis baça e amarelada, língua Vermelha com saburra pegajosa e amarelada, pulso Deslizante-Rápido.

Calor Tóxico nos Pulmões e no Estômago

Nariz escorrendo com nariz amarelado, avermelhado e inchado, secreção sanguinolenta, falta de ar, mau hálito, tosse, dor de cabeça, face inchada e avermelhada, dor epigástrica, sede, língua Vermelha com pontos vermelhos e saburra espessa, pegajosa, seca, amarelo-escura, pulso Transbordante-Deslizante-Rápido.

> **NOTA CLÍNICA**
> Secreção nasal clara e transparente indica rinite alérgica, enquanto secreção nasal pegajosa e espessa indica sinusite.

10. PRURIDO NO NARIZ

Ver Parte 2, *Interrogatório*, Capítulo 35.

a) Invasão de Vento

Prurido no nariz, espirros, secreção nasal, prurido na garganta, aversão ao frio, febre, tosse, ligeira falta de ar, nariz congestionado ou escorrendo com secreção clara aquosa, espirros, dor de cabeça occipital, dores no corpo, saburra da língua fina e branca, pulso Flutuante.

b) Calor Seco nos Pulmões

Prurido e secura no nariz, secura na garganta, tosse seca, ligeira falta de ar, sensação de calor, dor no peito, batimento das asas do nariz, sede, boca e garganta secas, face avermelhada, língua Vermelha com saburra seca e amarelada, pulso Transbordante-Rápido.

c) Calor Tóxico nos Pulmões

Prurido no nariz, narinas doloridas e inchadas, agitação mental, nariz avermelhado, manchas na pele (pápulas), dor de cabeça, tosse, ligeira falta de ar, sensação de calor, dor no peito, batimento das asas do nariz, sede, face avermelhada, língua Vermelha com pontos vermelhos na parte anterior e saburra pegajosa e amarelada, pulso Transbordante-Rápido-Deslizante.

d) Umidade-Calor no canal do Baço

Prurido no nariz com secreção pegajosa e amarelada, ponta do nariz dolorida e vermelha, dor facial, plenitude do epigástrio, dor epigástrica ou abdominal, gosto pegajoso na boca, sede sem vontade de beber líquidos, falta de apetite, sede, náuseas, vômito, fezes amolecidas com odor ofensivo, sensação de calor, urina escassa e escura, dor de cabeça com sensação de peso da cabeça, cútis baço-amarelada, gosto amargo na boca, língua Vermelha com saburra pegajosa e amarelada, pulso Deslizante-Rápido.

e) Deficiência do *Qi* do Pulmão

Quadro crônico de coceira no nariz, secreção nasal branca aquosa, espirros, ligeira dificuldade em respirar, tosse moderada, voz fraca, sudorese espontânea durante o dia, aversão a conversar, cútis branco-brilhante, propensão a se resfriar, cansaço, aversão ao frio, língua Pálida, pulso Vazio.

f) Deficiência do *Qi* do Pulmão e do *Yang* do Rim (Vaso Governador deficiente)

Quadro crônico de coceira no nariz, secreção nasal branco-aquosa, espirros, rinite alérgica, asma alérgica, história de eczema na infância, micção abundante de urina pálida, lombalgia, língua Pálida e úmida, pulso Profundo-Fraco. Esse quadro é visto com frequência em indivíduos atópicos que sofrem de rinite alérgica e corresponde ao que eu chamo de deficiência dos sistemas do *Qi* Defensivo do Pulmão e do Rim.

g) Disfunção Nutricional da Infância que acomete o Nariz

Prurido no nariz, cascas ou úlceras no nariz, secreção nasal amarelada e aquosa, pele seca, mãos e pés quentes, prurido nas narinas, uma tendência da criança de mexer no próprio nariz.

11. NARINAS SECAS

Ver Parte 1, *Observação*, Capítulo 7; Parte 2, *Interrogatório*, Capítulo 35.

a) Secura que agride os Pulmões

Narinas secas, garganta seca, tosse seca, nariz entupido, prurido no nariz, língua seca, pulso Fino na posição Anterior Direita.

b) Calor no Pulmão

Narinas secas e vermelhas, prurido no nariz, batimento das asas do nariz, epistaxe, face avermelhada, tosse, ligeira falta de ar, sensação de calor, dor no peito, sede, língua Vermelha com saburra amarelada, pulso Transbordante-Rápido.

c) Calor no Estômago

Narinas secas e vermelhas, epistaxe, crostas ao redor das narinas, dor epigástrica em queimação, sede, regurgitação ácida, náuseas, fome excessiva, mau hálito, sensação de calor, língua Vermelha com saburra amarelada, pulso Transbordante-Rápido.

d) Deficiência do *Yin* do Pulmão com Calor Vazio

Narinas secas, prurido no nariz, tosse seca ou com pouco muco pegajoso que pode estar com estrias de sangue; boca seca e garganta seca à noite, voz fraca e/ou rouca, sudorese noturna, cansaço, *flush* malar, sensação de calor ou febre baixa ao anoitecer, calor nos cinco palmos, corpo delgado ou tórax estreito, insônia, ansiedade, língua Vermelha sem saburra, pulso Flutuante-Vazio e Rápido.

e) Deficiência do *Yin* do Estômago com Calor Vazio

Narinas secas, boca e garganta secas, especialmente à tarde; dor epigástrica surda ou em queimação, sensação de calor à tarde; sede com vontade de beber líquidos em pequenos goles, fezes ressecadas, ligeira sensação de plenitude depois de comer, sudorese noturna, calor nos cinco palmos, sangramento das gengivas, língua Vermelha (ou com apenas o centro Vermelho) sem saburra no centro, pulso Flutuante-Vazio e Rápido.

f) Deficiência do *Qi* do Pulmão e do Baço

Narinas secas e com prurido, crostas secas nas narinas, falta de apetite, ligeira distensão abdominal após comer, cansaço, lassidão, cútis pálida, fraqueza dos membros, fezes amolecidas, depressão moderada, tendência à obesidade, ligeira dificuldade em respirar, tosse moderada, voz fraca, sudorese espontânea durante o dia, aversão a conversar, propensão a se resfriar, aversão ao frio, língua Pálida, pulso Vazio, especialmente do lado direito.

g) Estase de Sangue

Narinas secas, ponte do nariz seca, sede sem vontade de engolir, dor de cabeça, círculos escuros abaixo dos olhos, língua Arroxeada.

h) Invasão de Vento-Calor

Narinas secas, início agudo, aversão ao frio, febre, tosse, dor de garganta, nariz congestionado ou escorrendo com secreção amarelada, dor de cabeça, dores no corpo, sudorese moderada, sede moderada, amígdalas aumentadas, língua ligeiramente Vermelha nas laterais, na área do tórax ou na parte anterior, pulso Flutuante-Rápido.

i) Invasão de Vento-Secura

Narinas secas, início agudo, tosse seca, garganta seca, aversão ao frio, febre, garganta seca, prurido na garganta, nariz seco, desconforto no peito, saburra da língua fina-seca-branca, pulso Flutuante.

j) Calor Tóxico nos Pulmões

Narinas secas, nariz inchado e vermelho, batimento das asas do nariz, tosse com expectoração de muco sanguinolento, febre, dor no peito, agitação mental, tosse, falta de ar, sensação de calor, sede, face avermelhada, língua Vermelha com pontos vermelhos na parte anterior e saburra espessa, pegajosa, seca, amarelo-escura; pulso Transbordante-Deslizante-Rápido.

12. SANGRAMENTO DO NARIZ

Ver Parte 1, *Observação*, Capítulo 7.

a) Fogo do Fígado que agride os Pulmões

Sangramento do nariz frequente induzido por estresse emocional, olhos vermelhos, falta de ar, asma, sensação de plenitude e distensão do tórax e dos hipocôndrios, tosse com muco amarelado ou com estrias de sangue, dor de cabeça, tontura, face avermelhada, sede, gosto amargo na boca, urina escassa e escura, constipação intestinal, língua Vermelha com laterais mais vermelhas e saburra seca e amarelada, pulso em Corda.

b) Calor agudo no Pulmão

Sangramento do nariz, batimento das asas do nariz, dilatação das narinas, face avermelhada, tosse, ligeira falta de ar, sensação de calor, dor no peito, sede, língua Vermelha com saburra amarelada, pulso Transbordante-Rápido.

c) Deficiência do *Qi* do Baço

Sangramento crônico do nariz com sangue pálido, geralmente induzido por excesso de trabalho, falta de apetite, ligeira distensão abdominal após comer, cansaço, lassidão, cútis pálida, fraqueza dos membros, fezes amolecidas, depressão moderada, tendência à obesidade, língua Pálida, pulso Vazio.

d) Fogo no Estômago

Sangramento do nariz com sangue vermelho-escuro, nariz vermelho, sangramento das gengivas, dor epigástrica em queimação, sede intensa com vontade de beber líquidos gelados, agitação mental, boca seca, úlceras na boca, sangramento das gengivas, fezes ressecadas, regurgitação ácida, mau hálito, náuseas, vômito logo após comer, sensação de calor, língua Vermelha com saburra espessa, seca amarelo-escura, pulso Profundo-Cheio-Rápido.

e) Deficiência do *Yin* do Rim com Calor Vazio

Sangramento crônico do nariz com pouco sangue, tontura, tinidos, vertigem, memória fraca, deficiência auditiva, sudorese noturna, boca seca à noite, calor nos cinco palmos, sensação de calor ao anoitecer, *flush* malar, ondas de calor da menopausa, sede com vontade de beber líquidos aos goles, lombalgia, dores nos ossos, emissões noturnas com sonhos, constipação intestinal, urina escassa e escura, infertilidade, ejaculação precoce, cansaço, depressão, ansiedade, insônia, sangramento menstrual excessivo, língua Vermelha sem saburra, pulso Flutuante-Vazio e Rápido.

f) Estase de Sangue do Fígado

Sangramento do nariz com sangue escuro que pode estar associado com a menstruação na mulher; ponte do nariz escura, dor de cabeça, dor nos hipocôndrios e/ou no abdome, menstruação dolorosa, sangue menstrual escuro e com coágulos, massas no abdome, unhas e lábios arroxeados, cútis arroxeada ou escura, língua Arroxeada, pulso em Corda ou Firme.

g) Invasão de Vento-Calor

Sangramento nasal, aversão ao frio, febre, tosse, dor de garganta, nariz congestionado ou escorrendo com secreção amarelada, dor de cabeça, dores no corpo, sudorese moderada, sede moderada, amígdalas aumentadas, língua ligeiramente Vermelha nas laterais, na área do tórax ou na parte anterior, pulso Flutuante-Rápido.

h) Calor Seco Residual nos Pulmões

Sangramento nasal moderado, tosse seca, sensação de calor, garganta seca, dor no peito, língua Vermelha na parte anterior e seca, pulso Transbordante-Vazio e Rápido.

i) Colapso do *Yin* e do *Yang*

Sangramento nasal profuso e incontrolável, sangramento das gengivas, máculas, sangue na urina, sudorese profusa como gotas de óleo; face acinzentada, boca aberta, membros frios, mãos abertas, incontinência urinária, inconsciência, respiração fraca, língua Pálida-Curta, pulso Espalhado-Mínimo.

> **NOTA CLÍNICA**
> Os pontos *Xi Fenda* são bons para interromper o sangramento. No caso do nariz, P-6 *Kongzui* se aplica.

13. DOR BRANDA NO NARIZ

Ver Parte 2, *Interrogatório*, Capítulo 35.

a) Invasão de Vento-Calor

Dor branda no nariz, nariz escorrendo, aversão ao frio, febre, tosse, dor de garganta, nariz congestionado ou escorrendo com secreção amarelada, dor de cabeça, dores no corpo, sudorese moderada, sede moderada, amígdalas aumentadas, língua ligeiramente Vermelha nas laterais, na área do tórax ou na parte anterior, pulso Flutuante-Rápido.

b) Fleuma-Calor nos Pulmões

Dor branda no nariz, secreção nasal pegajosa e amarelada, nariz avermelhado, tosse forte com muco profuso amarelado-pegajoso ou esverdeado, falta de ar, sibilos, sensação de opressão do peito, sensação de calor, sede, insônia, agitação, língua Vermelha e Aumentada com saburra pegajosa e amarelada, pulso Deslizante-Rápido.

c) Deficiência do *Qi* do Pulmão e do Baço

Dor branda no nariz, secreção nasal aquosa, diminuição do sentido do olfato, espirros, falta de apetite, ligeira distensão abdominal após comer, cansaço, lassidão, cútis pálida, fraqueza dos membros, fezes amolecidas, ligeira depressão, tendência à obesidade, ligeira falta de ar, tosse moderada, voz fraca, sudorese espontânea durante o dia, aversão a conversar, propensão a se resfriar, aversão ao frio, língua Pálida, pulso Vazio, especialmente do lado direito.

14. DOR NO NARIZ

Ver Parte 2, *Interrogatório*, Capítulo 35.

a) Invasão de Vento

Dor no nariz, nariz escorrendo, espirros, aversão ao frio, febre, dor de cabeça, torcicolo, pulso Flutuante. Outros sintomas e sinais dependem se é Vento-Frio ou Vento-Calor.

b) Calor no Pulmão e no Estômago

Dor no nariz, nariz entupido, nariz avermelhado, sangramento do nariz, tosse, ligeira falta de ar, sensação de calor, dor no peito, batimento das asas do nariz, sede, face avermelhada, dor epigástrica em queimação, regurgitação ácida, náuseas, fome excessiva, mau hálito, língua Vermelha com saburra amarelada, pulso Transbordante-Rápido.

c) Umidade-Calor no canal do Estômago

Dor no nariz, secreção nasal espessa e amarelada, dor facial, vermelhidão do nariz e da fronte, nariz entupido, saburra da língua pegajosa e amarelada.

d) Deficiência do Yin do Pulmão com Calor Vazio

Dor no nariz, secura e sensação de calor no nariz, cascas no nariz, nariz avermelhado, *flush* malar, tosse seca ou com pouco muco pegajoso que pode estar com raias de sangue, boca e garganta secas à noite, voz fraca e/ou rouca, sudorese noturna, cansaço, sensação de calor ou febre baixa ao anoitecer, calor nos cinco palmos, corpo delgado ou tórax estreito, insônia, ansiedade, língua Vermelha sem saburra, pulso Flutuante-Vazio e Rápido.

e) Estase de Sangue do Fígado

Dor grave no nariz, sangramento no nariz com sangue escuro que, na mulher, pode estar associado com a menstruação, ponte do nariz escura, dor de cabeça, dor nos hipocôndrios e/ou no abdome, menstruação dolorosa, sangue menstrual escuro e com coágulos, massas no abdome, unhas e lábios arroxeados, cútis arroxeada ou escura, língua Arroxeada, pulso em Corda ou Firme.

f) Carcinoma do Nariz

Dor no nariz que se estende para a cabeça; sangramento do nariz com inchaço da mucosa nasal.

15. NARIZ INCHADO

Ver Parte 1, *Observação*, Capítulo 7.

a) Umidade-Calor no Estômago e no Baço

Nariz inchado, especialmente na ponta, nariz avermelhado, secreção nasal pegajosa e amarelada, prurido no nariz, manchas no nariz, sensação de peso, especialmente na cabeça, sensação de plenitude e dor no epigástrio e no abdome inferior, falta de apetite, sede sem vontade de beber líquidos, náuseas, fezes amolecidas com odor ofensivo, sensação de calor, cútis baço-amarelada, gosto pegajoso na boca, língua Vermelha com saburra pegajosa e amarelada, pulso Deslizante-Rápido.

b) Calor no Pulmão

Nariz inchado e avermelhado, especialmente na sua parte superior, batimento das asas do nariz, tosse, ligeira falta de ar, sensação de calor, dor no peito, sede, face avermelhada, língua Vermelha com saburra amarelada, pulso Transbordante-Rápido.

c) Fogo no Fígado

Ponte do nariz inchada e avermelhada, dor de cabeça, face avermelhada, tontura, tinidos, irritabilidade, propensão a explosões de raiva, sede, gosto amargo na boca, constipação intestinal, urina escura, língua Vermelha com laterais mais vermelhas e saburra seca e amarelada, pulso em Corda-Rápido.

d) Fogo no Coração

Ponte do nariz inchada e avermelhada, especialmente na área entre os olhos, face avermelhada, gosto amargo na boca, palpitações, sede, úlceras na boca e na língua, agitação mental, sensação de agitação, insônia, sono perturbado pelos sonhos, sensação de calor, língua Vermelha com ponta mais vermelha e saburra amarelada, pulso Transbordante e Rápido.

e) Deficiência do Yin do Coração com Calor Vazio

Ponte do nariz inchada, especialmente na parte superior; palpitações, insônia, sono perturbado por sonhos, memória fraca, ansiedade, propensão a se assustar, agitação mental, inquietude, "sente-se aborrecido e com calor", boca e garganta secas, sede com vontade de beber líquidos aos goles, sensação de calor ao anoitecer, *flush* malar, sudorese noturna, calor nos cinco palmos, língua Vermelha, mais vermelha na ponta, sem saburra, pulso Flutuante-Vazio e Rápido.

f) Deficiência do Yin do Rim com Calor Vazio

Nariz inchado, tontura, tinidos, vertigem, memória fraca, deficiência auditiva, sudorese noturna, boca seca à noite, calor nos cinco palmos, sensação de calor ao anoitecer, *flush* malar, ondas de calor da menopausa, sede com vontade de beber líquidos aos goles, lombalgia, dor nos ossos, emissões noturnas com sonhos, constipação intestinal, urina escassa e escura, infertilidade, ejaculação precoce, cansaço, depressão, ansiedade, insônia, sangramento menstrual excessivo, língua Vermelha sem saburra, pulso Flutuante-Vazio e Rápido.

g) Umidade-Fleuma nos Pulmões

Nariz inchado, especialmente na ponta e nas asas do nariz (parte externa das narinas); pele oleosa; tosse crônica que vem em surtos e com muco profuso esbranquiçado e pegajoso fácil de expectorar; cútis esbranquiçada com aspecto pastoso, sensação de opressão no peito, dificuldade de respirar, aversão a se deitar, sibilos, náuseas, língua Aumentada com saburra esbranquiçada e pegajosa, pulso Deslizante.

h) Calor Tóxico nos Pulmões

Inchaço do nariz, manchas (pápulas avermelhadas) no nariz, o nariz todo é duro ao toque, dor no nariz, pontos purulentos na cabeça que surgem a cada 3 a 5 dias depois do inchaço do nariz, batimento das asas do nariz, febre, dor de cabeça, tosse, ligeira falta de ar, sensação de calor, dor no peito, sede, face avermelhada, língua Vermelha com pontos vermelhos e saburra espessa, pegajosa e amarelada, pulso Transbordante-Deslizante-Rápido.

i) Calor Tóxico no nível do *Qi* Nutritivo ou no nível do Sangue

Nariz inchado, nariz dolorido, a ponta do nariz é dura ao toque, ponta do nariz exsudando pus, nariz avermelhado e inchado, máculas escuras, bochechas, lábios e olhos vermelhos, febre à noite, confusão mental, sede à noite, tremor dos membros, língua Vermelho-Escura sem saburra, pulso Flutuante-Vazio-Rápido.

j) Disfunção Nutricional da Infância com Calor

Inchaço do nariz, manchas no nariz, dor no nariz, prurido no nariz, crostas no nariz, epistaxe, falta de apetite, dor de cabeça, fezes amolecidas, corpo delgado, língua Vermelha com saburra amarelada, pulso Rápido.

k) Vermes nas Crianças

Inchaço e prurido do nariz em crianças, vesículas esbranquiçadas na face, cútis descorada, emagrecimento, pequenas manchas brancas na parte interna dos lábios, manchas arroxeadas na parte interna das pálpebras, perda do apetite ou desejo de comer objetos estranhos (p. ex., cera, folhas, arroz cru), dor abdominal, prurido no ânus.

16. MAU CHEIRO

"Mau cheiro" se refere à sensação subjetiva de mau cheiro no nariz quando a pessoa inspira.

a) Fleuma-Calor nos Pulmões

Mau cheiro no nariz, nariz entupido, secreção nasal amarelada, dor facial, face inchada, tosse forte com muco profuso pegajoso-amarelado ou esverdeado, dificuldade em respirar, sibilos, sensação de opressão do tórax, sensação de calor, sede, insônia, agitação, língua Vermelha e Aumentada com saburra espessa-amarelada, pulso Deslizante-Rápido.

b) Deficiência do *Qi* do Pulmão com Umidade-Calor

Mau cheiro no nariz, nariz entupido, secreção nasal amarelada, sinusite, dor facial, dor de cabeça frontal surda, sensação de peso da cabeça, plenitude epigástrica, gosto pegajoso na boca, cansaço, ligeira falta de ar, tosse moderada, voz fraca, sudorese espontânea durante o dia, aversão a conversar, cútis branco-brilhante, propensão a se resfriar, cansaço, aversão ao frio, língua Pálida com saburra pegajosa e amarelada, pulso Encharcado.

c) Umidade-Calor na Vesícula Biliar e no Fígado

Mau cheiro no nariz, secreção nasal pegajosa e amarelada, dor facial, plenitude e/ou dor nos hipocôndrios, no abdome ou no epigástrio, gosto amargo na boca, falta de apetite, náuseas, sensação de peso do corpo, descarga vaginal amarelada, prurido vaginal, sangramento e/ou dor no meio do ciclo menstrual, queimação durante a micção, urina escura, cútis e olhos amarelados, vômito, língua Vermelha com laterais mais vermelhas e saburra pegajosa e amarelada unilateral ou bilateral, pulso em Corda-Deslizante-Rápido.

d) Deficiência do *Qi* do Baço com Umidade-Calor

Mau cheiro no nariz, secreção nasal moderada, crostas nas narinas, dor de cabeça surda frontal, falta de apetite, ligeira distensão abdominal após comer, cansaço, lassidão, cútis pálida ou descorada, fraqueza dos membros, fezes amolecidas, plenitude abdominal, sensação de peso, gosto pegajoso na boca, má digestão, sede sem vontade de beber líquidos, alimentos não digeridos nas fezes, náuseas, descarga vaginal excessiva, língua Pálida com saburra pegajosa e amarelada, pulso Encharcado.

17. PERDA DO SENTIDO DO OLFATO

Ver Parte 2, *Interrogatório*, Capítulo 35.

a) Cheio

Umidade-Calor no Estômago e no Baço

Perda do sentido do olfato, secreção nasal amarelada, dor facial, dor de cabeça, sensação de peso especialmente da cabeça, sensação de plenitude e dor no epigástrio e no abdome inferior, falta de apetite, sede sem vontade de beber líquidos, sensação de calor, cútis baça e amarelada, gosto pegajoso na boca, língua Vermelha com saburra pegajosa e amarelada, pulso Deslizante-Rápido.

Acupuntura

VC-12 *Zhongwan*, VC-9 *Shuifen*, BP-9 *Yinlingquan*, VC-5 *Shimen*, B-22 *Sanjiaoshu*, IG-11 *Quchi*, *Bitong*.

Invasão de Vento-Calor

Perda súbita do sentido do olfato, aversão ao frio, febre, dor de garganta, dor de cabeça, dores no corpo, sudorese moderada, língua com laterais e/ou parte anterior Vermelhas, pulso Flutuante-Rápido.

Acupuntura

IG-4 *Hegu*, TA-5 *Waiguan*, B-12 *Fengmen*, P-7 *Lieque*, *Bitong*.

b) Vazio

Deficiência do *Qi* do Pulmão e do Baço

Perda gradual do sentido do olfato, nariz escorrendo com secreção transparente, cansaço, voz fraca, propensão a se resfriar, falta de apetite, fezes amolecidas, língua Pálida, pulso Fraco.

Acupuntura

B-13 *Feishu*, P-7 *Lieque*, VC-12 *Zhongwan*, BP-3 *Taibai*, B-20 *Pishu*, *Bitong*.

c) Outros padrões

Deficiência do *Qi* e do Sangue 👤

Perda gradual do sentido do olfato, nariz pálido, cansaço, falta de apetite, fezes amolecidas, palpitações, tontura, língua Pálida, pulso Fraco ou Áspero.

Umidade-Calor na Vesícula Biliar

Perda do sentido do olfato, nariz entupido, secreção nasal amarelada, dor de cabeça, dor, plenitude e distensão dos hipocôndrios, náuseas, vômito, incapacidade de digerir alimentos gordurosos, cútis e olhos amarelados, tontura, tinidos, irritabilidade, sensação de peso, saburra da língua espessa, pegajosa e amarelada unilateral ou bilateral, pulso Deslizante-Rápido.

Frio-Umidade no Estômago e no Baço

Perda do sentido do olfato, secreção nasal esbranquiçada, dor facial, dor de cabeça, sensação de peso da cabeça, plenitude abdominal, fezes amolecidas, língua com saburra pegajosa e esbranquiçada, pulso Deslizante.

Estase de Sangue nos Pulmões

Perda gradual do sentido do olfato, nariz entupido, dor no nariz, dor de cabeça, dor no peito, tosse, língua Arroxeada, pulso em Corda.

18. PÓLIPOS

a) Cheio

Umidade-Calor no Estômago e no Baço

Pólipos, sinusite, dor facial, nariz inchado, gosto pegajoso na boca, perda do sentido do olfato, sensação de peso especialmente da cabeça, sensação de plenitude e dor no epigástrio e no abdome inferior, falta de apetite, sensação de peso, sede sem vontade de beber líquidos, náuseas, fezes amolecidas com odor ofensivo, sensação de calor, cútis baça e amarelada, gosto pegajoso na boca, língua Vermelha com saburra pegajosa e amarelada, pulso Deslizante-Rápido.

Acupuntura

VC-12 *Zhongwan*, VC-9 *Shuifen*, BP-9 *Yinlingquan*, VC-5 *Shimen*, B-22 *Sanjiaoshu*, IG-11 *Quchi*, *Bitong*.

b) Outros padrões

Frio-Umidade no Estômago e no Baço

Pólipos, perda do sentido do olfato, secreção nasal esbranquiçada, dor facial, dor de cabeça, sensação de peso da cabeça, plenitude abdominal, fezes amolecidas, língua com saburra pegajosa e esbranquiçada, pulso Deslizante.

Fleuma nos Pulmões

Pólipos, tosse com expectoração de muco pegajoso, sensação de opressão no tórax, sensação de peso, língua Aumentada com saburra pegajosa, pulso Deslizante.

19. BATIMENTO DAS ASAS DO NARIZ (PARTE EXTERNA DAS NARINAS)

Ver Parte 1, *Observação*, Capítulo 7.

a) Calor Agudo no Pulmão

Batimento das asas do nariz, dilatação das narinas, face avermelhada, tosse, ligeira falta de ar, sensação de calor, dor no peito, sede, face avermelhada, língua Vermelha com saburra amarelada, pulso Transbordante-Rápido.

b) Deficiência do *Yin* do Pulmão com Calor Vazio

Leve batimento das asas do nariz, nariz ressecado, tosse seca ou com pouco muco pegajoso que pode ter estrias de sangue, boca e garganta secas à noite, voz fraca e/ou rouca, sudorese noturna, cansaço, *flush* malar, sensação de calor ou febre baixa ao anoitecer, calor nos cinco palmos, corpo fino ou tórax estreito, insônia, ansiedade, língua Vermelha sem saburra, pulso Flutuante-Vazio e Rápido.

c) Invasão de Vento-Calor

Batimento das asas do nariz, aversão ao frio, febre, tosse, dor de garganta, nariz congestionado ou escorrendo com secreção amarelada, dor de cabeça, dores no corpo, sudorese moderada, sede moderada, amígdalas aumentadas, língua ligeiramente Vermelha nas laterais, na área do tórax ou na parte anterior, pulso Flutuante-Rápido.

20. ÚLCERAS NO NARIZ

Ver Parte 1, *Observação*, Capítulo 7.

a) Calor no Pulmão

Úlceras no nariz, nariz avermelhado, nariz ressecado, tosse, ligeira falta de ar, sensação de calor, dor no peito, batimento das asas do nariz, sede, face avermelhada, língua Vermelha com saburra amarelada, pulso Transbordante-Rápido.

b) Umidade-Calor no Estômago e no Baço

Úlceras no nariz, inchaço do nariz, gosto pegajoso na boca, sensação de plenitude e dor no epigástrio e no abdome inferior, falta de apetite, sensação de peso, sede sem vontade de beber líquidos, náuseas, fezes amolecidas com odor ofensivo, sensação de calor, cútis baça e amarelada, gosto pegajoso na boca, língua Vermelha com saburra pegajosa e amarelada, pulso Deslizante-Rápido.

c) Fogo no Fígado

Úlceras na ponte do nariz, ponte do nariz avermelhada, dor de cabeça, face avermelhada, tontura, tinidos, irritabilidade, propensão a explosões de raiva, sede, gosto amargo na boca, constipação intestinal, urina escura, língua Vermelha com laterais mais vermelhas e saburra seca e amarelada, pulso em Corda-Rápido.

d) Calor Tóxico no Fígado

Úlceras na ponte do nariz, dor no nariz, nariz avermelhado e inchado, febre, face avermelhada, erupções maculares, agitação, dor de cabeça, tontura, tinidos, irritabilidade, propensão a explosões de raiva, sede, gosto amargo na boca, constipação intestinal, urina escura, língua Vermelha com pontos vermelhos, saburra amarelada espessa. Pegajosa, seca e escura, pulso Transbordante, Deslizante-Rápido.

21. PÁPULAS NO NARIZ

Ver Parte 1, *Observação*, Capítulo 7.

a) Calor no Estômago

Pápulas no nariz, dor epigástrica em queimação, sede, regurgitação ácida, náuseas, fome excessiva, mau hálito, sensação de calor, língua Vermelha com saburra amarelada, pulso Transbordante-Rápido.

b) Calor no Pulmão

Pápulas no nariz, tosse, ligeira falta de ar, sensação de calor, dor no peito, batimento das asas do nariz, sede, face avermelhada, língua Vermelha com saburra amarelada, pulso Transbordante-Rápido.

c) Calor no Sangue nos Pulmões

Pápulas escuras no nariz, tosse, tosse com sangue, ligeira falta de ar, sensação de calor, dor no peito, batimento das asas do nariz, sede, face avermelhada, língua Vermelha sem saburra, pulso Transbordante-Rápido.

SEÇÃO 1 PARTE 5

Garganta 59

CONTEÚDO DO CAPÍTULO

Dor de Garganta, 495
Cheio, 495
Vazio/Cheio, 495
Outros padrões, 495

Hiperemia da Faringe, 496
Invasão de Vento-Calor, 496
Calor no Estômago, 496
Deficiência do Yin do Pulmão com Calor Vazio, 496
Deficiência do Yin do Rim com Calor Vazio, 496

Hiperemia e Inchaço da Faringe, 496
Cheio, 496
Vazio/Cheio, 496

Hiperemia e Erosão da Faringe, 497
Cheio, 497
Vazio/Cheio, 497
Outros padrões, 497

Amígdalas Aumentadas, 497
Cheio, 497
Vazio/Cheio, 497

Fleuma na Garganta, 498
Cheio, 498
Outros padrões, 498

Bócio (Inchaço das Laterais do Pescoço), 498
Cheio, 498
Cheio/Vazio, 499
Outros padrões, 499

Prurido na Garganta, 499
Invasão de Vento, 499
Deficiência do Yin do Pulmão, 499
Secura nos Pulmões, 499
Secura que invade os Pulmões, 499

Garganta Seca, 499
Vazio, 499
Outros padrões, 499

Voz Rouca ou Perda da Voz, 500
Vazio, 500
Outros padrões, 500

Manchas Brancas Purulentas na Garganta, 500
Calor Tóxico Epidêmico no Exterior, 500
Calor Tóxico Epidêmico no Interior, 501
Fleuma Turva na garganta, 501
Deficiência do Yin do Pulmão e do Rim, 501
Deficiência do Yin do Pulmão e do Rim com Calor Vazio, 501
Calor nos Pulmões e no Estômago, 501
Deficiência do Yang do Rim, 501

Sensação de Obstrução da Garganta, 501
Cheio, 501
Outros padrões, 501

Vermelhidão na Área Externa da Garganta, 502
Fogo no Coração, 502
Deficiência do Yin do Coração com Calor Vazio, 502
Calor no Pulmão, 502
Deficiência do Yin do Pulmão com Calor Vazio, 502
Ascensão do Yang do Fígado, 502
Fogo no Fígado, 502

Os seguintes sintomas relacionados com a garganta serão discutidos:
1. Dor de garganta
2. Hiperemia da faringe
3. Hiperemia e inchaço da faringe
4. Hiperemia e erosão da faringe
5. Amígdalas aumentadas
6. Fleuma na garganta
7. Bócio (inchaço das laterais do pescoço)
8. Prurido na garganta
9. Garganta seca
10. Voz rouca ou perda de voz
11. Manchas brancas purulentas na garganta
12. Sensação de obstrução na garganta
13. Vermelhidão na região externa da garganta.

1. DOR DE GARGANTA

Ver Parte 2, *Interrogatório*, Capítulo 36.

a) Cheio

Invasão de Vento-Calor

Dor de garganta aguda, prurido na garganta, calafrios, febre, sudorese moderada, dor de cabeça, língua Vermelha nas laterais ou na parte anterior, saburra fina e branca, pulso Flutuante-Rápido.

Acupuntura

IG-4 *Hegu*, TA-5 *Waiguan*, B-12 *Fengmen*, P-7 *Lieque*, P-11 *Shaoshang*, IG-11 *Quchi*.

b) Vazio/Cheio

Deficiência do Yin do Pulmão e do Rim com Calor Vazio

Dor de garganta crônica, garganta seca e vermelha, tosse seca, tontura, tinidos, sudorese noturna, calor nos cinco palmos, garganta seca à noite, língua Vermelha sem saburra, pulso Flutuante-Vazio e Rápido.

Acupuntura

P-7 *Lieque* com R-6 *Zhaohai* (Vaso da Concepção), R-3 *Taixi*, VC-4 *Guanyuan*, R-10 *Yingu*, BP-6 *Sanyinjiao*, IG-11 *Quchi*, P-9 *Taiyuan*, P-10 *Yuji*, VC-12 *Zhongwan*.

c) Outros padrões

Umidade-Calor no Estômago

Dor de garganta crônica, garganta inchada com pontos purulentos, sensação de plenitude e dor do epigástrio, sensação de peso, dor

495

facial, nariz congestionado ou com secreção nasal espessa e pegajosa, sede sem vontade de beber líquidos, náuseas, sensação de calor, cútis baça e amarelada, gosto pegajoso na boca, língua Vermelha com saburra amarelada e pegajosa, pulso Deslizante-Rápido.

Fogo no Estômago

Dor de garganta grave, garganta inchada e vermelha, sede intensa com desejo de beber líquidos gelados, dor epigástrica em queimação, agitação mental, boca seca, úlceras na boca, sangramento das gengivas, fezes ressecadas, regurgitação ácida, mau hálito, náuseas, vômito logo após comer, sensação de calor, língua Vermelha com saburra amarelada espessa-seca-escura, pulso Profundo-Cheio-Rápido.

Deficiência do *Qi* e do *Yin*

Dor de garganta crônica; dor moderada, que geralmente piora por esforço; falta de ar, cansaço, voz fraca, tosse seca, língua Pálida, pulso Fraco.

Estagnação do *Qi*

"Dor de garganta" crônica que vem e vai de acordo com o estado emocional; sensação de bolo na garganta, com sensação de dificuldade de engolir; irritabilidade, suspiros, mau humor, depressão, tristeza, pulso em Corda. Outros sintomas e sinais dependem do órgão envolvido, que pode ser Fígado ou Pulmões.

> **NOTA CLÍNICA**
> - Além da estagnação do *Qi*, a área da garganta pode sofrer apenas de condições de Calor (Cheio ou Vazio)
> - Estagnação de *Qi* na garganta nem sempre se origina do Fígado; também pode se originar dos Pulmões, Coração ou Estômago.

2. HIPEREMIA DA FARINGE

Ver Parte 1, *Observação*, Capítulo 10.

a) Invasão de Vento-Calor

Hiperemia da faringe, dor de garganta, aversão ao frio, febre, tosse, dor de garganta, nariz congestionado ou escorrendo com secreção amarelada, dor de cabeça, dores no corpo, ligeira sudorese, sede moderada, amígdalas aumentadas, língua ligeiramente Vermelha nas laterais, na área do tórax ou na parte anterior, pulso Flutuante-Rápido.

b) Calor no Estômago

Hiperemia da faringe, sede, mau hálito, dor epigástrica em queimação, sede, regurgitação ácida, náuseas, fome excessiva, sensação de calor, língua Vermelha com saburra amarelada, pulso Transbordante-Rápido.

c) Deficiência do *Yin* do Pulmão com Calor Vazio

Faringe pálido-avermelhada, tosse seca ou com pouco muco pegajoso, boca e garganta secas à noite, sudorese noturna, cansaço, *flush* malar, sensação de calor ou febre baixa ao anoitecer, calor nos cinco palmos, corpo fino, língua Vermelha sem saburra, pulso Flutuante-Vazio e Rápido.

d) Deficiência do *Yin* do Rim com Calor Vazio

Faringe pálido-avermelhada, boca seca com vontade de beber água aos goles, tontura, tinidos, deficiência auditiva, sudorese noturna, boca seca à noite, calor nos cinco palmos, sensação de calor ao anoitecer, *flush* malar, sede com vontade de beber líquidos em golinhos, lombalgia, urina escassa e escura, insônia, língua Vermelha sem saburra, pulso Flutuante-Vazio e Rápido.

3. HIPEREMIA E INCHAÇO DA FARINGE

Ver Parte 1, *Observação*, Capítulo 10.

a) Cheio

Invasão de Vento-Calor com Calor Tóxico

Garganta vermelha e inchada com início súbito, dor de garganta, amígdalas aumentadas, aversão ao frio, febre, tosse, dor de garganta, nariz congestionado ou escorrendo com secreção amarelada, dor de cabeça, dores no corpo, ligeira sudorese, sede moderada, amígdalas aumentadas, língua ligeiramente Vermelha nas laterais, na área do tórax ou na parte anterior, pulso Flutuante-Rápido.

Acupuntura

IG-4 *Hegu*, TA-5 *Waiguan*, B-12 *Fengmen*, P-7 *Lieque*, IG-11 *Quchi*.

Calor nos Pulmões e no Estômago

Garganta vermelha e inchada com início súbito, dor de garganta, sensação de obstrução na garganta, tosse, ligeira falta de ar, sensação de calor, dor no peito, batimento das asas do nariz, sede, face avermelhada, dor epigástrica em queimação, regurgitação ácida, náuseas, fome excessiva, mau hálito, língua Vermelha com saburra amarelada, pulso Transbordante-Rápido.

Acupuntura

P-10 *Yuji*, E-44 *Neiting*, IG-11 *Quchi*, P-11 *Shaoshang*.

Calor Tóxico

Garganta hiperemiada e inchada com pontos de pus, amígdalas aumentadas com pontos amarelados purulentos, dor de garganta, febre, sede, dor de cabeça, língua Vermelha com pontos vermelhos e saburra amarelada, espessa e pegajosa, pulso Transbordante-Rápido-Deslizante.

Acupuntura

IG-11 *Quchi*, E-44 *Neiting*, E-40 *Fenglong*, P-10 *Yuji*.

b) Vazio/Cheio

Deficiência do *Yin* do Pulmão e do Rim com Calor Vazio

Quadro crônico de garganta ligeiramente inchada, garganta hiperemiada, garganta seca à noite com vontade de beber líquidos em pequenos goles, tosse seca que piora ao anoitecer, corpo fino, falta de ar por esforço, lombalgia, sudorese noturna, tontura, tinidos, deficiência auditiva, micção escassa, sensação de calor ao anoitecer, calor nos cinco palmos, *flush* malar, sede com vontade de beber líquidos em pequenos goles, língua Vermelha sem saburra, pulso Flutuante-Vazio e Rápido.

Acupuntura

P-7 *Lieque* com R-6 *Zhaohai* (Vaso da Concepção), R-3 *Taixi*, VC-4 *Guanyuan*, R-10 *Yingu*, BP-6 *Sanyinjiao*, IG-11 *Quchi*, P-9 *Taiyuan*, P-10 *Yuji*, VC-12 *Zhongwan*.

4. HIPEREMIA E EROSÃO DA FARINGE

Ver Parte 1, *Observação*, Capítulo 10.

a) Cheio

Calor no Estômago e nos Intestinos

Erosão, inchaço e cor amarelo-avermelhada da faringe, dor epigástrica em queimação, sede, regurgitação ácida, náuseas, fome excessiva, mau hálito, sensação de calor, língua Vermelha com saburra amarelada, pulso Transbordante-Rápido.

Acupuntura

E-44 *Neiting*, IG-11 *Quchi*, E-43 *Xiangu*, IG-4 *Hegu*, P-11 *Shaoshang*.

b) Vazio/Cheio

Deficiência do *Yin* do Pulmão e do *Yin* do Estômago com Calor Vazio

Erosão crônica da faringe que vem e vai, discreto inchaço, boca e garganta secas, sede com vontade de beber líquidos em pequenos goles, sensação de calor ao anoitecer, sudorese noturna, calor nos cinco palmos, língua Vermelha com saburra, pulso Flutuante-Vazio e Rápido. Outros sintomas e sinais dependem do órgão afetado, que pode ser Estômago, Pulmões ou Rins.

Acupuntura

P-7 *Lieque* com R-6 *Zhaohai* (Vaso da Concepção), P-9 *Taiyuan*, VC-12 *Zhongwan*, BP-6 *Sanyinjiao*, E-36 *Zusanli*.

c) Outros padrões

Calor Tóxico

Hiperemia, erosão, inchaço e dor grave da faringe; amígdalas aumentadas com pontos purulentos amarelados, dor de garganta, febre, sede, dor de cabeça, língua Vermelha com pontos vermelhos e saburra espessa-pegajosa-amarelada, pulso Transbordante-Rápido-Deslizante.

Deficiência grave do *Yin*

Erosão crônica da faringe que vem e vai, sem inchaço, secura da faringe com úlceras acinzentadas, garganta seca, sede com vontade de beber líquidos em pequenos goles, sudorese noturna, sensação de calor ao anoitecer, língua seca sem saburra, pulso Flutuante-Vazio. Outros sintomas e sinais dependem do órgão envolvido, que pode ser Pulmões ou Rins.

Estase de Sangue com Fleuma-Calor

Erosão crônica da faringe com úlceras com margens elevadas e duras; faringe opaca e escura, dor de garganta, agitação mental, dor abdominal, sensação de opressão do tórax, muco na garganta, sensação de calor, sede sem vontade de beber líquidos, língua Vermelho-Arroxeada e Aumentada com saburra amarelada e pegajosa, pulso em Corda-Deslizante.

5. AMÍGDALAS AUMENTADAS

Ver Parte 1, *Observação*, Capítulo 10.

a) Cheio

Invasão de Vento-Calor com Calor Tóxico

Quadro agudo de inchaço e hiperemia das amígdalas, com exsudação de pus em casos graves; dor de garganta grave, aversão ao frio, febre, tosse, nariz congestionado ou escorrendo com secreção amarelada, dor de cabeça, dores no corpo, sudorese moderada, sede moderada, amígdalas aumentadas, língua ligeiramente Vermelha nas laterais, na área do tórax ou na parte anterior, pulso Flutuante-Rápido.

Acupuntura

IG-4 *Hegu*, TA-5 *Waiguan*, B-12 *Fengmen*, P-7 *Lieque*, IG-11 *Quchi*, P-11 *Shaoshang*.

Calor Tóxico na garganta no nível do *Qi*

Quadro agudo de hiperemia e aumento das amígdalas com exsudação de pus; dor de garganta grave, dificuldade de engolir, febre alta, sede, agitação mental, sensação de calor, língua Vermelho-escura com pontos vermelhos e saburra espessa e amarelo-escura, pulso Transbordante-Deslizante-Rápido.

Acupuntura

E-44 *Neiting*, P-10 *Yuji*, P-11 *Shaoshang*, IG-4 *Hegu*.

Calor Tóxico no Estômago e nos Intestinos

Quadro crônico de hiperemia e aumento das amígdalas, sede, mau hálito, dor epigástrica em queimação, regurgitação ácida, náuseas, fome excessiva, sensação de calor, constipação intestinal, língua Vermelha com saburra amarelada, pulso Transbordante-Rápido.

Acupuntura

E-44 *Neiting*, P-10 *Yuji*, P-11 *Shaoshang*, IG-4 *Hegu*, IG-11 *Quchi*.

b) Vazio/Cheio

Deficiência do *Yin* do Estômago e do Pulmão com Calor Vazio

Quadro crônico de aumento e hiperemia das amígdalas que vem e vai; tosse seca ou com pouco muco pegajoso; boca e garganta secas, especialmente à tarde; sede com vontade de beber líquidos em pequenos goles; dor epigástrica surda ou em queimação; sensação de calor à tarde; sudorese noturna, calor nos cinco palmos, sangramento das gengivas, cansaço, *flush* malar, corpo fino, língua Vermelha sem saburra, pulso Flutuante-Vazio e Rápido.

Acupuntura

P-7 *Lieque* com R-6 *Zhaohai* (Vaso da Concepção), P-9 *Taiyuan*, VC-12 *Zhongwan*, BP-6 *Sanyinjiao*, E-36 *Zusanli*, P-10 *Yuji*, E-44 *Neiting*.

> **NOTA CLÍNICA**
>
> Pela minha experiência, o inchaço crônico das amígdalas em crianças denota um fator patogênico residual, normalmente Umidade. Calor no Estômago e no Intestino Grosso também pode causar inchaço crônico das amígdalas em crianças.

6. FLEUMA NA GARGANTA

a) Cheio

Fleuma-Calor nos Pulmões

Fleuma na garganta, som crepitante na garganta; tosse forte com muco profuso amarelado-pegajoso ou esverdeado; dificuldade de respirar, sibilos, sensação de opressão no tórax; sensação de calor, sede, insônia, agitação, língua Vermelha e Aumentada com saburra amarelada-pegajosa, pulso Deslizante-Rápido.

Acupuntura

E-40 *Fenglong*, VC-12 *Zhongwan*, VC-9 *Shuifen*, VC-5 *Shimen*, B-22 *Sanjiaoshu*, P-5 *Chize*, P-10 *Yuji*.

Umidade-Fleuma nos Pulmões

Fleuma na garganta, som crepitante na garganta; tosse com muco profuso claro e pegajoso fácil de expectorar; dificuldade de respirar, sibilos, sensação de opressão no tórax, sensação de peso, língua Aumentada com saburra pegajosa, pulso Deslizante.

Acupuntura

E-40 *Fenglong*, VC-12 *Zhongwan*, VC-9 *Shuifen*, VC-5 *Shimen*, B-22 *Sanjiaoshu*, P-5 *Chize*, P-7 *Lieque*, VC-17 *Shanzhong*.

b) Outros padrões

Fleuma com estagnação do *Qi* no Pulmão

Fleuma na garganta, sensação de bolo na garganta, sensação de opressão ou distensão do tórax, ligeira falta de ar, dificuldade de engolir, suspiros, tristeza, irritabilidade, depressão, muco na garganta, língua ligeiramente Aumentada nas laterais, nas áreas do tórax, pulso Deslizante que também se encontra muito ligeiramente Tenso na posição Anterior direita.

Fleuma obstruindo os orifícios claros

Fleuma na garganta, dificuldade de falar, som crepitante na garganta, sensação de opressão no tórax; dor de cabeça surda, como se a cabeça estivesse cheia de algodão; tontura, visão turva, expectoração de muco, náuseas, vômito, língua Aumentada com saburra pegajosa, pulso Deslizante.

Fleuma-Calor e Vento

Fleuma na garganta, sensação de opressão no tórax, sensação de calor, sede sem vontade de beber líquidos, dor de cabeça, falta de ar, som crepitante na garganta, expectoração de muco amarelado, tontura, vertigem, dormência ou formigamento dos membros, língua Vermelha, Aumentada e Rígida com saburra amarelada e pegajosa, pulso Deslizante-em Corda-Rápido.

Deficiência do *Yang* do Baço e do Rim

Pouca fleuma na garganta, som crepitante fraco na garganta, expectoração de muco branco aquoso, lombalgia, joelhos frios e fracos, sensação de frio, cútis branco-brilhante, impotência, libido diminuída, cansaço, lassidão, urina abundante e clara, micção noturna, fezes amolecidas, falta de apetite, ligeira distensão abdominal, desejo de se deitar, diarreia logo cedo pela manhã, língua Pálida e úmida, pulso Profundo-Fraco.

> **NOTA CLÍNICA**
>
> Quando eu suspeito de Fleuma, sempre pergunto aos pacientes se eles expectoram muco da garganta, ainda que seja apenas uma vez pela manhã. Se a resposta for afirmativa, eu tomo isso como sinal de Fleuma, mesmo na ausência de outros sintomas.

7. BÓCIO (INCHAÇO DAS LATERAIS DO PESCOÇO)

Ver Parte 1, *Observação*, Capítulo 10; Parte 2, *Interrogatório*, Capítulo 36.

a) Cheio

Estagnação de *Qi* e Fleuma

Bócio largo e relativamente mole com margens indistintas, cor normal da pele, indolor, sensação de opressão do tórax, sensação de bolo na garganta, suspiros, muco na garganta, distensão dos hipocôndrios, irritabilidade, língua Aumentada, pulso em Corda.

Acupuntura

E-40 *Fenglong*, VC-12 *Zhongwan*, VC-9 *Shuifen*, VC-5 *Shimen*, B-22 *Sanjiaoshu*, F-3 *Taichong*, VC-23 *Lianquan*, E-11 *Qishe*.

Fogo no Fígado flamejante com Fleuma-Calor

Bócio de tamanho médio ou pequeno relativamente mole e deslizante sob o dedo, dor de cabeça, exoftalmia (glóbulos oculares salientes), face avermelhada, tontura, tinidos, irritabilidade, propensão a explosões de raiva, sede, gosto amargo na boca, constipação intestinal, urina escura; tosse forte com muco profuso amarelado-pegajoso ou esverdeado; falta de ar, sibilos, sensação de opressão do tórax, sensação de calor, insônia, agitação, língua Aumentada e Vermelha com laterais e ponta mais vermelhas, pulso em Corda-Deslizante-Rápido.

Acupuntura

F-2 *Xingjian*, E-40 *Fenglong*, VC-12 *Zhongwan*, VC-9 *Shuifen*, VC-5 *Shimen*, B-22 *Sanjiaoshu*, F-3 *Taichong*, VC-23 *Lianquan*, E-11 *Qishe*, IG-11 *Quchi*.

b) Cheio/Vazio

Estagnação do Qi do Fígado, deficiência do Qi do Baço e Fleuma

Bócio grande e mole, depressão, irritabilidade, sensação de bolo na garganta, dificuldade de engolir, sensação de opressão ou distensão no tórax e nos hipocôndrios, mau humor, tensão pré-menstrual, náuseas, vômito de líquidos aquosos, cansaço, falta de apetite, sensação de peso, membros fracos, fezes amolecidas, cútis baço-pálida, membros frios, língua Pálida e Aumentada com saburra pegajosa, pulso Encharcado ou Fraco e ligeiramente Deslizante ou em Corda.

Acupuntura

F-3 *Taichong*, VC-12 *Zhongwan*, E-36 *Zusanli*, B-20 *Pishu*, E-40 *Fenglong*, VC-9 *Shuifen*, VC-5 *Shimen*, B-22 *Sanjiaoshu*, VC-23 *Lianquan*, E-11 *Qishe*.

c) Outros padrões

Estase de Sangue e Fleuma

Bócio relativamente duro com margens distintas, nódulos na tireoide, pele escura, bócio doloroso, sensação de opressão do tórax, dor de cabeça, insônia, ansiedade, dor no peito ou no abdome, muco na garganta, língua Arroxeada e Aumentada com saburra pegajosa, pulso em Corda-Deslizante.

Deficiência do Yin do Coração e do Fígado com Fleuma

Bócio crônico que pode ser grande ou pequeno e relativamente mole com início lento; tremor das mãos, palpitações, insônia, sono perturbado por sonhos, ansiedade, boca e garganta secas, sudorese noturna, tontura, dormência ou formigamento dos membros, visão turva, moscas volantes, olhos secos, menstruação escassa, cútis baço-pálida, mas com maçãs do rosto avermelhadas, unhas fracas e quebradiças, pele e cabelo secos, língua Aumentada de cor normal sem saburra, pulso Fino ou Flutuante-Vazio.

> **NOTA CLÍNICA**
> Bócio é, por definição, decorrente de Fleuma.

8. PRURIDO NA GARGANTA

Ver Parte 2, *Interrogatório*, Capítulo 36.

a) Invasão de Vento

Prurido na garganta com início súbito, aversão ao frio, torcicolo, febre, dor de cabeça, pulso Flutuante. Outros sintomas e sinais dependem se a invasão for de Vento-Frio ou de Vento-Calor.

b) Deficiência do Yin do Pulmão

Prurido crônico na garganta, tosse seca, voz fraca, garganta seca com vontade de beber água aos goles, voz rouca, sudorese noturna, cansaço, língua sem saburra na parte anterior, pulso Flutuante-Vazio.

c) Secura nos Pulmões

Prurido na garganta, tosse seca, pele seca, garganta seca, boca seca, sede, voz rouca, língua seca, pulso Fino.

d) Secura que invade os Pulmões

Prurido na garganta com início súbito, tosse seca, aversão ao frio, febre, nariz seco, garganta seca e dolorida, língua Vermelha na parte anterior com saburra seca, fina e branca, pulso Flutuante.

9. GARGANTA SECA

Ver Parte 2, *Interrogatório*, Capítulo 36.

a) Vazio

Deficiência do Yin do Pulmão

Quadro crônico de garganta seca, voz rouca, tosse seca, voz fraca, garganta seca com vontade de beber água aos goles, sudorese noturna, cansaço, língua sem saburra na parte anterior, pulso Flutuante-Vazio.

Acupuntura

P-7 *Lieque* com R-6 *Zhaohai* (Vaso da Concepção), P-9 *Taiyuan*, VC-12 *Zhongwan*, BP-6 *Sanyinjiao*.

Deficiência do Yin do Rim

Quadro crônico de garganta seca, garganta seca à noite com vontade de beber líquidos em pequenos goles, tontura, tinidos, deficiência auditiva, memória fraca, sudorese noturna, vertigem, lombalgia, dor nos ossos, emissões noturnas, constipação intestinal, urina escassa e escura, infertilidade, ejaculação precoce, cansaço, lassidão, depressão, ansiedade leve, língua de cor normal sem saburra, pulso Flutuante-Vazio.

Acupuntura

R-3 *Taixi*, P-7 *Lieque* com R-6 *Zhaohai* (Vaso da Concepção), VC-4 *Guanyuan*.

b) Outros padrões

Deficiência do Yin do Estômago

Secura crônica da garganta, falta de apetite ou fome discreta, mas sem vontade de comer, constipação intestinal (fezes ressecadas), dor epigástrica surda ou ligeiramente em queimação, boca seca especialmente à tarde, sede sem vontade de tomar líquidos ou com vontade de beber em pequenos goles, discreta sensação de plenitude após comer, língua de cor normal sem saburra no centro, pulso Flutuante-Vazio.

Deficiência do Yin do Fígado

Secura crônica da garganta, tontura, dormência ou formigamento dos membros, insônia, visão turva, moscas volantes, olhos ressecados, diminuição da visão noturna, menstruação escassa ou amenorreia, cútis baça e pálida sem lustro, mas com maçãs do rosto avermelhadas, fraqueza muscular, câimbras, unhas fracas e quebradiças, pele e cabelos muito ressecados, sudorese noturna, depressão, sentimento de falta de perspectiva, língua de cor normal sem saburra, pulso Fino ou Flutuante-Vazio.

Invasão de Vento-Calor

Garganta seca com início súbito, prurido na garganta, dor de garganta, aversão ao frio, febre, tosse, nariz congestionado ou escorrendo com secreção amarelada, dor de cabeça, dores no corpo, discreta sudorese, sede moderada, amígdalas aumentadas, língua ligeiramente Vermelha nas laterais, na área do tórax ou na parte anterior, pulso Flutuante-Rápido.

Calor no Estômago e no Baço

Garganta seca, garganta inchada, dor epigástrica em queimação, sede, regurgitação ácida, náuseas, mau hálito, sensação de calor, fome excessiva, ponta do nariz avermelhada, lábios secos, úlceras na boca, fezes ressecadas, urina escassa e escura, cútis amarelada, língua Vermelha com saburra seca-amarelada, pulso Transbordante-Rápido.

Calor no Fígado e na Vesícula Biliar

Garganta seca, gosto amargo na boca, sede, visão turva, dor no hipocôndrio, náuseas, dor de cabeça, olhos vermelhos, língua Vermelha com laterais mais vermelhas e saburra seca-amarelada, pulso em Corda-Rápido.

Padrão do *Yang* Menor (Seis Estágios)

Garganta seca, gosto amargo na boca, dor e plenitude no hipocôndrio, alternância de calafrios e sensação de calor com predominância do primeiro, irritabilidade, saburra da língua branca unilateral, pulso em Corda.

Padrão de Calor na Vesícula Biliar (Nível do *Qi* dos Quatro Níveis)

Secura da garganta, sede, gosto amargo na boca, dor nos hipocôndrios, alternância de calafrios e sensação de calor (que predomina), irritabilidade, saburra da língua amarelada unilateral, pulso em Corda-Rápido.

Vento-Secura-Calor que invade os Pulmões

Garganta seca com início súbito, dor de garganta, prurido na garganta, aversão ao frio, febre, tosse seca, nariz congestionado ou escorrendo com secreção amarelada, dor de cabeça, dores no corpo, discreta sudorese, sede moderada, amígdalas aumentadas, nariz ressecado, língua ligeiramente Vermelha nas laterais, na área do tórax ou na parte anterior, pulso Flutuante-Rápido.

10. VOZ ROUCA OU PERDA DA VOZ

Ver Parte 4, *Audição*, Capítulo 53; Parte 2, *Interrogatório*, Capítulo 36.

a) Vazio

Deficiência do *Yin* do Pulmão e do Rim

Rouquidão crônica, garganta seca à noite, prurido na garganta, tosse seca que piora ao anoitecer, corpo fino, falta de ar por esforço, lombalgia, sudorese noturna, tontura, tinidos, deficiência auditiva, urina escassa, língua de cor normal sem saburra, pulso Flutuante-Vazio.

Acupuntura

P-7 *Lieque* com R-6 *Zhaohai* (Vaso da Concepção), P-9 *Taiyuan*, VC-12 *Zhongwan*, BP-6 *Sanyinjiao*, R-3 *Taixi*, VC-4 *Guanyuan*, VC-23 *Lianquan*.

Deficiência do *Yin* do Pulmão

Rouquidão crônica da voz, tosse seca ou com pouco muco pegajoso, voz fraca, boca e garganta secas, prurido na garganta, cansaço, aversão a conversar, corpo fino ou tórax estreito, sudorese noturna, língua de cor normal sem saburra (ou com saburra sem raiz) na parte anterior, pulso Flutuante-Vazio.

Acupuntura

P-7 *Lieque* com R-6 *Zhaohai* (Vaso da Concepção), P-9 *Taiyuan*, VC-12 *Zhongwan*, BP-6 *Sanyinjiao*, VC-23 *Lianquan*.

b) Outros padrões

Invasão de Vento-Calor e Secura

Rouquidão com início súbito, garganta seca com início súbito, dor de garganta, prurido na garganta, aversão ao frio, febre, tosse seca, nariz congestionado ou escorrendo com secreção amarelada, dor de cabeça, dores no corpo, discreta sudorese, sede moderada, amígdalas aumentadas, nariz ressecado, língua ligeiramente Vermelha nas laterais, na área do tórax ou na parte anterior, pulso Flutuante-Rápido.

Calor no Pulmão

Rouquidão da voz, dor de garganta, sensação de bloqueio da garganta, tosse, discreta falta de ar, sensação de calor, dor no peito, batimento das asas do nariz, sede, face avermelhada, língua Vermelha com saburra amarelada, pulso Transbordante-Rápido.

Estase de Sangue e Fleuma

Rouquidão crônica da voz, dor de garganta, sensação de obstrução da garganta, espessamento das cordas vocais, nódulos nas cordas vocais, inchaço da garganta, dor de cabeça, dor no peito, sensação de opressão do tórax, muco na garganta, língua Arroxeada, pulso em Corda.

11. MANCHAS BRANCAS PURULENTAS NA GARGANTA

a) Calor Tóxico Epidêmico no Exterior

Pontos brancos purulentos na garganta, pequenos e com margens distintas, garganta dolorida e inchada, amígdalas aumentadas, febre, aversão ao frio, dor de cabeça, dores no corpo, saburra da língua fina e esbranquiçada, pulso Flutuante-Rápido.

b) Calor Tóxico Epidêmico no Interior

Pontos brancos purulentos na garganta, grandes e que podem sangrar; garganta vermelha, inchada e dolorida; febre alta, sudorese profusa, face avermelhada, sede, agitação mental, sensação de calor, língua Vermelha com saburra amarelada, pulso Transbordante-Rápido.

c) Fleuma Turva na garganta

Quadro crônico de pontos purulentos esbranquiçados na garganta, cútis baça e com aspecto pastoso, agitação mental, sensação de opressão no tórax, sibilos, expectoração de muco, tosse forte, voz rouca, língua Aumentada com saburra branca, pulso Deslizante.

d) Deficiência do Yin do Pulmão e do Rim

Pontos brancos purulentos na garganta, garganta seca, tosse seca que piora ao anoitecer, garganta e boca secas, corpo fino, falta de ar por esforço, lombalgia, sudorese noturna, tontura, tinidos, deficiência auditiva, micção escassa, língua de cor normal sem saburra, pulso Flutuante-Vazio.

e) Deficiência do Yin do Pulmão e do Rim com Calor Vazio

Pontos brancos purulentos na garganta, garganta seca à noite, tosse seca que piora ao anoitecer, corpo fino, falta de ar por esforço, lombalgia, sudorese noturna, tontura, tinidos, deficiência auditiva, micção escassa, sensação de calor ao anoitecer, calor nos cinco palmos, *flush* malar, sede com vontade de beber líquidos em pequenos goles, língua Vermelha sem saburra, pulso Flutuante-Vazio e Rápido.

f) Calor nos Pulmões e no Estômago

Pontos brancos purulentos na garganta, garganta inchada, garganta dolorida, amígdalas aumentadas, tosse, ligeira falta de ar, sensação de calor, dor no peito, batimento das asas do nariz, sede, face avermelhada, dor epigástrica em queimação, regurgitação ácida, náuseas, fome excessiva, mau hálito, língua Vermelha com saburra amarelada, pulso Transbordante-Rápido.

g) Deficiência do Yang do Rim

Pontos brancos purulentos na garganta, lombalgia, joelhos frios, sensação de frio na região lombar, sensação de frio, pernas fracas, cútis branco-brilhante, joelhos fracos, cansaço, lassidão, micção abundante de urina clara, micção escassa de urina clara, micção noturna, apatia, edema da parte inferior das pernas, infertilidade em mulheres, fezes amolecidas, depressão, impotência, ejaculação precoce, baixa contagem de espermatozoides, esperma frio e fino, libido diminuída, língua Pálida e úmida, pulso Profundo-Fraco.

12. SENSAÇÃO DE OBSTRUÇÃO DA GARGANTA

Ver Parte 2, *Interrogatório*, Capítulo 36.

a) Cheio

Estagnação do Qi do Fígado

Sensação de bolo na garganta que vem e vai de acordo com o estado emocional, distensão nos hipocôndrios ou no epigástrio, irritabilidade, mau humor, tensão pré-menstrual, pulso em Corda.

Acupuntura

F-3 *Taichong*, TA-6 *Zhigou*, PC-6 *Neiguan*, IG-4 *Hegu*.

Estagnação do Qi do Pulmão e do Estômago

Sensação de bolo na garganta que vem e vai de acordo com o estado emocional, tristeza, preocupação, pesar, depressão, ligeira sensação de aperto, opressão ou distensão do tórax, discreta falta de ar, dificuldade de engolir, suspiros, irritabilidade, dor e distensão epigástricas, eructação, náuseas, vômito, soluços, língua ligeiramente Vermelha nas laterais, nas áreas do tórax, pulso ligeiramente em Corda à direita.

Acupuntura

P-7 *Lieque*, PC-6 *Neiguan*, IG-4 *Hegu*, C-7 *Shenmen*.

Estagnação do Qi e Fleuma

Sensação de bolo na garganta, muco na garganta que precisa ser removido com frequência, expectoração de pouco muco, sensação de opressão no tórax, irritabilidade, língua Aumentada com saburra pegajosa, pulso Deslizante-em Corda.

Acupuntura

IG-4 *Hegu*, P-7 *Lieque*, PC-6 *Neiguan*, E-40 *Fenglong*, VC-9 *Shuifen*, VC-5 *Shimen*, B-22 *Sanjiaoshu*.

b) Outros padrões

Deficiência do Yin do Pulmão

Sensação de bolo na garganta, garganta seca à noite, prurido na garganta, tosse seca ou com pouco muco pegajoso, voz fraca e/ou rouca, cansaço, aversão a conversar, corpo fino ou tórax estreito, sudorese noturna, língua de cor normal sem saburra (ou com saburra sem raiz) na parte anterior, pulso Flutuante-Vazio.

Deficiência do Yin do Rim

Ligeira sensação de bolo na garganta, garganta seca à noite, tontura, tinidos, deficiência auditiva, memória fraca, sudorese noturna, vertigem, lombalgia, dor nos ossos, emissões noturnas, constipação intestinal, urina escassa e escura, infertilidade, ejaculação precoce, cansaço, lassidão, depressão, discreta ansiedade, língua de cor normal sem saburra, pulso Flutuante-Vazio.

> **NOTA CLÍNICA**
>
> Pela minha experiência, a sensação de obstrução na garganta indica fortemente estresse emocional com estagnação do *Qi*. Note que isso nem sempre está relacionado com o Fígado, podendo também estar relacionado com os Pulmões ou com o Coração. *Ban Xia Hou Po Tang* é indicado para estagnação do *Qi* do Pulmão na garganta por preocupação ou pesar.

13. VERMELHIDÃO NA ÁREA EXTERNA DA GARGANTA

Ver Parte 1, *Observação*, Capítulo 10.

Aqui, "vermelhidão na garganta" não se refere a hiperemia da parte interna da garganta (faringe), mas à vermelhidão na pele sobre a garganta.

a) Fogo no Coração

Vermelhidão na garganta que piora quando o paciente fala, sede, gosto amargo na boca, palpitações, ansiedade, face avermelhada, língua Vermelha com ponta mais vermelha e saburra amarelada, pulso Transbordante-Rápido.

b) Deficiência do *Yin* do Coração com Calor Vazio

Vermelhidão "flutuante" na garganta, boca e garganta secas, palpitações, insônia, sono perturbado pelos sonhos, memória fraca, ansiedade, agitação mental, sensação de calor ao anoitecer, *flush* malar, sudorese noturna, calor nos cinco palmos, língua Vermelha com ponta mais vermelha sem saburra, pulso Flutuante-Vazio e Rápido.

c) Calor no Pulmão

Vermelhidão na garganta, garganta seca, sede, tosse, ligeira falta de ar, sensação de calor, dor no peito, batimento das asas do nariz, face avermelhada, língua Vermelha com saburra amarelada, pulso Transbordante-Rápido.

d) Deficiência do *Yin* do Pulmão com Calor Vazio

Vermelhidão "flutuante" na garganta, *flush* malar, tosse seca ou com pouco muco pegajoso, boca e garganta secas à noite, sudorese noturna, cansaço, sensação de calor ou febre baixa ao anoitecer, calor nos cinco palmos, corpo fino, língua Vermelha sem saburra, pulso Flutuante-Vazio e Rápido.

e) Ascensão do *Yang* do Fígado

Vermelhidão "flutuante" na garganta, dor de cabeça, tontura, tinidos, irritabilidade, face avermelhada, pulso em Corda.

f) Fogo no Fígado

Vermelhidão na garganta, sede, gosto amargo na boca, face avermelhada, irritabilidade, propensão a explosões de raiva, dor de cabeça, constipação intestinal, urina escura, língua Vermelha com laterais mais vermelhas e saburra seca amarelada, pulso em Corda-Rápido.

> **NOTA CLÍNICA**
>
> Percebi que a vermelhidão da pele da região da garganta que surge quando o paciente fala indica ansiedade grave com Calor Cheio ou Calor Vazio.

Boca, Língua, Dentes, Gengivas, Lábios, Palato e Sulco Nasolabial

SEÇÃO 1 PARTE 5

60

CONTEÚDO DO CAPÍTULO

Boca, 504
Úlceras na boca, 504
Aftas, 505
Fissuras nos cantos da boca, 505
Prurido ao redor da boca, 506
Salivação nos cantos da boca, 506
Boca trêmula, 506
Boca aberta, 506
Desvio da boca, 507

Língua, 507
Prurido na língua, 507
Língua dolorida, 507
Dormência da língua, 508
Úlceras na língua, 508
Vazio/Cheio, 508
Outros padrões, 509

Dentes, 509
Dor de dente, 509
Cáries dentárias, 509
Mobilidade dos dentes, 510
Ranger dos dentes, 510
Placa, 510
Dentes secos e brancos, 511
Dentes secos e opacos, 511
Dentes secos e amarelados, 511
Dentes acinzentados, 511
Dentes superiores úmidos e dentes inferiores secos, 511

Gengivas, 512
Gengivas inflamadas, 512
Sangramento das gengivas, 512
Retração das gengivas, 513

Gengivas com exsudação de pus, 513
Gengivas pálidas, 513
Gengivas vermelhas, 514
Gengivas arroxeadas, 514

Lábios, 514
Lábios pálidos, 514
Lábios vermelhos, 514
Lábios arroxeados, 515
Lábios azul-esverdeados, 515
Lábios amarelados, 515
Lábios secos e rachados, 515
Lábios trêmulos, 516
Lábios descascados, 516
Lábios inchados, 516
Lábios invertidos, 516
Lábios caídos, 517
Cor do lábio anormal na gravidez, 517

Palato, 517
Palato pálido, 517
Palato baço e pálido, 517
Palato amarelado, 517
Palato vermelho, 517
Palato arroxeado, 518

Sulco Nasolabial, 518
Sulco nasolabial achatado, 518
Sulco nasolabial com aspecto duro, 518
Sulco nasolabial pálido, 518
Sulco nasolabial avermelhado, 518
Sulco nasolabial azul-esverdeado, 518
Sulco nasolabial escuro, 519

Os seguintes sintomas serão discutidos:
1. Boca
   a), Úlceras na boca
   b), Aftas
   c), Fissuras nos cantos da boca
   d), Prurido ao redor da boca
   e), Salivação pelos cantos da boca
   f), Boca trêmula
   g), Boca aberta
   h), Desvio da boca
2. Língua
   a), Prurido na língua
   b), Língua dolorida
   c), Dormência da língua
   d), Úlceras na língua
3. Dentes
   a), Dor de dente
   b), Cáries dentárias
   c), Mobilidade dos dentes
   d), Ranger dos dentes
   e), Placa
   f), Dentes ressecados e brancos
   g), Dentes ressecados e opacos
   h), Dentes ressecados e amarelados
   i), Dentes acinzentados
   j), Dentes superiores úmidos e dentes inferiores ressecados
4. Gengivas
   a), Inflamação das gengivas
   b), Sangramento das gengivas
   c), Retração das gengivas
   d), Exsudação de pus das gengivas
   e), Gengivas pálidas
   f), Gengivas vermelhas
   g), Gengivas arroxeadas
5. Lábios
   a), Lábios pálidos
   b), Lábios vermelhos
   c), Lábios arroxeados

d), Lábios azul-esverdeados
e), Lábios amarelados
f), Lábios secos ou rachados
g), Lábios trêmulos
h), Lábios descascados
i), Lábios aumentados
j), Lábios invertidos
k), Lábios caídos
l), Cor anormal do lábio na gravidez
6. Palato
   a), Palato pálido
   b), Palato opaco e pálido
   c), Palato amarelado
   d), Palato vermelho
   e), Palato arroxeado
7. Sulco nasolabial
   a), Sulco nasolabial achatado
   b), Sulco nasolabial rígido
   c), Sulco nasolabial pálido
   d), Sulco nasolabial avermelhado
   e), Sulco nasolabial azul-esverdeado
   f), Sulco nasolabial escuro.

1. BOCA

Os seguintes sinais relacionados com a boca serão discutidos:
a), Úlceras na boca
b), Aftas
c), Fissuras nos cantos da boca
d), Prurido ao redor da boca
e), Salivação dos cantos da boca
f), Boca trêmula
g), Boca muito aberta
h), Desvio da boca.

a) Úlceras na boca

Ver Parte 1, *Observação*, Capítulo 8; Parte 2, *Interrogatório*, Capítulo 35.

Cheio

Calor no Estômago

Úlceras com margens vermelhas nas gengivas ou no interior das bochechas, sangramento das gengivas, sede, mau hálito, dor epigástrica em queimação, regurgitação ácida, náuseas, fome excessiva, sensação de calor, língua Vermelha com saburra amarelada, pulso Transbordante-Rápido.

Acupuntura

E-44 *Neiting*, IG-4 *Hegu*, IG-11 *Quchi*.

Fogo no Coração

Úlceras na língua, sede, gosto amargo na boca, palpitações, agitação mental, sensação de agitação, insônia, sono perturbado por sonhos, sensação de calor, face avermelhada, língua Vermelha com ponta mais vermelha e saburra amarelada, pulso Transbordante e Rápido.

Acupuntura

C-8 *Shaofu*, IG-11 *Quchi*, IG-4 *Hegu*.

Vazio

Deficiência do Qi do Estômago e do Baço com Fogo Yin

Úlceras pálidas nas gengivas ou na parte interna das bochechas, face ligeiramente avermelhada ou pálida com cor vermelho flutuante nas bochechas, sensação recorrente e intermitente de calor na face, mas com membros frios, dor de garganta intermitente, boca seca, lábios secos, exaustão, falta de apetite, má digestão, membros fracos, língua Pálida, pulso Fraco ou Transbordante-Vazio. Essas úlceras decorrem de Fogo-*Yin*, conforme descrito por Li Dong Yuan em seu livro *Discussion on Stomach and Spleen* (ver Capítulo 55).

Acupuntura

VC-4 *Guanyuan*, VC-6 *Qihai*, VC-12 *Zhongwan*, IG-4 *Hegu*, BP-9 *Yinlingquan*.

Vazio/Cheio

Deficiência do Yin com Calor Vazio

Úlceras com margem pálida que pioram por excesso de trabalho e falta de sono, garganta seca à noite, sensação de calor ao anoitecer, sudorese noturna, calor nos cinco palmos, *flush* malar, língua Vermelha sem saburra, pulso Flutuante-Vazio e Rápido. Outros sintomas e sinais dependem do órgão envolvido.

Acupuntura

BP-6 *Sanyinjiao*, R-3 *Taixi*, VC-4 *Guanyuan* para nutrir o *Yin*. Outros pontos para dispersar o Calor Vazio dependem do órgão envolvido.

Outros padrões

Fogo no Fígado

Úlceras muito doloridas e vermelhas na parte interna das bochechas, sede, gosto amargo na boca, dor de cabeça, face avermelhada, tontura, tinidos, irritabilidade, propensão a explosões de raiva, constipação intestinal, urina escura, língua Vermelha com laterais mais vermelhas e saburra amarelada e seca, pulso em Corda-Rápido.

Calor Tóxico

Úlceras vermelhas e purulentas na parte interna das bochechas que exsudam pus amarelado e pegajoso; febre, sede, língua Vermelha com pontos vermelhos e saburra espessa-pegajosa-amarelada, pulso Transbordante-Deslizante-Rápido.

Invasão de Vento-Calor com Fleuma

Úlceras vermelhas e inchadas na parte interna das bochechas que exsudam pus espesso e amarelado; aversão ao frio, febre, tosse, dor de garganta, nariz congestionado ou escorrendo com secreção amarelada, dor de cabeça, dores no corpo, discreta sudorese, sede moderada, amígdalas aumentadas, náuseas, vômito, sensação de opressão do tórax, língua ligeiramente Vermelha nas laterais, na área do tórax ou na parte anterior, pulso Flutuante-Rápido.

Invasão de Vento-Frio com deficiência do Rim

Úlceras inchadas e com rebordo esbranquiçado na parte interna das bochechas; aversão ao frio, febre, tosse, prurido na garganta, ligeira falta de ar, nariz congestionado ou escorrendo com secreção clara aquosa, espirros, dor de cabeça occipital, dores no corpo, saburra da língua fina e esbranquiçada, lombalgia, tontura, tinidos, língua Pálida, pulso Flutuante-Tenso.

> **NOTA CLÍNICA**
>
> Em mulheres, para úlceras da boca localizadas nas gengivas ou na parte interna das bochechas, deve-se tratar o Vaso da Concepção, independentemente do padrão que as esteja causando. Se estiverem na língua, tratar o canal do Coração, especialmente C-5 *Tongli*.

b) Aftas

Ver Parte 1, *Observação*, Capítulo 8; Parte 2, *Interrogatório*, Capítulo 35.

Cheio

Invasão de Vento-Calor

Aftas no canto da boca ou na margem do lábio superior, aversão ao frio, febre, tosse, dor de garganta, nariz congestionado ou escorrendo com secreção amarelada, dor de cabeça, dores no corpo, discreta sudorese, sede moderada, amígdalas aumentadas, língua ligeiramente Vermelha nas laterais, na área do tórax ou na parte anterior, pulso Flutuante-Rápido.

Acupuntura

IG-4 *Hegu*, TA-5 *Waiguan*, B-12 *Fengmen*, P-7 *Lieque*, IG-11 *Quchi*.

Umidade-Calor no Estômago

Aftas no canto da boca ou na margem do lábio inferior, gosto pegajoso na boca, sede sem vontade de beber líquidos, dor facial, nariz congestionado ou com secreção espessa-pegajosa, sensação de plenitude e dor no epigástrio, sensação de peso, náuseas, sensação de calor, cútis baço-amarelada, língua Vermelha com saburra pegajosa-amarelada, pulso Deslizante-Rápido.

Acupuntura

VC-12 *Zhongwan*, VC-9 *Shuifen*, BP-9 *Yinlingquan*, IG-11 *Quchi*, VC-5 *Shimen*, B-22 *Sanjiaoshu*.

Vazio/Cheio

Deficiência do Yin do Estômago com Calor Vazio

Aftas no canto da boca ou na margem do lábio inferior, boca seca ao anoitecer, dor epigástrica surda ou em queimação, sensação de calor à tarde, sede com vontade de beber líquidos em pequenos goles, fezes ressecadas, discreta sensação de plenitude após comer, sudorese noturna, calor nos cinco palmos, sangramento das gengivas, língua Vermelha (ou Vermelha apenas no centro) sem saburra no centro, pulso Flutuante-Vazio e Rápido.

Acupuntura

E-44 *Neiting*, BP-6 *Sanyinjiao*, VC-12 *Zhongwan*, E-36 *Zusanli*, IG-4 *Hegu*, IG-11 *Quchi*.

Outros padrões

Calor no Estômago

Aftas no canto da boca ou na margem do lábio inferior, mau hálito, sede, dor epigástrica em queimação, regurgitação ácida, náuseas, fome excessiva, sensação de calor, língua Vermelha com saburra amarelada, pulso Transbordante-Rápido.

Calor no Intestino Grosso

Aftas no lábio superior, constipação intestinal com fezes ressecadas, sensação de queimação na boca, língua seca, queimação e inchaço no ânus, urina escassa e escura, saburra da língua seca espessa-amarelada (ou acastanhada ou enegrecida), pulso Cheio-Rápido (geralmente em Corda nas posições Posteriores).

Umidade-Calor no Intestino Grosso

Aftas no lábio superior, dor abdominal que não melhora pela evacuação, diarreia, muco e sangue nas fezes, fezes com odor ofensivo, queimação no ânus, urina escassa e escura, febre, sudorese que não diminui a febre, sensação de calor, sede sem vontade de beber líquidos, sensação de peso do corpo e dos membros, sensação de opressão do tórax e do epigástrio, língua Vermelha com saburra pegajosa-amarelada, pulso Deslizante-Rápido ou pulso Deslizante e em Corda nas duas posições Posteriores.

> **NOTA CLÍNICA**
>
> Uso o ponto IG-4 *Hegu* contralateral ao canto da boca; ou seja, no lado esquerdo para afta à direita, e vice-versa.

c) Fissuras nos cantos da boca

Ver Parte 1, *Observação*, Capítulo 8.

Calor no Estômago

Fissuras nos cantos da boca, sede, dor epigástrica em queimação, regurgitação ácida, náuseas, fome excessiva, mau hálito, sensação de calor, língua Vermelha com saburra amarelada, pulso Transbordante-Rápido.

Deficiência do Yin do Estômago

Fissuras nos cantos da boca, boca seca com vontade de beber água aos golinhos, falta de apetite ou fome discreta sem vontade de comer, constipação intestinal (fezes ressecadas), dor epigástrica surda ou ligeiramente em queimação, boca e garganta secas especialmente à tarde, discreta sensação de plenitude após comer, língua de cor normal sem saburra ou sem saburra no centro, pulso Flutuante-Vazio.

Deficiência do Yin do Estômago com Calor Vazio

Fissuras nos cantos da boca, boca e garganta secas especialmente à tarde, sede com vontade de beber líquidos em pequenos goles, sangramento das gengivas, dor epigástrica surda ou em queimação, sensação de calor à tarde, fezes ressecadas, discreta sensação de plenitude após comer, sudorese noturna, calor nos cinco palmos, sangramento das gengivas, língua Vermelha (ou Vermelha apenas no centro) sem saburra no centro, pulso Flutuante-Vazio e Rápido.

d) Prurido ao redor da boca

Calor no Estômago

Prurido intenso ao redor da boca, especialmente nos cantos e abaixo da boca; aftas, mau hálito, dor epigástrica em queimação, sede, regurgitação ácida, náuseas, fome excessiva, sensação de calor, língua Vermelha com saburra amarelada, pulso Transbordante-Rápido.

Deficiência de Sangue com Vento Vazio

Discreto prurido ao redor da boca, secura ao redor da boca, cor esverdeada ao redor da boca, boca trêmula, tiques faciais, discreto batimento da pálpebra, visão turva, moscas volantes, dormência ou formigamento unilateral de um membro, língua Pálida e Fina, pulso Áspero ou Fino e ligeiramente em Corda.

Umidade-Calor no Estômago e no Baço

Prurido ao redor da boca, erupção úmida ao redor da boca, aftas, gosto pegajoso na boca, sede sem vontade de beber líquidos, sensação de plenitude e dor no epigástrio e no abdome inferior, falta de apetite, sensação de peso, náuseas, fezes amolecidas com odor ofensivo, sensação de calor, cútis baça-amarelada, gosto pegajoso na boca, língua Vermelha com saburra pegajosa-amarelada, pulso Deslizante-Rápido.

Desarmonia dos Vasos Penetrador e da Concepção

Prurido ao redor da boca durante a menstruação ou durante a menopausa, lombalgia, tontura, tinidos, menstruação irregular. Outros sintomas e sinais dependem se há deficiência do *Yin* do Rim ou do *Yang* do Rim.

> **NOTA CLÍNICA**
> A área ao redor da boca é controlada pelo canal do Fígado e pelos Vasos Penetrador e da Concepção.

e) Salivação nos cantos da boca

Ver Parte 1, *Observação*, Capítulo 8.

Deficiência do *Qi* do Baço

Salivação nos cantos da boca, falta de apetite, cansaço, ligeira distensão abdominal, cútis pálida, fezes amolecidas, língua Pálida, pulso Vazio.

Deficiência do *Qi* do Pulmão com Frio Vazio

Salivação nos cantos da boca, quadro crônico de nariz escorrendo com secreção aquosa e esbranquiçada, espirros, discreta falta de ar, tosse moderada, voz fraca, sudorese espontânea durante o dia, aversão a falar, cútis branco-brilhante, propensão a se resfriar, cansaço, aversão ao frio, sensação de frio, membros frios, língua Pálida, pulso Fraco.

Calor no Estômago e no Baço

Salivação nos cantos da boca, língua dolorida, úlceras na boca, boca e lábios secos, dor epigástrica e/ou abdominal em queimação, sede, regurgitação ácida, náuseas, mau hálito, sensação de calor, fome excessiva, ponta do nariz avermelhada, fezes ressecadas, urina escassa e escura, cútis amarelada, língua Vermelha com saburra seca-amarelada, pulso Transbordante-Rápido. Essa salivação é decorrente de Calor no Estômago em ascensão, fazendo com que os fluidos da boca evaporem.

Vento-Fleuma

Salivação nos cantos da boca, tontura grave, visão turva, tremores, dormência ou formigamento dos membros, tinidos, náuseas, muco na garganta, sensação de opressão no tórax, língua Rígida ou Desviada e Aumentada, pulso em Corda-Deslizante.

Invasão de Vento Externo

Salivação nos cantos da boca, dormência da face, desvio do olho e da boca, incapacidade de fechar completamente a pálpebra, olhos lacrimejantes. Não se trata de uma invasão de Vento externo no sistema do *Qi* Defensivo do Pulmão (como quando uma pessoa fica resfriada), mas de uma invasão de Vento externo atacando os canais da face, causando paralisia facial (paralisia de Bell).

f) Boca trêmula

Deficiência do Sangue do Fígado e do *Yin* do Fígado com Vento Interno

Boca ligeiramente trêmula, tontura, dormência ou formigamento dos membros, visão turva, moscas volantes, olhos ressecados, menstruação escassa, cútis baço-pálida, mas com maçãs do rosto avermelhadas, unhas fracas e quebradiças, pele e cabelo ressecados, sudorese noturna. As apresentações da língua e do pulso dependem se o que predomina é a deficiência de Sangue ou a deficiência de *Yin*.

Estagnação do *Qi* e Fleuma

Boca trêmula, salivação nos cantos da boca, distensão epigástrica ou abdominal, sensação de congestão da cabeça, muco na garganta, sensação de opressão do tórax, irritabilidade, sensação de bolo na garganta, pulso em Corda-Deslizante.

Calor no Estômago

Boca trêmula, sede, mau hálito, dor epigástrica em queimação, regurgitação ácida, náuseas, fome excessiva, sensação de calor, língua Vermelha com saburra amarelada, pulso Transbordante-Rápido.

Vento no Fígado

Boca trêmula, tremores, tontura grave, tinidos, dor de cabeça, dormência dos membros, tiques, língua Rígida, Desviada ou Móvel, pulso em Corda.

g) Boca aberta

Ver Parte 1, *Observação*, Capítulo 8.

Deficiência do *Qi* do Pulmão com Fleuma

Boca aberta, tosse crônica que piora por esforço, muco escasso difícil de expectorar ou muco diluído aquoso, sudorese espontânea, sensação de frio, falta de ar, sensação de opressão do tórax, voz fraca, língua Pálida e ligeiramente Aumentada na parte anterior, pulso Vazio na posição Anterior direita e ligeiramente Deslizante.

Fogo no Coração

Boca aberta, úlceras na língua, face avermelhada, palpitações, sede, agitação mental, sensação de agitação, insônia, sono perturbado por sonhos, sensação de calor, gosto amargo na boca, língua Vermelha com ponta mais vermelha e saburra amarelada, pulso Transbordante-Rápido.

Deficiência do *Qi* do Coração

Boca aberta, palpitações, embotamento mental, falta de ar por esforço, face pálida, cansaço, discreta depressão, sudorese espontânea, língua Pálida, pulso Vazio.

h) Desvio da boca

Ver Parte 1, *Observação*, Capítulo 8.

Vento no Fígado

Desvio da boca, tremores, tontura grave, tinidos, dor de cabeça, dormência dos membros, tiques, língua Rígida, Desviada ou Móvel, pulso em Corda.

Vento no Fígado e Fleuma

Desvio da boca, tontura grave, visão turva, tremores, dormência ou formigamento dos membros, tinidos, náuseas, muco na garganta, sensação de opressão do tórax, língua Rígida ou Desviada e Aumentada, pulso em Corda-Deslizante.

Invasão de Vento-Frio nos canais da face

Desvio súbito da boca, dormência da face. Trata-se de invasão de Vento-Frio não na porção do *Qi* Defensivo do Pulmão (como na gripe e no resfriado comum), mas nos canais da face.

Estagnação do *Qi* do Fígado

Desvio intermitente da boca, dependendo do estado emocional, distensão no hipocôndrio ou no epigástrio, irritabilidade, mau humor, sensação de bolo na garganta, tensão pré-menstrual, pulso em Corda.

Deficiência de *Qi* e de Sangue

Discreto desvio da boca, falta de apetite, fezes amolecidas, voz fraca, cansaço, visão turva, tontura, dormência ou formigamento dos membros, palpitações, cútis baço-pálida, língua Pálida, pulso Fraco ou Áspero.

Calor Tóxico nos canais da face

Desvio da boca, sede, gosto amargo na boca, inchaço e dor na face, dor de dente, dor de cabeça, olhos vermelhos, face inchada, língua Vermelha com pontos vermelhos com saburra espessa, pegajosa e amarelada, pulso Transbordante-Deslizante-Rápido.

2. LÍNGUA

Os sinais da língua discutidos neste capítulo são apenas alguns dos seus sinais incomuns; o diagnóstico pela língua propriamente dito é discutido em detalhe nos Capítulos 23 a 27. Os sinais e sintomas da língua discutidos aqui são:
a), Prurido na língua
b), Língua dolorida
c), Dormência da língua
d), Úlceras na língua.

a) Prurido na língua

Ver Parte 2, *Interrogatório*, Capítulo 35.

Fogo no Coração

Prurido na ponta ou na parte anterior da língua, sensação de queimação da língua, palpitações, sede, úlceras na boca e na língua, agitação mental, sensação de agitação, insônia, sono perturbado por sonhos, sensação de calor, face avermelhada, gosto amargo na boca, língua Vermelha com ponta mais vermelha e saburra amarelada, pulso Transbordante-Rápido.

Deficiência do *Yin* do Coração com Calor Vazio

Prurido discreto na língua especialmente ao anoitecer, boca e garganta secas, palpitações, insônia, sono perturbado por sonhos, memória fraca, ansiedade, propensão a se assustar, agitação mental, inquietude, "sente-se aborrecido e com calor", sede com vontade de beber líquidos em pequenos goles, sensação de calor ao anoitecer, *flush* malar, sudorese noturna, calor nos cinco palmos, língua Vermelha, mais vermelha na ponta, ausência de saburra, pulso Flutuante-Vazio e Rápido.

Deficiência do *Yin* do Coração e do Rim

Prurido na língua, palpitações, insônia, sono perturbado por sonhos, ansiedade, memória fraca, tontura, tinidos, deficiência auditiva, lombalgia, sudorese noturna, urina escassa e escura, língua de cor normal sem saburra, pulso Flutuante-Vazio.

Invasão de Vento-Calor

Prurido na língua com início agudo, aversão ao frio, febre, tosse, dor de garganta, nariz congestionado ou escorrendo com coriza amarelada, dor de cabeça, dores no corpo, discreta sudorese, sede moderada, amígdalas aumentadas, língua ligeiramente Vermelha nas laterais, na área do tórax ou na parte anterior, pulso Flutuante-Rápido.

b) Língua dolorida

Ver Parte 2, *Interrogatório*, Capítulo 35.

Fogo no Coração

Língua dolorida especialmente na ponta; úlceras na língua, palpitações, sede, úlceras na boca e na língua, agitação mental, sensação de agitação, insônia, sono perturbado por sonhos, sensação de calor, face avermelhada, gosto amargo na boca, língua Vermelha com ponta mais vermelha e saburra amarelada, pulso Transbordante-Rápido.

Deficiência do *Yin* do Coração com Calor Vazio

Ligeira dor na língua especialmente ao anoitecer; boca e garganta secas, palpitações, insônia, sono perturbado por sonhos, memória fraca, ansiedade, propensão a se assustar, agitação mental, inquietude, "sente-se aborrecido e com calor", boca e garganta secas, sede com vontade de beber líquidos aos goles, sensação de calor ao anoitecer, *flush* malar, sudorese noturna, calor nos cinco palmos, língua Vermelha mais vermelha na ponta, ausência de saburra, pulso Flutuante-Vazio e Rápido.

Fogo no Estômago

Língua dolorida, sangramento das gengivas, mau hálito, sede intensa com vontade de beber líquidos gelados, dor epigástrica em queimação, agitação mental, boca seca, úlceras na boca, fezes ressecadas, regurgitação ácida, náuseas, vômito logo após comer, sensação de calor, língua Vermelha com saburra espessa-seca-amarelo-escura, pulso Profundo-Cheio-Rápido.

Deficiência do *Yin* do Estômago com Calor Vazio

Língua ligeiramente dolorida, dor epigástrica surda ou em queimação, sensação de calor à tarde; boca e garganta secas especialmente à tarde; sede com vontade de beber líquidos em pequenos goles, fezes ressecadas, leve sensação de plenitude após comer, sudorese noturna, calor nos cinco palmos, sangramento das gengivas, língua Vermelha (ou Vermelha apenas no centro) sem saburra no centro, pulso Flutuante-Vazio e Rápido.

Fogo no Fígado

Língua dolorida, sede, gosto amargo na boca, dor de cabeça, face avermelhada, tontura, tinidos, irritabilidade, propensão a explosões de raiva, constipação intestinal, urina escura, língua Vermelha com laterais mais vermelhas e saburra seca-amarelada, pulso em Corda-Rápido.

Fleuma-Fogo perturbando o coração

Língua dolorida, sede, gosto amargo na boca, muco na garganta, palpitações, agitação mental, face avermelhada, sensação de opressão no tórax, expectoração de muco, insônia, sono perturbado por sonhos, agitação, confusão mental, fala incoerente, comportamento impetuoso, riso ou choro descontrolado, gritaria, depressão, comportamento maníaco, língua Vermelha com ponta mais vermelha e aumentada, fissura do Coração com saburra amarelada-pegajosa-seca dentro dela, pulso Deslizante-Rápido ou Deslizante-Transbordante-Rápido.

c) Dormência da língua

Ver Parte 2, *Interrogatório*, Capítulo 35.

Deficiência do Sangue do Coração

Dormência da língua, palpitações, tontura, insônia, sono perturbado por sonhos, memória fraca, ansiedade, propensão a se assustar, cútis pálida e embotada, lábios pálidos, língua Pálida e Fina, pulso Áspero ou Fino.

Fleuma obstruindo o Coração

Dormência da língua, língua aumentada, tontura, sensação de opressão no tórax, muco na garganta, dormência ou formigamento dos membros, saburra da língua pegajosa, pulso Deslizante.

Vento no Fígado

Dormência da língua, tremores, tontura grave, tinidos, dor de cabeça, tiques, convulsões, rigidez do pescoço, tremor dos membros, torcicolo, opistótono, coma (em casos graves), língua Rígida, Móvel ou Desviada, pulso em Corda.

Vento no Fígado e Fleuma

Dormência da língua, desvio da língua, tontura grave, visão turva, tremores, dormência ou formigamento dos membros, tinidos, náuseas, muco na garganta, sensação de opressão do tórax, língua Rígida ou Desviada e Aumentada, pulso em Corda-Deslizante.

Deficiência do *Qi* do Baço

Dormência da língua, falta de apetite, cansaço, ligeira distensão abdominal, cútis pálida, fezes amolecidas, língua Pálida, pulso Vazio.

Estase de Sangue crônica

Dormência da língua, cútis escura, dor de cabeça, dor no peito, agitação mental, dor abdominal, unhas escuras, língua Arroxeada, pulso em Corda.

d) Úlceras na língua

Ver Parte 1, *Observação*, Capítulo 8; Parte 2, *Interrogatório*, Capítulo 35.

Cheio

Fogo no Coração

Úlceras doloridas na língua com margens vermelhas e elevadas; gosto amargo na boca, sede, palpitações, úlceras na boca e na língua, agitação mental, sensação de agitação, insônia, sono perturbado por sonhos, sensação de calor, face avermelhada, língua Vermelha com ponta mais vermelha e saburra amarelada, pulso Transbordante-Rápido.

Acupuntura

C-8 *Shaofu*, IG-4 *Hegu*, IG-11 *Quchi*.

Umidade-Calor no Intestino Delgado

Úlceras na língua com margens vermelhas, urina escura, saburra da língua pegajosa-amarelada, pulso Transbordante-Rápido.

Acupuntura

ID-5 *Yanggu*, IG-4 *Hegu*, IG-11 *Quchi*, BP-9 *Yinlingquan*.

e) Vazio/Cheio

Deficiência do *Yin* do Coração com Calor Vazio

Úlceras na língua com margens brancas, boca e garganta secas, palpitações, insônia, sono perturbado por sonhos, memória fraca, ansiedade, propensão a se assustar, agitação mental, inquietude, "sente-se aborrecido e com calor", sede com vontade de beber líquidos em pequenos goles, sensação de calor ao anoitecer, *flush* malar, sudorese noturna, calor nos cinco palmos, língua Vermelha com ponta mais vermelha e sem saburra, pulso Flutuante-Vazio e Rápido.

Acupuntura

C-6 *Yinxi*, C-8 *Shaofu*, BP-6 *Sanyinjiao*, VC-4 *Guanyuan*, VC-14 *Juque*, IG-4 *Hegu*.

f) Outros padrões

Calor Cheio no Intestino Delgado

Úlceras na boca com margens vermelhas, fezes ressecadas, urina escura, micção dolorida, sangue na urina, dor abdominal, saburra da língua seca-amarelada, pulso Transbordante-Rápido.

> **NOTA CLÍNICA**
> Uso C-5 *Tongli* como ponto para produzir um efeito na língua (além de outros pontos para o padrão relevante).

3. DENTES

Os sinais e sintomas relacionados com os dentes discutidos aqui são:
a), Dor de dente
b), Cáries dentárias
c), Mobilidade dos dentes
d), Ranger dos dentes
e), Placas
f), Dentes secos e brancos
g), Dentes secos e opacos
h), Dentes secos e amarelados
i), Dentes acinzentados
j), Dentes superiores úmidos e dentes inferiores secos.

a) Dor de dente

Ver Parte 2, *Interrogatório*, Capítulo 35.
Dor de dente obviamente exclui causas como abscessos ou problemas com os canais da raiz do dente.

Fogo no Estômago

Dor de dente, especialmente dos dentes inferiores; úlceras na boca, mau hálito, sede intensa com vontade de beber líquidos gelados, sangramento das gengivas, dor epigástrica em queimação, agitação mental, boca seca, fezes ressecadas, regurgitação ácida, náuseas, vômito logo após comer, sensação de calor, regurgitação ácida, língua Vermelha com saburra espessa, seca e amarelo-escura, pulso Profundo-Cheio-Rápido.

Umidade-Calor no Estômago

Dor de dente, gengivas inchadas, gosto pegajoso na boca, sede sem vontade de beber líquidos, sensação de plenitude e dor no epigástrio, sensação de peso, dor facial, nariz congestionado ou com secreção espessa e pegajosa, náuseas, sensação de calor, cútis baço-amarelada, língua Vermelha com saburra amarelada e pegajosa, pulso Deslizante-Rápido.

Deficiência do *Yin* do Estômago com Calor Vazio

Dor de dente, úlceras na boca, boca seca e sede com vontade de beber líquidos em pequenos goles, dor epigástrica surda ou em queimação, sensação de calor à tarde; boca e garganta secas, especialmente à tarde; fezes ressecadas, discreta sensação de plenitude após comer, sudorese noturna, calor nos cinco palmos, sangramento das gengivas, língua Vermelha (ou Vermelha apenas no centro) sem saburra no centro, pulso Flutuante-Vazio e Rápido.

Deficiência do *Qi* do Estômago e do Baço

Dor de dente surda que vem e vai, gengivas fracas, falta de apetite, ligeira distensão abdominal após comer, cansaço, lassidão, cútis pálida, fraqueza dos membros, fezes amolecidas, sensação desconfortável no epigástrio, falta do sentido do paladar, língua Pálida, pulso Vazio.

Calor no Intestino Grosso

Dor de dente grave, especialmente dos dentes superiores; úlceras na boca, sangramento das gengivas, constipação intestinal com fezes ressecadas, sensação de queimação na boca, língua seca, queimação e inchaço no ânus, urina escassa e escura, saburra da língua seca, espessa e amarelada (ou acastanhada ou enegrecida), pulso Cheio-Rápido.

Umidade-Calor no Intestino Grosso

Dor de dente, especialmente dos dentes superiores; sede sem vontade de beber líquidos, úlceras na boca, gosto pegajoso na boca, dor abdominal que não melhora pela evacuação, diarreia, muco e sangue nas fezes, fezes com odor ofensivo, queimação no ânus, urina escassa e escura, febre, sudorese que não reduz a febre, sensação de calor, sensação de peso do corpo e dos membros, língua Vermelha com saburra da língua pegajosa e amarelada, pulso Deslizante-Rápido.

Calor no Baço e no Coração

Dor de dente, sangramento das gengivas, lábios vermelhos, palpitações, sede, úlceras na boca e na língua, agitação mental, sensação de agitação, insônia, sono perturbado por sonhos, sensação de calor, face avermelhada, gosto amargo na boca, dor epigástrica e/ou abdominal em queimação, fome excessiva, ponta do nariz avermelhada, lábios secos, fezes ressecadas, língua Vermelha com saburra seca e amarelada, pulso Transbordante-Rápido.

Invasão de Vento Externo

Dor de dente, aversão ao frio, febre, torcicolo, dor de cabeça occipital, espirros. Outros sintomas e sinais, como os da língua e do pulso, dependem se a invasão for de Vento-Frio ou de Vento-Calor.

"Vento-Frio no Cérebro"

Dor de dente grave que se estende até o cérebro após invasão de Vento externo que não foi dispersado, língua Arroxeada.

b) Cáries dentárias

Ver Parte 1, *Observação*, Capítulo 8.

Umidade-Calor no Estômago e no Baço

Cáries dentárias, especialmente nos dentes inferiores; sangramento das gengivas, lábios vermelhos, sede sem vontade de beber líquidos, gosto pegajoso na boca, sensação de plenitude e dor no epigástrio e no abdome inferior, falta de apetite, sensação de peso, náuseas, fezes amolecidas com odor fétido, sensação de calor, cútis baça-amarelada, língua Vermelha com saburra pegajosa e amarelada, pulso Deslizante-Rápido.

Deficiência do *Qi* do Estômago e do Baço

Cáries dentárias, mobilidade dos dentes, falta de apetite, ligeira distensão abdominal após comer, cansaço, lassidão, cútis pálida, fraqueza dos membros, fezes amolecidas, sensação desconfortável no epigástrio, falta do sentido do paladar, língua Pálida, pulso Vazio.

Umidade-Calor no Intestino Grosso

Cáries dentárias especialmente nos dentes superiores; sede sem vontade de beber líquidos, úlceras na boca, dor abdominal que não melhora pela evacuação, diarreia, muco e sangue nas fezes, odor fétido das fezes, queimação no ânus, urina escassa e escura, febre, sudorese que não reduz a febre, sensação de calor, sensação de peso do corpo e dos membros, língua Vermelha com saburra pegajosa e amarelada, pulso Deslizante-Rápido.

Deficiência do Rim

Cáries dentárias, mobilidade dos dentes, lombalgia, tontura, tinidos, joelhos fracos. Outros sintomas e sinais, inclusive os do pulso e da língua, dependem se a deficiência é do *Yin* do Rim ou do *Yang* do Rim.

c) Mobilidade dos dentes

Ver Parte 1, *Observação*, Capítulo 8.

Calor no Estômago

Mobilidade dos dentes, dor de dente, úlceras na boca, sede, mau hálito, dor epigástrica em queimação, regurgitação ácida, náuseas, fome excessiva, sensação de calor, língua Vermelha com saburra amarelada, pulso Transbordante-Rápido.

Deficiência do Rim

Mobilidade dos dentes, lombalgia, tontura, tinidos, cansaço, pulso Fraco nas duas posições Posteriores. Outros sintomas e sinais dependem se a deficiência é do *Yin* do Rim ou do *Yang* do Rim.

Deficiência do *Yin* do Baço com Calor Vazio

Mobilidade dos dentes, dor de dente, bochechas avermelhadas, falta de apetite, má digestão, ânsia de vômito, fome excessiva, perda do paladar, ligeira dor epigástrica, boca e lábios secos, fezes ressecadas, corpo fino, cútis descorada com ponta do nariz avermelhada, sudorese noturna, sensação de calor ao anoitecer, língua Vermelha sem saburra e com fissuras transversais nas laterais, pulso Flutuante-Vazio e Rápido.

Deficiência do *Yin* do Rim com Calor Vazio

Mobilidade dos dentes, tontura, tinidos, vertigem, memória fraca, deficiência auditiva, sudorese noturna, boca seca à noite, calor nos cinco palmos, sensação de calor ao anoitecer, *flush* malar, ondas de calor da menopausa, sede com vontade de beber líquidos aos goles, lombalgia, dor nos ossos, emissões noturnas com sonhos, constipação intestinal, urina escassa e escura, infertilidade, ejaculação precoce, cansaço, depressão, ansiedade, insônia, sangramento menstrual excessivo, língua Vermelha sem saburra, pulso Flutuante-Vazio e Rápido.

d) Ranger dos dentes

Qi do Fígado que invade o Baço

Ranger dos dentes quando está tenso, irritabilidade, distensão e dor abdominal, alternância entre constipação intestinal e diarreia, fezes às vezes ressecadas e em pelotas e às vezes amolecidas, flatulência, cansaço, língua de cor normal ou ligeiramente Vermelha nas laterais, pulso em Corda à esquerda e Fraco à direita.

Fogo no Estômago e no Coração

Ranger dos dentes, sangramento das gengivas, dor epigástrica em queimação, sede intensa com vontade de beber líquidos gelados, agitação mental, boca seca, úlceras na boca, sangramento das gengivas, fezes ressecadas, regurgitação ácida, mau hálito, náuseas, vômito logo após comer, sensação de calor, palpitações, insônia, sono perturbado por sonhos, sensação de calor, face avermelhada, gosto amargo na boca, língua Vermelha com saburra amarelado-escura, espessa e seca, pulso Profundo-Cheio-Rápido.

Retenção de Alimentos

Ranger dos dentes em crianças, plenitude, dor e distensão do epigástrio que melhoram vomitando, náuseas, vômito de líquidos azedos, mau hálito, regurgitação ácida, eructação, insônia, fezes amolecidas ou constipação intestinal, falta de apetite, saburra da língua espessa, pulso Cheio-Deslizante.

Deficiência de *Qi* e de Sangue

Leve ranger dos dentes, falta de apetite, fezes amolecidas, voz fraca, cansaço, visão turva, tontura, dormência ou formigamento dos membros, palpitações, cútis baça e pálida, língua Pálida, pulso Fraco ou Áspero.

Vento Vazio Interno

Ranger dos dentes, tontura, dor de cabeça, tiques, tremor fino, cansaço, visão turva, memória fraca, pulso Fino e ligeiramente em Corda. A língua pode estar Pálida ou Vermelha sem saburra, dependendo se há deficiência de Sangue ou de *Yin* de base.

Invasão de Vento Externo

Ranger dos dentes, calafrios, aversão ao frio, febre, torcicolo, dor de cabeça occipital, dores no corpo, pulso Flutuante.

e) Placa

Ver Parte 1, *Observação*, Capítulo 8.

Calor no Estômago

Placa, dentes amarelados na junção com as gengivas, sede, mau hálito, dor epigástrica em queimação, regurgitação ácida, náuseas, fome excessiva, sensação de calor, língua Vermelha com saburra amarelada, pulso Transbordante-Rápido.

Calor no Estômago e nos Rins

Placa, dentes amarelados na junção com as gengivas, dor epigástrica em queimação, sede, regurgitação ácida, náuseas, fome excessiva, mau hálito, sensação de calor, urina escura, micção dolorosa, dor nas costas, língua Vermelha com saburra amarelada, pulso Transbordante-Rápido.

Deficiência do *Yin* do Rim

Placa, dentes opacos e amarelados na junção com as gengivas, tontura, tinidos, deficiência auditiva, memória fraca, sudorese noturna, vertigem, boca e garganta secas à noite, lombalgia, dor nos ossos, emissões noturnas, constipação intestinal, urina escassa e escura, infertilidade, ejaculação precoce, cansaço, lassidão, depressão, discreta ansiedade, língua de cor normal sem saburra, pulso Flutuante-Vazio.

f) Dentes secos e brancos

Ver Parte 1, *Observação*, Capítulo 8.

Calor Agudo Interior após invasão de Vento-Calor

Dentes secos e brancos, sensação de calor, febre, sede, sudorese, língua Vermelha com saburra amarelada, pulso Transbordante-Rápido.

Calor no Estômago

Dentes secos e brancos, sede, mau hálito, dor epigástrica em queimação, regurgitação ácida, náuseas, fome excessiva, sensação de calor, língua Vermelha com saburra amarelada, pulso Transbordante-Rápido.

g) Dentes secos e opacos

Ver Parte 1, *Observação*, Capítulo 8.

Deficiência do *Yin* do Rim

Dentes secos e opacos que parecem ossos secos, tontura, tinidos, deficiência auditiva, memória fraca, sudorese noturna, vertigem, boca e garganta secas à noite, lombalgia, dor nos ossos, emissões noturnas, constipação intestinal, urina escassa e escura, infertilidade, ejaculação precoce, cansaço, lassidão, depressão, ligeira ansiedade, língua de cor normal sem saburra, pulso Flutuante-Vazio.

Deficiência do *Yin* do Rim com Calor Vazio

Dentes opacos e muito secos que parecem ossos secos, tontura, tinidos, vertigem, memória fraca, deficiência auditiva, sudorese noturna, boca seca à noite, calor nos cinco palmos, sensação de calor ao anoitecer, *flush* malar, ondas de calor da menopausa, sede com vontade de beber líquidos aos golinhos, lombalgia, dor nos ossos, emissões noturnas com sonhos, constipação intestinal, urina escassa e escura, infertilidade, ejaculação precoce, cansaço, depressão, ansiedade, insônia, sangramento menstrual excessivo, língua Vermelha sem saburra, pulso Flutuante-Vazio e Rápido.

Deficiência do Sangue do Fígado

Dentes opacos e secos, tontura, visão turva, moscas volantes, dormência ou formigamento dos membros, menstruação escassa, cútis baça e pálida, língua Pálida, pulso Áspero ou Fino.

h) Dentes secos e amarelados

Ver Parte 1, *Observação*, Capítulo 8.

Umidade-Calor no Estômago e no Baço com predominância de Calor

Dentes secos e amarelados, cútis baça e amarelada, sensação de plenitude e dor no epigástrio e no abdome inferior, falta de apetite, sensação de peso, sede sem vontade de beber líquidos, náuseas, fezes amolecidas com odor fétido, sensação de calor, cútis baça e amarelada, gosto pegajoso na boca, língua Vermelha com saburra pegajosa e amarelada, pulso Deslizante-Rápido.

Deficiência do *Yin* do Rim

Dentes opacos, amarelados e secos, tontura, tinidos, deficiência auditiva, memória fraca, sudorese noturna, vertigem, boca e garganta secas à noite, lombalgia, dor nos ossos, emissões noturnas, constipação intestinal, urina escassa e escura, infertilidade, ejaculação precoce, cansaço, lassidão, depressão, discreta ansiedade, língua de cor normal sem saburra, pulso Flutuante-Vazio.

Acúmulo de Frio no abdome com Falso *Yang* acima

Dentes amarelados e secos, dor abdominal, sensação de frio, pés frios, língua Pálida, pulso Tenso-Lento.

i) Dentes acinzentados

Ver Parte 1, *Observação*, Capítulo 8.

Deficiência do *Yin* do Rim com Calor Vazio

Dentes secos e acinzentados, tontura, tinidos, vertigem, memória fraca, deficiência auditiva, sudorese noturna, boca seca à noite, calor nos cinco palmos, sensação de calor ao anoitecer, *flush* malar, ondas de calor na menopausa, sede com vontade de beber líquidos aos goles, lombalgia, dor nos ossos, emissões noturnas com sonhos, constipação intestinal, urina escassa escura, infertilidade, ejaculação precoce, cansaço, depressão, ansiedade, insônia, sangramento menstrual excessivo, língua Vermelha sem saburra, pulso Flutuante-Vazio e Rápido.

j) Dentes superiores úmidos e dentes inferiores secos

Ver Parte 1, *Observação*, Capítulo 8.

Deficiência do *Yin* do Rim e do Coração com Calor Vazio do Coração (Rins e Coração não harmonizados)

Dentes superiores úmidos e dentes inferiores secos, boca seca com vontade de beber água em pequenos goles, palpitações, agitação mental, insônia, sono perturbado por sonhos, ansiedade, memória fraca, tontura, tinidos, deficiência auditiva, lombalgia, emissões noturnas com sonhos, sensação de calor ao anoitecer, sudorese noturna, calor nos cinco palmos, urina escassa e escura, fezes ressecadas, língua Vermelha com ponta mais vermelha e fissura do Coração, pulso Flutuante-Vazio e Rápido ou pulso Profundo e Fraco nas duas posições Posteriores e Transbordante nas duas posições Anteriores.

4. GENGIVAS

Os sinais e sintomas associados com as gengivas são:
a), Gengivas inflamadas
b), Sangramento das gengivas
c), Gengivas retraídas
d), Gengivas exsudando pus
e), Gengivas pálidas
f), Gengivas vermelhas
g), Gengivas arroxeadas.

a) Gengivas inflamadas

Ver Parte 1, *Observação*, Capítulo 8; Parte 2, *Interrogatório*, Capítulo 35.

Cheio

Calor no Estômago

Gengivas inflamadas, mau hálito; úlceras na boca especialmente na gengiva inferior; sede, dor epigástrica em queimação, regurgitação ácida, náuseas, fome excessiva, sensação de calor, língua Vermelha com saburra amarelada, pulso Transbordante-Rápido.

Acupuntura

E-44 *Neiting*, IG-4 *Hegu*, E-21 *Liangmen*, IG-11 *Quchi*.

Vazio/Cheio

Deficiência do Yin *do Estômago com Calor Vazio*

Gengivas inflamadas, especialmente a inferior; sangramento das gengivas, úlceras na boca com margens brancas; boca e garganta secas, especialmente à tarde; sede com vontade de beber líquidos em pequenos goles, dor epigástrica surda ou em queimação, sensação de calor à tarde, fezes ressecadas, discreta sensação de plenitude após comer, sudorese noturna, calor nos cinco palmos, língua Vermelha (ou Vermelha apenas no centro) sem saburra no centro, pulso Flutuante-Vazio e Rápido.

Acupuntura

E-44 *Neiting*, BP-6 *Sanyinjiao*, VC-12 *Zhongwan*, E-36 *Zusanli*, IG-4 *Hegu*, IG-11 *Quchi*.

Outros padrões

Invasão de Vento Calor

Gengivas inflamadas, aversão ao frio, febre, tosse, dor de garganta, nariz congestionado ou escorrendo com secreção amarelada, dor de cabeça, dores no corpo, discreta sudorese, sede moderada, amígdalas aumentadas, língua ligeiramente Vermelha nas laterais, na área do tórax ou na parte Anterior, pulso Flutuante-Rápido.

Padrão de Déficit Nutricional que afeta Dentes e Pernas, que se tornam Arroxeadas

Gengivas inchadas, inflamadas e com sangramento, lábios rachados, pernas doloridas, inchaço das pernas, em manchas como nuvens descoloradas como sementes de berinjela crua; dureza da carne, dificuldade de andar. Na verdade, existem duas manifestações desse padrão, uma com Umidade-Frio e a outra com Calor Tóxico. Se houver Umidade-Frio, também haverá sensação de peso, membros frios, edema e dor nas articulações. Se houver Calor Tóxico, haverá gosto amargo na boca, boca seca, sede, mau hálito, língua Vermelha com pontos vermelhos e saburra seca-amarelada-espessa-pegajosa e pulso Transbordante-Deslizante-Rápido.

Padrão de Déficit Nutricional dos Dentes "Andar do Corvo"

Inicialmente, nódulos duros e vermelhos na gengiva; depois de 1 ou 2 dias, as gengivas ficam inflamadas e depois se tornam acinzentadas e enegrecidas; gengivas que sangram com ausência de dor ou prurido, mau hálito, língua Vermelha com saburra amarelada e pegajosa. Esse padrão é mais comum em crianças.

b) Sangramento das gengivas

Ver Parte 1, *Observação*, Capítulo 8; Parte 2, *Interrogatório*, Capítulo 35.

Vazio

Qi *do Baço Deficiente não contendo o Sangue*

Sangramento das gengivas, falta de apetite, ligeira distensão abdominal após comer, cansaço, lassidão, cútis pálida, fraqueza dos membros, fezes amolecidas, ligeira depressão, tendência à obesidade, língua Pálida, pulso Vazio.

Acupuntura

BP-3 *Taibai*, VC-12 *Zhongwan*, B-20 *Pishu*, IG-4 *Hegu*, IG-7 *Wenliu*.

Cheio/Vazio

Deficiência do Yin do Estômago com Calor Vazio

Sangramento das gengivas, boca e garganta secas especialmente à tarde, sede com vontade de beber líquidos em pequenos goles, dor epigástrica surda ou em queimação, sensação de calor à tarde, constipação intestinal (fezes ressecadas), sensação de fome sem vontade de comer, ligeira sensação de plenitude após comer, sudorese noturna, calor nos cinco palmos, sangramento das gengivas, língua Vermelha (ou Vermelha apenas no centro) sem saburra no centro, pulso Flutuante-Vazio e Rápido.

Acupuntura

VC-12 *Zhongwan*, E-36 *Zusanli*, BP-6 *Sanyinjiao*, IG-4 *Hegu*, E-44 *Neiting*, IG-7 *Wenliu*.

Cheio

Fogo no Estômago

Sangramento e dor nas gengivas, mau hálito, sede intensa com vontade de beber líquidos gelados, dor epigástrica em queimação, agitação mental, boca seca, úlceras na boca, sangramento das gengivas, fezes ressecadas, regurgitação ácida, náuseas, vômito logo depois de comer, sensação de calor, regurgitação ácida, língua Vermelha com saburra amarelado-escura seca e pegajosa, pulso Profundo-Cheio-Rápido.

Acupuntura

E-44 *Neiting*, IG-4 *Hegu*, IG-7 *Wenliu*.

Outros padrões

Deficiência do Yin do Rim com Calor Vazio

Sangramento das gengivas, tontura, tinidos, vertigem, memória fraca, surdez, sudorese noturna, boca seca à noite, calor nos cinco palmos, sensação de calor ao anoitecer, *flush* malar, ondas de calor na menopausa, sede com vontade de beber líquidos em pequenos goles, lombalgia, dor nos ossos, emissões noturnas com sonhos, constipação intestinal, urina escassa e escura, infertilidade, ejaculação precoce, cansaço, depressão, ansiedade, insônia, sangramento menstrual excessivo, língua Vermelha sem saburra, pulso Flutuante-Vazio e Rápido.

c) Retração das gengivas

Ver Parte 1, *Observação*, Capítulo 8; Parte 2, *Interrogatório*, Capítulo 35.

Deficiência de Qi e de Sangue

Gengivas retraídas, lábios pálidos, gengivas pálidas, falta de apetite, fezes amolecidas, voz fraca, cansaço, visão turva, tontura, dormência ou formigamento dos membros, palpitações, cútis baça e pálida, língua Pálida, pulso Fraco ou Áspero.

Fogo no Estômago

Gengivas retraídas, gengivas vermelhas, úlceras na boca, sangramento das gengivas, mau hálito, dor epigástrica em queimação, sede intensa com vontade de beber líquidos gelados, agitação mental, sangramento das gengivas, fezes ressecadas, boca seca, úlceras na boca, náuseas, vômito logo depois de comer, regurgitação ácida, mau hálito, sensação de calor, língua Vermelha com saburra amarelado-escura seca e espessa, pulso Profundo-Cheio-Rápido.

Deficiência do Yin do Rim com Calor Vazio

Retração das gengivas, sangramento das gengivas, tontura, tinidos, vertigem, memória fraca, surdez, sudorese noturna, boca seca à noite, calor nos cinco palmos, sensação de calor ao anoitecer, *flush* malar, ondas de calor da menopausa, sede com vontade de beber líquidos em pequenos goles, lombalgia, dor nos ossos, emissões noturnas com sonhos, constipação intestinal, urina escassa e escura, infertilidade, ejaculação precoce, cansaço, depressão, ansiedade, insônia, sangramento menstrual excessivo, língua Vermelha sem saburra, pulso Flutuante-Vazio-Rápido.

> **NOTA CLÍNICA**
>
> Além do Estômago, os Rins também influenciam as gengivas. "Mobilidade dos dentes", na medicina chinesa, é um sinal associado com deficiência do Rim, mas os dentes se tornam moles como consequência de doença gengival.

d) Gengivas com exsudação de pus

Ver Parte 1, *Observação*, Capítulo 8.

Fogo no Estômago

Exsudação de pus das gengivas, abscesso dentário, gengivas vermelhas e inchadas, sangramento das gengivas, dor de dente, mau hálito, dor epigástrica em queimação, sede intensa com vontade de beber líquidos gelados, agitação mental, fezes ressecadas, boca seca, úlceras na boca, náuseas, vômito logo depois de comer, regurgitação ácida, mau hálito, sensação de calor, língua Vermelha com saburra amarelado-escura seca e espessa, pulso Profundo-Cheio-Rápido.

Invasão de Vento-Calor com Calor Tóxico

Exsudação de pus das gengivas, gânglios aumentados, sangramento das gengivas, aversão ao frio, dor de garganta, febre, amigdalite, amígdalas com exsudação de pus, dor de cabeça, língua Vermelha nas laterais com pontos vermelhos e saburra amarelada, pulso Flutuante-Rápido.

Deficiência grave de Qi e de Sangue com Calor Tóxico

Crises crônicas recorrentes de exsudação de pus das gengivas, úlceras nas gengivas de cicatrização lenta, falta de apetite, fezes amolecidas, voz fraca, cansaço, visão turva, tontura, dormência ou formigamento dos membros, palpitações, cútis baça e pálida, língua Pálida, pulso Fraco ou Áspero.

e) Gengivas pálidas

Ver Parte 1, *Observação*, Capítulo 8.

Deficiência do Qi do Baço

Gengivas pálidas, lábios pálidos, falta de apetite, cansaço, ligeira distensão abdominal, cútis pálida, fezes amolecidas, língua Pálida, pulso Vazio.

Deficiência de Sangue

Gengivas baças e pálidas, cansaço, tontura, visão turva, menstruação escassa, língua Pálida, pulso Áspero ou Fraco.

Deficiência do Yang do Baço com Frio Vazio

Gengivas pálido-brilhantes, falta de apetite, ligeira distensão abdominal depois de comer, cansaço, lassidão, cútis pálida, fraqueza dos membros, fezes amolecidas, ligeira depressão, tendência à obesidade, sensação de frio, membros frios, edema, língua Pálida e úmida, pulso Profundo-Fraco.

f) Gengivas vermelhas

Ver Parte 1, *Observação*, Capítulo 8.

Calor no Estômago

Gengivas vermelho-vivo, gengivas inchadas, sangramento das gengivas, sede, mau hálito, dor epigástrica em queimação, regurgitação ácida, náuseas, fome excessiva, sensação de calor, língua Vermelha com saburra amarelada, pulso Transbordante-Rápido.

Deficiência do *Yin* do Estômago com Calor Vazio

Gengivas vermelhas, sangramento das gengivas, sensação de calor à tarde; boca e garganta secas especialmente à tarde; sede com vontade de beber líquidos em pequenos goles, dor epigástrica surda ou em queimação, sensação de calor à tarde, constipação intestinal (fezes ressecadas), sensação de fome sem vontade de comer, ligeira sensação de plenitude depois de comer, sudorese noturna, calor nos cinco palmos, língua Vermelha (ou Vermelha apenas no centro) sem saburra no centro, pulso Flutuante-Vazio e Rápido.

Calor no Baço

Gengivas vermelhas, lábios secos e vermelhos, dor epigástrica e/ou abdominal em queimação, fome excessiva, ponta do nariz avermelhada, úlceras na boca, sede, fezes ressecadas, sensação de calor, urina escassa e escura, cútis amarelada, língua Vermelha com saburra amarelada e seca, pulso Transbordante-Rápido.

Calor Vazio no Baço

Gengivas vermelho-pálidas, falta de apetite, má digestão, ânsia de vômito, fome excessiva, perda do paladar, discreta dor epigástrica, boca e lábios secos, fezes ressecadas, corpo fino, cútis descorada com ponta do nariz avermelhada, sudorese noturna, sensação de calor ao anoitecer, *flush* malar, língua Vermelha sem saburra e fissuras transversais nas laterais, pulso Flutuante-Vazio e Rápido.

g) Gengivas arroxeadas

Ver Parte 1, *Observação*, Capítulo 8.

Estase de Sangue no Estômago

Gengivas arroxeadas, sangramento das gengivas, dor de dente, lábios arroxeados, dor epigástrica grave lancinante que pode piorar à noite; aversão à pressão, náuseas, vômito, possivelmente vômito de sangue, vômito de alimentos parecendo grãos de café, língua Arroxeada, pulso em Corda.

Calor no nível do Sangue em doenças febris

Gengivas roxas, sangramento nas gengivas, erupção macular escura, confusão mental, febre noturna, febre alta, irritabilidade, vômito de sangue, epistaxe, sangue nas fezes, sangue na urina, língua Vermelho-escura sem saburra, pulso Fino-em Corda-Rápido.

5. LÁBIOS

Os sinais associados com os lábios discutidos aqui são:
a), Lábios pálidos
b), Lábios vermelhos
c), Lábios arroxeados
d), Lábios azul-esverdeados
e), Lábios amarelados
f), Lábios secos ou rachados
g), Lábios trêmulos
h), Lábios descascados
i), Lábios inchados
j), Lábios invertidos
k), Lábios caídos
l), Cor anormal do lábio na gravidez.

a) Lábios pálidos

Ver Parte 1, *Observação*, Capítulo 8.

Deficiência do *Qi* e do Sangue do Baço

Lábios pálidos, cútis baço-pálida, falta de apetite, ligeira distensão abdominal depois de comer, cansaço, lassidão, fraqueza dos membros, fezes amolecidas, corpo fino, menstruação escassa ou amenorreia, insônia, dor articular, língua Pálida, pulso Fraco ou Áspero.

Deficiência do Sangue do Fígado

Lábios pálidos, cútis baço-pálida, tontura, visão turva, moscas volantes, dormência ou formigamento dos membros, menstruação escassa, cútis baço-pálida, língua Pálida, pulso Áspero ou Fino.

Deficiência do *Yang* do Baço com Frio Vazio

Lábios pálidos e ligeiramente azulados ou lábios branco-brilhantes, cútis pálida, falta de apetite, ligeira distensão abdominal depois de comer, dor abdominal, cansaço, lassidão, fraqueza dos membros, fezes amolecidas, sensação de frio, membros frios, língua Pálida e úmida, pulso Profundo-Fraco-Lento.

b) Lábios vermelhos

Ver Parte 1, *Observação*, Capítulo 8.

Calor-Cheio

Lábios vermelhos e inchados, sede, fezes ressecadas, sensação de calor, língua Vermelha com saburra amarelada, pulso Transbordante-Rápido. Calor no Coração, Pulmões, Estômago, Fígado, Rins e Baço podem todos causar lábios vermelhos. Outros sintomas e sinais dependem do órgão envolvido.

Deficiência do *Yin* com Calor Vazio

Lábios vermelhos, rachados e secos, boca seca, sede com vontade de beber líquidos em pequenos goles, sensação de calor ao anoitecer, sudorese noturna, calor nos cinco palmos, língua Vermelha sem saburra, pulso Flutuante-Vazio. Calor Vazio no Coração, Pulmões, Estômago, Fígado, Rins e Baço podem todos causar lábios vermelhos. Outros sintomas e sinais dependem do órgão envolvido.

Invasão de Vento-Calor

Lábios vermelhos (especialmente em crianças), aversão ao frio, febre, dor de garganta, dor de cabeça, dores no corpo, ligeira sudorese, língua com laterais e/ou parte anterior Vermelhas, pulso Flutuante-Rápido.

Calor Agudo no nível do *Qi* em doenças febris (Calor)

Lábios vermelhos e inchados, febre, sensação de calor, joga longe as cobertas, sede, sudorese profusa, língua Vermelha com saburra amarelada, pulso Transbordante-Rápido.

Calor Agudo no nível do *Qi* em doenças febris (Fogo)

Lábios vermelhos, inchados, secos e rachados, febre, sensação de calor, sede, boca seca, fezes ressecadas, urina escura, agitação mental, língua Vermelha com saburra seca amarelo-escura ou acastanhada, pulso Profundo-Cheio-Rápido.

c) Lábios arroxeados

Ver Parte 1, *Observação*, Capítulo 8.

Estase de Sangue

Lábios arroxeados, cútis escura, dor de cabeça, dor no tórax, nos hipocôndrios ou no abdome, palpitações, língua Arroxeada, pulso em Corda. Outros sintomas e sinais dependem do órgão envolvido, que pode ser Fígado ou Coração.

Deficiência grave do *Yang* do Baço com Frio Vazio

Lábios arroxeados, cútis pálida, falta de apetite, ligeira distensão abdominal depois de comer, dor abdominal, cansaço, lassidão, fraqueza dos membros, fezes amolecidas, sensação de frio, membros frios, língua Pálida e úmida, pulso Profundo-Fraco-Lento.

Deficiência grave do *Yang* do Rim com Frio Vazio Interno

Lábios arroxeados, cútis escura, lombalgia, joelhos frios, sensação de frio, joelhos fracos, cansaço, lassidão, micção abundante de urina clara, micção noturna, impotência, libido diminuída, língua Pálida e úmida, pulso Profundo-Fraco. Essa é uma deficiência grave do *Yang* do Rim com Frio Vazio Interno que leva a certa estase de Sangue; por essa razão, a cútis é escura, e não pálida, como acontece na deficiência do *Yang*.

Frio Cheio Interno

Lábios azul-arroxeados, cútis branco-brilhante, sensação de frio, membros frios, dor abdominal, cútis pálido-brilhante, saburra da língua esbranquiçada e espessa, pulso Profundo-Cheio-Tenso-Lento. Outros sintomas e sinais dependem do órgão envolvido.

Fleuma Turva nos Pulmões

Lábios azul-arroxeados, gosto pegajoso na boca, falta de ar, expectoração de muco, sibilos, incapacidade de se deitar, sensação de opressão do tórax, saburra da língua pegajosa e suja, pulso Deslizante.

Calor no nível do *Qi* Nutritivo ou no nível do Sangue em doenças febris agudas

Lábios vermelho-arroxeados, febre à noite, agitação e confusão mental, erupção macular, sangramento, língua Vermelha sem saburra, pulso Fino-Rápido.

d) Lábios azul-esverdeados

Ver Parte 1, *Observação*, Capítulo 8.

Frio Interno

Lábios azulados, cútis branco-azulada, sensação de frio, membros frios, dor abdominal. Outros sintomas, incluindo os da língua e do pulso, dependem se for Frio Cheio ou Frio Vazio, além do órgão envolvido.

Estagnação de *Qi* e estase de Sangue

Lábios esverdeados, cútis esverdeada, distensão e dor abdominal, irritabilidade, dor no peito, língua Arroxeada, pulso em Corda ou Áspero. Estagnação do *Qi* do Coração, Pulmão, Estômago ou Fígado pode causar lábios esverdeados. Outros sintomas e sinais dependem do órgão envolvido.

e) Lábios amarelados

Ver Parte 1, *Observação*, Capítulo 8.

Umidade-Calor no Estômago e no Baço

Lábios amarelo-vivos, gosto pegajoso na boca, cútis baço-amarelada, sensação de plenitude e dor no epigástrio e no abdome inferior, falta de apetite, sensação de peso, sede sem vontade de beber líquidos, náuseas, fezes amolecidas com odor fétido, sensação de calor, cútis baço-amarelada, língua Vermelha com saburra amarelada e pegajosa, pulso Deslizante-Rápido.

Frio-Umidade no Estômago e no Baço

Lábios pálido-amarelados, cútis baço-amarelada, gosto pegajoso na boca, dor abdominal, sensação de frio no abdome, membros frios, sensação de plenitude e peso, língua Pálida com saburra branca pegajosa, pulso Deslizante-Lento.

Calor Cheio com estase de Sangue

Lábios amarelo-escuros, sensação de calor, sede, dor abdominal, dor de cabeça, dor no peito, língua Vermelho-Arroxeada, pulso em Corda ou Áspero e Rápido. Outros sintomas e sinais dependem do órgão envolvido.

f) Lábios secos e rachados

Ver Parte 1, *Observação*, Capítulo 8.

Deficiência do *Yin* do Estômago e do Baço

Lábios secos, boca seca, falta de apetite ou pouca fome sem vontade de comer, constipação intestinal (fezes ressecadas), dor epigástrica surda ou ligeiramente em queimação; boca e garganta secas, especialmente à tarde; sede sem vontade de beber líquidos ou vontade de beber em pequenos goles, discreta sensação de plenitude depois de comer, língua de cor normal sem saburra no centro, pulso Flutuante-Vazio.

Calor Cheio

Lábios rachados, vermelhos e inchados; sede, fezes ressecadas, sensação de calor, língua Vermelha com saburra amarelada, pulso Transbordante-Rápido. Calor nos Pulmões, Estômago, Baço e Intestino Grosso pode causar lábios rachados. Outros sintomas e sinais dependem do órgão envolvido.

Deficiência do *Yin* com Calor Vazio

Lábios rachados e secos, boca seca, sudorese noturna, calor nos cinco palmos, sede com vontade de beber líquidos em pequenos goles, sensação de calor ao anoitecer, língua Vermelha sem saburra, pulso Flutuante-Vazio e Rápido. Calor Vazio nos Pulmões, Estômago, Baço e Intestino Grosso pode causar lábios rachados. Outros sintomas e sinais dependem do órgão envolvido.

Deficiência do Sangue do Fígado

Lábios ligeiramente rachados e secos, tontura, visão turva, moscas volantes, dormência ou formigamento dos membros, menstruação escassa, cútis pálido-embotada, língua Pálida, pulso Áspero ou Fino.

Estase de Sangue

Lábios rachados, secos e arroxeados; boca seca com vontade de beber líquidos sem engolir, dor de cabeça, dor no peito, dor abdominal, língua Arroxeada, pulso em Corda ou Áspero. Estase de Sangue do Coração, Pulmão, Estômago ou Fígado pode causar lábios rachados. Outros sintomas e sinais dependem do órgão envolvido. Pelo fato de haver um intercâmbio entre o Sangue e os Fluidos Corporais, a estase de Sangue grave e prolongada prejudica o metabolismo dos Fluidos Corporais e causa secura.

> **NOTA CLÍNICA**
> Lábios secos geralmente são um sinal "que fecha" o diagnóstico de deficiência do *Yin* do Baço.

g) Lábios trêmulos

Ver Parte 1, *Observação*, Capítulo 8.

Deficiência do *Qi* do Baço

Lábios ligeiramente trêmulos, lábios pálidos, cútis pálida, falta de apetite, cansaço, ligeira distensão abdominal, fezes amolecidas, língua Pálida, pulso Vazio.

Deficiência de Sangue com Vento Vazio

Lábios trêmulos e secos, prurido ao redor da boca, pele seca, ligeiro tremor da cabeça e/ou da mão, tiques faciais, tontura, visão turva, dormência e/ou formigamento unilateral de um membro, língua Pálida e Fina, pulso Áspero ou Fino e ligeiramente em Corda.

Fogo no Estômago

Lábios com tremor rápido, lábios vermelhos, sangramento das gengivas, sede intensa com vontade de beber líquidos gelados, mau hálito, boca seca, úlceras na boca, dor epigástrica em queimação, agitação mental, sangramento das gengivas, fezes ressecadas, regurgitação ácida, náuseas, vômito logo depois de comer, sensação de calor, língua Vermelha com saburra amarelado-escura espessa e seca, pulso Profundo-Cheio-Rápido.

h) Lábios descascados

Ver Parte 1, *Observação*, Capítulo 8.

Calor no Baço

Lábios descascados de cor vermelho-vivo, rachados e inchados; lábios secos, úlceras na boca, sede, dor epigástrica e/ou abdominal em queimação, fome excessiva, ponta do nariz avermelhada, fezes ressecadas, sensação de calor, urina escassa e escura, cútis amarelada, língua Vermelha com saburra amarelada seca, pulso Transbordante-Rápido.

Deficiência do *Yin* do Baço com Calor Vazio

Lábios descascados, secos, rachados; falta de apetite, má digestão, ânsia de vômito, fome excessiva, perda do paladar, ligeira dor epigástrica, fezes ressecadas, corpo fino, cútis descorada com ponta do nariz avermelhada, sudorese noturna, sensação de calor ao anoitecer, *flush* malar, língua Vermelha sem saburra e com fissuras transversais nas laterais, pulso Flutuante-Vazio e Rápido.

i) Lábios inchados

Ver Parte 1, *Observação*, Capítulo 8.

Calor Tóxico que afeta o Estômago e o Baço

Lábios escuros e inchados, sede, sensação de calor, agitação mental, erupções pustulares, inchaço, dor, dor de cabeça, língua Vermelha com pontos vermelhos e saburra amarelada espessa e pegajosa, pulso Transbordante-Deslizante-Rápido.

Umidade-Calor no Estômago e no Baço

Lábios inchados e de cor vermelho-vivo, sensação de plenitude e dor no epigástrio e no abdome inferior, falta de apetite, sensação de peso, sede sem vontade de beber líquidos, náuseas, fezes amolecidas com odor fétido, sensação de calor, cútis baço-amarelada, gosto pegajoso na boca, língua Vermelha com saburra amarelada e pegajosa, pulso Deslizante-Rápido.

Vento-Calor na pele

Lábios inchados e de cor vermelho-vivo com início agudo, erupção urticariforme, inchaço da garganta, olhos vermelhos com prurido. Esse quadro corresponde a uma reação alérgica ou a uma picada de abelha.

j) Lábios invertidos

Ver Parte 1, *Observação*, Capítulo 8.

Deficiência grave do *Yang*

Lábios invertidos, membros frios, sudorese, sensação de frio, lassidão, dor nas costas, tontura, tinidos, fezes amolecidas, língua Pálida e úmida, pulso Profundo-Fraco ou Espalhado. Outros sintomas e sinais dependem do órgão envolvido.

Deficiência grave do Yin

Lábios invertidos, sensação de calor, pele seca, boca seca, unhas ressecadas, tontura, tinidos, sudorese noturna, língua sem saburra, pulso Fino ou Mínimo. Outros sintomas e sinais dependem do órgão envolvido.

k) Lábios caídos

Ver Parte 1, *Observação*, Capítulo 8.

Deficiência e afundamento do Qi do Baço

Lábios caídos, sensação de peso puxando para baixo no abdome, prolapso, falta de apetite, ligeira distensão abdominal depois de comer, cansaço, lassidão, cútis pálida, fraqueza dos membros, fezes amolecidas, língua Pálida, pulso Vazio.

Deficiência do Yang do Baço e do Rim

Lábios caídos, lombalgia, joelhos frios e fracos, sensação de frio, cútis branco-brilhante, impotência, libido diminuída, cansaço, lassidão, micção abundante de urina clara, micção noturna, fezes amolecidas, falta de apetite, ligeira distensão abdominal, desejo de se deitar, diarreia bem cedo pela manhã, língua Pálida e úmida, pulso Profundo-Fraco.

l) Cor do lábio anormal na gravidez

Ver Parte 1, *Observação*, Capítulo 8.

Deficiência de Sangue

Lábios pálidos na gravidez, tontura, visão turva, moscas volantes, dormência ou formigamento dos membros, cútis baça e empalidecida, palpitações, língua Pálida, pulso Áspero ou Fino.

Deficiência grave de Sangue

Lábios esbranquiçados, secura dos cantos da boca, exaustão, palpitações, tontura, visão turva, moscas volantes, dormência ou formigamento dos membros, cútis baça e pálida, pele seca, língua Pálida e seca ou Pálida e sem saburra, pulso Áspero ou Fino.

Estase de Sangue por Frio

Lábios azulados na gravidez, dor abdominal que melhora por aplicação de calor, dor no peito, dor de cabeça, membros frios, língua Azul-arroxeada, pulso Tenso.

6. PALATO

Os seguintes sinais e sintomas serão discutidos:
a), Palato pálido
b), Palato baço e pálido
c), Palato amarelado
d), Palato vermelho
e), Palato arroxeado.

a) Palato pálido

Ver Parte 1, *Observação*, Capítulo 8.

Deficiência do Qi do Estômago e do Baço

Palato pálido que parece uma película de leite, falta de apetite, ligeira distensão abdominal depois de comer, cansaço, lassidão, cútis pálida, fraqueza dos membros, fezes amolecidas, desconforto no epigástrio, falta de paladar, língua Pálida, pulso Vazio.

Deficiência do Yang do Estômago e do Baço

Palato pálido com aspecto quase branco, falta de apetite, ligeira distensão abdominal depois de comer, cansaço, cútis pálida, fraqueza dos membros, fezes amolecidas, desconforto no epigástrio, falta de paladar, sensação de frio, membros frios, língua Pálida e úmida, pulso Fraco-Profundo.

b) Palato baço e pálido

Ver Parte 1, *Observação*, Capítulo 8.

Deficiência do Sangue do Baço e do Fígado

Palato baço e pálido, falta de apetite, ligeira distensão abdominal depois de comer, cansaço, cútis baço-pálida, fraqueza dos membros, fezes amolecidas, corpo fino, menstruação escassa ou amenorreia, insônia, tontura, dormência dos membros, visão turva, moscas volantes, lábios pálidos, cãibras, unhas fracas e quebradiças, pele e cabelo ressecados, língua Pálida e seca, pulso Áspero ou Fino.

Deficiência de Qi e de Sangue

Palato baço e pálido, falta de apetite, fezes amolecidas, voz fraca, cansaço, visão turva, tontura, dormência ou formigamento dos membros, palpitações, cútis baça e pálida, língua Pálida, pulso Fraco e Áspero.

c) Palato amarelado

Ver Parte 1, *Observação*, Capítulo 8.

Deficiência crônica do Qi do Estômago e do Baço

Palato baço e amarelado, falta de apetite, ligeira distensão abdominal depois de comer, cansaço, cútis pálida, fraqueza dos membros, fezes amolecidas, sensação desconfortável no epigástrio, falta do sentido do paladar, língua Pálida, pulso Vazio.

Umidade no Estômago e no Baço

Palato de cor amarelo-vivo, sensação de plenitude e dor no epigástrio e no abdome inferior, falta de apetite, sensação de peso, sede sem vontade de beber líquidos, náuseas, fezes amolecidas com odor ofensivo, sensação de calor, cútis baço-amarelada, gosto pegajoso na boca, língua Vermelha com saburra amarelada e pegajosa, pulso Deslizante-Rápido.

d) Palato vermelho

Ver Parte 1, *Observação*, Capítulo 8.

Calor Cheio

Palato vermelho, sede, úlceras na boca, sensação de calor, agitação mental, língua Vermelha com saburra amarelada, pulso Transbordante-Rápido. Outros sintomas e sinais dependem do órgão envolvido.

e) Palato arroxeado

Ver Parte 1, *Observação*, Capítulo 8.

Estase de Sangue

Palato arroxeado, dor abdominal, dor no peito, dor de cabeça, agitação mental, língua Arroxeada, pulso em Corda ou Áspero. Outros sintomas e sinais dependem do órgão envolvido (normalmente Fígado, Pulmões, Estômago ou Coração).

7. SULCO NASOLABIAL

Os seguintes sinais e sintomas serão discutidos:
a), Sulco nasolabial achatado
b), Sulco nasolabial com aspecto duro
c), Sulco nasolabial pálido
d), Sulco nasolabial avermelhado
e), Sulco nasolabial azul-esverdeado
f), Sulco nasolabial escuro.

a) Sulco nasolabial achatado

Ver Parte 1, *Observação*, Capítulo 8.

Deficiência do Rim

Sulco nasolabial achatado, lombalgia, tontura, tinidos, cansaço. Outros sintomas e sinais, como os do pulso e da língua, vão depender se a deficiência for do *Yang* do Rim ou do *Yin* do Rim.

Umidade-Calor no Estômago e no Baço

Sulco nasolabial achatado, sensação de plenitude e dor no epigástrio e no abdome inferior, falta de apetite, sensação de peso, sede sem vontade de beber líquidos, náuseas, fezes amolecidas com odor ofensivo, sensação de calor, cútis baço-amarelada, gosto pegajoso na boca, língua Vermelha com saburra amarelada e pegajosa, pulso Deslizante-Rápido.

> **NOTA CLÍNICA**
> De acordo com a antiga arte chinesa de leitura da face,* em mulheres, o sulco nasolabial achatado pode indicar infertilidade.

b) Sulco nasolabial com aspecto duro

Ver Parte 1, *Observação*, Capítulo 8.

Estase de Sangue

Sulco nasolabial de aspecto duro, lábios escuros, dor abdominal, dor no peito, dor de cabeça, língua Arroxeada, pulso em Corda ou Áspero.

c) Sulco nasolabial pálido

Ver Parte 1, *Observação*, Capítulo 8.

---
*N.R.T.: Fisiognomonia.

Deficiência de *Qi*

Sulco nasolabial pálido, cansaço, falta de apetite, fezes amolecidas, voz fraca, língua Pálida, pulso Vazio. Outros sintomas e sinais dependem do órgão envolvido.

Frio Cheio

Sulco nasolabial pálido-brilhante, cútis pálido-acinzentada, dor abdominal, dor epigástrica, membros frios; dor que melhora por exposição ao calor e bebendo bebidas quentes e que piora por exposição ao frio e bebendo líquidos gelados; saburra da língua espessa e branca, pulso Tenso. Outros sintomas e sinais dependem do órgão envolvido.

Frio Vazio

Sulco nasolabial pálido, cútis pálido-acinzentada, dor surda abdominal, dor surda epigástrica, membros frios; dor que melhora por exposição ao calor e bebendo líquidos quentes e que piora por exposição ao frio e bebendo líquidos gelados; sensação de frio, cansaço, língua Pálida com saburra branca e fina, pulso Profundo-Fraco. Outros sintomas e sinais dependem do órgão envolvido.

d) Sulco nasolabial avermelhado

Ver Parte 1, *Observação*, Capítulo 8.

Calor no Sangue

Sulco nasolabial avermelhado, erupções cutâneas, sensação de calor, sede, sangramentos, agitação mental, língua Vermelha, pulso Transbordante-Rápido.

Invasão de Vento-Calor

Sulco nasolabial avermelhado, aversão ao frio, febre, dor de garganta, dor de cabeça, dores no corpo, discreta sudorese, língua com laterais e/ou parte anterior Vermelhas, pulso Flutuante-Rápido.

Umidade-Calor nos Intestinos

Sulco nasolabial avermelhado com pontos na pele que exsudam líquido, dor abdominal que não melhora pela evacuação, diarreia, muco e sangue nas fezes, odor ofensivo das fezes, queimação no ânus, urina escassa e escura, febre, sudorese que não reduz a febre, sensação de calor, sede sem vontade de beber líquidos, sensação de peso do corpo e dos membros, língua Vermelha com saburra amarelada e pegajosa, pulso Deslizante-Rápido.

e) Sulco nasolabial azul-esverdeado

Ver Parte 1, *Observação*, Capítulo 8.

Frio Interno

Sulco nasolabial azulado, sensação de frio, dor abdominal, membros frios, língua Pálida, pulso Profundo. Outros sintomas e sinais dependem se há Frio Cheio ou Frio Vazio.

Estagnação do *Qi* do Fígado

Sulco nasolabial esverdeado, distensão nos hipocôndrios e no epigástrio, irritabilidade, mau humor, sensação de bolo na garganta, tensão pré-menstrual, pulso em Corda.

f) Sulco nasolabial escuro
Ver Parte 1, *Observação*, Capítulo 8.

Calor no Sangue
Sulco nasolabial escuro, erupções cutâneas, sensação de calor, sede, sangramentos, agitação mental, língua Vermelha, pulso Transbordante-Rápido.

Umidade-Calor no Aquecedor Inferior
Sulco nasolabial escuro, descarga vaginal amarelada e pruriginosa, dor no abdome inferior, urina escura e/ou turva, língua com saburra amarelada e pegajosa na raiz, pulso Deslizante-Rápido.

61 | Olhos

CONTEÚDO DO CAPÍTULO

Visão Turva e Moscas Volantes, 523
Vazio, 523
Cheio, 523
Outros padrões, 523
Prurido nos Olhos, 524
Deficiência do Sangue do Fígado, 524
Deficiência do Yin do Fígado, 524
Fogo no Fígado, 524
Fogo no Coração, 524
Vento no Fígado, 524
Umidade-Calor na Vesícula Biliar, 524
Invasão de Vento-Calor, 524
Olhos Ressecados, 524
Vazio, 524
Cheio, 524
Outros padrões, 524
Olhos Quentes e Doloridos, 525
Cheio, 525
Outros padrões, 525
Olhos Lacrimejantes, 525
Deficiência do Sangue do Fígado, 525
Deficiência do Yang do Rim, 526
Deficiência do Sangue do Fígado com Calor no Fígado, 526
Fogo no Fígado, 526
Deficiência do Yin do Rim e do Fígado com Calor Vazio, 526
Fogo no Coração, 526
Umidade-Fleuma no Baço e nos Pulmões, 526
Frio Vazio no canal do Fígado, 526
Invasão de Vento-Calor, 526
Invasão de Vento-Frio, 526
Secreção dos Olhos, 526
Fogo no Fígado, 526
Fogo no Coração, 526
Deficiência do Yin com Calor Vazio, 526
Deficiência de Qi e de Sangue, 526
Invasão de Vento-Calor, 527
Calor Tóxico (Sarampo), 527
Olhos Amarelados (Esclera), 527
Umidade-Calor com predominância de Calor, 527
Umidade-Calor com predominância de Umidade, 527
Frio-Umidade, 527
Calor Tóxico, 527
Deficiência do Sangue do Fígado, 527
Estase de Sangue, 527
Olhos Vermelhos (Esclera), 527
Fogo no Fígado, 527
Fogo no Coração, 527
Deficiência do Yin do Fígado e do Rim com Calor Vazio, 527
Invasão de Vento-Calor, 527
Calor ou Fleuma-Calor no Pulmão, 527
Umidade-Calor na Bexiga, 527
Olhos Azul-Esverdeados (Esclera), 528
Vento no Fígado, 528

Frio Interno, 528
Deficiência do Yin do Rim, 528
Olhos Escuros (Esclera), 528
Fleuma, 528
Deficiência do Yin do Fígado e do Rim, 528
Calor Cheio Grave, 528
Cantos dos Olhos Avermelhados, 528
Fogo no Fígado, 528
Fogo no Coração, 528
Calor no Pulmão, 528
Deficiência do Yin do Fígado com Calor Vazio, 528
Deficiência do Yin do Coração com Calor Vazio, 528
Deficiência do Yin do Pulmão com Calor Vazio, 528
Deficiência do Yin do Rim com Calor Vazio, 528
Umidade-Calor, 529
Invasão de Vento-Calor, 529
Cantos dos Olhos Pálidos, 529
Deficiência de Sangue, 529
Deficiência de Yang, 529
Terçol, 529
Calor nos Pulmões e no Baço, 529
Calor nos Pulmões e no Estômago, 529
Deficiência do Qi do Baço com Umidade, 529
Umidade-Calor no Estômago e no Baço, 529
Pálpebras Avermelhadas, 529
Umidade-Calor no Estômago e no Baço, 529
Calor no Baço, 529
Calor no Estômago, 529
Invasão de Vento-Calor, 529
Pálpebras Escuras, 530
Deficiência do Rim, 530
Frio-Fleuma, 530
Fleuma-Calor, 530
Vento-Fleuma, 530
Pálpebras Esverdeadas, 530
Frio no Estômago, 530
Pálpebras Pálidas, 530
Deficiência de Sangue, 530
Deficiência do Yang, 530
Retenção de Alimentos, 530
Pálpebras Inchadas, 530
Invasão de Vento-Calor, 530
Deficiência do Yin do Baço com Calor Vazio, 530
Calor no Baço, 530
Água transbordando, 530
Frio-Fleuma, 530
Furúnculo na Pálpebra, 530
Calor Tóxico no Estômago, 530
Deficiência de Qi e de Yin, 531
Deficiência do Qi do Baço, 531
Deficiência do Qi do Baço com Umidade-Calor, 531
Invasão de Vento-Calor, 531

CONTEÚDO DO CAPÍTULO *(continuação)*

Dor nas Pálpebras, 531
Calor nos Pulmões e no Baço, 531
Calor nos Pulmões e no Estômago, 531

Batimento das Pálpebras, 531
Deficiência de Sangue com Vento Interno, 531
Deficiência do Qi do Estômago e do Baço, 531
Invasão de Vento-Frio, 531

Pálpebras Caídas, 531
Deficiência e Afundamento do Qi do Estômago e do Baço, 531
Deficiência de Qi e de Sangue, 531
Deficiência do Fígado e do Rim, 531
Estagnação do Qi e estase de Sangue, 531
Calor no Estômago, 532
Invasão de Vento, 532

Perda do Controle das Pálpebras, 532
Deficiência do Sangue do Fígado, 532
Qi do Fígado que invade o Baço, 532
Vento-Calor que afeta o canal do Fígado, 532
Déficit Nutricional na Infância, 532

Nódulos na Parte Interna das Pálpebras, 532
Umidade-Fleuma que obstrui o Baço, 532
Fleuma-Calor que obstrui o Baço, 532

Pequenos Grãos Vermelhos na Parte Interna das Pálpebras, 532
Umidade-Calor no Baço, 532
Vento-Calor que afeta o canal do Baço, 532

Vermelhidão na Parte Interna das Pálpebras Inferiores, 532
Calor Cheio, 532
Deficiência de Yin com Calor Vazio, 533

Estrabismo, 533
Deficiência da Essência do Rim, 533
Vento no Fígado, 533
Ascensão do Yang do Fígado, 533
Deficiência grave e crônica do Qi e do Sangue do Fígado, 533
Frio Interno, 533
Estase do Sangue do Fígado, 533
Calor Tóxico, 533
Fleuma que obstrui os Pulmões e o Baço, 533

Miopia, 533
Deficiência do Sangue do Fígado, 533
Deficiência do Yin do Fígado e do Rim, 533

Hipermetropia, 533
Deficiência da Essência do Rim, 533
Deficiência do Yin do Rim com Calor Vazio, 533
Deficiência de Qi e de Sangue, 534

Visão Noturna Reduzida, 534
Deficiência do Sangue do Fígado, 534
Deficiência do Yin do Fígado e do Rim, 534
Deficiência do Qi do Baço, 534
Deficiência do Yang do Baço e do Rim, 534
Deficiência de Qi e de Sangue, 534

Glaucoma, 534
Qi do Fígado Estagnado transformado em Calor que se rebela para cima, 534
Fogo no Fígado, 534
Deficiência do Yin do Rim com Calor Vazio, 534
Frio Vazio no canal do Fígado, 534

Acuidade Visual Reduzida, 534
Vazio, 534
Cheio, 535
Outros padrões, 535

Sensação de Distensão do Olho, 535
Fogo no Fígado, 535
Ascensão do Yang do Fígado, 535
Vento no Fígado, 535
Fleuma que obstrui os Pulmões e o Baço, 535
Deficiência do Yin do Fígado e do Rim com Calor Vazio, 535
Estagnação do Qi do Fígado, 535
Umidade-Calor no Fígado e na Vesícula Biliar, 535

Globo Ocular Protuberante, 535
Fogo no Fígado, 535
Fogo no Coração, 535
Estagnação do Qi do Fígado e Fleuma, 535
Vento no Fígado, 536
Vento no Fígado com Fleuma-Calor, 536
Estagnação do Qi do Fígado, 536
Estagnação do Qi do Fígado e estase do Sangue do Fígado, 536
Umidade-Calor no Fígado e na Vesícula Biliar, 536
Calor Tóxico, 536
Deficiência do Yin do Rim e do Yang do Rim, 536
Deficiência de Qi e de Sangue, 536
Rebelião do Qi do Pulmão (Qi do Pulmão sem descer), 536
Invasão de Vento-Calor, 536

Globo Ocular Afundado, 536
Deficiência grave e crônica do Qi do Pulmão e do Baço, 536
Deficiência do Qi do Baço após intoxicação alimentar, 536
Colapso do Yin ou do Yang, 536

Globos Oculares Escamosos, 536
Calor no Pulmão, 536
Deficiência do Yin do Coração com Calor Vazio, 537
Invasão de Vento-Calor, 537

Equimose Debaixo da Conjuntiva, 537
Fogo no Fígado, 537
Deficiência do Yin do Rim com Calor Vazio, 537
Invasão de Vento-Calor, 537
Calor-Seco que invade os Pulmões, 537
Fleuma-Fogo no Fígado, 537

Veias Vermelhas nos Olhos, 537
Fogo no Fígado, 537
Deficiência do Yin do Fígado com Calor Vazio, 537
Fogo no Coração, 537
Deficiência do Yin do Coração com Calor Vazio, 537
Deficiência da Essência do Rim, 538

Membrana Vermelha Caída, 538
Fogo no Fígado, 538
Calor nos Pulmões e no Baço, 538
Vento-Calor que afeta os canais do Fígado e do Pulmão, 538

Membrana Vermelha no Canto do Olho, 538
Fogo no Fígado, 538
Fogo no Coração, 538
Deficiência do Yin do Coração com Calor Vazio, 538
Calor no canal do Pulmão, 538
Calor no Estômago e no Baço, 538
Deficiência do Yin do Rim com Calor Vazio, 538

Anel Vermelho ao Redor da Pupila, 539
Fogo no Fígado, 539
Calor no Estômago e no Baço, 539
Deficiência do Qi com Vento Interno, 539

Opacidade da Córnea, 539
Deficiência do Yin do Rim, 539
Deficiência de Qi e de Sangue, 539
Vento-Calor que afeta o canal do Fígado, 539
Calor Tóxico, 539

Cicatriz Após Opacidade da Córnea, 539
Deficiência do Yin do Rim, 539
Deficiência do Yin do Estômago, 539
Estagnação do Qi e estase de Sangue, 539

CONTEÚDO DO CAPÍTULO (continuação)

Manchas Brancas, 539
Fleuma que obstrui os Pulmões, 539
Deficiência do Yin do Fígado e do Rim, 539
Deficiência do Yang com Frio Interno, 540

Membrana Branca na Pupila em Crianças, 540
Deficiência do Qi do Baço com Umidade, 540
Deficiência do Qi do Baço, 540
Retenção de Alimentos, 540
Deficiência do Yang do Baço e do Rim, 540

Fluido Amarelado Entre a Pupila e a Íris, 540
Calor no Estômago e no Baço, 540
Estômago e Baço deficientes e Frios, 540
Umidade-Calor no Estômago e no Baço, 540

Sangramento entre a Pupila e a Íris, 540
Fogo no Fígado, 540
Deficiência do Yin do Fígado e do Rim e deficiência de Sangue, 540
Qi do Baço deficiente não contendo o Sangue, 541

Olhos Arregalados e Fixos, 541
Fogo no Coração, 541
Fleuma-Calor no Coração, 541

Pupilas Dilatadas, 541
Deficiência do Yang do Rim, 541
Deficiência de Qi e de Yin, 541
Deficiência do Yin do Rim com Calor Vazio, 541
Vento no Fígado com Fleuma, 541
Colapso do Yang, 541

Pupilas Contraídas, 541
Fogo no Fígado, 541
Vento no Fígado, 541
Estase de Sangue do Fígado nos canais de Conexão do Cérebro (Sistema do Olho), 541
Calor Tóxico no Nível do Sangue, 541
Umidade-Calor no Estômago e no Baço, 541
Invasão de Vento-Calor, 541

Olhos Fechados, 541
Excesso de Yin, 541
Calor em doença febril (nível do Sangue), 542
Golpe de Vento (Derrame) (estágio agudo), 542

Olhos Abertos, 542
Golpe de Vento (Derrame) (estágio agudo), 542
Deficiência do Qi do Estômago e do Baço, 542

Globo Ocular Trêmulo, 542
Vento Interno (estágio agudo do Golpe de Vento/Derrame), 542
Vento Vazio por deficiência de Sangue, 542
Deficiência da Essência do Rim, 542
Qi do Fígado que invade o Baço, 542

Globo Ocular Virado para Cima, 542
Calor que gera Vento (nível do Sangue dos Quatro Níveis), 542
Sangue estagnado que gera Vento, 542
Vento Interno, 542
Deficiência do Rim, 542

Cílios Invertidos, 542
Deficiência do Qi do Pulmão e do Baço, 542
Umidade-Calor no Estômago e no Baço, 542
Frio-Vazio na Bexiga, 542
Invasão de Vento-Calor, 543

Cegueira Súbita, 543
Fogo no Fígado, 543
Estase de Sangue do Fígado, 543
Fleuma-Calor no Fígado, 543
Fleuma-Calor no Coração, 543
Vento no Fígado, 543
Calor no Nível do Sangue (dentro dos Quatro Níveis), 543

Catarata, 543
Deficiência do Qi do Estômago e do Baço, 543
Deficiência do Yin do Fígado e do Rim, 543
Deficiência do Yin do Coração e do Rim, 543

Os seguintes sintomas relacionados com os olhos serão discutidos:
1. Visão turva e moscas volantes
2. Prurido nos olhos
3. Olhos ressecados
4. Olhos quentes e doloridos
5. Olhos lacrimejantes
6. Secreção dos olhos
7. Olhos amarelados (esclera)
8. Olhos vermelhos (esclera)
9. Olhos azul-esverdeados (esclera)
10. Olhos escuros (esclera)
11. Cantos dos olhos avermelhados
12. Cantos dos olhos pálidos
13. Terçol
14. Pálpebras avermelhadas
15. Pálpebras escuras
16. Pálpebras esverdeadas
17. Pálpebras pálidas
18. Pálpebras inchadas
19. Furúnculo na pálpebra
20. Dor nas pálpebras
21. Batimento das pálpebras
22. Pálpebras caídas
23. Perda do controle das pálpebras
24. Nódulos na parte interna das pálpebras
25. Pequenos grãos vermelhos na parte interna das pálpebras
26. Vermelhidão na parte interna das pálpebras inferiores
27. Estrabismo
28. Miopia
29. Hipermetropia
30. Visão noturna reduzida
31. Glaucoma
32. Diminuição da acuidade visual
33. Sensação de distensão dos olhos
34. Globo ocular protuberante
35. Globo ocular afundado
36. Globos oculares escamosos
37. Equimose debaixo da conjuntiva
38. Veias vermelhas nos olhos
39. Membrana vermelha caída
40. Membrana vermelha no canto do olho
41. Anel vermelho ao redor da pupila
42. Opacidade da córnea
43. Cicatriz após opacidade da córnea
44. Manchas brancas
45. Membrana branca na pupila em crianças
46. Fluido amarelado entre a pupila e a íris
47. Sangramento entre a pupila e a íris

48. Olhos arregalados e fixos
49. Pupilas dilatadas
50. Pupilas contraídas
51. Olhos fechados
52. Olhos abertos
53. Globo ocular trêmulo
54. Globo ocular virado para cima
55. Cílios invertidos
56. Cegueira súbita
57. Catarata.

1. VISÃO TURVA E MOSCAS VOLANTES

Ver Parte 2, *Interrogatório*, Capítulo 42.

Há três termos chineses que podem ser traduzidos como "visão turva". O primeiro é *mu xuan* (*mu* significa "olho"), no qual o termo *xuan* também sugere tontura; o segundo é *mu hun*, no qual o termo *hun* sugere "sensação de desmaio"; e o terceiro é *mu hua*, em que o termo *hua* significa "flor" e os dois termos juntos indicam que o paciente vê os objetos que parecem flores ou asas de borboleta (ou seja, moscas volantes). Este terceiro termo, portanto, pode ser traduzido mais especificamente como "vendo moscas volantes". O termo chinês para visão turva, portanto, também implica o sintoma de tontura, havendo certa sobreposição entre os dois termos e sintomas. De fato, o termo "tontura" é *xuan yun*, em que *xuan* é o mesmo caractere de *mu xuan*, que significa visão turva.

a) Vazio

Deficiência do Sangue do Fígado

Visão turva e/ou moscas volantes, tontura, dormência ou formigamento dos membros, menstruação escassa, cútis baça e pálida, língua Pálida, pulso Áspero ou Fino.

Acupuntura

F-8 *Ququan*, E-36 *Zusanli*, BP-6 *Sanyinjiao*, VC-4 *Guanyuan*, IG-4 *Hegu*, *Yuyao*.

Deficiência do Yin do Fígado

Visão turva e/ou moscas volantes, olhos ressecados, visão noturna deficiente, tontura, cabelos ressecados, dormência ou formigamento dos membros, insônia, menstruação escassa ou amenorreia, cútis baça e pálida sem lustro, mas com maçãs do rosto avermelhadas, cãibras, unhas fracas e quebradiças, sudorese noturna, língua de cor normal sem saburra, pulso Fino ou Flutuante-Vazio.

Acupuntura

F-8 *Ququan*, E-36 *Zusanli*, BP-6 *Sanyinjiao*, VC-4 *Guanyuan*, R-6 *Zhaohai*, IG-4 *Hegu*, *Yuyao*.

Deficiência do Yin do Rim

Visão turva e/ou moscas volantes, olhos ressecados, tontura, tinidos, deficiência auditiva, memória fraca, sudorese noturna, vertigem, boca e garganta secas à noite, lombalgia, constipação intestinal, urina escassa e escura, cansaço, língua de cor normal sem saburra, pulso Flutuante-Vazio.

Acupuntura

R-3 *Taixi*, VC-4 *Guanyuan*, B-23 *Shenshu*, BP-6 *Sanyinjiao*, VC-12 *Zhongwan*, *Yuyao*.

b) Cheio

Fleuma Turva na cabeça

Visão turva e/ou moscas volantes, dor de cabeça surda com sensação de peso e congestão da cabeça, memória fraca e falta de concentração, tontura, muco na garganta, sensação de opressão no tórax, náuseas, língua Aumentada com saburra pegajosa, pulso Deslizante.

Acupuntura

E-40 *Fenglong*, VC-12 *Zhongwan*, VC-9 *Shuifen*, VC-5 *Shimen*, B-22 *Sanjiaoshu*, IG-4 *Hegu*, *Yuyao*.

c) Outros padrões

Ascensão do Yang do Fígado

Visão turva e/ou moscas volantes que geralmente ocorrem durante uma crise de dor de cabeça, dor de cabeça, tontura, tinidos, irritabilidade, propensão a explosões de raiva, pulso em Corda.

Deficiência do Sangue do Coração

Visão turva e/ou moscas volantes, palpitações, tontura, insônia, sono perturbado por sonhos, memória fraca, ansiedade, propensão a se assustar, cútis baça e pálida, lábios pálidos, língua Pálida e Fina, pulso Áspero ou Fino.

Fogo no Fígado

Visão turva, olhos vermelhos, olhos doloridos, dor de cabeça, face avermelhada, tontura, tinidos, irritabilidade, propensão a explosões de raiva, sede, gosto amargo na boca, constipação intestinal, urina escura, língua Vermelha com laterais mais vermelhas e saburra amarelada e seca, pulso em Corda-Rápido.

Calor na Vesícula Biliar

Visão turva, tontura, tinidos, gosto amargo na boca, garganta seca, irritabilidade, face e orelhas avermelhadas, plenitude nos hipocôndrios, saburra da língua amarelada unilateral ou bilateral, pulso em Corda-Rápido.

Deficiência do Fogo Ministerial (deficiência do Yang do Rim)

Visão turva e/ou moscas volantes, olhos lacrimejantes, lombalgia, joelhos frios, sensação de frio na região lombar, sensação de frio, pernas fracas, cútis branco-brilhante, joelhos fracos, cansaço, lassidão, micção abundante de urina clara, micção escassa de urina clara, micção noturna, infertilidade em mulheres, impotência, ejaculação precoce, libido diminuída, língua Pálida e úmida, pulso Profundo-Fraco.

Deficiência do Qi do Baço

Visão turva e/ou moscas volantes, olhos cansados, falta de apetite, ligeira distensão abdominal depois de comer, cansaço, lassidão, cútis pálida, fraqueza dos membros, fezes amolecidas, discreta depressão, tendência à obesidade, língua Pálida, pulso Vazio.

2. PRURIDO NOS OLHOS

Ver Parte 2, *Interrogatório*, Capítulo 42.

Deficiência do Sangue do Fígado

Discreto prurido nos olhos, visão turva, moscas volantes, tontura, dormência ou formigamento dos membros, cútis baça e pálida, menstruação escassa, língua Pálida, pulso Áspero ou Fino.

Deficiência do *Yin* do Fígado

Prurido nos olhos, moscas volantes, olhos secos, visão turva, tontura, dormência ou formigamento dos membros, menstruação escassa, cútis baça e pálida, mas com maçãs do rosto avermelhadas, unhas fracas e quebradiças, pele e cabelo secos, sudorese noturna, língua de cor normal sem saburra, pulso Fino ou Flutuante-Vazio.

Fogo no Fígado

Prurido grave nos olhos, olhos vermelhos, olhos doloridos, dor de cabeça, face avermelhada, tontura, tinidos, irritabilidade, propensão a explosões de raiva, sede, gosto amargo na boca, constipação intestinal, urina escura, língua Vermelha com laterais mais vermelhas e saburra amarelada-seca, pulso em Corda-Rápido.

Fogo no Coração

Prurido nos olhos, olhos vermelhos, sensação de queimação nos olhos, vermelhidão no canto interno dos olhos, palpitações, sede, úlceras na boca e na língua, inquietação mental, sensação de agitação, insônia, sono perturbado por sonhos, sensação de calor, face avermelhada, gosto amargo na boca, língua Vermelha com ponta mais vermelha e saburra amarelada, pulso Transbordante-Rápido.

Vento no Fígado

Prurido nos olhos, olhos ressecados, visão turva, tremores, tontura grave, tinidos, dor de cabeça, dormência dos membros, tiques, língua Rígida, Desviada ou Móvel, pulso em Corda.

Umidade-Calor na Vesícula Biliar

Prurido nos olhos, secreção dos olhos, cútis e olhos amarelados, visão turva, sensação de peso nas pálpebras; tontura, dor, plenitude e distensão nos hipocôndrios; náuseas, vômito, incapacidade para digerir alimentos gordurosos, tinidos, irritabilidade, sensação de peso, saburra da língua amarelada-espessa-pegajosa unilateral ou bilateral, pulso Deslizante-Rápido.

Invasão de Vento-Calor

Prurido nos olhos, início súbito, prurido insuportável, aversão ao frio, febre, tosse, dor de garganta, nariz congestionado ou escorrendo com secreção amarelada, dor de cabeça, dores no corpo, discreta sudorese, sede moderada, amígdalas aumentadas, língua ligeiramente Vermelha nas laterais, na área do tórax ou na parte anterior, pulso Flutuante-Rápido.

3. OLHOS RESSECADOS

Ver Parte 2, *Interrogatório*, Capítulo 42.

a) Vazio

Deficiência do *Yin* do Fígado

Olhos ressecados, visão turva, moscas volantes, tontura, dormência ou formigamento dos membros, menstruação escassa, cútis baça e pálida, mas com maçãs do rosto avermelhadas, unhas fracas e quebradiças, pele e cabelos ressecados, sudorese noturna, língua de cor normal sem saburra, pulso Fino ou Flutuante-Vazio.

Acupuntura

F-8 *Ququan*, E-36 *Zusanli*, BP-6 *Sanyinjiao*, VC-4 *Guanyuan*, R-6 *Zhaohai*, IG-4 *Hegu*, *Yuyao*.

Deficiência do *Yin* do Rim

Olhos ressecados, visão turva, moscas volantes, tontura, tinidos, deficiência auditiva, memória fraca, sudorese noturna, vertigem, boca e garganta secas à noite, lombalgia, constipação intestinal, urina escassa e escura, cansaço, lassidão, língua de cor normal sem saburra, pulso Flutuante-Vazio.

Acupuntura

R-3 *Taixi*, VC-4 *Guanyuan*, B-23 *Shenshu*, BP-6 *Sanyinjiao*, VC-12 *Zhongwan*, R-6 *Zhaohai*, *Yuyao*.

b) Cheio

Fogo no Fígado

Olhos secos e vermelhos com sensação de queimação, olhos vermelhos, olhos doloridos, dor de cabeça, face avermelhada, tontura, tinidos, irritabilidade, propensão a explosões de raiva, sede, gosto amargo na boca, constipação intestinal, urina escura, língua Vermelha com laterais mais vermelhas e saburra amarelada-seca, pulso em Corda-Rápido.

Acupuntura

F-2 *Xingjian*, IG-11 *Quchi*, IG-4 *Hegu*, BP-6 *Sanyinjiao*, R-6 *Zhaohai*, *Yuyao*.

c) Outros padrões

Deficiência do *Yin* do Coração

Olhos secos, palpitações, insônia, sono perturbado por sonhos, memória fraca, ansiedade, propensão a se assustar, agitação mental, inquietude, "sente-se aborrecido e com calor", boca e garganta secas, sudorese noturna, língua de cor normal sem saburra ou com saburra sem raiz, pulso Flutuante-Vazio, especialmente na posição Anterior esquerda.

Deficiência grave do Sangue do Fígado

Olhos secos, visão turva, moscas volantes, tontura, dormência ou formigamento dos membros, menstruação escassa, cútis pálida e baça, língua Pálida e Fina com laterais muito Pálidas ou alaranjadas, pulso Áspero ou Fino.

Deficiência do Yin do Pulmão e do Rim

Olhos secos, visão turva, moscas volantes, tosse seca que piora ao anoitecer, garganta e boca secas, corpo fino, falta de ar por esforço, lombalgia, sudorese noturna, tontura, tinidos, deficiência auditiva, micção escassa, língua de cor normal sem saburra, pulso Flutuante-Vazio.

4. OLHOS QUENTES E DOLORIDOS

Ver Parte 2, *Interrogatório*, Capítulo 42.

a) Cheio

Fogo no Fígado

Olhos quentes e doloridos, olhos vermelhos, dores de cabeça, tontura, tinidos, irritabilidade, propensão a explosões de raiva, face avermelhada, sede, gosto amargo na boca, constipação intestinal, urina escura, língua Vermelha com laterais mais vermelhas e saburra seca e amarelada, pulso em Corda-Rápido.

Acupuntura

F-2 *Xingjian*, IG-11 *Quchi*, IG-4 *Hegu*.

Fogo no Coração

Olhos quentes e doloridos, olhos vermelhos, vermelhidão do canto interno dos olhos, sensação de queimação nos olhos, palpitações, sede, úlceras na boca e na língua, inquietação mental, agitação, insônia, sono perturbado por sonhos, sensação de calor, face avermelhada, gosto amargo na boca, língua Vermelha com ponta mais vermelha e saburra amarelada, pulso Transbordante-Rápido.

Acupuntura

C-8 *Shaofu*, IG-11 *Quchi*, IG-4 *Hegu*, C-5 *Tongli*.

b) Outros padrões

Ascensão do Yang do Fígado

Olhos quentes e doloridos, sensação de distensão dos olhos, dor de cabeça, tontura, tinidos, irritabilidade, propensão a explosões de raiva, pulso em Corda.

Vento no Fígado

Olhos doloridos (não necessariamente quentes), tremores, tontura grave, tinidos, dor de cabeça, dormência dos membros, tiques, língua Rígida, Desviada ou Móvel, pulso em Corda.

Umidade-Calor na cabeça

Olhos quentes e doloridos, pálpebras grudadas, peso nas pálpebras, gosto pegajoso na boca, dor facial, secreção nasal amarelada-pegajosa, sensação de peso da cabeça, sede sem vontade de beber líquidos, sensação de calor, cútis baça e amarelada, saburra da língua amarelada e pegajosa, pulso Deslizante-Rápido.

Fleuma-Calor

Olhos quentes e doloridos, pálpebras grudadas, visão turva, sensação de peso e congestão da cabeça, sensação de calor, face avermelhada, pele oleosa, sensação de opressão do tórax, muco na garganta, expectoração de muco amarelado, tontura, náuseas, língua Vermelha e Aumentada com saburra amarelada e pegajosa, pulso Deslizante-Rápido.

Estase de Sangue na cabeça

Olhos doloridos (não necessariamente quentes), círculos escuros debaixo dos olhos, dor de cabeça, cútis escura, olhos salientes, agitação mental, língua Arroxeada, pulso em Corda.

Deficiência do Sangue do Fígado

Dor surda nos olhos (não necessariamente quentes), visão turva, moscas volantes, tontura, dormência ou formigamento dos membros, menstruação escassa, cútis pálida e baça, língua Pálida, pulso Áspero ou Fino.

Deficiência do Sangue do Coração

Dor surda nos olhos (olhos não necessariamente quentes), dor de cabeça surda, palpitações, tontura, insônia, sono perturbado por sonhos, memória fraca, ansiedade, propensão a se assustar, cútis baça e pálida, lábios pálidos, língua Pálida e Fina, pulso Áspero ou Fino.

Deficiência do Rim

Dor surda nos olhos (não necessariamente quentes), dor de cabeça occipital surda, visão turva, moscas volantes, tontura, tinidos, lombalgia, memória fraca. Outras manifestações, inclusive na língua e pulso, dependem se a deficiência for do *Yang* do Rim ou do *Yin* do Rim.

Deficiência de Qi e de Yin

Olhos ligeiramente quentes e doloridos, dor branda, desejo de fechar os olhos, olhos secos, olhos ligeiramente avermelhados, tontura, cansaço, garganta seca, fezes amolecidas, falta de apetite, língua Pálida ou de cor normal sem saburra, pulso Fraco ou Flutuante-Vazio.

Invasão de Vento-Calor

Olhos quentes e doloridos com início súbito, olhos vermelhos, aversão ao frio, febre, tosse, dor de garganta, nariz congestionado ou escorrendo com secreção amarelada, dor de cabeça, dores no corpo, sudorese moderada, sede moderada, amígdalas aumentadas, língua ligeiramente Vermelha nas laterais, na área do tórax ou na parte anterior, pulso Flutuante-Rápido.

5. OLHOS LACRIMEJANTES

Ver Parte 2, *Interrogatório*, Capítulo 42; Parte 1, *Observação*, Capítulo 6.

Do ponto de vista tradicional, existem dois tipos de olhos lacrimejantes: um é chamado *liu lei*, que indica olhos lacrimejantes e está descrito aqui; o outro é chamado *yan chi*, que indica secreção espessa do olho e está descrito sob o título "Secreção dos olhos".

Deficiência do Sangue do Fígado

Olhos lacrimejantes, moscas volantes, visão turva, tontura, dormência ou formigamento dos membros, menstruação escassa, cútis baça e pálida, língua Pálida, pulso Áspero ou Fino. Esse quadro é chamado "Lacrimejamento Frio".

Deficiência do Yang do Rim

Olhos lacrimejantes, dor lombar, joelhos frios, sensação de frio, cútis branco-brilhante, joelhos fracos, cansaço, urina clara e abundante, micção noturna, língua Pálida e úmida, pulso Profundo-Fraco. Esse quadro é chamado de "Lacrimejamento Frio".

Deficiência do Sangue do Fígado com Calor no Fígado

Olhos lacrimejantes, prurido nos olhos, tontura, visão turva, moscas volantes, dormência ou formigamento dos membros, menstruação escassa, face pálida e baça com cor avermelhada "flutuante" nas bochechas, sede, irritabilidade, dor de cabeça, língua Pálida ligeiramente Vermelha nas laterais, pulso Áspero ou Fino e ligeiramente Rápido.

Fogo no Fígado

Olhos lacrimejantes, olhos vermelhos, dores de cabeça, tontura, tinidos, irritabilidade, propensão a explosões de raiva, face avermelhada, sede, gosto amargo na boca, constipação intestinal, urina escura, língua Vermelha com laterais mais vermelhas e saburra seca e amarelada, pulso em Corda-Rápido.

Deficiência do Yin do Rim e do Fígado com Calor Vazio

Olhos lacrimejantes, prurido nos olhos, olhos vermelhos e secos, tontura, tinidos, deficiência auditiva, dor de cabeça surda occipital ou no vértice, insônia, dormência ou formigamento dos membros, *flush* malar, lombalgia, garganta seca, pele e cabelos secos, unhas quebradiças, vagina ressecada, sudorese noturna, fezes ressecadas, menstruação escassa ou amenorreia, calor nos cinco palmos, sensação de calor ao anoitecer, língua Vermelha sem saburra, pulso Flutuante-Vazio e Rápido.

Fogo no Coração

Olhos lacrimejantes, canto interno do olho vermelho, olhos doloridos, palpitações, sede, úlceras na boca e na língua, inquietação mental, agitação, insônia, sono perturbado por sonhos, sensação de calor, face avermelhada, gosto amargo na boca, língua Vermelha com ponta mais vermelha e saburra amarelada, pulso Transbordante-Rápido.

Umidade-Fleuma no Baço e nos Pulmões

Olhos lacrimejantes, pálpebras inchadas, pálpebras grudadas, tosse crônica que surge em surtos com profuso muco esbranquiçado e pegajoso que é fácil de expectorar, cútis esbranquiçada e com aspecto pastoso, sensação de opressão no tórax, respiração curta, aversão a se deitar, sibilos, náuseas, plenitude abdominal, tendência à obesidade, língua Aumentada com saburra branca e pegajosa, pulso Deslizante.

Frio Vazio no canal do Fígado

Olhos lacrimejantes; plenitude e distensão do hipogástrio com dor que se irradia para baixo, até o escroto e os testículos, e para cima, até os hipocôndrios (a dor melhora por calor, puxando os testículos ou contraindo o escroto); dor de cabeça no vértice, sensação de frio, mãos e pés frios, vômito de fluido claro e aquoso ou vômito seco, língua Pálida e úmida com saburra esbranquiçada, pulso Profundo-em-Corda-Fino-Lento.

Invasão de Vento-Calor

Olhos lacrimejantes com início súbito, prurido nos olhos, dor no olho, aversão ao frio, febre, tosse, dor de garganta, nariz congestionado ou escorrendo com secreção amarelada, dor de cabeça, dores no corpo, discreta sudorese, sede moderada, amígdalas aumentadas, língua ligeiramente Vermelha nas laterais, na área do tórax ou na parte anterior, pulso Flutuante-Rápido. Esse quadro é chamado "Lacrimejamento Quente".

Invasão de Vento-Frio

Olhos lacrimejantes com início súbito, prurido nos olhos, aversão ao frio, febre, tosse, prurido na garganta, ligeira falta de ar, nariz congestionado ou escorrendo com secreção aquosa clara, espirros, dor de cabeça no vértice, dores no corpo, saburra da língua fina e esbranquiçada, pulso Flutuante-Tenso.

6. SECREÇÃO DOS OLHOS

Ver Parte 2, *Interrogatório*, Capítulo 42; Parte 1, *Observação*, Capítulo 6.

"Secreção dos olhos" é uma tradução do termo chinês *yan chi*, que indica secreção espessa dos olhos, e não secreção aquosa, que é chamada de *liu lei*.

Fogo no Fígado

Secreção amarelada dos olhos, olhos vermelhos, olhos doloridos, dor de cabeça, face avermelhada, tontura, tinidos, irritabilidade, propensão a explosões de raiva, sede, gosto amargo na boca, constipação intestinal, urina escura, língua Vermelha com laterais mais vermelhas e saburra amarelada e seca, pulso em Corda-Rápido.

Fogo no Coração

Secreção amarelada dos olhos, olhos vermelhos e doloridos, palpitações, sede, agitação, insônia, sono perturbado por sonhos, sensação de calor, face avermelhada, gosto amargo na boca, língua Vermelha com ponta mais vermelha e saburra amarelada, pulso Transbordante-Rápido.

Deficiência do Yin com Calor Vazio

Secreção amarelada e rala dos olhos, olhos secos e vermelhos, sensação de calor ao anoitecer, boca seca à noite, sudorese noturna, calor nos cinco palmos, língua Vermelha sem saburra, pulso Flutuante-Vazio e Rápido. Outros sintomas e sinais dependem do órgão envolvido, que pode ser Fígado, Coração, Rim ou Pulmão.

Deficiência de Qi e de Sangue

Quadro crônico de secreção aquosa clara dos olhos que piora por esforço excessivo, falta de apetite, fezes amolecidas, voz fraca, cansaço, visão turva, tontura, dormência ou formigamento dos membros, palpitações, cútis baça e pálida, língua Pálida, pulso Fraco ou Áspero.

Invasão de Vento-Calor
Secreção amarelada dos olhos, prurido e vermelhidão nos olhos, aversão ao frio, febre, tosse, dor de garganta, nariz congestionado ou escorrendo com secreção amarelada, dor de cabeça, dores no corpo, discreta sudorese, sede moderada, amígdalas aumentadas, língua ligeiramente Vermelha nas laterais, na área do tórax ou na parte anterior, pulso Flutuante-Rápido.

Calor Tóxico (Sarampo)
Secreção espessa amarelada dos olhos, febre, sede, agitação, olhos vermelhos, língua Vermelha com pontos vermelhos e saburra amarelado-escura e espessa, pulso Transbordante-Rápido. Esse quadro corresponde ao nível do *Qi* do sarampo.

7. OLHOS AMARELADOS (ESCLERA)

Ver Parte 1, *Observação*, Capítulo 6.

Umidade-Calor com predominância de Calor
Esclera amarelo-vivo semelhante a casca de tangerina, sede, boca seca, sensação de calor, gosto amargo na boca, plenitude epigástrica, gosto pegajoso na boca, sensação de peso da cabeça e do corpo, língua Vermelha com saburra amarelada e pegajosa, pulso Deslizante-Rápido.

Umidade-Calor com predominância de Umidade
Esclera amarelado-opaca, sede sem vontade de beber líquidos, plenitude epigástrica, gosto pegajoso na boca, plenitude abdominal, sensação de peso da cabeça e do corpo, saburra da língua amarelada e pegajosa, pulso Deslizante-Rápido.

Frio-Umidade
Esclera amarelado-escura opaca, plenitude epigástrica, gosto pegajoso na boca, plenitude abdominal, sensação de peso da cabeça e do corpo, membros frios, fezes amolecidas, saburra da língua esbranquiçada e pegajosa, pulso Deslizante-Lento.

Calor Tóxico
Esclera amarelo-escura, olhos vermelhos, febre, sensação de calor, agitação, erupções cutâneas avermelhadas, furúnculos, dor de cabeça, língua Vermelha com pontos vermelhos e saburra amarelo-escura, espessa e pegajosa, pulso Transbordante-Deslizante-Rápido.

Deficiência do Sangue do Fígado
Esclera amarelo-clara, tontura, visão turva, moscas volantes, dormência ou formigamento dos membros, menstruação escassa, cútis baça e pálida, língua Pálida, pulso Áspero ou Fino.

Estase de Sangue
Esclera amarelo-escura e opaca ou acastanhada, círculos escuros debaixo dos olhos, dor de cabeça, dor abdominal, agitação, língua Arroxeada, pulso em Corda ou Áspero. Outros sintomas e sinais dependem do órgão envolvido, que pode ser Coração ou Fígado.

8. OLHOS VERMELHOS (ESCLERA)

Ver Parte 1, *Observação*, Capítulo 6.

Fogo no Fígado
Olhos vermelhos, queimação nos olhos, olhos doloridos, dor de cabeça, face avermelhada, tontura, tinidos, irritabilidade, propensão a explosões de raiva, sede, gosto amargo na boca, constipação intestinal, urina escura, língua Vermelha com laterais mais vermelhas e saburra amarelada e seca, pulso em Corda-Rápido.

Fogo no Coração
Olhos vermelhos, olhos doloridos, palpitações, sede, úlceras na boca e na língua, inquietação mental, agitação, insônia, sono perturbado por sonhos, sensação de calor, face avermelhada, gosto amargo na boca, língua Vermelha com ponta mais vermelha e saburra amarelada, pulso Transbordante-Rápido.

Deficiência do *Yin* do Fígado e do Rim com Calor Vazio
Olhos vermelhos, visão turva, olhos secos, tontura, tinidos, dor de cabeça surda occipital ou no vértice, insônia, dormência ou formigamento dos membros, *flush* malar, olhos secos, visão turva, lombalgia, garganta seca, pele e cabelos secos, unhas quebradiças, vagina ressecada, sudorese noturna, fezes ressecadas, menstruação escassa, calor nos cinco palmos, sensação de calor ao anoitecer, língua Vermelha sem saburra, pulso Flutuante-Vazio e Rápido.

Invasão de Vento-Calor
Olhos vermelhos com início súbito, prurido nos olhos, aversão ao frio, febre, tosse, dor de garganta, nariz congestionado ou escorrendo com secreção amarelada, dor de cabeça, dores no corpo, discreta sudorese, sede moderada, amígdalas aumentadas, língua ligeiramente Vermelha nas laterais, na área do tórax ou na parte anterior, pulso Flutuante-Rápido.

Calor ou Fleuma-Calor no Pulmão
Olhos vermelhos, batimento das asas do nariz, face avermelhada, febre, tosse com muco profuso amarelado, sensação de congestão da cabeça, sensação de opressão no tórax, falta de ar, sede, sensação de calor, dor no peito, língua com saburra amarelada e pegajosa, pulso Transbordante-Rápido ou Deslizante-Rápido.

Umidade-Calor na Bexiga
Olhos vermelhos, especialmente no canto interno, dor de cabeça que vai do occipício até o topo da cabeça e os olhos, sensação de calor, queimação durante a micção, micção difícil, urina escassa e escura, saburra da língua amarelada e espessa na raiz, pulso Deslizante-Rápido.

9. OLHOS AZUL-ESVERDEADOS (ESCLERA)

Ver Parte 1, *Observação*, Capítulo 6.

"Azul-esverdeado" é uma tradução do termo chinês *qing*, que em certas patologias (p. ex., Frio) se refere à cor azulada e em outras (p. ex., padrões do Fígado), à cor esverdeada.

Vento no Fígado

Esclera esverdeada, dores de cabeça, tremores, tontura grave, tinidos, dor de cabeça, dormência dos membros, tiques, língua Rígida, Desviada ou Móvel, pulso em Corda.

Frio Interno

Esclera azulada, sensação de frio, membros frios, dor abdominal, dor crônica, urina abundante e clara, língua Pálida, pulso Tenso-Lento. Outros sintomas e sinais dependem do órgão envolvido e se o quadro é de Frio-Cheio ou Frio-Vazio.

Deficiência do *Yin* do Rim

Esclera azulada, tontura, tinidos, deficiência auditiva, memória fraca, sudorese noturna, boca e garganta secas à noite, lombalgia, constipação intestinal, urina escassa e escura, cansaço, língua de cor normal sem saburra, pulso Flutuante-Vazio.

10. OLHOS ESCUROS (ESCLERA)

Ver Parte 1, *Observação*, Capítulo 6.

Fleuma

Esclera acastanhada e escura, sensação de congestão da cabeça, sensação de opressão do tórax, sensação de peso, muco na garganta, tontura, náuseas, língua Aumentada com saburra pegajosa, pulso Deslizante.

Deficiência do *Yin* do Fígado e do Rim

Esclera escura, olhos secos, tontura, tinidos, deficiência auditiva, lombalgia, dor de cabeça occipital ou no vértice, insônia, dormência ou formigamento dos membros, olhos secos, visão turva, garganta seca, pele e cabelos secos, unhas quebradiças, vagina ressecada, sudorese noturna, fezes ressecadas, emissões noturnas, menstruação escassa ou amenorreia, ciclo menstrual atrasado, infertilidade, língua de cor normal sem saburra, pulso Flutuante-Vazio.

Calor Cheio Grave

Esclera escura, sensação de calor, sede, agitação, agitação mental, língua Vermelha com saburra amarelada, pulso Transbordante-Rápido. Outros sintomas e sinais dependem do órgão envolvido.

11. CANTOS DOS OLHOS AVERMELHADOS

Ver Parte 1, *Observação*, Capítulo 6.

Calor do Fígado, Coração ou Pulmão pode manifestar-se com vermelhidão nos cantos dos olhos, e isso não necessariamente coincide com as áreas descritas pelas Cinco Rodas (ver Capítulo 6).

Fogo no Fígado

Vermelhidão de qualquer um dos cantos do olho, dor nos olhos, dores de cabeça, tontura, tinidos, irritabilidade, propensão a explosões de raiva, face avermelhada, sede, gosto amargo na boca, constipação intestinal, urina escura, língua Vermelha com laterais mais vermelhas e saburra seca e amarelada, pulso em Corda-Rápido.

Fogo no Coração

Canto interno do olho vermelho, dor nos olhos, palpitações, sede, úlceras na boca e na língua, inquietação mental, agitação, insônia, sono perturbado por sonhos, sensação de calor, face avermelhada, gosto amargo na boca, língua Vermelha com ponta mais vermelha e saburra amarelada, pulso Transbordante-Rápido.

Calor no Pulmão

Canto interno do olho vermelho, face avermelhada, tosse, discreta falta de ar, sensação de calor, dor no peito, batimento das asas do nariz, sede, face avermelhada, língua Vermelha com saburra amarelada, pulso Transbordante-Rápido.

Deficiência do *Yin* do Fígado com Calor Vazio

Discreta vermelhidão de qualquer um dos cantos do olho, visão turva, moscas volantes, olhos secos, visão noturna deficiente, tontura, dormência ou formigamento dos membros, insônia, menstruação escassa ou sangramento menstrual abundante (se o Calor Vazio for grave), maçãs do rosto avermelhadas, cãibras, unhas fracas e quebradiças, pele e cabelos muito secos, ansiedade, sensação de calor ao anoitecer, sudorese noturna, calor nos cinco palmos, sede com vontade de beber líquidos em pequenos goles, língua Vermelha sem saburra, pulso Flutuante-Vazio-Rápido.

Deficiência do *Yin* do Coração com Calor Vazio

Discreta vermelhidão do canto interno do olho, *flush* malar, palpitações, insônia, sono perturbado por sonhos, memória fraca, ansiedade, agitação mental, boca e garganta secas, sensação de calor ao anoitecer, sudorese noturna, calor nos cinco palmos, língua Vermelha com ponta mais vermelha sem saburra, pulso Flutuante-Vazio e Rápido.

Deficiência do *Yin* do Pulmão com Calor Vazio

Discreta vermelhidão do canto interno dos olhos, tosse seca ou com pouco muco pegajoso que pode estar com raias de sangue, boca e garganta secas à noite, voz fraca e/ou rouca, sudorese noturna, cansaço, *flush* malar, sensação de calor ou febre baixa ao anoitecer, calor nos cinco palmos, corpo fino ou tórax estreito, insônia, ansiedade, língua Vermelha sem saburra, pulso Flutuante-Vazio e Rápido.

Deficiência do *Yin* do Rim com Calor Vazio

Ligeira vermelhidão do canto interno do olho, olhos secos, tontura, tinidos, deficiência auditiva, sudorese noturna, boca seca à noite, calor nos cinco palmos, sensação de calor ao anoitecer, *flush* malar, sede com vontade de beber líquidos em pequenos goles, lombalgia, urina escassa e escura, insônia, língua Vermelha sem saburra, pulso Flutuante-Vazio e Rápido.

Umidade-Calor

Cantos dos olhos vermelhos, secreção amarelada e pegajosa dos olhos, pálpebras vermelhas e inchadas, plenitude epigástrica, gosto pegajoso na boca, sede sem vontade de beber líquidos, sensação de peso da cabeça e do corpo, sensação de calor, saburra da língua amarelada e pegajosa, pulso Deslizante-Rápido.

Invasão de Vento-Calor

Cantos dos olhos vermelhos com início súbito, prurido nos olhos, aversão ao frio, febre, tosse, dor de garganta, nariz congestionado ou escorrendo com secreção amarelada, dor de cabeça, dores no corpo, discreta sudorese, sede moderada, amígdalas aumentadas, língua ligeiramente Vermelha nas laterais, na área do tórax ou na parte anterior, pulso Flutuante-Rápido.

12. CANTOS DOS OLHOS PÁLIDOS

Ver Parte 1, *Observação*, Capítulo 6.

Deficiência de Sangue

Cantos dos olhos pálidos, visão turva, moscas volantes, tontura, dormência, língua Pálida, pulso Áspero ou Fino. Outros sintomas dependem do órgão envolvido, que pode ser Fígado ou Coração.

Deficiência de *Yang*

Cantos dos olhos pálidos, sensação de frio, membros frios, cansaço, língua Pálida e úmida, pulso Profundo-Fraco. Outros sintomas e sinais dependem do órgão envolvido, que pode ser Baço ou Rim.

13. TERÇOL

Calor nos Pulmões e no Baço

Terçol na pálpebra superior, olhos vermelhos, lágrimas fluindo dos olhos, pálpebras inchadas e duras, dor no olho, tosse, ligeira falta de ar, sensação de calor, dor no peito, batimento das asas do nariz, sede, face avermelhada, dor epigástrica e/ou abdominal em queimação, fome excessiva, ponta do nariz avermelhada, lábios secos, úlceras na boca, fezes ressecadas, urina escassa e escura, língua Vermelha com saburra seca e amarelada, pulso Transbordante-Rápido.

Calor nos Pulmões e no Estômago

Terçol na pálpebra inferior, olhos vermelhos, lágrimas fluindo dos olhos, pálpebras inchadas e duras, dor no olho, tosse, ligeira falta de ar, sensação de calor, dor no peito, batimento das asas do nariz, sede, face avermelhada, dor epigástrica em queimação, regurgitação ácida, náuseas, fome excessiva, mau hálito, língua Vermelha com saburra amarelada, pulso Transbordante-Rápido.

Deficiência do *Qi* do Baço com Umidade

Terçóis crônicos na pálpebra superior que vêm e vão e pioram por esforço excessivo, pálpebras inchadas e moles, falta de apetite, ligeira distensão abdominal depois de comer, cansaço, cútis pálida ou descorada, fraqueza dos membros, fezes amolecidas, plenitude abdominal, sensação de peso, gosto pegajoso na boca, má digestão, alimentos não digeridos nas fezes, náuseas, dor de cabeça surda frontal, descarga vaginal excessiva, língua Pálida com saburra pegajosa, pulso Encharcado.

Umidade-Calor no Estômago e no Baço

Terçol, pálpebras inchadas e avermelhadas, sensação de plenitude e dor do epigástrio e do abdome inferior, falta de apetite, sensação de peso, sede sem vontade de beber líquidos, náuseas, fezes amolecidas com odor ofensivo, sensação de calor, cútis baça e amarelada, gosto pegajoso na boca, língua Vermelha com saburra amarelada e pegajosa, pulso Deslizante-Rápido.

14. PÁLPEBRAS AVERMELHADAS

Ver Parte 1, *Observação*, Capítulo 6.

Umidade-Calor no Estômago e no Baço

Pálpebras vermelhas, secreção do olho, pálpebras inchadas, olhos doloridos e pruriginosos, sensação de peso da cabeça, dor de cabeça surda, sensação de plenitude e dor no epigástrio e no abdome inferior, falta de apetite, sede sem vontade de beber água, náuseas, fezes amolecidas com odor ofensivo, sensação de calor, cútis baça e amarelada, gosto pegajoso na boca, língua Vermelha com saburra amarelada e pegajosa, pulso Deslizante-Rápido.

Calor no Baço

Vermelhidão e calor nas pálpebras superiores, lábios vermelhos e secos, dor epigástrica e/ou abdominal em queimação, fome excessiva, ponta do nariz avermelhada, lábios secos, úlceras na boca, sede, fezes ressecadas, sensação de calor, urina escassa e escura, cútis amarelada, língua Vermelha com saburra seca e amarelada, pulso Transbordante-Rápido.

Calor no Estômago

Vermelhidão e calor nas pálpebras inferiores, dor epigástrica em queimação, sede, regurgitação ácida, náuseas, fome excessiva, mau hálito, sensação de calor, língua Vermelha com saburra amarelada, pulso Transbordante-Rápido.

Invasão de Vento-Calor

Vermelhidão nas pálpebras com início súbito, olhos vermelhos, aversão ao frio, febre, tosse, dor de garganta, nariz congestionado ou escorrendo com secreção amarelada, dor de cabeça, dores no corpo, discreta sudorese, sede moderada, amígdalas aumentadas, língua ligeiramente Vermelha nas laterais, na área do tórax ou na parte anterior, pulso Flutuante-Rápido.

15. PÁLPEBRAS ESCURAS

Deficiência do Rim

Pálpebras escuras, lombalgia, tontura, tinidos, pulso Fraco. Outros sintomas e sinais dependem se a deficiência é do *Yin* do Rim ou do *Yang* do Rim.

Frio-Fleuma

Pálpebras acinzentadas e opacas como fuligem, tosse com expectoração de muco aquoso e esbranquiçado, sensação de frio, mãos e pés frios, náuseas, vômito, sensação de opressão do tórax e do epigástrio, cútis baça e esbranquiçada, urina pálida, língua Pálida e Aumentada com saburra esbranquiçada e úmida, pulso Deslizante-Lento.

Fleuma-Calor

Pálpebras inchadas, avermelhadas e escuras, sensação de peso e congestão da cabeça, sensação de calor, face avermelhada, pele oleosa, sensação de opressão do tórax, muco na garganta, expectoração de muco amarelado, tontura, náuseas, língua Vermelha e Aumentada com saburra amarelada e pegajosa, pulso Deslizante-Rápido.

Vento-Fleuma

Pálpebras escuras, cútis baça e amarelada, tontura grave, visão turva, tremores, dormência ou formigamento dos membros, tinidos, náuseas, muco na garganta, sensação de opressão do tórax, língua Rígida ou Desviada e Aumentada, pulso em Corda-Deslizante.

16. PÁLPEBRAS ESVERDEADAS

Frio no Estômago

Pálpebras esverdeadas, dor grave no epigástrio, sensação de frio, membros frios, preferência por calor, vômito de fluidos claros (que pode aliviar a dor), náuseas que piora depois de engolir líquidos frios os quais são prontamente vomitados; preferência por líquidos quentes, saburra da língua branca e espessa, pulso Profundo-Tenso-Lento.

17. PÁLPEBRAS PÁLIDAS

Deficiência de Sangue

Pálpebras pálidas, parte interna das pálpebras pálida, cútis baça e pálida, cabelos secos, tontura, visão turva, moscas volantes, dormência ou formigamento dos membros, menstruação escassa, língua Pálida, pulso Áspero ou Fino.

Deficiência do *Yang*

Pálpebras pálidas, parte interna das pálpebras pálida, sensação de frio, membros frios, fezes amolecidas, urina clara e abundante, cansaço, língua Pálida e úmida, pulso Profundo-Fraco. Outros sintomas e sinais dependem do órgão envolvido.

Retenção de Alimentos

Coloração pálida da parte interna das pálpebras, que é rodeada de cor amarelada, plenitude, dor e distensão do epigástrio que melhoram após vomitar, náuseas, vômito de fluidos ácidos, mau hálito, regurgitação ácida, eructação, insônia, fezes amolecidas ou constipação intestinal, falta de apetite, saburra da língua espessa, pulso Cheio-Deslizante.

18. PÁLPEBRAS INCHADAS

Ver Parte 1, *Observação*, Capítulo 6.

Invasão de Vento-Calor

Pálpebras inchadas, vermelhas e pruriginosas, aversão ao frio, febre, tosse, dor de garganta, nariz congestionado ou escorrendo com secreção amarelada, dor de cabeça, dores no corpo, discreta sudorese, sede moderada, amígdalas aumentadas, língua ligeiramente Vermelha nas laterais, na área do tórax ou na parte anterior, pulso Flutuante-Rápido.

Deficiência do *Yin* do Baço com Calor Vazio

Pálpebras inchadas e ressecadas, falta de apetite, má digestão, ânsia de vômito, fome excessiva, perda do paladar, ligeira dor epigástrica, boca e lábios secos, fezes ressecadas, corpo fino, cútis descorada com ponta do nariz avermelhada, sudorese noturna, sensação de calor ao anoitecer, *flush* malar, língua Vermelha sem saburra e com fissuras transversais nas laterais, pulso Flutuante-Vazio e Rápido.

Calor no Baço

Pálpebras inchadas e vermelhas, lábios vermelhos e secos, dor epigástrica e/ou abdominal em queimação, fome excessiva, ponta do nariz avermelhada, úlceras na boca, sede, fezes ressecadas, sensação de calor, urina escassa e escura, cútis amarelada, língua Vermelha com saburra seca e amarelada, pulso Transbordante-Rápido.

Água transbordando

Inchaço gradual das pálpebras, pálpebras pálidas, edema da face e das mãos, mãos e pés frios, urina escassa, cútis pálida, sensação de frio, fezes amolecidas, língua Pálida e úmida, pulso Profundo-Fraco.

Frio-Fleuma

Inchaço gradual das pálpebras, pálpebras pálidas, tosse com expectoração de muco aquoso esbranquiçado, sensação de frio, mãos e pés frios, náuseas, vômito, sensação de opressão do tórax e do epigástrio, cútis baça e esbranquiçada, urina pálida, língua Pálida e Aumentada com saburra branca e úmida, pulso Deslizante-Lento.

19. FURÚNCULO NA PÁLPEBRA

Calor Tóxico no Estômago

Furúnculo na pálpebra inferior, olhos vermelhos, olhos doloridos, pálpebras inchadas, dor epigástrica em queimação, sede intensa com vontade de beber líquidos gelados, agitação mental, boca seca, úlceras na boca, sangramento das gengivas, fezes ressecadas, mau hálito, náuseas, vômito logo após comer, sensação de calor, regurgitação ácida, língua Vermelha com saburra amarelado-escura espessa e seca, pulso Profundo-Cheio-Deslizante-Rápido.

Deficiência de Qi e de Yin

Furúnculo crônico na pálpebra, com formato de um pequeno feijão e coloração pálida, que vem e vai; olhos secos, dor surda do olho, cansaço, respiração curta, voz fraca e/ou rouca, sudorese espontânea durante o dia, sudorese noturna, boca e garganta secas à noite, fezes amolecidas, língua Pálida ou de cor normal sem saburra, pulso Vazio ou Flutuante-Vazio.

Deficiência do Qi do Baço

Quadro crônico de furúnculos na pálpebra superior que vêm e vão e podem mudar de um olho para o outro, piora por esforço excessivo, falta de apetite, ligeira distensão abdominal depois de comer, cansaço, cútis pálida, fraqueza dos membros, fezes amolecidas, língua Pálida, pulso Vazio.

Deficiência do Qi do Baço com Umidade-Calor

Furúnculos crônicos na pálpebra superior que vêm e vão, pele oleosa, problemas dos seios da face, dor facial, dor de cabeça com sensação de peso da cabeça, gosto pegajoso na boca, sensação de plenitude do epigástrio e/ou do abdome e/ou dor abdominal, falta de apetite, gosto pegajoso na boca, sensação de peso do corpo, sede sem vontade de beber líquidos, náuseas, vômito, fezes amolecidas, cútis baço-amarelada semelhante a casca de tangerina, língua Pálida com saburra amarelada e pegajosa, pulso Encharcado-Rápido.

Invasão de Vento-Calor

Furúnculo na pálpebra com início súbito, olhos vermelhos e pruriginosos, aversão ao frio, febre, tosse, dor de garganta, nariz congestionado ou escorrendo com secreção amarelada, dor de cabeça, dores no corpo, ligeira sudorese, sede moderada, amígdalas aumentadas, língua ligeiramente Vermelha nas laterais, na área do tórax ou na parte anterior, pulso Flutuante-Rápido.

20. DOR NAS PÁLPEBRAS

Calor nos Pulmões e no Baço

Dor na pálpebra superior, olhos vermelhos, lágrimas fluindo dos olhos, pálpebras inchadas e duras, dor no olho, dor de cabeça, tosse, ligeira falta de ar, sensação de calor, dor no peito, batimento das asas do nariz, sede, face avermelhada, dor epigástrica e/ou abdominal em queimação, fome excessiva, ponta do nariz avermelhada, lábios secos, úlceras na boca, fezes ressecadas, urina escassa e escura, cútis amarelada, língua Vermelha com saburra seca e amarelada, pulso Transbordante-Rápido.

Calor nos Pulmões e no Estômago

Dor na pálpebra inferior, olhos vermelhos, lágrimas fluindo dos olhos, pálpebras inchadas e duras, dor no olho, tosse, ligeira falta de ar, sensação de calor, dor no peito, batimento das asas do nariz, sede, face avermelhada, dor epigástrica em queimação, regurgitação ácida, náuseas, fome excessiva, mau hálito, língua Vermelha com saburra amarelada, pulso Transbordante-Rápido.

21. BATIMENTO DAS PÁLPEBRAS

Deficiência de Sangue com Vento Interno

Batimento das pálpebras, tiques faciais, ligeiro tremor da cabeça e/ou da mão, tontura, visão turva, dormência unilateral e/ou formigamento de um membro, língua Pálida e Fina, pulso Áspero ou Fino e ligeiramente em Corda.

Deficiência do Qi do Estômago e do Baço

Discreto batimento das pálpebras, sensação de cansaço das pálpebras, desejo de fechar os olhos, falta de apetite, ligeira distensão abdominal depois de comer, cansaço, lassidão, cútis pálida, fraqueza dos membros, fezes amolecidas, sensação desconfortável no epigástrio, falta do sentido do paladar, língua Pálida, pulso Vazio.

Invasão de Vento-Frio

Batimento das pálpebras com início súbito, coceira nos olhos, aversão ao frio, febre, dor de cabeça occipital, torcicolo, espirros, dores no corpo, língua com saburra fina e branca, pulso Flutuante-Tenso.

22. PÁLPEBRAS CAÍDAS

Deficiência e Afundamento do Qi do Estômago e do Baço

Pálpebras caídas com piora por esforço excessivo e melhora por repouso, depressão, falta de apetite, ligeira distensão abdominal depois de comer, cansaço, cútis pálida, fraqueza dos membros, fezes amolecidas, sensação de ser puxado para baixo, prolapso do útero, sensação desconfortável no epigástrio, falta do sentido do paladar, língua Pálida, pulso Vazio.

Deficiência de Qi e de Sangue

Pálpebras caídas, visão turva, falta de apetite, fezes amolecidas, voz fraca, cansaço, dormência ou formigamento dos membros, palpitações, cútis baça e pálida, língua Pálida, pulso Fraco ou Áspero.

Deficiência do Fígado e do Rim

Pálpebras caídas, olhos secos, visão turva, moscas volantes, tontura, tinidos, lombalgia. Outros sintomas dependem se a deficiência é do Yin ou do Yang.

Estagnação do Qi e estase de Sangue

Pálpebras caídas, irritabilidade, dor de cabeça, dor no peito, distensão abdominal, língua Arroxeada, pulso em Corda.

Calor no Estômago

Pálpebras caídas, pálpebras vermelhas e inchadas, dor epigástrica em queimação, sede, regurgitação ácida, náuseas, fome excessiva, mau hálito, sensação de calor, língua Vermelha com saburra amarelada, pulso Transbordante-Rápido.

Invasão de Vento

Pálpebras caídas, aversão ao frio, febre, dor de cabeça occipital, torcicolo, pulso Flutuante. Outros sintomas e sinais dependem se a invasão é de Vento-Frio ou Vento-Calor.

23. PERDA DO CONTROLE DAS PÁLPEBRAS

"Perda do controle da pálpebra" indica uma condição na qual o paciente não consegue abrir os olhos, as pálpebras tremem e ele perde o controle voluntário das pálpebras. Essa condição é mais comum em crianças.

Deficiência do Sangue do Fígado

Perda do controle das duas pálpebras, sensação desconfortável nos olhos, visão turva, moscas volantes, tontura, dormência ou formigamento dos membros, menstruação escassa, cútis baça e pálida, língua Pálida, pulso Áspero ou Fino.

Qi do Fígado que invade o Baço

Perda do controle das duas pálpebras, pálpebras trêmulas, cútis esverdeada, irritabilidade, distensão e dor abdominal, alternância de constipação intestinal e diarreia, fezes às vezes secas e em bolinhas e às vezes amolecidas, flatulência, cansaço, língua de cor normal ou ligeiramente Vermelha nas laterais, pulso em Corda à esquerda e Fraco à direita.

Vento-Calor que afeta o canal do Fígado

Perda do controle das duas pálpebras, pálpebras tremem para cima e para baixo e de um lado para o outro, como se estivessem sendo sopradas pelo vento, febre, aversão ao frio, língua Vermelha na parte anterior e com saburra fina branca, pulso Flutuante-Rápido.

Déficit Nutricional na Infância

Perda do controle das duas pálpebras, pálpebras trêmulas, olhos lacrimejantes, sensação desconfortável nos olhos, esclera avermelhada que piora à tarde, distensão abdominal, diarreia, corpo fino, saburra da língua pegajosa, pulso Fraco.

24. NÓDULOS NA PARTE INTERNA DAS PÁLPEBRAS

Na medicina ocidental, nódulos na parte interna das pálpebras correspondem ao hordéolo externo ou cisto meibomiano. O hordéolo é um pequeno abscesso causado por uma infecção estafilocócica aguda de um folículo ciliar. Um cisto meibomiano é uma lipogranulomatose crônica secundária à retenção de sebo causada por uma obstrução de um ducto de uma glândula meibomiana.

Umidade-Fleuma que obstrui o Baço

Nódulos na parte interna das pálpebras em forma de grãos de arroz ou pequenos feijões; secreção dos olhos sem dor nem cocheira, pálpebras não ficam vermelhas, nódulos móveis, sensação de opressão do tórax e do epigástrio, sonolência, náuseas, muco na garganta, congestão da cabeça, língua Aumentada com saburra pegajosa, pulso Deslizante.

Fleuma-Calor que obstrui o Baço

Nódulos na parte interna das pálpebras em forma de grãos de arroz ou de pequenos feijões; secreção amarelada dos olhos, pálpebras doloridas, pálpebras avermelhadas, nódulos móveis, sensação de opressão do tórax e do epigástrio, sonolência, náuseas, muco na garganta, congestão da cabeça, sede sem vontade de beber líquidos, sensação de calor, língua Vermelha e Aumentada com saburra pegajosa-amarelada, pulso Deslizante-Rápido.

25. PEQUENOS GRÃOS VERMELHOS NA PARTE INTERNA DAS PÁLPEBRAS

"Pequenos grãos vermelhos na parte interna da pálpebra" correspondem à ceratoconjuntivite vernal da medicina ocidental. É um distúrbio alérgico comum em pacientes atópicos, mas também ocorre em pacientes não atópicos. Manifesta-se com prurido intenso, lacrimejamento, fotofobia, queimação e sensação de corpo estranho no olho.

Umidade-Calor no Baço

Pequenos grãos vermelhos na parte interna das pálpebras, secreção amarelada dos olhos, coceira nos olhos, sensação de peso da cabeça, plenitude do epigástrio, dor epigástrica ou abdominal, gosto pegajoso na boca, sede sem vontade de beber líquidos, falta de apetite, sensação de peso do corpo, sede, náuseas, vômito, fezes amolecidas com odor ofensivo, sensação de calor, urina escassa e escura, dor de cabeça com sensação de peso da cabeça, cútis baça e amarelada, gosto amargo na boca, língua Vermelha com saburra amarelada e pegajosa, pulso Deslizante-Rápido.

Vento-Calor que afeta o canal do Baço

Pequenos grãos vermelhos dentro das pálpebras com início súbito, olhos vermelhos, dor de garganta, prurido na garganta, prurido nos olhos, aversão ao frio, febre, dor de cabeça, língua Vermelha na parte anterior ou nas laterais, pulso Flutuante-Rápido.

26. VERMELHIDÃO NA PARTE INTERNA DAS PÁLPEBRAS INFERIORES

Calor Cheio

Vermelhidão na parte interna das pálpebras inferiores, sede, agitação mental, sensação de calor, língua Vermelha com saburra seca e amarelada, pulso Transbordante-Rápido. Outros sintomas e sinais dependem do órgão envolvido.

Deficiência de Yin com Calor Vazio

Linhas vermelhas e finas na parte interna das pálpebras inferiores, sede com vontade de beber líquidos em pequenos goles, agitação mental, sensação de calor ao anoitecer, garganta seca à noite, sudorese noturna, língua Vermelha sem saburra, pulso Flutuante-Vazio e Rápido.

27. ESTRABISMO

Ver Parte 1, *Observação*, Capítulo 6.

Deficiência da Essência do Rim

Estrabismo desde a infância, miopia, constituição fraca da criança, desenvolvimento ósseo deficiente em crianças, amolecimento dos ossos em adultos, surdez, fraqueza dos joelhos e das pernas, memória fraca, mobilidade dos dentes, queda de cabelo ou embranquecimento prematuro dos cabelos, lombalgia, tontura, tinidos, língua de cor normal e pulso Flutuante-Vazio ou em Couro indicam deficiência da Essência do Rim em um contexto de deficiência do Yin do Rim. Língua Pálida e pulso Profundo-Fraco indicam deficiência da Essência do Rim em um contexto de deficiência do Yang do Rim.

Vento no Fígado

Estrabismo, dores de cabeça, vertigem, tremores, tinidos, tiques, convulsões, rigidez do pescoço, tremor dos membros, torcicolo, opistótono; em casos graves, coma; língua Rígida, Móvel ou Desviada, pulso em Corda.

Ascensão do Yang do Fígado

Estrabismo, dor de cabeça, tontura, tinidos, irritabilidade, propensão a explosões de raiva, pulso em Corda.

Deficiência grave e crônica do Qi e do Sangue do Fígado

Estrabismo, exaustão extrema, tontura, visão turva, moscas volantes, dormência ou formigamento dos membros, menstruação escassa, cútis baça e pálida, pele e cabelos ressecados, língua Pálida, pulso Áspero ou Fino.

Frio Interno

Estrabismo, cútis pálida e acinzentada, dor abdominal, dor epigástrica, membros frios; dor que melhora por exposição ao calor e ao ingerir bebidas quentes e que piora por exposição ao frio e ao ingerir bebidas geladas; saburra da língua espessa e branca, pulso Tenso.

Estase do Sangue do Fígado

Estrabismo, dor nos hipocôndrios e/ou no abdome, menstruação dolorosa, sangue menstrual escuro e coagulado, massas no abdome, unhas e lábios arroxeados, cútis arroxeada ou escura, língua Arroxeada, pulso em Corda ou Firme.

Calor Tóxico

Estrabismo, febre, agitação, inquietação mental, erupções cutâneas avermelhadas, língua Vermelha com pontos vermelhos e saburra amarelada-espessa-pegajosa-seca, pulso Transbordante-Rápido.

Fleuma que obstrui os Pulmões e o Baço

Estrabismo, visão turva, tosse crônica que vem em surtos com muco profuso esbranquiçado e pegajoso fácil de expectorar, cútis esbranquiçada e de aspecto pastoso, sensação de opressão no tórax e no epigástrio, falta de ar, aversão a se deitar, sibilos, náuseas, língua Aumentada com saburra branca e pegajosa, pulso Deslizante.

28. MIOPIA

Deficiência do Sangue do Fígado

Miopia, visão turva, moscas volantes, tontura, dormência ou formigamento dos membros, menstruação escassa, cútis baça e pálida, língua Pálida, pulso Áspero ou Fino.

Deficiência do Yin do Fígado e do Rim

Miopia desde a infância, visão turva, moscas volantes, criança fraca, enurese noturna, pulso Fraco nas duas posições Posteriores. Essa é uma deficiência congênita do Rim e do Fígado em crianças que causa miopia e, em decorrência da pouca idade, não tem muitos sintomas. A miopia propriamente dita, a fraqueza, possivelmente enurese noturna e pulso Fraco nas posições do Rim são suficientes para diagnosticar esse padrão.

29. HIPERMETROPIA

"Hipermetropia" é o oposto da miopia; ou seja, a visão é melhor para enxergar objetos que estão longe do que para os que estão perto.

Deficiência da Essência do Rim

Hipermetropia, desenvolvimento ósseo deficiente em crianças, amolecimento dos ossos em adultos, surdez, fraqueza dos joelhos e das pernas, memória fraca, mobilidade dentária, queda de cabelos ou embranquecimento precoce dos cabelos, pouca atividade sexual, lombalgia, infertilidade, esterilidade, tontura, tinidos, língua de cor normal e pulso Flutuante-Vazio ou em Couro, se a deficiência da Essência do Rim ocorrer em um contexto de deficiência do Yin do Rim. Língua Pálida e pulso Profundo-Fraco se a deficiência da Essência do Rim ocorrer em um contexto de deficiência do Yang do Rim.

Deficiência do Yin do Rim com Calor Vazio

Hipermetropia, olhos vermelhos e secos, visão turva, tontura, tinidos, deficiência auditiva, sudorese noturna, boca seca à noite, calor nos cinco palmos, sensação de calor ao anoitecer, *flush* malar, sede com desejo de beber líquidos em pequenos goles, lombalgia, urina escassa e escura, insônia, língua Vermelha sem saburra, pulso Flutuante-Vazio e Rápido.

Deficiência de *Qi* e de Sangue

Hipermetropia, visão turva, falta de apetite, fezes amolecidas, voz fraca, cansaço, tontura, tinidos, dormência ou formigamento dos membros, palpitações, cútis baça e pálida, língua Pálida, pulso Fraco ou Áspero.

30. VISÃO NOTURNA REDUZIDA

Deficiência do Sangue do Fígado

Visão noturna reduzida, visão turva, moscas volantes, tontura, dormência ou formigamento dos membros, menstruação escassa, cútis baça e pálida, língua Pálida, pulso Áspero ou Fino.

Deficiência do *Yin* do Fígado e do Rim

Visão noturna reduzida, visão turva, moscas volantes, olhos secos, tontura, tinidos, deficiência auditiva, lombalgia, dor de cabeça surda occipital ou no vértice, insônia, dormência ou formigamento dos membros, garganta seca, pele e cabelos ressecados, unhas quebradiças, sudorese noturna, fezes ressecadas, menstruação escassa ou amenorreia, língua de cor normal sem saburra, pulso Flutuante-Vazio.

Deficiência do *Qi* do Baço

Visão noturna reduzida, falta de apetite, ligeira distensão abdominal depois de comer, cansaço, cútis pálida, fraqueza dos membros, fezes amolecidas, língua Pálida, pulso Vazio.

Deficiência do *Yang* do Baço e do Rim

Visão noturna reduzida, lombalgia, joelhos frios, sensação de frio nas costas, sensação de frio, pernas fracas, cútis branco-brilhante, joelhos fracos, impotência, cansaço, urina clara e abundante, urina escassa e clara, micção noturna, fezes amolecidas, falta de apetite, ligeira distensão abdominal, desejo de se deitar, diarreia logo cedo pela manhã, diarreia crônica, língua Pálida e úmida, pulso Profundo-Fraco.

Deficiência de *Qi* e de Sangue

Visão noturna reduzida, visão turva, falta de apetite, fezes amolecidas, voz fraca, cansaço, tontura, dormência ou formigamento dos membros, palpitações, cútis baça e pálida, língua Pálida, pulso Fraco ou Áspero.

31. GLAUCOMA

Qi do Fígado Estagnado transformado em Calor que se rebela para cima

Glaucoma, dor no olho, olhos vermelhos, face avermelhada, distensão nos hipocôndrios ou no epigástrio, ligeira sensação de opressão do tórax, irritabilidade, tensão pré-menstrual, distensão das mamas antes da menstruação, sensação de bolo na garganta, sensação de calor, face avermelhada, sede, propensão a explosões de raiva, menstruação abundante, língua Vermelha nas laterais, pulso em Corda, especialmente no lado esquerdo, e ligeiramente Rápido.

Fogo no Fígado

Glaucoma, olhos vermelhos, dor no olho, dor de cabeça, face avermelhada, tontura, tinidos, irritabilidade, propensão a explosões de raiva, sede, gosto amargo na boca, constipação intestinal, urina escura, língua Vermelha com laterais mais vermelhas e saburra seca e amarelada, pulso em Corda-Rápido.

Deficiência do *Yin* do Rim com Calor Vazio

Glaucoma, olhos secos, tontura, tinidos, deficiência auditiva, sudorese noturna, boca seca à noite, calor nos cinco palmos, sensação de calor ao anoitecer, *flush* malar, sede com vontade de beber líquidos em pequenos goles, lombalgia, urina escassa e escura, insônia, língua Vermelha sem saburra, pulso Flutuante-Vazio e Rápido.

Frio Vazio no canal do Fígado

Glaucoma, dor no olho, plenitude e distensão do hipogástrio com dor que se irradia para baixo, até o escroto e os testículos, e para cima, até os hipocôndrios (a dor melhora com calor); dor de cabeça no vértice, sensação de frio, mãos e pés frios, vômito de fluido claro e aquoso ou vômito seco, língua Pálida com saburra branca e úmida, pulso Profundo-Tenso-Lento.

32. ACUIDADE VISUAL REDUZIDA

a) Vazio

Deficiência do Sangue do Fígado

Acuidade visual reduzida, tontura, visão turva, moscas volantes, dormência ou formigamento dos membros, menstruação escassa, cútis baça e pálida, língua Pálida, pulso Áspero ou Fino.

Acupuntura

F-8 *Ququan*, E-36 *Zusanli*, BP-6 *Sanyinjiao*, VC-4 *Guanyuan*, IG-4 *Hegu*, *Yuyao*.

Deficiência do *Yin* do Fígado

Acuidade visual reduzida, visão turva, moscas volantes, olhos ressecados, tontura, dormência ou formigamento dos membros, menstruação escassa, cútis baça e pálida, mas com maçãs do rosto avermelhadas, unhas fracas e quebradiças, pele e cabelos ressecados, sudorese noturna, língua de cor normal sem saburra, pulso Fino ou Flutuante-Vazio.

Acupuntura

F-8 *Ququan*, E-36 *Zusanli*, BP-6 *Sanyinjiao*, VC-4 *Guanyuan*, R-6 *Zhaohai*, *Yuyao*.

Deficiência do *Yin* do Rim

Acuidade visual reduzida, olhos secos, moscas volantes, tontura, tinidos, deficiência auditiva, memória fraca, sudorese noturna, boca e garganta secas à noite, lombalgia, constipação intestinal, urina escassa e escura, cansaço, língua de cor normal sem saburra, pulso Flutuante-Vazio.

Acupuntura

R-3 *Taixi*, VC-4 *Guanyuan*, B-23 *Shenshu*, BP-6 *Sanyinjiao*, VC-12 *Zhongwan*, IG-4 *Hegu*.

b) Cheio

Fleuma turva que obstrui os orifícios da cabeça

Acuidade visual reduzida, visão turva, moscas volantes, tontura, dor de cabeça surda com sensação de peso e congestão da cabeça, memória fraca e dificuldade de concentração, muco na garganta, sensação de opressão no tórax, náuseas, língua Aumentada com saburra pegajosa, pulso Deslizante.

Acupuntura

E-40 *Fenglong*, VC-12 *Zhongwan*, VC-9 *Shuifen*, VC-5 *Shimen*, B-22 *Sanjiaoshu*, IG-4 *Hegu*, *Yuyao*.

c) Outros padrões

Deficiência do Sangue do Coração

Acuidade visual reduzida, visão turva, palpitações, tontura, insônia, sono perturbado por sonhos, memória fraca, ansiedade, propensão a se assustar, cútis baça e pálida, lábios pálidos, língua Pálida e Fina, pulso Áspero ou Fino.

33. SENSAÇÃO DE DISTENSÃO DO OLHO

Ver Parte 2, *Interrogatório*, Capítulo 42.

Fogo no Fígado

Sensação pronunciada de distensão do olho, dor no olho, olhos vermelhos, olhos secos, dor de cabeça, face avermelhada, tontura, tinidos, irritabilidade, propensão a explosões de raiva, sede, gosto amargo na boca, constipação intestinal, urina escura, língua Vermelha com laterais mais vermelhas e saburra seca e amarelada, pulso em Corda-Rápido.

Ascensão do Yang do Fígado

Sensação de distensão do olho, dor de cabeça, tontura, tinidos, irritabilidade, propensão a explosões de raiva, pulso em Corda.

Vento no Fígado

Sensação de distensão no olho, tremores, tontura grave, tinidos, dor de cabeça, tiques, convulsões, rigidez do pescoço, tremor dos membros, torcicolo, opistótono; em casos graves, coma; língua Rígida, Móvel ou Desviada, pulso em Corda.

Fleuma que obstrui os Pulmões e o Baço

Sensação de distensão do olho, pupila dilatada; tosse crônica que vem em surtos com muco profuso branco e pegajoso que é fácil de expectorar; cútis esbranquiçada com aspecto pastoso, sensação de opressão no tórax e no epigástrio, respiração curta, sibilos, náuseas, plenitude epigástrica, língua Aumentada com saburra branca e pegajosa, pulso Deslizante.

Deficiência do Yin do Fígado e do Rim com Calor Vazio

Ligeira sensação de distensão do olho, visão turva, olhos secos, sensação de calor nos olhos, tontura, tinidos, deficiência auditiva, dor de cabeça surda occipital ou no vértice, insônia, dormência ou formigamento dos membros, *flush* malar, lombalgia, garganta seca, pele e cabelos secos, unhas quebradiças, vagina ressecada, sudorese noturna, fezes ressecadas, menstruação escassa ou amenorreia, calor nos cinco palmos, sensação de calor ao anoitecer, língua Vermelha sem saburra, pulso Flutuante-Vazio e Rápido.

Estagnação do Qi do Fígado

Sensação de distensão dos olhos quando se encontra tenso, dor de cabeça frontal, distensão nos hipocôndrios ou no epigástrio, irritabilidade, mau humor, sensação de bolo na garganta, tensão pré-menstrual, pulso em Corda.

Umidade-Calor no Fígado e na Vesícula Biliar

Sensação de distensão dos olhos, pálpebras inchadas e vermelhas, plenitude e/ou dor nos hipocôndrios, abdome ou epigástrio; gosto amargo na boca, falta de apetite, náuseas, sensação de peso do corpo, descarga vaginal amarelada, prurido vaginal, sangramento e/ou dor durante o ciclo menstrual, queimação durante micção, urina escura, cútis e olhos amarelados, vômito, língua Vermelha com laterais mais vermelhas e saburra amarelada e pegajosa unilateral ou bilateral, pulso em Corda-Deslizante-Rápido.

34. GLOBO OCULAR PROTUBERANTE

Ver Parte 1, *Observação*, Capítulo 6.
Na medicina ocidental, globo ocular protuberante é chamado de *proptose* e, em 80% dos casos, é decorrente da doença ocular da tireoide; também pode ser decorrente de tumor na órbita ocular.

Fogo no Fígado

Globo ocular protuberante, dor no olho, olhos vermelhos, dor de cabeça, face avermelhada, tontura, tinidos, irritabilidade, propensão a explosões de raiva, sede, gosto amargo na boca, constipação intestinal, urina escura, língua Vermelha com laterais mais vermelhas e saburra seca amarelada, pulso em Corda-Rápido.

Fogo no Coração

Globo ocular protuberante, dor no olho, palpitações, sede, úlceras na boca e na língua, inquietação mental, agitação, insônia, sono perturbado por sonhos, sensação de calor, face avermelhada, gosto amargo na boca, língua Vermelha com ponta mais vermelha e saburra amarelada, pulso Transbordante-Rápido.

Estagnação do Qi do Fígado e Fleuma

Globo ocular protuberante, dor no olho, sensação de distensão do olho, distensão nos hipocôndrios ou no epigástrio, irritabilidade, mau humor, sensação de bolo na garganta, tensão pré-menstrual, sensação de opressão do tórax, muco na garganta, língua Aumentada, pulso em Corda-Deslizante.

Vento no Fígado 👩 👨

Globo ocular protuberante, tremores, tontura grave, tinidos, dor de cabeça, tiques, convulsões, rigidez do pescoço, tremor dos membros, torcicolo, opistótono; em casos graves, coma; língua Rígida, Móvel ou Desviada, pulso em Corda.

Vento no Fígado com Fleuma-Calor

Globo ocular protuberante, esclera escura, tremores, tontura grave, tinidos, dor de cabeça, tiques, convulsões, rigidez do pescoço, tremor dos membros, torcicolo, opistótono; em casos graves, coma; sensação de opressão do tórax, muco na garganta, sensação de calor, sensação de peso, língua Vermelha e Aumentada que também pode estar Rígida, Móvel ou Desviada, pulso em Corda-Deslizante-Rápido.

Estagnação do *Qi* do Fígado

Globo ocular protuberante, sensação desconfortável do olho, sensação de distensão do olho, distensão nos hipocôndrios ou no epigástrio, irritabilidade, mau humor, sensação de bolo na garganta, tensão pré-menstrual, pulso em Corda.

Estagnação do *Qi* do Fígado e estase do Sangue do Fígado

Globo ocular protuberante, dor no olho, distensão nos hipocôndrios ou no epigástrio, irritabilidade, mau humor, sensação de bolo na garganta, tensão pré-menstrual, menstruação dolorosa, língua Arroxeada, pulso em Corda ou Firme.

Umidade-Calor no Fígado e na Vesícula Biliar

Globo ocular protuberante, dor no olho, dor de ouvido, dor de cabeça, plenitude e/ou dor no hipocôndrio, abdome ou epigástrio, gosto amargo na boca, falta de apetite, náuseas, sensação de peso do corpo, descarga vaginal amarelada, prurido vaginal, sangramento e/ou dor durante o ciclo menstrual, queimação durante a micção, urina escura, cútis e olhos amarelados, vômito, língua Vermelha com laterais mais vermelhas e saburra amarelada-pegajosa unilateral ou bilateral, pulso em Corda-Deslizante-Rápido.

Calor Tóxico

Globo ocular protuberante e dolorido, esclera vermelha, membrana no olho, sensação de calor, agitação, febre, língua Vermelha com pontos vermelhos e saburra espessa-pegajosa-seca amarelado-escura, pulso Transbordante-Deslizante-Rápido.

Deficiência do *Yin* do Rim e do *Yang* do Rim

Globo ocular ligeiramente protuberante, tontura, moscas volantes, tinidos, sudorese noturna, lombalgia, membros frios, fezes amolecidas. Outros sintomas e sinais, inclusive os da língua e pulso, dependem da predominância da deficiência, se do *Yang* do Rim ou do *Yin* do Rim.

Deficiência de *Qi* e de Sangue

Globo ocular ligeiramente protuberante, visão turva, falta de apetite, fezes amolecidas, voz fraca, cansaço, tontura, dormência ou formigamento dos membros, palpitações, cútis baça e pálida, língua Pálida, pulso Fraco ou Áspero.

Rebelião do *Qi* do Pulmão (*Qi* do Pulmão sem descer)

Globo ocular protuberante, quadro crônico de tosse ou asma, sensação de opressão no tórax.

Invasão de Vento-Calor

Globo ocular protuberante com início súbito, dor no olho, coceira nos olhos, aversão ao frio, febre, tosse, dor de garganta, nariz congestionado ou escorrendo com secreção amarelada, dor de cabeça, dores no corpo, ligeira transpiração, sede moderada, amígdalas aumentadas, língua ligeiramente Vermelha nas laterais, na área do tórax ou na parte anterior, pulso Flutuante-Rápido.

35. GLOBO OCULAR AFUNDADO

Ver Parte 1, *Observação*, Capítulo 6.

Deficiência grave e crônica do *Qi* do Pulmão e do Baço

Globos oculares afundados, pálpebras caídas, respiração curta, tosse branda, voz fraca, sudorese espontânea durante o dia, aversão a conversar, cútis baça e esbranquiçada, propensão a se resfriar, cansaço, aversão ao frio, falta de apetite, ligeira distensão abdominal depois de comer, fraqueza dos membros, fezes amolecidas, língua Pálida, pulso Vazio.

Deficiência do *Qi* do Baço após intoxicação alimentar

Globos oculares afundados após vômito e diarreia profusos, falta de apetite, fezes amolecidas, pulso Vazio.

Colapso do *Yin* ou do *Yang*

Globos oculares afundados com início súbito, pálpebras caídas, pulso Profundo-Espalhado. Outros sintomas e sinais dependem se o Colapso é do *Yin* ou do *Yang*.

36. GLOBOS OCULARES ESCAMOSOS

Na medicina ocidental, "globos oculares escamosos" correspondem à blefaroconjuntivite, que se caracteriza por queimação, prurido, leve fotofobia, vasos sanguíneos dilatados e escamas fibrinosas quebradiças.

Calor no Pulmão

Globos oculares escamosos, queimação nos olhos, olhos vermelhos, desejo de manter os olhos fechados, olhos lacrimejantes, tosse, ligeira falta de ar, sensação de calor, dor no peito, batimento das asas do nariz, sede, face avermelhada, língua Vermelha com saburra amarelada, pulso Transbordante-Rápido.

Deficiência do Yin do Coração com Calor Vazio

Globos oculares escamosos, queimação nos olhos, olhos vermelhos, palpitações, insônia, sono perturbado por sonhos, memória fraca, ansiedade, propensão a se assustar, agitação mental, inquietude, "sente-se aborrecido e com calor", boca e garganta secas, sede com vontade de beber líquidos em pequenos goles, sensação de calor ao anoitecer, *flush* malar, sudorese noturna, calor nos cinco palmos, língua Vermelha, mais vermelha na ponta e sem de saburra, pulso Flutuante-Vazio e Rápido.

Invasão de Vento-Calor

Globos oculares escamosos com início súbito, coceira nos olhos, queimação nos olhos, aversão ao frio, febre, tosse, dor de garganta, nariz congestionado ou escorrendo com secreção amarelada, dor de cabeça, dores no corpo, sudorese moderada, sede moderada, amígdalas aumentadas, língua ligeiramente Vermelha nas laterais, na área do tórax ou na parte anterior, pulso Flutuante-Rápido.

37. EQUIMOSE DEBAIXO DA CONJUNTIVA

Na medicina ocidental, equimose debaixo da conjuntiva corresponde à hemorragia subconjuntival, que se manifesta com lacrimejamento excessivo, sensação de areia nos olhos, desconforto retrobulbar e fotofobia.

Fogo no Fígado

Equimose extensa debaixo da conjuntiva, olhos vermelhos e doloridos, dor de cabeça, face avermelhada, tontura, tinidos, irritabilidade, propensão a explosões de raiva, sede, gosto amargo na boca, constipação intestinal, urina escura, língua Vermelha com laterais mais vermelhas e saburra seca amarelada, pulso em Corda-Rápido.

Deficiência do Yin do Rim com Calor Vazio

Pequena equimose debaixo da conjuntiva, tontura, tinidos, memória fraca, deficiência auditiva, sudorese noturna, boca seca à noite, calor nos cinco palmos, sensação de calor ao anoitecer, *flush* malar, sede com vontade de beber líquidos em pequenos goles, lombalgia, constipação intestinal, urina escassa e escura, cansaço, ansiedade, insônia, língua Vermelha sem saburra, pulso Flutuante-Vazio e Rápido.

Invasão de Vento-Calor

Equimose debaixo da conjuntiva com início súbito, queimação e vermelhidão dos olhos, aversão ao frio, febre, tosse, dor de garganta, nariz congestionado ou escorrendo com secreção amarelada, dor de cabeça, dores no corpo, discreta sudorese, sede moderada, amígdalas aumentadas, língua ligeiramente Vermelha nas laterais, na área do tórax ou na parte anterior, pulso Flutuante-Rápido.

Calor-Seco que invade os Pulmões

Equimose debaixo da conjuntiva, dor de cabeça, queimação e vermelhidão dos olhos, olhos secos, garganta seca, tosse seca, língua Vermelha com saburra seca, pulso Fino.

Fleuma-Fogo no Fígado

Equimose debaixo da conjuntiva, dor no olho, globo ocular protuberante, face avermelhada, olhos vermelhos, palpitações, agitação mental, sede, face avermelhada, sensação de opressão do tórax, urina escura, expectoração de muco, som crepitante na garganta, gosto amargo na boca, insônia, sono perturbado por sonhos, agitação, confusão mental, discurso incoerente, comportamento inconsequente, tendência a ser violento ou repreender as pessoas, riso ou choro incontrolável, grito, resmunga consigo mesmo, depressão, comportamento maníaco, língua Vermelha com ponta mais vermelha e inchada, fissura do Coração com saburra pegajosa-amarelada dentro dela, pulso Deslizante-Rápido ou Deslizante-Transbordante-Rápido.

38. VEIAS VERMELHAS NOS OLHOS

"Veias vermelhas nos olhos" indicam veias visíveis na esclera que correm horizontalmente a partir dos cantos dos olhos. Na medicina ocidental, corresponde a um ingurgitamento dos vasos subconjuntivais.

Fogo no Fígado

Veias largas e vermelhas nos olhos que correm horizontalmente a partir do canto externo do olho, dores de cabeça, tontura, tinidos, irritabilidade, propensão a explosões de raiva, face avermelhada, sede, gosto amargo na boca, constipação intestinal, urina escura, língua Vermelha com laterais mais vermelhas e saburra seca e amarelada, pulso em Corda-Rápido.

Deficiência do Yin do Fígado com Calor Vazio

Pequenas veias vermelhas nos olhos que correm horizontalmente a partir do canto externo do olho, visão turva, olhos secos, visão noturna reduzida, olhos vermelhos, moscas volantes, tontura, dormência ou formigamento dos membros, insônia, menstruação escassa ou sangramento menstrual abundante (se o Calor Vazio for grave), maçãs do rosto avermelhadas, cãibras, unhas fracas e quebradiças, pele e cabelos muito secos, ansiedade, sensação de calor ao anoitecer, sudorese noturna, calor nos cinco palmos, sede com vontade de beber líquidos em pequenos goles, língua Vermelha sem saburra, pulso Flutuante-Vazio-Rápido.

Fogo no Coração

Veias vermelhas nos olhos que correm horizontalmente a partir do canto interno, olhos vermelhos e doloridos, palpitações, sede, úlceras na boca e na língua, agitação mental, agitação, insônia, sono perturbado por sonhos, sensação de calor, face avermelhada, gosto amargo na boca, língua Vermelha com ponta mais vermelha e saburra amarelada, pulso Transbordante-Rápido.

Deficiência do Yin do Coração com Calor Vazio

Veias vermelhas nos olhos que correm horizontalmente a partir do canto interno, palpitações, insônia, sono perturbado por sonhos, memória fraca, ansiedade, agitação mental, boca e garganta secas, sensação de calor ao anoitecer, *flush* malar, sudorese noturna, calor nos cinco palmos, língua Vermelha com ponta mais vermelha e sem saburra, pulso Flutuante-Vazio e Rápido.

Deficiência da Essência do Rim

Veias vermelhas finas nos olhos, olhos secos, desenvolvimento ósseo deficiente nas crianças, amolecimento dos ossos em adultos, surdez, fraqueza dos joelhos e das pernas, memória fraca, mobilidade dos dentes, queda de cabelo ou embranquecimento precoce dos cabelos, pouca atividade sexual, lombalgia, infertilidade, esterilidade, tontura, tinidos, língua de cor normal e pulso Flutuante-Vazio ou em Couro, se a deficiência da Essência ocorrer em um contexto de deficiência do *Yin* do Rim; língua Pálida e pulso Profundo-Fraco, se a deficiência da Essência ocorrer em um contexto de deficiência do *Yang* do Rim.

39. MEMBRANA VERMELHA CAÍDA

"Membrana Vermelha Caída" indica uma condição na qual raias finas de sangue sobre a borda superior da pupila crescem gradualmente, formando uma membrana vermelha que se espalha para baixo e cobre a pupila. Na medicina ocidental, corresponde a tracoma; o patógeno dessa doença é transmitido por moscas e normalmente ocorre apenas em países em desenvolvimento.

Fogo no Fígado

Finas raias de sangue que se tornam uma membrana, geralmente com formato de meia-lua, cobrindo a pupila; dor de cabeça, face avermelhada, tontura, tinidos, irritabilidade, propensão a explosões de raiva, sede, gosto amargo na boca, constipação intestinal, urina escura, língua Vermelha com laterais mais vermelhas e saburra seca amarelada, pulso em Corda-Rápido.

Calor nos Pulmões e no Baço

Pequenas úlceras dentro da pálpebra superior que dão origem a estrias de sangue originadas da borda superior da pupila, olhos doloridos e pruriginosos, tosse, ligeira falta de ar, sensação de calor, dor no peito, batimento das asas do nariz, sede, face avermelhada, dor epigástrica e/ou abdominal em queimação, fome excessiva, ponta do nariz avermelhada, lábios secos, úlceras na boca, fezes ressecadas, urina escassa e escura, língua Vermelha com saburra seca amarelada, pulso Transbordante-Rápido.

Vento-Calor que afeta os canais do Fígado e do Pulmão

Olhos vermelhos, estrias finas de sangue sobre o olho, espessamento da pálpebra, dor no olho, secreção pegajosa no olho, olhos lacrimejantes, sensação de calor, sede moderada, saburra da língua amarelada, pulso em Corda-Rápido.

40. MEMBRANA VERMELHA NO CANTO DO OLHO

Ver Parte 1, *Observação*, Capítulo 6.

"Membrana vermelha no canto do olho" indica uma condição na qual uma membrana vermelha larga, em formato de asa de mosca, estende-se horizontalmente do canto dos olhos em direção à pupila, cobrindo-a com o tempo. Na medicina ocidental, corresponde ao pterígio, que consiste em uma membrana que avança sobre a córnea. Essa doença normalmente é vista apenas em climas quentes e secos.

Fogo no Fígado

Membrana no canto do olho que parece manteiga, mais tarde ficando vermelho-escura; dor nos olhos, olhos secos, dor de cabeça, face avermelhada, tontura, tinidos, irritabilidade, propensão a explosões de raiva, sede, gosto amargo na boca, constipação intestinal, urina escura, língua Vermelha com laterais mais vermelhas e saburra seca amarelada, pulso em Corda-Rápido.

Fogo no Coração

Membrana vermelha nos cantos do olho, um tanto espessa; dor no olho, palpitações, sede, úlceras na boca e na língua, inquietação mental, agitação, insônia, sono perturbado por sonhos, sensação de calor, face avermelhada, gosto amargo na boca, língua Vermelha com ponta mais vermelha e saburra amarelada, pulso Transbordante-Rápido.

Deficiência do *Yin* do Coração com Calor Vazio

Membrana vermelha nos cantos dos olhos correndo horizontalmente a partir do canto interno, palpitações, insônia, sono perturbado por sonhos, memória fraca, ansiedade, agitação mental, boca e garganta secas, sensação de calor ao anoitecer, *flush* malar, sudorese noturna, calor nos cinco palmos, língua Vermelha com ponta mais vermelha e sem saburra, pulso Flutuante-Vazio e Rápido.

Calor no canal do Pulmão

Membrana vermelha no canto do olho se estendendo horizontalmente em direção à pupila, dor no olho, tosse, discreta falta de ar, sensação de calor, dor no peito, batimento das asas do nariz, sede, face avermelhada, língua Vermelha com saburra amarelada, pulso Transbordante-Rápido.

Calor no Estômago e no Baço

Membrana vermelha no canto do olho com uma pequena cabeça, constipação intestinal, dor epigástrica em queimação, sede, regurgitação ácida, náuseas, fome excessiva, mau hálito, sensação de calor, dor abdominal, ponta do nariz avermelhada, lábios secos, úlceras na boca, fezes ressecadas, urina escassa e escura, língua Vermelha com saburra seca e amarelada, pulso Transbordante-Rápido.

Deficiência do *Yin* do Rim com Calor Vazio

Membrana vermelho-pálido no canto do olho que varia de espessura, tontura, tinidos, sudorese noturna, boca seca com vontade de beber líquidos em pequenos goles, dor nas costas, memória fraca, urina escassa e escura, calor nos cinco palmos, *flush* malar, sensação de calor ao anoitecer, língua Vermelha sem saburra, pulso Flutuante-Vazio e Rápido.

41. ANEL VERMELHO AO REDOR DA PUPILA

"Anel vermelho ao redor da pupila" corresponde, na medicina ocidental, à uveíte anterior ou irite, cujos principais sintomas são fotofobia, dor, vermelhidão, diminuição da visão e lacrimejamento.

Fogo no Fígado

Anel vermelho ao redor da pupila, pupila contraída, dor no olho que piora por calor e melhora por aplicação de frio, olho lacrimejante, dor de cabeça, face avermelhada, tontura, tinidos, irritabilidade, propensão a explosões de raiva, sede, gosto amargo na boca, constipação intestinal, urina escura, língua Vermelha com laterais mais vermelhas e saburra seca e amarelada, pulso em Corda-Rápido.

Calor no Estômago e no Baço

Anel vermelho ao redor da pupila com fluido amarelado correndo para cima; dor no olho que piora por calor e melhora por aplicação de frio, olhos lacrimejantes, dor epigástrica e/ou abdominal em queimação, fome excessiva, ponta do nariz avermelhada, lábios secos, úlceras na boca, sede, fezes ressecadas, sensação de calor, urina escassa e escura, mau hálito, língua Vermelha com saburra seca e amarelada, pulso Transbordante-Rápido.

Deficiência do *Qi* com Vento Interno

Anel vermelho-pálido ao redor da pupila, ausência de dor no olho, condição crônica, queda dos cílios, tremor fino da mão, tiques faciais, cansaço, falta de apetite, fezes amolecidas, voz fraca, respiração curta, língua Pálida, pulso Fraco.

42. OPACIDADE DA CÓRNEA

De acordo com a medicina ocidental, a opacidade da córnea pode ser causada por traumatismo, por infecções bacterianas ou virais ou por doenças sistêmicas, como artrite reumatoide ou lúpus eritematoso.

Deficiência do *Yin* do Rim

Opacidade da córnea sobre a pupila, cor avermelhada, ausência de dor ou de lacrimejamento do olho, tontura, tinidos, deficiência auditiva, memória fraca, sudorese noturna, boca e garganta secas à noite, lombalgia, constipação intestinal, urina escassa e escura, cansaço, língua de cor normal sem saburra, pulso Flutuante-Vazio.

Deficiência de *Qi* e de Sangue

Opacidade da córnea sobre a pupila, cor avermelhada, lacrimejamento dos olhos, visão turva, falta de apetite, fezes amolecidas, voz fraca, cansaço, tontura, dormência ou formigamento dos membros, palpitações, cútis baça e pálida, língua Pálida, pulso Fraco ou Áspero.

Vento-Calor que afeta o canal do Fígado

Opacidade da córnea sobre a pupila, cor branco-brilhante, exsudação de fluido, dor no olho, olhos lacrimejantes, coceira nos olhos, dor de cabeça, saburra da língua amarelada, pulso em Corda-Rápido.

Calor Tóxico

Opacidade da córnea sobre a pupila, cor amarelada ou acinzentada; nébulas granulares finas na pupila de cor esbranquiçado-acinzentada ou amarelada com bordas indistintas, afundamento no centro e que pode cobrir toda a pupila, estar densa ou esparsamente distribuída e estender-se de modo agudo, como ramos de uma árvore, ou juntar-se em pedaços cobertos por uma membrana amarelada que parece gordura; dor no olho, olhos lacrimejantes com fluido espesso, sensação de calor, sede, língua Vermelha com pontos vermelhos e saburra amarelada-espessa-pegajosa, pulso Profundo-Rápido-Deslizante.

43. CICATRIZ APÓS OPACIDADE DA CÓRNEA

Deficiência do *Yin* do Rim

Cicatriz após opacidade da córnea, olhos secos, tontura, tinidos, deficiência auditiva, memória fraca, sudorese noturna, boca e garganta secas à noite, lombalgia, constipação intestinal, urina escassa e escura, cansaço, língua de cor normal sem saburra, pulso Flutuante-Vazio.

Deficiência do *Yin* do Estômago

Cicatriz após opacidade da córnea, esclera vermelho-pálida, olhos secos, falta de apetite ou fome discreta, mas sem vontade de comer, constipação intestinal (fezes ressecadas), dor epigástrica surda ou ligeiramente em queimação, boca e garganta secas especialmente à tarde, sede sem vontade de beber líquidos ou vontade de beber em pequenos goles, discreta sensação de plenitude depois de comer, língua de cor normal sem saburra ou sem saburra no centro, pulso Flutuante-Vazio.

Estagnação do *Qi* e estase de Sangue

Cicatriz após opacidade da córnea, esclera avermelhada ou amarelo-escura, aspecto parecido com ágata (pedra preciosa com listras multicoloridas), distensão e dor abdominal, dor de cabeça, língua Arroxeada, pulso em Corda.

44. MANCHAS BRANCAS

Manchas brancas podem ocorrer na esclera ou na pupila e podem ser branco-brilhantes ou branco-opacas.

Fleuma que obstrui os Pulmões

Manchas branco-opacas na esclera e/ou na pupila, sensação de opressão no tórax, sensação de peso, tontura, náuseas, muco na garganta, tosse com expectoração de muco pegajoso, língua Aumentada com saburra pegajosa, pulso Deslizante.

Deficiência do *Yin* do Fígado e do Rim

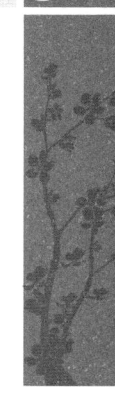

Manchas branco-opacas na esclera, olhos secos, visão turva, tontura, tinidos, deficiência auditiva, lombalgia, dor de cabeça surda occipital ou no vértice, insônia, dormência ou formigamento dos membros, garganta seca, pele e cabelos secos, unhas quebradiças, sudorese noturna, fezes ressecadas, menstruação escassa ou amenorreia, língua de cor normal sem saburra, pulso Flutuante-Vazio.

Deficiência do *Yang* com Frio Interno

Manchas branco-brilhantes na esclera, sensação de frio, membros frios, dor abdominal, fezes amolecidas, cansaço, língua Pálida e úmida, pulso Profundo-Fraco-Lento. Outros sintomas e sinais dependem do órgão envolvido.

45. MEMBRANA BRANCA NA PUPILA EM CRIANÇAS

"Membrana branca na pupila em crianças" é uma condição chamada *gan yi* em chinês, que significa Nébula decorrente de Déficit Nutricional na Infância. Consiste em uma membrana branca cobrindo a pupila, geralmente começando com o sintoma de redução da visão noturna. Como o nome indica, ocorre nas crianças que sofrem de déficit nutricional. A nébula é uma cicatriz, mancha ou opacidade translúcida acinzentada da córnea.

Deficiência do *Qi* do Baço com Umidade

Membrana branca na pupila, visão noturna reduzida, dor no olho, pálpebras trêmulas, falta de apetite, ligeira distensão abdominal após comer, cansaço, lassidão, cútis pálida, fraqueza dos membros, fezes amolecidas, discreta depressão, tendência à obesidade, plenitude abdominal, sensação de peso, gosto pegajoso na boca, má digestão, alimentos não digeridos nas fezes, náuseas, dor de cabeça surda frontal, descarga vaginal excessiva, língua Pálida com saburra pegajosa, pulso Encharcado.

Deficiência do *Qi* do Baço

Membrana branca na pupila, frequente piscar dos olhos, exsudação de fluido, falta de apetite, cansaço, ligeira distensão abdominal, cútis pálida, fezes amolecidas, língua Pálida, pulso Vazio.

Retenção de Alimentos

Membrana branca na pupila, visão noturna reduzida, dor no olho, corpo fino, plenitude, dor e distensão no epigástrio que melhoram vomitando; náuseas, vômito de fluidos azedos, mau hálito, regurgitação ácida, eructação, insônia, fezes amolecidas ou constipação intestinal, falta de apetite, saburra da língua espessa, pulso Cheio-Deslizante.

Deficiência do *Yang* do Baço e do Rim

Membrana acinzentada na pupila, visão noturna reduzida, sensação desconfortável no olho, erosão da córnea, lombalgia, joelhos frios e fracos, sensação de frio, cútis branco-brilhante, impotência, libido diminuída, cansaço, lassidão, urina abundante e clara, micção noturna, fezes amolecidas, falta de apetite, ligeira distensão abdominal, desejo de se deitar, diarreia logo cedo pela manhã, língua Pálida e úmida, pulso Profundo-Fraco.

46. FLUIDO AMARELADO ENTRE A PUPILA E A ÍRIS

Na medicina ocidental, o fluido amarelado entre a pupila e a íris corresponde ao hipópio, que é uma formação de pus estéril na câmara anterior (ou seja, entre a parte posterior da córnea e a íris). Doenças como ceratite pneumocócica ou ceratite por *Pseudomonas* podem mostrar esse fenômeno.

Calor no Estômago e no Baço

Fluido amarelado entre a pupila e a íris vertendo para cima, em forma de meia-lua; dor no olho com início agudo, fotofobia, olhos lacrimejantes, secreção pegajosa dos olhos, dor epigástrica e/ou abdominal em queimação, fome excessiva, ponta do nariz avermelhada, lábios secos, úlceras na boca, sede, fezes ressecadas, sensação de calor, urina escassa e escura, mau hálito, língua Vermelha com saburra seca-amarelada, pulso Transbordante-Rápido.

Estômago e Baço deficientes e Frios

Fluido amarelado entre a pupila e a íris fluindo para cima, sensação de desconforto no olho, condição crônica, desconforto ou dor surda no epigástrio que melhora após comer e com pressão ou massagem, falta de apetite, preferência por líquidos e alimentos quentes, vômito de líquido claro, ausência de sede, membros frios e fracos, cansaço, cútis pálida, ligeira distensão abdominal depois de comer, fezes amolecidas, sensação de frio, língua Pálida e úmida, pulso Profundo-Fraco.

Umidade-Calor no Estômago e no Baço

Fluido amarelado entre a pupila e a íris fluindo para cima, dor no olho, secreção pegajosa dos olhos, pele oleosa, problemas nos seios da face, gosto pegajoso na boca, sede sem vontade de beber líquidos, sensação de plenitude do epigástrio, dor epigástrica ou abdominal, falta de apetite, sensação de peso do corpo, náuseas, vômito, fezes amolecidas com odor ofensivo, sensação de calor, urina escassa e escura, dor de cabeça com sensação de peso da cabeça, cútis baça e amarelada, gosto amargo na boca, língua Vermelha com saburra amarelada e pegajosa, pulso Deslizante-Rápido.

47. SANGRAMENTO ENTRE A PUPILA E A ÍRIS

Fogo no Fígado

Sangramento entre a pupila e a íris, dores de cabeça, tontura, tinidos, irritabilidade, propensão a explosões de raiva, face avermelhada, sede, gosto amargo na boca, constipação intestinal, urina escura, língua Vermelha com laterais mais vermelhas e saburra seca e amarelada, pulso em Corda-Rápido.

Deficiência do *Yin* do Fígado e do Rim e deficiência de Sangue

Sangramento entre a pupila e a íris, sensação de desconforto nos olhos, olhos lacrimejantes, olhos vermelhos, visão turva, olhos secos, tontura, tinidos, lombalgia, dor de cabeça surda occipital ou no vértice, insônia, dormência ou formigamento dos membros, garganta seca, pele e cabelos secos, unhas quebradiças, sudorese noturna, fezes ressecadas, menstruação escassa ou amenorreia, língua de cor normal sem saburra, pulso Flutuante-Vazio.

Qi do Baço deficiente não contendo o Sangue

Sangramento entre a pupila e a íris, cansaço, falta de apetite, fezes amolecidas, cútis pálida, língua Pálida, pulso Fraco.

48. OLHOS ARREGALADOS E FIXOS

Ver Parte 1, *Observação*, Capítulo 6.

Fogo no Coração

Olhos arregalados e parados, dor nos olhos, palpitações, sede, agitação, insônia, sono perturbado por sonhos, sensação de calor, face avermelhada, gosto amargo na boca, língua Vermelha com ponta mais vermelha e saburra amarelada, pulso Transbordante-Rápido.

Fleuma-Calor no Coração

Olhos arregalados e fixos, globos oculares protuberantes, sensação de congestão na cabeça, palpitações, ansiedade, insônia, sede, sensação de calor, sensação de opressão no tórax, comportamento maníaco, língua Vermelha-Aumentada com ponta mais vermelha, pulso Transbordante-Deslizante-Rápido.

49. PUPILAS DILATADAS

Deficiência do Yang do Rim

Pupilas dilatadas, lombalgia, joelhos frios, sensação de frio, cútis branco-brilhante, joelhos fracos, cansaço, lassidão, urina abundante e clara, micção noturna, impotência, libido reduzida, língua Pálida e úmida, pulso Profundo-Fraco.

Deficiência de Qi e de Yin

Pupilas dilatadas, sensação desconfortável do olho, moscas volantes, visão turva, cansaço, respiração curta, voz fraca e/ou rouca, sudorese espontânea durante o dia, sudorese noturna, boca e garganta secas à noite, fezes amolecidas, língua Pálida ou de cor normal sem saburra, pulso Vazio ou Flutuante-Vazio.

Deficiência do Yin do Rim com Calor Vazio

Pupilas dilatadas, moscas volantes, tontura, tinidos, sudorese noturna, boca seca com vontade de beber líquidos em pequenos goles, dor nas costas, memória fraca, urina escassa e escura, calor nos cinco palmos, *flush* malar, sensação de calor ao anoitecer, língua Vermelha sem saburra, pulso Flutuante-Vazio e Rápido.

Vento no Fígado com Fleuma

Pupilas dilatadas, tontura grave, visão turva, tremores, dormência ou formigamento dos membros, tinidos, náuseas, muco na garganta, sensação de opressão no tórax, língua Rígida ou Desviada e Aumentada, pulso em Corda-Deslizante.

Colapso do Yang

Pupilas dilatadas, sudorese profusa, cianose dos lábios, olhos abertos, boca aberta, punhos abertos, incontinência, língua Pálida e Curta, pulso Mínimo ou Espalhado.

50. PUPILAS CONTRAÍDAS

Fogo no Fígado

Pupilas contraídas, olhos vermelhos, dor nos olhos, dores de cabeça, tontura, tinidos, irritabilidade, propensão a explosões de raiva, face avermelhada, sede, gosto amargo na boca, constipação intestinal, urina escura, língua Vermelha com laterais mais vermelhas e saburra seca-amarelada, pulso em Corda-Rápido.

Vento no Fígado

Pupilas contraídas, tremores, tontura grave, tinidos, dor de cabeça, dormência dos membros, tiques, língua Rígida, Desviada ou Móvel, pulso em Corda.

Estase de Sangue do Fígado nos canais de Conexão do Cérebro (Sistema do Olho)

Pupilas contraídas, dor nos olhos, dor de cabeça, cútis escura, língua Arroxeada, pulso em Corda.

Calor Tóxico no Nível do Sangue

Pupilas contraídas, confusão mental, tremor, erupção macular, febre à noite, língua Vermelha com pontos vermelhos e sem saburra, pulso Fino-Rápido.

Umidade-Calor no Estômago e no Baço

Pupilas contraídas, gosto pegajoso na boca, sede sem vontade de beber líquidos, sensação de plenitude do epigástrio, dor epigástrica ou abdominal, falta de apetite, sensação de peso do corpo, náuseas, vômito, fezes amolecidas com odor ofensivo, sensação de calor, urina escassa e escura, dor de cabeça com sensação de peso da cabeça, cútis baça e amarelada, gosto amargo na boca, língua Vermelha com saburra pegajosa e amarelada, pulso Deslizante-Rápido.

Invasão de Vento-Calor

Pupilas contraídas com início súbito, aversão ao frio, febre, tosse, dor de garganta, nariz congestionado ou escorrendo com secreção amarelada, dor de cabeça, dores no corpo, discreta sudorese, sede moderada, amígdalas aumentadas, língua ligeiramente Vermelha nas laterais, na área do tórax ou na parte anterior, pulso Flutuante-Rápido.

51. OLHOS FECHADOS

"Olhos Fechados" se refere à incapacidade do paciente de manter os olhos abertos.

Excesso de Yin

Olhos fechados, membros frios, palmas das mãos abertas, língua Pálida, pulso Profundo-Cheio-Lento.

Calor em doença febril (nível do Sangue)

Olhos fechados, febre à noite, erupção macular, língua Vermelha sem saburra, pulso Fino-Rápido.

Golpe de Vento (Derrame) (estágio agudo)

Olhos fechados, inconsciência, palmas das mãos abertas, incontinência urinária, membros frios, língua Pálida e Curta, pulso Profundo-Cheio-Lento.

52. OLHOS ABERTOS

"Olhos Abertos" se refere à incapacidade do paciente de manter os olhos fechados.

Golpe de Vento (Derrame) (estágio agudo)

Olhos abertos, inconsciência, palmas das mãos fechadas, retenção urinária, membros quentes, língua Vermelha, pulso Rápido.

Deficiência do Qi do Estômago e do Baço

Olhos abertos, falta de apetite, ligeira distensão abdominal após comer, cansaço, cútis pálida, fraqueza dos membros, fezes amolecidas, sensação desconfortável no epigástrio, falta do sentido do paladar, língua Pálida, pulso Vazio.

53. GLOBO OCULAR TRÊMULO

É chamado de nistagmo na medicina ocidental.

Vento Interno (estágio agudo do Golpe de Vento/Derrame)

Globos oculares trêmulos, olhos abertos, inconsciência, punhos cerrados, retenção urinária, língua Vermelha, pulso Rápido.

Vento Vazio por deficiência de Sangue

Globos oculares trêmulos, ligeiro tremor da cabeça e/ou da mão, tique facial, tontura, visão turva, dormência e/ou formigamento unilateral de um membro, língua Pálida e Fina, pulso Áspero ou Fino e ligeiramente em Corda.

Deficiência da Essência do Rim

Globos oculares trêmulos, desenvolvimento ósseo deficiente em crianças, amolecimento dos ossos em adultos, surdez, fraqueza dos joelhos e das pernas, memória fraca, mobilidade dos dentes, queda de cabelo ou embranquecimento precoce dos cabelos, fraqueza da atividade sexual, lombalgia, infertilidade, esterilidade, tontura, tinidos, língua de cor normal e pulso Flutuante-Vazio ou em Couro, se a deficiência da Essência do Rim ocorrer em um contexto de deficiência do Yin do Rim; língua Pálida e pulso Profundo-Fraco se a deficiência da Essência do Rim ocorrer em um contexto de deficiência do Yang do Rim.

Qi do Fígado que invade o Baço

Globos oculares trêmulos, irritabilidade, distensão e dor abdominal, alternância de constipação intestinal e diarreia, fezes às vezes secas e em bolinhas e às vezes amolecidas, flatulência, cansaço, falta de apetite, língua de cor normal (ou ligeiramente Vermelha nas laterais, em casos graves de estagnação do Qi do Fígado), pulso em Corda à esquerda e Fraco à direita.

54. GLOBO OCULAR VIRADO PARA CIMA

O globo ocular virado para cima é visto em condições agudas de Vento interno; também é visto em condições crônicas, nas quais o globo ocular se volta para cima ligeiramente, de modo que o branco da esclera pode ser visto embaixo do olho.

Calor que gera Vento (nível do Sangue dos Quatro Níveis)

Globos oculares virados para cima, olhos abertos, coma, tremor, erupção macular, língua Vermelha sem saburra, pulso Fino-Rápido.

Sangue estagnado que gera Vento

Globos oculares virados para cima, olhos abertos, salivação nos cantos da boca, cútis escura, dor de cabeça, círculos escuros abaixo dos olhos, dor no peito, língua Arroxeada e Desviada, pulso em Corda.

Vento Interno

Globos oculares virados para cima, tremores, tontura grave, tinidos, dor de cabeça, dormência dos membros, tiques, língua Rígida, Desviada ou Móvel, pulso em Corda.

Deficiência do Rim

Globos oculares ligeiramente virados para cima, lombalgia, tontura, tinidos, exaustão. Outros sintomas e sinais dependem se a deficiência é do Yang do Rim ou do Yin do Rim.

55. CÍLIOS INVERTIDOS

Deficiência do Qi do Pulmão e do Baço

Cílios invertidos, ausência de dor, prurido nos olhos, piora por excesso de esforço, cansaço, voz fraca, respiração curta, fezes amolecidas, falta de apetite, língua Pálida, pulso Vazio.

Umidade-Calor no Estômago e no Baço

Cílios invertidos, pálpebras vermelhas e inchadas, gosto pegajoso na boca, sede sem vontade de beber líquidos, sensação de plenitude do epigástrio, dor epigástrica ou abdominal, falta de apetite, sensação de peso do corpo, náuseas, vômito, fezes amolecidas com odor ofensivo, sensação de calor, urina escassa e escura, dor de cabeça com sensação de peso da cabeça, cútis baça e amarelada, gosto amargo na boca, língua Vermelha com saburra pegajosa e amarelada, pulso Deslizante-Rápido.

Frio-Vazio na Bexiga

Cílios invertidos, sensação de frio, pernas frias, micção frequente e abundante de urina clara, língua Pálida e úmida, pulso Profundo-Fraco.

Invasão de Vento-Calor

Cílios invertidos, olhos vermelhos e pruriginosos, lágrimas fluindo dos olhos, aversão ao frio, febre, tosse, dor de garganta, nariz congestionado ou escorrendo com secreção amarelada, dor de cabeça, dores no corpo, discreta sudorese, sede moderada, amígdalas aumentadas, língua ligeiramente Vermelha nas laterais, na área do tórax ou na parte anterior, pulso Flutuante-Rápido.

56. CEGUEIRA SÚBITA

Fogo no Fígado

Cegueira súbita unilateral, olhos vermelhos, dores de cabeça, tontura, tinidos, irritabilidade, propensão a explosões de raiva, face avermelhada, sede, gosto amargo na boca, constipação intestinal, urina escura, língua Vermelha com laterais mais vermelhas e saburra seca-amarelada, pulso em Corda-Rápido.

Estase de Sangue do Fígado

Cegueira súbita unilateral, dor nos olhos, dor nos hipocôndrios e/ou no abdome, menstruação dolorosa, sangue menstrual escuro e com coágulos, massas no abdome, unhas e lábios arroxeados, cútis arroxeada ou escura, língua Arroxeada, pulso em Corda ou Firme.

Fleuma-Calor no Fígado

Cegueira súbita, face e olhos avermelhados, irritabilidade, propensão a explosões de raiva, tinidos e/ou surdez (com início súbito), dor de cabeça temporal, tontura, sede, gosto amargo na boca, sono perturbado por sonhos, constipação intestinal com fezes ressecadas, urina escassa e escura, epistaxe, hematêmese, hemoptise, sensação de opressão no tórax, som crepitante na garganta, sensação de congestão da cabeça, expectoração de muco, hipertensão, língua Vermelha com laterais mais vermelhas, Aumentada e com saburra pegajosa e amarelada, pulso em Corda-Deslizante-Rápido.

Fleuma-Calor no Coração

Cegueira súbita, face avermelhada, olhos vermelhos, palpitações, agitação mental, sede, face avermelhada, sensação de opressão do tórax, urina escura, expectoração de muco, som crepitante na garganta, gosto amargo na boca, insônia, sono perturbado por sonhos, agitação, confusão mental, discurso incoerente, comportamento insensato, tendência a ser violento ou repreender as pessoas, riso ou choro descontrolado, grito, murmura consigo mesmo, depressão, comportamento maníaco, língua Vermelha com ponta mais vermelha e aumentada, fissura do Coração com saburra pegajosa e amarelada dentro dela, pulso Deslizante-Rápido ou Deslizante-Transbordante-Rápido.

Vento no Fígado

Cegueira súbita unilateral, tremores, tontura grave, tinidos, dor de cabeça, dormência dos membros, tiques, língua Rígida, Desviada ou Móvel, pulso em Corda.

Calor no Nível do Sangue (dentro dos Quatro Níveis)

Cegueira súbita, febre alta à noite, erupções cutâneas maculares, confusão mental, coma, sangramento, língua Vermelho-Escura e seca sem saburra, pulso Fino-Rápido.

57. CATARATA

Deficiência do *Qi* do Estômago e do Baço

Catarata, falta de apetite, cansaço, ligeira distensão abdominal, cútis pálida, fezes amolecidas, desconforto no epigástrio, língua Pálida, pulso Vazio.

Deficiência do *Yin* do Fígado e do Rim

Catarata, cansaço, olhos secos, visão turva, moscas volantes, tontura, tinidos, lombalgia, dor de cabeça surda occipital ou no vértice, insônia, dormência ou formigamento dos membros, garganta seca, pele e cabelos secos, unhas quebradiças, sudorese noturna, fezes ressecadas, menstruação escassa ou amenorreia, língua de cor normal sem saburra, pulso Flutuante-Vazio.

Deficiência do *Yin* do Coração e do Rim

Catarata, olhos secos, tontura, tinidos, memória fraca, sudorese noturna, boca e garganta secas à noite, lombalgia, urina escassa e escura, cansaço, ansiedade moderada, palpitações, insônia, língua de cor normal sem saburra, pulso Flutuante-Vazio.

PARTE 5 SEÇÃO 1

62 Pescoço, Ombros e Parte Superior das Costas

CONTEÚDO DO CAPÍTULO

Pescoço e Ombros, 544
Torcicolo, 544
Cheio, 545
Vazio, 545
Outros padrões, 545
Rigidez do Pescoço, 545
Cheio, 545
Outros padrões, 545
Dor no Pescoço, 545
Cheio, 545
Outros padrões, 546
Pescoço Mole, 546
Deficiência grave de Qi e de Sangue, 546
Deficiência do Yang do Rim, 546
Pescoço Desviado, 546
Deficiência da Essência do Rim, 546
Estagnação do Qi do Fígado, 546
Pescoço Largo, 546
Estagnação do Qi com Fleuma, 546
Fleuma com estase de Sangue, 546
Fogo no Fígado, 546
Pescoço Fino, 546
Deficiência grave de Qi e de Sangue, 546
Deficiência grave de Yin, 546
Gânglios do Pescoço Aumentados, 546
Cheio, 546
Cheio-Vazio, 547
Outros padrões, 547

Pulsação da Artéria Carótida, 547
Deficiência do Yang do Rim e do Coração com Água transbordando para o Coração, 547
Fleuma crônica nos Pulmões, 547
Dor no Ombro, 547
Umidade-Frio, 547
Vento-Frio, 547
Estagnação do Qi e estase de Sangue, 547
Ombro Congelado, 547
Frio, 547
Umidade-Frio, 547
Estase de Sangue, 547
Parte Superior das Costas, 547
Dor na Parte Superior das Costas, 547
Invasão de Vento-Frio, 548
Estagnação do Qi e estase de Sangue, 548
Umidade-Frio, 548
Ascensão do Yang do Fígado, 548
Estagnação do Qi do Fígado, 548
Frio na Parte Superior das Costas, 548
Invasão de Vento-Frio, 548
Deficiência de Yang, 548
Calor na Parte Superior das Costas, 548
Calor no Pulmão, 548
Deficiência do Yin do Pulmão, 548
Rigidez das Costas Como se Estivesse Usando um Cinto Apertado, 548
Patologia do Vaso da Cintura, 548
Umidade-Calor no canal do Fígado, 548

Os seguintes sintomas relacionados com pescoço, ombros e parte superior das costas serão discutidos:

Pescoço e Ombros
1. Torcicolo
2. Rigidez do pescoço
3. Dor no pescoço
4. Pescoço mole
5. Pescoço desviado
6. Pescoço largo
7. Pescoço fino
8. Gânglios do pescoço aumentados
9. Pulsação da artéria carótida
10. Dor no ombro
11. Ombro congelado.

Parte superior das costas
12. Dor na parte superior das costas
13. Frio na parte superior das costas
14. Calor na parte superior das costas
15. Rigidez das costas como se estivesse usando um cinto apertado.

PESCOÇO E OMBROS

Os seguintes sintomas relacionados com o pescoço e com os ombros serão discutidos:
1. Torcicolo
2. Rigidez do pescoço
3. Dor no pescoço
4. Pescoço mole
5. Pescoço desviado
6. Pescoço largo
7. Pescoço fino
8. Gânglios do pescoço aumentados
9. Pulsação da artéria carótida
10. Dor no ombro
11. Ombro congelado.

1. TORCICOLO

Ver Parte 2, *Interrogatório*, Capítulo 36.

a) Cheio

Síndrome de Obstrução Dolorosa por Vento-Umidade

Torcicolo, dores no corpo, sensação de peso do corpo.

Acupuntura

TA-5 *Waiguan*, VB-39 *Xuanzhong*, *Juegu* (ponto extra), B-10 *Tianzhu*, VB-20 *Fengchi*.

Estagnação do *Qi* do Fígado

Torcicolo quando os músculos da parte superior das costas se encontram tensos, distensão dos hipocôndrios ou do epigástrio, irritabilidade, mau humor, sensação de bolo na garganta, tensão pré-menstrual, pulso em Corda.

Acupuntura

TA-5 *Waiguan*, TA-6 *Zhigou*, F-3 *Taichong*, VB-20 *Fengchi*, VB-39 *Xuanzhong*.

Ascensão do *Yang* do Fígado

Torcicolo, músculos da parte superior das costas tensionados, dor de cabeça, tontura, tinidos, irritabilidade, propensão a explosões de raiva, pulso em Corda.

Acupuntura

F-3 *Taichong*, VB-20 *Fengchi*, TA-5 *Waiguan*.

Invasão de Vento-Frio

Torcicolo com início agudo, aversão ao frio, febre, dor de cabeça occipital, torcicolo, espirros, dores no corpo, língua com saburra fina e esbranquiçada, pulso Flutuante-Tenso.

Acupuntura

IG-4 *Hegu*, TA-5 *Waiguan*, IG-11 *Quchi*, B-12 *Fengmen*, P-7 *Lieque*, VB-20 *Fengchi*, *Juegu* (ponto extra).

b) Vazio

Deficiência do Rim

Torcicolo moderado, tontura, tinidos, lombalgia. Outros sintomas dependem se há deficiência do Yin do Rim ou do Yang do Rim.

Acupuntura

R-3 *Taixi*, VC-4 *Guanyuan*, B-23 *Shenshu*, *Juegu* (ponto extra), VB-39 *Xuanzhong*, B-10 *Tianzhu*.

c) Outros padrões

Vento no Fígado

Torcicolo, dor de cabeça, tremores, tontura grave, tinidos, dor de cabeça, dormência dos membros, tiques, língua Rígida, Desviada ou Móvel, pulso em Corda.

2. RIGIDEZ DO PESCOÇO

Ver Parte 1, *Observação*, Capítulo 10.

a) Cheio

Síndrome de Obstrução Dolorosa por Frio

Rigidez do pescoço com início agudo que pode manter-se por meses, dor do pescoço que piora por exposição a frio e tempo úmido e melhora por aplicação de calor.

Acupuntura

TA-5 *Waiguan*, VB-39 *Xuanzhong*, *Juegu* (ponto extra), B-10 *Tianzhu*, VB-20 *Fengchi*. Moxa é aplicável.

Estagnação do *Qi* do Fígado

Rigidez do pescoço que piora por problemas emocionais, distensão dos hipocôndrios ou do epigástrio, irritabilidade, mau humor, sensação de bolo na garganta, tensão pré-menstrual, pulso em Corda.

Acupuntura

TA-5 *Waiguan*, TA-6 *Zhigou*, F-3 *Taichong*, VB-20 *Fengchi*, VB-39 *Xuanzhong*.

Ascensão do *Yang* do Fígado

Rigidez do pescoço, dor de cabeça, tontura, tinidos, irritabilidade, propensão a explosões de raiva, pulso em Corda.

Acupuntura

F-3 *Taichong*, VB-20 *Fengchi*, TA-5 *Waiguan*.

b) Outros padrões

Vento no Fígado

Rigidez do pescoço, torcicolo, tremores, tontura grave, tinidos, dor de cabeça, tiques, tremor dos membros, língua Rígida, Móvel ou Desviada, pulso em Corda.

3. DOR NO PESCOÇO

Ver Parte 2, *Interrogatório*, Capítulo 36.

a) Cheio

Síndrome da Obstrução Dolorosa por Vento-Umidade

Dor no pescoço, torcicolo, dores no corpo, sensação de peso do corpo.

Acupuntura

TA-5 *Waiguan*, VB-39 *Xuanzhong*, *Juegu* (ponto extra), B-10 *Tianzhu*, VB-20 *Fengchi*.

Estagnação do *Qi* do Fígado

Dor crônica no pescoço, tensão dos músculos da parte superior das costas, distensão dos hipocôndrios ou do epigástrio, irritabilidade, mau humor, sensação de bolo na garganta, tensão pré-menstrual, pulso em Corda.

Acupuntura

TA-5 *Waiguan*, TA-6 *Zhigou*, F-3 *Taichong*, VB-20 *Fengchi*, VB-39 *Xuanzhong*.

Ascensão do Yang do Fígado

Dor crônica no pescoço, tensão dos músculos da parte superior das costas, dor de cabeça, tontura, tinidos, irritabilidade, propensão a explosões de raiva, pulso em Corda.

Acupuntura

F-3 *Taichong*, VB-20 *Fengchi*, TA-5 *Waiguan*.

Invasão de Vento

Dor no pescoço, torcicolo, aversão ao frio, febre, dor de cabeça occipital, dores no corpo, pulso Flutuante. Outros sintomas e sinais dependem se a invasão é de Vento-Frio ou de Vento-Calor.

Acupuntura

IG-4 *Hegu*, TA-5 *Waiguan*, IG-11 *Quchi*, B-12 *Fengmen*, P-7 *Lieque*, VB-20 *Fengchi*, *Juegu* (ponto extra).

b) Outros padrões

Vento no Fígado

Dor no pescoço, torcicolo, tremores, tontura grave, tinidos, dor de cabeça, dormência dos membros, tiques, língua Rígida, Desviada ou Móvel, pulso em Corda.

4. PESCOÇO MOLE

Ver Parte 1, *Observação*, Capítulo 10.

"Pescoço mole" se refere não apenas à sensação de moleza do pescoço à palpação, mas também à sensação subjetiva de moleza e fraqueza do pescoço, como se o paciente achasse difícil manter a cabeça erguida.

Deficiência grave de Qi e de Sangue

Pescoço mole, exaustão, falta de apetite, fezes amolecidas, voz fraca, cansaço, visão turva, tontura, dormência ou formigamento dos membros, palpitações, cútis baça e pálida, língua Pálida, pulso Fraco ou Áspero.

Deficiência do Yang do Rim

Pescoço mole, lombalgia, tontura, tinidos, sensação de frio, joelhos fracos, cútis pálida e brilhante, cansaço, urina clara e abundante, língua Pálida e úmida, pulso Profundo-Fraco.

5. PESCOÇO DESVIADO

Ver Parte 1, *Observação*, Capítulo 10.

"Pescoço desviado" indica a inclinação do pescoço para um lado.

Deficiência da Essência do Rim

Pescoço desviado, constituição fraca, desenvolvimento ósseo deficiente em crianças, amolecimento dos ossos em adultos, surdez, fraqueza dos joelhos e das pernas, memória fraca, mobilidade dos dentes, queda ou embranquecimento prematuro dos cabelos; pouca atividade sexual, lombalgia, infertilidade, esterilidade, tontura, tinidos; língua de cor normal e pulso Flutuante-Vazio ou em Couro, se a deficiência da Essência do Rim ocorrer em um contexto de deficiência do Yin do Rim; língua Pálida e pulso Profundo-Fraco, se a deficiência da Essência do Rim ocorrer em um contexto de deficiência do Yang do Rim.

Estagnação do Qi do Fígado

Pescoço desviado, torcicolo, dor de cabeça, tontura, tinidos, irritabilidade, propensão a explosões de raiva, pulso em Corda.

6. PESCOÇO LARGO

Ver Parte 1, *Observação*, Capítulo 10.

Estagnação do Qi com Fleuma

Pescoço largo, sensação de bolo na garganta, irritabilidade, muco na garganta, sensação de opressão no tórax, distensão abdominal, língua Aumentada com saburra pegajosa, pulso em Corda-Deslizante.

Fleuma com estase de Sangue

Pescoço largo, sensação de bolo na garganta, sensação de opressão no tórax, sensação de peso, tontura, dor abdominal, dor no peito, língua Arroxeada, pulso em Corda-Deslizante.

Fogo no Fígado

Pescoço largo, dores de cabeça, tontura, tinidos, irritabilidade, propensão a explosões de raiva, face avermelhada, sede, gosto amargo na boca, constipação intestinal, urina escura, língua Vermelha com laterais mais vermelhas e saburra seca e amarelada, pulso em Corda-Rápido.

7. PESCOÇO FINO

Ver Parte 1, *Observação*, Capítulo 10.

Deficiência grave de Qi e de Sangue

Pescoço fino, exaustão, falta de apetite, fezes amolecidas, voz fraca, cansaço, visão turva, tontura, dormência ou formigamento dos membros, palpitações, cútis baça e pálida, língua Pálida, pulso Fraco ou Áspero.

Deficiência grave de Yin

Pescoço fino, tontura, tinidos, sudorese noturna, garganta seca, língua sem saburra, pulso Flutuante-Vazio. Outros sintomas e sinais dependem do órgão envolvido.

8. GÂNGLIOS DO PESCOÇO AUMENTADOS

Ver Parte 1, *Observação*, Capítulo 10.

a) Cheio

Invasão de Vento-Calor com Calor Tóxico

Gânglios do pescoço aumentados com início agudo, amígdalas aumentadas, dor de garganta, aversão ao frio, febre, tosse, dor de garganta, nariz congestionado ou escorrendo com secreção amarelada, dor de cabeça, dores no corpo, sudorese moderada, sede moderada, língua ligeiramente Vermelha nas laterais, na área do tórax ou na parte anterior, pulso Flutuante-Rápido.

Acupuntura

IG-11 *Quchi*, IG-4 *Hegu*, TA-5 *Waiguan*, E-44 *Neiting*, E-40 *Fenglong*.

Calor Tóxico com deficiência de *Qi* e de *Yin*

Quadro crônico de aumento dos gânglios do pescoço que sobe e desce, dor de garganta que vem e vai, cansaço, falta de ar, voz fraca, garganta seca, fezes amolecidas, sudorese noturna, língua sem saburra no centro, pulso Vazio ou Flutuante-Vazio.

Acupuntura

IG-11 *Quchi*, TA-5 *Waiguan*, E-44 *Neiting*, E-40 *Fenglong*, P-9 *Taiyuan*, VC-12 *Zhongwan*, E-36 *Zusanli*, BP-6 *SanYinjiao*, R-3 *Taixi*.

b) Cheio-Vazio

Umidade-Calor Residual com deficiência de *Qi*

Quadro crônico de aumento dos gânglios do pescoço que vem e vai, agravado por períodos de excesso de trabalho e aliviado durante períodos de descanso, dor de garganta crônica que vem e vai, cansaço, falta de apetite, fezes amolecidas, língua Pálida com saburra amarelada e pegajosa, pulso Encharcado. Essa condição é muito comum na síndrome da fadiga pós-viral.

Acupuntura

IG-11 *Quchi*, E-44 *Neiting*, E-40 *Fenglong*, BP-9 *Yinlingquan*, VC-9 *Shuifen*, VC-5 *Shimen*, B-22 *Sanjiaoshu*, VC-12 *Zhongwan*, E-36 *Zusanli*, BP-3 *Taibai*.

c) Outros padrões

Calor Tóxico com estase de Sangue

Quadro crônico de aumento dos gânglios do pescoço, pescoço escuro, cútis escura, dor no peito, dor de cabeça, dor abdominal, língua Arroxeada, pulso em Corda-Rápido ou Áspero-Rápido.

9. PULSAÇÃO DA ARTÉRIA CARÓTIDA

Ver Parte 1, *Observação*, Capítulo 10.
"Pulsação da artéria carótida" indica uma pulsação excessiva dessa artéria que é claramente visível.

Deficiência do *Yang* do Rim e do Coração com Água transbordando para o Coração

Pulsação da artéria carótida, edema especialmente das pernas e tornozelos, sensação de frio nas pernas e nas costas, plenitude e distensão do abdome, incômodo na região lombar, sensação de frio, urina escassa e clara, palpitações, falta de ar, vômito de líquido branco-aquoso e espumoso, mãos frias, língua Pálida e Aumentada com saburra branca e úmida, pulso Profundo-em Corda ou Profundo-Fino-Deslizante.

Fleuma crônica nos Pulmões

Pulsação da artéria carótida, muco na garganta, sibilos, falta de ar, incapacidade de se deitar, sensação de opressão no tórax, tosse com expectoração de muco profuso, língua Aumentada com saburra pegajosa, pulso Deslizante.

10. DOR NO OMBRO

Umidade-Frio

Dor na região do ombro que pode estender-se até a região escapular, sensação de peso, dormência, frio à palpação.

Vento-Frio

Dor aguda na articulação do ombro que piora por exposição ao frio e melhora por aplicação de calor, sensação de frio.

Estagnação do *Qi* e estase de Sangue

Dor na articulação do ombro, rigidez do ombro, sensação de distensão, língua Arroxeada.

11. OMBRO CONGELADO

Frio

Dor grave na articulação do ombro que piora por exposição ao frio e melhora por aplicação de calor, incapacidade de abduzir o braço, sensação de frio.

Umidade-Frio

Dor grave na articulação do ombro que piora por exposição ao frio e umidade e melhora por aplicação de calor, incapacidade de abduzir o braço, sensação de peso e dormência do braço, sensação de frio.

Estase de Sangue

Dor grave na articulação do ombro que piora à noite, rigidez da articulação do ombro, língua Arroxeada.

PARTE SUPERIOR DAS COSTAS

Os seguintes sintomas e sinais relacionados com a parte superior das costas serão discutidos:
12. Dor na parte superior das costas
13. Frio na parte superior das costas
14. Calor na parte superior das costas
15. Rigidez das costas como se estivesse usando um cinto apertado.

12. DOR NA PARTE SUPERIOR DAS COSTAS

Ver Parte 2, *Interrogatório*, Capítulo 37.

Invasão de Vento-Frio

Dor na parte superior das costas, rigidez do pescoço e no topo dos ombros, aversão ao frio, febre, dor de cabeça occipital, torcicolo, espirros, dores no corpo, língua com saburra branca a fina, pulso Flutuante-Tenso.

Estagnação do *Qi* e estase de Sangue

Dor na parte superior das costas que pode piorar à noite, rigidez do pescoço, dor que melhora por atividade física e piora por repouso, músculos tensos, dor de cabeça, dor e distensão abdominal, língua Arroxeada, pulso em Corda.

Umidade-Frio

Dor grave na parte superior das costas que piora por exposição ao frio e umidade e melhora por aplicação de calor, sensação de peso e dormência na parte superior das costas, sensação de frio.

Ascensão do *Yang* do Fígado

Dor e rigidez da parte superior das costas, torcicolo, músculos tensos, dor de cabeça, tontura, tinidos, irritabilidade, propensão a explosões de raiva, pulso em Corda.

Estagnação do *Qi* do Fígado

Dor e rigidez na parte superior das costas, pescoço rígido, músculos tensos, distensão dos hipocôndrios ou epigástrica, irritabilidade, mau humor, sensação de nó na garganta, tensão pré-menstrual, pulso em Corda.

13. FRIO NA PARTE SUPERIOR DAS COSTAS

Ver Parte 2, *Interrogatório*, Capítulo 37.

Invasão de Vento-Frio

Sensação de frio na parte superior das costas, torcicolo, ombros rígidos, aversão ao frio, febre, dor de cabeça occipital, pescoço duro, espirros, dores no corpo, língua com saburra fina e branca, pulso Flutuante-Tenso.

Deficiência de *Yang*

Sensação de frio na parte superior das costas, sensação de frio geral, membros frios, cansaço, depressão, língua Pálida, pulso Profundo-Fraco.

14. CALOR NA PARTE SUPERIOR DAS COSTAS

Calor no Pulmão

Sensação de calor na parte superior das costas, tosse, ligeira falta de ar, sensação de calor, dor no peito, batimento das asas do nariz, sede, face avermelhada, língua Vermelha com saburra amarelada, pulso Transbordante-Rápido.

Deficiência do *Yin* do Pulmão

Sensação de calor na parte superior das costas que piora à noite, tosse seca, voz fraca, garganta seca com vontade de beber líquidos em pequenos goles, voz rouca, sudorese noturna, cansaço, língua sem saburra na parte anterior, pulso Flutuante-Vazio.

15. RIGIDEZ DAS COSTAS COMO SE ESTIVESSE USANDO UM CINTO APERTADO

Patologia do Vaso da Cintura

Sensação de rigidez das costas e da cintura como se estivesse usando um cinto muito apertado, dor nas costas que se irradia horizontalmente para a parte anterior ou dor abdominal que se irradia para as costas, sensação de estar sentado em água gelada, sensação de peso do abdome como se usasse um cinto pesado para armazenar dinheiro (*antigos textos descrevem esse sintoma como sensação de estar usando um cinto com 3.000 moedas*).

Umidade-Calor no canal do Fígado

Sensação de rigidez das costas e da cintura como se estivesse usando um cinto muito apertado, sensação de agulhada na pele ao redor da cintura, incapacidade de respirar profundamente, plenitude do hipocôndrio, abdome ou hipogástrio, gosto amargo na boca, falta de apetite, náuseas, sensação de peso do corpo, descarga vaginal amarelada, sangramento e/ou dor no meio do ciclo menstrual, dificuldade urinária, queimação durante a micção, urina escura, língua Vermelha com laterais mais vermelhas e saburra amarelada e pegajosa, pulso Deslizante-em Corda-Rápido.

Tórax 63

SEÇÃO 1 — PARTE 5

CONTEÚDO DO CAPÍTULO

Tosse Aguda, 550
Cheio, 550
Outros padrões, 550

Tosse Crônica, 550
Cheio, 551
Vazio, 551
Outros padrões, 551

Tosse com Sangue, 551
Calor no Pulmão, 551
Fleuma-Calor nos Pulmões, 551
Deficiência do Yin do Pulmão com Calor Vazio, 551
Invasão de Vento-Calor, 551
Deficiência do Qi do Pulmão e do Baço, 552
Calor no Pulmão no nível do Sangue (Quatro Níveis), 552

Falta de Ar, 552
Vazio, 552
Cheio, 552
Outros padrões, 552

Sibilos, 553
Cheio, 553
Outros padrões, 553

Dor no Tórax, 554
Cheio, 554
Outros padrões, 554

Dor nas Costelas, 554
Estagnação do Qi do Fígado, 554
Estase de Sangue do Fígado, 554
Umidade-Calor no Fígado e na Vesícula Biliar, 554

Sensação de Opressão do Tórax, 554
Fleuma nos Pulmões, 554
Estagnação do Qi do Pulmão, 555
Estagnação do Qi do Fígado, 555
Rebelião do Qi no Vaso Penetrador, 555
Deficiência do Yang do Coração com Fleuma, 555

Sensação de Distensão do Tórax, 555
Estagnação do Qi do Fígado, 555
Estagnação do Qi do Pulmão, 555

Sensação de Calor no Tórax, 555
Calor no Pulmão, 555
Deficiência do Yin do Pulmão com Calor Vazio, 555
Fogo no Coração, 555
Deficiência do Yin do Coração com Calor Vazio, 555
Calor Residual no Diafragma, 555

Coração se Sentindo Atormentado, 555
Cheio, 555
Cheio/Vazio, 556
Outros padrões, 556

Palpitações, 556
Choque que afeta o Coração, 556
Deficiência do Yang do Rim com Água que transborda para o Coração, 556
Rebelião do Qi no Vaso Penetrador que afeta o Coração, 556

Palpitações Abaixo do Coração, 556
Deficiência do Yang do Coração, 556
Deficiência do Yin do Coração com Calor Vazio, 556

Fleuma-Fogo que perturba o Coração, 556
Rebelião do Qi no Vaso Penetrador, 557
Deficiência do Yang do Rim com Água que transborda para o Coração, 557

Sensação de Congestão Abaixo do Coração, 557
Calor, 557
Frio, 557
Fleuma, 557
Rebelião do Qi no Vaso Penetrador, 557
Fleuma-Fluidos, 557

Batimento Cardíaco Deslocado para Baixo, 557
Deficiência do Qi do Coração com estase de Sangue do Coração, 557
Deficiência do Yin do Fígado e do Rim, 557
Fleuma-Fluidos que obstrui o Coração, 557
Calor Tóxico que invade o Coração, 557

Batimento Cardíaco Deslocado para Cima, 557
Deficiência do Yang do Rim e do Yang do Coração com Água que transborda, 558

Batimento Cardíaco Deslocado para a Esquerda, 558
Fleuma-Fluidos no tórax e nos hipocôndrios, 558
Estase de Sangue do Fígado com Água que transborda, 558

Batimento Cardíaco Deslocado para a Direita, 558
Deficiência do Qi do Coração com estase de Sangue do Coração, 558
Fleuma-Fluidos no tórax e nos hipocôndrios, 558

Batimento Cardíaco Abaixo do Processo Xifoide, 558
Estase de Sangue do Coração, 558
Deficiência do Qi do Coração, 558

Tórax Protuberante, 558
Fleuma Crônica nos Pulmões, 558
Estagnação grave do Qi do Fígado, 558
Estase de Sangue no Fígado, 558

Tórax Afundado, 558
Deficiência do Qi do Pulmão, 558
Deficiência do Yin do Pulmão, 558
Deficiência do Yang do Rim, 559
Deficiência do Yin do Pulmão e do Rim, 559

Esterno Protuberante, 559
Deficiência constitucional dos Pulmões e dos Rins, 559
Fleuma nos Pulmões, 559

Tórax Afundado de um Lado, 559
Deficiência do Yin do Pulmão, 559
Fleuma-Fluidos nos Pulmões, 559
Fleuma-Fluidos nos Pulmões com estase de Sangue, 559

Tórax Protuberante de um Lado, 559
Fleuma-Fluidos nos Pulmões, 559
Estagnação grave do Qi do Fígado, 559
Deficiência do Qi do Coração com estase de Sangue, 559

Ginecomastia, 559
Estase de Sangue do Fígado, 559
Umidade-Calor no Vaso Penetrador, 559

Bocejo, 559
Estagnação do Qi do Fígado, 559
Estagnação do Qi do Pulmão, 560
Estagnação do Qi e estase de Sangue, 560
Deficiência do Yang do Baço e do Rim, 560

CONTEÚDO DO CAPÍTULO *(continuação)*

Suspiros, 560
Estagnação do Qi do Fígado, 560
Estagnação do Qi do Pulmão, 560
Deficiência do Qi o Baço e do Coração, 560

Os seguintes sintomas relacionados com o tórax serão discutidos:
1. Tosse aguda
2. Tosse crônica
3. Tosse com sangue
4. Falta de ar
5. Sibilos
6. Dor no tórax
7. Dor nas costelas
8. Sensação de opressão no tórax
9. Sensação de distensão do tórax
10. Sensação de calor no tórax
11. Coração se sentindo atormentado
12. Palpitações
13. Palpitações abaixo do coração
14. Sensação de congestão abaixo do coração
15. Batimento cardíaco deslocado para baixo
16. Batimento cardíaco deslocado para cima
17. Batimento cardíaco deslocado para a esquerda
18. Batimento cardíaco deslocado para a direita
19. Batimento cardíaco abaixo do processo xifoide
20. Tórax protuberante
21. Tórax afundado
22. Esterno protuberante
23. Tórax afundado de um lado
24. Tórax protuberante de um lado
25. Ginecomastia
26. Bocejo
27. Suspiro.

1. TOSSE AGUDA

Ver Parte 4, *Audição e Olfação*, Capítulo 53; Parte 1, *Observação*, Capítulo 20.

a) Cheio

Invasão de Vento-Frio

Tosse aguda com expectoração de muco esbranquiçado, aversão ao frio, febre, prurido na garganta, ligeira falta de ar, nariz congestionado ou escorrendo com secreção clara e aquosa, espirros, dor de cabeça occipital, dores no corpo, saburra da língua fina e esbranquiçada, pulso Flutuante-Tenso.

Acupuntura

IG-4 *Hegu*, TA-5 *Waiguan*, IG-11 *Quchi*, B-12 *Fengmen*, P-7 *Lieque*.

Invasão de Vento-Calor

Tosse aguda com expectoração de muco amarelado, aversão ao frio, febre, dor de garganta, nariz congestionado ou escorrendo com secreção amarelada, dor de cabeça, dores no corpo, sudorese moderada, sede moderada, amígdalas aumentadas, língua ligeiramente Vermelha nas laterais, na área do tórax ou na parte anterior, pulso Flutuante-Rápido.

Acupuntura

IG-4 *Hegu*, TA-5 *Waiguan*, B-12 *Fengmen*, P-7 *Lieque*, P-5 *Chize*.

Fleuma-Calor nos Pulmões

Tosse forte aguda após invasão de Vento externo com muco profuso amarelado e pegajoso ou esverdeado, falta de ar, sibilos, sensação de opressão do tórax, sensação de calor, sede, insônia, agitação, língua Vermelha e Aumentada com saburra amarelada pegajosa, pulso Deslizante-Rápido.

Acupuntura

P-5 *Chize*, P-7 *Lieque*, B-13 *Feishu*, P-1 *Zhongfu*, E-40 *Fenglong*, VC-12 *Zhongwan*, VC-9 *Shuifen*, VC-5 *Shimen*, B-22 *Sanjiaoshu*.

Calor no Pulmão

Tosse forte aguda após invasão de Vento externo, expectoração de muco escasso amarelado, ligeira falta de ar, sensação de calor, dor no peito, batimento das asas do nariz, sede, face avermelhada, língua Vermelha com saburra amarelada, pulso Transbordante-Rápido.

Acupuntura

P-5 *Chize*, P-7 *Lieque*, P-1 *Zhongfu*, IG-11 *Quchi*.

Secura residual e Fleuma nos Pulmões

Tosse seca aguda após invasão de Vento-Calor, expectoração difícil de muco escasso após ataques repetidos de tosse seca, sensação persistente de prurido na garganta, garganta seca, boca seca, língua Aumentada e seca, pulso Deslizante.

Acupuntura

P-7 *Lieque*, P-5 *Chize*, P-1 *Zhongfu*, VC-12 *Zhongwan*, E-36 *Zusanli*, BP-6 *Sanyinjiao*, R-3 *Taixi*.

b) Outros padrões

Secura residual nos Pulmões

Tosse seca aguda após invasão de Vento-Calor, ataques repetidos de tosse seca, sensação persistente de prurido na garganta, garganta seca, boca seca, língua seca.

Invasão de Vento-Secura

Tosse seca aguda, aversão ao frio, febre, garganta seca, coceira na garganta, nariz ressecado, desconforto no tórax, saburra da língua fina seca e esbranquiçada, pulso Flutuante.

> **NOTA CLÍNICA**
>
> Pela minha experiência, tosses depois de infecções do trato respiratório superior são decorrentes de Fleuma-Calor ou de Secura com Fleuma. Para o primeiro caso, uso *Qing Qi Hua Tan Tang*, e para o segundo, *Qing Zao Jiu Fei Tang*.

2. TOSSE CRÔNICA

Ver Parte 4, *Audição e Olfação*, Capítulo 53.

a) Cheio

Umidade-Fleuma nos Pulmões

Tosse crônica com expectoração fácil de muco profuso esbranquiçado, som crepitante na garganta, cútis esbranquiçada de aspecto pastoso, sensação de opressão no tórax, falta de ar, aversão a se deitar, sibilos, náuseas, língua Aumentada com saburra branca e pegajosa, pulso Deslizante.

Acupuntura

P-5 *Chize*, P-7 *Lieque*, P-1 *Zhongfu*, VC-12 *Zhongwan*, VC-9 *Shuifen*, E-40 *Fenglong*.

Fleuma-Secura nos Pulmões

Tosse seca crônica com som fraco e expectoração ocasional difícil de pouco muco, dificuldade de respirar, sensação de opressão no tórax, garganta seca, sibilos, cútis seca com aspecto pastoso, língua Aumentada com saburra seca e pegajosa, pulso Fino-Deslizante.

Acupuntura

P-5 *Chize*, P-7 *Lieque*, P-1 *Zhongfu*, VC-12 *Zhongwan*, VC-9 *Shuifen*, E-40 *Fenglong*, E-36 *Zusanli*, BP-6 *Sanyinjiao*, R-3 *Taixi*.

b) Vazio

Deficiência do *Yin* do Pulmão

Tosse crônica seca ou com pouco muco difícil de ser expectorado, voz fraca e/ou rouca, boca e garganta secas, coceira na garganta, cansaço, aversão a falar, corpo fino ou tórax estreito, sudorese noturna, língua de cor normal sem saburra (ou com saburra sem raiz) na parte anterior, pulso Flutuante-Vazio.

Acupuntura

P-9 *Taiyuan*, P-7 *Lieque*, VC-12 *Zhongwan*, E-36 *Zusanli*, BP-6 *Sanyinjiao*.

Deficiência do *Yin* do Pulmão com Calor Vazio

Tosse crônica seca ou com pouco muco difícil de ser expectorado e que pode conter raias de sangue, boca e garganta secas à noite, coceira na garganta, cansaço, aversão a falar, corpo fino ou tórax estreito, sudorese noturna, *flush* malar, sensação de calor ou febre baixa ao anoitecer, calor nos cinco palmos, corpo fino, língua Vermelha sem saburra, pulso Flutuante-Vazio e Rápido.

Acupuntura

P-9 *Taiyuan*, P-7 *Lieque*, VC-12 *Zhongwan*, E-36 *Zusanli*, BP-6 *Sanyinjiao*, P-10 *Yuji*.

c) Outros padrões

Secura nos Pulmões

Tosse seca crônica, pele seca, garganta seca, boca seca, sede, voz rouca, língua ressecada, pulso Flutuante-Vazio.

Deficiência do *Qi* do Pulmão

Quadro crônico de tosse fraca, ligeira dificuldade de respirar, voz fraca, sudorese espontânea durante o dia, aversão a conversar, cútis branco-brilhante, propensão a se resfriar, cansaço, aversão ao frio, língua Pálida, pulso Vazio.

Frio-Fleuma nos Pulmões

Tosse crônica com expectoração de muco esbranquiçado e aquoso, piora por exposição ao frio, sensação de frio, mãos frias, muco na garganta, tontura, sensação de opressão no tórax, sensação de frio do tórax, língua Aumentada e úmida com saburra branca e pegajosa, pulso Deslizante-Lento.

Fogo do Fígado agredindo os Pulmões

Tosse forte crônica com muco amarelado ou com estrias de sangue, falta de ar, asma, sensação de plenitude e distensão do tórax e dos hipocôndrios, dor de cabeça, tontura, face avermelhada, sede, gosto amargo na boca, olhos vermelhos, urina escassa e escura, constipação intestinal, língua Vermelha com laterais mais vermelhas e saburra seca e amarelada, pulso em Corda.

Fleuma-Fluidos nos Pulmões

Tosse crônica com expectoração de muco branco aquoso e espumoso, falta de ar, chiado no peito, vômito de muco esbranquiçado aquoso e espumoso, sensação de frio, tosse que pode ser desencadeada por susto, língua Pálida com saburra espessa pegajosa e esbranquiçada, pulso Fino-Deslizante ou Fraco-Flutuante.

3. TOSSE COM SANGUE

Calor no Pulmão

Tosse com muco sanguinolento, ligeira falta de ar, sensação de calor, dor no peito, batimento das asas do nariz, sede, face avermelhada, língua Vermelha com saburra amarelada, pulso Transbordante-Rápido.

Fleuma-Calor nos Pulmões

Tosse forte com expectoração de muco sanguinolento, falta de ar, sibilos, sensação de opressão do tórax, sensação de calor, sede, insônia, agitação, língua Vermelha e Aumentada com saburra espessa amarelada, pulso Deslizante-Rápido.

Deficiência do *Yin* do Pulmão com Calor Vazio

Tosse seca com expectoração difícil de pouco muco sanguinolento, boca e garganta secas à noite, sudorese noturna, cansaço, *flush* malar, sensação de calor ou febre baixa à noite, calor nos cinco palmos, corpo fino, língua Vermelha sem saburra, pulso Flutuante-Vazio e Rápido.

Invasão de Vento-Calor

Tosse com muco sanguinolento, aversão ao frio, febre, dor de garganta, nariz congestionado ou escorrendo com secreção amarelada, dor de cabeça, dores no corpo, sudorese moderada, sede moderada, amígdalas aumentadas, língua ligeiramente Vermelha nas laterais, na área do tórax ou na parte anterior, pulso Flutuante-Rápido.

Deficiência do *Qi* do Pulmão e do Baço

Tosse fraca com expectoração de pouco muco tingido de sangue, sangue vermelho-vivo, cansaço, fezes amolecidas, falta de apetite, ligeira distensão abdominal, voz fraca, discreta falta de ar, sudorese espontânea, aversão a conversar, língua Pálida, pulso Vazio.

Calor no Pulmão no nível do Sangue (Quatro Níveis)

Tosse com sangue, febre à noite, erupções cutâneas maculares, confusão mental, sudorese noturna, calor nos cinco palmos, garganta seca, língua Vermelha com pontos vermelhos e sem saburra, pulso Fino-Rápido.

4. FALTA DE AR

Ver Parte 4, *Audição e Olfação*, Capítulo 53.

O sintoma de falta de ar abrange quatro sintomas ligeiramente diferentes. São eles:
- Falta de ar (*Chuan*): dificuldade grave em respirar com respiração ofegante e elevação dos ombros
- Respiração ofegante (*Duan Qi*): respirações curtas, irregulares e rápidas sem esforço acentuado para respirar e elevação dos ombros como a vista na falta de ar
- Respiração fraca (*Qi Shao*): sons respiratórios fracos, baixos, curtos
- Respiração com rebelião do *Qi* (*Shang Qi*): respirações rápidas e curtas, tosse, sensação de opressão da garganta, sensação de energia subindo acompanhada por ansiedade.

a) Vazio

Deficiência do *Qi* do Pulmão

Respiração ofegante ou fraca, tosse branda, voz fraca, sudorese espontânea durante o dia, aversão a conversar, cútis branco-brilhante, propensão a se resfriar, cansaço, aversão ao frio, língua Pálida, pulso Vazio.

Acupuntura

P-9 *Taiyuan*, P-7 *Lieque*, P-1 *Zhongfu*, VC-12 *Zhongwan*, E-36 *Zusanli*.

Deficiência do *Yin* do Pulmão

Respiração ofegante ou fraca com dificuldade em exalar, tosse seca ou com pouco muco pegajoso, voz fraca e/ou rouca, boca e garganta secas, coceira na garganta, cansaço, aversão a conversar, corpo fino ou tórax estreito, sudorese noturna, língua de cor normal sem saburra (ou com saburra sem raiz) na parte anterior, pulso Flutuante-Vazio.

Acupuntura

P-9 *Taiyuan*, P-7 *Lieque*, P-1 *Zhongfu*, VC-12 *Zhongwan*, E-36 *Zusanli*, BP-6 *Sanyinjiao*.

b) Cheio

Fleuma-Calor nos Pulmões

Falta de ar aguda, tosse forte com expectoração de muco sanguinolento, respiração ofegante, sibilos, sensação de opressão do tórax, sensação de calor, sede, insônia, agitação, língua Vermelha e Aumentada com saburra amarelada e pegajosa, pulso Deslizante-Rápido.

Acupuntura

P-5 *Chize*, P-7 *Lieque*, P-1 *Zhongfu*, IG-11 *Quchi*, E-40 *Fenglong*, VC-12 *Zhongwan*, VC-9 *Shuifen*, VC-5 *Shimen*, B-22 *Sanjiaoshu*.

Umidade-Fleuma nos Pulmões

Falta de ar, sibilos, tosse crônica que vem em surtos com muco profuso esbranquiçado e pegajoso fácil de expectorar; cútis esbranquiçada com aspecto pastoso, sensação de opressão no tórax, aversão a se deitar, sibilos, náuseas, língua Aumentada com saburra branca e pegajosa, pulso Deslizante.

Acupuntura

P-5 *Chize*, P-7 *Lieque*, P-1 *Zhongfu*, E-40 *Fenglong*, VC-12 *Zhongwan*, VC-9 *Shuifen*, VC-5 *Shimen*, B-22 *Sanjiaoshu*.

c) Outros padrões

Rins não recebendo *Qi*

Respiração ofegante ou fraca com dificuldade em inalar, respiração rápida e fraca, dificuldade em inalar, tosse crônica e/ou asma, sudorese espontânea, membros frios, membros frios depois de transpirar, inchaço da face, corpo fino, apatia, urina clara durante crise de asma, dor nas costas, tontura, tinidos, língua Pálida, pulso Profundo-Fraco-Tenso.

Estagnação do *Qi* do Pulmão

Respiração ofegante, sensação de bolo na garganta, dificuldade em engolir, sensação de opressão ou distensão do tórax, ligeira falta de ar, suspiros, tristeza, preocupação, irritabilidade, depressão, língua ligeiramente Vermelha nas laterais, nas áreas do tórax, pulso ligeiramente Tenso na posição Anterior direita.

Calor no Pulmão

Falta de ar aguda, tosse com expectoração de pouco muco amarelado, sensação de calor, dor no peito, batimento das asas do nariz, sede, face avermelhada, língua Vermelha com saburra amarelada, pulso Transbordante-Rápido.

Frio-Fleuma nos Pulmões

Falta de ar; tosse crônica com expectoração de muco branco e aquoso que piora por exposição ao frio; sensação de frio, mãos frias, muco na garganta, tontura, sensação de opressão no tórax, sensação de frio no tórax, língua Aumentada e úmida com saburra branca e pegajosa, pulso Deslizante-Lento.

Deficiência do *Yang* do Rim com Fleuma

Respiração ofegante com dificuldade de inalar, tosse com expectoração de muco esbranquiçado e aquoso, sensação de frio, pés frios, lombalgia, tontura, tinidos, micção frequente, língua Pálida, Aumentada e úmida, pulso Fraco e ligeiramente Deslizante.

Deficiência do *Yang* do Rim com Água transbordando nos Pulmões

Falta de ar grave; edema especialmente das pernas e tornozelos, sensação de frio nas pernas e nas costas, plenitude e distensão do abdome, lombalgia, sensação de frio, urina escassa e clara, expectoração de muco ralo aquoso e espumoso, tosse, língua Pálida e Aumentada com saburra úmida e branca, pulso Profundo-Fraco-Lento.

Fleuma nos Pulmões com deficiência do *Qi* do Pulmão

Respiração ofegante, tosse crônica que piora por esforço, pouco muco difícil de expectorar ou muco aquoso diluído, sudorese espontânea, sensação de frio, sensação de opressão do tórax, voz fraca, língua Pálida e ligeiramente Aumentada na parte anterior, pulso Vazio na posição Anterior direita e ligeiramente Deslizante.

Deficiência do *Qi* do Pulmão e do *Yang* do Rim

Respiração levemente ofegante, respiração fraca; sons respiratórios baixos e curtos; lombalgia, joelhos frios, sensação de frio, cútis branco-brilhante, joelhos fracos, cansaço, lassidão, urina clara e abundante, micção noturna, tosse moderada, voz fraca, sudorese espontânea durante o dia, aversão a conversar, cútis branco-brilhante, propensão a se resfriar, cansaço, aversão ao frio, língua Pálida, pulso Profundo-Fraco.

Rebelião do *Qi* do Vaso Penetrador

Respiração levemente ofegante; respirações curtas e rápidas; tosse, sensação de aperto no peito, palpitações, ansiedade, plenitude epigástrica e abdominal, menstruação dolorosa, pulso Firme.

Fogo do Fígado agredindo os Pulmões

Respiração ofegante; respirações rápidas e curtas; tosse forte crônica com muco amarelado ou com raias de sangue, asma, sensação de plenitude e distensão do tórax e do hipocôndrio, dor de cabeça, tontura, face avermelhada, sede, gosto amargo na boca, olhos vermelhos, urina escassa e escura, constipação intestinal, língua Vermelha com laterais mais vermelhas e saburra seca e amarelada, pulso em Corda.

5. SIBILOS

a) Cheio

Fleuma-Calor nos Pulmões

Sibilos ruidosos, sensação de peso e congestão da cabeça, sensação de calor, face avermelhada, pele oleosa, sensação de opressão do tórax, muco na garganta, expectoração de muco amarelado, tontura, náuseas, língua Vermelha e Aumentada com saburra amarelada e pegajosa, pulso Deslizante-Rápido.

Acupuntura

P-5 *Chize*, P-7 *Lieque*, P-1 *Zhongfu*, IG-11 *Quchi*, E-40 *Fenglong*, VC-12 *Zhongwan*, VC-9 *Shuifen*, VC-5 *Shimen*, B-22 *Sanjiaoshu*.

Umidade-Fleuma nos Pulmões

Sibilos; tosse crônica com expectoração profusa de muco branco-pegajoso que é fácil expectorar; sensação de opressão do tórax, tontura, visão turva, sonolência, náuseas, muco na garganta, congestão da cabeça, língua Aumentada com saburra pegajosa, pulso Deslizante.

Acupuntura

P-5 *Chize*, P-7 *Lieque*, P-1 *Zhongfu*, E-40 *Fenglong*, VC-12 *Zhongwan*, VC-9 *Shuifen*, VC-5 *Shimen*, B-22 *Sanjiaoshu*.

b) Outros padrões

Frio-Fleuma nos Pulmões

Sibilos, tosse com expectoração de muco branco e aquoso, sensação de frio, mãos e pés frios, náuseas, vômito, sensação de opressão do tórax e do epigástrio, cútis baça e esbranquiçada, urina pálida, língua Pálida e Aumentada com saburra branca e úmida, pulso Deslizante-Lento.

Deficiência do *Yang* do Pulmão com Fleuma

Sibilos discretos, expectoração de muco branco e aquoso, falta de ar, som crepitante na garganta; membros frios, piora por atividade física; face pálida, sudorese, sensação de frio, propensão a se resfriar, língua Pálida e úmida, pulso Profundo-Fraco e ligeiramente Deslizante.

Deficiência do *Yin* do Pulmão com Fleuma

Sibilos discretos, expectoração de pouco muco, falta de ar, sensação de opressão do tórax, tosse seca, voz fraca, garganta seca com vontade de beber água aos goles, voz rouca, sudorese noturna, cansaço, língua sem saburra na parte anterior, pulso Flutuante-Vazio.

Deficiência do *Qi* do Pulmão com Fleuma

Sibilos crônicos, respiração ofegante, tosse branda, voz fraca, sudorese espontânea durante o dia, aversão a conversar, cútis pálida, propensão a se resfriar, sensação de opressão do tórax, muco na garganta, língua Pálida e Aumentada, pulso Encharcado.

Deficiência do *Qi* do Baço com Fleuma

Sibilos crônicos discretos, muco na garganta, sensação de opressão do tórax, falta de apetite, cansaço, ligeira distensão abdominal, cútis pálida, fezes amolecidas, língua Pálida e Aumentada, pulso Encharcado.

Deficiência do *Yang* do Rim com Fleuma

Sibilos crônicos, lombalgia, joelhos frios, sensação de frio, cútis branco-brilhante, joelhos fracos, cansaço, lassidão, urina clara e abundante, micção noturna, impotência, libido diminuída, língua Pálida e úmida, pulso Profundo-Fraco.

6. DOR NO TÓRAX

Ver Parte 2, *Interrogatório*, Capítulo 38.

a) Cheio

Estase de Sangue do Coração

Dor lancinante ou em pontada no peito que pode irradiar-se para o aspecto interno do braço esquerdo ou para o ombro; palpitações, sensação de opressão ou constrição do peito, cianose dos lábios e das unhas, mãos frias, língua totalmente Arroxeada ou Arroxeada apenas nas laterais, nas áreas do tórax; pulso Áspero ou em Corda.

Acupuntura

PC-6 *Neiguan*, VC-17 *Shanzhong*, VC-14 *Juque*, B-14 *Jueyinshu*.

Fleuma-Calor nos Pulmões

Dor no peito, sensação de opressão do tórax, respiração ofegante, sensação de peso e congestão da cabeça, sensação de calor, face avermelhada, pele oleosa, muco na garganta, expectoração de muco amarelado, tontura, náuseas, língua Vermelha e Aumentada com saburra amarelada e pegajosa, pulso Deslizante-Rápido.

Acupuntura

P-5 *Chize*, P-7 *Lieque*, P-1 *Zhongfu*, IG-11 *Quchi*, E-40 *Fenglong*, VC-12 *Zhongwan*, VC-9 *Shuifen*, VC-5 *Shimen*, B-22 *Sanjiaoshu*.

b) Outros padrões

Deficiência do Yang do Coração

Sensação de desconforto ou dor muito leve no peito, palpitações, respiração ofegante por esforço, cansaço, ligeira depressão, sudorese espontânea, sensação de frio, mãos frias, face pálida-brilhante, lábios ligeiramente escuros, língua Pálida, pulso Profundo-Fraco.

Deficiência do Yang do Coração com Fleuma

Dor surda no peito, sensação de opressão ou aperto do tórax, palpitações, respiração ofegante por esforço, cansaço, discreta depressão, sudorese espontânea, sensação de frio, mãos frias, face pálida-brilhante, lábios ligeiramente escuros, língua Pálida e Aumentada, pulso Profundo-Fraco-Deslizante.

Estagnação do Qi do Fígado

Dor surda e sensação de distensão do tórax e dos hipocôndrios, irritabilidade, mau humor, sensação de bolo na garganta, tensão pré-menstrual, pulso em Corda.

Rebelião do Qi no Vaso Penetrador

Dor surda no peito, sensação de aperto do tórax, palpitações, ansiedade, sensação de bolo na garganta, plenitude abdominal e umbilical, plenitude epigástrica, menstruação irregular, menstruação dolorosa, sensação de energia subindo no abdome até o tórax, sensação de calor na face, náuseas, pulso Firme.

Estagnação do Qi do Pulmão

Dor discreta no peito, sensação de bolo na garganta, dificuldade de engolir, sensação de opressão ou distensão do tórax, respiração levemente ofegante, suspiros, tristeza, irritabilidade, depressão, língua ligeiramente Vermelha nas laterais, nas áreas do tórax; pulso muito ligeiramente Tenso na posição Anterior direita.

Umidade-Calor nos canais do Fígado e da Vesícula Biliar

Dor no peito que se estende para os hipocôndrios, sensação de opressão e peso do tórax, gosto amargo na boca, falta de apetite, náuseas, sensação de peso do corpo, descarga vaginal amarelada, prurido vaginal, sangramento e/ou dor durante o ciclo menstrual, queimação durante a micção, urina escura, cútis e olhos amarelados, vômito, língua Vermelha com laterais mais vermelhas e saburra pegajosa e amarelada unilateral ou bilateral, pulso em Corda-Deslizante-Rápido.

7. DOR NAS COSTELAS

Ver Parte 2, *Interrogatório*, Capítulo 38.

"Dor nas costelas" refere-se à dor no aspecto lateral da caixa torácica, acima da área dos hipocôndrios.

Estagnação do Qi do Fígado

Dor nas costelas com sensação de distensão, distensão dos hipocôndrios ou do epigástrio, irritabilidade, mau humor, sensação de bolo na garganta, tensão pré-menstrual, pulso em Corda.

Estase de Sangue do Fígado

Dor grave nas costelas, dor nos hipocôndrios, dor abdominal, menstruação dolorosa, menstruação irregular, sangue menstrual escuro e com coágulos, massas no abdome, unhas e lábios arroxeados, cútis arroxeada ou escura, pele escura, língua Arroxeada, pulso em Corda ou Firme.

Umidade-Calor no Fígado e na Vesícula Biliar

Dor nas costelas, sensação de opressão e peso nas costelas, gosto amargo e pegajoso na boca, queimação durante a micção, descarga vaginal excessiva, irritabilidade, sensação de opressão do tórax, náuseas, vômito, urina escura, língua com laterais Vermelhas e saburra pegajosa e amarelada, pulso em Corda-Deslizante-Rápido.

8. SENSAÇÃO DE OPRESSÃO DO TÓRAX

Ver Parte 2, *Interrogatório*, Capítulo 38.

Observe que essa sensação em particular às vezes é descrita como "sensação de aperto" no peito pelos meus pacientes. No chinês, é a sensação de *men*, que eu traduzo como "sensação de opressão". O termo chinês tem fortes implicações emocionais porque o ideograma mostra um coração esmagado por uma porta.

Fleuma nos Pulmões

Sensação de opressão do tórax, falta de ar, muco na garganta, sensação de peso, língua Aumentada com saburra pegajosa, pulso Deslizante. Outros sintomas e sinais dependem de o padrão ser de Frio-Fleuma, Umidade-Fleuma ou Fleuma-Calor.

Estagnação do *Qi* do Pulmão

Sensação de opressão do tórax, discreta dor no peito, sensação de aperto no peito, sensação de bolo na garganta, dificuldade de engolir, ligeira falta de ar, suspiros, tristeza, irritabilidade, depressão, língua ligeiramente Vermelha nas laterais, nas áreas do tórax; pulso muito ligeiramente Tenso na posição anterior direita.

Estagnação do *Qi* do Fígado

Sensação de opressão e distensão do tórax e dos hipocôndrios, distensão epigástrica, irritabilidade, mau humor, sensação de bolo na garganta, tensão pré-menstrual, pulso em Corda.

Rebelião do *Qi* no Vaso Penetrador

Sensação de opressão do tórax, dor surda no peito, sensação de aperto do tórax, sensação de calor na face, sensação de bolo na garganta, palpitações, ansiedade, náuseas, ligeira falta de ar, plenitude ou congestão epigástrica, plenitude umbilical e abdominal, menstruação irregular e/ou dolorosa, sensação de energia subindo no abdome até o tórax, pulso Firme.

Deficiência do *Yang* do Coração com Fleuma

Sensação de opressão ou aperto no peito, discreta dor ou desconforto no peito, palpitações, respiração ofegante por esforço, cansaço, discreta depressão, sudorese espontânea, sensação de frio, mãos frias, face pálida e brilhante, lábios ligeiramente escuros, língua Pálida, pulso Profundo-Fraco.

NOTA CLÍNICA

"Sensação de opressão do peito" é a tradução do termo chinês *men*, que quase sempre indica que os problemas emocionais estão na raiz desse sintoma. PC-6 *Neiguan* e E-40 *Fenglong*, usados unilateralmente e cruzados, são uma boa combinação para esse sintoma.

9. SENSAÇÃO DE DISTENSÃO DO TÓRAX

Estagnação do *Qi* do Fígado

Sensação de distensão do tórax e dos hipocôndrios, distensão epigástrica, irritabilidade, mau humor, sensação de bolo na garganta, tensão pré-menstrual, pulso em Corda.

Estagnação do *Qi* do Pulmão

Sensação de distensão, opressão ou aperto do peito, sensação de bolo na garganta, dificuldade de engolir, ligeira falta de ar, suspiros, tristeza, irritabilidade, depressão, língua ligeiramente Vermelha nas laterais, nas áreas do tórax, pulso muito ligeiramente Tenso na posição Anterior direita.

10. SENSAÇÃO DE CALOR NO TÓRAX

Ver Parte 2, *Interrogatório*, Capítulo 38.

Calor no Pulmão

Sensação de calor no tórax, tosse, ligeira falta de ar, sensação de calor, dor no peito, batimento das asas do nariz, sede, face avermelhada, língua Vermelha com saburra amarelada, pulso Transbordante-Rápido.

Deficiência do *Yin* do Pulmão com Calor Vazio

Sensação de calor no tórax à tarde ou ao anoitecer, tosse seca ou com pouco muco pegajoso, boca e garganta secas à noite, sudorese noturna, cansaço, *flush* malar, sensação de calor ou febre baixa ao anoitecer, calor nos cinco palmos, corpo fino, língua Vermelha sem saburra, pulso Flutuante-Vazio e Rápido.

Fogo no Coração

Sensação de calor no tórax, palpitações, sede, úlceras na boca e na língua, agitação mental, sensação de agitação, insônia, sono perturbado por sonhos, sensação de calor, face avermelhada, gosto amargo na boca, língua Vermelha com ponta mais vermelha e saburra amarelada, pulso Transbordante-Rápido.

Deficiência do *Yin* do Coração com Calor Vazio

Sensação de calor no tórax que piora ao anoitecer, palpitações, insônia, sono perturbado por sonhos, memória fraca, ansiedade, agitação mental, boca e garganta secas, *flush* malar, sudorese noturna, calor nos cinco palmos, língua Vermelha com ponta mais vermelha e sem saburra, pulso Flutuante-Vazio e Rápido.

Calor Residual no Diafragma

Sensação de calor no tórax, sede, garganta seca, irritabilidade, inquietação; sensação de plenitude e congestão do diafragma e do epigástrio, que são moles à pressão; náuseas, respiração ligeiramente ofegante, língua Vermelha na parte anterior, pulso Profundo-Rápido. Trata-se de Calor Residual após invasão de Vento-Calor que mais tarde evolui para o nível do *Qi*.

11. CORAÇÃO SE SENTINDO ATORMENTADO

O termo "Coração se sentindo atormentado" (chamado *xin zhong ao nong*) inclui sensação de ansiedade e agitação mental com calor, discreta sensação de opressão e inquietude no tórax e sensação de constrição entre o coração e o diafragma.

Cheio

Fogo no Coração

Coração se sentindo atormentado, sensação de aperto no peito, palpitações, sede, úlceras na boca e na língua, inquietação mental, agitação, insônia, sono perturbado por sonhos, sensação de calor, face avermelhada, gosto amargo na boca, língua Vermelha com ponta mais vermelha e saburra amarelada, pulso Transbordante-Rápido.

Acupuntura

C-8 *Shaofu*, VG-24 *Shenting*, VC-15 *Jiuwei*.

Fleuma-Calor no Coração

Coração se sentindo atormentado, palpitações, agitação mental, sede, face avermelhada, sensação de opressão do tórax, expectoração de muco, muco na garganta, gosto amargo na boca, insônia, sono perturbado por sonhos, agitação, confusão mental, discurso incoerente, comportamento insensato, riso ou choro incontroláveis, grito, depressão, comportamento maníaco, língua Vermelha com ponta mais vermelha e aumentada, fissura do Coração com saburra amarelada pegajosa e seca dentro dela, pulso Deslizante-Rápido ou Deslizante-Transbordante-Rápido.

Acupuntura

C-8 *Shaofu*, VG-24 *Shenting*, VC-15 *Jiuwei*, E-40 *Fenglong*, VC-9 *Shuifen*, VC-5 *Shimen*, B-22 *Sanjiaoshu*.

b) Cheio/Vazio

Deficiência do *Yin* do Coração com Calor Vazio

Coração se sentindo atormentado, leve sensação de vazio no tórax, ansiedade, agitação mental, palpitações, insônia, sono perturbado por sonhos, memória fraca, boca e garganta secas, sensação de calor ao anoitecer, *flush* malar, sudorese noturna, calor nos cinco palmos, língua Vermelha com ponta mais vermelha e sem saburra, pulso Flutuante-Vazio e Rápido.

Acupuntura

C-8 *Shaofu*, VG-24 *Shenting*, VC-15 *Jiuwei*, C-7 *Shenmen*, BP-6 *Sanyinjiao*.

c) Outros padrões

Deficiência do *Qi* e do *Yin* do Coração

Coração se sentindo atormentado, ligeira sensação de aperto no tórax, discreta ansiedade, palpitações, sudorese, respiração levemente ofegante, garganta seca, boca, seca, insônia, língua sem saburra, pulso Fraco.

Calor Residual no Diafragma

Coração se sentindo atormentado, sensação de calor no tórax, sede, garganta seca, irritabilidade, agitação; sensação de plenitude e congestão do diafragma e do epigástrio, que são moles à pressão; náuseas, respiração levemente ofegante, língua Vermelha na parte anterior, pulso Profundo-Rápido. Trata-se de Calor Residual após invasão de Vento-Calor, que mais tarde progride para o nível do *Qi*.

12. PALPITAÇÕES

Ver Parte 2, *Interrogatório*, Capítulo 38.

"Palpitações" indicam uma sensação subjetiva do paciente, que tem consciência do batimento cardíaco e pode ter a impressão de que está mais rápido ou irregular. É uma sensação subjetiva, e o pulso, na verdade, pode não estar rápido nem irregular. "Palpitações", portanto, não devem ser confundidas ou identificadas com o sintoma ocidental de taquicardia, com bradicardia (que se referem ao aumento ou diminuição da frequência cardíaca, respectivamente) nem com arritmia. Palpitações são um sintoma que pode aparecer em qualquer padrão do Coração (ver padrões do Coração no Capítulo 91). Existem outras três condições que podem causar palpitações.

Choque que afeta o Coração

Palpitações após choque, ansiedade, agitação, sono agitado, pulso Móvel.

Deficiência do *Yang* do Rim com Água que transborda para o Coração

Palpitações, edema especialmente das pernas e dos tornozelos, sensação de frio nas pernas e nas costas, plenitude e distensão do abdome, lombalgia, sensação de frio, urina escassa e clara, falta de ar, mãos frias, língua Pálida e Aumentada com saburra branca e úmida, pulso Profundo-Fraco-Lento.

Rebelião do *Qi* no Vaso Penetrador que afeta o Coração

Palpitações graves, ansiedade, sensação de energia subindo do abdome até o tórax, sensação de calor na face, sensação de bolo na garganta, sensação de aperto no peito, náuseas, ligeira falta de ar, plenitude ou congestão do epigástrio, plenitude umbilical e abdominal, menstruação irregular e/ou dolorosa, pulso Firme.

13. PALPITAÇÕES ABAIXO DO CORAÇÃO

O termo "palpitações abaixo do coração" indica uma sensação de pulsação no epigástrio ou na área entre o coração e o epigástrio. Pacientes ocidentais podem expressar esse sintoma de diferentes formas, como "sensação de que o estômago está pulsando", "frio na barriga", "sensação de alguma coisa pulando no estômago" ou "sensação de ansiedade no estômago".

Deficiência do *Yang* do Coração

Discretas palpitações abaixo do coração, desejo de pressionar ou massagear a área entre o coração e o estômago, respiração ofegante por esforço, cansaço, ligeira depressão, sudorese espontânea, discreto desconforto ou sensação de congestão na região do coração, sensação de frio, mãos frias, face pálido-brilhante, lábios ligeiramente escuros, língua Pálida, pulso Profundo-Fraco.

Deficiência do *Yin* do Coração com Calor Vazio

Discretas palpitações abaixo do coração, insônia, sono perturbado por sonhos, memória fraca, ansiedade, agitação mental, boca e garganta secas, sensação de calor ao anoitecer, *flush* malar, sudorese noturna, calor nos cinco palmos, língua Vermelha com ponta mais vermelha e sem saburra, pulso Flutuante-Vazio e Rápido.

Fleuma-Fogo que perturba o Coração

Palpitações graves abaixo do coração, sensação de opressão do peito, agitação mental, sede, face avermelhada, urina escura, expectoração de muco, som crepitante na garganta, gosto amargo na boca, insônia, sono perturbado por sonhos, agitação, confusão mental, discurso incoerente, comportamento insensato, tendência em ser violento ou repreender as pessoas, riso ou choro incontroláveis, grito, murmura para si mesmo, depressão, comportamento maníaco, língua Vermelha com ponta mais vermelha e Aumentada, fissura do Coração com saburra amarelada e pegajosa dentro dela, pulso Deslizante-Rápido ou Deslizante-Transbordante-Rápido.

Rebelião do *Qi* no Vaso Penetrador

Palpitações abaixo do coração, sensação de calor na face, sensação de bolo na garganta, ansiedade, sensação de aperto no peito, náuseas, ligeira falta de ar, plenitude ou congestão no epigástrio, plenitude umbilical e abdominal, menstruação irregular e/ou dolorosa, sensação de energia subindo no abdome e indo para o tórax, pulso Firme.

Deficiência do *Yang* do Rim com Água que transborda para o Coração

Discretas palpitações abaixo do coração; edema especialmente das pernas e dos tornozelos; sensação de frio nas pernas e nas costas, plenitude e distensão do abdome, lombalgia, sensação de frio, urina escassa e clara, palpitações, falta de ar, mãos frias, língua Pálida e Aumentada com saburra branca e úmida, pulso Profundo-Fraco-Lento.

14. SENSAÇÃO DE CONGESTÃO ABAIXO DO CORAÇÃO

"Sensação de congestão abaixo do coração" indica uma sensação subjetiva de plenitude ou opressão de uma certa área do corpo que, entretanto, encontra-se mole à palpação. É uma tradução do termo chinês *pi*.

Calor

Sensação de congestão abaixo do coração, sensação de calor, palpitações, sede, náuseas, urina escura, língua Vermelha com saburra amarelada, pulso Transbordante-Rápido. Outros sintomas e sinais dependem do órgão envolvido, que pode ser Coração ou Pulmão.

Frio

Sensação de congestão abaixo do coração, sensação de frio, membros frios, saburra da língua branca, pulso Tenso. Outros sintomas e sinais dependem do órgão envolvido, que pode ser Pulmão ou Estômago.

Fleuma

Sensação de congestão abaixo do coração, muco na garganta, sensação de opressão do tórax, náuseas, vômito, tontura, visão turva, língua Aumentada com saburra pegajosa, pulso Deslizante. Outros sintomas e sinais dependem do órgão envolvido, que pode ser Pulmão, Coração ou Estômago, e do tipo de Fleuma.

Rebelião do *Qi* no Vaso Penetrador

Sensação de congestão abaixo do coração, palpitações abaixo do coração, sensação de calor na face, sensação de bolo na garganta, ansiedade, sensação de aperto no peito, náuseas, ligeira falta de ar, plenitude ou congestão epigástrica, plenitude umbilical e abdominal, menstruação irregular e/ou dolorosa, sensação de energia subindo no abdome para o tórax, pulso Firme.

Fleuma-Fluidos

Sensação de congestão abaixo do coração, plenitude e distensão do abdome, náuseas, vômito de fluidos aquosos, boca seca sem vontade de beber líquidos, respiração ofegante, tontura, sensação de opressão do tórax, inchaço dos membros, expectoração de muco fino e aquoso, incapacidade de se deitar, língua Aumentada com saburra pegajosa, pulso Profundo-em Corda ou Profundo-Deslizante.

15. BATIMENTO CARDÍACO DESLOCADO PARA BAIXO

Ver Parte 1, *Observação*, Capítulo 13.

Deficiência do *Qi* do Coração com estase de Sangue do Coração

Batimento cardíaco deslocado para baixo, exaustão, palpitações, respiração ofegante por esforço, face pálida, cansaço, discreta depressão, sudorese espontânea, dor no peito, lábios arroxeados, língua Azul-Arroxeada, pulso Áspero.

Deficiência do *Yin* do Fígado e do Rim

Batimento cardíaco deslocado para baixo, palpitações, tontura, tinidos, deficiência auditiva, lombalgia, dor de cabeça surda occipital ou no vértice, insônia, dormência ou formigamento dos membros, olhos secos, visão turva, garganta seca, pele e cabelos ressecados, unhas quebradiças, vagina ressecada, sudorese noturna, fezes ressecadas, emissões noturnas, menstruação escassa ou amenorreia, ciclo atrasado, infertilidade, língua de cor normal sem saburra, pulso Flutuante-Vazio.

Fleuma-Fluidos que obstrui o Coração

Batimento cardíaco deslocado para baixo, palpitações, plenitude e distensão do abdome, náuseas, vômito de fluidos aquosos, boca seca sem vontade de beber líquidos, respiração ofegante, tontura, sensação de opressão no tórax, inchaço dos membros, incapacidade de se deitar, língua Aumentada com saburra pegajosa, pulso Profundo-em Corda ou Profundo-Deslizante.

Calor Tóxico que invade o Coração

Batimento cardíaco deslocado para baixo, palpitações, sensação de opressão do tórax, falta de ar, agitação mental, febre, língua Vermelha com pontos vermelhos e saburra espessa pegajosa e amarelada, pulso Transbordante-Deslizante-Rápido.

16. BATIMENTO CARDÍACO DESLOCADO PARA CIMA

Ver Parte 1, *Observação*, Capítulo 13.

Deficiência do *Yang* do Rim e do *Yang* do Coração com Água que transborda

Batimento cardíaco deslocado para cima; edema especialmente das pernas e dos tornozelos; sensação de frio nas pernas e nas costas, plenitude e distensão do abdome, lombalgia, sensação de frio, urina escassa e clara, palpitações, falta de ar, mãos frias, língua Pálida e Aumentada com saburra branca e úmida, pulso Profundo-Fraco-Lento.

17. BATIMENTO CARDÍACO DESLOCADO PARA A ESQUERDA

Ver Parte 1, *Observação*, Capítulo 13.

Fleuma-Fluidos no tórax e nos hipocôndrios

Batimento cardíaco deslocado para a esquerda, dor nos hipocôndrios que piora tossindo e respirando, sensação de distensão e tração dos hipocôndrios, respiração ofegante, tosse com expectoração de muco branco e aquoso, falta de ar, edema, tontura, dor nos hipocôndrios, língua Aumentada com saburra pegajosa, pulso Profundo-Deslizante-em Corda.

Estase de Sangue do Fígado com Água que transborda

Batimento cardíaco deslocado para a esquerda, dor nos hipocôndrios, dor abdominal, menstruação dolorosa, sangue menstrual escuro e coagulado, massas no abdome, unhas e lábios arroxeados, cútis arroxeada e escura, edema do abdome, língua Arroxeada e Aumentada, pulso em Corda ou Firme.

18. BATIMENTO CARDÍACO DESLOCADO PARA A DIREITA

Ver Parte 1, *Observação*, Capítulo 13.

Deficiência do *Qi* do Coração com estase de Sangue do Coração

Batimento cardíaco deslocado para a direita, exaustão, palpitações, respiração ofegante por esforço, face pálida, sudorese espontânea, dor lancinante ou em pontada no peito que pode irradiar-se para o aspecto interno do braço esquerdo ou para o ombro esquerdo, sensação de opressão ou constrição no peito, cianose dos lábios e das unhas, mãos frias, língua totalmente Arroxeada ou Arroxeada apenas nas laterais, nas áreas do tórax; pulso Áspero.

Fleuma-Fluidos no tórax e nos hipocôndrios

Batimento cardíaco deslocado para a direita, dor nos hipocôndrios que piora tossindo e respirando, sensação de distensão e de tração dos hipocôndrios, respiração ofegante, tosse com expectoração de muco branco e aquoso, falta de ar, edema, tontura, dor nos hipocôndrios, língua Aumentada com saburra pegajosa, pulso Profundo-Deslizante-em Corda.

19. BATIMENTO CARDÍACO ABAIXO DO PROCESSO XIFOIDE

Ver Parte 1, *Observação*, Capítulo 13.

Estase de Sangue do Coração

Batimento cardíaco abaixo do processo xifoide, palpitações, dor lancinante ou em pontada no peito que pode irradiar-se para o aspecto interno do braço esquerdo ou para o ombro esquerdo, sensação de opressão ou constrição no peito, cianose dos lábios e das unhas, mãos frias, língua totalmente Arroxeada ou Arroxeada apenas nas laterais, nas áreas do tórax; pulso Áspero ou em Corda.

Deficiência do *Qi* do Coração

Batimento cardíaco abaixo do processo xifoide, palpitações, respiração ofegante por esforço, face pálida, cansaço, depressão leve, sudorese espontânea, língua Pálida, pulso Vazio.

20. TÓRAX PROTUBERANTE

Ver Parte 1, *Observação*, Capítulo 16.

Fleuma Crônica nos Pulmões

Tórax protuberante, sensação de opressão do tórax, tosse com expectoração profusa de muco, falta de ar, muco na garganta, sibilos, língua Aumentada com saburra pegajosa, pulso Deslizante.

Estagnação grave do *Qi* do Fígado

Tórax protuberante, distensão dos hipocôndrios ou do epigástrio, irritabilidade, mau humor, sensação de bolo na garganta, tensão pré-menstrual, pulso em Corda.

Estase de Sangue no Fígado

Tórax protuberante, dor no peito, dor nos hipocôndrios, dor abdominal, menstruação dolorosa, sangue menstrual escuro e com coágulos, massas no abdome, unhas e lábios arroxeados, cútis arroxeada e escura, língua Arroxeada, pulso em Corda ou Firme.

21. TÓRAX AFUNDADO

Ver Parte 1, *Observação*, Capítulo 16.

Deficiência do *Qi* do Pulmão

Tórax afundado, respiração ligeiramente ofegante, tosse moderada, voz fraca, sudorese espontânea durante o dia, aversão a falar, cútis branco-brilhante, propensão a se resfriar, cansaço, aversão ao frio, língua Pálida, pulso Vazio.

Deficiência do *Yin* do Pulmão

Tórax afundado, tosse seca, voz fraca, garganta seca com vontade de beber água em pequenos goles, voz rouca, sudorese noturna, cansaço, língua sem saburra na parte anterior, pulso Flutuante-Vazio.

Deficiência do *Yang* do Rim

Tórax afundado, lombalgia, joelhos frios, sensação de frio, cútis esbranquiçada e brilhante, joelhos fracos, cansaço, lassidão, urina abundante e clara, micção noturna, impotência, libido diminuída, língua Pálida e úmida, pulso Profundo-Fraco.

Deficiência do *Yin* do Pulmão e do Rim

Tórax afundado, tosse seca que piora ao anoitecer, garganta e boca secas, corpo fino, falta de ar por esforço, lombalgia, sudorese noturna, tontura, tinidos, deficiência auditiva, urina escassa, língua de cor normal sem saburra, pulso Flutuante-Vazio.

22. ESTERNO PROTUBERANTE

Ver Parte 1, *Observação*, Capítulo 16.

Deficiência constitucional dos Pulmões e dos Rins

Esterno protuberante, constituição fraca, propensão a se resfriar, lombalgia, história de infecções respiratórias recorrentes durante a infância. Outros sintomas e sinais dependem se a deficiência é de *Yin* ou de *Yang*.

Fleuma nos Pulmões

Esterno protuberante, sensação de opressão no tórax, tosse com expectoração profusa de muco, muco na garganta, falta de ar, sibilos, língua Aumentada com saburra pegajosa, pulso Deslizante.

23. TÓRAX AFUNDADO DE UM LADO

Ver Parte 1, *Observação*, Capítulo 16.

Deficiência do *Yin* do Pulmão

Tórax afundado de um lado, tosse seca, voz fraca, garganta seca com vontade de beber água aos goles, voz rouca, sudorese noturna, cansaço, língua sem saburra na parte anterior, pulso Flutuante-Vazio.

Fleuma-Fluidos nos Pulmões

Tórax afundado de um lado, plenitude e distensão abdominal, náuseas, vômito ou fluidos aquosos, boca seca sem vontade de beber líquidos, respiração ofegante, tontura, sensação de opressão do tórax, inchaço dos membros, expectoração de muco ralo e aquoso, incapacidade de se deitar, língua Aumentada com saburra pegajosa, pulso Profundo-em Corda ou Profundo-Deslizante.

Fleuma-Fluidos nos Pulmões com estase de Sangue

Tórax afundado de um lado, plenitude e distensão abdominal, náuseas, vômito ou fluidos aquosos, boca seca sem vontade de beber líquidos, respiração ofegante, tontura, sensação de opressão do tórax, inchaço dos membros, expectoração de muco ralo e aquoso, incapacidade de se deitar, língua Aumentada com saburra pegajosa, lábios arroxeados, dor no peito, língua Arroxeada e Aumentada com saburra pegajosa, pulso Deslizante ou em Corda.

24. TÓRAX PROTUBERANTE DE UM LADO

Ver Parte 1, *Observação*, Capítulo 16.

Fleuma-Fluidos nos Pulmões

Tórax protuberante de um lado, plenitude e distensão abdominal, náuseas, vômito ou fluidos aquosos, boca seca sem vontade de beber líquidos, respiração ofegante, tontura, sensação de opressão do tórax, inchaço dos membros, expectoração de muco ralo e aquoso, incapacidade de se deitar, língua Aumentada com saburra pegajosa, pulso Profundo-em Corda ou Profundo-Deslizante.

Estagnação grave do *Qi* do Fígado

Tórax protuberante de um lado, distensão dos hipocôndrios ou do epigástrio, irritabilidade, mau humor, sensação de bolo na garganta, tensão pré-menstrual, pulso em Corda.

Deficiência do *Qi* do Coração com estase de Sangue

Tórax protuberante de um lado, palpitações, respiração ofegante por esforço, face pálida, cansaço, sudorese espontânea, dor no peito, lábios arroxeados, mãos frias, língua Arroxeada nas laterais próximos à parte anterior da língua, pulso Áspero.

25. GINECOMASTIA

Ver Parte 1, *Observação*, Capítulo 16.
Ginecomastia indica um inchaço das mamas em homens.

Estase de Sangue do Fígado

Ginecomastia, dor nos hipocôndrios, dor abdominal, vômito de sangue, epistaxe, menstruação dolorosa, menstruação irregular, sangue menstrual escuro e com coágulos, infertilidade, massas no abdome, unhas e lábios arroxeados, cútis arroxeada ou escura, pele seca (apenas em casos graves), petéquias arroxeadas, língua Arroxeada, pulso em Corda ou Firme.

Umidade-Calor no Vaso Penetrador

Ginecomastia, plenitude e dor abdominal, dor nos testículos, urina turva, língua com saburra pegajosa e amarelada, pulso Deslizante-Rápido.

26. BOCEJO

Bocejar só é considerado um sintoma se ocorrer com muita frequência; bocejar quando se está com sono e cansado é normal.

Estagnação do *Qi* do Fígado

Bocejos frequentes, distensão dos hipocôndrios ou do epigástrio, irritabilidade, mau humor, sensação de bolo na garganta, tensão pré-menstrual, pulso em Corda.

Estagnação do *Qi* do Pulmão

Bocejos frequentes, sensação de bolo na garganta, dificuldade de engolir, sensação de opressão ou distensão do tórax, ligeira falta de ar, suspiros, tristeza, irritabilidade, depressão, língua ligeiramente Vermelha nas laterais, nas áreas do tórax; pulso muito ligeiramente Tenso na posição Anterior direita.

Estagnação do *Qi* e estase de Sangue

Bocejos frequentes, sensação de aperto do tórax, dor no peito, distensão abdominal, palpitações, agitação, língua Arroxeada, pulso em Corda.

Deficiência do *Yang* do Baço e do Rim

Bocejos frequentes, lombalgia, joelhos frios e fracos, sensação de frio, cútis esbranquiçada e brilhante, impotência, libido diminuída, cansaço, lassidão, urina clara e abundante, micção noturna, fezes amolecidas, falta de apetite, ligeira distensão abdominal, desejo de se deitar, diarreia logo cedo pela manhã, língua Pálida e úmida, pulso Profundo-Fraco.

27. SUSPIROS

Estagnação do *Qi* do Fígado

Crises de suspiros precedidas por problemas emocionais, suspiros longos, distensão dos hipocôndrios ou do epigástrio, irritabilidade, mau humor, sensação de bolo na garganta, tensão pré-menstrual, pulso em Corda.

Estagnação do *Qi* do Pulmão

Suspiros curtos, sensação de bolo na garganta, dificuldade de engolir, sensação de opressão ou distensão do tórax, ligeira falta de ar, tristeza, irritabilidade, depressão, língua ligeiramente Vermelha nas laterais, nas áreas do tórax; pulso muito ligeiramente Tenso na posição Anterior direita.

Deficiência do *Qi* o Baço e do Coração

Suspiros curtos, falta de apetite, ligeira distensão abdominal depois de comer, cansaço, cútis pálida, fraqueza dos membros, fezes amolecidas, palpitações, respiração ofegante por esforço, sudorese espontânea, língua Pálida, pulso Vazio.

Membros

SEÇÃO 1 PARTE 5

Capítulo 64

CONTEÚDO DO CAPÍTULO

Dor Muscular nos Membros, 562
Cheio, 562
Vazio, 562
Outros padrões, 562

Dor nos Membros, 562
Cheio, 562
Vazio, 562
Outros padrões, 563

Mãos e Pés Frios, 563
Vazio, 563
Cheio, 563
Outros padrões, 563

Mãos e Pés Quentes, 563
Umidade-Calor, 563
Deficiência do Yin do Coração e do Rim com Calor Vazio, 563
Calor no Estômago, 563
Deficiência do Yin do Estômago com Calor Vazio, 563

Dormência/Formigamento dos Membros, 563
Vazio, 564
Cheio, 564
Outros padrões, 564

Fraqueza dos Membros, 564
Deficiência do Qi do Estômago, 564
Deficiência de Qi e de Sangue, 564
Deficiência do Yang do Rim, 564

Sensação de Peso dos Membros, 564
Cheio, 564
Cheio/Vazio, 565
Outros padrões, 565

Atrofia dos Membros, 565
Deficiência do Qi do Estômago e do Baço, 565
Deficiência do Yin do Fígado e do Rim, 565
Deficiência do Yang do Baço e do Rim, 565
Deficiência de Qi e de Sangue, 565
Deficiência da Essência do Rim, 565

Flacidez dos Membros, 565
Deficiência do Qi do Estômago e do Baço, 565
Umidade-Calor no Estômago e no Baço, 565
Deficiência do Yin do Rim, 566
Deficiência de Qi com estase de Sangue, 566
Calor no Nível do Qi Nutritivo, 566

Edema dos Membros, 566
Vazio, 566
Cheio, 566
Outros padrões, 566

Inchaço das Articulações dos Membros, 566
Síndrome de Obstrução Dolorosa por Umidade (Bi), 566
Fleuma nas articulações, 566

Rigidez dos Membros, 566
Vento nas articulações, 567
Estagnação de Qi e estase de Sangue, 567
Ascensão do Yang do Fígado, 567
Deficiência do Yin do Fígado e do Rim, 567
Vento no Fígado, 567
Vento-Fleuma, 567

Paralisia dos Membros, 567
Deficiência do Qi do Estômago e do Baço, 567
Deficiência de Qi e de Sangue, 567
Deficiência do Yin do Fígado e do Rim, 567
Deficiência do Yin do Fígado e do Rim com Vento Interno, 567
Retenção de Umidade nos músculos, 567
Estase de Sangue do Fígado, 567
Vento e Fleuma nos canais, 567

Contração dos Membros, 567
Deficiência do Sangue do Fígado, 567
Deficiência do Yin do Fígado e do Rim, 567
Frio-Umidade, 568
Vento Interno, 568
Invasão de Vento-Frio, 568
Fleuma, 568
Estase de Sangue, 568

Sensação de Distensão dos Membros, 568
Estagnação de Qi com Umidade, 568
Estase de Sangue por deficiência de Qi, 568
Vento-Fleuma, 568

Tremor ou Espasticidade dos Membros, 568
Vento no Fígado, 568
Vento-Fleuma, 568
Deficiência do Sangue ou do Yin do Fígado que leva a Vento Vazio, 568
Calor que gera Vento, 568

Convulsões dos Membros, 568
Ascensão do Yang do Fígado que gera Vento no Fígado, 568
Deficiência do Sangue do Fígado que leva a Vento no Fígado, 568
Vento no Fígado e Fleuma, 568
Deficiência do Yin do Fígado e do Rim e deficiência do Sangue do Fígado que dá origem a Vento no Fígado, 569
Calor vitorioso que agita o Vento (nível do Sangue), 569
Deficiência do Yin que gera Vento Vazio (nível do Sangue), 569

Os seguintes sintomas relacionados com os membros serão discutidos:

1. Dor muscular nos membros
2. Dor nos membros
3. Mãos e pés frios
4. Mãos e pés quentes
5. Dormência/formigamento dos membros
6. Fraqueza dos membros
7. Sensação de peso dos membros
8. Atrofia dos membros

9. Flacidez dos membros
10. Edema dos membros
11. Inchaço das articulações dos membros
12. Rigidez dos membros
13. Paralisia dos membros
14. Contração dos membros
15. Sensação de distensão dos membros
16. Tremor ou espasticidade dos membros
17. Convulsões dos membros.

1. DOR MUSCULAR NOS MEMBROS

Ver Parte 2, *Interrogatório*, Capítulo 39.

a) Cheio

Umidade nos músculos

Dor muscular, sensação de peso dos membros, sensação de peso em geral, lassidão, sonolência, plenitude epigástrica, saburra da língua pegajosa, pulso Deslizante. Outros sintomas e sinais vão depender se a Umidade está associada a Frio ou Calor.

Acupuntura

IG-11 *Quchi*, IG-10 *Shousanli*, E-31 *Biguan*, E-36 *Zusanli*, VC-12 *Zhongwan*, VC-9 *Shuifen*, BP-9 *Yinlingquan*, VC-5 *Shimen*, B-22 *Sanjiaoshu*.

Estagnação do *Qi* do Fígado

Dor muscular em distensão, distensão dos hipocôndrios ou do epigástrio, irritabilidade, mau humor, sensação de bolo na garganta, tensão pré-menstrual, pulso em Corda.

Acupuntura

F-3 *Taichong*, VB-34 *Yanglingquan*, VC-6 *Qihai*.

b) Vazio

Deficiência do Sangue do Fígado

Dor muscular surda que piora por esforço físico, tontura, visão turva, moscas volantes, dormência ou formigamento dos membros, menstruação escassa, cútis baça e pálida, língua Pálida, pulso Áspero ou Fino.

Acupuntura

F-8 *Ququan*, E-36 *Zusanli*, BP-6 *Sanyinjiao*, VC-4 *Guanyuan*.

c) Outros padrões

Fleuma-Calor nos músculos

Dor muscular, sensação de peso dos membros, dormência ou formigamento dos membros, muco na garganta, sensação de opressão no tórax, sede sem vontade de beber líquidos, língua Aumentada com saburra amarelada e pegajosa, pulso Deslizante-Rápido.

> **NOTA CLÍNICA**
> Umidade é, de longe, a causa mais comum de dor muscular. É um sintoma comum da síndrome da fadiga pós-viral.

2. DOR NOS MEMBROS

Ver Parte 2, *Interrogatório*, Capítulo 39.

a) Cheio

Vento

Dor migratória nas articulações que pode surgir e desaparecer, especialmente na parte superior do corpo. Esse padrão é a Síndrome de Obstrução Dolorosa por Vento e, em casos agudos, o pulso fica Flutuante.

Acupuntura

B-12 *Fengmen*, VB-31 *Fengchi*, VB-39 *Xuanzhong*, VG-14 *Dazhui*, TA-6 *Zhigou*, B-17 *Geshu*.

Frio

Dor nas articulações que piora por exposição ao frio e melhora por aplicação de calor, normalmente em apenas uma articulação, membros frios. Essa é a Síndrome de Obstrução Dolorosa por Frio e, em casos agudos, o pulso fica Tenso.

Acupuntura

E-36 *Zusanli*, VC-6 *Qihai*, ID-5 *Yanggu*, B-10 *Tianzhu*, VG-14 *Dazhui*, VG-3 *YaoYangguan*, B-23 *Shenshu*, VC-4 *Guanyuan*. Nesse caso, deve-se usar o método de tonificação com moxa.

Umidade

Dor nas articulações com inchaço, sensação de peso, dormência dos membros. Essa é a Síndrome de Obstrução Dolorosa por Umidade e, em casos agudos, o pulso Fica Deslizante.

Acupuntura

BP-9 *Yinlingquan*, BP-6 *Sanyinjiao*, VB-34 *Yanglingquan*, E-36 *Zusanli*, B-20 *Pishu*, VC-9 *Shuifen*, VC-5 *Shimen*, B-22 *Sanjiaoshu*.

b) Vazio

Deficiência de *Qi* e de Sangue

Dor surda crônica nas articulações que piora quando cansado e melhora com repouso, falta de apetite, fezes amolecidas, voz fraca, cansaço, visão turva, tontura, dormência ou formigamento dos membros, palpitações, cútis baça e pálida, língua Pálida, pulso Fraco ou Áspero.

Acupuntura

F-8 *Ququan*, E-36 *Zusanli*, BP-6 *Sanyinjiao*, VC-4 *Guanyuan*, VC-6 *Qihai*, B-20 *Pishu*, B-21 *Weishu*.

Deficiência do Fígado e do Rim

Dor surda nas articulações, em especial na parte inferior do corpo, joelhos fracos, tontura, lombalgia, tinidos. Outras manifestações clínicas, inclusive as da língua e do pulso, dependem se a deficiência é do *Yin* ou do *Yang*.

Acupuntura

F-8 *Ququan*, E-36 *Zusanli*, BP-6 *Sanyinjiao*, VC-4 *Guanyuan*, R-3 *Taixi*, B-23 *Shenshu*.

c) Outros padrões

Umidade-Calor

Dor nas articulações com inchaço e vermelhidão, calor ao toque, sensação de peso e dormência dos membros, língua Vermelha com saburra pegajosa e amarelada, pulso Deslizante-Rápido.

3. MÃOS E PÉS FRIOS

Ver Parte 2, *Interrogatório*, Capítulo 39.

a) Vazio

Deficiência de Yang

Mãos e pés frios, sensação de frio que se estende para os braços e pernas; sensação de frio geral, cútis pálida e brilhante, língua Pálida, pulso Profundo-Fraco. Esses são sintomas de uma deficiência geral de *Yang*; outras manifestações dependem do órgão envolvido, que pode ser Coração, Pulmão, Baço ou Rim.

Acupuntura

VC-12 *Zhongwan*, E-36 *Zusanli*, VC-6 *Qihai*. Moxa. Outros pontos dependem do órgão envolvido.

Deficiência de Sangue

Mãos e pés frios, dormência ou formigamento dos membros, visão turva, tontura, insônia, língua Pálida, pulso Áspero ou Fino. Esse padrão é muito mais comum em mulheres e pode ser decorrente ou de uma deficiência do Sangue do Fígado ou de uma deficiência do Sangue do Coração.

Acupuntura

- •, F-8 *Ququan*, E-36 *Zusanli*, BP-6 *Sanyinjiao*, VC-4 *Guanyuan* (deficiência do Sangue do Fígado). Moxa
- •, C-7 *Shenmen*, VC-14 *Juque*, E-36 *Zusanli*, BP-6 *Sanyinjiao* (deficiência do Sangue do Coração). Moxa.

b) Cheio

Estagnação do Qi

Mãos e pés frios, especialmente os dedos, distensão dos hipocôndrios ou do epigástrio, irritabilidade, mau humor, sensação de bolo na garganta, tensão pré-menstrual, pulso em Corda.

Acupuntura

VB-34 *Yanglingquan*, F-3 *Taichong*, TA-6 *Zhigou*.

c) Outros padrões

Fleuma

Mãos e pés frios, sensação de peso dos membros, dormência e formigamento dos membros, sensação de opressão do tórax, língua Aumentada, pulso Deslizante.

Estagnação de Calor no Interior (Calor Verdadeiro – Frio Falso)

Mãos e pés frios, face escura, olhos brilhantes com lustro, lábios secos e vermelhos, irritabilidade, corpo forte, respiração ruidosa, voz alta, sede com vontade de beber líquidos gelados, urina escassa e escura, constipação intestinal, sensação de queimação no ânus, membros frios, tórax quente, sensação de calor da face, face avermelhada, sede, língua Vermelha, pulso Rápido. Esse padrão é bem raro; as mãos e os pés frios são decorrentes de Calor estagnado no Interior impedindo que o *Qi* chegue até as extremidades.

> **NOTA CLÍNICA**
>
> Mãos e pés frios são uma indicação segura de deficiência de *Yang* ou de Frio. Em mulheres, não é de surpreender se esse sintoma estiver acompanhado por sensação de calor da face.

4. MÃOS E PÉS QUENTES

Ver Parte 2, *Interrogatório*, Capítulo 39.

a) Umidade-Calor

Mãos e pés quentes, sudorese nas mãos e nos pés, articulações das mãos e dos pés inchadas, vermelhas e quentes; sensação de peso e dormência dos membros, língua Vermelha com saburra amarelada e pegajosa, pulso Deslizante-Rápido.

b) Deficiência do Yin do Coração e do Rim com Calor Vazio

Mãos e pés quentes, palmas das mãos e solas dos pés quentes, palpitações, agitação mental, insônia, sono perturbado por sonhos, ansiedade, memória fraca, tontura, tinidos, deficiência auditiva, lombalgia, sensação de calor ao anoitecer, sudorese noturna, calor nos cinco palmos, urina escassa e escura, fezes ressecadas, língua Vermelha com ponta mais vermelha e fissura do Coração, pulso Flutuante-Vazio e Rápido.

c) Calor no Estômago

Mãos e pés quentes, dor epigástrica em queimação, sede, regurgitação ácida, náuseas, fome excessiva, mau hálito, sensação de calor, língua Vermelha com saburra amarelada, pulso Transbordante-Rápido.

d) Deficiência do Yin do Estômago com Calor Vazio

Mãos e pés frios com piora à tarde, dor epigástrica surda ou em queimação, sensação de calor à tarde, fezes ressecadas, boca e garganta secas, especialmente à tarde, sede com vontade de beber líquidos em pequenos goles, sensação de fome sem vontade de comer, sudorese noturna, calor nos cinco palmos, sangramento das gengivas, língua Vermelha sem saburra no centro, pulso Flutuante-Vazio e Rápido.

5. DORMÊNCIA/FORMIGAMENTO DOS MEMBROS

Ver Parte 2, *Interrogatório*, Capítulo 39.

a) Vazio

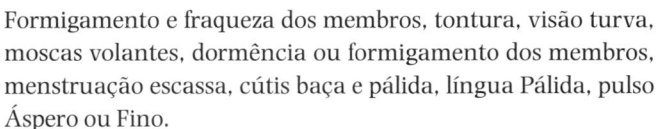

Deficiência do Sangue do Fígado

Formigamento e fraqueza dos membros, tontura, visão turva, moscas volantes, dormência ou formigamento dos membros, menstruação escassa, cútis baça e pálida, língua Pálida, pulso Áspero ou Fino.

Acupuntura

F-8 *Ququan*, E-36 *Zusanli*, BP-6 *Sanyinjiao*, VC-4 *Guanyuan*, IG-10 *Shousanli*, E-31 *Biguan*.

b) Cheio

Fleuma nos membros

Dormência dos membros, sensação de peso dos membros, tendência à obesidade, língua Aumentada, pulso Deslizante.

Acupuntura

E-40 *Fenglong*, IG-11 *Quchi*, IG-10 *Shousanli*, E-36 *Zusanli*, VC-9 *Shuifen*, VC-5 *Shimen*, B-22 *Sanjiaoshu*, BP-9 *Yinlingquan*.

Umidade

Dormência dos membros, especialmente das pernas; dor nas articulações com inchaço, dor muscular, sensação de peso, saburra da língua pegajosa, pulso Deslizante.

Acupuntura

IG-11 *Quchi*, IG-10 *Shousanli*, E-36 *Zusanli*, VC-9 *Shuifen*, VC-5 *Shimen*, B-22 *Sanjiaoshu*, BP-9 *Yinlingquan*.

c) Outros padrões

Vento-Fleuma

Dormência dos membros, geralmente unilateral, especialmente dos membros superiores; sensação de peso dos membros, tremor, tontura, dor de cabeça, língua Aumentada e Rígida, pulso em Corda-Deslizante.

Vento no Fígado

Dormência dos membros, geralmente unilateral, especialmente dos membros superiores; tremores, tontura grave, tinidos, dor de cabeça, tiques, língua Rígida, Desviada ou Móvel, pulso em Corda.

Umidade-Calor

Dormência dos membros, especialmente dos membros inferiores; dor, vermelhidão, calor e inchaço das articulações; dor muscular, língua Vermelha com saburra amarelada e pegajosa, pulso Deslizante-Rápido.

Estagnação de *Qi* e estase de Sangue

Dormência ou formigamento dos membros, rigidez e dor dos membros, cútis escura, língua Arroxeada.

Invasão de Vento-Frio

Dormência ou formigamento dos membros, aversão ao frio, febre, dor de cabeça occipital, torcicolo, espirros, dores no corpo, língua com saburra fina e branca, pulso Flutuante-Tenso.

> **NOTA CLÍNICA**
>
> Dormência é mais indicativa de Fleuma ou Vento, enquanto formigamento é mais indicativo de uma deficiência de Sangue.

6. FRAQUEZA DOS MEMBROS

Ver Parte 2, *Interrogatório*, Capítulo 39.

a) Deficiência do *Qi* do Estômago

Fraqueza dos quatro membros, especialmente das pernas; sensação desconfortável no epigástrio, falta de apetite, perda do sentido do paladar, fezes amolecidas, cansaço especialmente pela manhã, língua Pálida, pulso Vazio.

b) Deficiência de *Qi* e de Sangue

Fraqueza de todos os membros, falta de apetite, fezes amolecidas, voz fraca, cansaço, visão turva, tontura, dormência ou formigamento dos membros, palpitações, cútis baça e pálida, língua Pálida, pulso Fraco ou Áspero.

c) Deficiência do *Yang* do Rim

Fraqueza dos membros, especialmente das pernas; joelhos fracos, lombalgia, joelhos frios, sensação de frio, cútis branco-brilhante, joelhos fracos, cansaço, lassidão, urina abundante e clara, micção noturna, impotência, libido diminuída, língua Pálida e úmida, pulso Profundo-Fraco.

7. SENSAÇÃO DE PESO DOS MEMBROS

Ver Parte 2, *Interrogatório*, Capítulo 39.

a) Cheio

Umidade

Sensação de peso dos membros, especialmente das pernas; dormência, inchaço das pernas, sensação de peso em geral, plenitude epigástrica, saburra da língua pegajosa, pulso Deslizante.

Acupuntura

VC-12 *Zhongwan*, VC-9 *Shuifen*, VC-5 *Shimen*, B-22 *Sanjiaoshu*, BP-9 *Yinlingquan*, IG-10 *Shousanli*, E-36 *Zusanli*, E-31 *Biguan*.

Umidade-Calor

Sensação de peso dos membros, especialmente das pernas; inchaço das pernas, pés quentes, dor muscular, dormência, plenitude epigástrica, saburra da língua amarelada e pegajosa, pulso Deslizante-Rápido.

Acupuntura

VC-12 *Zhongwan*, VC-9 *Shuifen*, VC-5 *Shimen*, B-22 *Sanjiaoshu*, BP-9 *Yinlingquan*, IG-10 *Shousanli*, E-36 *Zusanli*, E-31 *Biguan*, IG-11 *Quchi*.

Fleuma nos membros

Sensação de peso dos membros, dormência dos membros, muco na garganta, sensação de opressão do tórax, língua Aumentada com saburra pegajosa, pulso Deslizante.

Acupuntura

VC-12 *Zhongwan*, VC-9 *Shuifen*, VC-5 *Shimen*, B-22 *Sanjiaoshu*, BP-9 *Yinlingquan*, IG-10 *Shousanli*, E-36 *Zusanli*, E-31 *Biguan*, E-40 *Fenglong*.

b) Cheio/Vazio

Deficiência do *Qi* do Baço com Umidade

Ligeira sensação de peso dos membros, especialmente das pernas; fraqueza dos membros, falta de apetite, ligeira distensão abdominal depois de comer, cansaço, lassidão, cútis pálida, fezes amolecidas, plenitude abdominal, gosto pegajoso na boca, má digestão, alimentos não digeridos nas fezes, náuseas, dor de cabeça surda frontal, língua Pálida com saburra pegajosa, pulso Encharcado.

Acupuntura

VC-12 *Zhongwan*, VC-9 *Shuifen*, VC-5 *Shimen*, B-22 *Sanjiaoshu*, BP-9 *Yinlingquan*, IG-10 *Shousanli*, E-36 *Zusanli*, E-31 *Biguan*, B-20 *Pishu*.

c) Outros padrões

Deficiência do Yang do Rim com Umidade

Ligeira sensação de peso dos membros, especialmente das pernas; joelhos fracos e frios, lombalgia, sensação de frio, cútis branco-brilhante, cansaço, lassidão, urina clara e abundante, micção noturna, impotência, libido diminuída, descarga vaginal excessiva, língua Pálida e úmida com saburra pegajosa, pulso Profundo-Fraco e ligeiramente Deslizante.

Deficiência do *Qi* do Estômago e do Baço com Umidade

Ligeira sensação de peso dos membros, fraqueza dos membros, falta de apetite, ligeira distensão abdominal depois de comer, cansaço, lassidão, cútis pálida, fezes amolecidas, plenitude abdominal, gosto pegajoso na boca, sensação desconfortável no epigástrio, língua Pálida com saburra pegajosa, pulso Encharcado.

> **NOTA CLÍNICA**
>
> A sensação de peso dos membros é um sintoma bastante confiável de Umidade na parte inferior do corpo.

8. ATROFIA DOS MEMBROS

Ver Parte 1, *Observação*, Capítulo 18.

a) Deficiência do *Qi* do Estômago e do Baço

Atrofia muscular ou perda de massa muscular dos quatro membros, fraqueza dos membros, fraqueza muscular, marcha semelhante à do pato com os pés virando para dentro ou para fora, falta de apetite, ligeira distensão abdominal depois de comer, cansaço, lassidão, cútis pálida, fezes amolecidas, sensação desconfortável no epigástrio, perda de paladar, língua Pálida, pulso Vazio. Em crianças, esse quadro corresponde ao estágio de sequelas da poliomielite.

b) Deficiência do *Yin* do Fígado e do Rim

Atrofia muscular ou perda de massa muscular especialmente das pernas, joelhos fracos, marcha cambaleante, tontura, tinidos, deficiência auditiva, lombalgia, dor de cabeça surda occipital ou no vértice, insônia, dormência ou formigamento dos membros, olhos ressecados, visão turva, garganta seca, pele e cabelos secos, unhas quebradiças, sudorese noturna, fezes ressecadas, menstruação escassa ou amenorreia, língua de cor normal sem saburra, pulso Flutuante-Vazio. Esse padrão é mais comum em idosos.

c) Deficiência do *Yang* do Baço e do Rim

Atrofia muscular ou perda de massa muscular, fraqueza muscular, membros frios, joelhos frios, pernas fracas, sensação de frio nas costas, edema da parte inferior das pernas, lombalgia, sensação de frio, cútis branco-brilhante, joelhos fracos, libido diminuída, cansaço, lassidão, urina abundante e clara, urina escassa e clara, micção noturna, fezes amolecidas, falta de apetite, ligeira distensão abdominal, diarreia logo cedo pela manhã, diarreia crônica, língua Pálida e úmida, pulso Profundo-Fraco.

d) Deficiência de *Qi* e de Sangue

Atrofia muscular ou perda de massa muscular, falta de apetite, fezes amolecidas, voz fraca, cansaço, visão turva, tontura, dormência ou formigamento dos membros, palpitações, cútis baça e pálida, língua Pálida, pulso Fraco ou Áspero.

e) Deficiência da Essência do Rim

Atrofia muscular ou perda de massa muscular; desenvolvimento tardio em crianças – não conseguem segurar objetos com as mãos e não conseguem colocar os pés no chão, desenvolvimento mental lento. Esse padrão ocorre apenas em crianças ou bebês e está frequentemente associado com os Cinco Retardos (desenvolvimento lento em crianças, que envolve ficar em pé, andar, desenvolvimento dos dentes, desenvolvimento dos cabelos e fale com os Cinco Tipos de Flacidez (fechamento tardio das fontanelas; flacidez da boca, das mãos, dos pés e dos músculos).

9. FLACIDEZ DOS MEMBROS

Ver Parte 1, *Observação*, Capítulo 18.

a) Deficiência do *Qi* do Estômago e do Baço

Flacidez dos quatro membros, membros frios e fracos, falta de apetite, ligeira distensão abdominal depois de comer, cansaço, lassidão, cútis pálida, fraqueza dos membros, fezes amolecidas, sensação desconfortável no epigástrio, perda do paladar, língua Pálida, pulso Vazio.

b) Umidade-Calor no Estômago e no Baço

Flacidez dos quatro membros, sensação de plenitude e dor no epigástrio e no abdome inferior, falta de apetite, sensação de peso, sede sem vontade de beber líquidos, náuseas, fezes amolecidas com odor ofensivo, sensação de calor, cútis baça-amarelada, gosto pegajoso na boca, língua Vermelha com saburra amarelada e pegajosa, pulso Deslizante-Rápido.

c) Deficiência do Yin do Rim

Flacidez dos quatro membros, tontura, tinidos, deficiência auditiva, memória fraca, sudorese noturna, boca e garganta secas à noite, lombalgia, constipação intestinal, urina escassa e escura, cansaço, língua de cor normal sem saburra, pulso Flutuante-Vazio.

d) Deficiência de Qi com estase de Sangue

Flacidez dos quatro membros em crianças, dor nos membros especialmente à noite; apatia, falta de apetite, propensão a se resfriar, voz fraca, respiração ofegante, fezes amolecidas, língua Azul-Arroxeada, pulso Fraco ou Áspero.

e) Calor no Nível do Qi Nutritivo

Flacidez dos quatro membros com início agudo, febre à noite, confusão mental, delírio, língua Vermelha sem saburra, pulso Fino-Rápido.

10. EDEMA DOS MEMBROS

Ver Parte 5, *Sintomas e Sinais*, Capítulos 65, 66 e 68; Parte 2, *Interrogatório*, Capítulo 39; Parte 1, *Observação*, Capítulos 18 e 19.

a) Vazio

Deficiência do Yang do Baço

Edema dos membros e do abdome com cacifo, membros frios, falta de apetite, ligeira distensão abdominal depois de comer, cansaço, lassidão, cútis pálida, fraqueza dos membros, fezes amolecidas, ligeira depressão, tendência à obesidade, sensação de frio, língua Pálida e úmida, pulso Profundo-Fraco.

Acupuntura

VC-12 *Zhongwan*, E-36 *Zusanli*, BP-6 *Sanyinjiao*, B-20 *Pishu*. Moxa.

Deficiência do Yang do Rim

Edema dos tornozelos e das pernas com cacifo, joelhos fracos, lombalgia, joelhos frios, sensação de frio, cútis branco-brilhante, cansaço, lassidão, urina clara e abundante, micção noturna, impotência, libido diminuída, língua Pálida e úmida, pulso Profundo-Fraco.

Acupuntura

R-3 *Taixi*, VC-4 *Guanyuan*, B-23 *Shenshu*, R-7 *Fuliu*, VG-4 *Mingmen*. Moxa.

b) Cheio

Umidade

Inchaço das pernas e dos tornozelos, dor, inchaço, vermelhidão e calor das articulações, membros quentes, saburra da língua amarelada e pegajosa, pulso Deslizante-Rápido. Outros sintomas e sinais dependem do órgão envolvido.

Acupuntura

VC-12 *Zhongwan*, VC-9 *Shuifen*, BP-9 *Yinlingquan*, VC-5 *Shimen*, B-22 *Sanjiaoshu*.

Estagnação do Qi

Edema dos membros sem cacifo, sensação de distensão dos membros, a pele volta ao normal quando se pressiona as áreas inchadas.

Acupuntura

VB-34 *Yanglingquan*, F-3 *Taichong*.

c) Outros padrões

Deficiência do Qi do Pulmão

Edema das mãos e da face com cacifo, ligeira falta de ar, tosse moderada, voz fraca, sudorese espontânea durante o dia, aversão a conversar, cútis branco-brilhante, propensão a se resfriar, cansaço, aversão ao frio, língua Pálida, pulso Vazio.

Frio-Umidade

Inchaço das pernas e dos tornozelos, sensação de peso dos membros, membros frios, dor nas articulações, sensação de frio, saburra da língua branca e pegajosa, pulso Deslizante-Lento.

Deficiência do Qi e estase de Sangue

Edema dos membros, mãos e pés frios, dormência dos membros, fraqueza muscular, mãos e/ou pés arroxeados, cansaço, falta de apetite, fezes amolecidas, voz fraca, língua Azul-Arroxeada, pulso Áspero.

Vento-Água invadindo os Pulmões

Inchaço súbito dos olhos, face e mãos que gradualmente se espalha para todo o corpo; cútis branco-luminosa, urina escassa e pálida, aversão ao vento, febre, tosse, ligeira falta de ar, saburra da língua branca e pegajosa, pulso Flutuante-Deslizante. Esse é um tipo agudo de edema e esse padrão é um tipo de Vento-Frio externo.

11. INCHAÇO DAS ARTICULAÇÕES DOS MEMBROS

Ver Parte 1, *Observação*, Capítulo 18.

a) Síndrome de Obstrução Dolorosa por Umidade *(Bi)*

Inchaço e dor das articulações, sensação de peso dos membros e do corpo. No caso de Umidade-Calor, além dos sintomas acima, as articulações também ficam vermelhas e quentes ao toque.

b) Fleuma nas articulações

Inchaço crônico de longa data e deformidades das articulações, osteófitos, sensação de peso dos membros e do corpo, muco na garganta, sensação de opressão do tórax, língua Aumentada com saburra pegajosa, pulso Deslizante.

12. RIGIDEZ DOS MEMBROS

Ver Parte 1, *Observação*, Capítulo 18.

a) Vento nas articulações

Rigidez dos membros, dificuldade de estender os membros, dor nas articulações. Esse padrão corresponde à Síndrome de Obstrução Dolorosa Migratória.

b) Estagnação de *Qi* e estase de Sangue

Rigidez dos membros, dor nos músculos e nas articulações, incapacidade de dobrar os braços, distensão abdominal, irritabilidade, língua Arroxeada, pulso em Corda.

c) Ascensão do *Yang* do Fígado

Rigidez dos membros superiores, tensão dos músculos da parte superior das costas, dor de cabeça, tontura, tinidos, irritabilidade, propensão a explosões de raiva, pulso em Corda.

d) Deficiência do *Yin* do Fígado e do Rim

Rigidez dos membros inferiores, membros finos, joelhos fracos, dormência ou formigamento dos membros, tontura, tinidos, deficiência auditiva, lombalgia, dor de cabeça surda occipital ou no vértice, insônia, olhos ressecados, visão turva, garganta seca ao anoitecer, pele e cabelos secos, unhas quebradiças, sudorese noturna, fezes ressecadas, menstruação escassa ou amenorreia, língua de cor normal sem saburra, pulso Flutuante-Vazio.

e) Vento no Fígado

Rigidez dos membros superiores, tremores, tontura grave, tinidos, dor de cabeça, dormência dos membros, tiques, língua Rígida, Desviada ou Móvel, pulso em Corda.

f) Vento-Fleuma

Rigidez dos membros, dormência ou formigamento dos membros, tontura grave, visão turva, tremores, tinidos, náuseas, muco na garganta, sensação de opressão no tórax, língua Rígida ou Desviada e Aumentada, pulso em Corda-Deslizante.

13. PARALISIA DOS MEMBROS

Ver Parte 1, *Observação*, Capítulo 18.

a) Deficiência do *Qi* do Estômago e do Baço

Paralisia dos quatro membros, membros fracos e frios, falta de apetite, ligeira distensão abdominal depois de comer, cansaço, lassidão, cútis pálida, fezes amolecidas, sensação desconfortável no epigástrio, falta de paladar, língua Pálida, pulso Vazio.

b) Deficiência de *Qi* e de Sangue

Paralisia dos quatro membros, membros fracos, falta de apetite, fezes amolecidas, voz fraca, cansaço, visão turva, tontura, dormência ou formigamento dos membros, palpitações, cútis baça e pálida, língua Pálida, pulso Fraco ou Áspero.

c) Deficiência do *Yin* do Fígado e do Rim

Paralisia dos quatro membros, tontura, tinidos, joelhos fracos, deficiência auditiva, lombalgia, dor de cabeça surda occipital ou no vértice, insônia, dormência ou formigamento dos membros, olhos ressecados, visão turva, garganta seca ao anoitecer, pele e cabelos secos, unhas quebradiças, sudorese noturna, fezes ressecadas, menstruação escassa ou amenorreia, língua de cor normal sem saburra, pulso Flutuante-Vazio.

d) Deficiência do *Yin* do Fígado e do Rim com Vento Interno

Tremor ou espasmos dos membros, membros fracos, joelhos fracos, dormência ou formigamento dos membros, lombalgia, tontura, tinidos, deficiência auditiva, dor de cabeça surda occipital ou no vértice, insônia, olhos ressecados, visão turva, garganta seca ao anoitecer, pele e cabelos secos, unhas quebradiças, sudorese noturna, fezes ressecadas, menstruação escassa ou amenorreia, língua Desviada ou Móvel de cor normal sem saburra, pulso Flutuante-Vazio e ligeiramente em Corda.

e) Retenção de Umidade nos músculos

Paralisia dos quatro membros, sensação de peso dos membros, inchaço dos membros e das articulações, plenitude epigástrica, sensação de peso do corpo, gosto pegajoso na boca, saburra da língua pegajosa, pulso Deslizante.

f) Estase de Sangue do Fígado

Paralisia dos quatro membros, dor nos membros que pode ficar pior à noite, dor nos hipocôndrios e/ou no abdome, menstruação dolorosa, sangue menstrual escuro e com coágulos, massas no abdome, unhas e lábios arroxeados, cútis arroxeada ou escura, língua Arroxeada, pulso em Corda ou Firme.

g) Vento e Fleuma nos canais

Hemiplegia, dormência ou formigamento dos membros (normalmente unilateral), muco na garganta, sensação de opressão do tórax, língua Aumentada e Desviada, pulso Deslizante e em Corda. Esse quadro corresponde ao estágio de sequelas de Derrame por Vento.

14. CONTRAÇÃO DOS MEMBROS

Ver Parte 1, *Observação*, Capítulo 18.

a) Deficiência do Sangue do Fígado

Contração e dormência dos membros, músculos fracos, formigamento dos membros, tontura, visão turva, moscas volantes, menstruação escassa, cútis baça e pálida, língua Pálida, pulso Áspero ou Fino.

b) Deficiência do *Yin* do Fígado e do Rim

Contração dos membros inferiores, membros finos, joelhos fracos, tontura, tinidos, deficiência auditiva, lombalgia, dor de cabeça surda occipital ou no vértice, insônia, dormência ou formigamento dos membros, olhos secos, visão turva, garganta seca ao anoitecer, pele e cabelos secos, unhas quebradiças, sudorese noturna, fezes ressecadas, menstruação escassa ou amenorreia, língua de cor normal sem saburra, pulso Flutuante-Vazio.

c) Frio-Umidade

Contração e inchaço dos membros, membros frios, dor nas articulações, sensação de peso dos membros, sensação de frio, saburra da língua branca e pegajosa, pulso Deslizante-Lento.

d) Vento Interno

Contração dos membros superiores, tremores, tontura grave, tinidos, dor de cabeça, dormência dos membros, tiques, língua Rígida, Desviada ou Móvel, pulso em Corda.

e) Invasão de Vento-Frio

Contração dos membros superiores, aversão a frio, febre, tosse, coceira na garganta, ligeira falta de ar, nariz congestionado ou escorrendo com secreção clara e aquosa, espirros, dor de cabeça occipital, dores no corpo, saburra da língua fina e branca, pulso Flutuante-Tenso.

f) Fleuma

Contração dos membros, sensação de peso dos membros, dormência ou formigamento dos membros, sensação de opressão do tórax, muco na garganta, língua Aumentada, pulso Deslizante.

g) Estase de Sangue

Contração dos membros, dor nos membros, dor nos hipocôndrios, dor abdominal, menstruação dolorosa, cútis escura, língua Arroxeada, pulso em Corda.

15. SENSAÇÃO DE DISTENSÃO DOS MEMBROS

Ver Parte 2, *Interrogatório*, Capítulo 39.

a) Estagnação de *Qi* com Umidade

Sensação de distensão dos membros, inchaço da pele, sensação de peso dos membros, saburra da língua pegajosa, pulso em Corda-Deslizante.

b) Estase de Sangue por deficiência de *Qi*

Sensação de distensão dos membros, piora por excesso de esforço, dor nos membros, pernas arroxeadas, cansaço, falta de apetite, fezes amolecidas, voz fraca, respiração ofegante, pulso em Corda ou Áspero.

c) Vento-Fleuma

Sensação de distensão dos membros, dormência ou formigamento dos membros, sensação de peso dos membros, tontura grave, visão turva, tremores, tinidos, náuseas, muco na garganta, sensação de opressão do tórax, língua Rígida ou Desviada e Aumentada, pulso em Corda-Deslizante.

16. TREMOR OU ESPASTICIDADE DOS MEMBROS

Ver Parte 5, *Sintomas e Sinais*, Capítulo 66; Parte 1, *Observação*, Capítulos 4 e 18; Parte 2, *Interrogatório*, Capítulo 39.

a) Vento no Fígado

Tremor acentuado dos membros, tontura grave, tinidos, dor de cabeça, dormência dos membros, tiques, língua Rígida, Desviada ou Móvel, pulso em Corda.

b) Vento-Fleuma

Tremor dos membros, tontura grave, visão turva, dormência ou formigamento dos membros, tinidos, náuseas, muco na garganta, sensação de opressão do tórax, língua Rígida ou Desviada e Aumentada, pulso em Corda-Deslizante.

c) Deficiência do Sangue ou do *Yin* do Fígado que leva a Vento Vazio

Tremor leve dos membros, tremor moderado da cabeça e/ou da mão, tiques faciais, tontura, visão turva, dormência e/ou formigamento de um membro, olhos ressecados. A apresentação da língua e do pulso depende se a deficiência é do Sangue do Fígado ou do *Yin* do Fígado.

d) Calor que gera Vento

Tremor dos membros, convulsões, espasmos dos membros, febre alta, desmaio, rigidez do pescoço, opistótono, erupção macular, globos oculares virados para cima, dentes cerrados, língua Vermelho-Escuro sem saburra, pulso em Corda-Rápido. Esse é um padrão agudo que ocorre durante uma doença febril e corresponde ao nível do Sangue dentro dos Padrões de Identificação de acordo com os Quatro Níveis.

17. CONVULSÕES DOS MEMBROS

Ver Parte 1, *Observação*, Capítulo 18.

a) Ascensão do *Yang* do Fígado que gera Vento no Fígado

Convulsões dos quatro membros, tremores, tontura grave, tinidos, dor de cabeça, dormência dos membros, tiques, dor de cabeça, irritabilidade, propensão a explosões de raiva, língua Rígida, Desviada ou Móvel, pulso em Corda.

b) Deficiência do Sangue do Fígado que leva a Vento no Fígado

Convulsões moderadas ou espasmos dos quatro membros, dormência ou formigamento dos membros, tontura, visão turva, moscas volantes, tiques faciais, cútis baça e pálida, língua Pálida e Rígida, pulso Áspero ou Fino e ligeiramente em Corda.

c) Vento no Fígado e Fleuma

Convulsões dos quatro membros, tiques faciais, tremores, dormência ou formigamento dos membros, tontura grave, visão turva, tinidos, náuseas, muco na garganta, sensação de opressão do tórax, língua Rígida ou Desviada e Aumentada, pulso em Corda-Deslizante.

d) Deficiência do *Yin* do Fígado e do Rim e deficiência do Sangue do Fígado que dá origem a Vento no Fígado

Convulsões moderadas dos quatro membros, tontura, tinidos, joelhos fracos, deficiência auditiva, lombalgia, dor de cabeça surda occipital ou no vértice, insônia, dormência ou formigamento dos membros, olhos secos, visão turva, moscas volantes, garganta seca ao anoitecer, pele e cabelos secos, unhas quebradiças, sudorese noturna, fezes ressecadas, menstruação escassa ou amenorreia, cútis baça e pálida com maçãs do rosto avermelhadas, língua de cor normal ou Pálida sem saburra, pulso Áspero, Fino ou Flutuante-Vazio. Esse padrão normalmente ocorre durante a gravidez ou depois do parto.

e) Calor vitorioso que agita o Vento (nível do Sangue)

Convulsões dos quatro membros com início agudo, tremor dos membros, espasmos dos membros, febre alta, desmaio, rigidez do pescoço, opistótono, erupção macular, globos oculares virados para cima, dentes cerrados, língua Vermelho-Escura sem saburra, pulso em Corda-Rápido.

f) Deficiência do *Yin* que gera Vento Vazio (nível do Sangue)

Convulsões moderadas ou espasmos dos quatro membros com início agudo, febre baixa, tremor dos membros, perda de peso, *flush* malar, apatia, língua Vermelho-Escura sem saburra e Seca, pulso Fino-Rápido.

65 | Braços

CONTEÚDO DO CAPÍTULO

Dor no Cotovelo, 572
Cheio, 572
Outros padrões, 572
Mãos Frias, 572
Vazio, 572
Outros padrões, 572
Mãos Quentes, 572
Fogo no Coração, 573
Calor no Pulmão, 573
Calor no Estômago, 573
Deficiência do Yin do Coração com Calor Vazio, 573
Deficiência do Yin do Pulmão com Calor Vazio, 573
Deficiência do Yin do Estômago com Calor Vazio, 573
Umidade-Calor no Estômago, 573
Invasão de Vento, 573
Mãos Pálidas, 573
Deficiência do Yang do Coração, 573
Deficiência do Yang do Pulmão, 573
Deficiência do Sangue do Fígado, 573
Deficiência do Sangue do Coração, 573
Dorso das Mãos Avermelhado, 573
Calor Cheio, 573
Palmas das Mãos Avermelhadas, 573
Calor Vazio, 573
Palmas das Mãos Suadas, 574
Vazio, 574
Outros padrões, 574
Dor nas Mãos, 574
Vento, 574
Frio, 574
Umidade, 574
Umidade-Calor nos canais, 574
Estagnação do Qi do Fígado, 574
Estagnação do Qi e estase de Sangue, 574
Deficiência de Sangue, 575
Deficiência do Yang do Coração, 575
Deficiência do Yang do Pulmão, 575
Deficiência do Yang do Estômago, 575
Deficiência do Yin do Coração, 575
Deficiência do Yin do Pulmão, 575
Coceira nas Mãos, 575
Umidade, 575
Umidade-Calor, 575
Invasão de Vento, 575
Deficiência de Sangue que gera Vento na pele, 575
Dormência/Formigamento das Mãos, 575
Deficiência do Sangue do Fígado, 575
Fleuma, 575
Vento-Fleuma, 575
Vento no Fígado, 575
Umidade, 575
Umidade-Calor, 575
Estagnação do Qi e estase de Sangue, 576
Invasão de Vento externo, 576

Tremor das Mãos, 576
Invasão de Vento, 576
Vento no Fígado e Fleuma, 576
Deficiência do Sangue do Fígado ou do Yin do Fígado que gera Vento, 576
Calor que gera Vento, 576
Edema das Mãos, 576
Deficiência do Yang do Pulmão, 576
Deficiência do Yang do Baço, 576
Estagnação do Qi do Fígado, 576
Dedos das Mãos Inchados, 576
Síndrome de Obstrução Dolorosa por Frio-Umidade, 576
Síndrome de Obstrução Dolorosa por Umidade-Calor, 576
Síndrome de Obstrução Dolorosa por Vento-Umidade, 576
Deficiência do Yang do Pulmão e do Baço, 576
Estagnação do Qi, 576
Estase de Sangue, 576
Deficiência do Yin do Fígado e do Rim com Calor no Sangue, 577
Vento-Água que invade os Pulmões, 577
Nós dos Dedos Deformados, 577
Síndrome de Obstrução Dolorosa Crônica com Fleuma, 577
Síndrome de Obstrução Dolorosa Crônica com Fleuma e estase de Sangue, 577
Síndrome de Obstrução Dolorosa Crônica com Fleuma e deficiência de Qi e/ou de Yin, 577
Contração dos Dedos das Mãos, 577
Deficiência do Sangue do Fígado, 577
Deficiência do Yin do Fígado, 577
Estase de Sangue, 577
Vento no Fígado, 577
Vento-Fleuma, 577
Frio-Umidade, 577
Estagnação do Qi do Fígado, 577
Invasão de Vento-Frio externo, 577
Dedos das Mãos em Forma de Colher, 577
Frio-Fleuma nos Pulmões, 577
Fleuma-Calor nos Pulmões, 577
Deficiência do Yin do Pulmão e do Rim, 578
Dedos Finos e Pontiagudos, 578
Frio-Umidade no Estômago, 578
Umidade-Calor no Estômago, 578
Deficiência do Qi do Estômago e do Baço, 578
Dedos das Mãos Rachados, 578
Deficiência do Sangue do Fígado, 578
Estase de Sangue do Fígado, 578
Deficiência de Yang com Frio-Vazio, 578
Tínea (Micose), 578
Invasão externa de Vento-Calor, 578
Invasão externa de Umidade-Calor, 578
Calor Tóxico na pele, 578
Dedos das Mãos Espessados, 578
Deficiência de Qi e de Sangue, 578
Dedos das Mãos Encolhidos e Enrugados, 578
Perda de fluidos, 578
Palmas das Mãos Secas, Rachadas e Descascadas, 578
Deficiência de Sangue, 578

CONTEÚDO DO CAPÍTULO *(continuação)*

Deficiência de Sangue com Vento, 578
Vênulas na Eminência Tenar, 579
Frio no Estômago, 579
Estômago Deficiente e Frio, 579
Calor Cheio, 579
Calor Vazio, 579
Estase de Sangue no Estômago, 579
Umidade-Calor no Estômago, 579
Atrofia da Eminência Tenar, 579
Deficiência do Sangue do Fígado, 579
Deficiência do Yin do Rim, 579
Deficiência do Qi do Estômago e do Baço, 579
Atrofia dos Músculos do Dorso das Mãos, 579
Deficiência do Sangue do Fígado, 579
Deficiência do Yin do Rim, 579
Deficiência do Qi do Estômago e do Baço, 579
Unhas Sulcadas, 579
Deficiência do Sangue do Fígado, 579
Deficiência do Yin do Fígado, 579
Espessamento das Unhas, 580
Fogo no Fígado, 580
Estase de Sangue do Fígado, 580
Fleuma, 580
Unhas Ásperas e Grossas, 580
Deficiência de Qi e de Sangue com secura do Sangue que gera Vento, 580
Unhas Rachadas, 580
Deficiência de Qi e de Sangue com secura do Sangue, 580
Deficiência de Yin, 580
Estase de Sangue do Fígado, 580
Queda das Unhas, 580
Calor Tóxico no Fígado, 580
Unhas Denteadas, 580
Sangue do Fígado deficiente e seco, 580
Deficiência de Qi e de Sangue, 580
Calor que consume os fluidos, 580
Unhas Finas e Quebradiças, 580
Deficiência de Qi e de Sangue, 580
Deficiência do Yin do Fígado, 580
Estase de Sangue do Fígado, 580
Fleuma nas articulações, 581
Deficiência da Essência do Rim, 581
Unhas Ressequidas e Quebradiças, 581
Deficiência do Sangue do Fígado, 581
Deficiência do Yin do Fígado, 581
Estase de Sangue do Fígado, 581

Fogo no Fígado, 581
Deficiência do Yin do Rim, 581
Fleuma, 581
Secura do Sangue e Calor Vazio em doenças febris agudas, 581
Unhas Ressequidas e Espessadas, 581
Deficiência grave do Qi do Estômago e do Baço, 581
Sangue do Fígado deficiente e seco, 581
Deficiência do Yin do Fígado, 581
Umidade-Calor com Calor Tóxico, 581
Unhas Onduladas, 581
Deficiência de Qi e de Sangue com estase de Sangue, 582
Descamação das Unhas, 582
Deficiência do Baço e do Rim com Umidade, 582
Unhas Torcidas, 582
Deficiência do Sangue do Fígado, 582
Unhas com Manchas Brancas, 582
Deficiência de Qi, 582
Unhas Pálido-Esbranquiçadas, 582
Deficiência do Sangue do Fígado e do Baço, 582
Unhas Opacas e Esbranquiçadas, 582
Deficiência do Yang do Baço e do Rim, 582
Perda de fluidos, 582
Unhas Avermelhadas, 582
Calor Cheio, 582
Unhas Amareladas, 582
Umidade-Calor no Estômago e no Baço, 582
Umidade-Calor no Fígado e na Vesícula Biliar, 582
Fleuma, 583
Unhas Azul-Esverdeadas, 583
Deficiência do Sangue do Fígado com Frio interno, 583
Deficiência grave do Qi do Baço com Vento interno (crianças), 583
Estase de Sangue do Fígado, 583
Unhas Escuras, 583
Deficiência do Rim, 583
Estase de Sangue, 583
Unhas Arroxeadas, 583
Estase de Sangue do Fígado, 583
Calor no Nível do Sangue, 583
Lúnulas Pequenas ou Ausentes, 583
Deficiência crônica de Qi e de Sangue, 583
Deficiência de Yang, 583
Frio Interno, 583
Lúnulas Largas, 583
Deficiência de Yin com Calor Vazio, 583

Os seguintes sintomas relacionados com os braços serão discutidos:
1. Dor no cotovelo
2. Mãos frias
3. Mãos quentes
4. Mãos pálidas
5. Dorso das mãos avermelhado
6. Palmas das mãos avermelhadas
7. Palmas das mãos suadas
8. Dor nas mãos
9. Coceira nas mãos
10. Dormência/formigamento das mãos
11. Tremor das mãos
12. Edema das mãos
13. Dedos das mãos inchados
14. Nós dos dedos deformados
15. Contração dos dedos
16. Dedos das mãos em forma de colher
17. Dedos finos e pontiagudos
18. Dedos das mãos rachados
19. Tínea (micose)
20. Dedos das mãos espessados
21. Dedos das mãos encolhidos e enrugados
22. Palmas das mãos secas, rachadas e descascadas
23. Vênulas na eminência tenar
24. Atrofia da eminência tenar
25. Atrofia dos músculos do dorso da mão
26. Unhas sulcadas
27. Espessamento das unhas
28. Unhas ásperas e grossas
29. Unhas rachadas

30. Queda das unhas
31. Unhas denteadas
32. Unhas finas e quebradiças
33. Unhas ressequidas e quebradiças
34. Unhas ressequidas e espessadas
35. Unhas onduladas
36. Descamação das unhas
37. Unhas torcidas
38. Unhas com manchas brancas
39. Unhas pálido-esbranquiçadas
40. Unhas opacas e esbranquiçadas
41. Unhas avermelhadas
42. Unhas amareladas
43. Unhas azul-esverdeadas
44. Unhas escuras
45. Unhas arroxeadas
46. Lúnulas pequenas ou ausentes
47. Lúnulas largas.

1. DOR NO COTOVELO

a) Cheio

Invasão de Frio-Umidade

Dor unilateral no cotovelo que piora com exposição ao frio e à umidade e melhora por aplicação de calor; inchaço da articulação, sensação de peso e dormência do braço.

Acupuntura

IG-11 *Quchi*, IG-10 *Shousanli*, IG-1 *Shangyang*, TA-5 *Waiguan*, ponto extra *Chu Yang Wei* (com o cotovelo dobrado, o ponto fica logo atrás da extremidade da prega do cotovelo).

Estagnação do *Qi* e estase de Sangue

Dor unilateral no cotovelo que piora com repouso e melhora ligeiramente por movimento. Esse quadro normalmente é decorrente de lesão por esforço repetitivo.

Acupuntura

IG-11 *Quchi*, IG-10 *Shousanli*, IG-1 *Shangyang*, TA-5 *Waiguan*, VB-34 *Yanglingquan*, ponto extra *Chu Yang Wei* (com o cotovelo dobrado, o ponto fica logo atrás da extremidade da dobra do cotovelo).

b) Outros padrões

Invasão de Frio

Dor grave unilateral no cotovelo que piora por exposição ao frio e melhora por aplicação de calor.

Umidade-Calor

Dor no cotovelo com inchaço, vermelhidão e calor da articulação, sensação de peso e dormência do braço afetado.

2. MÃOS FRIAS

Ver Parte 2, *Interrogatório*, Capítulo 39.

a) Vazio

Deficiência do *Yang* do Coração

Mãos frias, mãos suadas, palpitações, respiração ofegante por esforço, cansaço, sudorese espontânea, leve sensação de desconforto ou congestão na região cardíaca, sensação de frio, face pálida e brilhante, lábios ligeiramente escuros, língua Pálida, pulso Profundo-Fraco.

Acupuntura

C-5 *Tongli*, IG-10 *Shousanli*, VG-14 *Dazhui* (com moxa).

Deficiência do *Yang* do Pulmão

Mãos frias, mãos suadas, respiração levemente ofegante, tosse moderada com expectoração profusa de muco aquoso, voz fraca, sudorese espontânea durante o dia, aversão a falar, cútis esbranquiçada e brilhante, propensão a se resfriar, cansaço, aversão ao frio, sensação de frio, sensação de frio na parte superior das costas, ausência de sede, língua Pálida e ligeiramente úmida, pulso Fraco.

Acupuntura

P-7 *Lieque*, P-9 *Taiyuan*, B-13 *Feishu*, VG-12 *Shenzhu* (com moxa).

Deficiência do Sangue do Coração

Mãos frias, palpitações, tontura, insônia, sono perturbado por sonhos, memória fraca, ansiedade, propensão a se assustar, cútis pálida e baça, lábios pálidos, língua Pálida e Fina, pulso Áspero ou Fino.

Acupuntura

C-7 *Shenmen*, VC-14 *Juque*, E-36 *Zusanli*, BP-6 *Sanyinjiao*.

Deficiência do *Yang* do Baço

Mãos frias e, frequentemente, pés frios, falta de apetite, ligeira distensão abdominal depois de comer, cansaço, lassidão, cútis pálida, fraqueza dos membros, fezes amolecidas, sensação de frio, edema, língua Pálida e úmida, pulso Profundo-Fraco.

Acupuntura

BP-3 *Taibai*, VC-12 *Zhongwan*, B-20 *Pishu*, B-21 *Weishu*.

b) Outros padrões

Estagnação do *Qi* do Fígado

Mãos frias, especialmente os dedos; distensão dos hipocôndrios ou do epigástrio, irritabilidade, mau humor, sensação de bolo na garganta, tensão pré-menstrual, pulso em Corda.

Fleuma nos canais

Mãos frias, dormência ou formigamento dos membros, sensação de peso, sensação de opressão do tórax, muco na garganta, língua Aumentada com saburra pegajosa, pulso Deslizante.

> **NOTA CLÍNICA**
> Mãos frias são um sintoma confiável indicativo de deficiência do *Yang*.

3. MÃOS QUENTES

Ver Parte 2, *Interrogatório*, Capítulo 39.

a) Fogo no Coração

Mãos quentes, especialmente o dorso, palpitações, sede, úlceras na boca e na língua, inquietação mental, agitação, insônia, sono perturbado por sonhos, sensação de calor, face avermelhada, gosto amargo na boca, língua Vermelha com ponta mais vermelha e saburra amarelada, pulso Transbordante-Rápido.

b) Calor no Pulmão

Mãos quentes, especialmente o dorso, tosse, ligeira falta de ar, sensação de calor, dor no peito, batimento das asas do nariz, sede, face avermelhada, língua Vermelha com saburra amarelada, pulso Transbordante-Rápido.

c) Calor no Estômago

Mãos quentes, especialmente o dorso; dor epigástrica em queimação, sede, regurgitação ácida, náuseas, fome excessiva, mau hálito, sensação de calor, língua Vermelha com saburra amarelada, pulso Transbordante-Rápido.

d) Deficiência do Yin do Coração com Calor Vazio

Palmas das mãos quentes, calor nos cinco palmas, palpitações, insônia, sono perturbado por sonhos, memória fraca, ansiedade, propensão a se assustar, agitação mental, inquietude, "sente-se aborrecido e com calor", boca e garganta secas, sede com vontade de beber líquidos em pequenos goles, sensação de calor ao anoitecer, *flush* malar, sudorese noturna, língua Vermelha, ponta da língua mais vermelha, ausência de saburra, pulso Flutuante-Vazio e Rápido.

e) Deficiência do Yin do Pulmão com Calor Vazio

Palmas das mãos quentes, calor nos cinco palmas, tosse seca ou com expectoração de pouco muco pegajoso que pode estar com raias de sangue; boca e garganta secas à noite, voz fraca e/ou rouca, sudorese noturna, cansaço, *flush* malar, sensação de calor ou febre baixa ao anoitecer, corpo fino ou tórax estreito, insônia, ansiedade, língua Vermelha sem saburra, pulso Flutuante-Vazio e Rápido.

f) Deficiência do Yin do Estômago com Calor Vazio

Palmas das mãos quentes, calor nos cinco palmas, dor epigástrica surda ou em queimação, sensação de calor à tarde, constipação intestinal (fezes ressecadas), boca e garganta secas especialmente à tarde, sede com vontade de beber líquidos em pequenos goles, sensação de fome sem vontade de comer, ligeira sensação de plenitude depois de comer, sudorese noturna, calor nos cinco palmas, sangramento das gengivas, língua Vermelha (ou Vermelha apenas no centro) sem saburra no centro, pulso Flutuante-Vazio e Rápido.

g) Umidade-Calor no Estômago

Mãos quentes (dorso), inchaço e vermelhidão das articulações, dor nas mãos, sensação de plenitude e dor no epigástrio, sensação de peso, dor facial, nariz congestionado ou com secreção espessa e pegajosa, sede sem vontade de beber líquidos, náuseas, sensação de calor, cútis baça e amarelada, gosto pegajoso na boca, língua Vermelha com saburra amarelada e pegajosa, pulso Deslizante-Rápido.

h) Invasão de Vento

Dorso das mãos quentes ao toque, aversão ao frio, calafrios, febre, torcicolo, dor de cabeça occipital, pulso Flutuante. Outros sintomas e sinais dependem se a invasão é de Vento-Frio ou de Vento-Calor.

4. MÃOS PÁLIDAS

Ver Parte 1, *Observação*, Capítulo 14.

a) Deficiência do Yang do Coração

Mãos pálidas, mãos frias, palpitações, respiração ofegante por esforço, cansaço, sudorese espontânea, ligeiro desconforto ou congestão na região cardíaca, sensação de frio, face pálida e brilhante, lábios ligeiramente escuros, língua Pálida, pulso Profundo-Fraco.

b) Deficiência do Yang do Pulmão

Mãos pálidas, mãos frias, ligeira falta de ar, tosse moderada com expectoração profusa de muco aquoso, voz fraca, sudorese espontânea durante o dia, aversão a falar, cansaço, aversão ao frio, sensação de frio, sensação de frio na parte superior das costas, ausência de sede, língua Pálida e ligeiramente úmida, pulso Fraco.

c) Deficiência do Sangue do Fígado

Mãos pálidas, tontura, visão turva, moscas volantes, dormência ou formigamento dos membros, menstruação escassa, cútis baça e pálida, língua Pálida, pulso Áspero ou Fino.

d) Deficiência do Sangue do Coração

Mãos pálidas, palpitações, tontura, insônia, sono perturbado por sonhos, memória fraca, ansiedade, propensão a se assustar, cútis baça e pálida, lábios pálidos, língua Pálida e Fina, pulso Áspero ou Fino.

5. DORSO DAS MÃOS AVERMELHADO

Ver Parte 1, *Observação*, Capítulo 14.

a) Calor Cheio

Dorso das mãos avermelhado, mãos quentes, sensação de calor, sede, face avermelhada. Outros sintomas e sinais dependem do órgão envolvido, que pode ser Coração, Pulmão ou Estômago.

6. PALMAS DAS MÃOS AVERMELHADAS

Ver Parte 1, *Observação*, Capítulo 14.

a) Calor Vazio

Palmas das mãos avermelhadas, mãos quentes, as mãos ficam mais quentes à tarde e ao anoitecer, sensação de calor à tarde ou ao anoitecer, sede com vontade de beber líquidos em pequenos goles. Outros sintomas e sinais dependem do órgão envolvido, que pode ser Coração, Pulmão ou Estômago.

7. PALMAS DAS MÃOS SUADAS

Ver Parte 1, *Observação*, Capítulo 14.

a) Vazio

Deficiência do *Qi* do Pulmão

Palmas das mãos suadas, respiração ligeiramente ofegante, tosse moderada, voz fraca, sudorese espontânea durante o dia, aversão a falar, cútis esbranquiçada e brilhante, propensão a se resfriar, cansaço, aversão ao frio, língua Pálida, pulso Vazio.

Acupuntura

P-7 *Lieque*, P-9 *Taiyuan*, VC-12 *Zhongwan*, B-13 *Feishu*.

Deficiência do *Yang* do Pulmão

Palmas das mãos suadas, mãos pálidas, mãos frias, ligeira falta de ar, tosse moderada com expectoração profusa de muco aquoso, voz fraca, sudorese espontânea durante o dia, aversão a falar, cútis branca e brilhante, propensão a se resfriar, cansaço, aversão ao frio, sensação de frio, sensação de frio na parte superior das costas, ausência de sede, língua Pálida e ligeiramente úmida, pulso Fraco.

Acupuntura

P-7 *Lieque*, P-9 *Taiyuan*, VC-12 *Zhongwan*, B-13 *Feishu* (moxa).

Deficiência do *Yin* do Pulmão

Palmas das mãos suadas com piora à tarde, palmas das mãos quentes, tosse seca ou com pouco muco pegajoso, voz fraca e/ou rouca, boca e garganta secas, coceira na garganta, cansaço, aversão a falar, corpo fino ou tórax estreito, sudorese noturna, língua de cor normal sem saburra (ou com saburra sem raiz) na parte anterior, pulso Flutuante-Vazio.

Acupuntura

P-9 *Taiyuan*, BP-6 *Sanyinjiao*, VC-12 *Zhongwan*.

Deficiência do *Qi* do Coração

Palmas das mãos suadas quando está nervoso, palpitações, respiração ofegante por esforço, face pálida, cansaço, ligeira depressão, sudorese espontânea, língua Pálida, pulso Vazio.

Acupuntura

C-5 *Tongli*, E-36 *Zusanli*, VC-6 *Qihai*.

Deficiência do *Yang* do Coração

Palmas das mãos suadas com suor frio quando está nervoso, mãos frias, palpitações, respiração ofegante por esforço, cansaço, sudorese espontânea, leve sensação de desconforto ou congestão na região cardíaca, sensação de frio, face esbranquiçada e brilhante, lábios ligeiramente escuros, língua Pálida, pulso Profundo-Fraco.

Acupuntura

C-5 *Tongli*, E-36 *Zusanli*, VC-6 *Qihai*, VG-14 *Dazhui* (moxa).

Deficiência do *Yin* do Coração

Palmas das mãos suadas com piora ao anoitecer ou quando está nervoso, palpitações, insônia, sono perturbado por sonhos, memória fraca, ansiedade, propensão a se assustar, agitação mental, inquietude, "sente-se aborrecido e com calor", boca e garganta secas, sudorese noturna, língua de cor normal sem saburra ou com saburra sem raiz, pulso Flutuante-Vazio, especialmente na posição Anterior esquerda.

Acupuntura

C-7 *Shenmen*, BP-6 *Sanyinjiao*.

b) Outros padrões

Calor no Pulmão

Palmas das mãos suadas, mãos quentes, tosse, ligeira falta de ar, sensação de calor, dor no peito, batimento das asas do nariz, sede, face avermelhada, língua Vermelha com saburra amarelada, pulso Transbordante-Rápido.

Fogo no Coração

Palmas das mãos suadas e mãos quentes especialmente quando está ansioso, palpitações, sede, úlceras na boca e na língua, agitação mental, agitação, insônia, sono perturbado por sonhos, sensação de calor, face avermelhada, gosto amargo na boca, língua Vermelha com ponta mais vermelha e saburra amarelada, pulso Transbordante-Rápido.

8. DOR NAS MÃOS

Ver Parte 2, *Interrogatório*, Capítulo 39.

a) Vento

Dor migratória nas mãos, nos dedos e em outras articulações.

b) Frio

Dor nas mãos que piora com exposição ao frio e melhora por aplicação de calor; contração dos dedos das mãos, sensação de frio, mãos frias.

c) Umidade

Dor e inchaço da mão e/ou dos dedos das mãos, dormência das mãos.

d) Umidade-Calor nos canais

Dor, inchaço e vermelhidão das mãos, dormência ou formigamento das mãos, sensação de peso dos braços, dor muscular.

e) Estagnação do *Qi* do Fígado

Dor nas mãos (geralmente também nos pés), distensão dos hipocôndrios ou do epigástrio, irritabilidade, mau humor, sensação de bolo na garganta, tensão pré-menstrual, pulso em Corda.

f) Estagnação do *Qi* e estase de Sangue

Dor nas mãos que piora à noite, rigidez dos dedos das mãos, distensão dos hipocôndrios ou do epigástrio, irritabilidade, mau humor, sensação de bolo na garganta, tensão pré-menstrual, dor abdominal, dor no peito, língua Arroxeada, pulso em Corda.

g) Deficiência de Sangue 👤

Dor surda das mãos, mãos frias, tontura, visão turva, menstruação escassa, língua Pálida, pulso Áspero ou Fino. Outros sintomas e sinais dependem do órgão afetado, que pode ser Coração, Fígado ou Baço. Esse padrão é mais comum em mulheres.

h) Deficiência do *Yang* do Coração

Dor surda nas mãos, mãos frias, palpitações, respiração ofegante por esforço, cansaço, sudorese espontânea, ligeira sensação desconfortável ou de congestão na região cardíaca, sensação de frio, face pálida e brilhante, lábios ligeiramente escuros, língua Pálida, pulso Profundo-Fraco.

i) Deficiência do *Yang* do Pulmão

Dor surda nas mãos, mãos frias, ligeira falta de ar, tosse moderada com expectoração profusa de muco aquoso, voz fraca, sudorese espontânea durante o dia, aversão a falar, cútis esbranquiçada e brilhante, propensão a se resfriar, cansaço, aversão ao frio, sensação de frio, sensação de frio na parte superior das costas, ausência de sede, língua Pálida e ligeiramente úmida, pulso Fraco.

j) Deficiência do *Yang* do Estômago

Dor surda nas mãos, mãos frias (e frequentemente pés frios também), desconforto ou dor surda no epigástrio que melhora depois de comer e com pressão ou massagem, falta de apetite, preferência por bebidas e alimentos quentes, vômito de fluido claro, ausência de sede, membros frios e fracos, cansaço, cútis pálida, língua Pálida e úmida, pulso Profundo-Fraco.

k) Deficiência do *Yin* do Coração

Dor surda nas mãos que piora ao anoitecer, palmas das mãos quentes, palpitações, insônia, sono perturbado por sonhos, memória fraca, ansiedade, propensão a se assustar, agitação mental, inquietude, "sente-se aborrecido e com calor", boca e garganta secas, sudorese noturna, língua de cor normal sem saburra ou com saburra sem raiz, pulso Flutuante-Vazio especialmente na posição Anterior esquerda.

l) Deficiência do *Yin* do Pulmão

Dor surda nas mãos que piora ao anoitecer, palmas das mãos quentes, tosse seca, voz fraca, garganta seca com desejo de beber água aos goles, voz rouca, sudorese noturna, cansaço, língua sem saburra na parte anterior, pulso Flutuante-Vazio.

9. COCEIRA NAS MÃOS

Ver Parte 2, *Interrogatório*, Capítulo 39.

a) Umidade

Coceira nas mãos, dedos das mãos inchados com pequenas vesículas brancas, infecções fúngicas, saburra da língua pegajosa, pulso Deslizante.

b) Umidade-Calor

Coceira nas mãos, dedos das mãos inchados e avermelhados, pequenas vesículas amareladas, infecções fúngicas, saburra da língua amarelada e pegajosa, pulso Deslizante-Rápido.

c) Invasão de Vento

Coceira nas mãos com início agudo, coceira que se espalha para os braços e para a face, erupção avermelhada nas mãos.

d) Deficiência de Sangue que gera Vento na pele

Coceira nas mãos, mãos pálidas e frias, formigamento das mãos, língua Pálida, pulso Áspero ou Fino.

10. DORMÊNCIA/FORMIGAMENTO DAS MÃOS

Ver Parte 2, *Interrogatório*, Capítulo 39.

a) Deficiência do Sangue do Fígado 👤

Dormência/formigamento das mãos e dos membros, com mais formigamento do que dormência; tontura, visão turva, moscas volantes, dormência ou formigamento dos membros, menstruação escassa, cútis pálida e baça, língua Pálida, pulso Áspero ou Fino.

b) Fleuma

Dormência/formigamento das mãos e dos membros, com mais dormência que formigamento; tontura, sensação de peso do corpo, muco na garganta, sensação de opressão do tórax, língua Aumentada, pulso Deslizante.

c) Vento-Fleuma 👤

Dormência unilateral de uma mão, especialmente dos três primeiros dedos; tontura grave, visão turva, tremores, tinidos, náuseas, muco na garganta, sensação de opressão do tórax, língua Rígida ou Desviada e Aumentada, pulso em Corda-Deslizante.

d) Vento no Fígado 👤

Dormência unilateral de uma mão, especialmente dos três primeiros dedos; tremores, tontura grave, tinidos, dor de cabeça, dormência dos membros, tiques, língua Rígida, Desviada ou Móvel, pulso em Corda.

e) Umidade

Dormência ou formigamento das mãos, inchaço dos dedos das mãos, dor muscular, sensação de peso dos membros, saburra da língua pegajosa, pulso Deslizante.

f) Umidade-Calor

Dormência ou formigamento das mãos, dedos das mãos inchados e quentes, vermelhidão das mãos e dos dedos das mãos, dor no pulso, dor muscular, sensação de peso dos membros, saburra da língua amarelada e pegajosa, pulso Deslizante-Rápido.

g) Estagnação do *Qi* e estase de Sangue

Dormência ou formigamento das mãos, distensão nos hipocôndrios ou no epigástrio, irritabilidade, mau humor, sensação de bolo na garganta, tensão pré-menstrual, dor abdominal, dor no peito, menstruação dolorosa, cútis escura, língua Arroxeada, pulso em Corda.

h) Invasão de Vento externo

Dormência ou formigamento das mãos com início agudo, aversão ao frio, febre, torcicolo, dor de cabeça occipital, pulso Flutuante. Outros sintomas e sinais dependem se a invasão é de Vento-Frio ou Vento-Calor.

11. TREMOR DAS MÃOS

Ver Parte 1, *Observação*, Capítulo 14.

a) Invasão de Vento

Tremor das mãos, dormência ou formigamento unilateral de uma mão, tontura, grave, tinidos, dor de cabeça, tiques, língua Rígida, Desviada ou Móvel, pulso em Corda.

b) Vento no Fígado e Fleuma

Tremor das mãos, mãos inchadas, dormência ou formigamento unilateral de uma mão, tontura grave, visão turva, tinidos, náuseas, muco na garganta, sensação de opressão do tórax, língua Rígida ou Desviada e Aumentada, pulso em Corda-Deslizante.

c) Deficiência do Sangue do Fígado ou do *Yin* do Fígado que gera Vento

Tremor leve das mãos, dormência ou formigamento das mãos e dos membros, tontura, visão turva, moscas volantes, dormência ou formigamento dos membros, menstruação escassa, cútis baça e pálida, olhos secos, sudorese noturna, língua Pálida ou de cor normal, pulso Áspero ou Fino.

d) Calor que gera Vento

Tremor das mãos, convulsões, espasmos dos membros, febre alta, desmaio, rigidez do pescoço, opistótono, erupção macular, globos oculares virados para cima, dentes cerrados, língua Vermelho-Escura sem saburra, pulso em Corda-Rápido.

12. EDEMA DAS MÃOS

Ver Parte 5, *Sintomas e Sinais*, Capítulos 64 e 68; Parte 2, *Interrogatório*, Capítulo 39; Parte 1, *Observação*, Capítulo 18.

a) Deficiência do *Yang* do Pulmão

Edema das mãos com cacifo leve, mãos frias, respiração ligeiramente ofegante, tosse moderada, voz fraca, sudorese espontânea durante o dia, aversão a conversar, cútis esbranquiçada e brilhante, propensão a se resfriar, cansaço, sensação de frio, língua Pálida e úmida, pulso Profundo-Fraco.

b) Deficiência do *Yang* do Baço

Edema das mãos com cacifo, membros frios, fraqueza dos membros, falta de apetite, ligeira distensão abdominal depois de comer, cansaço, lassidão, cútis pálida, fezes amolecidas, sensação de frio, língua Pálida e úmida, pulso Profundo-Fraco.

c) Estagnação do *Qi* do Fígado

Edema das mãos sem cacifo, dedos das mãos e dos pés frios, distensão dos hipocôndrios ou do epigástrio, irritabilidade, mau humor, sensação de bolo na garganta, tensão pré-menstrual, pulso em Corda.

13. DEDOS DAS MÃOS INCHADOS

Ver Parte 1, *Observação*, Capítulo 14.

a) Síndrome de Obstrução Dolorosa por Frio-Umidade

Inchaço e dor nos dedos das mãos que pioram com exposição ao frio e ao tempo úmido e melhoram por aplicação de calor ou por exposição ao tempo seco; mãos frias.

b) Síndrome de Obstrução Dolorosa por Umidade-Calor

Inchaço, calor e dor nos dedos das mãos que pioram com exposição ao tempo úmido e melhoram no tempo seco.

c) Síndrome de Obstrução Dolorosa por Vento-Umidade

Inchaço e dor nos dedos das mãos que pioram com tempo úmido, prurido das mãos, vesículas na pele das mãos.

d) Deficiência do *Yang* do Pulmão e do Baço

Inchaço dos dedos e das mãos, mãos frias e pálidas, falta de apetite, ligeira distensão abdominal depois de comer, cansaço, lassidão, cútis pálida, fraqueza dos membros, fezes amolecidas, sensação de frio, respiração ligeiramente ofegante, tosse moderada com expetoração profusa de muco aquoso, voz fraca, sudorese espontânea durante o dia, aversão a falar, cútis esbranquiçada e brilhante, propensão a se resfriar, cansaço, aversão ao frio, sensação de frio na parte superior das costas, ausência de sede, língua Pálida e ligeiramente úmida, pulso Profundo-Fraco.

e) Estagnação do *Qi*

Inchaço dos dedos das mãos antes da menstruação em mulheres, distensão dos hipocôndrios ou do epigástrio, irritabilidade, mau humor, sensação de bolo na garganta, tensão pré-menstrual, pulso em Corda.

f) Estase de Sangue

Inchaço e dor grave dos dedos das mãos, contração dos dedos das mãos, cútis escura, unhas arroxeadas, língua Arroxeada, pulso em Corda ou Áspero. Outros sintomas e sinais dependem do órgão envolvido, que pode ser Fígado ou Coração.

g) Deficiência do *Yin* do Fígado e do Rim com Calor no Sangue 👤

Dedos das mãos inchados, vermelhos e quentes que pioram por exposição ao calor; dormência ou formigamento dos membros, tontura, tinidos, deficiência auditiva, dor de cabeça surda occipital ou no vértice, insônia, *flush* malar, olhos ressecados, visão turva, lombalgia, garganta seca, pele e cabelos secos, unhas quebradiças, sudorese noturna, fezes ressecadas, menstruação escassa ou amenorreia, calor nos cinco palmos, sensação de calor ao anoitecer, língua Vermelha sem saburra, pulso Flutuante-Vazio e Rápido.

h) Vento-Água que invade os Pulmões

Inchaço súbito dos dedos das mãos e da face que gradualmente se espalha para o corpo todo, cútis brilhante e lustrosa, urina escassa e pálida, aversão ao vento, febre, tosse, ligeira falta de ar, saburra da língua branca e pegajosa, pulso Flutuante-Deslizante.

14. NÓS DOS DEDOS DEFORMADOS

Ver Parte 1, *Observação*, Capítulo 14.

a) Síndrome de Obstrução Dolorosa Crônica com Fleuma

Nós dos dedos deformados, dor nos dedos das mãos, dormência ou formigamento das mãos. Se a Fleuma estiver combinada com Calor, os dedos ficam avermelhados e quentes ao toque.

b) Síndrome de Obstrução Dolorosa Crônica com Fleuma e estase de Sangue

Nós dos dedos deformados, dor grave nos dedos das mãos, cútis escura, rigidez das articulações dos dedos das mãos.

c) Síndrome de Obstrução Dolorosa Crônica com Fleuma e deficiência de *Qi* e/ou de *Yin*

Nós dos dedos deformados, dor surda nos dedos das mãos, pele lustrosa, atrofia dos músculos do dorso da mão, cansaço, fezes amolecidas, falta de apetite, pele seca, sudorese noturna. O pulso e a língua variam de acordo com o que predomina, se a deficiência de *Qi* ou a deficiência de *Yin*.

15. CONTRAÇÃO DOS DEDOS DAS MÃOS

Ver Parte 1, *Observação*, Capítulo 14.

a) Deficiência do Sangue do Fígado 👤

Contração dos dedos das mãos, mãos frias, formigamento dos membros, tontura, visão turva, moscas volantes, dormência ou formigamento dos membros, menstruação escassa, cútis baça e pálida, língua Pálida, pulso Áspero ou Fino.

b) Deficiência do Yin do Fígado 👤

Contração dos dedos das mãos, perda de massa muscular, palmas das mãos quentes, formigamento dos membros, tontura, visão turva, moscas volantes, olhos secos, menstruação escassa, cútis baça e pálida, mas com maçãs do rosto avermelhadas, unhas ressequidas e quebradiças, pele e cabelos secos, sudorese noturna, língua de cor normal sem saburra, pulso Fino ou Flutuante-Vazio.

c) Estase de Sangue

Contração dos dedos das mãos, dor nas mãos que piora à noite, rigidez dos membros, língua Arroxeada, pulso em Corda ou Áspero.

d) Vento no Fígado 👤

Contração unilateral dos dedos de uma mão, dormência ou formigamento unilateral de uma mão, tremores, tontura grave, tinidos, dor de cabeça, tiques, língua Rígida, Desviada ou Móvel, pulso em Corda.

e) Vento-Fleuma

Contração unilateral dos dedos das mãos, dormência unilateral de uma mão, tontura grave, visão turva, tremores, dormência ou formigamento dos membros, tinidos, náuseas, muco na garganta, sensação de opressão do tórax, língua Rígida ou Desviada e Aumentada, pulso em Corda-Deslizante.

f) Frio-Umidade

Contração e inchaço dos dedos das mãos, dormência, sensação de peso, mãos frias.

g) Estagnação do *Qi* do Fígado

Contração dos dedos das mãos que vem e vai de acordo com o estado emocional, distensão dos hipocôndrios ou do epigástrio, irritabilidade, mau humor, sensação de bolo na garganta, tensão pré-menstrual, pulso em Corda.

h) Invasão de Vento-Frio externo

Contração dos dedos das mãos com início agudo, aversão ao frio, febre, dor de cabeça occipital, torcicolo, pulso Flutuante.

16. DEDOS DAS MÃOS EM FORMA DE COLHER

Ver Parte 1, *Observação*, Capítulo 14.

a) Frio-Fleuma nos Pulmões

Dedos das mãos em forma de colher, tosse com expectoração de muco branco e aquoso, sensação de frio, mãos e pés frios, náuseas, vômito, sensação de opressão do tórax e do epigástrio, cútis baça e esbranquiçada, urina pálida, língua Pálida e Aumentada com saburra branca e úmida, pulso Deslizante-Lento.

b) Fleuma-Calor nos Pulmões

Dedos das mãos em forma de colher, dedos das mãos quentes; tosse forte com expectoração profusa de muco amarelado e pegajoso ou esverdeado; respiração ofegante, sibilos, sensação de opressão do tórax, sensação de calor, sede, insônia, agitação, língua Vermelha e Aumentada com saburra amarelada e pegajosa, pulso Deslizante-Rápido.

c) Deficiência do *Yin* do Pulmão e do Rim

Dedos das mãos em forma de colher, tosse seca que piora ao anoitecer, garganta e boca secas, corpo fino, falta de ar por esforço, lombalgia, sudorese noturna, tontura, tinidos, deficiência auditiva, urina escassa, língua de cor normal sem saburra, pulso Flutuante-Vazio.

17. DEDOS FINOS E PONTIAGUDOS

Ver Parte 1, *Observação*, Capítulo 14.

a) Frio-Umidade no Estômago

Dedos das mãos finos e pontiagudos, dor e distensão no abdome; sensação de frio no abdome que piora com ingestão de líquidos frios; sensação de plenitude e dor no epigástrio, gosto pegajoso na boca, saburra da língua branca e pegajosa, pulso Deslizante-Lento.

b) Umidade-Calor no Estômago

Dedos das mãos finos e pontiagudos, sensação de plenitude e dor no epigástrio, sensação de peso, dor facial, nariz congestionado ou secreção nasal espessa e pegajosa, sede sem vontade de beber líquidos, náuseas, sensação de calor, cútis baça e amarelada, gosto pegajoso na boca, língua Vermelha com saburra amarelada e pegajosa, pulso Deslizante-Rápido.

c) Deficiência do *Qi* do Estômago e do Baço

Dedos das mãos finos e pontiagudos, falta de apetite, ligeira distensão abdominal depois de comer, cansaço, lassidão, cútis pálida, fraqueza dos membros, fezes amolecidas, sensação desconfortável no epigástrio, perda do paladar, língua Pálida, pulso Vazio.

18. DEDOS DAS MÃOS RACHADOS

Ver Parte 1, *Observação*, Capítulo 14.

a) Deficiência do Sangue do Fígado

Dedos das mãos rachados, tontura, visão turva, moscas volantes, dormência ou formigamento dos membros, menstruação escassa, cútis baça e pálida, língua Pálida, pulso Áspero ou Fino.

b) Estase de Sangue do Fígado

Dedos das mãos rachados, mãos arroxeadas, dor nos hipocôndrios e/ou no abdome, menstruação dolorosa, sangue menstrual escuro e com coágulos, massas no abdome, unhas e lábios arroxeados, cútis arroxeada ou escura, língua Arroxeada, pulso em Corda ou Firme.

c) Deficiência de *Yang* com Frio-Vazio

Dedos das mãos rachados, mãos frias e pálidas, sensação de frio, ligeira sensação de desconforto no tórax, língua Pálida e úmida, pulso Profundo-Fraco. A deficiência de *Yang* com Frio-Vazio que causa rachaduras nos dedos das mãos pode ser do Coração ou do Pulmão.

19. TÍNEA (MICOSE)

Ver Parte 1, *Observação*, Capítulo 14.

a) Invasão externa de Vento-Calor

Micose nas mãos, pele seca, prurido na pele.

b) Invasão externa de Umidade-Calor

Micose nas mãos, prurido na pele, mãos inchadas, vesículas.

c) Calor Tóxico na pele

Micose nas mãos, erupção intensamente vermelha com pápulas avermelhadas que se espalham rapidamente, prurido intolerável, língua Vermelha com pontos vermelhos e saburra amarelada espessa e pegajosa, pulso Transbordante-Deslizante-Rápido.

20. DEDOS DAS MÃOS ESPESSADOS

Ver Parte 1, *Observação*, Capítulo 14.

a) Deficiência de *Qi* e de Sangue

Dedos das mãos espessados, falta de apetite, fezes amolecidas, voz fraca, cansaço, visão turva, tontura, dormência ou formigamento dos membros, palpitações, cútis baça e pálida, língua Pálida, pulso Fraco ou Áspero.

21. DEDOS DAS MÃOS ENCOLHIDOS E ENRUGADOS

Ver Parte 1, *Observação*, Capítulo 14.

a) Perda de fluidos

Dedos das mãos encolhidos e enrugados, pele seca, cútis pálida, fezes ressecadas. Esse é um estado de secura que pode ocorrer depois de um episódio prolongado de vômito, sudorese ou diarreia.

22. PALMAS DAS MÃOS SECAS, RACHADAS E DESCASCADAS

Ver Parte 1, *Observação*, Capítulo 14.

a) Deficiência de Sangue

Palmas das mãos secas, rachadas e descascadas; unhas secas e quebradiças, pele seca, tontura, cansaço, língua Pálida, pulso Áspero ou Fino. Outros sintomas e sinais dependem se a deficiência é do Sangue do Fígado ou do Sangue do Coração.

b) Deficiência de Sangue com Vento

Palmas das mãos secas, rachadas e descascadas; prurido grave, unhas secas e quebradiças, pele seca, ligeiro tremor da cabeça e/ou da mão, tiques faciais, tontura, visão turva, dormência e/ou formigamento unilateral de um membro, língua Pálida e Fina, pulso Áspero ou Fino e ligeiramente em Corda.

23. VÊNULAS NA EMINÊNCIA TENAR

Ver Parte 1, *Observação*, Capítulo 14.

a) Frio no Estômago

Vênulas azuladas ou azul-arroxeadas na eminência tenar, dor no epigástrio, sensação de frio, membros frios, preferência por calor, vômito de fluidos claros (que podem aliviar a dor), náuseas; piora depois de ingerir líquidos gelados, que são rapidamente vomitados; preferência por líquidos quentes, língua com saburra branca e espessa, pulso Profundo-Tenso-Lento.

b) Estômago Deficiente e Frio

Vênulas curtas azuladas na eminência tenar; desconforto ou dor surda no epigástrio que melhora depois de comer e com pressão ou massagem; nenhum apetite, preferência por líquidos e alimentos quentes, vômito de fluido claro, ausência de sede, membros frios e fracos, cansaço, cútis pálida, língua Pálida e úmida, pulso Profundo-Fraco-Lento.

c) Calor Cheio

Vênulas avermelhadas na eminência tenar, mãos quentes, mãos avermelhadas, sede, sensação de calor, face avermelhada. Outros sintomas e sinais dependem do órgão envolvido, que pode ser Estômago ou Pulmão.

d) Calor Vazio

Vênulas avermelhadas na eminência tenar que pioram à tarde e ao anoitecer, *flush* malar, sensação de calor ao anoitecer, sudorese noturna, calor nos cinco palmos. Outros sintomas e sinais dependem do órgão envolvido, que pode ser Pulmão ou Estômago.

e) Estase de Sangue no Estômago

Vênulas vermelho-arroxeadas na eminência tenar, dor epigástrica grave e lancinante que pode piorar à noite, aversão à pressão, náuseas, vômito, possivelmente vômito de sangue; vômito de alimentos parecendo borra de café, língua Arroxeada, pulso em Corda.

f) Umidade-Calor no Estômago

Vênulas amarelado-avermelhadas na eminência tenar, sensação de plenitude e dor no epigástrio, sensação de peso, dor facial, nariz congestionado ou com secreção espessa e pegajosa, sede sem vontade de beber líquidos, náuseas, sensação de calor, cútis baça e amarelada, gosto pegajoso na boca, língua Vermelha com saburra amarelada e pegajosa, pulso Deslizante-Rápido.

24. ATROFIA DA EMINÊNCIA TENAR

Ver Parte 1, *Observação*, Capítulo 14.

a) Deficiência do Sangue do Fígado

Atrofia da eminência tenar, tontura, visão turva, moscas volantes, dormência ou formigamento dos membros, menstruação escassa, cútis baça e pálida, língua Pálida, pulso Áspero ou Fino.

b) Deficiência do *Yin* do Rim

Atrofia da eminência tenar, tontura, tinidos, deficiência auditiva, memória fraca, sudorese noturna, boca e garganta secas à noite, lombalgia, constipação intestinal, urina escassa e escura, cansaço, língua de cor normal sem saburra, pulso Flutuante-Vazio.

c) Deficiência do *Qi* do Estômago e do Baço

Atrofia da eminência tenar, falta de apetite, ligeira distensão abdominal depois de comer, cansaço, lassidão, cútis pálida, fraqueza dos membros, fezes amolecidas, sensação desconfortável no epigástrio, perda do paladar, língua Pálida, pulso Vazio.

25. ATROFIA DOS MÚSCULOS DO DORSO DAS MÃOS

Ver Parte 1, *Observação*, Capítulo 14.

a) Deficiência do Sangue do Fígado

Atrofia dos músculos do dorso das mãos, tontura, visão turva, moscas volantes, dormência ou formigamento dos membros, menstruação escassa, cútis baça e pálida, língua Pálida, pulso Áspero ou Fino.

b) Deficiência do *Yin* do Rim

Atrofia dos músculos do dorso da mão, tontura, tinidos, deficiência auditiva, memória fraca, sudorese noturna, boca e garganta secas à noite, lombalgia, constipação intestinal, urina escassa e escura, cansaço, língua de cor normal sem saburra, pulso Flutuante-Vazio.

c) Deficiência do *Qi* do Estômago e do Baço

Atrofia dos músculos do dorso da mão, falta de apetite, ligeira distensão abdominal depois de comer, cansaço, lassidão, cútis pálida, fraqueza dos membros, fezes amolecidas, sensação desconfortável no epigástrio, perda do paladar, língua Pálida, pulso Vazio.

26. UNHAS SULCADAS

Ver Parte 1, *Observação*, Capítulo 15.

a) Deficiência do Sangue do Fígado

Unhas sulcadas, tontura, visão turva, moscas volantes, dormência ou formigamento dos membros, menstruação escassa, cútis baça e pálida, língua Pálida, pulso Áspero ou Fino.

b) Deficiência do *Yin* do Fígado

Unhas sulcadas, ressequidas e quebradiças, unhas secas, tontura, dormência ou formigamento dos membros, insônia, visão turva, moscas volantes, olhos ressecados, visão noturna reduzida, menstruação escassa ou amenorreia, cútis baça e pálida sem lustro, mas com maçãs do rosto avermelhadas, fraqueza muscular, cãibras, pele e cabelos muito secos, sudorese noturna, depressão, falta de perspectiva de vida, língua de cor normal sem saburra, pulso Fino ou Flutuante-Vazio.

27. ESPESSAMENTO DAS UNHAS

Ver Parte 1, *Observação*, Capítulo 15.

a) Fogo no Fígado

Espessamento das unhas, dor de cabeça, face avermelhada, tontura, tinidos, irritabilidade, propensão a explosões de raiva, sede, gosto amargo na boca, constipação intestinal, urina escura, língua Vermelha com laterais mais vermelhas e saburra amarelada e seca, pulso em Corda-Rápido.

b) Estase de Sangue do Fígado

Espessamento das unhas, unhas escuras, dor nos hipocôndrios e/ou no abdome, menstruação dolorosa, sangue menstrual escuro e com coágulos, massas no abdome, lábios arroxeados, cútis arroxeada ou escura, língua Arroxeada, pulso em Corda ou Firme.

c) Fleuma

Espessamento das unhas, unhas amareladas, mãos inchadas, sensação de peso dos membros, muco na garganta, sensação de opressão do tórax, língua Aumentada, pulso Deslizante.

28. UNHAS ÁSPERAS E GROSSAS

Ver Parte 1, *Observação*, Capítulo 15.

a) Deficiência de *Qi* e de Sangue com secura do Sangue que gera Vento

Unhas ásperas e espessas, unhas sulcadas, tontura, visão turva, moscas volantes, dormência ou formigamento dos membros, cútis baça e pálida, pele seca, língua Pálida e seca, pulso Áspero ou Fino.

29. UNHAS RACHADAS

Ver Parte 1, *Observação*, Capítulo 15.

a) Deficiência de *Qi* e de Sangue com secura do Sangue

Unhas rachadas, ásperas e espessas, falta de apetite, fezes amolecidas, voz fraca, cansaço, visão turva, tontura, dormência ou formigamento dos membros, palpitações, cútis baça e pálida, pele seca, língua Pálida e seca, pulso Fraco ou Áspero.

b) Deficiência de Yin

Unhas rachadas, sudorese noturna, boca seca com vontade de beber líquidos em pequenos goles, garganta seca ao anoitecer, urina escassa e escura, fezes ressecadas, língua de cor normal sem saburra, pulso Flutuante-Vazio.

c) Estase de Sangue do Fígado

Unhas rachadas e roxo-escuras, dor nos hipocôndrios e/ou no abdome, menstruação dolorosa, sangue menstrual escuro e com coágulos, massas no abdome, lábios arroxeados, cútis arroxeada ou escura, língua Arroxeada, pulso em Corda ou Firme.

30. QUEDA DAS UNHAS

Ver Parte 1, *Observação*, Capítulo 15.

a) Calor Tóxico no Fígado

Queda das unhas, unhas inchadas, quentes e doloridas, pus nas unhas, sensação de calor, agitação mental, sede, língua Vermelha com pontos vermelhos e saburra amarelada espessa e pegajosa, pulso Transbordante-Deslizante-Rápido.

31. UNHAS DENTEADAS

Ver Parte 1, *Observação*, Capítulo 15.

a) Sangue do Fígado deficiente e seco

Unhas denteadas, unhas quebradiças, unhas ressequidas, pele seca, tontura, visão turva, moscas volantes, dormência ou formigamento dos membros, cútis baça e pálida, menstruação escassa, língua Pálida e seca, pulso Áspero ou Fino. Esse quadro normalmente é visto em doenças cutâneas crônicas, como eczema e psoríase.

b) Deficiência de *Qi* e de Sangue

Unhas denteadas, unhas quebradiças, falta de apetite, fezes amolecidas, voz fraca, cansaço, visão turva, tontura, dormência ou formigamento dos membros, palpitações, cútis baça e pálida, língua Pálida, pulso Fraco ou Áspero.

c) Calor que consume os fluidos

Unhas denteadas, unhas secas, sensação de calor, sede, agitação mental, pele seca, língua Vermelha com saburra amarelada e seca, pulso Transbordante-Rápido. Outros sintomas e sinais dependem do órgão envolvido.

32. UNHAS FINAS E QUEBRADIÇAS

Ver Parte 1, *Observação*, Capítulo 15.

a) Deficiência de *Qi* e de Sangue

Unhas finas e quebradiças, unhas secas, falta de apetite, fezes amolecidas, voz fraca, cansaço, visão turva, tontura, dormência ou formigamento dos membros, palpitações, cútis baça e pálida, língua Pálida, pulso Fraco ou Áspero.

b) Deficiência do *Yin* do Fígado

Unhas finas e quebradiças, unhas secas, pele seca, olhos ressecados, tontura, dormência ou formigamento dos membros, insônia, visão turva, moscas volantes, menstruação escassa ou amenorreia, cútis baça e pálida sem lustro, mas com maçãs do rosto avermelhadas, cãibras, sudorese noturna, língua de cor normal sem saburra, pulso Fino ou Flutuante.

c) Estase de Sangue do Fígado

Unhas finas e quebradiças, unhas escuras, unhas espessas, pele seca, dor nos hipocôndrios e/ou no abdome, menstruação dolorosa, sangue menstrual escuro e com coágulos, massas no abdome, unhas e lábios arroxeados, cútis arroxeada ou escura, língua Arroxeada, pulso em Corda ou Firme.

d) Fleuma nas articulações

Unhas finas e quebradiças, unhas secas, articulações inchadas e doloridas, deformidades articulares.

e) Deficiência da Essência do Rim

Unhas finas e quebradiças, desenvolvimento ósseo deficiente em crianças, amolecimento dos ossos em adultos, surdez, fraqueza dos joelhos e das pernas, memória fraca, dentes soltos, queda de cabelo ou embranquecimento prematuro dos cabelos, fraqueza da atividade sexual, lombalgia, infertilidade, esterilidade, tontura, tinidos. Língua de cor normal e pulso Flutuante-Vazio ou em Couro se a deficiência da Essência do Rim ocorrer em um contexto de deficiência do *Yin* do Rim; língua Pálida e pulso Profundo-Fraco se ocorrer em um contexto de deficiência do *Yang* do Rim.

33. UNHAS RESSEQUIDAS E QUEBRADIÇAS

Ver Parte 1, *Observação*, Capítulo 15.

a) Deficiência do Sangue do Fígado

Unhas ressequidas e quebradiças, tontura, visão turva, moscas volantes, dormência ou formigamento dos membros, menstruação escassa, cútis baça e pálida, língua Pálida, pulso Áspero ou Fino.

b) Deficiência do *Yin* do Fígado

Unhas ressequidas e quebradiças, tontura, dormência ou formigamento dos membros, visão turva, moscas volantes, olhos secos, menstruação escassa, pele e cabelos secos, sudorese noturna, língua de cor normal sem saburra, pulso Fino ou Flutuante-Vazio.

c) Estase de Sangue do Fígado

Unhas ressequidas e quebradiças, unhas e lábios arroxeados, dor nos hipocôndrios e/ou no abdome, menstruação dolorosa, sangue menstrual escuro e com coágulos, massas no abdome, cútis arroxeada ou escura, língua Arroxeada, pulso em Corda ou Firme. A estase do Sangue do Fígado pode causar secura e unhas ressequidas e quebradiças apenas em casos graves e avançados.

d) Fogo no Fígado

Unhas ressequidas e quebradiças, dor de cabeça, face avermelhada, tontura, tinidos, irritabilidade, propensão a explosões de raiva, sede, gosto amargo na boca, constipação intestinal, urina escura, língua Vermelha com laterais mais vermelhas e saburra seca e amarelada, pulso em Corda-Rápido.

e) Deficiência do *Yin* do Rim

Unhas ressequidas e quebradiças, tontura, tinidos, deficiência auditiva, memória fraca, sudorese noturna, vertigem, boca e garganta secas à noite, lombalgia, dor nos ossos, constipação intestinal, urina escassa e escura, cansaço, lassidão, língua de cor normal sem saburra, pulso Flutuante-Vazio.

f) Fleuma

Unhas ressequidas e quebradiças, unhas espessadas e amareladas, dormência dos membros, muco na garganta, sensação de opressão do tórax, língua Aumentada com saburra pegajosa, pulso Deslizante.

g) Secura do Sangue e Calor Vazio em doenças febris agudas

Unhas ressequidas e quebradiças com início agudo como resultado de doença febril aguda com temperatura alta chegando no nível do Sangue; língua Vermelha sem saburra, pulso Fino-Rápido.

34. UNHAS RESSEQUIDAS E ESPESSADAS

Ver Parte 1, *Observação*, Capítulo 15.

a) Deficiência grave do *Qi* do Estômago e do Baço

Unhas ressequidas e espessadas, falta de apetite, ligeira distensão abdominal depois de comer, cansaço, lassidão, cútis pálida, fraqueza dos membros, fezes amolecidas, sensação desconfortável no epigástrio, perda do paladar, língua Pálida, pulso Vazio.

b) Sangue do Fígado deficiente e seco

Unhas ressequidas e espessadas, unhas quebradiças, pele seca, tontura, visão turva, moscas volantes, dormência ou formigamento dos membros, menstruação escassa, cútis baça e pálida, língua Pálida e seca, pulso Áspero ou Fino.

c) Deficiência do *Yin* do Fígado

Unhas ressequidas e espessadas, mas quebradiças; unhas secas, tontura, dormência ou formigamento dos membros, insônia, visão turva, moscas volantes, olhos secos, menstruação escassa ou amenorreia, cútis baça e pálida sem lustro, mas com maçãs do rosto avermelhadas, cãibras, pele e cabelos secos, sudorese noturna, língua de cor normal sem saburra, pulso Fino ou Flutuante-Vazio.

d) Umidade-Calor com Calor Tóxico

Unhas ressequidas e quebradiças, infecções nas unhas, unhas avermelhadas, inflamação da junção da unha com o dedo, dedos inchados e doloridos, sensação de calor, gosto pegajoso na boca, sede, agitação mental, língua Vermelha com pontos vermelhos e saburra amarelada espessa e pegajosa, pulso Transbordante-Deslizante-Rápido.

35. UNHAS ONDULADAS

Ver Parte 1, *Observação*, Capítulo 15.

a) Deficiência de *Qi* e de Sangue com estase de Sangue

Unhas onduladas, unhas arroxeadas, dor nas mãos, falta de apetite, fezes amolecidas, voz fraca, cansaço, visão turva, tontura, dormência ou formigamento dos membros, palpitações, cútis escura, língua Pálida ou Arroxeada, pulso Fraco ou Áspero.

36. DESCAMAÇÃO DAS UNHAS

Ver Parte 1, *Observação*, Capítulo 15.

a) Deficiência do Baço e do Rim com Umidade

Descamação das unhas, lombalgia, joelhos frios e fracos, sensação de frio, cútis esbranquiçada e brilhante, impotência, libido diminuída, cansaço, lassidão, urina clara e abundante, micção noturna, fezes amolecidas, falta de apetite, ligeira distensão abdominal, desejo de se deitar, diarreia logo cedo pela manhã, língua Pálida e úmida, pulso Profundo-Fraco.

37. UNHAS TORCIDAS

Ver Parte 1, *Observação*, Capítulo 15.

a) Deficiência do Sangue do Fígado

Unhas torcidas, unhas sulcadas, tontura, visão turva, moscas volantes, dormência ou formigamento dos membros, menstruação escassa, cútis baça e pálida, língua Pálida, pulso Áspero ou Fino.

38. UNHAS COM MANCHAS BRANCAS

Ver Parte 1, *Observação*, Capítulo 15.

a) Deficiência de *Qi*

Unhas com manchas brancas, cansaço, fezes amolecidas, respiração ofegante, voz fraca, membros fracos, língua Pálida, pulso Vazio. A deficiência ode ser do *Qi* do Baço, do Coração, do Pulmão, do Fígado ou do Rim.

39. UNHAS PÁLIDO-ESBRANQUIÇADAS

Ver Parte 1, *Observação*, Capítulo 15.

a) Deficiência do Sangue do Fígado e do Baço

Unhas pálido-esbranquiçadas, mãos pálidas, mãos frias, falta de apetite, ligeira distensão abdominal depois de comer, cansaço, lassidão, cútis baça e pálida, fraqueza dos membros, fezes amolecidas, corpo fino, menstruação escassa ou amenorreia, insônia, tontura, dormência dos membros, visão turva, moscas volantes, visão noturna diminuída, lábios pálidos, fraqueza muscular, cãibras, unhas ressequidas e quebradiças, pele e cabelos secos, ligeira depressão, falta de perspectiva de vida, língua Pálida especialmente nas laterais, pulso Áspero ou Fino.

40. UNHAS OPACAS E ESBRANQUIÇADAS

Ver Parte 1, *Observação*, Capítulo 15.

a) Deficiência do *Yang* do Baço e do Rim

Unhas opacas e esbranquiçadas, mãos pálidas, mãos frias, lombalgia, joelhos frios, sensação de frio nas costas, sensação de frio, pernas fracas, cútis esbranquiçada e brilhante, joelhos fracos, impotência, ejaculação precoce, baixa contagem de espermatozoides, esperma frio e fino, libido diminuída, cansaço, lassidão, urina clara e abundante, urina clara e escassa, micção noturna, apatia, edema da parte inferior das pernas, infertilidade em mulheres, fezes amolecidas, depressão, falta de apetite, ligeira distensão abdominal, desejo de se deitar, diarreia logo cedo pela manhã, diarreia crônica, língua Pálida e úmida, pulso Profundo-Fraco.

b) Perda de fluidos

Unhas opacas e esbranquiçadas, unhas secas após sudorese, vômito ou diarreia profusos, pele seca.

41. UNHAS AVERMELHADAS

Ver Parte 1, *Observação*, Capítulo 15.

a) Calor Cheio

Unhas avermelhadas, dorso das mãos avermelhado, mãos quentes, sensação de calor, agitação mental, sede, língua Vermelha com saburra seca e amarelada, pulso Transbordante-Rápido. Outros sintomas e sinais dependem do órgão envolvido.

42. UNHAS AMARELADAS

Ver Parte 1, *Observação*, Capítulo 15.

a) Umidade-Calor no Estômago e no Baço

Unhas amareladas, dedos inchados, articulações doloridas, sensação de plenitude e dor no epigástrio e no abdome inferior, falta de apetite, sensação de peso, sede sem vontade de beber líquidos, náuseas, fezes amolecidas com odor ofensivo, sensação de calor, cútis baça e amarelada, gosto pegajoso na boca, língua Vermelha com saburra amarelada e pegajosa, pulso Deslizante-Rápido.

b) Umidade-Calor no Fígado e na Vesícula Biliar

Unhas amareladas, dedos das mãos inchados, articulações doloridas; plenitude e/ou dor nos hipocôndrios, abdome ou epigástrio; gosto amargo na boca, falta de apetite, náuseas, sensação de peso do corpo, descarga vaginal amarelada, prurido vaginal, sangramento e/ou dor no meio do ciclo menstrual, queimação durante a micção, urina escura, cútis e olhos amarelados, vômito, língua Vermelha com laterais mais vermelhas e saburra amarelada e pegajosa unilateral ou bilateral, pulso em Corda-Deslizante-Rápido.

c) Fleuma

Unhas amareladas e espessas, sensação de peso dos membros, mãos inchadas, muco na garganta, sensação de opressão do tórax, língua Aumentada com saburra pegajosa, pulso Deslizante.

43. UNHAS AZUL-ESVERDEADAS

Ver Parte 1, *Observação*, Capítulo 15.

a) Deficiência do Sangue do Fígado com Frio interno

Unhas azuladas, unhas secas, mãos pálidas e frias, tontura, visão turva, moscas volantes, dormência ou formigamento dos membros, menstruação escassa, cútis baça e pálida, sensação de frio, língua Pálida, pulso Áspero ou Fino e Lento.

b) Deficiência grave do *Qi* do Baço com Vento interno (crianças)

Unhas esverdeadas, dedos finos, falta de apetite, corpo fino, déficit de desenvolvimento, músculos flácidos, tremor fino dos membros, língua Pálida, pulso Fraco.

c) Estase de Sangue do Fígado

Unhas azul-esverdeadas e escuras, dor nas mãos, rigidez dos dedos das mãos, dor nos hipocôndrios e/ou no abdome, menstruação dolorosa, sangue menstrual escuro e com coágulos, massas no abdome, unhas e lábios arroxeados, cútis arroxeada ou escura, língua Arroxeada, pulso em Corda ou Firme.

44. UNHAS ESCURAS

Ver Parte 1, *Observação*, Capítulo 15.

a) Deficiência do Rim

Unhas escuras, lombalgia, tontura, tinidos. Outros sintomas e sinais dependem se há uma deficiência do *Yin* do Rim ou do *Yang* do Rim.

b) Estase de Sangue

Unhas escuras, dor articular, unhas secas, dor abdominal, cútis escura, língua Arroxeada, pulso em Corda ou Áspero.

45. UNHAS ARROXEADAS

Ver Parte 1, *Observação*, Capítulo 15.

a) Estase de Sangue do Fígado

Unhas arroxeadas, dor nos hipocôndrios e/ou no abdome, menstruação dolorosa, sangue menstrual escuro e com coágulos, massas no abdome, lábios arroxeados, cútis arroxeada ou escura, língua Arroxeada, pulso em Corda ou Firme.

b) Calor no Nível do Sangue

Unhas arroxeadas, febre à noite, erupção macular, sangramentos, confusão mental, língua Vermelha sem saburra, pulso Fino e Rápido.

46. LÚNULAS PEQUENAS OU AUSENTES

Ver Parte 1, *Observação*, Capítulo 15.

a) Deficiência crônica de *Qi* e de Sangue

Lúnula pequena ou ausente, unhas sulcadas, falta de apetite, fezes amolecidas, voz fraca, cansaço, visão turva, tontura, dormência ou formigamento dos membros, palpitações, cútis baça e pálida, língua Pálida, pulso Fraco ou Áspero.

b) Deficiência de *Yang*

Lúnula pequena ou ausente, sensação de frio, membros frios, fezes amolecidas, urina pálida e abundante, cansaço, língua Pálida e úmida, pulso Profundo-Fraco. Outros sintomas e sinais dependem do órgão afetado pela deficiência de *Yang*, que pode ser Estômago, Baço, Coração, Rim ou Pulmão.

c) Frio Interno

Lúnula pequena ou ausente, sensação de frio, membros frios, dor abdominal que melhora por aplicação de calor, língua Pálida, pulso Tenso-Lento.

47. LÚNULAS LARGAS

Ver Parte 1, *Observação*, Capítulo 15.

a) Deficiência de *Yin* com Calor Vazio

Lúnulas largas, unhas quebradiças, garganta seca à noite, sensação de calor ao anoitecer, sudorese noturna, calor nos cinco palmos, *flush* malar, insônia, ansiedade, boca seca com vontade de beber líquidos em pequenos goles, língua Vermelha sem saburra, pulso Flutuante-Vazio e Rápido. Outros sintomas e sinais dependem do órgão envolvido, que pode ser Fígado, Pulmão, Coração, Estômago ou Rim.

PARTE 5 SEÇÃO 1

66 | Pernas

CONTEÚDO DO CAPÍTULO

Edema dos Pés, 585
Vazio, 585
Outros padrões, 585

Atrofia das Pernas, 585
Deficiência do Qi do Estômago e do Baço, 585
Deficiência do Yin do Fígado e do Rim, 586
Deficiência do Yang do Baço e do Rim, 586
Deficiência de Qi e de Sangue, 586
Deficiência da Essência do Rim, 586

Paralisia das Pernas, 586
Deficiência do Qi do Estômago e do Baço, 586
Deficiência de Qi e de Sangue, 586
Deficiência do Yin do Fígado e do Rim, 586
Retenção de Umidade nos músculos, 586
Estase de Sangue do Fígado, 586
Vento e Fleuma nos canais, 586

Festinação, 586
Deficiência do Yin do Fígado e do Rim com Vento interno, 586
Deficiência de Qi e de Sangue com Vento interno, 586

Marcha Instável, 587
Deficiência do Yin do Fígado e do Rim com Vento interno, 587
Deficiência de Qi e de Sangue com Vento interno, 587

Marcha Cambaleante, 587
Deficiência do Yin do Fígado e do Rim, 587
Fleuma e estase de Sangue, 587

Marcha Escavante, 587
Deficiência do Yin do Fígado e do Rim com Vento interno, 587
Deficiência de Qi e de Sangue com Vento interno, 587

Marcha Arrastada, 587
Deficiência do Yin do Fígado e do Rim com Vento-Fleuma nos canais, 587

Pernas Arqueadas, 587
Deficiência congênita do Estômago e do Baço, 587
Deficiência congênita do Fígado e dos Rins, 587

Pés Frios, 587
Vazio, 587
Outros padrões, 588

Dor na Coxa, 588
Umidade-Calor, 588
Frio-Umidade, 588
Deficiência de Qi e estase de Sangue, 588
Deficiência do Yang do Rim, 588
Estagnação do Qi e estase de Sangue no ramo descendente do Vaso Penetrador, 588

Dor no Quadril, 588
Estagnação do Qi e estase de Sangue, 588
Invasão de Frio e Umidade, 588

Dor no Joelho, 588
Invasão de Frio e Umidade, 588
Invasão de Frio, 588
Umidade-Calor, 588
Estagnação do Qi e estase de Sangue, 588

Deficiência do Rim, 588

Dor no Pé, 589
Umidade, 589
Umidade-Calor, 589
Deficiência do Rim, 589
Deficiência de Qi e de Sangue, 589
Umidade-Fleuma, 589

Joelhos Fracos, 589
Deficiência do Yang do Rim, 589
Deficiência do Yin do Rim e do Fígado, 589
Deficiência do Qi do Estômago e do Baço, 589

Joelhos Rígidos, 589
Frio-Umidade nos canais, 589
Frio nos canais, 589
Umidade, 589
Umidade-Calor, 589
Estagnação do Qi e estase de Sangue, 589
Deficiência do Yang do Rim, 589

Fraqueza das Pernas, 589
Deficiência do Qi do Estômago e do Baço, 589
Deficiência do Yang do Rim, 589
Deficiência do Yin do Rim, 589
Deficiência do Yin do Fígado e do Rim, 589

Sensação de Peso das Pernas, 590
Cheio, 590
Cheio/Vazio, 590

Pernas Inquietas, 590
Vazio, 590
Outros padrões, 590

Tremor das Pernas, 591
Deficiência do Sangue do Fígado ou Yin do Fígado gerando Vento, 591
Deficiência do Yin do Rim com Vento interno, 591

Cãibras nas Panturrilhas, 591
Deficiência do Sangue do Fígado, 591
Deficiência do Sangue do Fígado com Vento-Vazio, 591
Vento-Fleuma, 591
Estase do Sangue do Fígado, 591

Dor na Virilha, 591
Umidade, 591
Estagnação do Qi e estase de Sangue no canal do Fígado, 591
Patologia no Vaso da Cintura (Umidade-Calor), 591

Úlceras na Parte Inferior da Perna, 591
Umidade-Calor, 591
Deficiência do Qi do Baço com Umidade, 591
Estagnação do Qi e estase de Sangue, 591
Deficiência do Yin do Fígado e do Rim, 591

Úlceras no Dedo do Pé, 592
Calor Tóxico, 592
Calor Tóxico Externo, 592

Dor nas Plantas dos Pés, 592
Deficiência do Qi do Estômago, 592

> **CONTEÚDO DO CAPÍTULO** *(continuação)*
>
> *Deficiência do Qi do Estômago com Umidade, 592*
> *Calor no Estômago, 592*
> *Fogo no Fígado, 592*
> *Umidade no Baço, 592*
> *Deficiência do Yang do Rim, 592*
> *Deficiência do Yin do Rim, 592*
> *Deficiência do Rim com Umidade, 592*
> **Sensação de Queimação nas Plantas dos Pés, 592**
> *Deficiência do Yin do Rim com Calor Vazio, 592*
> *Calor no Estômago, 592*
> *Fogo no Fígado, 592*

Os seguintes sintomas relacionados com as pernas serão discutidos:
1. Edema dos pés
2. Atrofia das pernas
3. Paralisia das pernas
4. Festinação
5. Marcha instável
6. Marcha cambaleante
7. Marcha escavante
8. Marcha arrastada
9. Pernas arqueadas
10. Pés frios
11. Dor na coxa
12. Dor no quadril
13. Dor no joelho
14. Dor no pé
15. Joelhos fracos
16. Joelhos rígidos
17. Fraqueza das pernas
18. Sensação de peso das pernas
19. Pernas inquietas
20. Tremor das pernas
21. Cãibras nas panturrilhas
22. Dor na virilha
23. Úlceras na parte inferior das pernas
24. Úlceras no dedo do pé
25. Dor nas plantas dos pés
26. Sensação de queimação nas plantas dos pés.

1. EDEMA DOS PÉS

Ver Parte 5, *Sintomas e Sinais*, Capítulos 64 e 68; Parte 1, *Observação*, Capítulos 18 e 19; Parte 2, *Interrogatório*, Capítulo 39.

a) Vazio

Deficiência do Yang do Baço

Edema das pernas e do abdome com cacifo, membros frios, falta de apetite, leve distensão abdominal depois de comer, cansaço, lassidão, cútis pálida, fraqueza dos membros, fezes amolecidas, sensação de frio, língua Pálida e úmida, pulso Profundo-Fraco.

Acupuntura

BP-3 *Taibai*, VC-12 *Zhongwan*, B-20 *Pishu*, B-21 *Weishu* (moxa).

Deficiência do Yang do Rim

Edema dos tornozelos e das pernas com cacifo, joelhos fracos, lombalgia, joelhos frios, sensação de frio, cútis esbranquiçada e brilhante, cansaço, lassidão, urina clara e abundante, micção noturna, impotência, libido diminuída, língua Pálida e úmida, pulso Profundo-Fraco.

Acupuntura

R-7 *Fuliu*, R-3 *Taixi*, VC-4 *Guanyuan*, B-23 *Shenshu* (moxa).

b) Outros padrões

Umidade-Calor

Inchaço das pernas e dos tornozelos; dor, inchaço, vermelhidão e calor nas articulações, saburra da língua amarelada e pegajosa, pulso Deslizante-Rápido. Outros sintomas e sinais dependem da localização da Umidade-Calor.

Estagnação do Qi e estase de Sangue

Edema das pernas sem cacifo, sensação de distensão das pernas, a pele volta quando se pressiona a área inchada, pernas arroxeadas, distensão dos hipocôndrios ou do epigástrio, irritabilidade, mau humor, sensação de bolo na garganta, tensão pré-menstrual, dor nos hipocôndrios, dor abdominal, menstruação dolorosa, sangue menstrual escuro e com coágulos, massas no abdome, unhas e lábios arroxeados, cútis arroxeada ou escura, língua Arroxeada, pulso em Corda ou Firme.

Frio-Umidade

Inchaço das pernas e dos tornozelos, sensação de peso dos membros, pernas com aspecto inchado, dor nas articulações, plenitude epigástrica, sensação de peso da cabeça e do corpo, sensação de frio, membros frios, saburra da língua branca e pegajosa, pulso Deslizante-Lento.

Deficiência de Qi e estase de Sangue

Edema dos membros, mãos e pés frios, dor nas pernas, cansaço, falta de apetite, fezes amolecidas, voz fraca, respiração ligeiramente ofegante, cútis escura, dor abdominal, língua Azul-Arroxeada, pulso Fraco ou Áspero.

> **NOTA CLÍNICA**
>
> Se não houver cacifo (ou seja, não deixa uma cavidade quando se pressiona com o dedo), não é edema "verdadeiro".

2. ATROFIA DAS PERNAS

Ver Parte 1, *Observação*, Capítulo 19.

a) Deficiência do Qi do Estômago e do Baço

Atrofia muscular ou afinamento dos músculos das pernas, fraqueza dos membros, fraqueza muscular, marcha anserina (ou do pato), pés viram para dentro ou para fora, falta de apetite, ligeira distensão abdominal depois de comer, cansaço, lassidão, cútis pálida, fezes amolecidas, sensação desconfortável no epigástrio, falta de paladar, língua Pálida, pulso Vazio. Nas crianças, corresponde à sequela de poliomielite.

b) Deficiência do *Yin* do Fígado e do Rim

Atrofia ou afinamento dos músculos da perna, joelhos fracos, marcha cambaleante, tontura, tinidos, deficiência auditiva, lombalgia, dor de cabeça occipital ou no vértice, insônia, dormência ou formigamento dos membros, olhos secos, visão turva, garganta seca ao anoitecer, pele e cabelos secos, unhas quebradiças, sudorese noturna, fezes ressecadas, menstruação escassa ou amenorreia, língua de cor normal sem saburra, pulso Flutuante-Vazio. Esse padrão é mais comum nos idosos.

c) Deficiência do *Yang* do Baço e do Rim

Atrofia ou afinamento dos músculos da perna, joelhos frios e fracos, edema da parte inferior das pernas, fraqueza muscular, lombalgia, sensação de frio nas costas, sensação de frio, pernas fracas, cútis esbranquiçada e brilhante, libido diminuída, cansaço, lassidão, urina clara e abundante, urina clara e escassa, micção noturna, fezes amolecidas, falta de apetite, ligeira distensão abdominal, desejo de se deitar, diarreia logo cedo pela manhã, língua Pálida e úmida, pulso Profundo-Fraco.

d) Deficiência de *Qi* e de Sangue

Atrofia ou afinamento dos músculos da perna, falta de apetite, fezes amolecidas, voz fraca, cansaço, visão turva, tontura, dormência ou formigamento dos membros, palpitações, cútis baça e pálida, língua Pálida, pulso Fraco ou Áspero.

e) Deficiência da Essência do Rim

Atrofia ou afinamento dos músculos da perna, desenvolvimento tardio, as mãos não conseguem segurar os objetos, não consegue colocar os pés no chão, déficit de desenvolvimento mental. Esse padrão ocorre apenas em crianças ou bebês, e normalmente está associado com os Cinco Retardos (desenvolvimento lento de crianças com relação a ficar em pé, andar, dentição, desenvolvimento dos cabelos e da fala) e com os Cinco Tipos de Flacidez (fechamento tardio das fontanelas, flacidez da boca, das mãos, dos pés e dos músculos).

3. PARALISIA DAS PERNAS

Ver Parte 1, *Observação*, Capítulo 19.

a) Deficiência do *Qi* do Estômago e do Baço

Paralisia das pernas, membros fracos e frios, falta de apetite, ligeira distensão abdominal depois de comer, cansaço, lassidão, cútis pálida, fezes amolecidas, sensação de desconforto no epigástrio, falta de paladar, língua Pálida, pulso Vazio.

b) Deficiência de *Qi* e de Sangue

Paralisia das pernas, membros fracos, falta de apetite, fezes amolecidas, voz fraca, cansaço, visão turva, tontura, dormência ou formigamento dos membros, palpitações, cútis baça e pálida, língua Pálida, pulso Fraco ou Áspero.

c) Deficiência do *Yin* do Fígado e do Rim

Paralisia das pernas, tontura, tinidos, joelhos fracos, deficiência auditiva, lombalgia, dor de cabeça surda occipital ou no vértice, insônia, dormência ou formigamento dos membros, olhos secos, visão turva, garganta seca ao anoitecer, pele e cabelos secos, unhas quebradiças, sudorese noturna, fezes ressecadas, menstruação escassa ou amenorreia, língua de cor normal sem saburra, pulso Flutuante-Vazio.

d) Retenção de Umidade nos músculos

Paralisia das pernas, sensação de peso dos membros, inchaço dos membros, plenitude epigástrica, sensação de peso do corpo, gosto pegajoso na boca, saburra da língua pegajosa, pulso Deslizante.

e) Estase de Sangue do Fígado

Paralisia das pernas, dor nos membros que pode piorar à noite, dor nos hipocôndrios e/ou no abdome, menstruação dolorosa, sangue menstrual escuro e coagulado, massas no abdome, unhas e lábios arroxeados, cútis arroxeada ou escura, língua Arroxeada, pulso em Corda ou Firme.

f) Vento e Fleuma nos canais

Paralisia da perna de um lado, tontura grave, visão turva, tremores, dormência ou formigamento dos membros, tinidos, náuseas, muco na garganta, sensação de opressão do peito, língua Rígida ou Desviada e Aumentada, pulso em Corda-Deslizante. Corresponde à sequela de Golpe de Vento (Derrame).

4. FESTINAÇÃO

Ver Parte 1, *Observação*, Capítulo 19.

"Festinação" se refere a um determinado tipo de marcha na qual o paciente ergue os pés mais alto do que necessário e depois pisa para frente com pressa, como se estivesse tentando evitar uma queda para a frente.

a) Deficiência do *Yin* do Fígado e do Rim com Vento interno

Festinação, tremores, tontura grave, tinidos, joelhos fracos, deficiência auditiva, lombalgia, dor de cabeça surda occipital ou no vértice, insônia, dormência ou formigamento dos membros, olhos secos, visão turva, garganta seca ao anoitecer, pele e cabelos secos, unhas quebradiças, sudorese noturna, fezes ressecadas, menstruação escassa ou amenorreia, tremores, tiques; língua de cor normal, Desviada ou Móvel sem saburra; pulso Flutuante-Vazio e ligeiramente em Corda.

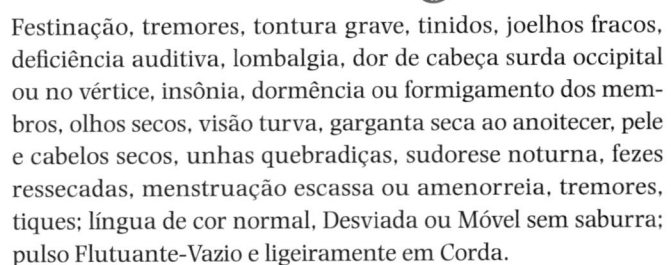

b) Deficiência de *Qi* e de Sangue com Vento interno

Festinação, membros fracos, ligeiro tremor dos membros, tiques, falta de apetite, fezes amolecidas, voz fraca, cansaço, visão turva, tontura, dormência ou formigamento dos membros, palpitações, cútis baça e pálida, língua Pálida e Desviada ou Móvel, pulso Fraco ou Áspero e ligeiramente em Corda.

5. MARCHA INSTÁVEL

Ver Parte 1, *Observação*, Capítulo 19.

a) Deficiência do *Yin* do Fígado e do Rim com Vento interno

Marcha instável, tontura grave, tinidos, joelhos fracos, deficiência auditiva, lombalgia, dor de cabeça surda occipital ou no vértice, insônia, dormência ou formigamento dos membros, olhos secos, visão turva, garganta seca ao anoitecer, pele e cabelos secos, sudorese noturna, fezes ressecadas, menstruação escassa ou amenorreia, tremores, tiques; língua de cor normal, Desviada ou Móvel sem saburra; pulso Flutuante-Vazio e ligeiramente em Corda.

b) Deficiência de *Qi* e de Sangue com Vento interno

Marcha instável, membros fracos, ligeiro tremor dos membros, tiques, falta de apetite, fezes amolecidas, voz fraca, cansaço, visão turva, tontura, dormência ou formigamento dos membros, palpitações, cútis baça e pálida, língua Pálida e Desviada ou Móvel, pulso Fraco ou Áspero e ligeiramente em Corda.

6. MARCHA CAMBALEANTE

Ver Parte 1, *Observação*, Capítulo 19.

a) Deficiência do *Yin* do Fígado e do Rim

Marcha cambaleante, tontura, tinidos, joelhos fracos, deficiência auditiva, lombalgia, dor de cabeça surda occipital ou no vértice, insônia, dormência ou formigamento dos membros, olhos secos, visão turva, garganta seca ao anoitecer, pele e cabelos secos, unhas quebradiças, sudorese noturna, fezes ressecadas, menstruação escassa ou amenorreia, língua de cor normal e sem saburra, pulso Flutuante-Vazio.

b) Fleuma e estase de Sangue

Marcha cambaleante, dor nas pernas que piora à noite, pernas inchadas, peso das pernas, língua Arroxeada e Aumentada, pulso em Corda-Deslizante.

7. MARCHA ESCAVANTE

Ver Parte 1, *Observação*, Capítulo 19.

a) Deficiência do *Yin* do Fígado e do Rim com Vento interno

Marcha escavante, tontura grave, tinidos, joelhos fracos, deficiência auditiva, lombalgia, dor de cabeça surda occipital ou no vértice, insônia, dormência ou formigamento dos membros, olhos secos, visão turva, garganta seca ao anoitecer, pele e cabelos secos, unhas quebradiças, sudorese noturna, fezes ressecadas, menstruação escassa ou amenorreia, tremores, tiques; língua de cor normal, Desviada ou Móvel sem saburra; pulso Flutuante-Vazio e ligeiramente em Corda.

b) Deficiência de *Qi* e de Sangue com Vento interno

Marcha escavante, membros fracos, ligeiro tremor dos membros, tiques, falta de apetite, fezes amolecidas, voz fraca, cansaço, visão turva, tontura, dormência ou formigamento dos membros, palpitações, cútis baça e pálida, língua Pálida e Desviada ou Móvel, pulso Fraco ou Áspero e ligeiramente em Corda.

8. MARCHA ARRASTADA

Ver Parte 1, *Observação*, Capítulo 19.

a) Deficiência do *Yin* do Fígado e do Rim com Vento-Fleuma nos canais

Marcha arrastada, dormência das pernas, tremores, tontura grave, tinidos, joelhos fracos, deficiência auditiva, lombalgia, dor de cabeça surda occipital ou no vértice, deficiência auditiva, insônia, dormência ou formigamento dos membros, olhos secos, visão turva, garganta seca ao anoitecer, pele e cabelos secos, unhas quebradiças, sudorese noturna, fezes ressecadas, menstruação escassa ou amenorreia, tremores, tiques; língua de cor normal, Desviada ou Móvel e Aumentada sem saburra, pulso Flutuante-Vazio e ligeiramente em Corda-Deslizante.

9. PERNAS ARQUEADAS

Ver Parte 1, *Observação*, Capítulo 19.

a) Deficiência congênita do Estômago e do Baço

Pernas arqueadas, criança magra e fraca, má digestão, fraqueza das pernas, distensão abdominal, falta de apetite, fezes amolecidas, cansaço.

b) Deficiência congênita do Fígado e dos Rins

Pernas arqueadas, criança magra e fraca, fraqueza das pernas e dos joelhos, enurese noturna, costas fracas.

10. PÉS FRIOS

Ver Parte 2, *Interrogatório*, Capítulo 39

a) Vazio

Deficiência do *Yang* do Rim

Pés frios, edema dos pés, joelhos frios, lombalgia, sensação de frio, cútis esbranquiçada e brilhante, joelhos fracos, cansaço, lassidão, urina clara e abundante, micção noturna, impotência, libido diminuída, língua Pálida e úmida, pulso Profundo-Fraco.

Acupuntura

R-3 *Taixi*, VC-4 *Guanyuan*, B-23 *Shenshu*, R-7 *Fuliu*, VG-4 *Mingmen*. Moxa.

Deficiência do Sangue do Fígado

Pés frios, dormência dos pés, pés ressecados, tontura, visão turva, moscas volantes, dormência ou formigamento dos membros, menstruação escassa, cútis baça e pálida, língua Pálida, pulso Áspero ou Fino.

Acupuntura

F-8 *Ququan*, E-36 *Zusanli*, BP-6 *Sanyinjiao*, VC-4 *Guanyuan*.

Deficiência do *Yang* do Baço e do Rim

Pés frios, edema dos pés, pernas frias e fracas, joelhos frios e fracos, lombalgia, sensação de frio nas costas, sensação de frio, cútis esbranquiçada e brilhante, impotência, libido diminuída, cansaço, urina clara e abundante, urina clara e escassa, micção noturna, fezes amolecidas, falta de apetite, ligeira distensão abdominal, desejo de se deitar, diarreia logo cedo pela manhã, língua Pálida e úmida, pulso Profundo-Fraco.

Acupuntura

R-3 *Taixi*, VC-4 *Guanyuan*, B-23 *Shenshu*, R-7 *Fuliu*, VG-4 *Mingmen*, VC-12 *Zhongwan*, B-20 *Pishu*, E-36 *Zusanli*. Moxa.

b) Outros padrões

Fleuma no Aquecedor Inferior

Pés frios, sensação de peso das pernas, dormência das pernas, dor abdominal, descarga vaginal excessiva, língua Aumentada, pulso Deslizante.

> **NOTA CLÍNICA**
>
> Pés frios frequentemente são um sintoma confiável de deficiência do *Yang* do Rim.

11. DOR NA COXA

Ver Parte 2, *Interrogatório*, Capítulo 39.

a) Umidade-Calor

Dor em queimação na parte interna da coxa que pode estender-se até os órgãos genitais externos, sensação de peso das pernas, sensação de calor, cútis baça e amarelada, descarga vaginal excessiva, vermelhidão ou dor e coceira na vagina, saburra da língua amarelada e pegajosa, pulso Deslizante-Rápido.

b) Frio-Umidade

Dor no aspecto interno da coxa que piora por exposição ao frio e melhora por aplicação de calor, sensação de peso das pernas, cútis baça e pálida, membros frios, secreção vaginal esbranquiçada excessiva, saburra da língua esbranquiçada e pegajosa, pulso Deslizante-Lento.

c) Deficiência de *Qi* e estase de Sangue

Dor na coxa que piora à noite, fraqueza muscular, membros fracos, cansaço, cútis escura, rigidez dos joelhos, língua Arroxeada, pulso em Corda.

d) Deficiência do *Yang* do Rim

Dor surda crônica na coxa, joelhos frios e fracos, lombalgia, sensação de frio, cútis esbranquiçada e brilhante, cansaço, lassidão, urina clara e abundante, micção noturna, impotência, libido diminuída, língua Pálida e úmida, pulso Profundo-Fraco.

e) Estagnação do *Qi* e estase de Sangue no ramo descendente do Vaso Penetrador

Dor na parte interna da coxa; em mulheres, geralmente em conjunção com a menstruação; pés frios, sensação de calor na face, plenitude e dor abdominal, menstruação irregular, vênulas visíveis na parte interna das pernas, pulso Firme.

12. DOR NO QUADRIL

Ver Parte 2, *Interrogatório*, Capítulo 39.

a) Estagnação do *Qi* e estase de Sangue

Dor lancinante no quadril que piora à noite, rigidez acentuada da articulação, sensação de distensão das pernas, língua Arroxeada, pulso em Corda.

b) Invasão de Frio e Umidade

Dor grave unilateral no quadril que piora por exposição ao frio e melhora por aplicação de calor, sensação de peso das pernas, pernas frias, rigidez.

13. DOR NO JOELHO

Ver Parte 2, *Interrogatório*, Capítulo 39.

a) Invasão de Frio e Umidade

Dor grave unilateral no joelho que piora por exposição ao frio e melhora por aplicação de calor, rigidez da articulação, inchaço do joelho, sensação de peso das pernas.

b) Invasão de Frio

Dor grave unilateral no joelho que piora por com exposição ao frio e melhora por aplicação de calor, melhora com atividade física e piora com repouso; rigidez da articulação.

c) Umidade-Calor

Dor grave no joelho com hiperemia, inchaço e calor.

d) Estagnação do *Qi* e estase de Sangue

Dor no joelho que não reage às condições climáticas, dor que piora com movimento e melhora com repouso, ausência de inchaço. Esse quadro normalmente é uma lesão por esforço repetitivo.

e) Deficiência do Rim

Quadro crônico de dor surda e fraqueza nos dois joelhos, início gradual, melhora com repouso, piora com atividade física; lombalgia, tontura, tinidos. Outros sintomas e sinais vão depender se é uma deficiência do *Yin* do Rim ou do *Yang* do Rim.

14. DOR NO PÉ

Ver Parte 2, *Interrogatório*, Capítulo 39.

a) Umidade
Dor e inchaço nos pés, pés frios, sensação de peso das pernas.

b) Umidade-Calor
Dor e inchaço nos pés; pés quentes, vermelhos e malcheirosos; sensação de peso das pernas.

c) Deficiência do Rim
Dor surda nos pés, joelhos fracos, lombalgia, tontura, tinidos. Outras manifestações vão depender se a deficiência é do *Yin* ou do *Yang* do Rim.

d) Deficiência de *Qi* e de Sangue
Dor surda nos pés, dormência dos pés, falta de apetite, fezes amolecidas, voz fraca, cansaço, visão turva, tontura, dormência ou formigamento dos membros, palpitações, cútis baça e pálida, língua Pálida, pulso Fraco ou Áspero.

e) Umidade-Fleuma
Dor no dorso do pé ou na almofada plantar, formigamento dos pés, sensação de peso das pernas.

15. JOELHOS FRACOS

Ver Parte 2, *Interrogatório*, Capítulo 39.

a) Deficiência do *Yang* do Rim
Joelhos fracos e frios, lombalgia, sensação de frio, cútis esbranquiçada e brilhante, cansaço, lassidão, urina clara e abundante, micção noturna, impotência, libido diminuída, língua Pálida e úmida, pulso Profundo-Fraco.

b) Deficiência do *Yin* do Rim e do Fígado
Joelhos fracos, tontura, tinidos, joelhos fracos, deficiência auditiva, lombalgia, dor de cabeça surda occipital ou no vértice, insônia, dormência ou formigamento dos membros, olhos secos, visão turva, garganta seca ao anoitecer, pele e cabelos secos, unhas quebradiças, sudorese noturna, fezes ressecadas, menstruação escassa ou amenorreia, língua de cor normal sem saburra, pulso Flutuante-Vazio.

c) Deficiência do *Qi* do Estômago e do Baço
Joelhos fracos, falta de apetite, ligeira distensão abdominal depois de comer, cansaço, lassidão, cútis pálida, fraqueza dos membros, fezes amolecidas, sensação desconfortável no epigástrio, falta de paladar, língua Pálida, pulso Vazio.

16. JOELHOS RÍGIDOS

a) Frio-Umidade nos canais
Joelhos rígidos e inchados, sensação de frio nos joelhos, dor no joelho que piora por exposição ao frio e à umidade e melhora por aplicação de calor, sensação de peso das pernas, pernas frias.

b) Frio nos canais
Joelhos rígidos e doloridos, dor que piora por exposição ao frio e melhora por aplicação de calor.

c) Umidade
Joelhos rígidos, joelhos inchados, dormência das pernas, sensação de peso das pernas, saburra da língua pegajosa, pulso Deslizante.

d) Umidade-Calor
Joelhos rígidos, inchados, vermelhos, doloridos e quentes, dormência das pernas, sensação de peso das pernas, saburra da língua amarelada e pegajosa, pulso Deslizante-Rápido.

e) Estagnação do *Qi* e estase de Sangue
Joelhos rígidos, joelhos doloridos, melhora por atividade física leve; tendões rígidos que podem piorar à noite; pulso em Corda.

f) Deficiência do *Yang* do Rim
Leve rigidez dos joelhos, lombalgia, joelhos frios, sensação de frio, cútis esbranquiçada e brilhante, joelhos fracos, cansaço, lassidão, urina clara e abundante, micção noturna, impotência, libido diminuída, língua Pálida e úmida, pulso Profundo-Fraco.

17. FRAQUEZA DAS PERNAS

Ver Parte 2, *Interrogatório*, Capítulo 39.

a) Deficiência do *Qi* do Estômago e do Baço
Fraqueza das pernas, falta de apetite, ligeira distensão abdominal depois de comer, cansaço, lassidão, cútis pálida, fraqueza dos membros, fezes amolecidas, sensação desconfortável no epigástrio, falta de paladar, língua Pálida, pulso Vazio.

b) Deficiência do *Yang* do Rim
Fraqueza das pernas, pernas e pés frios, edema dos tornozelos, joelhos fracos e frios, lombalgia, sensação de frio, cútis esbranquiçada e brilhante, cansaço, lassidão, urina clara e abundante, micção noturna, impotência, libido diminuída, língua Pálida e úmida, pulso Profundo-Fraco.

c) Deficiência do *Yin* do Rim
Fraqueza das pernas, pernas finas, marcha instável, plantas dos pés quentes à noite, tontura, tinidos, deficiência auditiva, memória fraca, sudorese noturna, boca e garganta secas à noite, lombalgia, constipação intestinal, urina escassa e escura, cansaço, língua de cor normal sem saburra, pulso Flutuante-Vazio.

d) Deficiência do *Yin* do Fígado e do Rim
Fraqueza das pernas, pernas finas, marcha instável, plantas dos pés quentes à noite, tontura, tinidos, joelhos fracos, deficiência

auditiva, lombalgia, dor de cabeça surda occipital ou no vértice, insônia, dormência ou formigamento dos membros, olhos secos, visão turva, garganta seca ao anoitecer, pele e cabelos secos, unhas quebradiças, sudorese noturna, fezes ressecadas, menstruação escassa ou amenorreia, língua de cor normal sem saburra, pulso Flutuante-Vazio.

18. SENSAÇÃO DE PESO DAS PERNAS

Ver Parte 5, *Sintomas e Sinais*, Capítulo 64; Parte 2, *Interrogatório*, Capítulo 39.

a) Cheio

Umidade

Sensação de peso das pernas, dormência, inchaço das pernas, sensação de peso geral, plenitude epigástrica, saburra da língua pegajosa, pulso Deslizante.

Acupuntura

VC-12 *Zhongwan*, VC-9 *Shuifen*, BP-9 *Yinlingquan*, VC-5 *Shimen*, B-22 *Sanjiaoshu*.

Umidade-Calor

Sensação de peso das pernas, inchaço das pernas, pés quentes, dor muscular, dormência, plenitude epigástrica, saburra da língua amarelada e pegajosa, pulso Deslizante-Rápido.

Acupuntura

VC-12 *Zhongwan*, VC-9 *Shuifen*, BP-9 *Yinlingquan*, VC-5 *Shimen*, B-22 *Sanjiaoshu*.

b) Cheio/Vazio

Deficiência do *Qi* do Baço com Umidade

Ligeira sensação de peso das pernas, fraqueza dos membros, falta de apetite, ligeira distensão abdominal depois de comer, cansaço, lassidão, cútis pálida, fezes amolecidas, plenitude abdominal, sensação de peso, gosto pegajoso na boca, má digestão, alimentos não digeridos nas fezes, náuseas, dor de cabeça surda frontal, língua Pálida com saburra pegajosa, pulso Encharcado.

Acupuntura

VC-12 *Zhongwan*, VC-9 *Shuifen*, BP-9 *Yinlingquan*, VC-5 *Shimen*, B-22 *Sanjiaoshu*, B-20 *Pishu*, E-36 *Zusanli*.

Deficiência do *Yang* do Rim com Umidade

Ligeira sensação de peso das pernas, joelhos fracos e frios, joelhos fracos, lombalgia, sensação de frio, cútis esbranquiçada e brilhante, cansaço, lassidão, urina clara e abundante, micção noturna, impotência, libido diminuída, descarga vaginal excessiva, língua Pálida e úmida com saburra pegajosa, pulso Profundo-Fraco e ligeiramente Deslizante.

Acupuntura

VC-12 *Zhongwan*, VC-9 *Shuifen*, BP-9 *Yinlingquan*, VC-5 *Shimen*, B-22 *Sanjiaoshu*, B-23 *Shenshu*, R-7 *Fuliu*, VC-4 *Guanyuan*.

> **NOTA CLÍNICA**
> A sensação de peso das pernas é um sintoma certo de Umidade no Aquecedor Inferior.

19. PERNAS INQUIETAS

a) Vazio

Deficiência do *Yin* do Fígado e do Rim

Pernas inquietas ao anoitecer, pés quentes à noite com desejo de deixá-los fora da cama, joelhos fracos, tontura, tinidos, deficiência auditiva, lombalgia, dor de cabeça surda occipital ou no vértice, insônia, dormência ou formigamento dos membros, olhos secos, visão turva, garganta seca ao anoitecer, pele e cabelos secos, unhas quebradiças, sudorese noturna, fezes ressecadas, menstruação escassa ou amenorreia, língua de cor normal sem saburra, pulso Flutuante-Vazio.

Acupuntura

F-8 *Ququan*, E-36 *Zusanli*, BP-6 *Sanyinjiao*, R-3 *Taixi*, VC-4 *Guanyuan*.

Deficiência do *Yin* do Estômago

Pernas inquietas, pernas fracas, falta de apetite ou pouca fome sem vontade de comer, constipação intestinal (fezes ressecadas), dor surda ou ligeiramente em queimação no epigástrio, boca e garganta secas especialmente à tarde, sede sem vontade de beber líquidos ou com vontade de beber em pequenos goles, ligeira sensação de plenitude depois de comer, língua de cor normal sem saburra ou sem saburra no centro, pulso Flutuante-Vazio.

Acupuntura

VC-12 *Zhongwan*, E-36 *Zusanli*, BP-6 *Sanyinjiao*, E-37 *Shangjuxu*, E-39 *Xiajuxu*.

Deficiência do Sangue do Fígado

Pernas inquietas, dormência ou formigamento das pernas, tontura, visão turva, moscas volantes, menstruação escassa, cútis baça e pálida, língua Pálida, pulso Áspero ou Fino.

Acupuntura

F-8 *Ququan*, E-36 *Zusanli*, BP-6 *Sanyinjiao*, VC-4 *Guanyuan*.

b) Outros padrões

Deficiência de Sangue no Vaso Penetrador

Pernas inquietas, ansiedade, tontura, menstruação escassa, menstruação irregular, plenitude abdominal e umbilical, dormência ou formigamento das pernas e dos dedos dos pés, língua Pálida, pulso Áspero ou Fino.

> **NOTA CLÍNICA**
> Eu considero os pontos E-36 *Zusanli*, E-37 *Shangjuxu* e E-39 *Xiajuxu* combinados um tratamento eficaz para pernas inquietas.

20. TREMOR DAS PERNAS

Ver Parte 5, *Sintomas e Sinais*, Capítulo 64; Parte 1, *Observação*, Capítulos 4 e 18.

a) Deficiência do Sangue do Fígado ou do *Yin* do Fígado gerando Vento

Leve tremor das pernas, dormência e formigamento dos membros, tontura, visão turva, moscas volantes, menstruação escassa, olhos secos, tremor fino das pernas, tiques, vertigem, língua Pálida com saburra ou de cor normal sem saburra, pulso Áspero ou Fino.

b) Deficiência do *Yin* do Rim com Vento interno

Leve, tremor das pernas, vertigem, tontura, tinidos, deficiência auditiva, memória fraca, sudorese noturna, vertigem, boca e garganta secas à noite, lombalgia, dor nos ossos, emissões noturnas, constipação intestinal, urina escassa e escura, infertilidade, ejaculação precoce, cansaço, lassidão, depressão, ligeira ansiedade, língua de cor normal sem saburra, pulso Flutuante-Vazio.

21. CÃIBRAS NAS PANTURRILHAS

Ver Parte 2, *Interrogatório*, Capítulo 39.

a) Deficiência do Sangue do Fígado

Cãibras nas panturrilhas à noite ou durante atividade física moderada, dormência ou formigamento das pernas, tontura, visão turva, moscas volantes, menstruação escassa, cútis baça e pálida, língua Pálida, pulso Áspero ou Fino.

b) Deficiência do Sangue do Fígado com Vento-Vazio

Cãibras graves nas panturrilhas à noite, dormência ou formigamento das pernas, sensação de peso das pernas, tontura, visão turva, moscas volantes, menstruação escassa, cútis baça e pálida, vertigem, tremores, língua Pálida, pulso Fino e ligeiramente em Corda.

c) Vento-Fleuma

Cãibras graves nas panturrilhas, dormência ou formigamento das pernas, sensação de peso das pernas, tontura grave, visão turva, tremores, tinidos, náuseas, muco na garganta, sensação de opressão do tórax, língua Rígida ou Desviada e Aumentada, pulso em Corda-Deslizante.

d) Estase do Sangue do Fígado

Cãibras graves nas panturrilhas que normalmente ficam piores à noite, dor abdominal, língua Arroxeada, pulso em Corda.

NOTA CLÍNICA

Eu considero B-57 *Chengshan* um ponto efetivo para cãibras nas panturrilhas.

22. DOR NA VIRILHA

a) Umidade

Dor na virilha, sensação de peso das pernas, inchaço, saburra da língua pegajosa, pulso Deslizante.

b) Estagnação do *Qi* e estase de Sangue no canal do Fígado

Dor grave na virilha que melhora por atividade física leve, distensão dos hipocôndrios ou do epigástrio, irritabilidade, mau humor, sensação de bolo na garganta, tensão pré-menstrual, dor nos hipocôndrios e/ou no abdome, menstruação dolorosa, sangue menstrual escuro e com coágulos, massas no abdome, unhas e lábios arroxeados, cútis arroxeada ou escura, língua Arroxeada, pulso em Corda ou Firme.

c) Patologia no Vaso da Cintura (Umidade-Calor)

Dor na virilha que se irradia a partir do abdome inferior, sensação de peso, plenitude abdominal, secreção vaginal excessiva, saburra da língua pegajosa unilateral, pulso em Corda nas duas posições Médias.

23. ÚLCERAS NA PARTE INFERIOR DA PERNA

Ver Parte 1, *Observação*, Capítulo 21.

a) Umidade-Calor

Úlceras na parte inferior das pernas com hiperemia, dor, inchaço e exsudação de fluido amarelado e pegajoso; prurido, bordas da úlcera duras depois que exsudam fluido, sensação de peso, saburra da língua amarelada e pegajosa, pulso Deslizante-Rápido.

b) Deficiência do *Qi* do Baço com Umidade

Úlceras na parte inferior da perna inchadas, ondolores, vermelho-claras e com exsudação de fluido ralo; falta de apetite, ligeira distensão abdominal depois de comer, cansaço, cútis pálida, fraqueza dos membros, fezes amolecidas, plenitude abdominal, sensação de peso, gosto pegajoso na boca, má digestão, alimentos não digeridos nas fezes, náuseas, dor de cabeça surda frontal, língua Pálida com saburra pegajosa, pulso Encharcado.

c) Estagnação do *Qi* e estase de Sangue

Úlceras na parte inferior das pernas escuras, doloridas, duras e exsudando fluido turvo; dor nas pernas, sensação de distensão das pernas, língua Arroxeada, pulso em Corda.

d) Deficiência do *Yin* do Fígado e do Rim

Úlceras na parte inferior das pernas vermelho-pálidas indolores; tontura, tinidos, joelhos fracos, deficiência auditiva, lombalgia, dor de cabeça surda occipital ou no vértice, insônia, dormência ou formigamento dos membros, olhos secos, visão turva, garganta seca ao anoitecer, pele e cabelos secos, unhas quebradiças, sudorese noturna, fezes ressecadas, menstruação escassa ou amenorreia, língua de cor normal sem saburra, pulso Flutuante-Vazio.

24. ÚLCERAS NO DEDO DO PÉ

Ver Parte 1, *Observação*, Capítulo 21.

a) Calor Tóxico

Úlceras escuras nos dedos dos pés que exsudam fluido escuro ou de sangue; dor purulenta em queimação que piora à noite, insônia, agitação mental, sede, língua Vermelha com pontos vermelhos e saburra amarelada espessa e pegajosa, pulso Transbordante-Deslizante-Rápido.

b) Calor Tóxico Externo

Úlceras nos dedos dos pés, especialmente no aspecto interno do dedão do pé, unhas escuras, inchaço do aspecto lateral da unha, dor, pulso Flutuante.

25. DOR NAS PLANTAS DOS PÉS

Ver Parte 2, *Interrogatório*, Capítulo 39.

a) Deficiência do *Qi* do Estômago

Dor surda nas plantas dos pés (metatarsalgia, dor nas bolas dos pés) com início lento, pernas fracas, sensação desconfortável no epigástrio, ausência de apetite, perda do paladar, fezes amolecidas, cansaço especialmente pela manhã, membros fracos, língua Pálida, pulso Vazio.

b) Deficiência do *Qi* do Estômago com Umidade

Dor surda nas plantas dos pés (metatarsalgia, dor nas bolas dos pés) com início agudo, inchaço da bola do pé, sensação de peso das pernas, pernas fracas, sensação desconfortável no epigástrio, falta de apetite, perda do paladar, fezes amolecidas, cansaço especialmente pela manhã, membros fracos, língua Pálida, pulso Vazio.

c) Calor no Estômago

Dor em queimação na bola do pé, dor epigástrica em queimação, sede, regurgitação ácida, náuseas, fome excessiva, mau hálito, sensação de calor, língua Vermelha com saburra amarelada, pulso Transbordante-Rápido.

d) Fogo no Fígado

Dor em queimação debaixo do dedão do pé, pés quentes, dor de cabeça, face avermelhada, tontura, tinidos, irritabilidade, propensão a explosões de raiva, sede, gosto amargo na boca, constipação intestinal, urina escura, língua Vermelha com laterais mais vermelhas e saburra seca e amarelada, pulso em Corda-Rápido.

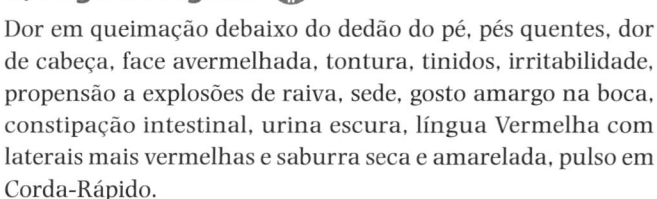

e) Umidade no Baço

Dor surda debaixo do dedão do pé, inchaço do pé, sensação de peso das pernas, pés suados, sensação de plenitude do epigástrio e do abdome, gosto pegajoso na boca, saburra da língua pegajosa, pulso Deslizante.

f) Deficiência do *Yang* do Rim

Dor surda nas plantas dos pés, pés frios, joelhos frios e fracos, lombalgia, sensação de frio, cútis esbranquiçada e brilhante, cansaço, lassidão, urina clara e abundante, micção noturna, impotência, libido diminuída, língua Pálida e úmida, pulso Profundo-Fraco.

g) Deficiência do *Yin* do Rim

Dor surda nas plantas dos pés ao anoitecer ou à noite, sensação de queimação nas plantas dos pés, joelhos fracos, tontura, tinidos, deficiência auditiva, memória fraca, sudorese noturna, boca e garganta secas à noite, lombalgia, constipação intestinal, urina escura e escassa, cansaço, língua de cor normal sem saburra, pulso Flutuante-Vazio.

h) Deficiência do Rim com Umidade

Dor surda nas plantas dos pés com ligeiro inchaço, sensação de peso e fraqueza das pernas, joelhos fracos, lombalgia, tontura, tinidos. Outros sintomas e sinais vão depender se a deficiência é do Yin do Rim ou do Yang do Rim.

26. SENSAÇÃO DE QUEIMAÇÃO NAS PLANTAS DOS PÉS

Ver Parte 2, *Interrogatório*, Capítulo 39.

a) Deficiência do *Yin* do Rim com Calor Vazio

Sensação de queimação nas plantas dos pés que piora ao anoitecer ou à noite, tontura, tinidos, deficiência auditiva, sudorese noturna, boca seca à noite, calor nos cinco palmos, sensação de calor ao anoitecer, *flush* malar, sede com vontade de beber líquidos em pequenos goles, lombalgia, urina escassa e escura, insônia, língua Vermelha sem saburra, pulso Flutuante-Vazio e Rápido.

b) Calor no Estômago

Sensação de queimação na bola do pé, dor epigástrica em queimação, sede, regurgitação ácida, náuseas, fome excessiva, mau hálito, sensação de calor, língua Vermelha com saburra amarelada, pulso Transbordante-Rápido.

c) Fogo no Fígado

Sensação de queimação debaixo do dedão do pé, dor de cabeça, face avermelhada, tontura, tinidos, irritabilidade, propensão a explosões de raiva, sede, gosto amargo na boca, constipação intestinal, urina escura, língua Vermelha com laterais mais vermelhas e saburra seca e amarelada, pulso em Corda-Rápido.

67 Região Lombar

CONTEÚDO DO CAPÍTULO

Lombalgia, 594
Vazio, 594
Cheio, 594
Outros padrões, 594

Neuralgia Ciática, 594
Cheio, 594
Vazio/Cheio, 594

Sensação de Frio e Peso da Região Lombar, 595
Deficiência do Yang do Rim, 595
Umidade-Frio nas costas, 595
Invasão de Vento-Água, 595

Fraqueza da Região Lombar e dos Joelhos, 595
Vazio, 595
Outros padrões, 595

Inelasticidade da Região Lombar, 595
Estagnação do Qi e estase do Sangue, 595
Umidade-Frio na região lombar, 595
Deficiência do Yang do Rim, 595

Dor no Cóccix, 595
Lesão traumática, 595
Deficiência do Rim, 595
Umidade-Frio no canal da Bexiga, 595
Umidade-Calor no canal da Bexiga, 595

Úlceras nas Nádegas, 596
Calor Tóxico, 596
Calor Tóxico Externo, 596

Pápulas ou Pústulas nas Nádegas, 596
Umidade-Calor na Bexiga, 596

Escoliose, 596
Vazio, 596
Outros padrões, 596

Lordose, 596
Deficiência da Essência do Rim, 596
Deficiência do Yin do Fígado e do Rim, 596
Retenção de Vento-Umidade nos canais das costas, 596
Deficiência do Estômago e do Baço, 596

Coluna Inclinada para a Frente, 596
Deficiência da Essência do Rim com fraqueza do Vaso Governador, 596

Atrofia dos Músculos ao Longo da Coluna, 597
Deficiência do Qi do Baço, 597

Manchas nas Costas, 597
Vento-Calor com Calor Tóxico, 597
Umidade-Calor, 597
Qi do Fígado Estagnado transformado em Calor, 597

Rigidez da Região Lombar, 597
Retenção de Umidade-Frio, 597
Estase de Sangue, 597

Vesículas na Região Lombar, 597
Retenção de Umidade-Calor, 597

Secura e Vermelhidão da Pele da Região Lombar, 597
Fogo no Fígado, 597
Fogo no Coração, 597

Cor Amarelada na Região Lombar, 597
Umidade-Calor no Baço e nos Rins, 597

Sinais na Pele da Região Lombar, 597
Patologia do Vaso da Cintura com deficiência do Rim, 597

Furúnculos no Ponto Bl-23 *Shenshu*, 598
Fleuma com deficiência do Rim, 598

Cifose, 598
Deficiência da Essência do Rim nos idosos, 598
Deficiência do Yin do Fígado e do Rim, 598
Deficiência do Vaso Governador, 598
Deficiência da Essência do Rim em crianças, 598

Achatamento da Coluna Lombar, 598
Estagnação do Qi, 598
Estase de Sangue, 598
Frio, 598

Desvio da Coluna, 598
Estagnação do Qi, 598
Estase de Sangue, 598
Frio, 598

Os seguintes sintomas relacionados com a região lombar serão discutidos:

1. Lombalgia
2. Neuralgia do nervo ciático
3. Sensação de frio e peso da região lombar
4. Fraqueza da região lombar e dos joelhos
5. Inelasticidade da região lombar
6. Dor no cóccix
7. Úlceras nas nádegas
8. Pápulas ou pústulas nas nádegas
9. Escoliose
10. Lordose
11. Coluna inclinada para a frente
12. Atrofia dos músculos ao longo da coluna
13. Manchas nas costas
14. Rigidez da região lombar
15. Vesículas na região lombar
16. Secura e vermelhidão da pele da região lombar
17. Cor amarelada da região lombar
18. Sinais na pele da região lombar
19. Furúnculos no ponto B-23 *Shenshu*
20. Cifose
21. Achatamento da coluna lombar
22. Desvio da coluna.

1. LOMBALGIA

Ver Parte 2, *Interrogatório*, Capítulo 37.

a) Vazio

Deficiência do *Yang* do Rim

Lombalgia crônica que pode ser unilateral, bilateral ou na linha média com crises episódicas de dor; sensação de fraqueza e frio na região lombar que melhora com repouso e piora com atividade física; joelhos fracos e frios, sensação de frio, cútis esbranquiçada e brilhante, cansaço, lassidão, urina clara e abundante, micção noturna, impotência, libido diminuída, língua Pálida e úmida, pulso Profundo-Fraco.

Acupuntura

R-3 *Taixi*, VC-4 *Guanyuan*, B-23 *Shenshu*, R-7 *Fuliu*, VG-4 *Mingmen*. Moxa.

Deficiência do *Yin* do Rim

Lombalgia crônica que pode ser unilateral, bilateral ou na linha média e que pode ter crises de recorrência, sensação de fraqueza da região lombar; contração dos músculos da região lombar, melhora com repouso e piora com atividade física; corpo fino, joelhos fracos, tontura, tinidos, deficiência auditiva, memória fraca, sudorese noturna, boca e garganta secas à noite, constipação intestinal, urina escassa e escura, cansaço, ligeira ansiedade, língua de cor normal sem saburra, pulso Flutuante-Vazio.

Acupuntura

R-3 *Taixi*, VC-4 *Guanyuan*, B-23 *Shenshu*, BP-6 *Sanyinjiao*, VC-12 *Zhongwan*.

b) Cheio

Distensão da musculatura dorsal

Dor aguda e grave nas costas que pode ser unilateral ou na linha média, rigidez das costas com incapacidade de se inclinar para a frente, dor na perna.

Acupuntura

ID-3 *Houxi* com B-62 *Shenmai* (Vaso Governador), ponto extra *Shiqizhuixia* (no canal do VG, abaixo de L5), B-23 *Shenshu*, B-26 *Guanyuanshu*. Ventosa.

Umidade-Frio na região lombar

Lombalgia aguda ou crônica que piora pela manhã e melhora no decorrer do dia, melhora com atividade física leve e piora com repouso; sensação de peso, sensação de frio.

Acupuntura

Ponto extra *Shiqizhuixia* (no canal do VG, abaixo de L5), B-23 *Shenshu*, B-26 *Guanyuanshu*. Ventosa.

Estase de Sangue no dorso

Lombalgia grave crônica unilateral que melhora com atividade física leve e piora com repouso, piora pela manhã, mas também à noite; rigidez das costas, dor centrada em uma pequena área, língua Arroxeada, pulso em Corda.

Acupuntura

Ponto extra *Shiqizhuixia* (no canal do VG, abaixo de L5), B-23 *Shenshu*, B-26 *GuanyuanshuI*, BP-10 *Xuehai*, B-17 *Geshu*. Ventosa.

c) Outros padrões

Invasão de Vento-Frio

Lombalgia súbita na linha média que se estende do occipício até a região lombar, aversão ao frio, febre, tosse, coceira na garganta, ligeira falta de ar, nariz congestionado ou escorrendo com secreção clara e aquosa, espirros, dor de cabeça occipital, dores no corpo, saburra da língua fina e branca, pulso Flutuante-Tenso.

> **NOTA CLÍNICA**
>
> Na lombalgia crônica sempre há uma deficiência do Rim, e eu sempre uso B-23 *Shenshu*.

2. NEURALGIA CIÁTICA

Além de identificar o padrão, o canal afetado deve ser identificado. Os canais afetados são os da Bexiga, da Vesícula Biliar ou do Estômago, havendo, com frequência, mais de um canal envolvido.

a) Cheio

Frio-Umidade na região lombar e nas pernas

Dor surda na perna que piora pela manhã, dormência ou formigamento da perna, sensação de peso da perna, dor que piora pela exposição ao frio e à umidade e melhora por aplicação de calor.

Acupuntura

B-60 *Kunlun*, B-23 *Shenshu*, B-54 *Zhibian*, B-40 *Weizhong*. Moxa.

Umidade-Calor na região lombar e nas pernas

Dor grave na perna que piora à tarde ou ao anoitecer, dormência ou formigamento da perna, sensação de peso e de calor na perna.

Acupuntura

B-60 *Kunlun*, B-23 *Shenshu*, B-54 *Zhibian*, B-40 *Weizhong*.

Estagnação do *Qi* e estase de Sangue

Dor grave lancinante na perna que fica ligeiramente melhor com movimento e pior com repouso ou sentado e durante a noite, dor que melhora ligeiramente por aplicação de calor.

Acupuntura

B-60 *Kunlun*, B-23 *Shenshu*, B-54 *Zhibian*, B-40 *Weizhong*, F-3 *Taichong*, BP-10 *Xuehai*.

b) Vazio/Cheio

Deficiência do *Yang* do Rim com Umidade

Dor surda na perna que melhora com repouso e piora com esforço excessivo, lombalgia, joelhos frios e fracos, sensação de peso das pernas, sensação de frio, cútis esbranquiçada e brilhante, cansaço, lassidão, urina clara e abundante, micção noturna, impotência, libido diminuída, língua Pálida e úmida com saburra pegajosa, pulso Profundo-Fraco e ligeiramente Deslizante.

Acupuntura

B-60 *Kunlun*, B-23 *Shenshu*, B-54 *Zhibian*, B-40 *Weizhong*, VG-4 *Mingmen*, BP-9 *Yinlingquan*, VC-9 *Shuifen*. Moxa.

> **NOTA CLÍNICA**
>
> Pela minha experiência, se o pulso estiver Rápido e Deslizante e a língua estiver Vermelha com saburra amarelada e pegajosa em um quadro de neuralgia ciática, é mais difícil tratar.

3. SENSAÇÃO DE FRIO E PESO DA REGIÃO LOMBAR

a) Deficiência do *Yang* do Rim

Sensação crônica de frio e peso da região lombar, desejo de aplicar calor na região lombar, piora por exposição ao frio e à umidade, joelhos fracos e frios, sensação de estar sentado em água gelada, pés frios, lombalgia, sensação de frio, cútis esbranquiçada e brilhante, cansaço, lassidão, urina clara e abundante, micção noturna, impotência, libido diminuída, língua Pálida e úmida, pulso Profundo-Fraco.

b) Umidade-Frio nas costas

Sensação de frio e peso da região lombar, sensação de peso em geral, lombalgia crônica, pernas frias, saburra da língua branca e pegajosa, pulso Deslizante-Lento.

c) Invasão de Vento-Água

Sensação súbita de frio e peso da região lombar, edema dos tornozelos, aversão ao frio, pulso Flutuante.

4. FRAQUEZA DA REGIÃO LOMBAR E DOS JOELHOS

a) Vazio

Deficiência do *Yang* do Rim

Fraqueza da região lombar e dos joelhos, lombalgia, joelhos frios, melhora com repouso e piora com atividade física, sensação de frio, pés frios, cútis esbranquiçada e brilhante, cansaço, lassidão, urina clara e abundante, micção noturna, impotência, libido diminuída, língua Pálida e úmida, pulso Profundo-Fraco.

Acupuntura

R-3 *Taixi*, VC-4 *Guanyuan*, B-23 *Shenshu*, R-7 *Fuliu*, VG-4 *Mingmen*, R-10 *Yingu*. Moxa.

b) Outros padrões

Deficiência do *Yin* do Rim

Fraqueza das costas e dos joelhos, lombalgia, sensação de calor, pés quentes na cama à noite, tontura, tinidos, deficiência auditiva, memória fraca, sudorese noturna, boca e garganta secas à noite, lombalgia, constipação intestinal, urina escassa e escura, cansaço, língua de cor normal sem saburra, pulso Flutuante-Vazio.

Umidade-Frio na região lombar

Fraqueza nas costas e nos joelhos, sensação de peso e frio da região lombar, lombalgia, pés inchados, piora por exposição à umidade e ao frio, melhora com aplicação de calor.

Umidade-Calor na região lombar

Fraqueza das costas e dos joelhos, sensação de peso e queimação da região lombar, lombalgia, pés inchados e quentes, piora por exposição à umidade e ao calor, melhora no clima seco.

5. INELASTICIDADE DA REGIÃO LOMBAR

a) Estagnação do *Qi* e estase do Sangue

Inelasticidade grave da região lombar, incapacidade ou dificuldade de se inclinar para a frente ou de girar a cintura, dor nas costas, inelasticidade que melhora por atividade física moderada e piora por inatividade, pulso em Corda.

b) Umidade-Frio na região lombar

Inelasticidade da região lombar, sensação de peso das costas, dormência ou formigamento das pernas, inelasticidade que piora de manhã e melhora no decorrer do dia.

c) Deficiência do *Yang* do Rim

Leve falta de elasticidade da região lombar, lombalgia surda, joelhos fracos e frios, lombalgia, sensação de frio, cútis esbranquiçada e brilhante, cansaço, lassidão, urina clara e abundante, micção noturna, impotência, libido diminuída, língua Pálida e úmida, pulso Profundo-Fraco.

6. DOR NO CÓCCIX

a) Lesão traumática

Dor no cóccix com história de traumatismo, dificuldade de andar, deitar e se virar, dor que piora ao tossir e espirrar.

b) Deficiência do Rim

Dor surda no cóccix não relacionada com movimento, dormência, nenhuma história de traumatismo, lombalgia, tontura, tinidos, pulso Fraco. Outros sintomas e sinais dependem se a deficiência é do *Yin* do Rim ou do *Yang* do Rim.

c) Umidade-Frio no canal da Bexiga

Dor no cóccix, sensação de peso das pernas, dormência ou formigamento das pernas, dor que piora por exposição ao frio ou à umidade e melhora pela aplicação de calor.

d) Umidade-Calor no canal da Bexiga

Dor grave no cóccix, sensação de peso das pernas, dormência ou formigamento das pernas, sensação de calor na região lombar.

7. ÚLCERAS NAS NÁDEGAS

a) Calor Tóxico

Úlceras unilaterais na nádega vermelhas, inchadas e doloridas no centro com bordas vermelhas e indistintas com exsudação de fluido amarelado e pegajoso; purulência, sede, sensação de calor, língua Vermelha com pontos vermelhos e saburra espessa pegajosa e amarelada, pulso Transbordante-Deslizante-Rápido.

b) Calor Tóxico Externo

Úlceras nas nádegas vermelhas e doloridas com início súbito, pulso Flutuante-Rápido.

8. PÁPULAS OU PÚSTULAS NAS NÁDEGAS

Ver Parte 1, *Observação*, Capítulo 11.

a) Umidade-Calor na Bexiga

Pápulas ou pústulas nas nádegas, micção frequente e urgente, queimação durante a micção, micção difícil, urina amarelo-escura e/ou turva, sede sem vontade de beber líquidos, plenitude e dor no hipogástrio, sensação de calor, saburra da língua espessa pegajosa e amarelada na raiz com pontos vermelhos, pulso Deslizante-Rápido.

9. ESCOLIOSE

Ver Parte 1, *Observação*, Capítulo 11.

a) Vazio

Deficiência da Essência do Rim

Escoliose congênita, lombalgia, fraqueza dos joelhos e das pernas, desenvolvimento ósseo deficiente em crianças, amolecimento dos ossos em adultos, surdez, memória fraca, dentes moles, queda de cabelo ou embranquecimento prematuro dos cabelos, fraqueza da atividade sexual, infertilidade, esterilidade, tontura, tinidos Língua de cor normal e pulso Flutuante-Vazio ou em Couro, se a deficiência da Essência do Rim ocorrer em um contexto de deficiência do *Yin* do Rim; língua Pálida e pulso Profundo-Fraco, se ocorrer em um contexto de deficiência do *Yang* do Rim.

Acupuntura

ID-3 *Houxi* com B-62 *Shenmai* (Vaso Governador), R-3 *Taixi*, VC-4 *Guanyuan*, R-10 *Yingu*, B-23 *Shenshu*, B-52 *Zhishi*, R-13 *Qixue*.

b) Outros padrões

Deficiência do Rim com estase de Sangue

Escoliose, lombalgia grave, costas tensionadas, tontura, tinidos. Outros sintomas e sinais, inclusive língua e pulso, dependem se a deficiência é do *Yin* do Rim ou do *Yang* do Rim.

Retenção de Vento-Umidade nos canais das costas

Escoliose, dor nas costas que piora com umidade e frio, sensação de peso nas costas.

10. LORDOSE

Ver Parte 1, *Observação*, Capítulo 11.

a) Deficiência da Essência do Rim

Lordose congênita, lombalgia, fraqueza dos joelhos, desenvolvimento ósseo deficiente em crianças, amolecimento dos ossos em adultos, surdez, memória fraca, dentes moles, queda de cabelo ou embranquecimento prematuro dos cabelos, fraqueza da atividade sexual, infertilidade, esterilidade, tontura, tinidos, língua de cor normal. Pulso Flutuante-Vazio ou em Couro, se a deficiência da Essência do Rim ocorrer em um contexto de deficiência do *Yin* do Rim; língua Pálida e pulso Profundo-Fraco, se ocorrer em um contexto de deficiência do *Yang* do Rim.

b) Deficiência do *Yin* do Fígado e do Rim

Lordose, lombalgia, joelhos fracos, tontura, tinidos, deficiência auditiva, dor de cabeça surda occipital ou no vértice, insônia, dormência ou formigamento dos membros, olhos secos, visão turva, garganta seca ao anoitecer, pele e cabelos secos, unhas quebradiças, sudorese noturna, fezes ressecadas, menstruação escassa ou amenorreia, língua de cor normal sem saburra, pulso Flutuante-Vazio.

c) Retenção de Vento-Umidade nos canais das costas

Lordose, dor nas costas que piora com clima úmido e frio, sensação de peso nas costas.

d) Deficiência do Estômago e do Baço

Lordose, membros fracos, falta de apetite, ligeira distensão abdominal depois de comer, cansaço, lassidão, cútis pálida, fraqueza dos membros, fezes amolecidas, sensação de desconforto no epigástrio, falta de paladar, língua Pálida, pulso Vazio.

11. COLUNA INCLINADA PARA A FRENTE

Ver Parte 1, *Observação*, Capítulo 11.

a) Deficiência da Essência do Rim com fraqueza do Vaso Governador

Coluna inclinada para a frente, lombalgia, fraqueza dos joelhos e das pernas, desenvolvimento ósseo deficiente em crianças, amolecimento dos ossos em adultos, surdez, memória fraca, dentes moles, queda de cabelo ou embranquecimento precoce dos cabelos, fraqueza da atividade sexual, infertilidade, esterilidade, tontura, tinidos, língua de cor normal. Pulso Flutuante-Vazio ou em Couro, se a deficiência da Essência do Rim ocorrer em um contexto de deficiência do *Yin* do Rim; língua Pálida e pulso Profundo-Fraco, se ocorrer em um contexto de deficiência do *Yang* do Rim. Se a pessoa nasce com essa deformidade da coluna, a condição é constitucional e pode ser que não haja qualquer outro sintoma.

12. ATROFIA DOS MÚSCULOS AO LONGO DA COLUNA

Ver Parte 1, *Observação*, Capítulo 11.

a) Deficiência do *Qi* do Baço

Atrofia dos músculos ao longo da coluna, músculos fracos, falta de apetite, ligeira distensão abdominal depois de comer, cansaço, lassidão, cútis pálida, fraqueza dos membros, fezes amolecidas, depressão moderada, tendência à obesidade, língua Pálida, pulso Vazio.

13. MANCHAS NAS COSTAS

Ver Parte 1, *Observação*, Capítulo 11.

a) Vento-Calor com Calor Tóxico

Pápulas vermelhas na parte superior das costas com início agudo, aversão ao frio, febre, língua com pontos vermelhos e saburra amarelada espessa e pegajosa, pulso Flutuante-Transbordante-Rápido.

b) Umidade-Calor

Pápulas vermelhas ou pústulas nas costas, lombalgia, sensação de peso das costas, saburra da língua amarelada e pegajosa, pulso Deslizante-Rápido. Outros sintomas e sinais dependem do órgão envolvido, que pode ser Estômago, Baço ou Fígado.

c) *Qi* do Fígado Estagnado transformado em Calor

Pápulas vermelhas nas costas que podem coçar e doer, distensão dos hipocôndrios ou do epigástrio, ligeira sensação de opressão do tórax, irritabilidade, tensão pré-menstrual, menstruação irregular, distensão das mamas antes da menstruação, sensação de bolo na garganta, sensação de calor, face avermelhada, sede, propensão a explosões de raiva, menstruação intensa, língua Vermelha nas laterais, pulso em Corda e ligeiramente Rápido.

14. RIGIDEZ DA REGIÃO LOMBAR

Ver Parte 1, *Observação*, Capítulo 11.

a) Retenção de Umidade-Frio

Rigidez da região lombar, inchaço dos músculos da região lombar, dor nas costas que piora com repouso e melhora com atividade física moderada, sensação de frio nas costas, sensação de peso nas costas.

b) Estase de Sangue

Rigidez da região lombar, dor nas costas que pode piorar à noite; dor lancinante na região lombar que piora com repouso e melhora com movimento; pulso em Corda.

15. VESÍCULAS NA REGIÃO LOMBAR

Ver Parte 1, *Observação*, Capítulo 11.

a) Retenção de Umidade-Calor

Vesículas cheias de líquido claro na região lombar que parecem um cordão de pérolas, dor nas costas, sensação de peso das costas, saburra da língua amarelada e pegajosa, pulso Deslizante-Rápido.

16. SECURA E VERMELHIDÃO DA PELE DA REGIÃO LOMBAR

Ver Parte 1, *Observação*, Capítulo 11.

a) Fogo no Fígado

Erupção cutânea macular avermelhada e seca na região lombar que coça e é quente, dor de cabeça, face avermelhada, tontura, tinidos, irritabilidade, propensão a explosões de raiva, sede, gosto amargo na boca, constipação intestinal, urina escura, língua Vermelha com laterais mais vermelhas e saburra seca amarelada, pulso em Corda-Rápido.

b) Fogo no Coração

Erupção cutânea macular vermelha e seca na região lombar e na parte superior das costas que coça e é quente, urina escura, palpitações, sede, úlceras na boca e na língua, agitação mental, agitação, insônia, sono perturbado por sonhos, sensação de calor, face avermelhada, gosto amargo na boca, língua Vermelha com ponta mais vermelha e saburra amarelada, pulso Transbordante-Rápido.

17. COR AMARELADA NA REGIÃO LOMBAR

Ver Parte 1, *Observação*, Capítulo 11.

a) Umidade-Calor no Baço e nos Rins

Cor amarelada na região lombar, pequenas vesículas na região lombar, dor nas costas, sensação de peso das costas, urina turva, saburra da língua amarelada e pegajosa, pulso Deslizante-Rápido.

18. SINAIS NA PELE DA REGIÃO LOMBAR

Ver Parte 1, *Observação*, Capítulo 11.

a) Patologia do Vaso da Cintura com deficiência do Rim

Descoloração da pele da região lombar (p. ex., longas marcas na pele distribuídas como um cinto), não coça, não dói; lombalgia, tontura, tinidos, sensação de peso da região lombar e das costas, desconforto urinário, desconforto vaginal excessivo, sensação de força puxando para baixo.

19. FURÚNCULOS NO PONTO BL-23 *SHENSHU*

Ver Parte 1, *Observação*, Capítulo 11.

a) Fleuma com deficiência do Rim

Furúnculos no ponto BL-23 *Shenshu*, sensação de peso das costas, inchaço dos músculos das costas, lombalgia que melhora com repouso, joelhos fracos, tontura, tinidos, sensação de opressão do tórax, língua Aumentada, pulso Fraco.

20. CIFOSE

Ver Parte 1, *Observação*, Capítulo 11.

a) Deficiência da Essência do Rim nos idosos

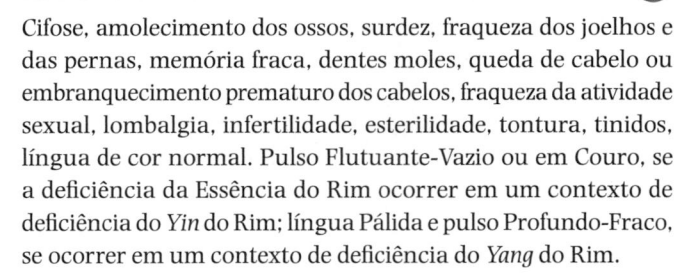

Cifose, amolecimento dos ossos, surdez, fraqueza dos joelhos e das pernas, memória fraca, dentes moles, queda de cabelo ou embranquecimento prematuro dos cabelos, fraqueza da atividade sexual, lombalgia, infertilidade, esterilidade, tontura, tinidos, língua de cor normal. Pulso Flutuante-Vazio ou em Couro, se a deficiência da Essência do Rim ocorrer em um contexto de deficiência do *Yin* do Rim; língua Pálida e pulso Profundo-Fraco, se ocorrer em um contexto de deficiência do *Yang* do Rim.

b) Deficiência do *Yin* do Fígado e do Rim

Cifose, lombalgia, tontura, tinidos, joelhos fracos, deficiência auditiva, dor de cabeça surda occipital ou no vértice, insônia, dormência ou formigamento dos membros, olhos secos, visão turva, garganta seca ao anoitecer, pele e cabelos secos, unhas quebradiças, sudorese noturna, fezes ressecadas, menstruação escassa ou amenorreia, língua de cor normal sem saburra, pulso Flutuante-Vazio.

c) Deficiência do Vaso Governador

Cifose, lombalgia, tontura, tinidos, memória fraca, função sexual fraca. Outros sintomas e sinais dependem se há uma deficiência do *Yin* do Rim ou do *Yang* do Rim.

d) Deficiência da Essência do Rim em crianças

Cifose congênita, desenvolvimento ósseo deficiente, fraqueza dos joelhos e das pernas, memória fraca, dentes moles, lombalgia, tontura, tinidos, língua de cor normal. Pulso Flutuante-Vazio ou em Couro, se a deficiência da Essência do Rim ocorrer em um contexto de deficiência do *Yin* do Rim; língua Pálida e pulso Profundo-Fraco, se ocorrer em um contexto de deficiência do *Yang* do Rim.

21. ACHATAMENTO DA COLUNA LOMBAR

Ver Parte 1, *Observação*, Capítulo 11.

a) Estagnação do *Qi*

Achatamento da coluna lombar, falta de elasticidade dos músculos espinais, dor nas costas que melhora com atividade física leve, distensão dos hipocôndrios ou do epigástrio, irritabilidade, mau humor, sensação de bolo na garganta, tensão pré-menstrual, pulso em Corda.

b) Estase de Sangue

Achatamento da coluna lombar, falta de elasticidade dos músculos espinais, rigidez das costas, dor nas costas que melhora com atividade física leve e piora à noite, língua Arroxeada, pulso em Corda.

c) Frio

Achatamento da coluna lombar; dor nas costas que melhora com aplicação de calor e piora por exposição ao frio e à umidade; sensação de frio, costas e joelhos frios, língua Pálida, pulso Tenso-Lento.

22. DESVIO DA COLUNA

Ver Parte 1, *Observação*, Capítulo 11.

a) Estagnação do *Qi*

Desvio da coluna, falta de elasticidade dos músculos espinais, dor nas costas que melhora com atividade física moderada, distensão dos hipocôndrios ou do epigástrio, irritabilidade, mau humor, sensação de bolo na garganta, tensão pré-menstrual, pulso em Corda.

b) Estase de Sangue

Desvio da coluna, falta de elasticidade dos músculos espinais, rigidez das costas, dor nas costas que melhora com atividade física moderada e piora à noite, língua Arroxeada, pulso em Corda.

c) Frio

Desvio da coluna, dor nas costas que melhora com aplicação de calor e piora por exposição ao frio e à umidade, sensação de frio, costas e joelhos frios, língua Pálida, pulso Tenso-Lento.

Corpo 68

SEÇÃO 1 — PARTE 5

CONTEÚDO DO CAPÍTULO

Dores no Corpo, 599
Vento, 599
Umidade, 599
Estagnação do Qi, 600
Estase de Sangue, 600
Deficiência de Sangue, 600
Calor no Estômago, 600
Dor nas Articulações, 600
Invasão de Vento nas articulações, 600
Invasão de Umidade nas articulações, 600
Invasão de Frio nas articulações, 600
Umidade-Calor nas articulações, 600
Estagnação do Qi e estase de Sangue, 600
Deficiência do Sangue do Fígado, 600
Deficiência do Rim, 600
Paralisia, 600
Vazio, 600
Vazio/Cheio, 600
Outros padrões, 601
Hemiplegia, 601
Vento nos canais, 601
Vento no Fígado, 601
Vento-Fleuma, 601
Fleuma-Fogo, 601
Umidade-Fleuma, 601
Deficiência de Qi e estase de Sangue, 601
Deficiência do Fígado e do Rim, 601
Colapso do Yang, 601
Colapso do Yin, 602
Dormência/Formigamento, 602
Vazio, 602
Cheio, 602
Outros padrões, 602
Dormência de Metade do Corpo, 602
Deficiência do Sangue do Fígado, 602
Umidade-Fleuma, 602
Vento no Fígado, 602
Deficiência do Qi Central, 602
Umidade, 603
Prurido, 603
Cheio, 603
Vazio, 603
Outros padrões, 603
Edema, 603
Vazio, 603
Cheio, 603
Outros padrões, 603
Obesidade, 604
Umidade-Fleuma com deficiência de Qi, 604
Perda de Peso, 604
Deficiência de Yin, 604
Deficiência do Sangue do Fígado, 604
Deficiência do Qi do Estômago e do Baço, 604
Fogo no Fígado, 604
Calor no Estômago, 604
Icterícia, 604
Umidade-Calor na Vesícula Biliar, 604
Umidade-Frio na Vesícula Biliar, 604
Estase de Sangue, 604
Deficiência do Qi do Baço e deficiência de Sangue, 604
Espasmos Musculares, 605
Deficiência do Yang do Baço e do Rim, 605
Deficiência do Yang do Coração ou do Pulmão com Água Transbordando, 605
Deficiência de Qi e de Sangue, 605
Opistótono, 605
Vento no Fígado, 605

Os seguintes sintomas relacionados com o corpo serão discutidos:
1. Dores no corpo
2. Dor nas articulações
3. Paralisia
4. Hemiplegia
5. Dormência/formigamento
6. Dormência de metade do corpo
7. Prurido
8. Edema
9. Obesidade
10. Perda de peso
11. Icterícia
12. Espasmos musculares
13. Opistótono.

1. DORES NO CORPO

Ver Parte 2, *Interrogatório*, Capítulo 37.

Dores no corpo incluem dores nos músculos e/ou nas articulações.

a) Vento

Dor nas articulações, aversão ao frio, febre, dor de cabeça occipital, pulso Flutuante. É uma dor que ocorre nas invasões agudas de Vento.

b) Umidade

Dor nos músculos e nas articulações, sensação de peso, dor de cabeça e sensação de a cabeça estar envolta em algodão, saburra da língua pegajosa, pulso Encharcado ou Deslizante.

Esse é provavelmente o tipo mais comum de dor articular e muscular, podendo ser um quadro agudo ou crônico. É visto na Síndrome de Obstrução Dolorosa Fixa e na Síndrome da Fadiga Pós-viral.

c) Estagnação do *Qi*

Dor nas articulações (especialmente da parte superior do corpo) que melhora com atividade física, sensação de distensão dos membros, pulso em Corda.

d) Estase de Sangue

Dor grave lancinante nas articulações que melhora com atividade física, língua Arroxeada, pulso em Corda. Esse padrão é mais provável de ocorrer nos idosos, mas também é relativamente frequente em mulheres que sofrem de estase de Sangue. Por exemplo, pode ocorrer depois do parto se houver estase de Sangue.

e) Deficiência de Sangue

Dor surda em todos os músculos que piora depois de atividade física, frequentemente após o parto, formigamento dos membros, língua Pálida, pulso Áspero ou Fino.

f) Calor no Estômago

Dor em todos os músculos, pele quente ao toque, língua Vermelha com saburra amarelada, pulso Transbordante-Rápido.

2. DOR NAS ARTICULAÇÕES

Ver Parte 2, *Interrogatório*, Capítulo 37.

a) Invasão de Vento nas articulações

Dor que muda de uma articulação para a outra; em casos agudos, pulso Flutuante.

b) Invasão de Umidade nas articulações

Dor fixa, inchaço das articulações, sensação de peso e formigamento das articulações.

c) Invasão de Frio nas articulações

Dor grave fixa, normalmente em uma articulação, piora por exposição ao frio e melhora por aplicação de calor.

d) Umidade-Calor nas articulações

Dor fixa, articulações inchadas, quentes e avermelhadas.

e) Estagnação do *Qi* e estase de Sangue

Dor e rigidez das articulações, membros endurecidos, dor que melhora por atividade física moderada e piora por inatividade, pulso em Corda.

f) Deficiência do Sangue do Fígado

Dor articular surda, piora com atividade física ou depois da menstruação, língua Pálida, pulso Áspero ou Fino.

g) Deficiência do Rim

Dor articular surda especialmente nos membros inferiores, piora com atividade física; lombalgia, joelhos fracos, pernas fracas.

3. PARALISIA

Ver Parte 1, *Observação*, Capítulo 4.

Trata-se de paralisia bilateral dos braços e/ou das pernas e do corpo propriamente dito.

a) Vazio

Deficiência do *Qi* do Estômago e do Baço

Paralisia, falta de apetite, ligeira distensão abdominal depois de comer, cansaço, lassidão, cútis pálida, fraqueza dos membros, fezes amolecidas, sensação de desconforto no epigástrio, perda do paladar, língua Pálida, pulso Vazio. Nos problemas neurológicos, como na esclerose múltipla, esse padrão corresponde ao estágio médio dessa condição.

Acupuntura

VC-12 *Zhongwan*, E-36 *Zusanli*, BP-6 *Sanyinjiao*, E-31 *Biguan*, IG-10 *Shousanli*.

Deficiência do *Yin* do Fígado e do Rim

Paralisia de longo tempo, início lento, membros fracos, joelhos fracos, tontura, tinidos, deficiência auditiva, lombalgia, dor de cabeça occipital ou no vértice, insônia, dormência ou formigamento dos membros, olhos secos, visão turva, garganta seca ao anoitecer, pele e cabelos secos, unhas quebradiças, sudorese noturna, fezes ressecadas, menstruação escassa ou amenorreia, língua de cor normal sem saburra, pulso Flutuante-Vazio. Nos problemas neurológicos, como na esclerose múltipla, esse padrão corresponde ao estágio tardio da condição.

Acupuntura

F-8 *Ququan*, R-10 *Yingu*, R-3 *Taixi*, VC-4 *Guanyuan*, VB-34 *Yanglingquan*, E-31 *Biguan*, IG-10 *Shousanli*.

b) Vazio/Cheio

Deficiência do *Yin* do Fígado e do Rim com Vento Interno

Paralisia de longa data, início lento, tremor ou espasmos dos membros, membros fracos, joelhos fracos, dormência ou formigamento dos membros, lombalgia, tontura, tinidos, deficiência auditiva, dor de cabeça occipital ou no vértice, insônia, olhos secos, visão turva, garganta seca ao anoitecer, pele e cabelos secos, unhas quebradiças, sudorese noturna, fezes ressecadas, menstruação escassa ou amenorreia, língua de cor normal Desviada ou Móvel sem saburra, pulso Flutuante-Vazio e ligeiramente em Corda. Nos problemas neurológicos, como na esclerose múltipla, esse padrão corresponde ao estágio final da condição.

Acupuntura

F-8 *Ququan*, R-10 *Yingu*, R-3 *Taixi*, VB-34 *Yanglingquan*, E-31 *Biguan*, IG-10 *Shousanli*, F-3 *Taichong*, VB-20 *Fengchi*, VG-16 *Fengfu*, ID-3 *Houxi* com B-62 *Shenmai* (Vaso Governador).

c) Outros padrões

Deficiência do *Yang* do Rim
Paralisia, lombalgia, joelhos frios e fracos, sensação de frio, cútis esbranquiçada-brilhante, cansaço, lassidão, urina clara e abundante, micção noturna, impotência, libido diminuída, língua Pálida e úmida, pulso Profundo-Fraco.

Deficiência de *Qi* e de Sangue
Paralisia dos quatro membros e do corpo, membros fracos, falta de apetite, fezes amolecidas, voz fraca, cansaço, visão turva, tontura, dormência ou formigamento dos membros, palpitações, cútis baça e pálida, língua Pálida, pulso Fraco ou Áspero.

Estase de Sangue do Fígado
Paralisia, dor lancinante nas articulações, dor nos hipocôndrios, dor abdominal, menstruação dolorosa, sangue menstrual escuro e com coágulos, massas no abdome, unhas e lábios arroxeados, cútis arroxeada ou escura, língua Arroxeada, pulso em Corda ou Firme.

Frio-Umidade
Paralisia, sensação de peso dos membros, dormência, edema dos membros, plenitude epigástrica, sensação de peso da cabeça e do corpo, sensação de frio, membros frios, saburra da língua branca e pegajosa, pulso Deslizante-Lento. Nos problemas neurológicos, como na esclerose múltipla, esse padrão corresponde ao estágio inicial da condição.

Umidade-Calor
Paralisia dos membros inferiores, membros quentes, sensação de peso dos membros, dormência dos membros, plenitude epigástrica, gosto pegajoso na boca, sede sem vontade de beber líquidos, sensação de peso da cabeça e do corpo, sensação de calor, saburra da boca amarelada e pegajosa, pulso Deslizante-Rápido.

Estagnação do *Qi* do Fígado e deficiência do Sangue do Fígado
Paralisia, dormência ou formigamento dos membros, distensão dos hipocôndrios ou do epigástrio, irritabilidade, mau humor, sensação de bolo na garganta, tensão pré-menstrual, tontura, visão turva, moscas volantes, menstruação escassa, cútis baça e pálida, língua Pálida, pulso Áspero ou Fino e ligeiramente em Corda.

Fluidos do Estômago e do Baço consumidos
Paralisia com início súbito depois de uma doença febril, membros fracos, mãos incapazes de segurar um objeto, pele e boca secas. Esse padrão corresponde à consequência de uma doença febril, como a poliomielite.

4. HEMIPLEGIA

Ver Parte 1, *Observação*, Capítulo 4.

  Trata-se de paralisia unilateral do braço e/ou da perna. Os primeiros seis padrões correspondem a diferentes tipos de Golpe de Vento (Derrame).

a) Vento nos canais
Hemiplegia, desvio do olho e da boca, afasia.

b) Vento no Fígado
Hemiplegia, tremores, dormência dos membros, tontura grave, tinidos, dor de cabeça, língua Rígida, Desviada ou Móvel, pulso em Corda.

c) Vento-Fleuma
Hemiplegia, dormência ou formigamento dos membros, tontura grave, visão turva, tinidos, náuseas, muco na garganta, sensação de opressão do tórax, língua Rígida ou Desviada e Aumentada, pulso em Corda-Deslizante.

d) Fleuma-Fogo
Hemiplegia, dormência dos membros, perda súbita da consciência, confusão mental, desvio do olho e da boca, contração das mãos, dentes cerrados, olhos e face avermelhados, som crepitante na garganta, sensação de opressão do tórax, expectoração de muco amarelado e pegajoso, língua Vermelha e Aumentada com saburra amarelada e pegajosa, pulso Deslizante-Rápido.

e) Umidade-Fleuma
Hemiplegia, dormência dos membros, perda súbita da consciência, confusão mental, muco na garganta, dentes cerrados, sensação de opressão do tórax, expectoração profusa de muco pegajoso, cútis esbranquiçada com aspecto pastoso, membros frios, língua Aumentada com saburra branca e pegajosa, pulso Deslizante.

f) Deficiência de *Qi* e estase de Sangue
Hemiplegia, pele opaca, edema, rigidez dos tendões, contração dos membros superiores, membros inferiores relaxados e esticados; alongar os membros superiores ou dobrar os membros inferiores causa dor; cansaço, falta de apetite, fezes amolecidas, voz fraca, ligeira falta de ar, cútis pálida, língua Azul-Arroxeada, pulso Fraco ou Áspero. Corresponde ao estágio de sequela de Golpe de Vento (derrame).

g) Deficiência do Fígado e do Rim
Hemiplegia, lombalgia, membros moles, tontura, tinidos, memória fraca, visão turva, confusão mental. Esse padrão pode estar associado com deficiência do *Yin* ou do *Yang* e a língua pode estar Vermelha ou Pálida, respectivamente. Esse padrão também corresponde à sequela de Golpe de Vento (derrame).

h) Colapso do *Yang*
Hemiplegia, perda súbita da consciência, confusão mental, olhos fechados, boca e mãos abertas, incontinência urinária, respiração fraca, membros frios, cútis esbranquiçada e brilhante, transpiração na fronte, língua Pálida e Curta, pulso Escondido ou Espalhado. Corresponde ao estágio agudo de Golpe de Vento (derrame).

i) Colapso do *Yin*

Hemiplegia, perda súbita da consciência, desvio do olho e da boca, olhos fechados, boca e mãos abertas, membros frios e face avermelhada, respiração fraca, língua Vermelha sem saburra, pulso Mínimo. Corresponde ao estágio agudo de Golpe de Vento (derrame).

5. DORMÊNCIA/FORMIGAMENTO

Ver Parte 2, *Interrogatório*, Capítulo 37.

"Dormência" inclui a dormência propriamente dita e/ou uma sensação de formigamento. Dormência é mais comum com Fleuma e Vento, enquanto formigamento é mais comum nos padrões de deficiência, como na deficiência do Sangue do Fígado. Entretanto, essa é apenas uma regra geral.

a) Vazio

Deficiência do Sangue do Fígado

Formigamento dos membros, tontura, visão turva, moscas volantes, menstruação escassa, cútis baça e pálida, língua Pálida, pulso Áspero ou Fino. Essa é uma causa bastante comum de dormência/formigamento e ocorre com maior frequência em mulheres.

Acupuntura

F-8 *Ququan*, E-36 *Zusanli*, BP-6 *Sanyinjiao*, VC-4 *Guanyuan*, IG-10 *Shousanli*, E-32 *Futu*.

b) Cheio

Fleuma nos canais

Dormência, sensação de peso, sensação de opressão do tórax, muco na garganta, língua Aumentada com saburra pegajosa, pulso Deslizante.

Acupuntura

VC-12 *Zhongwan*, VC-9 *Shuifen*, VC-5 *Shimen*, B-22 *Sanjiaoshu*, E-40 *Fenglong*, BP-9 *Yinlingquan*, E-32 *Futu*, E-36 *Zusanli*, IG-10 *Shousanli*.

Vento Interno

Dormência unilateral de um membro, tremores, tontura grave, tinidos, dor de cabeça, dormência dos membros, tiques, língua Rígida, Desviada ou Móvel, pulso em Corda.

Acupuntura

F-3 *Taichong*, VB-20 *Fengchi*, VG-16 *Fengfu*, ID-3 *Houxi* com B-62 *Shenmai* (Vaso Governador), VG-19 *Houding*, E-32 *Futu*, VB-31 *Fengshi*, IG-10 *Shousanli*, E-36 *Zusanli*.

Vento-Fleuma

Dormência unilateral de um membro, formigamento, tremores, tontura grave, visão turva, tinidos, náuseas, muco na garganta, sensação de opressão do tórax, língua Rígida ou Desviada e Aumentada, pulso em Corda-Deslizante.

Acupuntura

F-3 *Taichong*, VB-20 *Fengchi*, VG-16 *Fengfu*, ID-3 *Houxi* com B-62 *Shenmai* (Vaso Governador), VG-19 *Houding*, VC-12 *Zhongwan*, VC-9 *Shuifen*, E-40 *Fenglong*, VC-5 *Shimen*, B-22 *Sanjiaoshu*, E-32 *Futu*, VB-31 *Fengshi*, IG-10 *Shousanli*, E-36 *Zusanli*.

c) Outros padrões

Umidade nos canais

Dormência/formigamento e inchaço nas articulações, sensação de peso do corpo e dos membros, saburra da língua pegajosa, pulso Deslizante. Outros sintomas e sinais dependem se a Umidade está associada com Frio ou com Calor.

Estagnação do *Qi* e estase de Sangue

Dormência ou formigamento dos membros, dor articular que melhora com atividade física moderada e piora por inatividade, cansaço, falta de apetite, fezes amolecidas, voz fraca, respiração levemente ofegante, cútis pálida, língua Azul-Arroxeada, pulso Fraco ou Áspero.

6. DORMÊNCIA DE METADE DO CORPO

Dormência de metade do corpo geralmente ocorre nos membros.

a) Deficiência do Sangue do Fígado

Dormência de metade do corpo, dormência ou formigamento dos membros, tontura, visão turva, moscas volantes, menstruação escassa, cútis baça e pálida, língua Pálida, pulso Áspero ou Fino. Essa dormência geralmente ocorre do lado esquerdo, mais frequentemente em mulheres.

b) Umidade-Fleuma

Dormência de metade do corpo, tosse crônica com expectoração profusa de muco branco pegajoso fácil de expectorar, sensação de opressão do tórax, tontura, visão turva, sonolência, náuseas, muco na garganta, congestão na cabeça, língua Aumentada com saburra pegajosa, pulso Deslizante.

c) Vento no Fígado

Dormência de metade do corpo e de uma mão, tremores, tontura grave, tinidos, dor de cabeça, tiques, língua Rígida, Desviada ou Móvel, pulso em Corda. Esse padrão é mais provável de ocorrer em pessoas idosas. Nos idosos, dormência em metade do corpo pode ser indício de Golpe de Vento (derrame).

d) Deficiência do *Qi* Central

Dormência de metade do corpo, membros fracos e moles, falta de apetite, ligeira distensão abdominal depois de comer, cansaço, lassidão, cútis pálida, fraqueza dos membros, fezes amolecidas, sensação de desconforto no epigástrio, perda do paladar, língua Pálida, pulso Vazio. Esse padrão é decorrente de uma deficiência do Estômago e do Baço e a dormência geralmente ocorre do lado direito.

e) Umidade

Dormência de metade do corpo, sensação de peso dos membros, inchaço dos membros e/ou das articulações, dor muscular, saburra da língua pegajosa, pulso Deslizante. Outros sintomas e sinais dependem se a Umidade está associada com Frio ou com Calor.

7. PRURIDO

Ver Parte 2, *Interrogatório*, Capítulo 37.

a) Cheio

Vento na pele

Prurido intenso em todo corpo ou se movendo de um lugar para outro, mais na parte superior do corpo, desejo insuportável de coçar, pele seca.

Acupuntura

TA-6 *Zhigou*, IG-11 *Quchi*, F-3 *Taichong*, VB-31 *Fengshi*.

Umidade na pele

Prurido localizado, geralmente na parte inferior do corpo; vesículas na pele, exsudação de um fluido.

Acupuntura

VC-12 *Zhongwan*, VC-9 *Shuifen*, BP-9 *Yinlingquan*, VC-5 *Shimen*, B-22 *Sanjiaoshu*.

Umidade-Calor na pele

Prurido localizado, vesículas amareladas exsudando fluido amarelado; pápulas ou pústulas avermelhadas, exsudação de sangue ao coçar; mais na parte inferior do corpo.

Acupuntura

VC-12 *Zhongwan*, VC-9 *Shuifen*, BP-9 *Yinlingquan*, VC-5 *Shimen*, B-22 *Sanjiaoshu*, IG-11 *Quchi*.

Calor no Sangue

Prurido generalizado, erupção avermelhada, pápulas avermelhadas, sensação de agitação, sede.

Acupuntura

IG-11 *Quchi*, BP-10 *Xuehai*.

b) Vazio

Deficiência de Sangue

Prurido leve generalizado, pele seca, pele escamosa (com escamas brancas), cabelos secos, possivelmente vergões pálidos.

Acupuntura

F-8 *Ququan*, E-36 *Zusanli*, BP-6 *Sanyinjiao*, VC-4 *Guanyuan*.

c) Outros padrões

Calor Tóxico

Prurido intenso localizado ou generalizado, pústulas exsudando pus e sangue, pele purulenta, febre. Esse tipo de prurido é visto no eczema crônico quando a pele fica infectada.

> **NOTA CLÍNICA**
>
> Para tratar prurido com acupuntura, além de usar pontos que expelem o Vento (TA-6 *Zhigou* e VB-31 *Fengshi*), use pontos no canal do Coração.

8. EDEMA

Ver Parte 5, *Sintomas e Sinais*, Capítulos 65 e 66; Parte 1, *Observação*, Capítulo 18; Parte 2, *Interrogatório*, Capítulo 39.

a) Vazio

Deficiência do *Yang* do Baço

Edema crônico do abdome ou dos membros com cacifo, início lento, falta de apetite, ligeira distensão abdominal depois de comer, cansaço, lassidão, cútis pálida, fraqueza dos membros, fezes amolecidas, sensação de frio, membros frios, edema, língua Pálida e úmida, pulso Profundo-Fraco.

Acupuntura

VC-12 *Zhongwan*, E-36 *Zusanli*, BP-6 *Sanyinjiao*, B-20 *Pishu*. Moxa.

Deficiência do *Yang* do Rim

Edema de todo o corpo com cacifo, começando nas pernas e pior nos tornozelos; lombalgia, joelhos frios, sensação de frio, cútis esbranquiçada-brilhante, joelhos fracos, cansaço, lassidão, urina clara e abundante, micção noturna, impotência, libido diminuída, língua Pálida e úmida, pulso Profundo-Fraco. Essa é provavelmente a causa mais comum de edema crônico e quase sempre está associada à deficiência do *Yang* do Baço.

Acupuntura

R-3 *Taixi*, VC-4 *Guanyuan*, B-23 *Shenshu*, R-7 *Fuliu*, VG-4 *Mingmen*. Moxa.

b) Cheio

Umidade

Edema dos membros e do abdome, início lento, cansaço, sensação de peso do corpo e dos membros, sensação de plenitude do epigástrio, dor nos músculos, saburra da língua pegajosa, pulso Deslizante.

Acupuntura

VC-12 *Zhongwan*, VC-9 *Shuifen*, BP-9 *Yinlingquan*, VC-5 *Shimen*, B-22 *Sanjiaoshu*.

Estagnação do *Qi*

Edema do corpo e dos membros sem cacifo, irritabilidade, sensação de distensão especialmente dos membros, pulso em Corda.

Acupuntura

VB-34 *Yanglingquan*, F-3 *Taichong*, TA-6 *Zhigou*, VC-6 *Qihai*.

c) Outros padrões

Deficiência de *Qi* e de Sangue

Edema que começa na face e nos membros, falta de apetite, fezes amolecidas, voz fraca, cansaço, visão turva, tontura, dormência ou formigamento dos membros, palpitações, cútis baça e pálida, língua Pálida, pulso Fraco ou Áspero.

Vento-Água invadindo os Pulmões

Inchaço súbito dos olhos, face e mãos que se espalha gradualmente para todo o corpo; cútis brilhante e luminosa, urina escassa e pálida, aversão a vento, febre, tosse, ligeira falta de ar, saburra da língua branca e pegajosa, pulso Flutuante-Deslizante. Esse é um tipo agudo de edema, e esse padrão é um tipo de Vento-Frio externo.

Deficiência de Qi e estase de Sangue

Edema do corpo ou dos membros, mãos e pés frios, dormência dos membros, fraqueza muscular, mãos e/ou pés arroxeados, cansaço, falta de apetite, fezes amolecidas, voz fraca, língua Azul-Arroxeada, pulso Áspero.

9. OBESIDADE

Ver Parte 1, *Observação*, Capítulo 1; Parte 2, *Interrogatório*, Capítulo 37.

Obesidade, na medicina chinesa, é sempre decorrente de Umidade ou Fleuma (originadas de uma deficiência de *Qi* ou de *Yang*) retidas no espaço entre a pele e os músculos.

a) Umidade-Fleuma com deficiência de *Qi*

Obesidade, tosse crônica com expectoração profusa de muco branco pegajoso que é fácil de expectorar, sensação de opressão do tórax, tontura, visão turva, sonolência, náuseas, muco na garganta, congestão da cabeça, cansaço, falta de apetite, fezes amolecidas, voz fraca, respiração levemente ofegante, cútis pálida, língua Pálida e Aumentada com saburra pegajosa, pulso Encharcado.

10. PERDA DE PESO

Ver Parte 1, *Observação*, Capítulo 1; Parte 2, *Interrogatório*, Capítulo 37.

a) Deficiência de *Yin*

Perda de peso, sudorese noturna, boca seca com vontade de beber água em pequenos goles, boca seca ao anoitecer, urina escassa e escura, fezes ressecadas, língua de cor normal sem saburra, pulso Flutuante-Vazio. Pode ser uma deficiência do *Yin* de vários órgãos, como Pulmão, Estômago, Coração, Rim, Fígado e Baço.

b) Deficiência do Sangue do Fígado

Perda de peso, tontura, visão turva, moscas volantes, dormência ou formigamento dos membros, menstruação escassa, cútis baça e pálida, língua Pálida, pulso Áspero ou Fino.

c) Deficiência do *Qi* do Estômago e do Baço

Perda de peso, falta de apetite, ligeira distensão abdominal depois de comer, cansaço, lassidão, cútis pálida, fraqueza dos membros, fezes amolecidas, sensação de desconforto no epigástrio, perda do paladar, língua Pálida, pulso Vazio. Normalmente, a deficiência do *Qi* do Estômago e do Baço leva a obesidade, mas também pode levar a perda de peso porque as essências dos Alimentos não são absorvidas pelo corpo.

d) Fogo no Fígado

Perda de peso, dor de cabeça, face avermelhada, tontura, tinidos, irritabilidade, propensão a explosões de raiva, sede, gosto amargo na boca, constipação intestinal, urina escura, língua Vermelha com laterais mais vermelhas e saburra amarelada e seca, pulso em Corda-Rápido.

e) Calor no Estômago

Perda de peso, dor epigástrica em queimação, sede, regurgitação ácida, náuseas, fome excessiva, mau hálito, sensação de calor, língua Vermelha com saburra amarelada, pulso Transbordante-Rápido.

11. ICTERÍCIA

Ver Parte 1, *Observação*, Capítulo 3.

a) Umidade-Calor na Vesícula Biliar

Icterícia, olhos amarelados, cútis amarelo-vivo, dor, plenitude e distensão dos hipocôndrios, náuseas, vômito, incapacidade de digerir alimentos gordurosos, esclera amarelada, urina escassa amarelo-escura, sede sem vontade de beber líquidos, gosto amargo na boca, irritabilidade, dor de cabeça, sensação de peso do corpo, sensação de calor, saburra da língua espessa-pegajosa-amarelada bilateral em duas faixas ou unilateral, pulso Deslizante-em Corda-Rápido.

b) Umidade-Frio na Vesícula Biliar

Icterícia, pele e olhos opaco-amarelados, dor, plenitude e distensão nos hipocôndrios, náuseas, vômito, incapacidade de digerir alimentos gordurosos, esclera opaco-amarelada, urina turva, ausência de sede, gosto pegajoso na boca, dor de cabeça surda, sensação de peso do corpo, sensação de frio, saburra da língua espessa pegajosa e branca bilateral em duas faixas ou unilateral, pulso Deslizante-em-Corda-Lento.

c) Estase de Sangue

Icterícia, pele baço-amarelada, cútis escura, sensação de uma massa no hipocôndrio, dor no hipocôndrio, dor abdominal, linhas na pele como teia de aranha, fezes escuras, língua Arroxeada, pulso em Corda.

d) Deficiência do *Qi* do Baço e deficiência de Sangue

Icterícia, pele baça e amarelada, falta de apetite, ligeira distensão abdominal depois de comer, cansaço, lassidão, cútis pálida, fraqueza dos membros, fezes amolecidas, tontura, visão turva, moscas volantes, dormência ou formigamento dos membros, menstruação escassa, cútis baço-pálida, língua Pálida, pulso Áspero ou Fino. Esse padrão é decorrente da deficiência do Sangue do Fígado, que leva à estagnação do *Qi* do Fígado e impede o fluxo da bile; esse tipo de icterícia é proveniente de uma Deficiência.

12. ESPASMOS MUSCULARES

Ver Parte 1, *Observação*, Capítulo 4.

a) Deficiência do *Yang* do Baço e do Rim

Espasmos musculares, lombalgia, joelhos frios e fracos, sensação de frio, cútis esbranquiçada-brilhante, impotência, libido diminuída, cansaço, lassidão, urina clara e abundante, micção noturna, fezes amolecidas, falta de apetite, ligeira distensão abdominal, desejo de se deitar, diarreia logo cedo pela manhã, língua Pálida e úmida, pulso Profundo-Fraco.

b) Deficiência do *Yang* do Coração ou do Pulmão com Água Transbordando

Espasmos musculares, palpitações, tontura, náuseas, vômito de fluido branco-aquoso-espumoso, sensação de frio, membros frios, falta de ar grave, sensação de plenitude e congestão do tórax e do epigástrio, sede sem vontade de beber líquidos, retenção urinária, língua Pálida, Aumentada e úmida, pulso Profundo-em Corda ou Profundo-Fino-Deslizante.

c) Deficiência de *Qi* e de Sangue

Espasmos musculares, falta de apetite, fezes amolecidas, voz fraca, cansaço, visão turva, tontura, dormência ou formigamento dos membros, palpitações, cútis baço-pálida, língua Pálida, pulso Fraco ou Áspero.

13. OPISTÓTONO

Ver Parte 1, *Observação*, Capítulo 4.

a) Vento no Fígado

Opistótono, tremores, tontura grave, tinidos, dor de cabeça, dormência dos membros, tiques, língua Rígida, Desviada ou Móvel, pulso em Corda.

69 Sistema Digestório e Paladar

PARTE 5 — SEÇÃO 1

CONTEÚDO DO CAPÍTULO

Sistema Digestório, 607
Eructação, 607
Cheio, 607
Vazio, 607
Outros padrões, 607
Refluxo Ácido, 608
Cheio, 608
Vazio, 608
Outros padrões, 608
Soluços, 608
Frio no Estômago, 608
Calor no Estômago, 608
Deficiência do Qi do Estômago, 608
Deficiência do Yin do Estômago, 608
Qi do Fígado invadindo o Estômago, 608
Deficiência do Yang do Baço e do Rim, 608
Falta de Apetite, 608
Deficiência do Qi do Estômago e do Baço, 609
Estômago e Baço Deficientes e Frios, 609
Deficiência do Yang do Baço e do Rim, 609
Deficiência do Yin do Estômago, 609
Frio-Umidade no Estômago e no Baço, 609
Umidade-Calor no Estômago e no Baço, 609
Qi do Fígado invadindo o Estômago, 609
Fleuma obstruindo o Estômago, 609
Intoxicação alimentar, 609
Náuseas, 609
Cheio, 609
Vazio, 610
Outros padrões, 610
Estagnação do Qi do Coração, 610
Vômitos, 610
Qi do Fígado invadindo o Estômago, 610
Frio no Estômago, 610
Calor no Estômago, 610
Deficiência do Qi do Estômago, 610
Estômago deficiente e Frio, 610
Deficiência do Yin do Estômago, 610
Calor no Fígado e na Vesícula Biliar, 611
Fogo no Estômago e no Fígado, 611
Frio externo invadindo o Estômago, 611
Fleuma obstruindo o Estômago, 611
Frio-Umidade no Estômago, 611
Retenção de alimentos, 611
Intoxicação alimentar, 611
Ânsia de Vômito, 611
Qi do Fígado invadindo o Estômago, 611
Calor no Estômago, 611
Frio no Estômago, 611
Retenção de alimentos, 611
Deficiência do Yin do Baço, 611
Vômito de Sangue, 611
Fogo no Estômago, 611
Fogo no Fígado invadindo o Estômago, 611

Estase de Sangue no Estômago, 612
Deficiência do Yin do Estômago com Calor Vazio, 612
Deficiência do Qi do Coração e do Baço, 612
Deficiência do Yang do Baço e do Rim, 612
Fome Excessiva, 612
Calor no Estômago, 612
Fogo no Estômago, 612
Deficiência do Yin do Estômago com Calor Vazio, 612
Aversão à Comida, 612
Intoxicação alimentar, 612
Retenção de alimentos, 612
Umidade-Calor no Fígado, Vesícula Biliar, Estômago e Baço, 612
Rebelião do Qi no Vaso Penetrador na gravidez, 612
Fome Sem Vontade de Comer, 612
Umidade-Calor no Estômago, 612
"Estômago forte – Baço fraco", 613
Sensação de Fome, 613
Qi do Fígado invadindo o Estômago, 613
Calor no Estômago, 613
Frio no Estômago, 613
Intoxicação alimentar, 613
Deficiência do Yin do Baço, 613
Sonolência Após Comer, 613
Deficiência do Qi do Baço, 613
Umidade-Fleuma no Baço, 613
Deficiência do Qi do Baço com Umidade, 613
Regurgitação de Alimentos, 613
Frio no Estômago, 614
Estagnação de Qi e Fleuma no Estômago, 614
Umidade-Calor no Estômago, 614
Estase de Sangue no Estômago, 614
Retenção de alimentos, 614
Deficiência do Yin do Estômago com secura no Sangue, 614
Deficiência do Qi e do Yin do Estômago, 614
Deficiência do Fogo Ministerial, 614
Dificuldade de Engolir (Engasgo no Diafragma), 614
Estagnação do Qi e Fleuma, 614
Estase de Sangue no Estômago, 614
Deficiência do Qi e do Yang do Estômago, 615
Deficiência do Yin do Estômago, 615
Deficiência do Yang do Baço e do Rim, 615
Desejo por Doces e/ou Beliscar, 615
Deficiência do Qi do Baço, 615
Deficiência do Sangue do Coração, 615
Fogo no Coração, 615
Qi do Fígado invadindo o Baço, 615
Deficiência do Yang do Baço e do Rim, 615
Calor no Baço, 615
Paladar, 615
Gosto Amargo, 615
Fogo no Fígado, 615
Fogo no Coração, 615
Umidade-Calor no Fígado e na Vesícula Biliar, 616
Padrão do Yang Menor, 616

CONTEÚDO DO CAPÍTULO (continuação)

Gosto Doce, 616
Deficiência do Qi e/ou do Yin do Estômago e do Baço, 616
Umidade-Calor no Baço, 616
Calor no Estômago e no Baço, 616
Gosto Salgado, 616
Deficiência do Yin do Rim, 616
Deficiência do Yang do Rim, 616
Gosto Azedo (Ácido), 616
Fogo no Fígado, 616
Qi do Fígado invadindo o Baço, 616
Qi do Fígado invadindo o Estômago, 616
Retenção de alimentos, 616
Calor no Estômago, 617
Sensação Pegajosa na Boca, 617
Frio-Umidade, 617
Umidade-Calor, 617
Fleuma, 617
Fleuma-Calor nos Pulmões, 617
Perda do Paladar, 617
Deficiência do Qi do Estômago e do Baço, 617
Umidade obstruindo o Aquecedor Médio, 617
Umidade-Fleuma obstruindo o Baço, 617
Deficiência do Qi do Estômago e do Baço com Frio no Estômago, 617
Mau Hálito, 617
Calor no Estômago, 617
Fleuma-Calor nos Pulmões, 617
Retenção de alimentos, 617

Este capítulo é dividido nas seguintes duas seções:
- Sistema digestório
- Paladar.

Os sintomas de dor epigástrica e abdominal são discutidos no Capítulo 71, *Abdome*.

SISTEMA DIGESTÓRIO

Os seguintes sintomas serão discutidos:
1. Eructação
2. Regurgitação ácida
3. Soluços
4. Falta de apetite
5. Náuseas
6. Vômitos
7. Ânsia de vômito
8. Vômito de sangue
9. Fome excessiva
10. Aversão à comida
11. Fome sem vontade de comer
12. Sensação de fome
13. Sonolência depois de comer
14. Regurgitação de alimentos
15. Dificuldade de engolir (Engasgo no Diafragma)
16. Desejo por doces e/ou beliscar.

1. ERUCTAÇÃO

Ver Parte 2, *Interrogatório*, Capítulo 30; Parte 4, *Audição*, Capítulo 53.

a) Cheio

Qi do Fígado invadindo o Estômago

Eructação ruidosa, irritabilidade, dor e distensão epigástrica e nos hipocôndrios, sensação de opressão do epigástrio, regurgitação ácida, soluços, náuseas, vômitos, suspiros, língua de cor normal (ou ligeiramente Vermelha nas laterais, em casos graves de estagnação do Qi do Fígado), pulso em Corda à esquerda e Fraco à direita.

Acupuntura

VB-34 *Yanglingquan*, E-21 *Liangmen*, VC-13 *Shangwan*, PC-6 *Neiguan*.

b) Vazio

Deficiência do Qi do Estômago e do Baço

Eructação pouco ruidosa, náuseas moderadas, vômito de fluidos finos e aquosos, falta de apetite, ligeira distensão abdominal depois de comer, cansaço, lassidão, cútis pálida, fraqueza dos membros, fezes amolecidas, sensação desconfortável no epigástrio, falta de paladar, língua Pálida, pulso Vazio.

Acupuntura

VC-12 *Zhongwan*, E-36 *Zusanli*, BP-6 *Sanyinjiao*, B-20 *Pishu*, B-21 *Weishu*, VC-10 *Xiawan*.

Deficiência do Yin do Estômago

Eructação pouco ruidosa, sem apetite ou com pouca fome sem vontade de comer, constipação intestinal (fezes ressecadas), dor epigástrica surda ou ligeiramente em queimação, boca e garganta secas especialmente à tarde, sede sem vontade de beber líquidos ou com vontade de beber em pequenos goles, ligeira sensação de plenitude depois de comer, língua de cor normal sem saburra ou sem saburra no centro, pulso Flutuante-Vazio.

Acupuntura

VC-12 *Zhongwan*, E-36 *Zusanli*, BP-6 *Sanyinjiao*, VC-10 *Xiawan*.

c) Outros padrões

Calor no Estômago

Eructação ruidosa, regurgitação ácida, dor epigástrica em queimação, sede, náuseas, fome excessiva, mau hálito, sensação de calor, língua Vermelha com saburra amarelada, pulso Transbordante-Rápido.

Retenção de alimentos

Eructação ruidosa, regurgitação ácida, mau hálito, náuseas, plenitude, dor e distensão no epigástrio que melhoram vomitando, vômito de fluidos azedos, insônia, fezes amolecidas ou constipação intestinal, falta de apetite, saburra da língua espessa, pulso Cheio-Deslizante.

Estômago deficiente e Frio

Eructação pouco ruidosa, vômito de fluido claro, desconforto ou dor surda no epigástrio, melhora depois de comer e melhor com pressão ou massagem, sem apetite, preferência por bebidas e alimentos quentes, ausência de sede, membros frios e fracos, cansaço, cútis pálida, língua Pálida e úmida, pulso Profundo-Fraco-Lento.

2. REFLUXO ÁCIDO

Ver Parte 2, *Interrogatório*, Capítulo 30; Parte 4, *Audição*, Capítulo 53.

a) Cheio

Qi do Fígado invadindo o Estômago

Refluxo ácido, sensação de queimação no estômago vindo em surtos, eructação, irritabilidade, distensão e dor epigástrica e nos hipocôndrios, sensação de opressão do epigástrio, soluços, eructação, náuseas, vômitos, suspiros, língua de cor normal (ou ligeiramente Vermelha nas laterais, em casos graves de estagnação do Qi do Fígado), pulso em Corda à esquerda e Fraco à direita.

Acupuntura

VB-34 *Yanglingquan*, E-21 *Liangmen*, VC-13 *Shangwan*, PC-6 *Neiguan*.

b) Vazio

Deficiência do Yin do Estômago

Refluxo ácido, sem apetite ou com pouca fome sem vontade de comer, constipação intestinal (fezes ressecadas), dor epigástrica surda ou ligeiramente em queimação, boca e garganta secas especialmente à tarde, sede sem vontade de beber líquidos ou com vontade de beber em pequenos goles, ligeira sensação de plenitude depois de comer, língua de cor normal sem saburra ou sem saburra no centro, pulso Flutuante-Vazio.

Acupuntura

VC-12 *Zhongwan*, E-36 *Zusanli*, BP-6 *Sanyinjiao*, VC-10 *Xiawan*.

c) Outros padrões

Retenção de alimentos

Refluxo ácido, vômito de fluidos azedos, eructação, plenitude, dor e distensão do epigástrio que melhoram vomitando, náuseas, mau hálito, insônia, fezes amolecidas ou constipação intestinal, falta de apetite, saburra da língua espessa, pulso Cheio-Deslizante.

Umidade-Calor no Estômago

Refluxo ácido, náuseas, sensação de plenitude e dor no epigástrio, sensação de peso, dor facial, nariz congestionado ou com secreção espessa e pegajosa, sede sem vontade de beber líquidos, sensação de calor, cútis baça-amarelada, gosto pegajoso na boca, língua Vermelha com saburra amarelada e pegajosa, pulso Deslizante-Rápido.

Frio-Umidade no Estômago

Refluxo ácido, plenitude epigástrica, sensação de peso da cabeça e do corpo, sensação de frio, membros frios, saburra da língua branca e pegajosa, pulso Deslizante-Lento.

3. SOLUÇOS

Ver Parte 4, *Audição*, Capítulo 53.

a) Frio no Estômago

Soluços fortes, náuseas; piora depois de engolir líquidos gelados, os quais são prontamente vomitados; dor grave no epigástrio, sensação de frio, membros frios, preferência por calor, vômito de fluidos claros (que pode aliviar a dor), preferência por líquidos quentes, saburra da língua branca e espessa, pulso Profundo-Tenso-Lento.

b) Calor no Estômago

Soluços fortes, regurgitação ácida, dor epigástrica em queimação, sede, náuseas, fome excessiva, mau hálito, sensação de calor, língua Vermelha com saburra amarelada, pulso Transbordante-Rápido.

c) Deficiência do Qi do Estômago

Soluços fracos infrequentes com som baixo, sensação desconfortável no epigástrio, sem apetite, perda do paladar, fezes amolecidas, cansaço especialmente pela manhã, membros fracos, língua Pálida, pulso Vazio.

d) Deficiência do Yin do Estômago

Soluços fracos, sem apetite ou com pouca fome sem vontade de comer, constipação intestinal (fezes ressecadas), dor epigástrica surda ou levemente em queimação, boca e garganta secas especialmente à tarde, sede sem vontade de beber líquidos ou com vontade de beber em pequenos goles, ligeira sensação de plenitude depois de comer, língua de cor normal sem saburra ou sem saburra no centro, pulso Flutuante-Vazio.

e) Qi do Fígado invadindo o Estômago

Soluços acentuados, regurgitação ácida, sensação de queimação no estômago que vem em surtos, eructação, irritabilidade, dor e distensão epigástrica e nos hipocôndrios, sensação de opressão do epigástrio, eructação, náuseas, vômitos, suspiros, membros fracos, língua de cor normal (ou ligeiramente Vermelha nas laterais, em casos graves de estagnação do Qi do Fígado), pulso em Corda à esquerda e Fraco à direita.

f) Deficiência do Yang do Baço e do Rim

Soluços incessantes, lombalgia, joelhos frios e fracos, sensação de frio, cútis esbranquiçada-brilhante, impotência, libido diminuída, cansaço, lassidão, micção abundante de urina clara, micção noturna, fezes amolecidas, falta de apetite, ligeira distensão abdominal, vontade de se deitar, diarreia logo cedo pela manhã, língua Pálida e úmida, pulso Profundo-Fraco.

4. FALTA DE APETITE

Ver Parte 2, *Interrogatório*, Capítulo 30.

Falta de apetite é um importante sintoma na medicina chinesa, relatado com frequência por pacientes chineses; é um sintoma determinado, em parte, pela cultura, dada a história de frequentes períodos de fome na China. Pacientes ocidentais raramente relatam esse sintoma espontaneamente, portanto, temos de nos lembrar sempre de perguntar sobre o apetite. Na China, falta de apetite geralmente é um sintoma de tristeza e infelicidade; ocidentais, ao contrário, tendem a comer mais quando estão tristes ou deprimidos.

a) Deficiência do *Qi* do Estômago e do Baço

Falta de apetite, ligeira distensão abdominal depois de comer, cansaço, lassidão, cútis pálida, fraqueza dos membros, fezes amolecidas, sensação desconfortável no epigástrio, perda do paladar, língua Pálida, pulso Vazio.

b) Estômago e Baço Deficientes e Frios

Falta de apetite, dor epigástrica surda que melhora com líquidos quentes e piora com líquidos gelados, vômito de fluidos ralos e aquosos, ligeira distensão abdominal depois de comer, cansaço, lassidão, cútis pálida, fraqueza dos membros, fezes amolecidas, sensação desconfortável no epigástrio, perda do paladar, membros frios, sensação de frio, língua Pálida e úmida, pulso Profundo-Fraco.

c) Deficiência do *Yang* do Baço e do Rim

Falta de apetite, lombalgia, joelhos frios e fracos, sensação de frio, cútis esbranquiçada-brilhante, impotência, libido diminuída, cansaço, lassidão, micção abundante de urina clara, micção noturna, fezes amolecidas, ligeira distensão abdominal, desejo de se deitar, diarreia logo cedo pela manhã, língua Pálida e úmida, pulso Profundo-Fraco.

d) Deficiência do *Yin* do Estômago

Falta de apetite ou pouca fome sem vontade de comer, constipação intestinal (fezes ressecadas), dor epigástrica surda ou ligeiramente em queimação; boca e garganta secas especialmente à tarde; sede sem vontade de beber líquidos ou com vontade de beber em pequenos goles, ligeira sensação de plenitude depois de comer, língua de cor normal sem saburra ou sem saburra no centro, pulso Flutuante-Vazio.

e) Frio-Umidade no Estômago e no Baço

Falta de apetite, plenitude epigástrica, sensação de peso da cabeça e do corpo, sensação de frio, membros frios, saburra da língua esbranquiçada e pegajosa, pulso Deslizante-Lento.

f) Umidade-Calor no Estômago e no Baço

Falta de apetite, sensação de plenitude e dor no epigástrio e no abdome inferior, sensação de peso, sede sem vontade de beber líquidos, náuseas, fezes amolecidas com odor ofensivo, sensação de calor, cútis baça e amarelada, gosto pegajoso na boca, língua Vermelha com saburra amarelada e pegajosa, pulso Deslizante-Rápido.

g) *Qi* do Fígado invadindo o Estômago

Falta de apetite, irritabilidade, dor e distensão no epigástrio e nos hipocôndrios, sensação de opressão do epigástrio, regurgitação ácida, soluços, eructação, náuseas, vômitos, suspiros, membros fracos, língua de cor normal (ou ligeiramente Vermelha nas laterais, em casos graves de estagnação do *Qi* do Fígado), pulso em Corda à esquerda e Fraco à direita.

h) Fleuma obstruindo o Estômago

Falta de apetite, náuseas, vômitos, sensação de opressão do epigástrio, muco na garganta, gosto pegajoso na boca, língua Aumentada com saburra pegajosa, pulso Deslizante.

i) Intoxicação alimentar

Falta de apetite, vômitos, regurgitação ácida, dor e plenitude no epigástrio, saburra da língua espessa, pulso Deslizante.

5. NÁUSEAS

Ver Parte 2, *Interrogatório*, Capítulo 30.

a) Cheio

Qi do Fígado invadindo o Estômago

Náuseas, vômitos, eructação, soluços, irritabilidade, dor e distensão epigástrica e nos hipocôndrios, sensação de opressão do epigástrio, regurgitação ácida, suspiros, membros fracos, língua de cor normal (ou ligeiramente Vermelha nas laterais, em casos graves de estagnação do *Qi* do Fígado), pulso em Corda à esquerda e Fraco à direita.

Acupuntura

VB-34 *Yanglingquan*, E-21 *Liangmen*, VC-13 *Shangwan*, PC-6 *Neiguan*.

Fleuma obstruindo o Estômago

Náuseas, vômitos, falta de apetite, sensação de opressão do epigástrio, muco na garganta, gosto pegajoso na boca, língua Aumentada com saburra pegajosa, pulso Deslizante.

Acupuntura

VC-12 *Zhongwan*, VC-9 *Shuifen*, VC-13 *Shangwan*, VC-5 *Shimen*, B-22 *Sanjiaoshu*, E-40 *Fenglong*, PC-6 *Neiguan*, E-21 *Liangmen*, E-22 *Guanmen*.

Frio-Umidade no Estômago

Náuseas, falta de apetite, plenitude epigástrica, sensação de peso da cabeça e do corpo, sensação de frio, membros frios, saburra da língua branca e pegajosa, pulso Deslizante-Lento.

Acupuntura

VC-12 *Zhongwan*, VC-13 *Shangwan*, E-40 *Fenglong*, VC-21 *Liangmen*, E-22 *Guanmen*, VC-9 *Shuifen*, BP-9 *Yinlingquan*. Moxa.

Frio no Estômago

Náuseas, dor epigástrica que piora com líquidos frios e melhora com líquidos quentes, vômito de fluido fino aquoso, salivação gotejando pela boca, soluços, náuseas; piora depois de engolir líquidos gelados, que são prontamente vomitados, dor grave no epigástrio, sensação de frio, membros frios, preferência por calor, preferência por líquidos quentes, saburra da língua esbranquiçada e espessa, pulso Profundo-Tenso-Lento.

Acupuntura

VC-12 *Zhongwan*, VC-13 *Shangwan*, E-40 *Fenglong*, VC-21 *Liangmen*. Moxa.

b) Vazio

Deficiência do *Qi* do Estômago

Náuseas muito leves especialmente pela manhã, sensação de desconforto no epigástrio, sem apetite, perda do paladar, fezes amolecidas, cansaço especialmente pela manhã, membros fracos, língua Pálida, pulso Vazio.

Acupuntura

VC-12 *Zhongwan*, VC-10 *Xiawan*, E-36 *Zusanli*, B-21 *Weishu*.

Deficiência do *Yin* do Estômago

Náuseas leves, sem apetite ou com pouca fome sem vontade de comer, constipação intestinal (fezes ressecadas), dor epigástrica surda ou levemente em queimação, boca e garganta secas especialmente à tarde, sede sem vontade de beber líquidos ou vontade de beber em pequenos goles, ligeira sensação de plenitude depois de comer, língua de cor normal sem saburra ou sem saburra no centro, pulso Flutuante-Vazio.

Acupuntura

VC-12 *Zhongwan*, E-36 *Zusanli*, BP-6 *Sanyinjiao*, VC-10 *Xiawan*.

c) Outros padrões

Calor no Estômago

Náuseas, dor epigástrica em queimação, sede, regurgitação ácida, fome excessiva, mau hálito, sensação de calor, língua Vermelha com saburra amarelada, pulso Transbordante-Rápido.

Intoxicação alimentar

Náuseas que pioram pelo cheiro da comida, vômitos, dor e plenitude epigástrica que melhora vomitando, saburra da língua espessa, pulso Deslizante.

d) Estagnação do *Qi* do Coração

Náuseas que pioram por estresse emocional, palpitações, sensação de opressão do tórax, depressão, ligeira sensação de bolo na garganta, ligeira falta de ar, suspiros, falta de apetite, distensão do tórax e do epigástrio, aversão a se deitar, membros fracos e frios, lábios ligeiramente arroxeados, cútis pálida, língua ligeiramente Pálido-Arroxeada nas laterais, na área do tórax, pulso Vazio, mas muito ligeiramente Transbordante na posição Anterior-Esquerda.

> **NOTA CLÍNICA**
>
> Náuseas nem sempre são decorrentes do *Qi* do Estômago não descendo. Também podem ser decorrentes do *Qi* do Coração não descendo (por estresse emocional) e, frequentemente, por conta de Fleuma obstruindo o Aquecedor Médio.

6. VÔMITOS

Ver Parte 2, *Interrogatório*, Capítulo 30; Parte 4, *Audição*, Capítulo 53.

Existem vários termos chineses que se referem a náuseas e vômito, expressando variadas características ou graus de gravidade. O termo chinês *e xin* significa "náuseas"; *ou* significa vômito com som; *tu* significa vômito sem som; *gan ou* indica ânsia de vômito curta com som baixo; *yue* indica ânsia de vômito longa com som alto (antes da dinastia Ming, esse termo indicava "soluço"). Os dois termos chineses *ou* e *tu* são normalmente usados juntos para indicar vômito. Os pontos para vômito são os mesmos indicados acima para náuseas.

a) *Qi* do Fígado invadindo o Estômago

Vômito com som alto, náuseas, eructação, soluços, irritabilidade, dor e distensão no epigástrio e nos hipocôndrios, sensação de opressão do epigástrio, regurgitação ácida, suspiros, membros fracos, língua de cor normal (ou ligeiramente Vermelha nas laterais, em casos graves de estagnação do *Qi* do Fígado), pulso em Corda à esquerda e Fraco à direita.

b) Frio no Estômago

Vômito de fluidos finos e aquosos com som baixo, gotejamento de saliva da boca, soluços, náuseas, dor epigástrica que piora com líquidos frios e melhora com líquidos quentes; piora ao engolir fluidos frios que são prontamente vomitados; dor grave no epigástrio, sensação de frio, membros frios, preferência por calor e por líquidos quentes, saburra da língua branca espessa, pulso Profundo-Tenso.

c) Calor no Estômago

Vômito com som alto logo após comer, eructação, regurgitação ácida, mau hálito, náuseas, dor epigástrica em queimação, sede, fome excessiva, sensação de calor, língua Vermelha com saburra amarelada, pulso Transbordante-Rápido.

d) Deficiência do *Qi* do Estômago

Vômito com som baixo, sensação desconfortável no epigástrio, sem apetite, perda do paladar, fezes amolecidas, cansaço especialmente pela manhã, membros fracos, língua Pálida, pulso Vazio.

e) Estômago deficiente e Frio

Vômito com som baixo ou vômito de fluidos claros; desconforto ou dor surda no epigástrio, melhora depois de comer e com pressão ou massagem; sem apetite, preferência por líquidos e alimentos quentes, sem sede, membros frios e fracos, cansaço, cútis pálida, língua Pálida e úmida, pulso Profundo-Fraco-Lento.

f) Deficiência do *Yin* do Estômago

Vômito de fluidos ralos com som baixo, sem apetite ou com pouca fome sem vontade de comer, constipação intestinal (fezes ressecadas), dor epigástrica surda ou ligeiramente em queimação, boca e garganta secas especialmente à tarde, sede sem vontade de beber líquidos ou com vontade de beber em pequenos goles, ligeira sensação de plenitude após comer, língua de cor normal sem saburra ou sem saburra no centro, pulso Flutuante-Vazio.

g) Calor no Fígado e na Vesícula Biliar

Vômito de fluidos amargos, dor de cabeça, sede, tontura, tinidos, gosto amargo na boca, garganta seca, irritabilidade, face e orelhas avermelhadas, plenitude dos hipocôndrios, saburra da língua amarelada unilateral ou bilateral, pulso em Corda-Rápido.

h) Fogo no Estômago e no Fígado

Vômito, regurgitação ácida, mau hálito, náuseas, dor epigástrica em queimação, sede intensa com vontade de beber líquidos gelados, agitação mental, boca seca, úlceras na boca, sangramento das gengivas, fezes ressecadas, sensação de calor, dor de cabeça, face avermelhada, tontura, tinidos, irritabilidade, propensão a explosões de raiva, gosto amargo na boca, constipação intestinal, urina escura, língua Vermelha com laterais mais vermelhas e saburra seca e amarelada, pulso em Corda-Rápido.

i) Frio externo invadindo o Estômago

Vômito súbito, dor epigástrica que piora com líquidos gelados e melhora com líquidos quentes, vômito de fluido fino e aquoso, gotejamento de saliva da boca, soluços, náuseas; piora depois de engolir líquidos frios, que são prontamente vomitados; dor grave no epigástrio, sensação de frio, membros frios, preferência por calor, preferência por líquidos quentes, saburra da língua branca e espessa, pulso Profundo-Tenso-Lento.

j) Fleuma obstruindo o Estômago

Vômito, náuseas, falta de apetite, sensação de opressão do epigástrio, muco na garganta, gosto pegajoso na boca, língua Aumentada com saburra pegajosa, pulso Deslizante.

k) Frio-Umidade no Estômago

Vômito, náuseas, falta de apetite, plenitude epigástrica, sensação de peso da cabeça e do corpo, sensação de frio, membros frios, saburra da língua branca e pegajosa, pulso Deslizante-Lento.

l) Retenção de alimentos

Vômito de fluidos azedos, mau hálito, regurgitação ácida, eructação, náuseas, plenitude, dor e distensão do epigástrio que melhoram vomitando, insônia, fezes amolecidas ou constipação intestinal, falta de apetite, saburra da língua espessa, pulso Cheio-Deslizante.

m) Intoxicação alimentar

Vômito, dor e plenitude do epigástrio que melhoram vomitando, regurgitação ácida, eructação, náuseas causadas pelo cheiro da comida, saburra da língua espessa, pulso Deslizante.

7. ÂNSIA DE VÔMITO

Ânsia de vômito indica a tentativa e o som de vomitar sem que os alimentos sejam regurgitados. Em chinês, é chamada de *gan ou*, indicando ânsia de vômito curta com som baixo, ou *yue*, indicando ânsia de vômito longa com som alto.

a) *Qi* do Fígado invadindo o Estômago

Ânsia de vômito com som alto que vem em surtos de acordo com o estado emocional, irritabilidade, distensão epigástrica e dos hipocôndrios, pulso em Corda nas duas posições Médias.

b) Calor no Estômago

Ânsia de vômito com som alto, regurgitação ácida, náuseas, dor epigástrica em queimação, sede, fome excessiva, mau hálito, sensação de calor, língua Vermelha com saburra amarelada, pulso Transbordante-Rápido.

c) Frio no Estômago

Ânsia de vômito com som baixo, vômito de fluidos ralos e aquosos, soluços, náuseas, dor epigástrica que piora com líquidos frios e melhora com líquidos quentes, gotejamento de saliva da boca; piora depois de engolir fluidos frios, que são prontamente vomitados; dor grave no epigástrio, sensação de frio, membros frios, preferência por calor e líquidos quentes, saburra da língua branca e espessa, pulso Profundo-Tenso-Lento.

d) Retenção de alimentos

Ânsia de vômito com som alto, náuseas, vômito de fluidos ácidos, regurgitação ácida, mau hálito, eructação; plenitude, dor e distensão do epigástrio, que melhoram vomitando; insônia, fezes amolecidas ou constipação intestinal, falta de apetite, saburra da língua espessa, pulso Cheio-Deslizante.

e) Deficiência do *Yin* do Baço

Leve ânsia de vômito com som baixo, falta de apetite, má digestão, sensação de fome, perda do paladar, dor epigástrica moderada, boca seca, lábios secos, fezes ressecadas, corpo fino; cútis descorada, possivelmente com ponta do nariz avermelhada; língua com fissuras transversais nas laterais, pulso Fraco ou Flutuante-Vazio.

8. VÔMITO DE SANGUE

a) Fogo no Estômago

Vômito de sangue com sangue vermelho-vivo ou vermelho-escuro, regurgitação ácida, mau hálito, náuseas, dor epigástrica em queimação, sede intensa com vontade de beber líquidos gelados, agitação mental, boca seca, úlceras na boca, sangramento das gengivas, fezes ressecadas, sensação de calor, língua Vermelha com saburra amarelada espessa, seca e escura, pulso Profundo-Cheio-Rápido.

b) Fogo no Fígado invadindo o Estômago

Vômito de sangue vermelho-vivo, dor de cabeça, face avermelha, tontura, tinidos, irritabilidade, propensão a explosões de raiva, sede, gosto amargo na boca, constipação intestinal, urina escura, dor epigástrica e nos hipocôndrios, insônia, língua Vermelha com laterais mais vermelhas e saburra amarelada, pulso Rápido-em Corda.

c) Estase de Sangue no Estômago

Vômito de sangue muito escuro que pode parecer borra de café, dor epigástrica grave lancinante que pode ficar pior à noite, aversão à pressão, língua Arroxeada, pulso em Corda.

d) Deficiência do *Yin* do Estômago com Calor Vazio

Vômito de sangue vivo, sensação de fome sem vontade de comer, sangramento das gengivas, dor epigástrica surda ou em queimação, sensação de calor à tarde, constipação intestinal (fezes ressecadas), boca e garganta secas especialmente à tarde, sede com vontade de beber líquidos em pequenos goles, sudorese noturna, calor nos cinco palmos, língua Vermelha (ou Vermelha apenas no centro) sem saburra no centro, pulso Flutuante-Vazio e Rápido.

e) Deficiência do *Qi* do Coração e do Baço

Vômito de sangue vivo em pequenas quantidades, dor epigástrica surda que melhora com pressão, falta de apetite, ligeira distensão abdominal depois de comer, cansaço, cútis pálida, fraqueza dos membros, fezes amolecidas, palpitações, respiração ofegante por esforço, sudorese espontânea, língua Pálida, pulso Vazio.

f) Deficiência do *Yang* do Baço e do Rim

Vômito de sangue vivo em pequenas quantidades, doença crônica persistente, lombalgia, joelhos frios e fracos, sensação de frio, cútis esbranquiçada e brilhante, impotência, libido diminuída, cansaço, lassidão, micção abundante de urina clara, micção noturna, fezes amolecidas, falta de apetite, ligeira distensão abdominal, desejo de se deitar, diarreia logo cedo pela manhã, língua Pálida e úmida, pulso Profundo-Fraco.

9. FOME EXCESSIVA

Ver Parte 2, *Interrogatório*, Capítulo 30.

a) Calor no Estômago

Fome excessiva, dor epigástrica em queimação, sede, regurgitação ácida, náuseas, mau hálito, sensação de calor, língua Vermelha com saburra amarelada, pulso Transbordante-Rápido.

b) Fogo no Estômago

Fome excessiva, sangramento das gengivas, náuseas, vômitos logo após comer, mau hálito, sede intensa com desejo de beber líquidos gelados, dor epigástrica em queimação, agitação mental, úlceras na boca, fezes ressecadas, regurgitação ácida, sensação de calor, língua Vermelha com saburra amarelada espessa, seca e escura, pulso Profundo-Cheio-Rápido.

c) Deficiência do *Yin* do Estômago com Calor Vazio

Fome excessiva sem vontade de comer, dor epigástrica surda ou em queimação, sensação de calor à tarde, constipação intestinal (fezes ressecadas), boca e garganta secas especialmente à tarde, sede com vontade de beber líquidos em pequenos goles, ligeira sensação de plenitude depois de comer, sudorese noturna, calor nos cinco palmos, sangramento das gengivas, língua Vermelha (ou Vermelha apenas no centro) sem saburra no centro, pulso Flutuante-Vazio e Rápido.

10. AVERSÃO À COMIDA

Ver Parte 2, *Interrogatório*, Capítulo 30.

"Aversão à comida" é diferente de "falta de apetite" porque implica não só nenhuma vontade de comer, mas também repulsa à vista ou ao sentir o cheiro de comida.

a) Intoxicação alimentar

Quadro agudo de forte aversão à comida, náuseas ao sentir cheiro de comida, náuseas, vômitos, diarreia com odor fétido, gosto pegajoso na boca, dor epigástrica, saburra da língua espessa pegajosa e amarelada, pulso Deslizante.

b) Retenção de alimentos

Aversão crônica a alimentos, náuseas ao sentir cheiro de comida, regurgitação ácida, gosto pegajoso na boca, náuseas, plenitude e dor no epigástrio, sono inquieto, saburra da língua espessa e pegajosa, pulso Deslizante.

c) Umidade-Calor no Fígado, Vesícula Biliar, Estômago e Baço

Aversão crônica a comida, náuseas ao sentir cheiro de comida, gosto pegajoso na boca, sede, plenitude dos hipocôndrios e do epigástrio, náuseas, irritabilidade, sensação de peso, saburra da língua amarelada e pegajosa, pulso Deslizante-em Corda.

d) Rebelião do *Qi* no Vaso Penetrador na gravidez

Aversão a comida durante a gravidez, náuseas ao sentir cheiro de comida, náuseas, sensação de energia subindo até o tórax, agitação, ansiedade, sensação de aperto no tórax, pulso Firme.

11. FOME SEM VONTADE DE COMER

Ver Parte 2, *Interrogatório*, Capítulo 30.

a) Umidade-Calor no Estômago

Fome sem vontade de comer, sensação de plenitude do epigástrio e/ou do abdome, dor epigástrica e/ou abdominal, gosto pegajoso na boca, sensação de peso do corpo, sede sem vontade de beber líquidos, náuseas, vômitos, fezes amolecidas com odor ofensivo, sensação de calor, dor de cabeça com sensação de peso da cabeça, gosto amargo na boca, língua Vermelha com saburra amarelada e pegajosa, pulso Deslizante-Rápido.

b) "Estômago forte – Baço fraco"

Fome sem vontade de comer, sede, dor epigástrica em queimação, fezes amolecidas, cansaço. Essa condição caracteriza-se por um padrão Cheio no Estômago (normalmente Calor), que causa fome, e um padrão de Vazio do Baço, que remove o desejo de comer.

12. SENSAÇÃO DE FOME

"Sensação de fome" é uma tradução do termo chinês *cao za*, que significa literalmente "ruído", apesar de os sintomas dessa condição não envolverem verdadeiramente nenhum ruído de burburinhos. Os livros chineses normalmente explicam que essa condição se caracteriza por sensação de desconforto no epigástrio semelhante a dor, mas que não é realmente uma dor, e semelhante a fome, mas que na verdade também não é fome; também inclui uma sensação incômoda no epigástrio e uma sensação de congestão do epigástrio. Essa condição também pode vir acompanhada por eructação e regurgitação ácida.

a) *Qi* do Fígado invadindo o Estômago

Sensação de fome, regurgitação ácida, soluços, eructação, náuseas, vômitos, irritabilidade, dor e distensão do epigástrio e dos hipocôndrios, sensação de opressão do epigástrio, suspiros, membros fracos, língua de cor normal (ou ligeiramente Vermelha nas laterais, em casos graves de estagnação do *Qi* do Fígado), pulso em Corda à esquerda e Fraco à direita.

b) Calor no Estômago

Sensação de fome, regurgitação ácida, náuseas, mau hálito, dor epigástrica em queimação, sede, sensação de calor, língua Vermelha com saburra amarelada, pulso Transbordante-Rápido.

c) Frio no Estômago

Sensação de fome, náuseas, vômito de fluidos ralos e aquosos, soluços, dor epigástrica que piora com líquidos gelados e melhora com líquidos quentes, saliva gotejando da boca, piora depois de ingerir líquidos gelados, que são prontamente vomitados; dor grave no epigástrio, sensação de frio, membros frios, preferência por calor e por líquidos quentes, saburra da língua branca e espessa, pulso Profundo-Tenso-Lento.

d) Intoxicação alimentar

Sensação de fome, eructação, náuseas, vômitos, dor e plenitude epigástricas que melhoram vomitando, saburra da língua espessa, pulso Deslizante.

e) Deficiência do *Yin* do Baço

Ligeira sensação de fome, falta de apetite, má digestão, ânsia de vômito, perda do paladar, ligeira dor epigástrica, boca seca, lábios secos, fezes ressecadas, corpo fino, cútis descorada com ponta do nariz possivelmente avermelhada, língua com fissuras transversais nas laterais, pulso Fraco ou Flutuante-Vazio.

> ### Caso clínico
>
> Mulher de 50 anos de idade com queixa de gosto "ruim" na boca (foi o primeiro sintoma que ela contou), sensação de náuseas às vezes sem apetite e às vezes com fome constante, e uma sensação de plenitude do epigástrio que já durava 20 anos. Durante o interrogatório, ela disse: *"Sinto-me doente quando como, mas também quando estou com fome; sempre tenho vontade de comer no final da noite"*. Ela também se queixava de distensão abdominal e alternância de constipação intestinal e diarreia. Também se sentia cansada, não conseguia se concentrar e tinha memória fraca. Mentalmente, ela se sentia deprimida e chorosa com frequência. Sua língua estava Arroxeada e seu pulso, em Corda.
>
> Esse é um bom exemplo de um caso de *cao za*; ou seja, a "Sensação de Fome" descrita acima, originada da estagnação do *Qi* do Fígado. O sintoma característico é o de *"sentir-se mal quando come e também quando está com fome"*; isso corresponde à descrição dessa condição nos livros chineses, que afirmam que a condição parece fome, mas não é.

13. SONOLÊNCIA APÓS COMER

a) Deficiência do *Qi* do Baço

Sonolência após comer, falta de apetite, ligeira distensão abdominal depois de comer, cansaço, lassidão, cútis pálida, fraqueza dos membros, fezes amolecidas, língua Pálida, pulso Vazio.

b) Umidade-Fleuma no Baço

Sonolência após comer, sensação de peso e congestão da cabeça, sensação de opressão ou plenitude do tórax e do epigástrio, tontura, visão turva, sonolência, náuseas, muco na garganta, língua Aumentada com saburra pegajosa, pulso Deslizante.

c) Deficiência do *Qi* do Baço com Umidade

Sonolência após comer, falta de apetite, ligeira distensão abdominal depois de comer, cansaço, lassidão, cútis pálida, fraqueza dos membros, fezes amolecidas, plenitude abdominal, sensação de peso, gosto pegajoso na boca, má digestão, alimentos não digeridos nas fezes, náuseas, dor de cabeça surda frontal, descarga vaginal excessiva, língua Pálida com saburra pegajosa, pulso Encharcado.

14. REGURGITAÇÃO DE ALIMENTOS

"Regurgitação de alimentos", chamada *fan wei* em chinês (que significa "refluxo do estômago"), caracteriza-se pela chegada dos alimentos no estômago que não são digeridos e são regurgitados; é diferente de vomitar. A regurgitação de alimentos pode tomar diferentes formas; às vezes, o paciente pode regurgitar o alimento comido pela manhã; às vezes, ele pode regurgitar pela manhã o alimento comido na noite anterior; às vezes, o paciente pode regurgitar o alimento 1 ou 2 horas depois que comeu; às vezes, a regurgitação só acontece à noite.

a) Frio no Estômago

Regurgitação de fluidos ralos e aquosos, náuseas, soluços, dor epigástrica que piora com líquidos gelados e melhora com líquidos quentes, gotejamento de saliva pela boca; piora depois de engolir líquidos gelados, que são prontamente vomitados; dor grave no epigástrio, sensação de frio, membros frios, preferência por calor e por líquidos quentes, saburra da língua branca e espessa, pulso Profundo-Tenso-Lento.

b) Estagnação de *Qi* e Fleuma no Estômago

Regurgitação de alimentos e fleuma, eructação, náuseas, vômitos, soluços, dor e distensão epigástrica, sensação de opressão do tórax, irritabilidade, língua Aumentada, pulso Deslizante.

c) Umidade-Calor no Estômago

Regurgitação de alimentos, sensação de plenitude e dor do epigástrio, sensação de peso, sede sem vontade de beber líquidos, náuseas, sensação de calor, cútis baça e amarelada, gosto pegajoso na boca, língua Vermelha com saburra amarelada e pegajosa, pulso Deslizante-Rápido.

d) Estase de Sangue no Estômago

Regurgitação de alimentos e, ocasionalmente, de sangue, náuseas; vômito, possivelmente vômito de sangue; vômito de alimentos parecendo borra de café, dor epigástrica grave lancinante que pode piorar à noite, aversão à pressão, língua Arroxeada, pulso em Corda.

e) Retenção de alimentos

Regurgitação de alimentos, regurgitação ácida, gosto pegajoso na boca, náuseas, plenitude e dor do epigástrio, sono agitado, saburra da língua espessa e pegajosa, pulso Deslizante.

f) Deficiência do *Yin* do Estômago com secura no Sangue

Regurgitação ácida, sem apetite ou com pouca fome sem vontade de comer, constipação intestinal (fezes ressecadas), dor epigástrica surda ou ligeiramente em queimação, boca e garganta secas especialmente à tarde, sede sem vontade de beber líquidos ou com vontade de beber em pequenos goles, ligeira sensação de plenitude depois de comer, insônia, pele seca, cútis baça, língua de cor normal sem saburra ou sem saburra no centro, pulso Flutuante-Vazio.

g) Deficiência do *Qi* e do *Yin* do Estômago

Regurgitação moderada de alimentos, sem apetite ou com pouca fome sem vontade de comer, constipação intestinal (fezes ressecadas), dor epigástrica surda ou ligeiramente em queimação, boca e garganta secas especialmente à tarde, sede sem vontade de beber líquidos ou com vontade de beber em pequenos goles, ligeira sensação de plenitude após comer, fezes amolecidas, cansaço especialmente pela manhã, membros fracos, língua Pálida sem saburra no centro, pulso Vazio ou Flutuante-Vazio.

h) Deficiência do Fogo Ministerial

Regurgitação de fluidos finos e aquosos, lombalgia, joelhos frios, sensação de frio, cútis esbranquiçada-brilhante, joelhos fracos, cansaço, lassidão, urina clara e abundante, micção noturna, impotência, falta de libido, infertilidade, esterilidade, língua Pálida e úmida, pulso Profundo-Fraco.

15. DIFICULDADE DE ENGOLIR (ENGASGO NO DIAFRAGMA)

"Engasgo no diafragma" é uma tradução do termo chinês *ye ge*; *ye* significa "asfixia" e *ge* significa literalmente "diafragma". Nesse contexto, indica dificuldade grave de engolir. De fato, *ye* por si só indica um grau suave dessa condição, enquanto *ge* indica um grau grave; pode-se dizer também que *ye* é o estágio inicial de uma condição que mais adiante evolui para *ge*. Essa condição se caracteriza por dificuldade de engolir, sensação de obstrução do esôfago e do diafragma, sensação de que a comida não consegue descer; normalmente afeta os idosos (especialmente homens) e é rara em jovens.

A condição de "engasgo no diafragma" (*ye ge*) deve ser diferenciada de "regurgitação de alimentos" (*fan wei*): "Engasgo no diafragma" se concentra no esôfago e, portanto, acima do esfíncter do estômago, e indica que os alimentos não conseguem entrar no estômago, causando dificuldade para engolir e sensação de obstrução; "regurgitação de alimentos" concentra-se no estômago propriamente dito e indica que o alimento é regurgitado algumas horas depois que nele entrou.

"Engasgo no diafragma" também deve ser diferenciado da "Síndrome do Caroço de Ameixa", que se caracteriza pela sensação de obstrução na *garganta* sem qualquer regurgitação real de alimento.

"Engasgo no Diafragma" geralmente corresponde à condição ocidental de hérnia de hiato ou, em casos mais graves, de carcinoma do esôfago.

a) Estagnação do *Qi* e Fleuma

Dificuldade de engolir quando tenso, distensão do hipocôndrio ou do epigástrio, irritabilidade, mau humor, sensação de bolo na garganta, tensão pré-menstrual, muco na garganta, sensação de opressão do tórax, língua Aumentada, pulso em Corda.

b) Estase de Sangue no Estômago

Dificuldade de engolir, dor epigástrica grave lancinante que pode ficar pior à noite, aversão à pressão, náuseas, vômitos, possivelmente vômito de sangue; vômito de alimentos com aspecto de borra de café, língua Arroxeada, pulso em Corda.

c) Deficiência do *Qi* e do *Yang* do Estômago

Ligeira dificuldade de engolir, vômito de fluidos finos e aquosos, desconforto ou dor surda no epigástrio que melhora depois de comer e com pressão ou massagem, sem apetite, preferência por bebidas e alimentos quentes, ausência de sede, membros frios e fracos, cansaço, cútis pálida, língua Pálida e úmida, pulso Profundo-Fraco-Lento.

d) Deficiência do *Yin* do Estômago

Ligeira dificuldade de engolir, sem apetite ou com pouca fome sem vontade de comer, sede sem vontade de beber líquidos ou vontade de beber em pequenos goles, constipação intestinal (fezes ressecadas), dor epigástrica surda ou ligeiramente em queimação, boca e garganta secas especialmente à tarde, ligeira sensação de plenitude depois de comer, língua de cor normal sem saburra ou sem saburra no centro, pulso Flutuante-Vazio.

e) Deficiência do *Yang* do Baço e do Rim

Quadro crônico de pequena dificuldade de engolir, lombalgia, joelhos frios e fracos, sensação de frio, cútis esbranquiçada e brilhante, impotência, libido reduzida, cansaço, lassidão, urina clara e abundante, micção noturna, fezes amolecidas, falta de apetite, ligeira distensão abdominal, desejo de se deitar, diarreia logo cedo pela manhã, língua Pálida e úmida, pulso Profundo-Fraco.

16. DESEJO POR DOCES E/OU BELISCAR

a) Deficiência do *Qi* do Baço

Desejo por doces quando cansado, belisca comida constantemente, tendência à obesidade, gosto doce na boca, perda do paladar, apetite irregular, falta de apetite, ligeira distensão abdominal depois de comer, cansaço, cútis pálida, fraqueza dos membros, fezes amolecidas, língua Pálida, pulso Vazio.

b) Deficiência do Sangue do Coração

Desejo por doces quando nervoso, belisca comida constantemente, apetite irregular, tristeza, depressão, solidão, palpitações, tontura, insônia, sono perturbado por sonhos, memória fraca, ansiedade, propensão a se assustar, cútis baça e pálida, lábios pálidos, língua Pálida e Fina, pulso Áspero ou Fino.

c) Fogo no Coração

Desejo por doces quando preocupado, belisca comida constantemente, fome, apetite irregular, palpitações, sede, úlceras na boca e na língua, agitação mental, agitação, insônia, sono perturbado por sonhos, sensação de calor, face avermelhada, gosto amargo na boca, língua Vermelha com ponta mais vermelha e saburra amarelada, pulso Transbordante-Rápido.

d) *Qi* do Fígado invadindo o Baço

Desejo por doces que piora antes da menstruação, belisca comida constantemente, apetite irregular, alternância entre constipação intestinal e diarreia, distensão epigástrica e abdominal, irritabilidade, mau humor, depressão, cansaço, pulso em Corda à esquerda e Fraco à direita.

e) Deficiência do *Yang* do Baço e do Rim

Desejo por doces quando está cansado, belisca comida constantemente, apetite irregular, lombalgia, joelhos frios e fracos, sensação de frio, cútis esbranquiçada-brilhante, impotência, libido diminuída, cansaço, lassidão, urina clara e abundante, micção noturna, fezes amolecidas, falta de apetite, ligeira distensão abdominal, desejo de se deitar, diarreia logo cedo pela manhã, língua Pálida e úmida, pulso Profundo-Fraco.

f) Calor no Baço

Desejo por doces, belisca comida constantemente, fome, dor epigástrica e/ou abdominal em queimação, fome excessiva, ponta do nariz avermelhada, lábios secos, úlceras na boca, sede, fezes ressecadas, sensação de calor, urina escassa e escura, cútis amarelada, língua Vermelha com saburra amarelada e seca, pulso Transbordante-Rápido.

PALADAR

Os seguintes tipos de paladares serão discutidos:
17. Gosto amargo
18. Gosto doce
19. Gosto salgado
20. Gosto azedo (ácido)
21. Sensação pegajosa na boca
22. Perda do paladar
23. Mau hálito.

17. GOSTO AMARGO

Ver Parte 2, *Interrogatório*, Capítulo 30.

Um gosto "amargo" é um sintoma relatado com bastante frequência por pacientes chineses. Na cultura chinesa, está relacionado bem de perto com problemas emocionais, porque a palavra "amarga" em chinês é usada frequentemente com esse sentido; de fato, quando um paciente chinês se queixa de gosto amargo, quase sempre ele indica problemas emocionais ou sérias dificuldades em sua vida. No Ocidente, não existe essa correlação entre esse sintoma e problemas emocionais.

a) Fogo no Fígado

Gosto amargo na boca durante todo o dia, dor de cabeça, face avermelhada, tontura, tinidos, irritabilidade, propensão a explosões de raiva, sede, constipação intestinal, urina escura, língua Vermelha com laterais mais vermelhas e saburra seca e amarelada, pulso em Corda-Rápido.

b) Fogo no Coração

Gosto amargo na boca pela manhã especialmente depois de uma noite mal dormida, palpitações, sede, úlceras na boca e na língua, agitação mental, agitação, insônia, sono perturbado por sonhos, sensação de calor, face avermelhada, gosto amargo na boca, língua Vermelha com ponta mais vermelha e saburra amarelada, pulso Transbordante-Rápido.

A diferença entre o gosto amargo causado pelo Fogo no Fígado e o causado pelo Fogo no Coração é que o primeiro persiste durante todo o dia, enquanto o segundo é sentido pela manhã depois de uma noite mal dormida.

c) Umidade-Calor no Fígado e na Vesícula Biliar

Gosto amargo e pegajoso na boca; plenitude e/ou dor no hipocôndrio, abdome ou epigástrio; falta de apetite, náuseas, sensação de peso do corpo, descarga vaginal amarelada, prurido vaginal, sangramento e/ou durante o ciclo menstrual, queimação durante a micção, urina escura, cútis e olhos amarelados, vômitos, língua Vermelha com laterais mais vermelhas e saburra amarelada e pegajosa unilateral ou bilateral, pulso em Corda-Deslizante-Rápido.

d) Padrão do *Yang* Menor

Gosto amargo na boca, alternância de aversão ao frio e sensação de calor, dor de cabeça, irritabilidade, visão turva, garganta seca, dor nos hipocôndrios, língua com saburra unilateral, pulso em Corda. Esse é o Padrão *Yang* Menor dentro da Identificação dos Padrões de acordo com os Seis Estágios.

18. GOSTO DOCE

Ver Parte 2, *Interrogatório*, Capítulo 30.

a) Deficiência do *Qi* e/ou do *Yin* do Estômago e do Baço

Gosto adocicado na boca, falta de apetite, ligeira distensão abdominal depois de comer, cansaço, lassidão, cútis pálida, fraqueza dos membros, fezes amolecidas, sensação desconfortável no epigástrio, perda do paladar, boca seca, sudorese noturna. As apresentações da língua e do pulso dependem se o que predomina é a deficiência de *Qi* ou de *Yin*.

b) Umidade-Calor no Baço

Gosto adocicado ou pegajoso na boca, sensação de plenitude do epigástrio e/ou do abdome, dor epigástrica e/ou abdominal, falta de apetite, sensação de peso do corpo, sede sem vontade de beber líquidos, náuseas, vômitos, fezes amolecidas com odor ofensivo, sensação de calor, urina escassa e escura, dor de cabeça com sensação de peso da cabeça, cútis baça-amarelada, língua Vermelha com saburra amarelada e pegajosa, pulso Deslizante-Rápido.

c) Calor no Estômago e no Baço

Gosto adocicado na boca, dor epigástrica em queimação, sede, regurgitação ácida, náuseas, fome excessiva, mau hálito, sensação de calor, ponta do nariz avermelhada, lábios secos, úlceras na boca, fezes ressecadas, urina escassa e escura, língua Vermelha com saburra amarelada e seca, pulso Transbordante-Rápido.

19. GOSTO SALGADO

Ver Parte 2, *Interrogatório*, Capítulo 30.

O gosto salgado não é muito comum na prática clínica, e pouquíssimos pacientes se queixam particularmente desse sintoma.

a) Deficiência do *Yin* do Rim

Gosto salgado na boca, boca e garganta secas com vontade de beber líquidos em pequenos goles, tontura, tinidos, deficiência auditiva, memória fraca, sudorese noturna, boca e garganta secas à noite, lombalgia, constipação intestinal, urina escassa e escura, cansaço, língua de cor normal sem saburra, pulso Flutuante-Vazio.

b) Deficiência do *Yang* do Rim

Gosto salgado na boca, lombalgia, joelhos frios, sensação de frio, cútis esbranquiçada-brilhante, joelhos fracos, cansaço, lassidão, urina abundante e clara, micção noturna, impotência, libido diminuída, língua Pálida e úmida, pulso Profundo-Fraco.

20. GOSTO AZEDO (ÁCIDO)

Ver Parte 2, *Interrogatório*, Capítulo 30.

a) Fogo no Fígado

Gosto azedo (ou amargo) na boca, dor de cabeça, face avermelhada, tontura, tinidos, irritabilidade, propensão a explosões de raiva, sede, constipação intestinal, urina escura, língua Vermelha com laterais mais vermelhas e saburra seca e amarelada, pulso em Corda-Rápido.

b) *Qi* do Fígado invadindo o Baço

Gosto azedo na boca, regurgitação ácida, eructação, plenitude e distensão do epigástrio, falta de apetite, cansaço, alternância de constipação intestinal e diarreia, pulso Fraco à direita e em Corda à esquerda.

c) *Qi* do Fígado invadindo o Estômago

Gosto azedo na boca, regurgitação ácida, irritabilidade, dor e distensão do epigástrio e dos hipocôndrios, sensação de opressão do epigástrio, soluços, eructação, náuseas, vômitos, suspiros, membros fracos, língua de cor normal (ou ligeiramente Vermelha nas laterais, em casos graves de estagnação do *Qi* do Fígado), pulso em Corda à esquerda e Fraco à direita.

d) Retenção de alimentos

Gosto azedo na boca, mau hálito, regurgitação ácida, eructação, plenitude, dor e distensão do epigástrio que melhoram vomitando, náuseas, vômito de fluidos azedos, insônia, fezes amolecidas ou constipação intestinal, falta de apetite, saburra da língua espessa, pulso Cheio-Deslizante.

e) Calor no Estômago

Gosto azedo na boca, sede, dor epigástrica, regurgitação ácida, náuseas, fome excessiva, mau hálito, sensação de calor, língua Vermelha com saburra amarelada, pulso Transbordante-Rápido.

21. SENSAÇÃO PEGAJOSA NA BOCA

Ver Parte 2, *Interrogatório*, Capítulo 30.

Pacientes ocidentais normalmente descrevem o gosto pegajoso como gosto "metálico".

a) Frio-Umidade

Sensação pegajosa na boca, plenitude epigástrica, sensação de peso da cabeça e do corpo, sensação de frio, membros frios, saburra da língua branca e pegajosa, pulso Deslizante-Lento.

b) Umidade-Calor

Sensação pegajosa na boca, sede sem vontade de beber líquidos, plenitude epigástrica, sensação de peso da cabeça e do corpo, sensação de calor, saburra da língua amarelada e pegajosa, pulso Deslizante-Rápido.

c) Fleuma

Sensação pegajosa na boca, muco na garganta, sensação de opressão do tórax, língua Aumentada com saburra pegajosa, pulso Deslizante.

d) Fleuma-Calor nos Pulmões

Sensação pegajosa na boca, sede sem vontade de beber líquidos; tosse forte com profusa expectoração de muco amarelado e pegajoso ou esverdeado; respiração ofegante, sibilos, sensação de opressão do tórax, sensação de calor, língua Vermelha e Aumentada com saburra amarelada e pegajosa, pulso Deslizante-Rápido.

22. PERDA DO PALADAR

Ver Parte 2, *Interrogatório*, Capítulo 30.

a) Deficiência do *Qi* do Estômago e do Baço

Perda gradual do paladar e possivelmente do olfato, falta de apetite, ligeira distensão abdominal depois de comer, cansaço, lassidão, cútis pálida, fraqueza dos membros, fezes amolecidas, sensação desconfortável no epigástrio, perda do paladar, língua Pálida, pulso Vazio.

b) Umidade obstruindo o Aquecedor Médio

Perda do paladar, plenitude e distensão abdominal, falta de apetite, sem vontade de beber líquidos, sonolência após comer, saburra da língua espessa e pegajosa, pulso Deslizante.

c) Umidade-Fleuma obstruindo o Baço

Perda do paladar, plenitude epigástrica e abdominal, sensação de opressão do tórax, falta de apetite, náuseas, cansaço, sensação de peso, muco na garganta, fezes amolecidas, sonolência depois de comer, língua Aumentada com saburra pegajosa, pulso Deslizante.

d) Deficiência do *Qi* do Estômago e do Baço com Frio no Estômago

Perda do paladar, falta de apetite, ligeira distensão abdominal depois de comer, cansaço, lassidão, cútis pálida, fezes amolecidas, desconforto ou dor surda no epigástrio que melhora depois de comer e com pressão ou massagem, preferência por bebidas e alimentos quentes, vômito de fluidos claros, ausência de sede, membros frios e fracos, língua Pálida e úmida, pulso Profundo-Fraco-Lento.

23. MAU HÁLITO

a) Calor no Estômago

Mau hálito, sede, regurgitação ácida, náuseas, fome excessiva, dor epigástrica em queimação, sensação de calor, língua Vermelha com saburra amarelada, pulso Transbordante-Rápido.

b) Fleuma-Calor nos Pulmões

Mau hálito, gosto pegajoso na boca, sede sem vontade de beber líquidos; tosse forte com expectoração profusa de muco amarelado e pegajoso ou esverdeado; respiração ofegante, sibilos, sensação de opressão do tórax, sensação de calor, insônia, agitação, língua Vermelha e Aumentada com saburra amarelada e pegajosa, pulso Deslizante-Rápido.

c) Retenção de alimentos

Mau hálito, gosto azedo na boca, eructação, regurgitação ácida, náuseas, vômito de fluidos azedos, plenitude, dor e distensão do epigástrio que melhoram vomitando, insônia, fezes amolecidas ou constipação intestinal, falta de apetite, saburra da língua espessa, pulso Cheio-Deslizante.

PARTE 5   SEÇÃO 1

70 Sede e Bebidas

> **CONTEÚDO DO CAPÍTULO**
>
> **Sede, 618**
> *Cheio, 618*
> *Vazio, 618*
> *Outros padrões, 618*
> **Boca Seca, 619**
> *Deficiência do Yin, 619*
> *Umidade-Calor no Estômago e no Baço, 619*
> *Fleuma-Calor no Estômago, 619*
> **Ausência de Sede, 619**
> *Deficiência do Yang do Baço e do Estômago, 619*
> *Frio no Estômago, 620*
> *Umidade no Estômago e no Baço, 620*
> **Salivação Aumentada, 620**
> *Estômago e Baço Deficientes e Frios, 620*
> *Deficiência do Yang do Rim, Água transbordando, 620*

Os seguintes sintomas serão discutidos:
1. Sede
2. Boca seca
3. Ausência de sede
4. Salivação aumentada.

1. SEDE

Ver Parte 2, *Interrogatório*, Capítulo 32.

a) Cheio

Calor no Estômago

Sede com vontade de beber líquidos gelados, mau hálito, regurgitação ácida, dor epigástrica em queimação, náuseas, fome excessiva, sensação de calor, língua Vermelha com saburra amarelada, pulso Transbordante-Rápido.

Acupuntura

E-44 *Neiting*, IG-4 *Hegu*, IG-11 *Quchi*.

Fogo no Fígado

Sede, gosto amargo na boca, face avermelhada, tontura, tinidos, dor de cabeça, irritabilidade, propensão a explosões de raiva, constipação intestinal, urina escura, língua Vermelha com laterais mais vermelhas e saburra amarelada e seca, pulso em Corda-Rápido.

Acupuntura

F-2 *Xingjian*, IG-11 *Quchi*.

Fogo no Coração

Sede, úlceras na boca e na língua, palpitações, agitação mental, agitação, insônia, sono perturbado por sonhos, sensação de calor, face avermelhada, gosto amargo na boca, língua Vermelha com ponta mais vermelha e saburra amarelada, pulso Transbordante-Rápido.

Acupuntura

C-8 *Shaofu*, IG-4 *Hegu*, IG-11 *Quchi*.

Umidade-Calor no Estômago e no Baço

Sede sem vontade de beber líquidos, gosto pegajoso na boca, sensação de plenitude e dor no epigástrio e no abdome inferior, falta de apetite, sensação de peso, náuseas, fezes amolecidas com odor ofensivo, sensação de calor, cútis baça e amarelada, língua Vermelha com saburra pegajosa e amarelada, pulso Deslizante-Rápido.

Acupuntura

VC-12 *Zhongwan*, VC-9 *Shuifen*, BP-9 *Yinlingquan*, VC-5 *Shimen*, B-22 *Sanjiaoshu*, IG-11 *Quchi*, E-44 *Neiting*, IG-4 *Hegu*.

b) Vazio

Deficiência do *Yin* do Estômago

Sede moderada com vontade de beber líquidos em pequenos goles, boca seca, dor epigástrica surda, falta de apetite, língua de cor normal sem saburra no centro.

Acupuntura

VC-12 *Zhongwan*, IG-4 *Hegu*, E-36 *Zusanli*, BP-6 *Sanyinjiao*.

Deficiência do *Yin* do Estômago com Calor Vazio

Sede com vontade de beber líquidos em pequenos goles que fica mais acentuada ao anoitecer, boca e garganta secas especialmente à tarde, dor epigástrica surda ou em queimação, sensação de calor à tarde, constipação intestinal (fezes ressecadas), sensação de fome sem vontade de comer, ligeira sensação de plenitude após comer, sudorese noturna, calor nos cinco palmos, sangramento das gengivas, língua Vermelha (ou Vermelha apenas no centro) sem saburra no centro, pulso Flutuante-Vazio e Rápido.

Acupuntura

VC-12 *Zhongwan*, IG-4 *Hegu*, E-36 *Zusanli*, BP-6 *Sanyinjiao*, E-44 *Neiting*.

c) Outros padrões

Umidade-Calor no Fígado e na Vesícula Biliar

Sede, gosto amargo na boca; plenitude e/ou dor no hipocôndrio, abdome ou epigástrio; falta de apetite, náuseas, sensação de peso do corpo, descarga vaginal amarelada, prurido vaginal, sangramento e/ou dor durante o ciclo menstrual, queimação durante a micção, urina escura, cútis e olhos amarelados, vômitos, língua Vermelha com laterais mais vermelhas e saburra pegajosa e amarelada unilateral ou bilateral, pulso em Corda-Deslizante-Rápido.

Fleuma-Calor nos Pulmões

Sede sem vontade de beber líquidos, tosse forte com expectoração profusa de muco amarelado e pegajoso ou esverdeado, respiração ofegante, sibilos, sensação de opressão do tórax, sensação de calor, insônia, agitação, língua Vermelha e Aumentada com saburra pegajosa e amarelada, pulso Deslizante-Rápido.

Deficiência do *Yin* do Coração com Calor Vazio

Sede com vontade de beber líquidos aos goles que fica mais acentuada ao anoitecer, boca e garganta secas, palpitações, insônia, sono perturbado por sonhos, memória fraca, ansiedade, propensão a se assustar, agitação mental, sensação de calor ao anoitecer, *flush* malar, sudorese noturna, calor nos cinco palmos, língua Vermelha mais vermelha na ponta, ausência de saburra, pulso Flutuante-Vazio e Rápido.

Calor no Pulmão

Sede com vontade de beber água gelada, tosse, ligeira falta de ar, sensação de calor, dor no peito, batimento das asas do nariz, face avermelhada, língua Vermelha com saburra amarelada, pulso Transbordante-Rápido.

Deficiência do *Yin* do Pulmão com Calor Vazio

Sede moderada com vontade de beber líquidos em pequenos goles que fica mais acentuada ao anoitecer, boca e garganta secas à noite, tosse seca ou com pouco muco pegajoso que pode ter raias de sangue, voz fraca e/ou rouca, sudorese noturna, cansaço, *flush* malar, sensação de calor ou febre baixa ao anoitecer, calor nos cinco palmos, corpo fino ou tórax estreito, insônia, ansiedade, língua Vermelha sem saburra, pulso Flutuante-Vazio e Rápido.

Deficiência do *Yin* do Coração

Sede moderada com vontade de beber líquidos em pequenos goles, boca e garganta secas, palpitações, insônia, sono perturbado por sonhos, memória fraca, ansiedade, propensão a se assustar, agitação mental, inquietude, "sente-se aborrecido e com calor", sudorese noturna, língua de cor normal sem saburra ou com saburra sem raiz, pulso Flutuante-Vazio especialmente na posição Anterior esquerda.

Deficiência do *Yin* do Fígado

Sede moderada com vontade de beber líquidos em pequenos goles, tosse seca, voz fraca, garganta seca, voz rouca, sudorese noturna, cansaço, língua sem saburra na parte anterior, pulso Flutuante-Vazio.

Deficiência do *Yin* do Rim

Sede moderada com vontade de beber líquidos em pequenos goles, tontura, tinidos, deficiência auditiva, memória fraca, sudorese noturna, boca e garganta secas à noite, lombalgia, constipação intestinal, urina escassa e escura, cansaço, língua de cor normal sem saburra, pulso Flutuante-Vazio.

Deficiência do *Yin* do Pulmão

Sede moderada com vontade de beber água em pequenos goles, tosse seca, voz fraca, garganta seca, voz rouca, sudorese noturna, cansaço, língua sem saburra na parte anterior, pulso Flutuante-Vazio.

> **NOTA CLÍNICA**
>
> Muitas vezes, é difícil estabelecer se um paciente sofre de "sede" excessiva por conta do hábito amplamente difundido de se forçar a tomar grandes volumes de água.

2. BOCA SECA

Ver Parte 2, *Interrogatório*, Capítulo 32.

a) Deficiência do *Yin*

Boca seca com vontade de beber líquidos em pequenos goles, garganta seca ao anoitecer, sudorese noturna, urina escassa e escura, fezes ressecadas, língua de cor normal sem saburra, pulso Flutuante-Vazio. Outros sintomas e sinais dependem do órgão envolvido, que pode ser Estômago, Pulmão, Fígado, Rim, Coração ou Baço.

b) Umidade-Calor no Estômago e no Baço

Boca seca sem vontade de beber líquidos, sede sem vontade de beber líquidos, sensação de plenitude e dor no epigástrio e no abdome inferior, falta de apetite, sensação de peso, náuseas, fezes amolecidas com odor ofensivo, sensação de calor, cútis baça e amarelada, gosto pegajoso na boca, língua Vermelha com saburra amarelada e pegajosa, pulso Deslizante-Rápido.

c) Fleuma-Calor no Estômago

Boca seca sem vontade de beber líquidos, sede, mau hálito, dor epigástrica em queimação, agitação mental, sangramento das gengivas, fezes ressecadas, úlceras na boca, regurgitação ácida, náuseas, vômitos logo após comer, fome excessiva, sensação de calor, sensação de opressão do tórax e do epigástrio, insônia, língua Vermelha no centro com saburra amarelada e pegajosa e fissura do Estômago com saburra amarelada, áspera e pegajosa dentro dela, pulso Deslizante-Rápido.

3. AUSÊNCIA DE SEDE

Ver Parte 2, *Interrogatório*, Capítulo 32.

a) Deficiência do *Yang* do Baço e do Estômago

Ausência de sede, falta de apetite, ligeira distensão abdominal após comer, sensação de desconforto no epigástrio, cansaço, lassidão, cútis pálida, fraqueza dos membros, fezes amolecidas, sensação de frio, membros frios, edema, língua Pálida e úmida, pulso Profundo-Fraco.

b) Frio no Estômago

Ausência de sede, dor grave no epigástrio, sensação de frio, membros frios, preferência por calor, vômito de fluidos claros (que pode aliviar a dor), náuseas; piora após engolir líquidos gelados, que são prontamente vomitados; saburra da língua espessa e branca, pulso Profundo-Tenso-Lento.

c) Umidade no Estômago e no Baço

Falta de vontade de beber líquidos, gosto pegajoso na boca, sensação de plenitude e dor no epigástrio e no abdome inferior, falta de apetite, sensação de peso, náuseas, fezes amolecidas, sensação de calor, cútis baça e amarelada, língua com saburra pegajosa, pulso Deslizante.

> **NOTA CLÍNICA**
>
> Sempre pergunte sobre "ausência de sede"; nenhum paciente relata isso espontaneamente. Isso também é difícil de estabelecer por conta do hábito amplamente difundido de beber grandes volumes de água.

4. SALIVAÇÃO AUMENTADA

a) Estômago e Baço Deficientes e Frios

Salivação aumentada, preferência por bebidas e alimentos quentes, desconforto ou dor surda no epigástrio que melhora comendo e com pressão ou massagem, falta de apetite, vômito de fluido claro, ausência de sede, membros frios e fracos, cansaço, cútis pálida, língua Pálida e úmida, pulso Profundo-Fraco-Lento.

b) Deficiência do *Yang* do Rim, Água transbordando

Salivação aumentada, edema especialmente das pernas e tornozelos, sensação de frio nas pernas e nas costas, plenitude e distensão do abdome, lombalgia, sensação de frio, urina escassa e clara, palpitações, falta de ar, mãos frias, língua Pálida e Aumentada com saburra branca e úmida, pulso Profundo-Fraco-Lento.

Abdome 71

CONTEÚDO DO CAPÍTULO

Introdução, 622
Distensão, 622
Sensação de opressão, 622
Sensação de plenitude, 622
Sensação de congestão, 622
Dor na Área Abaixo do Processo Xifoide, 622
Rebelião do Qi no Vaso Penetrador, 622
Calor no Estômago, 623
Estagnação do Qi do Estômago, 623
Estagnação do Qi do Coração, 623
Retenção de alimentos no estômago, 623
Deficiência do Qi do Estômago e do Baço com Calor no Coração, 623
Fleuma no Estômago, 623
Estagnação de Qi e Fleuma, 623
Dor Epigástrica, 623
Vazio, 623
Cheio, 623
Outros padrões, 624
Dor no Hipocôndrio, 624
Cheio, 624
Outros padrões, 625
Dor Umbilical, 625
Estagnação do Qi no Estômago e nos Intestinos, 625
Frio nos Intestinos, 625
Umidade-Calor nos Intestinos, 625
Deficiência do Yang do Baço e do Rim, 625
Intoxicação alimentar, 625
Calor no Yang Brilhante, 625
Distensão Abdominal, 625
Cheio, 626
Vazio, 626
Outros padrões, 626
Plenitude Abdominal, 626
Frio-Umidade nos Intestinos, 626
Umidade-Calor nos Intestinos, 626
Retenção de alimentos, 626
Estômago e Baço Deficientes e Frios, 626
Calor no Yang Brilhante (padrão do Órgão), 626
Sensação de Frio no Abdome, 626
Deficiência do Yang do Estômago e do Baço, 626
Deficiência do Yang do Rim, 626
Vasos Penetrador e da Concepção Deficientes e Frios, 626
Estagnação de Frio no canal do Fígado, 627
Sensação de Pulsação Abaixo do Umbigo, 627
Rebelião do Qi no Vaso Penetrador, 627
Rins não recebendo Qi, 627
Fleuma-Fluidos no abdome, 627
Sensação de Energia Subindo no Abdome, 627
Rebelião do Qi no Vaso Penetrador, 627

Qi do Fígado estagnado transformado em Calor em ascensão, 627
Frio-Yin no abdome, 627
Borborigmos, 627
Qi do Fígado invadindo o Baço, 627
Umidade-Calor nos Intestinos, 627
Umidade-Fleuma nos Intestinos, 627
Deficiência do Yang do Baço e do Rim, 627
Estômago e Baço Deficientes e Frios, 627
Flatulência, 627
Deficiência do Qi do Baço, 627
Qi do Fígado invadindo o Baço, 627
Estagnação do Qi do Fígado, 627
Dor na Parte Central do Abdome Inferior, 628
Umidade-Calor na Bexiga, 628
Estagnação do Qi na Bexiga, 628
Intestinos Deficientes e Frios, 628
Estase de Sangue na Bexiga, 628
Estagnação do Qi do Fígado, 628
Estase de Sangue do Fígado, 628
Fogo no Fígado, 628
Retenção de alimentos e Frio, 628
Deficiência do Qi do Baço, 628
Deficiência do Yin do Rim, 628
Deficiência do Yang do Rim, 628
Dor na Área Lateral do Abdome Inferior, 628
Estagnação do Qi do Fígado, 628
Umidade-Calor no Intestino Grosso, 628
Frio-Umidade no Intestino Grosso, 628
Estase do Sangue do Fígado, 629
Intestino Grosso Deficiente e Frio, 629
Dor no Vaso da Cintura, 629
Estagnação do Qi e estase de Sangue no Vaso Penetrador, 629
Estagnação de Frio no canal do Fígado, 629
Veias Abdominais Distendidas, 629
Estase de Sangue no Fígado e no Baço, 629
Estagnação do Qi com Umidade, 629
Deficiência do Yang do Baço e do Rim, 629
Deficiência do Yin do Fígado e do Rim, 629
Calor no Sangue, 629
Estagnação de Frio, 629
Massas Abdominais, 629
Estagnação do Qi do Fígado, 629
Estase de Sangue no Fígado, 629
Fleuma e retenção de alimentos, 629
Deficiência do Qi do Estômago e do Baço, 629
Deficiência do Yang do Rim com estase de Sangue do Fígado, 630
Umidade-Fleuma, 630
Umidade-Calor, 630

PARTE 5 Sintomas e Sinais

CONTEÚDO DO CAPÍTULO (continuação)

Pequenos Nódulos nos Hipocôndrios, 630
Estase de Sangue do Fígado, 630
Edema do Abdome, 630
Deficiência do Yang do Baço, 630
Deficiência do Yang do Rim, 630
Abdome Fino, 630
Deficiência de Qi e de Sangue, 630
Deficiência de Yin, 630
Abdome Largo, 630
Fleuma obstruindo o Baço, 630
Abdome Inferior Flácido, 630
Umidade-Fleuma no Aquecedor Inferior, 630
Deficiência grave do Yang do Baço e do Rim, 630
Nódulos no Epigástrio, 630
Umidade-Fleuma no Aquecedor Médio, 630
Estase de Sangue, 630
Fleuma e estase de Sangue no Aquecedor Médio, 630
Umbigo Saliente, 630
Frio-Vazio com estagnação de Qi, 630
Estase de Sangue com edema, 630
Deficiência do Yang do Baço e do Rim, 631
Umbigo Afundado, 631
Estase de Sangue com afundamento do Qi do Baço, 631
Umidade-Calor no abdome, 631
Linhas no Abdome, 631
Estase de Sangue originada de Frio, 631
Estase de Sangue com Calor no Sangue, 631
Máculas no Abdome, 631
Calor no Sangue, 631
Estase de Sangue, 631

Os seguintes sintomas abdominais serão discutidos:
1. Dor na área abaixo do processo xifoide
2. Dor epigástrica
3. Dor nos hipocôndrios
4. Dor umbilical
5. Distensão abdominal
6. Plenitude abdominal
7. Sensação de frio no abdome
8. Sensação de pulsação abaixo do umbigo
9. Sensação de energia subindo no abdome
10. Borborigmos
11. Flatulência
12. Dor na parte central do abdome inferior
13. Dor na parte lateral do abdome inferior
14. Veias abdominais distendidas
15. Massas abdominais
16. Pequenos nódulos nos hipocôndrios
17. Edema do abdome
18. Abdome fino
19. Abdome largo
20. Abdome inferior flácido
21. Nódulos no epigástrio
22. Umbigo saliente
23. Umbigo afundado
24. Linhas no abdome
25. Máculas no abdome.

INTRODUÇÃO

Embora os títulos a seguir se refiram basicamente a dor em várias áreas do abdome, outras sensações podem ser vivenciadas em cada uma dessas áreas; são elas distensão, opressão, plenitude ou congestão. O significado clínico dessas sensações é explicado resumidamente a seguir. Para uma explicação mais detalhada, ver Parte 2, *Interrogatório*, Capítulo 38.

Distensão

Uma sensação de distensão abdominal pode indicar os seguintes padrões:
- Estagnação do *Qi* – distensão grave
- Deficiência do *Qi* do Baço – distensão leve
- Umidade-Fleuma.

Além da sensação subjetiva de inchaço, a distensão se caracteriza pela sensação objetiva de distensão à palpação, semelhante a um tambor. Também pode ser vista pela observação, ou seja, o abdome fica visivelmente distendido.

Sensação de opressão

Uma sensação de opressão (chamada de *men* em chinês) normalmente indica Fleuma, mas também pode indicar estagnação grave do *Qi*. A sensação de opressão é puramente subjetiva, não havendo nada para se ver ou ser palpado.

Sensação de plenitude

Uma sensação de plenitude no abdome normalmente é causada por Umidade ou retenção de alimentos. Subjetivamente, o paciente se sente cheio, como se tivesse comido muito, e há uma ligeira sensação de náuseas; objetivamente, o abdome fica duro à palpação.

Sensação de congestão

"Congestão" é uma tradução do termo chinês *pi* (embora esse termo tenha um significado mais abrangente do que simplesmente "sensação de congestão"). A sensação de congestão no abdome se caracteriza pela leve sensação subjetiva de plenitude juntamente com a sensação objetiva de moleza do abdome à palpação. Não se vê nada pela observação. Esse sintoma normalmente é decorrente de Umidade ou Calor ocorrendo em um contexto de Deficiência.

1. DOR NA ÁREA ABAIXO DO PROCESSO XIFOIDE

Ver Parte 2, *Interrogatório*, Capítulo 38.

a) Rebelião do *Qi* no Vaso Penetrador

Dor abaixo do processo xifoide com sensação de aperto, sensação de calor na face, sensação de bolo na garganta, palpitações, ansiedade, sensação de aperto no tórax, náuseas, ligeira falta de ar, plenitude ou congestão epigástrica, plenitude umbilical e abdominal, períodos menstruais irregulares e/ou menstruação dolorosa, sensação de energia subindo no abdome até o tórax, pulso Firme.

b) Calor no Estômago

Dor abaixo do processo xifoide, dor epigástrica em queimação, sede, regurgitação ácida, náuseas, fome excessiva, mau hálito, sensação de calor, língua Vermelha com saburra amarelada, pulso Transbordante-Rápido.

c) Estagnação do *Qi* do Estômago

Dor abaixo do processo xifoide com sensação de distensão, dor e distensão epigástrica, eructação, náuseas, vômitos, soluços, irritabilidade, pulso em Corda na posição Média-Direita.

d) Estagnação do *Qi* do Coração

Dor abaixo do processo xifoide com sensação de distensão, palpitações, sensação de opressão do tórax, depressão, ligeira sensação de bolo na garganta, respiração ligeiramente ofegante, suspiros, falta de apetite, distensão do tórax e do epigástrio, aversão a se deitar, membros fracos e frios, lábios ligeiramente arroxeados, cútis pálida, língua ligeiramente Pálido-Arroxeada nas laterais, na área do tórax; pulso Vazio, mas ligeiramente Transbordante na posição Anterior-Esquerda.

e) Retenção de alimentos no estômago

Dor abaixo do processo xifoide com sensação de plenitude, dor, plenitude e distensão do epigástrio que melhoram vomitando, náuseas, vômito de fluidos ácidos, mau hálito, regurgitação ácida, eructação, insônia, fezes amolecidas ou constipação intestinal, falta de apetite, saburra da língua espessa, pulso Cheio-Deslizante.

f) Deficiência do *Qi* do Estômago e do Baço com Calor no Coração

Dor abaixo do processo xifoide com sensação de congestão, falta de apetite, ligeira distensão abdominal depois de comer, cansaço, lassidão, cútis pálida, fraqueza dos membros, fezes amolecidas, sensação de desconforto no epigástrio, perda do paladar, palpitações, sede, úlceras na boca e na língua, agitação mental, agitação, insônia, sono perturbado por sonhos, sensação de calor, face avermelhada, gosto amargo na boca, língua Vermelha com ponta mais vermelha e saburra amarelada, pulso Transbordante e Rápido.

g) Fleuma no Estômago

Dor abaixo do processo xifoide com sensação de opressão, sensação de opressão no epigástrio, náuseas, muco na garganta, sensação de opressão do tórax, língua Aumentada com saburra pegajosa, pulso Deslizante.

h) Estagnação de *Qi* e Fleuma

Dor abaixo do processo xifoide com sensação de opressão e distensão, sensação de opressão do tórax, sensação de bolo na garganta, suspiros, muco na garganta, irritabilidade, língua Aumentada, pulso em Corda ou Deslizante.

> **NOTA CLÍNICA**
> Pela minha experiência, sentimentos reprimidos normalmente ficam "armazenados" na área abaixo do processo xifoide; isso normalmente se manifesta com dureza nessa área à palpação.

2. DOR EPIGÁSTRICA

Ver Parte 2, *Interrogatório*, Capítulo 38.

Na medicina chinesa, as regiões de dor abdominal são as seguintes:
- Área abaixo do coração (é a pequena área imediatamente abaixo do processo xifoide que se estende por aproximadamente 5,08 cm e é limitada pelas costelas)
- Epigástrica (é a área entre o processo xifoide e o umbigo excluindo a área dos hipocôndrios)
- Hipocôndrios (são as duas áreas abaixo da caixa torácica)
- Umbilical (é a área ao redor do umbigo)
- Central do abdome inferior (é a área central do abdome, entre o umbigo e a sínfise pubiana)
- Lateral do abdome inferior (são as áreas laterais do abdome inferior).

a) Vazio

Deficiência do *Qi* do Estômago e do Baço

Dor surda epigástrica que melhora comendo e com pressão e que surge em crises, falta de apetite, ligeira distensão abdominal depois de comer, cansaço, lassidão, cútis pálida, fraqueza dos membros, fezes amolecidas, falta de paladar, língua Pálida, pulso Vazio.

Acupuntura

VC-12 *Zhongwan*, E-36 *Zusanli*, BP-6 *Sanyinjiao*, B-20 *Pishu*, B-21 *Weishu*, E-34 *Liangqiu*.

Deficiência do Yin do Estômago

Dor surda epigástrica, falta de apetite, má digestão, ânsia de vômitos, sensação de fome, perda do paladar, boca seca, lábios secos, fezes ressecadas, corpo fino, cútis descorada possivelmente com a ponta do nariz vermelha, sudorese noturna, língua com fissuras transversais nas laterais, pulso Fraco ou Flutuante-Vazio.

Acupuntura

VC-12 *Zhongwan*, E-36 *Zusanli*, BP-6 *Sanyinjiao*, E-34 *Liangqiu*.

b) Cheio

Qi do Fígado invadindo o Estômago

Dor e distensão epigástrica se estendendo até os hipocôndrios, irritabilidade, sensação de opressão do epigástrio, regurgitação ácida, soluços, eructação, náuseas, vômitos, suspiros, membros fracos, língua de cor normal (ou ligeiramente Vermelha nas laterais, em casos graves de estagnação do *Qi* do Fígado), pulso em Corda à esquerda e Fraco à direita.

Acupuntura

VB-34 *Yanglingquan*, F-3 *Taichong*, VC-12 *Zhongwan*, E-21 *Liangmen*, E-36 *Zusanli*, E-34 *Liangqiu*.

Frio no Estômago

Dor epigástrica espástica grave de início súbito que melhora bebendo líquidos quentes e piora bebendo líquidos gelados, sensação de frio, membros frios, preferência por calor, vômito de fluidos claros (que pode aliviar a dor), náuseas; piora depois de engolir líquidos gelados, que são prontamente vomitados; preferência por líquidos quentes, saburra da língua espessa e branca, pulso Profundo-Tenso-Lento.

Acupuntura

VC-12 *Zhongwan*, E-21 *Liangmen*, E-34 *Liangqiu*, B-21 *Weishu*. Moxa.

Calor no Estômago

Dor epigástrica em queimação, sede, regurgitação ácida, náuseas, fome excessiva, mau hálito, sensação de calor, língua Vermelha com saburra amarelada, pulso Transbordante-Rápido.

Acupuntura

E-44 *Neiting*, IG-4 *Hegu*, E-21 *Liangmen*, E-34 *Liangqiu*.

Umidade-Calor no Estômago

Dor epigástrica, sensação de plenitude do epigástrio, sensação de peso, dor facial, nariz congestionado ou com secreção espessa e pegajosa, sede sem vontade de beber líquidos, náuseas, sensação de calor, cútis baça e amarelada, gosto pegajoso na boca, língua Vermelha com saburra pegajosa e amarelada, pulso Deslizante-Rápido.

Acupuntura

VC-12 *Zhongwan*, VC-9 *Shuifen*, BP-9 *Yinlingquan*, IG-11 *Quchi*, E-34 *Liangqiu*.

c) Outros padrões

Fogo no Estômago

Dor epigástrica em queimação, sede intensa com vontade de beber líquidos gelados, agitação mental, boca seca, úlceras na boca, sangramento das gengivas, fezes ressecadas, regurgitação ácida, mau hálito, náuseas, vômitos logo após comer, sensação de calor, língua Vermelha com saburra espessa seca e amarelada-escura, pulso Profundo-Cheio-Rápido.

Frio-Umidade no Estômago

Dor epigástrica que piora bebendo líquidos gelados e melhora bebendo líquidos quentes, falta de apetite, sensação de plenitude do epigástrio, sensação de frio no epigástrio, sensação de peso da cabeça e do corpo, gosto adocicado na boca ou ausência de paladar, ausência de sede, fezes amolecidas, cansaço, lassidão, náuseas, edema, cútis baça e branca, descarga vaginal esbranquiçada excessiva, língua Pálida com saburra branca e pegajosa, pulso Deslizante-Lento.

Estase de Sangue no Estômago

Dor epigástrica grave lancinante que pode piorar à noite, intolerância à pressão, náuseas, vômitos, possivelmente vômito de sangue, vômito de sangue parecendo borra de café, língua Arroxeada, pulso em Corda.

Fleuma-Calor no Estômago

Dor epigástrica em queimação, sede sem vontade de beber líquidos, agitação mental, sangramento das gengivas, fezes ressecadas, boca seca, úlceras na boca, regurgitação ácida, náuseas, vômitos logo após comer, fome excessiva, mau hálito, sensação de calor, sensação de opressão do tórax e do epigástrio, insônia, língua Vermelha no centro com saburra pegajosa e amarelada e fissura do Estômago com saburra áspera pegajosa e amarelada dentro dela, pulso Deslizante-Rápido.

Retenção de alimentos

Dor, distensão e plenitude epigástrica que melhoram vomitando; náuseas, vômito de fluidos azedos, mau hálito, regurgitação ácida, eructação, insônia, fezes amolecidas ou constipação intestinal, falta de apetite, saburra da língua espessa, pulso Cheio-Deslizante.

Fogo no Fígado invadindo o Estômago

Dor epigástrica em queimação, distensão e plenitude do epigástrio, irritabilidade, regurgitação ácida, soluços, eructação, náuseas, vômitos, suspiros, membros fracos, língua Vermelha nas laterais, pulso em Corda-Rápido e Fraco à direita.

Fleuma-Fluidos no Estômago

Dor epigástrica surda, plenitude e distensão abdominal, vômito de fluidos aquosos, boca seca sem vontade de beber líquidos, respiração ofegante, tontura, sensação de opressão do tórax, inchaço dos membros, expectoração de muco diluído e aquoso, incapacidade de se deitar, língua Aumentada com saburra pegajosa, pulso Profundo-em Corda ou Profundo-Deslizante.

> **NOTA CLÍNICA**
> *Qi* do Fígado invadindo o Estômago é provavelmente a causa mais comum de dor epigástrica.

3. DOR NO HIPOCÔNDRIO

Ver Parte 2, *Interrogatório*, Capítulo 38.

Trata-se de dor nas duas áreas laterais do abdome superior, abaixo da caixa torácica.

a) Cheio

Estagnação do *Qi* do Fígado

Dor e distensão nos hipocôndrios sem localização fixa que vêm e vão de acordo com o estado emocional, irritabilidade, mau humor, sensação de bolo na garganta, tensão pré-menstrual, pulso em Corda.

Acupuntura

VB-34 *Yanglingquan*, F-3 *Taichong*, VB-24 *Riyue*.

Umidade-Calor no Fígado e na Vesícula Biliar

Dor, distensão e plenitude nos hipocôndrios; gosto amargo na boca, falta de apetite, náuseas, sensação de peso do corpo, descarga vaginal amarelada, prurido vaginal, sangramento e/ou dor durante o ciclo menstrual, queimação durante a micção, urina escura, cútis e olhos amarelados, vômitos, língua Vermelha com laterais mais vermelhas e saburra amarelada e pegajosa unilateral ou bilateral, pulso em Corda-Deslizante-Rápido.

Acupuntura

VB-34 *Yanglingquan*, VB-43 *Xiaxi*, VC-9 *Shuifen*, BP-9 *Yinlingquan*, IG-11 *Quchi*, VB-24 *Riyue*.

b) Outros padrões

Estase de Sangue do Fígado

Dor lancinante nos hipocôndrios com localização fixa que piora à noite, menstruação dolorosa, sangue menstrual escuro com coágulos, massas no abdome, unhas e lábios arroxeados, cútis arroxeada ou escura, língua Arroxeada, pulso em Corda ou Firme.

Deficiência do *Yin* do Fígado

Dor surda nos hipocôndrios que melhora por repouso, tontura, dormência ou formigamento dos membros, insônia, visão turva, moscas volantes, olhos secos, visão noturna reduzida, menstruação escassa ou amenorreia, cútis baça e pálida sem lustro, mas com maçãs do rosto avermelhadas, fraqueza muscular, cãibras, unhas fracas e quebradiças, pele e cabelos muito ressecados, sudorese noturna, depressão, falta de perspectiva de vida, língua de cor normal sem saburra, pulso Fino ou Flutuante-Vazio.

Síndrome do *Yang* Menor

Dor e distensão nos hipocôndrios, alternância de calafrios com sensação de calor, gosto amargo na boca, garganta seca, visão turva, irritabilidade, náuseas, saburra da língua pegajosa unilateral, pulso em Corda.

Fleuma-Fluidos no hipocôndrio

Dor nos hipocôndrios que piora tossindo e respirando, sensação de distensão e tração dos hipocôndrios, respiração ofegante, língua Aumentada com saburra pegajosa, pulso Profundo-Deslizante-em Corda.

> **NOTA CLÍNICA**
> Nunca pergunte ao paciente se ele sente alguma dor no "hipocôndrio" (porque ele pode não saber onde fica essa área); em vez disso, aponte para a área à qual você se refere.

4. DOR UMBILICAL

Ver Parte 2, *Interrogatório*, Capítulo 38.

Trata-se de dor na área ao redor do umbigo; dor nessa área é comum em crianças.

a) Estagnação do *Qi* no Estômago e nos Intestinos

Dor e distensão umbilical, dor e distensão epigástrica, eructação, náuseas, vômitos, soluços, irritabilidade, pulso em Corda na posição Média-Direita.

b) Frio nos Intestinos

Dor espástica umbilical que piora com líquidos frios e melhora com líquidos quentes, diarreia com dor, sensação de frio, sensação de frio no abdome, língua com saburra branca e espessa, pulso Profundo-em Corda.

c) Umidade-Calor nos Intestinos

Dor umbilical que não melhora pela evacuação, diarreia, muco e sangue nas fezes, fezes com odor ofensivo, queimação no ânus, urina escassa e escura, febre, sudorese que não baixa a febre, sensação de calor, sede sem vontade de beber líquidos, sensação de peso do corpo e dos membros, língua Vermelha com saburra amarelada e pegajosa, pulso Deslizante-Rápido.

d) Deficiência do *Yang* do Baço e do Rim

Dor umbilical que vem e vai, lombalgia, joelhos frios e fracos, sensação de frio, cútis esbranquiçada-brilhante, impotência, libido diminuída, cansaço, lassidão, urina clara e abundante, micção noturna, fezes amolecidas, falta de apetite, desejo de se deitar, diarreia logo cedo pela manhã, língua Pálida e úmida, pulso Profundo-Fraco.

e) Intoxicação alimentar

Dor umbilical grave, eructação, náuseas, vômitos, fezes amolecidas, saburra da língua espessa, pulso Deslizante.

f) Calor no *Yang* Brilhante

Dor umbilical em queimação, sede intensa com vontade de beber líquidos gelados, agitação mental, boca seca, úlceras na boca, sangramento das gengivas, fezes ressecadas, regurgitação ácida, mau hálito, náuseas, vômitos logo após comer, sensação de calor, regurgitação ácida, língua Vermelha com saburra espessa seca e amarelada, pulso Profundo-Cheio-Rápido. Corresponde ao padrão do Órgão de Calor no *Yang* Brilhante dentro da Identificação dos Padrões de acordo com os Seis Estágios ou ao padrão de Secura Calor nos Intestinos dentro da Identificação dos Padrões de acordo com os Quatro Níveis.

> **NOTA CLÍNICA**
> Dor umbilical é mais comum em crianças do que em adultos.

5. DISTENSÃO ABDOMINAL

Ver Parte 2, *Interrogatório*, Capítulo 38; Parte 1, *Observação*, Capítulo 16.

"Distensão" (chamada de *zhang* em chinês) é uma palavra usada com frequência por pacientes chineses; pacientes ocidentais raramente usam essa palavra e normalmente expressam tal sintoma dizendo que sentem "a barriga inchada/estufada" ou que têm a sensação de que "a barriga vai explodir". Distensão é uma sensação subjetiva do paciente e também um sinal objetivo; ou seja, o abdome fica distendido e duro como um tambor à palpação, podendo também ficar "distendido" à observação.

Distensão é o sintoma clássico de estagnação de *Qi*; de fato, se houver sensação de distensão, há estagnação de *Qi*. Entretanto, a sensação de distensão também pode estar associada com Umidade-Fleuma e, em alguns casos, com deficiência de *Qi*.

a) Cheio

Estagnação do *Qi* do Fígado

Distensão abdominal que vem e vai de acordo com o estado emocional, distensão no hipocôndrio ou no epigástrio, irritabilidade, mau humor, pulso em Corda.

Acupuntura

VB-34 *Yanglingquan*, F-3 *Taichong*.

b) Vazio

Deficiência do *Qi* do Baço

Ligeira distensão abdominal depois de comer, falta de apetite, cansaço, cútis pálida, fezes amolecidas, língua Pálida, pulso Vazio.

Acupuntura

VC-12 *Zhongwan*, E-36 *Zusanli*, BP-6 *Sanyinjiao*, B-20 *Pishu*.

c) Outros padrões

Umidade-Fleuma obstruindo o Baço

Distensão abdominal, sensação acentuada de distensão e opressão do tórax e do epigástrio, muco na garganta, sensação de peso, língua Aumentada com saburra pegajosa, pulso Deslizante.

Deficiência do *Yin* do Fígado

Ligeira distensão abdominal e dos hipocôndrios, tontura, visão turva, moscas volantes, olhos secos, cabelos secos, unhas secas, insônia, língua sem saburra, pulso Flutuante-Vazio.

> **NOTA CLÍNICA**
> Distensão abdominal é um dos sintomas mais comuns de todos. Convém lembrar que os pacientes ocidentais quase não usam a palavra "distensão", e sim "barriga inchada/estufada".

6. PLENITUDE ABDOMINAL

Ver Parte 2, *Interrogatório*, Capítulo 38.

"Plenitude" (chamada de *man* em chinês) indica uma sensação de plenitude do abdome ou do epigástrio; é diferente da sensação de distensão tanto do ponto de vista subjetivo como do objetivo. "Distensão" indica uma sensação subjetiva de inchaço; o abdome fica distendido e duro como um tambor à palpação. "Plenitude" indica uma sensação subjetiva de plenitude e de obstrução, parecida com a sensação de ter comido demais. Na "plenitude", o abdome fica duro à palpação, mas não fica distendido como um tambor. A sensação de plenitude geralmente indica Umidade ou retenção de alimentos.

a) Frio-Umidade nos Intestinos

Plenitude abdominal, abdome duro e frio à palpação, membros frios, náuseas, vômitos, fezes amolecidas, saburra da língua branca e pegajosa, pulso Mole-Lento ou Deslizante-Lento.

b) Umidade-Calor nos Intestinos

Plenitude abdominal, abdome duro à palpação, náuseas, vômitos, irritabilidade, sede sem vontade de beber líquidos, fezes fétidas, muco nas fezes, urina escura, saburra da língua pegajosa e amarelada, pulso Deslizante-Rápido.

c) Retenção de alimentos

Plenitude epigástrica, epigástrio duro à palpação, náuseas, regurgitação ácida, eructação, saburra da língua espessa e pegajosa, pulso Deslizante.

d) Estômago e Baço Deficientes e Frios

Ligeira plenitude abdominal que vem e vai, abdome não muito duro à palpação, cansaço, falta de apetite, fezes amolecidas, língua Pálida, pulso Fraco.

e) Calor no *Yang* Brilhante (padrão do Órgão)

Plenitude e dor umbilical, febre, sudorese, sede intensa, constipação intestinal, fezes ressecadas, língua Vermelha com saburra seca-amarelada ou amarronzada, pulso Profundo-Cheio-Rápido. Corresponde ao padrão do Órgão de Calor no *Yang* Brilhante dentro da Identificação dos Padrões de acordo com os Seis Estágios ou ao padrão de Secura Calor nos Intestinos dentro da Identificação dos Padrões de acordo com os Quatro Níveis.

> **NOTA CLÍNICA**
> É importante explicar aos pacientes o que queremos dizer com "plenitude" e como se difere de "distensão".

7. SENSAÇÃO DE FRIO NO ABDOME

Ver Parte 2, *Interrogatório*, Capítulo 38.

Indica a sensação subjetiva de frio e a sensação objetiva de frio do abdome à palpação.

a) Deficiência do *Yang* do Estômago e do Baço

Sensação de frio do epigástrio e do abdome, dor epigástrica surda, falta de apetite, fezes amolecidas, cansaço, membros frios, língua Pálida, pulso Profundo-Fraco.

b) Deficiência do *Yang* do Rim

Sensação de frio no abdome inferior, dor nas costas, tontura, tinidos, sensação de frio, joelhos fracos, cútis esbranquiçada-brilhante, cansaço, urina clara abundante, língua Pálida e úmida, pulso Profundo-Fraco.

c) Vasos Penetrador e da Concepção Deficientes e Frios

Sensação de frio no abdome inferior (parte central, no caso do Vaso da Concepção, e lateral, no caso do Vaso Penetrador), menstruação irregular, menstruação dolorosa, infertilidade, descarga vaginal esbranquiçada excessiva, círculos escuros embaixo dos olhos, língua Pálida, pulso Fraco.

d) Estagnação de Frio no canal do Fígado

Sensação de frio na parte central do abdome inferior que se estende até o escroto, contração da bolsa escrotal ou da vagina, mãos e pés frios, saburra da língua esbranquiçada, pulso Profundo-em Corda.

8. SENSAÇÃO DE PULSAÇÃO ABAIXO DO UMBIGO

a) Rebelião do *Qi* no Vaso Penetrador

Sensação de pulsação abaixo do umbigo, distensão abdominal, desconforto e plenitude do epigástrio, sensação de aperto do tórax, palpitações, ansiedade, sensação de bolo na garganta, sensação de calor na face, pulso Firme.

b) Rins não recebendo *Qi*

Sensação de pulsação abaixo do umbigo, falta de ar, sibilos, suspiros, sudorese, língua Pálida, pulso Fraco.

c) Fleuma-Fluidos no abdome

Sensação de pulsação abaixo do umbigo, plenitude e distensão abdominal, vômito de fluidos aquosos, sensação de opressão do tórax, fezes amolecidas, língua Aumentada com saburra pegajosa, pulso Profundo-em Corda.

9. SENSAÇÃO DE ENERGIA SUBINDO NO ABDOME

Pacientes ocidentais raramente relatam esse sintoma dessa forma, mas ele ocorre com certa frequência e deve ser obtido pelo interrogatório. Na medicina chinesa, esse sintoma ocorre no padrão chamado *Running Piglet* (literalmente, "Porquinhos Correndo"); o paciente sente uma sensação de energia subindo do abdome inferior até a garganta como se houvesse "porquinhos correndo" no abdome. A patologia mais comum que causa esse sintoma é a Rebelião do *Qi* no Vaso Penetrador.

a) Rebelião do *Qi* no Vaso Penetrador

Sensação de energia subindo no abdome, distensão ou plenitude abdominal, plenitude e desconforto no epigástrio, "frio na barriga", sensação de aperto do tórax, palpitações, ansiedade, sensação de bolo na garganta, sensação de calor na face, pulso Firme.

b) *Qi* do Fígado estagnado transformado em Calor em ascensão

Sensação de energia fluindo do abdome até a garganta e a face, sensação de calor na face, ansiedade, assusta-se facilmente, sensação como se fosse morrer, palpitações, dor abdominal, gosto amargo na boca, vômitos, agitação mental, sensação de calor e frio, língua com laterais vermelhas e saburra amarelada, pulso em Corda-Rápido.

c) Frio-*Yin* no abdome

Sensação de energia subindo no abdome, plenitude, distensão e dor abdominal, vômito de fluidos aquosos, sensação de opressão do tórax, fezes amolecidas, sensação de frio, membros frios, lombalgia, língua Pálida e Aumentada com saburra pegajosa, pulso Profundo-Tenso.

10. BORBORIGMOS

"Borborigmos" indicam o ruído gorgolejante nos intestinos.

a) *Qi* do Fígado invadindo o Baço

Borborigmos que vêm e vão de acordo com o estado emocional e que não amenizam depois de diarreia, distensão abdominal, alternância de constipação intestinal e diarreia, irritabilidade, suspiros, pulso em Corda à esquerda e Fraco à direita.

b) Umidade-Calor nos Intestinos

Borborigmos, fezes amolecidas com odor fétido e com muco, sensação de queimação no ânus, sede sem vontade de beber líquidos, gosto pegajoso na boca, saburra da língua amarelada e pegajosa, pulso Deslizante-Rápido.

c) Umidade-Fleuma nos Intestinos

Borborigmos, fezes amolecidas com sensação de plenitude abdominal, sensação de opressão do tórax, náuseas, vômitos, muco nas fezes, língua Aumentada com saburra pegajosa, pulso Deslizante.

d) Deficiência do *Yang* do Baço e do Rim

Borborigmos moderados, fezes amolecidas, dor nas costas, tontura, membros frios, cansaço, urina clara abundante, língua Pálida e úmida, pulso Profundo-Fraco.

e) Estômago e Baço Deficientes e Frios

Borborigmos moderados, sensação de frio no abdome e no epigástrio, fezes amolecidas, membros frios, cansaço, língua Pálida e úmida, pulso Profundo-Fraco.

11. FLATULÊNCIA

a) Deficiência do *Qi* do Baço

Flatulência, ligeira distensão abdominal, fezes amolecidas, falta de apetite, cansaço, cútis pálida, língua Pálida, pulso Vazio.

b) *Qi* do Fígado invadindo o Baço

Flatulência, distensão do hipocôndrio e do abdome, alternância entre constipação intestinal e diarreia, irritabilidade, cansaço, falta de apetite, língua Pálida, pulso em Corda à esquerda e Fraco à direita.

c) Estagnação do *Qi* do Fígado

Flatulência, distensão do hipocôndrio ou do epigástrio, irritabilidade, mau humor, pulso em Corda.

12. DOR NA PARTE CENTRAL DO ABDOME INFERIOR

Ver Parte 2, *Interrogatório*, Capítulo 38.

Trata-se de dor na área do abdome inferior central, entre o umbigo e a sínfise pubiana; em chinês, essa área é chamada *xiao fu*, que significa "abdome pequeno".

Essa área é influenciada pelos canais do Rim, Bexiga, Intestino Delgado e Vaso da Concepção. Os sintomas e sinais discutidos aqui são apenas os não relacionados com a parte ginecológica. Dor na área central do abdome inferior pode, logicamente, também ser decorrente de várias patologias que afetam o Útero e o Vaso da Concepção, que serão são discutidas na seção sobre sintomas e sinais ginecológicos (Capítulos 84 a 89).

a) Umidade-Calor na Bexiga

Dor e plenitude na área central do abdome inferior, frequência e dificuldade de micção, queimação durante a micção, urina escura, sede sem vontade de beber líquidos, saburra da língua pegajosa e amarelada na raiz da língua, pulso Deslizante-Rápido.

b) Estagnação do *Qi* na Bexiga

Dor e distensão na área central do abdome inferior, sensação acentuada de distensão na área imediatamente acima da sínfise pubiana, micção frequente com urina escassa, pulso em Corda.

c) Intestinos Deficientes e Frios

Dor surda na área central do abdome inferior que vem e vai e que melhora com líquidos quentes e com aplicação de calor e piora com líquidos frios, abdome frio ao toque, membros frios, fezes amolecidas, urina pálida, língua Pálida, pulso Profundo-Fraco.

d) Estase de Sangue na Bexiga

Dor lancinante na área central do abdome inferior, sangue na urina, dor durante a micção, língua Arroxeada, pulso Profundo-em Corda.

e) Estagnação do *Qi* do Fígado

Dor e distensão na área central do abdome inferior, dificuldade para urinar, sensação acentuada de distensão antes da micção, pulso em Corda.

f) Estase de Sangue do Fígado

Dor grave da área central do abdome inferior, dificuldade para urinar, sangue na urina, língua Arroxeada, pulso em Corda.

g) Fogo no Fígado

Dor na área central do abdome inferior, dificuldade para urinar, queimação durante a micção, dores de cabeça, tontura, tinidos, irritabilidade, propensão a explosões de raiva, face avermelhada, sede, gosto amargo na boca, constipação intestinal, urina escura, língua Vermelha com laterais mais vermelhas e saburra amarelada e seca, pulso em Corda-Rápido.

h) Retenção de alimentos e Frio

Dor na área central do abdome inferior, sensação acentuada de distensão que piora depois de comer e com o frio, sensação de plenitude, abdome frio ao toque, pulso Profundo-Deslizante, língua com saburra espessa e pegajosa.

i) Deficiência do *Qi* do Baço

Dor na área central do abdome inferior, falta de apetite, cansaço, ligeira distensão abdominal, cútis pálida, fezes amolecidas, língua Pálida, pulso Vazio.

j) Deficiência do *Yin* do Rim

Dor na área central do abdome inferior, tontura, tinidos, sudorese noturna, boca seca com vontade de beber água em pequenos goles, dor nas costas, memória fraca, urina escassa e escura, língua sem saburra, pulso Flutuante-Vazio.

k) Deficiência do *Yang* do Rim

Dor na área central do abdome inferior, dor nas costas, tontura, tinidos, sensação de frio, joelhos fracos, cútis esbranquiçada-brilhante, cansaço, urina clara abundante, língua Pálida e úmida, pulso Profundo-Fraco.

13. DOR NA ÁREA LATERAL DO ABDOME INFERIOR

Ver Parte 2, *Interrogatório*, Capítulo 38.

Trata-se de dor nas duas áreas laterais do abdome inferior, as quais em chinês são chamadas de *shao fu*, que significa "abdome menor". Essa área está sob a influência dos canais do Fígado, Intestino Grosso e Vaso Penetrador. Como regra geral, quando um problema ocorre na área lateral direita do abdome inferior, provavelmente é causado pelo sistema ginecológico; quando ocorre na área lateral esquerda do abdome inferior, provavelmente é decorrente de uma patologia no Intestino Grosso; mas essa é apenas uma regra geral sujeita a exceções.

a) Estagnação do *Qi* do Fígado

Dor e distensão da área lateral do abdome inferior, dor que vem e vai de acordo com o estado emocional, irritabilidade, mau humor, constipação intestinal com fezes pequenas, pulso em Corda.

b) Umidade-Calor no Intestino Grosso

Dor na área lateral do abdome inferior, fezes amolecidas com muco e sangue, sensação de peso, sede sem vontade de beber líquidos, queimação no ânus, língua com saburra amarelada e pegajosa, pulso Deslizante-Rápido.

c) Frio-Umidade no Intestino Grosso

Dor na área lateral do abdome inferior, fezes amolecidas com muco, sensação de peso, saburra da língua esbranquiçada e pegajosa, pulso Deslizante-Lento.

d) Estase do Sangue do Fígado

Dor lancinante na área lateral do abdome inferior, sensação de massa abdominal, dor nos hipocôndrios, menstruação dolorosa, cútis escura, língua Arroxeada, pulso em Corda.

e) Intestino Grosso Deficiente e Frio

Dor surda na área lateral do abdome inferior que vem e vai e melhora com repouso, fezes amolecidas, sensação de frio, membros frios, cútis pálida, cansaço, abdome frio ao toque, língua Pálida, pulso Profundo-Fraco.

f) Dor no Vaso da Cintura

Dor na área lateral do abdome inferior que se irradia para as costas ou dor nas costas que se irradia para a área lateral do abdome inferior, pulso em Corda.

g) Estagnação do Qi e estase de Sangue no Vaso Penetrador

Dor na área lateral do abdome inferior, sensação de plenitude no abdome e na região umbilical, sensação de aperto no tórax, palpitações, ansiedade, menstruação dolorosa, sensação de bolo na garganta, sensação de calor na face, língua Arroxeada, pulso Firme.

h) Estagnação de Frio no canal do Fígado

Dor na área lateral do abdome inferior que se irradia para os testículos ou para a vagina, contração da bolsa escrotal ou da vagina, dor que melhora com aplicação de calor, cútis pálida, mãos e pés frios, saburra da língua branca, pulso Profundo-em Corda-Lento.

14. VEIAS ABDOMINAIS DISTENDIDAS

Ver Parte 1, *Observação*, Capítulo 16.

a) Estase de Sangue no Fígado e no Baço

Veias azuladas no abdome, dor abdominal, dor no hipocôndrio, sangue nas fezes, cútis escura, aranhas vasculares na garganta e no tórax, língua Arroxeada, pulso em Corda.

b) Estagnação do Qi com Umidade

Veias azuladas no abdome, distensão e plenitude abdominal, sensação de peso, saburra da língua pegajosa, pulso em Corda-Deslizante.

c) Deficiência do Yang do Baço e do Rim

Veias pálido-azuladas no abdome, distensão abdominal, edema, membros frios, micção frequente de urina pálida, cansaço, joelhos fracos, fezes amolecidas, cútis escura, língua Pálida e úmida, pulso Profundo-Fraco.

d) Deficiência do Yin do Fígado e do Rim

Veias azuladas no abdome, tontura, tinidos, olhos secos, dor nas costas, sudorese noturna, língua sem saburra, pulso Flutuante-Vazio.

e) Calor no Sangue

Veias avermelhadas no abdome, abdome quente ao toque, sensação de calor, doenças cutâneas com erupções avermelhadas, boca seca, sangramento, língua Vermelha, pulso Rápido.

f) Estagnação de Frio

Veias azul-escuras no abdome; dor e distensão do abdome que piora com líquidos frios e melhora com calor; língua com saburra branca, pulso Profundo-Lento.

15. MASSAS ABDOMINAIS

Ver Parte 1, *Observação*, Capítulo 16.

Massas abdominais são chamadas *Ji Ju*. *Ji* indica massas abdominais reais que são fixas e imóveis; se houver dor associada, sua localização é fixa. Essas massas são decorrentes de estase de Sangue e eu as chamo de "massas de Sangue". *Ju* indica massas abdominais que vêm e vão, não têm localização fixa e são móveis. Se houver dor associada, ela também vem e vai e muda de local. Essas massas são decorrentes de estagnação de *Qi* e eu as chamo de "massas de *Qi*".

Nódulos abdominais reais, portanto, pertencem à categoria de massas abdominais, especificamente massas *Ji* (ou seja, massas de Sangue).

Outro nome para massas abdominais era *Zheng Jia*, *Zheng* sendo equivalente a *Ji* (ou seja, massas fixas agudas), e *Jia* sendo equivalente a *Ju* (ou seja, massas não substanciais por estagnação de *Qi*). Os dois termos *Zheng Jia* normalmente se referiam às massas abdominais ocorrendo apenas nas mulheres; mas, embora essas massas sejam mais frequentes nas mulheres, elas também podem ocorrer em homens.

a) Estagnação do Qi do Fígado

Massas abdominais móveis que vêm e vão, distensão e dor no abdome que vêm e vão com as massas, irritabilidade, depressão, distensão do hipocôndrio ou do epigástrio, irritabilidade, mau humor, pulso em Corda.

b) Estase de Sangue no Fígado

Massas abdominais duras e imóveis, distensão e dor do abdome, irritabilidade, menstruação dolorosa, cútis escura, língua Arroxeada, pulso em Corda.

c) Fleuma e retenção de alimentos

Massas no epigástrio ou na área umbilical, sensação de plenitude, opressão e dor no epigástrio, língua Aumentada com saburra espessa, pulso Deslizante.

d) Deficiência do Qi do Estômago e do Baço

Massas moles no epigástrio ou na área umbilical, ligeira distensão abdominal, falta de apetite, cansaço, cútis pálida, fezes amolecidas, língua Pálida, pulso Vazio.

e) Deficiência do *Yang* do Rim com estase de Sangue do Fígado

Massas abdominais, dor nas costas, tontura, tinidos, sensação de frio, joelhos fracos, cútis esbranquiçada-brilhante, cansaço, urina clara e abundante, língua Pálida e úmida, pulso Profundo-Fraco.

f) Umidade-Fleuma

Massas abdominais que são relativamente moles à palpação, sensação de peso, sensação de opressão do tórax, língua Aumentada com saburra espessa e pegajosa, pulso Deslizante.

g) Umidade-Calor

Massas abdominais, dor, sensibilidade à palpação, sensação de calor, sensação de peso, língua com saburra amarelada e pegajosa, pulso Deslizante-Rápido.

16. PEQUENOS NÓDULOS NOS HIPOCÔNDRIOS

Ver Parte 1, *Observação*, Capítulo 16.

a) Estase de Sangue do Fígado

Pequenos nódulos nos hipocôndrios, dor nos hipocôndrios, dor abdominal, menstruação dolorosa, cútis escura, língua Arroxeada, pulso em Corda.

17. EDEMA DO ABDOME

Ver Parte 1, *Observação*, Capítulo 16.

a) Deficiência do *Yang* do Baço

Edema do abdome, falta de apetite, ligeira distensão abdominal depois de comer, cansaço, lassidão, cútis pálida, fraqueza dos membros, fezes amolecidas, sensação de frio, membros frios, língua Pálida e úmida, pulso Profundo-Fraco.

b) Deficiência do *Yang* do Rim

Edema do abdome e dos tornozelos, lombalgia, joelhos frios, sensação de frio na região lombar, sensação de frio, pernas fracas, cútis esbranquiçada-brilhante, joelhos fracos, cansaço, lassidão, urina clara abundante, urina escassa e clara, micção noturna, apatia, fezes amolecidas, impotência, libido diminuída, língua Pálida e úmida, pulso Profundo-Fraco.

18. ABDOME FINO

Ver Parte 1, *Observação*, Capítulo 16.

a) Deficiência de *Qi* e de Sangue

Abdome fino, fezes amolecidas, cansaço, membros fracos, língua Pálida, pulso Fraco ou Áspero.

b) Deficiência de *Yin*

Abdome fino, falta de apetite, tontura, tinidos, sudorese noturna, boca seca com vontade de beber água aos goles, dor nas costas, memória fraca, urina escura e escassa, língua sem saburra, pulso Flutuante-Vazio.

19. ABDOME LARGO

Ver Parte 1, *Observação*, Capítulo 16.

a) Fleuma obstruindo o Baço

Abdome largo, distensão abdominal, opressão do tórax, tontura, falta de apetite, língua Aumentada e Pálida, pulso Deslizante.

20. ABDOME INFERIOR FLÁCIDO

Ver Parte 1, *Observação*, Capítulo 16.

a) Umidade-Fleuma no Aquecedor Inferior

Abdome inferior flácido, abdome inchado e mole, distensão abdominal, sensação de peso, língua Aumentada, pulso Deslizante.

b) Deficiência grave do *Yang* do Baço e do Rim

Abdome inferior flácido, cansaço, letargia, sensação de frio, micção frequente de urina clara, lombalgia, língua Pálida e úmida, pulso Profundo-Fraco.

21. NÓDULOS NO EPIGÁSTRIO

Ver Parte 1, *Observação*, Capítulo 16.

a) Umidade-Fleuma no Aquecedor Médio

Nódulos moles no epigástrio, distensão epigástrica, sensação de peso, falta de apetite, língua Aumentada, pulso Deslizante.

b) Estase de Sangue

Nódulos duros e imóveis no epigástrio, dor epigástrica, vômito de sangue, cútis escura, língua Arroxeada, pulso em Corda ou Áspero.

c) Fleuma e estase de Sangue no Aquecedor Médio

Nódulos duros e imóveis no epigástrio, distensão e dor no epigástrio, vômito de sangue, cútis escura, língua Arroxeada e Aumentada, pulso em Corda-Deslizante.

22. UMBIGO SALIENTE

Ver Parte 1, *Observação*, Capítulo 16.

a) Frio-Vazio com estagnação de *Qi*

Umbigo saliente, piora com líquidos frios e melhora com calor, piora com transtornos emocionais; língua Pálida, pulso Profundo-Fraco-Lento e ligeiramente em Corda.

b) Estase de Sangue com edema

Umbigo saliente, dor ao redor do umbigo, abdome inchado, sangue nas fezes, língua Arroxeada, pulso em Corda ou Áspero.

c) Deficiência do *Yang* do Baço e do Rim

Umbigo saliente que piora com o frio; fezes amolecidas, cansaço, língua Pálida e Úmida, pulso Profundo-Fraco.

23. UMBIGO AFUNDADO

Ver Parte 1, *Observação*, Capítulo 16.

a) Estase de Sangue com afundamento do *Qi* do Baço

Umbigo afundado, dor ao redor do umbigo, sensação de tração para baixo, cansaço, sangue nas fezes, língua Pálida-Arroxeada, pulso em Corda ou Áspero.

b) Umidade-Calor no abdome

Umbigo afundado, área umbilical sensível à palpação, distensão abdominal, abdome inchado, língua com saburra amarelada e pegajosa, pulso Deslizante-Rápido.

24. LINHAS NO ABDOME

Ver Parte 1, *Observação*, Capítulo 16.

a) Estase de Sangue originada de Frio

Linhas azuladas no abdome, dor abdominal, sangue nas fezes, piora com líquidos frios, melhora com calor; língua Pálida-Arroxeada, pulso em Corda-Lento.

b) Estase de Sangue com Calor no Sangue

Linhas arroxeadas no abdome; dor abdominal que piora por exposição ao calor; sangue nas fezes, língua Vermelho-Arroxeada, pulso em Corda-Rápido.

25. MÁCULAS NO ABDOME

Ver Parte 1, *Observação*, Capítulo 16.

a) Calor no Sangue

Máculas avermelhadas no abdome que pioram por exposição ao calor; sangue nas fezes, erupções cutâneas, língua Vermelha, pulso Rápido.

b) Estase de Sangue

Máculas arroxeadas no abdome, dor abdominal, abdome duro à palpação, língua Arroxeada, pulso em Corda ou Áspero.

PARTE 5 SEÇÃO 1

72 Defecação

CONTEÚDO DO CAPÍTULO

Diarreia ou Fezes Amolecidas, 632
Vazio, 632
Cheio, 632
Outros padrões, 633
Diarreia com Vômitos, 633
Intoxicação alimentar, 633
Frio-Umidade no Estômago e nos Intestinos, 633
Estômago e Intestinos Deficientes e Frios, 633
Retenção de alimentos, 633
Invasão do Calor de Verão, 633
Constipação intestinal, 633
Cheio, 633
Vazio, 634
Outros padrões, 634
Alternância de Constipação intestinal e Fezes Amolecidas, 635
Cheio, 635
Cheio/Vazio, 635
Outros padrões, 635
Incontinência Fecal, 635
Deficiência do Yang do Baço e do Rim, 635
Deficiência do Qi do Baço e do Pulmão, 635
Sangue e Muco nas Fezes, 635
Umidade-Calor nos Intestinos, 635
Deficiência do Yin do Estômago e dos Intestinos com Calor Vazio, 636

Umidade-Frio nos Intestinos, 636
Intestino Grosso Deficiente e Frio, 636
Calor Tóxico nos Intestinos, 636
Muco Nas Fezes, 636
Umidade nos Intestinos, 636
Umidade-Calor nos Intestinos, 636
Sangue nas Fezes, 636
Umidade-Calor nos Intestinos, 636
Deficiência do Qi do Estômago e do Baço, 636
Calor nos Intestinos, 636
Calor Tóxico nos Intestinos, 636
Estase de Sangue nos Intestinos, 636
Deficiência do Yin do Fígado e do Rim com Calor Vazio, 636
Dificuldade para Evacuar, 636
Estagnação de Qi nos Intestinos, 637
Umidade-Calor nos Intestinos, 637
Deficiência do Qi do Baço, 637
Secura nos Intestinos e deficiência do Sangue do Fígado, 637
Esforço para Evacuar, 637
Qi do Fígado invadindo o Baço, 637
Deficiência do Qi do Baço e do Pulmão, 637
Deficiência do Yang do Baço e do Rim, 637
Deficiência do Yin do Rim e do Fígado, 637
Umidade-Calor nos Intestinos, 637
Calor nos Intestinos, 637

Os seguintes sintomas serão discutidos:
1. Diarreia ou fezes amolecidas
2. Diarreia com vômito
3. Constipação intestinal
4. Alternância de constipação intestinal e fezes amolecidas
5. Incontinência fecal
6. Sangue e muco nas fezes
7. Muco nas fezes
8. Sangue nas fezes
9. Dificuldade para evacuar
10. Esforço para evacuar.

1. DIARREIA OU FEZES AMOLECIDAS

Ver Parte 2, *Interrogatório*, Capítulo 31.

a) Vazio

Deficiência do Qi do Baço

Fezes amolecidas, ligeira distensão abdominal, falta de apetite, cansaço, cútis pálida, língua Pálida, pulso Vazio.

Acupuntura

VC-12 *Zhongwan*, E-36 *Zusanli*, BP-3 *Taibai*, E-37 *Shangjuxu*, B-20 *Pishu*, VC-6 *Qihai*, E-25 *Tianshu*.

Deficiência do *Yang* do Rim

Diarreia logo cedo pela manhã, lombalgia, joelhos frios, sensação de frio, cútis esbranquiçada-brilhante, joelhos fracos, cansaço, lassidão, urina clara e abundante, micção noturna, impotência, libido diminuída, língua Pálida e úmida, pulso Profundo-Fraco.

Acupuntura

R-3 *Taixi*, VC-4 *Guanyuan*, B-23 *Shenshu*, R-7 *Fuliu*, VG-4 *Mingmen*, E-37 *Shangjuxu*, VC-6 *Qihai*, E-25 *Tianshu*. Moxa.

b) Cheio

Qi do Fígado invadindo o Baço

Fezes amolecidas ou alternância de fezes amolecidas e constipação intestinal, fezes às vezes secas e em pelotas e às vezes amolecidas, flatulência, irritabilidade, distensão e dor abdominal, cansaço, falta de apetite, língua de cor normal (ou ligeiramente Vermelha nas laterais, em casos graves de estagnação do Qi do Fígado), pulso em Corda à esquerda e Fraco à direita.

Acupuntura

VB-34 *Yanglingquan*, F-3 *Taichong*, VC-12 *Zhongwan*, E-36 *Zusanli*, BP-15 *Daheng*, B-20 *Pishu*.

Umidade-Calor nos Intestinos

Fezes amolecidas com odor fétido e muco e, possivelmente, sangue, fezes com odor ofensivo, queimação no ânus, dor abdominal que não melhora pela evacuação, urina escassa e escura, febre, sudorese que não reduz a febre, sensação de calor, sede sem vontade de beber líquidos, sensação de peso do corpo e dos membros, língua Vermelha com saburra amarelada e pegajosa, pulso Deslizante-Rápido.

Acupuntura

E-25 *Tianshu*, E-37 *Shangjuxu*, E-39 *Xiajuxu*, VC-6 *Qihai*, VC-12 *Zhongwan*, VC-9 *Shuifen*, BP-9 *Yinlingquan*, VC-5 *Shimen*, B-22 *Sanjiaoshu*, IG-11 *Quchi*.

Frio-Umidade nos Intestinos

Fezes amolecidas com muco e sem cheiro, dor abdominal, plenitude abdominal, alimentos não digeridos nas fezes, sensação de frio, membros frios, sensação de peso, saburra da língua branca e pegajosa, pulso Deslizante-Lento.

Acupuntura

E-25 *Tianshu*, E-37 *Shangjuxu*, E-39 *Xiajuxu*, VC-6 *Qihai*, VC-12 *Zhongwan*, VC-9 *Shuifen*, BP-9 *Yinlingquan*, VC-5 *Shimen*, B-22 *Sanjiaoshu*. Moxa.

c) Outros padrões

Deficiência e Afundamento do *Qi* do Baço

Quadro crônico de fezes amolecidas ou fezes normais, mas muito frequentes, urgência, sensação de tração para baixo, cansaço, depressão, falta de apetite, membros fracos, língua Pálida com marcas de dentes, pulso Fraco.

Retenção de alimentos

Fezes amolecidas; plenitude, dor e distensão no epigástrio que melhoram vomitando; náuseas, vômito de fluidos azedos, mau hálito, regurgitação ácida, eructação, insônia, falta de apetite, saburra da língua espessa, pulso Cheio-Deslizante.

2. DIARREIA COM VÔMITOS

a) Intoxicação alimentar

Quadro violento de diarreia e vômito com início súbito, náuseas pelo cheiro da comida, plenitude epigástrica, regurgitação ácida, saburra da língua espessa, pulso Deslizante.

b) Frio-Umidade no Estômago e nos Intestinos

Diarreia sem cheiro, mas com vômito, muco nas fezes, dor abdominal que melhora por aplicação de calor, plenitude epigástrica e abdominal, sensação de peso da cabeça e do corpo, sensação de frio, membros frios, saburra da língua branca e pegajosa, pulso Deslizante-Lento.

c) Estômago e Intestinos Deficientes e Frios

Diarreia e vômito de fluidos aquosos, dor surda abdominal, desconforto ou dor surda no epigástrio, melhora depois de comer e com pressão ou massagem, ausência de apetite, preferência por bebidas e comidas quentes, vômito de fluido claro, ausência de sede, membros frios e fracos, cansaço, cútis pálida, língua Pálida e úmida, pulso Profundo-Fraco-Lento.

d) Retenção de alimentos

Diarreia com vômito, plenitude, dor e distensão do epigástrio que melhoram vomitando, náuseas, vômito de fluidos azedos, mau hálito, regurgitação ácida, eructação, insônia, fezes amolecidas ou constipação intestinal, falta de apetite, saburra da língua espessa, pulso Cheio-Deslizante.

e) Invasão do Calor de Verão

Diarreia súbita com vômito, dor epigástrica, regurgitação ácida, aversão ao frio, febre, sede, irritabilidade, sensação de opressão do tórax, dor de cabeça, mãos e pés frios, urina escura, pulso Flutuante-Rápido.

3. CONSTIPAÇÃO INTESTINAL

Ver Parte 2, *Interrogatório*, Capítulo 31.

O termo "constipação intestinal" é usado para descrever o movimento lento do conteúdo intestinal excessivamente firme através do intestino grosso, levando à passagem infrequente de fezes pequenas e duras. Portanto, constipação intestinal pode indicar vários sintomas diferentes, entre os quais:
- Movimentos intestinais que não ocorrem diariamente
- Fezes ressecadas
- Dificuldade para evacuar
- Forma anormal das fezes.

Os conceitos sobre o que constitui uma frequência normal de evacuação variam amplamente; do ponto de vista da medicina chinesa, a evacuação deve ocorrer pelo menos 1 vez/dia. Esse ponto de vista é contrário ao ponto de vista da medicina ocidental, de acordo com a qual a frequência das evacuações não é tão importante, desde que ocorram regularmente.

a) Cheio

Calor nos Intestinos

Constipação intestinal com fezes ressecadas, sensação de queimação na boca, língua seca, queimação e inchaço no ânus, urina escassa e escura, saburra da língua seca e espessa e amarelada (ou acastanhada ou escura), pulso Cheio-Rápido.

Acupuntura

IG-11 *Quchi*, E-25 *Tianshu*, BP-15 *Daheng*, B-25 *Dachangshu*.

Fogo no Fígado

Constipação intestinal com fezes ressecadas, dores de cabeça, tontura, tinidos, irritabilidade, propensão a explosões de raiva, face avermelhada, sede, gosto amargo na boca, urina escura, língua Vermelha com laterais mais vermelhas e saburra amarelada e seca, pulso em Corda-Rápido.

Acupuntura

F-2 *Xingjian*, IG-11 *Quchi*, E-25 *Tianshu*, BP-15 *Daheng*, B-25 *Dachangshu*.

Estagnação do *Qi* do Fígado

Constipação intestinal com fezes pequenas ou alternância de constipação com diarreia, dificuldade de defecar, distensão dos hipocôndrios ou do epigástrio, irritabilidade, mau humor, sensação de bolo na garganta, tensão pré-menstrual, pulso em Corda.

Acupuntura

VB-34 *Yanglingquan*, F-3 *Taichong*, BP-15 *Daheng*, VC-6 *Qihai*.

b) Vazio

Deficiência do *Yang* do Rim

Constipação intestinal crônica, exaustão depois de evacuar, fezes não ressecadas, lombalgia, joelhos frios, sensação de frio, cútis esbranquiçada-brilhante, joelhos fracos, cansaço, lassidão, urina clara abundante, micção noturna, impotência, libido diminuída, língua Pálida e úmida, pulso Profundo-Fraco.

Acupuntura

R-3 *Taixi*, VC-4 *Guanyuan*, B-23 *Shenshu*, R-7 *Fuliu*, VG-4 *Mingmen*, BP-15 *Daheng*, VC-6 *Qihai*.

Deficiência de Sangue

Fezes ressecadas, dificuldade de defecar, tontura, visão turva, moscas volantes, dormência ou formigamento dos membros, menstruação escassa, cútis baça e pálida, língua Pálida, pulso Áspero ou Fino.

Acupuntura

F-8 *Ququan*, VC-4 *Guanyuan*, VC-6 *Qihai*, BP-6 *Sanyinjiao*, BP-15 *Daheng*.

Deficiência do *Yin* do Estômago e dos Intestinos

Constipação intestinal, fezes ressecadas, ausência de apetite ou pouca fome sem vontade de comer, dor epigástrica surda ou ligeiramente em queimação, dor abdominal, boca e garganta secas especialmente à tarde, sede sem vontade de beber líquidos ou desejo de beber em pequenos goles, leve sensação de plenitude após comer, língua de cor normal sem saburra ou sem saburra no centro, pulso Flutuante-Vazio.

Acupuntura

VC-12 *Zhongwan*, BP-6 *Sanyinjiao*, VC-4 *Guanyuan*, VC-6 *Qihai*, BP-15 *Daheng*.

c) Outros padrões

Calor no *Yang* Brilhante (Síndrome no Órgão)

Constipação intestinal com fezes ressecadas, dor e plenitude abdominal, dor epigástrica em queimação, sede intensa com vontade de beber líquidos gelados, agitação mental, boca seca, úlceras na boca, sangramento das gengivas, regurgitação ácida, mau hálito, náuseas, vômito depois de comer, sensação de calor, língua Vermelha com saburra amarelada espessa seca e escura, pulso Profundo-Cheio-Rápido. Corresponde ao padrão no Órgão de Calor no *Yang* Brilhante dentro da Identificação dos Padrões de acordo com os Seis Estágios ou ao padrão de Secura Calor nos Intestinos dentro da Identificação dos Padrões de acordo com os Quatro Níveis.

Deficiência do *Yin* do Rim e do Fígado

Fezes ressecadas, tontura, tinidos, deficiência auditiva, lombalgia, dor de cabeça surda occipital ou no vértice, insônia, dormência ou formigamento dos membros, olhos secos, visão turva, garganta seca, pele e cabelos secos, unhas quebradiças, sudorese noturna, menstruação escassa ou amenorreia, língua de cor normal sem saburra, pulso Flutuante-Vazio.

Deficiência do *Qi* do Baço e do Pulmão

Constipação intestinal com dificuldade de evacuar, sensação de exaustão após evacuar; fezes finas e longas que não são ressecadas, falta de apetite, ligeira distensão abdominal depois de comer, cansaço, lassidão, cútis pálida, fraqueza dos membros, ligeira falta de ar, tosse moderada, voz fraca, sudorese espontânea durante o dia, aversão a conversar, cútis esbranquiçada-brilhante, propensão a se resfriar, cansaço, aversão ao frio, língua Pálida, pulso Vazio.

Frio nos Intestinos

Constipação intestinal, fezes não ressecadas, fica sem evacuar por vários dias, dor espástica abdominal, sensação de frio no abdome, saburra da língua esbranquiçada e espessa, pulso Profundo-em Corda.

Umidade nos Intestinos

Constipação intestinal, sensação de plenitude e peso do abdome, dor abdominal, gosto pegajoso na boca, saburra da língua espessa e pegajosa na raiz, pulso Deslizante nas duas posições Posteriores.

Retenção de alimentos nos Intestinos

Constipação intestinal, dor abdominal que melhora pela evacuação, sensação de plenitude do abdome, saburra da língua espessa e pegajosa na raiz, pulso Deslizante nas duas posições Posteriores.

> **NOTA CLÍNICA**
>
> Quando um paciente se queixa de "constipação", convém estabelecer claramente o que ele quer dizer com isso; ou seja, frequência de evacuação, consistência das fezes ou dificuldade de evacuar.

4. ALTERNÂNCIA DE CONSTIPAÇÃO INTESTINAL E FEZES AMOLECIDAS

Ver Parte 2, *Interrogatório*, Capítulo 31.

Alternância de constipação intestinal e fezes amolecidas significam que o paciente passa por períodos de constipação (que pode significar fezes infrequentes, dificuldade para evacuar ou fezes em pelotinhas) seguidos por um período de fezes amolecidas. Esses períodos podem durar dias ou semanas.

a) Cheio

Qi do Fígado estagnado invadindo o Baço

Alternância de períodos de constipação intestinal com fezes amolecidas, fezes pequenas em pelotinhas, esforço para evacuar durante os períodos de constipação, distensão abdominal, dor abdominal que não melhora pela evacuação, distensão dos hipocôndrios ou do epigástrio, irritabilidade, mau humor, sensação de bolo na garganta, tensão pré-menstrual, língua que pode ter laterais Vermelhas (se a estagnação do *Qi* do Fígado predominar) ou laterais Pálidas (se a deficiência do *Qi* do Baço predominar), pulso em Corda à esquerda e Fraco à direita.

Acupuntura

VB-34 *Yanglingquan*, F-3 *Taichong*, VC-12 *Zhongwan*, E-36 *Zusanli*, BP-15 *Daheng*, E-25 *Tianshu*, B-20 *Pishu*.

Qi do Fígado estagnado invadindo o Baço, Umidade

Alternância de períodos de constipação intestinal com períodos de fezes amolecidas, fezes pequenas em pelotinhas, muco nas fezes, esforço para evacuar durante os períodos de constipação, distensão e plenitude abdominal, dor abdominal que pode melhorar pela evacuação (se predominar Umidade), distensão dos hipocôndrios ou do epigástrio, irritabilidade, mau humor, sensação de bolo na garganta, tensão pré-menstrual, sensação de peso do abdome, língua que pode ter laterais Vermelhas (se a estagnação do *Qi* do Fígado predominar) ou laterais Pálidas (se a deficiência do *Qi* do Baço predominar) com saburra pegajosa, pulso em Corda à esquerda e Encharcado à direita.

Acupuntura

VB-34 *Yanglingquan*, F-3 *Taichong*, VC-12 *Zhongwan*, E-36 *Zusanli*, BP-15 *Daheng*, E-25 *Tianshu*, B-20 *Pishu*, VC-9 *Shuifen*, VC-5 *Shimen*, BP-9 *Yinlingquan*, B-22 *Sanjiaoshu*.

b) Cheio/Vazio

Qi do Fígado estagnado invadindo o Baço, Umidade, deficiência do Qi do Baço

Alternância de períodos de constipação intestinal com períodos de fezes amolecidas, fezes pequenas em pelotinhas, muco nas fezes, esforço para evacuar durante o período de constipação, distensão e plenitude abdominal, dor abdominal que pode melhorar pela evacuação (se predominar a Umidade) ou piorar pela evacuação (se a deficiência do Baço predominar), distensão dos hipocôndrios ou do epigástrio, irritabilidade, mau humor, sensação de bolo na garganta, tensão pré-menstrual, sensação de peso do abdome, língua que pode ter laterais Vermelhas (se a estagnação do *Qi* do Fígado predominar) ou laterais Pálidas (se a deficiência do *Qi* do Baço predominar) com saburra pegajosa, pulso em Corda à esquerda e Encharcado à direita.

Acupuntura

VB-34 *Yanglingquan*, F-3 *Taichong*, VC-12 *Zhongwan*, E-36 *Zusanli*, BP-15 *Daheng*, E-25 *Tianshu*, B-20 *Pishu*, VC-9 *Shuifen*, VC-5 *Shimen*, BP-9 *Yinlingquan*, B-22 *Sanjiaoshu*.

c) Outros padrões

Deficiência grave do Qi do Baço

Alternância de constipação intestinal com fezes amolecidas, ausência de dor ou de plenitude abdominal, falta de apetite, ligeira distensão abdominal depois de comer, cansaço, lassidão, cútis pálida, fraqueza dos membros, fezes amolecidas, língua Pálida, pulso Vazio.

> **NOTA CLÍNICA**
>
> Eu considero que a chamada "síndrome do intestino irritável", caracterizada por alternância de constipação intestinal e fezes amolecidas, quase sempre é decorrente de três condições patogênicas em diferentes proporções:
> - Estagnação do *Qi* do Fígado
> - Deficiência do *Qi* do Baço
> - Umidade.

5. INCONTINÊNCIA FECAL

a) Deficiência do Yang do Baço e do Rim

Incontinência fecal, diarreia logo cedo pela manhã, lombalgia, joelhos frios e fracos, sensação de frio, cútis esbranquiçada-brilhante, impotência, libido diminuída, cansaço, lassidão, urina clara abundante, micção noturna, fezes amolecidas, falta de apetite, ligeira distensão abdominal, vontade de ficar deitado, língua Pálida e úmida, pulso Profundo-Fraco.

b) Deficiência do Qi do Baço e do Pulmão

Incontinência fecal, falta de apetite, ligeira distensão abdominal depois de comer, cansaço, cútis pálida, fraqueza dos membros, fezes amolecidas, leve falta de ar, tosse moderada, voz fraca, sudorese espontânea durante o dia, aversão a conversar, propensão a se resfriar, aversão ao frio, língua Pálida, pulso Vazio. Esse padrão normalmente ocorre apenas em idosos.

6. SANGUE E MUCO NAS FEZES

Ver Parte 2, *Interrogatório*, Capítulo 31.

a) Umidade-Calor nos Intestinos

Diarreia com sangue e muco, sensação de queimação no ânus, sensação de peso, dor abdominal, sensação de calor, língua Vermelha com saburra amarelada e pegajosa, pulso Deslizante-Rápido.

b) Deficiência do *Yin* do Estômago e dos Intestinos com Calor Vazio

Sangue e muco nas fezes, dor abdominal surda, dor epigástrica surda ou em queimação, sensação de calor à tarde, boca e garganta secas especialmente à tarde, sede com vontade de beber líquidos em pequenos goles, sensação de fome sem vontade de comer, sudorese noturna, calor nos cinco palmos, sangramento das gengivas, língua Vermelha (ou Vermelha apenas no centro) sem saburra no centro, pulso Flutuante-Vazio e Rápido.

c) Umidade-Frio nos Intestinos

Diarreia com muito muco e pouco sangue, dor e plenitude abdominal, náuseas, vômito, sensação de peso, membros frios, língua Pálida com saburra branca e pegajosa, pulso Deslizante-Lento.

d) Intestino Grosso Deficiente e Frio

Diarreia com pouco muco e sangue, dor abdominal surda que melhora com aplicação de calor, sensação de frio, membros frios, cansaço, língua Pálida, pulso Profundo-Fraco.

e) Calor Tóxico nos Intestinos

Diarreia com muco e sangue, fezes fétidas, sensação de queimação no ânus, febre, sensação de calor, dor abdominal, língua Vermelha com pontos vermelhos e saburra espessa pegajosa e amarelada, pulso Transbordante-Deslizante-Rápido.

> **NOTA CLÍNICA**
> Sangue e muco nas fezes podem indicar colite ulcerativa, e o paciente sempre deve ser encaminhado para a realização de uma colonoscopia.

7. MUCO NAS FEZES

Ver Parte 2, *Interrogatório*, Capítulo 31.

a) Umidade nos Intestinos

Muco nas fezes, fezes amolecidas, plenitude e/ou dor abdominal, sensação de peso do abdome, gosto pegajoso na boca, saburra da língua pegajosa, pulso Deslizante.

b) Umidade-Calor nos Intestinos

Muco nas fezes, fezes amolecidas com odor fétido, sensação de queimação no ânus, plenitude e dor abdominal, sensação de peso do abdome, gosto pegajoso na boca, sede sem vontade de beber líquidos, saburra da língua amarelada e pegajosa, pulso Deslizante-Rápido.

8. SANGUE NAS FEZES

Ver Parte 2, *Interrogatório*, Capítulo 31.

A medicina chinesa diferencia esse sintoma de acordo com a cor do sangue para identificar o padrão sem considerar o sítio do sangramento. Nesse caso, entretanto, é importante pedir ao paciente que obtenha um diagnóstico ocidental também.

De fato, sangue nas fezes pode ser causado por sangramento de hemorroidas ou fissuras anais, ou por sangramento dentro do intestino grosso; obviamente, esses dois sintomas são muito diferentes, tanto em relação à patologia como à gravidade.

a) Umidade-Calor nos Intestinos

Sangue vivo nas fezes, fezes amolecidas, fezes malcheirosas, dor abdominal, sensação de queimação no ânus, sensação de peso, plenitude abdominal, língua Vermelha com saburra amarelada e pegajosa e com pontos vermelhos na raiz, pulso Deslizante-Rápido.

b) Deficiência do *Qi* do Estômago e do Baço

Sangue vivo e profuso nas fezes, ausência de cheiro, fezes amolecidas, ligeira dor abdominal, falta de apetite, ligeira distensão abdominal depois de comer, cansaço, lassidão, cútis pálida, fraqueza dos membros, sensação desconfortável no epigástrio, falta de paladar, língua Pálida, pulso Vazio.

c) Calor nos Intestinos

Sangue escuro nas fezes, dor abdominal, constipação intestinal, sensação de calor, sede, língua Vermelha com saburra amarelada e seca, pulso Profundo-Cheio-Rápido

d) Calor Tóxico nos Intestinos

Diarreia com muco e sangue, fezes fétidas, sensação de queimação do ânus, febre, sensação de calor, dor abdominal, língua Vermelha com pontos vermelhos e saburra amarelada espessa e pegajosa, pulso Transbordante-Deslizante-Rápido.

e) Estase de Sangue nos Intestinos

Sangue escuro nas fezes, dor abdominal, cútis escura, ansiedade, língua Arroxeada, pulso em Corda.

f) Deficiência do *Yin* do Fígado e do Rim com Calor Vazio

Sangue vivo nas fezes, constipação intestinal, tontura, tinidos, dor de cabeça surda occipital ou no vértice, insônia, dormência ou formigamento dos membros, *flush* malar, olhos secos, visão turva, lombalgia, garganta seca, pele e cabelos secos, unhas quebradiças, vagina ressecada, sudorese noturna, menstruação escassa, calor nos cinco palmos, sensação de calor ao anoitecer, língua Vermelha sem saburra, pulso Flutuante-Vazio e Rápido.

9. DIFICULDADE PARA EVACUAR

Ver Parte 2, *Interrogatório*, Capítulo 31.

"Dificuldade para evacuar" é uma tradução do complexo sintoma chinês chamado *li ji hou zhong*. Esse sintoma é composto de duas partes: *li ji* significa que o paciente tem dor abdominal e urgência para evacuar, mas não consegue; *hou zhong* significa que o paciente evacua de vez em quando, mas o desconforto abdominal não melhora evacuando e há sensação de peso depois de evacuar.

a) Estagnação de *Qi* nos Intestinos

Dificuldade para evacuar, distensão abdominal, dor abdominal antes de evacuar que não melhora depois de evacuar, fezes pequenas em pelotinhas, pulso em Corda.

b) Umidade-Calor nos Intestinos

Dificuldade para evacuar, dor abdominal que melhora evacuando, sensação de queimação no ânus, muco nas fezes, fezes fétidas, sensação de peso, saburra da língua amarelada e pegajosa, pulso Deslizante-Rápido.

c) Deficiência do *Qi* do Baço

Dificuldade para evacuar ou fezes amolecidas, cansaço depois de evacuar, ligeira distensão abdominal, falta de apetite, cansaço, cútis pálida, língua Pálida, pulso Vazio.

d) Secura nos Intestinos e deficiência do Sangue do Fígado

Dificuldade de evacuar, fezes ressecadas, dor abdominal surda, pele seca, tontura, visão turva, moscas volantes, dormência ou formigamento dos membros, menstruação escassa, cútis baça e pálida, língua Pálida, pulso Áspero ou Fino.

10. ESFORÇO PARA EVACUAR

Ver Parte 2, *Interrogatório*, Capítulo 31.

"Esforço para evacuar" significa que o paciente evacua todos os dias, mas a evacuação leva um longo tempo e envolve esforço. "Esforço para evacuar" difere de "Constipação intestinal" em três aspectos:

- No "Esforço para evacuar", ao contrário da "Constipação intestinal", há movimento do intestino todos os dias
- No "Esforço para evacuar", ao contrário da "Constipação intestinal", as fezes não são ressecadas
- No "Esforço para evacuar", ao contrário da "Constipação intestinal", não há nenhum outro sintoma abdominal óbvio, como dor, plenitude ou distensão.

a) *Qi* do Fígado invadindo o Baço

Esforço para evacuar, fezes pequenas, alternância de constipação intestinal e diarreia, fezes às vezes secas e em pelotinhas e às vezes amolecidas, distensão abdominal, flatulência, cansaço, falta de apetite, língua de cor normal (ou ligeiramente Vermelha nas laterais, em casos graves de estagnação do *Qi* do Fígado), pulso em Corda à esquerda e Fraco à direita.

b) Deficiência do *Qi* do Baço e do Pulmão

Esforço para evacuar com sensação de exaustão depois de evacuar, falta de apetite, ligeira distensão abdominal depois de comer, cansaço, cútis pálida, fraqueza dos membros, ligeira falta de ar, tosse moderada, voz fraca, sudorese espontânea durante o dia, aversão a falar, propensão a se resfriar, aversão ao frio, língua Pálida, pulso Vazio. Esse padrão normalmente ocorre em idosos.

c) Deficiência do *Yang* do Baço e do Rim

Esforço para evacuar, fezes ocasionalmente amolecidas, exaustão depois de evacuar, ligeira distensão abdominal, lombalgia, joelhos frios e fracos, sensação de frio, cútis esbranquiçada-brilhante, impotência, libido diminuída, cansaço, lassidão, urina clara abundante, micção noturna, falta de apetite, desejo de se deitar, diarreia logo cedo pela manhã, língua Pálida e úmida, pulso Profundo-Fraco. Esse padrão normalmente ocorre em idosos.

d) Deficiência do *Yin* do Rim e do Fígado

Esforço para evacuar, fezes ressecadas, tontura, tinidos, joelhos fracos, deficiência auditiva, lombalgia, dor de cabeça surda occipital ou no vértice, insônia, dormência ou formigamento dos membros, olhos ressecados, visão turva, garganta seca ao anoitecer, pele e cabelos secos, unhas quebradiças, sudorese noturna, menstruação escassa ou amenorreia, língua de cor normal sem saburra, pulso Flutuante-Vazio.

e) Umidade-Calor nos Intestinos

Esforço para evacuar, muco nas fezes, fezes fétidas, sensação de queimação no ânus, dor e plenitude abdominal, sensação de peso, saburra da língua amarelada e pegajosa, pulso Deslizante-Rápido.

f) Calor nos Intestinos

Esforço para evacuar, fezes pequenas, sensação de calor, face avermelhada, língua Vermelha com saburra amarelada e seca, pulso Profundo-Cheio-Rápido.

PARTE 5 SEÇÃO 1

73 | Micção

CONTEÚDO DO CAPÍTULO

Urina Escura, 638
Umidade-Calor na Bexiga, 638
Deficiência do Yin do Rim com Calor Vazio, 638
Calor no Coração e no Intestino Delgado, 638
Umidade-Calor no Fígado, 639
Calor nos Intestinos, 639
Frio-Umidade nos Intestinos, 639
Urina Pálida e Abundante, 639
Deficiência do Yang do Rim, 639
Frio na Bexiga, 639
Urina Turva, 639
Umidade na Bexiga, 639
Deficiência do Yin do Rim, 639
Deficiência do Yang do Rim, 639
Deficiência do Qi do Baço, 639
Micção Dolorosa, 639
Cheio, 639
Vazio/Cheio, 639
Outros padrões, 640
Micção Escassa e Difícil, 640
Umidade-Calor na Bexiga, 640
Estagnação do Qi do Fígado, 640
Deficiência do Yin do Rim, 640
Deficiência do Yang do Rim, 640
Deficiência do Yang do Baço com Umidade, 640
Qi do Pulmão deficiente não descendo, 640
Micção Difícil, 640
Cheio, 640
Vazio, 640
Outros padrões, 641

Micção Frequente, 641
Vazio, 641
Cheio, 641
Outros padrões, 641
Gotejamento de Urina, 641
Qi do Rim sem firmeza, 641
Deficiência do Qi do Estômago e do Baço, 641
Umidade-Calor na Bexiga, 641
Incontinência Urinária, 641
Qi do Rim sem firmeza, 642
Deficiência do Qi do Pulmão e do Baço, 642
Calor na Bexiga, 642
Deficiência do Yin do Fígado e do Rim, 642
Enurese Noturna, 642
Vazio, 642
Cheio, 642
Outros padrões, 642
Micção Noturna, 642
Deficiência do Yang do Rim, 643
Deficiência do Yang do Baço e do Rim, 643
Sangue na Urina, 643
Umidade-Calor na Bexiga, 643
Umidade-Calor no Fígado, 643
Fogo no Coração, 643
Deficiência do Yin do Rim com Calor Vazio, 643
Deficiência do Yang do Baço e do Rim, 643
Esperma na Urina, 643
Umidade-Calor na Bexiga, 643
Deficiência do Rim com Calor Vazio, 643
Qi do Rim sem firmeza, 643

Os seguintes sintomas urinários serão discutidos:
1. Urina escura
2. Urina pálida e abundante
3. Urina turva
4. Micção dolorosa
5. Micção difícil e escassa
6. Micção difícil
7. Micção frequente
8. Gotejamento de urina
9. Incontinência urinária
10. Enurese noturna
11. Micção noturna
12. Sangue na urina
13. Esperma na urina.

1. URINA ESCURA

Ver Parte 2, *Interrogatório*, Capítulo 31.

a) Umidade-Calor na Bexiga

Urina escura, micção frequente e urgente, queimação durante a micção, micção difícil, urina amarelo-escura e/ou turva, sede sem vontade de beber água, plenitude e dor no hipogástrio, sensação de calor, saburra amarelada espessa e pegajosa na raiz com pontos vermelhos, pulso Deslizante-Rápido.

b) Deficiência do Yin do Rim com Calor Vazio

Urina escura e escassa, leve queimação durante a micção, tontura, tinidos, deficiência auditiva, sudorese noturna, boca seca à noite, calor nos cinco palmos, sensação de calor ao anoitecer, *flush* malar, sede com vontade de beber líquidos em pequenos goles, lombalgia, insônia, língua Vermelha sem saburra, pulso Flutuante-Vazio e Rápido.

c) Calor no Coração e no Intestino Delgado

Urina escura que pode conter sangue, queimação durante a micção, sensação de calor, ansiedade, face avermelhada, insônia, palpitações, úlceras na língua, sonhos excessivos, língua Vermelha com ponta mais vermelha e saburra amarelada, pulso Rápido-Transbordante.

d) Umidade-Calor no Fígado

Urina escura e escassa, dificuldade para urinar, queimação durante a micção, plenitude do hipocôndrio, do abdome ou do hipogástrio, gosto amargo na boca, náuseas, sensação de peso do corpo, descarga vaginal amarelada, prurido vaginal, sangramento e/ou dor no meio do ciclo menstrual, erupções papulares genitais ou erupções cutâneas vesiculares com prurido, língua Vermelha com laterais mais vermelhas e saburra amarelada e pegajosa, pulso Deslizante-em Corda-Rápido.

e) Calor nos Intestinos

Urina escura e escassa, sede, dor abdominal, constipação intestinal, plenitude abdominal, língua Vermelha com saburra seca e amarelada, pulso Transbordante-Rápido.

f) Frio-Umidade nos Intestinos

Urina escura e turva com aspecto de chá *não* escassa, dificuldade de urinar, muco nas fezes, plenitude e dor abdominal, cútis pálida, sensação de peso, membros frios, saburra da língua branca e pegajosa na raiz, pulso Deslizante-Lento. Nesse padrão, é a Umidade, e não o Frio, que torna a urina escura e turva.

> **NOTA CLÍNICA**
>
> Nas mulheres, normalmente é difícil estabelecer a cor da urina porque, de modo geral, elas não olham a urina depois da micção para notar a cor.

2. URINA PÁLIDA E ABUNDANTE

Ver Parte 2, *Interrogatório*, Capítulo 31.

a) Deficiência do Yang do Rim

Urina pálida e abundante, micção noturna, lombalgia, joelhos frios, sensação de frio, cútis esbranquiçada-brilhante, joelhos fracos, cansaço, lassidão, impotência, libido diminuída, língua Pálida e úmida, pulso Profundo-Fraco.

b) Frio na Bexiga

Urina pálida e abundante, sensação de frio, membros frios, lombalgia, dor na parte central do abdome inferior que melhora por aplicação de calor, língua Pálida, pulso Profundo-Fraco.

3. URINA TURVA

Ver Parte 2, *Interrogatório*, Capítulo 31.

a) Umidade na Bexiga

Urina turva como sopa de arroz, micção difícil, dor para urinar, sensação de peso, saburra da língua pegajosa na raiz, pulso Deslizante. Outros sintomas e sinais dependem se a Umidade está associada com Frio ou Calor.

b) Deficiência do Yin do Rim

Urina turva e diluída como um molho, urina escassa, tontura, tinidos, deficiência auditiva, memória fraca, sudorese noturna, boca e garganta secas à noite, lombalgia, constipação intestinal, cansaço, língua de cor normal sem saburra, pulso Flutuante-Vazio.

c) Deficiência do Yang do Rim

Urina turva e abundante, gotejamento de urina depois de urinar, micção noturna, lombalgia, joelhos frios, sensação de frio, cútis esbranquiçada-brilhante, joelhos fracos, cansaço, lassidão, impotência, libido diminuída, língua Pálida e úmida, pulso Profundo-Fraco.

d) Deficiência do Qi do Baço

Urina turva, gotejamento de urina depois de urinar, falta de apetite, ligeira distensão abdominal depois de comer, cansaço, cútis pálida, fraqueza dos membros, fezes amolecidas, língua Pálida, pulso Vazio.

4. MICÇÃO DOLOROSA

Ver Parte 2, *Interrogatório*, Capítulo 31.

"Micção dolorosa", na medicina chinesa, vem sob o título de doença *Lin*, que, por definição, caracteriza-se por micção dolorosa. Existem seis tipos de doenças *Lin*: Calor, Pedra, *Qi*, Sangue, Pegajosa e Fadiga, todas se apresentando com micção dolorosa e difícil.

a) Cheio

Umidade-Calor na Bexiga

Dor durante a micção, micção difícil, queimação durante a micção, urina escura, urina turva, micção frequente e urgente, sede sem vontade de beber líquidos, plenitude e dor no hipogástrio, sensação de calor, saburra da língua espessa pegajosa e amarelada na raiz com pontos vermelhos, pulso Deslizante-Rápido.

Acupuntura

BP-9 *Yinlingquan*, B-63 *Jinmen*, VC-3 *Zhongji*, B-28 *Pangguangshu*, VC-9 *Shuifen*, VC-5 *Shimen*, B-22 *Sanjiaoshu*.

Fogo no Fígado

Dor em queimação durante a micção, urina escura, distensão do hipogástrio, dor de cabeça, face avermelhada, tontura, tinidos, irritabilidade, propensão a explosões de raiva, sede, gosto amargo na boca, constipação intestinal, língua Vermelha com laterais mais vermelhas e saburra seca e amarelada, pulso em Corda-Rápido.

Acupuntura

F-2 *Xingjian*, B-63 *Jinmen*, VC-3 *Zhongji*, B-28 *Pangguangshu*.

b) Vazio/Cheio

Deficiência do Yin do Rim com Calor Vazio

Dor moderada durante a micção, urina escassa e escura, tontura, tinidos, deficiência auditiva, sudorese noturna, boca seca à noite, calor nos cinco palmos, sensação de calor ao anoitecer, *flush* malar, sede com vontade de beber líquidos em pequenos goles, lombalgia, urina escura e escassa, insônia, língua Vermelha sem saburra, pulso Flutuante-Vazio e Rápido.

Acupuntura

B-63 *Jinmen*, VC-3 *Zhongji*, B-28 *Pangguangshu*, VC-4 *Guanyuan*, Vaso da Concepção (P-7 *Lieque* com R-6 *Zhaohai*), R-3 *Taixi*.

c) Outros padrões

Fogo no Coração

Dor durante a micção, queimação durante a micção, urina escura; ocasionalmente, sangue na urina; palpitações, sede, úlceras na boca e na língua, agitação mental, agitação, insônia, sono perturbado por sonhos, sensação de calor, face avermelhada, gosto amargo na boca, língua Vermelha com ponta mais vermelha e saburra amarelada, pulso Transbordante-Rápido.

Estagnação do *Qi* do Fígado

Dor antes da micção, distensão hipogástrica, distensão dos hipocôndrios ou do epigástrio, irritabilidade, mau humor, sensação de bolo na garganta, tensão pré-menstrual, pulso em Corda.

Estase de Sangue na Bexiga

Dor antes da micção, sangue na urina, dor lancinante no hipogástrio, dor no abdome inferior, língua Arroxeada, pulso em Corda.

5. MICÇÃO ESCASSA E DIFÍCIL

Ver Parte 2, *Interrogatório*, Capítulo 31.

a) Umidade-Calor na Bexiga

Micção escassa, difícil e dolorosa, urina escura, urina turva, micção frequente e urgente, sede sem vontade de beber líquidos, dor e plenitude no hipogástrio, sensação de calor, saburra da língua espessa pegajosa e amarelada na raiz com pontos vermelhos, pulso Deslizante-Rápido.

b) Estagnação do *Qi* do Fígado

Micção escassa e difícil, micção sem dor, dor e distensão no hipogástrio antes da micção, distensão dos hipocôndrios ou do epigástrio, irritabilidade, mau humor, sensação de bolo na garganta, tensão pré-menstrual, pulso em Corda.

c) Deficiência do *Yin* do Rim

Micção escassa e difícil, urina escura, tontura, tinidos, deficiência auditiva, memória fraca, sudorese noturna, boca e garganta secas à noite, lombalgia, constipação intestinal, cansaço, língua de cor normal sem saburra, pulso Flutuante-Vazio.

d) Deficiência do *Yang* do Rim

Micção escassa e difícil, urina pálida, micção sem dor, micção noturna, lombalgia, joelhos frios, sensação de frio, cútis esbranquiçada-brilhante, joelhos fracos, cansaço, lassidão, impotência, libido diminuída, língua Pálida e úmida, pulso Profundo-Fraco.

Normalmente, a deficiência do *Yang* do Rim faz com que a urina fique abundante; em casos raros, o *Yang* do Rim pode estar tão deficiente que ele falha em movimentar os fluidos e, portanto, a urina fica escassa.

e) Deficiência do *Yang* do Baço com Umidade

Micção escassa e difícil, micção sem dor, urina pálida, urina ligeiramente turva, falta de apetite, ligeira distensão abdominal depois de comer, plenitude abdominal, gosto pegajoso na boca, cansaço, descarga vaginal excessiva, lassidão, cútis pálida, fraqueza dos membros, fezes amolecidas, sensação de frio, membros frios, língua Pálida e úmida, pulso Profundo-Fraco.

f) *Qi* do Pulmão deficiente não desce

Micção escassa e difícil, micção sem dor, edema da face, ligeira falta de ar, tosse moderada, voz fraca, sudorese espontânea durante o dia, aversão a conversar, cútis esbranquiçada-brilhante, propensão a se resfriar, cansaço, aversão ao frio, língua Pálida, pulso Vazio.

6. MICÇÃO DIFÍCIL

Ver Parte 2, *Interrogatório*, Capítulo 31.

a) Cheio

Umidade-Calor na Bexiga

Micção difícil e dolorosa, urina escura e turva, micção frequente e urgente, sede sem vontade de beber líquidos, plenitude e dor no hipogástrio, sensação de calor, saburra da língua espessa pegajosa e amarelada na raiz com pontos vermelhos, pulso Deslizante-Rápido.

Acupuntura

BP-9 *Yinlingquan*, B-63 *Jinmen*, VC-3 *Zhongji*, B-28 *Pangguangshu*, VC-9 *Shuifen*, VC-5 *Shimen*, B-22 *Sanjiaoshu*.

Estagnação do *Qi* do Fígado

Micção difícil, micção sem dor, dor e distensão do hipogástrio antes de urinar, distensão dos hipocôndrios ou do epigástrio, irritabilidade, mau humor, sensação de bolo na garganta, tensão pré-menstrual, pulso em Corda.

Acupuntura

F-3 *Taichong*, B-63 *Jinmen*, VC-3 *Zhongji*, B-28 *Pangguangshu*.

b) Vazio

Deficiência do *Yang* do Rim

Micção difícil, urina pálida, micção sem dor, lombalgia, joelhos frios, sensação de frio, cútis esbranquiçada-brilhante, joelhos fracos, cansaço, lassidão, urina clara e abundante, micção noturna, impotência, libido diminuída, língua Pálida e úmida, pulso Profundo-Fraco.

Acupuntura

R-3 *Taixi*, VC-4 *Guanyuan*, B-23 *Shenshu*, R-7 *Fuliu*, VG-4 *Mingmen*, B-63 *Jinmen*, VC-3-*Zhongji*, B-28 *Pangguangshu*. Moxa.

c) Outros padrões

Deficiência do Qi do Pulmão

Micção difícil, micção sem dor, ligeira falta de ar, tosse moderada, voz fraca, sudorese espontânea durante o dia, aversão a conversar, cútis esbranquiçada-brilhante, propensão a se resfriar, cansaço, aversão ao frio, língua Pálida, pulso Vazio. Essa condição geralmente ocorre apenas nos idosos.

Deficiência do Qi do Estômago e do Baço

Micção difícil, micção sem dor, falta de apetite, ligeira distensão abdominal depois de comer, cansaço, lassidão, cútis pálida, fraqueza dos membros, fezes amolecidas, sensação desconfortável no epigástrio, perda do paladar, língua Pálida, pulso Vazio.

Estase de Sangue no Aquecedor Inferior

Micção difícil, dor antes da micção, micção é interrompida e recomeça, dor hipogástrica, língua Arroxeada, pulso em Corda.

7. MICÇÃO FREQUENTE

Ver Parte 2, *Interrogatório*, Capítulo 31.

"Micção frequente" indica a frequência excessiva de micção. Isso varia entre homens e mulheres, porque as mulheres têm uma bexiga maior e precisam urinar menos frequentemente que os homens; portanto, "micção frequente" poderia ser definida como urinar mais de 3 vezes/dia, para mulheres, e mais de 5 a 6 vezes, para os homens. Urinar à noite nunca é normal; é um tipo de micção frequente que será discutida separadamente, mais adiante.

a) Vazio

Deficiência do Yang do Rim

Micção frequente com urina abundante e pálida, micção noturna, lombalgia, joelhos frios, sensação de frio, cútis esbranquiçada-brilhante, joelhos fracos, cansaço, lassidão, impotência, libido diminuída, língua Pálida e úmida, pulso Profundo-Fraco.

Acupuntura

R-3 *Taixi*, VC-4 *Guanyuan*, B-23 *Shenshu*, R-7 *Fuliu*, VG-4 *Mingmen*, B-63 *Jinmen*, VC-3 *Zhongji*, B-28 *Pangguangshu*. Moxa.

b) Cheio

Umidade-Calor na Bexiga

Micção frequente com urina escassa e escura, queimação durante a micção, dificuldade de urinar, sede sem vontade de beber líquidos, plenitude e dor no hipogástrio, sensação de calor, saburra da língua espessa pegajosa e amarelada na raiz com pontos vermelhos, pulso Deslizante-Rápido.

Acupuntura

BP-9 *Yinlingquan*, B-63 *Jinmen*, VC-3 *Zhongji*, B-28 *Pangguangshu*, VC-9 *Shuifen*, VC-5 *Shimen*, B-22 *Sanjiaoshu*.

c) Outros padrões

Deficiência do Qi do Pulmão e do Baço

Micção frequente, sensação de tração para baixo, ligeira incontinência urinária, falta de apetite, ligeira distensão abdominal depois de comer, cansaço, cútis pálida, fraqueza dos membros, fezes amolecidas, ligeira falta de ar, tosse moderada, voz fraca, sudorese espontânea durante o dia, aversão a falar, propensão a se resfriar, língua Pálida, pulso Vazio.

Deficiência do Yin do Rim

Micção frequente com urina escassa e escura, tontura, tinidos, deficiência auditiva, memória fraca, sudorese noturna, boca e garganta secas à noite, lombalgia, constipação intestinal, cansaço, língua de cor normal sem saburra, pulso Flutuante-Vazio.

> **NOTA CLÍNICA**
>
> Não devemos perguntar ao paciente se sua micção é frequente; em vez disso, devemos perguntar especificamente quantas vezes a pessoa urina por dia. Essa informação normalmente não tem muito valor clínico quando o paciente está se forçando a beber grandes volumes de água.

8. GOTEJAMENTO DE URINA

Ver Parte 2, *Interrogatório*, Capítulo 31.

a) Qi do Rim sem firmeza

Gotejamento de urina que piora depois de atividade sexual, micção frequente de urina clara, micção com jato fraco, micção abundante, incontinência urinária, micção noturna, dor e fraqueza na região lombar, joelhos fracos, ejaculação precoce, prolapso do útero em mulheres, secreção vaginal esbranquiçada crônica, cansaço, sensação de tração para baixo no abdome inferior, sensação de frio, membros frios, língua Pálida, pulso Profundo-Fraco.

b) Deficiência do Qi do Estômago e do Baço

Gotejamento de urina, falta de apetite, ligeira distensão abdominal depois de comer, cansaço, lassidão, cútis pálida, fraqueza dos membros, fezes amolecidas, sensação desconfortável no epigástrio, perda do paladar, língua Pálida, pulso Vazio.

c) Umidade-Calor na Bexiga

Gotejamento de urina, micção difícil, queimação durante a micção, urina escura, urina turva, micção frequente e urgente, sede sem vontade de beber líquidos, plenitude e dor no hipogástrio, sensação de calor, saburra da língua espessa pegajosa e amarelada na raiz com pontos vermelhos, pulso Deslizante-Rápido.

9. INCONTINÊNCIA URINÁRIA

Ver Parte 2, *Interrogatório*, Capítulo 31.

"Incontinência urinária" deve ser diferenciada da "enurese" (ver a seguir). A primeira indica micção involuntária com a pessoa consciente de que está acontecendo; enurese, que normalmente ocorre à noite, indica micção involuntária da qual a pessoa não está consciente.

a) *Qi* do Rim sem firmeza

Incontinência urinária que piora depois de atividade sexual, micção frequente de urina clara, jato urinário fraco, micção abundante, incontinência urinária, micção noturna, dor e fraqueza da região lombar, joelhos fracos, ejaculação precoce, prolapso do útero em mulheres, secreção vaginal esbranquiçada crônica, cansaço, sensação de tração para baixo no abdome inferior, sensação de frio, membros frios, língua Pálida, pulso Profundo-Fraco.

b) Deficiência do *Qi* do Pulmão e do Baço

Incontinência urinária, falta de apetite, ligeira distensão abdominal depois de comer, cansaço, cútis pálida, fraqueza dos membros, fezes amolecidas, ligeira falta de ar, tosse moderada, voz fraca, sudorese espontânea durante o dia, aversão a falar, propensão a se resfriar, língua Pálida, pulso Vazio. Essa condição normalmente ocorre em idosos.

c) Calor na Bexiga

Incontinência urinária, urina escassa e escura, queimação durante a micção, sede, saburra da língua seca e amarelada, pulso em Corda na posição Posterior-Esquerda e Rápido.

d) Deficiência do *Yin* do Fígado e do Rim

Incontinência urinária, urina escassa, urina escura, tontura, tinidos, joelhos fracos, deficiência auditiva, lombalgia, dor de cabeça surda occipital ou no vértice, insônia, dormência ou formigamento dos membros, olhos ressecados, visão turva, garganta seca ao anoitecer, pele e cabelos secos, unhas quebradiças, sudorese noturna, fezes ressecadas, menstruação escassa ou amenorreia, língua de cor normal sem saburra, pulso Flutuante-Rápido.

10. ENURESE NOTURNA

Ver Parte 2, *Interrogatório*, Capítulo 31.

Enurese noturna deve ser diferenciada da incontinência urinária. A primeira ocorre à noite e a pessoa obviamente não tem consciência dela; a segunda ocorre em qualquer momento e a pessoa tem consciência do que está acontecendo. Enurese noturna também deve ser diferenciada da micção noturna (ou noctúria). A primeira ocorre quando a pessoa está adormecida e obviamente não está consciente do fato; a segunda ocorre quando o paciente acorda e se levanta à noite para urinar. Enurese noturna é muito mais frequente em crianças.

a) Vazio

Deficiência do *Yang* do Rim

Enurese noturna, urina clara e abundante, micção noturna, lombalgia, joelhos frios, sensação de frio, cútis esbranquiçada-brilhante, joelhos fracos, cansaço, lassidão, impotência, libido diminuída, língua Pálida e úmida, pulso Profundo-Fraco. Em crianças, essa condição normalmente é uma deficiência constitucional do *Yang* do Rim e, por conta da idade, não haverá muitos sintomas de deficiência do Rim. De fato, se a criança sofrer de enurese noturna e a língua estiver Pálida e o pulso do Rim estiver Fraco, esses são sinais suficientes para diagnosticar uma deficiência constitucional do *Yang* do Rim. Essa criança normalmente será quieta, tímida e sem muita energia.

Acupuntura

B-23 *Shenshu*, B-28 *Pangguangshu*, VC-3 *Zhongji*, VG-4 *Mingmen*. Moxa.

b) Cheio

Fogo no Fígado

Enurese noturna, urina escura, dor de cabeça, face avermelhada, tontura, tinidos, irritabilidade, propensão a explosões de raiva, sede, gosto amargo na boca, constipação intestinal, língua Vermelha com laterais mais vermelhas e saburra amarelada e seca, pulso em Corda-Rápido. Esse quadro é bem comum em crianças; essa criança provavelmente é tensa e muito nervosa, ao contrário da condição anterior de deficiência constitucional do *Yang* do Rim. Como no padrão anterior, a criança pode ter pouquíssimos sintomas de Fogo no Fígado, como laterais da língua vermelhas, irritabilidade e sede.

Acupuntura

F-2 *Xingjian*, BP-6 *Sanyinjiao*, VC-3 *Zhongji*, C-7 *Shenmen*.

c) Outros padrões

Deficiência e afundamento do *Qi* do Baço

Enurese noturna, cansaço, falta de apetite, fezes amolecidas, ligeira distensão abdominal, sensação de tração para baixo, prolapso do útero, língua Pálida, pulso Fraco.

Deficiência do *Qi* do Pulmão

Enurese noturna, ligeira falta de ar, tosse moderada, voz fraca, sudorese espontânea durante o dia, aversão a conversar, cútis esbranquiçada-brilhante, propensão a se resfriar, cansaço, aversão ao frio, língua Pálida, pulso Vazio.

Deficiência do *Yin* do Rim

Enurese noturna, tontura, tinidos, deficiência auditiva, memória fraca, sudorese noturna, boca e garganta secas à noite, lombalgia, constipação intestinal, urina escassa e escura, cansaço, língua de cor normal sem saburra, pulso Flutuante-Vazio.

11. MICÇÃO NOTURNA

Ver Parte 2, *Interrogatório*, Capítulo 31.

"Micção noturna" deve ser diferenciada de "enurese noturna"; a diferença foi explicada anteriormente sob o título de "Enurese noturna". Na medicina chinesa, qualquer grau de micção durante a noite é considerado anormal; ou seja, a pessoa absolutamente não deve se levantar para urinar durante a noite. Portanto, mesmo se o paciente se levanta uma única vez, isso deve ser considerado como "micção noturna". Obviamente, quanto mais vezes o paciente se levantar para urinar, mais grave é a condição. Segundo a medicina ocidental, a micção frequente à noite pode indicar hipertrofia da próstata.

a) Deficiência do *Yang* do Rim

Micção noturna, urina pálida e abundante, lombalgia, joelhos frios, sensação de frio, cútis esbranquiçada-brilhante, joelhos fracos, cansaço, lassidão, impotência, libido diminuída, língua Pálida e úmida, pulso Profundo-Fraco.

b) Deficiência do *Yang* do Baço e do Rim

Micção noturna, urina clara e abundante, lombalgia, joelhos frios e fracos, sensação de frio, cútis esbranquiçada-brilhante, impotência, libido diminuída, cansaço, lassidão, fezes amolecidas, falta de apetite, ligeira distensão abdominal, vontade de se deitar, diarreia logo cedo pela manhã, língua Pálida e úmida, pulso Profundo-Fraco.

> **NOTA CLÍNICA**
>
> Em homens de meia-idade ou idosos, a micção frequente à noite geralmente é decorrente de hiperplasia benigna da próstata. Nesses casos, os fatores patogênicos são Umidade, Fleuma e estase de Sangue.

12. SANGUE NA URINA

Ver Parte 2, *Interrogatório*, Capítulo 31.

"Sangue na urina" deve ser diferenciado de "Síndrome da Micção Dolorosa com Sangue" (doença *Lin*); o primeiro caso simplesmente indica presença de sangue na urina sem dor, o segundo indica micção dolorosa com sangue na urina.

a) Umidade-Calor na Bexiga

Sangue na urina, micção difícil, urina turva, micção frequente e urgente, sensação de queimação durante a micção, urina amarelado-escura e/ou turva, sede sem vontade de beber líquidos, plenitude e dor hipogástrica, sensação de calor, saburra da língua espessa pegajosa e amarelada na raiz com pontos vermelhos, pulso Deslizante-Rápido.

b) Umidade-Calor no Fígado

Sangue na urina, urina escura, dificuldade de urinar; queimação durante a micção; plenitude do hipocôndrio, do abdome ou do hipogástrio; gosto amargo na boca, náuseas, sensação de peso do corpo, descarga vaginal amarelada, prurido vaginal, sangramento e/ou dor durante o ciclo menstrual, língua Vermelha com laterais mais vermelhas e saburra amarelada e pegajosa, pulso Deslizante-em Corda-Rápido.

c) Fogo no Coração

Sangue na urina, palpitações, sede, úlceras na boca e na língua, agitação mental, agitação, insônia, sono perturbado por sonhos, sensação de calor, face avermelhada, gosto amargo na boca, língua Vermelha com ponta mais vermelha e saburra amarelada, pulso Transbordante-Rápido.

d) Deficiência do *Yin* do Rim com Calor Vazio

Sangue na urina, tontura, tinidos, deficiência auditiva, memória fraca, sudorese noturna, boca e garganta secas à noite, lombalgia, constipação intestinal, urina escassa e escura, cansaço, língua de cor normal sem saburra, pulso Flutuante-Vazio.

e) Deficiência do *Yang* do Baço e do Rim

Sangue pálido na urina, urina clara e abundante, micção noturna, lombalgia, joelhos frios e fracos, sensação de frio, cútis esbranquiçada-brilhante, impotência, libido diminuída, cansaço, lassidão, fezes amolecidas, falta de apetite, ligeira distensão abdominal, desejo de se deitar, diarreia logo cedo pela manhã, língua Pálida e úmida, pulso Profundo-Fraco.

13. ESPERMA NA URINA

a) Umidade-Calor na Bexiga

Esperma na urina, queimação durante a micção, micção difícil, micção frequente e urgente, urina amarelo-escura e/ou turva, sede sem vontade de beber líquidos, dor e plenitude no hipogástrio, sensação de calor, saburra da língua espessa pegajosa e amarelada na raiz com pontos vermelhos, pulso Deslizante-Rápido.

b) Deficiência do Rim com Calor Vazio

Esperma na urina, urina escassa e escura, tontura, tinidos, sudorese noturna, boca seca com vontade de beber água em pequenos goles, lombalgia, memória fraca, calor nos cinco palmos, *flush* malar, sensação de calor ao anoitecer, língua Vermelha sem saburra, pulso Flutuante-Vazio e Rápido.

c) *Qi* do Rim sem firmeza

Esperma na urina, gotejamento de urina que piora depois de atividade sexual, micção frequente de urina clara, micção com jato fraco de urina, micção abundante, incontinência urinária, micção noturna, dor e fraqueza da região lombar, joelhos fracos, ejaculação precoce, prolapso do útero em mulheres, secreção vaginal esbranquiçada crônica, cansaço, sensação de tração para baixo no abdome inferior, sensação de frio, membros frios, língua Pálida, pulso Profundo-Fraco.

74 Ânus

CONTEÚDO DO CAPÍTULO

Prurido no Ânus, 644
Umidade-Calor no canal da Bexiga, 644
Frio-Umidade no canal da Bexiga, 644
Umidade-Calor no Vaso Governador, 644
Deficiência de Sangue gerando Vento Vazio, 644

Hemorroidas, 644
Cheio, 644
Outros padrões, 644

Prolapso Anal, 645
Deficiência e afundamento do Qi do Baço, 645
Deficiência do Yang do Rim, 645
Umidade-Calor no canal da Bexiga, 645

Fissura Anal, 645
Umidade-Calor na Bexiga, 645
Deficiência de Sangue e Secura nos Intestinos, 645
Fogo nos Intestinos, 645

Fístula Anal, 645
Calor Cheio, 645
Calor Vazio, 645
Frio Vazio, 645

Úlceras Anais, 645
Deficiência dos Pulmões, do Baço e dos Rins, 645
Calor Tóxico, 645

Os seguintes sintomas serão discutidos:
1. Prurido no ânus
2. Hemorroidas
3. Prolapso anal
4. Fissura anal
5. Fístula anal
6. Úlceras anais.

1. PRURIDO NO ÂNUS

a) Umidade-Calor no canal da Bexiga

Prurido intenso no ânus, hemorroidas, micção frequente e urgente, queimação durante a micção, micção difícil, urina amarelo-escura e/ou turva, sede sem vontade de beber líquidos, plenitude e dor no hipogástrio, sensação de calor, saburra espessa-pegajosa-amarelada na raiz com pontos vermelhos, pulso Deslizante-Rápido.

b) Frio-Umidade no canal da Bexiga

Prurido no ânus, hemorroidas, micção frequente e urgente, micção difícil, sensação de peso no hipogástrio e na uretra, urina pálida e turva, saburra da língua branca e pegajosa na raiz, pulso Deslizante-Lento.

c) Umidade-Calor no Vaso Governador

Prurido no ânus, hemorroidas, rigidez e dor na coluna, lombalgia, dor de cabeça, micção dolorosa, saburra da língua pegajosa e amarelada na raiz, pulso Flutuante e Longo em todas as três posições do lado esquerdo.

d) Deficiência de Sangue gerando Vento Vazio

Prurido moderado no ânus, secura do ânus, fissuras anais, ausência de dor ou queimação, pele seca, tiques faciais, tontura, visão turva, dormência e/ou formigamento dos membros, língua Pálida e Fina, pulso Áspero ou Fino e ligeiramente em Corda.

2. HEMORROIDAS

a) Cheio

Umidade-Calor no canal da Bexiga

Hemorroidas que sangram, dor, vermelhidão e inchaço do ânus, sangue vivo, micção frequente e urgente, queimação durante a micção, micção difícil, urina amarelo-escura e/ou turva, sede sem vontade de beber líquidos, plenitude e dor no hipogástrio, sensação de calor, saburra da língua amarelada-espessa-pegajosa na raiz com pontos vermelhos, pulso Deslizante-Rápido.

Acupuntura

B-63 *Jinmen*, B-58 *Feiyang*, B-57 *Chengshan*, BP-9 *Yinlingquan*, VG-1 *Changqiang*, VG-20 *Baihui*.

Estagnação do Qi e estase de Sangue no canal da Bexiga

Hemorroidas que sangram, sangue escuro, dor e inchaço, dificuldade para defecar, distensão e dor no hipogástrio, língua Arroxeada, pulso em Corda.

Acupuntura

B-63 *Jinmen*, B-58 *Feiyang*, B-57 *Chengshan*, BP-9 *Yinlingquan*, VG-1 *Changqiang*, BP-10 *Xuehai*.

b) Outros padrões

Deficiência e afundamento do Qi do Baço

Hemorroidas, possibilidade de sangramento de sangue vivo; ausência de dor, falta de apetite, ligeira distensão abdominal depois de comer, cansaço, lassidão, cútis pálida, fraqueza dos membros, fezes amolecidas, depressão, sensação de pressão para baixo, prolapso do útero, língua Pálida, pulso Vazio.

Fogo no Fígado

Hemorroidas que sangram, sangue vivo ou escuro, queimação, dor e inchaço, dor de cabeça, face avermelhada, tontura, tinidos, irritabilidade, propensão a explosões de raiva, sede, gosto amargo na boca, constipação intestinal, urina escura, língua Vermelha com laterais mais vermelhas e saburra seca-amarelada, pulso em Corda-Rápido.

3. PROLAPSO ANAL

a) Deficiência e afundamento do *Qi* do Baço

Prolapso anal que pode surgir e desaparecer, ausência de hiperemia, ausência de dor, ausência de inchaço, fezes amolecidas, falta de apetite, ligeira distensão abdominal depois de comer, cansaço, lassidão, cútis pálida, fraqueza dos membros, depressão, sensação de pressão para baixo, prolapso do útero, língua Pálida, pulso Vazio.

b) Deficiência do *Yang* do Rim

Prolapso anal, lombalgia, joelhos frios, sensação de frio, cútis branco-brilhante, joelhos fracos, cansaço, lassidão, urina clara e abundante, micção noturna, impotência, libido diminuída, língua Pálida e úmida, pulso Profundo-Fraco.

c) Umidade-Calor no canal da Bexiga

Prolapso anal, inchaço, hiperemia e dor do ânus, micção frequente e urgente, queimação durante a micção, micção difícil, urina amarelo-escura e/ou turva, sede sem vontade de beber líquidos, plenitude e dor no hipogástrio, sensação de calor, saburra da língua amarelada-espessa-pegajosa na raiz com pontos vermelhos, pulso Deslizante-Rápido.

4. FISSURA ANAL

a) Umidade-Calor na Bexiga

Fissura anal, hiperemia, inchaço e prurido no ânus, sangue vivo nas fezes, micção frequente e urgente, queimação durante a micção, micção difícil, urina amarelo-escura e/ou turva, sede sem vontade de beber líquidos, plenitude e dor no hipogástrio, sensação de calor, saburra da língua amarelada-espessa-pegajosa na raiz com pontos vermelhos, pulso Deslizante-Rápido.

b) Deficiência de Sangue e Secura nos Intestinos

Fissura anal, secura do ânus, fezes ressecadas, dor no ânus, dificuldade de defecar, tontura, visão turva, moscas volantes, dormência ou formigamento dos membros, menstruação escassa, cútis baça e pálida, língua Pálida e seca, pulso Áspero ou Fino.

c) Fogo nos Intestinos

Fissura anal, constipação intestinal, fezes ressecadas, hiperemia e queimação do ânus, dor abdominal em queimação, sede intensa com vontade de beber líquidos gelados, agitação mental, boca seca, sensação de calor, língua Vermelha com saburra amarelada-espessa-seca-escura, pulso Profundo-Cheio-Rápido.

5. FÍSTULA ANAL

a) Calor Cheio

Fístula anal, inchaço e queimação do ânus, exsudação de fluido amarelado, constipação intestinal, agitação mental, sensação de calor, sede, língua Vermelha com saburra amarelada, pulso Transbordante-Rápido.

b) Calor Vazio

Fístula anal, queimação do ânus, exsudação de fluido diluído, sensação de calor ao anoitecer, sudorese noturna, calor nos cinco palmos, língua Vermelha sem saburra, pulso Flutuante-Vazio e Rápido.

c) Frio Vazio

Fístula anal; ausência de queimação, dor ou inchaço; sensação de frio, exsudação de fluido diluído, membros frios, língua Pálida, pulso Profundo-Fraco-Lento

6. ÚLCERAS ANAIS

a) Deficiência dos Pulmões, do Baço e dos Rins

Úlceras anais que não doem nem são elevadas vermelho-pálidas, ausência de queimação, exsudação de fluido diluído; fezes amolecidas, ligeira falta de ar, voz fraca, sudorese espontânea durante o dia, aversão a falar, cútis branco-brilhante, cansaço, falta de apetite, ligeira distensão abdominal depois de comer, fraqueza dos membros, lombalgia, joelhos frios, sensação de frio, joelhos fracos, urina clara e abundante, micção noturna, impotência, libido diminuída, língua Pálida e úmida, pulso Profundo-Fraco.

b) Calor Tóxico

Úlceras anais; inchaço, dor e hiperemia do ânus; sede, sensação de calor, língua Vermelha com pontos vermelhos e saburra amarelada-pegajosa na raiz, pulso Transbordante-Deslizante-Rápido.

75 Sintomas Sexuais e Genitais Masculinos

PARTE 5 SEÇÃO 1

CONTEÚDO DO CAPÍTULO

Impotência, 647
Vazio, 647
Cheio, 647
Falta de Libido, 648
Deficiência do Yang do Rim, 648
Deficiência do Yang do Coração, 648
Deficiência do Sangue do Coração, 648
Deficiência do Sangue do Coração e do Baço, 648
Estagnação do Qi do Fígado, 648
Ejaculação Precoce, 648
Vazio, 648
Cheio, 648
Emissões Noturnas, 648
Fogo no Coração, 649
Deficiência do Qi do Baço e do Sangue do Coração, 649
Deficiência do Yin do Coração e do Rim com Calor Vazio, 649
Fogo Ministerial queimando para cima, 649
Qi do Rim sem firmeza, 649
Umidade-Calor no Aquecedor Inferior, 649
Deficiência da Essência do Rim, 649
Incapacidade de Ejacular, 649
Deficiência do Yin do Rim com Calor Vazio, 649
Estase de Sangue no Aquecedor Inferior, 649
Sangue no Esperma, 649
Deficiência do Yin do Rim com Calor Vazio, 649
Umidade-Calor no Aquecedor Inferior, 649
Calor Tóxico no Aquecedor Inferior, 649
Estase de Sangue no Aquecedor Inferior, 649
Esperma Frio e Aguado, 649
Qi do Rim sem firmeza, 649
Frio no Aquecedor Inferior, 650
Priapismo, 650
Umidade-Calor no canal do Fígado, 650
Deficiência do Yin do Rim com Calor Vazio, 650
Cansaço e Tontura Depois de Ejacular, 650
Deficiência do Yang do Rim, 650
Deficiência do Yin do Rim, 650
Deficiência do Sangue do Baço e do Sangue do Coração, 650
Órgãos Genitais Frios, 650
Deficiência do Fogo Ministerial, 650
Estagnação de Frio no canal do Fígado, 650
Frio-Umidade no Aquecedor Inferior, 650
Contração da Bolsa Escrotal, 650
Estagnação de Frio no canal do Fígado, 650
Deficiência de Qi e de Sangue, 650
Colapso do Yang, 650
Colapso do Yin, 651
Bolsa Escrotal Mole, 651
Deficiência do Yang do Rim, 651
Afundamento do Qi do Baço, 651
Bolsa Escrotal Desviada Para um Lado, 651
Frio Vazio no Aquecedor Inferior, 651
Umidade-Fleuma no Aquecedor Inferior, 651

Bolsa Escrotal Inchada, 651
Deficiência do Yang do Baço e do Rim, 651
Deficiência do Yang do Coração, 651
Deficiência do Sangue do Fígado com Vento Vazio Interno, 651
Bolsa Escrotal Inchada e Com Exsudação, 651
Umidade-Calor no canal do Fígado, 651
Calor Tóxico no canal do Fígado, 651
Bolsa Escrotal Pálida, 651
Deficiência do Yang do Baço e do Rim, 651
Bolsa Escrotal Vermelha, 651
Umidade-Calor no canal do Fígado, 651
Calor Tóxico no canal do Fígado, 652
Bolsa Escrotal Arroxeada, 652
Estase de Sangue do Fígado, 652
Umidade-Calor com estase de Sangue no canal do Fígado, 652
Bolsa Escrotal Escura, 652
Estagnação de Frio no canal do Fígado, 652
Deficiência do Yang do Rim, 652
Prurido na Bolsa Escrotal, 652
Umidade-Calor no Aquecedor Inferior, 652
Deficiência do Yin do Rim com Calor Vazio, 652
Frio-Umidade no Aquecedor Inferior, 652
Dor e Prurido no Pênis, 652
Umidade-Calor no Aquecedor Inferior, 652
Estase de Sangue no Aquecedor Inferior, 652
Deficiência do Yin do Rim com Calor Vazio, 652
Fogo no Coração, 652
Pênis Mole e Murcho, 652
Deficiência do Qi do Fígado, 652
Deficiência do Yin do Rim, 652
Deficiência do Yang do Rim, 653
Fleuma e estase de Sangue no Aquecedor Inferior, 653
Inchaço e Dor nos Testículos, 653
Frio no Aquecedor Inferior, 653
Frio-Umidade no Aquecedor Inferior, 653
Umidade-Calor no Aquecedor Inferior, 653
Estagnação do Qi no Aquecedor Inferior, 653
Calor Tóxico no Aquecedor Inferior, 653
Vermelhidão e Inchaço da Glande (Cabeça do Pênis), 653
Calor Tóxico no canal do Fígado, 653
Umidade-Calor no canal do Fígado, 653
Doença de Peyronie, 653
Estase de Sangue no canal do Fígado, 653
Umidade no Aquecedor Inferior com estase de Sangue no canal do Fígado, 653
Estase de Sangue no canal do Fígado com deficiência do Yang do Rim, 653
Frio no canal do Fígado com estase de Sangue, 653
Úlceras no Pênis, 654
Umidade-Calor no canal do Fígado, 654
Fogo no Fígado, 654
Deficiência do Rim com Umidade, 654

> **CONTEÚDO DO CAPÍTULO** *(continuação)*
>
> Deficiência do Yin do Fígado e do Rim com Calor Vazio, 654
> Calor Tóxico, 654
> **Perda dos Pelos Pubianos, 654**
> Deficiência da Essência do Rim, 654
> Deficiência do Yang do Baço e do Rim, 654
> **Excesso de Pelos Pubianos, 654**
> Fleuma e estase de Sangue, 654
> Deficiência do Yin do Rim com Calor Vazio, 654

Os seguintes sintomas serão discutidos:
1. Impotência
2. Falta de libido
3. Ejaculação precoce
4. Emissões noturnas
5. Incapacidade de ejacular
6. Sangue no esperma
7. Esperma frio e aguado
8. Priapismo
9. Cansaço e tontura após a ejaculação
10. Órgãos genitais frios
11. Contração da bolsa escrotal
12. Bolsa escrotal mole
13. Bolsa escrotal desviada para um lado
14. Bolsa escrotal inchada
15. Bolsa escrotal inchada e com exsudação
16. Bolsa escrotal pálida
17. Bolsa escrotal vermelha
18. Bolsa escrotal arroxeada
19. Bolsa escrotal escura
20. Prurido na bolsa escrotal
21. Dor e prurido no pênis
22. Pênis mole e murcho
23. Inchaço e dor nos testículos
24. Vermelhidão e inchaço da glande (cabeça do pênis)
25. Doença de Peyronie
26. Úlceras no pênis
27. Perda dos pelos pubianos
28. Excesso de pelos pubianos.

1. IMPOTÊNCIA

Ver Parte 2, *Interrogatório*, Capítulo 45.

"Impotência" deve ser diferenciada de "falta de libido" – a primeira indica incapacidade de sustentar ou obter ereção, embora o desejo sexual esteja normal; a segunda indica falta de desejo sexual com ereção normal.

a) Vazio

Deficiência do Yang do Rim

Impotência, lombalgia, joelhos frios, sensação de frio, cútis esbranquiçada-brilhante, joelhos fracos, cansaço, lassidão, urina clara e abundante, micção noturna, língua Pálida e úmida, pulso Profundo-Fraco.

Acupuntura

R-3 *Taixi*, VC-4 *Guanyuan*, B-23 *Shenshu*, R-7 *Fuliu*, VG-4 *Mingmen*. Moxa.

Deficiência do Yang do Baço e do Coração

Impotência, ejaculação precoce, falta de apetite, ligeira distensão abdominal depois de comer, cansaço, lassidão, cútis pálida, fraqueza dos membros, fezes amolecidas, sensação de frio, membros frios, edema, palpitações, respiração ofegante por esforço, sudorese espontânea, ligeira sensação de desconforto ou congestão na região cardíaca, língua Pálida e úmida, pulso Profundo-Fraco. Esse tipo de impotência é muito comum, provavelmente mais do que a decorrente da deficiência do Rim.

Acupuntura

VC-12 *Zhongwan*, E-36 *Zusanli*, BP-6 *Sanyinjiao*, B-20 *Pishu*, C-5 *Tongli*, B-15 *Xinshu*, VC-15 *Jiuwei*. Moxa.

Deficiência do Yin do Fígado e do Rim

Impotência, tontura, tinidos, joelhos fracos, deficiência auditiva, lombalgia, dor de cabeça occipital ou no vértice, insônia, dormência ou formigamento dos membros, olhos ressecados, visão turva, garganta seca ao anoitecer, pele e cabelos secos, unhas quebradiças, sudorese noturna, fezes ressecadas, língua de cor normal sem saburra, pulso Flutuante-Vazio.

Acupuntura

R-3 *Taixi*, VC-4 *Guanyuan*, B-23 *Shenshu*, F-8 *Ququan*, BP-6 *Sanyinjiao*.

Deficiência da Essência do Rim

Impotência, amolecimento dos ossos nos adultos, surdez, fraqueza dos joelhos e das pernas, memória fraca, dentes soltos, queda de cabelo ou embranquecimento prematuro dos cabelos, fraqueza da atividade sexual, lombalgia, infertilidade, esterilidade, tontura, tinidos. Língua de cor normal e pulso Flutuante-Vazio ou em Couro, se a deficiência da Essência do Rim ocorrer em um contexto de deficiência do Yin do Rim; língua Pálida e pulso Profundo-Fraco, se ocorrer em um contexto de deficiência do Yang do Rim.

Acupuntura

R-3 *Taixi*, VC-4 *Guanyuan*, R-10 *Yingu*, B-23 *Shenshu*, B-52 *Zhishi*, R-13 *Qixue*.

b) Cheio

Umidade-Calor no Aquecedor Inferior

Impotência, queimação durante a micção, esperma na urina, micção difícil, saburra da língua amarelada e pegajosa, pulso Deslizante-Rápido.

Acupuntura

F-2 *Xingjian*, VC-12 *Zhongwan*, VC-9 *Shuifen*, BP-9 *Yinlingquan*, IG-11 *Quchi*, VC-3 *Zhongji*, VC-5 *Shimen*, B-22 *Sanjiaoshu*.

> **NOTA CLÍNICA**
> - Pela minha experiência, em homens jovens, impotência é mais frequentemente decorrente de uma desarmonia do Coração do que de uma deficiência do Yang do Rim
> - No tratamento com acupuntura, eu trato o Coração (C-7 *Shenmen*, VG-24 *Shenting* e VC-15 *Jiuwei* com VC-4 *Guanyuan*)
> - No tratamento fitoterápico, não se esqueça de acrescentar uma ou duas ervas para revigorar o Sangue, especialmente Dan Shen (*Radix Salviae milthiorrhizae*).

2. FALTA DE LIBIDO

Ver Parte 2, *Interrogatório*, Capítulo 45.

Segundo a medicina chinesa, a libido depende do estado do Fogo do Portão da Vida (*Ming Men*), que representa o Fogo dentro dos Rins e também é chamado de Fogo Ministerial. A deficiência desse Fogo pode provocar falta de libido tanto nos homens como nas mulheres (além de infertilidade), enquanto o excesso desse Fogo pode causar desejo sexual excessivo.

a) Deficiência do Yang do Rim

Falta de libido, lombalgia, joelhos frios, sensação de frio, cútis esbranquiçada-brilhante, joelhos fracos, cansaço, lassidão, urina clara e abundante, micção noturna, língua Pálida e úmida, pulso Profundo-Fraco.

b) Deficiência do Yang do Coração

Falta de libido, ejaculação precoce, palpitações, respiração ofegante por esforço, sudorese espontânea, ligeira sensação de desconforto ou congestão na região cardíaca, língua Pálida e úmida, pulso Profundo-Fraco.

c) Deficiência do Sangue do Coração

Falta de libido, palpitações, tontura, insônia, sono perturbado por sonhos, memória fraca, ansiedade, propensão a se assustar, cútis baça e pálida, lábios pálidos, língua Pálida e Fina, pulso Áspero ou Fino.

d) Deficiência do Sangue do Coração e do Baço

Falta de libido, palpitações, tontura, insônia, sono perturbado por sonhos, memória fraca, ansiedade, propensão a se assustar, cútis baça e pálida, lábios pálidos, falta de apetite, fezes amolecidas, cansaço, língua Pálida e Fina, pulso Áspero ou Fino.

e) Estagnação do Qi do Fígado

Falta de libido, distensão no hipocôndrio ou no epigástrio, irritabilidade, mau humor, sensação de bolo na garganta, pulso em Corda.

> **NOTA CLÍNICA**
> Pela minha experiência, a falta de libido em homens geralmente é causada por uma deficiência do Coração, enquanto em mulheres, por uma deficiência do Rim.

3. EJACULAÇÃO PRECOCE

Ver Parte 2, *Interrogatório*, Capítulo 45.

a) Vazio

Qi do Rim sem firmeza

Ejaculação precoce, gotejamento de urina que piora após atividade sexual, micção frequente de urina clara, micção com jato de urina fraco, incontinência urinária, dor e fraqueza na região lombar, joelhos fracos, cansaço, sensação de tração para baixo no abdome, sensação de frio, membros frios, língua Pálida, pulso Profundo-Fraco.

Acupuntura

B-23 *Shenshu*, VC-4 *Guanyuan*, VG-4 *Mingmen*.

Deficiência do Yang do Baço e do Coração

Ejaculação precoce, falta de apetite, ligeira distensão abdominal depois de comer, cansaço, lassidão, cútis pálida, fraqueza dos membros, fezes amolecidas, sensação de frio, membros frios, edema, palpitações, respiração ofegante por esforço, sudorese espontânea, ligeira sensação de desconforto ou congestão na região cardíaca, língua Pálida e úmida, pulso Profundo-Fraco.

Acupuntura

VC-12 *Zhongwan*, E-36 *Zusanli*, BP-6 *Sanyinjiao*, B-20 *Pishu*, C-5 *Tongli*, B-15 *Xinshu*, VC-15 *Jiuwei*. Moxa.

b) Cheio

Umidade-Calor no canal do Fígado

Ejaculação precoce, queimação durante a micção, dificuldade para urinar, urina escura, erupções cutâneas vesiculares ou papulares genitais com prurido; plenitude do hipocôndrio, abdome ou hipogástrio; gosto amargo na boca, náuseas, sensação de peso do corpo, língua Vermelha com laterais mais vermelhas e saburra amarelada e pegajosa, pulso Deslizante-em Corda-Rápido.

Acupuntura

F-2 *Xingjian*, VC-12 *Zhongwan*, VC-9 *Shuifen*, BP-9 *Yinlingquan*, IG-11 *Quchi*, VC-5 *Shimen*, VC-3 *Zhongji*.

> **NOTA CLÍNICA**
> A descida do Qi do Coração desempenha um papel na ejaculação. Portanto, a ejaculação precoce pode ser decorrente de deficiência do Qi do Coração. Por essa razão, eu trato o Coração e os Rins.

4. EMISSÕES NOTURNAS

Ver Parte 2, *Interrogatório*, Capítulo 45.

"Emissões noturnas" indicam ejaculação durante o sono; esse sintoma sempre tem um "lugar preponderante" entre os sintomas de deficiência do Rim nos livros chineses. No Ocidente, esse sintoma é relativamente raro e nem mesmo é considerado um "sintoma", a não ser que ocorra muito frequentemente (ou seja, 1 vez/semana ou mais). Existem razões culturais para esse sintoma ter lugar de destaque entre os de deficiência do Rim nos livros chineses; antigamente, considerava-se que a ejaculação durante o sono era proveniente de o homem ter uma relação sexual com fantasmas do sexo feminino durante a noite; tais fantasmas eram considerados muito perigosos porque roubavam a Essência vital dos homens.

a) Fogo no Coração

Emissões noturnas com sonhos, ejaculação precoce, palpitações, sede, úlceras na boca e na língua, agitação mental, agitação, insônia, sono perturbado por sonhos, sensação de calor, face avermelhada, gosto amargo na boca, língua Vermelha com ponta mais vermelha e saburra amarelada, pulso Transbordante-Rápido.

b) Deficiência do *Qi* do Baço e do Sangue do Coração

Emissões noturnas sem sonhos, falta de apetite, ligeira distensão abdominal depois de comer, cansaço, fraqueza dos membros, fezes amolecidas, palpitações, tontura, insônia, sono perturbado por sonhos, memória fraca, ansiedade, propensão a se assustar, cútis baça e pálida, lábios pálidos, língua Pálida e Fina, pulso Áspero ou Fino.

c) Deficiência do *Yin* do Coração e do Rim com Calor Vazio

Emissões noturnas com sonhos, ejaculação precoce, desejo sexual excessivo, palpitações, agitação mental, insônia, sono perturbado por sonhos, ansiedade, memória fraca, tontura, tinidos, deficiência auditiva, lombalgia, emissões noturnas com sonhos, sensação de calor ao anoitecer, sudorese noturna, calor nos cinco palmos, urina escassa e escura, fezes ressecadas, língua Vermelha com ponta mais vermelha e fissura do Coração, pulso Flutuante-Vazio e Rápido.

d) Fogo Ministerial queimando para cima

Emissões noturnas com sonhos, ejaculação precoce, desejo sexual excessivo, sede, agitação, sensação de calor, face avermelhada, língua Vermelha com saburra amarelada, pulso Transbordante-Rápido.

e) *Qi* do Rim sem firmeza

Emissões noturnas sem sonhos, ejaculação precoce, gotejamento de urina que piora depois de atividade sexual, micção frequente de urina clara, micção com jato de urina fraco, incontinência urinária, dor e fraqueza da região lombar, joelhos fracos, cansaço, sensação de tração para baixo no abdome inferior, sensação de frio, membros frios, língua Pálida, pulso Profundo-Fraco.

f) Umidade-Calor no Aquecedor Inferior

Emissões noturnas com sonhos, queimação durante a micção, urina escura e turva, prurido na bolsa escrotal, saburra da língua pegajosa e amarelada, pulso Deslizante-Rápido.

g) Deficiência da Essência do Rim

Emissões noturnas sem sonhos, falta de libido, impotência, amolecimento dos ossos em adultos, surdez, fraqueza dos joelhos e das pernas, memória fraca, dentes moles, queda dos cabelos ou embranquecimento prematuro dos cabelos, fraqueza da atividade sexual, lombalgia, infertilidade, esterilidade, tontura, tinidos. Língua de cor normal e pulso Flutuante-Vazio ou em Couro, se a deficiência da Essência ocorrer em um contexto de deficiência do *Yin* do Rim; língua Pálida e pulso Profundo-Fraco, se ocorrer em um contexto de deficiência do *Yang* do Rim.

5. INCAPACIDADE DE EJACULAR

a) Deficiência do *Yin* do Rim com Calor Vazio

Incapacidade de ejacular, tontura, tinidos, deficiência auditiva, sudorese noturna, boca seca à noite, calor nos cinco palmos, sensação de calor ao anoitecer, *flush* malar, sede com vontade de beber líquidos em pequenos goles, lombalgia, urina escassa e escura, insônia, língua Vermelha sem saburra, pulso Flutuante-Vazio e Rápido.

b) Estase de Sangue no Aquecedor Inferior

Incapacidade de ejacular, dor abdominal, agitação mental, dor nos testículos, língua Arroxeada, pulso em Corda.

6. SANGUE NO ESPERMA

a) Deficiência do *Yin* do Rim com Calor Vazio

Sangue no esperma, tontura, tinidos, deficiência auditiva, sudorese noturna, boca seca à noite, calor nos cinco palmos, sensação de calor ao anoitecer, *flush* malar, sede com vontade de beber líquidos em pequenos goles, lombalgia, urina escassa e escura, insônia, língua Vermelha sem saburra, pulso Flutuante-Vazio e Rápido.

b) Umidade-Calor no Aquecedor Inferior

Sangue no esperma, esperma turvo, queimação durante a micção, plenitude e dor no hipogástrio, dor e inchaço na bolsa escrotal, urina escura, saburra da língua amarelada e pegajosa, pulso Deslizante-Rápido.

c) Calor Tóxico no Aquecedor Inferior

Sangue no esperma, sensação de peso e dor no períneo, secreção uretral, dor abdominal, língua Vermelha com saburra amarelada pegajosa e espessa e pontos vermelhos, pulso Deslizante-Transbordante-Rápido.

d) Estase de Sangue no Aquecedor Inferior

Sangue no esperma, dor no períneo, dificuldade de urinar, dor abdominal, cútis arroxeada, língua Arroxeada, pulso Firme.

7. ESPERMA FRIO E AGUADO

a) *Qi* do Rim sem firmeza

Esperma frio e aguado, ejaculação precoce, impotência, gotejamento de urina que piora depois de atividade sexual, micção frequente de urina clara, jato de urina fraco, incontinência urinária, dor e fraqueza da região lombar, joelhos fracos, cansaço, sensação de tração para baixo no abdome inferior, sensação de frio, membros frios, língua Pálida, pulso Profundo-Fraco.

b) Frio no Aquecedor Inferior

Esperma frio e aguado, impotência, falta de libido, dor abdominal, sensação de frio na bolsa escrotal, membros frios, sensação de frio, lombalgia, micção abundante de urina pálida, saburra da língua branca, pulso Profundo-Fraco-Lento.

8. PRIAPISMO

Ver Parte 1, *Observação*, Capítulo 17.

"Priapismo" indica ereção anormal persistente do pênis acompanhada por dor e sensibilidade.

a) Umidade-Calor no canal do Fígado

Ereção persistente, dor nos testículos; plenitude do hipocôndrio, abdome ou hipogástrio; gosto amargo na boca, náuseas, sensação de peso do corpo, erupções vesiculares cutâneas ou papulares genitais com prurido, dificuldade para urinar, queimação durante a micção, urina escura, língua Vermelha com laterais mais vermelhas e saburra da língua amarelada e pegajosa, pulso Deslizante-em Corda-Rápido.

b) Deficiência do *Yin* do Rim com Calor Vazio

Ereção persistente, tontura, tinidos, deficiência auditiva, sudorese noturna, boca seca à noite, calor nos cinco palmos, sensação de calor ao anoitecer, *flush* malar, sede com vontade de beber líquidos em pequenos goles, lombalgia, urina escassa e escura, insônia, língua Vermelha sem saburra, pulso Flutuante-Vazio e Rápido.

9. CANSAÇO E TONTURA DEPOIS DE EJACULAR

Ver Parte 2, *Interrogatório*, Capítulo 45.

a) Deficiência do *Yang* do Rim

Cansaço e tontura após a ejaculação, impotência, libido diminuída, tinidos, lombalgia, joelhos frios, sensação de frio, cútis esbranquiçada-brilhante, joelhos fracos, cansaço, lassidão, urina clara e abundante, micção noturna, língua Pálida e úmida, pulso Profundo-Fraco.

b) Deficiência do *Yin* do Rim

Cansaço e tontura após a ejaculação, impotência, libido diminuída, emissões noturnas, tinidos, deficiência auditiva, memória fraca, sudorese noturna, boca e garganta secas à noite, lombalgia, constipação intestinal, urina escassa e escura, cansaço, língua de cor normal sem saburra, pulso Flutuante-Vazio.

c) Deficiência do Sangue do Baço e do Sangue do Coração

Cansaço e tontura após a ejaculação, palpitações, tontura, insônia, sono perturbado por sonhos, memória fraca, ansiedade, propensão a se assustar, cútis baça e pálida, lábios pálidos, falta de apetite, ligeira distensão abdominal depois de comer, fraqueza dos membros, fezes amolecidas, língua Pálida, pulso Áspero.

10. ÓRGÃOS GENITAIS FRIOS

a) Deficiência do Fogo Ministerial

Órgãos genitais frios, dor nas costas, falta de libido, impotência, sensação de frio, tontura, depressão, urina pálida e abundante, língua Pálida, pulso Profundo-Fraco.

b) Estagnação de Frio no canal do Fígado

Órgãos genitais frios, bolsa escrotal contraída; plenitude e distensão do hipogástrio com dor que se irradia para baixo, até a bolsa escrotal e os testículos, e para cima, até o hipocôndrio, e que melhora por calor; distensão dos testículos ou contração da bolsa escrotal; dor de cabeça no vértice, sensação de frio, mãos e pés frios, vômito de fluidos claros e aguados ou vômito seco, língua Pálida e úmida com saburra branca, pulso Profundo-em Corda-Lento.

c) Frio-Umidade no Aquecedor Inferior

Órgãos genitais frios, plenitude abdominal, urina turva, dor abdominal, sensação de peso, sensação de frio, membros frios, saburra da língua branca e pegajosa, pulso Deslizante-Lento.

11. CONTRAÇÃO DA BOLSA ESCROTAL

Ver Parte 1, *Observação*, Capítulo 17.

a) Estagnação de Frio no canal do Fígado

Contração da bolsa escrotal; plenitude e distensão do hipogástrio com dor que se irradia para baixo, até a bolsa escrotal e os testículos, e para cima, até o hipocôndrio, e que melhora por calor; distensão dos testículos ou contração da bolsa escrotal; dor de cabeça no vértice, sensação de frio, mãos e pés frios, vômito de fluidos claros e aguados ou vômito seco, língua Pálida e úmida com saburra branca, pulso Profundo-em Corda-Lento.

b) Deficiência de *Qi* e de Sangue

Contração da bolsa escrotal, falta de apetite, fezes amolecidas, voz fraca, cansaço, visão turva, tontura, dormência ou formigamento dos membros, palpitações, cútis baça e pálida, língua Pálida, pulso Fraco ou Áspero. Os livros chineses explicam que essa condição decorre de esforço excessivo após doença aguda.

c) Colapso do *Yang*

Contração da bolsa escrotal, calafrios, membros frios, respiração fraca, sudorese profusa com gotas de suor semelhantes a pérolas, ausência de sede, micção profusa de urina pálida ou incontinência urinária, fezes amolecidas, incontinência fecal, confusão mental ou inconsciência, língua Pálida-Úmida-Curta, pulso Profundo-Mínimo.

d) Colapso do *Yin*

Contração da bolsa escrotal, sudorese abundante, pele quente ao toque, membros quentes, boca seca, retenção de urina, constipação intestinal, língua Vermelha e Curta sem saburra, pulso Flutuante-Vazio-Rápido.

12. BOLSA ESCROTAL MOLE

Ver Parte 1, *Observação*, Capítulo 17.

a) Deficiência do *Yang* do Rim

Bolsa escrotal mole, lombalgia, joelhos frios, sensação de frio, cútis esbranquiçada-brilhante, joelhos fracos, cansaço, lassidão, urina abundante e clara, micção noturna, impotência, libido diminuída, língua Pálida e úmida, pulso Profundo-Fraco.

b) Afundamento do *Qi* do Baço

Bolsa escrotal mole, sensação de tração para baixo, falta de apetite, ligeira distensão abdominal após comer, cansaço, lassidão, cútis pálida, fraqueza dos membros, fezes amolecidas, sensação de tração para baixo, língua Pálida, pulso Vazio.

13. BOLSA ESCROTAL DESVIADA PARA UM LADO

Ver Parte 1, *Observação*, Capítulo 17.

a) Frio Vazio no Aquecedor Inferior

Bolsa escrotal desviada para um lado, sensação de frio no abdome, urina clara e abundante, falta de libido, língua Pálida, pulso Profundo-Fraco-Lento.

b) Umidade-Fleuma no Aquecedor Inferior

Bolsa escrotal desviada para um lado, sensação de peso no abdome, obesidade, secreção uretral, língua Aumentada, pulso Deslizante.

14. BOLSA ESCROTAL INCHADA

Ver Parte 1, *Observação*, Capítulo 17.

a) Deficiência do *Yang* do Baço e do Rim

Bolsa escrotal inchada, lombalgia, joelhos frios e fracos, sensação de frio, cútis esbranquiçada-brilhante, impotência, libido diminuída, cansaço, lassidão, urina clara e abundante, micção noturna, fezes amolecidas, falta de apetite, ligeira distensão abdominal, desejo de se deitar, diarreia logo cedo pela manhã, língua Pálida e úmida, pulso Profundo-Fraco.

b) Deficiência do *Yang* do Coração

Bolsa escrotal inchada, palpitações, respiração ofegante por esforço, cansaço, apatia, depressão, sudorese noturna, ligeira sensação de desconforto ou congestão na região do Coração, sensação de frio, mãos frias, face pálida e brilhante, língua Pálida, pulso Profundo-Fraco.

c) Deficiência do Sangue do Fígado com Vento Vazio Interno

Bolsa escrotal inchada, tontura, visão turva, moscas volantes, dormência ou formigamento dos membros, menstruação escassa, cútis baça e pálida, tremores, tiques, língua Pálida, pulso Áspero ou Fino.

15. BOLSA ESCROTAL INCHADA E COM EXSUDAÇÃO

Ver Parte 1, *Observação*, Capítulo 17.

a) Umidade-Calor no canal do Fígado

Bolsa escrotal inchada, hiperemiada e com exsudação de fluido pegajoso, dor nos testículos; erupções cutâneas vesiculares ou genitais papulares com prurido; dificuldade para urinar, queimação durante a micção, urina escura; plenitude do hipocôndrio, abdome ou hipogástrio; gosto amargo na boca, falta de apetite, náuseas, sensação de peso do corpo, língua Vermelha com laterais mais vermelhas e saburra amarelada e pegajosa, pulso Deslizante-em Corda-Rápido.

b) Calor Tóxico no canal do Fígado

Bolsa escrotal hiperemiada, inchada e dolorida com exsudação de fluido pegajoso, úlceras no pênis, dor nos testículos e no períneo, erupção cutânea papular dos órgãos genitais com prurido, queimação durante a micção, urina escura, língua Vermelha com saburra amarelada espessa e pegajosa e pontos vermelhos na raiz e nas laterais, pulso Deslizante-Transbordante-Rápido.

16. BOLSA ESCROTAL PÁLIDA

Ver Parte 1, *Observação*, Capítulo 17.

a) Deficiência do *Yang* do Baço e do Rim

Bolsa escrotal pálida, lombalgia, joelhos frios e fracos, sensação de frio, cútis esbranquiçada-brilhante, impotência, libido diminuída, cansaço, lassidão, urina clara abundante, micção noturna, fezes amolecidas, falta de apetite, ligeira distensão abdominal, desejo de se deitar, diarreia logo cedo pela manhã, língua Pálida e úmida, pulso Profundo-Fraco.

17. BOLSA ESCROTAL VERMELHA

Ver Parte 1, *Observação*, Capítulo 17.

a) Umidade-Calor no canal do Fígado

Bolsa escrotal vermelha, dor nos testículos; plenitude do hipocôndrio, abdome ou hipogástrio; gosto amargo na boca, náuseas, sensação de peso do corpo, erupções cutâneas vesiculares ou genitais papulares com prurido, dificuldade para urinar, queimação durante a micção, urina escura, língua Vermelha com laterais mais vermelhas e saburra amarelada e pegajosa, pulso Deslizante-em Corda-Rápido.

b) Calor Tóxico no canal do Fígado

Bolsa escrotal vermelha; dor, inchaço, hiperemia e prurido nos testículos; urina escura, queimação durante a micção, plenitude e distensão do hipogástrio, pênis dolorido, saburra da língua espessa pegajosa e amarelada, pulso Transbordante-Deslizante-Rápido.

18. BOLSA ESCROTAL ARROXEADA

Ver Parte 1, *Observação*, Capítulo 17.

a) Estase de Sangue do Fígado

Bolsa escrotal arroxeada, dor no hipocôndrio e/ou no abdome, massas no abdome, unhas e lábios arroxeados, cútis arroxeada ou escura, língua Arroxeada, pulso em Corda ou Firme.

b) Umidade-Calor com estase de Sangue no canal do Fígado

Bolsa escrotal arroxeada, ereção persistente, dor nos testículos, sensibilidade e dor no pênis, erupções cutâneas vesiculares ou genitais papulares com prurido, dificuldade para urinar, queimação durante a micção, urina escura; plenitude do hipocôndrio, abdome ou hipogástrio; gosto amargo na boca, náuseas, sensação de peso do corpo, dor no hipocôndrio e/ou no abdome, massas no abdome, unhas e lábios arroxeados, cútis arroxeada ou escura, língua Vermelha com laterais arroxeadas e saburra da língua amarelada e pegajosa, pulso em Corda-Deslizante-Rápido.

19. BOLSA ESCROTAL ESCURA

Ver Parte 1, *Observação*, Capítulo 17.

a) Estagnação de Frio no canal do Fígado

Bolsa escrotal escura, distensão dos testículos ou contração da bolsa escrotal, plenitude e distensão do hipogástrio com dor que se irradia para baixo, até a bolsa escrotal e os testículos, e para cima, até o hipocôndrio, e que melhora por calor; dor de cabeça no vértice, sensação de frio, mãos e pés frios, vômito de fluidos claros e aguados ou vômito seco, língua Pálida e úmida com saburra branca, pulso Profundo-em-Corda-Lento.

b) Deficiência do *Yang* do Rim

Bolsa escrotal escura, lombalgia, joelhos frios, sensação de frio, cútis esbranquiçada-brilhante, joelhos fracos, cansaço, lassidão, urina clara e abundante, micção noturna, impotência, libido diminuída, língua Pálida e úmida, pulso Profundo-Fraco.

20. PRURIDO NA BOLSA ESCROTAL

a) Umidade-Calor no Aquecedor Inferior

Prurido e queimação na bolsa escrotal, transpiração na bolsa escrotal, queimação durante a micção, urina escura, saburra da língua amarelada e pegajosa, pulso Deslizante-Rápido.

b) Deficiência do *Yin* do Rim com Calor Vazio

Prurido na bolsa escrotal, pele seca, sangramento por coçar, tontura, tinidos, deficiência auditiva, sudorese noturna, boca seca à noite, calor nos cinco palmos, sensação de calor ao anoitecer, *flush* malar, sede com vontade de beber líquidos em pequenos goles, lombalgia, urina escassa e escura, insônia, língua Vermelha sem saburra, pulso Flutuante-Vazio e Rápido.

c) Frio-Umidade no Aquecedor Inferior

Bolsa escrotal suada e coçando, sensação de peso da bolsa escrotal, urina turva, saburra da língua branca e pegajosa, pulso Deslizante-Lento.

21. DOR E PRURIDO NO PÊNIS

a) Umidade-Calor no Aquecedor Inferior

Dor e prurido no pênis, urina escura, queimação durante a micção, urina turva, irritabilidade, saburra da língua amarelada e pegajosa, pulso Deslizante-Rápido.

b) Estase de Sangue no Aquecedor Inferior

Dor no pênis, dor no hipogástrio, sangue na urina, dor abdominal, língua Arroxeada, pulso em Corda.

c) Deficiência do *Yin* do Rim com Calor Vazio

Dor e prurido no pênis, tontura, tinidos, deficiência auditiva, sudorese noturna, boca seca à noite, calor nos cinco palmos, sensação de calor ao anoitecer, *flush* malar, sede com vontade de beber líquidos em pequenos goles, lombalgia, urina escassa e escura, insônia, língua Vermelha sem saburra, pulso Flutuante-Vazio e Rápido.

d) Fogo no Coração

Dor e prurido no pênis, urina escura, queimação durante a micção, ejaculação precoce, palpitações, sede, úlceras na boca e na língua, agitação mental, agitação, insônia, sono perturbado por sonhos, sensação de calor, face avermelhada, gosto amargo na boca, língua Vermelha com ponta mais vermelha e saburra amarelada, pulso Transbordante-Rápido.

22. PÊNIS MOLE E MURCHO

Ver Parte 1, *Observação*, Capítulo 17.

a) Deficiência do *Qi* do Fígado

Pênis mole e murcho, timidez, propensão a se assustar facilmente, dificuldade de tomar decisões, suspiros, depressão, falta de planos, nervosismo, falta de coragem e iniciativa, sonhos inquietos, tontura, visão turva, moscas volantes, leve desconforto nos hipocôndrios, língua Pálida, pulso Vazio à esquerda.

b) Deficiência do *Yin* do Rim

Pênis mole e murcho, tontura, tinidos, sudorese noturna, boca seca com vontade de beber líquidos em pequenos goles, lombalgia, memória fraca, urina escassa e escura, língua sem saburra, pulso Flutuante-Vazio.

c) Deficiência do *Yang* do Rim

Pênis mole e murcho, lombalgia, joelhos frios, sensação de frio, cútis esbranquiçada-brilhante, joelhos fracos, cansaço, lassidão, urina clara e abundante, micção noturna, impotência, libido diminuída, língua Pálida e úmida, pulso Profundo-Fraco.

d) Fleuma e estase de Sangue no Aquecedor Inferior

Pênis mole e murcho, incapacidade de ejacular, dor abdominal, sensação de peso no abdome, agitação mental, dor nos testículos, língua Aumentada e Arroxeada, pulso em Corda-Deslizante.

23. INCHAÇO E DOR NOS TESTÍCULOS

a) Frio no Aquecedor Inferior

Inchaço e dor nos testículos, dor abdominal, urina pálida, sensação de frio, saburra da língua esbranquiçada, pulso Profundo-Tenso.

b) Frio-Umidade no Aquecedor Inferior

Inchaço nos testículos com dor moderada, plenitude e dor abdominal, sensação de peso, urina turva, saburra da língua esbranquiçada e pegajosa, pulso Deslizante-Lento.

c) Umidade-Calor no Aquecedor Inferior

Inchaço e dor nos testículos, plenitude e dor abdominal, sensação de peso, urina escura e turva, queimação durante a micção, saburra da língua amarelada e pegajosa, pulso Deslizante-Rápido.

d) Estagnação do *Qi* no Aquecedor Inferior

Inchaço e dor nos testículos que vêm e vão, distensão abdominal, irritabilidade, pulso em Corda.

e) Calor Tóxico no Aquecedor Inferior

Inchaço, dor e dureza nos testículos, dor no hipogástrio, queimação durante a micção, inchaço da bolsa escrotal, febre, sede, língua Vermelha com saburra amarelada espessa e pegajosa e com pontos vermelhos na raiz, pulso Deslizante-Transbordante-Rápido.

24. VERMELHIDÃO E INCHAÇO DA GLANDE (CABEÇA DO PÊNIS)

Ver Parte 1, *Observação*, Capítulo 17.

a) Calor Tóxico no canal do Fígado

Vermelhidão e inchaço da glande, micção dolorosa, secreção uretral espessa, dor hipogástrica, língua Vermelha com pontos vermelhos nas laterais e saburra amarelada espessa e pegajosa, pulso Transbordante-Deslizante-Rápido.

b) Umidade-Calor no canal do Fígado

Vermelhidão e inchaço da glande, ereção persistente, dor nos testículos, sensibilidade e dor no pênis, erupções cutâneas vesiculares ou genitais papulares com prurido, dificuldade para urinar, queimação durante a micção, urina escura; plenitude do hipocôndrio, abdome ou hipogástrio; gosto amargo na boca, náuseas, sensação de peso do corpo. Língua Vermelha com laterais mais vermelhas e saburra amarelada e pegajosa, pulso Deslizante-em Corda-Rápido.

25. DOENÇA DE PEYRONIE

Ver Parte 1, *Observação*, Capítulo 17.

A doença de Peyronie é uma curvatura não natural do pênis, perceptível durante a ereção. Pode impedir uma ereção completa em decorrência de placas ou tecido cicatricial dentro do pênis. A curvatura também pode causar dor durante a ereção, que pode ser tão grave a ponto de tornar impossível o ato sexual.

a) Estase de Sangue no canal do Fígado

Doença de Peyronie, curvatura do pênis que causa dor, ereção dolorosa, dor hipogástrica, micção dolorosa, dor no hipocôndrio e/ou abdominal, unhas e lábios arroxeados, cútis arroxeada ou escura, língua Arroxeada, pulso em Corda ou Firme.

b) Umidade no Aquecedor Inferior com estase de Sangue no canal do Fígado

Doença de Peyronie, curvatura do pênis que causa dor, ereção dolorosa, inchaço e enrijecimento sob a pele do pênis, sensação de peso e plenitude do abdome inferior, secreção uretral, dor hipogástrica, micção dolorosa, dor no hipocôndrio e/ou abdominal, unhas e lábios arroxeados, cútis arroxeada ou escura, língua Arroxeada com saburra pegajosa, pulso em Corda-Deslizante ou Firme-Deslizante.

c) Estase de Sangue no canal do Fígado com deficiência do *Yang* do Rim

Doença de Peyronie, curvatura do pênis que causa dor, ereção mole, dor hipogástrica, micção dolorosa, dor no hipocôndrio e/ou abdominal, unhas e lábios arroxeados, cútis arroxeada ou escura, lombalgia, joelhos frios, sensação de frio, cútis esbranquiçada-brilhante, joelhos fracos, cansaço, lassidão, urina clara e abundante, micção noturna, impotência, libido diminuída, língua Pálida e úmida com laterais Arroxeadas, pulso Profundo-Fraco.

d) Frio no canal do Fígado com estase de Sangue

Doença de Peyronie, curvatura do pênis que causa dor, ereção dolorosa, distensão dos testículos ou contração da bolsa escrotal; plenitude e distensão do hipogástrio com dor que se irradia para baixo, até a bolsa escrotal e os testículos, e para cima, até o hipocôndrio, e que melhora por calor; dor de cabeça no vértice, sensação de frio, mãos e pés frios, vômito de fluidos claros e aguados ou vômitos secos, dor no hipocôndrio e/ou no abdome, unhas e lábios arroxeados, cútis arroxeada ou escura, língua Azul-Arroxeada, saburra esbranquiçada, pulso Profundo-em Corda-Lento.

26. ÚLCERAS NO PÊNIS

Ver Parte 1, *Observação*, Capítulo 17.

a) Umidade-Calor no canal do Fígado

Úlceras vermelhas no pênis, exsudação de fluido, inchaço e dor no pênis, erupções cutâneas vesiculares ou genitais papulares com prurido, dificuldade para urinar, queimação durante a micção, urina escura; plenitude do hipocôndrio, abdome ou hipogástrio; gosto amargo na boca, náuseas, sensação de peso do corpo, língua Vermelha com laterais mais vermelhas e saburra amarelada e pegajosa, pulso Deslizante-em Corda-Rápido.

b) Fogo no Fígado

Úlceras vermelhas e doloridas no pênis, exsudação de fluido amarelado e pegajoso, inchaço e vermelhidão no pênis, dor de cabeça, face avermelhada, tontura, tinidos, irritabilidade, propensão a explosões de raiva, sede, gosto amargo na boca, constipação intestinal, urina escura, língua Vermelha com laterais mais vermelhas e saburra amarelada e seca, pulso em Corda-Rápido.

c) Deficiência do Rim com Umidade

Úlceras no pênis, prurido, exsudação de fluido pegajoso, lombalgia, tontura, tinidos, sensação de plenitude e peso do abdome inferior, saburra da língua amarelada e pegajosa, pulso Profundo-Fraco e ligeiramente Deslizante.

d) Deficiência do *Yin* do Fígado e do Rim com Calor Vazio

Úlceras no pênis indolores com as margens não elevadas, tontura, tinidos, dor de cabeça occipital ou no vértice, insônia, dormência ou formigamento dos membros, *flush* malar, olhos secos, visão turva, lombalgia, garganta seca, pele e cabelos secos, unhas quebradiças, ressecamento da vagina, sudorese noturna, fezes ressecadas, urina escassa e escura, menstruação escassa, calor nos cinco palmos, sensação de calor ao anoitecer, língua Vermelha sem saburra, pulso Flutuante-Vazio e Rápido.

e) Calor Tóxico

Úlceras no pênis com prurido, calor e dor; sede, sensação de calor, erupções cutâneas, língua Vermelha com saburra amarelada espessa e pegajosa, pulso Transbordante-Deslizante-Rápido.

27. PERDA DOS PELOS PUBIANOS

Ver Parte 1, *Observação*, Capítulo 17.

a) Deficiência da Essência do Rim

Perda dos pelos pubianos, amolecimento dos ossos em adultos, surdez, fraqueza dos joelhos e das pernas, memória fraca, dentes moles, queda de cabelo ou embranquecimento prematuro dos cabelos, fraqueza da atividade sexual, lombalgia, esterilidade, tontura, tinidos. Língua de cor normal e pulso Flutuante-Vazio ou em Couro, se a deficiência da Essência do Rim ocorrer em um contexto de deficiência do *Yin* do Rim; língua Pálida e pulso Profundo-Fraco, se ocorrer em um contexto de deficiência do *Yang* do Rim.

b) Deficiência do *Yang* do Baço e do Rim

Perda dos pelos pubianos, lombalgia, joelhos frios e fracos, sensação de frio, cútis esbranquiçada-brilhante, impotência, libido diminuída, cansaço, lassidão, urina clara e abundante, micção noturna, fezes amolecidas, falta de apetite, ligeira distensão abdominal, desejo de se deitar, diarreia logo cedo pela manhã, língua Pálida e úmida, pulso Profundo-Fraco.

28. EXCESSO DE PELOS PUBIANOS

Ver Parte 1, *Observação*, Capítulo 17.

a) Fleuma e estase de Sangue

Excesso de pelos pubianos, dor na área dos órgãos genitais, sensação de opressão do tórax, língua Aumentada e Arroxeada, pulso Deslizante-em Corda.

b) Deficiência do *Yin* do Rim com Calor Vazio

Excesso de pelos pubianos, tontura, tinidos, sudorese noturna, boca seca com vontade de beber água em pequenos goles, dor nas costas, memória fraca, urina escassa e escura, calor nos cinco palmos, *flush* malar, sensação de calor ao anoitecer, língua Vermelha sem saburra, pulso Flutuante-Vazio e Rápido.

SEÇÃO 1 PARTE 5

Transpiração 76

CONTEÚDO DO CAPÍTULO

Sudorese Espontânea, 655
Vazio, 655
Sudorese Noturna, 656
Deficiência de Yin, 656
Deficiência do Yin com Calor Vazio, 656
Umidade-Calor no Estômago e no Baço, 656
Deficiência do Qi e do Sangue do Coração, 656
Padrão do Yang Menor, 656
Sudorese Por Colapso, 656
Colapso do Qi e do Yin, 656
Colapso do Yang, 657
Suor Amarelado, 657
Umidade-Calor, 657
Qi Nutritivo e Qi Defensivo obstruídos, 657
Qi do Fígado estagnado transformado em Calor, 657
Deficiência do Qi do Baço e do Pulmão, 657
Deficiência do Yin com Calor Vazio e Umidade, 657
Transpiração Unilateral, 657
Vento-Fleuma, 657
Fleuma com estase de Sangue, 657
Deficiência do Qi e do Sangue, 657
Umidade-Frio, 657
Qi Nutritivo e Qi Defensivo sem harmonia, 657
Vento-Umidade no Vaso da Cintura, 658
Transpiração na Cabeça, 658
Umidade-Calor no Estômago evaporando para cima, 658

Fogo no Fígado, 658
Yang deficiente flutuando para cima, 658
Retenção de Alimentos com Calor no Estômago, 658
Transpiração no Tórax, 658
Deficiência do Qi do Coração e do Baço, 658
Deficiência do Yin do Coração e do Rim, 658
Transpiração das Mãos e dos Pés, 658
Umidade-Calor no Estômago e no Baço, 658
Deficiência do Qi do Estômago e do Baço, 658
Deficiência do Yin do Estômago e do Baço, 658
Transpiração nas Palmas das Mãos, 658
Deficiência do Qi do Pulmão, 658
Deficiência do Yin do Pulmão, 658
Deficiência do Qi do Coração, 659
Deficiência do Yang do Coração, 659
Deficiência do Yin do Coração, 659
Transpiração nas Axilas, 659
Deficiência do Yin do Fígado com Calor Vazio, 659
Umidade-Calor no Fígado e na Vesícula Biliar, 659
Deficiência do Yin do Coração com Calor Vazio, 659
Fogo no Coração, 659
Ausência de Transpiração, 659
Invasão de Vento-Frio, 659
Frio no Exterior, Calor no Interior, 659
Umidade-Frio no Exterior, 659

As seguintes condições serão discutidas:
1. Sudorese espontânea
2. Sudorese noturna
3. Sudorese por colapso
4. Suor amarelado
5. Transpiração unilateral
6. Transpiração na cabeça
7. Transpiração no tórax
8. Transpiração nas mãos e pés
9. Transpiração nas palmas das mãos
10. Transpiração nas axilas
11. Ausência de transpiração.

1. SUDORESE ESPONTÂNEA

Ver Parte 2, *Interrogatório*, Capítulo 41.

a) Vazio

Deficiência do *Qi* do Pulmão

Sudorese espontânea que piora com atividade física, ligeira falta de ar, tosse moderada, voz fraca, aversão a falar, cútis esbranquiçada-brilhante, propensão a se resfriar, cansaço, aversão ao frio, língua Pálida, pulso Vazio.

Deficiência do *Yang* do Pulmão

Sudorese espontânea que piora com atividade física, ligeira falta de ar, tosse moderada, voz fraca, aversão a falar, cútis esbranquiçada-brilhante, propensão a se resfriar, cansaço, aversão ao frio, sensação de frio, mãos frias, língua Pálida e úmida, pulso Fraco.

Calor Cheio

Sudorese profusa espontânea, sensação de calor, sede, agitação mental, língua Vermelha com saburra amarelada, pulso Transbordante-Rápido. Pode ser Calor-Cheio no Coração, Fígado, Pulmões ou no Estômago.

Fleuma-Calor

Sudorese profusa durante o dia, sensação de opressão do tórax, muco na garganta, agitação mental, sede sem vontade de beber água, língua Vermelha e Aumentada com saburra amarelada e pegajosa, pulso Deslizante-Rápido. Pode ser Fleuma-Calor afetando Pulmões, Estômago ou Coração.

Invasão de Vento-Frio com prevalência de Vento

Sudorese moderada, aversão ao frio, febre, tosse, prurido na garganta, ligeira falta de ar, nariz congestionado ou escorrendo com secreção clara e aguada, espirros, dor de cabeça occipital, dores no corpo, saburra da língua branca e fina, pulso Flutuante-Lento. Essa condição é decorrente de uma desarmonia entre o *Qi* Nutritivo e o *Qi* Defensivo.

Vento-Umidade no Exterior

Sudorese espontânea, aversão ao frio, febre, gânglios aumentados, náuseas, rigidez occipital, dores no corpo, dores musculares, sensação de peso do corpo, articulações inchadas, sensação de peso dos membros, dor de cabeça, saburra da língua branca e pegajosa, pulso Flutuante-Deslizante.

Invasão de Calor do Verão

Sudorese moderada, febre, aversão ao frio, dor de cabeça, sensação de peso, sensação desconfortável no epigástrio, irritabilidade, sede, língua Vermelha na parte anterior ou nas laterais com saburra branca e pegajosa, pulso Encharcado e Rápido.

2. SUDORESE NOTURNA

Ver Parte 2, *Interrogatório*, Capítulo 41.

Sudorese noturna, em chinês, é chamada de *dao han*, que significa literalmente "sudorese ladra"; esse nome provavelmente se refere ao fato de que a sudorese durante a noite consome significativamente as energias do corpo e "rouba" o *Qi* do corpo. Tanto a sudorese diurna como a noturna consomem as energias do corpo; a primeira esgota o *Qi* e o *Yang* e a segunda esgota o *Yin*. Assim, tanto a sudorese diurna como a noturna dão início a um círculo vicioso patológico porque ambas podem originar-se de uma deficiência, mas também agravam tal deficiência.

a) Deficiência de *Yin*

Sudorese noturna, boca seca com vontade e beber líquidos em pequenos goles, garganta seca ao anoitecer, urina escassa e escura, fezes ressecadas, língua de cor normal sem saburra, pulso Flutuante-Vazio. Pode ser deficiência do *Yin* de vários órgãos: Pulmão, Coração, Estômago, Fígado, Rim e Baço.

b) Deficiência do *Yin* com Calor Vazio

Sudorese noturna profusa, calor nos cinco palmos, sensação de calor ao anoitecer, boca seca à noite com vontade de beber líquidos em pequenos goles, *flush* malar, língua Vermelha sem saburra, pulso Flutuante-Vazio e Rápido.

c) Umidade-Calor no Estômago e no Baço

Sudorese noturna, sensação de plenitude e dor no epigástrio e no abdome inferior, falta de apetite, sensação de peso, sede sem vontade de beber líquidos, náuseas, fezes amolecidas com odor ofensivo, sensação de calor, cútis baça e amarelada, gosto pegajoso na boca, língua Vermelha com saburra amarelada e pegajosa, pulso Deslizante-Rápido.

d) Deficiência do *Qi* e do Sangue do Coração

Sudorese noturna, palpitações, respiração ofegante por esforço, face pálida, cansaço, ligeira depressão, sudorese espontânea, tontura, insônia, sono perturbado por sonhos, memória fraca, ansiedade, propensão a se assustar, cútis baça e pálida, lábios pálidos, língua Pálida e Fina, pulso Áspero ou Fino. Essa situação é menos comum do que a sudorese noturna por deficiência do *Yin* e normalmente ocorre em mulheres.

e) Padrão do *Yang* Menor

Sudorese noturna, gosto amargo na boca, desconforto nos hipocôndrios, garganta seca, alternância de calor e frio, irritabilidade, saburra da língua unilateral, pulso em Corda. Pode ser o padrão do *Yang* Menor dentro da Identificação dos Padrões dos Seis Estágios (no qual há prevalência de sensação de frio) ou o padrão de Calor na Vesícula Biliar dentro da Identificação de Padrões dos Quatro Níveis (no qual há prevalência de sensação de calor). Esse tipo de sudorese noturna normalmente ocorre após uma doença febril.

A Tabela 76.1 resume as causas de sudorese noturna.

> **NOTA CLÍNICA**
> Sudorese noturna NÃO é sempre causada por deficiência do *Yin*!

3. SUDORESE POR COLAPSO

Ver Parte 2, *Interrogatório*, Capítulo 41.

a) Colapso do *Qi* e do *Yin*

Sudorese profusa como gotas de óleo, sensação de calor, corpo quente ao toque, sede, colapso, língua Vermelha sem saburra, pulso Profundo-Mínimo-Rápido.

Tabela 76.1 Tipos de sudorese noturna.

Descrição	Patologia	Cheio/Vazio
Sudorese noturna, boca seca com vontade de beber líquidos em pequenos goles, garganta seca ao anoitecer, urina escassa e escura, fezes ressecadas, língua de cor normal sem saburra, pulso Flutuante-Vazio	Deficiência de *Yin*	Vazio
Sudorese noturna, palpitações, respiração ofegante por esforço, face pálida, tontura, insônia, sono perturbado por sonhos, memória fraca, ansiedade, língua Pálida	Deficiência do Sangue do Coração	Vazio
Sudorese noturna, sensação de plenitude e dor do epigástrio e do abdome inferior, sensação de peso, sede sem vontade de beber líquidos, cútis baça e amarelada, gosto pegajoso na boca, língua Vermelha com saburra amarelada e pegajosa	Umidade-Calor	Cheio
Sudorese noturna, gosto amargo na boca, desconforto no hipocôndrio, garganta seca, alternância de sensação de calor e de frio, doença a curto prazo	Padrão do *Yang* Menor	Cheio

b) Colapso do *Yang*

Sudorese profusa como pérolas, suor aquoso, corpo frio ao toque, sensação de frio, membros frios, inconsciência, face pálida, respiração fraca, língua Pálida, pulso Escondido.

4. SUOR AMARELADO

Ver Parte 2, *Interrogatório*, Capítulo 41; Parte 1, *Observação*, Capítulo 20.

O suor amarelado foi mencionado pela primeira vez no *Synopsis of Prescriptions of the Golden Cabinet (Jin Gui Yao Lue*, c. 200 d.C.). O Capítulo 14, no qual o suor amarelado é mencionado três vezes, diz: "*Com doença de Suor Amarelado há inchaço, febre, sede e suor amarelado como seiva de filodendro* [ou seja, amarelo-vivo.*"*[1]

a) Umidade-Calor

Suor amarelado como seiva de filodendro em todo o corpo, febre, inchaço, sensação de peso, gosto pegajoso na boca, gosto amargo na boca, saburra da língua amarelada e pegajosa, pulso Deslizante. Outros sintomas e sinais dependem do órgão envolvido, que pode ser Estômago, Baço, Fígado ou Vesícula Biliar.

b) *Qi* Nutritivo e *Qi* Defensivo obstruídos

Febre, suor como seiva de filodendro, inchaço, sensação de peso do corpo, sensação como se houvesse insetos rastejando sob da pele, sede, dificuldade de urinar, saburra da língua branca, pulso Profundo. Esse padrão se caracteriza por deficiência do *Qi* Defensivo e estagnação do *Qi* Nutritivo (é exatamente o oposto do Padrão do *Yang* Maior por Vento); há retenção de fluidos, o *Qi* fica obstruído e a função da Bexiga fica prejudicada. Essa causa de suor amarelado é menos frequente do que a anterior.

c) *Qi* do Fígado estagnado transformado em Calor

Suor amarelado que mancha a roupa, particularmente na axila, no hipocôndrio ou na região genital; distensão do hipocôndrio ou do epigástrio, ligeira sensação de opressão do tórax, irritabilidade, tensão pré-menstrual, menstruação irregular, distensão das mamas antes da menstruação, sensação de bolo na garganta, sensação de calor, face avermelhada, sede, propensão a explosões de raiva, menstruação abundante, língua Vermelha nas laterais, pulso em Corda e ligeiramente Rápido.

d) Deficiência do *Qi* do Baço e do Pulmão

Suor amarelado na parte superior das costas, no hipocôndrio ou na cabeça que aumenta depois de atividade física, respiração ligeiramente ofegante, voz fraca, sudorese espontânea durante o dia, aversão a conversar, cútis esbranquiçada-brilhante, propensão a se resfriar, cansaço, falta de apetite, ligeira distensão abdominal depois de comer, fraqueza dos membros, fezes amolecidas, língua Pálida, pulso Vazio. Esse padrão é mais comum nos idosos.

e) Deficiência do *Yin* com Calor Vazio e Umidade

Suor amarelado que mancha a roupa na axila ou na região genital, pele oleosa, garganta seca à noite, sensação de calor ao anoitecer, sudorese noturna, calor nos cinco palmos, *flush* malar, insônia, ansiedade, boca seca com vontade de beber líquidos em pequenos goles, descarga vaginal excessiva, sensação de peso, língua Vermelha sem saburra, pulso Flutuante-Vazio e ligeiramente Deslizante.

5. TRANSPIRAÇÃO UNILATERAL

A sudorese unilateral pode ocorrer do lado direito ou esquerdo do corpo. Do ponto de vista da acupuntura, esse sintoma geralmente decorre de um desequilíbrio dentro dos vasos *Yin* ou *Yang* do Calcanhar (*Yin* e *Yang Qiao Mai*). A transpiração unilateral foi mencionada pela primeira vez no *Clássico de Medicina do Imperador Amarelo – Questões Simples* (*Huang Di Nei Jing Su Wen*), que diz, no Capítulo 3: "*Transpiração unilateral é decorrente de uma deterioração dos canais daquele lado do corpo.*"[2]

A "deterioração" ou fraqueza dos canais de um lado do corpo pode ocorrer como resultado de um acidente ocorrido naquele lado ou depois de uma febre alta que consome os fluidos *Yin* e leva à desnutrição do canal daquele lado.

a) Vento-Fleuma

Transpiração unilateral, tontura grave, visão turva, tremores, dormência ou formigamento unilateral de um membro, tinidos, náuseas, muco na garganta, sensação de opressão do tórax, língua Rígida ou Desviada e Aumentada, pulso em Corda-Deslizante.

b) Fleuma com estase de Sangue

Transpiração unilateral, dormência unilateral de um membro, tontura, náuseas, muco na garganta, sensação de opressão do tórax, dor nos membros, língua Arroxeada e Aumentada, pulso Deslizante-em Corda.

c) Deficiência do *Qi* e do Sangue

Transpiração unilateral, falta de apetite, fezes amolecidas, voz fraca, cansaço, visão turva, tontura, dormência ou formigamento dos membros, palpitações, cútis baça e pálida, língua Pálida, pulso Fraco ou Áspero.

d) Umidade-Frio

Transpiração unilateral, contração dos tendões, contração das mãos, sensação de peso dos membros, plenitude epigástrica, sensação de peso da cabeça e do corpo, sensação de frio, membros frios, saburra da língua branca e pegajosa, pulso Deslizante-Lento.

e) *Qi* Nutritivo e *Qi* Defensivo sem harmonia

Transpiração unilateral, febre, dor de cabeça occipital, aversão ao frio, torcicolo, pulso Flutuante-Lento.

f) Vento-Umidade no Vaso da Cintura

Transpiração na metade superior ou inferior do corpo, dormência das pernas, sensação de peso do abdome e das pernas, pés frios, pulso em Corda nas duas posições Médias.

6. TRANSPIRAÇÃO NA CABEÇA

Ver Parte 2, *Interrogatório*, Capítulo 41; Parte 1, *Observação*, Capítulo 20.

a) Umidade-Calor no Estômago evaporando para cima

Transpiração na cabeça, dor facial, nariz congestionado ou com secreção espessa e pegajosa, sensação de plenitude e dor no epigástrio, sensação de peso, sede sem vontade de beber líquidos, náuseas, sensação de calor, cútis baça e amarelada, gosto pegajoso na boca, língua Vermelha com saburra amarelada e pegajosa, pulso Deslizante-Rápido. Nesse caso, a Umidade não se acumula nos membros, mas "evapora" para cima até a cabeça; essa condição é mais provável de acontecer quando o Calor é acentuado.

b) Fogo no Fígado

Transpiração na cabeça, dor de cabeça, face avermelhada, tontura, tinidos, irritabilidade, propensão a explosões de raiva, sede, gosto amargo na boca, constipação intestinal, urina escura, língua Vermelha com laterais mais vermelhas e saburra amarelada e seca, pulso em Corda-Rápido.

c) *Yang* deficiente flutuando para cima

Transpiração na cabeça, cútis pálida, membros frios, respiração ofegante, sensação de frio, cansaço, pulso Fraco-Profundo.

d) Retenção de Alimentos com Calor no Estômago

Transpiração na cabeça à noite, sono agitado, acorda chorando durante a noite, vômito, plenitude, dor e distensão no epigástrio que melhoram vomitando, náuseas, vômito de fluidos azedos, mau hálito, regurgitação ácida, eructação, fezes amolecidas ou constipação intestinal, falta de apetite, sede, sensação de calor, saburra da língua amarelada espessa e pegajosa, pulso Deslizante-Rápido.

7. TRANSPIRAÇÃO NO TÓRAX

Ver Parte 2, *Interrogatório*, Capítulo 41; Parte 1, *Observação*, Capítulo 20.

Transpiração no tórax também é chamada de "transpiração na região cardíaca".

a) Deficiência do *Qi* do Coração e do Baço

Transpiração no tórax, palpitações, respiração ofegante por esforço, face pálida, cansaço, ligeira depressão, sudorese espontânea, falta de apetite, ligeira distensão abdominal depois de comer, fraqueza dos membros, fezes amolecidas, língua Pálida, pulso Vazio.

b) Deficiência do *Yin* do Coração e do Rim

Transpiração no tórax, especialmente ao anoitecer ou à noite, palpitações, insônia, sono perturbado por sonhos, ansiedade, memória fraca, tontura, tinidos, deficiência auditiva, lombalgia, sudorese noturna, urina escassa e escura, língua de cor normal sem saburra, pulso Flutuante-Vazio. Essa é uma causa comum de transpiração na área torácica.

8. TRANSPIRAÇÃO DAS MÃOS E DOS PÉS

Ver Parte 2, *Interrogatório*, Capítulo 41; Parte 1, *Observação*, Capítulos 14 e 20.

a) Umidade-Calor no Estômago e no Baço

Transpiração das mãos e dos pés, mãos quentes, dedos das mãos e dos pés inchados, sensação de plenitude e dor no epigástrio e no abdome inferior, falta de apetite, sensação de peso, sede sem vontade de beber líquidos, náuseas, fezes amolecidas com odor ofensivo, sensação de calor, cútis baça e amarelada, gosto pegajoso na boca, língua Vermelha com saburra amarelada e pegajosa, pulso Deslizante-Rápido.

b) Deficiência do *Qi* do Estômago e do Baço

Transpiração das mãos e dos pés, mãos frias, falta de apetite, ligeira distensão abdominal depois de comer, cansaço, lassidão, cútis pálida, fraqueza dos membros, fezes amolecidas, sensação desconfortável no epigástrio, falta de paladar, língua Pálida, pulso Vazio.

c) Deficiência do *Yin* do Estômago e do Baço

Transpiração das mãos e dos pés, boca seca que fica pior depois de dormir, lábios secos, nenhum apetite ou fome moderada sem vontade de comer, constipação intestinal (fezes ressecadas), dor epigástrica surda ou ligeiramente em queimação, boca e garganta secas especialmente à tarde, sede sem vontade de beber líquidos ou vontade de beber em pequenos goles, ligeira sensação de plenitude após comer, língua de cor normal sem saburra ou sem saburra no centro, pulso Flutuante-Vazio.

9. TRANSPIRAÇÃO NAS PALMAS DAS MÃOS

Ver Parte 2, *Interrogatório*, Capítulo 41; Parte 1, *Observação*, Capítulos 14 e 20.

a) Deficiência do *Qi* do Pulmão

Transpiração das mãos, respiração ligeiramente ofegante, tosse moderada, voz fraca, sudorese espontânea durante o dia, aversão a conversar, cútis esbranquiçada-brilhante, propensão a se resfriar, cansaço, aversão ao frio, língua Pálida, pulso Vazio.

b) Deficiência do *Yin* do Pulmão

Transpiração das mãos à tarde, tosse seca ou com pouco muco pegajoso, voz fraca e/ou rouca, boca e garganta secas, coceira na garganta, cansaço, aversão a conversar, corpo fino ou tórax estreito, sudorese noturna, língua de cor normal sem saburra (ou com saburra sem raiz) na parte anterior, pulso Flutuante-Vazio.

c) Deficiência do *Qi* do Coração

Transpiração das mãos, palpitações, respiração ofegante por esforço, face pálida, cansaço, ligeira depressão, sudorese espontânea, língua Pálida, pulso Vazio.

d) Deficiência do *Yang* do Coração

Profusa sudorese das mãos, mãos frias, palpitações, respiração ofegante por esforço, cansaço, sudorese espontânea, ligeira sensação de desconforto ou congestão na região cardíaca, sensação de frio, mãos frias, face pálida e brilhante, lábios ligeiramente escuros, língua Pálida, pulso Profundo-Fraco.

e) Deficiência do *Yin* do Coração

Transpiração das mãos ao anoitecer, palpitações, insônia, sono perturbado por sonhos, memória fraca, ansiedade, propensão a se assustar, agitação mental, inquietude, "sente-se agitado e com calor", boca e garganta secas, sudorese noturna, língua de cor normal sem saburra ou com saburra sem raiz, pulso Flutuante-Vazio especialmente na posição Anterior esquerda.

10. TRANSPIRAÇÃO NAS AXILAS

Os canais do Fígado e do Coração influenciam as axilas.

a) Deficiência do *Yin* do Fígado com Calor Vazio

Transpiração nas axilas, tontura, dormência ou formigamento dos membros, insônia, visão turva, moscas volantes, olhos ressecados, menstruação escassa ou sangramento intenso (se o Calor Vazio for grave), *flush* malar, cãibras, unhas fracas e quebradiças, pele e cabelos secos, sensação de calor ao anoitecer, sudorese noturna, calor nos cinco palmos, sede com vontade de beber líquidos em pequenos goles, língua Vermelha sem saburra, pulso Flutuante-Vazio e ligeiramente Rápido.

b) Umidade-Calor no Fígado e na Vesícula Biliar

Transpiração malcheirosa nas axilas; plenitude e/ou dor no hipocôndrio, abdome ou epigástrio; gosto amargo na boca, falta de apetite, náuseas, sensação de peso do corpo, descarga vaginal amarelada, prurido vaginal, sangramento e/ou dor no meio do ciclo menstrual, queimação durante a micção, urina escura, cútis e olhos amarelados, vômito, língua Vermelha com laterais mais vermelhas e saburra amarelada e pegajosa unilateral ou bilateral, pulso em Corda-Deslizante-Rápido.

c) Deficiência do *Yin* do Coração com Calor Vazio

Transpiração nas axilas, palpitações, insônia, sono perturbado por sonhos, memória fraca, ansiedade, propensão a se assustar, agitação mental, boca e garganta secas, sede com vontade de beber água em pequenos goles, sensação de calor ao anoitecer, *flush* malar, sudorese noturna, calor nos cinco palmos, língua Vermelha mais vermelha na ponta, ausência de saburra, pulso Flutuante-Vazio e Rápido.

d) Fogo no Coração

Transpiração nas axilas, palpitações, sede, úlceras na boca e na língua, agitação mental, sensação de agitação, insônia, sono perturbado por sonhos, sensação de calor, face avermelhada, gosto amargo na boca, língua Vermelha com ponta mais vermelha e saburra amarelada, pulso Transbordante-Rápido.

11. AUSÊNCIA DE TRANSPIRAÇÃO

Ver Parte 2, *Interrogatório*, Capítulo 41.

Nas invasões exteriores de Vento, é sempre importante perguntar sobre a transpiração; ausência de transpiração indica invasão de Vento-Frio com prevalência de Frio e essa condição corresponde ao estágio *Yang* Maior dentro da Identificação dos Padrões dos Seis Estágios. O estágio *Yang* Maior é sempre causado por invasão de Vento-Frio, que é de dois tipos – um com prevalência de Frio (em cujo caso não há transpiração) e o outro com prevalência de Vento (caso em que há transpiração). Portanto, é muito importante, nos estágios iniciais de uma invasão de Vento externo, investigar se há presença ou ausência de Vento, especialmente se a fitoterapia for usada, porque existem duas prescrições bastante distintas, dependendo da prevalência de Frio ou Vento. Os fitoterápicos são *Gui Zhi Tang* (Decocção de *Ramulus Cinnamomi*) para prevalência de Vento e *Ma Huang Tang* (Decocção de *Ephedra*) para prevalência de Frio.

Em outras condições exteriores, ausência de transpiração normalmente indica Frio ou Frio-Umidade nas camadas superficiais do corpo (o espaço entre a pele e os músculos).

a) Invasão de Vento-Frio

Ausência de transpiração, aversão ao frio, febre, tosse, coceira na garganta, ligeira falta de ar, nariz congestionado ou escorrendo com secreção clara e aguada, espirros, dor de cabeça occipital, dores no corpo, saburra da língua fina e branca, pulso Flutuante-Tenso.

b) Frio no Exterior, Calor no Interior

Ausência de transpiração em qualquer parte do corpo, aversão ao frio, febre, pernas inquietas, agitação mental, sede, dor de garganta, tosse com muco amarelado.

c) Umidade-Frio no Exterior

Ausência de transpiração, dor de cabeça, dores musculares, sensação de peso da cabeça e dos membros, articulações doloridas, aversão ao frio.

A Tabela 76. 2 resume a patologia da transpiração de acordo com as áreas.

Tabela 76.2 Patologia da transpiração de acordo com as áreas.

Localização	Patologia
Metade do corpo	Vento-Fleuma, deficiência de *Qi* e de Sangue
Cabeça	Umidade-Calor no Estômago em ascensão, Fogo no Fígado, *Yang* Deficiente flutuando para cima
Tórax	Deficiência do *Qi* do Coração e do Baço, deficiência do *Yin* do Coração e do Rim
Mãos e pés	Calor no *Yang* Brilhante, Umidade-Calor no Estômago, deficiência do *Yin* do Estômago e do Baço
Palmas das mãos	Deficiência do *Qi* do Pulmão, deficiência do *Yin* do Pulmão, deficiência do *Qi* do Coração, deficiência do *Yang* do Coração, deficiência do *Yin* do Coração
Axilas	Deficiência do *Yin* do Fígado, Umidade-Calor no Fígado e na Vesícula Biliar

NOTAS

1. He Ren: 1981. *A New Explanation of the Synopsis of Prescriptions from the Golden Cabinet* (Jin Gui Yao Lue Xin Jie 金贵要略新解), Zhejiang Science Publishing House, p. 120.
2. 1979 The Yellow Emperor's Classic of Internal Medicine – *Simple Questions* (Huang Di Nei Jing Su Wen 黄帝内经素问), People's Health Publishing House, Beijing, p. 17. Publicado pela primeira vez c. 100 a.C.

Sinais da Pele

SEÇÃO 1 · PARTE 5 · 77

CONTEÚDO DO CAPÍTULO

Pele Oleosa, 662
Umidade, 662
Umidade-Fleuma, 662
Fleuma-Calor, 662

Pele Seca, 662
Vazio, 662
Cheio, 662
Outros padrões, 663

Eczema, 663
Cheio, 663
Vazio, 663
Outros padrões, 663

Psoríase, 663
Calor no Sangue, 663
Calor no Sangue com Vento e Secura, 664
Sangue deficiente e seco com Vento na pele, 664
Estase de Sangue, 664
Estase de Sangue com Vento e Secura, 664
Vento e Calor na pele, 664
Calor no Sangue com Vento e Umidade na pele, 664
Deficiência do Yin do Fígado e do Rim com Calor-Vazio, 664

Acne, 664
Cheio, 664
Vazio, 664
Outros padrões, 664

Urticária, 665
Vento-Calor na pele, 665
Vento-Frio na pele, 665
Fogo no Coração, 665
Deficiência do Sangue do Fígado com Vento interno, 665
Calor Tóxico na pele, 665
Vento-Calor na pele com deficiência do Qi do Estômago e do Baço, 665
Desarmonia dos Vasos Penetrador e da Concepção, 665
Estase de Sangue na pele, 665
Calor no Estômago, 665
Calor no Sangue, 665

Rosácea, 665
Calor nos Pulmões e no Estômago, 665
Calor no Sangue, 665
Estase de Sangue, 665
Calor Tóxico, 665

Herpes Simples, 666
Umidade-Calor na pele, 666
Umidade-Calor na pele com deficiência do Qi do Baço, 666
Umidade-Calor com Calor Tóxico na pele, 666
Invasão de Calor Tóxico, 666
Umidade-Calor com invasão de Vento-Calor, 666
Umidade-Calor no canal do Fígado, 666
Deficiência do Yin com Calor Vazio e Umidade-Calor, 666

Herpes-zóster, 666
Cheio, 666
Outros padrões, 666

Verrugas, 667
Deficiência de Sangue e Secura, 667
Calor no Sangue, 667
Estase de Sangue, 667
Umidade-Calor no canal do Fígado, 667
Umidade-Calor com Calor Tóxico, 667

Nevos (pintas), 667
Calor no Sangue, 667
Umidade-Calor, 667
Estase de Sangue, 667

Tínea (micose), 667
Umidade-Calor, 667
Calor Tóxico, 667
Vento-Calor, 667
Umidade com deficiência crônica do Qi do Baço, 667

Cândida, 667
Umidade-Calor, 667
Umidade, 667
Umidade com deficiência crônica do Qi do Baço, 667

Melanoma Maligno, 668
Calor no Sangue, 668
Estase de Sangue, 668
Calor no Sangue com Umidade-Calor, 668

Furúnculo na Cabeça, 668
Umidade-Calor no Estômago e no Baço, 668
Calor do Verão com Calor Tóxico, 668

Carbúnculo no Pescoço, 668
Umidade-Calor no Estômago e no Baço, 668
Calor Vazio com Calor Tóxico no Estômago, 668
Deficiência de Qi e de Sangue, 668

Úlceras no Pescoço, 668
Calor no Fígado e no Estômago, 668
Calor Tóxico nos Pulmões e no Estômago, 668
Estagnação do Qi do Fígado e estase do Sangue do Fígado, 668
Estagnação do Qi do Fígado e estase do Sangue do Fígado com Fleuma, 668

Erupção nas Axilas, 668
Estagnação do Qi do Fígado com Calor no Sangue, 668
Calor Tóxico, 668
Umidade-Calor na Vesícula Biliar, 668
Fogo no Coração, 669

Carbúnculos na Parte Superior das Costas, 669
Calor Tóxico no Estômago e nos Pulmões, 669
Calor do Verão, 669

Dedos das Mãos Vermelhos, Inchados e Coçando, 669
Calor Tóxico no Estômago, 669
Umidade-Calor no Estômago, 669
Invasão de Calor Tóxico Externo, 669

Nódulos Sob a Pele, 669
Deficiência do Qi do Baço com Fleuma, 669
Fleuma-Calor, 669
Vento-Fleuma, 669

Os seguintes sinais da pele serão discutidos:
1. Pele oleosa
2. Pele seca
3. Eczema
4. Psoríase
5. Acne
6. Urticária
7. Rosácea
8. Herpes simples
9. Herpes-zóster
10. Verrugas
11. Nevo (pintas)
12. Tínea (micose)
13. Cândida
14. Melanoma maligno
15. Furúnculo na cabeça
16. Carbúnculo no pescoço
17. Úlceras no pescoço
18. Erupção nas axilas
19. Carbúnculos na parte superior das costas
20. Dedos inchados, hiperemiados e coçando
21. Nódulos sob a pele.

Em decorrência da natureza das doenças cutâneas, na maioria dos casos, somente os sinais cutâneos serão dados para cada padrão, sem os outros sintomas e sinais concomitantes pertinentes aos órgãos internos.

1. PELE OLEOSA

a) Umidade

Pele oleosa, tendência a apresentar sinais na pele, sensação de peso da cabeça e do corpo, plenitude epigástrica, gosto pegajoso na boca, sensação de opressão do tórax, descarga vaginal excessiva, saburra da língua pegajosa, pulso Deslizante ou Encharcado. Outros sintomas e sinais dependem do órgão envolvido e se a Umidade está associada com Frio ou Calor.

b) Umidade-Fleuma

Pele oleosa, face edemaciada, olheiras em casos crônicos, cravos, cabelos oleosos, tendência a apresentar problemas nos seios da face; tosse crônica com expectoração profusa de muco branco pegajoso que é fácil de expectorar; sensação de opressão do tórax, tontura, visão turva, sonolência, náuseas, muco na garganta, congestão da cabeça, língua Aumentada com saburra pegajosa, pulso Deslizante. Outros sintomas e sinais dependem do órgão envolvido.

c) Fleuma-Calor

Pele oleosa, tendência a apresentar pápulas avermelhadas, olheiras em casos crônicos, cravos, cabelos oleosos, tendência a apresentar problemas nos seios da face, face avermelhada, face edemaciada, sensação de peso e congestão da cabeça, sensação de calor, sede sem vontade de beber líquidos, sensação de opressão do tórax, muco na garganta, expectoração de muco amarelado, tontura, náuseas, língua Vermelha e Aumentada com saburra amarelada e pegajosa, pulso Deslizante-Rápido.

2. PELE SECA

Ver Parte 1, *Observação*, Capítulo 21.

a) Vazio

Deficiência do Sangue do Fígado

Pele seca, cabelos secos, tontura, visão turva, moscas volantes, dormência ou formigamento dos membros, menstruação escassa, cútis baça e pálida, língua Pálida, pulso Áspero ou Fino.

Acupuntura

F-8 *Ququan*, E-36 *Zusanli*, BP-6 *Sanyinjiao*, VC-4 *Guanyuan*.

Deficiência do Yin do Pulmão

Pele seca, cabelos finos, tosse seca, voz fraca, garganta seca com vontade de beber água em pequenos goles, voz rouca, sudorese noturna, cansaço, língua sem saburra na parte anterior, pulso Flutuante-Vazio.

Acupuntura

P-9 *Taiyuan*, BP-6 *Sanyinjiao*, VC-12 *Zhongwan*.

Deficiência do Yin do Rim

Pele seca, cabelos secos, olhos ressecados, tontura, tinidos, deficiência auditiva, memória fraca, sudorese noturna, boca e garganta secas à noite, lombalgia, constipação intestinal, urina escura e escassa, língua de cor normal sem saburra, pulso Flutuante-Vazio.

Acupuntura

R-3 *Taixi*, VC-4 *Guanyuan*, BP-6 *Sanyinjiao*, VC-12 *Zhongwan*.

Deficiência do Yin do Fígado

Pele seca, cabelos secos, olhos ressecados, moscas volantes, visão turva, tontura, dormência ou formigamento dos membros, menstruação escassa, cútis baça e pálida com maçãs do rosto avermelhadas, unhas fracas e quebradiças, pele e cabelos secos, sudorese noturna, língua de cor normal sem saburra, pulso Fino ou Flutuante-Vazio.

Acupuntura

F-8 *Ququan*, E-36 *Zusanli*, BP-6 *Sanyinjiao*, VC-4 *Guanyuan*, R-6 *Zhaohai*.

Secura no Pulmão

Pele seca com início súbito, tosse seca, garganta seca, voz rouca, língua ressecada.

Acupuntura

P-9 *Taiyuan*, BP-6 *Sanyinjiao*, VC-12 *Zhongwan*, R-6 *Zhaohai*.

b) Cheio

Estase de Sangue crônica e grave

Pele seca, face escura, olheiras, dor abdominal, massas abdominais, menstruação dolorosa, lábios arroxeados, língua Arroxeada, pulso em Corda ou Áspero. Outros sintomas e sinais dependem do órgão envolvido. A estase de Sangue causa pele seca apenas em casos graves e crônicos.

Acupuntura

B-17 *Geshu*, BP-10 *Xuehai*, P-9 *Taiyuan*.

Calor Cheio

Pele seca, face avermelhada, sensação de calor, sede, agitação mental, insônia, língua Vermelha com saburra seca e amarelada, pulso Transbordante-Rápido. Outros sintomas e sinais dependem do órgão envolvido.

Acupuntura

Os pontos dependem do órgão envolvido.

Calor Vazio

Pele seca, pele escamosa, *flush* malar, sensação de calor ao anoitecer, sede com vontade de beber líquidos em pequenos goles, agitação mental, calor nos cinco palmos, sudorese noturna, urina escassa e escura, fezes ressecadas, língua Vermelha sem saburra, pulso Flutuante-Vazio e Rápido. Outros sintomas e sinais dependem do órgão envolvido.

Acupuntura

Os pontos dependem do órgão envolvido.

c) Outros padrões

Vento-Secura invadindo os Pulmões

Pele seca com início agudo, aversão ao frio, febre, tosse seca, garganta seca, coceira na garganta, voz rouca, dor de garganta, pulso Flutuante.

Vento na pele

Pele seca, coceira na pele; dormência ou formigamento dos membros, erupções cutâneas que mudam de lugar, surgem e desaparecem rapidamente e afetam a parte superior do corpo. Não se trata nem de Vento externo, como o visto nos resfriados comuns e na gripe, nem de Vento interno, mas simplesmente "Vento" na pele, uma condição frequentemente vista nas doenças cutâneas.

Deficiência do Sangue do Fígado com Vento Vazio

Pele seca crônica, prurido cutâneo, pele escamosa com escamas brancas, ligeiro tremor da cabeça e/ou da mão, tiques faciais, tontura, visão turva, dormência e/ou formigamento unilateral de um membro, língua Pálida e Fina, pulso Áspero ou Fino e ligeiramente em Corda.

3. ECZEMA

Ver Parte 1, *Observação*, Capítulo 21.

a) Cheio

Umidade-Calor com predominância de Calor

Erupção papular avermelhada, vesículas, exsudato, erosão, prurido, sensação de calor dos membros; articulações inchadas, hiperemiadas e doloridas; plenitude epigástrica, gosto pegajoso e amargo na boca, sede sem vontade de beber líquidos, sensação de peso da cabeça e do corpo, sensação de calor, língua Vermelha com saburra amarelada e pegajosa, pulso Deslizante-Rápido.

Acupuntura

BP-9 *Yinlingquan*, VC-9 *Shuifen*, VC-5 *Shimen*, B-22 *Sanjiaoshu*, BP-2 *Dadu*, IG-11 *Quchi*.

Umidade-Calor com predominância de Umidade

Erupção papular avermelhada, vesículas, exsudato, erupções cutâneas com exsudação, espessamento da pele, prurido, plenitude epigástrica, gosto pegajoso na boca, sede sem vontade de beber líquidos, sensação de peso da cabeça e do corpo, saburra da língua amarelada e pegajosa, pulso Deslizante-Rápido.

Acupuntura

BP-9 *Yinlingquan*, VC-9 *Shuifen*, VC-5 *Shimen*, B-22 *Sanjiaoshu*, BP-6 *Sanyinjiao*.

b) Vazio

Sangue deficiente e seco

Eczema crônico, erupções cutâneas vermelho-claras, pele seca, erosão, prurido, espessamento da pele, sulcos na pele, cabelos secos, unhas quebradiças, tontura, visão turva, moscas volantes, dormência ou formigamento dos membros, menstruação escassa, cútis baça e pálida, língua Pálida, pulso Áspero ou Fino.

Acupuntura

F-8 *Ququan*, E-36 *Zusanli*, BP-6 *Sanyinjiao*, VC-4 *Guanyuan*, R-6 *Zhaohai*.

c) Outros padrões

Deficiência do *Qi* do Baço com Umidade

Eczema crônico, erupção papular vermelho-clara, vesículas, exsudato, erupções cutâneas com exsudação, prurido moderado, falta de apetite, ligeira distensão abdominal depois de comer, cansaço, lassidão, cútis pálida ou descorada, fraqueza dos membros, fezes amolecidas, plenitude abdominal, sensação de peso, gosto pegajoso na boca, má digestão, alimentos não digeridos nas fezes, náuseas, dor de cabeça frontal surda, descarga vaginal excessiva, língua Pálida com saburra pegajosa, pulso Encharcado.

> **NOTA CLÍNICA**
>
> Em minha opinião, o eczema atópico em crianças é causado por uma deficiência congênita dos sistemas do *Qi* Defensivo do Pulmão e do Rim.

4. PSORÍASE

Ver Parte 1, *Observação*, Capítulo 21.

a) Calor no Sangue

Erupções cutâneas vermelhas, membros quentes, prurido com sensação de calor, sede, língua Vermelha, pulso Transbordante-Rápido.

b) Calor no Sangue com Vento e Secura

Erupções cutâneas vermelhas, escamas avermelhadas, pele seca, membros quentes, prurido intenso com sensação de calor, sede.

c) Sangue deficiente e seco com Vento na pele

Erupções cutâneas vermelho-claras, pele seca e descamando com escamas brancas, espessamento da pele, prurido, tontura, visão turva, moscas volantes, dormência ou formigamento dos membros, menstruação escassa, cútis baça e pálida, língua Pálida, pulso Áspero ou Fino.

d) Estase de Sangue

Erupções cutâneas arroxeadas (geralmente numulares ou verrucosas), condição crônica, pele seca, espessamento da pele, prurido, membros arroxeados, cútis escura, língua Arroxeada, pulso em Corda ou Áspero.

e) Estase de Sangue com Vento e Secura

Erupções cutâneas arroxeadas (geralmente numulares ou verrucosas), condição crônica, escamas secas, pele seca, espessamento da pele, prurido intenso, membros arroxeados, cútis escura, língua Arroxeada, pulso em Corda ou Áspero.

f) Vento e Calor na pele

Erupções cutâneas vermelhas agudas, prurido, a área que coça muda a cada dia, membros quentes, sensação de calor, sede, pulso Transbordante-Rápido.

g) Calor no Sangue com Vento e Umidade na pele

Erupções cutâneas vermelhas papulares ou vesiculares, geralmente nas pregas cutâneas; pele edemaciada, exsudato, pele descamando, prurido, língua Vermelha e Aumentada, pulso Transbordante-Rápido-Deslizante.

h) Deficiência do Yin do Fígado e do Rim com Calor-Vazio

Máculas vermelho-claras cobertas por uma fina camada de escamas branco-acinzentadas, pele e cabelos secos, dormência ou formigamento dos membros, unhas quebradiças, tontura, tinidos, dor de cabeça surda occipital ou no vértice, insônia, *flush* malar, olhos secos, visão turva, lombalgia, garganta seca, vagina ressecada, sudorese noturna, fezes ressecadas, urina escura e escassa, menstruação escassa, calor nos cinco palmos, sensação de calor ao anoitecer, língua Vermelha sem saburra, pulso Flutuante-Vazio e Rápido.

5. ACNE

Ver Parte 5, *Sintomas e Sinais*, Capítulo 55; Parte 1, *Observação*, Capítulo 21.

a) Cheio

Umidade-Calor na pele

Acne com erupções papulares vermelhas, pele oleosa, face edemaciada, saburra da língua amarelada e pegajosa, pulso Deslizante-Rápido.

Acupuntura

IG-11 *Quchi*, IG-4 *Hegu*, VC-12 *Zhongwan*, VC-9 *Shuifen*, BP-9 *Yinlingquan*, VC-5 *Shimen*, B-22 *Sanjiaoshu*.

Calor Tóxico na pele

Acne com erupções pustulares grandes, vermelhas e doloridas; sensação de calor, face avermelhada, olhos vermelhos, língua Vermelha com pontos vermelhos e saburra amarelada espessa e pegajosa, pulso Deslizante-Transbordante-Rápido.

Acupuntura

IG-11 *Quchi*, IG-4 *Hegu*, VC-12 *Zhongwan*, VC-9 *Shuifen*, BP-9 *Yinlingquan*, F-2 *Xingjian*.

Calor Tóxico com estase de Sangue na pele

Acne com erupções pustulares grandes doloridas de coloração vermelho-escura ou arroxeada, sensação de calor, face escura, olhos vermelhos, língua Vermelho-Arroxeada com pontos vermelhos e saburra espessa pegajosa e amarelada, pulso Deslizante-Transbordante-em Corda-Rápido.

Acupuntura

IG-11 *Quchi*, IG-4 *Hegu*, VC-12 *Zhongwan*, VC-9 *Shuifen*, BP-9 *Yinlingquan*, F-2 *Xingjian*, B-17 *Geshu*, BP-10 *Xuehai*.

b) Vazio

Deficiência do Qi do Baço com Umidade

Acne crônica com erupções vesiculares ou papulares de coloração vermelho-clara que levam muito tempo para formar cabeça, pele oleosa, cútis baça e pálida, língua Pálida com saburra pegajosa, pulso Encharcado.

Acupuntura

VC-12 *Zhongwan*, E-36 *Zusanli*, BP-6 *Sanyinjiao*, B-20 *Pishu*, VC-9 *Shuifen*, VC-5 *Shimen*, B-22 *Sanjiaoshu*.

c) Outros padrões

Calor no Estômago e nos Pulmões

Acne com pequenas erupções papulares vermelhas na face, tórax e parte superior das costas; pele seca, cravos, face avermelhada, sensação de calor, língua Vermelha com saburra amarelada e seca, pulso Transbordante-Rápido.

Umidade-Fleuma na pele

Acne com erupções vesiculares grandes e pálidas, pele oleosa, face edemaciada, cabelos oleosos, língua Aumentada com saburra pegajosa, pulso Deslizante.

Umidade-Fleuma com estase de Sangue na pele

Acne com erupções papulares grandes, escuras e arroxeadas, cútis escura, face edemaciada, pele seca se a estase de Sangue predominar, pele oleosa se a Umidade-Fleuma predominar, língua Arroxeada e Aumentada, pulso Deslizante-em Corda.

Desarmonia dos Vasos Penetrador e da Concepção

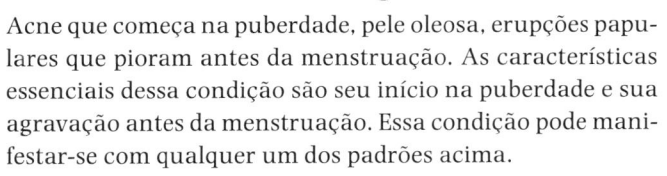

Acne que começa na puberdade, pele oleosa, erupções papulares que pioram antes da menstruação. As características essenciais dessa condição são seu início na puberdade e sua agravação antes da menstruação. Essa condição pode manifestar-se com qualquer um dos padrões acima.

NOTA CLÍNICA

Quando eu trato acne, especialmente em mulheres, sempre harmonizo os Vasos Penetrador e da Concepção, independentemente do padrão.

6. URTICÁRIA

Ver Parte 1, *Observação*, Capítulo 21.

a) Vento-Calor na pele

Urticária com início agudo, vergões vermelhos com margens distintas; prurido intenso generalizado, sendo que a área que coça muda de lugar a cada dia; língua Vermelha, pulso Flutuante-Rápido.

b) Vento-Frio na pele

Urticária com início agudo, vergões pálidos ou de coloração vermelho-clara, prurido, pulso Flutuante.

c) Fogo no Coração

Urticária com vergões largos e vermelhos que podem ter forma de cordão em vez de arredondada, inchaço e descoloração da pele ao coçar, prurido que piora à noite, agitação mental, insônia, língua Vermelha com ponta mais vermelha e saburra amarelada e seca, pulso Transbordante-Rápido.

d) Deficiência do Sangue do Fígado com Vento interno

Urticária crônica que vem e vai com vergões de coloração vermelho-claro e que piora por esforço, prurido moderado, pele seca, cabelos secos, língua Pálida e seca, pulso Fino ou Áspero.

e) Calor Tóxico na pele

Urticária com vergões de coloração vermelho-vivo ou vermelho-escura que se juntam formando grandes áreas, início agudo, prurido intenso, sensação de calor, agitação mental, língua Vermelha com pontos vermelhos e saburra espessa pegajosa e amarelada, pulso Transbordante-Deslizante-Rápido.

f) Vento-Calor na pele com deficiência do *Qi* do Estômago e do Baço

Urticária crônica com vergões pálidos ou de coloração vermelho-clara com margens indistintas que pioram por esforço; prurido moderado, piora comendo certos alimentos, fezes amolecidas, cansaço, falta de apetite, língua Pálida, pulso Vazio.

g) Desarmonia dos Vasos Penetrador e da Concepção

Urticária que piora antes da menstruação e melhora depois da menstruação e é pior na parte inferior do corpo e das pernas; prurido moderado.

h) Estase de Sangue na pele

Urticária com grandes vergões arroxeados ou vermelho-escuro, prurido que piora à noite, língua Arroxeada, pulso em Corda ou Áspero.

i) Calor no Estômago

Urticária com vergões vermelhos com margens distintas que é desencadeada por comer certos alimentos; prurido, dor epigástrica em queimação, sede, regurgitação ácida, náuseas, fome excessiva, mau hálito, sensação de calor, língua Vermelha com saburra amarelada, pulso Transbordante-Rápido.

j) Calor no Sangue

Urticária com vergões que são muito largos e de coloração vermelho-vivo, prurido, sensação intensa de calor, pele muito quente ao toque, agitação mental, insônia, sede, língua Vermelha, pulso Transbordante-Rápido.

7. ROSÁCEA

Ver Parte 1, *Observação*, Capítulo 21.

a) Calor nos Pulmões e no Estômago

Eritema da face, especialmente com o aspecto de duas grandes asas de borboletas lateralmente às narinas; sensação de calor, sede, língua Vermelha com saburra amarelada, pulso Transbordante-Rápido.

b) Calor no Sangue

Eritema da face com erupções cutâneas papulares, sensação de calor, agitação mental, língua Vermelha, pulso Transbordante-Rápido.

c) Estase de Sangue

Eritema crônico da face com coloração escura, erupções cutâneas papulares escuras, cútis escura, língua Arroxeada, pulso em Corda ou Áspero.

d) Calor Tóxico

Erupção pustular de coloração avermelhada nas bochechas com inchaço do nariz, sensação de calor, insônia, sede, agitação mental, língua Vermelha com pontos vermelhos e saburra amarelada espessa e pegajosa, pulso Transbordante-Deslizante-Rápido.

8. HERPES SIMPLES

Ver Parte 1, *Observação*, Capítulo 21.

a) Umidade-Calor na pele

Erupções cutâneas papulares ou vesiculares de coloração vermelha ao redor da boca ou das narinas, eritema, prurido, dor, saburra da língua amarelada e pegajosa, pulso Deslizante-Rápido.

b) Umidade-Calor na pele com deficiência do *Qi* do Baço

Erupções cutâneas crônicas, papulares ou vesiculares, de coloração vermelha ao redor da boca ou das narinas, que vêm e vão e pioram por excesso de esforço; eritema, prurido moderado, língua Pálida com saburra amarelada e pegajosa, pulso Encharcado-Rápido.

c) Umidade-Calor com Calor Tóxico na pele

Erupções cutâneas papulares ou pustulares de coloração vermelho-escura ao redor da boca ou das narinas, prurido, dor, sensação de calor, sede, agitação mental, língua Vermelha com pontos vermelhos e saburra amarelada espessa e pegajosa, pulso Transbordante-Deslizante-Rápido.

d) Invasão de Calor Tóxico

Erupções papulares vermelhas agudas ao redor da boca ou dos olhos em bebês recém-nascidos e crianças pequenas; choro à noite.

e) Umidade-Calor com invasão de Vento-Calor

Erupções papulares agudas vermelhas na parte superior do corpo, especialmente na face, com prurido intenso; aversão ao frio, febre, dor de cabeça, dor no olho, língua Vermelha nas laterais e/ou na parte anterior, pulso Flutuante-Deslizante-Rápido.

f) Umidade-Calor no canal do Fígado

Erupções herpéticas pustulares ou papulares na área genital, prurido, sensação de peso, mal-estar, febre, gosto pegajoso na boca, língua Vermelha nas laterais com saburra amarelada e pegajosa, pulso Deslizante-em Corda-Rápido.

g) Deficiência do *Yin* com Calor Vazio e Umidade-Calor

Erupções papulares crônicas recorrentes persistentes de coloração vermelho-clara; exsudato, pele edemaciada, sudorese noturna, sensação de calor ao anoitecer, boca seca, desejo de beber líquidos em pequenos goles, calor nos cinco palmos, língua Vermelha sem saburra, pulso Flutuante-Vazio e Rápido.

9. HERPES-ZÓSTER

Ver Parte 1, *Observação*, Capítulo 21.

a) Cheio

Vento-Calor na pele

Erupções cutâneas papulares na parte superior do corpo precedidas por prurido intenso e que depois se transformam em vesículas que exsudam fluido claro, língua Vermelha nas laterais e/ou na parte anterior com pontos vermelhos, pulso Flutuante-Rápido.

Acupuntura

TA-6 *Zhigou*, VB-31 *Fengshi*, pontos *Huatuojiaji* que inervam a área afetada, pontos locais ao redor da lesão.

Umidade-Calor na pele

Erupções cutâneas vesiculares que exsudam fluido pegajoso, prurido, língua Vermelha nas laterais e/ou na parte anterior com pontos vermelhos e saburra amarelada e pegajosa, pulso Deslizante-Rápido.

Acupuntura

IG-11 *Quchi*, IG-4 *Hegu*, VC-12 *Zhongwan*, VC-9 *Shuifen*, BP-9 *Yinlingquan*, pontos *Huatuojiaji* que inervam a área afetada, pontos locais ao redor da lesão.

Umidade-Calor na Vesícula Biliar

Erupções cutâneas papulares que depois se transformam em vesículas que exsudam fluido amarelado e pegajoso, prurido; plenitude e/ou dor no hipocôndrio, abdome ou epigástrio; gosto amargo na boca, sensação de peso do corpo, descarga vaginal amarelada, prurido vaginal, queimação durante a micção, urina escura, língua Vermelha com laterais mais vermelhas e saburra amarelada e pegajosa unilateral ou bilateral, pulso em Corda-Deslizante-Rápido.

Acupuntura

VB-43 *Xiaxi*, TA-6 *Zhigou*, VC-12 *Zhongwan*, VC-9 *Shuifen*, BP-9 *Yinlingquan*, IG-11 *Quchi*, pontos *Huatuojiaji* que inervam a área afetada, pontos locais ao redor da lesão.

b) Outros padrões

Estagnação do *Qi* e estase de Sangue

Estágio final da infecção por herpes-zóster, erupção papular escura, dor intensa.

Calor Tóxico

Erupções pustulares doloridas, sensação de calor, sede, agitação mental, insônia, língua Vermelha com pontos vermelhos e saburra amarelada espessa e pegajosa, pulso Transbordante-Deslizante-Rápido.

Estase de Sangue

Erupções pustulares grandes, doloridas, arroxeadas ou de coloração vermelho-escura que permanecem por um longo tempo, agitação mental, língua Arroxeada, pulso em Corda.

10. VERRUGAS

Ver Parte 1, *Observação*, Capítulo 21.

a) Deficiência de Sangue e Secura

Verrugas comuns normalmente nas mãos, secas e de coloração castanho-clara, pele seca, cabelos secos, visão turva, língua Pálida e língua seca, pulso Áspero ou Fino.

b) Calor no Sangue

Verrugas avermelhadas ou acastanhadas, sensação de calor, agitação mental, insônia, sede, língua Vermelha, pulso Transbordante-Rápido.

c) Estase de Sangue

Verrugas de coloração castanho-escura, cútis escura, agitação mental, pele seca, língua Arroxeada, pulso em Corda.

d) Umidade-Calor no canal do Fígado

Verrugas na área genital, no pênis ou na vulva e vagina, prurido e dor na área genital, língua Vermelha com laterais mais vermelhas e saburra amarelada e pegajosa, pulso em Corda-Deslizante-Rápido.

e) Umidade-Calor com Calor Tóxico

Verrugas doloridas na área genital com erupções pustulares, sensação de calor, sede, agitação mental, língua Vermelha com pontos vermelhos e saburra amarelada espessa e pegajosa, pulso Transbordante-Deslizante-Rápido.

11. NEVOS (PINTAS)

Ver Parte 1, *Observação*, Capítulo 21.

a) Calor no Sangue

Pintas vermelhas ou de coloração marrom-clara, língua Vermelha, pulso Transbordante-Rápido.

b) Umidade-Calor

Pintas marrons na parte inferior do corpo, língua Vermelha com saburra amarelada e pegajosa, pulso Deslizante-Rápido.

c) Estase de Sangue

Nevos de coloração marrom-escura, cútis escura, agitação mental, pele seca, língua Arroxeada, pulso em Corda.

12. TÍNEA (MICOSE)

Ver Parte 1, *Observação*, Capítulo 21.

a) Umidade-Calor

Micose com vermelhidão e inchaço da pele, inchaço pustular do couro cabeludo (*tinea capitis*), erupção vesicular pruriginosa dos pés (*tinea pedis*), língua Vermelha com saburra amarelada e pegajosa, pulso Deslizante-Rápido.

b) Calor Tóxico

Micose com vermelhidão, dor e inchaço acentuado da pele, inchaço pustular do couro cabeludo (*tinea capitis*), erupção pustular dolorida dos pés (*tinea pedis*), língua Vermelha com saburra amarelada espessa e pegajosa e pontos vermelhos, pulso Deslizante-Transbordante-Rápido.

c) Vento-Calor

Micose com início súbito, vermelhidão, prurido e erupção papular do couro cabeludo; língua Vermelha nas laterais e/ou na parte anterior, pulso Flutuante-Rápido.

d) Umidade com deficiência crônica do *Qi* do Baço

Micose crônica caracterizada por erupção de coloração vermelho-claro com anel branco ao redor das lesões, com descamação; descarga vaginal excessiva, falta de apetite, ligeira distensão abdominal depois de comer, cansaço, lassidão, cútis pálida ou descorada, fraqueza dos membros, fezes amolecidas, plenitude abdominal, sensação de peso, gosto pegajoso na boca, má digestão, alimentos não digeridos nas fezes, náuseas, língua Pálida com saburra pegajosa, pulso Encharcado.

13. CÂNDIDA

Ver Parte 1, *Observação*, Capítulo 21.

a) Umidade-Calor

Candidíase com erupção úmida nas flexuras do corpo (abaixo das mamas em mulheres, axilas, virilha ou entre os dedos das mãos e dos pés), hiperemia e prurido da pele, prurido; dor e hiperemia na vulva, na vagina ou no pênis; placas brancas e inchaço na parte interna da boca, plenitude epigástrica, gosto pegajoso na boca, sede sem vontade de beber líquidos, sensação de peso da cabeça e do corpo, sensação de calor, saburra da língua amarelada e pegajosa, pulso Deslizante-Rápido.

b) Umidade

Candidíase com erupção úmida nas flexuras do corpo (abaixo das mamas em mulheres, axilas, virilha ou entre os dedos das mãos e dos pés), prurido da pele; prurido e dor na vulva, na vagina ou no pênis; placas brancas e inchaço na parte interna da boca, plenitude epigástrica, gosto pegajoso na boca, sensação de peso da cabeça e do corpo, sensação de calor, saburra da língua branca e pegajosa, pulso Deslizante.

c) Umidade com deficiência crônica do *Qi* do Baço

Candidíase crônica com erupção úmida nas flexuras do corpo (abaixo das mamas em mulheres, axilas, virilha ou entre os dedos das mãos e dos pés), prurido na pele; prurido e dor na vulva, na vagina ou no pênis; descarga vaginal excessiva, placas brancas e inchaço na parte interna da boca, plenitude epigástrica, gosto pegajoso na boca, sensação de peso da cabeça e do corpo, falta de apetite, ligeira distensão abdominal depois de comer, cansaço, cútis pálida, fraqueza dos membros, fezes amolecidas, língua Pálida com saburra branca e pegajosa, pulso Encharcado.

14. MELANOMA MALIGNO

Ver Parte 1, *Observação*, Capítulo 21.

a) Calor no Sangue

Pintas vermelhas ou de coloração marrom muito vivo, língua Vermelha, pulso Transbordante-Rápido.

b) Estase de Sangue

Pintas de coloração vermelho-escura ou marrom-escura com nódulos, cútis escura, língua Arroxeada, pulso em Corda.

c) Calor no Sangue com Umidade-Calor

Pintas marrons com placas, língua Vermelha com saburra amarelada e pegajosa, pulso Transbordante-Deslizante-Rápido.

15. FURÚNCULO NA CABEÇA

a) Umidade-Calor no Estômago e no Baço

Furúnculo dolorido na cabeça, exsudação de pus, pele oleosa, dor facial, nariz congestionado ou escorrendo com secreção pegajosa e espessa, sensação de plenitude e dor do epigástrio e do abdome inferior, sensação de peso especialmente da cabeça, sede sem vontade de beber líquidos, cútis baça-amarelada, língua Vermelha com saburra amarelada e pegajosa, pulso Deslizante-Rápido.

b) Calor do Verão com Calor Tóxico

Furúnculo na cabeça em forma de ovo ou de ameixa, início agudo no verão, coloração branca, móvel, exsudando pus; língua Vermelha com saburra amarelada e pegajosa, pulso Rápido.

16. CARBÚNCULO NO PESCOÇO

a) Umidade-Calor no Estômago e no Baço

Carbúnculo dolorido no pescoço em forma de favo de mel, exsudação de pus amarelado; febre, dor de cabeça, sensação de peso, gosto pegajoso na boca, náuseas, plenitude epigástrica; quando o carbúnculo se abre e exsuda pus, a febre aumenta; sede, constipação intestinal, urina escura, língua Vermelha com saburra amarelada e pegajosa pulso Deslizante-Rápido.

b) Calor Vazio com Calor Tóxico no Estômago

Carbúnculo no pescoço de coloração escura sem exsudação de pus até os estágios finais; pele de lenta cicatrização depois de o carbúnculo se romper; sensação de calor ao anoitecer, garganta seca, fezes ressecadas, sudorese noturna, calor nos cinco palmos, insônia, língua Vermelha sem saburra, pulso Flutuante-Vazio e Rápido.

c) Deficiência de *Qi* e de Sangue

Carbúnculo no pescoço de coloração clara sem exsudação de pus até os estágios finais; pele demora para cicatrizar depois que o carbúnculo se rompe, exsudação de pus fino e diluído; falta de apetite, fezes amolecidas, voz fraca, palpitações, cansaço, visão turva, cútis baça e pálida, tontura, língua Pálida, pulso Fraco ou Áspero.

17. ÚLCERAS NO PESCOÇO

a) Calor no Fígado e no Estômago

Úlceras duras no pescoço em forma de ovo, de coloração vermelha, doloridas e em queimação; dor de cabeça, gosto amargo na boca, sede, língua Vermelha com saburra amarelada e seca, pulso Transbordante-Rápido.

b) Calor Tóxico nos Pulmões e no Estômago

Úlceras vermelhas, inchadas e doloridas no pescoço; sede, dor de cabeça, tosse, língua Vermelha com saburra amarelada e seca, pulso Transbordante-Deslizante-Rápido.

c) Estagnação do *Qi* do Fígado e estase do Sangue do Fígado

Úlceras nos dois lados do pescoço, duras como pedra, em forma de ameixa ou de ovo, de coloração escura, sem alteração da cor da pele, doloridas, sem sensação de calor, sem exsudação de pus até os estágios finais; língua Arroxeada, pulso em Corda.

d) Estagnação do *Qi* do Fígado e estase do Sangue do Fígado com Fleuma

Úlceras no pescoço localizadas atrás da orelha em forma de ameixa, não são duras, imóveis, sem alteração da cor da pele, sem sensação de calor, sem dor; língua Arroxeada e Aumentada, pulso em Corda-Deslizante.

18. ERUPÇÃO NAS AXILAS

a) Estagnação do *Qi* do Fígado com Calor no Sangue

Erupção cutânea na axila com inchaço e dor, sensação de calor, dor de cabeça, língua Vermelha com laterais mais vermelhas e saburra amarelada, pulso em Corda-Rápido.

b) Calor Tóxico

Erupção cutânea avermelhada, dolorida e inchada na axila com exsudação de pus, pele endurecida; febre, sede, língua Vermelha com pontos vermelhos e saburra amarelada e pegajosa, pulso Transbordante-Deslizante-Rápido.

c) Umidade-Calor na Vesícula Biliar

Erupção cutânea na axila com erupções pustulares ou papulares, dor, plenitude e distensão nos hipocôndrios, náuseas, vômito, incapacidade de digerir alimentos gordurosos, cútis e olhos amarelados, tontura, tinidos, irritabilidade, sensação de peso, saburra da língua amarelada espessa e pegajosa unilateral ou bilateral, pulso Deslizante-Rápido.

d) Fogo no Coração

Erupção cutânea papular avermelhada na axila, palpitações, sede, agitação, insônia, sono perturbado por sonhos, sensação de calor, face avermelhada, gosto amargo na boca, língua Vermelha com ponta mais vermelha e saburra amarelada, pulso Transbordante-Rápido.

19. CARBÚNCULOS NA PARTE SUPERIOR DAS COSTAS

a) Calor Tóxico no Estômago e nos Pulmões

Carbúnculos inchados, doloridos e vermelhos na parte superior das costas; febre, sede, língua Vermelha com pontos vermelhos e saburra amarelada espessa e pegajosa, pulso Rápido-Deslizante-Transbordante.

b) Calor do Verão

Carbúnculos vermelhos, inchados e doloridos na parte superior das costas, início súbito no verão; tontura, febre, insônia, língua Vermelha com saburra fina e amarelada, pulso Flutuante-Rápido.

20. DEDOS DAS MÃOS VERMELHOS, INCHADOS E COÇANDO

Ver Parte 1, *Observação*, Capítulo 14.

a) Calor Tóxico no Estômago

Dedos das mãos vermelhos, inchados e coçando; inchaço dos dedos das mãos, dormência, sensação de calor, sede, língua Vermelha com pontos vermelhos e saburra amarelada e espessa e pegajosa, pulso Transbordante-Deslizante-Rápido.

b) Umidade-Calor no Estômago

Dedos das mãos vermelhos, inchados e coçando; inchaço dos dedos das mãos, plenitude epigástrica, gosto pegajoso na boca, sede sem vontade de beber líquidos, saburra da língua amarelada e pegajosa, pulso Deslizante-Rápido.

c) Invasão de Calor Tóxico Externo

Dedos das mãos vermelhos, inchados e doloridos do lado das unhas com início agudo; dedos das mãos esbranquiçados, arrepios, febre, pulso Flutuante-Rápido.

21. NÓDULOS SOB A PELE

Nódulos moles sob a pele são, por definição, decorrentes de Fleuma. De modo geral, não são avermelhados, não são doloridos, não são quentes e nem duros; normalmente, têm a forma de uma ameixa e são móveis. Não se rompem e não produzem pus.

a) Deficiência do *Qi* do Baço com Fleuma

Nódulos moles e móveis sob a pele, cansaço, falta de apetite, fezes amolecidas, língua Pálida e Aumentada com saburra pegajosa, pulso Fraco e ligeiramente Deslizante.

b) Fleuma-Calor

Nódulos moles ligeiramente avermelhados sob a pele, expectoração de muco amarelado, sensação de opressão do tórax, sensação de calor, língua Vermelha e Aumentada com saburra amarelada e pegajosa, pulso Deslizante-Rápido.

c) Vento-Fleuma

Nódulos sob a pele, dor de cabeça, tontura, possivelmente hipertensão, visão turva, dormência dos membros, sensação de opressão do tórax, náuseas, dor de cabeça, língua Rígida e Aumentada, pulso Deslizante-em-Corda. Essa condição é mais comum nos idosos.

PARTE 5 SEÇÃO 1

78 Sintomas Emocionais

CONTEÚDO DO CAPÍTULO

Propensão a Sentir Raiva, 670
Cheio, 670

Propensão a Ficar Preocupado, 670
Vazio, 671
Cheio, 671
Outros padrões, 671

Tristeza, 671
Vazio, 671
Outros padrões, 672

Medo/Ansiedade, 672
Deficiência de Qi e de Sangue, 672
Deficiência do Yin do Rim, 672
Deficiência do Yang do Rim, 672
Deficiência do Sangue do Fígado, 672
Deficiência da Vesícula Biliar, 672
Deficiência do Qi do Fígado, 672

Assusta-se Facilmente, 672
Deficiência do Sangue do Coração, 672
Deficiência do Yin do Coração, 672
Deficiência do Coração e da Vesícula Biliar, 672
Fogo no Coração, 672

Fleuma-Fogo perturbando o Coração, 672
Estagnação do Qi do Fígado e deficiência de Sangue, 672

Alegria Excessiva, 673
Fogo no Coração, 673
Calor Vazio no Coração, 673
Fleuma-Fogo perturbando o Coração, 673

Agitação Mental, 673
Deficiência de Yin com Calor Vazio, 673
Fleuma-Calor no Estômago e no Coração, 673
Fogo no Coração, 673
Calor no Pulmão, 673

Timidez Grave, 673
Deficiência da Vesícula Biliar, 673
Deficiência do Qi do Fígado, 674
Deficiência do Yang do Rim, 674
Deficiência do Qi do Coração e do Baço, 674
Deficiência do Sangue do Coração e do Baço, 674

Riso Inapropriado, 674
Fogo no Coração, 674
Fleuma-Fogo perturbando o Coração, 674
Deficiência do Yin do Rim e do Coração com Calor Vazio no Coração, 674

Os seguintes sintomas emocionais serão discutidos:
1. Propensão a sentir raiva
2. Propensão a ficar preocupado
3. Tristeza
4. Medo/ansiedade
5. Assusta-se facilmente
6. Alegria excessiva
7. Agitação mental
8. Timidez grave
9. Riso inapropriado.

1. PROPENSÃO A SENTIR RAIVA

Ver Parte 2, *Interrogatório*, Capítulo 44.

a) Cheio

Estagnação do *Qi* do Fígado

Raiva reprimida com explosões ocasionais, distensão dos hipocôndrios ou do epigástrio, irritabilidade, mau humor, sensação de bolo na garganta, tensão pré-menstrual, pulso em Corda.

Acupuntura

F-3 *Taichong*, VG-19 *Houding*, VB-13 *Benshen*, C-7 *Shenmen*.

Ascensão do *Yang* do Fígado

Propensão a ter explosões de raiva, irritabilidade, dor de cabeça, tontura, tinidos, pulso em Corda.

Acupuntura

F-3 *Taichong*, VB-13 *Benshen*, VG-19 *Houding*, IG-4 *Hegu*, VB-20 *Fengchi*.

Fogo no Fígado

Propensão a ter explosões graves de raiva, irritabilidade, agressividade, insônia, dor de cabeça, face avermelhada, tontura, tinidos, explosões de raiva, sede, gosto amargo na boca, constipação intestinal, urina escura, língua Vermelha com laterais mais vermelhas e saburra amarelada e seca, pulso em Corda-Rápido.

Acupuntura

F-2 *Xingjian*, VB-13 *Benshen*, VG-19 *Houding*, IG-4 *Hegu*, VB-20 *Fengchi*, IG-11 *Quchi*.

> **NOTA CLÍNICA**
>
> Descarregar a raiva só ajuda se houver estagnação do *Qi* do Fígado; no caso de ascensão do *Yang* do Fígado e de Fogo no Fígado, descarregar a raiva só vai atiçá-la ainda mais.

2. PROPENSÃO A FICAR PREOCUPADO

Ver Parte 2, *Interrogatório*, Capítulo 44.

a) Vazio

Deficiência do Qi do Pulmão

Preocupação, depressão, aversão a conversar, ligeira falta de ar, tosse moderada, voz fraca, sudorese espontânea durante o dia, cútis esbranquiçada-brilhante, propensão a se resfriar, cansaço, aversão ao frio, língua Pálida, pulso Vazio.

Acupuntura

P-9 *Taiyuan*, P-7 *Lieque*, E-36 *Zusanli*, VC-12 *Zhongwan*, P-3 *Tianfu*, VG-24 *Shenting*.

Deficiência do Qi do Coração e do Baço

Preocupação, pensamento ligeiramente obsessivo, leve depressão, pensamentos excessivos, palpitações, respiração ofegante por esforço, face pálida, cansaço, sudorese espontânea, falta de apetite, ligeira distensão abdominal após comer, fraqueza dos membros, fezes amolecidas, língua Pálida, pulso Vazio.

Acupuntura

C-7 *Shenmen*, VC-14 *Juque*, E-36 *Zusanli*, BP-6 *Sanyinjiao*, VC-12 *Zhongwan*, VG-24 *Shenting*.

b) Cheio

Estagnação do Qi do Pulmão

Preocupação, leve irritabilidade, depressão, sensação de bolo na garganta, dificuldade de engolir, sensação de opressão ou distensão no tórax, ligeira falta de ar, suspiros, língua ligeiramente Vermelha nas laterais, nas áreas do tórax, pulso muito ligeiramente Tenso na posição Anterior Direita.

Acupuntura

P-7 *Lieque*, P-3 *Tianfu*, PC-6 *Neiguan*, E-40 *Fenglong*, VG-24 *Shenting*.

c) Outros padrões

Deficiência do Sangue do Coração

Preocupação, depressão, insônia, memória fraca, ansiedade, sono perturbado por sonhos, propensão a se assustar, palpitações, tontura, cútis baça e pálida, lábios pálidos, língua Pálida e Fina, pulso Áspero ou Fino.

Deficiência do Sangue do Fígado

Preocupação que aumenta após a menstruação, tontura, visão turva, moscas volantes, dormência ou formigamento dos membros, menstruação escassa, cútis baça e pálida, língua Pálida, pulso Áspero ou Fino.

Deficiência do Yin do Coração

Preocupação, insônia, sono perturbado por sonhos, memória fraca, ansiedade, propensão a se assustar, agitação mental, inquietude, sente-se "aborrecido e com calor", palpitações, boca e garganta secas, sudorese noturna, língua de cor normal sem saburra ou com saburra sem raiz, pulso Flutuante-Vazio especialmente na posição Anterior esquerda.

Deficiência do Yin do Coração com Calor Vazio

Preocupação especialmente ao anoitecer, insônia, sono perturbado por sonhos, memória fraca, ansiedade, propensão a se assustar, agitação mental, inquietude, sente-se "aborrecido e com calor", palpitações, boca e garganta secas, sede com vontade de beber líquidos em pequenos goles, sensação de calor ao anoitecer, *flush* malar, sudorese noturna, calor nos cinco palmos, língua Vermelha mais vermelha na ponta e sem saburra, pulso Flutuante-Vazio e Rápido.

> **NOTA CLÍNICA**
>
> 1. Preocupação é uma das causas emocionais de doença mais presentes em pacientes ocidentais. A preocupação afeta os Pulmões e o Coração e causa patologia do tórax e das mamas
> 2. Convém lembrar que a preocupação também afeta o Fígado e pode causar estagnação do *Qi* do Fígado ou ascensão do *Yang* do Fígado.

3. TRISTEZA

Ver Parte 2, *Interrogatório*, Capítulo 44.

Está incluído aqui o estado emocional de tristeza com choro frequente.

a) Vazio

Deficiência do Qi do Pulmão e do Coração

Tristeza, choro, depressão, aversão a conversar, palpitações, respiração ofegante por esforço, face pálida, cansaço, voz fraca, sudorese espontânea durante o dia, cútis esbranquiçada-brilhante, propensão a se resfriar, aversão ao frio, língua Pálida, pulso Vazio.

Acupuntura

P-9 *Taiyuan*, E-36 *Zusanli*, VC-12 *Zhongwan*, P-7 *Lieque*, P-3 *Tianfu*, C-7 *Shenmen*, VG-24 *Shenting*.

Deficiência do Sangue do Coração

Tristeza, choro, depressão, insônia, sono perturbado por sonhos, ansiedade, propensão a se assustar, memória fraca, palpitações, tontura, cútis baça e pálida, lábios pálidos, língua Pálida e Fina, pulso Áspero ou Fino.

Acupuntura

C-7 *Shenmen*, VC-14 *Juque*, E-36 *Zusanli*, BP-6 *Sanyinjiao*, VG-24 *Shenting*.

Deficiência do Sangue do Fígado

Tristeza, choro, confusão mental, falta de perspectiva de vida, memória fraca, tontura, visão turva, moscas volantes, dormência ou formigamento dos membros, menstruação escassa, cútis baça e pálida, língua Pálida, pulso Áspero ou Fino. Esse padrão é mais comum em mulheres e decorre de tristeza afetando o Fígado.

Acupuntura

F-8 *Ququan*, E-36 *Zusanli*, BP-6 *Sanyinjiao*, VC-4 *Guanyuan*, C-7 *Shenmen*, VG-24 *Shenting*.

b) Outros padrões

Estagnação do *Qi* do Pulmão

Tristeza, irritabilidade moderada, depressão, sensação de bolo na garganta, dificuldade de engolir, sensação de opressão ou distensão do tórax, ligeira falta de ar, suspiros, língua ligeiramente Vermelha nas laterais, nas áreas do tórax, pulso muito ligeiramente Tenso na posição Anterior Direita.

4. MEDO/ANSIEDADE

Ver Parte 2, *Interrogatório*, Capítulo 44.

a) Deficiência de *Qi* e de Sangue

Ansiedade leve, timidez, falta de apetite, fezes amolecidas, voz fraca, cansaço, visão turva, tontura, dormência ou formigamento dos membros, palpitações, cútis baça e pálida, língua Pálida, pulso Fraco ou Áspero.

b) Deficiência do *Yin* do Rim

Medo, ansiedade, depressão, falta de força de vontade e de motivação, insônia, memória fraca, tontura, tinidos, deficiência auditiva, sudorese noturna, boca e garganta secas à noite, lombalgia, constipação intestinal, urina escassa e escura, cansaço, língua de cor normal sem saburra, pulso Flutuante-Vazio.

c) Deficiência do *Yang* do Rim

Ansiedade leve, depressão, timidez, lombalgia, joelhos frios, sensação de frio, cútis esbranquiçada-brilhante, joelhos fracos, cansaço, lassidão, urina clara e abundante, micção noturna, impotência, libido diminuída, língua Pálida e úmida, pulso Profundo-Fraco.

d) Deficiência do Sangue do Fígado

Ansiedade leve, medo do futuro, depressão, falta de perspectiva de vida, tontura, visão turva, moscas volantes, dormência ou formigamento dos membros, menstruação escassa, cútis baça e pálida, língua Pálida, pulso Áspero ou Fino.

e) Deficiência da Vesícula Biliar

Medroso, tímido, irresoluto e indeciso quando surge alguma coisa, assusta-se facilmente, aversão a conversar, falta de coragem, abalado, suspiros, sonhos agitados, insônia, nervosismo, sonhos excessivos, tontura, visão turva, moscas volantes, língua Pálida.

f) Deficiência do *Qi* do Fígado

Medo, timidez, falta de determinação, depressão, infelicidade, nervosismo, facilmente assustado, falta de coragem e de iniciativa, indecisão, suspiros, sonhos agitados, irritabilidade, tendões fracos, tontura, visão turva, moscas volantes, distensão dos hipocôndrios, menstruação irregular, língua Pálida ou normal, pulso Fraco.

5. ASSUSTA-SE FACILMENTE

Grande parte das causas desse sintoma decorre de padrões do Coração e o paciente provavelmente apresenta uma fissura do coração na língua.

a) Deficiência do Sangue do Coração

Assusta-se facilmente, insônia, memória fraca, ansiedade, sono perturbado por sonhos, palpitações, tontura, cútis baça e pálida, lábios pálidos, língua Pálida e Fina, pulso Áspero ou Fino.

b) Deficiência do *Yin* do Coração

Assusta-se facilmente, piora ao anoitecer, agitação mental, inquietude, sente-se "aborrecido e com calor", memória fraca, ansiedade, insônia, sono perturbado por sonhos, palpitações, boca e garganta secas, sudorese noturna, língua de cor normal sem saburra ou com saburra sem raiz, pulso Flutuante-Vazio especialmente na posição Anterior esquerda.

c) Deficiência do Coração e da Vesícula Biliar

Assusta-se facilmente, timidez, aversão a falar, falta de coragem e de iniciativa, indeciso, abalado, suspiros, sonhos agitados, insônia, nervosismo, sonhos excessivos, tontura, visão turva, moscas volantes, língua Pálida. Esse é um padrão incomum que na verdade descreve o caráter de uma pessoa mais do que um padrão e tem como base a ideia de que a Vesícula Biliar é o sítio da coragem e da capacidade de tomar decisões.

d) Fogo no Coração

Assusta-se facilmente, agitação, agitação mental, insônia, sono perturbado por sonhos, palpitações, sede, úlceras na boca e na língua, sensação de calor, face avermelhada, urina escura ou sangue na urina, gosto amargo na boca (depois de uma noite maldormida), língua Vermelha com ponta mais vermelha e saburra amarelada, pulso Transbordante e Rápido.

e) Fleuma-Fogo perturbando o Coração

Assusta-se facilmente durante o sono, agitação, insônia, sono perturbado por sonhos, confusão mental, agitação mental, depressão, comportamento maníaco, comportamento imprudente, tendência a bater ou repreender as pessoas, palpitações, sede, face avermelhada, sensação de opressão do tórax, urina escura, expectoração de muco, som crepitante na garganta, gosto amargo na boca, língua Vermelha com ponta mais vermelha e Aumentada, fissura do Coração com saburra amarelada e pegajosa dentro dela, pulso Deslizante-Rápido ou Deslizante-Transbordante-Rápido.

f) Estagnação do *Qi* do Fígado e deficiência de Sangue

Assusta-se facilmente, irritabilidade, propensão a sentir raiva, distensão nos hipocôndrios ou no epigástrio, irritabilidade, mau humor, sensação de bolo na garganta, tensão pré-menstrual, tontura, visão turva, moscas volantes, dormência ou formigamento dos membros, menstruação escassa, cútis baça e pálida, língua Pálida, pulso Áspero ou Fino que também fica ligeiramente em Corda à esquerda.

6. ALEGRIA EXCESSIVA

Ver Parte 2, *Interrogatório*, Capítulo 44.

Um estado normal de alegria obviamente não é causa de doença. Vários estados emocionais estão incluídos sob o termo "alegria excessiva". Um deles inclui o estado súbito de extrema euforia em decorrência de notícias alegres. Isso faz o *Qi* subir e expande o Coração. Outro desses estados emocionais inclui a alegria excessiva resultante de uma vida caracterizada por excitações e estímulos excessivos (incluindo os obtidos pelo uso de álcool e drogas). Isso também faz o *Qi* subir e pode gerar Fogo no Coração. Por esse ponto de vista, "alegria excessiva" poderia ser chamada, com mais propriedade, de "excesso de estímulos". Outra situação é a alegria excessiva observada em certas condições mentais, como hipomania ou comportamento maníaco.

a) Fogo no Coração

Alegria excessiva, humor permanentemente eufórico, riso excessivo, agitação mental, agitação, sono perturbado por sonhos, insônia, palpitações, sede, úlceras na boca e na língua, sensação de calor, face avermelhada, gosto amargo na boca, língua Vermelha com ponta mais vermelha e saburra amarelada, pulso Transbordante-Rápido.

b) Calor Vazio no Coração

Alegria excessiva, euforia permanente como se estivesse sendo conduzido, ansiedade, propensão a se assustar, agitação mental, inquietude, sente-se "aborrecido e com calor", insônia, sono perturbado por sonhos, palpitações, memória fraca, boca e garganta secas, sede com vontade de beber água em pequenos goles, sensação de calor ao anoitecer, *flush* malar, sudorese noturna, calor nos cinco palmos, língua Vermelha mais vermelha na ponta, ausência de saburra, pulso Flutuante-Vazio e Rápido.

c) Fleuma-Fogo perturbando o Coração

Alegria excessiva, confusão mental, riso excessivo e inapropriado, agitação mental, insônia, sono perturbado por sonhos, agitação, palpitações, sede, face avermelhada, sensação de opressão do tórax, urina escura, expectoração de muco, som crepitante na garganta, gosto amargo na boca, grito, língua Vermelha com ponta mais vermelha e Aumentada, fissura do Coração com saburra amarelada e pegajosa dentro dela, pulso Deslizante-Rápido ou Deslizante-Transbordante-Rápido.

7. AGITAÇÃO MENTAL

Ver Parte 2, *Interrogatório*, Capítulo 44.

"Agitação mental" é uma tradução do termo *fan zao*, que significa literalmente "irritação e agitação". Também inclui pernas inquietas. O termo *fan zao* abrange dois sintomas diferentes: *fan* (irritação) é decorrente de Calor Cheio e pertence aos Pulmões, enquanto *zao* (agitação) é decorrente de Calor Vazio e pertence aos Rins. *Fan* é *Yang* e *zao* é *Yin*.

a) Deficiência de *Yin* com Calor Vazio

Agitação mental vaga, insônia, pernas inquietas, sonhos excessivos, ansiedade, garganta seca à noite, sensação de calor ao anoitecer, sudorese noturna, calor nos cinco palmos, *flush* malar, boca seca com vontade de beber água em pequenos goles, língua Vermelha sem saburra, pulso Flutuante-Vazio e Rápido. Esse é um padrão geral de deficiência de *Yin* com Calor Vazio que pode afetar os Rins, o Coração e os Pulmões.

b) Fleuma-Calor no Estômago e no Coração

Agitação mental, confusão mental, insônia, sono perturbado por sonhos, agitação, comportamento imprudente, tendência a ser violento ou repreender as pessoas, grito, depressão, comportamento maníaco, palpitações, sede, face avermelhada, sensação de opressão do tórax, urina escura, expectoração de muco, som crepitante na garganta, gosto amargo na boca, dor epigástrica em queimação, sangramento das gengivas, boca seca, úlceras na boca, regurgitação ácida, náuseas, vômito logo depois de comer, fome excessiva, mau hálito, sensação de calor, sensação de opressão do tórax e do epigástrio, língua Vermelha no centro com saburra amarelada e pegajosa e fissura do Estômago/Coração com saburra áspera, amarelada e pegajosa dentro dela, pulso Deslizante-Rápido.

c) Fogo no Coração

Agitação mental pronunciada, agitação, insônia, sono perturbado por sonhos, palpitações, sede, úlceras na boca e na língua, sensação de calor, face avermelhada, gosto amargo na boca, língua Vermelha com ponta mais vermelha e saburra amarelada, pulso Transbordante-Rápido.

d) Calor no Pulmão

Agitação mental, preocupação, tosse, ligeira falta de ar, sensação de calor, dor no peito, batimento das asas do nariz, sede, face avermelhada, língua Vermelha com saburra amarelada, pulso Transbordante-Rápido.

8. TIMIDEZ GRAVE

a) Deficiência da Vesícula Biliar

Timidez grave, indecisão, assusta-se facilmente, falta de determinação, aversão a falar, falta de coragem, abalado, medroso, irresoluto e indeciso quando alguma coisa surge, afobamento, suspiros, sonhos agitados, insônia, nervosismo, sonhos excessivos, tontura, visão turva, moscas volantes, língua Pálida.

b) Deficiência do *Qi* do Fígado

Timidez grave, falta de determinação, infelicidade, tendões fracos, medo, depressão, nervosismo, assusta-se facilmente, falta de coragem e iniciativa, indecisão, suspiros, sonhos agitados, irritabilidade, tontura, visão turva, moscas volantes, distensão nos hipocôndrios, menstruação irregular, língua Pálida ou normal, pulso Fraco.

c) Deficiência do *Yang* do Rim

Timidez grave, falta de força de vontade, insegurança, lombalgia, joelhos frios, sensação de frio, cútis esbranquiçada-brilhante, joelhos fracos, cansaço, lassidão, urina clara e abundante, micção noturna, impotência, libido diminuída, língua Pálida e úmida, pulso Profundo-Fraco.

d) Deficiência do *Qi* do Coração e do Baço

Timidez grave, preocupação, avidez inapropriada para agradar os outros, ligeira depressão, palpitações, respiração ofegante por esforço, face pálida, cansaço, sudorese espontânea, falta de apetite, ligeira distensão abdominal depois de comer, fraqueza dos membros, fezes amolecidas, língua Pálida, pulso Vazio.

e) Deficiência do Sangue do Coração e do Baço

Timidez grave, ansiedade, insegurança, preocupação, pensamentos ligeiramente obsessivos, leve depressão, pensamentos excessivos, palpitações, respiração ofegante por esforço, face pálida, cansaço, sudorese espontânea, falta de apetite, ligeira distensão abdominal depois de comer, fraqueza dos membros, fezes amolecidas, língua Pálida, pulso Vazio.

9. RISO INAPROPRIADO

Está incluído aqui o estado mental que pode variar da hipomania leve até um quadro franco de comportamento maníaco.

a) Fogo no Coração

Riso inapropriado, comportamento maníaco, inquietação mental, agitação, insônia, sono perturbado por sonhos, palpitações, sede, úlceras na boca e na língua, sensação de calor, face avermelhada, gosto amargo na boca, língua Vermelha com ponta mais vermelha e saburra amarelada, pulso Transbordante-Rápido.

b) Fleuma-Fogo perturbando o Coração

Riso inapropriado, confusão mental, agitação, inquietação mental, insônia, sono perturbado por sonhos, comportamento imprudente, tendência a ser violento ou repreender pessoas, gritos, depressão, comportamento maníaco, palpitações, sede, face avermelhada, sensação de opressão no tórax, urina escura, expectoração de muco, som crepitante na garganta, gosto amargo na boca.

c) Deficiência do *Yin* do Rim e do Coração com Calor Vazio no Coração

Riso inapropriado, insônia, sonhos excessivos, agitação mental, ansiedade, memória fraca, palpitações, tontura, tinidos, deficiência auditiva, lombalgia, emissões noturnas com sonhos, sensação de calor ao anoitecer, sudorese noturna, calor nos cinco palmos, urina escassa e escura, fezes ressecadas, língua Vermelha com ponta mais vermelha e fissura do Coração, pulso Flutuante-Vazio e Rápido ou pulso Profundo e Fraco nas duas posições Posteriores e Transbordante nas duas posições Anteriores.

Sintomas Mentais e Emocionais

CONTEÚDO DO CAPÍTULO

Depressão, 675
Cheio, 675
Vazio, 675
Outros padrões, 676
Depressão e Comportamento Maníaco, 676
Fase depressiva, 676
Fase maníaca, 677
Ansiedade, 677
Vazio, 677
Vazio/Cheio, 677
Cheio, 678
Outros padrões, 678
Irritabilidade, 678
Estagnação do Qi do Fígado, 678
Estagnação do Qi do Pulmão, 678
Estase de Sangue do Fígado, 678
Estase de Sangue do Coração, 679
Ascensão do Yang do Fígado, 679
Fogo no Fígado, 679
Fogo no Coração, 679
Calor no Pulmão, 679
Calor no Estômago, 679
Deficiência do Sangue do Fígado, 679
Deficiência do Yin do Rim, 679
Deficiência do Sangue do Coração, 679
Deficiência do Yin do Rim com Calor Vazio, 679
Deficiência do Yin do Coração com Calor Vazio, 679
Umidade-Calor, 679
Esquizofrenia, 679
Deficiência do Sangue do Coração e do Baço, 679
Estagnação do Qi e Fleuma, 680
Fleuma-Fogo perturbando o Coração, 680
Fleuma-Fogo e deficiência do Yin com Calor-Vazio, 680

Os seguintes sintomas mentais e emocionais serão discutidos:
1. Depressão
2. Depressão e comportamento maníaco
   a) Fase depressiva
   b) Fase maníaca
3. Ansiedade
4. Irritabilidade
5. Esquizofrenia

1. DEPRESSÃO

Ver Parte 2, *Interrogatório*, Capítulo 44.

a) Cheio

Estagnação do Qi do Fígado

Depressão, mau humor, irritabilidade, ansiedade, frustração, tensão nervosa, distensão do hipocôndrio ou do epigástrio, sensação de bolo na garganta, tensão pré-menstrual, pulso em Corda.

Acupuntura

VB-34 *Yanglingquan*, F-3 *Taichong*, VB-13 *Benshen*, VG-20 *Baihui*, VB-40 *Qiuxu*.

Estagnação do Qi do Fígado com Qi-Fleuma

Depressão, mau humor, irritabilidade, sensação de bolo na garganta, distensão do hipocôndrio ou do epigástrio, tensão pré-menstrual, muco na garganta, língua Aumentada, pulso em Corda-Deslizante.

Acupuntura

VB-34 *Yanglingquan*, F-3 *Taichong*, VB-13 *Benshen*, VG-20 *Baihui*, VB-40 *Qiuxu*, E-40 *Fenglong*.

b) Vazio

Deficiência do Yang do Rim

Depressão, falta de motivação, falta de força de vontade, falta de iniciativa, exaustão, desejo de ficar encolhido, lombalgia, joelhos frios, sensação de frio, cútis esbranquiçada-brilhante, joelhos fracos, cansaço, lassidão, urina clara e abundante, micção noturna, impotência, libido diminuída, língua Pálida e úmida, pulso Profundo-Fraco.

Acupuntura

R-3 *Taixi*, VC-4 *Guanyuan*, B-23 *Shenshu*, R-7 *Fuliu*, VG-4 *Mingmen*, VG-20 *Baihui*, VB-40 *Qiuxu*.

Deficiência do Sangue do Coração

Depressão, humor choroso, tristeza, insônia, sono perturbado por sonhos, memória fraca, ansiedade, propensão a se assustar, palpitações, tontura, cútis baça e pálida, lábios pálidos, língua Pálida e Fina, pulso Áspero ou Fino.

Acupuntura

C-7 *Shenmen*, VC-14 *Juque*, E-36 *Zusanli*, BP-6 *Sanyinjiao*, VG-20 *Baihui*, VB-40 *Qiuxu*.

Deficiência do Sangue do Fígado

Depressão, tristeza, falta de direção, tontura, visão turva, moscas volantes, dormência ou formigamento dos membros, menstruação escassa, cútis baça e pálida, língua Pálida, pulso Áspero ou Fino.

Acupuntura

VG-20 *Baihui*, VB-40 *Qiuxu*, F-8 *Ququan*, E-36 *Zusanli*, BP-6 *Sanyinjiao*, VC-4 *Guanyuan*.

Deficiência do Sangue do Baço e do Coração

Depressão, tendência a cismar, pensamentos ligeiramente obsessivos, ansiedade, insônia, sono perturbado por sonhos, memória fraca, propensão a se assustar, palpitações, tontura, cútis baça e pálida, lábios pálidos, cansaço, músculos fracos, fezes amolecidas, falta de apetite, menstruação escassa, língua Pálida e Fina, pulso Áspero ou Fino.

Acupuntura

C-7 *Shenmen*, VC-14 *Juque*, E-36 *Zusanli*, BP-6 *Sanyinjiao*, VG-20 *Baihui*, VB-40 *Qiuxu*, VC-12 *Zhongwan*, VG-24 *Shenting*.

c) Outros padrões

Qi do Fígado estagnado transformado em Calor se rebelando para cima

Depressão, ansiedade, insônia, mau humor, irritabilidade, propensão a ter explosões de raiva, distensão do hipocôndrio ou do epigástrio, ligeira sensação de opressão do tórax, tensão pré-menstrual, menstruação irregular, distensão das mamas antes da menstruação, sensação de bolo na garganta, sensação de calor, face avermelhada, sede, menstruação abundante, língua Vermelha nas laterais, pulso em Corda e ligeiramente Rápido.

Deficiência do *Yang* do Coração

Depressão, falta de motivação, assusta-se facilmente, palpitações, respiração ofegante por esforço, cansaço, sudorese espontânea, ligeira sensação de desconforto ou congestão na região cardíaca, sensação de frio, mãos frias, face pálida e brilhante, lábios ligeiramente escuros, língua Pálida, pulso Profundo-Fraco.

Deficiência do *Yin* do Coração e do Rim com Calor Vazio

Depressão, ansiedade ao anoitecer, agitação mental, insônia, sono perturbado por sonhos, ansiedade, memória fraca, palpitações, tontura, tinidos, deficiência auditiva, lombalgia, emissões noturnas com sonhos, sensação de calor ao anoitecer, sudorese noturna, calor nos cinco palmos, urina escassa e escura, fezes ressecadas, língua Vermelha com ponta mais vermelha e com fissura do Coração, pulso Flutuante-Vazio e Rápido.

Fleuma-Fogo perturbando o Coração

Depressão, agitação mental, ansiedade, agitação, fobias, insônia, sonhos excessivos, confusão mental, comportamento imprudente, grito, comportamento maníaco, sensação de calor na região cardíaca, palpitações, sede, face avermelhada, sensação de opressão do tórax, expectoração de muco, muco na garganta, gosto amargo na boca, língua Vermelha com ponta mais vermelha e Aumentada, fissura do Coração com saburra amarelada pegajosa-seca dentro dela, pulso Deslizante-Rápido ou Deslizante-Transbordante-Rápido.

Estase de Sangue do Coração

Depressão, agitação mental, insônia, agitação ao anoitecer, sonhos excessivos, palpitações, dor lancinante ou pungente no peito que pode irradiar-se para o aspecto interno do braço esquerdo ou para o ombro esquerdo, sensação de opressão ou de constrição no tórax, cianose dos lábios e das unhas, mãos frias, língua totalmente Arroxeada ou Arroxeada apenas nas laterais, nas áreas do tórax, pulso Áspero ou em Corda.

Calor na Vesícula Biliar

Depressão, agitação mental, pavio curto, irritabilidade, náuseas, garganta seca, gosto amargo na boca, sensação de plenitude do hipocôndrio, visão turva, saburra da língua amarelada unilateral, pulso em Corda.

Preocupação consumindo a Mente

Depressão, sensação como se estivesse em transe, distração, falta de iniciativa, tristeza, preocupação, choro, bocejo, língua Pálida, pulso Fraco.

Calor no Diafragma

Depressão, agitação mental, sensação de ansiedade no tórax, sensação de calor na região cardíaca, sensação de congestão do tórax, sede, náuseas, saburra da língua amarelada, pulso Rápido. Essa é uma depressão a curto prazo causada por Calor residual após invasão de Vento-Calor.

> **NOTA CLÍNICA**
> 1. Na depressão crônica, eu geralmente uso B-23 *Shenshu* e B-52 *Zhishi* para estimular a Força de Vontade (*Zhi*), independente do padrão.
> 2. Eu também uso VB-40 *Qiuxu* para estimular o movimento do *Hun*, cuja imobilidade é uma característica da depressão.

2. DEPRESSÃO E COMPORTAMENTO MANÍACO

Ver Parte 2, *Interrogatório*, Capítulo 44.

a) Fase depressiva

Estagnação do *Qi* e Fleuma

Depressão, apatia, pensamento embotado, fala incoerente, murmura para si mesmo, irritabilidade, mau humor, não se lembra de comer, distensão do hipocôndrio ou do epigástrio, sensação de bolo na garganta, tensão pré-menstrual, língua Aumentada com saburra pegajosa, pulso em Corda-Deslizante.

Deficiência do Sangue do Coração e do Baço

Depressão, sonhos excessivos, confusão mental, assusta-se facilmente, tristeza, choro, grito, fecha as janelas, murmura para si mesmo, cisma, pensamento ligeiramente obsessivo, ansiedade, insônia, sono perturbado por sonhos, memória fraca, propensão a se assustar, palpitações, tontura, cútis baça e pálida, lábios pálidos, cansaço, músculos fracos, fezes amolecidas, falta de apetite, menstruação escassa, língua Pálida e Fina, pulso Áspero ou Fino, língua Pálida, pulso Fraco.

b) Fase maníaca

Fleuma-Fogo perturbando a Mente

Comportamento maníaco, insônia, sono perturbado por sonhos, propensão a explosões de raiva, grito, repreende ou agride as pessoas, gasta muito dinheiro, força física excepcional, tem vários projetos em andamento simultaneamente, fica acordado a noite toda, esquece-se de comer, canta, agitação mental, agitação, confusão mental, discurso incoerente, comportamento imprudente, riso descontrolado, grito, comportamento maníaco, palpitações, sede, face avermelhada, sensação de opressão do tórax, expectoração de muco, muco na garganta, gosto amargo na boca, língua Vermelha com ponta mais vermelha, fissura do Coração com saburra amarelada pegajosa-seca dentro dela, pulso Deslizante-Rápido ou Deslizante-Transbordante-Rápido. Língua Vermelha e Aumentada com saburra amarelada-espessa-pegajosa e fissura profunda do Coração com saburra amarelada-áspera-pegajosa dentro dela, pulso Deslizante-em Corda-Transbordante-Rápido.

Fleuma-Fogo no Estômago afetando o Coração

Comportamento maníaco, desejo de subir em lugares altos, grita, ri, canta, tira as roupas, insônia, agitação mental, dor epigástrica em queimação, sede sem vontade de beber líquidos, sangramento das gengivas, fezes ressecadas, boca seca, úlceras na boca, regurgitação ácida, náuseas, vômito logo após comer, fome excessiva, mau hálito, sensação de calor, sensação de opressão do tórax e do epigástrio, língua Vermelha no centro com saburra amarelada-pegajosa e fissura do Estômago com saburra amarelada, áspera e pegajosa dentro dela, pulso Deslizante-Rápido.

Fogo no Estômago e no Pericárdio

Comportamento maníaco, agitação mental, incapacidade de se deitar, alucinações, discurso incoerente, sonhos excessivos, face avermelhada, mãos quentes, palpitações, dor epigástrica em queimação, sede intensa com vontade de beber líquidos gelados, boca seca, úlceras na boca, sangramento das gengivas, fezes ressecadas, regurgitação ácida, mau hálito, náuseas, vômito logo após comer, sensação de calor, língua Vermelha com saburra amarelada-espessa-seca-escura, pulso Profundo-Cheio-Rápido.

Fogo consumindo o Yin

Comportamento maníaco crônico, fala excessivamente, assusta-se facilmente, agitação mental, perda de peso, *flush* malar, sensação de calor ao anoitecer, língua Vermelha sem saburra, pulso Fino-Rápido.

> **NOTA CLÍNICA**
>
> Comportamento "maníaco" não ocorre apenas na sua forma extrema; também se dá de forma leve em muitos pacientes.

3. ANSIEDADE

Ver Parte 2, *Interrogatório*, Capítulo 44.

a) Vazio

Deficiência do Sangue do Coração

Ansiedade moderada, insônia, sono perturbado por sonhos, memória fraca, ansiedade, propensão a se assustar, palpitações, tontura, cútis baça e pálida, lábios pálidos, língua Pálida e Fina, pulso Áspero ou Fino.

Acupuntura

C-7 *Shenmen*, VC-14 *Juque*, E-36 *Zusanli*, BP-6 *Sanyinjiao*.

Deficiência do Yin do Coração

Ansiedade vaga que piora ao anoitecer, insônia, memória fraca, ansiedade, agitação mental, sono perturbado por sonhos, propensão a se assustar, inquietude, sente-se "aborrecido e com calor", palpitações, boca e garganta secas, sudorese noturna, língua de cor normal sem saburra ou com saburra sem raiz, pulso Flutuante-Vazio especialmente na posição Anterior-Esquerda.

Acupuntura

C-6 *Yinxi*, C-7 *Shenmen*, BP-6 *Sanyinjiao*, VC-4 *Guanyuan*, VC-14 *Juque*.

Deficiência do Yin do Rim

Ansiedade vaga que piora ao anoitecer, tontura, tinidos, deficiência auditiva, memória fraca, sudorese noturna, boca e garganta secas à noite, lombalgia, constipação intestinal, urina escassa e escura, cansaço, língua de cor normal sem saburra, pulso Flutuante-Vazio.

Acupuntura

R-3 *Taixi*, VC-4 *Guanyuan*, BP-6 *Sanyinjiao*, VC-12 *Zhongwan*.

b) Vazio/Cheio

Deficiência do Yin do Coração com Calor Vazio

Ansiedade que piora ao anoitecer, agitação mental, insônia, sono perturbado por sonhos, memória fraca, inquietude, sente-se "aborrecido e com calor", palpitações, boca e garganta secas, sensação de calor ao anoitecer, *flush* malar, sudorese noturna, calor nos cinco palmos, língua Vermelha com ponta mais vermelha e sem saburra, pulso Flutuante-Vazio e Rápido.

Acupuntura

C-6 *Yinxi*, C-7 *Shenmen*, BP-6 *Sanyinjiao*, VC-4 *Guanyuan*, VC-14 *Juque*, C-8 *Shaofu*.

Deficiência do Yin do Coração e do Rim com Calor Vazio

Ansiedade, agitação mental, agitação que piora ao anoitecer, insônia, sono perturbado por sonhos, ansiedade, memória fraca, palpitações, tontura, tinidos, deficiência auditiva, lombalgia, emissões noturnas com sonhos, sensação de calor ao anoitecer, sudorese noturna, calor nos cinco palmos, urina escassa e escura, fezes ressecadas, língua Vermelha com ponta mais vermelha e fissura do Coração, pulso Flutuante-Vazio e Rápido.

Acupuntura

C-6 *Yinxi*, C-7 *Shenmen*, BP-6 *Sanyinjiao*, VC-4 *Guanyuan*, VC-14 *Juque*, C-8 *Shaofu*, R-3 *Taixi*, VC-12 *Zhongwan*, R-2 *Rangu*.

c) Cheio

Fogo no Coração

Ansiedade grave, agitação mental, agitação, insônia, sono perturbado por sonhos, palpitações, sede, úlceras na boca e na língua, sensação de calor, face avermelhada, urina escura ou sangue na urina, gosto amargo na boca, língua Vermelha com ponta mais vermelha e saburra amarelada, pulso Transbordante e Rápido.

Acupuntura

C-8 *Shaofu*, VG-24 *Shenting*, VC-15 *Jiuwei*, C-7 *Shenmen*.

Fleuma-Fogo perturbando o Coração

Ansiedade grave, agitação, agitação mental, comportamento maníaco, fobias, insônia, sono perturbado por sonhos, confusão mental, depressão, palpitações, sede, face avermelhada, sensação de opressão do tórax, urina escura, expectoração de muco, som crepitante na garganta, gosto amargo na boca, língua Vermelha com ponta mais vermelha e aumentada, fissura do Coração com saburra amarelada e pegajosa dentro dela, pulso Deslizante-Rápido ou Deslizante-Transbordante-Rápido.

Acupuntura

C-8 *Shaofu*, VC-12 *Zhongwan*, VC-9 *Shuifen*, VC-5 *Shimen*, B-22 *Sanjiaoshu*, E-40 *Fenglong*, VG-24 *Shenting*, VC-15 *Jiuwei*.

d) Outros padrões

Estase de Sangue do Coração

Ansiedade grave, agitação, palpitações, dor lancinante ou pungente no tórax que pode irradiar-se para o aspecto interno do braço ou do ombro esquerdos, sensação de opressão ou constrição do tórax, cianose dos lábios e das unhas, mãos frias, língua totalmente Arroxeada ou Arroxeada apenas nas laterais, nas áreas do tórax, pulso Áspero ou em Corda.

Deficiência do Sangue do Fígado

Ansiedade leve, depressão leve, falta de direção, insônia, sonhos excessivos, tontura, visão turva, moscas volantes, dormência ou formigamento dos membros, menstruação escassa, cútis baça e pálida, língua Pálida, pulso Áspero ou Fino.

Deficiência do *Yin* do Fígado

Ansiedade vaga, depressão, falta de direção, insônia, sonhos excessivos, tontura, visão turva, moscas volantes, olhos secos, cabelos secos, unhas secas, insônia, dormência ou formigamento dos membros, menstruação escassa, língua sem saburra, pulso Flutuante-Vazio.

Estagnação do *Qi* do Fígado

Ansiedade, depressão, irritabilidade, mau humor, distensão dos hipocôndrios ou do epigástrio, sensação de bolo na garganta, tensão pré-menstrual, pulso em Corda.

Fogo no Fígado

Ansiedade grave, irritabilidade, propensão a explosões de raiva, dor de cabeça, face avermelhada, tontura, tinidos, sede, gosto amargo na boca, constipação intestinal, urina escura, língua Vermelha com laterais mais vermelhas e saburra amarelada e seca, pulso em Corda-Rápido.

Ascensão do *Yang* do Fígado

Ansiedade, dor de cabeça, tontura, tinidos, irritabilidade, propensão a explosões de raiva, pulso em Corda.

Deficiência do *Qi* do Coração e da Vesícula Biliar

Ansiedade leve, insônia, timidez, distração, indecisão, assusta-se facilmente, palpitações, ligeira falta de ar, cansaço, língua Pálida, pulso Fraco.

Calor no Diafragma

Ansiedade, sensação de calor e congestão da região abaixo do coração, sede, boca seca, irritabilidade, insônia, língua Vermelha, pulso Rápido. Esse padrão é causado por Calor residual após uma invasão de Vento-Calor.

4. IRRITABILIDADE

Irritabilidade é uma queixa emocional comum. Inclui sentir-se irritado com frequência, perder o controle facilmente, sentir-se frustrado e estados emocionais similares. Das sete emoções tradicionais, a irritabilidade é análoga à "raiva", mas abrange uma maior variedade de estados emocionais e, de modo geral, não é tão intensa quanto "raiva". A propensão a sentir raiva normalmente é decorrente de padrões do Fígado, enquanto irritabilidade pode ser causada por muitos padrões diferentes afetando a maioria dos órgãos.

a) Estagnação do *Qi* do Fígado

Irritabilidade, mau humor, irritabilidade antes da menstruação, distensão dos hipocôndrios ou do epigástrio, mau humor, sensação de bolo na garganta, tensão pré-menstrual, pulso em Corda. *"Eu me sinto irritadíssima antes da menstruação e desconto na minha família."*

b) Estagnação do *Qi* do Pulmão

Irritabilidade moderada, crises de choro, suspiros, tristeza, depressão, sensação de bolo na garganta, dificuldade de engolir, sensação de opressão ou distensão do tórax, ligeira falta de ar, língua ligeiramente Vermelha nas laterais, nas áreas do tórax, pulso muito ligeiramente Tenso na posição Anterior-Direita. *"Eu sinto um bolo na garganta, estou no limite e tenho vontade de cair no choro."*

c) Estase de Sangue do Fígado

Irritabilidade grave, agitação à noite, dor nos hipocôndrios e/ou no abdome, menstruação dolorosa, sangue menstrual escuro e com coágulos, massas no abdome, unhas e lábios arroxeados, cútis arroxeada ou escura, língua Arroxeada, pulso em Corda ou Firme. *"Eu fervo de ressentimento."*

d) Estase de Sangue do Coração

Irritabilidade, pensamentos obsessivos, palpitações, dor lancinante ou pungente no tórax que pode irradiar-se para o aspecto interno do braço ou do ombro esquerdos, sensação de opressão ou constrição do tórax, cianose dos lábios e das unhas, mãos frias, língua totalmente Arroxeada ou Arroxeada apenas nas laterais, nas áreas do tórax, pulso Áspero ou em Corda. *"Minha mente fica julgando o tempo todo e eu me sinto ressentido."*

e) Ascensão do *Yang* do Fígado

Irritabilidade grave, propensão a explosões de raiva, dor de cabeça, tontura, tinidos, pulso em Corda. *"Eu me descontrolo facilmente."*

f) Fogo no Fígado

Irritabilidade grave, propensão a ter explosões de raiva, dor de cabeça, face avermelhada, tontura, tinidos, sede, gosto amargo na boca, constipação intestinal, urina escura, língua Vermelha com laterais mais vermelhas e saburra amarelada e seca, pulso em Corda-Rápido. *"Eu tenho explosões de fúria."*

g) Fogo no Coração

Irritabilidade grave, fúria, agitação, insônia, sono perturbado por sonhos, palpitações, sede, úlceras na boca e na língua, agitação mental, sensação de calor, face avermelhada, gosto amargo na boca, língua Vermelha com ponta mais vermelha e saburra amarelada, pulso Transbordante-Rápido. *"Eu fico irritado, impaciente e com raiva."*

h) Calor no Pulmão

Irritabilidade, crises de choro, agitação, tosse, ligeira falta de ar, sensação de calor, dor no peito, batimento das asas do nariz, sede, face avermelhada, língua Vermelha com saburra amarelada, pulso Transbordante-Rápido. *"Eu fico frustrado, irritado e com vontade de chorar."*

i) Calor no Estômago

Irritabilidade, insônia, sono perturbado por sonhos, agitação, dor epigástrica em queimação, sede, regurgitação ácida, náuseas, fome excessiva, mau hálito, sensação de calor, língua Vermelha com saburra amarelada, pulso Transbordante-Rápido. *"Eu fico com raiva e obsessivo com frequência."*

j) Deficiência do Sangue do Fígado

Irritabilidade moderada, leve impaciência, ansiedade vaga, tontura, visão turva, moscas volantes, dormência ou formigamento dos membros, menstruação escassa, cútis baça e pálida, língua Pálida, pulso Áspero ou Fino. *"Eu me sinto perdido, sobrecarregado e no limite."*

k) Deficiência do *Yin* do Rim

Irritabilidade leve, ansiedade vaga e medo que pioram ao anoitecer, falta de força de vontade, chateia-se facilmente, tontura, tinidos, deficiência auditiva, memória fraca, sudorese noturna, boca e garganta secas à noite, lombalgia, constipação intestinal, urina escura e escassa, cansaço, língua de cor normal sem saburra, pulso Flutuante-Vazio. *"Eu me sinto impotente, desmotivado e no limite ao anoitecer."*

l) Deficiência do Sangue do Coração

Irritabilidade leve, tristeza, ansiedade vaga, insônia, sono perturbado por sonhos, memória fraca, propensão a se assustar, palpitações, tontura, cútis baça e pálida, lábios pálidos, língua Pálida e Fina, pulso Áspero ou Fino. *"Sinto-me triste e no limite."*

m) Deficiência do *Yin* do Rim com Calor Vazio

Vaga irritabilidade, agitação mental que piora ao anoitecer, sensação de estar no limite, sente-se "aborrecido e com calor", depressão, ansiedade, insônia, tontura, tinidos, vertigem, memória fraca, deficiência auditiva, sudorese noturna, boca seca à noite, calor nos cinco palmos, sensação de calor ao anoitecer, sede com vontade de beber água em pequenos goles, lombalgia, constipação intestinal, urina escassa e escura, cansaço, língua Vermelha sem saburra, pulso Flutuante-Vazio e Rápido. *"Eu me sinto aborrecido e com calor."*

n) Deficiência do *Yin* do Coração com Calor Vazio

Irritabilidade, agitação mental que piora ao anoitecer, sensação de estar no limite, tristeza, ansiedade, insônia, sono perturbado por sonhos, propensão a se assustar, inquietude, sente-se "aborrecido e com calor", palpitações, memória fraca, boca e garganta secas, sede com vontade de beber líquidos em pequenos goles, sensação de calor ao anoitecer, *flush* malar, sudorese noturna, calor nos cinco palmos, língua Vermelha mais vermelha na ponta sem saburra, pulso Flutuante-Vazio e Rápido. *"Eu me sinto triste, aborrecido e com calor."*

o) Umidade-Calor

Irritabilidade, agitação mental, pensamento ligeiramente obsessivo, sensação de peso e plenitude do epigástrio, gosto pegajoso na boca, sensação de calor, saburra da língua amarelada e pegajosa, pulso Deslizante-Rápido. *"Eu me sinto pesado, nojento e irritado".* Outras manifestações dependem do órgão envolvido.

5. ESQUIZOFRENIA

a) Deficiência do Sangue do Coração e do Baço

Distração, insônia, sonhos excessivos, falta de concentração, esquecimento, ansiedade, tristeza, ouve vozes, depressão, confusão mental, assusta-se facilmente, choro, grito, murmura para si mesmo, cisma, pensamento obsessivo, palpitações, tontura, cútis baça e pálida, lábios pálidos, cansaço, músculos fracos, fezes amolecidas, falta de apetite, menstruação escassa, língua Pálida e Fina, pulso Áspero ou Fino, língua Pálida, pulso Fraco.

b) Estagnação do *Qi* e Fleuma

Melancolia, apatia, embotamento mental, discurso incoerente, resmunga para si mesmo, ouve vozes, mau humor, irritabilidade, riso e choro inapropriados, distensão nos hipocôndrios ou no epigástrio, sensação de bolo na garganta, tensão pré-menstrual, muco na garganta, sensação de opressão no tórax, pulso em Corda-Deslizante.

c) Fleuma-Fogo perturbando o Coração

Início agudo, alucinações, ouve vozes, comportamento violento e ofensivo, insônia, sono perturbado por sonhos, comportamento destrutivo, agitação, confusão mental, discurso incoerente, comportamento imprudente, tendência à violência ou a repreender as pessoas, riso ou choro descontrolados, grito, resmunga para si mesmo, palpitações, sede, face avermelhada, sensação de opressão do tórax, urina escura, expectoração de muco, som crepitante na garganta, gosto amargo na boca, língua Vermelha com ponta aumentada e mais vermelha, fissura do Coração com saburra amarelada-pegajosa dentro dela, pulso Deslizante-Rápido ou Deslizante-Transbordante-Rápido.

d) Fleuma-Fogo e deficiência do *Yin* com Calor-Vazio

Alucinações, ouve vozes, ofensas, insônia, sono perturbado por sonhos, comportamento destrutivo, agitação, confusão mental, discurso incoerente, comportamento imprudente, tendência a ser violento ou a repreender as pessoas, riso ou choro descontrolados, grito, murmura para si mesmo, palpitações, sede, face avermelhada, sensação de opressão do tórax, urina escura, expectoração de muco, som crepitante na garganta, sensação de calor ao anoitecer, *flush* malar, sede com vontade de beber líquidos em pequenos goles, garganta seca à noite, sudorese noturna, calor nos cinco palmos, língua Vermelha e Aumentada com ponta mais vermelha e sem saburra, fissura do Coração com saburra áspera-seca-amarelada dentro dela, pulso Deslizante-Flutuante-Vazio-Rápido.

Dificuldades Mentais 80

CONTEÚDO DO CAPÍTULO

Memória Fraca, 681
Vazio, 681
Cheio, 681
Outros padrões, 681

Dificuldade de Concentração, 681
Vazio, 681
Cheio, 682

Dificuldade de Aprendizado em Crianças, 682
Deficiência do Sangue do Baço e do Coração, 682
Vazio do Mar da Medula, 682

Hiperatividade, 682
Deficiência do Yin do Fígado e do Rim com ascensão do Yang do Fígado, 682
Deficiência do Qi do Baço e do Coração com flutuação do Yang, 682
Fogo no Fígado, 682
Fleuma-Fogo, 683
Estase de Sangue gerando obstrução dos orifícios superiores, 683

As seguintes dificuldades mentais serão discutidas:
1. Memória fraca
2. Dificuldade de concentração
3. Dificuldade de aprendizado em crianças
4. Hiperatividade.

1. MEMÓRIA FRACA

a) Vazio

Deficiência do Qi e do Sangue do Coração e do Baço

Memória fraca para eventos distantes, sonhos excessivos, insônia, ansiedade, memória fraca, propensão a se assustar, palpitações, tontura, cútis baça e pálida, lábios pálidos, cansaço, músculos fracos, fezes amolecidas, falta de apetite, menstruação escassa, língua Pálida e Fina, pulso Áspero ou Fino.

Acupuntura

C-7 *Shenmen*, VC-14 *Juque*, E-36 *Zusanli*, BP-6 *Sanyinjiao*, VC-12 *Zhongwan*, B-20 *Pishu*, B-49 *Yishe*, VG-20 *Baihui*, VG-24 *Shenting*.

Deficiência do Rim

Memória fraca para eventos recentes, distração, lentidão de pensamento, embranquecimento prematuro dos cabelos ou calvície precoce, tontura, tinidos, lombalgia. Outros sintomas ou sinais dependem se há deficiência do Yin do Rim ou do Yang do Rim.

Acupuntura

VC-4 *Guanyuan*, B-23 *Shenshu*, B-52 *Zhishi*, R-3 *Taixi*, VG-20 *Baihui*, VG-24 *Shenting*.

b) Cheio

Fleuma Turva no Coração

Memória fraca, sonolência, distração, insônia, falta de concentração, sensação de congestão da cabeça, muco na garganta, sensação de opressão do tórax, náuseas, língua Aumentada com saburra pegajosa, pulso Deslizante.

Acupuntura

PC-5 *Jianshi*, C-5 *Tongli*, VG-20 *Baihui*, VG-24 *Shenting*, E-40 *Fenglong*, VC-9 *Shuifen*, VC-5 *Shimen*, B-22 *Sanjiaoshu*.

c) Outros padrões

Deficiência do Yin do Coração e do Rim com Calor Vazio

Memória fraca, sonhos excessivos, insônia, ansiedade, agitação mental, sono perturbado por sonhos, palpitações, tontura, tinidos, deficiência auditiva, lombalgia, emissões noturnas com sonhos, sensação de calor ao anoitecer, sudorese noturna, calor nos cinco palmos, urina escassa e escura, fezes ressecadas, língua Vermelha com ponta mais vermelha e fissura do Coração, pulso Flutuante-Vazio e Rápido.

Estase de Sangue do Coração

Memória fraca, insônia, agitação, palpitações, pontadas ou fisgadas no peito que podem irradiar para a face interna do braço esquerdo ou para o ombro, sensação de opressão ou constrição no peito, cianose dos lábios e unhas, mãos frias, língua inteiramente Arroxeada ou Arroxeada apenas nas laterais, nas áreas do peito; pulso Áspero ou em Corda.

> **NOTA CLÍNICA**
> 1. VG-24 *Shenting* é um importante ponto para estimular a memória
> 2. Três fatores se sobrepõem como causas de memória fraca: o *Shen* do Coração, o *Yi* do Baço e o *Zhi* dos Rins.

2. DIFICULDADE DE CONCENTRAÇÃO

a) Vazio

Deficiência do *Qi* do Baço e do Sangue do Baço

Falta de concentração, dificuldade de se aplicar nos estudos, falta de apetite, ligeira distensão abdominal depois de comer, cansaço, cútis pálida, fraqueza dos membros, fezes amolecidas, menstruação escassa, língua Pálida, pulso Áspero.

Acupuntura

C-7 *Shenmen*, VC-14 *Juque*, E-36 *Zusanli*, BP-6 *Sanyinjiao*, VC-12 *Zhongwan*, B-20 *Pishu*, B-49 *Yishe*, VG-20 *Baihui*, VG-24 *Shenting*.

Deficiência do Sangue do Coração

Falta de concentração, memória fraca, insônia, sono perturbado por sonhos, ansiedade, propensão a se assustar, palpitações, tontura, cútis baça e pálida, lábios pálidos, língua Pálida e Fina, pulso Áspero ou Fino.

Acupuntura

C-7 *Shenmen*, VC-14 *Juque*, E-36 *Zusanli*, BP-6 *Sanyinjiao*, VG-20 *Baihui*, VG-24 *Shenting*.

Deficiência do Rim

Falta de concentração, memória fraca, sensação de cabeça vazia, tontura, tinidos, lombalgia. Outros sintomas e sinais dependem se há deficiência do *Yang* do Rim ou do *Yin* do Rim.

Acupuntura

VC-4 *Guanyuan*, B-23 *Shenshu*, B-52 *Zhishi*, R-3 *Taixi*, VG-20 *Baihui*, VG-24 *Shenting*.

b) Cheio

Fleuma

Falta de concentração que piora pela manhã, sensação de peso e congestão da cabeça, tontura, visão turva, gosto pegajoso na boca, dor de cabeça surda frontal, sensação de opressão do tórax, muco na garganta, língua Aumentada com saburra pegajosa, pulso Deslizante.

Acupuntura

PC-5 *Jianshi*, C-5 *Tongli*, VG-20 *Baihui*, VG-24 *Shenting*, E-40 *Fenglong*, VC-9 *Shuifen*, VC-5 *Shimen*, B-22 *Sanjiaoshu*.

Umidade

Falta de concentração que piora pela manhã, sensação de peso na cabeça, gosto pegajoso na boca, dor de cabeça surda frontal, saburra da língua pegajosa, pulso Deslizante.

Acupuntura

C-5 *Tongli*, VG-20 *Baihui*, VG-24 *Shenting*, E-40 *Fenglong*, IG-4 *Hegu*, VC-9 *Shuifen*, VC-5 *Shimen*, B-22 *Sanjiaoshu*.

> **NOTA CLÍNICA**
> Uso VG-20 *Baihui* para estimular a concentração.

3. DIFICULDADE DE APRENDIZADO EM CRIANÇAS

a) Deficiência do Sangue do Baço e do Coração

Dificuldade de aprendizado, dificuldade de concentração, memória fraca, embotamento mental, insônia, sono perturbado por sonhos, propensão a se assustar, músculos flácidos, lassidão, apatia, palpitações, tontura, cútis baça e pálida, lábios pálidos, cansaço, músculos fracos, fezes amolecidas, falta de apetite, língua Pálida e Fina, pulso Áspero ou Fino.

b) Vazio do Mar da Medula

Dificuldade de aprendizado, criança fraca, embotamento mental, crescimento lento, desenvolvimento lento (para andar, falar, na dentição e cabelos), tontura, memória fraca, surdez, sensação de cabeça vazia, visão turva.

4. HIPERATIVIDADE

A discussão sobre hiperatividade a seguir é centrada nas crianças, mas se aplica igualmente aos adultos.

a) Deficiência do *Yin* do Fígado e do Rim com ascensão do *Yang* do Fígado

Hiperatividade, insônia, corpo fino, desenvolvimento lento, agitação, propensão a explosões de raiva, inabilidade, tontura, dor de cabeça surda occipital ou no vértice, dormência ou formigamento dos membros, olhos ressecados, visão turva, garganta seca ao anoitecer, pele e cabelos secos, unhas quebradiças, sudorese noturna, fezes ressecadas, dor de cabeça, língua de cor normal sem saburra, pulso Flutuante-Vazio e ligeiramente em Corda.

b) Deficiência do *Qi* do Baço e do Coração com flutuação do *Yang*

Hiperatividade, corpo gordo, desenvolvimento lento, memória fraca, falta de concentração, embotamento mental, sono ruim, dificuldade na fala, gagueira, lassidão, falta de apetite, ligeira distensão abdominal depois de comer, cansaço, cútis pálida, fraqueza dos membros, fezes amolecidas, palpitações, respiração ofegante por esforço, língua Pálida, pulso Vazio.

c) Fogo no Fígado

Hiperatividade, corpo fino, insônia, dor de cabeça, face avermelhada, tontura, tinidos, irritabilidade, propensão a explosões de raiva, sede, gosto amargo na boca, constipação intestinal, urina escura, língua Vermelha com laterais mais vermelhas e saburra amarelada e seca, pulso em Corda-Rápido.

d) Fleuma-Fogo

Hiperatividade, expectoração de muco, catarro, quadro crônico de "cera no ouvido", falta de concentração, sensação de peso, agitação, dificuldade na fala, muco na garganta, catarro crônico, sensação de calor, sede sem vontade de beber líquidos, língua Aumentada com saburra pegajosa, pulso Deslizante-Rápido.

e) Estase de Sangue gerando obstrução dos orifícios superiores

Hiperatividade, inquietação mental, agitação, sono ruim, cútis escura, história de parto difícil, propensão a explosões de raiva, língua Arroxeada, pulso em Corda.

81 | Sono

CONTEÚDO DO CAPÍTULO

Insônia, 684
Vazio, 684
Cheio, 685
Outros padrões, 685

Sonhos Excessivos, 685
Fogo no Fígado, 685
Fogo no Coração, 685
Fleuma-Fogo perturbando o Coração, 685
Fleuma-Fogo no Estômago, 685
Deficiência do Yin do Coração com Calor Vazio, 686
Deficiência do Yin do Fígado com Calor Vazio, 686
Deficiência do Yin do Coração e do Rim com Calor Vazio, 686
Deficiência do Coração e da Vesícula Biliar, 686

Sonolência, 686
Vazio/Cheio, 686
Vazio, 687

Fala Durante o Sono, 687
Fogo no Coração, 687
Deficiência do Yin do Coração com Calor Vazio, 687
Deficiência do Yin do Fígado, 687
Deficiência do Yin do Fígado com Calor Vazio, 687
Calor na Vesícula Biliar, 687
Calor no Estômago, 687
Deficiência do Sangue do Coração, 687

Anda Durante o Sono, 687
Deficiência do Yin do Fígado, 687
Deficiência do Yin do Fígado com Calor Vazio, 687
Estase de Sangue do Fígado, 687

Ronco, 687
Fleuma-Calor nos Pulmões, 688
Umidade-Fleuma nos Pulmões, 688
Fleuma Secura nos Pulmões, 688
Fleuma nos Pulmões com deficiência do Qi do Pulmão e do Baço, 688

Os seguintes sintomas relacionados com o sono serão discutidos:
1. Insônia
2. Sonhos excessivos
3. Sonolência
4. Fala durante o sono
5. Anda durante o sono
6. Ronco.

1. INSÔNIA

Ver Parte 2, *Interrogatório*, Capítulo 40.

Insônia inclui a dificuldade de pegar no sono ou de permanecer dormindo.

a) Vazio

Deficiência do Sangue do Coração

Insônia com dificuldade de pegar no sono, sono perturbado por sonhos, memória fraca, ansiedade, propensão a se assustar, palpitações, tontura, cútis baça e pálida, lábios pálidos, língua Pálida e Fina, pulso Áspero ou Fino.

Acupuntura

C-7 *Shenmen*, VC-14 *Juque*, E-36 *Zusanli*, BP-6 *Sanyinjiao*.

Deficiência do Qi e do Sangue do Baço e do Coração

Insônia, ansiedade, sono perturbado por sonhos, memória fraca, propensão a se assustar, palpitações, tontura, cútis baça e pálida, lábios pálidos, cansaço, músculos fracos, fezes amolecidas, respiração ofegante por esforço, ligeira distensão abdominal, falta de apetite, menstruação escassa, língua Pálida e Fina, pulso Áspero ou Fino.

Acupuntura

C-7 *Shenmen*, VC-14 *Juque*, E-36 *Zusanli*, BP-6 *Sanyinjiao*, VC-12 *Zhongwan*, B-20 *Pishu*, B-49 *Yishe*, VG-19 *Houding*, VG-24 *Shenting*.

Deficiência do Yin do Coração

Insônia, sono perturbado por sonhos, ansiedade, propensão a se assustar, agitação mental, inquietude, sente-se "aborrecido e com calor", memória fraca, palpitações, boca e garganta secas, sudorese noturna, língua de cor normal sem saburra ou com saburra sem raiz, pulso Flutuante-Vazio especialmente na posição Anterior-esquerda.

Acupuntura

C-6 *Yinxi*, C-7 *Shenmen*, BP-6 *Sanyinjiao*, VC-4 *Guanyuan*, VC-14 *Juque*, VG-19 *Houding*.

Deficiência do Sangue do Fígado

Insônia, dificuldade de pegar no sono, tontura, visão turva, moscas volantes, dormência ou formigamento dos membros, menstruação escassa, cútis baça e pálida, língua Pálida, pulso Áspero ou Fino.

Acupuntura

F-8 *Ququan*, E-36 *Zusanli*, BP-6 *Sanyinjiao*, VC-4 *Guanyuan*, B-47 *Hunmen*, VB-13 *Benshen*.

Deficiência do Yin do Fígado

Insônia, dificuldade de pegar no sono, sonhos, tontura, dormência ou formigamento dos membros, visão turva, moscas volantes, olhos secos, menstruação escassa, cútis baça e pálida, mas com maçãs do rosto avermelhadas, unhas fracas e quebradiças, pele e cabelos secos, sudorese noturna, língua de cor normal sem saburra, pulso Fino ou Flutuante-Vazio.

Acupuntura

F-8 *Ququan*, E-36 *Zusanli*, BP-6 *Sanyinjiao*, VC-4 *Guanyuan*, B-47 *Hunmen*, VB-13 *Benshen*, R-6 *Zhaohai*.

Deficiência do *Yin* do Coração e do Rim

Insônia com dificuldade de pegar no sono, sono perturbado por sonhos, ansiedade, memória fraca, palpitações, tontura, tinidos, deficiência auditiva, lombalgia, sudorese noturna, urina escassa e escura, língua de cor normal sem saburra, dor nas costas, língua sem saburra, pulso Flutuante-Vazio.

Acupuntura

C-6 *Yinxi*, C-7 *Shenmen*, BP-6 *Sanyinjiao*, VC-4 *Guanyuan*, VC-14 *Juque*, VG-19 *Houding*, R-3 *Taixi*.

b) Cheio

Fogo no Fígado

Insônia, sonhos excessivos, sono agitado, dor de cabeça, face avermelhada, tontura, tinidos, irritabilidade, propensão a explosões de raiva, sede, gosto amargo na boca, constipação intestinal, urina escura, língua Vermelha com laterais mais vermelhas e saburra amarelada e seca, pulso em Corda-Rápido.

Acupuntura

F-2 *Xingjian*, IG-11 *Quchi*, VG-19 *Houding*, VB-13 *Benshen*.

Fleuma-Fogo perturbando o Coração

Sono agitado, insônia, sono perturbado por sonhos, agitação mental, agitação, confusão mental, palpitações, sede, face avermelhada, sensação de opressão do tórax, urina escura, expectoração de muco, som crepitante na garganta, gosto amargo na boca, língua Vermelha com ponta aumentada e mais vermelha, fissura do Coração com saburra amarelada e pegajosa dentro dela, pulso Deslizante-Rápido ou Deslizante-Transbordante-Rápido.

Acupuntura

PC-5 *Jianshi*, C-7 *Shenmen*, VC-9 *Shuifen*, E-40 *Fenglong*, VC-5 *Shimen*, B-22 *Sanjiaoshu*, VG-19 *Houding*.

Fogo no Coração

Sono agitado, sono perturbado por sonhos, agitação mental, sente-se agitado, palpitações, sede, úlceras na boca e na língua, face avermelhada, urina escura ou sangue na urina, gosto amargo na boca, língua Vermelha com ponta mais vermelha e saburra amarelada, pulso Transbordante e Rápido.

Acupuntura

C-8 *Shaofu*, C-7 *Shenmen*, VG-19 *Houding*.

c) Outros padrões

Deficiência do *Yin* do Coração e do Rim com Calor Vazio no Coração

Insônia, acorda frequentemente durante a noite, sono perturbado por sonhos, agitação mental, ansiedade, memória fraca, palpitações, tontura, tinidos, deficiência auditiva, lombalgia, emissões noturnas com sonhos, sensação de calor ao anoitecer, sudorese noturna, calor nos cinco palmos, urina escassa e escura, fezes ressecadas, língua Vermelha com ponta mais vermelha e fissura do Coração, pulso Flutuante-Vazio e Rápido ou pulso Profundo e Fraco nas duas posições Posteriores e Transbordante nas duas posições Anteriores.

Deficiência da Vesícula Biliar e do Coração

Acorda facilmente à noite e se assusta facilmente com dificuldade de voltar a dormir ou acorda muito cedo pela manhã, sono agitado, depressão, timidez, propensão a se assustar facilmente, falta de coragem e de iniciativa, indecisão, suspiros, tontura, visão turva, moscas volantes, nervosismo, pulso Fraco.

Calor Residual no diafragma

Sono agitado, prefere dormir apoiado, incapacidade de pegar no sono, agitação mental, sensação de opressão do diafragma, garganta seca, desconforto epigástrico, pontos vermelhos na parte anterior e ao redor do centro da língua, pulso ligeiramente Rápido.

> **NOTA CLÍNICA**
>
> Se um paciente sofre de insônia e dores de cabeça, as dores de cabeça nunca vão melhorar se a insônia não for tratada.

2. SONHOS EXCESSIVOS

Ver Parte 2, *Interrogatório*, Capítulo 40.

a) Fogo no Fígado

Sonhos excessivos, pesadelos, sono agitado, dor de cabeça, face avermelhada, tontura, tinidos, irritabilidade, propensão a explosões de raiva, sede, gosto amargo na boca, constipação intestinal, urina escura, língua Vermelha com laterais mais vermelhas e saburra amarelada e seca, pulso em Corda-Rápido.

b) Fogo no Coração

Sonhos excessivos, sono agitado, agitação mental, sente-se agitado, insônia, palpitações, sede, úlceras na boca e na língua, sensação de calor, face avermelhada, gosto amargo na boca, língua Vermelha com ponta mais vermelha e saburra amarelada, pulso Transbordante-Rápido.

c) Fleuma-Fogo perturbando o Coração

Sonhos excessivos, sono agitado, insônia, acorda por pesadelos, agitação mental, agitação, confusão mental, palpitações, sede, face avermelhada, sensação de opressão do tórax, urina escura, expectoração de muco, gosto amargo na boca, língua Vermelha com ponta Aumentada e mais vermelha, fissura do Coração com saburra amarelada e pegajosa dentro dela, pulso Deslizante-Rápido ou Deslizante-Transbordante-Rápido.

d) Fleuma-Fogo no Estômago

Sonhos excessivos, sono agitado, insônia, agitação mental, dor epigástrica em queimação, sede sem vontade de beber líquidos, sangramento das gengivas, fezes ressecadas, úlceras na boca e na língua, regurgitação ácida, náuseas, vômito logo após comer, fome excessiva, mau hálito, sensação de calor, sensação de opressão do tórax e do epigástrio, muco nas fezes, expectoração de muco, língua Vermelha com saburra amarelada e pegajosa, fissura do Estômago com saburra amarelada, áspera e pegajosa dentro dela, pulso Deslizante-Rápido e ligeiramente Transbordante.

e) Deficiência do *Yin* do Coração com Calor Vazio

Sono perturbado por sonhos, sonhos não muito agitados, memória fraca, ansiedade, propensão a se assustar, agitação mental, inquietude, sente-se "aborrecido e com calor", palpitações, boca e garganta secas, sede com vontade de beber líquidos em pequenos goles, sensação de calor ao anoitecer, *flush* malar, sudorese noturna, calor nos cinco palmos, língua Vermelha mais vermelha na ponta sem saburra, pulso Flutuante-Vazio e Rápido.

f) Deficiência do *Yin* do Fígado com Calor Vazio

Sono perturbado por sonhos, insônia, depressão, falta de perspectiva de vida, tontura, dormência dos membros, visão turva, moscas volantes, olhos secos, visão noturna diminuída, menstruação escassa ou amenorreia, cútis baça e pálida sem "espírito", mas com maçãs do rosto avermelhadas, fraqueza muscular, cãibras, unhas fracas e quebradiças, pele e cabelos muito secos, sensação de calor ao anoitecer, sudorese noturna, calor nos cinco palmos, sede com vontade de beber líquidos em pequenos goles, língua Vermelha sem saburra, pulso Flutuante-Vazio e ligeiramente Rápido.

g) Deficiência do *Yin* do Coração e do Rim com Calor Vazio

Sono perturbado por sonhos, palpitações, agitação mental, insônia, ansiedade, memória fraca, tontura, tinidos, surdez, dor nas costas, emissões noturnas com sonhos, sensação de calor ao anoitecer, sudorese noturna, calor nos cinco palmos, urina escassa e escura, fezes ressecadas, língua Vermelha com ponta mais vermelha sem saburra, fissura do Coração na linha média da língua, pulso Flutuante-Vazio e Rápido ou Profundo-Fraco nas duas posições Posteriores e relativamente Transbordante nas duas posições Anteriores.

h) Deficiência do Coração e da Vesícula Biliar

Sonhos excessivos, acorda facilmente pelos sonhos, distração, instabilidade emocional, ansiedade e palpitações.

A seguir, uma lista de sonhos e seus significados extraída do *Questões Simples* e do *Eixo Espiritual*:
- Voando: Vazio no Aquecedor Inferior[1]
- Caindo: Plenitude no Aquecedor Inferior[2]
- Inundações e medo: Excesso de *Yin*[3]
- Fogo: Excesso de *Yang*[4]
- Matança e destruição: *Yin* e *Yang* em Excesso[5]
- Dando coisas: condição de Excesso[6]
- Recebendo coisas: condição de Deficiência[7]
- Ficando com raiva: Fígado com Excesso[8]
- Chorando: Pulmões com Excesso[9]
- Multidões: lombrigas nos intestinos[10]
- Ataque e destruição: tênia nos intestinos[11]
- Incêndios: deficiência do Coração[12]
- Erupções vulcânicas (se o sonho acontece no verão): deficiência do Coração[13]
- Rindo: Coração com Excesso[14]
- Montanhas, fogo e fumaça: deficiência do Coração[15]
- Cogumelos muito perfumados: deficiência do Fígado[16]
- Deitado embaixo de uma árvore e incapaz de se levantar (se o sonho acontece na primavera): deficiência do Fígado[17]
- Florestas e montanhas: deficiência do Fígado[18]
- Objetos brancos ou matanças sangrentas: deficiência do Pulmão[19]
- Batalhas e guerra (sonho ocorrendo no outono): deficiência do Pulmão[20]
- Preocupação, medo, chorando, voando: Pulmões com Excesso[21]
- Voando e vendo objetos estranhos feitos de ouro ou de ferro: deficiência do Pulmão[22]
- Com fome: deficiência do Baço[23]
- Construindo uma casa (sonho ocorrendo no fim do verão): deficiência do Baço[24]
- Cantando e se sentindo muito pesado: Baço com Excesso[25]
- Abismos em montanhas e pântanos: deficiência do Baço[26]
- Nadando depois de um naufrágio: deficiência do Rim[27]
- Mergulhando na água e ficando com medo (sonho ocorrido no inverno): deficiência do Rim[28]
- Coluna sendo separada do corpo: Rins com Excesso (ou seja, Umidade nos Rins)[29]
- Estando imerso em água: deficiência do Rim[30]
- Fazendo uma farta refeição: deficiência do Estômago[31]
- Cidades grandes: deficiência do Intestino Delgado[32]
- Campos abertos: deficiência do Intestino Grosso[33]
- Lutas, julgamentos, suicídio: deficiência da Vesícula Biliar[34]
- Viagens: deficiência da Bexiga[35]
- Cruzando o mar e ficando com medo: Excesso de *Yin*.[36]

3. SONOLÊNCIA

Ver Parte 2, *Interrogatório*, Capítulo 44.

a) Vazio/Cheio

Deficiência do *Yang* do Baço com Umidade

Sonolência principalmente depois de uma refeição, cansaço, sensação de peso e congestão da cabeça, sensação de peso dos membros, falta de apetite, plenitude epigástrica, gosto pegajoso na boca, ausência de sede, fezes amolecidas, sensação de frio, membros frios, língua Pálida e úmida com saburra pegajosa, pulso Encharcado. Essa é a causa mais comum de sonolência.

Acupuntura

VC-12 *Zhongwan*, E-36 *Zusanli*, BP-6 *Sanyinjiao*, B-20 *Pishu*, B-49 *Yishe*, VC-9 *Shuifen*, VC-5 *Shimen*, B-22 *Sanjiaoshu*, VG-20 *Baihui*. Moxa.

Deficiência do Qi do Baço com Fleuma

Sonolência, memória fraca, ligeira depressão, confusão mental, sensação de peso e congestão da cabeça, sensação de opressão do tórax, tontura, falta de apetite, ligeira distensão abdominal depois de comer, cansaço, lassidão, cútis pálida, fraqueza dos membros, fezes amolecidas, tendência à obesidade, língua Pálida-Aumentada com saburra pegajosa, pulso Deslizante-Fraco.

Acupuntura

VC-12 *Zhongwan*, E-36 *Zusanli*, BP-6 *Sanyinjiao*, B-20 *Pishu*, B-49 *Yishe*, E-40 *Fenglong*, VC-9 *Shuifen*, VC-5 *Shimen*, B-22 *Sanjiaoshu*, VG-20 *Baihui*.

b) Vazio

Deficiência do Qi do Baço e do Coração

Sonolência, memória fraca, ligeira depressão, falta de apetite, ligeira distensão abdominal depois de comer, cansaço, lassidão, cútis pálida, fraqueza dos membros, fezes amolecidas, palpitações, respiração ofegante por esforço, língua Pálida, pulso Vazio.

Acupuntura

VC-12 *Zhongwan*, B-20 *Pishu*, B-49 *Yishe*, E-36 *Zusanli*, C-5 *Tongli*, B-15 *Xinshu*, VG-20 *Baihui*.

Deficiência do Yang do Rim

Sonolência, memória fraca, lombalgia, joelhos frios, sensação de frio, cútis esbranquiçada-brilhante, joelhos fracos, cansaço, lassidão, urina clara e abundante, micção noturna, impotência, libido diminuída, língua Pálida e úmida, pulso Profundo-Fraco.

Acupuntura

R-3 *Taixi*, B-23 *Shenshu*, B-52 *Zhishi*, VC-4 *Guanyuan*, VG-20 *Baihui*. Moxa.

NOTA CLÍNICA

Uso VG-20 *Baihui* para sonolência.

4. FALA DURANTE O SONO

a) Fogo no Coração

Fala durante o sono, grita durante o sono, sono agitado, sonha com riso e incêndios, insônia, sono perturbado por sonhos, palpitações, sede, úlceras na boca e na língua, agitação mental, agitação, sensação de calor, face avermelhada, gosto amargo na boca, língua Vermelha com ponta mais vermelha e saburra amarelada, pulso Transbordante-Rápido.

b) Deficiência do Yin do Coração com Calor Vazio

Fala durante o sono, anda durante a noite, sonha com riso e incêndios, palpitações, insônia, sono perturbado por sonhos, memória fraca, ansiedade, agitação mental, boca e garganta secas, sensação de calor ao anoitecer, *flush* malar, sudorese noturna, calor nos cinco palmos, língua Vermelha com ponta mais vermelha e sem saburra, pulso Flutuante-Vazio e Rápido.

c) Deficiência do Yin do Fígado

Fala durante o sono, sonhos excessivos, sensação de estar flutuando um pouco antes de dormir, insônia, tontura, visão turva, moscas volantes, sudorese noturna, olhos secos, cabelos secos, unhas ressecadas, língua sem saburra, pulso Flutuante-Vazio.

d) Deficiência do Yin do Fígado com Calor Vazio

Fala durante o sono, sonhos excessivos, sensação de estar flutuando um pouco antes de pegar no sono, insônia, tontura, visão turva, moscas volantes, sudorese noturna, olhos ressecados, cabelos secos, unhas ressecadas, calor nos cinco palmos, língua Vermelha sem saburra, pulso Flutuante-Vazio e Rápido.

e) Calor na Vesícula Biliar

Fala durante o sono, tontura, tinidos, gosto amargo na boca, garganta seca, irritabilidade, face e orelhas avermelhadas, plenitude dos hipocôndrios, língua com saburra amarelada unilateral ou bilateral, pulso em Corda.

f) Calor no Estômago

Fala durante o sono, sono agitado, dor epigástrica em queimação, sede, regurgitação ácida, náuseas, fome excessiva, mau hálito, sensação de calor, língua Vermelha com saburra amarelada, pulso Transbordante-Rápido.

g) Deficiência do Sangue do Coração

Fala durante o sono, palpitações, tontura, insônia, memória fraca, ansiedade, cútis baça e pálida, língua Pálida, pulso Áspero ou Fino.

5. ANDA DURANTE O SONO

a) Deficiência do Yin do Fígado

Anda durante o sono, sonhos excessivos, sensação de estar flutuando um pouco antes de pegar no sono, insônia, tontura, visão turva, moscas volantes, olhos secos, sudorese noturna, cabelos secos, unhas ressecadas, língua sem saburra, pulso Flutuante-Vazio.

b) Deficiência do Yin do Fígado com Calor Vazio

Anda durante o sono, sonhos excessivos, sensação de estar flutuando um pouco antes de pegar no sono, insônia, tontura, visão turva, moscas volantes, sudorese noturna, olhos ressecados, cabelos secos, unhas ressecadas, calor nos cinco palmos, língua Vermelha sem saburra, pulso Flutuante-Vazio e Rápido.

c) Estase de Sangue do Fígado

Anda durante o sono, sonhos excessivos, agitação mental, dor abdominal, menstruação dolorosa, língua Arroxeada, pulso Firme.

6. RONCO

Ver Parte 5, *Sintomas e Sinais*, Capítulo 83; Parte 4, *Audição*, Capítulo 53.

a) Fleuma-Calor nos Pulmões

Roncos altos, garganta seca, sede sem vontade de beber líquidos, tosse forte com expectoração profusa de muco amarelado e pegajoso ou esverdeado, respiração ofegante, sibilos, sensação de opressão no tórax, sensação de calor, sede, língua Vermelha e Aumentada com saburra amarelada e pegajosa, pulso Deslizante-Rápido.

b) Umidade-Fleuma nos Pulmões

Roncos baixos, sensação de opressão do tórax, tosse com expectoração de muco pegajoso, sensação de peso, sede sem vontade de beber líquidos, língua Aumentada com saburra pegajosa, pulso Deslizante.

c) Fleuma Secura nos Pulmões

Roncos altos, tosse seca com expectoração difícil de pouco muco ocasional, sede sem vontade de beber líquidos, boca e garganta secas, língua Aumentada com saburra seca e pegajosa, pulso Deslizante.

d) Fleuma nos Pulmões com deficiência do *Qi* do Pulmão e do Baço

Roncos baixos, sensação de opressão do tórax, sensação de peso, voz fraca, propensão a se resfriar, falta de apetite, fezes amolecidas, cansaço, língua Pálida com marcas de dentes, pulso Encharcado.

NOTAS

1. 1979 The Yellow Emperor's Classic of Internal Medicine – *Simple Questions* (*Huang Di Nei Jing Su Wen* 黄帝内经素问), People's Health Publishing House, Beijing. Publicado pela primeira vez c. 100 a.C., p. 102.
2. Ibid, p. 102.
3. *Simple Questions*, p. 102
4. Ibid., p. 102.
5. Ibid., p. 102.
6. Ibid., p. 102.
7. Ibid., p. 102.
8. Ibid., p. 102.
9. Ibid., p. 102.
10. Ibid., p. 102.
11. Ibid., p. 103.
12. Ibid., p. 569.
13. Ibid., p. 569.
14. 1981 *Spiritual Axis* (*Ling Shu Jing* 灵枢经), People's Health Publishing House, Beijing, p. 84. Publicado pela primeira vez c. 100 a.C.
15. Ibid., p. 84.
16. *Simple Questions*, p. 569.
17. Ibid., p. 569.
18. *Spiritual Axis*, p. 85.
19. *Simple Questions*, p. 569.
20. Ibid., p. 569.
21. *Spiritual Axis*, p. 85.
22. Ibid., p. 85.
23. *Simple Questions*, p. 569.
24. Ibid., p. 569.
25. *Spiritual Axis*, p. 85.
26. Ibid., p. 85.
27. *Simple Questions*, p. 569.
28. Ibid., p. 569.
29. *Spiritual Axis*, p. 85.
30. Ibid., p. 85.
31. Ibid., p. 85.
32. Ibid., p. 85.
33. Ibid., p. 85.
34. Ibid., p. 85.
35. Ibid., p. 85.
36. Ibid., p. 85.

Sensação de Frio, Sensação de Calor, Febre

SEÇÃO 1 — PARTE 5 — 82

CONTEÚDO DO CAPÍTULO

Sensação de Frio, Calafrios, 689
Exterior, 689
Cheio, 689
Outros padrões, 689
Interior, 689
Vazio, 689
Cheio, 690
Outros padrões, 690

Febre, 690
Febre Aguda, 690
Cheio, 690
Outros padrões, 690
Febre crônica, 691
Febre intermitente, 691
Febre no câncer, 692
Febre após quimioterapia, 692

Calor nos Cinco Palmos, 692
Deficiência de Yin com Calor Vazio, 692
Deficiência de Sangue, 692
Fogo no Fígado, 693
Calor Latente no Yin Menor, 693

Sensações Contraditórias de Frio e Calor, 693
Deficiência simultânea do Yin do Rim e do Yang do Rim com prevalência do Yin do Rim, 693
Deficiência simultânea do Yin do Rim e do Yang do Rim com prevalência do Yang do Rim, 693
Deficiência de Sangue, 693
Desarmonia do Vaso Penetrador, 693
Coexistência de um padrão de Calor e um padrão de Frio em órgãos diferentes, 693
Padrão do Yang Menor (Seis Estágios), 693
Calor na Vesícula Biliar (Quatro Níveis), 693

Os seguintes sintomas serão discutidos:
1. Sensação de frio, calafrios
2. Febre
3. Calor nos cinco palmos
4. Sensações contraditórias de frio e calor.

1. SENSAÇÃO DE FRIO, CALAFRIOS

Ver Parte 2, *Interrogatório*, Capítulo 43.

Nesta seção, indicarei os tratamentos com acupuntura separadamente para sensação de frio do Exterior e do Interior.

EXTERIOR

a) Cheio

Invasão de Vento externo

Aversão ao frio, dorso das mãos quente, febre, rigidez occipital, dor de cabeça occipital, pulso Flutuante.

Acupuntura

IG-4 *Hegu*, P-7 *Lieque*, TA-5 *Waiguan*, B-12 *Fengmen* (ventosa).

b) Outros padrões

Padrão *Yang* Menor

Alternância de sensação de frio e de calor, agitação mental, gosto amargo na boca, garganta seca, visão turva, desconforto nos hipocôndrios, saburra da língua unilateral, pulso em Corda.

Padrão *Yang* Menor com predominância de Calor

Alternância de sensação de frio e de calor com predominância do segundo, transpiração, sensação de opressão do tórax, vômito, dor de cabeça, agitação mental, boca seca, urina escura, língua Vermelha com saburra amarelada e pegajosa unilateral, pulso em Corda.

Esse também é um padrão do *Yang* Menor, mas com predominância de Calor e com um pouco de Umidade. De acordo com a Identificação dos Padrões pelos Quatro Níveis, é chamado de Calor na Vesícula Biliar.

Frio Exterior e Calor Interior

Aversão ao frio, febre, membros frios, dores no corpo, dor de cabeça, sede, agitação mental, urina escura, fezes ressecadas, língua Vermelha.

Essa situação ocorre depois de uma invasão de Vento externo quando é gerado Calor interior, mas o Frio exterior ainda está presente; então, o Frio exterior e o Calor interior coexistem. Esse padrão não é comum.

Invasão prolongada de Vento-Calor

Aversão ao frio, febre, sudorese, dorso das mãos quente. O pulso fica tranquilo depois da sudorese, o paciente quer ficar deitado e os membros ficam frios.

INTERIOR

a) Vazio

Deficiência do Yang do Coração e/ou dos Pulmões

Mãos frias, sensação de frio, respiração ofegante, palpitações, pulso Fraco.

Acupuntura

C-5 *Tongli*, P-7 *Lieque*, P-9 *Taiyuan*, B-13 *Feishu*, B-15 *Xinshu*. Moxa.

Deficiência do Yang do Estômago e do Baço

Membros e abdome frios, falta de apetite, cansaço, ligeira distensão abdominal, cútis esbranquiçada-brilhante, fezes amolecidas, sensação de frio, língua Pálida e úmida, pulso Profundo-Fraco.

Acupuntura

VC-12 *Zhongwan*, E-36 *Zusanli*, BP-6 *Sanyinjiao*, BP-3 *Taibai*, B-20 *Pishu*, B-21 *Weishu*. Moxa.

Deficiência do Yang do Rim

Pernas, costas, joelhos e pés frios; lombalgia, tontura, tinidos, sensação de frio, joelhos fracos, cútis esbranquiçada-brilhante, cansaço, urina clara e abundante, língua Pálida e úmida, pulso Profundo-Fraco.

Acupuntura

R-3 *Taixi*, VC-4 *Guanyuan*, B-23 *Shenshu*, R-7 *Fuliu*, VG-4 *Mingmen*. Moxa.

Deficiência do Sangue do Coração

Mãos frias, sensação de frio, palpitações, tontura, insônia, memória fraca, ansiedade, cútis baça e pálida, língua Pálida, pulso Áspero ou Fino.

Acupuntura

C-7 *Shenmen*, VC-14 *Juque*, E-36 *Zusanli*, BP-6 *Sanyinjiao*.

Deficiência do Sangue do Fígado

Mãos e pés frios, sensação de frio, tontura, visão turva, moscas volantes, dormência ou formigamento dos membros, cútis baça e pálida, língua Pálida, pulso Áspero ou Fino.

Acupuntura

F-8 *Ququan*, E-36 *Zusanli*, BP-6 *Sanyinjiao*, VC-4 *Guanyuan*.

b) Cheio

Frio Interno

Sensação de frio, ausência de febre, dorso das mãos não fica quente, pés frios, membros frios.

Acupuntura

VG-4 *Mingmen*, E-36 *Zusanli*, VC-8 *Shenque*. Moxa. Outros pontos dependem do órgão envolvido.

Estagnação do Qi do Fígado

Mãos e pés frios (especialmente dedos das mãos e dos pés), irritabilidade, depressão, desconforto nos hipocôndrios, suspiros, pulso em Corda.

Acupuntura

VB-34 *Yanglingquan*, F-3 *Taichong*, TA-6 *Zhigou*.

c) Outros padrões

Fleuma no Interior

Sensação de frio, membros frios, sensação de peso dos membros, sensação de opressão do tórax, muco na garganta, pulso Deslizante. Normalmente, Fleuma pode causar sensação de frio e membros frios porque ela pode obstruir a circulação do *Qi* Defensivo; isso pode acontecer mesmo no quadro de Fleuma-Calor, podendo também ser causa de sinais contraditórios de calor e frio.

Calor estagnado no Interior (Calor Verdadeiro-Frio Falso)

Sensação de frio, membros frios, sede, agitação mental, garganta seca, fezes ressecadas, língua vermelha, pulso Profundo. Essa situação é decorrente de Calor interior bloqueando o *Yang Qi* no Interior, fazendo com que o *Yang Qi* não consiga chegar no Exterior; entretanto, é bastante rara.

> **NOTA CLÍNICA**
> - Além das diferenças óbvias nos padrões, a sensação de frio proveniente de invasões exteriores se manifesta com "ondas" típicas de sensação de frio e calafrios
> - Frio Externo não melhora ao se cobrir com cobertores, enquanto Frio Interno melhora.

2. FEBRE

Ver Parte 2, *Interrogatório*, Capítulo 43.

Febre Aguda

Nas febres agudas, a Identificação dos Padrões de acordo com os Quatro Níveis fornece a melhor estrutura de interpretação. Dentro dos Quatro Níveis, o nível do *Qi* Defensivo é o único que fica no Exterior e, portanto, há febre e calafrios simultaneamente com ligeira sensação de frio. Nos outros três níveis (*Qi*, *Qi* Nutritivo e Sangue), o Calor está no Interior e a febre é interior. A Identificação dos Padrões de acordo com os Quatro Níveis descreve a sintomatologia das invasões de Vento-Calor.

Entretanto, nas invasões de Vento-Frio, a febre também pode estar presente em menor grau, e para isso é usada a Identificação dos Padrões de acordo com os Seis Estágios.

a) Cheio

Invasão de Vento-Calor externo na porção do *Qi* Defensivo do Pulmão

Febre com ligeira aversão ao frio, tosse, dor de garganta, nariz congestionado ou escorrendo com secreção amarelada, dor de cabeça, dores no corpo, sudorese moderada, sede moderada, amígdalas aumentadas, língua ligeiramente Vermelha nas laterais, nas áreas do tórax ou na parte anterior, pulso Flutuante-Rápido.

Acupuntura

IG-4 *Hegu*, TA-5 *Waiguan*, B-12 *Fengmen*, P-7 *Lieque*, IG-11 *Quchi*.

Calor nos Pulmões (Nível do *Qi*)

Febre, tosse, ligeira falta de ar, sensação de calor, dor no peito, batimento das asas do nariz, sede, face avermelhada, língua Vermelha com saburra amarelada, pulso Transbordante-Rápido.

Acupuntura

P-5 *Chize*, P-1 *Tianfu*, IG-11 *Quchi*.

b) Outros padrões

Invasão de Vento-Frio Externo

Febre moderada com acentuada sensação de frio e, possivelmente, calafrios; tosse, coceira na garganta, ligeira falta de ar, nariz congestionado ou escorrendo com secreção clara e aguada, espirros, dor de cabeça occipital, dores no corpo, saburra da língua fina e esbranquiçada, pulso Flutuante-Tenso.

Invasão de Calor do Verão

Febre, ligeira sensação de frio, ausência de transpiração, dor de cabeça, sensação de peso, sensação desconfortável no epigástrio, irritabilidade, sede, língua Vermelha, saburra branca, pulso Fraco-Flutuante e Rápido.

Calor no *Yang* Brilhante – padrão do Canal

Febre, sudorese, sede intensa, dor epigástrica em queimação, sede, regurgitação ácida, náuseas, fome excessiva, mau hálito, sensação de calor, língua Vermelha com saburra amarelada, pulso Transbordante-Rápido. Essa condição corresponde a Calor no canal do Estômago e é chamada de Calor no nível do Estômago dentro dos Quatro Níveis, ou de Padrão do Canal do *Yang* Brilhante dentro dos Seis Estágios.

Calor no *Yang* Brilhante – padrão do Órgão

Febre, dor epigástrica em queimação, sede intensa com vontade de beber líquidos gelados, agitação mental, sangramento das gengivas, fezes ressecadas, dor abdominal, língua Vermelha com saburra amarelada espessa, seca e escura, pulso Profundo-Cheio-Rápido. Essa é uma condição de Calor-Secura no nível dos Intestinos dentro dos Quatro Níveis, e é a mesma coisa do Padrão do Órgão do *Yang* Brilhante dentro dos Seis Estágios.

Umidade-Calor no Estômago e nos Intestinos

Febre baixa, sudorese que não reduz a febre e não dispersa o Calor, sensação de plenitude do epigástrio e/ou do abdome, dor epigástrica e/ou abdominal, falta de apetite, gosto pegajoso na boca, sensação de peso do corpo, sede sem vontade de beber líquidos, náuseas, vômito, fezes amolecidas com odor ofensivo, sensação de queimação no ânus, sensação de calor, urina escassa e escura, dor de cabeça com sensação de peso da cabeça, cútis baça e amarelada como casca de tangerina, esclera e olhos amarelados, suor oleoso, gosto amargo na boca, língua Vermelha com saburra amarelada e pegajosa, pulso Deslizante-Rápido.

Calor no nível do *Qi* Nutritivo

Febre à noite, sede, boca seca sem vontade de beber líquidos, agitação mental; trata-se de Calor no Nível do *Qi* Nutritivo dentro dos Quatro Níveis.

Calor no nível do Sangue

Febre à noite, sede, agitação mental, erupção macular, sangramentos; trata-se de Calor no nível do Sangue dentro dos Quatro Níveis.

Febre crônica

Calor Vazio por deficiência do *Yin*

Febre baixa ou sensação de calor à tarde ou ao anoitecer, calor nos cinco palmos, *flush* malar, sede com vontade de beber líquidos em pequenos goles, boca e garganta secas à noite, agitação mental, sudorese noturna, insônia, sono perturbado por sonhos, fezes ressecadas, urina escassa e escura, linha avermelhada fina na parte interna da pálpebra inferior, língua Vermelha sem saburra e com fissuras, pulso Fino-Rápido. Esses são os sintomas gerais de Calor Vazio derivado de deficiência do *Yin*; pode surgir do Pulmão, Coração, Estômago, Baço, Fígado e Rim.

Deficiência de *Qi*

Febre baixa ou sensação de calor que piora por excesso de trabalho, tontura, cansaço, depressão, fraqueza muscular, sudorese espontânea, respiração ofegante, fezes amolecidas, falta de apetite, voz fraca, língua Pálida, pulso Fraco ou Vazio.

Deficiência de Sangue

Febre baixa ou sensação de calor à tarde, tontura, visão turva, moscas volantes, dormência ou formigamento dos membros, menstruação escassa, cútis baça e pálida, língua Pálida, pulso Áspero ou Fino.

Qi do Fígado Estagnado transformado em Calor se rebelando para cima

Febre baixa crônica ou sensação de calor que vem e vai de acordo com o estado emocional (surge quando a pessoa está nervosa), humor inconstante, irritabilidade, sensação de distensão do tórax e do hipocôndrio, mau humor, sensação de bolo na garganta, tensão pré-menstrual, gosto amargo na boca, língua Vermelha nas laterais com saburra fina e amarelada, pulso Rápido-em Corda.

Estase do Sangue

Febre baixa ou sensação de calor à tarde ou ao anoitecer, dor abdominal, pele e unhas secas, cútis escura, lábios arroxeados, língua Arroxeada, pulso Áspero ou Firme.

Febre intermitente

A febre intermitente é uma febre que sobe e desce em intervalos regulares. Normalmente, é vista apenas em padrões do interior.

Deficiência de *Yin*

Febre que fica mais alta à tarde ou que surge somente à tarde, palmas das mãos e plantas dos pés quentes, sudorese noturna, boca seca com vontade de beber líquidos em pequenos goles, garganta seca ao anoitecer, urina escassa e escura, fezes ressecadas, língua de cor normal sem saburra, pulso Flutuante-Vazio.

Deficiência do *Qi* do Estômago e do Baço

Febre pelas manhãs diminuindo à tarde, falta de apetite, ligeira distensão abdominal depois de comer, sensação desconfortável no epigástrio, cansaço, lassidão, cútis pálida, fraqueza dos membros, fezes amolecidas, língua Pálida, pulso Vazio. Esse padrão é relativamente raro e é decorrente de uma deficiência grave do *Qi* do Estômago e do Baço ocorrendo após uma doença febril. Foi descrito por Li Dong Yuan em seu *Discussion of Stomach and Spleen*, para o qual ele usava a famosa prescrição *Bu Zhong Yi Qi Tang* (Decocção para Tonificar o Centro e Beneficiar o *Qi*). Essa condição é a que ele chamou de Fogo-*Yin*, que não é Calor Cheio nem Calor Vazio por deficiência de *Yin*, mas um tipo de Calor Vazio por deficiência de *Qi*.

Estase do Sangue

Febre à tarde ou à noite, garganta seca, dor abdominal, pele e unhas ressecadas, olheiras, língua Arroxeada, pulso Áspero ou em Corda. Essa condição é incomum e é mais provável de acontecer nos idosos; geralmente, é vista nos estágios finais do câncer em decorrência de estase do Sangue.

Padrão do Órgão Yang Brilhante

Febre que aumenta à tarde, sudorese nas mãos e nos pés, dor e plenitude abdominais, constipação intestinal, língua Vermelha e saburra da língua escura, pulso Profundo-Cheio. Esse é o padrão do Órgão *Yang* Brilhante dentro da Identificação dos Padrões pelos Seis Estágios.

Calor do Verão

Febre pela manhã e sensação de frio ao entardecer ou vice-versa, sede, irritabilidade. Essa condição corresponde à invasão de Calor do Verão consumindo o *Qi*. Ocorre apenas em crianças e é relativamente rara.

Febre no câncer

Febre no câncer pode apresentar-se com sintomas que são diferentes dos normais e também pode ser causada por padrões que normalmente não causam febre, como estagnação do *Qi* do Fígado e deficiência de *Yang*.

Estase do Sangue

Febre, câncer caracterizado por dor e presença de massa, cútis escura, língua Arroxeada, pulso em Corda. Pode ser câncer de estômago, do pulmão, intestino, útero ou mama.

Fleuma

Febre à tarde, câncer caracterizado por massas relativamente moles, sensação de opressão do tórax, língua Aumentada com saburra pegajosa, pulso Deslizante. Pode ser câncer de mama, linfoma, doença de Hodgkin, câncer de tireoide.

Umidade-Calor

Febre à tarde, febre que pode ser alta e com delírio, dor de cabeça, sudorese noturna, agitação mental, sensação de opressão do tórax, edema, náuseas, língua Vermelha com saburra amarelada e pegajosa, pulso Deslizante-Rápido. Pode ser câncer de bexiga, intestino, próstata ou pele.

Calor Tóxico

Febre alta, calafrios, corpo todo quente ao toque, massa cancerosa que cresce rapidamente, secreções purulentas, cútis escura, língua Vermelha com pontos vermelhos e saburra marrom espessa-pegajosa-seca, pulso Transbordante-Rápido. Pode ser câncer de esôfago, pulmão, estômago, intestino, mama e útero.

Deficiência de *Yin* com Calor Vazio

Febre baixa à tarde, estágio final do câncer, calor nos cinco palmos, sudorese noturna, *flush* malar, língua sem saburra, pulso Fino-Rápido.

Qi do Fígado estagnado transformado em Calor se rebelando para cima

Febre baixa à tarde, câncer de mama, irritabilidade, distensão dos hipocôndrios, suspiros, pulso em Corda, língua com laterais Vermelhas.

Calor no *Qi* Nutritivo

Febre alta, delírio, estágio de rápida deterioração, confusão mental, máculas, língua Vermelho-escura sem saburra, pulso Fino-Rápido.

Deficiência de *Yang*

Febre baixa durante o dia, estágio final de câncer, cansaço, calafrios, língua Pálida, pulso Fraco.

Febre após quimioterapia

Estagnação de *Qi* e estase do Sangue

Febre baixa, ausência de transpiração, começa de 3 a 5 dias após o final da quimioterapia, língua Arroxeada, pulso em Corda-Lento.

Deficiência de *Qi* e de Sangue

Febre baixa à tarde, falta de apetite, fezes amolecidas, voz fraca, palpitações, cansaço, visão turva, cútis baça e pálida, tontura, língua Pálida, pulso Fraco ou Áspero.

Calor no Sangue

Febre baixa, sede, úlceras na boca, sangue na urina, cútis avermelhada, língua Vermelha, pulso Rápido.

3. CALOR NOS CINCO PALMOS

Essa é uma sensação de calor nas palmas das mãos, nas plantas dos pés e no tórax, condição às vezes também chamada de Calor nos Cinco Centros ou Calor nos Cinco Corações; pode ou não estar acompanhada de febre real. Normalmente, é acompanhada de agitação mental, sudorese noturna e insônia. É frequentemente vista na prática, entretanto, às vezes pode manifestar-se apenas nas plantas dos pés e nas palmas das mãos ou nas palmas das mãos e no tórax.

a) Deficiência de *Yin* com Calor Vazio

Calor nos cinco palmos à tarde, desejo de pegar objetos gelados, desejo de colocar as mãos e os pés para fora da coberta, garganta seca à noite, sensação de calor ao anoitecer, sudorese noturna, *flush* malar, insônia, ansiedade, boca seca com vontade de beber líquidos em pequenos goles, língua Vermelha sem saburra, pulso Flutuante-Vazio e Rápido. Pode ser deficiência do *Yin* do Pulmão, Coração, Fígado, Rim, Estômago ou Baço.

b) Deficiência de Sangue

Calor nos cinco palmos à tarde que piora quando a pessoa está tensa ou cansada, tontura, visão turva, moscas volantes, dormência ou formigamento dos membros, menstruação escassa, cútis baça e pálida, língua Pálida, pulso Áspero ou Fino.

A deficiência de Sangue, à semelhança da deficiência de *Yin*, também pode causar Calor-Vazio e normalmente só ocorre em mulheres, especialmente depois dos 40 anos de idade.

c) Fogo no Fígado

Calor nos cinco palmos, tontura, tinidos, irritabilidade, propensão a explosões de raiva, face avermelhada, sede, gosto amargo na boca, constipação intestinal, urina escura, língua Vermelha com laterais mais vermelhas e saburra amarelada e seca, pulso em Corda-Rápido. Embora o calor nos cinco palmos esteja quase sempre associado com deficiência de *Yin*, também pode ser causado por Fogo no Fígado, mas isso não é muito comum.

d) Calor Latente no *Yin* Menor

Calor nos cinco palmos, febre baixa, frio pela manhã e calor ao anoitecer, agitação mental, insônia, língua Vermelha sem saburra.

> **NOTA CLÍNICA**
>
> Embora o calor nos cinco palmos envolva três áreas (tórax, palmas das mãos e plantas dos pés), o significado clínico deve ser o mesmo se apenas duas áreas estiverem envolvidas, como tórax e palmas das mãos, tórax e plantas dos pés ou palmas das mãos e plantas dos pés.

4. SENSAÇÕES CONTRADITÓRIAS DE FRIO E CALOR

a) Deficiência simultânea do *Yin* do Rim e do *Yang* do Rim com prevalência do *Yin* do Rim

Tontura, tinidos, sudorese noturna, *flush* malar, sensação de calor ao anoitecer, mas possivelmente também pés frios.

b) Deficiência simultânea do *Yin* do Rim e do *Yang* do Rim com prevalência do *Yang* do Rim

Tontura, dor nas costas, tinidos, micção frequente, sensação acentuada de frio, pés frios, mas possivelmente também sensação de calor à tarde.

c) Deficiência de Sangue

Mãos ou pés frios, sensação de frio, visão turva, tontura, formigamento, dor surda nas mãos e nos pés, sensação de calor na face.

d) Desarmonia do Vaso Penetrador

Pés frios, sensação de calor na face, palpitações, ansiedade, sensação de aperto no peito, sensação de energia subindo do abdome, menstruação irregular, menstruação dolorosa, pulso Firme.

e) Coexistência de um padrão de Calor e um padrão de Frio em órgãos diferentes

Por exemplo:

Deficiência do Yang *do Rim com Calor no Coração:* lombalgia, sensação de frio nas costas, sensação de frio, pés frios, micção frequente de urina pálida, tontura, ansiedade, face avermelhada, sensação de calor na face, insônia, palpitações, língua Pálida com a ponta Vermelha, pulso Profundo-Fraco.

Esse é apenas um exemplo de coexistência de um padrão de Frio com um padrão de Calor; essa situação pode surgir em conexão com muitos outros órgãos, como deficiência do *Yang* do Rim com ascensão do *Yang* do Fígado, deficiência do *Yang* do Baço com Calor no Coração, deficiência do *Yang* do Rim com Umidade-Calor na Bexiga, deficiência do *Yang* do Baço com Fogo no Fígado, deficiência do *Yang* do Baço e do Rim com Fleuma-Calor etc.

f) Padrão do *Yang* Menor (Seis Estágios)

Alternância de aversão ao frio e febre, gosto amargo na boca, garganta seca, visão turva, plenitude e distensão dos hipocôndrios, nenhuma vontade de comer ou beber, irritabilidade, náuseas, vômito, saburra da língua branca e fina unilateral, pulso em Corda-Fino.

g) Calor na Vesícula Biliar (Quatro Níveis)

Alternância de sensação de calor e de frio com prevalência de calor, gosto amargo na boca, sede, garganta seca, dor nos hipocôndrios, náuseas, sensação de plenitude no epigástrio, língua Vermelha com saburra da língua amarelada e pegajosa unilateral, pulso em Corda-Rápido.

> **NOTA CLÍNICA**
>
> Nas mulheres com mais de 45 anos de idade, a deficiência simultânea do *Yin* do Rim e do *Yang* do Rim é mais a regra do que a exceção.

83 Voz, Discurso e Sons

PARTE 5 · SEÇÃO 1

CONTEÚDO DO CAPÍTULO

Voz Alta, 694
Fogo no Coração, 694
Fogo no Fígado, 694
Estagnação do Qi do Fígado, 694
Calor no Pulmão, 694
Estagnação do Qi do Pulmão, 695
Voz Fraca, 695
Vazio, 695
Outros padrões, 695
Voz Abafada, 695
Invasão de Vento, 695
Deficiência de Qi e de Sangue, 695
Voz Rouca, 695
Cheio, 695
Vazio, 695
Outros padrões, 695
Voz Anasalada, 695
Invasão de Vento-Frio, 695
Invasão de Vento-Umidade, 696
Fleuma nas passagens nasais, 696
Umidade nas passagens nasais, 696
Deficiência do Qi do Baço e do Pulmão com Fleuma e/ou Umidade nas passagens nasais, 696
Ronco, 696
Cheio, 696

Cheio/Vazio, 696
Discurso Desarticulado, 696
Fleuma, 696
Vento-Fleuma, 696
Deficiência do Sangue do Coração, 696
Discurso Incessante e Incoerente, 696
Fleuma-Fogo perturbando o Coração, 696
Murmúrio Para Si Mesmo, 697
Fleuma obstruindo os orifícios da Mente, 697
Discurso Delirante, 697
Calor no Pericárdio, 697
Dificuldade de Encontrar Palavras, 697
Fleuma, 697
Deficiência do Sangue do Coração, 697
Deficiência do Rim, 697
Gagueira, 697
Deficiência do Sangue do Coração, 697
Fogo no Coração, 697
Gemido, 697
Umidade, 697
Estagnação do Qi, 697
Grito, 697
Estase de Sangue, 697
Umidade-Calor, 697
Calor Tóxico, 697

Os seguintes sinais e sintomas relacionados com a voz e com o discurso serão discutidos:
1. Voz alta
2. Voz baixa
3. Voz abafada
4. Voz rouca
5. Voz anasalada
6. Ronco
7. Discurso desarticulado
8. Discurso incessante e incoerente
9. Murmúrio para si mesmo
10. Discurso delirante
11. Dificuldade de encontrar palavras
12. Gagueira
13. Gemido
14. Grito.

1. VOZ ALTA

Ver Parte 4, *Audição*, Capítulo 53.

a) Fogo no Coração

Voz alta, loquacidade, discurso entrecortado por ataques de riso frequentes, palpitações, sede, agitação, insônia, sono perturbado por sonhos, sensação de calor, face avermelhada, gosto amargo na boca, língua Vermelha com ponta mais vermelha e saburra amarelada, pulso Transbordante-Rápido.

b) Fogo no Fígado

Voz alta com tom trêmulo e raivoso, dores de cabeça, tontura, tinidos, irritabilidade, propensão a explosões de raiva, face avermelhada, sede, gosto amargo na boca, constipação intestinal, urina escura, língua Vermelha com laterais mais vermelhas e saburra amarelada-seca, pulso em Corda-Rápido.

c) Estagnação do Qi do Fígado

Voz alta que vem e vai de acordo com o estado emocional, distensão do hipocôndrio ou do epigástrio, irritabilidade, mau humor, pulso em Corda.

d) Calor no Pulmão

Voz alta, tosse, ligeira falta de ar, sensação de calor, dor no peito, batimento das asas do nariz, sede, face avermelhada, língua Vermelha com saburra amarelada, pulso Transbordante-Rápido.

e) Estagnação do *Qi* do Pulmão

Voz alta e trêmula soando como se a pessoa estivesse prestes a chorar, suspiros, tristeza, preocupação, depressão, ligeira falta de ar, sensação de aperto no tórax.

2. VOZ FRACA

Ver Parte 4, *Audição*, Capítulo 53.

a) Vazio

Deficiência do *Qi* do Pulmão

Voz fraca, aversão a conversar, ligeira falta de ar, sudorese espontânea durante o dia, cútis esbranquiçada-brilhante, propensão a se resfriar, cansaço, aversão ao frio, língua Pálida, pulso Vazio.

Acupuntura

P-9 *Taiyuan*, E-36 *Zusanli*, VC-12 *Zhongwan*, B-13 *Feishu*.

Deficiência do *Qi* do Baço

Voz fraca, aversão a conversar, falta de apetite, cansaço, ligeira distensão abdominal, cútis pálida, fezes amolecidas, língua Pálida, pulso Vazio.

Acupuntura

VC-12 *Zhongwan*, E-36 *Zusanli*, BP-6 *Sanyinjiao*, B-20 *Pishu*.

Deficiência do *Yang* do Rim

Voz fraca com tom ligeiramente gemido, dor nas costas, tontura, tinidos, sensação de frio, joelhos fracos, cútis esbranquiçada-brilhante, cansaço, urina clara e abundante, língua Pálida e úmida, pulso Profundo-Fraco.

Acupuntura

R-3 *Taixi*, VC-4 *Guanyuan*, B-23 *Shenshu*, R-7 *Fuliu*, VG-4 *Mingmen*. Moxa.

b) Outros padrões

Depleção grave de *Qi*

Voz muito débil com discurso frequentemente interrompido, muita dificuldade para começar a falar novamente depois de parar, exaustão, língua Pálida com marcas de dentes, pulso Fraco-Escondido.

3. VOZ ABAFADA

a) Invasão de Vento

Voz abafada com início agudo, som anasalado, aversão ao frio, febre, dor de cabeça, dores no corpo, pulso Flutuante. Outros sintomas e sinais dependem se há Vento-Calor ou Vento-Frio.

b) Deficiência de *Qi* e de Sangue

Voz abafada com início lento, voz fraca, falta de apetite, fezes amolecidas, palpitações, cansaço, visão turva, cútis baça e pálida, tontura, língua Pálida, pulso Fraco ou Áspero.

4. VOZ ROUCA

Ver Parte 4, *Audição*, Capítulo 53.

a) Cheio

Estagnação do *Qi* do Pulmão

Voz rouca que vem e vai de acordo com o estado emocional, irritabilidade, depressão, preocupação, sensação de bolo na garganta, suspiros, sensação de opressão do tórax.

Acupuntura

P-7 *Lieque*, P-3 *Tianfu*, PC-6 *Neiguan*, E-40 *Fenglong*.

b) Vazio

Deficiência do *Yin* do Pulmão e do Rim

Voz rouca com início lento, garganta seca, sede com vontade de beber líquidos em pequenos goles, tosse seca que piora ao anoitecer, corpo fino, falta de ar por esforço, lombalgia, sudorese noturna, tontura, tinidos, deficiência auditiva, urina escassa, língua de cor normal sem saburra, pulso Flutuante-Vazio.

Acupuntura

R-3 *Taixi*, VC-4 *Guanyuan*, BP-6 *Sanyinjiao*, VC-12 *Zhongwan*, P-9 *Taiyuan*, R-6 *Zhaohai*, Vaso da Concepção (P-7 *Lieque* com R-6 *Zhaohai*).

c) Outros padrões

Fleuma e estase do Sangue

Voz rouca em uma condição crônica, inchaço da faringe, muco na garganta, sensação de opressão do tórax, dor abdominal, agitação mental, cútis escura, língua Vermelho-Arroxeada e Aumentada com saburra pegajosa, pulso em Corda-Deslizante.

Colapso de *Yin* ou de *Yang*

Voz rouca com início súbito no curso de uma doença crônica grave. Outros sintomas e sinais dependem se há Colapso do *Yin* ou Colapso do *Yang*.

Patologia do canal do Rim na gravidez

Voz rouca mais para o fim da gravidez; essa condição ocorre por conta do canal de Conexão do Rim, que vai do Útero até a garganta, e não requer tratamento.

Invasão de Vento-Calor

Voz rouca com início agudo, dor de garganta, aversão ao frio, dor de cabeça, dores no corpo, ligeira sudorese, língua com laterais e/ou parte anterior Vermelhas, pulso Flutuante-Rápido.

5. VOZ ANASALADA

Ver Parte 4, *Audição*, Capítulo 53.

a) Invasão de Vento-Frio

Voz anasalada com início súbito, coceira na garganta, aversão ao frio, febre, dor de cabeça occipital, torcicolo, espirros, dores no corpo, língua com saburra fina-branca, pulso Flutuante-Tenso.

b) Invasão de Vento-Umidade

Voz anasalada com início súbito, aversão ao frio, febre, sensação de peso do corpo, náuseas, dor epigástrica, vômito, dores no corpo, língua com saburra branca-pegajosa, pulso Flutuante-Deslizante.

c) Fleuma nas passagens nasais

Voz anasalada, nariz entupido, ronco, sensação de opressão do peito, sensação de peso, muco na garganta, língua Aumentada com saburra pegajosa, pulso Deslizante.

d) Umidade nas passagens nasais

Voz anasalada, nariz entupido, dor facial, sinusite, gosto pegajoso na boca, sensação de peso, saburra da língua pegajosa, pulso Deslizante.

e) Deficiência do *Qi* do Baço e do Pulmão com Fleuma e/ou Umidade nas passagens nasais

Voz anasalada, nariz entupido, nariz escorrendo pela manhã, sinusite crônica, cansaço, falta de apetite, fezes amolecidas, voz fraca, propensão a se resfriar, língua Pálida e Aumentada com marcas de dentes e saburra pegajosa, pulso Encharcado.

> **NOTA CLÍNICA**
> Voz anasalada é relativamente comum em crianças com Umidade residual nos seios da face.

6. RONCO

Ver Parte 5, *Sintomas e Sinais*, Capítulo 81; Parte 4, *Audição*, Capítulo 53.

a) Cheio

Fleuma-Calor nos Pulmões

Roncos altos, garganta seca, sede sem vontade de beber líquidos, tosse forte com expectoração profusa de muco amarelado-pegajoso, respiração ofegante, sibilos, sensação de opressão do peito, sensação de calor, sede, língua Vermelha e Aumentada com saburra amarelada-pegajosa, pulso Deslizante-Rápido.

Acupuntura

P-5 *Chize*, P-7 *Lieque*, B-13 *Feishu*, P-1 *Zhongfu*, E-40 *Fenglong*, VC-12 *Zhongwan*, VC-9 *Shuifen*, VC-5 *Shimen*, B-22 *Sanjiaoshu*, IG-11 *Quchi*.

Umidade-Fleuma nos Pulmões

Roncos baixos, sensação de opressão do tórax, tosse com expectoração de muco pegajoso, sensação de peso, muco na garganta, sede sem vontade de beber líquidos, língua Aumentada com saburra pegajosa, pulso Deslizante.

Acupuntura

P-5 *Chize*, P-7 *Lieque*, B-13 *Feishu*, P-1 *Zhongfu*, E-40 *Fenglong*, VC-12 *Zhongwan*, VC-9 *Shuifen*, VC-5 *Shimen*, B-22 *Sanjiaoshu*.

Secura Fleuma nos Pulmões

Roncos altos, tosse seca com expectoração ocasional e difícil de pouco muco, sede sem vontade de beber líquidos, boca e garganta secas, língua Aumentada com saburra seca-pegajosa, pulso Deslizante.

Acupuntura

P-5 *Chize*, P-1 *Zhongfu*, P-7 *Lieque*, P-9 *Taiyuan*, VC-12 *Zhongwan*, R-6 *Zhaohai*, BP-6 *Sanyinjiao*.

b) Cheio/Vazio

Fleuma nos Pulmões com deficiência do *Qi* do Pulmão e do Baço

Roncos baixos, sensação de opressão do tórax, sensação de peso, voz fraca, propensão a se resfriar, falta de apetite, fezes amolecidas, cansaço, língua Pálida com marcas de dentes, pulso Encharcado.

Acupuntura

P-5 *Chize*, P-1 *Zhongfu*, P-7 *Lieque*, P-9 *Taiyuan*, VC-12 *Zhongwan*, BP-3 *Taibai*, B-20 *Pishu*, B-13 *Feishu*.

7. DISCURSO DESARTICULADO

a) Fleuma

Discurso desarticulado, dificuldade em encontrar palavras, troca de palavras, sensação de peso na cabeça, tontura, visão turva, sensação de opressão do tórax, língua Aumentada com saburra pegajosa, pulso Deslizante.

b) Vento-Fleuma

Discurso desarticulado após acidente vascular cerebral (derrame), hemiplegia, tontura grave, visão turva, tremores, dormência unilateral dos membros, tinidos, náuseas, muco na garganta, sensação de opressão do tórax, língua Rígida ou Desviada e Aumentada, pulso em Corda-Deslizante.

c) Deficiência do Sangue do Coração

Discurso desarticulado, palpitações, tontura, insônia, sono perturbado por sonhos, memória fraca, ansiedade, propensão a se assustar, cútis baça e pálida, lábios pálidos, língua Pálida e Fina, pulso Áspero ou Fino.

8. DISCURSO INCESSANTE E INCOERENTE

a) Fleuma-Fogo perturbando o Coração

Discurso incessante e incoerente, agitação, confusão mental, palpitações, comportamento maníaco, agitação mental, sede, face avermelhada, sensação de opressão do tórax, urina escura, expectoração de muco, som crepitante na garganta, gosto amargo na boca, insônia, sono perturbado por sonhos, língua Vermelha com ponta mais vermelha e aumentada, fissura do Coração com saburra amarelada e pegajosa dentro dela, pulso Deslizante-Rápido ou Deslizante-Transbordante-Rápido.

9. MURMÚRIO PARA SI MESMO

a) Fleuma obstruindo os orifícios da Mente

Murmúrio para si mesmo, confusão mental, muco na garganta, sensação de opressão do tórax, língua Aumentada com saburra pegajosa, pulso Deslizante.

10. DISCURSO DELIRANTE

a) Calor no Pericárdio

Discurso delirante, febre à noite, confusão mental, discurso incoerente ou afasia, delírio, corpo quente, mãos e pés frios, máculas, língua Vermelha sem saburra, pulso Fino-Rápido.

11. DIFICULDADE DE ENCONTRAR PALAVRAS

a) Fleuma

Dificuldade de encontrar palavras, troca de palavras, sensação de peso e congestão na cabeça, tontura, visão turva, sensação de opressão do tórax, língua Aumentada com saburra pegajosa, pulso Deslizante.

b) Deficiência do Sangue do Coração

Dificuldade de encontrar palavras, falta de concentração, palpitações, tontura, insônia, sono perturbado por sonhos, memória fraca, ansiedade, propensão a se assustar, cútis baça e pálida, lábios pálidos, língua Pálida e Fina, pulso Áspero ou Fino.

c) Deficiência do Rim

Dificuldade de encontrar palavras, tontura, tinidos, memória fraca, lombalgia. Outros sintomas e sinais dependem se há deficiência do *Yang* do Rim ou do *Yin* do Rim.

12. GAGUEIRA

Ver Parte 4, *Audição*, Capítulo 53.

a) Deficiência do Sangue do Coração

Gagueira, tensão nervosa, palpitações, tontura, insônia, sono perturbado por sonhos, memória fraca, ansiedade, propensão a se assustar, cútis baça e pálida, lábios pálidos, língua Pálida e Fina, pulso Áspero ou Fino.

b) Fogo no Coração

Gagueira, palpitações, sede, úlceras na boca e na língua, inquietação mental, agitação, insônia, sono perturbado por sonhos, sensação de calor, face avermelhada, gosto amargo na boca, língua Vermelha com ponta mais vermelha e saburra amarelada, pulso Transbordante-Rápido.

13. GEMIDO

Ver Parte 4, *Audição*, Capítulo 53.

a) Umidade

Gemido, dor aguda, sensação de peso, língua com saburra espessa-pegajosa, pulso Deslizante. Outros sintomas e sinais dependem da localização da Umidade que está causando dor.

b) Estagnação do *Qi*

Gemido, quadro agudo de distensão e dor, pulso em Corda. Outros sintomas e sinais dependem da localização da estagnação do *Qi* que está causando dor.

14. GRITO

Ver Parte 4, *Audição*, Capítulo 53.

a) Estase de Sangue

Grito, quadro agudo de dor grave de caráter lancinante, pulso em Corda. Outros sintomas e sinais dependem da localização da estase de Sangue que está causando dor.

b) Umidade-Calor

Grito, dor aguda grave, sensação de plenitude e peso, saburra da língua amarelada-espessa-pegajosa, pulso Deslizante-em Corda.

c) Calor Tóxico

Grito, quadro agudo de dor grave, sensação de calor, inchaço e vermelhidão, saburra da língua amarelada-espessa-pegajosa-escura com pontos vermelhos, pulso Transbordante-Deslizante-Rápido.

SEÇÃO 2

Sintomas e Sinais Ginecológicos

INTRODUÇÃO

A Seção 2 da Parte 5 relaciona os sintomas e sinais ginecológicos. Esses sintomas e sinais são extremamente importantes nas condições ginecológicas, mas também servem para nos ajudar a chegar a um diagnóstico nas mulheres para condições não ginecológicas.

Perguntas sobre problemas menstruais ou problemas que surgem durante a menstruação são muito importantes em toda paciente do sexo feminino, mesmo depois da menopausa. Isso porque, mesmo depois da menopausa, precisamos investigar a história menstrual para construir uma imagem da constituição da paciente.

Para esclarecer os *links* entre a Parte 5, *Sintomas e Sinais*, a Parte 1, *Diagnóstico pela Observação*, e a Parte 2, *Diagnóstico pelo Interrogatório*, eu indiquei cada um deles em cada uma dessas partes (p. ex., "Tontura", encontrada no Capítulo 55 da Parte 5, também é encontrada no Capítulo 34 da Parte 2).

A Seção 2 da Parte 5 é dividida nos seguintes capítulos:
Capítulo 84: Sintomas menstruais
Capítulo 85: Problemas durante a menstruação
Capítulo 86: Problemas na gravidez
Capítulo 87: Problemas após o parto
Capítulo 88: Sinais das mamas
Capítulo 89: Sintomas ginecológicos variados.

PARTE 5 SEÇÃO 2

84 | Sintomas Menstruais

CONTEÚDO DO CAPÍTULO

Sangue Menstrual Pálido, 700
Deficiência de Sangue, 700
Deficiência de Qi, 701
Deficiência do Yang do Baço e do Rim, 701
Umidade-Fleuma no Útero, 701

Sangue Menstrual Arroxeado, 701
Estagnação de Qi e estase de Sangue no Útero, 701
Estase de Sangue com Calor no Útero, 701
Estase de Sangue com Frio no Útero, 701
Deficiência de Sangue com Frio no Útero, 701

Coágulos Menstruais, 701
Cheio, 701
Outros padrões, 701

Sangue Menstrual Pegajoso, 701
Umidade-Calor no Útero, 701
Umidade-Fleuma no Útero, 701
Fogo no Fígado e no Coração, 701
Estase de Sangue no Útero com Calor, 701

Sangue Menstrual Aguado, 701
Deficiência de Qi, 701
Deficiência de Sangue, 702
Frio-Umidade no Útero, 702
Deficiência do Yang do Baço e do Rim, 702
Deficiência do Yin do Fígado e do Rim, 702

Menstruação Adiantada (Ciclo Curto), 702
Deficiência de Qi, 702
Calor no Sangue, 702
Deficiência do Yin do Fígado e do Rim, 702
Estase de Sangue no Útero, 702

Menstruação Atrasada (Ciclo Longo), 702
Deficiência de Sangue, 702
Frio no Útero, 702
Umidade-Fleuma no Útero, 702
Deficiência do Rim, 702

Menstruação Irregular, 702
Cheio, 702

Vazio, 702
Outros padrões, 702

Menstruação Abundante, 703
Vazio, 703
Cheio, 703
Outros padrões, 703

Menstruação Escassa, 703
Deficiência de Sangue, 703
Deficiência do Yang do Rim, 703
Deficiência do Yin do Rim, 703
Estase de Sangue no Útero, 704
Fleuma obstruindo o Útero, 704
Frio no Útero, 704

Menstruação Dolorosa, 704
Cheio, 704
Outros padrões, 704

Ausência de Menstruação, 705
Vazio, 705
Cheio, 705
Outros padrões, 705

Sangramento Durante o Ciclo Menstrual, 706
Deficiência do Yin do Fígado e do Rim com Calor Vazio, 706
Umidade-Calor, 706
Estase de Sangue, 706
Deficiência do Yang do Baço e do Rim, 706

Menstruação que Cessa e Retorna, 706
Estase de Sangue no Útero, 706
Frio no Útero, 706
Estagnação do Qi do Fígado, 706

Menstruação Retornando Depois da Menopausa, 706
Deficiência do Yin do Fígado e do Rim com Calor Vazio, 706
Qi do Fígado estagnado transformado em Fogo no Fígado, 706
Deficiência do Qi do Baço, 706
Calor Tóxico no Útero, 706

Os sintomas menstruais que serão discutidos são:
1. Sangue menstrual pálido
2. Sangue menstrual arroxeado
3. Coágulos menstruais
4. Sangue menstrual pegajoso
5. Sangue menstrual aguado
6. Menstruação adiantada (ciclo curto)
7. Menstruação atrasada (ciclo longo)
8. Menstruação irregular
9. Menstruação abundante
10. Menstruação escassa
11. Menstruação dolorosa
12. Ausência de menstruação
13. Sangramento durante o ciclo menstrual
14. Menstruação que cessa e retorna
15. Menstruação que retorna depois da menopausa.

1. SANGUE MENSTRUAL PÁLIDO

Ver Parte 2, *Interrogatório*, Capítulo 46.

a) Deficiência de Sangue

Sangue menstrual pálido e diluído, menstruação escassa, cútis baça e pálida, tontura, língua Pálida, pulso Áspero.

b) Deficiência de Qi

Sangue menstrual pálido, sangramento abundante, respiração ofegante, cansaço, cútis pálida, língua Pálida, pulso Vazio.

c) Deficiência do Yang do Baço e do Rim

Sangue menstrual pálido e diluído, cansaço, fezes amolecidas, falta de apetite, dor nas costas, tontura, sensação de frio, língua Pálida, pulso Fraco.

d) Umidade-Fleuma no Útero

Sangue menstrual pálido e pegajoso, descarga vaginal excessiva, sensação de peso, infertilidade, língua Aumentada com saburra pegajosa, pulso Deslizante.

2. SANGUE MENSTRUAL ARROXEADO

Ver Parte 2, *Interrogatório*, Capítulo 46.

a) Estagnação de Qi e estase de Sangue no Útero

Sangue menstrual arroxeado com coágulos escuros, distensão e dor abdominal, língua Arroxeada, pulso em Corda.

b) Estase de Sangue com Calor no Útero

Sangue menstrual vermelho-arroxeado, coágulos arroxeados, dor abdominal, agitação mental, sede, língua Vermelho-Arroxeada, pulso em Corda-Rápido.

c) Estase de Sangue com Frio no Útero

Sangue menstrual azul-arroxeado, pequenos coágulos filiformes escuros, dor abdominal, sensação de frio, menstruação dolorosa que melhora por aplicação de calor, língua Azul-Arroxeada, pulso em Corda-Tenso-Lento.

d) Deficiência de Sangue com Frio no Útero

Sangue menstrual pálido-arroxeado, menstruação escassa, menstruação dolorosa que melhora pela aplicação de calor, sensação de frio, tontura, visão turva, língua Pálida com saburra branca, pulso Áspero.

3. COÁGULOS MENSTRUAIS

Ver Parte 2, *Interrogatório*, Capítulo 46.

a) Cheio

Estase de Sangue no Útero (e Fígado)

Sangue menstrual escuro com grandes coágulos escuros, menstruação dolorosa que melhora pela passagem dos coágulos, menstruação que começa com secreção amarronzada, menstruação que para e volta, menstruação dolorosa, menstruação irregular, infertilidade, língua Arroxeada, pulso em Corda.

Acupuntura

Vaso Penetrador (BP-4 *Gongsun* com PC-6 *Neiguan*), F-3 *Taichong*, R-14 *Siman*, BP-10 *Xuehai*.

Frio no Útero

Pequenos coágulos filiformes com sangue vivo, menstruação dolorosa que melhora por aplicação de calor, sensação de frio durante a menstruação, sangue menstrual diluído, língua Pálida, pulso Profundo-Tenso.

Acupuntura

Vaso Penetrador (BP-4 *Gongsun* com PC-6 *Neiguan*), F-3 *Taichong*, R-14 *Siman*, BP-10 *Xuehai*, VC-4 *Guanyuan*, VC-3 *Zhongji*, VC-6 *Qihai*. Moxa.

b) Outros padrões

Calor no Sangue

Coágulos escuros, mas de aspecto fresco, menstruação abundante, sensação de calor, face avermelhada, língua Vermelha, pulso Transbordante-Rápido.

Deficiência de Qi

Pequenos coágulos de coloração vermelho-pálido e aspecto fresco, menstruação abundante com sangue diluído vermelho-vivo, face pálida, cansaço, tontura, língua Pálida, pulso Fraco.

4. SANGUE MENSTRUAL PEGAJOSO

Ver Parte 2, *Interrogatório*, Capítulo 46.

a) Umidade-Calor no Útero

Sangue menstrual pegajoso com odor ofensivo, descarga vaginal excessiva, plenitude hipogástrica, prurido vaginal, saburra da língua amarelada e pegajosa, pulso Deslizante-Rápido.

b) Umidade-Fleuma no Útero

Sangue menstrual pegajoso e pálido, sensação de opressão do tórax, tontura, náuseas, descarga vaginal excessiva, infertilidade, língua Aumentada com saburra pegajosa, pulso Deslizante.

c) Fogo no Fígado e no Coração

Sangue menstrual pegajoso, menstruação adiantada, menstruação abundante, agitação mental, insônia, sede, face avermelhada, palpitações, dores de cabeça, gosto amargo na boca, queimação durante a micção, língua Vermelha com laterais e ponta mais vermelhas e saburra amarelada e seca, pulso em Corda-Rápido.

d) Estase de Sangue no Útero com Calor

Sangue menstrual pegajoso, coágulos escuros, sensação de calor, dor abdominal, menstruação dolorosa, língua Vermelho-Arroxeada, pulso em Corda-Rápido.

5. SANGUE MENSTRUAL AGUADO

Ver Parte 2, *Interrogatório*, Capítulo 46.

a) Deficiência de Qi

Sangue menstrual pálido e aguado, menstruação abundante, cansaço, face pálida, respiração ofegante, língua Pálida, pulso Vazio.

b) Deficiência de Sangue

Sangue menstrual aguado, menstruação escassa, menstruação atrasada, visão turva, face baça e pálida, língua Pálida-Fina, pulso Áspero.

c) Frio-Umidade no Útero

Sangue menstrual aguado, sensação de peso e frio no hipogástrio, dor durante a menstruação aliviada por aplicação de calor, menstruação atrasada, dor abdominal, descarga vaginal excessiva, saburra da língua branca e pegajosa, pulso Deslizante-Lento ou Tenso-Lento.

d) Deficiência do *Yang* do Baço e do Rim

Sangue menstrual pálido e aguado, menstruação abundante, cansaço, sensação de frio, dor nas costas, fezes amolecidas, tontura, língua Pálida e Aumentada, pulso Profundo-Fraco.

e) Deficiência do *Yin* do Fígado e do Rim

Sangue menstrual aguado vermelho-escarlate, menstruações atrasadas, menstruação escassa, dor nas costas, tontura, tinidos, sudorese noturna, língua sem saburra, pulso Flutuante-Vazio.

6. MENSTRUAÇÃO ADIANTADA (CICLO CURTO)

Ver Parte 2, *Interrogatório*, Capítulo 46.

a) Deficiência de *Qi*

Menstruação adiantada, sangramento abundante, sangue pálido, cansaço, falta de apetite, fezes amolecidas, cútis pálida, língua Pálida, pulso Vazio.

b) Calor no Sangue

Menstruação adiantada, sangramento abundante, sangue vermelho-vivo ou vermelho-escuro, sensação de calor, sede, agitação mental, face avermelhada, língua Vermelha com saburra amarelada, pulso Transbordante-Rápido.

c) Deficiência do *Yin* do Fígado e do Rim

Menstruação adiantada, menstruação escassa, tontura, tinidos, dor nas costas, sudorese noturna, língua sem saburra, pulso Flutuante-Vazio.

d) Estase de Sangue no Útero

Menstruação adiantada, dor durante a menstruação com sangue e coágulos escuros, língua Arroxeada, pulso em Corda.

7. MENSTRUAÇÃO ATRASADA (CICLO LONGO)

Ver Parte 2, *Interrogatório*, Capítulo 46.

a) Deficiência de Sangue

Menstruação atrasada, menstruação escassa, visão turva, tontura, língua Pálida, pulso Áspero ou Fino.

b) Frio no Útero

Menstruação atrasada, menstruação escassa, dor durante a menstruação que melhora por aplicação de calor, pequenos coágulos escuros filiformes, sensação de frio, língua Pálida, pulso Profundo-Tenso-Lento.

c) Umidade-Fleuma no Útero

Menstruação atrasada, sangue menstrual pegajoso, sensação de peso, descarga vaginal excessiva, língua Aumentada com saburra pegajosa, pulso Deslizante.

d) Deficiência do Rim

Menstruação atrasada, dor nas costas, tontura, tinidos, língua sem saburra. Outros sintomas e sinais dependem se há deficiência do *Yin* do Rim ou do *Yang* do Rim.

8. MENSTRUAÇÃO IRREGULAR

Ver Parte 2, *Interrogatório*, Capítulo 46.

"Menstruação irregular" indica a menstruação que às vezes chega adiantada e às vezes atrasada. É importante lembrar que muitas mulheres dizem que têm "menstruação irregular" quando essa é consistentemente atrasada ou adiantada, em cujo caso seria classificada como "menstruação atrasada" ou "menstruação adiantada", respectivamente.

a) Cheio

Estagnação do *Qi* do Fígado

Menstruação irregular, tensão pré-menstrual, distensão do hipocôndrio ou do epigástrio, irritabilidade, mau humor, pulso em Corda.

Acupuntura

VB-34 *Yanglingquan*, F-3 *Taichong*, VC-6 *Qihai*, VC-4 *Guanyuan*, Vaso da Concepção (P-7 *Lieque* com R-6 *Zhaohai*).

b) Vazio

Deficiência do Rim

Menstruação irregular, dor nas costas, tontura, tinidos, infertilidade. Outras manifestações, incluindo do pulso e da língua, dependem se há deficiência do *Yang* do Rim ou do *Yin* do Rim.

Acupuntura

Vaso da Concepção (P-7 *Lieque* com R-6 *Zhaohai*), R-3 *Taixi*, VC-4 *Guanyuan*, R-13 *Qixue*.

c) Outros padrões

Deficiência do Sangue do Coração e do Baço

Menstruação irregular, sangramento escasso, sangue pálido, palpitações, cansaço, língua Pálida e Fina, pulso Áspero.

9. MENSTRUAÇÃO ABUNDANTE

Ver Parte 2, *Interrogatório*, Capítulo 46.

"Menstruação abundante" indica sangue menstrual abundante que ocorre no período próprio; ou seja, a menstruação vem regularmente, dura aproximadamente 4 ou 5 dias, e o sangramento é pesado durante esse tempo. Há outra condição caracterizada por sangramento abundante chamada "Inundação e Gotejamento" (*Beng Lou*): indica sangue menstrual abundante fora do período próprio; especificamente, a menstruação pode chegar cedo com fluxo súbito (*Beng*) e/ou continuar com um gotejamento depois do período próprio (*Lou*). As várias condições patológicas indicadas abaixo se aplicam tanto para "Menstruação Abundante" como para "Inundação e Gotejamento".

a) Vazio

Deficiência de Qi

Sangramento menstrual abundante que pode chegar adiantado com fluxo pesado, sangue pálido, cansaço, face pálida, falta de apetite, palpitações, língua Pálida, pulso Vazio.

Acupuntura

Vaso da Concepção (P-7 *Lieque* com R-6 *Zhaohai*), VC-4 *Guanyuan*, VC-6 *Qihai*, R-13 *Qixue*, VG-20 *Baihui*.

Deficiência do Yang do Baço e do Rim

Sangramento menstrual abundante, sangue pálido, menstruação irregular, dor nas costas, sensação de frio, fezes amolecidas, cansaço, infertilidade, língua Pálida e Aumentada, pulso Profundo-Fraco.

Acupuntura

Vaso da Concepção (P-7 *Lieque* com R-6 *Zhaohai*), VC-4 *Guanyuan*, VC-6 *Qihai*, R-13 *Qixue*, VG-20 *Baihui*, VC-12 *Zhongwan*, B-20 *Pishu*.

Deficiência do Yin do Fígado e do Rim

Sangramento menstrual abundante, gotejamento depois do tempo próprio, menstruação irregular, infertilidade, tontura, tinidos, sudorese noturna, língua sem saburra, pulso Flutuante-Vazio.

Acupuntura

F-8 *Ququan*, BP-6 *Sanyinjiao*, R-3 *Taixi*, VC-4 *Guanyuan*, VG-20 *Baihui*, Vaso da Concepção (P-7 *Lieque* com R-6 *Zhaohai*).

b) Cheio

Calor no Sangue

Sangramento menstrual abundante, sangue vermelho-vivo ou vermelho-escuro, sensação de calor, agitação mental, face avermelhada, sede, língua Vermelha com saburra amarelada, pulso Transbordante-Rápido.

Acupuntura

Vaso da Concepção (P-7 *Lieque* com R-6 *Zhaohai*), F-2 *Xingjian*, IG-11 *Quchi*, R-2 *Rangu*, BP-10 *Xuehai*.

c) Outros padrões

Fogo no Fígado

Sangramento menstrual abundante, dores de cabeça, tontura, tinidos, irritabilidade, propensão a explosões de raiva, face avermelhada, sede, gosto amargo na boca, constipação intestinal, urina escura, língua Vermelha com laterais mais vermelhas e saburra amarelada e seca, pulso em Corda-Rápido.

Deficiência do Yin do Fígado e do Rim com Calor Vazio no Sangue

Sangramento menstrual abundante, menstruação irregular, gotejamento após o tempo específico, infertilidade, tontura, tinidos, sudorese noturna, sensação de calor ao anoitecer, calor nos cinco palmos, língua Vermelha sem saburra, pulso Flutuante-Vazio e Rápido.

Estase de Sangue no Útero

Sangramento menstrual abundante, menstruação dolorosa com sangue escuro e coágulos escuros, menstruação que para e começa, dor abdominal, língua Arroxeada, pulso em Corda.

A Tabela 84.1 resume a patologia da menstruação abundante.

> **NOTA CLÍNICA**
>
> Em minha opinião, a maioria dos acupunturistas tende a pensar na deficiência de Qi como causa de sangramento menstrual abundante. Pela minha experiência, aproximadamente metade dos casos é decorrente de Calor no Sangue.

> **NOTA CLÍNICA**
>
> Pode parecer estranho que a estase de Sangue cause sangramento menstrual excessivo. Isso ocorre porque o Sangue estagnado obstrui os vasos sanguíneos no útero, impedindo que novo Sangue ocupe seu lugar e fazendo com que o Sangue vaze.

10. MENSTRUAÇÃO ESCASSA

Ver Parte 2, *Interrogatório*, Capítulo 46.

a) Deficiência de Sangue

Menstruação escassa com sangue pálido e diluído, menstruação atrasada, tontura, visão turva, língua Pálida-Fina, pulso Áspero.

b) Deficiência do Yang do Rim

Menstruação escassa com sangue pálido, menstruação atrasada, infertilidade, menstruação irregular, dor nas costas, tontura, tinidos, sensação de frio, joelhos fracos, cútis esbranquiçada-brilhante, cansaço, urina clara e abundante, língua Pálida e úmida, pulso Profundo-Fraco.

c) Deficiência do Yin do Rim

Menstruação escassa, menstruação irregular, menstruação atrasada, infertilidade, tontura, tinidos, sudorese noturna, boca seca com vontade de beber líquidos em pequenos goles, dor nas costas, memória fraca, urina escassa e escura, língua sem saburra, pulso Flutuante-Vazio.

Tabela 84.1 Patologia e padrões da menstruação abundante.

Sintomas	Língua	Padrão
Sangramento menstrual abundante que pode vir adiantado com fluxo pesado, sangue pálido	Pálida	Deficiência de Qi
Sangramento menstrual abundante, sangue pálido, menstruação irregular, dor nas costas, sensação de frio, fezes amolecidas	Pálida, úmida	Deficiência do Yang do Baço e do Rim
Sangramento menstrual abundante, gotejamento após o tempo próprio, menstruação irregular, infertilidade, tontura, tinidos, sudorese noturna	Sem saburra	Deficiência do Yin do Fígado e do Rim
Sangramento menstrual abundante, sangue vermelho-vivo ou vermelho-escuro, sensação de calor, agitação mental, face avermelhada, sede	Vermelha com saburra	Calor no Sangue
Sangramento menstrual abundante, dores de cabeça, tontura, tinidos, irritabilidade	Vermelha com laterais mais Vermelhas, saburra amarelada	Fogo no Fígado
Sangramento menstrual abundante, menstruação irregular, gotejamento após o tempo próprio, infertilidade, tontura, tinidos, sudorese noturna, sensação de calor ao anoitecer, calor nos cinco palmos	Vermelha sem saburra	Deficiência do Yin do Fígado e do Rim com Calor Vazio no Sangue
Sangramento menstrual abundante, menstruação dolorosa com sangue escuro e coágulos escuros, menstruação que começa e para	Laterais Arroxeadas	Estase de Sangue

d) Estase de Sangue no Útero

Menstruação escassa com sangue escuro e coágulos, menstruação dolorosa, língua Arroxeada, pulso em Corda.

e) Fleuma obstruindo o Útero

Menstruação escassa com secreção acastanhada, descarga vaginal excessiva, sensação de peso, obesidade, língua Aumentada, pulso Deslizante.

f) Frio no Útero

Menstruação escassa, menstruação atrasada, menstruação dolorosa que melhora por aplicação de calor, sensação de frio, dor abdominal, saburra da língua branca, pulso Tenso-Lento.

11. MENSTRUAÇÃO DOLOROSA

Ver Parte 2, *Interrogatório*, Capítulo 46.

a) Cheio

Estagnação do Qi do Fígado

Distensão e dor abdominal antes ou durante a menstruação, tensão pré-menstrual, distensão das mamas, ausência de coágulos, distensão do hipocôndrio ou do epigástrio, irritabilidade, mau humor, pulso em Corda.

Acupuntura

VB-34 *Yanglingquan*, F-3 *Taichong*, VC-6 *Qihai*.

Estase de Sangue do Fígado

Cólica menstrual grave que melhora com a passagem de coágulos, dor no hipocôndrio, dor abdominal, cútis escura, língua Arroxeada, pulso em Corda.

Acupuntura

Vaso Penetrador (BP-4 *Gongsun* com PC-6 *Neiguan*), F-3 *Taichong*, R-14 *Siman*, BP-10 *Xuehai*, VC-6 *Qihai*.

Estagnação de Frio no Útero

Cólica menstrual grave que melhora com aplicação de calor, pequenos coágulos filiformes em sangue vermelho-vivo, sensação de frio durante a menstruação, língua Pálida, pulso Profundo-Tenso.

Acupuntura

Vaso Penetrador (BP-4 *Gongsun* com PC-6 *Neiguan*), F-3 *Taichong* R-14 *Siman*, BP-10 *Xuehai*, VC-6 *Qihai*, VC-4 *Guanyuan*. Moxa.

b) Outros padrões

Umidade-Calor no Útero

Menstruação dolorosa com sensação de peso se estendendo até o sacro, dor durante o ciclo menstrual, pequenos coágulos vermelhos, descarga vaginal excessiva, urina escura, língua Vermelha com saburra amarelada e pegajosa, pulso Deslizante-Rápido.

Qi do Fígado Estagnado transformado em Fogo no Fígado

Menstruação dolorosa, menstruação abundante, irritabilidade, sede, gosto amargo na boca, fezes ressecadas, língua Vermelha com laterais mais vermelhas e saburra amarelada, pulso Rápido-em Corda.

Deficiência de Qi e de Sangue

Dor menstrual surda mais para o final ou depois da menstruação, dor que melhora por pressão, menstruação escassa, falta de apetite, fezes amolecidas, voz fraca, palpitações, cansaço, visão turva, cútis baça e pálida, tontura, língua Pálida, pulso Fraco ou Áspero.

Deficiência do Yang do Baço e do Sangue do Fígado

Dor menstrual surda durante ou depois da menstruação, menstruação escassa, sem coágulos, dor de cabeça surda, visão turva, cansaço, fezes amolecidas, língua Pálida e Aumentada, pulso Áspero ou Fino.

Deficiência do Yin do Fígado e do Rim

Dor menstrual surda durante ou depois da menstrução, menstruação escassa, dor nas costas, tontura, tinidos, sudorese noturna, língua sem saburra, pulso Flutuante-Vazio.

A Tabela 84.2 resume a patologia da menstruação dolorosa.

Tabela 84.2 Patologia e padrões da menstruação dolorosa.

Sintomas	Língua	Padrão
Distensão e dor abdominal antes ou durante a menstruação	Normal ou laterais ligeiramente vermelhas	Estagnação do Qi do Fígado
Dor grave durante a menstruação que melhora pela passagem dos coágulos	Laterais Arroxeadas	Estase de Sangue do Fígado
Dor menstrual grave em cólica que melhora por aplicação de calor, pequenos coágulos filiformes em sangue vermelho-vivo, sensação de frio durante a menstruação	Pálida	Estagnação de Frio
Menstruação dolorosa com sensação de peso se estendendo até o sacro, dor durante o ciclo menstrual, pequenos coágulos vermelhos	Vermelha com saburra amarelada e pegajosa	Umidade-Calor
Menstruação dolorosa, menstruação abundante, irritabilidade, sede, gosto amargo na boca	Laterais Vermelhas	Qi do Fígado estagnado transformado em Fogo do Fígado
Dor surda mais no final da menstruação ou depois da menstruação que melhora com pressão, menstruação escassa	Pálida	Deficiência de Qi e de Sangue
Dor surda durante ou depois da menstruação, sangramento escasso, sem coágulos	Pálida e ligeiramente Aumentada nas laterais	Deficiência do Yang do Baço e do Sangue do Fígado
Dor surda durante ou depois da menstruação, sangramento escasso, dor nas costas, tontura, tinidos, sudorese noturna	Sem saburra	Deficiência do Yang do Fígado e do Rim

12. AUSÊNCIA DE MENSTRUAÇÃO

Ver Parte 2, *Interrogatório*, Capítulo 46.

a) Vazio

Deficiência de Sangue

Menstruação para depois de vários meses de períodos menstruais decrescentes; visão turva, tontura, língua Pálida, pulso Áspero ou Fino.

Acupuntura

F-8 *Ququan*, E-36 *Zusanli*, BP-6 *Sanyinjiao*, VC-4 *Guanyuan*.

Deficiência do Fígado e do Rim

Menstruação que ainda não desceu aos 18 anos de idade nem cessa depois de ficar escassa; dor nas costas, tontura, cansaço. Outras manifestações, como do pulso e da língua, dependem se a deficiência é do Yin do Rim ou do Yang do Rim.

Acupuntura

R-3 *Taixi*, VC-4 *Guanyuan*, B-23 *Shenshu*, F-8 *Ququan*, BP-6 *Sanyinjiao*, R-13 *Qixue*.

Deficiência do Yang do Baço e do Rim

Ausência de menstruação, cansaço, fezes amolecidas, dor nas costas, tontura, sensação de frio, língua Pálida e Aumentada, pulso Profundo-Fraco.

Acupuntura

VC-12 *Zhongwan*, E-36 *Zusanli*, BP-6 *Sanyinjiao*, B-20 *Pishu*, R-3 *Taixi*, VC-4 *Guanyuan*, B-23 *Shenshu*, R-7 *Fuliu*, VG-4 *Mingmen*. Moxa.

Deficiência do Yin do Fígado e do Rim

Ausência de menstruação, tontura, tinidos, dor nas costas, visão turva, olhos secos, língua sem saburra, pulso Flutuante-Vazio. Normalmente, trata-se de amenorreia secundária em mulheres mais velhas.

Acupuntura

R-3 *Taixi*, VC-4 *Guanyuan*, B-23 *Shenshu*, F-8 *Ququan*, BP-6 *Sanyinjiao*, R-13 *Qixue*.

b) Cheio

Estagnação do Qi e estase de Sangue

Menstruação que cessa subitamente, irritabilidade, distensão e dor abdominal, depressão, pulso em Corda.

Acupuntura

Vaso Penetrador (BP-4 *Gongsun* com PC-6 *Neiguan*), F-3 *Taichong*, R-14 *Siman*, BP-10 *Xuehai*, VC-6 *Qihai*.

Umidade-Fleuma no Útero

Menstruação que cessa depois de ir diminuindo gradualmente em volume, obesidade, descarga vaginal excessiva, sensação de peso, plenitude abdominal, língua Aumentada com saburra pegajosa, pulso Deslizante.

Acupuntura

Vaso da Concepção (P-7 *Lieque* com R-6 *Zhaohai*), E-40 *Fenglong*, E-28 *Shuidao*, VC-5 *Shimen*, BP-9 *Yinlingquan*, B-22 *Sanyinjiao*, VC-9 *Shuifen*.

c) Outros padrões

Deficiência do Yin e do Sangue do Pulmão

Ausência de menstruação, tosse seca, respiração ofegante, *flush* malar, depressão, suspiros, tontura, tristeza, língua sem saburra na parte Anterior, pulso Flutuante-Vazio.

Deficiência do Yin do Coração e do Rim

Ausência de menstruação, palpitações, insônia, dor nas costas, tontura, tinidos, depressão, ansiedade, sudorese noturna, língua Vermelha com ponta mais vermelha e sem saburra, pulso Flutuante-Vazio.

Deficiência do Sangue do Coração e do Baço

Ausência de menstruação, palpitações, depressão, insônia, cútis baça e pálida, cansaço, fezes amolecidas, falta de apetite, língua Pálida, pulso Fraco ou Áspero.

Estagnação de *Qi* e estase de Sangue

Menstruação cessa subitamente, irritabilidade, distensão e dor abdominal, depressão, pulso em Corda.

Umidade-Fleuma no Útero

Menstruação cessa depois de ir diminuindo gradualmente em volume, obesidade, descarga vaginal excessiva, sensação de peso, plenitude abdominal, língua Aumentada com saburra pegajosa, pulso Deslizante.

13. SANGRAMENTO DURANTE O CICLO MENSTRUAL

Ver Parte 2, *Interrogatório*, Capítulo 46.

a) Deficiência do *Yin* do Fígado e do Rim com Calor Vazio

Sangramento durante o ciclo menstrual que é escasso e de sangue vermelho-escarlate, tontura, tinidos, sudorese noturna, dor nas costas, calor nos cinco palmos, *flush* malar, língua Vermelha sem saburra, pulso Flutuante-Vazio.

b) Umidade-Calor

Sangramento durante o ciclo menstrual que pode ser abundante ou escasso, sangue pegajoso, fadiga, dor nas articulações, sensação de peso, falta de apetite, descarga vaginal, saburra da língua amarelada e pegajosa, pulso Deslizante-Rápido.

c) Estase de Sangue

Sangramento durante o ciclo menstrual com dor, sangue escasso, sangue escuro com coágulos escuros, dor abdominal, língua Arroxeada, pulso em Corda.

d) Deficiência do *Yang* do Baço e do Rim

Sangramento durante o ciclo menstrual que pode ser profuso de sangue vermelho-vivo diluído, tontura, tinidos, dor nas costas, fezes amolecidas, cansaço, depressão, sensação de frio, micção frequente, língua Pálida e Aumentada, pulso Profundo-Fraco.

14. MENSTRUAÇÃO QUE CESSA E RETORNA

Ver Parte 2, *Interrogatório*, Capítulo 46.

a) Estase de Sangue no Útero

Menstruação que cessa e retorna, menstruação dolorosa com sangue e coágulos escuros, língua Arroxeada, pulso em Corda.

b) Frio no Útero

Menstruação que cessa e retorna, menstruação dolorosa com pequenos coágulos escuros filiformes, menstruação escassa, dor abdominal que melhora por aplicação de calor, saburra da língua branca, pulso Profundo-Tenso.

c) Estagnação do *Qi* do Fígado

Menstruação que cessa e retorna, distensão do hipocôndrio ou do epigástrio, irritabilidade, mau humor, pulso em Corda.

15. MENSTRUAÇÃO RETORNANDO DEPOIS DA MENOPAUSA

Esse sintoma ocorre apenas em mulheres na menopausa, nas quais a menstruação fica sem vir por pelo menos 1 ano e depois subitamente retorna; antigamente, essa condição era chamada de "flor se abrindo invertida".

a) Deficiência do *Yin* do Fígado e do Rim com Calor Vazio

Menstruação retornando subitamente após 1 ano de climatério, volume escasso, sangue vivo, *flush* malar, tontura, tinidos, sudorese noturna, insônia, boca seca com vontade de beber líquidos em pequenos goles, calor nos cinco palmos, língua Vermelha sem saburra, pulso Flutuante-Vazio.

b) *Qi* do Fígado estagnado transformado em Fogo no Fígado

Menstruação retornando subitamente após 1 ano de climatério, menstruação abundante, sangue vermelho-escuro, coágulos vermelhos, propensão a explosões de raiva, sede, gosto amargo na boca, insônia, língua Vermelha com laterais mais vermelhas e saburra amarelada, pulso em Corda-Rápido.

c) Deficiência do *Qi* do Baço

Menstruação retornando subitamente após 1 ano de climatério, menstruação abundante, sangue vermelho-vivo diluído, falta de apetite, cansaço, ligeira distensão abdominal, cútis pálida, fezes amolecidas, língua Pálida, pulso Vazio.

d) Calor Tóxico no Útero

Menstruação retornando subitamente após 1 ano de climatério, descarga vaginal sanguinolenta com odor ofensivo, descarga vaginal de cinco cores, mau hálito, constipação intestinal, língua Vermelha com saburra amarelada e pegajosa e pontos vermelhos, pulso Rápido-Transbordante. Essa condição pode corresponder a carcinoma do útero na medicina ocidental; portanto, uma descarga vaginal sanguinolenta com odor ofensivo em uma mulher depois da menopausa sempre requer um exame ginecológico.

Problemas Durante a Menstruação

CONTEÚDO DO CAPÍTULO

Tensão Pré-Menstrual, 707
Cheio, 707
Vazio/Cheio, 708
Outros padrões, 708

Dor de Cabeça, 708
Deficiência do Sangue do Fígado, 708
Ascensão do Yang do Fígado, 708
Fogo no Fígado, 708
Estase de Sangue, 709

Distensão das Mamas, 709
Estagnação do Qi do Fígado, 709
Estase de Sangue do Fígado, 709
Fleuma com estagnação de Qi, 709
Deficiência do Yin do Fígado e do Rim com estagnação do Qi do Fígado, 709
Qi do Fígado estagnado transformado em Fogo no Fígado, 709
Deficiência do Yang do Baço e do Rim com estagnação do Qi do Fígado, 709
Deficiência do Sangue do Fígado e do Yang do Rim, 709
Estagnação do Qi do Pulmão, 709
Fleuma com estagnação do Qi do Pulmão, 709

Febre, 709
Calor no Sangue, 709
Deficiência do Yin do Rim e do Fígado com Calor Vazio, 709
Deficiência do Qi e do Sangue com desarmonia do Qi Nutritivo e do Qi Defensivo, 709
Estase de Sangue no Útero, 709

Dores no Corpo, 709
Deficiência de Sangue, 709
Estase de Sangue, 709

Edema, 710
Deficiência do Yang do Baço e do Rim, 710
Estagnação de Qi, 710

Diarreia, 710
Deficiência do Qi do Baço, 710

Qi do Fígado estagnado invadindo o Baço, 710
Deficiência do Yang do Rim, 710

Constipação intestinal, 710
Qi do Fígado estagnado invadindo os Intestinos, 710
Deficiência do Sangue do Fígado, 710
Deficiência do Yang do Rim, 710

Sangramento Nasal, 710
Qi do Fígado estagnado transformado em Fogo, 710
Deficiência do Yin do Pulmão e do Rim com Calor Vazio, 710
Fogo no Estômago, 710
Deficiência do Qi do Baço, 710

Úlceras na Boca, 710
Deficiência do Yin do Rim com Calor Vazio, 710
Fogo no Estômago, 710
Umidade-Calor no Estômago com deficiência do Qi do Baço, 711

Erupções Cutâneas, 711
Deficiência de Sangue, 711
Vento-Calor invadindo o Sangue, 711

Tontura, 711
Deficiência de Sangue, 711
Deficiência do Yin do Rim e do Fígado com ascensão do Yang do Fígado, 711
Fleuma com deficiência do Qi do Baço, 711

Vômitos, 711
Qi do Fígado estagnado invadindo o Estômago, 711
Deficiência do Qi do Estômago e do Baço, 711
Fleuma com deficiência do Qi do Baço, 711

Insônia, 711
Ascensão do Yang do Fígado, 711
Fogo no Fígado e no Coração, 711
Deficiência do Sangue do Coração e do Baço, 711

Dor no Olho, 711
Deficiência do Sangue do Fígado, 711
Deficiência do Sangue do Fígado dando origem a Vento Interno, 711
Fogo no Fígado, 711
Estase de Sangue do Fígado, 711

Os problemas relacionados com o período da menstruação que serão discutidos são:

1. Tensão pré-menstrual
2. Dor de cabeça
3. Distensão das mamas
4. Febre
5. Dores no corpo
6. Edema
7. Diarreia
8. Constipação intestinal
9. Sangramento nasal
10. Úlceras na boca
11. Erupções cutâneas
12. Tontura
13. Vômito
14. Insônia
15. Dor no olho.

1. TENSÃO PRÉ-MENSTRUAL

Ver Parte 2, *Interrogatório*, Capítulo 46.

a) Cheio

Estagnação do *Qi* do Fígado

Irritabilidade, depressão, mau humor, propensão a explosões de raiva, impaciência, menstruação irregular, distensão das mamas, distensão do hipocôndrio ou do epigástrio, sensação de bolo na garganta, pulso em Corda.

Acupuntura

VB-34 *Yanglingquan*, F-3 *Taichong*, C-7 *Shenmen*, VG-24 *Shenting*, VB-13 *Benshen*.

Fogo no Fígado e no Coração

Propensão a explosões de raiva, irritabilidade, agitação mental, gritos, ansiedade, insônia, distensão das mamas, menstruação abundante, sensação de calor, dor de cabeça, face avermelhada, tontura, tinidos, sede, gosto amargo na boca, constipação intestinal, urina escura, palpitações, úlceras na boca e na língua, língua Vermelha com laterais e ponta mais vermelhas e saburra amarelada, pulso Transbordante-em Corda-Rápido.

Acupuntura

C-8 *Shaofu*, F-2 *Xingjian*, IG-11 *Quchi*, C-7 *Shenmen*, VG-24 *Shenting*, VB-13 *Benshen*.

Fogo no Coração

Agitação mental, ansiedade, insônia, sono perturbado por sonhos, distensão das mamas, menstruação abundante, palpitações, sede, úlceras na boca e na língua, sensação de calor, face avermelhada, gosto amargo na boca, língua Vermelha com ponta mais vermelha e saburra amarelada, pulso Transbordante-Rápido.

Acupuntura

C-8 *Shaofu*, IG-11 *Quchi*, C-7 *Shenmen*, VG-24 *Shenting*.

b) Vazio/Cheio

Deficiência do Sangue do Fígado com estagnação secundária do *Qi* do Fígado

Humor choroso, choro, depressão, irritabilidade moderada, distensão moderada das mamas, tontura, visão turva, moscas volantes, dormência ou formigamento dos membros, menstruação escassa, cútis baça e pálida, língua Pálida, pulso Áspero ou Fino.

Acupuntura

F-8 *Ququan*, E-36 *Zusanli*, BP-6 *Sanyinjiao*, VC-4 *Guanyuan*, VB-34 *Yanglingquan*, F-3 *Taichong*, VG-24 *Shenting*, VB-13 *Benshen*.

Deficiência do *Yin* do Fígado e do Rim

Humor choroso, choro, depressão, falta de motivação, insônia, menstruação escassa ou amenorreia, tontura, tinidos, lombalgia, dor de cabeça surda occipital ou no vértice, dormência ou formigamento dos membros, olhos secos, visão turva, garganta seca ao anoitecer, pele e cabelos secos, unhas quebradiças, sudorese noturna, fezes ressecadas, língua de cor normal sem saburra, pulso Flutuante-Vazio.

Acupuntura

R-3 *Taixi*, VC-4 *Guanyuan*, F-8 *Ququan*, BP-6 *Sanyinjiao*, VG-24 *Shenting*.

Deficiência do *Yang* do Baço e do Rim

Humor choroso, choro, depressão, falta de motivação, cansaço, lassidão, menstruação escassa ou abundante, lombalgia, sensação de frio nas costas, sensação de frio, cútis esbranquiçada-brilhante, libido diminuída, cansaço, lassidão, urina clara e abundante, urina clara e escassa, micção noturna, apatia, edema da parte inferior das pernas, fezes amolecidas, falta de apetite, ligeira distensão abdominal, desejo de se deitar, língua Pálida e úmida, pulso Profundo-Fraco.

Acupuntura

VC-12 *Zhongwan*, E-36 *Zusanli*, BP-6 *Sanyinjiao*, B-20 *Pishu*, R-3 *Taixi*, VC-4 *Guanyuan*, B-23 *Shenshu*, R-7 *Fuliu*, VG-4 *Mingmen*, VG-24 *Shenting*. Moxa.

c) Outros padrões

Fleuma-Fogo perturbando para cima

Agitação mental, ansiedade, insônia, hiperatividade, sono perturbado por sonhos, confusão mental, distensão, inchaço e dor nas mamas, sensação de peso e congestão da cabeça, sensação de calor, face avermelhada, pele oleosa, sensação de opressão do tórax, muco na garganta, expectoração de muco amarelado, tontura, náuseas, língua Vermelha e Aumentada com saburra amarelada e pegajosa, pulso Deslizante-Rápido.

Deficiência do *Qi* do Baço com Umidade e estagnação secundária do *Qi* do Fígado

Humor choroso, depressão, cansaço, lassidão, sensação de peso, inchaço das mamas, ligeira irritabilidade, falta de apetite, ligeira distensão abdominal depois de comer, cútis pálida, membros fracos, fezes amolecidas, plenitude abdominal, gosto pegajoso na boca, náuseas, descarga vaginal excessiva, língua Pálida com saburra pegajosa, pulso Encharcado.

> **NOTA CLÍNICA**
>
> Tensão pré-menstrual nem sempre é decorrente de uma desarmonia do Fígado. Fogo no Coração pode causá-la, por exemplo.

2. DOR DE CABEÇA

Ver Parte 2, *Interrogatório*, Capítulo 46.

a) Deficiência do Sangue do Fígado

Dor de cabeça surda no vértice durante ou depois da menstruação, menstruação escassa, tontura, visão turva, língua Pálida, pulso Áspero ou Fino.

b) Ascensão do *Yang* do Fígado

Dor de cabeça pulsátil nas têmporas antes ou durante a menstruação, tontura, tinidos, irritabilidade, propensão a explosões de raiva, face avermelhada, pulso em Corda.

c) Fogo no Fígado

Dor de cabeça pulsátil nas têmporas ou nos olhos durante a menstruação, olhos vermelho-sangue, face avermelhada, sede, gosto amargo na boca, dores de cabeça, tontura, tinidos, irritabilidade, propensão a explosões de raiva, constipação intestinal, urina escura, língua Vermelha com laterais mais vermelhas e saburra amarelada e seca, pulso em Corda-Rápido.

d) Estase de Sangue

Dor de cabeça lancinante nas têmporas durante a menstruação, menstruação dolorosa com sangue e coágulos escuros, língua Arroxeada, pulso em Corda.

3. DISTENSÃO DAS MAMAS

Ver Parte 2, *Interrogatório*, Capítulo 46.

a) Estagnação do *Qi* do Fígado

Distensão das mamas antes da menstruação, distensão dos hipocôndrios ou do epigástrio, irritabilidade, mau humor, pulso em Corda.

b) Estase de Sangue do Fígado

Distensão e dor das mamas antes da menstruação, menstruação dolorosa com sangue e coágulos escuros, dor nos hipocôndrios, dor abdominal, cútis escura, língua Arroxeada, pulso em Corda.

c) Fleuma com estagnação de *Qi*

Distensão das mamas antes da menstruação, nodularidade nas mamas, mamas inchadas e doloridas, sensação de opressão do tórax, suspiros, obesidade, língua Aumentada, pulso Deslizante-em Corda.

d) Deficiência do *Yin* do Fígado e do Rim com estagnação do *Qi* do Fígado

Distensão moderada das mamas antes da menstruação, menstruação escassa, tontura, tinidos, menstruação irregular, língua sem saburra, pulso Fino e ligeiramente em Corda.

e) *Qi* do Fígado estagnado transformado em Fogo no Fígado

Distensão e dor nas mamas antes da menstruação, distensão abdominal, gosto amargo na boca, sede, insônia, irritabilidade, língua Vermelha com laterais mais vermelhas e saburra amarelada, pulso em Corda-Rápido.

f) Deficiência do *Yang* do Baço e do Rim com estagnação do *Qi* do Fígado

Distensão moderada das mamas antes da menstruação, menstruação atrasada, menstruação irregular, infertilidade, dor nas costas, tontura, cansaço, fezes amolecidas, língua Pálida e Aumentada, pulso Fraco.

g) Deficiência do Sangue do Fígado e do *Yang* do Rim

Ligeira distensão das mamas antes ou durante a menstruação, menstruação irregular, tontura, tinidos, visão turva, dor nas costas, face pálida, língua Pálida, pulso Profundo-Fraco.

h) Estagnação do *Qi* do Pulmão

Distensão das mamas antes da menstruação, sensação de opressão ou distensão do tórax, ligeira falta de ar, suspiros, sensação de bolo na garganta, dificuldade de engolir, tristeza, irritabilidade, depressão, língua ligeiramente Vermelha nas laterais, nas áreas do tórax, pulso muito ligeiramente Tenso na posição Anterior direita.

i) Fleuma com estagnação do *Qi* do Pulmão

Fleuma e sensação de bolo na garganta, sensação de opressão ou distensão do tórax, ligeira falta de ar, dificuldade de engolir, suspiros, tristeza, irritabilidade, depressão, muco na garganta, língua ligeiramente Aumentada nas laterais, nas áreas do tórax, pulso Deslizante que fica também muito ligeiramente Tenso na posição Anterior direita.

> **NOTA CLÍNICA**
>
> Distensão das mamas antes da menstruação nem sempre é decorrente de uma desarmonia do Fígado. A estagnação do *Qi* do Pulmão (com ou sem Fleuma) também afeta as mamas.

4. FEBRE

a) Calor no Sangue

Febre antes ou durante a menstruação, menstruação abundante, agitação mental, sede, nariz quente, lábios vermelhos, língua Vermelha, pulso Transbordante-Rápido.

b) Deficiência do *Yin* do Rim e do Fígado com Calor Vazio

Febre baixa durante a menstruação, calor nos cinco palmos, sudorese noturna, agitação mental, tontura, tinidos, língua Vermelha sem saburra, pulso Flutuante-Vazio e Rápido.

c) Deficiência do *Qi* e do Sangue com desarmonia do *Qi* Nutritivo e do *Qi* Defensivo

Febre baixa durante ou depois da menstruação, cútis pálida, tontura, cansaço, língua Pálida-Fina, pulso Fino-Rápido.

d) Estase de Sangue no Útero

Febre durante a menstruação que piora ao anoitecer, menstruação dolorosa, sangue escuro com coágulos, língua Arroxeada, pulso em Corda-Rápido.

5. DORES NO CORPO

a) Deficiência de Sangue

Dores durante ou depois da menstruação, principalmente nos membros, dormência, formigamento dos membros, cansaço, tontura, língua Pálida-Fina, pulso Áspero.

b) Estase de Sangue

Dores graves durante ou antes da menstruação, menstruação dolorosa com sangue escuro e coágulos, língua Arroxeada, pulso em Corda.

6. EDEMA

Ver Parte 2, *Interrogatório*, Capítulo 46.

a) Deficiência do *Yang* do Baço e do Rim

Edema durante ou depois da menstruação, especialmente dos tornozelos; dor nas costas, cansaço, fezes amolecidas, menstruação abundante, língua Pálida e úmida, pulso Profundo-Fraco.

b) Estagnação de *Qi*

Edema sem cacifo durante ou antes da menstruação, distensão abdominal e das mamas, tensão pré-menstrual, irritabilidade, pulso em Corda.

7. DIARREIA

Ver Parte 2, *Interrogatório*, Capítulo 46.

a) Deficiência do *Qi* do Baço

Diarreia durante ou depois da menstruação, ligeira distensão abdominal, falta de apetite, cansaço, cútis pálida, fezes amolecidas, língua Pálida, pulso Vazio.

b) *Qi* do Fígado estagnado invadindo o Baço

Diarreia antes da menstruação, alternância de constipação intestinal e diarreia, tensão pré-menstrual, distensão das mamas, irritabilidade, pulso em Corda.

c) Deficiência do *Yang* do Rim

Diarreia depois da menstruação, menstruação irregular, dor nas costas, tontura, tinidos, sensação de frio, joelhos fracos, cútis esbranquiçada-brilhante, cansaço, urina clara e abundante, língua Pálida e úmida, pulso Profundo-Fraco.

8. CONSTIPAÇÃO INTESTINAL

Ver Parte 2, *Interrogatório*, Capítulo 46.

a) *Qi* do Fígado estagnado invadindo os Intestinos

Constipação intestinal com fezes em pelotas, distensão abdominal, irritabilidade antes da menstruação, menstruação irregular, distensão do hipocôndrio ou do epigástrio, irritabilidade, mau humor, sensação de bolo na garganta, pulso em Corda.

b) Deficiência do Sangue do Fígado

Constipação intestinal com fezes ressecadas, humor choroso e depressão antes da menstruação, tontura, visão turva, moscas volantes, dormência ou formigamento dos membros, menstruação escassa, cútis baça e pálida, língua Pálida, pulso Áspero ou Fino.

c) Deficiência do *Yang* do Rim

Constipação intestinal com evacuações infrequentes, lombalgia, joelhos frios, sensação de frio na região lombar, sensação de frio, pernas fracas, cútis esbranquiçada-brilhante, joelhos fracos, cansaço, lassidão, urina clara e abundante, urina clara e escassa, micção noturna, edema da parte inferior das pernas, depressão, libido diminuída, língua Pálida e úmida, pulso Profundo-Fraco.

9. SANGRAMENTO NASAL

a) *Qi* do Fígado estagnado transformado em Fogo

Sangramento nasal antes ou durante a menstruação, sangramento abundante, distensão abdominal, gosto amargo na boca, sede, irritabilidade, dor de cabeça, língua Vermelha com laterais mais vermelhas e saburra amarelada, pulso em Corda-Rápido.

b) Deficiência do *Yin* do Pulmão e do Rim com Calor Vazio

Sangramento nasal durante ou depois da menstruação, tosse seca, menstruação escassa, sudorese noturna, tontura, tinidos, calor nos cinco palmos, língua Vermelha sem saburra, pulso Flutuante-Vazio e Rápido.

c) Fogo no Estômago

Sangramento nasal durante a menstruação, sangramento das gengivas, dor epigástrica em queimação, sede intensa com vontade de beber líquidos gelados, agitação mental, fezes ressecadas, regurgitação ácida, mau hálito, sensação de calor, língua Vermelha com saburra amarelada espessa seca e escura, pulso Profundo-Cheio-Rápido.

d) Deficiência do *Qi* do Baço

Sangramento nasal durante a menstruação, falta de apetite, cansaço, ligeira distensão abdominal, cútis pálida, fezes amolecidas, língua Pálida, pulso Vazio.

10. ÚLCERAS NA BOCA

a) Deficiência do *Yin* do Rim com Calor Vazio

Úlceras na boca ou na língua durante a menstruação, tontura, tinidos, sudorese noturna, boca seca com vontade de beber líquidos em pequenos goles, dor nas costas, memória fraca, urina escassa e escura, calor nos cinco palmos, *flush* malar, sensação de calor ao anoitecer, língua Vermelha sem saburra, pulso Flutuante-Vazio e Rápido.

b) Fogo no Estômago

Úlceras na boca durante a menstruação, sangramento das gengivas, dor epigástrica em queimação, sede intensa com vontade de beber líquidos gelados, agitação mental, fezes ressecadas, regurgitação ácida, mau hálito, sensação de calor, língua Vermelha com saburra amarelada escura, espessa e seca, pulso Profundo-Cheio-Rápido.

c) Umidade-Calor no Estômago com deficiência do *Qi* do Baço

Úlceras na boca, aftas ao redor dos lábios, distensão abdominal, fezes amolecidas, sede sem vontade de beber líquidos, gosto pegajoso na boca, falta de apetite, língua Pálida com saburra pegajosa e amarelada.

11. ERUPÇÕES CUTÂNEAS

a) Deficiência de Sangue

Erupções cutâneas papulares pruriginosas durante ou depois da menstruação, insônia, tontura, menstruação escassa, língua Pálida-Fina, pulso Áspero.

b) Vento-Calor invadindo o Sangue

Erupções cutâneas pruriginosas durante ou antes da menstruação, irritabilidade, boca seca, língua Vermelha com pontos vermelhos, pulso Rápido.

12. TONTURA

a) Deficiência de Sangue

Tontura durante ou depois da menstruação, visão turva, menstruação escassa, língua Pálida-Fina, pulso Áspero.

b) Deficiência do *Yin* do Rim e do Fígado com ascensão do *Yang* do Fígado

Tontura grave durante ou antes da menstruação, tinidos, menstruação escassa, insônia, tontura, sudorese noturna, língua sem saburra, pulso Flutuante-Vazio.

c) Fleuma com deficiência do *Qi* do Baço

Tontura grave durante ou antes da menstruação, sensação de peso e congestão da cabeça, descarga vaginal excessiva, inchaço das mamas antes da menstruação, língua Pálida e Aumentada, pulso Deslizante e ligeiramente Fraco.

13. VÔMITOS

Ver Parte 2, *Interrogatório*, Capítulo 46.

a) *Qi* do Fígado estagnado invadindo o Estômago

Vômito antes ou durante a menstruação, eructação, distensão e dor epigástrica, irritabilidade, pulso em Corda.

b) Deficiência do *Qi* do Estômago e do Baço

Vômito de fluidos diluídos ou náuseas durante ou depois da menstruação, dor epigástrica surda, falta de apetite, cansaço, ligeira distensão abdominal, cútis pálida, fezes amolecidas, língua Pálida, pulso Vazio.

c) Fleuma com deficiência do *Qi* do Baço

Vômitos durante a menstruação, náuseas, sensação de opressão do tórax, cansaço, fezes amolecidas, falta de apetite, língua Pálida e Aumentada, pulso Deslizante e ligeiramente Fraco.

14. INSÔNIA

a) Ascensão do *Yang* do Fígado

Insônia antes da menstruação, ansiedade, tontura, dor de cabeça, garganta seca, menstruação irregular. Outros sintomas e sinais, inclusive de pulso e língua, dependem da condição de base da ascensão do *Yang* do Fígado, que pode ser deficiência do Sangue do Fígado, deficiência do *Yin* do Fígado ou deficiência do *Yin* do Rim.

b) Fogo no Fígado e no Coração

Insônia durante a menstruação, sono perturbado por sonhos, agitação, ansiedade, gosto amargo na boca, sede, palpitações, olhos vermelhos, propensão a explosões de raiva, tontura, dor de cabeça, epistaxe, menstruação abundante, face avermelhada, língua Vermelha com laterais mais vermelhas e saburra amarelada, pulso em Corda e Rápido.

c) Deficiência do Sangue do Coração e do Baço

Insônia durante ou depois da menstruação, ligeira ansiedade, depressão, cansaço, visão turva, tontura, falta de apetite, língua Pálida-Fina, pulso Áspero.

15. DOR NO OLHO

a) Deficiência do Sangue do Fígado

Dor surda no olho durante a menstruação, dor de cabeça surda, tontura, visão turva, moscas volantes, dormência ou formigamento dos membros, cútis baça e pálida, língua Pálida, pulso Áspero ou Fino.

b) Deficiência do Sangue do Fígado dando origem a Vento Interno

Dor no olho durante a menstruação, tiques faciais, vertigem, tontura, dor de cabeça, cútis descorada, visão turva, moscas volantes, língua Pálida-Fina, pulso em Corda.

c) Fogo no Fígado

Dor no olho durante a menstruação, olhos vermelhos, tensão pré-menstrual, menstruação abundante, face avermelhada, sede, gosto amargo na boca, dores de cabeça, tontura, tinidos, irritabilidade, propensão a explosões de raiva, constipação intestinal, urina escura, língua Vermelha com laterais mais vermelhas e saburra amarelada e seca, pulso em Corda-Rápido.

d) Estase de Sangue do Fígado

Dor ocular lancinante na época da menstruação, menstruação dolorosa com sangue escuro coagulado, dor no hipocôndrio, dor abdominal, cútis escura, língua Arroxeada, pulso em Corda.

PARTE 5 SEÇÃO 2

86 | Problemas na Gravidez

CONTEÚDO DO CAPÍTULO

Enjoo Matinal, 713
Vazio, 713
Cheio, 713
Outros padrões, 713

Sangramento Vaginal Durante a Gravidez, 713
Deficiência do Qi do Baço, 713
Deficiência do Sangue do Fígado, 713
Deficiência do Yang do Rim, 713
Calor no Sangue, 713
Deficiência do Yin do Rim com Calor Vazio, 713
Trauma, 713

Dor Abdominal Durante a Gravidez, 714
Deficiência do Sangue do Fígado, 714
Estagnação do Qi do Fígado, 714
Frio-Vazio no Útero, 714

Ameaça de Aborto, 714
Vazio, 714
Outros padrões, 714

Edema, 714
Deficiência do Yang do Baço, 714
Deficiência do Yang do Rim, 714
Estagnação de Qi, 714

Dor Durante a Micção, 714
Fogo no Coração, 714
Umidade-Calor na Bexiga, 714
Deficiência do Yin do Rim com Calor Vazio, 714
Deficiência do Qi do Baço, 715

Retenção de Urina, 715
Deficiência e Afundamento do Qi do Baço, 715
Deficiência e Afundamento do Qi do Rim, 715
Umidade-Calor na Bexiga, 715
Estagnação do Qi do Fígado, 715

Sangue na Urina, 715
Fogo no Coração, 715
Deficiência do Yin do Rim com Calor Vazio, 715
Deficiência do Yin do Fígado com Calor Vazio, 715

Constipação intestinal, 715
Deficiência do Sangue do Fígado, 715
Deficiência do Yang do Rim, 715

Deficiência do Yin do Rim, 715
Estagnação do Qi do Fígado, 715

Ansiedade, 715
Fogo no Fígado, 715
Deficiência do Yin do Fígado e do Rim com Calor Vazio, 715
Fleuma-Fogo perturbando a Mente, 715
Fogo no Coração, 715
Estagnação do Qi do Fígado, 716

Tontura, 716
Deficiência do Yin do Fígado e do Rim com ascensão do Yang do Fígado, 716
Deficiência do Baço com ascensão do Yang do Fígado e Fleuma, 716
Deficiência de Qi e de Sangue, 716

Tosse, 716
Deficiência do Yin do Pulmão, 716
Fleuma-Calor nos Pulmões, 716
Umidade-Fleuma nos Pulmões, 716

Perda da Voz, 716
Deficiência do Yin do Rim, 716
Fleuma-Calor, 716
Deficiência do Yin do Pulmão, 716

Sensação de Sufocação, 716
Estagnação do Qi com desarmonia do Fígado e do Baço, 716
Estagnação do Qi com deficiência de Sangue e do Rim, 716

Convulsões, 716
Vento do Fígado agitando o interior, 716
Fleuma-Fogo perturbando para cima, 716
Vento-Vazio, 716
Deficiência de Sangue, 717

Feto Com Restrição de Crescimento, 717
Deficiência de Qi e de Sangue, 717
Deficiência do Yang do Baço e do Rim, 717

Apresentação Pélvica, 717
Estagnação do Qi do Fígado, 717
Deficiência do Baço com Umidade, 717
Deficiência de Qi e de Sangue, 717

Abortamento Habitual, 717
Vazio, 717
Cheio, 717
Outros padrões, 717

Os problemas na gravidez aqui apresentados são:
1. Enjoo matinal
2. Sangramento vaginal durante a gravidez
3. Dor abdominal durante a gravidez
4. Ameaça de aborto
5. Edema
6. Dor durante a micção
7. Retenção de urina
8. Sangue na urina
9. Constipação intestinal
10. Ansiedade
11. Tontura
12. Tosse
13. Perda da voz
14. Sensação de sufocação
15. Convulsões (eclâmpsia)

16. Feto com restrição de crescimento
17. Apresentação pélvica
18. Abortamento habitual.

1. ENJOO MATINAL

Ver Parte 2, *Interrogatório*, Capítulo 46.

a) Vazio

Deficiência do *Qi* do Estômago

Acupuntura

PC-6 *Neiguan*, VC-13 *Shangwan* e E-36 *Zusanli*.

Deficiência do *Qi* do Estômago com Frio Vazio

Enjoo matinal leve, não vomita ou vomita fluidos diluídos, cansaço, sensação de frio, falta de apetite, língua Pálida, pulso Fraco.

Acupuntura

PC-6 *Neiguan*, VC-13 *Shangwan* e E-36 *Zusanli*. Moxa.

Deficiência do *Yin* do Estômago

Enjoo matinal, boca seca com vontade de beber líquidos em pequenos goles, falta de apetite, língua sem saburra no centro.

Acupuntura

PC-6 *Neiguan*, VC-13 *Shangwan*, E-36 *Zusanli*, VC-12 *Zhongwan*.

b) Cheio

Qi do Fígado estagnado invadindo o Estômago

Enjoo matinal, ânsia de vômito, eructação, vômito de alimentos com gosto ácido, distensão epigástrica, irritabilidade, pulso em Corda.

Acupuntura

VB-34 *Yanglingquan*, F-3 *Taichong*, VC-12 *Zhongwan*, E-36 *Zusanli*, VC-13 *Shangwan*, PC-6 *Neiguan*.

Calor no Estômago

Enjoo matinal grave que pode persistir além dos 3 primeiros meses, vômito de alimentos logo depois de comer, dor epigástrica em queimação, sede, regurgitação ácida, fome excessiva, mau hálito, sensação de calor, língua Vermelha com saburra amarelada, pulso Transbordante-Rápido.

Acupuntura

E-44 *Neiting*, PC-6 *Neiguan*, VC-13 *Shangwan* e E-36 *Zusanli*.

c) Outros padrões

Acúmulo de Fleuma

Enjoo matinal, vômito profuso, vômito ocasional de fluidos claros com muco, sensação de opressão do tórax e do epigástrio, tontura, língua Aumentada com saburra pegajosa, pulso Deslizante.

Deficiência do *Qi* do Coração

Enjoo matinal leve, palpitações, ansiedade, depressão, língua Pálida, pulso Vazio na posição Anterior esquerda.

Fogo no Coração

Enjoo matinal que pode persistir além dos 3 primeiros meses, palpitações, sede, agitação, insônia, sono perturbado por sonhos, sensação de calor, face avermelhada, gosto amargo na boca, língua Vermelha com ponta mais vermelha e saburra amarelada, pulso Transbordante-Rápido.

> **NOTA CLÍNICA**
>
> Casos simples e evidentes de enjoo matinal reagem bem a PC-6 *Neiguan*, VC-13 *Shangwan* e E-36 *Zusanli*. A não reação a esse tratamento é normalmente uma indicação de que há alguma patologia preexistente de base do Estômago.

2. SANGRAMENTO VAGINAL DURANTE A GRAVIDEZ

a) Deficiência do *Qi* do Baço

Sangramento vaginal no início da gravidez, pouco sangue vivo, falta de apetite, cansaço, ligeira distensão abdominal, cútis pálida, fezes amolecidas, língua Pálida, pulso Vazio.

b) Deficiência do Sangue do Fígado

Sangramento vaginal no início da gravidez, pouco sangue pálido, cútis baça e pálida, visão turva, palpitações, insônia, língua Pálida, pulso Áspero ou Fino.

c) Deficiência do *Yang* do Rim

Sangramento vaginal durante os 3 primeiros meses de gravidez, pouco sangue vivo, dor nas costas, tontura, tinidos, sensação de frio, joelhos fracos, cútis esbranquiçada-brilhante, cansaço, urina clara e abundante, língua Pálida e úmida, pulso Profundo-Fraco.

d) Calor no Sangue

Sangramento vaginal que pode ocorrer além dos 3 primeiros meses de gravidez, sangue vermelho-vivo ou vermelho-escuro, face avermelhada, ansiedade, insônia, urina escura, língua Vermelha com saburra amarelada, pulso Rápido-Transbordante.

e) Deficiência do *Yin* do Rim com Calor Vazio

Sangramento vaginal durante a gravidez, pouco sangue, tontura, tinidos, sudorese noturna, boca seca com vontade de beber líquidos em pequenos goles, dor nas costas, memória fraca, urina escassa e escura, calor nos cinco palmos, *flush* malar, sensação de calor ao anoitecer, língua Vermelha sem saburra, pulso Flutuante-Vazio e Rápido.

f) Trauma

Sangramento vaginal após queda ou trauma, dor nas costas.

3. DOR ABDOMINAL DURANTE A GRAVIDEZ

a) Deficiência do Sangue do Fígado
Dor abdominal branda que vem e vai, cútis baça e pálida, tontura, visão turva, língua Pálida, pulso Áspero ou Fino.

b) Estagnação do *Qi* do Fígado
Dor e distensão abdominal, dor e distensão no hipocôndrio, irritabilidade, pulso em Corda.

c) Frio-Vazio no Útero
Dor abdominal que melhora por aplicação de calor e bebendo líquidos quentes, sensação de frio, cútis esbranquiçada, membros frios, língua Pálida, pulso Profundo-Fraco.

4. AMEAÇA DE ABORTO

Ver Parte 2, *Interrogatório*, Capítulo 46.

a) Vazio

Deficiência do Rim
Ameaça de aborto no início da gravidez, dor nas costas, sangramento vaginal moderado, tontura, exaustão. Outros sintomas, inclusive pulso e língua, dependem se há deficiência do *Yang* do Rim ou do *Yin* do Rim.

Acupuntura
R-3 *Taixi*, R-9 *Zhubin*, B-23 *Shenshu*.

b) Outros padrões

Deficiência de *Qi* e de Sangue
Ameaça de aborto no final da gravidez ou depois dos 3 primeiros meses, dor nas costas, sangramento vaginal moderado, falta de apetite, fezes amolecidas, voz fraca, palpitações, cansaço, visão turva, cútis baça e pálida, tontura, língua Pálida, pulso Fraco ou Áspero.

Calor no Sangue
Ameaça de aborto logo no início da gravidez, dor nas costas, sangramento vaginal moderado, sensação de calor, sede, ansiedade, insônia, língua Vermelha com saburra amarelada, pulso Rápido.

Estagnação do *Qi* do Fígado
Ameaça de aborto nos 3 primeiros meses de gravidez, dor nas costas, sangramento vaginal escasso, distensão do hipocôndrio ou do epigástrio, irritabilidade, mau humor, pulso em Corda.

Quedas, traumatismo
Ameaça de aborto após uma queda ou traumatismo, dor nas costas, dor abdominal, sangramento vaginal escasso, língua e pulso normais.

> **NOTA CLÍNICA**
> A ameaça de aborto pode ser decorrente de causas relacionadas à mãe ou de causas relacionadas ao feto. Se for decorrente de causas relacionadas ao feto, o tratamento provavelmente não vai ajudar; se for por causas relacionadas à mãe, ele pode ajudar.

5. EDEMA

Ver Parte 2, *Interrogatório*, Capítulo 46.

Em alguns casos, o edema durante a gravidez pode ser o primeiro sintoma indicando um estado de pré-eclâmpsia.

a) Deficiência do *Yang* do Baço
Edema no início da gravidez, inchaço da face ou do corpo todo, pele amarelada e lustrosa, falta de apetite, cansaço, ligeira distensão abdominal, cútis esbranquiçada-brilhante, fezes amolecidas, sensação de frio, membros frios, língua Pálida e úmida, pulso Profundo-Fraco.

b) Deficiência do *Yang* do Rim
Edema no início da gravidez pior nos tornozelos, pernas frias, dor nas costas, tontura, tinidos, sensação de frio, joelhos fracos, cútis esbranquiçada-brilhante, cansaço, urina clara e abundante, língua Pálida e úmida, pulso Profundo-Fraco.

c) Estagnação de *Qi*
Edema começando por volta do quarto mês de gravidez que tem início nos pés, sem cacifo, distensão abdominal, irritabilidade, pulso em Corda.

6. DOR DURANTE A MICÇÃO

a) Fogo no Coração
Queimação durante a micção, urina escassa e escura, palpitações, sede, agitação, insônia, sono perturbado por sonhos, sensação de calor, face avermelhada, gosto amargo na boca, língua Vermelha com ponta mais vermelha e saburra amarelada, pulso Transbordante-Rápido.

b) Umidade-Calor na Bexiga
Queimação durante a micção, micção difícil, ligeira retenção urinária, urina turva, sede sem vontade de beber líquidos, sensação de peso, gosto pegajoso na boca, saburra da língua amarelada e pegajosa, pulso Deslizante-Rápido.

c) Deficiência do *Yin* do Rim com Calor Vazio
Ligeira queimação durante a micção, urina escassa e escura, tontura, tinidos, sudorese noturna, boca seca com vontade de beber líquidos em pequenos goles, dor nas costas, memória fraca, urina escura e escassa, calor nos cinco palmos, *flush* malar, sensação de calor ao anoitecer, língua Vermelha sem saburra, pulso Flutuante-Vazio e Rápido.

d) Deficiência do *Qi* do Baço

Dor leve após a micção, urina pálida, ligeira incontinência urinária, face pálida, cansaço, falta de apetite, fezes amolecidas, língua Pálida, pulso Fraco.

7. RETENÇÃO DE URINA

a) Deficiência e Afundamento do *Qi* do Baço

Micção frequente com urina escassa, sensação de tração para baixo, fezes amolecidas, cútis pálida, cansaço, língua Pálida, pulso Fraco.

b) Deficiência e Afundamento do *Qi* do Rim

Micção frequente com urina escassa, urina pálida, fluxo de urina interrompido, sensação desconfortável no hipogástrio que piora ao se sentar, sensação de frio, dor nas costas, tontura, língua Pálida, pulso Profundo-Fraco.

c) Umidade-Calor na Bexiga

Micção difícil, urina escura, urina turva, sensação de peso no abdome inferior, gosto pegajoso na boca, saburra da língua amarelada e pegajosa, pulso Deslizante-Rápido.

d) Estagnação do *Qi* do Fígado

Dificuldade urinária por volta do sétimo ou oitavo mês de gravidez, distensão do hipocôndrio ou do epigástrio, irritabilidade, mau humor, pulso em Corda.

8. SANGUE NA URINA

a) Fogo no Coração

Sangue na urina durante a gravidez, urina escura, palpitações, sede, agitação, insônia, sono perturbado por sonhos, sensação de calor, face avermelhada, gosto amargo na boca, língua Vermelha com ponta mais vermelha e saburra amarelada, pulso Transbordante-Rápido.

b) Deficiência do *Yin* do Rim com Calor Vazio

Sangue na urina durante a gravidez, tontura, tinidos, sudorese noturna, boca seca com vontade de beber líquidos em pequenos goles, dor nas costas, memória fraca, urina escassa e escura, calor nos cinco palmos, *flush* malar, sensação de calor ao anoitecer, língua Vermelha sem saburra, pulso Flutuante-Vazio e Rápido.

c) Deficiência do *Yin* do Fígado com Calor Vazio

Sangue na urina durante a gravidez, visão turva, olhos secos, tontura, sudorese noturna, língua Vermelha sem saburra, pulso Flutuante-Vazio que fica ligeiramente em Corda à esquerda.

9. CONSTIPAÇÃO INTESTINAL

a) Deficiência do Sangue do Fígado

Constipação intestinal, dificuldade para evacuar, fezes ressecadas, cútis pálida, tontura, visão turva, cansaço, língua Pálida, pulso Áspero ou Fino.

b) Deficiência do *Yang* do Rim

Constipação intestinal, dificuldade para evacuar, fezes não são ressecadas, exaustão após defecar, dor nas costas, tontura, tinidos, sensação de frio, joelhos fracos, cútis esbranquiçada-brilhante, cansaço, urina clara e abundante, língua Pálida e úmida, pulso Profundo-Fraco.

c) Deficiência do *Yin* do Rim

Constipação intestinal, fezes ressecadas, tontura, tinidos, sudorese noturna, boca seca com vontade de beber líquidos em pequenos goles, dor nas costas, memória fraca, urina escassa e escura, língua sem saburra, pulso Flutuante-Vazio.

d) Estagnação do *Qi* do Fígado

Constipação intestinal, fezes em pelotas, vontade de evacuar, mas dificuldade de fazê-lo, eructação, distensão dos hipocôndrios ou do epigástrio, irritabilidade, mau humor, pulso em Corda.

10. ANSIEDADE

a) Fogo no Fígado

Ansiedade grave, irritabilidade, propensão a explosões de raiva, dores de cabeça, tontura, tinidos, face avermelhada, sede, gosto amargo na boca, constipação intestinal, urina escura, língua Vermelha com laterais mais vermelhas e saburra amarelada e seca, pulso em Corda-Rápido.

b) Deficiência do *Yin* do Fígado e do Rim com Calor Vazio

Ansiedade, piora ao anoitecer, boca seca com vontade de beber líquidos em pequenos goles, *flush* malar, sudorese noturna, calor nos cinco palmos, dor nas costas, tontura, tinidos, língua Vermelha sem saburra, pulso Flutuante-Vazio e Rápido.

c) Fleuma-Fogo perturbando a Mente

Ansiedade, agitação mental, agitação, confusão mental, fobias, irritabilidade, sensação de opressão do tórax, tontura, náuseas, língua Vermelha e Aumentada com saburra amarelada e pegajosa, pulso Deslizante-Rápido.

d) Fogo no Coração

Ansiedade grave, palpitações, sede, agitação, insônia, sono perturbado por sonhos, sensação de calor, face avermelhada, gosto amargo na boca, língua Vermelha com ponta mais vermelha e saburra amarelada, pulso Transbordante-Rápido.

e) Estagnação do *Qi* do Fígado

Ansiedade, distensão dos hipocôndrios ou do epigástrio, irritabilidade, mau humor, pulso em Corda.

11. TONTURA

a) Deficiência do *Yin* do Fígado e do Rim com ascensão do *Yang* do Fígado

Tontura grave por volta dos estágios finais da gravidez, tinidos, insônia, sensação de calor ao anoitecer, sudorese noturna, língua Vermelha sem saburra, pulso Flutuante-Vazio.

b) Deficiência do Baço com ascensão do *Yang* do Fígado e Fleuma

Tontura logo no início da gravidez, inchaço dos dedos das mãos e dos tornozelos, cansaço, sensação de opressão do tórax, visão turva, formigamento dos membros, insônia, língua Pálida. Pulso Áspero, se a deficiência do Sangue do Fígado predominar; pulso Deslizante e ligeiramente Fraco, se a Fleuma predominar.

c) Deficiência de *Qi* e de Sangue

Ligeira tontura na gravidez, falta de apetite, fezes amolecidas, voz fraca, palpitações, cansaço, visão turva, cútis baça e pálida, tontura, língua Pálida, pulso Fraco ou Áspero.

12. TOSSE

a) Deficiência do *Yin* do Pulmão

Tosse seca que começa durante o segundo trimestre da gravidez e piora ao anoitecer, tosse seca, voz fraca, garganta seca com vontade de beber líquidos em pequenos goles, voz rouca, sudorese noturna, cansaço, língua sem saburra na parte anterior, pulso Flutuante-Vazio.

b) Fleuma-Calor nos Pulmões

Tosse com expectoração profusa de muco amarelado, sensação de opressão do tórax, sensação de calor, agitação mental, língua Vermelha e Aumentada com saburra amarelada-pegajosa, pulso Deslizante-Rápido.

c) Umidade-Fleuma nos Pulmões

Tosse com expectoração profusa de muco esbranquiçado, sensação de opressão do tórax, membros frios, sensação de peso, gosto pegajoso na boca, língua Aumentada com saburra branca-pegajosa, pulso Deslizante.

13. PERDA DA VOZ

a) Deficiência do *Yin* do Rim

Perda da voz ou rouquidão no final da gravidez, garganta seca, tontura, tinidos, sudorese noturna, boca seca com vontade de beber líquidos em pequenos goles, dor nas costas, memória fraca, urina escassa e escura, língua sem saburra, pulso Flutuante-Vazio.

b) Fleuma-Calor

Perda da voz ou rouquidão, tosse seca com expectoração ocasional de pouco muco, sensação de opressão do tórax, gosto pegajoso na boca, agitação mental, língua Aumentada com saburra amarelada e pegajosa, pulso Deslizante-Rápido.

c) Deficiência do *Yin* do Pulmão

Perda da voz ou rouquidão precedida por um enfraquecimento da voz; tosse seca, voz fraca, garganta seca com vontade de beber líquidos em pequenos goles, voz rouca, sudorese noturna, cansaço, língua sem saburra na parte anterior, pulso Flutuante-Vazio.

14. SENSAÇÃO DE SUFOCAÇÃO

a) Estagnação do *Qi* com desarmonia do Fígado e do Baço

Sensação de sufocação e ansiedade, sensação de aperto no peito, irritabilidade, insônia, incapacidade de se deitar, sensação de energia subindo do abdome inferior até o peito e a garganta, sensação de falta de ar, língua Pálida com laterais ligeiramente vermelhas, pulso em Corda à esquerda e Fraco à direita.

b) Estagnação do *Qi* com deficiência de Sangue e do Rim

Sensação de sufocação e ansiedade, sensação de aperto no peito, agitação mental, insônia, incapacidade de se deitar, cansaço, visão turva, tontura, dor nas costas, micção frequente, língua Pálida, pulso Fraco no geral, especialmente nas duas posições Posteriores e ligeiramente em Corda à esquerda.

15. CONVULSÕES

Ver Parte 2, *Interrogatório*, Capítulo 46.

a) Vento do Fígado agitando o interior

Tremor dos membros, hipertensão no final da gravidez, dor de cabeça, *flush* malar, sensação de calor à tarde, convulsões, inconsciência. Outros sintomas e sinais, como do pulso e da língua, dependem da condição de base do Vento do Fígado.

b) Fleuma-Fogo perturbando para cima

Ligeiro tremor dos membros, hipertensão, edema, confusão mental, inconsciência, sensação de opressão do tórax, língua Aumentada com saburra pegajosa, pulso em Corda-Deslizante-Rápido.

c) Vento-Vazio

Contrações musculares e tremores moderados dos membros, especialmente se ocorrerem após o parto; tontura, palpitações, sudorese, face pálida, língua Pálida e Curta, pulso Fino-Espalhado.

d) Deficiência de Sangue

Convulsões moderadas das pernas que se intensificam ao anoitecer, insônia, palpitações, visão turva, tontura, língua Pálida e Fina, pulso Áspero.

16. FETO COM RESTRIÇÃO DE CRESCIMENTO

a) Deficiência de Qi e de Sangue

Crescimento fetal lento, falta de apetite, fezes amolecidas, voz fraca, palpitações, cansaço, visão turva, cútis baça e pálida, tontura, língua Pálida, pulso Fraco ou Áspero.

b) Deficiência do Yang do Baço e do Rim

Crescimento fetal lento entre o quinto e o sexto mês de gestação, cansaço, fezes amolecidas, falta de apetite, dor nas costas, tontura, língua Pálida e Aumentada, pulso Profundo-Fraco.

17. APRESENTAÇÃO PÉLVICA

a) Estagnação do Qi do Fígado

Apresentação pélvica, distensão dos hipocôndrios ou do epigástrio, irritabilidade, mau humor, pulso em Corda.

b) Deficiência do Baço com Umidade

Apresentação pélvica, obesidade, sensação de peso do corpo, cansaço, falta de apetite, fezes amolecidas, língua Pálida e Aumentada, pulso Mole.

c) Deficiência de Qi e de Sangue

Apresentação pélvica, falta de apetite, fezes amolecidas, voz fraca, palpitações, cansaço, visão turva, cútis baça e pálida, tontura, língua Pálida, pulso Fraco ou Áspero.

18. ABORTAMENTO HABITUAL

Ver Parte 2, *Interrogatório*, Capítulo 46.

a) Vazio

Deficiência do Yang do Rim

História de abortamento no início da gravidez, dor nas costas, tontura, tinidos, sensação de frio, joelhos fracos, cútis esbranquiçada-brilhante, cansaço, urina clara e abundante, língua Pálida e úmida, pulso Profundo-Fraco.

Acupuntura

R-3 *Taixi*, VC-4 *Guanyuan*, R-13 *Qixue*, B-23 *Shenshu*, Vaso da Concepção (P-7 *Lieque* com R-6 *Zhaohai*). Moxa.

Deficiência do Yin do Rim

História de abortamentos seguidos (normalmente nos 3 primeiros meses) e infertilidade; tontura, tinidos, sudorese noturna, boca seca com vontade de beber líquidos em pequenos goles, dor nas costas, memória fraca, urina escassa e escura, língua sem saburra, pulso Flutuante-Vazio.

Acupuntura

R-3 *Taixi*, VC-4 *Guanyuan*, R-13 *Qixue*, Vaso da Concepção (P-7 *Lieque* com R-6 *Zhaohai*), BP-6 *Sanyinjiao*.

b) Cheio

Calor no Sangue

História de abortamentos repetidos, geralmente depois dos 3 primeiros meses de gravidez; sede, sensação de calor, agitação mental, história de menstruação abundante, língua Vermelha com saburra amarelada, pulso Transbordante e Rápido.

Acupuntura

IG-11 *Quchi*, F-3 *Taichong*, R-2 *Rangu*, BP-10 *Xuehai*, R-14 *Siman*.

Estase de Sangue

História de abortamentos repetidos, dor abdominal, história de menstruação dolorosa, língua Arroxeada, pulso em Corda.

Acupuntura

Vaso Penetrador (BP-4 *Gongsun* com PC-6 *Neiguan*), R-14 *Siman*, F-3 *Taichong*, BP-10 *Xuehai*.

c) Outros padrões

Deficiência do Qi do Baço

História de abortamentos repetidos depois dos 3 primeiros meses de gravidez, falta de apetite, cansaço, ligeira distensão abdominal, cútis pálida, fezes amolecidas, língua Pálida, pulso Vazio.

Deficiência de Sangue

História de abortamentos repetidos, tontura, visão turva, história de menstruação escassa, insônia, depressão, pele e cabelos secos, língua Pálida e Fina, pulso Áspero.

PARTE 5 · SEÇÃO 2

87 | Problemas Após o Parto

CONTEÚDO DO CAPÍTULO

Retenção da Placenta, 719
Deficiência do Qi do Rim, 719
Estase de Sangue do Fígado, 719
Frio no Útero, 719

Persistência de Lóquios, 719
Deficiência do Qi do Rim, 719
Estase de Sangue do Fígado, 719
Calor no Sangue, 719
Deficiência do Yin do Rim com Calor Vazio, 719

Retenção de Lóquios, 719
Estagnação de Qi e estase de Sangue, 719
Estagnação de Frio e Estase de Sangue, 719
Deficiência de Qi e de Sangue, 719

Dor Abdominal, 719
Deficiência do Sangue do Fígado, 719
Estase de Sangue do Fígado, 719
Retenção de Alimentos, 719
Frio no Útero, 719

Sangramento Vaginal, 719
Deficiência do Qi do Rim, 719
Estase de Sangue do Fígado, 720

Dificuldade para Urinar, 720
Deficiência do Qi do Baço, 720
Deficiência do Qi do Rim, 720
Estagnação do Qi do Fígado, 720
Deficiência do Yin do Rim com Calor na Bexiga, 720
Deficiência do Qi do Pulmão e do Baço, 720
Lesão na Bexiga, 720

Constipação intestinal, 720
Deficiência do Sangue do Fígado, 720
Deficiência do Yang do Rim, 720
Deficiência do Yin do Rim, 720
Frio no Útero, 720

Sudorese, 720
Deficiência do Qi do Rim, 720
Deficiência do Yin do Rim, 720

Tontura, 720
Deficiência do Sangue do Fígado, 720
Estase de Sangue, 720
Deficiência do Rim, 720

Edema, 720
Deficiência de Qi e de Sangue, 720
Estagnação do Qi e estase de Sangue, 721

Deficiência do Qi do Baço, 721
Deficiência do Yang do Rim, 721
Umidade-Calor, 721

Febre, 721
Invasão de toxinas externas, 721
Invasão de Vento-Frio, 721
Invasão de Vento-Calor, 721
Deficiência do Qi do Baço, 721
Deficiência do Sangue do Fígado, 721
Estase de Sangue do Fígado, 721
Mamas fervendo, 721
Retenção de Alimentos, 721

Dor Articular, 721
Deficiência do Sangue do Fígado, 721
Invasão de Vento, 721
Estase de Sangue do Fígado, 721
Deficiência do Sangue do Fígado e do Yang do Rim, 721

Dor nos Hipocôndrios, 721
Deficiência do Sangue do Fígado, 721
Estagnação do Qi do Fígado, 721
Estase de Sangue do Fígado, 722

Leite Materno Não Flui, 722
Deficiência de Qi e de Sangue, 722
Estagnação do Qi do Fígado, 722

Fluxo Espontâneo de Leite Materno, 722
Deficiência do Qi do Estômago e do Baço, 722
Fogo no Fígado, 722

Depressão/Psicose Pós-Parto, 722
Vazio, 722
Cheio, 722
Outros padrões, 722

Colapso, 722
Colapso do Qi com deficiência de Sangue, 722
Estase de Sangue, 722

Convulsões, 722
Deficiência do Sangue e do Yin com Vento Vazio, 722
Invasão Exterior de Toxina, 722

Amenorreia Após Abortamento, 723
Deficiência de Qi e de Sangue, 723
Estase do Sangue do Fígado, 723
Estagnação do Qi do Fígado, 723

Os problemas pós-parto discutidos serão:
1. Retenção da placenta
2. Persistência de lóquios
3. Retenção de lóquios
4. Dor abdominal
5. Sangramento vaginal
6. Dificuldade urinária
7. Constipação intestinal
8. Sudorese
9. Tontura
10. Edema
11. Febre
12. Dor articular
13. Dor nos hipocôndrios
14. Leite materno não flui
15. Fluxo de leite materno espontâneo

16. Depressão/psicose pós-parto
17. Colapso
18. Convulsões
19. Amenorreia após abortamento.

> **NOTA CLÍNICA**
>
> Lembre-se de dar atenção especial em revigorar o Sangue após o parto. Quanto mais perto do parto, mais a paciente precisa revigorar o Sangue. Como regra geral, nas 3 semanas seguintes ao parto, a ênfase deve ser dada em revigorar o Sangue (e secundariamente nutrir o Sangue); depois de 3 semanas, a ênfase dever ser dada em nutrir o Sangue (e secundariamente revigorar o Sangue)

1. RETENÇÃO DA PLACENTA

a) Deficiência do *Qi* do Rim

Retenção da placenta, distensão abdominal, dor abdominal que melhora com pressão, lóquios abundantes, cútis pálida, cansaço, falta de ar, dor nas costas, língua Pálida, pulso Fraco.

b) Estase de Sangue do Fígado

Retenção da placenta, dor abdominal, retenção de lóquios, língua Arroxeada, pulso em Corda.

c) Frio no Útero

Retenção da placenta, dor abdominal que melhora por aplicação de calor, sensação de frio, lóquios escassos, cútis pálida, língua Pálida, pulso Tenso.

2. PERSISTÊNCIA DE LÓQUIOS

Ver Parte 1, *Observação*, Capítulo 20.

a) Deficiência do *Qi* do Rim

Descarga persistente de lóquios avermelhados, profusos, diluídos e sem cheiro, tontura, exaustão, falta de ar, dor nas costas, sudorese, língua Pálida, pulso Fraco.

b) Estase de Sangue do Fígado

Descarga persistente de lóquios escuros, escassos e com coágulos, dor abdominal que melhora pela passagem dos coágulos, língua Arroxeada, pulso em Corda.

c) Calor no Sangue

Descarga persistente de lóquios escuros, face avermelhada, sede, sensação de calor, ansiedade, dor abdominal, fezes ressecadas, língua Vermelha com saburra amarelada, pulso Transbordante-Rápido.

d) Deficiência do *Yin* do Rim com Calor Vazio

Descarga persistente de lóquios diluídos e de coloração vermelho-escarlate, tontura, tinidos, sudorese noturna, boca seca com vontade de beber líquidos em pequenos goles, dor nas costas, memória fraca, urina escassa e escura, calor nos cinco palmos, *flush* malar, sensação de calor ao anoitecer, língua Vermelha sem saburra, pulso Flutuante-Vazio e Rápido.

3. RETENÇÃO DE LÓQUIOS

Ver Parte 1, *Observação*, Capítulo 20.

a) Estagnação de *Qi* e estase de Sangue

Ausência de descarga de lóquios ou descarga escassa de lóquios com coágulos, ou descarga que cessa e retorna, dor abdominal, língua Arroxeada, pulso em Corda.

b) Estagnação de Frio e Estase de Sangue

Ausência de lóquios ou descarga escassa de lóquios escuros com pequenos coágulos filiformes, dor abdominal que melhora por aplicação de calor, membros frios, língua Azul-Arroxeada, pulso Tenso.

c) Deficiência de *Qi* e de Sangue

Retenção de lóquios, ausência de dor abdominal, falta de apetite, fezes amolecidas, voz fraca, palpitações, cansaço, visão turva, cútis baça e pálida, tontura, língua Pálida, pulso Fraco ou Áspero.

4. DOR ABDOMINAL

a) Deficiência do Sangue do Fígado

Dor surda abdominal após o parto que melhora por pressão e depois de comer, sangramento uterino escasso mas contínuo, com sangue pálido; tontura, cansaço, visão turva, constipação intestinal, língua Pálida, pulso Áspero ou Fino.

b) Estase de Sangue do Fígado

Dor abdominal grave após o parto que piora com pressão e depois de comer, descarga de lóquios escuros, cútis escura, língua Arroxeada, pulso em Corda.

c) Retenção de Alimentos

Dor abdominal e epigástrica depois do parto, sensação de plenitude do abdome e do epigástrio, mau hálito, eructação, saburra da língua espessa, pulso Deslizante.

d) Frio no Útero

Dor abdominal grave que melhora por aplicação de calor e bebendo líquidos quentes, membros frios, lóquios escuros, língua Azul-Arroxeada, pulso Tenso.

5. SANGRAMENTO VAGINAL

a) Deficiência do *Qi* do Rim

Sangramento profuso depois do parto, sangue pálido e diluído, sudorese, cansaço, exaustão, cútis pálida, palpitações, dor nas costas, língua Pálida, pulso Vazio.

b) Estase de Sangue do Fígado

Sangramento depois do parto, sangue escuro com coágulos, dor abdominal, língua Arroxeada, pulso em Corda.

6. DIFICULDADE PARA URINAR

Estão incluídas aqui dor durante a micção, dificuldade para urinar, micção frequente e ligeira retenção de urina.

a) Deficiência do *Qi* do Baço

Frequência/incontinência urinária ou retenção de urina após o parto, sensação de plenitude e distensão do hipogástrio, falta de apetite, cansaço, ligeira distensão abdominal, cútis pálida, fezes amolecidas, língua Pálida, pulso Vazio.

b) Deficiência do *Qi* do Rim

Frequência/incontinência urinária ou retenção de urina após o parto, dor nas costas, tontura, sensação de frio, cútis pálida, língua Pálida e úmida, pulso Profundo-Fraco.

c) Estagnação do *Qi* do Fígado

Dificuldade para urinar depois do parto, sensação de distensão no abdome inferior, distensão do hipocôndrio ou do epigástrio, irritabilidade, mau humor, pulso em Corda.

d) Deficiência do *Yin* do Rim com Calor na Bexiga

Micção frequente depois do parto, sangue na urina, queimação durante a micção, ansiedade, sensação de calor, lábios secos, boca seca com vontade de beber líquidos em pequenos goles, sudorese noturna, língua Vermelha sem saburra, pulso Flutuante-Vazio e Rápido.

e) Deficiência do *Qi* do Pulmão e do Baço

Retenção urinária após o parto, ausência de dor ou de distensão abdominal, tontura, falta de ar, sudorese, aversão a falar, depressão, cansaço, falta de apetite, cútis pálida, língua Pálida, pulso Fraco.

f) Lesão na Bexiga

Incontinência urinária depois do parto, sangue na urina, pulso em Corda na posição Posterior esquerda.

7. CONSTIPAÇÃO INTESTINAL

a) Deficiência do Sangue do Fígado

Constipação intestinal depois do parto, dificuldade de evacuar com fezes ressecadas, cútis baça e pálida, tontura, visão turva, cansaço, depressão, língua Pálida, pulso Áspero ou Fino.

b) Deficiência do *Yang* do Rim

Constipação intestinal depois do parto, dificuldade para evacuar, exaustão e sudorese após evacuar, dor nas costas, tontura, tinidos, sensação de frio, joelhos fracos, cútis esbranquiçada-brilhante, cansaço, urina clara e abundante, língua Pálida e úmida, pulso Profundo-Fraco.

c) Deficiência do *Yin* do Rim

Constipação intestinal após o parto com fezes ressecadas, tontura, tinidos, sudorese noturna, boca seca com vontade de beber líquidos em pequenos goles, dor nas costas, memória fraca, urina escassa e escura, língua sem saburra, pulso Flutuante-Vazio.

d) Frio no Útero

Constipação intestinal após o parto, dificuldade para evacuar, dor abdominal que melhora por aplicação de calor, lóquios escassos, língua Azul-Arroxeada, pulso Tenso.

8. SUDORESE

Ver Parte 2, *Interrogatório*, Capítulo 46.

a) Deficiência do *Qi* do Rim

Sudorese após o parto durante o dia, cútis pálida, falta de ar, voz fraca, cansaço, dor nas costas, língua Pálida, pulso Vazio.

b) Deficiência do *Yin* do Rim

Sudorese noturna após o parto, insônia, garganta seca, boca seca com vontade de beber líquidos em pequenos goles, tontura, tinidos, língua sem saburra, pulso Flutuante-Vazio.

9. TONTURA

a) Deficiência do Sangue do Fígado

Tontura após o parto, lóquios escassos, visão turva, formigamento, cútis baça e pálida, palpitações, insônia, depressão, língua Pálida, pulso Áspero ou Fino.

b) Estase de Sangue

Tontura após o parto, lóquios escuros, dor abdominal, agitação mental, palpitações, língua Arroxeada, pulso em Corda.

c) Deficiência do Rim

Tontura após o parto, dor nas costas, tinidos, cansaço. Outros sintomas e sinais, como da língua e do pulso, dependem se a deficiência é do *Yin* do Rim ou do *Yang* do Rim.

10. EDEMA

a) Deficiência de *Qi* e de Sangue

Edema após o parto especialmente na face ou no abdome, falta de apetite, fezes amolecidas, voz fraca, palpitações, cansaço, visão turva, cútis baça e pálida, tontura, língua Pálida, pulso Fraco ou Áspero.

b) Estagnação do *Qi* e estase de Sangue

Edema após o parto, dor abdominal, dor articular, língua Arroxeada, pulso em Corda.

c) Deficiência do *Qi* do Baço

Edema dos membros após o parto, falta de apetite, cansaço, ligeira distensão abdominal, cútis pálida, fezes amolecidas, língua Pálida, pulso Vazio.

d) Deficiência do *Yang* do Rim

Edema dos tornozelos após o parto, dor nas costas, tontura, tinidos, sensação de frio, joelhos fracos, cútis esbranquiçada-brilhante, cansaço, urina clara e abundante, língua Pálida e úmida, pulso Profundo-Fraco.

e) Umidade-Calor

Edema dos membros após o parto, inchaço e calor das articulações, sensação de peso, sensação de opressão do tórax, gosto pegajoso na boca, urina escura, dificuldade de urinar, saburra da língua amarelada e pegajosa, pulso Deslizante-Rápido.

11. FEBRE

Ver Parte 2, *Interrogatório*, Capítulo 46.

a) Invasão de toxinas externas

Febre alta após o parto, dor no abdome inferior que piora por pressão, descarga escassa de lóquios escuros com odor ofensivo, agitação mental, sede, delírio, convulsões, urina escassa e escura, língua Vermelha com saburra amarelada espessa e pegajosa e pontos vermelhos, pulso Transbordante-Deslizante-Rápido.

b) Invasão de Vento-Frio

Febre após o parto, aversão ao frio, febre, dor de cabeça occipital, torcicolo, espirros, dores no corpo, língua com saburra fina e branca, pulso Flutuante-Tenso.

c) Invasão de Vento-Calor

Febre após o parto, aversão ao frio, febre, dor de garganta, dor de cabeça, dores no corpo, ligeira sudorese, língua com laterais e/ou parte anterior Vermelha, pulso Flutuante-Rápido.

d) Deficiência do *Qi* do Baço

Febre baixa após o parto, sudorese, exaustão, palidez, falta de apetite, fezes amolecidas, língua Pálida, pulso Vazio.

e) Deficiência do Sangue do Fígado

Febre baixa contínua depois do parto, sudorese, visão turva, palpitações, tontura, cansaço, insônia, formigamento dos membros, língua Pálida, pulso Áspero ou Fino.

f) Estase de Sangue do Fígado

Febre pós-parto, sensação de calor, descarga escassa de lóquios, dor abdominal, língua Arroxeada, pulso em Corda.

g) Mamas fervendo

Febre baixa 2 ou 3 dias depois do parto, leite materno não flui livremente ou ausência de leite materno, irritabilidade; distensão, dureza e dor das mamas, que ficam encaroçadas; saburra da língua amarelada e pegajosa, pulso em Corda-Deslizante.

h) Retenção de Alimentos

Febre baixa 3 ou 4 dias após o parto, febre aumenta à tarde, má digestão, sensação de plenitude e distensão do epigástrio, regurgitação ácida, eructação, mau hálito, saburra da língua espessa-pegajosa, pulso Deslizante.

12. DOR ARTICULAR

a) Deficiência do Sangue do Fígado

Dor surda nas articulações após o parto, formigamento dos membros, tontura, visão turva, insônia, depressão, cansaço, língua Pálida, pulso Áspero ou Fino.

b) Invasão de Vento

Dor nas articulações após o parto com início súbito, contração das articulações, febre, calafrios, pulso Flutuante.

c) Estase de Sangue do Fígado

Dor articular grave após o parto, rigidez das articulações, contração dos membros, dor abdominal, descarga escassa de lóquios, cútis escura, língua Arroxeada, pulso em Corda.

d) Deficiência do Sangue do Fígado e do *Yang* do Rim

Dor articular surda depois do parto especialmente nos joelhos e na região lombar; cansaço, tontura, dor nas costas, micção frequente, sensação de frio, língua Pálida, pulso Profundo-Fraco e Áspero.

13. DOR NOS HIPOCÔNDRIOS

a) Deficiência do Sangue do Fígado

Dor surda bilateral nos hipocôndrios que piora por esforço e melhora com repouso, palpitações, visão turva, tontura, cansaço, língua Pálida, pulso Áspero ou Fino.

b) Estagnação do *Qi* do Fígado

Dor e distensão hipocondrial do lado direito, irritabilidade, mau humor, pulso em Corda.

c) Estase de Sangue do Fígado

Dor lancinante no hipocôndrio do lado esquerdo, retenção de lóquios, dor hipocondrial, dor abdominal, cútis escura, língua Arroxeada, pulso em Corda.

14. LEITE MATERNO NÃO FLUI

Ver Parte 2, *Interrogatório*, Capítulo 46.

a) Deficiência de *Qi* e de Sangue

Leite materno insuficiente ou ausente, leite aguado, *não há sensação de distensão das mamas*, falta de apetite, fezes amolecidas, voz fraca, palpitações, cansaço, visão turva, cútis baça e pálida, tontura, língua Pálida, pulso Fraco ou Áspero.

b) Estagnação do *Qi* do Fígado

Leite materno escasso ou ausente, sensação de distensão, dureza e dor nas mamas, distensão dos hipocôndrios, suspiros, irritabilidade, língua Vermelha nas laterais, pulso em Corda.

15. FLUXO ESPONTÂNEO DE LEITE MATERNO

Ver Parte 2, *Interrogatório*, Capítulo 46.

a) Deficiência do *Qi* do Estômago e do Baço

Fluxo espontâneo de leite materno alguns dias após o parto, fluxo escasso, mas constante, de leite aguado; mamas moles, *não* há sensação de distensão das mamas, dor epigástrica surda, falta de apetite, cansaço, ligeira distensão abdominal, cútis pálida, fezes amolecidas, língua Pálida, pulso Vazio.

b) Fogo no Fígado

Gotejamento espontâneo de leite materno após o parto, leite denso, sensação de distensão das mamas, distensão dos hipocôndrios, dores de cabeça, tontura, tinidos, irritabilidade, propensão a explosões de raiva, face avermelhada, sede, gosto amargo na boca, constipação intestinal, urina escura, língua Vermelha com laterais mais vermelhas e saburra amarelada e seca, pulso em Corda-Rápido.

16. DEPRESSÃO/PSICOSE PÓS-PARTO

Ver Parte 2, *Interrogatório*, Capítulo 46.

a) Vazio

Deficiência do Sangue do Fígado e do Coração

Depressão pós-parto, palpitações, tontura, insônia, memória fraca, ansiedade, cútis baça e pálida, visão turva, moscas volantes, dormência ou formigamento dos membros, menstruação escassa, língua Pálida, pulso Áspero ou Fino.

Acupuntura

F-8 *Ququan*, E-36 *Zusanli*, BP-6 *Sanyinjiao*, VC-4 *Guanyuan*, C-7 *Shenmen*, VC-14 *Juque*, VG-24 *Shenting*, VG-20 *Baihui*.

b) Cheio

Estase de Sangue do Coração

Psicose pós-parto, comportamento maníaco, comportamento agressivo, ilusões, alucinações, disposição suicida, palpitações, dor no tórax, lábios arroxeados, cútis escura, língua Arroxeada, pulso Áspero.

Acupuntura

PC-6 *Neiguan*, VC-17 *Shanzhong*, VC-14 *Juque*, B-14 *Jueyinshu*, VG-24 *Shenting*, VB-17 *Zhengying*, VB-18 *Chengling*.

c) Outros padrões

Deficiência do *Yin* do Fígado e do Coração

Depressão pós-parto, memória fraca, ansiedade, agitação mental, leite materno escasso, perda da libido, palpitações, tontura, insônia, sudorese noturna, garganta seca, dormência ou formigamento dos membros, visão turva, moscas volantes, olhos secos, menstruação escassa ou amenorreia, cútis baça e pálida, unhas fracas e quebradiças, pele e unhas ressecadas, língua sem saburra, pulso Flutuante-Vazio.

17. COLAPSO

a) Colapso do *Qi* com deficiência de Sangue

Sangramento profuso após o parto, vertigem súbita, cútis pálida, palpitações, desmaio, membros frios, sudorese profusa, língua Pálida e Curta, pulso Fino ou Espalhado.

b) Estase de Sangue

Retenção de lóquios ou lóquios escassos, dor abdominal, sensação de plenitude na área abaixo do coração, dor no peito, tosse, desmaio, boca cerrada, cútis escura, língua Arroxeada-Rígida, pulso em Corda.

18. CONVULSÕES

a) Deficiência do Sangue e do *Yin* com Vento Vazio

Perda profusa de sangue durante o parto, tremor dos membros, rigidez da coluna, cútis pálida ou *flush* malar, língua sem saburra, pulso Áspero ou Flutuante-Vazio.

b) Invasão Exterior de Toxina

Calafrios e febre logo após o parto, dor de cabeça, torcicolo, rigidez da coluna, trismo, convulsões; em casos graves, opistótono; língua Vermelha-Rígida com saburra amarelada e pontos vermelhos, pulso em Corda.

19. AMENORREIA APÓS ABORTAMENTO

a) Deficiência de *Qi* e de Sangue

Amenorreia após abortamento, abdome mole ao toque, *não* há distensão ou dor abdominal, *não* há descarga vaginal, falta de apetite, fezes amolecidas, voz fraca, palpitações, cansaço, visão turva, cútis baça e pálida, tontura, língua Pálida, pulso Fraco ou Áspero.

b) Estase do Sangue do Fígado

Amenorreia após abortamento, dor abdominal, cútis escura, língua Arroxeada, pulso em Corda.

c) Estagnação do *Qi* do Fígado

Amenorreia após abortamento, distensão abdominal, distensão do hipocôndrio ou do epigástrio, distensão das mamas, depressão, irritabilidade, mau humor, pulso em Corda.

PARTE 5 SEÇÃO 2

88 | Sinais das Mamas

CONTEÚDO DO CAPÍTULO

Distensão das Mamas, 724
Cheio, 724
Vazio, 724
Outros padrões, 724
Mamas Inchadas, 725
Dor na Mama, 725
Nódulos nas Mamas, 725
Vermelhidão e Inchaço das Mamas, 726
Secreção Leitosa do Mamilo, 726
Secreção Amarelada e Pegajosa do Mamilo, 726
Secreção Sanguinolenta do Mamilo, 726
Fissuras nos Mamilos, 726
Mamilos Invertidos, 726
Peau D'Orange, 727
Mamas Pequenas, 727

Os sinais relacionados com as mamas que serão aqui discutidos são:
1. Distensão das mamas
2. Inchaço das mamas
3. Dor na mama
4. Nódulos nas mamas
5. Vermelhidão e inchaço das mamas
6. Secreção leitosa dos mamilos
7. Secreção amarelada e pegajosa do mamilo
8. Secreção sanguinolenta do mamilo
9. Fissuras nos mamilos
10. Mamilos invertidos
11. *Peau d'orange*
12. Mamas pequenas.

1. DISTENSÃO DAS MAMAS

Ver Parte 1, *Observação*, Capítulo 12; Parte 2, *Interrogatório*, Capítulo 46.

a) Cheio

i) Estagnação do *Qi* do Fígado

Distensão unilateral ou bilateral das mamas, mais óbvia no aspecto lateral, que diminui após a menstruação, mamas relativamente duras, tensão pré-menstrual, distensão dos hipocôndrios, mau humor, irritabilidade, pulso em Corda.

Acupuntura

VB-34 *Yanglingquan*, F-3 *Taichong*, TA-6 *Zhigou*, VB-21 *Jianjing*, VB-41 *Zulinqi*.

ii) Fleuma e estagnação de *Qi*

Inchaço e distensão das mamas, que ficam relativamente moles; obesidade, sensação de opressão do tórax, expectoração de muco, língua Aumentada com saburra pegajosa, pulso Deslizante-em Corda.

Acupuntura

VB-34 *Yanglingquan*, F-3 *Taichong*, TA-6 *Zhigou*, VB-21 *Jianjing*, VB-41 *Zulinqi*, E-40 *Fenglong*, VC-9 *Shuifen*, VC-5 *Shimen*, B-22 *Sanyinjiao*, BP-9 *Yinlingquan*.

b) Vazio

i) Deficiência de *Qi* e de Sangue

Ligeira distensão das mamas, nenhuma dor, falta de apetite, fezes amolecidas, voz fraca, palpitações, cansaço, visão turva, cútis baça e pálida, tontura, língua Pálida, pulso Fraco ou Áspero.

Acupuntura

VC-12 *Zhongwan*, VC-6 *Qihai*, E-36 *Zusanli*, BP-6 *Sanyinjiao*, F-8 *Ququan*, VB-41 *Zulinqi*.

ii) Deficiência do *Yang* do Baço e do Rim

Ligeira distensão das mamas que ocasionalmente pode ocorrer até *depois* da menstruação, cansaço, letargia, sensação de frio, lombalgia, membros frios, membros fracos, língua Pálida e úmida, pulso Profundo-Fraco.

Acupuntura

VC-12 *Zhongwan*, E-36 *Zusanli*, BP-6 *Sanyinjiao*, B-20 *Pishu*, R-3 *Taixi*, VC-4 *Guanyuan*, B-23 *Shenshu*, R-7 *Fuliu*, VG-4 *Mingmen*, VB-41 *Zulinqi*. Moxa.

c) Outros padrões

i) Estagnação do *Qi* do Pulmão

Sensação de bolo na garganta, dificuldade de engolir, sensação de opressão ou distensão do tórax, ligeira falta de ar, suspiros, tristeza, irritabilidade, depressão, língua ligeiramente Vermelha nas laterais, na área do tórax, pulso muito ligeiramente Tenso na posição Anterior direita.

ii) Fleuma com estagnação do *Qi* do Pulmão

Muco na garganta, sensação de bolo na garganta, sensação de opressão ou distensão do tórax, ligeira falta de ar, dificuldade de engolir, suspiros, tristeza, irritabilidade, depressão, muco na garganta, língua ligeiramente Aumentada nas laterais, na área do tórax, pulso Deslizante e ligeiramente Tenso na posição Anterior direita.

2. MAMAS INCHADAS

Ver Parte 1, *Observação*, Capítulo 12.

i) Estagnação do *Qi* do Fígado com Fleuma

Distensão grave e inchaço da mama, dor na mama, tensão pré-menstrual, irritabilidade, distensão dos hipocôndrios, sensação de opressão do tórax, muco na garganta, língua Aumentada com saburra pegajosa, pulso em Corda-Deslizante.

ii) Estagnação do *Qi* do Fígado com Fleuma-Calor

Distensão grave e inchaço da mama, dor na mama, tensão pré-menstrual, irritabilidade, distensão dos hipocôndrios, sensação de opressão no tórax, muco na garganta, sensação de calor, sede sem vontade de beber líquidos, face avermelhada, língua Aumentada com saburra amarelada e pegajosa, pulso em Corda-Deslizante-Rápido.

iii) Deficiência do *Yang* do Baço e do Rim com Fleuma

Ligeira distensão e inchaço da mama, sensação de opressão do tórax, muco na garganta, obesidade, cansaço, sensação de frio, lombalgia, membros frios, letargia, fezes amolecidas, língua Pálida e úmida, pulso Profundo-Fraco e ligeiramente Deslizante.

3. DOR NA MAMA

i) Estagnação grave do *Qi* do Fígado

Dor e distensão da mama que pioram antes da menstruação, menstruação irregular, tensão pré-menstrual, distensão dos hipocôndrios, mau humor, irritabilidade, pulso em Corda.

ii) Estagnação do *Qi* do Fígado com Fleuma

Dor e distensão das mamas, inchaço das mamas, sensação de bolo na garganta, muco na garganta, tensão pré-menstrual, distensão dos hipocôndrios, sensação de opressão do tórax, irritabilidade, menstruação irregular, língua Aumentada, pulso em Corda-Deslizante.

iii) Estase de Sangue do Fígado

Dor lancinante da mama, dor no peito, menstruação dolorosa, sangue menstrual escuro com coágulos escuros, menstruação irregular, dor nos hipocôndrios, dor abdominal, cútis escura, língua Arroxeada, pulso em Corda.

iv) Calor Tóxico

Hiperemia, dor e inchaço da mama, sensação de calor, febre, sede, língua Vermelha com pontos vermelhos e saburra amarelada seca e pegajosa, pulso Transbordante-Deslizante-Rápido.

4. NÓDULOS NAS MAMAS

Ver Parte 1, *Observação*, Capítulo 12; Parte 2, *Interrogatório*, Capítulo 46; Parte 3, *Palpação*, Capítulo 51.

i) Estagnação do *Qi* do Fígado

Nódulos nas mamas, pequenos nódulos que *não* são duros e que reduzem de tamanho depois da menstruação, distensão grave das mamas antes da menstruação, tensão pré-menstrual, dor nas mamas, depressão, irritabilidade, mau humor, pulso em Corda.

ii) Estagnação do *Qi* do Fígado com estase de Sangue

Nódulos duros nas mamas que são imóveis e podem ser doloridos, dor no peito, menstruação irregular, menstruação dolorosa, tensão pré-menstrual, língua Arroxeada, pulso em Corda.

iii) Fleuma e estagnação do *Qi*

Nódulos moles e indolores nas mamas que são móveis e deslizam sob o dedo à palpação, distensão e inchaço das mamas antes da menstruação, tensão pré-menstrual, sensação de bolo na garganta, sensação de opressão e distensão do tórax, irritabilidade, depressão, língua Aumentada com saburra pegajosa, pulso em Corda-Deslizante.

iv) Deficiência do *Yang* do Baço e do Rim com Fleuma

Mamas encaroçadas; nódulos moles; sensação de peso; sensação de opressão do tórax; cansaço; sensação de frio; falta de apetite; fezes amolecidas; tontura; tinidos; dor nas costas; micção profusa de urina pálida, micção noturna, menstruação irregular, língua Pálida, Aumentada e úmida com saburra pegajosa; pulso Profundo-Fraco e ligeiramente Deslizante.

v) Desarmonia dos Vasos da Concepção e Penetrador

Mamas encaroçadas, nódulos pequenos e duros, mamas inchadas, distensão das mamas antes da menstruação, ciclo menstrual atrasado, infertilidade, menstruação irregular, ansiedade, dor abdominal, dor nas costas, pés frios, língua Pálida, pulso em Corda-Fino.

vi) *Qi* do Fígado estagnado transformado em Fogo

Nódulo único grande e duro na mama, mamas doloridas, sede, gosto amargo na boca, dores de cabeça, irritabilidade, face avermelhada, urina escura, fezes ressecadas, língua Vermelha com laterais mais vermelhas, pulso em Corda-Rápido.

vii) Fleuma com estagnação do *Qi* do Pulmão

Nódulos na mama moles e móveis, muco na garganta, sensação de bolo na garganta, sensação de opressão e distensão no tórax, ligeira falta de ar, suspiros, tristeza, preocupação, irritabilidade, depressão, língua ligeiramente Aumentada nas laterais, nas áreas do tórax, pulso Deslizante e muito ligeiramente Tenso na posição Anterior direita.

viii) Calor Tóxico

Nódulo grande na mama com secreção amarelada, dor na mama, sede, gosto amargo na boca, urina escura, língua Vermelha com laterais mais vermelhas e saburra amarelada espessa pegajosa e seca, pulso Transbordante-Deslizante-Rápido.

ix) Deficiência do *Yin* do Fígado e do Rim

Nódulos crônicos nas mamas, perda de peso, cútis escura, cansaço, menstruação irregular, tontura, tinidos, sudorese noturna, olhos secos, língua sem saburra, pulso Flutuante-Vazio.

5. VERMELHIDÃO E INCHAÇO DAS MAMAS

i) *Qi* do Fígado estagnado transformado em Calor com estase de Sangue

Mamas vermelhas, duras, doloridas e inchadas; menstruação irregular; menstruação abundante; irritabilidade; língua com laterais Vermelho-Arroxeadas; pulso em Corda-Rápido.

ii) Calor Tóxico

Mamas vermelhas, inchadas e doloridas; sede; sensação de calor; agitação mental; língua Vermelha com pontos vermelhos e saburra amarelada e pegajosa; pulso Transbordante-Deslizante-Rápido.

iii) *Qi* do Fígado estagnado transformado em Calor

Mamas vermelhas, inchadas e distendidas; distensão dos hipocôndrios; irritabilidade; tensão pré-menstrual; menstruação abundante; língua com laterais Vermelhas; pulso em Corda-Rápido.

6. SECREÇÃO LEITOSA DO MAMILO

i) Deficiência grave de *Qi* e de Sangue

Secreção ligeiramente leitosa do mamilo que piora por esforço e melhora por repouso, falta de apetite, fezes amolecidas, voz fraca, palpitações, cansaço, visão turva, cútis baça e pálida, tontura, língua Pálida, pulso Fraco ou Áspero.

ii) Deficiência do *Yang* do Baço e do Rim

Secreção ligeiramente leitosa do mamilo que piora por esforço e melhora por repouso, menstruação abundante ou escassa, edema pré-menstrual, cansaço, lombalgia, sensação de frio, membros frios, fezes amolecidas, língua Pálida e úmida, pulso Profundo-Fraco.

iii) Estagnação do *Qi* do Fígado

Secreção leitosa do mamilo antes da menstruação, distensão das mamas, tensão pré-menstrual, distensão dos hipocôndrios ou do epigástrio, irritabilidade, mau humor, pulso em Corda.

7. SECREÇÃO AMARELADA E PEGAJOSA DO MAMILO

i) Umidade-Calor no canal do Fígado

Secreção amarelada-pegajosa do mamilo, distensão e dor das mamas, menstruação irregular, menstruação dolorosa, dor durante o ciclo menstrual, secreção vaginal amarelada, desconforto urinário, língua com saburra amarelada e pegajosa, pulso em Corda-Deslizante.

ii) Calor Tóxico

Secreção amarelada e pegajosa do mamilo; vermelhidão, inchaço e dor das mamas; sensação de calor; sede; agitação mental; língua Vermelha com pontos vermelhos nas laterais e saburra amarelada e pegajosa; pulso Transbordante-Deslizante-Rápido.

8. SECREÇÃO SANGUINOLENTA DO MAMILO

i) Calor Tóxico

Secreção sanguinolenta do mamilo; vermelhidão, inchaço e dor nas mamas; sensação de calor; sede; agitação mental; língua Vermelha com pontos vermelhos nas laterais e saburra amarelada e pegajosa; pulso Transbordante-Deslizante-Rápido.

ii) *Qi* do Fígado estagnado transformado em Calor

Secreção sanguinolenta intermitente do mamilo, distensão das mamas antes da menstruação, tensão pré-menstrual, irritabilidade, menstruação irregular, sensação de calor, face avermelhada, língua com laterais Vermelhas, pulso em Corda-Rápido.

iii) Deficiência do Fígado e do Rim e do Vaso Penetrador

Secreção sanguinolenta intermitente do mamilo que piora por esforço e melhora com repouso, menstruação abundante ou escassa, cansaço, tontura, tinidos, dor nas costas, pulso Profundo-Fraco. Outros sintomas e sinais dependem se há deficiência de *Yin* ou de *Yang*.

9. FISSURAS NOS MAMILOS

Ver Parte 1, *Observação*, Capítulo 12.

i) *Qi* do Fígado estagnado transformado em Fogo

Mamilos rachados, pele descamada sobre os mamilos, dor lancinante no mamilo, irritabilidade, sede, gosto amargo na boca, língua Vermelha com laterais mais vermelhas e saburra amarelada, pulso em Corda-Rápido.

ii) Deficiência de *Yin* com Calor no Sangue

Mamilo rachado com pele seca, dor moderada, sangramento do mamilo, crostas no mamilo, sensação de calor ao anoitecer, sudorese noturna, agitação mental, sede com vontade de beber água em pequenos goles, boca seca, língua Vermelha sem saburra, pulso Flutuante-Vazio e Rápido.

10. MAMILOS INVERTIDOS

i) Estagnação do *Qi* do Fígado e estase de Sangue do Fígado com Fleuma

Mamilos invertidos, mamas distendidas e doloridas, tensão pré-menstrual, menstruação irregular, sensação de opressão no tórax, distensão e dor nos hipocôndrios, menstruação dolorosa, língua Aumentada com laterais Arroxeadas, pulso em Corda-Deslizante.

ii) Calor Tóxico com estase de Sangue

Mamilos invertidos; vermelhidão, dor e inchaço das mamas; dor nos hipocôndrios; sensação de calor; agitação mental; sede; menstruação irregular; menstruação dolorosa; língua Vermelha com laterais Vermelho-Arroxeadas e pontos vermelhos e com saburra amarelada e pegajosa; pulso Transbordante-em Corda-Rápido.

11. *PEAU D'ORANGE*

Peau d'orange significa "casca de laranja" e se refere à área da mama com várias pequenas covinhas lembrando casca de laranja.

i) Estagnação do *Qi* do Fígado e estase de Sangue do Fígado com Fleuma

Peau d'orange, mamas distendidas e doloridas, tensão pré-menstrual, menstruação irregular, sensação de opressão do tórax, distensão e dor nos hipocôndrios, menstruação dolorosa, língua Aumentada com laterais Arroxeadas, pulso em Corda-Deslizante.

ii) Calor Tóxico com estase de Sangue

Peau d'orange; vermelhidão, dor e inchaço das mamas; dor nos hipocôndrios; sensação de calor; agitação mental; sede; menstruação irregular; menstruação dolorosa; língua Vermelha com laterais Vermelho-Arroxeadas e pontos vermelhos e com saburra amarelada e pegajosa; pulso Transbordante-em Corda-Rápido.

12. MAMAS PEQUENAS

Ver Parte 1, *Observação*, Capítulo 12.

i) Deficiência de *Qi* e de Sangue

Diminuição gradual do tamanho da mama, falta de apetite, fezes amolecidas, voz fraca, cansaço, visão turva, tontura, dormência ou formigamento dos membros, palpitações, cútis baça e pálida, língua Pálida, pulso Fraco ou Áspero.

ii) Deficiência do *Yin* do Fígado e do Rim

Diminuição gradual do tamanho da mama, ressecamento da vagina, menstruação escassa ou amenorreia, ciclo menstrual atrasado, infertilidade, tontura, tinidos, deficiência auditiva, lombalgia, dor de cabeça surda occipital ou no vértice, insônia, dormência ou formigamento dos membros, olhos secos, visão turva, garganta seca, pele e cabelos ressecados, unhas quebradiças, sudorese noturna, fezes ressecadas, língua de cor normal sem saburra, pulso Flutuante-Vazio.

iii) Deficiência do *Qi* do Estômago

Mamas flácidas, sensação desconfortável no epigástrio, nenhum apetite, perda do paladar, fezes amolecidas, cansaço especialmente pela manhã, membros fracos, língua Pálida, pulso Vazio.

iv) Sangue deficiente e seco

Diminuição gradual do tamanho da mama, tontura, visão turva, moscas volantes, dormência ou formigamento dos membros, menstruação escassa, cútis baça e pálida, olhos secos, pele e cabelos secos, unhas ressecadas, língua Pálida, pulso Áspero ou Fino.

89 | Sintomas Ginecológicos Variados

> **CONTEÚDO DO CAPÍTULO**
>
> **Infertilidade, 728**
> **Síndrome da Menopausa, 729**
> **Massas Abdominais, 729**
> **Corrimento Vaginal, 729**
> *Corrimento vaginal esbranquiçado, 729*
> *Corrimento vaginal amarelado, 730*
> *Corrimento vaginal branco-avermelhado, 730*
> *Corrimento vaginal de cinco cores, 730*
> **Prurido Vaginal, 730**
> **Eczema Genital, 730**
> **Feridas na Vulva, 731**
> **Inchaço da Vulva, 731**
> **Prolapso do Útero, 731**
> **Prolapso da Vagina, 731**
> **Leucoplasia, 731**
> **Dispareunia, 732**
> **Sangramento Durante a Relação Sexual, 732**
> **Falta de Libido, 732**
> **Perda de Pelos Pubianos, 732**
> **Excesso de Pelos Pubianos, 732**

Os sintomas ginecológicos discutidos são:
1. Infertilidade
2. Síndrome da menopausa
3. Massas abdominais
4. Corrimento vaginal
   a) Esbranquiçado
   b) Amarelado
   c) Branco-avermelhado
   d) Cinco cores
5. Prurido vaginal
6. Eczema genital
7. Feridas vulvares
8. Inchaço da vulva
9. Prolapso do útero
10. Prolapso da vagina
11. Leucoplasia
12. Dispareunia
13. Sangramento durante a relação sexual
14. Falta de libido
15. Perda de pelos pubianos
16. Excesso de pelos pubianos.

1. INFERTILIDADE

Ver Parte 2, *Interrogatório*, Capítulo 46.

i) Deficiência do Rim

Infertilidade primária ou secundária, menstruação atrasada, menstruação escassa, dor nas costas, tontura, tinidos. Outros sintomas, inclusive da língua e do pulso, dependem se há deficiência do *Yang* do Rim ou do *Yin* do Rim. Essa é a causa mais comum de infertilidade, sendo responsável por mais da metade dos casos.[1]

ii) Deficiência de Sangue

Infertilidade secundária, menstruação escassa ou amenorreia, menstruação atrasada, cansaço, tontura, visão turva, cútis pálida, língua Pálida-Fina, pulso Áspero.

iii) Frio no Útero

Infertilidade primária; menstruação atrasada; menstruação dolorosa, sangue vivo com pequenos coágulos escuros; sensação de frio durante a menstruação; membros frios, dor nas costas, língua Pálida, pulso Tenso.

iv) Umidade no Aquecedor Inferior

Infertilidade secundária, corrimento vaginal excessivo, menstruação atrasada, dor e sangramento durante o ciclo menstrual, sensação de peso, obesidade, saburra da língua pegajosa, pulso Deslizante.

v) Calor no Sangue

Infertilidade secundária, menstruação adiantada, menstruação abundante, sensação de calor, sede, ansiedade, língua Vermelha, pulso Rápido-Transbordante.

vi) Estagnação de *Qi*

Infertilidade secundária, menstruação irregular, tensão pré-menstrual, distensão das mamas, irritabilidade, pulso em Corda.

vii) Estase de Sangue

Infertilidade secundária; menstruação dolorosa; sangue escuro com grandes coágulos escuros; língua Arroxeada, pulso em Corda.

viii) Deficiência do *Yin* do Rim com Calor Vazio no Sangue

Infertilidade secundária, menstruação abundante, tontura, tinidos, sudorese noturna, boca seca com vontade de beber líquidos em pequenos goles, dor nas costas, memória fraca, urina escassa e escura, calor nos cinco palmos, *flush* malar, sensação de calor ao anoitecer, língua Vermelha sem saburra, pulso Flutuante-Vazio e Rápido.

> **NOTA CLÍNICA**
> - Mais da metade dos casos de infertilidade são decorrentes de deficiência do Rim
> - Isso significa que quase metade dos casos são decorrentes de uma condição de Excesso, especialmente, de Umidade-Fleuma no Útero.

2. SÍNDROME DA MENOPAUSA

Ver Parte 2, *Interrogatório*, Capítulo 46.

i) Deficiência do Yin do Rim

Ondas de calor, secura da vagina, tontura, tinidos, sudorese noturna, boca seca com vontade de beber líquidos em pequenos goles, dor nas costas, memória fraca, urina escassa e escura, língua sem saburra, pulso Flutuante-Vazio.

ii) Deficiência do Yang do Rim

Ondas de calor, dor nas costas, tontura, tinidos, sensação de frio, joelhos fracos, cútis esbranquiçada-brilhante, cansaço, urina clara e abundante, língua Pálida e úmida, pulso Profundo-Fraco.

iii) Deficiência do Yang do Rim e do Yin do Rim

Ondas de calor, sudorese noturna, secura da vagina, dor nas costas, tontura, tinidos, pés frios, micção frequente. A língua fica Pálida se a deficiência do Yang do Rim predominar, e Vermelha se a deficiência do Yin do Rim predominar.

iv) Deficiência do Yin do Rim e do Fígado com ascensão do Yang do Fígado

Ondas de calor, secura da vagina, olhos secos, visão turva, dor de cabeça, irritabilidade, insônia, língua Vermelha sem saburra, pulso Flutuante-Vazio e ligeiramente em Corda à esquerda.

v) Deficiência do Yin do Coração e do Rim

Ondas de calor, secura da vagina, sudorese noturna, palpitações, insônia, tontura, tinidos, ansiedade, agitação mental, depressão, sensação de calor ao anoitecer, boca e garganta secas, memória fraca, língua sem saburra, pulso Flutuante-Vazio.

vi) Acúmulo de Fleuma e estagnação de Qi

Ondas de calor, obesidade, sensação de opressão do tórax, expectoração de pouco muco, sensação de distensão das mamas, irritabilidade, suspiros, náuseas, depressão, língua ligeiramente Vermelha nas laterais, pulso em Corda-Deslizante. Esse padrão aparece com frequência na menopausa precoce.

vii) Estase de Sangue

Ondas de calor, sudorese noturna, ansiedade, agitação mental, agitação, menopausa precedida por um período em que a menstruação fica muito irregular, parando por um longo tempo e depois voltando novamente; insônia, possível hipertensão, língua Arroxeada, pulso em Corda.

> **NOTA CLÍNICA**
> Os sintomas da menopausa nem sempre são decorrentes de uma deficiência do Yin do Rim. A deficiência simultânea do Yin do Rim e do Yang do Rim (em proporções variadas) é a situação mais comum.

3. MASSAS ABDOMINAIS

Ver Parte 5, *Sintomas e Sinais*, Capítulo 71; Parte 1, *Observação*, Capítulo 16.

i) Estagnação do Qi do Fígado

Massas abdominais móveis que vêm e vão, distensão e dor abdominal, distensão dos hipocôndrios ou do epigástrio, depressão, irritabilidade, mau humor, pulso em Corda.

ii) Estagnação do Qi e estase de Sangue

Massas abdominais duras e imóveis, distensão e dor abdominal, menstruação atrasada, língua Arroxeada, pulso em Corda.

iii) Estase de Sangue presa no interior

Massas abdominais duras, imóveis e doloridas; cútis escura, pele seca, sensação de frio; amenorreia, menstruação dolorosa, menstruações atrasadas; língua Arroxeada; pulso Áspero.

iv) Umidade-Fleuma

Massas abdominais relativamente moles, muco na garganta, corrimento vaginal excessivo, cistos ovarianos, muco na garganta, sensação de opressão do tórax, língua Aumentada com saburra pegajosa, pulso Deslizante.

4. CORRIMENTO VAGINAL

Ver Parte 2, *Interrogatório*, Capítulo 46; Parte 4, *Audição e Olfação*, Capítulo 54.

a) Corrimento vaginal esbranquiçado

i) Deficiência do Qi do Baço

Corrimento vaginal esbranquiçado profuso e pegajoso que piora por esforço com odor não ofensivo, falta de apetite, cansaço, ligeira distensão abdominal, cútis pálida, fezes amolecidas, língua Pálida, pulso Vazio.

ii) Deficiência do Yang do Rim

Corrimento vaginal esbranquiçado profuso e diluído com odor não ofensivo, dor nas costas, tontura, tinidos, sensação de frio, joelhos fracos, cútis esbranquiçada-brilhante, cansaço, urina clara abundante, língua Pálida e úmida, pulso Profundo-Fraco.

iii) Frio-Umidade

Corrimento vaginal esbranquiçado, pegajoso e profuso; sensação de peso, plenitude abdominal, gosto pegajoso na boca, saburra da língua espessa pegajosa e esbranquiçada, pulso Deslizante-Lento.

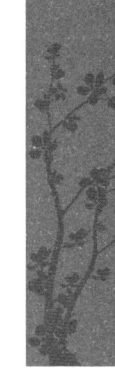

iv) Umidade-Calor

Corrimento vaginal esbranquiçado que pode parecer leite coalhado, odor ofensivo, sensação de peso, sede sem vontade de beber líquidos, prurido e vermelhidão vaginal, saburra da língua amarelada e pegajosa, pulso Deslizante-Rápido.

b) Corrimento vaginal amarelado

i) Umidade-Calor

Corrimento vaginal amarelado profuso e pegajoso com odor forte, vermelhidão e prurido vaginal, sensação de peso, plenitude abdominal, sede sem vontade de beber líquidos, saburra da língua amarelada e pegajosa, pulso Deslizante-Rápido.

ii) Deficiência do *Qi* do Baço

Corrimento vaginal crônico de coloração amarelo-pálido, abundante e diluído sem odor forte, menstruações irregulares, menstruação abundante, falta de apetite, cansaço, ligeira distensão abdominal, cútis pálida, fezes amolecidas, língua Pálida, pulso Vazio.

c) Corrimento vaginal branco-avermelhado

i) Umidade-Calor

Corrimento vaginal branco-avermelhado, abundante e pegajoso; hiperemia, prurido e inchaço da vagina; dor abdominal, dor durante a micção, plenitude abdominal, sensação de peso, sede sem vontade de beber líquidos, saburra da língua amarelada e pegajosa, pulso Deslizante-Rápido.

ii) Estagnação do *Qi* do Fígado com Umidade-Calor no canal do Fígado

Corrimento vaginal branco-avermelhado predominantemente avermelhado, abundante e pegajoso com odor forte; prurido vaginal; distensão e dor abdominal; irritabilidade; tontura; dor nos hipocôndrios; saburra da língua amarelada e pegajosa unilateral; pulso em Corda-Deslizante.

iii) Deficiência do *Yin* do Fígado e do Rim com Calor Vazio

Corrimento vaginal branco-avermelhado, escasso e diluído, prurido e queimação vaginal, micção difícil, tontura, tinidos, sudorese noturna, calor nos cinco palmos, língua Vermelha sem saburra, pulso Flutuante-Vazio e Rápido.

d) Corrimento vaginal de cinco cores

O "corrimento vaginal de cinco cores" pode ser aguado como caldo de arroz, como água sanguinolenta ou como pus, normalmente com odor ofensivo. As cinco cores são: esbranquiçada, amarelada, avermelhada, esverdeada e marrom-escuro (como molho de soja).

i) Umidade-Calor

Corrimento vaginal de cinco cores abundante e pegajoso com odor ofensivo; sensação de peso, plenitude abdominal, sede sem vontade de beber líquidos, gosto pegajoso na boca, saburra da língua amarelada e pegajosa, pulso Deslizante-Rápido.

ii) Deficiência do *Yin* do Fígado e do Rim com Calor Vazio

Corrimento vaginal de cinco cores escasso e sem cheiro, prurido e hiperemia da vagina, tontura, tinidos, sudorese noturna, calor nos cinco palmos, língua Vermelha sem saburra, pulso Flutuante-Vazio e Rápido.

iii) Frio no Aquecedor Inferior

Corrimento vaginal de cinco cores aguado e com odor ofensivo; sensação de frio, dor abdominal, menstruação dolorosa, língua Pálida, pulso Tenso.

iv) Estagnação do *Qi* do Fígado com Umidade-Calor no canal do Fígado

Corrimento vaginal de cinco cores sem cheiro, distensão abdominal, dor nos hipocôndrios, gosto amargo na boca, sede sem vontade de beber líquidos, irritabilidade, língua com saburra amarelada e pegajosa unilateral, pulso em Corda-Deslizante.

v) Calor Tóxico

Corrimento vaginal profuso amarelado com raias de sangue; odor ofensivo; sensação de calor, sede, urina escura; língua Vermelha com saburra amarelada e pegajosa; pulso Transbordante-Deslizante-Rápido.

5. PRURIDO VAGINAL

i) Umidade-Calor no canal do Fígado

Prurido vaginal intenso, corrimento vaginal amarelado, dor durante a relação sexual, irritabilidade, insônia, urina escura, língua Vermelha com laterais mais vermelhas e saburra amarelada e pegajosa, pulso em Corda-Deslizante.

ii) Deficiência do *Qi* do Baço com Umidade

Prurido vaginal moderado, corrimento vaginal esbranquiçado, cansaço, falta de apetite, fezes amolecidas, sensação de peso, língua Pálida com saburra branca e pegajosa, pulso Fraco e ligeiramente Deslizante.

iii) Deficiência do *Yin* do Fígado e do Rim

Prurido vaginal com sensação de queimação, secura da vagina, sudorese noturna, tontura, tinidos, sensação de calor ao anoitecer, língua sem saburra, pulso Flutunte-Vazio.

6. ECZEMA GENITAL

Ver Parte 5, *Sintomas e Sinais*, Capítulo 77; Parte 1, *Observação*, Capítulo 21.

i) Umidade-Calor no canal do Fígado

Eczema genital com pápulas que exsudam um fluido, área genital hiperemiada e úmida, prurido vaginal, micção difícil, língua com laterais Vermelhas e saburra amarelada e pegajosa, pulso em Corda-Deslizante.

ii) Sangue deficiente e seco

Eczema genital com espessamento da pele, secura da vagina, erupção avermelhada seca, prurido vaginal, língua Pálida e seca, pulso Áspero ou Fino.

7. FERIDAS NA VULVA

i) Calor Tóxico com Fogo no Fígado e Umidade-Calor

Feridas na vulva, hiperemia, inchaço, calor e dor da parte externa dos órgãos genitais, exsudação de fluido amarelado, língua Vermelha com laterais mais vermelhas, saburra amarelada espessa e pegajosa com pontos vermelhos, pulso em Corda-Deslizante-Rápido.

ii) Calor Tóxico com estase de Sangue no canal do Fígado

Feridas na vulva, hiperemia, inchaço, calor e dor na parte externa dos órgãos genitais, dispareunia, exsudação de fluido amarelado, língua Vermelho-Arroxeada, saburra amarelada espessa e pegajosa com pontos vermelhos, pulso em Corda-Deslizante-Rápido.

iii) Retenção de Frio

Erosão e dor na vulva, lesões pálidas na área externa dos órgãos genitais, condição crônica com ataques repetidos, lassidão, língua Pálida, pulso Fraco.

8. INCHAÇO DA VULVA

i) Calor Tóxico com estase de Sangue no canal do Fígado

Inchaço da vulva, dor no períneo, erupções papulares genitais, corrimento vaginal amarelado e pegajoso, dor hipogástrica, sensação de calor, agitação mental, língua Vermelho-Arroxeada com saburra amarelada espessa e pegajosa e com pontos vermelhos na raiz e nas laterais, pulso Deslizante-Rápido-Firme.

ii) Umidade-Fleuma no Aquecedor Inferior

Inchaço da vulva, sensação de peso do abdome, plenitude abdominal, cistos ovarianos, menstruação dolorosa, corrimento vaginal excessivo, língua Aumentada com saburra pegajosa, pulso Deslizante.

iii) Umidade-Calor e Calor Tóxico no canal do Fígado

Inchaço da vulva; dor no períneo; erupções papulares genitais, corrimento vaginal amarelado e pegajoso, prurido vaginal; eczema ou feridas na vulva; erupções cutâneas papulares genitais com prurido; sangramento e/ou durante o ciclo menstrual; plenitude do hipocôndrio, abdome ou hipogástrio; gosto amargo na boca; falta de apetite; náuseas; sensação de peso do corpo; dificuldade de micção; queimação durante a micção; urina escura; língua Vermelha com laterais mais vermelhas e pontos vermelhos e saburra amarelada espessa e pegajosa; pulso em Corda-Deslizante-Rápido.

9. PROLAPSO DO ÚTERO

i) Afundamento do Qi do Baço

Prolapso do útero, sensação de força para baixo no abdome inferior, cansaço, falta de apetite, fezes amolecidas, língua Pálida, pulso Fraco.

ii) Deficiência e Afundamento do Qi do Rim

Prolapso do útero, micção frequente, sensação de força para baixo, dor nas costas, micção frequente, incontinência urinária moderada, língua Pálida, pulso Profundo-Fraco.

10. PROLAPSO DA VAGINA

i) Afundamento do Qi do Baço

Prolapso da vagina, sensação de força para baixo no abdome, falta de apetite, cansaço, ligeira distensão abdominal, cútis pálida, fezes amolecidas, língua Pálida, pulso Vazio.

ii) Qi do Rim sem Firmeza

Prolapso da vagina, dor e fraqueza da região lombar, joelhos fracos, micção frequente com urina clara, jato de urina fraco, micção abundante, gotejamento depois de urinar, incontinência urinária, micção noturna, prolapso do útero, corrimento vaginal esbranquiçado crônico, cansaço, sensação de tração para baixo no abdome inferior, abortamentos recorrentes, sensação de frio, membros frios, língua Pálida, pulso Profundo-Fraco.

11. LEUCOPLASIA

i) Umidade-Calor no canal do Fígado

Leucoplasia, prurido e inchaço vaginal; corrimento vaginal amarelado, micção difícil, gosto amargo na boca, sensação de peso, irritabilidade, língua com laterais Vermelhas e saburra amarelada e pegajosa, pulso em Corda-Deslizante.

ii) Deficiência do Qi do Baço com Umidade

Leucoplasia, espessamento da pele, úlceras, corrimento vaginal esbranquiçado, saburra da língua branca e pegajosa, pulso Fraco e Deslizante.

iii) Deficiência do Sangue do Fígado

Leucoplasia, secura e prurido da vagina que pioram à noite, cútis baça, visão turva, tontura, menstruação escassa, língua Pálida, pulso Áspero ou Fino.

iv) Deficiência do *Yin* do Fígado e do Rim

Leucoplasia, secura da vagina, dor nas costas, tinidos, tontura, língua sem saburra, pulso Flutuante-Vazio.

v) Deficiência do *Yang* do Rim

Leucoplasia, prurido vaginal, menstruação escassa, dor nas costas, tontura, tinidos, sensação de frio, joelhos fracos, cútis esbranquiçada-brilhante, cansaço, urina clara e abundante, língua Pálida e úmida, pulso Profundo-Fraco.

12. DISPAREUNIA

i) Estase de Sangue do Fígado

Dispareunia, dor nos hipocôndrios, dor abdominal, menstruação dolorosa, cútis escura, língua Arroxeada, pulso em Corda.

ii) Umidade no Aquecedor Inferior

Dispareunia, sensação de peso do abdome, corrimento vaginal excessivo, menstruação dolorosa, saburra da língua pegajosa, pulso Deslizante.

iii) Fogo no Fígado

Dispareunia, menstruação abundante, dores de cabeça, tontura, tinidos, irritabilidade, propensão a explosões de raiva, face avermelhada, sede, gosto amargo na boca, constipação intestinal, urina escura, língua Vermelha com laterais mais vermelhas e saburra amarelada e seca, pulso em Corda-Rápido.

iv) Deficiência do *Yin* do Fígado e do Rim

Dispareunia, menstruações abundantes, menstruações irregulares, tontura, visão turva, moscas volantes, olhos secos, cabelo seco, unhas ressecadas, insônia, tinidos, sudorese noturna, boca seca com vontade de beber líquidos em pequenos goles, dor nas costas, memória fraca, urina escura e escassa, língua sem saburra, pulso Flutuante-Vazio.

13. SANGRAMENTO DURANTE A RELAÇÃO SEXUAL

i) Deficiência do *Yin* do Rim e do Fígado

Sangramento durante a relação sexual de sangue vivo, dor nas costas, tontura, tinidos, sensação de calor ao anoitecer, sudorese noturna, língua sem saburra, pulso Flutuante-Vazio.

ii) Umidade-Calor nos Vasos da Concepção e Penetrador

Sangramento durante a relação sexual de sangue viscoso e escuro, corrimento vaginal amarelado ou branco-avermelhado, dor nas costas, dor e plenitude abdominal, saburra da língua amarelada e pegajosa, pulso Deslizante.

iii) Deficiência do *Qi* do Baço

Sangramento durante a relação sexual de sangue pálido e diluído, falta de apetite, cansaço, ligeira distensão abdominal, cútis pálida, fezes amolecidas, língua Pálida, pulso Vazio.

14. FALTA DE LIBIDO

Ver Parte 2, *Interrogatório*, Capítulo 45.

i) Deficiência do *Qi* do Coração

Falta de libido, palpitações, respiração ofegante por esforço, cútis pálida, cansaço, língua Pálida, pulso Vazio.

ii) Deficiência do *Yin* do Coração e do Rim com Calor Vazio no Coração

Falta de libido, palpitações, agitação mental, ansiedade, tontura, tinidos, sudorese noturna, boca seca com vontade de beber água em pequenos goles, memória fraca, urina escassa e escura, língua sem saburra, pulso Flutuante-Vazio.

iii) Deficiência do *Yang* do Rim

Falta de libido, dor nas costas, tontura, tinidos, sensação de frio, joelhos fracos, cútis esbranquiçada-brilhante, cansaço, urina clara e abundante, língua Pálida e úmida, pulso Profundo-Fraco.

iv) Deficiência do Sangue do Fígado

Falta de libido, tontura, visão turva, moscas volantes, dormência ou formigamento dos membros, cútis pálida e baça, língua Pálida, pulso Áspero ou Fino.

v) Estagnação do *Qi* do Fígado

Falta de libido, distensão dos hipocôndrios ou do epigástrio, irritabilidade, mau humor, pulso em Corda.

vi) Umidade no Aquecedor Inferior

Falta de libido, corrimento vaginal excessivo, sensação de peso no abdome, menstruação dolorosa, língua com saburra pegajosa, pulso Deslizante.

15. PERDA DE PELOS PUBIANOS

i) Deficiência da Essência do Rim

Perda dos pelos pubianos, dor nas costas, tontura, tinidos, joelhos fracos, memória fraca, dentes moles, embranquecimento prematuro dos cabelos, infertilidade, esterilidade, pulso em Couro.

ii) Deficiência do *Yang* do Baço e do Rim

Perda dos pelos pubianos, falta de apetite, cansaço, ligeira distensão abdominal, cútis esbranquiçada-brilhante, fezes amolecidas, sensação de frio, membros frios, dor nas costas, tontura, tinidos, joelhos fracos, urina clara e abundante, língua Pálida e úmida, pulso Profundo-Fraco.

16. EXCESSO DE PELOS PUBIANOS

i) Fleuma e estase de Sangue

Excesso de pelos pubianos, dor na área genital, menstruações irregulares e dolorosas, sensação de opressão do tórax, língua Aumentada e Arroxeada, pulso em Corda-Deslizante.

ii) Deficiência do *Yin* do Rim com Calor Vazio

Excesso de pelos pubianos, tontura, tinidos, sudorese noturna, boca seca com vontade de beber água em pequenos goles, dor nas costas, memória fraca, urina escassa e escura, calor nos cinco palmos, *flush* malar, sensação de calor ao anoitecer, língua Vermelha sem saburra, pulso Flutuante-Vazio e Rápido.

NOTA

1. Gynaecology Department of the Long Hua Hospital Affiliated to the Shanghai College of Traditional Chinese Medicine 1987. Report on the Differentiation and Treatment of 257 Cases of Infertility. *Journal of Chinese Medicine* (*Zhong Yi Za Zhi*), vol. 28, n. 10, p. 38.

SEÇÃO 3

Sintomas e Sinais Pediátricos

INTRODUÇÃO

A Seção 3 da Parte 5 trata dos sintomas e sinais típicos das crianças. Os sintomas e sinais das crianças normalmente são bem distintos daqueles dos adultos e incluem choro à noite, Distúrbio de Acúmulo, enurese noturna, fechamento tardio das fontanelas e várias doenças típicas da infância. Para fazer as perguntas certas, portanto, temos de nos familiarizar com os princípios gerais da pediatria chinesa.

Sintomas e sinais particularmente importantes são os que giram em torno da digestão e do sistema respiratório, pois essas são as duas áreas mais afetadas nas crianças. De fato, há uma ligação entre essas duas áreas, porque muitos problemas respiratórios das crianças (especialmente os ligados a um fator patogênico residual) são normalmente decorrentes de Fleuma que, por sua vez, normalmente é formada quando há uma desarmonia no sistema digestivo.

Para esclarecer as ligações entre a Parte 5, *Sintomas e Sinais*, e a Parte 1, *Diagnóstico pela Observação*, e a Parte 2, *Diagnóstico pelo Interrogatório*, eu as indiquei em cada uma dessas partes (p. ex., "Dor de ouvido", encontrada no Capítulo 90 da Parte 5, também está contida no Capítulo 47 da Parte 2).

Os sintomas e sinais que serão aqui discutidos incluem:
1. Febre
2. Febre baixa
3. Vômitos
4. Diarreia
5. Tosse
6. Palmas das mãos e plantas dos pés quentes
7. Fraqueza constitucional
8. Constipação intestinal na infância
9. Retenção de urina
10. Choro
11. Choro à noite
12. Distúrbio de Acúmulo
13. Oxiuríase
14. Ascaridíase
15. Enurese noturna
16. Os Cinco Tipos de Flacidez
17. Os Cinco Retardos
18. Erupção cutânea aguda
19. Erisipela
20. Icterícia
21. Catapora
22. Batimento das asas do nariz
23. Caxumba
24. Convulsões agudas
25. Convulsões crônicas
26. Toxina do feto
27. Fontanelas afundadas
28. Fontanelas abauladas
29. Fechamento tardio das fontanelas
30. Manchas brancas no palato e na língua.

90 Problemas das Crianças

CONTEÚDO DO CAPÍTULO

Febre, 737
Cheio, 737
Outros padrões, 737
Febre Baixa, 737
Vômitos, 737
Diarreia, 738
Vazio, 738
Cheio, 738
Tosse, 738
Cheio, 738
Vazio, 738
Sibilos, 738
Cheio, 739
Cheio/Vazio, 739
Vazio, 739
Dor de Ouvido, 739
Cheio, 739
Cheio/Vazio, 739
Otite Média, 740
Palmas das Mãos e Plantas dos Pés Quentes, 740
Fraqueza Constitucional, 740
Vazio, 740
Constipação intestinal na Infância, 741
Retenção de Urina na Infância, 741
Choro, 741

Choro à Noite em Bebês, 741
Sono Perturbado, 741
Cheio, 741
Distúrbio de Acúmulo, 742
Oxiuríase, 742
Ascaridíase, 742
Enurese Noturna, 742
Os Cinco Tipos de Flacidez, 743
Cinco Retardos, 743
Erupção Cutânea Aguda, 743
Erisipela, 743
Icterícia, 743
Catapora, 743
Batimento das Asas do Nariz, 744
Caxumba, 744
Convulsões Agudas, 744
Convulsões Crônicas, 744
Toxina do Feto, 744
Fontanelas Afundadas, 745
Fontanelas Abauladas, 745
Fechamento Tardio das Fontanelas, 745
Manchas Brancas no Palato e na Língua, 745
Pênis Longo, 745

Os seguintes problemas das crianças serão discutidos:
1. Febre
2. Febre baixa
3. Vômito
4. Diarreia
5. Tosse
6. Sibilos
7. Dor de ouvido
8. Otite média
9. Palmas das mãos e plantas dos pés quentes
10. Fraqueza constitucional
11. Constipação intestinal na infância
12. Retenção de urina na infância
13. Choro
14. Choro à noite em bebês
15. Sono perturbado
16. Distúrbio de Acúmulo
17. Oxiuríase
18. Ascaridíase
19. Enurese noturna
20. Os Cinco Tipos de Flacidez
21. Os Cinco Retardos
22. Erupção cutânea aguda
23. Erisipela
24. Icterícia
25. Catapora
26. Batimento das asas do nariz
27. Caxumba
28. Convulsões agudas
29. Convulsões crônicas
30. Toxina do feto
31. Fontanelas afundadas
32. Fontanelas abauladas
33. Fechamento tardio das fontanelas
34. Manchas brancas no palato e na língua
35. Pênis longo.

Para problemas relacionados com dificuldade de aprendizado e hiperatividade, ver Capítulo 80.

1. FEBRE

a) Cheio

i) Invasão Externa de Vento-Frio

Febre baixa, aversão ao frio, dor de cabeça occipital, torcicolo, espirros, dores no corpo, língua com saburra fina e branca, pulso Flutuante-Tenso.

Acupuntura

IG-4 *Hegu*, TA-5 *Waiguan*, B-12 *Fengmen*, P-7 *Lieque*.

ii) Invasão Externa de Vento-Calor

Febre, aversão ao frio, dor de garganta, dor de cabeça, dores no corpo, sudorese moderada, língua com laterais e/ou parte anterior Vermelhas, pulso Flutuante-Rápido.

Acupuntura

IG-4 *Hegu*, TA-5 *Waiguan*, B-12 *Fengmen*, P-7 *Lieque*, IG-11 *Quchi*.

iii) Calor no *Yang* Brilhante

Febre alta, sensação de calor, tira as cobertas, sede, irritabilidade, choro, sudorese, língua Vermelha com saburra amarelada, pulso Rápido-Transbordante. Esse quadro corresponde ao Padrão do Canal *Yang* Brilhante dentro da Identificação dos Padrões de acordo com os Seis Estágios, que equivale ao Padrão de Calor no Estômago dentro da Identificação dos Padrões de acordo com os Quatro Níveis.

Acupuntura

E-44 *Neiting*, IG-11 *Quchi*, E-37 *Shangjuxu*.

iv) Calor no nível *Ying*

Febre alta que piora à noite, delírio, desmaio, boca seca, máculas, língua Vermelha sem saburra, pulso Fino-Rápido. Corresponde aos padrões de Calor no Pericárdio ou Calor no *Ying* dentro da Identificação dos Padrões de acordo com os Quatro Níveis.

Acupuntura

PC-9 *Zhongchong*, IG-11 *Quchi*, E-44 *Neiting*.

v) Calor no nível do Sangue

Febre alta que piora à noite, delírio, desmaio, boca seca, numerosas máculas escuras pronunciadas, epistaxe, sangue nas fezes, sangue na urina, confusão mental, língua Vermelho-Arroxeada sem saburra, pulso Fino-Rápido. Corresponde ao Padrão de Calor no Sangue no Nível do Sangue dentro da Identificação dos Padrões de acordo com os Quatro Níveis.

Acupuntura

F-3 *Taichong*, R-2 *Rangu*, IG-11 *Quchi*, BP-10 *Xuehai*.

> **NOTA CLÍNICA**
>
> Enquanto a criança estiver no Nível do *Yang* Brilhante (*Yang Ming*), não há risco grave. Existe um ditado na medicina chinesa que diz: ninguém morre no Nível do *Yang* Brilhante. Se a criança estiver no Nível do *Qi* Nutritivo (*Ying*) ou no Nível do Sangue, há risco em potencial. O principal sinal do Nível do *Qi* Nutritivo ou do Sangue são máculas.

b) Outros padrões

i) Secura-Calor nos Intestinos

Febre alta que piora à tarde, sensação de calor, tira as cobertas, constipação intestinal, plenitude e dor abdominal, sede, sudorese, língua Vermelha com saburra amarelada espessa e seca, pulso Profundo-Cheio-Rápido. Corresponde ao Padrão do Órgão do *Yang* Brilhante dentro da Identificação dos Padrões de acordo com os Seis Estágios, que equivale ao Padrão de Secura-Calor nos Intestinos dentro da Identificação dos Padrões de acordo com os Quatro Níveis.

2. FEBRE BAIXA

i) Retenção de alimentos

Febre baixa recorrente, plenitude epigástrica, fezes amolecidas, regurgitação ácida, mau hálito, dor abdominal, saburra da língua espessa e pegajosa, pulso Deslizante.

ii) Calor Residual nos Pulmões

Febre baixa, tosse seca, sensação de calor, irritabilidade, língua Vermelha na parte anterior, pulso Fino-Rápido.

iii) Umidade-Calor

Febre baixa que piora à tarde, sudorese, sensação de peso, sede sem vontade de beber líquidos, náuseas, fezes amolecidas, saburra da língua amarelada e pegajosa, pulso Deslizante-Rápido.

iv) Deficiência de *Qi*

Febre baixa, sudorese, apatia, respiração ofegante, cútis pálida, falta de apetite, língua Pálida, pulso Vazio.

v) Deficiência de *Yin*

Febre baixa à tarde, sudorese noturna, garganta seca, agitação mental, *flush* malar, língua Vermelha sem saburra, pulso Flutuante-Vazio e Rápido.

3. VÔMITOS

i) Acúmulo de leite materno por excesso de amamentação

Vômito de leite coalhado com odor ofensivo, choro, melhora depois de vomitar, plenitude e distensão do epigástrio, fezes com cheiro ofensivo.

ii) Umidade-Calor no Estômago e no Baço

Vômitos, náuseas, gosto pegajoso na boca, erupções cutâneas, sensação de plenitude e dor no epigástrio e no abdome inferior, falta de apetite, sensação de peso, sede sem vontade de beber líquidos, fezes amolecidas com odor ofensivo, sensação de calor, cútis baça e amarelada, língua Vermelha com saburra amarelada e pegajosa, pulso Deslizante-Rápido.

iii) Deficiência do *Qi* do Estômago

Vômito de líquidos, membros frios, cútis pálida, apatia, língua Pálida, pulso Fraco.

iv) Deficiência do *Yin* do Estômago

Vômito de líquidos ralos, ânsia de vômito, lábios secos, boca seca com vontade de beber água em pequenos goles, irritabilidade, choro, língua sem saburra no centro, pulso Flutuante-Vazio.

v) Deficiência do *Yang* do Baço e do Rim

Vômito de líquidos ralos, cútis baça e pálida, membros frios, apatia, fezes amolecidas, língua Pálida-Aumentada, pulso Profundo-Fraco.

vi) Invasão de Frio no Estômago

Vômito súbito, dor epigástrica, desejo de beber líquidos quentes, saburra da língua branca e espessa, pulso Tenso.

4. DIARREIA

a) Vazio

i) Deficiência do *Qi* do Baço

Diarreia crônica, falta de apetite, cansaço, ligeira distensão abdominal, cútis pálida, língua Pálida, pulso Vazio.

Acupuntura

VC-12 *Zhongwan*, E-36 *Zusanli*, BP-6 *Sanyinjiao*, B-20 *Pishu*, E-37 *Shangjuxu*, E-25 *Tianshu*.

b) Cheio

i) Retenção de alimentos

Fezes amolecidas, dor e plenitude epigástrica, mau hálito, regurgitação ácida, náuseas, saburra da língua espessa e pegajosa, pulso Deslizante.

Acupuntura

VC-12 *Zhongwan*, VC-10 *Xiawan*, E-21 *Liangmen*, E-37 *Shangjuxu*, E-25 *Tianshu*.

ii) Invasão de Frio no Baço

Diarreia súbita, dor abdominal, sensação de calor e de frio, saburra da língua branca e espessa, pulso Tenso.

Acupuntura

E-25 *Tianshu*, E-37 *Shangjuxu*, VC-10 *Xiawan*, VC-6 *Qihai*. Moxa.

iii) Invasão de Umidade-Calor

Diarreia súbita com cheiro ofensivo, dor e plenitude abdominal, irritabilidade, sensação de calor, urina escura, saburra da língua amarelada e pegajosa, pulso Deslizante-Rápido.

Acupuntura

E-25 *Tianshu*, E-37 *Shangjuxu*, E-39 *Xiajuxu*, IG-11 *Quchi*, BP-9 *Yinlingquan*.

5. TOSSE

Ver Parte 2, *Interrogatório*, Capítulo 47.

a) Cheio

i) Invasão de Vento-Frio

Tosse com expectoração de muco esbranquiçado, aversão ao frio, febre, dor de cabeça occipital, torcicolo, espirros, dores no corpo, língua com saburra fina e branca, pulso Flutuante-Tenso.

Acupuntura

IG-4 *Hegu*, TA-5 *Waiguan*, B-12 *Fengmen*, P-7 *Lieque*, P-1 *Zhongfu*.

ii) Invasão de Vento-Calor

Tosse com expectoração de muco amarelado, aversão ao frio, febre, dor de garganta, dor de cabeça, dores no corpo, sudorese moderada, língua com laterais e/ou parte anterior Vermelhas, pulso Flutuante-Rápido.

Acupuntura

IG-4 *Hegu*, TA-5 *Waiguan*, B-12 *Fengmen*, P-7 *Lieque*, IG-11 *Quchi*, P-1 *Zhongfu*.

iii) Fleuma-Calor nos Pulmões

Tosse forte com expectoração profusa de muco amarelado e pegajoso ou esverdeado, respiração ofegante, sibilos, sensação de opressão do tórax, sensação de calor, sede, língua Vermelha e Aumentada com saburra pegajosa e amarelada, pulso Deslizante-Rápido.

Acupuntura

P-5 *Chize*, P-7 *Lieque*, B-13 *Feishu*, P-1 *Zhongfu*, E-40 *Fenglong*, VC-12 *Zhongwan*, VC-9 *Shuifen*, VC-5 *Shimen*, B-22 *Sanjiaoshu*, IG-11 *Quchi*.

iv) Umidade-Fleuma nos Pulmões

Tosse produtiva com expectoração profusa de muco esbranquiçado e pegajoso, respiração ofegante, sibilos, sensação de opressão no tórax, língua Aumentada com saburra pegajosa e branca, pulso Deslizante.

Acupuntura

P-5 *Chize*, P-7 *Lieque*, B-13 *Feishu*, P-1 *Zhongfu*, E-40 *Fenglong*, VC-12 *Zhongwan*, VC-9 *Shuifen*, VC-5 *Shimen*, B-22 *Sanjiaoshu*.

b) Vazio

i) Deficiência do *Qi* do Pulmão e do Baço

Tosse moderada com som baixo, expectoração de muco diluído, respiração ofegante, cútis pálida, falta de apetite, fezes amolecidas, língua Pálida, pulso Fraco.

Acupuntura

P-9 *Taiyuan*, E-36 *Zusanli*, VC-12 *Zhongwan*, B-13 *Feishu*, VC-12 *Zhongwan*, E-36 *Zusanli*, BP-6 *Sanyinjiao*, B-20 *Pishu*.

6. SIBILOS

Ver Parte 2, *Interrogatório*, Capítulo 47.

a) Cheio

i) Fleuma-Frio nos Pulmões

Quadro agudo de sibilos, tosse com expectoração de muco esbranquiçado, face pálida, respiração ofegante, sensação de aperto no tórax, saburra da língua branca e pegajosa, pulso Deslizante-Lento.

Acupuntura

P-5 *Chize*, P-1 *Zhongfu*, VC-9 *Shuifen*, E-40 *Fenglong*, VC-5 *Shimen*, B-22 *Sanjiaoshu*. Moxa.

ii) Umidade-Fleuma nos Pulmões

Sibilos, tosse com expectoração profusa de muco esbranquiçado e pegajoso, respiração ofegante, sensação de opressão do tórax, língua Aumentada com saburra branca e pegajosa, pulso Deslizante.

Acupuntura

P-5 *Chize*, P-7 *Lieque*, B-13 *Feishu*, P-1 *Zhongfu*, E-40 *Fenglong*, VC-12 *Zhongwan*, VC-9 *Shuifen*, VC-5 *Shimen*, B-22 *Sanjiaoshu*.

iii) Fleuma-Calor nos Pulmões

Quadro agudo de sibilos, tosse com expectoração de muco amarelado, sensação de opressão do tórax, face ligeiramente avermelhada, respiração ofegante, saburra da língua amarelada e pegajosa, pulso Deslizante-Rápido.

Acupuntura

P-5 *Chize*, P-7 *Lieque*, B-13 *Feishu*, P-1 *Zhongfu*, E-40 *Fenglong*, VC-12 *Zhongwan*, VC-9 *Shuifen*, VC-5 *Shimen*, B-22 *Sanjiaoshu*, IG-11 *Quchi*.

b) Cheio/Vazio

i) Fleuma Residual nos Pulmões com deficiência do *Qi* do Pulmão

Quadro crônico de sibilos, tosse com expectoração ocasional de pouco muco, insônia, sensação de opressão do tórax, cansaço, face pálida, respiração ofegante, língua Pálida e Aumentada na área do Pulmão, pulso Vazio.

Acupuntura

P-9 *Taiyuan*, E-36 *Zusanli*, VC-12 *Zhongwan*, B-13 *Feishu*, E-40 *Fenglong*, VC-9 *Shuifen*, VC-5 *Shimen*, B-22 *Sanjiaoshu*.

ii) Fleuma Residual nos Pulmões com deficiência do *Qi* do Baço

Quadro crônico de sibilos, tosse com expectoração ocasional de pouco muco, insônia, sensação de opressão do tórax, cansaço, face pálida, respiração ofegante, falta de apetite, fezes amolecidas, desejo de se deitar, língua Pálida e Aumentada na área do Pulmão, pulso Vazio.

Acupuntura

VC-12 *Zhongwan*, E-36 *Zusanli*, BP-6 *Sanyinjiao*, B-20 *Pishu*, E-40 *Fenglong*, VC-9 *Shuifen*, VC-5 *Shimen*, B-22 *Sanjiaoshu*.

c) Vazio

i) Deficiência do sistema do *Qi* Defensivo dos Pulmão e do Rim

Quadro crônico de sibilos, asma alérgica, história de eczema, rinite alérgica, língua Pálida, pulso Vazio.

Acupuntura

B-13 *Feishu*, P-9 *Taiyuan*, P-7 *Lieque*, B-23 *Shenshu*, VC-4 *Guanyuan*, R-3 *Taixi*.

7. DOR DE OUVIDO

Ver Parte 2, *Interrogatório*, Capítulo 47.

a) Cheio

i) Invasão de Vento-Calor nos canais do *Yang* Menor

Dor de ouvido aguda, aversão ao frio, febre, dor de garganta, dor de cabeça, dores no corpo, sudorese moderada, língua com laterais e/ou parte anterior Vermelhas, pulso Flutuante-Rápido.

Acupuntura

TA-5 *Waiguan*, IG-4 *Hegu*, VB-2 *Tinghui*.

ii) Invasão de Umidade-Calor nos canais do *Yang* Menor

Dor de ouvido aguda, secreção do ouvido, gânglios aumentados, febre, aversão ao frio, dor de cabeça, irritabilidade, dores no corpo, náuseas, indigestão, língua com saburra amarelada e pegajosa unilateral, pulso Deslizante-Rápido.

Acupuntura

TA-5 *Waiguan*, IG-4 *Hegu*, VB-2 *Tinghui*, VB-41 *Zulinqi*, BP-9 *Yinlingquan*.

iii) Umidade-Calor nos canais da Vesícula Biliar e do Fígado

Dor de ouvido crônica, perda da audição, sensação de pressão no ouvido, entupimento dos ouvidos, tímpano pode estar com sangramento moderado, gânglios aumentados, insônia, irritabilidade, hiperatividade, face avermelhada, criança nervosa, língua Vermelha com laterais mais vermelhas e saburra amarelada e pegajosa, pulso em Corda-Rápido.

Acupuntura

TA-5 *Waiguan*, IG-4 *Hegu*, VB-2 *Tinghui*, VB-41 *Zulinqi*, BP-9 *Yinlingquan*, F-3 *Taichong*.

b) Cheio/Vazio

i) Umidade-Calor Residual nos canais do *Yang* Menor com deficiência do *Qi* do Baço

Dor de ouvido crônica que vem e vai, sensação de pressão no ouvido, entupimento dos ouvidos, gânglios que aumentam ligeiramente de tempos em tempos, irritabilidade, insônia, falta de apetite, apatia, face pálida, língua Pálida com saburra amarelada e pegajosa unilateral, pulso Encharcado.

Acupuntura

TA-5 *Waiguan*, IG-4 *Hegu*, VB-2 *Tinghui*, VB-41 *Zulinqi*, BP-9 *Yinlingquan*, VC-12 *Zhongwan*, E-36 *Zusanli*, BP-6 *Sanyinjiao*, B-20 *Pishu*.

8. OTITE MÉDIA

"Otite média" é uma condição caracterizada por acúmulo de líquido atrás do tímpano que causa um bloqueio da tuba auditiva, impossibilitando que entre ar no orelha média. Quando isso acontece, as células que revestem o orelha média começam a produzir secreção, que pode ser diluída ou espessa e que, com o tempo, enche o orelha média; essa condição pode causar uma redução importante na audição. A otite média é mais comum em crianças entre 2 e 4 anos de idade. A otite média pode estar associada com infecções do ouvido, mas também pode acontecer sem haver infecção.

i) Umidade-Fleuma

Otite média, audição deficiente, dores de cabeça surdas, problemas nos seios da face, falta de concentração, apatia, catarro crônico, língua Aumentada com saburra pegajosa, pulso Deslizante.

ii) Umidade

Otite média, audição deficiente, dores de cabeça surdas frontais, problemas nos seios da face, apatia, língua com saburra pegajosa, pulso Deslizante. Outros sintomas e sinais dependem se a Umidade está associada com Frio ou Calor.

> **NOTA CLÍNICA**
>
> Tanto a dor de ouvido como a otite média, em crianças, quase sempre são decorrentes de Umidade residual nos ouvidos. Isso normalmente acontece quando a criança sofre invasões repetidas de Vento tratadas com antibióticos.

9. PALMAS DAS MÃOS E PLANTAS DOS PÉS QUENTES

i) Distúrbio de Acúmulo com deficiência do Baço

Palmas das mãos e plantas dos pés quentes, corpo magro, cútis descorada, cabelos sem vida, desejo de se deitar, desejo aumentado de mamar, distensão e plenitude abdominal, face avermelhada, irritabilidade, sensação de calor à tarde, sudorese noturna, agitação à noite, fezes amolecidas, urina turva, saburra da língua pegajosa, pulso Fraco-Mole. "Distúrbio de Acúmulo" é uma condição pediátrica caracterizada por acúmulo de alimentos no estômago; equivale à retenção de alimentos em adultos.

ii) Deficiência de Sangue e de *Yin*

Palmas das mãos e plantas dos pés quentes, corpo magro, tosse seca, boca seca, sensação de calor à tarde, *flush* malar, sudorese noturna, agitação mental, fezes secas, língua sem saburra, pulso Flutuante-Vazio.

10. FRAQUEZA CONSTITUCIONAL

A fraqueza constitucional, em crianças, pode manifestar-se com desenvolvimento mental lento ou desenvolvimento lento da fala, asma de aparecimento precoce, miopia de aparecimento precoce, corpo magro, desenvolvimento muscular deficiente, coqueluche precoce, temperamento medroso, choro à noite etc.

a) Vazio

i) Deficiência do Coração

Criança quieta, tom azulado na fronte, medroso, choro à noite, bochechas pálidas e azuladas, palpitações, membros frios. Essa condição pode ocorrer quando a mãe ingere alimentos geradores de Vento que consomem o Sangue do feto e enfraquecem seu Coração. Alimentos geradores de Vento incluem camarão, caranguejo, lagosta, mariscos, espinafre e cogumelos. A deficiência constitucional do Coração também pode ocorrer quando a mãe sofre algum choque grave durante a gravidez.

Acupuntura

C-5 *Tongli*, B-15 *Xinshu*, VC-14 *Juque*.

ii) Deficiência do Fígado

Criança tensa, miopia e dores de cabeça de aparecimento precoce, corpo tendinoso, cútis esverdeada, choro, história de convulsões na infância, espasmos durante o sono, choro à noite, desejo de mamar com frequência, contração dos tendões, unhas sulcadas. Essa condição pode ocorrer quando a mãe sofre algum transtorno emocional ou passa por situações de raiva durante a gravidez.

Acupuntura

F-8 *Ququan*, VC-4 *Guanyuan*.

iii) Deficiência do Baço

Criança quieta, desenvolvimento muscular deficiente, músculos flácidos, cútis descorada, lábios pálidos, membros frios, má digestão, falta de apetite, chora baixinho, fezes amolecidas, vômito, diarreia. Essa condição pode ocorrer quando a mãe come muitos alimentos produtores de Fleuma ou quando trabalha excessivamente durante a gravidez.

Acupuntura

VC-12 *Zhongwan*, B-20 *Pishu*, E-36 *Zusanli*, BP-3 *Taibai*.

iv) Deficiência do Pulmão

Criança quieta, medrosa, cútis pálida, respiração ofegante, chora baixinho, geme, humor choroso, mãos frias, pele flácida e sem lustro, tórax estreito, asma e/ou eczema que aparecem precocemente, fissuras na língua na área do Pulmão. Essa condição pode ocorrer quando a mãe sofre alguma tristeza ou pesar durante a gravidez.

Acupuntura

P-9 *Taiyuan*, B-13 *Feishu*, VC-12 *Zhongwan*, VC-6 *Qihai*.

v) Deficiência do Rim

Criança quieta, lassidão, corpo fino, desenvolvimento mental e físico lento, miopia com aparecimento precoce, membros fracos, asma e/ou eczema que aparecem precocemente, micção frequente, sensação de frio, enurese noturna depois dos 3 anos de idade. Essa condição normalmente é decorrente de uma deficiência da Essência do Rim dos pais.

Acupuntura

R-3 *Taixi*, VC-4 *Guanyuan*, B-23 *Shenshu*.

11. CONSTIPAÇÃO INTESTINAL NA INFÂNCIA

i) Calor do Feto

Constipação intestinal na infância, não quer mamar, choro, choro à noite, irritabilidade, face avermelhada, lábios secos, dor abdominal, urina escura.

ii) Fraqueza constitucional

Constipação intestinal na infância, apatia, falta de apetite, assusta-se facilmente, chora baixinho à noite, cútis pálida.

12. RETENÇÃO DE URINA NA INFÂNCIA

i) Calor na Bexiga

Retenção de urina, urina escura, irritabilidade, choro, lábios secos.

ii) Deficiência do *Qi* original

Retenção de urina, criança quieta, face pálida, apatia, chora alto, cútis pálida, lábios pálidos, desenvolvimento lento.

13. CHORO

i) Baço deficiente e Frio

Chora baixinho, arqueia as costas, choro com lágrimas, quer se deitar, cútis empalidecida e azulada, dor abdominal, falta de apetite, lábios pálidos, língua Pálida, pulso Profundo-Fraco-Lento.

ii) Calor no Coração

Chora alto, irritabilidade, insônia, chora à noite, chora e para de chorar assim que a luz é acesa, urina escura, face avermelhada, lábios vermelhos, língua Vermelha com saburra amarelada.

iii) Deficiência do Coração

Chora baixinho, chora à noite, assusta-se facilmente, cútis empalidecida e azulada, criança quieta, corpo fino, lábios pálidos, língua Pálida.

iv) Choque

Humor choroso, chora à noite, faz caretas, assusta-se facilmente, tom azulado na fronte, chora se é deixado sozinho, espuma branca nos cantos da boca, lábios azulados, agarra-se à mãe.

v) Retenção de Alimentos

Chora alto, chora após comer, chora à noite, plenitude e dureza do abdome, vômito, não quer mamar, fezes amolecidas com cheiro fétido.

14. CHORO À NOITE EM BEBÊS

i) Baço deficiente e Frio

Chora baixinho à noite, gosta de se deitar sobre o estômago, pega no sono com facilidade mas acorda, arqueia o corpo para trás e chora, membros frios, falta de apetite, fezes amolecidas, cútis esbranquiçada-brilhante.

ii) Calor no Coração

Chora alto à noite, gosta de dormir de costas, dificuldade para pegar no sono, chora e para de chorar quando a luz é acesa, irritabilidade, urina escura, face avermelhada, lábios vermelhos.

iii) Choque

Chora à noite, assusta-se facilmente, medo de ir dormir, acorda assustado durante a noite, tom azulado na fronte, face e lábios pálidos e azulados, agarra-se à mãe.

15. SONO PERTURBADO

a) Cheio

i) Fogo no Fígado

Sono perturbado, acorda durante a noite, sonhos excessivos, pesadelos, sudorese noturna, dores de cabeça, irritabilidade, propensão a explosões de raiva, face avermelhada, sede, gosto amargo na boca, constipação intestinal, urina escura, língua Vermelha com laterais mais vermelhas e saburra amarelada e seca, pulso em Corda-Rápido.

Acupuntura

F-2 *Xingjian*, IG-11 *Quchi*, VB-13 *Benshen*.

ii) Fogo no Coração

Sono perturbado, acorda durante a noite, sonhos excessivos, pesadelos, palpitações, sede, agitação, sensação de calor, face avermelhada, gosto amargo na boca, língua Vermelha com ponta mais vermelha e saburra amarelada, pulso Transbordante-Rápido.

Acupuntura

C-8 *Shaofu*, IG-11 *Quchi*, VG-24 *Shenting*, VC-15 *Jiuwei*.

iii) Fator patogênico residual (Calor)

Sono perturbado depois de um episódio de febre, sensação de aperto no tórax, irritabilidade, dor nos hipocôndrios, língua Vermelha na parte anterior, pulso em Corda-Rápido.

Acupuntura

IG-11 *Quchi*, P-5 *Chize*, VG-19 *Houding*.

iv) Retenção de alimentos

Sono perturbado, sonhos excessivos, sudorese noturna, plenitude epigástrica, alimentos não digeridos nas fezes, regurgitação ácida, vômito, saburra da língua espessa e pegajosa, pulso Deslizante.

Acupuntura

VC-10 *Xiawan*, E-21 *Liangmen*, E-19 *Burong*, E-8 *Touwei*.

v) Calor no Estômago

Sono perturbado, sonhos excessivos, sudorese noturna, dor epigástrica em queimação, sede, regurgitação ácida, náuseas, fome excessiva, mau hálito, sensação de calor, língua Vermelha com saburra amarelada, pulso Transbordante-Rápido.

Acupuntura

E-44 *Neiting*, IG-11 *Quchi*, VG-19 *Houding*.

vi) Choque

Sono perturbado, assusta-se facilmente, medo de ir dormir, acorda assustado durante a noite, tom azulado na fronte, face e lábios empalidecidos e azulados, agarra-se à mãe.

Acupuntura

C-7 *Shenmen*, VG-24 *Shenting*, VC-15 *Jiuwei*.

16. DISTÚRBIO DE ACÚMULO

"Distúrbio de Acúmulo" é um problema típico das crianças caracterizado por retenção de alimentos e digestão lenta. É muito comum no início da vida porque a energia do Baço e do Estômago é sempre fraca em crianças pequenas, tornando-se mais forte à medida que crescem. O Distúrbio de Acúmulo é equivalente à Retenção de Alimentos nos adultos e caracteriza-se por má digestão, plenitude e dor abdominal, falta de apetite, vômito e diarreia. O Distúrbio de Acúmulo, em bebês, normalmente ocorre por falta de amamentação, amamentação por pouco tempo ou por desmamar muito cedo.

i) Estagnação de alimentos

Bebês: vômito de leite coalhado, sem apetite, película leitosa no palato, fezes com cheiro forte, agitação, choradeira, bochechas avermelhadas.

Crianças: vômito de alimentos não digeridos, dor abdominal que melhora evacuando, irritabilidade, choro, febre baixa, sudorese noturna, cútis descorada, sensação de queimação nas palmas das mãos, saburra da língua espessa e pegajosa, pulso Deslizante.

ii) Deficiência do *Qi* do Baço com retenção de alimentos

Cútis descorada, má digestão, falta de apetite, apatia, ligeira dor e distensão abdominal, fezes amolecidas, vômito, sono agitado, sonolência durante o dia, língua Pálida com saburra pegajosa, pulso Fraco-Deslizante.

17. OXIURÍASE

Dor abdominal que vem e vai; ruídos intestinais, vômito, micção profusa, prurido no ânus à noite; períneo suado; prurido vaginal em meninas; cútis descorada, corpo fino, falta de apetite; desejo de comer objetos estranhos, como terra, arroz cru, folhas de chá ou papel; manchas brancas na face; pequenos pontos acinzentados nos olhos; pequenas manchas abaixo dos lábios; pontos vermelhos na língua.

18. ASCARIDÍASE

Dor abdominal, vômito, apatia, corpo fino, cútis descorada, pontos brancos na face, pequenos pontos acinzentados nos olhos, coloração escura abaixo dos olhos, coceira no nariz, pequenas manchas abaixo dos lábios, pontos vermelhos na língua, desejo de comer objetos estranhos, constipação intestinal ou fezes amolecidas, distensão abdominal.

19. ENURESE NOTURNA

A micção na cama à noite, em crianças, constitui "enurese noturna" apenas em crianças com mais de 3 anos de idade.

i) Deficiência do *Yang* do Rim

Enurese noturna, criança quieta, sensação de frio, cútis esbranquiçada-brilhante, cansaço, urina clara e abundante, língua Pálida e úmida, pulso Profundo-Fraco.

Em crianças, essa normalmente é uma deficiência constitucional do *Yang* do Rim e, por conta da idade, não haverá muitos sintomas relacionados com uma deficiência do Rim. De fato, se a criança sofre de enurese noturna, a língua for Pálida e o pulso do Rim for Fraco, esses são sinais suficientes para diagnosticar uma deficiência constitucional do *Yang* do Rim. Essa criança normalmente é quieta, tímida e sem muita energia.

ii) Fogo no Fígado

Enurese noturna, criança tensa e altamente nervosa, dores de cabeça, tontura, tinidos, irritabilidade, propensão a explosões de raiva, face avermelhada, sede, gosto amargo na boca, constipação intestinal, urina escura, língua Vermelha com laterais mais vermelhas e saburra amarelada e seca, pulso em Corda-Rápido.

iii) Deficiência do *Qi* do Baço e do Pulmão

Enurese noturna, cansaço, falta de apetite, fezes amolecidas, má digestão, tosse fraca crônica, voz fraca, sudorese, língua Pálida, pulso Fraco,

> **NOTA CLÍNICA**
>
> A enurese noturna nem sempre é decorrente de uma deficiência constitucional do Rim. Em uma criança tensa e nervosa com língua Vermelha, é bom suspeitar de Fogo no Fígado como possível causa. Se for o caso, use C-7 *Shenmen* e F-2 *Xingjian*.

20. OS CINCO TIPOS DE FLACIDEZ

"Cinco Tipos de Flacidez" é uma condição chamada de *wu ruan* na medicina chinesa, que significa literalmente "cinco molezas"; constitui a flacidez da cabeça e do pescoço (não consegue manter a cabeça ereta), flacidez da boca (salivação e dificuldade para mastigar), flacidez dos braços (não consegue segurar os objetos), flacidez das pernas (não consegue ficar em pé) e flacidez dos músculos.

i) Deficiência constitucional do Rim

Cinco tipos de Flacidez, não consegue sustentar a cabeça ou deixá-la ereta, cabeça pende para um lado, dificuldade para andar, retardo mental, não consegue ficar em pé, micção frequente, não consegue segurar objetos, lábios pálidos, língua Pálida, pulso Profundo-Fraco.

ii) Deficiência constitucional do Baço

Cinco tipos de Flacidez, especialmente músculos flácidos, má digestão, falta de apetite, apatia, sonolência, não consegue segurar objetos, dificuldade para falar, boca aberta, desenvolvimento lento, dificuldade para andar, retardo mental, cútis descorada, língua Pálida, pulso Fraco.

21. CINCO RETARDOS

Os "Cinco Retardos" indicam desenvolvimento tardio das crianças para ficar em pé e andar, para o início da dentição, para o crescimento dos cabelos e para falar. O desenvolvimento lento é decorrente de uma combinação de deficiências pré-natais e pós-natais. Os Cinco Retardos são chamados de *wu chi* em chinês. Os órgãos envolvidos na patologia dos Cinco Retardos são Rins (desenvolvimento lento para conseguir ficar em pé, dentição lenta e crescimento lento dos cabelos), Fígado (desenvolvimento lento para conseguir ficar em pé e andar), Coração (desenvolvimento lento para falar) e Estômago (desenvolvimento lento para conseguir andar).

i) Feto Frio

Cinco Retardos, sensação de frio, corpo frio, membros frios, fica rígido quando está deitado, cútis pálida e azulada, respiração ofegante, chora baixinho, dificuldade para mamar, lábios pálidos, língua Pálida e úmida, pulso Profundo-Lento.

ii) Deficiência do Fígado e do Rim

Cinco Retardos, falta de apetite, distensão abdominal, veias azuladas no abdome, músculos flácidos, cútis pálida e esverdeada, língua Pálida, pulso Fraco.

22. ERUPÇÃO CUTÂNEA AGUDA

i) Vento-Calor no nível do *Qi* Defensivo

Erupção cutânea aguda que começa na cabeça e depois se espalha rapidamente para o tronco e finalmente para os membros, pápulas avermelhadas, febre baixa, prurido, inchaço atrás das orelhas, amígdalas aumentadas, tosse, espirros, secreção nasal amarelada, dor de garganta, olhos vermelhos, língua Vermelha na parte anterior e/ou nas laterais com pontos vermelhos, pulso Flutuante-Rápido.

ii) Calor no nível do *Qi*

Erupção aguda, febre alta, pápulas avermelhadas com distribuição densa, sede intensa, sudorese, agitação mental, fezes ressecadas, urina escura, língua Vermelha com saburra amarelada, pulso Transbordante.

23. ERISIPELA

i) Calor Tóxico no Exterior

Erisipela, febre, secreção pegajosa no canto dos olhos, convulsões, choro, erupção macular vermelho-vivo, pele endurecida quente e dolorida ao toque, agitação, língua Vermelha com pontos vermelhos e saburra amarelada.

ii) Calor Tóxico no Interior

Erisipela, febre alta à noite, agitação mental, choro, boca seca, sensação de plenitude do tórax, delírio, desmaio, respiração ruidosa, visão turva, erupções maculares de coloração vermelho-escura e opaca ou arroxeada, pele quente e dolorida ao toque, língua Vermelha com pontos vermelhos e sem saburra.

24. ICTERÍCIA

i) Umidade-Calor

Icterícia, pele de coloração amarelo-vivo, olhos amarelados em tom de casca de tangerina, sudorese, urina escura, febre, sede, distensão e plenitude abdominal, fezes pálidas, apatia, falta de apetite, saburra da língua amarelada e pegajosa.

ii) Umidade-Frio

Icterícia, pele em tom amarelado-opaco, olhos com coloração amarelado-opaco, apatia, vontade de se deitar, falta de apetite, plenitude e distensão abdominal, fezes pálidas, fezes amolecidas, urina pálida, saburra da língua branca e pegajosa.

25. CATAPORA

i) Vento-Calor no nível do *Qi* Defensivo

Catapora, vesículas como orvalho cheias de líquido claro, dor de cabeça, febre, nariz escorrendo com secreção esbranquiçada, tosse, espirros, língua Vermelha nas laterais ou na parte anterior com saburra branca, pulso Flutuante-Rápido.

ii) Calor Tóxico

Catapora; vesículas opacas com bordas avermelhadas e cheias com líquido turvo e com distribuição densa; febre, agitação mental, sede; face avermelhada, lábios vermelhos, úlceras na língua, urina escura; língua Vermelha com saburra amarelada espessa e seca com pontos vermelhos; pulso Profundo-Rápido.

26. BATIMENTO DAS ASAS DO NARIZ

i) Vento-Calor na porção do *Qi* Defensivo do Pulmão

Batimento das asas do nariz, dor de garganta, tosse, febre, calafrios, sede moderada, sudorese moderada, língua Vermelha nas laterais ou na parte anterior com saburra branca, pulso Flutuante-Rápido.

ii) Fleuma-Calor nos Pulmões

Batimento das asas do nariz; tosse forte com expectoração profusa de muco amarelado e pegajoso ou esverdeado; respiração ofegante, sibilos, sensação de opressão do tórax, sensação de calor, sede; língua Vermelha e Aumentada com saburra amarelada e pegajosa, pulso Deslizante-Rápido.

iii) Deficiência do Pulmão e do Rim

Batimento das asas do nariz, respiração ofegante, respiração superficial, cútis baça e pálida, apatia, sudorese, membros frios, língua Pálida, pulso Profundo-Fraco.

27. CAXUMBA

i) Invasão de Vento-Calor

Caxumba, febre, calafrios, dor de cabeça, tosse, dor de garganta, dor, vermelhidão e inchaço atrás das orelhas, língua Vermelha nas laterais e/ou na parte anterior com pontos vermelhos, pulso Flutuante-Rápido.

ii) Calor Tóxico no nível do *Qi*

Caxumba, febre alta, sensação de calor, irritabilidade, dor de cabeça, sede, lábios vermelhos, vômito, inchaço, vermelhidão, dor e dureza atrás das orelhas, dor de garganta, amígdalas aumentadas, constipação intestinal, urina escura, língua Vermelha com saburra amarelada e espessa e com pontos vermelhos, pulso Profundo-Cheio-Deslizante.

28. CONVULSÕES AGUDAS

Os antigos livros pediátricos mencionam oito características das "convulsões agudas", que são: espasmo dos membros, mãos abertas, tração da cabeça em direção ao ombro, tremor dos membros, arqueamento do corpo, extensão das mãos, olhos voltados para cima e visão turva.

i) Invasão de Vento com penetração de Calor no nível do *Qi*

Convulsões agudas, tremor dos membros, febre alta, sudorese, dor de cabeça, tosse, face avermelhada, irritabilidade, confusão mental, delírio, urina escura, constipação intestinal, plenitude e dor abdominais, língua Vermelha com saburra amarelada e pontos vermelhos, pulso Profundo-Cheio.

ii) Fleuma-Calor

Convulsões agudas, febre, corpo quente, face avermelhada, irritabilidade, sede, tosse com expectoração de muco amarelado, respiração ofegante, sibilos, dentes cerrados, urina escura, fezes ressecadas, língua Vermelha com saburra amarelada e pegajosa, pulso Deslizante-Rápido.

iii) Retenção de alimentos

Convulsões agudas, cútis descorada, vômito, dor e plenitude abdominais, constipação intestinal, mau hálito, som crepitante na garganta, saburra da língua amarelada espessa e pegajosa, pulso Deslizante-Rápido.

iv) Choque

Convulsões agudas, ausência de febre, cútis azulada, mãos frias, assusta-se facilmente, insônia ou sonolência com dificuldade de ser despertado e com choro depois de acordar, choro à noite, pulso Móvel.

29. CONVULSÕES CRÔNICAS

i) Deficiência do *Yin* do Fígado e do Rim com Calor-Vazio

Convulsões crônicas, ligeiro tremor dos membros que vem e vai, corpo fino, *flush* malar, agitação mental, insônia, calor nos cinco palmos, sudorese noturna, língua Vermelha sem saburra, pulso Flutuante-Vazio e Rápido.

ii) Deficiência do *Yang* do Estômago e do Baço

Convulsões crônicas, olhos voltados para cima, sonolência, olhos vidrados e úmidos, confusão mental, apatia, cútis descorada, membros frios, fezes amolecidas, língua Pálida, pulso Profundo-Fraco.

iii) Deficiência do *Yang* do Baço e do Rim

Convulsões crônicas, ligeiro tremor dos membros que vem e vai, apatia, sonolência, cútis descorada, fontanelas afundadas, sudorese, membros frios, fezes amolecidas, respiração fraca, língua Pálida, pulso Profundo-Fraco.

30. TOXINA DO FETO

De acordo com a medicina chinesa, a maioria dos fetos absorve toxinas no útero e desenvolve Calor Tóxico; essa situação é mais provável de acontecer quando a mãe ingere alimentos muito condimentados, sofre uma invasão de Calor Tóxico ou tem algum choque durante a gravidez.

i) Toxina do Feto com Calor

Febre, corpo quente, face e olhos avermelhados, boca fechada, respiração ruidosa, olhos inchados, respiração ofegante, choro, assusta-se facilmente, urina escura, fezes ressecadas.

ii) Toxina do Feto com Frio

Face pálida, confusão mental, sonolência, respiração ofegante, corpo frio, membros frios, dor abdominal, choro, boca aberta.

iii) Toxina do Feto com convulsões

Convulsões, corpo quente, face azulada, dentes cerrados, respiração ofegante, sibilos, rigidez do corpo, olhos voltados para cima, faz caretas.

iv) Toxina do Feto com icterícia

Icterícia, pele e olhos com coloração amarelo-dourado, corpo quente, urina escura, choro.

31. FONTANELAS AFUNDADAS

i) Deficiência do *Yang* do Baço e do Rim

Fontanelas afundadas, fechamento tardio das fontanelas, criança quieta, membros frios, apatia, falta de apetite.

ii) Exaustão do *Qi* e dos Fluidos

Fontanelas afundadas, pele seca, apatia, choro à noite.

32. FONTANELAS ABAULADAS

i) Calor Tóxico

Fontanelas abauladas e aumentadas como um monte, moles ao toque, pele avermelhada sobre a fontanela, dor de cabeça, sede, choro, sudorese, face e lábios vermelhos, respiração ofegante, urina escura, língua Vermelha com pontos vermelhos e saburra amarelada seca e espessa, pulso Rápido-Transbordante.

ii) Frio no Interior

Fontanelas abauladas duras ao toque, pele esbranquiçada sobre a fontanela, cútis baça e pálida, membros frios, possível espasmo dos membros, língua Pálida, pulso Profundo-Tenso.

33. FECHAMENTO TARDIO DAS FONTANELAS

Ver Parte 1, *Observação*, Capítulo 5.

A fontanela posterior normalmente se fecha 2 meses depois do nascimento; a fontanela esfenoide se fecha 3 meses depois; a fontanela mastoide se fecha quase no final do primeiro ano; e a fontanela anterior pode não se fechar completamente até o meio ou final do segundo ano.

i) Deficiência da Essência do Rim

Fechamento tardio das fontanelas, apatia, criança fraca e quieta, desenvolvimento mental e físico lentos.

ii) Deficiência do Baço

Fechamento tardio das fontanelas, apatia, má digestão, falta de apetite, criança quieta, fezes amolecidas.

34. MANCHAS BRANCAS NO PALATO E NA LÍNGUA

i) Calor no Baço e no Coração

Manchas brancas como neve no palato e na língua, face avermelhada, lábios vermelhos, sede, irritabilidade, insônia, choro, palpitações, urina escura, língua Vermelha com saburra amarelada, pulso Transbordante-Rápido.

ii) Deficiência do *Yin* do Baço e do Rim

Manchas brancas como neve no palato e na língua, apatia, desenvolvimento deficiente, *flush* malar, boca seca, língua sem saburra, pulso Flutuante-Vazio.

35. PÊNIS LONGO

Ver Parte 1, *Observação*, Capítulo 17.

i) Deficiência congênita do *Yin* do Rim

Pênis longo, desenvolvimento lento, atraso para andar e ficar em pé, dentição lenta, língua de cor normal sem saburra, pulso Flutuante-Vazio.

ii) Afundamento do *Qi* do Baço

Pênis longo, sensação de tração para baixo no abdome, cansaço, lassidão, falta de apetite, fezes amolecidas, desenvolvimento deficiente, língua Pálida, pulso Vazio.

iii) Fleuma e estase de Sangue no Aquecedor Inferior

Pênis longo, muco na garganta, desenvolvimento mental lento, atraso na fala, sensação de opressão da garganta, dor abdominal, língua Arroxeada e Aumentada, pulso em Corda-Deslizante.

iv) Umidade-Calor no canal do Fígado

Pênis longo; plenitude do hipocôndrio, abdome ou hipogástrio; gosto amargo na boca, falta de apetite, náuseas; sensação de peso do corpo; dor, vermelhidão e inchaço da bolsa escrotal; erupções cutâneas papulares ou vesiculares genitais com coceira; dificuldade urinária; queimação durante a micção; urina escura; língua Vermelha com laterais mais vermelhas e saburra amarelada e pegajosa; pulso em Corda-Deslizante-Rápido.

PARTE 6

Identificação dos Padrões

INTRODUÇÃO

A "identificação dos padrões" indica o processo de identificar a desarmonia básica que determina todas as manifestações clínicas. É a essência do diagnóstico e da patologia da medicina chinesa. Considerando a imagem formada por todos os sintomas e sinais, é possível discernir e identificar o padrão subjacente da desarmonia.

A identificação dos padrões, portanto, envolve a formação de uma imagem global da desarmonia levando-se em conta todos os sintomas e sinais. Sobre isso, a medicina chinesa não procura causas, mas padrões. Quando dizemos que um paciente se apresenta com um padrão de desarmonia de deficiência do *Yin* do Rim, essa não é a causa da doença (a qual deve ser buscada na vida da pessoa), mas sim a desarmonia que está por trás da doença. Logicamente, depois de identificar o padrão, a medicina chinesa realmente dá um passo à frente tentando identificar a causa da desarmonia.

Dentro do contexto da identificação dos padrões, "sintomas" e "sinais" devem ser interpretados de modo abrangente. Incluídas entre eles estão algumas manifestações que não são consideradas "sintomas" ou "sinais" pela medicina ocidental – como, por exemplo, timidez, voz baixa, incapacidade de tomar decisões, ausência de sede etc.

Para identificar padrões, seguimos a típica filosofia médica chinesa de procurar relações em vez de causas lineares. Cada sintoma ou sinal tem um significado apenas em relação a todas as outras manifestações; portanto, um determinado sintoma pode ter diferentes significados em situações diferentes. Por exemplo, o sinal "cabelo seco" acompanhado por sudorese noturna, sensação de calor ao anoitecer, garganta seca à noite e língua Vermelha sem saburra indica deficiência de *Yin*, enquanto "cabelo seco" acompanhado por visão turva, menstruação escassa e língua Pálida indica deficiência de Sangue.

A identificação do padrão da desarmonia une o diagnóstico, a patologia e os princípios de tratamento em uma única coisa. Quando dizemos que um determinado padrão se caracteriza por deficiência do *Yang* do Baço com retenção de Umidade, estamos definindo a natureza da condição (deficiência de *Yang*), o sítio (Baço) e, por implicação, o princípio de tratamento – tonificar e aquecer o Baço e resolver a Umidade.

No caso particular de invasões externas, ao identificar o padrão, identificamos a causa da desarmonia (p. ex., Vento externo), a natureza da condição (invasão de Vento), o sítio (o Exterior do corpo) e o princípio do tratamento – libertar o Exterior e expulsar o Vento. Portanto, a identificação do padrão (ou padrões) permite identificar a natureza e o caráter da condição, o sítio da doença, o princípio de tratamento e o prognóstico (Figura 6.1).

Durante o processo de identificação dos padrões, não se deve apenas identificar o padrão, mas também compreender como esse padrão surgiu e como os diferentes aspectos dele interagem entre si. Por exemplo, se identificamos um padrão de estagnação do *Qi* do Fígado e um padrão de deficiência do Baço, devemos dar um passo à frente e encontrar qual padrão começou primeiro, como os dois padrões interagem entre si, qual é o primário e se é possível considerar que um deles possa ser a causa do outro.

Os padrões podem ser identificados de acordo com diferentes aspectos. Esses aspectos são aplicáveis em diferentes situações e foram formulados em diferentes épocas no desenvolvimento da medicina chinesa. Os vários modos de identificação dos padrões são:

- Identificação dos padrões de acordo com os Órgãos Internos
- Identificação dos padrões de acordo com *Qi*, Sangue e Fluidos Corporais
- Identificação dos padrões de acordo com os Fatores Patogênicos
- Identificação dos padrões de acordo com os Quatro Níveis
- Identificação dos padrões de acordo com os Seis Estágios
- Identificação dos padrões de acordo com os Três Aquecedores
- Identificação dos padrões de acordo com os Oito Princípios
- Identificação dos padrões de acordo com os canais
- Identificação dos padrões de acordo com os Cinco Elementos.

Cada um desses métodos é aplicável em diferentes casos. Neste livro, eu apresento apenas a Identificação dos Padrões de acordo com os Órgãos Internos. Apresento esses padrões basicamente como referência cruzada com os Sintomas e Sinais na Parte 5. Assim, o leitor não precisa consultar outro livro para procurar o padrão do Órgão Interno mencionado na Parte 5.

Os padrões de acordo com os Órgãos Internos estão apresentados com muito mais detalhes no meu livro *Os Fundamentos da Medicina Chinesa*, terceira edição.

IDENTIFICAÇÃO DOS PADRÕES DE ACORDO COM OS ÓRGÃOS INTERNOS

A identificação dos padrões de acordo com os Órgãos Internos é baseada nas manifestações clínicas que surgem quando o *Qi* e o Sangue dos Órgãos Internos estão desequilibrados. Esse método de identificação é usado principalmente para condições crônicas do Interior, mas também inclui algumas condições agudas do Exterior.

Os padrões de acordo com os Órgãos Internos são uma aplicação do método de identificação dos Oito Princípios para determinadas desarmonias de Órgãos Internos específicos. Por exemplo, de acordo com a identificação dos padrões pelos Oito Princípios, os sintomas e sinais de deficiência de *Qi* são respiração ofegante, voz baixa, face pálida, cansaço e falta de apetite.

Embora seja útil para diagnosticar uma condição de deficiência de *Qi*, não há detalhes suficientes e não identifica o órgão envolvido. Portanto, esse método é abrangente demais para dar uma indicação do tratamento necessário. De acordo com a identificação dos padrões pelos Órgãos Internos, os sintomas acima podem ser classificados com maiores detalhes como sendo uma deficiência do *Qi* do Pulmão (respiração ofegante e voz baixa) e uma deficiência do *Qi* do Baço (cansaço e falta de apetite). É mais útil na prática clínica porque dá uma indicação de qual órgão precisa ser tratado.

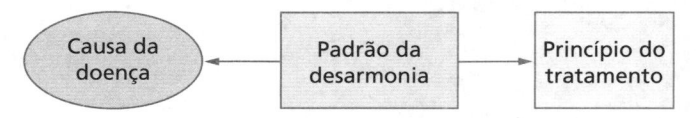

Figura P6.1 Relação entre a causa de uma doença, o padrão de desarmonia e o princípio do tratamento.

CARACTERÍSTICAS E PONTOS DE ATENÇÃO NA IDENTIFICAÇÃO DOS PADRÕES DE ACORDO COM OS ÓRGÃOS INTERNOS

1. Nas páginas seguintes, os Órgãos Internos são descritos com o máximo de detalhes possível. É importante lembrar, entretanto, que nem todos os sintomas e sinais listados precisam estar presentes para diagnosticar esses padrões. Os padrões listados, na verdade, descrevem casos avançados dos padrões dos Órgãos Internos. Portanto, um caso evolui gradualmente ao longo de vários anos e, nos estágios iniciais, haverá relativamente poucos sintomas e sinais. Às vezes, apenas alguns sintomas são suficientes para diagnosticar um determinado padrão. Por exemplo, menstruação escassa e visão turva, em uma mulher, podem ser suficientes para diagnosticar deficiência do Sangue do Fígado; o mesmo se ela apresentar visão turva e sua língua estiver Pálida nas laterais.
2. É importante ter em mente que o pulso é um sinal que faz parte da constelação de sintomas e sinais que formam um padrão. De fato, o pulso é um sinal importantíssimo, sendo muitas vezes possível identificar um padrão simplesmente tendo o pulso como base. Por exemplo, se o pulso do Rim estiver *consistentemente* Fraco nas posições esquerda e direita, eu interpreto isso como um sinal de deficiência do Rim mesmo na ausência de outros sintomas e sinais.
3. Dentro dos padrões de deficiência de *Yin*, eu listo dois padrões distintos – ou seja, um padrão de deficiência de *Yin* sem Calor Vazio e um padrão de deficiência do *Yin* com Calor Vazio. Embora o Calor Vazio normalmente surja em algum momento em decorrência da deficiência de *Yin*, nos estágios iniciais normalmente há deficiência de *Yin* sem Calor Vazio. Além dos sintomas de Calor, a língua é um importante sinal que indica se há Calor Vazio: se ela estiver Vermelha (sem saburra), indica que há Calor Vazio; se estiver sem saburra (mas não estiver Vermelha), indica deficiência de *Yin* sem Calor Vazio. Em outras palavras, é importante lembrar que a deficiência de *Yin* na língua está indicada pela falta de saburra (*não* pela vermelhidão) e o Calor Vazio está indicado pela vermelhidão (logicamente associado com a falta de saburra).
4. Os padrões dos órgãos não são escaninhos nos quais encaixamos sintomas e sinais. Na prática, é essencial compreender a etiologia, a patologia e a interação dos padrões. O objetivo da identificação dos padrões de acordo com os Órgãos Internos, portanto, é compreender como os sintomas e sinais surgiram e como interagem entre si.

Não há absolutamente nenhuma correspondência direta entre os padrões dos Órgãos Internos e as doenças ocidentais. Cada doença da medicina ocidental pode manifestar-se com muitos padrões diferentes, e cada padrão pode dar origem a várias doenças da medicina ocidental.

Além disso, não há nenhuma correspondência direta entre um padrão de órgão da medicina chinesa com uma doença de órgão da medicina ocidental. Por exemplo, uma pessoa pode sofrer de deficiência do *Yin* do Rim sem qualquer sinal de doença renal de acordo com a medicina ocidental; e, ao contrário, uma pessoa pode sofrer de uma inflamação renal do ponto de vista da medicina ocidental, mas apresentar um padrão de Umidade-Calor na Bexiga segundo a medicina chinesa.

5. A maioria dos pacientes sofre de uma combinação de padrões dos Órgãos Internos. Os mais frequentes são:
   a) Dois ou mais padrões dos mesmos órgãos, sejam *Yin* ou *Yang* (p. ex., estagnação do *Qi* do Fígado com ascensão do *Yang* do Fígado e deficiência do *Yin* do Estômago com rebelião do *Qi* do Estômago)
   b) Dois ou mais padrões de órgãos diferentes, sejam *Yin* ou *Yang* (p. ex., Fogo no Fígado e Fogo no Coração, e Calor no Estômago com Umidade-Calor na Vesícula Biliar)
   c) Um ou mais padrões de um órgão *Yin* com um ou mais padrões de um órgão *Yang* (p. ex., deficiência do *Qi* do Baço com Umidade-Calor na Bexiga)
   d) Um padrão do interior com um padrão do exterior (p. ex., Umidade-Fleuma nos Pulmões com invasão de Vento exterior na porção do *Qi* Defensivo do Pulmão)
   e) Um padrão de órgão com um padrão de canal do canal relacionado (p. ex., Umidade no Intestino Grosso com Síndrome de Obstrução Dolorosa do canal do Intestino Grosso)
   f) Um padrão de órgão com um padrão de canal de um canal não relacionado (p. ex., deficiência do *Qi* do Pulmão com Estagnação de *Qi* no canal da Bexiga).

A Parte 6 está estruturada nos seguintes capítulos:
Capítulo 91: Padrões do Coração
Capítulo 92: Padrões do Baço
Capítulo 93: Padrões do Fígado
Capítulo 94: Padrões do Pulmão
Capítulo 95: Padrões do Rim
Capítulo 96: Padrões do Intestino Delgado
Capítulo 97: Padrões do Estômago
Capítulo 98: Padrões da Vesícula Biliar
Capítulo 99: Padrões do Intestino Grosso
Capítulo 100: Padrões da Bexiga.

PARTE 6

91 Padrões do Coração

CONTEÚDO DO CAPÍTULO

Deficiência do *Qi* do Coração, 750
Deficiência do *Yang* do Coração, 750
Colapso do *Yang* do Coração, 750
Deficiência do Sangue do Coração, 751
Deficiência do *Qi* do Coração e do Sangue do Coração, 751
Deficiência do *Yin* do Coração, 751
Deficiência do *Yin* do Coração com Calor Vazio, 751
Deficiência do *Qi* do Coração e do *Yin* do Coração, 751
Deficiência do *Yang* do Coração e do *Yin* do Coração, 751
Deficiência do *Yang* do Coração com Fleuma, 752
Estagnação do *Qi* do Coração, 752
Fogo do Coração flamejando, 752
Fleuma-Fogo Perturbando o Coração, 752
Fleuma Turvando a Mente, 752
Estase do Sangue do Coração, 753
Obstrução do Vaso do Coração, 753
Água Transbordando Para o Coração, 753
Umidade Turva Envolvendo o Coração, 753
Padrões Combinados, 753

Os padrões do Coração são:
1. Deficiência do *Qi* do Coração
2. Deficiência do *Yang* do Coração
3. Colapso do *Yang* do Coração
4. Deficiência do Sangue do Coração
5. Deficiência do *Qi* do Coração e do Sangue do Coração
6. Deficiência do *Yin* do Coração
7. Deficiência do *Yin* do Coração com Calor Vazio
8. Deficiência do *Qi* do Coração e do *Yin* do Coração
9. Deficiência do *Yang* do Coração e do *Yin* do Coração
10. Deficiência do *Yang* do Coração com Fleuma
11. Estagnação do *Qi* do Coração
12. Fogo do Coração flamejando
13. Fleuma-Fogo perturbando o Coração
14. Fleuma turvando a Mente
15. Estase do Sangue do Coração
16. Obstrução do Vaso do Coração
17. Água transbordando para o Coração
18. Umidade Turva envolvendo o Coração
19. Padrões combinados
- Deficiência do Sangue do Coração e do Fígado (ver em Padrões Combinados do Fígado)
- Deficiência do Sangue do Coração e do Baço (ver em Padrões Combinados do Baço)
- Deficiência do *Yin* do Coração e do Rim (ver "Coração e Rins não Harmonizados" sob o título Padrões Combinados do Rim)
- Deficiência do *Qi* do Coração e do Pulmão (ver em Padrões Combinados do Pulmão).

1. DEFICIÊNCIA DO *QI* DO CORAÇÃO

i) Manifestações clínicas

Palpitações, respiração ofegante por esforço, face pálida, cansaço, ligeira depressão, sudorese espontânea.
Língua: Pálida.
Pulso: Vazio.

ii) Acupuntura

C-5 *Tongli*, PC-6 *Neiguan*, B-15 *Xinshu*, VC-17 *Shanzhong*, VC-6 *Qihai*.

iii) Prescrição

Bao Yuan Tang *Decocção para Preservar a Fonte*.

2. DEFICIÊNCIA DO *YANG* DO CORAÇÃO

i) Manifestações clínicas

Palpitações, respiração ofegante por esforço, cansaço, ligeira depressão, sudorese espontânea, ligeira sensação de desconforto ou congestão na região do Coração, sensação de frio, mãos frias, face pálida e brilhosa, lábios ligeiramente escuros.
Língua: Pálida.
Pulso: Profundo-Fraco; em casos graves, Nodoso.

ii) Acupuntura

C-5 *Tongli*, PC-6 *Neiguan*, B-15 *Xinshu*, VC-17 *Shanzhong*, VC-6 *Qihai*, VG-14 *Dazhui*.

iii) Prescrição

Rou Fu Bao Yuan Tang *Decocção de Cinnamomum-Aconitum para Preservar a Fonte*.

3. COLAPSO DO *YANG* DO CORAÇÃO

i) Manifestações clínicas

Palpitações, respiração ofegante, respiração fraca e superficial, sudorese profusa, membros frios, cianose dos lábios, cútis branco-acinzentada, coma em casos graves.
Língua: muito Pálida ou Azul-Arroxeada, Curta.
Pulso: Escondido-Mínimo.

ii) Acupuntura

VC-6 *Qihai*, VC-4 *Guanyuan*, VC-8 *Shenque*, VG-4 *Mingmen*, E-36 *Zusanli*, PC-6 *Neiguan*, B-23 *Shenshu*, VG-20 *Baihui*, VG-14 *Dazhui*, B-15 *Xinshu*. Moxa é pertinente.

iii) Prescrição

Shen Fu Tang *Decocção de Ginseng-Aconitum*.

4. DEFICIÊNCIA DO SANGUE DO CORAÇÃO

i) Manifestações clínicas

Palpitações, tontura, insônia, sono perturbado por sonhos, memória fraca, ansiedade, propensão a se assustar, cútis baça e pálida, lábios pálidos.
Língua: Pálida e Fina.
Pulso: Áspero ou Fino.

ii) Acupuntura

C-7 *Shenmen*, PC-6 *Neiguan*, VC-14 *Juque*, VC-15 *Jiuwei*, VC-4 *Guanyuan*, B-17 *Geshu* (com moxa), B-20 *Pishu*.

iii) Prescrição

Shen Qi Si Wu Tang *Decocção das Quatro Substâncias com Ginseng-Astragalus*.

5. DEFICIÊNCIA DO *QI* DO CORAÇÃO E DO SANGUE DO CORAÇÃO

i) Manifestações clínicas

Palpitações, respiração ofegante, sudorese espontânea, depressão, ansiedade, cansaço, cútis baça e pálida, insônia.
Língua: Pálida e Fina.
Pulso: Fraco ou Áspero.

ii) Acupuntura

C-5 *Tongli*, C-7 *Shenmen*, PC-6 *Neiguan*, VC-14 *Juque*, VC-15 *Jiuwei*, VC-4 *Guanyuan*, B-17 *Geshu* (com moxa), B-20 *Pishu*, B-15 *Xinshu*.

iii) Prescrição

Ba Zhen Tang *Decocção dos Oito Preciosos*.
Gui Pi Tang *Decocção para Tonificar o Baço*.

6. DEFICIÊNCIA DO *YIN* DO CORAÇÃO

i) Manifestações clínicas

Palpitações, insônia, sono perturbado por sonhos, memória fraca, ansiedade, propensão a se assustar, agitação mental, inquietude, boca e garganta secas à tarde ou ao anoitecer.
Língua: cor normal sem saburra ou com saburra sem raiz.
Pulso: Flutuante-Vazio, especialmente na posição Anterior esquerda.

ii) Acupuntura

C-7 *Shenmen*, PC-6 *Neiguan*, VC-14 *Juque*, VC-15 *Jiuwei*, VC-4 *Guanyuan*, C-6 *Yinxi*, BP-6 *Sanyinjiao*, R-7 *Fuliu*, R-6 *Zhaohai*.

iii) Prescrição

Tian Wang Bu Xin Dan *Pílula do Imperador Celestial para Tonificar o Coração*.

7. DEFICIÊNCIA DO *YIN* DO CORAÇÃO COM CALOR VAZIO

i) Manifestações clínicas

Palpitações, insônia, sono perturbado por sonhos, memória fraca, ansiedade, propensão a se assustar, agitação mental, inquietude, "sente-se aborrecido e com calor", boca e garganta secas ao anoitecer, sede com vontade de beber líquidos em pequenos goles, sensação de calor ao anoitecer, *flush* malar, sudorese noturna, calor nos cinco palmos.
Língua: Vermelha, mais vermelha na ponta, sem saburra.
Pulso: Flutuante-Vazio, especialmente na posição Anterior esquerda, e Rápido.

ii) Acupuntura

C-7 *Shenmen*, PC-6 *Neiguan*, VC-14 *Juque*, VC-15 *Jiuwei*, VC-4 *Guanyuan*, C-6 *Yinxi*, BP-6 *Sanyinjiao*, R-7 *Fuliu*, R-6 *Zhaohai*, PC-7 *Daling*, IG-11 *Quchi*, C-9 *Shaochong*.

iii) Prescrição

Tian Wang Bu Xin Dan *Pílula do Imperador Amarelo para Tonificar o Coração* mais Mu Dan Pi *Cortex Moutan radicis*.

8. DEFICIÊNCIA DO *QI* DO CORAÇÃO E DO *YIN* DO CORAÇÃO

i) Manifestações clínicas

Palpitações, ansiedade, propensão a se assustar, ligeira falta de ar, cansaço, insônia, agitação mental, sudorese por esforço, garganta seca, sudorese noturna.
Língua: cor normal sem saburra.
Pulso: Flutuante-Vazio.

ii) Acupuntura

C-5 *Tongli*, C-7 *Shenmen*, PC-6 *Neiguan*, VC-14 *Juque*, VC-15 *Jiuwei*, VC-4 *Guanyuan*, C-6 *Yinxi*, BP-6 *Sanyinjiao*, B-15 *Xinshu*.

iii) Prescrição

Zhi Gan Cao Tang *Decocção de Glycyrrhiza*.
Sheng Mai San *Pó para Gerar o Pulso*.

9. DEFICIÊNCIA DO *YANG* DO CORAÇÃO E DO *YIN* DO CORAÇÃO

i) Manifestações clínicas

Palpitações, propensão a se assustar facilmente, respiração ofegante, ligeira sensação de opressão do tórax, sensação de frio, membros frios, agitação mental, sudorese noturna, memória fraca, *flush* malar.
Língua: Pálida ou Vermelha sem saburra, dependendo de qual deficiência predomina, se do *Yang* ou do *Yin*.
Pulso: Fraco ou Flutuante-Vazio.

ii) Acupuntura

C-5 *Tongli*, C-7 *Shenmen*, VC-17 *Shanzhong*, B-15 *Xinshu*, VC-15 *Jiuwei*, BP-6 *Sanyinjiao*, E-36 *Zusanli*.

iii) Prescrição

Zhi Gan Cao Tang *Decocção de Glycyrrhiza.*

10. DEFICIÊNCIA DO *YANG* DO CORAÇÃO COM FLEUMA

i) Manifestações clínicas

Palpitações, sensação de opressão do tórax, muco na garganta, tontura, cansaço, mãos frias, dormência dos membros, edema das mãos, congestão da cabeça, memória fraca, sensação de peso, depressão.
Língua: Pálida, úmida e Aumentada.
Pulso: Fraco, mas ligeiramente Deslizante.

ii) Acupuntura

VC-6 *Qihai*, VC-4 *Guanyuan*, VC-8 *Shenque*, VG-4 *Mingmen*, E-36 *Zusanli*, PC-6 *Neiguan*, B-23 *Shenshu*, VG-14 *Dazhui*, B-15 *Xinshu*, E-40 *Fenglong*, VC-12 *Zhongwan*, PC-5 *Jianshi*, VC-17 *Shanzhong*.

iii) Prescrição

Ling Gui Zhu Gan Tang *Decocção de Poria-Ramulus Cinnamomi-Atractylodes-Glycyrrhiza* mais Yi Yi Ren *Semen Coicis lachryma jobi*.

11. ESTAGNAÇÃO DO *QI* DO CORAÇÃO

i) Manifestações clínicas

Palpitações, sensação de distensão ou opressão do tórax, depressão, ligeira sensação de bolo na garganta, ligeira falta de ar, suspiros, falta de apetite, distensão do tórax ou da parte superior do epigástrio, aversão a se deitar, membros fracos e frios, lábios ligeiramente arroxeados, cútis pálida.
Língua: ligeiramente Pálida e Arroxeada nas laterais, na área do tórax.
Pulso: Vazio, mas muito ligeiramente Transbordante na posição Anterior esquerda.

ii) Acupuntura

C-5 *Tongli*, C-7 *Shenmen*, PC-6 *Neiguan*, VC-15 *Jiuwei*, VC-17 *Shanzhong*, P-7 *Lieque*, E-40 *Fenglong*, IG-4 *Hegu*.

iii) Prescrição

Mu Xiang Liu Qi Yin *Decocção para Fluir o Qi de Aucklandia.*
Ban Xia Hou Po Tang *Decocção de Pinellia-Magnolia.*

12. FOGO DO CORAÇÃO FLAMEJANDO

i) Manifestações clínicas

Palpitações, sede, úlceras na boca e na língua, agitação mental, agitação, insônia, sono perturbado por sonhos, sensação de calor, face avermelhada, urina escura ou sangue na urina, gosto amargo na boca (depois de uma noite mal dormida).

Língua: Vermelha com ponta mais vermelha e saburra amarelada. Em casos mais graves, a ponta também pode estar Aumentada.
Pulso: Transbordante-Rápido, especialmente na posição Anterior esquerda. Também pode estar Precipitado (rápido e parando em intervalos irregulares).

ii) Acupuntura

C-9 *Shaochong*, C-8 *Shaofu*, C-7 *Shenmen*, VC-15 *Jiuwei*, BP-6 *Sanyinjiao*, R-6 *Zhaohai*, IG-11 *Quchi*, VG-24 *Shenting*, VG-19 *Houding*.

iii) Prescrição

Xie Xin Tang *Decocção para Drenar o Coração.*

13. FLEUMA-FOGO PERTURBANDO O CORAÇÃO

i) Manifestações clínicas

Palpitações, agitação mental, sede, face avermelhada, sensação de opressão do tórax, urina escura, expectoração de muco, som crepitante na garganta, gosto amargo na boca, insônia, sono perturbado por sonhos, agitação, confusão mental, fala incoerente, comportamento insensato, tendência para bater nas pessoas ou repreendê-las, riso ou choro descontrolados, grito, resmunga para si mesmo, depressão, comportamento maníaco.
Língua: Vermelha com ponta mais vermelha e Aumentada com saburra amarelada e pegajosa. Em casos graves, há uma fissura profunda do Coração com saburra amarelada seca e pegajosa dentro dela.
Pulso: Deslizante-Rápido ou Deslizante-Transbordante-Rápido.

ii) Acupuntura

PC-5 *Jianshi*, C-7 *Shenmen*, C-8 *Shaofu*, C-9 *Shaochong*, PC-7 *Daling*, VC-15 *Jiuwei*, B-15 *Xinshu*, VC-12 *Zhongwan*, E-40 *Fenglong*, BP-6 *Sanyinjiao*, B-20 *Pishu*, VG-20 *Baihui*, VB-13 *Benshen*, VB-17 *Zhengying*, VG-24 *Shenting*.

iii) Prescrição

Wen Dan Tang *Decocção para Aquecer a Vesícula Biliar.*

14. FLEUMA TURVANDO A MENTE

i) Manifestações clínicas

Confusão mental, estupor letárgico, inconsciência, discurso incoerente, vômito de muco, som crepitante na garganta, afasia, depressão mental, labilidade emocional, olhos muito baços.
Língua: Aumentada com saburra pegajosa.
Pulso: Deslizante.

ii) Acupuntura

C-9 *Shaochong*, PC-5 *Jianshi*, B-15 *Xinshu*, E-40 *Fenglong*, VG-26 *Renzhong*, VC-12 *Zhongwan*, B-20 *Pishu*, VG-20 *Baihui*, VG-14 *Dazhui*.

iii) Prescrição

Di Tan Tang *Decocção para Limpar a Fleuma*.
Gun Tan Wan *Pílula para Vaporizar a Fleuma*.

15. ESTASE DO SANGUE DO CORAÇÃO

i) Manifestações clínicas

Palpitações, dor lancinante ou pungente no tórax que pode irradiar-se para o aspecto interno do braço esquerdo ou para o ombro, sensação de opressão ou constrição do tórax, cianose dos lábios e das unhas, mãos frias.
Língua: Arroxeada no todo ou apenas nas laterais, na área do tórax.
Pulso: Áspero, em Corda ou Nodoso. O pulso fica Nodoso se a estase do Sangue do Coração ocorrer em um contexto de deficiência grave do *Yang* do Coração.

ii) Acupuntura

PC-6 *Neiguan*, PC-4 *Ximen*, C-7 *Shenmen*, VC-17 *Shanzhong*, B-14 *Jueyinshu*, B-17 *Geshu*, BP-10 *Xuehai*, R-25 *Shencang*.

iii) Prescrição

Xue Fu Zhu Yu Tang *Decocção para Eliminar Estase na Mansão do Sangue*.

16. OBSTRUÇÃO DO VASO DO CORAÇÃO

i) Manifestações clínicas

Palpitações, respiração ofegante com incapacidade de se deitar, depressão, agitação mental; sensação de congestão sob o hipocôndrio; sensação de alvoroço, sensação de opressão do tórax; dor lancinante ou pungente na região do Coração que vem e vai e que pode irradiar-se para a parte superior do ombro; dor que piora por exposição ao frio e melhora pelo calor; expectoração de muco; distensão epigástrica ou do hipocôndrio, sensação de peso; aversão a falar, mãos frias, suspiros, face, unhas e lábios arroxeados.
Língua: Arroxeada nas laterais, na área do tórax, Aumentada com saburra pegajosa.
Pulso: em Corda, Áspero ou Nodoso. Também pode estar Deslizante, se a Fleuma predominar.

Esse é um padrão complexo decorrente de estagnação do *Qi*, estase de Sangue, Frio e Fleuma ocorrendo simultaneamente.

ii) Acupuntura

PC-6 *Neiguan*, P-7 *Lieque*, PC-5 *Jianshi*, VC-17 *Shanzhong*, IG-4 *Hegu*, E-40 *Fenglong*, VC-12 *Zhongwan*, VC-15 *Jiuwei*, VC-14 *Juque*, B-17 *Geshu*, B-14 *Jueyinshu*, VG-14 *Dazhui* (com moxa).

iii) Prescrição

Zhi Shi Gua Lou Gui Zhi Tang *Decocção de Citrus-Trichosantes-Ramulus Cinnamomi* mais Dan Shen *Radix Salviae milthiorrhizae*.

17. ÁGUA TRANSBORDANDO PARA O CORAÇÃO

i) Manifestações clínicas

Palpitações, tontura, náuseas, vômito de fluido esbranquiçado aguado e espumoso, sensação de frio, membros frios, falta de ar grave, sensação de plenitude e congestão do tórax e do epigástrio, sede sem vontade de beber líquidos, retenção urinária.
Língua: Pálida, Aumentada e úmida.
Pulso: Profundo-em Corda ou Profundo-Fino-Deslizante.
Esse padrão é visto apenas nos idosos.

ii) Acupuntura

C-5 *Tongli*, C-6 *Yinxi*, B-15 *Xinshu*, VC-12 *Zhongwan*, VC-9 *Shuifen*, R-7 *Fuliu*, VC-17 *Shanzhong*. Moxa é pertinente.

iii) Prescrição

Ling Gui Zhu Gan Tang *Decocção de Poria-Ramulus Cinnamomi-Atractylodes-Glycyrrhiza*.
Zhen Wu Tang *Decocção do Verdadeiro Guerreiro*.

18. UMIDADE TURVA ENVOLVENDO O CORAÇÃO

i) Manifestações clínicas

Palpitações, mãos frias, urina escassa, edema dos tornozelos, sonolência, confusão mental, cútis descorada, tontura, dor de cabeça frontal, visão turva, náuseas, vômito, sensação de opressão do tórax, falta de apetite, plenitude abdominal, fezes amolecidas, salivação excessiva.
Língua: Pálida, Aumentada, com saburra branca e pegajosa.
Pulso: Encharcado ou Profundo-Deslizante.

ii) Acupuntura

C-5 *Tongli*, B-15 *Xinshu*, VC-17 *Shanzhong*, VC-12 *Zhongwan*, VC-9 *Shuifen*, E-28 *Shuidao*, BP-9 *Yinlingquan*, BP-6 *Sanyinjiao*.

iii) Prescrição

Wen Pi Tang *Decocção para Aquecer o Baço* mais Su He Xiang Wan *Pílula Styrax*.

19. PADRÕES COMBINADOS

Os padrões combinados do Coração são:
- Deficiência do Sangue do Coração e do Fígado (ver em Padrões Combinados do Fígado)
- Deficiência do Sangue do Coração e do Baço (ver em Padrões Combinados do Baço)
- Deficiência do *Yin* do Coração e do Rim com Calor Vazio no Coração (ver "Coração e Rins não Harmonizados" em Padrões Combinados do Rim)
- Deficiência do *Qi* do Coração e do Pulmão (ver em Padrões Combinados do Pulmão).

PARTE 6

92 | Padrões do Baço

CONTEÚDO DO CAPÍTULO

Deficiência do *Qi* do Baço, 754
Deficiência do *Yang* do Baço, 754
Deficiência do Sangue do Baço, 754
Afundamento do *Qi* do Baço, 755
Baço Não Controla o Sangue, 755
Deficiência do *Yin* do Baço, 755
Deficiência do *Yin* do Baço Com Calor Vazio, 755
Frio-Umidade no Baço, 755
Umidade-Calor no Baço, 756
Calor no Baço, 756
Deficiência do *Qi* do Baço Com Umidade, 756
Deficiência do *Qi* do Baço Com Fleuma, 756
Fleuma Obstruindo o Aquecedor Médio, 757
Fogo *Yin* por Deficiência do Estômago e do Baço e do *Qi* Original, 757
Padrões Combinados, 757
Deficiência do Qi do Baço e do Estômago, 757
Deficiência do Sangue do Baço e do Coração, 757
Deficiência do Qi do Baço e do Pulmão, 757
Deficiência do Sangue do Baço e do Fígado, 758
Obstrução do Baço por Umidade com estagnação do Qi do Fígado, 758

Os padrões do Baço são:
1. Deficiência do *Qi* do Baço
2. Deficiência do *Yang* do Baço
3. Deficiência do Sangue do Baço
4. Afundamento do *Qi* do Baço
5. Baço não controla o Sangue
6. Deficiência do *Yin* do Baço
7. Deficiência do *Yin* do Baço com Calor Vazio
8. Umidade-Frio no Baço
9. Umidade-Calor no Baço
10. Calor no Baço
11. Deficiência do *Qi* do Baço com Umidade
12. Deficiência do *Qi* do Baço com Fleuma
13. Fleuma obstruindo o Aquecedor Médio
14. Fogo *Yin* por deficiência do Estômago e do Baço e do *Qi* Original
15. Padrões Combinados
    a) Deficiência do *Qi* do Baço e do Estômago
    b) Deficiência do Sangue do Baço e do Coração
    c) Deficiência do *Qi* do Baço e do Pulmão
    d) Deficiência do Sangue do Baço e do Fígado
    e) Obstrução do Baço por Umidade com estagnação do *Qi* do Fígado (Baço agredindo o Fígado).

1. DEFICIÊNCIA DO *QI* DO BAÇO

i) Manifestações clínicas

Falta de apetite, ligeira distensão abdominal depois de comer, cansaço, cútis pálida, fraqueza dos membros, fezes amolecidas, tendência à obesidade.
Língua: Pálida.
Pulso: Vazio.

ii) Acupuntura

VC-12 Zhongwan, E-36 Zusanli, BP-3 Taibai, BP-6 Sanyinjiao, B-20 Pishu, B-21 Weishu.

iii) Prescrição

Si Jun Zi Tang *Decocção dos Quatro Cavalheiros*.

iv) Três Tesouros

Terra Próspera (variação de Liu Jun Zi Tang).

2. DEFICIÊNCIA DO *YANG* DO BAÇO

i) Manifestações clínicas

Falta de apetite, ligeira distensão abdominal depois de comer, cansaço, lassidão, cútis pálida, fraqueza dos membros, fezes amolecidas, tendência à obesidade, sensação de frio, membros frios, edema.
Língua: Pálida e úmida.
Pulso: Profundo-Fraco.

ii) Acupuntura

VC-12 Zhongwan, E-36 Zusanli, BP-3 Taibai, BP-6 Sanyinjiao, B-20 Pishu, B-21 Weishu. No caso de edema: BP-9 Yinlingquan, VC-9 Shuifen, B-22 Sanjiaoshu, VC-11 Jianli, E-22 Guanmen. É apropriado o uso de moxa.

iii) Prescrição

Li Zhong Tang *Decocção para Regular o Centro*.

3. DEFICIÊNCIA DO SANGUE DO BAÇO

i) Manifestações clínicas

Falta de apetite, ligeira distensão abdominal depois de comer, cansaço, cútis baça e pálida, fraqueza dos membros, fezes amolecidas, depressão, corpo fino, menstruação escassa ou amenorreia, insônia.
Língua: Pálida e Fina.
Pulso: Áspero ou Fino.

ii) Acupuntura

VC-12 *Zhongwan*, E-36 *Zusanli*, BP-3 *Taibai*, BP-6 *Sanyinjiao*, B-20 *Pishu*, B-21 *Weishu*, VC-4 *Guanyuan*, B-17 *Geshu* (com moxa direta).

iii) Prescrição

Gui Pi Tang *Decocção para Tonificar o Baço.*

iv) Três Tesouros

Acalma o Shen (variação de Gui Pi Tang).
Mar Precioso (variação de Ba Zhen Tang).

4. AFUNDAMENTO DO *QI* DO BAÇO

i) Manifestações clínicas

Falta de apetite, ligeira distensão abdominal depois de comer, cansaço, lassidão, cútis pálida, fraqueza dos membros, fezes amolecidas, tendência à obesidade, sensação de tração para baixo no abdome; prolapso do estômago, útero, ânus ou da bexiga; frequência e urgência para urinar.
Língua: Pálida.
Pulso: Fraco.

ii) Acupuntura

VC-12 *Zhongwan*, E-36 *Zusanli*, BP-3 *Taibai*, BP-6 *Sanyinjiao*, B-20 *Pishu*, B-21 *Weishu*, VG-20 *Baihui*, VC-6 *Qihai*, E-21 *Liangmen*, VG-1 *Changqiang*. É apropriado o uso de moxa.

iii) Prescrição

Bu Zhong Yi Qi Tang *Decocção para Tonificar o Centro e Beneficiar o Qi.*

iv) Três Tesouros

Tonifica o Qi *e Relaxa os Músculos* (variação de Bu Zhong Yi Qi Tang).

5. BAÇO NÃO CONTROLA O SANGUE

i) Manifestações clínicas

Falta de apetite, ligeira distensão abdominal depois de comer, cansaço, cútis pálida, fraqueza dos membros, fezes amolecidas, depressão, tendência à obesidade, manchas de sangue sob a pele, sangue na urina ou nas fezes, sangramento menstrual excessivo, cútis descorada.
Língua: Pálida.
Pulso: Fraco ou Fino.

ii) Acupuntura

VC-12 *Zhongwan*, E-36 *Zusanli*, BP-3 *Taibai*, BP-6 *Sanyinjiao*, B-20 *Pishu*, B-21 *Weishu*, VG-20 *Baihui*, VC-6 *Qihai*, B-17 *Geshu*, BP-10 *Xuehai*, BP-1 *Yinbai*.

iii) Prescrição

Gui Pi Tang *Decocção para Tonificar o Baço.*

iv) Três Tesouros

Acalma o Shen (variação de Gui Pi Tang *Decocção para Tonificar o Baço*).

6. DEFICIÊNCIA DO *YIN* DO BAÇO

i) Manifestações clínicas

Falta de apetite, má digestão, ânsia de vômito, fome constante, perda do paladar, ligeira dor epigástrica, boca seca, lábios secos, fezes ressecadas, corpo fino, sudorese noturna, cútis descorada com ponta do nariz possivelmente avermelhada.
Língua: sem saburra, fissuras transversais nas laterais.
Pulso: Fraco ou Flutuante-Vazio.

ii) Acupuntura

E-36 *Zusanli*, VC-12 *Zhongwan*, BP-6 *Sanyinjiao*.

iii) Prescrição

Ma Zi Ren *Pílula de Cannabis.*
Wu Ren Wan *Pílula com Cinco Sementes.*
Shen Ling Bai Zhu San *Pó de Ginseng-Poria-Atractylodes.*

iv) Três Tesouros

Mansão Central (Variação de Shen Ling Bai Zhu San *Pó de Ginseng-Poria-Atractylodes*).

7. DEFICIÊNCIA DO *YIN* DO BAÇO COM CALOR VAZIO

i) Manifestações clínicas

Falta de apetite, má digestão, ânsia de vômito, fome constante, perda do paladar, ligeira dor epigástrica, boca seca, lábios secos, fezes ressecadas, corpo fino, cútis descorada com ponta do nariz possivelmente avermelhada, *flush* malar, sensação de calor ao anoitecer, sudorese noturna.
Língua: Vermelha sem saburra, fissuras transversais nas laterais.
Pulso: Flutuante-Vazio e Rápido.

ii) Acupuntura

E-36 *Zusanli*, VC-12 *Zhongwan*, BP-6 *Sanyinjiao*.

iii) Prescrição

Ma Zi Ren Wan *Pílula de Cannabis.*
Wu Ren Wan *Pílula com Cinco Sementes.*
Shen Ling Bai Zhu San *Pó de Ginseng-Poria-Atractylodes.*
Mais (para qualquer uma dessas prescrições): Zhi Mu *Radix Anemarrhenae asphodeloidis.*

8. FRIO-UMIDADE NO BAÇO

i) Manifestações clínicas

Falta de apetite, sensação de plenitude do epigástrio e/ou do abdome, sensação de frio no epigástrio que melhora com aplicação de calor, sensação de peso da cabeça e do

corpo, gosto adocicado na boca ou ausência de paladar, ausência de sede, fezes amolecidas, cansaço, náuseas, edema, cútis baça e esbranquiçada, corrimento vaginal esbranquiçado excessivo.
Língua: Pálida com saburra branca e pegajosa.
Pulso: Deslizante-Lento.

ii) Acupuntura

BP-9 *Yinlingquan*, BP-6 *Sanyinjiao*, VC-12 *Zhongwan*, BP-3 *Taibai*, E-8 *Touwei*, B-22 *Sanjiaoshu*, B-20 *Pishu*, VC-9 *Shuifen*, VC-5 *Shimen*, VC-11 *Jianli*, E-22 *Guanmen*, E-28 *Shuidao*.

iii) Prescrição

Ping Wei San *Pó para Equilibrar o Estômago*.

iv) Três Tesouros

Drena os Campos (variação de Huo Po Xia Ling Tang).

9. UMIDADE-CALOR NO BAÇO

i) Manifestações clínicas

Sensação de plenitude do epigástrio e/ou do abdome inferior, dor epigástrica e/ou abdominal, falta de apetite, sensação de peso, sede sem vontade de beber líquidos, náuseas, vômitos, fezes amolecidas com cheiro ofensivo, sensação de queimação no ânus, sensação de calor, urina escassa e escura, febre baixa, dor de cabeça surda com sensação de peso da cabeça, cútis baça e amarelada como casca de tangerina, esclera amarelada, suor oleoso, gosto amargo na boca, coceira na pele ou erupções cutâneas (pápulas ou vesículas), sudorese que não baixa a febre e não dispersa o Calor.
Língua: Vermelha com saburra amarelada e pegajosa.
Pulso: Deslizante-Rápido.

ii) Acupuntura

BP-9 *Yinlingquan*, BP-6 *Sanyinjiao*, VG-9 *Zhiyang*, IG-11 *Quchi*, B-20 *Pishu*, VB-34 *Yanglingquan*, VC-9 *Shuifen*, VC-11 *Jianli*, E-22 *Guanmen*, E-28 *Shuidao*, B-22 *Sanjiaoshu*, VC-5 *Shimen*.

iii) Prescrição

Lian Po Yin *Decocção de Coptis-Magnolia*.

iv) Três Tesouros

Relaxa os Músculos (variação de Lian Po Yin).

10. CALOR NO BAÇO

i) Manifestações clínicas

Dor epigástrica e/ou abdominal em queimação, fome excessiva, ponta do nariz avermelhada, lábios secos, úlceras na boca, sede, fezes ressecadas, sensação de calor, urina escassa e escura, cútis amarelada.
Língua: Vermelha com saburra amarelada e seca.
Pulso: Transbordante-Rápido.

ii) Acupuntura

BP-9 *Yinlingquan*, BP-6 *Sanyinjiao*, BP-2 *Dadu*, IG-11 *Quchi*, E-44 *Neiting*, VC-11 *Jianli*, B-20 *Pishu*.

iii) Prescrição

Xie Huang San *Pó para Drenar o Amarelo*.

11. DEFICIÊNCIA DO *QI* DO BAÇO COM UMIDADE

i) Manifestações clínicas

Falta de apetite, ligeira distensão abdominal depois de comer, cansaço, lassidão, cútis pálida ou descorada, fraqueza dos membros, fezes amolecidas, ligeira depressão, tendência à obesidade, plenitude abdominal, sensação de peso, gosto pegajoso na boca, má digestão, alimentos não digeridos nas fezes, náuseas, dor de cabeça surda frontal, corrimento vaginal excessivo.
Língua: Pálida com saburra pegajosa.
Pulso: Encharcado.

ii) Acupuntura

VC-12 *Zhongwan*, E-36 *Zusanli*, BP-3 *Taibai*, BP-6 *Sanyinjiao*, B-20 *Pishu*, B-21 *Weishu*, BP-9 *Yinlingquan*, B-22 *Sanjiaoshu*, E-28 *Shuidao*, VC-9 *Shuifen*, VC-5 *Shimen*.

iii) Prescrição

Si Jun Zi Tang *Decocção dos Quatro Cavalheiros* mais Yi Yi Ren *Semen Coicis lachryma jobi*.
Shi Pi Yin *Decocção para Reforçar o Baço*.

12. DEFICIÊNCIA DO *QI* DO BAÇO COM FLEUMA

i) Manifestações clínicas

Náuseas, vômito de líquidos aguados, sensação de opressão do tórax e do epigástrio, cansaço, falta de apetite, sensação de peso, membros fracos, fezes amolecidas, cútis baça e pálida, membros frios.
Língua: Pálida, Aumentada, com saburra pegajosa.
Pulso: Encharcado ou Fraco e ligeiramente Deslizante.

ii) Acupuntura

VC-12 *Zhongwan*, VC-9 *Shuifen*, E-36 *Zusanli*, BP-9 *Yinlingquan*, E-40 *Fenglong*, B-20 *Pishu*, B-22 *Sanjiaoshu*, VC-5 *Shimen*.

iii) Prescrição

Liu Jun Zi Tang *Decocção dos Quatro Cavalheiros* mais Er Chen Tang *Decocção dos Dois Velhos*.

iv) Três Tesouros

Terra Próspera ou *Mansão Central* mais *Mar Límpido*.
(*Terra Próspera* = Liu Jun Zi Tang *Decocção dos Quatro Cavalheiros Mansão Central* = Shen Ling Bai Zhu San *Pó de Ginseng-Poria-Atractylodes*
Mar Límpido = Er Chen Tang *Decocção dos Dois Velhos*).

CAPÍTULO 92 Padrões do Baço

13. FLEUMA OBSTRUINDO O AQUECEDOR MÉDIO

i) Manifestações clínicas

Sensação de opressão do tórax e do epigástrio, falta de apetite, regurgitação ácida, náuseas, vômitos, fome constante, tontura, sensação de peso, fezes amolecidas.
Língua: Aumentada com saburra espessa e pegajosa no centro.
Pulso: Deslizante na posição Média direita.

ii) Acupuntura

VC-10 *Xiawan*, E-21 *Liangmen*, VC-9 *Shuifen*, E-22 *Guanmen*, E-40 *Fenglong*, BP-9 *Yinlingquan*, VC-5 *Shimen*, B-22 *Sanjiaoshu*.

iii) Prescrição

Er Chen Tang *Decocção dos Dois Velhos*.

iv) Três Tesouros

Mar Límpido (variação de Er Chen Tang *Decocção dos Dois Velhos*).

14. FOGO YIN POR DEFICIÊNCIA DO ESTÔMAGO E DO BAÇO E DO QI ORIGINAL

i) Manifestações clínicas

Cansaço, sensação de calor na face, mas sensação de frio no geral; sensações alternantes de calor e frio, boca seca, lábios secos, sede, sensação como se estivesse prestes a ficar resfriado, úlceras na boca, insônia, falta de apetite, fezes amolecidas, membros fracos.
Língua: Pálida.
Pulso: Vazio ou ligeiramente Transbordante mas Vazio.

ii) Acupuntura

VC-4 *Guanyuan* (apropriado o uso de moxa), VC-12 *Zhongwan*, E-36 *Zusanli*, BP-6 *Sanyinjiao*, TA-5 *Waiguan*, B-20 *Pishu*, B-21 *Weishu*, PC-6 *Neiguan*.

iii) Prescrição

Bu Zhong Yi Qi Tang *Decocção para Tonificar o Centro e Beneficiar o Qi*

iv) Três Tesouros

Tonificar o Qi e Relaxar os Músculos (variação de Bu Zhong Yi Qi Tang *Decocção para Tonificar o Centro e Beneficiar o Qi*).
Rompendo Nuvens (variação de Bu Zhong Yi Qi Tang *Decocção para Tonificar o Centro e Beneficiar o Qi*).

15. PADRÕES COMBINADOS

Os Padrões Combinados do Baço são:
- Deficiência do *Qi* do Baço e do Estômago
- Deficiência do Sangue do Baço e do Coração
- Deficiência do *Qi* do Baço e do Pulmão
- Deficiência do Sangue do Baço e do Fígado
- Obstrução do Baço por Umidade com estagnação do *Qi* do Fígado (Baço agredindo o Fígado).

a) Deficiência do Qi do Baço e do Estômago

i) Manifestações clínicas

Falta de apetite, ligeira distensão abdominal depois de comer, cansaço, lassidão, cútis pálida, fraqueza dos membros, fezes amolecidas, sensação desconfortável no epigástrio, falta de paladar.
Língua: Pálida.
Pulso: Vazio, especialmente na posição Média direita.

ii) Acupuntura

VC-12 *Zhongwan*, E-36 *Zusanli*, BP-3 *Taibai*, BP-6 *Sanyinjiao*, B-20 *Pishu*, B-21 *Weishu*, VC-6 *Qihai*. É apropriado o uso de moxa.

iii) Prescrição

Si Jun Zi Tang *Decocção dos Quatro Cavalheiros*.
Shen Ling Bai Zhu San *Pó de Ginseng-Poria-Atractylodes*.

iv) Três Tesouros

Terra Próspera (variação de Liu Jun Si Tang *Decocção dos Seis Cavalheiros*)
Mansão Central (variação de Shen Ling Bai Zhu San *Pó de Ginseng-Poria-Atractylodes*).

b) Deficiência do Sangue do Baço e do Coração

i) Manifestações clínicas

Palpitações, tontura, insônia, sono perturbado por sonhos, memória fraca, ansiedade, propensão a se assustar, cútis baça e pálida, lábios pálidos, cansaço, músculos fracos, fezes amolecidas, falta de apetite, menstruação escassa.
Língua: Pálida e Fina.
Pulso: Áspero ou Fino.

ii) Acupuntura

C-7 *Shenmen*, PC-6 *Neiguan*, VC-14 *Juque*, VC-15 *Jiuwei*, VC-4 *Guanyuan*, B-17 *Geshu* (com moxa), B-20 *Pishu*, VC-12 *Zhongwan*, E-36 *Zusanli*, BP-6 *Sanyinjiao*.

iii) Prescrição

Gui Pi Tang *Decocção para Tonificar o Baço*.

iv) Três Tesouros

Acalmar o Shen (variação de Gui Pi Tang *Decocção para Tonificar o Baço*).

c) Deficiência do Qi do Baço e do Pulmão

i) Manifestações clínicas

Falta de apetite, ligeira distensão abdominal depois de comer, cansaço, lassidão, cútis pálida, fraqueza dos membros, fezes amolecidas, ligeira depressão, tendência à obesidade, ligeira falta de ar, tosse moderada, voz fraca, sudorese espontânea durante o dia, aversão a conversar, propensão a se resfriar, aversão ao frio.
Língua: Pálida.
Pulso: Vazio, especialmente no lado direito.

ii) Acupuntura

P-9 *Taiyuan*, P-7 *Lieque*, VC-6 *Qihai*, B-13 *Feishu*, VG-12 *Shenzhu*, E-36 *Zusanli*, VC-12 *Zhongwan*, BP-3 *Taibai*, BP-6 *Sanyinjiao*, B-20 *Pishu*, B-21 *Weishu*.

iii) Prescrição

Si Jun Zi Tang *Decocção dos Quatro Cavalheiros* mais Huang Qi *Radix Astragali membranacei*.

iv) Três Tesouros

Terra Próspera (variação de Liu Jun Zi Tang *Decocção dos Seis Cavalheiros*).

d) Deficiência do Sangue do Baço e do Fígado

i) Manifestações clínicas

Falta de apetite, ligeira distensão abdominal depois de comer, cansaço, lassidão, cútis baça e pálida, fraqueza dos membros, fezes amolecidas, corpo fino, menstruação escassa ou amenorreia, insônia, tontura, dormência dos membros, visão turva, moscas volantes, visão noturna deficiente, lábios pálidos, fraqueza muscular, cãibras, unhas fracas e quebradiças, pele e cabelos secos, ligeira depressão, falta de perspectiva de vida.
Língua: corpo Pálido especialmente nas laterais que, em casos extremos, pode adquirir uma coloração alaranjada, e Seco.
Pulso: Áspero ou Fino.

ii) Acupuntura

F-8 *Ququan*, BP-6 *Sanyinjiao*, VC-4 *Guanyuan*, B-18 *Ganshu*, B-23 *Shenshu*, VC-12 *Zhongwan*, E-36 *Zusanli*, BP-3 *Taibai*, B-20 *Pishu*, B-21 *Weishu*, B-17 *Geshu* (com moxa direta).

iii) Prescrição

Gui Pi Tang *Decocção para Tonificar o Baço*.

iv) Três Tesouros

Acalmar o Shen (variação de Gui Pi Tang *Decocção para Tonificar o Baço*).

e) Obstrução do Baço por Umidade com estagnação do *Qi* do Fígado

i) Manifestações clínicas

Sensação de opressão e plenitude do epigástrio, náuseas, ausência de apetite, fezes amolecidas, sensação de peso, boca seca sem vontade de beber líquidos, cútis descorada, dor nos hipocôndrios, gosto amargo na boca, gosto pegajoso na boca, distensão do epigástrio e dos hipocôndrios, irritabilidade.
Língua: Saburra amarelada espessa e pegajosa.
Pulso: Deslizante-em Corda.

ii) Acupuntura

VC-12 *Zhongwan*, BP-6 *Sanyinjiao*, BP-3 *Taibai*, B-20 *Pishu*, F-13 *Zhangmen*, F-14 *Qimen*, VB-24 *Riyue*, VB-34 *Yanglingquan*, F-3 *Taichong*, E-19 *Burong*, BP-9 *Yinlingquan*.

iii) Prescrição

Ping Wei San *Pó para Equilibrar o Estômago* mais Mu Xiang *Radix Aucklandiae lappae* e Xiang Fu *Rhizoma Cyperi rotundi*.
Huo Xiang Zheng Qi San *Pó de Agastache para o Qi Vertical* mais Mu Xiang *Radix Aucklandiae lappae* e Xiang Fu *Rhizoma Cyperi rotundi*.
Yi Jia Jian Zheng Qi San Pó da Primeira Variação do Qi Vertical.

PARTE 6

Padrões do Fígado   93

CONTEÚDO DO CAPÍTULO

Estagnação do *Qi* do Fígado, 759
***Qi* do Fígado Estagnado Transformado em Calor, 759**
Rebelião do *Qi* do Fígado, 760
Ascensão do *Yang* do Fígado, 760
Estase de Sangue do Fígado, 760
Ascensão do Fogo do Fígado, 760
Umidade-Calor no Fígado, 761
Umidade-Calor no Fígado e na Vesícula Biliar, 761
Vento no Fígado, 761
Calor Extremo gerando Vento, 761
Ascensão do Yang do Fígado gerando Vento, 761
Fogo do Fígado gerando Vento, 762
Deficiência do Sangue do Fígado dando origem a Vento, 762
Vento do Fígado Albergando Fleuma, 762
Estagnação do *Qi* do Fígado Com Fleuma, 762
Deficiência do Sangue do Fígado Com Fleuma, 763
Estagnação de Frio no Canal do Fígado, 763
Deficiência do Sangue do Fígado, 763
Deficiência do *Yin* do Fígado, 763
Deficiência do *Qi* do Fígado, 764
Deficiência do *Yin* do Fígado Com Calor-Vazio, 764
Fleuma-Fogo no Fígado, 764
Deficiência do *Yang* do Fígado, 764
Padrões Combinados, 764
Rebelião do Qi do Fígado invadindo o Baço, 765
Rebelião do Qi do Fígado invadindo o Estômago, 765
Fogo do Fígado agredindo os Pulmões, 765
Deficiência do Sangue do Fígado e do Coração, 765

Os padrões do Fígado são:
1. Estagnação do *Qi* do Fígado
2. *Qi* do Fígado estagnado transformado em Calor
3. Rebelião do *Qi* do Fígado
4. Ascensão do *Yang* do Fígado
5. Estase de Sangue do Fígado
6. Ascensão do Fogo do Fígado
7. Umidade-Calor no Fígado
8. Umidade-Calor no Fígado e na Vesícula Biliar
9. Vento no Fígado
    a) Calor Extremo gerando Vento
    b) Ascensão do *Yang* do Fígado gerando Vento
    c) Fogo no Fígado gerando Vento
    d) Deficiência do Sangue do Fígado gerando Vento
    e) Ascensão do *Yang* do Fígado originado da deficiência do Sangue do Fígado

10. Vento no Fígado abrigando Fleuma
11. Estagnação do *Qi* do Fígado com Fleuma
12. Deficiência do Sangue do Fígado com Fleuma
13. Estagnação de Frio no canal do Fígado
14. Deficiência do Sangue do Fígado
15. Deficiência do *Yin* do Fígado
16. Deficiência do *Qi* do Fígado
17. Deficiência do *Yin* do Fígado com Calor-Vazio
18. Fleuma-Fogo no Fígado
19. Deficiência do *Yang* do Fígado
20. Padrões combinados
    a) Rebelião do *Qi* do Fígado invadindo o Baço
    b) Rebelião do *Qi* do Fígado invadindo o Estômago
    c) Fogo do Fígado agredindo os Pulmões
    d) Deficiência do Sangue do Fígado e do Coração.

1. ESTAGNAÇÃO DO *QI* DO FÍGADO

i) Manifestações clínicas

Distensão dos hipocôndrios ou do epigástrio, ligeira sensação de opressão do tórax, irritabilidade, melancolia, depressão, mau humor, tensão pré-menstrual, menstruação irregular, distensão das mamas antes da menstruação, sensação de bolo na garganta.
Língua: em casos leves, a cor do corpo da língua pode não mudar; em casos graves, as laterais ficam vermelhas.
Pulso: em Corda, especialmente do lado esquerdo.

ii) Acupuntura

PC-6 *Neiguan*, VB-34 *Yanglingquan*, F-13 *Zhangmen*, F-14 *Qimen*, F-3 *Taichong*, TA-6 *Zhigou*.

iii) Prescrição

Yue Ju Wan *Pílula de Gardenia-Ligusticum.*
Xiao Yao San *Pó para o Viajante Tranquilo e Livre*

iv) Três Tesouros e Tesouro das Mulheres

Liberar a Restrição (variação de Yue Ju Wan).
Libertar a Lua (variação de Xiao Yao San).

2. *QI* DO FÍGADO ESTAGNADO TRANSFORMADO EM CALOR

i) Manifestações clínicas

Distensão dos hipocôndrios ou do epigástrio, ligeira sensação de opressão do tórax, irritabilidade, melancolia, depressão, mau humor, tensão pré-menstrual, menstruação irregular,

distensão pré-menstrual da mama, sensação de nó na garganta, sensação de calor, rosto vermelho, sede, propensão a explosões de raiva, menstruação intensa.
Língua: Vermelha nas laterais.
Pulso: em Corda, especialmente no lado esquerdo, e ligeiramente Rápido.

ii) Acupuntura

PC-6 *Neiguan*, VB-34 *Yanglingquan*, F-13 *Zhangmen*, F-14 *Qimen*, F-3 *Taichong*, TA-6 *Zhigou*, F-2 *Xingjian*.

iii) Prescrição

Dan Zhi Xiao Yao San *Pó de Moutan-Gardenia do Viajante Tranquilo e Livre*.

iv) Três Tesouros

Libertando o Sol (variação de Dan Zhi Xiao Yao San).

3. REBELIÃO DO *QI* DO FÍGADO

i) Manifestações clínicas

Distensão dos hipocôndrios ou do epigástrio, soluços, suspiros, náuseas, vômitos, eructação, "sensação de agitação no estômago", irritabilidade, distensão das mamas em mulheres.
Língua: em casos moderados, a cor do corpo da língua pode não mudar; em casos graves, as laterais ficam vermelhas.
Pulso: em Corda; pode estar particularmente em Corda nas posições do Fígado e do Estômago.

ii) Acupuntura

F-14 *Qimen*, PC-6 *Neiguan*, VB-34 *Yanglingquan*, F-3 *Taichong*, TA-6 *Zhigou*, IG-4 *Hegu*, E-21 *Liangmen*, E-19 *Burong*.

iii) Prescrição

Chai Hu Shu Gan Tang *Decocção de Bupleurum para Acalmar o Fígado*.
Yi Gan San *Pó para Conter o Fígado*.
Si Ni San *Pó das Quatro Rebeliões*.

4. ASCENSÃO DO *YANG* DO FÍGADO

i) Manifestações clínicas

Dor de cabeça que pode localizar-se nas têmporas, nos olhos ou no aspecto lateral da cabeça; tontura; tinidos; surdez; visão turva; boca e garganta secas; insônia; irritabilidade; sensação de nervosismo; propensão a explosões de raiva; torcicolo.
Língua: A apresentação da língua pode variar amplamente dependendo da condição de base que esteja causando a ascensão do *Yang* do Fígado. Se a origem for uma deficiência do Sangue do Fígado, o corpo da língua será Pálido; se a origem for uma deficiência do *Yin* do Fígado, o corpo da língua ficará ligeiramente vermelho nas laterais e sem saburra. Em alguns casos, a ascensão do *Yang* do Fígado pode desenvolver-se a partir de uma Rebelião do *Qi* do Fígado – nesse caso, o corpo da língua pode estar com coloração normal ou ligeiramente Vermelho nas laterais.
Pulso: em Corda. Entretanto, se houver um contexto de deficiência do Sangue do Fígado ou do *Yin* do Fígado, o pulso pode estar em Corda apenas de um lado ou também pode estar em Corda, mas Fino.

ii) Acupuntura

F-3 *Taichong*, TA-5 *Waiguan*, PC-6 *Neiguan*, IG-4 *Hegu*, VB-43 *Xiaxi*, VB-38 *Yangfu*, B-2 *Zanzhu*, ponto extra *Taiyang*, VB-20 *Fengchi*, VB-9 *Tianchong*, VB-8 *Shuaigu*, VB-6 *Xuanli*. No caso de deficiência do Sangue do Fígado ou do *Yin* do Fígado: BP-6 *Sanyinjiao*, R-3 *Taixi*, F-8 *Ququan*, E-36 *Zusanli*.

iii) Prescrição

Tian Ma Gou Teng Yin *Decocção de Gastrodia-Uncaria*.
Ling Jiao Gou Teng Tang *Decocção de Cornu Antelopis-Uncaria*.

iv) Três Tesouros

Dobrar o Bambu (sem antecedente clássico).

5. ESTASE DE SANGUE DO FÍGADO

i) Manifestações clínicas

Dor nos hipocôndrios, dor abdominal, vômito de sangue, epistaxe, menstruação dolorosa, menstruação irregular, sangue menstrual escuro e com coágulos, infertilidade, massas no abdome, unhas arroxeadas, lábios arroxeados, cútis arroxeada ou escura, pele seca (em casos graves), petéquias arroxeadas.
Língua: Arroxeada especialmente – ou apenas – nas laterais. Em casos graves, há pontos arroxeados nas laterais.
Pulso: em Corda, Firme ou Áspero.

ii) Acupuntura

VB-34 *Yanglingquan*, F-3 *Taichong*, B-18 *Ganshu*, B-17 *Geshu*, BP-10 *Xuehai*, VC-6 *Qihai*, BP-4 *Gongsun* e PC-6 *Neiguan* (pontos de abertura do Vaso Penetrador), E-29 *Guilai*, R-14 *Siman*, F-5 *Ligou*, F-6 *Zhongdu*.

iii) Prescrição

Ge Xia Zhu Yu Tang *Decocção para Eliminar Estase abaixo do Diafragma*.
Shi Xiao San *Pó para Sorrir*.
Yan Hu Suo Tang *Decocção de Corydalis*.

iv) Tesouro das Mulheres

Elixir para Agitar o Campo (variação de Ge Xia Zhu Yu Tang).

6. ASCENSÃO DO FOGO DO FÍGADO

i) Manifestações clínicas

Irritabilidade, propensão a explosões de raiva, tinidos e/ou surdez (com início súbito), dor de cabeça temporal, tontura, face e olhos avermelhados, sede, gosto amargo na boca, sono perturbado por sonhos, constipação intestinal com fezes ressecadas, urina amarelada-escura, epistaxe, hematêmese, hemoptise.
Língua: Vermelha com laterais mais vermelhas e saburra amarelada e seca.
Pulso: em Corda-Rápido.

ii) Acupuntura

F-2 *Xingjian*, F-3, *Taichong*, VB-20 *Fengchi*, ponto extra *Taiyang*, VG-24 *Shenting*, VB-13 *Benshen*, IG-11 *Quchi*, VB-1 *Tongziliao*, VB-9 *Tianchong*, VB-8 *Shuaigu*, VB-6 *Xuanli*, F-1 *Dadun*.

iii) Prescrição

Long Dan Xie Gan Tang *Decocção de Gentiana para Drenar o Fígado*.
Dang Gui Long Hui Tang *Decocção de Angelica-Gentiana-Aloe*.

iv) Três Tesouros

Drenar o Fígado (variação de Long Dan Xie Gan Tang).

7. UMIDADE-CALOR NO FÍGADO

i) Manifestações clínicas

Plenitude do hipocôndrio, do abdome ou do hipogástrio; gosto amargo na boca, sensação pegajosa na boca, falta de apetite; náuseas, sensação de peso do corpo; corrimento vaginal amarelado, prurido vaginal, eczema ou feridas na vulva; sangramento e/ou dor durante o ciclo menstrual; dor, hiperemia e inchaço da bolsa escrotal; erupções cutâneas papulares ou vesiculares genitais com prurido; dificuldade para urinar, queimação durante a micção, urina escura.
Língua: Corpo Vermelho com laterais mais vermelhas, saburra amarelada e pegajosa.
Pulso: em Corda-Deslizante-Rápido.

ii) Prescrição

Long Dan Xie Gan Tang *Decocção de Gentiana para Drenar o Fígado*.

iii) Três Tesouros

Drenar o Fogo (variação de Long Dan Xie Gan Tang).

8. UMIDADE-CALOR NO FÍGADO E NA VESÍCULA BILIAR

i) Manifestações clínicas

Plenitude do hipocôndrio, do abdome ou do hipogástrio; gosto amargo na boca, falta de apetite, náuseas, sensação de peso do corpo; corrimento vaginal amarelado, prurido vaginal, eczema ou feridas na vulva, sangramento e/ou dor durante o ciclo menstrual; dor, hiperemia e inchaço da bolsa escrotal; erupções cutâneas genitais papulares ou vesiculares com prurido; dificuldade para urinar, queimação durante a micção, urina escura; dor dos hipocôndrios; febre; cútis e olhos amarelados; vômitos.
Língua: corpo Vermelho com laterais mais vermelhas, saburra amarelada e pegajosa unilateral ou bilateral.
Pulso: em Corda-Deslizante-Rápido.

ii) Acupuntura

F-14 *Qimen*, VB-24 *Riyue*, VB-34 *Yanglingquan*, B-18 *Ganshu*, B-19 *Danshu*, VG-9 *Zhiyang*, VC-12 *Zhongwan*, BP-9 *Yinlingquan*, BP-6 *Sanyinjiao*, BP-3 *Taibai*, IG-11 *Quchi*, F-2 *Xingjian*, F-3 *Taichong*.

iii) Prescrição

Long Dan Xie Gan Tang *Decocção de Gentiana para Drenar o Fígado*.

iv) Três Tesouros

Drenar o Fogo (variação de Long Dan Xie Gan Tang).

9. VENTO NO FÍGADO

a) Calor Extremo gerando Vento

i) Manifestações clínicas

Temperatura elevada, convulsões, rigidez do pescoço, tremor dos membros, opistótonos, coma em casos graves.
Língua: Vermelho-Escura, Rígida, saburra amarelada e seca.
Pulso: em Corda-Rápido.

ii) Acupuntura

F-3 *Taichong*, F-2 *Xingjian*, pontos extras *Shixuan*, ID-3 *Houxi*, VG-20 *Baihui*, VG-16 *Fengfu*, VB-20 *Fengchi*, VG-8 *Jinsuo*, VG-14 *Dazhui*.

iii) Prescrição

Ling Jiao Gou Teng Tang *Decocção de Cornu Antelopis-Uncaria*.

b) Ascensão do *Yang* do Fígado gerando Vento

i) Ascensão do *Yang* do Fígado originada de deficiência do *Yin* do Fígado

Manifestações clínicas
Tremor, tiques faciais, tontura grave, tinidos, dor de cabeça, hipertensão, garganta seca, olhos secos, visão turva, dormência ou formigamento dos membros, memória fraca.
Língua: cor normal sem saburra.
Pulso: em Corda-Fino.

Acupuntura
F-3 *Taichong*, VB-20 *Fengchi*, IG-4 *Hegu*, TA-5 *Waiguan*, VG-19 *Houding*, BP-6 *Sanyinjiao*, F-8 *Ququan*, R-3 *Taixi*.

Prescrição
Da Ding Feng Zhu *Grande Pérola para Estancar o Vento* (para doenças febris em que o Calor consome o *Yin*).
San Jia Fu Mai Tang *Decocção das Três Carapaças para Restaurar o Pulso*.

Três Tesouros
Vergar o Bambu (sem antecedente clássico).

ii) Ascensão do *Yang* do Fígado originada de deficiência do *Yin* do Fígado e do Rim

Manifestações clínicas
Tremor, tiques faciais, tontura grave, tinidos, dor de cabeça, hipertensão, garganta seca, olhos secos, visão turva, dormência ou formigamento dos membros, memória fraca, dor nas costas, micção escassa, sudorese noturna.
Língua: cor normal sem saburra.
Pulso: em Corda-Fino.

Acupuntura

F-3 *Taichong*, VB-20 *Fengchi*, IG-4 *Hegu*, TA-5 *Waiguan*, VG-19 *Houding*, BP-6 *Sanyinjiao*, F-8 *Ququan*, R-3 *Taixi*, R-6 *Zhaohai*, VC-4 *Guanyuan*.

Prescrição

Zhen Gan Xi Feng Tang *Decocção para Pacificar o Fígado e Controlar o Vento*.
Jian Ling Tang *Decocção para Construir Telhas do Telhado*.

Três Tesouros

Vergar o Bambu (sem antecedente clássico).

iii) Ascensão do *Yang* do Fígado originada de deficiência do Sangue do Fígado

Manifestações clínicas

Tremor, tontura, tinidos, dor de cabeça, hipertensão, garganta seca, visão turva, dormência ou formigamento dos membros, memória fraca, insônia.
Língua: Pálida e Fina.
Pulso: em Corda-Fino.

Acupuntura

F-3 *Taichong*, VB-20 *Fengchi*, IG-4 *Hegu*, TA-5 *Waiguan*, VG-19 *Houding*, BP-6 *Sanyinjiao*, F-8 *Ququan*, R-3 *Taixi*, B-17 *Geshu*, VC-4 *Guanyuan*.

Prescrição

E Jiao Ji Zi Huang Tang *Decocção com Gelatina Corii Asini-Gema de Ovo*.

Três Tesouros

Vergar o Bambu (sem antecedente clássico).

c) Fogo do Fígado gerando Vento

Manifestações clínicas

Tremor, irritabilidade, propensão a explosões de raiva, tinidos e/ou surdez (com início súbito), dor de cabeça temporal, tontura, face e olhos avermelhados, sede, gosto amargo na boca, sono perturbado por sonhos, constipação intestinal com fezes ressecadas, urina amarelada-escura, epistaxe, hematêmese, hemoptise.
Língua: Vermelha com laterais mais vermelhas e saburra amarelada e seca.
Pulso: em Corda-Rápido.

Acupuntura

F-2 *Xingjian*, F-3 *Taichong*, VB-20 *Fengchi*, ponto extra *Taiyang*, VB-13 *Benshen*, IG-11 *Quchi*, VB-1 *Tongziliao*, VB-9 *Tianchong*, VB-8 *Shuaigu*, VB-6 *Xuanli*, VG-24 *Shenting*, BP-6 *Sanyinjiao*, F-1 *Dadun*, VG-8 *Jinsuo*.

Prescrição

Ling Jiao Gou Teng Tang *Decocção de Cornu Antelopis-Uncaria* mais Long Dan Cao *Radix Gentianae scabrae*.

Três Tesouros

Drenar o Fogo (variação de Long Dan Xie Gan Tang).

d) Deficiência do Sangue do Fígado dando origem a Vento

Manifestações clínicas

Tremor fino, tiques faciais, tontura, visão turva, dormência ou formigamento dos membros, memória fraca, insônia, menstruação escassa.
Língua: Pálida e Fina.
Pulso: em Corda-Fino.

Acupuntura

F-3 *Taichong*, VB-20 *Fengchi*, IG-4 *Hegu*, TA-5 *Waiguan*, VG-19 *Houding*, BP-6 *Sanyinjiao*, F-8 *Ququan*, R-3 *Taixi*, B-17 *Geshu*, VC-4 *Guanyuan*.

Prescrição

E Jiao Ji Zi Huang Tang *Decocção de Gelatina Corii Asini-Gema de Ovo*.

Três Tesouros

Vergar o Bambu (sem antecedente clássico).

10. VENTO DO FÍGADO ALBERGANDO FLEUMA

i) Manifestações clínicas

Dor de cabeça, tontura, visão turva, sensação de peso e congestão da cabeça, rigidez occipital, tinidos, náuseas, tosse com expectoração profusa de catarro, insônia, sono perturbado por sonhos.
Língua: Rígida, Aumentada, com saburra pegajosa.
Pulso: em Corda-Deslizante.

ii) Acupuntura

F-3 *Taichong*, E-40 *Fenglong*, IG-4 *Hegu*, VB-20 *Fengchi*, E-8 *Touwei*, VC-12 *Zhongwan*, BP-6 *Sanyinjiao*.

iii) Prescrição

Ban Xia Bai Zhu Tian Ma Tang *Decocção de Pinellia-Atractylodes-Gastrodia*.

iv) Três Tesouros

Dispersar o Yang (variação de Tian Ma Ban Xia Bai Zhu Tang).

11. ESTAGNAÇÃO DO *QI* DO FÍGADO COM FLEUMA

i) Manifestações clínicas

Depressão mental, irritabilidade, mau humor; sensação de opressão do tórax; sensação de bolo na garganta; dificuldade de engolir; suspiros, tosse com expectoração de muco; distensão dos hipocôndrios; distensão, inchaço e dor das mamas antes da menstruação.
Língua: Aumentada, com saburra pegajosa.
Pulso: em Corda-Deslizante.

ii) Acupuntura

F-3 *Taichong*, E-40 *Fenglong*, IG-4 *Hegu*, VG-24 *Shenting*, VB-13 *Benshen*, PC-7 *Daling*, PC-6 *Neiguan*.

iii) Prescrição

Yue Ju Wan *Pílula com Gardenia-Ligusticum*.
Ban Xia Hou Po Tang *Decocção com Pinellia-Magnolia*.
Ju He Wan *Pílula com Semente Cítrica*.
Si Hai Shu Yu Wan *Pílula dos Quatro Mares para Soltar a Estagnação* (específico para bócio por estagnação de Qi com Fleuma).

iv) Três Tesouros

Liberar a Restrição (variação de Yue Ju Wan).
Abrir o Coração (variação de Ban Xia Hou Po Tang).
Espírito Brilhante (variação de Wen Dan Tang).

12. DEFICIÊNCIA DO SANGUE DO FÍGADO COM FLEUMA

i) Manifestações clínicas

Depressão mental, tontura, visão turva, formigamento dos membros, unhas quebradiças, muco na garganta, sensação de opressão do tórax, sensação de congestão da cabeça, menstruação irregular, menstruação atrasada.
Língua: Pálida, com saburra pegajosa.
Pulso: Áspero à esquerda, Deslizante à direita.

ii) Acupuntura

F-8 *Ququan*, BP-6 *Sanyinjiao*, E-36 *Zusanli*, VC-4 *Guanyuan*, E-40 *Fenglong*, BP-9 *Yinlingquan*.

iii) Prescrição

Ba Zhen Tang *Decocção dos Oito Preciosos* mais Er Chen Tang *Decocção dos Dois Velhos*.

iv) Três Tesouros

Mar Precioso (variação de Ba Zhen Tang) mais *Mar Límpido* (variação de Er Chen Tang).

13. ESTAGNAÇÃO DE FRIO NO CANAL DO FÍGADO

i) Manifestações clínicas

Plenitude e distensão dos hipocôndrios com dor que se irradia para baixo, até a bolsa escrotal e os testículos, e para cima, até os hipocôndrios; a dor melhora com calor, esticando os testículos ou contraindo a bolsa escrotal; dor de cabeça no vértice; sensação de frio, mãos e pés frios; vômito de fluido claro e aguado ou vômito seco. Nas mulheres, pode haver atrofia da vagina.
Língua: Pálida e úmida com saburra branca.
Pulso: Profundo-em Corda-Lento.

ii) Acupuntura

VC-3 *Zhongji*, F-5 *Ligou*, F-1 *Dadun*, F-3 *Taichong*. O uso de moxa está indicado.

iii) Prescrição

Nuan Gan Jian *Decocção para Aquecer o Fígado*.

14. DEFICIÊNCIA DO SANGUE DO FÍGADO

i) Manifestações clínicas

Tontura, dormência ou formigamento dos membros; insônia; visão turva, "moscas volantes", visão noturna reduzida; menstruação escassa ou amenorreia; cútis baça e pálida sem lustro, lábios pálidos; fraqueza muscular; cãibras; unhas fracas e quebradiças; pele e cabelos secos; depressão; falta de perspectiva de vida.
Língua: Corpo Pálido especialmente nas laterais que, em casos extremos, podem ficar com coloração alaranjada, e Seco.
Pulso: Áspero ou Fino.

ii) Acupuntura

F-8 *Ququan*, BP-6 *Sanyinjiao*, E-36 *Zusanli*, VC-4 *Guanyuan*, B-18 *Ganshu*, B-20 *Pishu*, B-23 *Shenshu*, B-17 *Geshu*, ponto extra *Yuyao*.

iii) Prescrição

Bu Gan Tang *Decocção para Tonificar o Fígado*.

iv) Três Tesouros

Mar Precioso (variação de Ba Zhen Tang).
Acalmar o Shen (variação de Gui Pi Tang).

15. DEFICIÊNCIA DO YIN DO FÍGADO

i) Manifestações clínicas

Tontura, dormência ou formigamento dos membros; insônia; visão turva, "moscas volantes", olhos secos, visão noturna reduzida; menstruação escassa ou amenorreia; cútis baça e pálida sem lustro, mas com bochechas vermelhas; fraqueza muscular, cãibras; unhas fracas e quebradiças, pele e cabelos muito secos; depressão, falta de perspectiva de vida.
Língua: cor normal sem saburra ou com saburra sem raiz.
Pulso: Flutuante-Vazio.

ii) Acupuntura

F-8 *Ququan*, BP-6 *Sanyinjiao*, E-36 *Zusanli*, VC-4 *Guanyuan*, R-3 *Taixi*, R-6 *Zhaohai*, ponto extra *Yuyao*.

iii) Prescrição

Yi Guan Jian *Decocção de Uma Ligação*.

iv) Três Tesouros

Aterrar o Espírito (variação de Yin Mei Tang).
Nutrir a Alma (variação de Suan Zao Ren Tang).

16. DEFICIÊNCIA DO *QI* DO FÍGADO

i) Manifestações clínicas

Tontura, visão turva, moscas volantes, nervosismo, timidez, propensão a se assustar facilmente, falta de coragem e iniciativa, indecisão, suspiro, sonhos agitados, depressão, irritabilidade, distensão dos hipocôndrios, menstruação irregular.
Língua: Pálida ou normal.
Pulso: Fraco.

ii) Acupuntura

F-8 *Ququan*, VB-40 *Qiuxu*, E-36 *Zusanli*, BP-6 *Sanyinjiao*, VC-4 *Guanyuan*, B-18 *Ganshu*.

iii) Prescrição

Prescrição empírica do Dr. Chen Jia Xu.[1]

17. DEFICIÊNCIA DO *YIN* DO FÍGADO COM CALOR-VAZIO

i) Manifestações clínicas

Tontura, dormência ou formigamento dos membros; insônia; visão turva, moscas volantes, olhos secos, visão noturna reduzida; menstruação escassa ou sangramento menstrual abundante (se o Calor-Vazio for grave); bochechas avermelhadas; fraqueza muscular; cãibras; unhas frágeis e quebradiças; pele e cabelos muito secos; depressão; falta de perspectiva de vida; ansiedade; sensação de calor ao anoitecer; sudorese noturna; calor nos cinco palmos; sede com vontade de beber líquidos em pequenos goles.
Língua: Vermelha sem saburra.
Pulso: Flutuante-Vazio e ligeiramente Rápido.

ii) Acupuntura

F-8 *Ququan*, BP-6 *Sanyinjiao*, E-36 *Zusanli*, VC-4 *Guanyuan*, R-3 *Taixi*, R-6 *Zhaohai*, ponto extra *Yuyao*, F-2 *Xingjian*, IG-11 *Quchi*.

iii) Prescrição

Yi Guan Jian *Decocção de Uma Ligação* mais Zhi Mu *Radix Anemarrhenae asphodeloidis* e Mu Dan Pi *Cortex Moutan radicis*.
Qing Hao Bie Jia Tang *Decocção de Artemisia-Annua-Carapax Amydae*.
Qing Gu San *Pó para Clarificar os Ossos*.

18. FLEUMA-FOGO NO FÍGADO

i) Manifestações clínicas

Irritabilidade, propensão a explosões de raiva, tinidos e/ou surdez (com início súbito), dor de cabeça temporal, tontura, face e olhos avermelhados, sede, gosto amargo na boca, sono perturbado por sonhos, constipação intestinal com fezes ressecadas, urina amarelada-escura, epistaxe, hematêmese, hemoptise, sensação de opressão do tórax, som crepitante na garganta, sensação de congestão da cabeça, expectoração de muco, hipertensão.
Língua: Vermelha com laterais mais vermelhas, Aumentada e com saburra amarelada e pegajosa.
Pulso: em Corda-Deslizante-Rápido.

ii) Acupuntura

F-2 *Xingjian*, F-3 *Taichong*, VB-20 *Fengchi*, ponto extra *Taiyang*, VB-13 *Benshen*, IG-11 *Quchi*, VB-1 *Tongziliao*, VB-9 *Tianchong*, VB-8 *Shuaigu*, VB-6 *Xuanli*, VG-24 *Shenting*, BP-6 *Sanyinjiao*, F-1 *Dadun*, VC-12 *Zhongwan*, E-40 *Fenglong*, BP-9 *Yinlingquan*, IG-4 *Hegu*.

iii) Prescrição

Wen Dan Tang *Decocção para Aquecer a Vesícula Biliar*.
Ling Jiao Gou Teng Tang *Decocção de Cornu Antelopis-Uncaria*.

iv) Três Tesouros

Clarificar a Alma (variação de Wen Dan Tang).
Assentando a Alma (sem antecedente clássico).

19. DEFICIÊNCIA DO *YANG* DO FÍGADO

i) Manifestações clínicas

Tendência a se preocupar, temeroso, taciturno, depressão, moscas volantes, visão turva, sensação de frio, dor e distensão dos hipocôndrios, pernas frias, dormência da cabeça e do corpo, formigamento dos membros, cútis esverdeada, unhas pálidas e sem vida, contração dos tendões, incapacidade de segurar objetos, falta de libido, impotência, pênis frio, bolsa escrotal úmida, emissões noturnas sem sonhos, contração da vagina, sensação de frio e dor no abdome em mulheres, menstruação atrasada, menstruação com gotejamento, sensação de frio na cintura, infertilidade.
Língua: Pálida.
Pulso: Profundo-Fino ou em Corda-Lento, Fraco na posição Média esquerda.

ii) Acupuntura

VB-40 *Qiuxu*, F-8 *Ququan*, F-3 *Taichong*, B-18 *Ganshu*, C-7 *Shenmen*, TA-3 *Zhongzhu*, VG-20 *Baihui*. Está indicado o uso de moxa.

iii) Prescrição

Long Chi Qing Hun Tang Dens Draconis *Decocção para Clarificar a Alma Etérea*.
Wen Yang Bu Gan Jian *Decocção para Aquecer o Yang e Tonificar o Fígado* mais Ren Shen *Radix Ginseng*, Huang Qi *Radix Astragali membranacei*, Chai Hu *Radix Bupleuri*, Sheng Ma *Rhizoma Cimicifugae*.

20. PADRÕES COMBINADOS

Os padrões combinados do Fígado são:
a) Rebelião do *Qi* do Fígado invadindo o Baço
b) Rebelião do *Qi* do Fígado invadindo o Estômago
c) Fogo do Fígado agredindo os Pulmões

d) Deficiência do *Yin* do Fígado e do Rim (ver em Padrões Combinados do Rim)
e) Deficiência do *Yin* do Fígado e do Rim com Calor Vazio (ver em Padrões Combinados do Rim)
f) Deficiência do Sangue do Fígado e do Coração.

a) Rebelião do *Qi* do Fígado invadindo o Baço

i) Manifestações clínicas

Irritabilidade, distensão e dor abdominal, alternância de constipação intestinal e diarreia, fezes às vezes secas e em pelotas e às vezes amolecidas, flatulência, cansaço.
Língua: cor normal ou ligeiramente Vermelha nas laterais.
Pulso: em Corda à esquerda e Fraco à direita.

ii) Acupuntura

F-13 *Zhangmen*, F-14 *Qimen*, F-3 *Taichong*, VB-34 *Yanglingquan*, VC-6 *Qihai*, E-25 *Tianshu*, BP-15 *Daheng*, VC-12 *Zhongwan*, TA-6 *Zhigou*, E-36 *Zusanli*, BP-6 *Sanyinjiao*, PC-6 *Neiguan*.

iii) Prescrição

Xiao Yao San *Pó do Viajante Livre e Tranquilo*.

iv) Três Tesouros

Libertar a Lua (variação de Xiao Yao San).

b) Rebelião do *Qi* do Fígado invadindo o Estômago

i) Manifestações clínicas

Irritabilidade, distensão e dor dos hipocôndrios e do epigástrio, sensação de opressão do epigástrio, regurgitação ácida, soluços, eructação, náuseas, vômitos, suspiros, membros fracos.
Língua: cor normal ou ligeiramente Vermelha nas laterais.
Pulso: em Corda à esquerda e Fraco à direita ou em Corda nas duas posições Médias.

ii) Acupuntura

F-14 *Qimen*, VB-34 *Yanglingquan*, VC-13 *Shangwan*, VC-10 *Xiawan*, E-21 *Liangmen*, E-19 *Burong*, E-36 *Zusanli*, E-34 *Liangqiu*, B-21 *Weishu*.

iii) Prescrição

Si Mo Tang *Decocção das Quatro Ervas Trituradas*.
Xuan Fu Dai Zhe Tang *Decocção de Inula-Haematite*.
Ju Pi Zhu Ru Tang *Decocção de Citrus-Bambusa*.
Ding Xiang Shi Di Tang *Caryophyllum-Diospyros Decoction*.
Ban Xia Hou Po Tang *Decocção de Pinellia-Magnolia* mais Zuo Jin Wan *Pílula do Metal Esquerdo*.

iv) Três Tesouros

Abrir o Coração (variação de Ban Xia Hou Po Tang).

c) Fogo do Fígado agredindo os Pulmões

i) Manifestações clínicas

Falta de ar, asma, sensação de plenitude e distensão do tórax e dos hipocôndrios, tosse com muco amarelado ou com estrias de sangue, dor de cabeça, tontura, face avermelhada, sede, gosto amargo na boca, olhos vermelhos, urina escassa e escura, constipação intestinal.
Língua: Vermelha com laterais mais vermelhas e saburra amarelada e seca.
Pulso: em Corda.

ii) Acupuntura

F-2 *Xingjian*, F-3 *Taichong*, F-14 *Qimen*, VC-17 *Shanzhong*, VC-22 *Tiantu*, PC-6 *Neiguan*, P-7 *Lieque*, IG-11 *Quchi*.

iii) Prescrição

Long Dan Xie Gan Tang *Decocção de Gentiana para Drenar o Fígado* mais Su Zi *Fructus Perillae frutescentis*, Sang Bai Pi *Cortex Mori albae radicis* e Zhu Ru *Caulis Bambusae in Taeniis*.

d) Deficiência do Sangue do Fígado e do Coração

i) Manifestações clínicas

Palpitações, tontura, insônia, sono perturbado por sonhos, memória fraca, ansiedade, propensão a se assustar, cútis baça e pálida, lábios pálidos, visão turva, moscas volantes, visão noturna reduzida, dormência ou formigamento dos membros, menstruação escassa ou amenorreia, cãibras, fraqueza muscular, pele e cabelos secos, depressão, falta de perspectiva de vida, unhas fracas e quebradiças.
Língua: Pálida e Fina.
Pulso: Áspero ou Fino, especialmente à esquerda.

ii) Acupuntura

C-7 *Shenmen*, PC-6 *Neiguan*, VC-14 *Juque*, VC-4 *Guanyuan*, VC-15 *Jiuwei*, B-17 *Geshu*, B-18 *Ganshu*, B-20 *Pishu*, F-8 *Ququan*, BP-6 *Sanyinjiao*, E-36 *Zusanli*.

iii) Prescrição

Gui Pi Tang *Decocção para Tonificar o Baço*.
Sheng Yu Tang *Decocção da Cura do Sábio*.
Bu Gan Tang *Decocção para Tonificar o Fígado*.
Dang Gui Ji Xue Teng Tang *Decocção de Angelica-Ji Xue Teng*.

iv) Três Tesouros

Acalmar o Shen (variação de Gui Pi Tang).

NOTA

1. Chen Jia Xu, Discussion on the Syndrome of Liver-Qi Deficiency in Journal of Chinese Medicine (*Zhong Yi Za Zhi*), Beijing, 5, 1994, p. 264-7.

PARTE 6

94 | Padrões do Pulmão

CONTEÚDO DO CAPÍTULO

Deficiência do *Qi* do Pulmão, 766
Deficiência do *Yang* do Pulmão, 766
Deficiência do *Yin* do Pulmão, 767
Deficiência do *Yin* do Pulmão Com Calor Vazio, 767
Deficiência do *Qi* do Pulmão e do *Yin* do Pulmão, 767
Secura no Pulmão, 767
Invasão de Vento-Frio nos Pulmões, 767
Invasão de Vento-Calor nos Pulmões, 768
Invasão de Vento-Secura nos Pulmões, 768
Invasão de Vento-Água nos Pulmões, 768
Calor no Pulmão, 768
Umidade-Fleuma nos Pulmões, 768
Frio-Fleuma nos Pulmões, 768
Fleuma-Calor nos Pulmões, 769
Fleuma-Secura nos Pulmões, 769
Fleuma-Fluidos nos Pulmões, 769
Deficiência do *Qi* do Pulmão Com Fleuma, 769
Deficiência do *Yin* do Pulmão Com Fleuma, 769
Estagnação do *Qi* do Pulmão, 769
Colapso do *Qi* do Pulmão, 770
Padrões Combinados, 770
Deficiência do Qi do Pulmão e do Coração, 770

Os padrões do Pulmão são:
1. Deficiência do *Qi* do Pulmão
2. Deficiência do *Yang* do Pulmão
3. Deficiência do *Yin* do Pulmão
4. Deficiência do *Yin* do Pulmão com Calor Vazio
5. Deficiência do *Qi* do Pulmão e do *Yin* do Pulmão
6. Secura no Pulmão
7. Invasão de Vento-Frio nos Pulmões
8. Invasão de Vento-Calor nos Pulmões
9. Invasão de Vento-Secura nos Pulmões
10. Invasão de Vento-Água nos Pulmões
11. Calor no Pulmão
12. Umidade-Fleuma nos Pulmões
13. Frio-Fleuma nos Pulmões
14. Fleuma-Calor nos Pulmões
15. Fleuma-Secura nos Pulmões
16. Fleuma-Fluidos nos Pulmões
17. Deficiência do *Qi* do Pulmão com Fleuma
18. Deficiência do *Yin* do Pulmão com Fleuma
19. Estagnação do *Qi* do Pulmão
20. Colapso do *Qi* do Pulmão
21. Padrões Combinados

- Deficiência do *Qi* do Pulmão e do *Yang* do Rim (ver os padrões "Deficiência do Rim, Água transbordando para os Pulmões" ou "Rim falhando em receber o *Qi*" nos Padrões do Rim)
- Deficiência do *Yin* do Pulmão e do Rim (ver em Padrões Combinados do Rim)
- Fogo do Fígado agredindo os Pulmões (ver em Padrões Combinados do Fígado)
- Deficiência do *Qi* do Pulmão e do Baço (ver em Padrões Combinados do Baço)
- Deficiência do *Qi* do Pulmão e do Coração.

1. DEFICIÊNCIA DO *QI* DO PULMÃO

i) Manifestações clínicas

Ligeira falta de ar, tosse moderada, voz fraca, sudorese espontânea durante o dia, aversão a conversar, cútis esbranquiçada-brilhante, propensão a se resfriar, cansaço, aversão ao frio.
Língua: Pálida.
Pulso: Vazio, especialmente na posição Anterior direita.

ii) Acupuntura

P-9 *Taiyuan*, P-7 *Lieque*, VC-6 *Qihai*, B-13 *Feishu*, VG-12 *Shenzhu*, E-36 *Zusanli*, VC-12 *Zhongwan*.

iii) Prescrição

Ren Shen Bu Fei Tang *Decocção de Ginseng para Tonificar os Pulmões*.

2. DEFICIÊNCIA DO *YANG* DO PULMÃO

i) Manifestações clínicas

Ligeira falta de ar, tosse moderada com muco profuso aguado, voz fraca, sudorese espontânea durante o dia, aversão a conversar, cútis esbranquiçada-brilhante, propensão a se resfriar, cansaço, aversão ao frio, sensação de frio, mãos frias, sensação de frio na parte superior das costas, ausência de sede.
Língua: Pálida e ligeiramente úmida.
Pulso: Fraco, especialmente na posição Anterior direita.

ii) Acupuntura

P-9 *Taiyuan*, P-7 *Lieque*, VC-6 *Qihai*, B-13 *Feishu*, VG-12 *Shenzhu*, E-36 *Zusanli*, VC-12 *Zhongwan*. Moxa deve ser usada.

iii) Prescrição

Sheng Mai San *Pó para Gerar o Pulso* combinado com Gan Cao Gan Jiang Tang *Decocção de Glycyrrhiza-Zingiber* mais Huang Qi *Radix Astragali membranacei*.

3. DEFICIÊNCIA DO *YIN* DO PULMÃO

i) Manifestações clínicas

Tosse seca ou com pouco muco pegajoso, voz fraca e/ou rouca, boca e garganta secas, coceira na garganta, cansaço, aversão a conversar, corpo fino ou tórax estreito, sudorese noturna.
Língua: cor normal, seca e sem saburra (ou com saburra sem raiz) na parte anterior.
Pulso: Flutuante-Vazio.

ii) Acupuntura

P-9 *Taiyuan*, VC-17 *Shanzhong*, B-43 *Gaohuangshu*, B-13 *Feishu*, VG-12 *Shenzhu*, VC-4 *Guanyuan*, R-6 *Zhaohai*, VC-12 *Zhongwan*, BP-6 *Sanyinjiao*.

iii) Prescrição

Bai He Gu Jin Tang *Decocção de Lilium para Consolidar o Metal*.

iv) Três Tesouros

Primavera de Jade (variação de Sha Shen Mai Dong Tang).

4. DEFICIÊNCIA DO *YIN* DO PULMÃO COM CALOR VAZIO

i) Manifestações clínicas

Tosse seca ou com pouco muco pegajoso que pode estar com raias de sangue, boca e garganta secas à noite, voz fraca e/ou rouca, coceira na garganta, sudorese noturna, cansaço, *flush* malar, aversão a conversar, sensação de calor ou febre baixa ao anoitecer, calor nos cinco palmos, sede com vontade de beber líquidos em pequenos goles, insônia, ansiedade, corpo fino, tórax estreito.
Língua: Vermelha sem saburra.
Pulso: Flutuante-Vazio e Rápido.

ii) Acupuntura

P-9 *Taiyuan*, VC-17 *Shanzhong*, B-43 *Gaohuangshu*, B-13 *Feishu*, VG-12 *Shenzhu*, VC-4 *Guanyuan*, R-6 *Zhaohai*, VC-12 *Zhongwan*, BP-6 *Sanyinjiao*, P-10 *Yuji*, IG-11 *Quchi*.

iii) Prescrição

Yang Yin Qing Fei Tang *Decocção para Nutrir o Yin e Abrir o Pulmão*.

5. DEFICIÊNCIA DO *QI* DO PULMÃO E DO *YIN* DO PULMÃO

i) Manifestações clínicas

Tosse moderada, falta de ar, voz fraca e/ou rouca, sudorese espontânea durante o dia, sudorese noturna, boca e garganta secas à noite, cansaço, cútis pálida, propensão a se resfriar.
Língua: Pálida, se a deficiência do Qi predominar; coloração normal e sem saburra, se a deficiência do Yin predominar. A língua também pode estar Pálida no geral, mas sem saburra na parte anterior.
Pulso: Vazio, se a deficiência do *Qi* predominar; Flutuante-Vazio na posição Anterior direita, se a deficiência do *Yin* predominar.

ii) Acupuntura

P-9 *Taiyuan*, VC-12 *Zhongwan*, VC-6 *Qihai*, B-13 *Feishu*, B-43 *Gaohuangshu*, E-36 *Zusanli*, BP-6 *Sanyinjiao*.

iii) Prescrição

Sheng Mai San *Pó para Gerar o Pulso*.
Mai Men Dong Tang *Decocção de Ophiopogon*.
Zhu Ye Shi Gao Tang *Decocção de Lophatherus-Gypsum*, se o *Yin* do Pulmão tiver ficado deficiente após uma doença febril e com uma deficiência preexistente do *Qi* do Pulmão.

iv) Três Tesouros

Primavera de Jade (variação de Sha Shen Mai Dong Tang).

6. SECURA NO PULMÃO

i) Manifestações clínicas

Tosse seca, pele seca, garganta seca, boca seca, sede, voz rouca.
Língua: seca.
Pulso: Vazio, especialmente na posição Anterior direita.

ii) Acupuntura

P-9 *Taiyuan*, VC-4 *Guanyuan*, R-6 *Zhaohai*, BP-6 *Sanyinjiao*, VC-12 *Zhongwan*, E-36 *Zusanli*.

iii) Prescrição

Bai He Gu Jin Tang *Decocção 1 para Consolidar o Metal*.
Mai Men Dong Tang *Decocção de Ophiopogon*.
Zeng Ye Tang *Decocção para Aumentar os Fluidos*.

7. INVASÃO DE VENTO-FRIO NOS PULMÕES

i) Manifestações clínicas

Aversão ao frio, febre, tosse, coceira na garganta, ligeira falta de ar, nariz congestionado ou escorrendo com secreção clara e aguada, espirros, dor de cabeça occipital, dores no corpo.
Língua: Saburra branca e fina.
Pulso: Flutuante-Tenso.

ii) Acupuntura

P-7 *Lieque*, B-12 *Fengmen* (com ventosa), VG-16 *Fengfu*.

iii) Prescrição

Ma Huang Tang *Decocção de Ephedra*.

iv) Três Tesouros

Expelir Vento-Frio (variação de Jing Fang Jie Biao Tang).

8. INVASÃO DE VENTO-CALOR NOS PULMÕES

i) Manifestações clínicas

Aversão ao frio, febre, tosse, dor de garganta, nariz congestionado ou escorrendo com secreção amarelada, dor de cabeça, dores no corpo, sudorese moderada, sede moderada, amígdalas aumentadas.
Língua: Ligeiramente Vermelha nas laterais, na área do tórax ou na parte anterior.
Pulso: Flutuante-Rápido.

ii) Acupuntura

IG-4 *Hegu*, IG-11 *Quchi*, P-11 *Shaoshang*, VG-14 *Dazhui*, B-12 *Fengmen* (com ventosa), VG-16 *Fengfu*, VB-20 *Fengchi*, TA-5 *Waiguan*.

iii) Prescrição

Sang Ju Yin *Decocção de Morus-Chrysanthemum*.
Yin Qiao San *Pó de Lonicera-Forsythia*.

iv) Três Tesouros

Expelir Vento-Calor (variação de Yin Qiao San).

9. INVASÃO DE VENTO-SECURA NOS PULMÕES

i) Manifestações clínicas

Tosse seca, aversão ao frio, febre, garganta seca, coceira na garganta, nariz ressecado, desconforto no tórax.
Língua: Saburra branca fina e seca.
Pulso: Flutuante.

ii) Acupuntura

P-7 *Lieque*, IG-4 *Hegu*, TA-5 *Waiguan*, VC-12 *Zhongwan*, BP-6 *Sanyinjiao*, B-12 *Fengmen* (com ventosa), B-13 *Feishu*.

iii) Prescrição

Sang Xing Tang *Decocção de Morus-Prunus*.
Qing Zao Jiu Fei Tang *Decocção para Clarificar a Secura e Resgatar os Pulmões*.

10. INVASÃO DE VENTO-ÁGUA NOS PULMÕES

i) Manifestações clínicas

Inchaço súbito dos olhos e da face que vai se espalhando gradualmente para o corpo todo, cútis luminosa-brilhante, urina pálida e escassa, aversão ao vento, febre, tosse, falta de ar moderada.
Língua: Saburra branca e pegajosa.
Pulso: Flutuante-Deslizante.

ii) Acupuntura

P-7 *Lieque*, IG-6 *Pianli*, IG-7 *Wenli*, IG-4 *Hegu*, B-12 *Fengmen*, VC-9 *Shuifen*, B-13 *Feishu*, VG-26 *Renzhong*.

iii) Prescrição

Xiao Qing Long Tang *Decocção do Pequeno Dragão Verde*.

11. CALOR NO PULMÃO

i) Manifestações clínicas

Tosse, ligeira falta de ar, sensação de calor, dor no peito, batimento das asas do nariz, sede, face avermelhada.
Língua: Vermelha com saburra amarelada.
Pulso: Transbordante-Rápido.

ii) Acupuntura

P-5 *Chize*, P-10 *Yuji*, P-7 *Lieque*, IG-11 *Quchi*, P-1 *Zhongfu*, B-13 *Feishu*.

iii) Prescrição

Qing Bai San *Pó para Clarificar o Branco*.

12. UMIDADE-FLEUMA NOS PULMÕES

i) Manifestações clínicas

Tosse crônica que vem em crises com profusa expectoração de muco esbranquiçado e pegajoso que é fácil de expectorar, cútis esbranquiçada com aspecto pastoso, sensação de opressão do tórax, respiração ofegante, aversão a se deitar, sibilos, náuseas, sensação de peso, sensação de congestão, tontura.
Língua: Aumentada com saburra branca e pegajosa.
Pulso: Deslizante.

ii) Acupuntura

P-5 *Chize*, P-7 *Lieque*, P-1 *Zhongfu*, VC-17 *Shanzhong*, E-40 *Fenglong*, PC-6 *Neiguan*, VC-22 *Tiantu*, VC-12 *Zhongwan*, VC-9 *Shuifen*, B-20 *Pishu*, B-13 *Feishu*, VC-5 *Shimen*, B-22 *Sanjiaoshu*.

iii) Prescrição

Er Chen Tang *Decocção dos Dois Velhos*.

iv) Três Tesouros

Mar Límpido (variação de Er Chen Tang).

13. FRIO-FLEUMA NOS PULMÕES

i) Manifestações clínicas

Tosse com expectoração de muco esbranquiçado e aguado, piora por exposição ao frio, sensação de frio, mãos frias, muco na garganta, tontura, sensação de opressão do tórax, sensação de frio no tórax, sensação de peso, sensação de congestão, tontura.
Língua: Aumentada e úmida com saburra esbranquiçada e pegajosa.
Pulso: Deslizante-Lento.

ii) Acupuntura

P-5 *Chize*, P-7 *Lieque*, P-1 *Zhongfu*, VC-17 *Shanzhong*, VC-12 *Zhongwan*, B-13 *Feishu*, B-20 *Pishu*, VC-22 *Tiantu*, VC-9 *Shuifen*, VC-5 *Shimen*, B-22 *Sanjiaoshu*. Moxa deve ser usada.

iii) Prescrição

She Gan Ma Huang Tang *Decocção de Belamcanda-Ephedra*.
Ling Gui Zhu Gan Tang *Decocção de Poria-Ramulus Cinnamomi-Atractylodis-Glycyrrhiza*.
Ling Gan Wu Wei Jiang Xin Tang *Decocção de Poria-Glycyrrhiza-Schisandra-Zingiberis-Asarum*.
San Zi Yang Qin Tang *Decocção de Três Sementes para Nutrir os Ancestrais*.

14. FLEUMA-CALOR NOS PULMÕES

i) Manifestações clínicas

Tosse forte com expectoração profusa de muco amarelado e pegajoso ou esverdeado, respiração ofegante, sibilos, sensação de opressão do tórax, sensação de calor, sede, insônia, agitação.
Língua: Vermelha, Aumentada, com saburra amarelada e pegajosa.
Pulso: Deslizante-Rápido.

ii) Acupuntura

P-5 *Chize*, P-7 *Lieque*, P-10 *Yuji*, IG-11 *Quchi*, P-1 *Zhongfu*, B-13 *Feishu*, VC-12 *Zhongwan*, E-40 *Fenglong*.

iii) Prescrição

Wen Dan Tang *Decocção para Aquecer a Vesícula Biliar*.
Qing Qi Hua Tan Tang *Decocção para Clarear o Qi e Resolver a Fleuma*.

15. FLEUMA-SECURA NOS PULMÕES

i) Manifestações clínicas

Tosse seca com expectoração ocasional difícil de pouco muco, respiração ofegante, sensação de opressão do tórax, garganta seca, sibilos, cútis com aspecto pastoso e seco.
Língua: Aumentada com saburra pegajosa e seca.
Pulso: Fino-Deslizante.

ii) Acupuntura

P-9 *Taiyuan*, P-7 *Lieque* e R-6 *Zhaohai* em combinação, VC-12 *Zhongwan*, E-36 *Zusanli*, BP-6 *Sanyinjiao*, E-40 *Fenglong*, B-13 *Feishu*, VC-17 *Shanzhong*.

iii) Prescrição

Bei Mu Gua Lou San *Pó de Fritillaria-Trichosanthes*.

16. FLEUMA-FLUIDOS NOS PULMÕES

i) Manifestações clínicas

Tosse com expectoração de muco esbranquiçado e aguado, falta de ar, som estertoroso no tórax, vômito de muco esbranquiçado, aguado e espumoso, sensação de frio, tosse que pode ser desencadeada por um susto.
Língua: Pálida com saburra branca espessa e pegajosa.
Pulso: Fino-Deslizante ou Fraco-Flutuante.

ii) Acupuntura

P-5 *Chize*, P-9 *Taiyuan*, VC-17 *Shanzhong*, B-13 *Feishu*, E-40 *Fenglong*, B-43 *Gaohuangshu*, VC-12 *Zhongwan*, E-36 *Zusanli*, VC-9 *Shuifen*, BP-9 *Yinlingquan*.

iii) Prescrição

Ling Gan Wu Wei Jiang Xin Tang *Decocção de Poria-Glycyrrhiza-Schisandra-Zingiberis-Asarum*.
San Zi Yang Qin Tang *Decocção de Três Sementes para Nutrir os Ancestrais*.

17. DEFICIÊNCIA DO *QI* DO PULMÃO COM FLEUMA

i) Manifestações clínicas

Tosse crônica que piora por esforço, pouco muco difícil de ser expectorado ou muco aguado diluído, sudorese espontânea, sensação de frio, falta de ar, sensação de opressão do tórax, voz fraca.
Língua: Pálida e ligeiramente Aumentada na parte anterior.
Pulso: Vazio na posição Anterior direita e ligeiramente Deslizante.

ii) Acupuntura

P-9 *Taiyuan*, E-36 *Zusanli*, VC-12 *Zhongwan*, E-40 *Fenglong*, VC-17 *Shanzhong*, B-13 *Feishu*.

iii) Prescrição

Bu Fei Tang *Decocção para Tonificar os Pulmões* mais Er Chen Tang *Decocção dos Dois Velhos*.

18. DEFICIÊNCIA DO *YIN* DO PULMÃO COM FLEUMA

i) Manifestações clínicas

Acessos de tosse seca seguida por expectoração de pouco muco, sensação de opressão do tórax, sudorese noturna, sensação de calor à tarde, garganta seca.
Língua: Descascada na parte anterior, Aumentada, saburra pegajosa no centro.
Pulso: Fraco na posição Anterior direita e ligeiramente Deslizante.

ii) Acupuntura

P-9 *Taiyuan*, E-36 *Zusanli*, BP-6 *Sanyinjiao*, VC-12 *Zhongwan*, E-40 *Fenglong*, B-43 *Gaohuangshu*.

iii) Prescrição

Bai He Gu Jin Tang *Decocção de Lilium para Consolidar o Metal* mais Er Chen Tang *Decocção dos Dois Velhos*.

19. ESTAGNAÇÃO DO *QI* DO PULMÃO

i) Manifestações clínicas

Sensação de bolo na garganta, dificuldade para engolir, sensação de opressão ou distensão do tórax, ligeira falta de ar, suspiros, tristeza, ligeira ansiedade, depressão.

Língua: Ligeiramente Vermelha nas laterais, na área do tórax.
Pulso: Muito ligeiramente Tenso na posição Anterior direita.

ii) Acupuntura

P-7 *Lieque*, E-40 *Fenglong*, VC-15 *Jiuwei*, PC-6 *Neiguan*.

iii) Prescrição

Ban Xia Hou Po Tang *Decocção de Pinellia-Magnolia*.

20. COLAPSO DO *QI* DO PULMÃO

i) Manifestações clínicas

Respiração fraca e interrompida, sudorese profusa, gotas de suor como pérolas, extrema sensação de frio, mãos muito geladas, cútis pálida e brilhante.
Língua: Pálida ou Azul-Arroxeada.
Pulso: Flutuante-Espalhado ou Fraco-Mínimo.

ii) Acupuntura

VC-12 *Zhongwan*, P-9 *Taiyuan*, VC-6 *Qihai*, VC-4 *Guanyuan*, B-13 *Feishu*. Moxa deve ser usada; a moxabustão direta usando cones de moxa sobre pequenas fatias de acônito em VC-6 é particularmente recomendada.

iii) Prescrição

Sheng Mai San *Pó Para Gerar o Pulso* em doses maiores que as normais.

21. PADRÕES COMBINADOS

Os Padrões Combinados do Pulmão são:

- Deficiência do *Qi* do Pulmão e do *Yang* do Rim (ver os padrões "Deficiência do Rim, Água transbordando para os Pulmões" ou "Rim falhando em receber o *Qi*" em Padrões do Rim)
- Deficiência do *Yin* do Pulmão e do Rim (ver em Padrões Combinados do Rim)
- Fogo do Fígado agredindo os Pulmões (ver em Padrões Combinados do Fígado)
- Deficiência do *Qi* do Pulmão e do Baço (ver em Padrões Combinados do Baço)
- Deficiência do *Qi* do Pulmão e do Coração.

a) Deficiência do Qi do Pulmão e do Coração

i) Manifestações clínicas

Ligeira falta de ar, tosse moderada, voz fraca, aversão a conversar, cútis esbranquiçada-brilhante, propensão a se resfriar, cansaço, aversão ao frio, palpitações, respiração ofegante por esforço, apatia, depressão, sudorese espontânea, suspiros.
Língua: Pálida.
Pulso: Vazio, especialmente nas duas posições Anteriores.

ii) Acupuntura

P-9 *Taiyuan*, P-7 *Lieque*, VC-6 *Qihai*, B-13 *Feishu*, VG-12 *Shenzhu*, E-36 *Zusanli*, VC-12 *Zhongwan*, C-5 *Tongli*, PC-6 *Neiguan*, B-15 *Xinshu*, VC-17 *Shanzhong*.

iii) Prescrição

Si Jun Zi Tang *Decocção dos Quatro Cavalheiros* mais Huang Qi *Radix Astragali membranacei*.
Bao Yuan Tang *Decocção para Preservar a Fonte*.
Bu Fei Tang *Decocção para Tonificar os Pulmões*.
Sheng Mai San *Pó para Gerar o Pulso*.

Padrões do Rim

PARTE 6 — 95

CONTEÚDO DO CAPÍTULO

Deficiência do *Qi* do Rim, 771
Deficiência do *Yang* do Rim, 771
Deficiência do *Yin* do Rim, 772
Deficiência do *Yin* do Rim Com Calor Vazio, 772
Deficiência do *Yang* e do *Yin* do Rim (Deficiência do *Yin* do Rim e do *Yang* do Rim – Predominância da Deficiência do *Yin* do Rim), 772
Deficiência do *Yin* do Rim e do *Yang* do Rim – Predominância da Deficiência do *Yang* do Rim, 772
Falta de Firmeza do *Qi* do Rim, 773
Rins Falhando em Receber o *Qi*, 773
Deficiência da Essência do Rim, 773
Deficiência do *Yang* do Rim, Água Transbordando, 773
Deficiência do *Yin* do Rim Com Ascensão de Calor Vazio, 774
Deficiência do *Yin* do Rim Com Fleuma, 774
Padrões Combinados, 774
Deficiência do *Yin* do Rim e do *Yin* do Fígado, 774
Deficiência do *Yin* do Rim e do *Yin* do Fígado Com Calor Vazio, 774
Rim e Coração Não Harmonizados (Deficiência do *Yin* do Rim e do *Yin* do Coração Com Calor Vazio no Coração), 775
Deficiência do *Yin* do Rim e do *Yin* do Pulmão, 775
Deficiência do *Yin* do Rim e do *Yin* do Pulmão Com Calor Vazio, 775
Deficiência do *Yang* do Rim e do *Yang* do Baço, 775

16. Rim e Coração não harmonizados (deficiência do *Yin* do Rim e deficiência do *Yin* do Coração com Calor Vazio no Coração)
17. Deficiência do *Yin* do Rim e deficiência do *Yin* do Pulmão
18. Deficiência do *Yin* do Rim e deficiência do *Yin* do Pulmão com Calor Vazio
19. Deficiência do *Yang* do Rim e do *Yang* do Baço.

Os padrões do Rim são:
1. Deficiência do *Qi* do Rim
2. Deficiência do *Yang* do Rim
3. Deficiência do *Yin* do Rim
4. Deficiência do *Yin* do Rim com Calor Vazio
5. Deficiência do *Yang* do Rim e do *Yin* do Rim (deficiência do *Yin* do Rim e do *Yang* do Rim – predominância da deficiência do *Yin* do Rim)
6. Deficiência do *Yin* do Rim e deficiência do *Yang* do Rim – predominância da deficiência do *Yang* do Rim
7. Falta de firmeza do *Qi* do Rim
8. Rins falhando em receber o *Qi*
9. Deficiência da Essência do Rim
10. Deficiência do *Yang* do Rim, Água transbordando
11. Deficiência do *Yin* do Rim com ascensão de Calor Vazio
12. Deficiência do *Yin* do Rim com Fleuma
13. Padrões Combinados
14. Deficiência do *Yin* do Rim e deficiência do *Yin* do Fígado
15. Deficiência do *Yin* do Rim e deficiência do *Yin* do Fígado com Calor Vazio

1. DEFICIÊNCIA DO *QI* DO RIM

i) Manifestações clínicas

Audição reduzida, tontura, tinidos, dor nas costas, micção frequente, micção noturna, ejaculação precoce, menstruação abundante.
Língua: ligeiramente Pálida.
Pulso: Fraco na posição Anterior direita.

ii) Acupuntura

B-23 *Shenshu*, VG-4 *Mingmen*, VC-4 *Guanyuan*, VC-6 *Qihai*, R-3 *Taixi*, R-7 *Fuliu*. É adequado o uso de moxa.

iii) Prescrição

Qing E Wan *Pílula da Jovem Donzela.*

2. DEFICIÊNCIA DO *YANG* DO RIM

i) Manifestações clínicas

Lombalgia, joelhos frios e fracos, sensação de frio na região lombar, sensação de frio, tontura, tinidos, pernas fracas, cútis esbranquiçada-brilhante, cansaço, urina clara e abundante, micção noturna, apatia, edema das pernas, infertilidade em mulheres, fezes amolecidas, impotência, ejaculação precoce, contagem baixa de espermatozoides, libido diminuída.
Língua: Pálida e úmida.
Pulso: Profundo-Fraco.

ii) Acupuntura

B-23 *Shenshu*, VG-4 *Mingmen*, VC-4 *Guanyuan*, R-13 *Qixue*, VC-6 *Qihai*, R-3 *Taixi*, R-7 *Fuliu*, B-52 *Zhishi*, ponto extra *Jinggong* (0,5 cm lateralmente a B-52 *Zhishi*). Deve-se usar moxa.

iii) Prescrição

You Gui Wan *Pílula para Restaurar o [Rim] Direito.*
Jin Gui Shen Qi Wan *Pílula do Baú de Ouro do Qi do Rim.*

iv) Três Tesouros

Fortalecer a Raiz (variação de You Gui Wan).

3. DEFICIÊNCIA DO *YIN* DO RIM

i) Manifestações clínicas

Tontura, tinidos, vertigem, memória fraca, deficiência auditiva, sudorese noturna, boca e garganta secas à noite, lombalgia, dor nos ossos, constipação intestinal, urina escassa e escura, infertilidade, emissões noturnas, ejaculação precoce, cansaço, ansiedade moderada.
Língua: cor normal sem saburra.
Pulso: Flutuante-Vazio.

ii) Acupuntura

VC-4 *Guanyuan*, R-3 *Taixi*, R-13 *Qixue*, R-6 *Zhaohai*, R-10 *Yingu*, R-9 *Zhubin*, BP-6 *Sanyinjiao*, VC-7 *Yinjiao*, P-7 *Lieque* e R-6 *Zhaohai* em combinação (pontos de abertura do Vaso da Concepção).

iii) Prescrição

Zuo Gui Wan *Pílula para Restaurar o* [Rim] *Esquerdo*.
Liu Wei Di Huang Wan *Pílula com Seis Ingredientes Rehmanniae*.

iv) Três Tesouros

Nutrir a Raiz (variação de Zuo Gui Wan).

4. DEFICIÊNCIA DO *YIN* DO RIM COM CALOR VAZIO

i) Manifestações clínicas

Tontura, tinidos, vertigem, memória fraca, deficiência auditiva, sudorese noturna, boca seca à noite, calor nos cinco palmos, sensação de calor ao anoitecer, *flush* malar, ondas de calor da menopausa, sede com vontade de beber líquidos em pequenos goles, lombalgia, dor nos ossos, emissões noturnas com sonhos, constipação intestinal, urina escassa e escura, infertilidade, ejaculação precoce, cansaço, ansiedade, insônia, sangramento menstrual excessivo.
Língua: Vermelha sem saburra; em casos graves, também há fissuras.
Pulso: Flutuante-Vazio e ligeiramente Rápido.

ii) Acupuntura

VC-4 *Guanyuan*, R-3 *Taixi*, R-13 *Qixue*, R-6 *Zhaohai*, R-10 *Yingu*, R-9 *Zhubin*, BP-6 *Sanyinjiao*, VC-7 *Yinjiao*, P-7 *Lieque* e R-6 *Zhaohai* em combinação (pontos de abertura do Vaso da Concepção), R-2 *Rangu*, C-6 *Yinxi*.

iii) Prescrição

Zhi Bo Di Huang Wan *Pílula de Anemarrhenae-Phellodendron-Rehmanniae*.
Da Bu Yin Wan *Grande Pílula para Tonificar o Yin*.
Er Zhi Wan *Pílula dos Dois Solstícios*.

iv) Três Tesouros

Nutrir a Raiz (variação de Zuo Gui Wan).

5. DEFICIÊNCIA DO *YANG* E DO *YIN* DO RIM (DEFICIÊNCIA DO *YIN* DO RIM E DO *YANG* DO RIM – PREDOMINÂNCIA DA DEFICIÊNCIA DO *YIN* DO RIM)

i) Manifestações clínicas

Tontura, tinidos, vertigem, memória fraca, deficiência auditiva, sudorese noturna, boca e garganta secas à noite, lombalgia, dor nos ossos, emissões noturnas, infertilidade, ejaculação precoce, cansaço, ligeira ansiedade, pés frios, urina pálida e abundante.
Língua: cor normal sem saburra ou com saburra sem raiz.
Pulso: Flutuante-Vazio ou Fraco nas duas posições do Rim.

ii) Acupuntura

VC-4 *Guanyuan*, R-3 *Taixi*, R-6 *Zhaohai*, R-10 *Yingu*, R-9 *Zhubin*, BP-6 *Sanyinjiao*, VC-7 *Yinjiao*, P-7 *Lieque* e R-6 *Zhaohai* em combinação (pontos de abertura do Vaso da Concepção). O uso moderado de moxa está indicado; por exemplo, moxa na agulha em R-3 *Taixi*.

iii) Prescrição

Zuo Gui Wan *Pílula para Restaurar o* [Rim] *Esquerdo* mais Ba Ji Tian *Radix Morindae officinalis*.

iv) Três Tesouros

Nutrir a Raiz (variação de Zuo Gui Wan).

6. DEFICIÊNCIA DO *YIN* DO RIM E DO *YANG* DO RIM – PREDOMINÂNCIA DA DEFICIÊNCIA DO *YANG* DO RIM

i) Manifestações clínicas

Lombalgia, joelhos frios, sensação de frio nas costas, sensação de frio no geral, mas ocasionalmente também sente calor na face, ondas de calor da menopausa, sudorese noturna, pernas fracas, cútis esbranquiçada-brilhante, joelhos fracos, impotência, ejaculação precoce, contagem baixa de espermatozoides, esperma frio e fino, libido diminuída, cansaço, urina clara e abundante ou urina clara e escassa, micção noturna, apatia, edema das pernas, infertilidade em mulheres, fezes amolecidas, depressão.
Língua: Pálida.
Pulso: Profundo-Fraco.

ii) Acupuntura

B-23 *Shenshu*, VG-4 *Mingmen*, VC-4 *Guanyuan*, VC-6 *Qihai*, R-3 *Taixi*, R-7 *Fuliu*, B-52 *Zhishi*, ponto extra *Jinggong* (0,5 cm lateralmente a B-52 *Zhishi*). A aplicação de moxa está indicada, mas menos do que quando há deficiência do *Yang* do Rim.

iii) Prescrição

You Gui Wan *Pílula para Restaurar o [Rim] Direito* mais Sheng Di Huang *Radix Rehmanniae glutinosae* e Tian Men Dong *Tuber Asparagi cochinchinensis*.

iv) Três Tesouros

Fortalecer a Raiz (variação de You Gui Wan).

7. FALTA DE FIRMEZA DO *QI* DO RIM

i) Manifestações clínicas

Dor e fraqueza da região lombar, joelhos fracos, micção frequente de urina clara, jato de urina fraco, micção abundante, gotejamento depois de urinar, incontinência urinária, enurese, micção noturna, emissões noturnas sem sonhos, ejaculação precoce, espermatorreia, prolapso do útero em mulheres, corrimento vaginal crônico esbranquiçado, cansaço, sensação de tração para baixo no abdome inferior, abortamentos recorrentes, sensação de frio, membros frios.
Língua: Pálida.
Pulso: Profundo-Fraco, especialmente nas posições Posteriores.

ii) Acupuntura

B-23 *Shenshu*, VG-4 *Mingmen*, R-3 *Taixi*, R-13 *Qixue*, B-52 *Zhishi*, VC-4 *Guanyuan*, ponto extra *Jinggong*, VC-6 *Qihai*, VG-20 *Baihui*, B-32 *Ciliao*. Moxa está indicada.

iii) Prescrição

You Gui Yin *Decocção para Restaurar o [Rim] Direito* mais Huang Qi *Radix Astragali membranacei* e Qian Shi *Semen Euryales ferocis*.
Jin Suo Gu Jing Wan *Pílula do Fecho de Metal para Consolidar a Essência*.
Fu Tu Dan *Pílula de Poria-Cuscuta*.

iv) Três Tesouros

Fortalecer a Raiz (variação de You Gui Wan).

8. RINS FALHANDO EM RECEBER O *QI*

i) Manifestações clínicas

Respiração ofegante por esforço, respiração rápida e fraca, dificuldade de inalar, tosse crônica e/ou asma, sudorese espontânea, membros frios, membros frios após transpirar, inchaço da face, corpo fino, apatia mental, urina clara durante crise de asma, lombalgia, tontura, tinidos.
Língua: Pálida.
Pulso: Profundo-Fraco-Tenso.

ii) Acupuntura

R-7 *Fuliu*, R-3 *Taixi*, P-7 *Lieque* e R-6 *Zhaohai* em combinação (pontos de abertura do Vaso da Concepção), B-23 *Shenshu*, VG-4 *Mingmen*, VC-6 *Qihai*, VC-17 *Shanzhong*, R-25 *Shencang*, VG-12 *Shenzhu*, B-13 *Feishu*, VC-4 *Guanyuan*, R-13 *Qixue*. Moxa está indicada.

iii) Prescrição

You Gui Yin *Decocção para Restaurar o [Rim] Direito* mais Dong Chong Xia Cao *Sclerotium Cordicipitis chinensis* e Wu Wei Zi *Fructus Schisandrae chinensis*.
Shen Ge San *Pó de Ginseng-Gecko*.
Su Zi Jiang Qi Tang *Decocção de Semente de Perilla para Dominar o Qi*.

iv) Três Tesouros

Fortalecer a Raiz (variação de You Gui Wan).
Sentinela de Plantas – Yang (sem antecedente clássico).

9. DEFICIÊNCIA DA ESSÊNCIA DO RIM

i) Manifestações clínicas

Nas crianças: desenvolvimento ósseo deficiente, fechamento tardio das fontanelas, surdez, embotamento mental.
Nos adultos: amolecimento dos ossos, fraqueza dos ossos e das pernas, memória fraca, dentes moles, queda de cabelos ou embranquecimento precoce dos cabelos, fraqueza da atividade sexual, lombalgia, infertilidade em mulheres, esterilidade em homens, amenorreia primária, tontura, tinidos, surdez, visão turva, distração, acuidade mental reduzida.
Língua: sem saburra, se esse padrão ocorrer em um contexto de deficiência do *Yin* do Rim; Pálida, se ocorrer em um contexto de deficiência do *Yang* do Rim.
Pulso: Flutuante-Vazio ou em Couro.

ii) Acupuntura

R-3 *Taixi*, R-6 *Zhaohai*, VC-4 *Guanyuan*, R-13 *Qixue*, B-23 *Shenshu*, VG-4 *Mingmen*, VB-39 *Xuanzhong*, VG-20 *Baihui*, VG-14 *Dazhui*, B-15 *Xinshu*, B-11 *Dashu*, VG-17 *Naohu*, VG-16 *Fengfu*.

iii) Prescrição

Zuo Gui Yin *Decocção para Restaurar o [Rim] Esquerdo*.
Zuo Gui Wan *Pílula para Restaurar o [Rim] Esquerdo*.

iv) Três Tesouros

Nutrir a Raiz (variação de Zuo Gui Wan).

10. DEFICIÊNCIA DO *YANG* DO RIM, ÁGUA TRANSBORDANDO

i) Manifestações clínicas

Edema, especialmente das pernas e dos tornozelos, sensação de frio nas pernas e nas costas, plenitude e distensão do abdome, lombalgia, sensação de frio, urina escassa e clara.
1. Água transbordando para o Coração: os sintomas acima mais palpitações, falta de ar, mãos frias.
2. Água transbordando para os Pulmões: os sintomas acima mais catarro aguado-ralo-espumoso, tosse, asma e falta de ar por esforço.
Língua: Pálida, Aumentada e úmida com saburra branca.
Pulso: Profundo-Fraco-Lento.

ii) Acupuntura

VG-4 *Mingmen*, B-23 *Shenshu*, B-22 *Sanjiaoshu*, B-20 *Pishu*, VC-9 *Shuifen*, E-28 *Shuidao*, BP-9 *Yinlingquan*, BP-6 *Sanyinjiao*, R-7 *Fuliu*.
1. Para Água transbordando para o Coração: VG-14 *Dazhui* (moxa), B-15 *Xinshu*.
2. Para Água transbordando para os Pulmões: P-7 *Lieque*, B-13 *Feishu*, VG-12 *Shenzhu*.

iii) Prescrição

Jin Gui Shen Qi Wan *Pílula do Tórax Dourado para o Qi do Rim* mais Wu Ling *Pó dos Cinco "Ling"*.

11. DEFICIÊNCIA DO *YIN* DO RIM COM ASCENSÃO DE CALOR VAZIO

i) Manifestações clínicas

Flush malar, agitação mental, sudorese noturna, febre baixa, febre à tarde, sensação de calor à tarde e/ou ao anoitecer, insônia, urina escassa e escura, urina com raias de sangue, garganta seca especialmente à noite, sede com vontade de beber líquidos em pequenos goles, tontura, tinidos, deficiência auditiva, lombalgia, emissões noturnas com sonhos, desejo sexual excessivo, fezes ressecadas.
Língua: Vermelha, ponta vermelha, sem saburra, fissuras.
Pulso: Flutuante-Vazio e Rápido.

ii) Acupuntura

R-3 *Taixi*, R-6 *Zhaohai*, R-2 *Rangu*, R-9 *Zhubin*, VC-4 *Guanyuan*, R-10 *Yingu*, BP-6 *Sanyinjiao*, C-5 *Tongli*, P-7 *Lieque*, P-10 *Yuji*, C-6 *Yinxi*, VG-24 *Shenting*, IG-11 *Quchi*.

iii) Prescrição

Liu Wei Di Huang Wan *Pílula de Rehmanniae com Seis Ingredientes* mais Di Gu Pi *Cortex Lycii radicis* e Zhi Mu *Radix Anemarrhenae asphodeloides*.

iv) Três Tesouros

Nutrir a Raiz (variação de Zuo Gui Wan).

12. DEFICIÊNCIA DO *YIN* DO RIM COM FLEUMA

i) Manifestações clínicas

Muco na garganta, acessos de tosse seca seguidos por expectoração de pouco muco, falta de ar, sensação de opressão do tórax, tontura, tinidos, deficiência auditiva, sudorese noturna.
Língua: Vermelha com saburra amarelada e pegajosa sem raiz.
Pulso: Flutuante-Vazio e ligeiramente Deslizante.

ii) Acupuntura

R-3 *Taixi*, VC-4 *Guanyuan*, BP-6 *Sanyinjiao*, BP-9 *Yinlingquan*, R-6 *Zhaohai*, E-40 *Fenglong*, VC-9 *Shuifen*, VC-5 *Shimen*, B-22 *Sanjiaoshu*.

iii) Prescrição

Zuo Gui Wan *Pílula para Restaurar o* [Rim] *Esquerdo* mais Bei Mu Gua Lou Tang *Decocção de Fritillaria-Trichosanthes*.

iv) Três Tesouros

Nutrir a Raiz (variação de Zuo Gui Wan) mais *Mar Límpido* (variação de Er Chen Tang).

13. PADRÕES COMBINADOS

Os Padrões Combinados dos Rins são:
- Deficiência do *Yin* do Rim e deficiência do *Yin* do Fígado
- Deficiência do *Yin* do Rim e deficiência do *Yin* do Fígado com Calor Vazio
- Rim e Coração não Harmonizados
- Deficiência do *Yin* do Rim e do *Yin* do Pulmão
- Deficiência do *Yin* do Rim e do *Yin* do Pulmão com Calor Vazio
- Deficiência do *Yang* do Rim e do *Yang* do Baço.

14. DEFICIÊNCIA DO *YIN* DO RIM E DO *YIN* DO FÍGADO

i) Manifestações clínicas

Tontura, tinidos, deficiência auditiva, lombalgia, dor de cabeça surda occipital ou no vértice, insônia, dormência ou formigamento dos membros, olhos secos, visão turva, garganta seca, pele e cabelos secos, unhas quebradiças, ressecamento da vagina, sudorese noturna, fezes ressecadas, emissões noturnas, menstruação escassa ou amenorreia, ciclo menstrual atrasado, infertilidade.
Língua: cor normal sem saburra ou com saburra sem raiz.
Pulso: Flutuante-Vazio.

ii) Acupuntura

R-3 *Taixi*, R-6 *Zhaohai*, F-8 *Ququan*, VC-4 *Guanyuan*, B-23 *Shenshu*, R-13 *Qixue*, BP-6 *Sanyinjiao*.

iii) Prescrição

Zuo Gui Wan *Pílula para Restaurar o* [Rim] *Esquerdo*.
Qi Ju Di Huang Wan *Pílula de Lycium-Chrysanthemum-Rehmanniae*.

iv) Três Tesouros

Nutrir a Raiz (variação de Zuo Gui Wan).

15. DEFICIÊNCIA DO *YIN* DO RIM E DO *YIN* DO FÍGADO COM CALOR VAZIO

i) Manifestações clínicas

Tontura, tinidos, deficiência auditiva, dor de cabeça surda occipital ou no vértice, insônia, dormência ou formigamento dos membros, olhos secos, visão turva, lombalgia, garganta seca à noite, sede com vontade de beber líquidos em pequenos goles, pele e cabelos secos, unhas quebradiças, ressecamento

da vagina, sudorese noturna, fezes ressecadas, emissões noturnas, menstruação escassa ou amenorreia, ciclo menstrual atrasado, infertilidade, calor nos cinco palmos, sensação de calor ao anoitecer, *flush* malar, ondas de calor da menopausa.
Língua: Vermelha sem saburra.
Pulso: Flutuante-Vazio e ligeiramente Rápido.

ii) Acupuntura

R-3 *Taixi*, R-6 *Zhaohai*, F-8 *Ququan*, VC-4 *Guanyuan*, B-23 *Shenshu*, R-13 *Qixue*, BP-6 *Sanyinjiao*, R-2 *Rangu*, IG-11 *Quchi*, C-6 *Yinxi*, F-2 *Xingjian*.

iii) Prescrição

Liu Wei Di Huang Wan *Pílula de Rehmanniae com Seis Ingredientes* mais Di Gu Pi *Cortex Lycii radicis* e Zhi Mu *Radix Anemarrhenae asphodeloides*.

16. RIM E CORAÇÃO NÃO HARMONIZADOS (DEFICIÊNCIA DO *YIN* DO RIM E DO *YIN* DO CORAÇÃO COM CALOR VAZIO NO CORAÇÃO)

i) Manifestações clínicas

Palpitações, agitação mental, insônia, sono perturbado por sonhos, ansiedade, memória fraca, tontura, tinidos, deficiência auditiva, lombalgia, emissões noturnas com sonhos, sensação de calor ao anoitecer, garganta seca à noite, sede com vontade de beber líquidos em pequenos goles, sudorese noturna, calor nos cinco palmos, urina escassa e escura, fezes ressecadas.
Língua: Vermelha com ponta mais vermelha sem saburra, fissura do Coração na linha média.
Pulso: Flutuante-Vazio e Rápido ou Profundo-Fraco nas duas posições Posteriores e relativamente Transbordante nas duas posições Anteriores.

ii) Acupuntura

C-7 *Shenmen*, C-6 *Yinxi*, C-5 *Tongli*, ponto extra *Yintang*, B-15 *Xinshu*, VC-15 *Jiuwei*, VG-24 *Shenting*, R-3 *Taixi*, R-6 *Zhaohai*, R-10 *Yingu*, R-9 *Zhubin*, VC-4 *Guanyuan*, BP-6 *Sanyinjiao*.

iii) Prescrição

Tian Wang Bu Xin Dan *Pílula do Imperador Amarelo para Tonificar o Coração*.

iv) Três Tesouros

Imperatriz Celestial (variação de Tian Wang Bu Xin Dan).

17. DEFICIÊNCIA DO *YIN* DO RIM E DO *YIN* DO PULMÃO

i) Manifestações clínicas

Tosse seca que piora ao anoitecer, garganta e boca secas, corpo fino, falta de ar por esforço, lombalgia, sudorese noturna, tontura, tinidos, deficiência auditiva, micção escassa.
Língua: cor normal sem saburra ou com saburra sem raiz.
Pulso: Flutuante-Vazio.

ii) Acupuntura

R-3 *Taixi*, R-6 *Zhaohai*, P-7 *Lieque* e R-6 *Zhaohai* em combinação (pontos de abertura do Vaso da Concepção), VC-4 *Guanyuan*, R-13 *Qixue*, P-9 *Taiyuan*, P-1 *Zhongfu*, BP-6 *Sanyinjiao*, B-43 *Gaohuangshu*.

iii) Prescrição

Ba Xian Chang Shou Wan *Pílula da Longevidade dos Oito Imortais*.

iv) Três Tesouros

Sentinela das Ervas – Yin (sem antecedente clássico).

18. DEFICIÊNCIA DO *YIN* DO RIM E DO *YIN* DO PULMÃO COM CALOR VAZIO

i) Manifestações clínicas

Tosse seca que piora ao anoitecer, garganta e boca secas à noite, sede com vontade de beber líquidos em pequenos goles, corpo fino, falta de ar por esforço, lombalgia, sudorese noturna, tontura, tinidos, deficiência auditiva, micção escassa, sensação de calor ao anoitecer, calor nos cinco palmos, *flush* malar.
Língua: Vermelha sem saburra.
Pulso: Flutuante-Vazio e ligeiramente Rápido.

ii) Acupuntura

R-3 *Taixi*, R-6 *Zhaohai*, P-7 *Lieque* e R-6 *Zhaohai* em combinação (pontos de abertura do Vaso da Concepção), VC-4 *Guanyuan*, R-13 *Qixue*, P-9 *Taiyuan*, P-1 *Zhongfu*, BP-6 *Sanyinjiao*, B-43 *Gaohuangshu*, R-2 *Rangu*, P-10 *Yuji*, IG-11 *Quchi*.

iii) Prescrição

Ba Xian Chang Shou Wan *Pílula da Longevidade dos Oito Imortais* mais Di Gu Pi *Cortex Lycii radicis*.

19. DEFICIÊNCIA DO *YANG* DO RIM E DO *YANG* DO BAÇO

i) Manifestações clínicas

Lombalgia, joelhos frios e fracos, sensação de frio nas costas, sensação de frio, pernas fracas, cútis esbranquiçada-brilhante, impotência, ejaculação precoce, contagem baixa de espermatozoides, esperma frio e fino, libido diminuída, cansaço, lassidão, urina clara e abundante, urina clara e escassa, micção noturna, apatia, edema das pernas, infertilidade em mulheres, fezes amolecidas, depressão, falta de apetite, ligeira distensão abdominal, desejo de se deitar, diarreia cedo pela manhã, diarreia crônica.
Língua: Pálida e úmida.
Pulso: Profundo-Fraco.

ii) Acupuntura

B-23 *Shenshu*, VG-4 *Mingmen*, VC-4 *Guanyuan*, VC-6 *Qihai*, R-3 *Taixi*, R-7 *Fuliu*, B-52 *Zhishi*, ponto extra *Jinggong* (0,5 cm lateralmente a B-52 *Zhishi*), VC-12 *Zhongwan*, VC-9 *Shuifen*, E-36 *Zusanli*, BP-3 *Taibai*, B-20 *Pishu*, B-21 *Weishu*, E-37 *Shangjuxu*, E-25 *Tianshu*, B-25 *Dachangshu*. Está indicado o uso de moxa.

iii) Prescrição

Li Zhong Wan *Pílula para Regular o Centro* mais Jin Gui Shen Qi Wan *Pílula do Tórax Dourado para o Qi do Rim*.

Padrões do Intestino Delgado

PARTE 6 — 96

CONTEÚDO DO CAPÍTULO

Calor-Cheio no Intestino Delgado, 777
Dor no Intestino Delgado por *Qi*, 777
Qi do Intestino Delgado Atado, 777
Intestino Delgado Deficiente e Frio, 777
Infestação de Vermes no Intestino Delgado, 777

Os padrões discutidos são:
1. Calor-Cheio no Intestino Delgado
2. Dor no Intestino Delgado por *Qi*
3. *Qi* do Intestino Delgado atado
4. Intestino Delgado deficiente e Frio
5. Infestação de vermes no Intestino Delgado.

1. CALOR-CHEIO NO INTESTINO DELGADO

i) Manifestações clínicas

Agitação mental, insônia, úlceras na língua e/ou na boca, dor de garganta, surdez, sensação desconfortável e calor no tórax, dor abdominal, sede com vontade de beber líquidos gelados, urina escassa e escura, dor em queimação durante a micção, sangue na urina.
Língua: Vermelha com ponta mais vermelha e Aumentada, saburra amarelada.
Pulso: Transbordante-Rápido, especialmente na posição Anterior. Se houver sintomas urinários, o pulso ficará em Corda na posição Posterior esquerda.

ii) Acupuntura

ID-2 *Qiangu*, ID-5 *Yanggu*, C-5 *Tongli*, C-8 *Shaofu*, E-39 *Xiajuxu*.

iii) Prescrição

Dao Chi San *Pó para Eliminar a Vermelhidão*.
Dao Chi Qing Xin Tang *Decocção para Eliminar a Vermelhidão e Clarificar o Coração*.

2. DOR NO INTESTINO DELGADO POR *QI*

i) Manifestações clínicas

Dor espasmódica no abdome inferior que pode estender-se para as costas, distensão abdominal, aversão à pressão no abdome, borborigmos, flatulência, dor abdominal que melhora por emissão de gases, dor nos testículos.
Língua: saburra branca.
Pulso: Profundo-em Corda, especialmente nas posições Posteriores.

ii) Acupuntura

VC-6 *Qihai*, VB-34 *Yanglingquan*, F-13 *Zhangmen*, E-27 *Daju*, E-29 *Guilai*, BP-6 *Sanyinjiao*, F-3 *Taichong*, E-39 *Xiajuxu*.

iii) Prescrição

Chai Hu Shu Gan Tang *Decocção de Bupleurum para Apaziguar o Fígado*.

3. *QI* DO INTESTINO DELGADO ATADO

i) Manifestações clínicas

Dor abdominal violenta, aversão à pressão, distensão abdominal, constipação intestinal, vômito, borborigmos, flatulência.
Língua: saburra branca espessa.
Pulso: Profundo-em Corda.

ii) Acupuntura

E-39 *Xiajuxu*, ponto extra *Lanweixue*, VC-6 *Qihai*, VB-34 *Yanglingquan*, E-25 *Tianshu*, BP-6 *Sanyinjiao*, F-3 *Taichong*.

iii) Prescrição

Zhi Shi Dao Zhi Wan *Pílula de Citrus para Eliminar a Estagnação*.
Tian Tai Wu Yao San *Pó de Lindera de Alta Qualidade*.

4. INTESTINO DELGADO DEFICIENTE E FRIO

i) Manifestações clínicas

Dor surda abdominal que melhora por pressão, desejo de bebidas quentes, borborigmos, diarreia, urina pálida e abundante, membros frios.
Língua: corpo Pálido, saburra branca.
Pulso: Profundo-Fraco-Lento.

ii) Acupuntura

VC-6 *Qihai*, E-25 *Tianshu*, E-39 *Xiajuxu*, E-36 *Zusanli*, B-20 *Pishu*, B-27 *Xiaochangshu*. Moxa está indicada.

iii) Prescrição

Xiao Jian Zhong Tang *Pequena Decocção para Fortalecer o Centro*.
Shen Ling Bai Zhu San *Pó de Ginseng-Poria-Atractylodes*.

5. INFESTAÇÃO DE VERMES NO INTESTINO DELGADO

i) Manifestações clínicas

Dor e distensão abdominal, gosto ruim na boca, cútis descorada.
Ascaridíase: dor abdominal, vômito com lombrigas, membros frios.
Ancilostomíase (amarelão): desejo de comer objetos estranhos, como terra, cera, arroz cru ou folhas de chá.
Oxiuríase: prurido no ânus, piora ao anoitecer.
Teníase (solitária): fome constante.

ii) Acupuntura

A acupuntura não se aplica a esse padrão.

iii) Prescrição

Li Zhong An Hui Tang *Decocção para Regular o Centro e Mitigar Ascaris*.
Lian Mei An Hui Tang *Decocção de Picrohiza-Mume para Mitigar Ascaris*.
Hua Chong Wan *Pílula para Dissolver Parasitas*.
Qu Tiao Tang *Decocção para Expelir Tênia*.

> **ATENÇÃO**
>
> Observe que alguns dos sintomas desse padrão são decorrentes do canal do Intestino Delgado (úlceras na língua e/ou na boca, dor de garganta, surdez, sensação desconfortável e sensação de calor no tórax) e outros, do órgão Intestino Delgado e sua relação com a Bexiga (urina escassa e escura, dor em queimação durante a micção, sangue na urina).

Padrões do Estômago

CONTEÚDO DO CAPÍTULO

Deficiência do *Qi* do Estômago, 779
Estômago Deficiente e Frio (Deficiência do *Yang* do Estômago), 779
Deficiência do *Yin* do Estômago, 779
Deficiência do *Yin* do Estômago Com Calor Vazio, 780
Deficiência do *Yin* e do *Yang* do Estômago, 780
Estagnação do *Qi* do Estômago, 780
Estase de Sangue no Estômago, 780
Calor no Estômago, 780
Fogo no Estômago, 781
Fleuma-Fogo no Estômago, 781
Umidade-Calor no Estômago, 781
Frio Invadindo o Estômago, 781
Rebelião do *Qi* do Estômago, 781
Retenção de Alimentos no Estômago, 782

Os padrões discutidos são:
1. Deficiência do *Qi* do Estômago
2. Estômago deficiente e frio (deficiência do *Yang* do Estômago)
3. Deficiência do *Yin* do Estômago
4. Deficiência do *Yin* do Estômago com Calor Vazio
5. Deficiência do *Yin* do Estômago e do *Yang* do Estômago
6. Estagnação do *Qi* do Estômago
7. Estase de Sangue no Estômago
8. Calor no Estômago
9. Fogo no Estômago
10. Fleuma-Fogo no Estômago
11. Umidade-Calor no Estômago
12. Frio invadindo o Estômago
13. Rebelião do *Qi* do Estômago
14. Retenção de alimentos no Estômago.

1. DEFICIÊNCIA DO *QI* DO ESTÔMAGO

i) Manifestações clínicas

Sensação desconfortável no epigástrio, ausência de apetite, falta de paladar, fezes amolecidas, cansaço especialmente pela manhã, membros fracos.
Língua: Pálida.
Pulso: Vazio, especialmente na posição Média-Direita.

ii) Acupuntura

E-36 *Zusanli*, VC-12 *Zhongwan*, B-21 *Weishu*, VC-6 *Qihai*. Está indicado o uso de moxa.

iii) Prescrição

Si Jun Zi Tang *Decocção dos Quatro Cavalheiros*.

iv) Três Tesouros

Terra Próspera (variação de Liu Jun Zi Tang).

2. ESTÔMAGO DEFICIENTE E FRIO (DEFICIÊNCIA DO *YANG* DO ESTÔMAGO)

i) Manifestações clínicas

Desconforto ou dor surda no epigástrio, melhora depois de comer e com pressão ou massagem, falta de apetite, preferência por bebidas e alimentos quentes, vômito de líquido claro, ausência de sede, membros frios e fracos, cansaço, cútis pálida.
Língua: Pálida e úmida.
Pulso: Profundo-Fraco-Lento, especialmente na posição Média-Direita.

ii) Acupuntura

E-36 *Zusanli*, VC-12 *Zhongwan*, B-20 *Pishu*, B-21 *Weishu*, VC-6 *Qihai*. Moxa está indicada.

iii) Prescrição

Huang Qi Jian Zhong Tang *Decocção de Astragalus para Fortalecer o Centro*.
Xiao Jian Zhong Tang *Pequena Decocção para Fortalecer o Centro*.

3. DEFICIÊNCIA DO *YIN* DO ESTÔMAGO

i) Manifestações clínicas

Falta de apetite ou pouca fome sem vontade de comer, constipação intestinal (fezes ressecadas); dor epigástrica surda ou ligeiramente em queimação; boca e garganta secas especialmente à tarde; ligeira sensação de plenitude depois de comer.
Língua: sem saburra no centro ou com saburra sem raiz; corpo da língua com coloração normal; fissuras do Estômago espalhadas ou fissura central do Estômago.
Pulso: Flutuante-Vazio na posição Média-Direita.

ii) Acupuntura

VC-12 *Zhongwan*, E-36 *Zusanli*, BP-6 *Sanyinjiao*, BP-3 *Taibai*.

iii) Prescrição

Sha Shen Mai Dong Tang *Decocção de Glehnia-Opheopogan*.
Shen Ling Bai Zhu San *Pó de Ginseng-Poria-Atractylodes*.
Yi Wei Tang *Decocção para Beneficiar o Estômago*.

iv) Três Tesouros

Mansão Central (variação de Shen Ling Bai Zhu San).

4. DEFICIÊNCIA DO *YIN* DO ESTÔMAGO COM CALOR VAZIO

i) Manifestações clínicas

Dor epigástrica surda ou em queimação, sensação de calor à tarde, constipação intestinal (fezes ressecadas), boca e garganta secas especialmente à tarde, sede com vontade de beber líquidos em pequenos goles, sensação de fome sem vontade de comer, ligeira sensação de plenitude depois de comer, sudorese noturna, calor nos cinco palmos, sangramento das gengivas, sensação de calor ao anoitecer.

Língua: Vermelha e sem saburra no centro, fissuras espalhadas do Estômago ou fissura central do Estômago.
Pulso: Flutuante-Vazio na posição Média-Direita e ligeiramente Rápido.

ii) Acupuntura

VC-12 *Zhongwan*, E-36 *Zusanli*, BP-6 *Sanyinjiao*, BP-3 *Taibai*, E-44 *Neiting*, E-21 *Liangmen*, IG-11 *Quchi*.

iii) Prescrição

Sha Shen Mai Dong Tang mais Zhi Mu *Radix Anemarrhenae asphodeloides* e Shi Hu *Herba Dendrobii*.

5. DEFICIÊNCIA DO *YIN* E DO *YANG* DO ESTÔMAGO

i) Manifestações clínicas

Dor epigástrica surda ou em queimação, garganta e boca secas, falta de apetite, regurgitação ácida, cansaço, sudorese, sudorese noturna, calor nos cinco palmos, dedos das mãos frios.
Língua: Vermelha no centro sem saburra.
Pulso: Flutuante-Vazio.
Trata-se essencialmente de uma deficiência do *Yin* do Estômago que se desenvolveu a partir de uma deficiência do *Yang* do Estômago.

ii) Acupuntura

VC-12 *Zhongwan*, E-36 *Zusanli*, BP-6 *Sanyinjiao*, BP-3 *Taibai*, E-21 *Liangmen*, E-44 *Neiting*. De modo geral, não há necessidade de moxa, mas pode-se usar moxa na agulha em E-36.

iii) Prescrição

Si Jun Zi Tang *Decocção dos Quatro Cavalheiros* ou Huang Qi Jian Zhong Tang *Decocção de Astragalus para Fortalecer o Centro* combinada com Yi Wei Tang *Decocção para Beneficiar o Estômago* ou Sha Shen Mai Dong Tang *Decocção de Glehnia-Ophiopogan*.

6. ESTAGNAÇÃO DO *QI* DO ESTÔMAGO

i) Manifestações clínicas

Dor e distensão epigástricas, eructação, náuseas, vômito, soluço, irritabilidade.
Língua: nenhum sinal particular na língua, mas em casos graves a língua pode estar Vermelha nas laterais da seção central.
Pulso: em Corda na posição Média-Direita.

ii) Acupuntura

E-34 *Liangqiu*, E-21 *Liangmen*, E-19 *Burong*, R-21 *Youmen*, TA-6 *Zhigou*, PC-6 *Neiguan*, BP-4 *Gongsun* com PC-6 *Neiguan* (pontos de abertura do Vaso Penetrador), VB-34 *Yanglingquan* com VC-12 *Zhongwan*, E-40 *Fenglong*.

iii) Prescrição

Chen Xiang Jiang San *Pó para Subjugar o Qi*.
Ban Xia Hou Po Tang *Decocção de Pinellia-Magnolia*.
Zuo Jin Wan *Pílula do Metal Esquerdo*.

iv) Três Tesouros

Abrir o Coração (variação de Ban Xia Hou Po Tang).

7. ESTASE DE SANGUE NO ESTÔMAGO

i) Manifestações clínicas

Dor epigástrica lancinante grave que pode piorar à noite; aversão à pressão; náuseas; vômito; possivelmente, vômito de sangue; vômito de alimentos parecendo borra de café.
Língua: Arroxeada.
Pulso: em Corda.

ii) Acupuntura

E-34 *Liangqiu*, E-21 *Liangmen*, E-19 *Burong*, R-21 *Youmen*, TA-6 *Zhigou*, PC-6 *Neiguan*, BP-4 *Gongsun* com PC-6 *Neiguan* (pontos de abertura do Vaso Penetrador), VB-34 *Yanglingquan* com VC-12 *Zhongwan*, E-40 *Fenglong*, B-17 *Geshu*, BP-10 *Xuehai*, IG-4 *Hegu*, VC-11 *Jianli*.

iii) Prescrição

Shi Xiao San *Pó para Abrir um Sorriso*.
Dan Shen Yin *Decocção de Sálvia*.
Ge Xia Zhu Yu Tang *Decocção para Eliminar Estase abaixo do Diafragma*.
Tong You Tang *Decocção para Penetrar na Profundidade*.

iv) Três Tesouros

Elixir para Agitar o Campo (variação de Ge Xia Zhu Yu Tang).
Agitar o Vermelho (variação de Xue Fu Zhu Yu Tang).

8. CALOR NO ESTÔMAGO

i) Manifestações clínicas

Dor epigástrica em queimação, sede, regurgitação ácida, náuseas, vômito logo após comer, fome excessiva, mau hálito, sensação de calor.
Língua: Vermelha no centro com saburra amarelada.
Pulso: Rápido e ligeiramente Transbordante na posição Média-Direita.

ii) Acupuntura

E-44 *Neiting*, E-34 *Liangqiu*, E-21 *Liangmen*, VC-12 *Zhongwan*, VC-13 *Shangwan*, IG-11 *Quchi*, IG-4 *Hegu*, VC-11 *Jianli*.

iii) Prescrição

Bai Hu Tang *Decocção do Tigre Branco*.
Yu Nu Jian *Decocção da Mulher de Jade*.
Qing Wei San *Pó para Clarificar o Estômago*.

9. FOGO NO ESTÔMAGO

i) Manifestações clínicas

Dor epigástrica em queimação, sede intensa com vontade de beber líquidos gelados, agitação mental, sangramento das gengivas, fezes ressecadas, boca seca, úlceras na boca, regurgitação ácida, náuseas, vômito logo após comer, fome excessiva, mau hálito, sensação de calor.
Língua: Vermelha no centro com saburra amarelada-seca ou amarelada-escura (ou mesmo preta).
Pulso: Rápido e ligeiramente Transbordante na posição Média-Direita.

ii) Acupuntura

E-44 *Neiting*, E-34 *Liangqiu*, E-21 *Liangmen*, VC-12 *Zhongwan*, VC-13 *Shangwan*, IG-11 *Quchi*, IG-4 *Hegu*, VC-11 *Jianli*, BP-15 *Daheng*.

iii) Prescrição

Tiao Wei Cheng Qi Tang *Decocção para Regular o Estômago e Conduzir o Qi*.
Qing Wei San *Pó para Clarificar o Estômago*.
Liang Ge San *Pó para Esfriar o Diafragma*.

10. FLEUMA-FOGO NO ESTÔMAGO

i) Manifestações clínicas

Dor epigástrica em queimação, sede sem vontade de beber líquidos, agitação mental, sangramento das gengivas, fezes ressecadas, boca seca, úlceras na boca, regurgitação ácida, náuseas, vômito logo após comer, fome excessiva, mau hálito, sensação de calor, sensação de opressão do tórax e do epigástrio, muco nas fezes, insônia, sonhos excessivos, expectoração de muco.
Língua: Vermelha no centro com saburra amarelada-pegajosa ou amarelada-escura (ou mesmo preta); fissura do Estômago com saburra amarelada-áspera-pegajosa dentro dela.
Pulso: Deslizante-Rápido e ligeiramente Transbordante na posição Média-Direita.

ii) Acupuntura

E-44 *Neiting*, E-34 *Liangqiu*, E-21 *Liangmen*, VC-12 *Zhongwan*, VC-13 *Shangwan*, IG-11 *Quchi*, IG-4 *Hegu*, VC-11 *Jianli*, BP-15 *Daheng*, E-40 *Fenglong*, BP-9 *Yinlingquan*, VC-9 *Shuifen*, BP-6 *Sanyinjiao*.

iii) Prescrição

Wen Dan Tang *Decocção para Aquecer a Vesícula Biliar*.

iv) Três Tesouros

Clarificar a Alma (variação de Wen Dan Tang).

11. UMIDADE-CALOR NO ESTÔMAGO

i) Manifestações clínicas

Sensação de plenitude e dor no epigástrio, sensação de peso, dor facial, nariz congestionado ou com secreção espessa-pegajosa, sede sem vontade de beber líquidos, náuseas, sensação de calor, cútis baça e amarelada, gosto pegajoso na boca.
Língua: Vermelha com saburra amarelada-pegajosa.
Pulso: Deslizante-Rápido.

ii) Acupuntura

E-44 *Neiting*, E-34 *Liangqiu*, E-21 *Liangmen*, VC-12 *Zhongwan*, VC-13 *Shangwan*, IG-11 *Quchi*, IG-4 *Hegu*, VC-11 *Jianli*, E-25 *Tianshu*, E-40 *Fenglong*, BP-9 *Yinlingquan*, VC-9 *Shuifen*.

iii) Prescrição

Lian Po Yin *Decocção de Coptis-Magnolia*.

iv) Três Tesouros

Relaxar os Músculos (variação de Lian Po Yin).

12. FRIO INVADINDO O ESTÔMAGO

i) Manifestações clínicas

Dor grave e súbita no epigástrio, sensação de frio, membros frios, preferência por calor, vômito de líquidos claros (que pode aliviar a dor), náuseas; piora depois de tomar líquidos gelados, que são rapidamente vomitados; preferência por líquidos quentes.
Língua: Saburra branca espessa.
Pulso: Profundo-Tenso-Lento.

ii) Acupuntura

E-21 *Liangmen*, BP-4 *Gongsun*, VC-13 *Shangwan*, E-34 *Liangqiu*. Deve-se usar moxa.

iii) Prescrição

Liang Fu Wan *Pílula de Alpinia-Cyperus*.

13. REBELIÃO DO *QI* DO ESTÔMAGO

i) Manifestações clínicas

Náuseas, dificuldade de engolir, eructação, vômito, soluço.
Língua: Sem alteração.
Pulso: Tenso ou em Corda na posição Média-Direita.

ii) Acupuntura

VC-13 *Shangwan*, VC-10 *Xiawan*, PC-6 *Neiguan*, BP-4 *Gongsun*, E-21 *Liangmen*, E-19 *Burong*.

iii) Prescrição

Ding Xiang Shi Di Tang *Decocção de Caryophyllum-Diospyros*.

Huo Xiang Zheng Qi San *Pó de Agastaches para o Qi Vertical*.
Ban Xia Hou Po Tang *Decocção de Pinellia-Magnolia*.

iv) Três Tesouros

Mão de Buda (variação de Mu Xiang Shun Qi Wan).

14. RETENÇÃO DE ALIMENTOS NO ESTÔMAGO

i) Manifestações clínicas

Plenitude, dor e distensão do epigástrio que melhoram vomitando; náuseas; vômito de líquidos ácidos; mau hálito; eructação; insônia; fezes amolecidas ou constipação intestinal; falta de apetite.
Língua: Saburra pegajosa (que pode ser branca ou amarelada).
Pulso: Cheio-Deslizante.

ii) Acupuntura

VC-13 *Shangwan*, VC-10 *Xiawan*, E-21 *Liangmen*, E-44 *Neiting*, E-45 *Lidui*, BP-4 *Gongsun*, PC-6 *Neiguan*, E-40 *Fenglong*, E-19 *Burong*, R-21 *Youmen*, VC-12 *Zhongwan*.

iii) Prescrição

Bao He Wan *Pílula para Preservar e Harmonizar*.
Zhi Shi Dao Zhi Wan *Pílula de Citrus para Eliminar a Estagnação*.

Padrões da Vesícula Biliar

CONTEÚDO DO CAPÍTULO

Umidade-Calor na Vesícula Biliar e no Fígado, 783
Umidade-Calor na Vesícula Biliar, 783
Umidade-Frio na Vesícula Biliar, 783
Calor na Vesícula Biliar, 783
Vesícula Biliar Deficiente, 784
Estagnação da Vesícula Biliar com Fleuma-Calor, 784

Os padrões discutidos são:
1. Umidade-Calor na Vesícula Biliar e no Fígado
2. Umidade-Calor na Vesícula Biliar
3. Umidade-Frio na Vesícula Biliar
4. Calor na Vesícula Biliar
5. Vesícula Biliar deficiente
6. Estagnação da Vesícula Biliar com Fleuma-Calor.

Para os padrões combinados de Fígado e Vesícula Biliar, consulte o Capítulo 93, "Padrões do Fígado".

1. UMIDADE-CALOR NA VESÍCULA BILIAR E NO FÍGADO

i) Manifestações clínicas

Dor, plenitude e distensão dos hipocôndrios, náuseas, vômito, incapacidade de digerir alimentos gordurosos, cútis amarelada, urina escassa e de coloração amarelo-escura, febre, sede sem vontade de beber líquidos, gosto amargo na boca, tontura, esclera amarelada, tinidos, irritabilidade, sensação de peso, dormência dos membros, inchaço dos pés, queimação durante a micção, dificuldade para urinar, corrimento vaginal excessivo, fezes amolecidas ou constipação intestinal, alternância de sensação de frio e calor, sensação de calor, erupções cutâneas genitais papulares com prurido, inchaço e calor da bolsa escrotal.
Língua: Saburra amarelada espessa e pegajosa, bilateral ou apenas de um lado da língua.
Pulso: em Corda-Deslizante-Rápido.

ii) Acupuntura

VB-24 *Riyue*, F-14 *Qimen*, VC-12 *Zhongwan*, VB-34 *Yanglingquan*, ponto extra *Dannangxue*, VG-9 *Zhiyang*, B-19 *Danshu*, B-20 *Pishu*, IG-11 *Quchi*, TA-6 *Zhigou*, E-19 *Burong*, F-3 *Taichong*, F-5 *Ligou*.

iii) Prescrição

Long Dan Xie Gan Tang *Decocção de Gentiana para Drenar o Fígado*.

iv) Três Tesouros

Drenar o Fígado (variação de Long Dan Xie Gan Tang).

2. UMIDADE-CALOR NA VESÍCULA BILIAR

i) Manifestações clínicas

Dor, plenitude e distensão dos hipocôndrios, náuseas, vômito, incapacidade de digerir alimentos gordurosos, cútis amarelada, urina escassa e amarelo-escura, febre, sede sem vontade de beber líquidos, gosto amargo na boca, dormência dos membros, inchaço dos pés, fezes amolecidas ou constipação intestinal, alternância de sensação de frio e calor, esclera amarelada, sensação de calor.
Língua: saburra amarelada espessa e pegajosa bilateral em duas faixas ou unilateral.
Pulso: em Corda-Deslizante-Rápido.

ii) Acupuntura

VB-24 *Riyue*, F-14 *Qimen*, VC-12 *Zhongwan*, VB-34 *Yanglingquan*, ponto extra *Dannangxue*, VG-9 *Zhiyang*, B-19 *Danshu*, B-20 *Pishu*, IG-11 *Quchi*, TA-6 *Zhigou*, E-19 *Burong*.

iii) Prescrição

Yin Chen Hao Tang *Decocção de Artemísia Capillaris*.

3. UMIDADE-FRIO NA VESÍCULA BILIAR

i) Manifestações clínicas

Icterícia, pele e olhos baços e amarelados, dor, plenitude e distensão dos hipocôndrios, náuseas, vômito, incapacidade de digerir alimentos gordurosos, esclera baça e amarelada, urina turva, ausência de sede, gosto pegajoso na boca, dor de cabeça surda, sensação de peso do corpo, sensação de frio.
Língua: saburra branca espessa e pegajosa bilateral em duas faixas ou unilateral.
Pulso: em Corda-Deslizante-Lento.

ii) Acupuntura

VB-24 *Riyue*, F-14 *Qimen*, VC-12 *Zhongwan*, VB-34 *Yanglingquan*, ponto extra *Dannangxue*, VG-9 *Zhiyang*, B-19 *Danshu*, B-20 *Pishu*, TA-6 *Zhigou*, E-19 *Burong*.

iii) Prescrição

San Ren Tang *Decocção das Três Sementes* mais Yin Chen Hao *Herba Artemisia capillaris*.

4. CALOR NA VESÍCULA BILIAR

i) Manifestações clínicas

Tontura, tinidos, gosto amargo na boca, garganta seca, irritabilidade, face e orelhas avermelhadas, plenitude dos hipocôndrios.

Língua: saburra amarelada uni ou bilateral.
Pulso: em Corda-Rápido.

ii) Acupuntura

VB-24 *Riyue*, VB-34 *Yanglingquan*, ponto extra *Dannangxue*, VG-9 *Zhiyang*, B-19 *Danshu*, IG-11 *Quchi*, TA-6 *Zhigou*, E-19 *Burong*, VB-43 *Xiaxi*.

iii) Prescrição

Jin Ling Zi San *Pó de Melia* combinado com Zuo Jin Wan *Pílula do Metal Esquerdo*.

5. VESÍCULA BILIAR DEFICIENTE

i) Manifestações clínicas

Tontura, visão turva, moscas volantes, nervosismo, timidez, propensão a se assustar facilmente, falta de coragem e de iniciativa, indecisão, suspiros, acorda muito cedo pela manhã, sonhos agitados.
Língua: Pálida ou normal.
Pulso: Fraco.

ii) Acupuntura

VB-40 *Qiuxu*. Moxa está indicada.

iii) Prescrição

Wen Dan Tang *Decocção para Aquecer a Vesícula Biliar*. Essa fórmula, originalmente criada por Sun Si-Miao, foi usada para irritabilidade e insônia derivadas de Frio na Vesícula Biliar após doença grave. A fórmula original omitia *Fu Ling* e continha *Sheng Jiang* em uma dose maior (12 g).
An Shen Ding Zhi Wan *Pílula para Acalmar o Espírito e Assentar a Força de Vontade*.

6. ESTAGNAÇÃO DA VESÍCULA BILIAR COM FLEUMA-CALOR

i) Manifestações clínicas

Distensão e dor nos hipocôndrios, tontura, visão turva, irritabilidade, insônia, palpitações, sensação de opressão do tórax e dos hipocôndrios, suspiros, ligeira falta de ar, sonhos excessivos, gosto amargo na boca, náuseas.
Língua: saburra amarelada e pegajosa.
Pulso: em Corda-Deslizante.

ii) Acupuntura

VB-24 *Riyue*, VB-34 *Yanglingquan*, BP-9 *Yinlingquan*, E-19 *Burong*, VC-12 *Zhongwan*, E-40 *Fenglong*, P-7 *Lieque*, TA-6 *Zhigou*, PC-6 *Neiguan*, IG-11 *Quchi*.

iii) Prescrição

Wen Dan Tang mais Yin Chen Hao *Herba Artemisiae capillaris*, Mu Xiang *Radix Aucklandiae lappae* e Xiang Fu *Rhizoma Cyperi rotundi*.

Padrões do Intestino Grosso

PARTE 6
99

> **CONTEÚDO DO CAPÍTULO**
>
> Umidade-Calor no Intestino Grosso, 785
> Calor no Intestino Grosso, 785
> Calor Obstruindo o Intestino Grosso, 785
> Frio Invadindo o Intestino Grosso, 785
> Secura no Intestino Grosso, 786
> Frio no Intestino Grosso, 786
> Umidade no Intestino Grosso, 786
> Intestino Grosso Deficiente e Frio, 786
> Intestino Grosso Deficiente com Umidade, 786
> Colapso do Intestino Grosso, 786

Os padrões discutidos são:
1. Umidade-Calor no Intestino Grosso
2. Calor no Intestino Grosso
3. Calor obstruindo o Intestino Grosso
4. Frio invadindo o Intestino Grosso
5. Secura no Intestino Grosso
6. Frio no Intestino Grosso
7. Umidade no Intestino Grosso
8. Intestino Grosso deficiente e Frio
9. Intestino Grosso deficiente com Umidade
10. Colapso do Intestino Grosso.

1. UMIDADE-CALOR NO INTESTINO GROSSO

i) Manifestações clínicas

Dor abdominal que não melhora evacuando, diarreia, muco e sangue nas fezes, fezes com cheiro ofensivo, queimação no ânus, urina escassa e escura, febre, sudorese que não reduz a febre, sensação de calor, sede sem vontade de beber líquidos, sensação de peso do corpo e dos membros.
Língua: Vermelha com saburra amarelada-pegajosa.
Pulso: Deslizante-Rápido.

ii) Acupuntura

BP-9 *Yinlingquan*, BP-6 *Sanyinjiao*, B-22 *Sanjiaoshu*, E-25 *Tianshu*, E-27 *Daju*, VC-6 *Qihai*, B-25 *Dachangshu*, IG-11 *Quchi*, VC-12 *Zhongwan*, E-37 *Shangjuxu*, B-20 *Pishu*.

iii) Prescrição

Ge Gen Qin Lian Tang *Decocção de Pueraria-Scutellaria-Coptis*.
Bai Tou Weng Tang *Decocção de Pulsatilla*.
Shao Yao Tang *Decocção de Paeonia*.

2. CALOR NO INTESTINO GROSSO

i) Manifestações clínicas

Constipação intestinal com fezes ressecadas, sensação de queimação na boca, língua seca, queimação e inchaço do ânus, urina escassa e escura.
Língua: saburra seca amarelada-espessa (ou acastanhada ou preta).
Pulso: Cheio-Rápido.

ii) Acupuntura

E-25 *Tianshu*, B-25 *Dachangshu*, IG-11 *Quchi*, E-37 *Shangjuxu*, E-44 *Neiting*, IG-2 *Erjian*, BP-6 *Sanyinjiao*, R-6 *Zhaohai*.

iii) Prescrição

Ma Zi Ren Wan *Pílula de Cannabis*.

3. CALOR OBSTRUINDO O INTESTINO GROSSO

i) Manifestações clínicas

Constipação intestinal; queimação no ânus; distensão e dor abdominais que pioram com a pressão; febre alta ou febre intermitente (que sobe à tarde); sudorese especialmente nos membros; vômito; sede; delírio.
Língua: Saburra amarelada (ou acastanhada ou preta) espessa e seca, corpo da língua Vermelho.
Pulso: Profundo-Cheio.

ii) Acupuntura

IG-11 *Quchi*, IG-*Hegu*, BP-15 *Daheng*, TA-6 *Zhigou*, BP-6 *Sanyinjiao*, IG-2 *Erjian*, E-44 *Neiting*, E-25 *Tianshu*, B-25 *Dachangshu*.

iii) Prescrição

Tiao Wei Cheng Qi Tang *Decocção para Regular o Estômago e Conduzir o Qi*.

4. FRIO INVADINDO O INTESTINO GROSSO

i) Manifestações clínicas

Dor abdominal súbita, diarreia com dor, sensação de frio, sensação de frio no abdome.
Língua: saburra branca espessa.
Pulso: Profundo-em Corda.

ii) Acupuntura

E-37 *Shangjuxu*, E-25 *Tianshu*, E-36 *Zusanli*, BP-6 *Sanyinjiao*, F-3 *Taichong*, E-27 *Daju*. Moxa está indicada.

iii) Prescrição

Liang Fu Wan *Pílula de Alpinia Cyperus* mais Zheng Qi Tian Xiang San *Pó da Fragrância Celestial para o Qi Vertical*.

5. SECURA NO INTESTINO GROSSO

i) Manifestações clínicas

Fezes ressecadas difíceis de evacuar, boca e garganta secas, corpo fino, mau hálito, tontura.
Língua: seca, Pálida ou Vermelha sem saburra.
Pulso: Fino.

ii) Acupuntura

E-36 *Zusanli*, BP-6 *Sanyinjiao*, R-6 *Zhaohai*, VC-4 *Guanyuan*, E-25 *Tianshu*.

iii) Prescrição

Zeng Ye Tang *Decocção para Aumentar os Fluidos*.
Qing Zao Run Chang Tang *Decocção para Clarificar a Secura e Umedecer os Intestinos*.
Wu Ren Wan *Pílula de Cinco Sementes*.
Tian Di Jian *Decocção do Céu e da Terra*.
Si Wu Ma Ren Wan *Pílula de Cannabis com Quatro Substâncias*.
Ma Zi Ren Wan *Pílula de Cannabis*.

6. FRIO NO INTESTINO GROSSO

i) Manifestações clínicas

Fezes amolecidas como as de pato, dor abdominal surda, borborigmos, urina pálida, membros frios.
Língua: Pálida.
Pulso: Profundo-Fraco.

ii) Acupuntura

E-25 *Tianshu*, VC-6 *Qihai*, E-36 *Zusanli*, E-37 *Shangjuxu*, B-25 *Dachangshu*, B-20 *Pishu*. Está indicado o uso de moxa.

iii) Prescrição

Liang Fu Wan *Pílula de Alpinia Cyperus*.

7. UMIDADE NO INTESTINO GROSSO

i) Manifestações clínicas

Distensão e plenitude do abdome, dificuldade de urinar, urina escassa, fezes amolecidas, borborigmos, sensação pegajosa na boca, náuseas, vômito, muco nas fezes.
Língua: saburra branca pegajosa.
Pulso: Encharcado na posição Posterior direita.

ii) Acupuntura

E-25 *Tianshu*, B-25 *Dachangshu*, E-37 *Shangjuxu*, E-27 *Daju*, BP-6 *Sanyinjiao*, BP-9 *Yinlingquan*, VC-12 *Zhongwan*, B-22 *Sanjiaoshu*.

iii) Prescrição

Wei Ling Tang *Decocção "Ling" para o Estômago*.

8. INTESTINO GROSSO DEFICIENTE E FRIO

i) Manifestações clínicas

Dor abdominal surda crônica que melhora pela pressão, aplicação de calor e ingestão de líquidos quentes; borborigmos; fezes amolecidas; em alguns casos, constipação intestinal; membros frios, especialmente as pernas; fezes pálidas.
Língua: Pálida e úmida.
Pulso: Profundo-Fraco, especialmente nas duas posições Posteriores.

ii) Acupuntura

E-25 *Tianshu*, B-25 *Dachangshu*, E-37 *Shangjuxu*, E-27 *Daju*, BP-6 *Sanyinjiao*, VC-6 *Qihai*, E-36 *Zusanli*. Moxa deve ser usada.

iii) Prescrição

Fu Zi Li Zhong Wan *Pílula de Aconitum para Regular o Centro*.
Zhen Ren Yang Zang Tang *Decocção do Homem Verdadeiro para Nutrir os Órgãos*.

9. INTESTINO GROSSO DEFICIENTE COM UMIDADE

i) Manifestações clínicas

Dor abdominal surda que melhora por pressão e aplicação de calor e piora por exposição ao frio ou ingestão de alimentos frios; fezes amolecidas, possivelmente muco nas fezes, sensação de peso, incontinência fecal, plenitude abdominal, cansaço.
Língua: Pálida com saburra pegajosa.
Pulso: Fraco e ligeiramente Deslizante.

ii) Acupuntura

E-25 *Tianshu*, B-25 *Dachangshu*, E-37 *Shangjuxu*, E-27 *Daju*, BP-6 *Sanyinjiao*, BP-9 *Yinlingquan*, VC-12 *Zhongwan*, B-22 *Sanjiaoshu*, VC-6 *Qihai*, E-36 *Zusanli*.

iii) Prescrição

Shen Ling Bai Zhu San mais Xiang Fu *Rhizoma Cyperi rotundi*.

10. COLAPSO DO INTESTINO GROSSO

i) Manifestações clínicas

Diarreia crônica, prolapso anal, hemorroidas, cansaço após evacuação, membros frios, ausência de apetite, exaustão mental, desejo de beber líquidos quentes, desejo de que o abdome seja massageado.
Língua: Pálida.
Pulso: Profundo-Fino-Fraco.

ii) Acupuntura

VC-6 *Qihai*, E-25 *Tianshu*, E-36 *Zusanli*, BP-3 *Taibai*, B-20 *Pishu*, B-21 *Weishu*, VG-20 *Baihui*.

iii) Prescrição

Bu Zhong Yi Qi Tang *Decocção para Tonificar o Centro e Beneficiar o Qi*.

Padrões da Bexiga

PARTE 6

100

CONTEÚDO DO CAPÍTULO

Umidade-Calor na Bexiga, 787
Umidade-Frio na Bexiga, 787
Bexiga Deficiente com Frio, 787

Os padrões da Bexiga discutidos são:
1. Umidade-Calor na Bexiga
2. Umidade-Frio na Bexiga
3. Bexiga deficiente com Frio.

Para padrões combinados de Rim e Bexiga, consulte o Capítulo 95, "Padrões do Rim".

1. UMIDADE-CALOR NA BEXIGA

i) Manifestações clínicas

Micção urgente e frequente, queimação durante a micção, micção difícil (o jato de urina é interrompido no meio da micção), urina amarelo-escura e/ou turva, sangue na urina, febre, sede sem vontade de beber líquidos, plenitude e dor no hipogástrio, sensação de calor.
Língua: saburra amarelada espessa-pegajosa na raiz com pontos vermelhos.
Pulso: Deslizante-Rápido e ligeiramente em Corda na posição Posterior esquerda.

ii) Acupuntura

BP-9 *Yinlingquan*, BP-6 *Sanyinjiao*, B-22 *Sanjiaoshu*, B-28 *Pangguangshu*, VC-3 *Zhongji*, B-63 *Jinmen*, B-66 *Tonggu*, E-28 *Shuidao*.

iii) Prescrição

Ba Zheng Tang *Pó dos Oito Corretos*.

iv) Três Tesouros

Separar o Limpo e o Turvo (variação de Bi Xie Fen Qing Yin).

2. UMIDADE-FRIO NA BEXIGA

i) Manifestações clínicas

Micção urgente e frequente, dificuldade para urinar (o jato de urina é interrompido no meio da micção), sensação de peso do hipogástrio e da uretra, urina pálida e turva.
Língua: saburra branca-pegajosa na raiz.
Pulso: Deslizante-Lento e ligeiramente em Corda na posição Posterior esquerda.

ii) Acupuntura

BP-9 *Yinlingquan*, BP-6 *Sanyinjiao*, B-22 *Sanjiaoshu*, VC-3 *Zhongji*, E-28 *Shuidao*, VC-9 *Shuifen*, B-28 *Pangguangshu*. Moxa está indicada.

iii) Prescrição

Ba Zheng San *Pó dos Oito Corretos*.
Shi Wei San *Pó de Pyrrosia*.
Separar o Claro e o Turvo (variação de Bi Xie Fen Qing Yin).

3. BEXIGA DEFICIENTE COM FRIO

i) Manifestações clínicas

Urina abundante, pálida e frequente; incontinência urinária, enurese; lombalgia, tontura, noctúria, corrimento uretral esbranquiçado.
Língua: Pálida, úmida.
Pulso: Profundo-Fraco.

ii) Acupuntura

B-23 *Shenshu*, VG-4 *Mingmen*, B-28 *Pangguangshu*, VC-4 *Guanyuan*, VC-3 *Zhongji*, VG-20 *Baihui*.

iii) Prescrição

Suo Quan Wan *Pílula para Contrair a Mola*.
Sang Piao Xiao San *Pílula de Ootheca Mantidis*.
Tu Si Zi Wan *Pílula de Cuscuta*.

APÊNDICES

APÊNDICE 1
Índice de Casos Clínicos

Amigdalite crônica: Parte 1, Capítulo 10 (24 anos de idade), 95
Amigdalite crônica: Parte 2, Capítulo 36 (12 anos de idade), 263
Aneurisma da aorta: Parte 3, Capítulo 49 (60 anos de idade), 372
Cansaço, náuseas e tontura: Parte 3, Capítulo 49 (28 anos de idade), 373
Cansaço: Parte 2, Capítulo 33 (13 anos de idade), 240
Cansaço: Parte 2, Capítulo 33 (18 anos de idade), 239
Cansaço: Parte 2, Capítulo 33 (39 anos de idade), 239
Cansaço: Parte 2, Capítulo 33 (49 anos de idade), 240
Cansaço: Parte 2, Capítulo 33 (54 anos de idade), 239
Cansaço: Parte 2, Capítulo 33 (56 anos de idade), 238
Cansaço: Parte 2, Capítulo 34 (41 anos de idade), 247
Cansaço: Parte 3, Capítulo 49 (45 anos de idade), 374
Ciclo menstrual curto: Parte 2, Capítulo 38 (49 anos de idade), 276
Colite ulcerativa: Parte 2, Capítulo 31 (25 anos de idade), 230
Constipação intestinal: Parte 2, Capítulo 31 (22 anos de idade), 232
Diabetes tipo II: Parte 2, Capítulo 32 (51 anos de idade), 235
Diabetes tipo II: Parte 2, Capítulo 33 (50 anos de idade), 241
Distensão abdominal: Parte 2, Capítulo 28 (33 anos de idade), 209
Distensão das mamas antes da menstruação: Parte 2, Capítulo 46 (36 anos de idade), 329
Distensão das mamas antes da menstruação: Parte 2, Capítulo 46 (39 anos de idade), 331
Dor abdominal: Parte 2, Capítulo 38 (31 anos de idade), 276
Dor abdominal: Parte 2, Capítulo 46 (15 anos de idade), 327
Dor articular: Parte 1, Capítulo 28 (24 anos de idade), 208
Dor nas costelas: Parte 3, Capítulo 49 (65 anos de idade), 372
Dor no peito: Parte 2, Capítulo 44 (57 anos de idade), 318
Dor nos hipocôndrios: Parte 2, Capítulo 38 (49 anos de idade), 276
Dores de cabeça: Parte 2, Capítulo 33 (13 anos de idade), 240
Dores de cabeça: Parte 2, Capítulo 34 (13 anos de idade), 247
Dores de cabeça: Parte 2, Capítulo 34 (14 anos de idade), 245
Dores de cabeça: Parte 2, Capítulo 34 (28 anos de idade), 245
Dores de cabeça: Parte 2, Capítulo 34 (36 anos de idade), 246
Dores de cabeça: Parte 2, Capítulo 34 (41 anos de idade), 247
Dores de cabeça: Parte 2, Capítulo 34 (50 anos de idade), 246
Eczema atópico: Parte 1, Capítulo 21 (29 anos de idade), 153
Edema das pernas e do abdome: Parte 1, Capítulo 19 (51 anos de idade), 133
Esclerose múltipla: Parte 2, Capítulo 39 (63 anos de idade), 281
Gosto ruim na boca: Parte 5, Capítulo 69 (50 anos de idade), 613
Hirsutismo: Parte 2, Capítulo 46, 323
Infecção viral aguda: Parte 2, Capítulo 43 (18 anos de idade), 306
Infertilidade: Parte 2, Capítulo 46 (41 anos de idade), 332
Infertilidade: Parte 2, Capítulo 46 (45 anos de idade), 331
Menorragia: Parte 2, Capítulo 46 (42 anos de idade), 324
Menorragia: Parte 2, Capítulo 46 (43 anos de idade), 328
Menorragia: Parte 2, Capítulo 46 (49 anos de idade), 325
Menstruação dolorosa: Parte 2, Capítulo 46 (28 anos de idade), 328
Menstruação dolorosa: Parte 3, Capítulo 49 (25 anos de idade), 374
Metrorragia: Parte 2, Capítulo 46, 323
Nódulo na mama: Parte 1, Capítulo 12 (39 anos de idade), 103
Nódulo na mama: Parte 2, Capítulo 46 (39 anos de idade), 331
Osteoartrite: Parte 2, Capítulo 39 (50 anos de idade), 281
Palpitações: Parte 2, Capítulo 30 (44 anos de idade), 227
Palpitações: Parte 2, Capítulo 38 (44 anos de idade), 271
Pânico, ataques de: Parte 2, Capítulo 44 (39 anos de idade), 315
Problemas digestivos: Parte 2, Capítulo 30 (42 anos de idade), 227
Síndrome da fadiga crônica: Parte 2, Capítulo 33 (20 anos de idade), 240
Tensão pré-menstrual: Parte 2, Capítulo 28 (37 anos de idade), 210
Tinidos: Parte 2, Capítulo 42 (56 anos de idade), 293
Tontura: Parte 2, Capítulo 34 (45 anos de idade), 250
Tosse: Parte 2, Capítulo 38 (48 anos de idade), 269
Tremor no braço: Parte 2, Capítulo 39 (45 anos de idade), 282
Tremor no braço: Parte 2, Capítulo 39 (46 anos de idade), 282
Vertigem: Parte 2, Capítulo 28 (42 anos de idade), 212
Vertigem: Parte 2, Capítulo 34 (48 anos de idade), 248

APÊNDICE 2
Prescrições

NOTA

Convém lembrar que algumas ervas contidas nas prescrições aqui apresentadas são proibidas em alguns países. A proibição se dá ou por serem tóxicas (em alguns casos equivocadamente entendidas como tal) ou porque são processadas de plantas ou animais em risco de extinção; em alguns países, todas as substâncias originadas de animais são proibidas. Como as leis relacionadas com o uso dessas ervas (ou substâncias de origem animal) variam de acordo com o país, é responsabilidade do leitor familiarizar-se com as leis do país onde vive. A inclusão dessas ervas nas prescrições abaixo não implica o endosso do seu uso. Entretanto, mantive as prescrições como estão nos textos originais porque isso permite fazer substituições criteriosas das ervas (ou das substâncias de origem animal) que não são permitidas no Ocidente. Por exemplo, a prescrição Xi Jiao Di Huang Tang *Decocção de Cornus Rhinoceri-Rehmannia* contém Xi Jiao *Cornu Rhinoceri*, chifre de rinoceronte, que obviamente é ilegal; como essa substância tem propriedades que esfriam o Sangue, podemos fazer uma substituição criteriosa por uma erva que esfrie o Sangue.

AI FU NUAN GONG WAN

Pílula de *Artemisia-Cyperus* para Aquecer o Útero
Ai Ye *Folium Artemisiae argyi* 9 g
Wu Zhu Yu *Fructus Evodiae rutaecarpae* 4,5 g
Rou Gui *Cortex Cinnamomi cassiae* 4,5 g
Xiang Fu *Rhizoma Cyperi rotundi* 9 g
Dang Gui *Radix Angelicae sinensis* 9 g
Chuan Xiong *Radix Ligustici chuanxiong* 6 g
Bai Shao *Radix Paeoniae lactiflorae* 6 g
Huang Qi *Radix Astragali membranacei* 6 g
Sheng Di Huang *Radix Rehmanniae glutinosae* 9 g
Xu Duan *Radix Dipsaci asperi* 6 g

AN SHEN DING ZHI WAN

Pílula para Acalmar o Espírito e Assentar a Força de Vontade
Fu Ling *Sclerotium Poriae cocos* 9 g
Fu Shen *Sclerotium Poriae cocos paradicis* 9 g
Ren Shen *Radix Ginseng* 9 g
Yuan Zhi *Radix Polygalae tenuifoliae* 9 g
Shi Chang Pu *Rhizoma Acori graminei* 4,5 g
Long Chi *Dens Draconis* 4,5 g

BA XIAN CHANG SHOU WAN

Pílula da Longevidade dos Oito Imortais
Mai Men Dong *Tuber Ophiopogonis japonici* 6 g
Wu Wei Zi *Fructus Schisandrae chinensis* 6 g
Shu Di Huang *Radix Rehmanniae glutinosae praeparata* 24 g
Shan Zhu Yu *Fructus Corni officinalis* 12 g
Shan Yao *Radix Dioscoreae oppositae* 12 g
Ze Xie *Rhizoma Alismatis orientalis* 9 g
Mu Dan Pi *Cortex Moutan radicis* 9 g
Fu Ling *Sclerotium Poriae cocos* 9 g

BA ZHEN TANG

Decocção dos Oito Preciosos
Dang Gui *Radix Angelicae sinensis* 10 g
Chuan Xiong *Radix Ligustici Chuanxiong* 5 g
Bai Shao *Radix Paeoniae lactiflorae* 8 g
Shu Di Huang *Radix Rehmanniae glutinosae praeparata* 15 g
Ren Shen *Radix Ginseng* 3 g
Bai Zhu *Rhizoma Atractylodis macrocephalae* 10 g
Fu Ling *Sclerotium Poriae cocos* 8 g
Zhi Gan Cao *Radix Glycyrrhizae uralensis praeparata* 5 g

BA ZHENG SAN

Pó das Oito Retificações
Mu Tong *Caulis Mutong* 3 g
Hua Shi *Talcum* 12 g
Che Qian Zi *Semen Plantaginis* 9 g
Qu Mai *Herba Dianthi* 6 g
Bian Xu *Herba Polygoni avicularis* 6 g
Shan Zhi Zi *Fructus Gardeniae jasminoidis* 3 g
Da Huang *Radix et Rhizoma Rhei* 6 g
Deng Xin Cao *Medulla Junci effusi* 3 g
Gan Cao *Radix Glycyrrhizae uralensis* 3 g

BAI HE GU JIN TANG

Decocção de *Lilium* para Consolidar o Metal
Bai He *Bulbus Lilii* 15 g
Mai Men Dong *Tuber Ophiopogonis japonici* 9 g
Xuan Shen *Radix Scrophulariae ningpoensis* 9 g
Sheng Di Huang *Radix Rehmanniae glutinosae* 9 g
Shu Di Huang *Radix Rehmanniae glutinosae praeparata* 9 g

Dang Gui Radix Angelicae sinensis 6 g
Bai Shao Radix Paeoniae lactiflorae 9 g
Jie Geng Radix Platycodi grandiflori 6 g
Chuan Bei Mu Bulbus Fritillariae cirrhosae 6 g
Gan Cao Radix Glycyrrhizae uralensis 3 g

BAI HU TANG

Decocção do Tigre Branco
Shi Gao Gypsum fibrosum 30 g
Zhi Mu Radix Anemarrhenae asphodeloidis 9 g
Zhi Gan Cao Radix Glycyrrhizae uralensis praeparata 3 g
Geng Mi Arroz não glutinoso 9 g

BAI TOU WEN TANG

Decocção de Pulsatilla
Bai Tou Weng Radix Pulsatillae chinensis 6 g
Huang Lian Rhizoma Coptidis 9 g
Huang Bo Cortex Phellodendri 9 g
Qin Pi Cortex Fraxini 9 g

BAN XIA HOU PO TANG

Decocção de Pinellia-Magnolia
Ban Xia Rhizoma Pinelliae ternatae 12 g
Hou Po Cortex Magnoliae officinalis 9 g
Zi Su Ye Folium Perillae frutescentis 6 g
Fu Ling Sclerotium Poriae cocos 12 g
Sheng Jiang Rhizoma Zingiberis officinalis recens 9 g

BAN XIA TANG

Decocção de Pinelliae
Ban Xia Rhizoma Pinelliae ternatae 12 g
Sheng Jiang Rhizoma Zingiberis officinalis recens 3 fatias
Jie Geng Radix Platycodi grandiflori 3 g
Wu Zhu Yu Fructus Evodiae rutaecarpae 3 g
Qiang Hu Radix Peucedani 6 g
Bie Jia Carapacis Amydae sinensis 9 g
Zhi Shi Fructus Citri aurantii immaturus 6 g
Ren Shen Radix Ginseng 9 g
Bing Lang Semen Arecae catechu 6 sementes

BAO HE WAN

Pílula para Preservar e Harmonizar
Shan Zha Fructus Crataegi 9 g
Shen Qu Massa Fermentata medicinalis 9 g
Lai Fu Zi Semen Raphani sativi 6 g
Chen Pi Pericarpium Citri reticulatae 6 g
Ban Xia Rhizoma Pinelliae ternatae 9 g
Fu Ling Sclerotium Poriae cocos 9 g
Lian Qiao Fructus Forsythiae suspensae 3 g

BAO YIN JIAN

Decocção para Proteger o Yin
Sheng Di Huang Radix Rehmanniae glutinosae 24 g
Shu Di Huang Radix Rehmanniae glutinosae praeparata 15 g
Bai Shao Radix Paeoniae lactiflorae 12 g
Shan Yao Radix Dioscoreae oppositae 12 g
Huang Qin Radix Scutellariae baicalensis 9 g
Huang Bo Cortex Phellodendri 9 g
Xu Duan Radix Dipsaci asperi 6 g
Gan Cao Radix Glycyrrhizae uralensis 3 g

BAO YUAN TANG

Decocção para Preservar a Fonte
Huang Qi Radix Astragali membranacei 6 g
Ren Shen Radix Ginseng 6 g
Zhi Gan Cao Radix Glycyrrhizae uralensis praeparata 3 g
Rou Gui Cortex Cinnamomi cassiae 1,5 g

BEI MU GUA LOU SAN

Pó de Fritillaria-Trichosanthes
Zhe Bei Mu Bulbus Fritillariae thunbergii 4,5 g
Gua Lou Fructus Trichosanthis 3 g
Tian Hua Fen Radix Trichosanthis kirilowii 2,4 g
Fu Ling Sclerotium Poriae cocos 2,4 g
Chen Pi Pericarpium Citri reticulatae 2,4 g
Jie Geng Radix Platycodi grandiflori 2,4 g

BU FEI TANG

Decocção para Tonificar os Pulmões
Ren Shen Radix Ginseng 9 g
Huang Qi Radix Astragali membranacei 24 g
Shu Di Huang Radix Rehmanniae glutinosae praeparata 24 g
Wu Wei Zi Fructus Schisandrae chinensis 6 g
Zi Wan Radix Asteris tatarici 9 g
Sang Bai Pi Cortex Mori albae radicis 12 g

BU GAN TANG

Decocção para Tonificar o Fígado
Dang Gui Radix Angelicae sinensis 9 g
Chuan Xiong Radix Ligustici Chuanxiong 6 g
Bai Shao Radix Paeoniae lactiflorae 9 g
Shu Di Huang Radix Rehmanniae glutinosae praeparata 15 g
Suan Zao Ren Semen Ziziphi spinosae 6 g
Mu Gua Fructus Chaenomelis lagenariae 6 g
Zhi Gan Cao Radix Glycyrrhizae uralensis praeparata 3 g

BU SHEN GU CHONG WAN

Pílula para Tonificar os Rins e Consolidar o Vaso Penetrador
Tu Si Zi Semen Cuscutae chinensis 6 g

Xu Duan *Radix Dipsaci asperi* 6 g
Ba Ji Tian *Radix Morindae officinalis* 6 g
Du Zhong *Cortex Eucommiae ulmoidis* 6 g
Lu Jiao Shuang *Cornu Cervi degelatinatum* 6 g
Dang Gui *Radix Angelicae sinensis* 6 g
Shu Di Huang *Radix Rehmanniae glutinosae praeparata* 9 g
Gou Qi Zi *Fructus Lycii chinensis* 9 g
E Jiao *Gelatinum Corii asini* 6 g
Dang Shen *Radix Codonopsis pilosulae* 6 g
Bai Zhu *Rhizoma Atractylodis macrocephalae* 9 g
Da Zao *Fructus Ziziphi jujubae* 3 tâmaras
Sha Ren *Fructus seu Semen Amomi* 3 g

BU SHEN YANG XUE TANG

Decocção para Tonificar os Rins e Nutrir o Sangue
Yin Yang Huo *Herba Epimedi* 6 g
Xian Mao *Rhizoma Curculiginis orchioidis* 6 g
Zi He Che *Placenta Hominis* 6 g
Nu Zhen Zi *Fructus Ligustri lucidi* 6 g
Dang Gui *Radix Angelicae sinensis* 6 g
Bai Shao *Radix Paeoniae lactiflorae* 9 g
Dang Shen *Radix Codonopsis pilosulae* 6 g
Gou Qi Zi *Fructus Lycii* 6 g
Tu Si Zi *Semen Cuscutae chinensis* 6 g
Xiang Fu *Rhizoma Cyperi rotundi* 3 g

BU ZHONG YI QI TANG

Decocção para Tonificar o Centro e Beneficiar o *Qi*
Huang Qi *Radix Astragali membranacei* 12 g
Ren Shen *Radix Ginseng* 9 g
Bai Zhu *Rhizoma Atractylodis macrocephalae* 9 g
Dang Gui *Radix Angelicae sinensis* 6 g
Chen Pi *Pericarpium Citri reticulatae* 6 g
Sheng Ma *Rhizoma Cimicifugae* 3 g
Chai Hu *Radix Bupleuri* 3 g

CANG ER BI DOU YAN FANG

Fórmula de *Xanthium* para Sinusite
Cang Er Zi *Fructus Xanthii sibirici* 9 g
Huang Qin *Radix Scutellariae baicalensis* 9 g
Pu Gong Ying *Herba Taraxaci mongolici cum radice* 6 g
Ge Gen *Radix Puerariae* 9 g
Jie Geng *Radix Platycodi grandiflori* 6 g
Bai Zhi *Radix Angelicae dahuricae* 3 g
Che Qian Zi *Semen Plantaginis* 6 g
Gan Cao *Radix Glycyrrhizae uralensis* 3 g

CANG FU DAO TAN WAN

Pílula de *Atractylodes-Cyperus* para Conduzir Fleuma
Cang Zhu *Rhizoma Atractylodis lanceae* 9 g
Xiang Fu *Rhizoma Cyperi rotundi* 9 g

Zhi Ke *Fructus Citri aurantii* 9 g
Fu Ling *Sclerotium Poriae cocos* 6 g
Chen Pi *Pericarpium Citri reticulatae* 6 g
Dan Nan Xing *Pulvis Arisaemae cum felle bovis* 4,5 g
Gan Cao *Radix Glycyrrhizae uralensis* 3 g
Sheng Jiang *Rhizoma Zingiberis officinalis recens* 3 fatias
Shen Qu *Massa Fermentata medicinalis* 6 g

CHAI HU SHU GAN TANG

Decocção de *Bupleurum* para Pacificar o Fígado
Chai Hu *Radix Bupleuri* 6 g
Bai Shao *Radix Paeoniae lactiflorae* 4,5 g
Zhi Ke *Fructus Citri aurantii* 4,5 g
Zhi Gan Cao *Radix Glycyrrhizae uralensis praeparata* 1,5 g
Chen Pi *Pericarpium Citri reticulatae* 6 g
Xiang Fu *Rhizoma Cyperi rotundi* 4,5 g
Chuan Xiong *Radix Ligustici Chuanxiong* 4,5 g

CHANG TAI BAI ZHU SAN

Pó de *Atractylodes* para Longa [Vida] do Feto
Bai Zhu *Rhizoma Atractylodis macrocephalae* 6 g
Chuan Xiong *Radix Ligustici Chuanxiong* 3 g
Chuan Jiao *Pericarpium Zanthoxyli bungeani* 3 g
Sheng Di Huang *Radix Rehmanniae glutinosae* 6 g
E Jiao *Gelatinum Corii Asini* 6 g
Mu Li *Concha Ostreae* 9 g
Fu Ling *Sclerotium Poriae cocos* 6 g

CHEN XIANG JIANG QI TANG (ESTAGNAÇÃO DO *QI* DO ESTÔMAGO)

Decocção de *Aquilaria* para Descer o *Qi*
Chen Xiang *Lignum Aquilariae* 9 g
Xiang Fu *Rhizoma Cyperi rotundi* 6 g
Sha Ren *Fructus seu Semen Amomi* 3 g
Gan Cao *Radix Glycyrrhizae uralensis* 3 g

DA BU YIN WAN

Grande Pílula para Tonificar o *Yin* (doses para lote de pílulas)
Zhi Mu *Radix Anemarrhenae asphodeloidis* 120 g
Huang Bo *Cortex Phellodendri* 120 g
Shu Di Huang *Radix Rehmanniae glutinosae praeparata* 180 g
Gui Ban *Plastrum Testudinis* 180 g
Pig's bone-marrow 12 g

DA BU YUAN JIAN

Grande Decocção para Tonificar o [*Qi*] Original
Ren Shen *Radix Ginseng* 3 g
Shan Yao *Radix Dioscoreae oppositae* 6 g
Shu Di Huang *Radix Rehmanniae glutinosae praeparata* 9 g
Du Zhong *Cortex Eucommiae ulmoidis* 6 g

Dang Gui Radix Angelicae sinensis 6 g
Shan Zhu Yu Fructus Corni officinalis 3 g
Gou Qi Zi Fructus Lycii chinensis 6 g
Zhi Gan Cao Radix Glycyrrhizae uralensis praeparata 3 g

DA DING FENG ZHU

Grande Pérola para Estancar o Vento
Ji Zi Huang 2 gemas de ovo
E Jiao Gelatinum Corii asini 9 g
Bai Shao Radix Paeoniae lactiflorae 18 g
Zhi Gan Cao Radix Glycyrrhizae uralensis praeparata 12 g
Wu Wei Zi Fructus Schisandrae chinensis 6 g
Sheng Di Huang Radix Rehmanniae glutinosae 18 g
Mai Men Dong Tuber Ophiopogonis japonici 18 g
Huo Ma Ren Semen Cannabis sativae 6 g
Gui Ban Plastrum Testudinis 12 g
Bie Jia Carapax Amydae sinensis 12 g
Mu Li Concha Ostreae 12 g

DAN SHEN YIN

Decocção de Sálvia
Dan Shen Radix Salviae miltiorrhizae 30 g
Tan Xiang Lignum Santali albi 4,5 g
Sha Ren Fructus seu Semen et Pericarpium amomi 4,5 g

DAN ZHI XIAO YAO SAN

Pó de Moutan-Gardênia do Viajante Livre e Tranquilo
Dang Gui Radix Angelicae sinensis 3 g
Bai Shao Radix Paeoniae lactiflorae 3 g
Fu Ling Sclerotium Poriae cocos 3 g
Bai Zhu Rhizoma Atractylodis macrocephalae 3 g
Chai Hu Radix Bupleuri 34 g
Bo He Herba Menthae haplocalycis 3 g
Mu Dan Pi Cortex Moutan radicis 1,5 g
Shan Zhi Zi Fructus Gardeniae jasminoidis 1,5 g
Zhi Gan Cao Radix Glycyrrhizae uralensis praeparata 1,5 g

DANG GUI SHAO YAO SAN

Pó de Angelica e Peony
Dang Gui Radix Angelicae sinensis 9 g
Bai Shao Radix Paeoniae lactiflorae 15 g
Fu Ling Sclerotium Poriae cocos 12 g
Bai Zhu Rhizoma Atractylodis macrocephalae 12 g
Ze Xie Rhizoma Alismatis orientalis 12 g
Chuan Xiong Radix Ligustici Chuanxiong 6 g

DAN GUI SI NI TANG

Decocção de Angelica para as Quatro Rebeliões
Dang Gui Radix Angelicae sinensis 9 g
Bai Shao Radix Paeoniae lactiflorae 9 g
Gui Zhi Ramulus Cinnamomi cassiae 9 g
Xi Xin Herba cum Radice Asari 3 g
Zhi Gan Cao Radix Glycyrrhizae uralensis praeparata 3 g
Da Zao Fructus Zizyphi jujubae 6 tâmaras
Mu Tong Caulis Mutong 3 g

DANG GUI JI XUE TENG TANG

Decocção de Angelica - Ji Xue Teng
Dang Gui Radix Angelicae sinensis 15 g
Shu Di Huang Radix Rehmanniae glutinosae praeparata 15 g
Long Yan Rou Arillus Euphoriae longanae 6 g
Bai Shao Radix Paeoniae lactiflorae 9 g
Dan Shen Radix Salviae miltiorrhizae 9 g
Ji Xue Teng Radix et Caulis Jixueteng 15 g

DANG GUI LONG HUI WAN

Pílula do Dragão de Angelica e Aloe
Dang Gui Radix Angelicae sinensis 6 g
Long Dan Cao Radix Gentianae scabrae 6 g
Lu Hui Herba Aloes 6 g
Shan Zhi Zi Fructus Gardeniae jasminoidis 4,5 g
Huang Lian Rhizoma Coptidis 3 g
Huang Bo Cortex Phellodendri 6 g
Huang Qin Radix Scutellariae baicalensis 6 g
Da Huang Radix et Rhizoma Rhei 6 g
Mu Xiang Radix Aucklandiae lappae 3 g

DANG GUI GUI ZHI TANG

Decocção de Angelica-Ramulus Cinnamomi
Dang Gui Radix Angelicae sinensis 9 g
Gui Zhi Ramulus Cinnamomi cassiae 1 g
Bai Shao Radix Paeoniae lactiflorae 3 g
Ban Xia Rhizoma Pinelliae ternatae 6 g
Zhi Gan Cao Radix Glycyrrhizae uralensis praeparata 0,6 g
Pao Jiang Rhizoma Zingiberis officinalis recens (frito) 2 fatias
Da Zao Fructus Zizyphi jujubae 3 tâmaras

DAO CHI QING XIN TANG

Decocção para Conduzir a Vermelhidão e Clarificar o Coração
Sheng Di Huang Radix Rehmanniae glutinosae 6 g
Mu Tong Caulis Mutong 3 g
Mai Men Dong Tuber Ophiopogonis japonici 6 g
Fu Shen Sclerotium Poriae cocos pararadicis 6 g
Mu Dan Pi Cortex Moutan radicis 6 g
Lian Zi Xin Plumula Nelumbinis nuciferae 6 g
Hua Shi Talcum 6 g
Gan Cao Radix Glycyrrhizae uralensis 3 g
Hu Po Succinum 3 g
Zhu Ye Herba Lophatheri gracilis 6 g

DAO CHI SAN

Pó para Conduzir a Vermelhidão
Sheng Di Huang *Radix Rehmanniae glutinosae* 15 g
Mu Tong *Caulis Mutong* 3 g
Zhu Ye *Herba Lophatheri gracilis* 3 g
Gan Cao *Radix Glycyrrhizae uralensis* 3 g

DI SHENG TANG

Decocção para Apoiar o Sábio
Chi Shao *Radix Paeoniae rubra* 6 g
Ban Xia *Rhizoma Pinelliae ternatae* 6 g
Ze Lan *Herba Lycopi lucidi* 6 g
Ren Shen *Radix Ginseng* 6 g
Sheng Jiang *Rhizoma Zingiberis officinalis recens* 3 fatias
Chen Pi *Pericarpium Citri reticulatae* 3 g
Gan Cao *Radix Glycyrrhizae uralensis* 3 g

DI TAN TANG

Decocção para Retirar a Fleuma
Ban Xia *Rhizoma Pinelliae ternatae* 6,6 g
Chen Pi *Pericarpium Citri reticulatae* 6 g
Fu Ling *Sclerotium Poriae cocos* 6 g
Zhi Shi *Fructus Citri aurantii immaturus* 6 g
Zhu Ru *Caulis Bambusae in Taeniis* 2,1 g
Dan Nan Xing *Pulvis Arisaemae cum felle bovis* 6,6 g
Shi Chang Pu *Rhizoma Acori graminei* 3 g
Ren Shen *Radix Ginseng* 3 g
Gan Cao *Radix Glycyrrhizae uralensis* 1,5 g

DING XIANG SHI DI TANG

Decocção de *Caryophyllum-Diospyros*
Ding Xiang *Flos Caryophylli* 6 g
Shi Di *Calyx Diospyri Kaki* 6 g
Ren Shen *Radix Ginseng* 3 g
Sheng Jiang *Rhizoma Zingiberis officinalis recens* 6 g

DUO MING SAN

Pó para Apoderar-se da Vida
Mo Yao *Myrrha* 6 g
Xue Jie *Sangui Draconis* 6 g

E JIAO JI ZI HUANG TANG

Decocção de *Gelatinum Corii Asini* (gelatina do colágeno de pele de burro) e gema de ovo
E Jiao *Gelatinum Corii Asini* 6 g
Ji Zi Huang 2 gemas de ovo
Sheng Di Huang *Radix Rehmanniae glutinosae* 12 g
Bai Shao *Radix Paeoniae lactiflorae* 9 g
Zhi Gan Cao *Radix Glycyrrhizae uralensis praeparata* 1,5 g

Gou Teng *Ramulus Uncariae* 6 g
Shi Jue Ming *Concha Haliotidis* 15 g
Mu Li *Concha Ostreae* 12 g
Fu Shen *Sclerotium Poriae cocos pararadicis* 12 g
Luo Shi Teng *Caulis Trachelospermi jasminoides* 9 g

ER CHEN TANG

Decocção dos Dois Velhos
Ban Xia *Rhizoma Pinelliae ternatae* 15 g
Chen Pi *Pericarpium Citri reticulatae* 15 g
Fu Ling *Sclerotium Poriae cocos* 9 g
Zhi Gan Cao *Radix Glycyrrhizae uralensis praeparata* 3 g

ER ZHI WAN

Decocção dos Dois Supremos
Nu Zhen Zi *Fructus Ligustri lucidi* 9 g
Han Lian Cao *Herba Ecliptae prostratae* 9 g

FO SHOU SAN

Pó da Mão de Buda
Dang Gui *Radix Angelicae sinensis* 6 g
Chuan Xiong *Radix Ligustici Chuanxiong* 4 g

FU TU DAN

Pílula de *Poria-Cuscuta* (doses para lote de pílulas)
Tu Si Zi *Semen Cuscutae chinensis* 150 g
Wu Wei Zi *Fructus Schisandrae chinensis* 210 g
Shan Yao *Radix Dioscoreae oppositae* 60 g
Lian Zi *Semen Nelumbinis nuciferae* 60 g
Fu Ling *Sclerotium Poriae cocos* 90 g

FU ZI LI ZHONG WAN

Pílula de *Aconitum* para Regular o Centro
Fu Zi *Radix lateralis Aconiti carmichaeli praeparata* 3 g
Gan Jiang *Rhizoma Zingiberis officinalis* 6 g
Ren Shen *Radix Ginseng* 6 g
Bai Zhu *Rhizoma Atractylodis macrocephalae* 6 g
Zhi Gan Cao *Radix Glycyrrhizae uralensis praeparata* 3 g

GAN CAO GAN JIANG TANG

Decocção de *Glycyrrhiza-Zingiber*
Zhi Gan Cao *Radix Glycyrrhizae uralensis* 12 g
Gan Jiang *Rhizoma Zingiberis officinalis* 6 g

GAN LU XIAO DU DAN

Pílula de Orvalho Doce para Eliminar Toxina
Lian Qiao *Fructus Forsythiae suspensae* 6 g
Huang Qin *Radix Scutellariae baicalensis* 6 g

Bo He *Herba Menthae haplocalycis* 3 g
She Gan *Rhizoma Belamcandae chinensis* 4,5 g
Chuan Bei Mu *Bulbus Fritillariae cirrhosae* 3 g
Hua Shi *Talcum* 9 g
Mu Tong *Caulis Mutong* 3 g
Yin Chen Hao *Herba Artemisiae capillaris* 6 g
Huo Xiang *Herba Agastachis seu Pogostemi* 4,5 g
Shi Chang Pu *Rhizoma Acori graminei* 3 g
Bai Dou Kou *Fructus Amomi kravanh* 4,5 g

GE GEN QIN LIAN TANG

Decocção de *Pueraria-Scutellaria-Coptis*
Ge Gen *Radix Puerariae* 9 g
Huang Qin *Radix Scutellariae baicalensis* 9 g
Huang Lian *Rhizoma Coptidis* 4,5 g
Gan Cao *Radix Glycyrrhizae uralensis* 3 g

GE XIA ZHU YU TANG

Decocção para Eliminar Estase abaixo do Diafragma
Dang Gui *Radix Angelicae sinensis* 9 g
Chuan Xiong *Radix Ligustici chuanxiong* 3 g
Chi Shao *Radix Paeoniae rubrae* 6 g
Hong Hua *Flos Carthami tinctorii* 9 g
Tao Ren *Semen Persicae* 9 g
Wu Ling Zhi *Excrementum Trogopteri* 9 g
Yan Hu Suo *Rhizoma Corydalis yanhusuo* 3 g
Xiang Fu *Rhizoma Cyperi rotundi* 3 g
Zhi Ke *Fructus Citri aurantii* 5 g
Wu Yao *Radix Linderae strychnifoliae* 6 g
Mu Dan Pi *Cortex Moutan radicis* 6 g
Gan Cao *Radix Glycyrrhizae uralensis* 9 g

GU TAI JIAN

Decocção para Consolidar o Feto
Huang Qin *Radix Scutellariae baicalensis* 6 g
Chen Pi *Pericarpium Citri reticulatae* 3 g
Bai Zhu *Rhizoma Atractylodis macrocephalae* 9 g
Dang Gui *Radix Angelicae sinensis* 6 g
Bai Shao *Radix Paeoniae lactiflorae* 9 g
E Jiao *Gelatinum Corii asini* 6 g
Sha Ren *Fructus Amomi* 3 g

GUI PI TANG

Decocção para Tonificar o Baço
Ren Shen *Radix Ginseng* 6 g (ou **Dang Shen** *Radix Codonopsis pilosulae* 12 g)
Huang Qi *Radix Astragali membranacei* 15 g
Bai Zhu *Rhizoma Atractylodis macrocephalae* 12 g
Dang Gui *Radix Angelicae sinensis* 6 g
Fu Shen *Sclerotium Poriae cocos pararadicis* 9 g
Suan Zao Ren *Semen Ziziphi spinosae* 9 g
Long Yan Rou *Arillus Euphoriae longanae* 12 g
Yuan Zhi *Radix Polygalae tenuifoliae* 9 g
Mu Xiang *Radix Aucklandiae lappae* 3 g
Zhi Gan Cao *Radix Glycyrrhizae uralensis praeparata* 4 g
Sheng Jiang *Rhizoma Zingiberis officinalis recens* 3 fatias
Hong Zao *Fructus Ziziphi jujubae* 5 tâmaras

GUI SHEN WAN

Pílula para Restaurar os Rins
Tu Si Zi *Semen Cuscutae chinensis* 6 g
Du Zhong *Cortex Eucommiae ulmoidis* 4 g
Gou Qi Zi *Fructus Lycii chinensis* 6 g
Shan Zhu Yu *Fructus Corni officinalis* 4 g
Dang Gui *Radix Angelicae sinensis* 6 g
Shu Di Huang *Radix Rehmanniae glutinosae praeparata* 6 g
Shan Yao *Radix Dioscoreae oppositae* 6 g
Fu Ling *Sclerotium Poriae cocos* 6 g

GUI ZHI FU LING WAN

Pílula de *Ramulus Cinnamomi-Poria*
Gui Zhi *Ramulus Cinnamomi cassiae* 9 g
Fu Ling *Sclerotium Poriae cocos* 9 g
Chi Shao *Radix Paeoniae rubrae* 9 g
Mu Dan Pi *Cortex Moutan radicis* 9 g
Tao Ren *Semen Persicae* 9 g

GUI ZHI TANG

Decocção de *Ramulus Cinnamomi*
Gui Zhi *Ramulus Cinnamomi cassiae* 9 g
Bai Shao *Radix Paeoniae lactiflorae* 9 g
Sheng Jiang *Rhizoma Zingiberis officinalis recens* 9 g
Da Zao *Fructus Ziziphi jujubae* 12 tâmaras
Zhi Gan Cao *Radix Glycyrrhizae uralensis praeparata* 6 g

GUN TAN WAN

Pílula para Vaporizar a Fleuma (doses para lote de pílulas)
Duan Meng Shi *Lapis Micae seu Chloriti* (calcinado) 30 g
Da Huang *Radix et Rhizoma Rhei* 240 g
Huang Qin *Radix Scutellariae baicalensis* 240 g
Chen Xiang *Lignum Aquilariae* 15 g

HAO QIN QING DAN TANG

Decocção de *Artemisia-Scutellaria* para Clarificar a Vesícula Biliar
Qing Hao *Herba Artemisiae apiaceae* 4,5 g
Huang Qin *Radix Scutellariae baicalensis* 4,5 g
Zhu Ru *Caulis Bambusae in Taeniis* 9 g
Zhi Shi *Fructus Citri aurantii immaturus* 4,5 g
Chen Pi *Pericarpium Citri reticulatae* 4,5 g

Ban Xia *Rhizoma Pinelliae ternatae* 4,5 g
Chi Fu Ling *Sclerotium Poriae cocos rubrae* 9 g
Bi Yu San pó de Jasper:
Hua Shi *Talcum* 6 partes
Gan Cao *Radix Glycyrrhizae uralensis* 1 parte
Qing Dai *Indigo pulverata levis* 1 parte

HEI SHEN SAN

Pó do Espírito do [Grão] Negro
Hei Da Dou *Semen Glycines* 6 g
Shu Di Huang *Radix Rehmanniae glutinosae praeparata* 6 g
Dang Gui *Radix Angelicae sinensis* 6 g
Rou Gui *Cortex Cinnamoni cassiae* 3 g
Bao Jiang *Rhizoma Zingiberis officinalis recens* (frito) 3 fatia
Gan Cao *Radix Glycyrrhizae uralensis* 3 g
Bai Shao *Radix Paeoniae lactiflorae* 6 g
Pu Huang *Pollen Typhae* 6 g

HUA CHONG WAN

Pílula para Dissolver Vermes (doses para lotes de pílulas)
He Shi *Fructus Carpesii seu Daucusi* 1,500 g
Bing Lang *Semen Arecae catechu* 1,500 g
Ku Lian Gen Pi *Cortex Meliae radicis* 1,500 g
Qian Dan *Minium* 1,500 g
Ming Fan *Alumen* 375 g

HUA GAN JIAN

Decocção para Transformar o Fígado
Qing Pi *Pericarpium Citri reticulatae viride* 6 g
Chen Pi *Pericarpium Citri reticulatae* 6 g
Bai Shao *Radix Paeoniae lactiflorae* 6 g
Mu Dan Pi *Cortex Moutan radicis* 4,5 g
Shan Zhi Zi *Fructus Gardeniae jasminoidis* 4,5 g
Ze Xie *Rhizoma Alismatis orientalis* 4,5 g
Chuan Bei Mu *Bulbus Fritillariae cirrhosae* 6 g

HUANG LIAN E JIAO TANG

Decocção de *Coptis-Colla Asini* (gelatina de couro de burro)
Huang Lian *Rhizoma Coptidis* 12 g
Huang Qin *Radix Scutellariae baicalensis* 6 g
E Jiao *Gelatinum Corii asini* 9 g
Bai Shao *Radix Paeoniae lactiflorae* 6 g
Ji Zi Huang 2 gemas de ovo

HUANG QI JIAN ZHONG TANG

Decocção de *Astragalus* para Fortalecer o Centro
Huang Qi *Radix Astragali membranacei* 9 g
Yi Tang *Saccharum granorum* 18 g
Gui Zhi *Ramulus Cinnamomi cassiae* 9 g

Bai Shao *Radix Paeoniae lactiflorae* 18 g
Zhi Gan Cao *Radix Glycyrrhizae uralensis praeparata* 6 g
Sheng Jiang *Rhizoma Zingiberis officinalis recens* 9 g
Da Zao *Fructus Ziziphi jujubae* 12 tâmaras

HUO PO XIA LING TANG

Decocção de *Agastache-Magnolia-Pinellia-Poria*
Huo Xiang *Herba Agastachis seu Pogostemi* 6 g
Hou Po *Cortex Magnoliae officinalis* 3 g
Ban Xia *Rhizoma Pinelliae ternatae* 4,5 g
Fu Ling *Sclerotium Poriae cocos* 9 g
Xing Ren *Semen Pruni armeniacae* 9 g
Yi Yi Ren *Semen Coicis lachryma jobi* 12 g
Bai Dou Kou *Fructus Amomi kravanh* 1,8 g
Zhu Ling *Sclerotium Polypori umbellati* 4,5 g
Dan Dou Chi *Semen Sojae praeparatum* 9 g
Ze Xie *Rhizoma Alismatis orientalis* 4,5 g

HUO XIANG ZHENG QI SAN

Pó de *Agastache* para o *Qi* Vertical
Huo Xiang *Herba Agastachis seu Pogostemi* 12 g
Hou Po *Cortex Magnoliae officinalis* 9 g
Chen Pi *Pericarpium Citri reticulatae* 9 g
Zi Su Ye *Folium Perillae frutescentis* 6 g
Bai Zhi *Radix Angelicae dahuricae* 6 g
Ban Xia *Rhizoma Pinelliae ternatae* 9 g
Da Fu Pi *Pericarpium Arecae catechu* 9 g
Bai Zhu *Rhizoma Atractylodis macrocephalae* 12 g
Fu Ling *Sclerotium Poriae cocos* 9 g
Jie Geng *Radix Platycodi grandiflori* 9 g
Zhi Gan Cao *Radix Glycyrrhizae uralensis praeparata* 3 g

JIAN LING TANG

Decocção de Telhas de Construção
Shan Yao *Radix Dioscoreae oppositae* 30 g
Huai Niu Xi *Radix Achyranthis bidentatae* 30 g
Dai Zhe Shi *Haematitum* 24 g
Long Gu *Os Draconis* 18 g
Mu Li *Concha Ostreae* 18 g
Sheng Di Huang *Radix Rehmanniae glutinosae* 18 g
Bai Shao *Radix Paeoniae lactiflorae* 12 g
Bai Zi Ren *Semen Biotae orientalis* 12 g

JIE DU HUO XUE TANG

Decocção para Expelir o Veneno e Revigorar o Sangue
Lian Qiao *Fructus Forsythiae suspensae* 6 g
Ge Gen *Radix Puerariae* 6 g
Chai Hu *Radix Bupleuri* 4,5 g
Gan Cao *Radix Glycyrrhizae uralensis* 6 g
Sheng Di Huang *Radix Rehmanniae glutinosae* 6 g

Chi Shao *Radix Paeoniae rubrae* 4,5 g
Dang Gui *Radix Angelicae sinensis* 6 g
Hong Hua *Flos Carthami tinctorii* 3 g
Tao Ren *Semen Persicae* 4,5 g
Zhi Ke *Fructus Citri aurantii* 6 g
Bai Shao *Radix Paeoniae lactiflorae* 6 g

JIN GUI SHEN QI WAN

Pílula do Tórax de Ouro para o *Qi* do Rim
Fu Zi *Radix lateralis Aconiti carmichaeli praeparata* 3 g
Gui Zhi *Ramulus Cinnamomi cassiae* 3 g
Shu Di Huang *Radix Rehmanniae glutinosae praeparata* 24 g
Shan Zhu Yu *Fructus Corni officinalis* 12 g
Shan Yao *Radix Dioscoreae oppositae* 12 g
Ze Xie *Rhizoma Alismatis orientalis* 9 g
Mu Dan Pi *Cortex Moutan radicis* 9 g
Fu Ling *Sclerotium Poriae cocos* 9 g

JIN LING ZI SAN

Pó de *Melia Toosendan*
Jin Ling Zi *Fructus Meliae toosendan* 30 g
Yan Hu Suo *Rhizoma Corydalis yanhusuo* 30 g

JIN SUO GU JING WAN

Pílula da Fechadura de Metal para Consolidar a Essência
Sha Yuan Ji Li *Semen Astragali complanati* 6 g
Qian Shi *Semen Euryales ferocis* 6 g
Lian Xu *Stamen Nelumbinis nuciferae* 6 g
Long Gu *Os Draconis* 3 g
Mu Li *Concha Ostreae* 3 g
Lian Zi *Semen Nelumbinis nuciferae* 12 g

JING FANG SI WU TANG

Decocção de *Schizonepeta-Ledebouriella* com Quatro Substâncias
Jing Jie *Herba seu Flos Schizonepetae tenuifoliae* 4,5 g
Fang Feng *Radix Ledebouriellae divaricatae* 6 g
Shu Di Huang *Radix Rehmanniae glutinosae praeparata* 6 g
Dang Gui *Radix Angelicae sinensis* 6 g
Chuan Xiong *Radix Ligustici chuanxiong* 4,5 g
Bai Shao *Radix Paeoniae lactiflorae* 6 g
Zi Su Ye *Folium Perillae frutescentis* 3 g

JU HE WAN

Pílula de Semente Cítrica
Ju He *Semen Citri Reticulatae* 6 g
Chuan Lian Zi *Fructus Meliae toosendan* 6 g
Mu Xiang *Radix Aucklandiae lappae* 3 g
Tao Ren *Semen Persicae* 6 g
Yan Hu Suo *Rhizoma Corydalis Yanhusuo* 3 g

Rou Gui *Cortex Cinnamomi cassiae* 3 g
Mu Tong *Caulis Mutong* 3 g
Hou Po *Cortex Magnoliae officinalis* 3 g
Zhi Shi *Fructus Citri aurantii immaturus* 3 g
Hai Zao *Herba Sargassii* 6 g
Kun Bu *Thallus Algae* 6 g
Hai Dai *Zostera marina* 6 g

JU PI ZHU RU TANG

Decocção de *Citrus-Bambusa*
Chen Pi *Pericarpium Citri reticulatae* 9 g
Zhu Ru *Caulis Bambusae in Taeniis* 9 g
Ren Shen *Radix Ginseng* 3 g
Sheng Jiang *Rhizoma Zingiberis officinalis recens* 18 g
Gan Cao *Radix Glycyrrhizae uralensis* 6 g
Da Zao *Fructus Ziziphi jujubae* 5 tâmaras

LI YAN CHA

Chá para Beneficiar a Garganta
Jin Yin Hua *Flos Lonicerae japonicae* 6 g
Ju Hua *Flos Chrysanthemi morifolii* 6 g
Jie Geng *Radix Platycodi grandiflori* 4,5 g
Mai Men Dong *Tuber Ophiopogonis japonici* 6 g
Xuan Shen *Radix Scrophulariae ningpoensis* 6 g
Mu Hu Die *Semen Oroxyli indici* 4 g
Pang Da Hai *Semen Sterculiae scaphigerae* 4,5 g
Gan Cao *Radix Glycyrrhizae uralensis* 3 g

LI YIN JIAN

Decocção para Regular o *Yin*
Shu Di Huang *Radix Rehmanniae glutinosae praeparata* 9 g
Dang Gui *Radix Angelicae sinensis* 9 g
Zhi Gan Cao *Radix Glycyrrhizae uralensis praeparata* 3 g
Bao Jiang *Rhizoma Zingiberis officinalis recens* (frito) 3 fatias

LI ZHONG AN HUI TANG

Decocção para Regular o Centro e Mitigar Nematelmintos
Ren Shen *Radix Ginseng* 2,1 g
Bai Zhu *Rhizoma Atractylodis macrocephalae* 3 g
Fu Ling *Sclerotium Poriae cocos* 3 g
Chuan Jiao *Pericarpium Zanthoxyli bungeani* 0,9 g
Wu Mei *Fructus Pruni mume* 0,9 g
Gan Jiang *Rhizoma Zingiberis officinalis* 1,5 g

LI ZHONG TANG

Decocção para Regular o Centro
Gan Jiang *Rhizoma Zingiberis officinalis* 9 g
Ren Shen *Radix Ginseng* 9 g
Bai Zhu *Rhizoma Atractylodis macrocephalae* 9 g
Zhi Gan Cao *Radix Glycyrrhizae uralensis praeparata* 3 g

LIAN MEI AN HUI TANG

Decocção de *Picrorhiza-Prunus Mume* para Mitigar Nematelmintos
Hu Huang Lian *Rhizoma Picrorhizae* 3 g
Chuan Jiao *Pericarpium Zanthoxyli bungeani* 1,5 g
Lei Wan *Sclerotium Omphaliae lapidescens* 9 g
Wu Mei *Fructus Pruni mume* 2 ameixas
Huang Bo *Cortex Phellodendri* 2,4 g
Bing Lang *Semen Arecae catechu* 2 nozes

LIAN PO YIN

Decocção de *Coptis-Magnolia*
Huang Lian *Rhizoma Coptidis* 3 g
Hou Po *Cortex Magnoliae officinalis* 6 g
Shan Zhi Zi *Fructus Gardeniae jasminoidis* 9 g
Dan Dou Chi *Semen Sojae praeparatum* 9 g
Shi Chang Pu *Rhizoma Acori graminei* 3 g
Ban Xia *Rhizoma Pinelliae ternatae* 3 g
Lu Gen *Rhizoma Phragmitis communis* 15 g

LIANG DI TANG

Decocção dos Dois "Di"
Sheng Di Huang *Radix Rehmanniae glutinosae* 18 g
Di Gu Pi *Cortex Lycii chinensis radicis* 9 g
Xuan Shen *Radix Scrophulariae ningpoensis* 12 g
Mai Men Dong *Tuber Ophiopogonis japonici* 9 g
Bai Shao *Radix Paeoniae lactiflorae* 12 g
E Jiao *Gelatinum Corii asini* 9 g

LIANG FU WAN

Pílula de *Alpinia-Cyperus*
Gao Liang Jiang *Rhizoma Alpiniae officinari* 6 g
Xiang Fu *Rhizoma Cyperi rotundi* 6 g

LIANG GE SAN

Pó para Esfriar o Diafragma
Da Huang *Radix et Rhizoma Rhei* 600 g
Mang Xiao *Mirabilitum* 600 g
Gan Cao *Radix Glycyrrhizae uralensis* 600 g
Huang Qin *Radix Scutellariae* 300 g
Shan Zhi Zi *Fructus Gardeniae jasminoidis* 300 g
Lian Qiao *Fructus Forsythiae suspensae* 1.200 g
Bo He *Herba Menthae haplocalycis* 300 g

LIANG SHOU TANG

Decocção dos Dois Receptores
Bai Zhu *Rhizoma Atractylodis macrocephalae* 9 g
Ren Shen *Radix Ginseng* 9 g
Chuan Xiong *Radix Ligustici chuanxiong* 6 g
Shu Di Huang *Radix Rehmanniae glutinosae praeparata* 9 g
Shan Yao *Radix Dioscoreae oppositae* 6 g
Shan Zhu Yu *Fructus Corni officinalis* 4,5 g
Qian Shi *Semen Euryales ferocis* 6 g
Bian Dou *Semen Dolichoris lablab* 6 g
Ba Ji Tian *Radix Morindae officinalis* 6 g
Du Zhong *Cortex Eucommiae ulmoidis* 6 g
Bai Guo *Semen Ginkgo bilobae* 6 g

LING GAN WU WEI JIANG XIN TANG

Decocção de *Poria-Glycyrrhiza-Schisandra-Zingiber-Asarum*
Fu Ling *Sclerotium Poriae cocos* 12 g
Gan Cao *Radix Glycyrrhizae uralensis* 9 g
Gan Jiang *Rhizoma Zingiberis officinalis* 9 g
Xi Xin *Herba Asari cum radice* 9 g
Wu Wei Zi *Fructus Schisandrae chinensis* 6 g

LING GUI ZHU GAN TANG

Decocção de *Poria-Ramulus Cinnamomi-Atractylodes-Glycyrrhiza*
Fu Ling *Sclerotium Poriae cocos* 12 g
Gui Zhi *Ramulus Cinnamomi cassiae* 9 g
Bai Zhu *Rhizoma Atractylodis macrocephalae* 6 g
Zhi Gan Cao *Radix Glycyrrhizae uralensis praeparata* 3 g

LING JIAO GOU TENG TANG

Decocção de *Cornu Antelopis-Uncaria*
Ling Yang Jiao *Cornu Antelopis* 4,5 g
Gou Teng *Ramulus Uncariae* 9 g
Sang Ye *Folium Mori albae* 6 g
Ju Hua *Flos Chrysanthemi morifolii* 9 g
Bai Shao *Radix Paeoniae lactiflorae* 9 g
Sheng Di Huang *Radix Rehmanniae glutinosae* 15 g
Fu Shen *Sclerotium Poriae cocos pararadicis* 9 g
Chuan Bei Mu *Bulbus Fritillariae cirrhosae* 12 g
Zhu Ru *Caulis Bambusae in Taenis* 15 g
Gan Cao *Radix Glycyrrhizae uralensis* 2,5 g

LIU JUN ZI TANG

Decocção dos Seis Cavalheiros
Ren Shen *Radix Ginseng* 3 g
Bai Zhu *Rhizoma Atractylodis macrocephalae* 4,5 g
Fu Ling *Sclerotium Poriae cocos* 3 g
Zhi Gan Cao *Radix Glycyrrhizae uralensis praeparata* 3 g
Chen Pi *Pericarpium Citri reticulatae* 3 g
Ban Xia *Rhizoma Pinelliae ternatae* 4,5 g

LIU WEI DI HUANG WAN

Pílula de *Rehmannia* com Seis Ingredientes
Shu Di Huang *Radix Rehmanniae glutinosae praeparata* 24 g
Shan Zhu Yu *Fructus Corni officinalis* 12 g

Shan Yao *Radix Dioscoreae oppositae* 12 g
Ze Xie *Rhizoma Alismatis orientalis* 9 g
Mu Dan Pi *Cortex Moutan radicis* 9 g
Fu Ling *Sclerotium Poriae cocos* 9 g

LONG CHI QING HUN TANG

Decocção de *Dens Draconis* para Clarificar a Alma Etérea
Long Chi *Dens Draconis* 9 g
Ren Shen *Radix Ginseng* 4,5 g
Dang Gui *Radix Angelicae sinensis* 9 g
Yuan Zhi *Radix Polygalae tenuifoliae* 4,5 g
Mai Men Dong *Tuber Ophiopogonis japonici* 9 g
Gui Xin *Cortex Cinnamomi cassiae* 3 g
Fu Shen *Sclerotium Poriae cocos pararadicis* 6 g
Xi Xin *Herba cum Radice Asari* 1,5 g

LONG DAN BI YUAN FANG

Fórmula de *Gentiana* para "Acúmulo no Nariz"
Long Dan Cao *Radix Gentianae scabrae* 6 g
Huang Qin *Radix Scutellariae baicalensis* 6 g
Xia Ku Cao *Spica Prunellae vulgaris* 6 g
Yu Xing Cao *Herba cum Radice Houttuyniae cordatae* 6 g
Ju Hua *Flos Chrysanthemi morifolii* 6 g
Bai Zhi *Radix Angelicae dahuricae* 6 g
Cang Er Zi *Fructus Xanthii sibirici* 6 g
Huo Xiang *Herba Agastachis seu Pogostemi* 4,5 g
Yi Yi Ren *Semen Coicis lachryma jobi* 12 g
Che Qian Zi *Semen Plantaginis* 6 g
Jie Geng *Radix Platycodi grandiflori* 3 g

LONG DAN XIE GAN TANG

Decocção de *Gentiana* para Drenar o Fígado
Long Dan Cao *Radix Gentianae scabrae* 6 g
Huang Qin *Radix Scutellariae baicalensis* 9 g
Shan Zhi Zi *Fructus Gardeniae jasminoidis* 9 g
Ze Xie *Rhizoma Alismatis orientalis* 9 g
Mu Tong *Caulis Mutong* 9 g
Che Qian Zi *Semen Plantaginis* 9 g
Sheng Di Huang *Radix Rehmanniae glutinosae* 12 g
Dang Gui *Radix Angelicae sinensis* 9 g
Chai Hu *Radix Bupleuri* 9 g
Gan Cao *Radix Glycyrrhizae uralensis* 3 g

LU JIAO TU SI ZI WAN

Pílula de *Cornus Cervi-Cuscuta*
Lu Jiao Shuang *Cornu Cervi degelatinatum* 9 g
Tu Si Zi *Semen Cuscutae chinensis* 9 g
Mu Li *Concha Ostreae* 12 g
Bai Zhu *Rhizoma Atractylodis macrocephalae* 6 g
Du Zhong *Cortex Eucommiae ulmoidis* 6 g
Lian Xu *Semen Nelumbinis nuciferae* 6 g
Bai Guo *Semen Ginkgo bilobae* 6 g
Qian Shi *Semen Euryales ferocis* 6 g

MA HUANG TANG

Decocção de *Ephedra*
Ma Huang *Herba Ephedrae* 9 g
Gui Zhi *Ramulus Cinnamomi cassiae* 6 g
Xing Ren *Semen Pruni armeniacae* 9 g
Zhi Gan Cao *Radix Glycyrrhizae uralensis praeparata* 3 g

MA XING SHI GAN TANG

Decocção de *Ephedra-Prunus-Gypsum-Glycyrrhiza*
Ma Huang *Herba Ephedrae* 12 g
Shi Gao *Gypsum fibrosum* 48 g
Xing Ren *Semen Pruni armeniacae* 18 g
Zhi Gan Cao *Radix Glycyrrhizae uralensis praeparata* 6 g

MA ZI REN WAN

Pílula de *Cannabis*
Huo Ma Ren *Semen Cannabis sativae* 9 g
Da Huang *Radix et Rhizoma Rhei* 6 g
Xing Ren *Semen Pruni armeniacae* 4,5 g
Zhi Shi *Fructus Citri aurantii immaturus* 6 g
Hou Po *Cortex Magnoliae officinalis* 4,5 g
Bai Shao *Radix Paeoniae lactiflorae* 4,5 g

MAI MEN DONG TANG

Decocção de *Ophiopogon*
Mai Men Dong *Tuber Ophiopogonis japonici* 60 g
Ban Xia *Rhizoma Pinelliae ternatae* 9 g
Ren Shen *Radix Ginseng* 6 g
Zhi Gan Cao *Radix Glycyrrhizae uralensis praeparata* 4 g
Geng Mi *Semen Oryzae sativae* 6 g
Da Zao *Fructus Ziziphi jujubae* 3 tâmaras

MU XIANG LIU QI YIN

Decocção de *Aucklandia* para Fluir o Qi
Mu Xiang *Radix Aucklandiae lappae* 6 g
Ban Xia *Rhizoma Pinelliae ternatae* 6 g
Chen Pi *Pericarpium Citri reticulatae* 3 g
Hou Po *Cortex Magnoliae officinalis* 4,5 g
Qing Pi *Pericarpium Citri reticulatae viride* 3 g
Gan Cao *Radix Glycyrrhizae uralensis* 3 g
Xiang Fu *Rhizoma Cyperi rotundi* 6 g
Zi Su Ye *Folium Perillae frutescentis* 3 g
Ren Shen *Radix Ginseng* 6 g
Fu Ling *Sclerotium Poriae cocos* 6 g
Mu Gua *Fructus Chaenomelis lagenariae* 3 g
Shi Chang Pu *Rhizoma Acori graminei* 3 g
Bai Zhu *Rhizoma Atractylodis macrocephalae* 4,5 g
Bai Zhi *Radix Angelicae dahuricae* 3 g
Mai Men Dong *Tuber Ophiopogonis japonici* 6 g
Cao Guo *Fructus Amomi tsaoko* 3 g
Rou Gui *Cortex Cinnamomi cassiae* 1,5 g

E Zhu *Rhizoma Curcumae zedoariae* 3 g
Da Fu Pi *Pericarpium Arecae catechu* 3 g
Ding Xiang *Flos Caryophylli* 3 g
Bing Lang *Semen Arecae catechu* 3 g
Huo Xiang *Herba Agastachis seu Pogostemi* 3 g
Mu Tong *Caulis Mutong* 1,5 g

NEI BU WAN

Pílula para Tonificação Interna
Lu Rong *Cornu Cervi parvum* 3 g
Tu Si Zi *Semen Cuscutae chinensis* 6 g
Rou Cong Rong *Herba Cistanchis deserticolae* 6 g
Sha Yuan Zi *Semen Astragali complanati* 6 g
Huang Qi *Radix Astragali membranacei* 6 g
Sang Piao Xiao *Ootheca Mantidis* 6 g
Rou Gui *Cortex Cinnamomi cassiae* 2 g
Fu Zi *Radix lateralis Aconiti carmichaeli praeparata* 2 g
Bai Ji Li *Fructus Tribuli terrestris* 3 g
Zi Wan *Radix Asteris tatarici* 3 g

NUAN GAN JIAN

Decocção para Aquecer o Fígado
Dang Gui *Radix Angelicae sinensis* 6 g
Gou Qi Zi *Fructus Lycii chinensis* 9 g
Xiao Hui Xiang *Fructus Foeniculi vulgaris* 6 g
Rou Gui *Cortex Cinnamomi cassiae* 3 g
Wu Yao *Radix Linderae strychnifoliae* 6 g
Chen Xiang *Lignum Aquilariae* 3 g
Fu Ling *Sclerotium Poriae cocos* 6 g
Sheng Jiang *Rhizoma Zingiberis officinalis recens* 3 fatias

PING WEI SAN

Pó para Equilibrar o Estômago
Cang Zhu *Rhizoma Atractylodis lanceae* 12 g
Hou Po *Cortex Magnoliae officinalis* 9 g
Chen Pi *Pericarpium Citri reticulatae* 9 g
Zhi Gan Cao *Radix Glycyrrhizae uralensis praeparata* 3 g

PRESCRIÇÃO EMPÍRICA USADA PELO DR. CHEN JIA XU PARA DEFICIÊNCIA DO *QI* DO FÍGADO

Huang Qi *Radix Astragali membranacei* 6 g
Dang Shen *Radix Codonopsis pilosulae* 6 g
Bai Zhu *Rhizoma Atractylodis macrocephalae* 6 g
Dang Gui *Radix Angelicae sinensis* 9 g
Chai Hu *Radix Bupleuri* 3 g
Gui Zhi *Ramulus Cinnamomi cassiae* 4 g
Fu Ling *Scleortium Poriae cocos* 6 g
Bai Shao *Radix Paeoniae lactiflorae* 9 g
Wu Wei Zi *Fructus Schisandrae chinensis* 3 g
Bai Zi Ren *Semen Biotae orientalis* 6 g
Zhi Gan Cao *Radix Glycyrrhizae uralensis praeparata* 3 g

QI JU DI HUANG WAN

Pílula de *Lycium-Chrysanthemum-Rehmannia*
Gou Qi Zi *Fructus Lycii chinensis* 6 g
Ju Hua *Flos Chrysanthemi morifolii* 6 g
Shu Di Huang *Radix Rehmanniae glutinosae praeparata* 24 g
Shan Zhu Yu *Fructus Corni officinalis* 12 g
Shan Yao *Radix Dioscoreae oppositae* 12 g
Ze Xie *Rhizoma Alismatis orientalis* 9 g
Mu Dan Pi *Cortex Moutan radicis* 9 g
Fu Ling *Sclerotium Poriae cocos* 9 g

QING E WAN

Pílula da Jovem Donzela (doses para lote de pílulas)
(Jiang Zhi Chao) Du Zhong *Cortex Eucommiae ulmoidis* (frito no sumo de gengibre) 480 g
(Jiu Chao) Bu Gu Zhi *Fructus et Semen Psoraleae corydifoliae* (frito no vinho) 240 g
Hu Tao Rou *Semen Juglandis regiae* 20 g

QING GAN TOU DING TANG

Decocção para Clarificar o Fígado e Penetrar o Vértice
Ling Yang Jiao *Cornu Antelopis* 6 g
Shi Jue Ming *Concha Haliotidis* 9 g
Chan Tui *Periostracum Cicadae* 6 g
Sang Ye *Folium Mori albae* 4,5 g
Bo He *Herba Menthae haplocalycis* 3 g
Xia Ku Cao *Spica Prunellae vulgaris* 6 g
Mu Dan Pi *Cortex Moutan radicis* 6 g
Xuan Shen *Radix Scrophulariae ningpoensis* 6 g
Jie Geng *Radix Platycodi grandiflori* 3 g
Chen Pi *Pericarpium Citri reticulatae* 4,5 g

QING GU SAN

Pó para Clarificar os Ossos
Yin Chai Hu *Radix Stellariae dichotomae* 4,5 g
Zhi Mu *Radix Anemarrhenae asphodeloidis* 3 g
Hu Huang Lian *Rhizoma Picrorhizae* 3 g
Di Gu Pi *Cortex Lycii radicis* 3 g
Qing Hao *Herba Artemisiae apiaceae* 3 g
Qin Jiao *Radix Gentianae macrophyllae* 3 g
Bie Jia *Carapax Amydae sinensis* 3 g
Gan Cao *Radix Glycyrrhizae uralensis* 1,5 g

QING HAI WAN

Pílula para Clarificar o Mar
Shu Di Huang *Radix Rehmanniae glutinosae praeparata* 9 g

Bai Zhu *Rhizoma Atractylodis macrocephalae* 6 g
Bai Shao *Radix Paeoniae lactiflorae* 6 g
Xuan Shen *Radix Scrophulariae ningpoensis* 6 g
Sang Ye *Folium Mori albae* 3 g
Shan Zhu Yu *Fructus Corni officinalis* 6 g
Shan Yao *Radix Dioscoreae oppositae* 6 g
Mu Dan Pi *Cortex Moutan radicis* 6 g
Di Gu Pi *Cortex Lycii radicis* 6 g
Bei Sha Shen *Radix Glehniae* 6 g
Shi Hu *Herba Dendrobii* 6 g
Mai Men Dong *Tuber Ophiopogonis japonici* 6 g
Wu Wei Zi *Fructus Schisandrae chinensis* 4,5 g
Long Gu *Os Draconis* 9 g

QING HAO BIE JIA TANG

Decocção de *Artemisia Annua-Carapax Amydae*
Bie Jia *Carapax Amydae sinensis* 15 g
Qing Hao *Herba Artemisiae apiaceae* 6 g
Sheng Di Huang *Radix Rehmanniae glutinosae* 12 g
Zhi Mu *Radix Anemarrhenae asphodeloidis* 6 g
Mu Dan Pi *Cortex Moutan radicis* 9 g

QING JING SAN

Pó para Clarificar a Menstruação
Mu Dan Pi *Cortex Moutan radicis* 6 g
Bai Shao *Radix Paeoniae lactiflorae* 6 g
Shu Di Huang *Radix Rehmanniae glutinosae praeparata* 6 g
Di Gu Pi *Cortex Lycii radicis* 15 g
Qing Hao *Herba Artemisiae apiaceae* 6 g
Fu Ling *Sclerotium Poriae cocos* 3 g
Huang Bo *Cortex Phellodendri* 1,5 g

QING LUO YIN

Decocção para Clarificar os Canais de Conexão
Xian Jin Yin Hua *Flos Lonicerae japonicae recens* 6 g
Xian Bian Dou Hua *Flos Dolichoris lablab recens* 6 g
Xi Gua Shuang *Mirabilitum Praeparata citrulli* 6 g
Si Gua Pi *Pericarpium Luffae acuntagulae* 6 g
Xian He Ye *Folium Nelumbinis nuciferae recens* 6 g
Xian Zhu Ye *Herba Lophateri gracilis recens* 6 g

QING QI HUA TAN TANG

Decocção para Clarificar o *Qi* e Resolver a Fleuma
Dan Nan Xing *Pulvis Arisaemae cum felle bovis* 6 g
Ban Xia *Rhizoma Pinelliae ternatae* 6 g
Gua Lou Ren *Semen Trichosanthis* 6 g
Huang Qin *Radix Scutellariae baicalensis* 4,5 g
Chen Pi *Pericarpium Citri reticulatae* 3 g
Xing Ren *Semen Pruni armeniacae* 4,5 g
Zhi Shi *Fructus Citri aurantii immaturus* 4,5 g
Fu Ling *Sclerotium Poriae cocos* 6 g

QING RE AN TAI YIN

Decocção para Dispersar o Calor e Apaziguar o Feto
Huang Lian *Rhizoma Coptidis* 3 g
Huang Qin *Radix Scutellariae baicalensis* 6 g
Ce Bai Ye *Cacumen Biotae orientalis* 6 g
Chun Gen Bai Pi *Cortex Ailanthi altissimae* 6 g
E Jiao *Gelatinum Corii Asini* 6 g
Shan Yao *Radix Dioscoreae oppositae* 6 g

QING RE GU JING TANG

Decocção para Dispersar o Calor e Consolidar a Menstruação
Huang Qin *Radix Scutellariae baicalensis* 4,5 g
Shan Zhi Zi *Fructus Gardeniae jasminoidis* (torrado) 6 g
Sheng Di Huang *Radix Rehmanniae glutinosae* 9 g
Di Gu Pi *Cortex Lycii radicis* 6 g
Di Yu *Radix Sanguisorbae officinalis* 6 g
E Jiao *Gelatinum Corii asini* 6 g
Ou Jie *Nodus Nelumbinis nuciferae rhizomatis* 6 g
Zong Lu Zi *Fructus Trachycarpi fortunei* 4,5 g
Gui Ban *Plastrum Testudinis* (torrado) 12 g
Mu Li *Concha Ostreae* 12 g
Gan Cao *Radix Glycyrrhizae uralensis* 3 g

QING RE TIAO XUE TANG

Decocção para Dispersar o Calor e Regular o Sangue
Mu Dan Pi *Cortex Moutan radicis* 6 g
Sheng Di Huang *Radix Rehmanniae glutinosae* 9 g
Huang Lian *Rhizoma Coptidis* 4,5 g
Dang Gui *Radix Angelicae sinensis* 9 g
Bai Shao *Radix Paeoniae lactiflorae* 9 g
Chuan Xiong *Radix Ligustici chuanxiong* 6 g
Hong Hua *Flos Carthami tinctorii* 6 g
Tao Ren *Semen Persicae* 6 g
E Zhu *Rhizoma Curcumae zedoariae* 6 g
Xiang Fu *Rhizoma Cyperi rotundi* 6 g
Yan Hu Suo *Rhizoma Corydalis yanhusuo* 6 g

QING WEI SAN

Pó para Clarificar o Estômago
Huang Lian *Rhizoma Coptidis* 1,8 g
Sheng Ma *Rhizoma Cimicifugae* 3 g
Mu Dan Pi *Cortex Moutan radicis* 1,5 g
Sheng Di Huang *Radix Rehmanniae glutinosae* 0,9 g
Dang Gui *Radix Angelicae sinensis* 0,9 g

QING YIN TANG

Decocção para Clarificar o *Qi* Nutritivo
Shui Niu Jiao *Cornu Bufali* 18 g
Xuan Shen *Radix Scrophulariae ningpoensis* 9 g
Sheng Di Huang *Radix Rehmanniae glutinosae* 15 g

Mai Men Dong *Tuber Ophiopogonis japonici* 9 g
Jin Yin Hua *Flos Lonicerae japonicae* 9 g
Lian Qiao *Fructus Forsythiae suspensae* 6 g
Huang Lian *Rhizoma Coptidis* 4,5 g
Zhu Ye *Herba Lophatheri gracilis* 3 g
Dan Shen *Radix Salviae miltiorrhizae* 6 g

QING ZAO JIU FEI TANG

Decocção para Clarificar a Secura e Resgatar os Pulmões
Sang Ye *Folium Mori albae* 9 g
Shi Gao *Gypsum fibrosum* 7,5 g
Mai Men Dong *Tuber Ophiopogonis japonici* 3,6 g
E Jiao *Gelatinum Corii asini* 2,4 g
Hei Zhi Ma *Semen Sesami indici* 3 g
Xing Ren *Semen Pruni armeniacae* 2,1 g
Pi Pa Ye *Folium Eriobotryae japonicae* 3 g
Ren Shen *Radix Ginseng* 2,1 g
Gan Cao *Radix Glycyrrhizae uralensis* 3 g

QING ZAO RUN CHANG TANG

Decocção para Clarificar a Secura e Umedecer os Intestinos
Sheng Di Huang *Radix Rehmanniae glutinosae* 9 g
Shu Di Huang *Radix Rehmannia glutinosae praeparata* 6 g
Dang Gui *Radix Angelicae sinensis* 6 g
Huo Ma Ren *Semen Cannabis sativae* 4,5 g
Gua Lou Ren *Semen Trichosanthis* 6 g
Yu Li Ren *Semen Pruni* 6 g
Shi Hu *Herba Dendrobi* 9 g
Zhi Ke *Fructus Citri aurantii* 3 g
Qing Pi *Pericarpium Citri reticulatae viride* 3 g
Jin Ju *Fructus Fortunaellae margaritae* 4,5 g

QU TIAO TANG

Decocção para Expelir Tênias
Nan Guan Zi *Semen Cucurbitae moschatae* 60 g
Bing Lang *Semen Arecae catechu* 30 g

REN SHEN BU FEI TANG

Decocção de *Ginseng* para Tonificar os Pulmões
Ren Shen *Radix Ginseng* 9 g
Huang Qi *Radix Astragali membranacei* 24 g
Shu Di Huang *Radix Rehmanniae glutinosae praeparata* 24 g
Wu Wei Zi *Fructus Schisandrae chinensis* 6 g
Zi Wan *Radix Asteris tatarici* 6 g
Sang Bai Pi *Cortex Mori albae radicis* 6 g

ROU FU BAO YUAN TANG

Decocção de *Cinnamomum-Aconitum* para Preservar a Fonte
Rou Gui *Cortex Cinnamomi cassiae* 1,5 g
Fu Zi *Radix lateralis Aconiti carmichaeli praeparata* 3 g

Huang Qi *Radix Astragali membranacei* 6 g
Ren Shen *Radix Ginseng* 6 g
Zhi Gan Cao *Radix Glycyrrhizae uralensis praeparata* 3 g

SAN JIA FU MAI TANG

Decocção das Três Carapaças para Restaurar o Pulso
Zhi Gan Cao *Radix Glycyrrhizae uralensis praeparata* 18 g
Sheng Di Huang *Radix Rehmanniae glutinosae* 18 g
Bai Shao *Radix Paeoniae lactiflorae* 18 g
Mai Men Dong *Tuber Ophiopogonis japonici* 15 g
Huo Ma Ren *Semen Cannabis sativae* 9 g
E Jiao *Gelatinum Corii asini* 9 g
Mu Li *Concha Ostreae* 15 g
Bie Jia *Carapax Amydae sinensis* 24 g
Gui Ban *Plastrum Testudinis* 30 g

SAN MIAO HONG TENG TANG

Decocção de *Sargentodoxa* das Três Maravilhas
Cang Zhu *Rhizoma Atractylodis* 6 g
Huang Bo *Cortex Phellodendri* 6 g
Yi Yi Ren *Semen Coicis lachryma-jobi* 10 g
Hong Teng *Caulis Sargentodoxae cuneatae* 6 g
Xiao Ji *Herba Cephalanoplos* 6 g
Da Ji *Herba seu Radix Cirsii japonici* 6 g
Xian He Cao *Herba Agrimoniae pilosulae* 6 g
Yi Mu Cao *Herba Leonuri heterophylli* 6 g
Xia Ku Cao *Spica Prunellae vulgaris* 6 g
Xiang Fu *Rhizoma Cyperi rotundi* 6 g
Bai Jiang Cao *Herba cum Radice Patriniae* 6 g

SAN REN TANG

Decocção das Três Sementes
Xing Ren *Semen Pruni armeniacae* 15 g
Hou Po *Cortex Magnoliae officinalis* 6 g
Hua Shi *Talcum* 18 g
Tong Cao *Medulla Tetrapanacis papyriferi* 6 g
Bai Dou Kou *Fructus Amomi kravanh* 6 g
Zhu Ye *Herba Lophatheri gracilis* 6 g
Yi Yi Ren *Semen Coicis lachryma jobi* 18 g
Ban Xia *Rhizoma Pinelliae ternatae* 9 g

SAN ZI YANG QIN TANG

Decocção para Nutrir os Ancestrais com Três Sementes
Bai Jie Zi *Semen Sinapis albae* 6 g
Su Zi *Fructus Perillae frutescentis* 6 g
Lai Fu Zi *Semen Raphani sativi* 6 g

SAN JU YIN

Decocção de *Morus-Chrysanthemum*
Sang Ye *Folium Mori albae* 7,5 g

Ju Hua *Flos Chrysanthemi morifolii* 3 g
Lian Qiao *Fructus Forsythiae suspensae* 4,5 g
Bo He *Herba Menthae haplocalycis* 2,4 g
Jie Geng *Radix Platycodi grandiflori* 6 g
Xing Ren *Semen Pruni armeniacae* 6 g
Lu Gen *Rhizoma Phragmitis communis* 6 g
Gan Cao *Radix Glycyrrhizae uralensis* 3 g

SANG PIAO XIAO SAN

Pó de *Ootheca Mantidis*
Sang Piao Xiao *Ootheca Mantidis* 9 g
Long Gu *Os Draconis* 12 g
Ren Shen *Radix Ginseng* 9 g
Fu Shen *Sclerotium Poriae cocos paradicis* 9 g
Yuan Zhi *Radix Polygalae tenuifoliae* 3 g
Shi Chang Pu *Rhizoma Acori graminei* 6 g
Zhi Gui Ban *Plastrum Testudinis* (frito no mel) 9 g
Dang Gui *Radix Angelicae sinensis* 6 g

SANG XING TANG

Decocção de *Morus-Prunus*
Sang Ye *Folium Mori albae* 3 g
Shan Zhi Zi *Fructus Gardeniae jasminoidis* 3 g
Dan Dou Chi *Semen Sojae praeparatum* 3 g
Xing Ren *Semen Pruni armeniacae* 4,5 g
Zhe Bei Mu *Bulbus Fritillariae thunbergii* 3 g
Nan Sha Shen *Radix Adenophorae* 6 g
Li Pi *Fructus Pyri* 3 g

SHA SHEN MAI DONG TANG

Decocção de *Glehnia-Ophiopogon*
Sha Shen *Radix Adenophorae seu Glehniae* 9 g
Mai Men Dong *Tuber Ophiopogonis japonici* 9 g
Yu Zhu *Rhizoma Polygonati odorati* 6 g
Sang Ye *Folium Mori albae* 4,5 g
Tian Hua Fen *Radix Trichosanthis kirilowii* 4,5 g
Bian Dou *Semen Dolichoris lablab* 4,5 g
Gan Cao *Radix Glycyrrhizae uralensis* 3 g

SHAO FU ZHU YU TANG

Decocção para Eliminar Estase no Abdome Inferior
Xiao Hui Xiang *Fructus Foeniculi vulgaris* 6 g
Gan Jiang *Rhizoma Zingiberis officinalis* 2 g
Rou Gui *Cortex Cinnamomi cassiae* 1,5 g
Yan Hu Suo *Rhizoma Corydalis yanhusuo* 6 g
Mo Yao *Myrrha* 6 g
Pu Huang *Pollen Typhae* 6 g
Wu Ling Zhi *Excrementum Trogopteri* 4,5 g
Dang Gui *Radix Angelicae sinensis* 9 g
Chuan Xiong *Radix Ligustici chuanxiong* 4,5 g
Chi Shao Yao *Radix Paeoniae rubrae* 6 g

SHAO YAO TANG

Decocção de *Paeonia*
Bai Shao *Radix Paeoniae lactiflorae* 30 g
Dang Gui *Radix Angelicae sinensis* 15 g
Gan Cao *Radix Glycyrrhizae uralensis* 6 g
Mu Xiang *Radix Aucklandiae lappae* 6 g
Bing Lang *Semen Arecae catechu* 6 g
Huang Lian *Rhizoma Coptidis* 15 g
Huang Qin *Radix Scutellariae baicalensis* 15 g
Da Huang *Radix et Rhizoma Rhei* 9 g
Guan Gui *Cortex Cinnamomi loureiroi* 7,5 g

SHE GAN MA HUANG TANG

Decocção de *Belamcanda-Ephedra*
She Gan *Rhizoma Belamcandae chinensis* 9 g
Ma Huang *Herba Ephedrae* 12 g
Zi Wan *Radix Asteris tatarici* 9 g
Kuan Dong Hua *Flos Tussilaginis farfarae* 9 g
Ban Xia *Rhizoma Pinelliae ternatae* 9 g
Xi Xin *Herba cum Radice Asari* 9 g
Wu Wei Zi *Fructus Schisandrae chinensis* 3 g
Sheng Jiang *Rhizoma Zingiberis officinalis recens* 12 g
Da Zao *Fructus Zizyphi jujubae* 3 fatias

SHEN FU TANG

Decocção de *Ginseng-Aconitum*
Ren Shen *Radix Ginseng* 30 g
Fu Zi *Radix lateralis Aconiti carmichaeli praeparata* 15 g

SHEN GE SAN

Pó de *Ginseng-Gecko*
Ren Shen *Radix Ginseng* 12 g
Ge Jie *Gecko* 12 g

SHEN LING BAI ZHU SAN

Pó de *Ginseng-Poria-Atractylodes*
Ren Shen *Radix Ginseng* 10 g
Bai Zhu *Rhizoma Atractylodis macrocephalae* 10 g
Fu Ling *Sclerotium Poriae cocos* 10 g
Zhi Gan Cao *Radix Glycyrrhizae uralensis praeparata* 10 g
Shan Yao *Radix Dioscoreae oppositae* 10 g
Bian Dou *Semen Dolichoris lablab* 7,5 g
Lian Zi *Semen Nelumbinis nuciferae* 5 g
Yi Yi Ren *Semen Coicis lachryma jobi* 5 g
Sha Ren *Fructus seu Semen Amomi* 5 g
Jie Geng *Radix Platycodi grandiflori* 5 g

SHEN QI SI WU TANG

Decocção de *Ginseng-Astragalus* com Quatro Substâncias
Ren Shen *Radix Ginseng* 9 g

Huang Qi *Radix Astragali membranacei* 9 g
Dang Gui *Radix Angelicae sinensis* 6 g
Bai Shao *Radix Paeoniae lactiflorae* 9 g
Shu Du Huang *Radix Rehmanniae glutinosae praeparata* 6 g
Chuan Xiong *Radix Ligustici chuanxiong* 6 g

SHENG HUA TANG

Decocção para Gerar e Resolver
Dang Gui *Radix Angelicae sinensis* 24 g
Chuan Xiong *Radix Ligustici chuanxiong* 9 g
Tao Ren *Semen Persicae* 6 g
Pao Jiang *Rhizoma Zingiberis officinalis recens* (frito) 1,5 g
Zhi Gan Cao *Radix Glycyrrhizae uralensis praeparata* 1,5 g

SHENG MAI SAN

Pó para Gerar o Pulso
Ren Shen *Radix Ginseng* 1,5 g
Mai Men Dong *Tuber Ophiopogonis japonici* 1,5 g
Wu Wei Zi *Fructus Schisandrae chinensis* 7 sementes

SHENG YANG TANG

Decocção para Elevar o *Yang*
Zhi Gan Cao *Radix Glycyrrhizae uralensis praeparata* 6 g
Ma Huang *Herba Ephedrae* 12 g
Fang Feng *Radix Ledebouriellae divaricatae* 12 g
Qiang Huo *Rhizoma et Radix Notopterygii* 18 g

SHENG YU TANG

Decocção da Cura do Sábio
Sheng Di Huang *Radix Rehmanniae glutinosae* 9 g
Shu Di Huang *Radix Rehmanniae glutinosae praeparata* 9 g
Chuan Xiong *Radix Ligustici chuanxiong* 9 g
Ren Shen *Radix Ginseng* 9 g
Dang Gui *Radix Angelicae sinensis* 1,5 g
Huang Qi *Radix Astragali membranacei* 1,5 g

SHI PI YIN

Decocção para Reforçar o Baço
Fu Zi *Radix lateralis Aconiti carmichaeli praeparata* 6 g
Gan Jiang *Rhizoma Zingiberis officinalis* 6 g
Fu Ling *Sclerotium Poriae cocos* 6 g
Bai Zhu *Rhizoma Atractylodis macrocephalae* 6 g
Mu Gua *Fructus Chaenomelis lagenariae* 6 g
Hou Po *Cortex Magnoliae officinalis* 6 g
Mu Xiang *Radix Aucklandiae lappae* 6 g
Da Fu Pi *Pericarpium Arecae catechu* 6 g
Cao Guo *Fructus Amomi tsaoko* 6 g
Zhi Gan Cao *Radix Glycyrrhizae uralensis praeparata* 3 g
Da Zao *Fructus Ziziphi jujubae* 3 tâmaras

SHI XIAO SAN

Pó para Abrir um Sorriso
Pu Huang *Pollen Typhae* 6 g
Wu Ling Zhi *Excrementum Trogopteri* 6 g

SHOU TAI WAN

Pílula da Longevidade do Feto
Tu Si Zi *Semen Cuscutae chinensis* 6 g
Sang Ji Sheng *Ramulus Sangjisheng* 6 g
Xu Duan *Radix Dipsaci asperi* 6 g
E Jiao *Gelatinum Corii asini* 6 g

SI HAI SHU YU WAN

Pílula para Liberar a Estagnação dos Quatro Mares
Mu Xiang *Radix Aucklandiae lappae* 6 g
Chen Pi *Pericarpium Citri reticulatae* 3 g
Kun Bu *Thallus Algae* 6 g
Hai Dai *Zostera marina* 6 g
Hai Zao *Herba Sargassii* 6 g
Hai Piao Xiao *Os Sepiae* 6 g
Hai Ge Ke *Concha Cyclinae sinensis* 6 g

SI JUN ZI TANG

Decocção dos Quatro Cavalheiros
Ren Shen *Radix Ginseng* 9 g
Bai Zhu *Rhizoma Atractylodis macrocephalae* 9 g
Fu Ling *Sclerotium Poriae cocos* 9 g
Zhi Gan Cao *Radix Glycyrrhizae uralensis praeparata* 3 g

SI MO TANG

Decocção das Quatro Ervas Moídas
Ren Shen *Radix Ginseng* 3 g
Bing Lang *Semen Arecae catechu* 9 g
Chen Xiang *Lignum Aquilariae* 3 g
Wu Yao *Radix Linderae strychnifoliae* 9 g

SI NI TANG

Decocção das Quatro Rebeliões
Fu Zi *Radix lateralis Aconiti carmichaeli praeparata* 6 g
Gan Jiang *Rhizoma Zingiberis officinalis* 4,5 g
Zhi Gan Cao *Radix Glycyrrhizae uralensis praeparata* 6 g

SI WU MA ZI REN WAN

Pílula de Cannabis com Quatro Substâncias
Dang Gui *Radix Angelicae sinensis* 6 g
Chuan Xiong *Radix Ligustici chuanxiong* 3 g
Shu Di Huang *Radix Rehmanniae glutinosae* 6 g
Bai Shao *Radix Paeoniae lactiflorae* 6 g

Huo Ma Ren *Semen Cannabis sativae* 9 g
Da Huang *Radix et Rhizoma Rhei* 6 g
Xing Ren *Semen Pruni armeniacae* 4,5 g
Zhi Shi *Fructus Citri aurantii immaturus* 6 g
Hou Po *Cortex Magnoliae officinalis* 4,5 g
Bai Shao *Radix Paeoniae lactiflorae* 4,5 g

SI WU TANG

Decocção das Quatro Substâncias
Shu Di Huang *Radix Rehmanniae glutinosae praeparata* 9 g
Bai Shao *Radix Paeoniae lactiflorae* 9 g
Dang Gui *Radix Angelicae sinensis* 9 g
Chuan Xiong *Radix Ligustici chuanxiong* 3 g

SU HE XIANG WAN

Pílula de *Styrax* (doses para lotes de pílulas)
Su He Xiang *Styrax liquidis* 30 g
She Xiang *Secretio Moschus* 60 g
Bing Pian *Borneol* 30 g
An Xi Xiang *Benzoinum* 60 g
Mu Xiang *Radix Aucklandiae lappae* 60 g
Tan Xiang *Lignum Santali albi* 60 g
Chen Xiang *Lignum Aquilariae* 60 g
Ru Xiang *Gummi Olibanum* 30 g
Ding Xiang *Flos Caryophylli* 60 g
Xiang Fu *Rhizoma Cyperi rotundi* 60 g
Bi Ba *Fructus Piperis longi* 60 g
Xi Jiao *Cornu Rhinoceri* 60 g
Zhu Sha *Cinnabaris* 60 g
Bai Zhu *Rhizoma Atractylodis macrocephalae* 60 g
He Zi *Fructus Terminaliae chebulae* 60 g
> **Observação**: She Xiang, Xi Jiao e Zhu Sha são substâncias proibidas. She Xiang pode ser substituída por Shi Chang Pu *Rhizoma Acori graminei* e Xi Jiao, por Shui Niu Jiao *Cornu Bubali*.

SU ZI JIANG QI TANG

Decocção de Semente de *Perilla* para Dominar o *Qi*
Su Zi *Fructus Perillae frutescentis* 9 g
Ban Xia *Rhizoma Pinelliae ternatae* 9 g
Hou Po *Cortex Magnoliae officinalis* 6 g
Qian Hu *Radix Peucedani* 6 g
Rou Gui *Cortex Cinnamomi cassiae* 3 g
Dang Gui *Radix Angelicae sinensis* 6 g
Sheng Jiang *Rhizoma Zingiberis officinalis recens* 2 fatias
Su Ye *Folium Perillae* 5 folhas
Zhi Gan Cao *Radix Glycyrrhizae uralensis praeparata* 6 g
Da Zao *Fructus Ziziphi jujubae* 1 tâmara

SUO GONG ZHU YU TANG

Decocção para Contrair o Útero e Eliminar a Estase
Dang Gui *Radix Angelicae sinensis* 9 g

Chuan Xiong *Radix Ligustici chuanxiong* 6 g
Pu Huang *Pollen Typhae* 6 g
Wu Ling Zhi *Excrementum Trogopteri seu Pteromi* 6 g
Dang Shen *Radix Codonopsis pilosulae* 6 g
Zhi Ke *Fructus Citri aurantii* 4,5 g
Yi Mu Cao *Herba Leonuri heterophylli* 6 g

SUO QUAN WAN

Pílula para Contrair a Fonte
Wu Yao *Radix Linderae strychnifoliae* 9 g
Yi Zhi Ren *Fructus Alpiniae oxyphyllae* 9 g

TAO HE CHENG QI TANG

Decocção de *Prunus* para Conduzir o *Qi*
Tao Ren *Semen Persicae* 50 pedaços
Da Huang *Radix et Rhizoma Rhei* 12 g
Gui Zhi *Ramulus Cinnamomi cassiae* 6 g
Mang Xiao *Mirabilitum* 6 g
Zhi Gan Cao *Radix Glycyrrhizae uralensis praeparata* 6 g

TAO HONG SI WU TANG

Decocção de *Persica-Carthamus* de Quatro Substâncias
Shu Di Huang *Radix Rehmanniae glutinosae praeparata* 12 g
Dang Gui *Radix Angelicae sinensis* 10 g
Bai Shao *Radix Paeoniae lactiflorae* 12 g
Chuan Xiong *Radix Ligustici chuanxiong* 8 g
Tao Ren *Semen Persicae* 6 g
Hong Hua *Flos Carthami tinctorii* 4 g

TIAN DI JIAN

Decocção do Céu e da Terra
Tian Men Dong *Tuber Asparagus cochinchinensis* 9 g
Shu Di Huang *Radix Rehmanniae glutinosae praeparata* 9 g

TIAN MA GOU TENG YIN

Decocção de *Gastrodia-Uncaria*
Tian Ma *Rhizoma Gastrodiae elatae* 9 g
Gou Teng *Ramulus Uncariae* 9 g
Shi Jue Ming *Concha Haliotidis* 6 g
Sang Ji Sheng *Ramulus Loranthi* 9 g
Du Zhong *Radix Eucommiae ulmoidis* 9 g
Chuan Niu Xi *Radix Cyathulae* 9 g
Shan Zhi Zi *Fructus Gardeniae jasminoidis* 6 g
Huang Qin *Radix Scutellariae baicalensis* 9 g
Yi Mu Cao *Herba Leonuri heterophylli* 9 g

TIAN TAI WU YAO SAN

Pó de *Lindera* de Alta Qualidade
Wu Yao *Radix Linderae strychnifoliae* 15 g

Mu Xiang Radix Aucklandiae lappae 15 g
Xiao Hui Xiang Fructus Foeniculi vulgaris 15 g
Qing Pi Pericarpium Citri reticulatae viride 15 g
Gao Liang Jiang Rhizoma Alpiniae offi cinari 15 g
Bing Lang Semen Arecae catechu 2 pedaços
Jin Ling Zi Fructus Meliae toosendan 10 pedaços

TIAN WANG BU XIN DAN

Pílula do Imperador Celestial para Tonificar o Coração
Sheng Di Huang Radix Rehmanniae glutinosae 12 g
Xuan Shen Radix Scrophulariae ningpoensis 6 g
Mai Men Dong Tuber Ophiopogonis japonici 6 g
Tian Men Dong Tuber Asparagi cochinchinensis 6 g
Ren Shen Radix Ginseng 6 g
Fu Ling Sclerotium Poriae cocos 6 g
Wu Wei Zi Fructus Schisandrae chinensis 6 g
Dang Gui Radix Angelicae sinensis 6 g
Dan Shen Radix Salviae miltiorrhizae 6 g
Bai Zi Ren Semen Biotae orientalis 6 g
Suan Zao Ren Semen Ziziphi spinosae 6 g
Yuan Zhi Radix Polygalae tenuifoliae 6 g
Jie Geng Radix Platycodi grandiflori 3 g

TIAO WEI CHENG QI TANG

Decocção para Regular o Estômago e Conduzir o Qi
Da Huang Radix et Rhizoma Rhei 12 g
Mang Xiao Mirabilitum 9 g
Zhi Gan Cao Radix Glycyrrhizae uralensis praeparata 6 g

TIAO ZHENG SAN

Pó para Regular o Vertical
Bai Zhu Rhizoma Atractylodis macrocephalae 6 g
Cang Zhu Rhizoma Atractylodis 6 g
Fu Ling Sclerotium Poriae cocos 6 g
Chen Pi Pericarpium Citri reticulatae 3 g
Zhe Bei Mu Bulbus Fritillariae Thunbergii 6 g
Yi Yi Ren Semen Coicis lachryma-jobi 12 g

TONG YOU TANG

Decocção para Penetrar na Profundidade
Zhi Gan Cao Radix Glycyrrhizae uralensis praeparata 1,5 g
Hong Hua Flos Carthami tinctorii 1,5 g
Sheng Di Huang Radix Rehmanniae glutinosae 3 g
Shu Di Huang Radix Rehmannia glutinosae praeparata 3 g
Sheng Ma Rhizoma Cimicifugae 6 g
Tao Ren Semen Persicae 6 g
Dang Gui Radix Angelicae sinensis 6 g
Bing Lang Semen Arecae catechu 3 g

TU SI ZI WAN

Pílula de Cuscuta
Tu Si Zi Semen Cuscutae chinensis 6 g
Lu Rong Cornu Cervi parvum 3 g
Rou Cong Rong Herba Cistanches deserticolae 6 g
Shan Yao Radix Dioscoreae oppositae 3 g
Fu Zi Radix lateralis Aconiti carmichaeli praeparata 3 g
Wu Yao Radix Linderae strychnifoliae 3 g
Wu Wei Zi Fructus Schisandrae chinensis 3 g
Sang Piao Xiao Ootheca Mantidis 3 g
Yi Zhi Ren Fructus Alpiniae oxyphyllae 3 g
Duan Mu Li Concha Ostreae (calcinado) 6 g
Ji Nei Jin Endothelium cornei Gigeriae galli 1,5 g

WEI LING SAN

Pó de Poria para o Estômago
Ze Xie Rhizoma Alismatis orientalis 4 g
Fu Ling Sclerotium Poriae cocos 2,3 g
Zhu Ling Sclerotium Polypori umbellati 2,3 g
Bai Zhu Rhizoma Atractylodis macrocephalae 2,3 g
Gui Zhi Ramulus Cinnamomi cassiae 1,5 g
Cang Zhu Rhizoma Atractylodis lanceae 12 g
Hou Po Cortex Magnoliae officinalis 9 g
Chen Pi Pericarpium Citri reticulatae 9 g
Zhi Gan Cao Radix Glycyrrhizae uralensis praeparata 3 g

WEI LING TANG

Decocção "Ling" para o Estômago
Fu Ling Sclerotium Poriae cocos 9 g
Cang Zhu Rhizoma Atractylodis 6 g
Chen Pi Pericarpium Citri reticulatae 3 g
Bai Zhu Rhizoma Atractylodis macrocephalae 6 g
Gui Zhi Ramulus Cinnamomi cassiae 6 g
Ze Xie Rhizoma Alismatis orientalis 6 g
Zhu Ling Sclerotium Polypori umbellati 6 g
Hou Po Cortex Magnolia officinalis 6 g
Zhi Gan Cao Radix Glycyrrhizae uralensis praeparata 3 g
Da Zao Fructus Ziziphi jujubae 3 pedaços
Sheng Jiang Rhizoma Zingiberis officinalis recens 3 fatias

WEN DAN TANG

Decocção para Aquecer a Vesícula Biliar
Ban Xia Rhizoma Pinelliae ternatae 6 g
Fu Ling Sclerotium Poriae cocos 5 g
Chen Pi Pericarpium Citri reticulatae 9 g
Zhu Ru Caulis Bambusae in Taeniis 6 g
Zhi Shi Fructus Citri aurantii immaturus 6 g
Zhi Gan Cao Radix Glycyrrhizae uralensis praeparata 3 g
Sheng Jiang Rhizoma Zingiberis officinalis recens 5 fatias
Da Zao Fructus Ziziphi jujubae 1 tâmara

WEN PI TANG

Decocção para Aquecer o Baço
Da Huang Radix et Rhizoma Rhei 12 g
Ren Shen Radix Ginseng 6 g
Gan Cao Radix Glycyrrhizae uralensis 6 g
Gan Jiang Rhizoma Zingiberis officinalis 6 g
Fu Zi Radix lateralis Aconiti carmichaeli praeparata 9 g

WEN YANG BU GAN JIAN

Decocção para Aquecer o Yang e Tonificar o Fígado
Rou Gui Cortex Cinnamomi cassaie 3 g
Yin Yang Huo Herba Epimedii 6 g
Zi Shi Ying Fluoritum 6 g
She Chuang Zi Fructus Cnidii monnieri 4,5 g
Bai Shao Radix Paeoniae lactiflorae 9 g
Mu Gua Fructus Chaenomelis 6 g

WU HU TANG

Decocção dos Cinco Tigres
Ma Huang Herba Ephedrae 2,1 g
Shi Gao Gypsum fi brosum 4,5 g
Xing Ren Semen Pruni armeniacae 3 g
Gan Cao Radix Glycyrrhizae uralensis 1.2 g
Sheng Jiang Rhizoma Zingiberis officinalis recens 3 fatias
Da Zao Fructus Ziziphi jujubae 1 tâmara
Xi Cha Fine green tea 2,4 g

WU LING SAN

Pó de Poria com Cinco Ingredientes
Ze Xie Rhizoma Alismatis orientalis 4 g
Fu Ling Sclerotium Poriae cocos 2,3 g
Zhu Ling Sclerotium Polypori umbellati 2,3 g
Bai Zhu Rhizoma Atractylodis macrocephalae 2,3 g
Gui Zhi Ramulus Cinnamomi cassiae 1,5 g

WU MEI WAN

Pílula de Prunus Mume
Wu Mei Fructus Pruni mume 24 g
Chuan Jiao Pericarpium Zanthoxyli bungeani 1,5 g
Xi Xin Herba Asari cum radice 1,5 g
Huang Lian Rhizoma Coptidis 9 g
Huang Bo Cortex Phellodendri 6 g
Gan Jiang Rhizoma Zingiberis officinalis 6 g
Fu Zi Radix lateralis Aconiti carmichaeli praeparata 3 g
Gui Zhi Ramulus Cinnamomi cassiae 3 g
Ren Shen Radix Ginseng 6 g
Dang Gui Radix Angelicae sinensis 3 g

WU REN WAN

Pílula com Cinco Sementes
Tao Ren Semen Persicae 9 g
Xing Ren Semen Pruni armeniacae 9 g
Bai Zi Ren Semen Biotae orientalis 6 g
Song Zi Ren Semen Pini tabulaeformis 3 g
Yu Li Ren Semen Pruni 3 g
Chen Pi Pericarpium Citri reticulatae 9 g

WU YAO SAN

Pó de Linderia
Wu Yao Radix Linderae strychnifoliae 6 g
Xiang Fu Rhizoma Cyperi rotundi 6 g
Su Zi Fructus Perillae frutescentis 4,5 g
Chen Pi Pericarpium Citri reticulatae 3 g
Chai Hu Radix Bupleuri 6 g
Mu Dan Pi Cortex Moutan radicis 6 g
Gui Zhi Ramulus Cinnamomi cassiae 3 g
Mu Xiang Radix Aucklandiae lappae 3 g
Dang Gui Radix Angelicae sinensis 6 g
Chuan Xiong Radix Ligustici chuanxiong 3 g
Bo He Herba Menthae haplocalycis 3 g
Gan Cao Radix Glycyrrhizae uralensis 3 g

WU ZHU YU TANG

Decocção de Evodia
Wu Zhu Yu Fructus Evodiae rutaecarpae 9 g
Sheng Jiang Rhizoma Zingiberis officinalis recens 6 g
Ren Shen Radix Ginseng 9 g
Da Zao Fructus Ziziphi jujubae 3 tâmaras

WU ZI YAN ZONG WAN

Pílula para Desenvolver os Ancestrais com Cinco Sementes
Tu Si Zi Semen Cuscutae chinensis 240 g
Wu Wei Zi Fructus Schisandrae chinensis 30 g
Gou Qi Zi Fructus Lycii chinensis 240 g
Fu Pen Zi Fructus Rubi chingii 120 g
Che Qian Zi Semen Plantaginis 60 g

XI JIAO DI HUANG TANG

Decocção de Cornus Rhinoceri-Rehmannia
Shui Niu Jiao Cornu Bufali 6 g
Sheng Di Huang Radix Rehmanniae glutinosae 24 g
Chi Shao Radix Paeoniae rubrae 9 g
Mu Dan Pi Cortex Moutan radicis 6 g

XIANG LENG WAN

Pílula de Aucklandia-Sparganium
Mu Xiang Radix Aucklandiae lappae 6 g

Ding Xiang *Flos Caryophylli* 3 g
San Leng *Rhizoma Sparganii stoloniferi* 6 g
Zhi Ke *Fructus Citri aurantii* 6 g
Qing Pi *Pericarpium Citri reticulatae viride* 3 g
Chuan Lian Zi *Fructus Meliae toosendan* 3 g
Xiao Hui Xiang *Fructus Foeniculi vulgaris* 6 g
E Zhu *Rhizoma Curcumae ezhu* 6 g
Sheng Jiang *Rhizoma Zingiberis officinalis recens* 3 fatias

XIAO CHAI HU TANG

Pequena Decocção de *Bupleurum*
Chai Hu *Radix Bupleuri* 24 g
Huang Qin *Radix Scutellariae baicalensis* 9 g
Ban Xia *Rhizoma Pinelliae ternatae* 24 g
Sheng Jiang *Rhizoma Zingiberis officinalis recens* 9 g
Ren Shen *Radix Ginseng* 9 g
Zhi Gan Cao *Radix Glycyrrhizae uralensis praeparata* 9 g
Da Zao *Fructus Ziziphi jujubae* 12 pedaços

XIAO JIAN ZHONG TANG

Pequena Decocção para Fortalecer o Centro
Yi Tang *Saccharum granorum* 18 g
Gui Zhi *Ramulus Cinnamomi cassiae* 9 g
Bai Shao *Radix Paeoniae lactiflorae* 18 g
Zhi Gan Cao *Radix Glycyrrhizae uralensis praeparata* 6 g
Sheng Jiang *Rhizoma Zingiberis officinalis recens* 9 g
Da Zao *Fructus Ziziphi jujubae* 12 tâmaras

XIAO QING LONG TANG

Pequena Decocção do Dragão Verde
Ma Huang *Herba Ephedrae* 9 g
Gui Zhi *Ramulus Cinnamomi cassiae* 9 g
Gan Jiang *Rhizoma Zingiberis officinalis* 9 g
Xi Xin *Herba Asari cum radice* 3 g
Wu Wei Zi *Fructus Schisandrae chinensis* 6 g
Bai Shao *Radix Paeoniae lactiflorae* 9 g
Ban Xia *Rhizoma Pinelliae ternatae* 9 g
Zhi Gan Cao *Radix Glycyrrhizae uralensis praeparata* 3 g

XIAO YAO SAN

Pó do Viajante Livre e Tranquilo
Bo He *Herba Menthae haplocalycis* 3 g
Chai Hu *Radix Bupleuri* 9 g
Dang Gui *Radix Angelicae sinensis* 9 g
Bai Shao *Radix Paeoniae lactiflorae* 12 g
Bai Zhu *Rhizoma Atractylodis macrocephalae* 9 g
Fu Ling *Sclerotium Poriae cocos* 15 g
Gan Cao *Radix Glycyrrhizae uralensis* 6 g
Sheng Jiang *Rhizoma Zingiberis officinalis recens* 3 fatias

XIE BAI SAN

Pó para Drenar o Branco
Sang Bai Pi *Cortex Mori albae radicis* 30 g
Di Gu Pi *Cortex Lycii radicis* 30 g
Zhi Gan Cao *Radix Glycyrrhizae uralensis praeparata* 3 g
Geng Mi Arroz não glutinoso 15 g

XIE HUANG SAN

Pó Para Drenar o Amarelo
Shi Gao *Gypsum fibrosum* 15 g
Shan Zhi Zi *Fructus Gardeniae jasminoidis* 6 g
Fang Feng *Radix Ledebouriellae divaricatae* 12 g
Huo Xiang *Herba Agastachis seu Pogostemi* 12 g
Gan Cao *Radix Glycyrrhizae uralensis* 3 g

XIE XIN TANG

Decocção para Drenar o Coração
Da Huang *Radix et Rhizoma Rhei* 6 g
Huang Lian *Rhizoma Coptidis* 3 g
Huang Qin *Radix Scutellariae baicalensis* 3 g

XIN YI QING FEI YIN

Decocção de *Magnolia* para Clarificar o Pulmão
Xin Yi Hua *Flos Magnoliae liliflorae* 6 g
Huang Qin *Radix Scutellariae baicalensis* 6 g
Shan Zhi Zi *Fructus Gardeniae jasminoidis* 4,5 g
Shi Gao *Gypsum fibrosum* 15 g
Zhi Mu *Radix Anemarrhenae asphodeloidis* 6 g
Jin Yin Hua *Flos Lonicerae japonicae* 6 g
Yu Xing Cao *Herba cum Radice Houttuyniae cordatae* 6 g
Mai Men Dong *Tuber Ophiopogonis japonici* 6 g

XING SU SAN

Pó de *Prunus-Perilla*
Zi Su Ye *Folium Perillae frutescentis* 6 g
Qian Hu *Radix Peucedani* 6 g
Xing Ren *Semen Pruni armeniacae* 6 g
Jie Geng *Radix Platycodi grandiflori* 6 g
Zhi Ke *Fructus Citri aurantii* 6 g
Chen Pi *Pericarpium Citri reticulatae* 6 g
Fu Ling *Sclerotium Poriae cocos* 6 g
Ban Xia *Rhizoma Pinelliae ternatae* 6 g
Sheng Jiang *Rhizoma Zingiberis officinalis recens* 6 g
Da Zao *Fructus Ziziphi jujubae* 2 tâmaras
Gan Cao *Radix Glycyrrhizae uralensis* 3 g

XUAN FU DAI ZHE TANG

Decocção de *Inula-Hematite*
Xuan Fu Hua *Flos Inulae* 9 g

Dai Zhe Shi *Haematitum* 3 g
Ban Xia *Rhizoma Pinelliae ternatae* 9 g
Sheng Jiang *Rhizoma Zingiberis officinalis recens* 6 g
Ren Shen *Radix Ginseng* 6 g
Zhi Gan Cao *Radix Glycyrrhizae uralensis praeparata* 3 g
Da Zao *Fructus Ziziphi jujubae* 12 tâmaras

XUE FU ZHU YU TANG

Decocção da Mansão do Sangue para Eliminar a Estase
Dang Gui *Radix Angelicae sinensis* 9 g
Sheng Di Huang *Radix Rehmanniae glutinosae* 9 g
Chi Shao *Radix Paeoniae rubrae* 6 g
Chuan Xiong *Radix Ligustici chuanxiong* 5 g
Tao Ren *Semen Persicae* 12 g
Hong Hua *Flos Carthami tinctorii* 9 g
Chai Hu *Radix Bupleuri* 3 g
Zhi Ke *Fructus Citri aurantii* 6 g
Niu Xi *Radix Achyranthis bidentatae seu Cyathulae* 9 g
Jie Geng *Radix Platycodi grandiflori* 5 g
Gan Cao *Radix Glycyrrhizae uralensis* 3 g

YAN HU SUO TANG

Decocção de *Corydalis*
Yan Hu Suo *Rhizoma Corydalis yanhusuo* 45 g
Pu Huang *Pollen Typhae* 15 g
Chi Shao *Radix Paeoniae rubrae* 15 g
Dang Gui *Radix Angelicae sinensis* 15 g
Guan Gui *Cortex Cinnamomi loureiroi* 15 g
Jiang Huang *Rhizoma Curcumae longae* 90 g
Ru Xiang *Gummi Olibanum* 90 g
Mo Yao *Myrrha* 90 g
Mu Xiang *Radix Aucklandiae lappae* 90 g
Zhi Gan Cao *Radix Glycyrrhizae uralensis praeparata* 7,5 g

YANG YIN QING FEI TANG

Decocção para Nutrir o *Yin* e Clarificar os Pulmões
Sheng Di Huang *Radix Rehmanniae glutinosae* 6 g
Xuan Shen *Radix Scrophulariae ningpoensis* 4,5 g
Mai Men Dong *Tuber Ophiopogonis japonici* 3,6 g
Bai Shao *Radix Paeoniae lactiflorae* 2,4 g
Mu Dan Pi *Cortex Moutan radicis* 2,4 g
Zhe Bei Mu *Bulbus Fritillariae thunbergii* 2,4 g
Bo He *Herba Menthae haplocalycis* 1,5 g
Gan Cao *Radix Glycyrrhizae uralensis* 1,5 g

YI GAN SAN

Pó para Conter o Fígado
Bai Zhu (frito) *Rhizoma Atractylodis macrocephalae* 3 g
Fu Ling *Sclerotium Poriae cocos* 3 g
Dang Gui *Radix Angelicae sinensis* 3 g

Chuan Xiong *Radix Ligustici chuanxiong* 2,4 g
Gou Teng *Ramulus Uncariae* 3 g
Chai Hu *Radix Bupleuri* 1,5 g
Gan Cao *Radix Glycyrrhizae uralensis* 1,5 g

YI GUAN JIAN

Decocção de Uma Ligação
Bei Sha Shen *Radix Glehniae littoralis* 10 g
Mai Men Dong *Tuber Ophiopogonis japonici* 10 g
Dang Gui *Radix Angelicae sinensis* 10 g
Sheng Di Huang *Radix Rehmanniae glutinosae* 30 g
Gou Qi Zi *Fructus Lycii chinensis* 12 g
Chuan Lian Zi *Fructus Meliae toosendan* 5 g

YI JIA ZHENG QI SAN

Primeira Variação do Pó para o *Qi* Vertical
Huo Xiang *Herba Agastachis seu Pogostemi* 6 g
Hou Po *Cortex Magnoliae officinalis* 6 g
Xing Ren *Semen Pruni armeniacae* 6 g
Fu Ling Pi *Cortex Poriae cocos* 6 g
Chen Pi *Pericarpium Citri reticulatae* 6 g
Shen Qu *Massa Fermentata medicinalis* 4,5 g
Mai Ya *Fructus Hordei vulgaris germinatus* 4,5 g
Yin Chen Hao *Herba Artemisiae capillaris* 6 g
Da Fu Pi *Pericarpium Arecae catechu* 3 g

YI WEI TANG

Decocção para Beneficiar o Estômago
Sha Shen *Radix Adenophorae seu Glehniae* 9 g
Mai Men Dong *Tuber Ophiopogonis japonici* 15 g
Sheng Di Huang *Radix Rehmanniae glutinosae* 15 g
Yu Zhu *Rhizoma Polygonati odorati* 4,5 g
Bing Tang *Rock candy* 3 g

YI YIN JIAN

Decocção do *Yin* Único
Sheng Di Huang *Radix Rehmanniae glutinosae* 6 g
Shu Di Huang *Radix Rehmanniae glutinosae praeparata* 9 g
Bai Shao *Radix Paeoniae lactiflorae* 6 g
Mai Men Dong *Tuber Ophiopogonis japonici* 6 g
Gan Cao *Radix Glycyrrhizae uralensis* 3 g
Huai Niu Xi *Radix Achyranthis bidentatae* 4,5 g
Dan Shen *Radix Salviae miltiorrhizae* 6 g

YIN CHEN HAO TANG

Decocção de *Artemisia Yinchenhao*
Yin Chen Hao *Herba Artemisiae capillaris* 6 g
Shan Zhi Zi *Fructus Gardeniae jasminoidis* 9 g
Da Huang *Radix et Rhizoma Rhei* 6 g

YIN JIA WAN

Pílula de *Lonicera-Amyda*
Jin Yin Hua *Flos Lonicerae japonicae* 6 g
Bie Jia *Carapacis Amydae sinensis* 9 g
Lian Qiao *Fructus Forsythiae suspensae* 6 g
Sheng Ma *Rhizoma Cimicifugae* 6 g
Hong Teng *Caulis Sargentodoxae cuneatae* 6 g
Pu Gong Ying *Herba Taraxaci mongolici cum Radice* 6 g
Da Qing Ye *Folium Daqingye* 6 g
Yin Chen Hao *Herba Artemisiae yinchenhao* 4,5 g
Hu Po *Succinum* 6 g
Jie Geng *Radix Platycodi grandiflori* 3 g
Zi Hua Di Ding *Herba cum Radice Violae yedoensitis* 6 g
Pu Huang *Pollen Typhae* 6 g
Chun Gen Bai Pi *Cortex Ailanthi altissimae* 6 g

YIN QIAO SAN

Pó de *Lonicera-Forsythia*
Jin Yin Hua *Flos Lonicerae japonicae* 9 g
Lian Qiao *Fructus Forsythiae suspensae* 9 g
Jie Geng *Radix Platycodi grandiflori* 3 g
Niu Bang Zi *Fructus Arctii lappae* 9 g
Bo He *Herba Menthae haplocalycis* 3 g
Dan Dou Chi *Semen Sojae praeparatum* 3 g
Jing Jie *Herba seu Flos Schizonepetae tenuifoliae* 6 g
Zhu Ye *Herba Lophatheri gracilis* 3 g
Lu Gen *Rhizoma Phragmitis communis* 15 g
Gan Cao *Radix Glycyrrhizae uralensis* 3 g

YOU GUI WAN

Pílula para Restaurar o [Rim] Direito
Fu Zi *Radix lateralis Aconiti carmichaeli praeparata* 3 g
Rou Gui *Cortex Cinnamomi cassiae* 3 g
Du Zhong *Cortex Eucommiae ulmoidis* 6 g
Shan Zhu Yu *Fructus Corni officinalis* 4,5 g
Tu Si Zi *Semen Cuscutae chinensis* 6 g
Lu Jiao Jiao *Colla Corni Cervi* 6 g
Shu Di Huang *Radix Rehmanniae glutinosae praeparata* 12 g
Shan Yao *Radix Dioscoreae oppositae* 6 g
Gou Qi Zi *Fructus Lycii chinensis* 6 g
Dang Gui *Radix Angelicae sinensis* 4,5

YU NU JIAN

Decocção da Mulher de Jade
Shi Gao *Gypsum fibrosum* 15 g
Shu Di Huang *Radix Rehmanniae glutinosae praeparata* 9 g
Zhi Mu *Radix Anemarrhenae asphodeloidis* 3 g
Mai Men Dong *Tuber Ophiopogonis japonici* 6 g
Huai Niu Xi *Radix Achyranthis bidentatae* 3 g

YUE JU WAN

Pílula de *Gardenia-Ligusticum*
Cang Zhu *Rhizoma Atractylodis lanceae* 6 g
Chuan Xiong *Radix Ligustici chuanxiong* 6 g
Xiang Fu *Rhizoma Cyperi rotundi* 6 g
Shan Zhi Zi *Fructus Gardeniae jasminoidis* 6 g
Shen Qu *Massa Fermentata medicinalis* 6 g

ZENG YE TANG

Decocção para Aumentar os Fluidos
Xuan Shen *Radix Scrophulariae ningpoensis* 18 g
Mai Men Dong *Tuber Ophiopogonis japonici* 12 g
Sheng Di Huang *Radix Rehmanniae glutinosae* 12 g

ZHEN GAN XI FENG TANG

Decocção para Pacificar o Fígado e Extinguir o Vento
Huai Niu Xi *Radix Achyrantis bidentatae* 15 g
Dai Zhe Shi *Haematitum* 15 g
Long Gu *Os Draconis* 12 g
Mu Li *Concha Ostreae* 12 g
Gui Ban *Plastrum Testudinis* 12 g
Xuan Shen *Radix Scrophulariae ningpoensis* 12 g
Tian Men Dong *Tuber Asparagi cochinchinensis* 12 g
Bai Shao *Radix Paeoniae lactiflorae* 12 g
Yin Chen Hao *Herba Artemisiae capillaris* 6 g
Chuan Lian Zi *Fructus Meliae toosendan* 6 g
Mai Ya *Fructus Hordei vulgaris germinatus* 6 g
Gan Cao *Radix Glycyrrhizae uralensis* 6 g

ZHEN REN YANG ZANG TANG

Decocção da Pessoa Verdadeira para Nutrir os Órgãos
Ren Shen *Radix Ginseng* 3 g
Bai Zhu *Rhizoma Atractylodis macrocephalae* 9 g
Rou Gui *Cortex Cinnamoni cassiae* 3 g
Wei Rou Dou Kou *Semen Myristicae fragrantis* 9 g
He Zi *Fructus Terminaliae chebulae* 6 g
(Zhi) Ying Su Ke *Pericarpium Papaveris somniferi* (frito no mel) 6 g
Bai Shao *Radix Paeoniae lactiflorae* 9 g
Dang Gui *Radix Angelicae sinensis* 6 g
Mu Xiang *Radix Aucklandiae lappae* 6 g
Zhi Gan Cao *Radix Glycyrrhizae uralensis praeparata* 3 g

ZHEN WU TANG

Decocção do Verdadeiro Guerreiro
Fu Zi *Radix lateralis Aconiti carmichaeli praeparata* 9 g
Bai Zhu *Rhizoma Atractylodis macrocephalae* 6 g
Fu Ling *Sclerotium Poriae cocos* 9 g
Sheng Jiang *Rhizoma Zingiberis officinalis recens* 9 g
Bai Shao *Radix Paeoniae lactiflorae* 9 g

ZHENG QI TIAN XIANG SAN

Pó da Fragrância Celestial para o *Qi* Vertical
Wu Yao *Radix Linderae strychnifoliae* 6 g
Gan Jiang *Rhizoma Zingiberis officinalis* 3 g
Zi Su Ye *Folium Perillae* 6 g
Chen Pi *Pericarpium Citri reticulatae* 4,5 g

ZHI BO DI HUANG WAN

Pílula de *Rehmannia* com Oito Ingredientes (*Anemarrhena-Phellodendron-Rehmannia*)
Shu Di Huang *Radix Rehmanniae glutinosae praeparata* 24 g
Shan Zhu Yu *Fructus Corni officinalis* 12 g
Shan Yao *Radix Dioscoreae oppositae* 12 g
Ze Xie *Rhizoma Alismatis orientalis* 9 g
Fu Ling *Sclerotium Poriae cocos* 9 g
Mu Dan Pi *Cortex Moutan radicis* 9 g
Zhi Mu *Radix Anemarrhenae asphodeloidis* 9 g
Huang Bo *Cortex Phellodendri* 9 g

ZHI GAN CAO TANG

Decocção de *Glycyrrhiza*
Zhi Gan Cao *Radix Glycyrrhizae uralensis praeparata* 12 g
Ren Shen *Radix Ginseng* 6 g
Gui Zhi *Ramulus Cinnamomi cassiae* 9 g
Sheng Di Huang *Radix Rehmanniae glutinosae* 48 g
Mai Men Dong *Tuber Ophiopogonis japonici* 9 g
E Jiao *Gelatinum Corii asini* 6 g
Huo Ma Ren *Semen Cannabis sativae* 9 g
Sheng Jiang *Rhizoma Zingiberis officinalis recens* 9 g
Da Zao *Fructus Ziziphi jujubae* 30 tâmaras

ZHI SHI DAO ZHI WAN

Pílula de *Citrus* para Eliminar a Estagnação
Zhi Shi *Fructus Citri aurantii immaturus* 12 g
Da Huang *Radix et Rhizoma Rhei* 15 g
Huang Lian *Rhizoma Coptidis* 6 g
Huang Qin *Radix Scutellariae baicalensis* 6 g
Fu Ling *Sclerotium Poriae cocos* 6 g
Ze Xie *Rhizoma Alismatis orientalis* 6 g
Bai Zhu *Rhizoma Atractylodis macrocephalae* 6 g
Shen Qu *Massa Fermentata Medicinalis* 12 g

ZHI SHI GUA LOU GUI ZHI TANG

Decocção de *Citrus-Trichosanthes-Ramulus Cinnamomi*
Gua Lou *Fructus Trichosanthis* 12 g
Xie Bai *Bulbus Allii* 9 g
Zhi Shi *Fructus Citri aurantii immaturus* 12 g
Hou Po *Cortex Magnoliae officinalis* 12 g
Gui Zhi *Ramulus Cinnamomi cassiae* 3 g

ZHU YE SHI GAO TANG

Decocção de *Lophaterus-Gypsum*
Zhu Ye *Herba Lophatheri gracilis* 9 g
Shi Gao *Gypsum fibrosum* 30 g
Ren Shen *Radix Ginseng* 6 g
Mai Men Dong *Tuber Ophiopogonis japonici* 9 g
Ban Xia *Rhizoma Pinelliae ternatae* 9 g
Gan Cao *Radix Glycyrrhizae uralensis* 3 g
Geng Mi *Semen Oryzae sativae* 12 g

ZUO GUI WAN

Pílula para Restaurar o [Rim] Esquerdo
Shu Di Huang *Radix Rehmanniae glutinosae praeparata* 15 g
Shan Yao *Radix Dioscoreae oppositae* 9 g
Shan Zhu Yu *Fructus Corni officinalis* 9 g
Gou Qi Zi *Fructus Lycii chinensis* 9 g
Chuan Niu Xi *Radix Cyathulae* 6 g
Tu Si Zi *Semen Cuscutae sinensis* 9 g
Lu Jiao Jiao *Colla Cornu cervi* 9 g
Gui Ban Jiao *Colla Plastri testudinis* 9 g

ZUO GUI YIN

Decocção para Restaurar o [Rim] Esquerdo
Shu Di Huang *Radix Rehmanniae glutinosae praeparata* 6 g
Shan Yao *Radix Dioscoreae oppositae* 6 g
Gou Qi Zi *Fructus Lycii chinensis* 6 g
Fu Ling *Sclerotium Poriae cocos* 6 g
Shan Zhu Yu *Fructus Corni officinalis* 3 g
Zhi Gan Cao *Radix Glycyrrhizae uralensis praeparata* 3 g

ZUO JIN WAN

Pílula para o Metal Esquerdo
Huang Lian *Rhizoma Coptidis* 15 g
Wu Zhu Yu *Fructus Evodiae rutaecarpae* 2 g

APÊNDICE 3
História do Diagnóstico na Medicina Chinesa

Este apêndice (adaptado de Deng Tie Tao, 1988 *Practical Chinese Medicine Diagnosis - Shi Yong Zhong Yi Zhen Duan Xue*, Shanghai Science Publishing House, Shanghai) apresenta uma breve visão geral da história do desenvolvimento do diagnóstico na medicina chinesa.[1] Aqui vou discutir os seguintes aspectos históricos do diagnóstico:
- Diagnóstico pelo pulso
- Diagnóstico do canal
- Diagnóstico pela língua.

DIAGNÓSTICO PELO PULSO

O diagnóstico pelo pulso é um método diagnóstico importantíssimo na medicina chinesa. É uma ferramenta diagnóstica incrivelmente sofisticada e exata que vem sendo usada ininterruptamente durante toda evolução da medicina chinesa, desde a dinastia Zhou (século 11 ao ano 771 a.C.) até a presente data.

Diagnóstico pelo pulso em seus primórdios

Não se sabe ao certo quando o pulso foi designado pela primeira vez como ferramenta diagnóstica. Alguns estudiosos pensam que o diagnóstico pelo pulso foi exercido já durante a dinastia Zhou (século 11 a 771 a.C.). O antigo livro chamado *Rituais dos Zhou* diz, no capítulo intitulado "Questões Médicas": "*Determine o prognóstico do paciente de acordo com os cinco tipos de Qi, os cinco tipos de sons e os cinco tipos de cores; consulte também as mudanças dos nove orifícios e a pulsação dos nove órgãos internos.*" Alguns historiadores interpretam a expressão "consulte a pulsação" como sendo a palpação do pulso.

Bian Que

O historiador Si Ma Qian escreve sobre o antigo médico Dr. Bian Que em seu livro *Historical Records* (*Shi Ji*) como sendo o mais antigo *expert* do diagnóstico pelo pulso. Essa suposição é confirmada por outros textos. Por exemplo, Han Fei, do período dos Estados Combatentes (476 a 221 a.C.), fez uma declaração parecida em seu livro *Works of Han Fei* (*Han Fei Zi*). O livro *Works of Prince Huai Nan* (*Huai Nan Zi*), escrito por Liu An, diz que Bian Que era capaz de diagnosticar as doenças tomando o pulso.

Bian Que, também conhecido como Qin Yue Ren, viveu no século 5 a.C., durante a transição entre o período da Primavera e o do Outono e o período dos Estados Combatentes. Médico famoso em seu tempo, Bian Que viajava para toda parte e se tornou um *expert* em medicina interna, cirurgia, ginecologia, pediatria e doenças dos idosos.

Textos de Ma Wang Dui

Três textos descobertos na tumba de Ma Wang Dui falam sobre o diagnóstico pelo pulso: *Methods of Pulse Taking* (*Ma Fa*), *Fatal Signs of Yin and Yang Pulses* (*Yin Yang Mai Si Hou*) e *Moxibustion Book of the 11 Channels of the Foot and Hand* (*Zu Bi Shi Yi Mai Jiu Jing*). Esses três clássicos foram descobertos da tumba número 3 de Ma Wang Dui e, embora tenham sido escritos anonimamente, sabemos que antecedem o *Clássico de Medicina do Imperador Amarelo* (*Huang Di Nei Jing*).

Fatal Signs of Yin and Yang Pulses e *Moxibustion Book of the 11 Channels of the Foot and Hand* discutem a importância do pulso para se fazer um prognóstico. Por exemplo, o *Moxibustion Book of the 11 Channels of the Foot and Hand* diz que, se o pulso estiver interrompido em decorrência de uma doença dos três *Yin*, a morte virá em menos de 10 dias; se o ritmo do pulso estiver como três pessoas pilando grãos, a morte virá em menos de 3 dias; se o pulso estiver como o que é sentido logo depois que a pessoa come, a morte virá em menos de 3 dias. O pulso descrito como semelhante a "três pessoas pilando grãos" pode ser o registro mais antigo de arritmia na China. Essa imagem dá uma descrição vívida do pulso sentido na arritmia, evocando o ritmo e o som produzidos por três pessoas trabalhando juntas para pilar grãos.

Há uma descrição de um pulso similar no Capítulo 20 do *Questões Simples*, que fala sobre um pulso que bate no dedo como o ritmo de três pessoas triturando grãos em um pilão; isso indica que a doença é bastante grave.

Clássico de Medicina do Imperador Amarelo (Huang Di Nei Jing Su Wen)

Existem muitos capítulos no *Questões Simples* (*Su Wen*) e no *Eixo Espiritual* (*Ling Shu*) que falam sobre o diagnóstico do pulso.

Por exemplo, o Capítulo 17 do *Questões Simples* diz que o pulso deve ser tomado pela manhã "*quando o Yin Qi não está perturbado, o Yang Qi não está dissipado, o estômago está vazio, o Qi dos canais não está cheio, o Qi dos canais de Conexão está equilibrado e tranquilo e a circulação de Qi e Sangue ainda não foi interrompida*".[2] O Capítulo 18 do *Questões Simples* recomenda a avaliação do pulso de acordo com a respiração.

No *Clássico de Medicina do Imperador Amarelo*, o pulso era tomado em nove artérias diferentes de nove locais diferentes do corpo. Eram chamadas as "nove regiões", como descrito no Capítulo 20 do *Questões Simples*: "*Existem três áreas no corpo, cada uma dividida em três, somando nove regiões: essas regiões são usadas para determinar vida e morte [ou seja, o prognóstico], e, nelas, 100 doenças se manifestam. Deficiência e Excesso são regulados e os fatores patogênicos podem ser expelidos.*"[3]

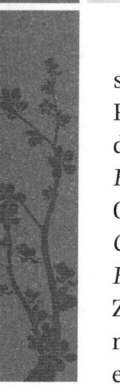

O Capítulo 19 do *Eixo Espritual* recomenda tomar o pulso em E-9 *Renying* (artéria carótida) e ao redor da área de P-9 *Taiyuan*, chamado de "Portal do *Qi*" (*Qi Kou*) ou "Portal da Polegada" (*Cun Kou*), onde a artéria radial passa. O ponto *Renying* reflete o *Yang Qi*, enquanto o *Qi Kou* reflete o *Yin Qi*. O Capítulo 48 do *Eixo Espiritual* também diz que o pulso em *Cu Kou* reflete o estado dos órgãos *Yin*, enquanto o pulso em *Renying* reflete o estado dos órgãos *Yang*. Mais tarde, Zhang Zhong Jing, com base nas teorias acima, desenvolveu o diagnóstico pelo pulso em três locais, ou seja, em *Renying* (E-9) e em *Fuyang* (B-59), para avaliar o *Qi* do Estômago, e em *Cun Kou*, para avaliar o estado dos 12 Canais.

Há passagens, no *Clássico de Medicina do Imperador Amarelo*, que atribuem a maior importância ao pulso da artéria radial, ou seja, o pulso *Cun Kou* (ou *Qi Kou*). A importância atribuída a esse pulso é um precursor da divisão do pulso da artéria radial do punho em três seções. Por exemplo, o Capítulo 3 do *Eixo Espiritual* diz que devemos avaliar a qualidade do pulso *Cun Kou* (grande ou pequeno, lento ou rápido, deslizante ou áspero) para encontrar a causa da doença. O Capítulo 5 do *Questões Simples* faz uma afirmação semelhante.

O Capítulo 21 do *Questões Simples* diz: "*O equilíbrio de Qi, Sangue, Yin e Yang pode ser avaliado pelo pulso em Qi Kou. Por meio do pulso em Qi Kou, podemos formular um prognóstico da doença.*"[4] O Capítulo 18 do mesmo livro diz: "*Podemos entender uma doença pela plenitude ou vazio do pulso em Cun Kou.*"[5] Esses são exemplos do diagnóstico pelo pulso em *Cun Kou*; é interessante observar que apenas as posições Anterior (*Cun*) e Posterior (*Chi*) do pulso são mencionadas, sem nenhuma menção à posição Média (*Guan*); além disso, a posição Anterior é mais importante que a posição Posterior.

O *Clássico de Medicina do Imperador Amarelo* relata pelo menos 30 qualidades diferentes do pulso, muitas não são mais usadas atualmente. Essas qualidades incluem Grande, Pequeno, Longo, Curto, Deslizante, Áspero, Flutuante, Profundo, Lento, Rápido, Florescente, Firme, Tenso, Mole, Retardado, Abrupto, Deficiente, Excessivo, Espalhado, Nodoso, Fino, Fraco, Transverso, Asmático, em Corda, em Gancho, em Pluma, em Pedra, Acelerado, Crescente, Cheio, Pulsátil, Espesso, Suspenso e Débil. Há descrições detalhadas da sensação que se tem quando o pulso bate no dedo: por exemplo, o Pulso em Corda é "rígido, reto e longo", o pulso em Gancho "vem crescendo e depois vai desaparecendo", o pulso em Pluma é "leve e débil como uma pluma", o pulso em Pedra é "como uma pedra sendo lançada" etc.

Diagnóstico pelo Pulso nas dinastias Han, Jin, Sui e Tang

Yi Chun Yu

Yi Chun Yu foi um médico famoso que viveu no início da dinastia Han. Ele seguia as teorias sobre o diagnóstico do pulso passadas de dinastias anteriores e também desenvolveu suas próprias e ricas experiências na prática clínica. Ele dizia: "*Quando eu trato pacientes, devo primeiramente palpar o pulso do paciente e depois dar o tratamento adequado.*" Mais de 20 qualidades diferentes de pulsos são encontradas em seus registros, como em Corda, Grande, Profundo, Intermitente, Tenso, Pequeno, Fraco, Abrupto, Deslizante, Rápido, Cheio, Firme, Espalhado etc. Yi Chun Yu palpava o pulso na posição *Cun Kou* e o diferenciava entre o pulso sentido nos níveis superficiais e profundos.

Diagnóstico pelo pulso no *Clássico das Dificuldades (Nan Jing)*

O *Clássico das Dificuldades* representou um marco importantíssimo na história do diagnóstico pelo pulso porque estabeleceu pela primeira vez o diagnóstico pelo pulso com base no pulso da artéria radial, no punho, dividido em três seções (*Cun, Guan* e *Chi*) e em três níveis. Essas passaram a ser as novas "nove regiões" do pulso; em outras palavras, enquanto na época do *Clássico de Medicina do Imperador Amarelo* as "nove regiões" eram nove artérias diferentes em locais diferentes do corpo, daí em diante, passaram, todas, a se localizar na artéria radial do punho.

Portanto, o *Clássico das Dificuldades* (100 d.C.) estabeleceu pela primeira vez a prática de tomar o pulso na artéria radial: conforme mencionado acima, esse pulso era previamente chamado de *Qi Kou* ("Portal do *Qi*"), *Cun Kou* ("Portal da Polegada" [posição Anterior do pulso]) e *Mai Kou* ("Portal do Pulso"). O *Clássico das Dificuldades* diz: "*Os 12 canais principais têm suas próprias artérias, mas o pulso pode ser tomado apenas em Cun Kou [posição de P-9], que reflete a vida e a morte dos 5 órgãos Yin e dos 6 órgãos Yang... O Cun Kou é o ponto de início e ponto final da energia dos 5 órgãos Yin e dos 6 órgãos Yang e é por essa razão que podemos tomar o pulso apenas nessa posição.*"[6] A última parte dessa declaração é interessante porque o pulso de *Cun Kou* é descrito como o "ponto de início e ponto final da energia dos 5 órgãos *Yin* e dos 6 órgãos *Yang*"; isso parece implicar um entendimento da circulação do sangue como sendo um circuito fechado.

O Capítulo 1 do *Clássico das Dificuldades* explica a razão pela qual o pulso é sentido em *Cun Kou*:

"*Doze canais têm locais onde um pulso pode ser sentido e, mesmo assim, seleciona-se apenas o Cun Kou para determinar o estado dos 5 órgãos Yin e dos 6 órgãos Yang, e por que isso? O Cun Kou constitui o grande ponto de encontro dos vasos, é o local onde o pulso do Yin Maior da Mão [Pulmão] bate... o Cun Kou é o começo e o final dos 5 órgãos Yin e dos 6 órgãos Yang e, portanto, apenas o Cun Kou é usado [para diagnóstico].*"[7]

O segundo capítulo do *Clássico das Dificuldades* explica como seu autor chegou à conclusão de que era possível sentir o pulso nas três posições chamadas Polegada ou Anterior, Portão ou Média e Pé ou Posterior (*Cun, Guan* e *Chi*):

"*As seções Pé e Polegada do pulso são o ponto de encontro dos canais. A distância da posição Portão [P-8, no mesmo nível da apófise radial] até a posição Pé no cotovelo representa o Pé-Interior e reflete as energias Yin. A distância da posição Portão até o ponto Margem do Peixe [eminência tenar] é o Pé-Exterior e reflete as energias Yang. Portanto, a distância de 1 polegada é separada da distância de 1 pé [da posição Portão até a dobra do cotovelo], de modo que a distância de 1 pé é representada por 1 polegada. Daí que as energias Yin são refletidas dentro dessa seção de 1 polegada da seção de*

1 pé de distância e as energias Yang são refletidas dentro de uma seção de 9 fen [nove décimos de uma polegada] da seção Polegada. O comprimento total da seção Pé e Polegada se estende um pouco mais de 1 polegada e 9 fen; daí se fala das seções Pé e Polegada."[8]

Em outras palavras, a distância da posição Portão-*Guan* (ou Média) do pulso (em P-8 *Jingqu*) até a dobra do cotovelo mede 1 pé chinês e reflete as energias *Yin*; a distância da posição Portão-*Guan* até a dobra do pulso é de 9 *fen* (nove décimos de uma polegada) e reflete as energias *Yang*. Entretanto, uma seção de 1 polegada é separada da distância de 1 pé da posição Portão-*Guan* até a dobra do cotovelo para representar as energias *Yin*; em outras palavras, essa seção de 1 polegada é representativa da seção de 1 pé.

O Capítulo 18 do *Clássico das Dificuldades* descreve as três diferentes pressões aplicadas ao pulso:

"Há três seções, Polegada, Portão e Pé, e três pressões, superficial, média e profunda [perfazendo] 9 regiões. A seção Superior pertence ao Céu e reflete doenças do tórax e da cabeça; a seção Média pertence à Pessoa e reflete doenças do diafragma até o umbigo; a seção Inferior pertence à Terra e reflete doenças do umbigo até os pés. [Deve-se] examinar [essas seções] antes de agulhar."[9]

Essa passagem estabelece claramente o princípio, adotado por todos os médicos que vieram depois, de que a seção Polegada do pulso corresponde ao Aquecedor Superior e às doenças do tórax para cima, a seção Portão corresponde ao Aquecedor Médio e às doenças do diafragma até o umbigo e a seção Pé corresponde ao Aquecedor Inferior e às doenças do umbigo até os pés.

Zhang Zhong Jing

Zhang Zhong Jing discute o diagnóstico pelo pulso em muitas passagens do seu celebrado livro *Discussion of Cold-induced Diseases* (*Shang Han Lun*). Ele enfatizava que era necessário dar igual atenção ao pulso e às manifestações clínicas durante o processo de identificação dos padrões; em particular, ele dava ênfase especial ao pulso em *Cun Kou*.

Ao todo, Zhang Zhong Jing menciona mais de 20 qualidades do pulso em seu livro, as quais classificou em dois grupos gerais de qualidades *Yang* do pulso (p. ex., Grande, Flutuante, Rápido, Deslizante etc.) e qualidades *Yin* do pulso (p. ex., Profundo, Áspero, Fraco etc.).

Zhang Zhong Jing era hábil com o diagnóstico pelo pulso para analisar a etiologia e a patologia de uma doença e para escolher um tratamento. Por exemplo, ele diz: *"Quando o pulso está Flutuante e Tenso em Cun Kou, a qualidade Flutuante indica Vento, enquanto a qualidade Tenso indica Frio."*

Além disso, Zhang Zhong Jing também dava atenção à correlação entre o pulso e a forma do corpo. Por exemplo, ele diz: *"Se uma pessoa gorda apresenta pulso Flutuante e uma pessoa magra apresenta pulso Profundo, isso deve chamar nossa atenção. De modo geral, pessoas gordas têm propensão a apresentar pulso Profundo, enquanto pessoas magras têm propensão a apresentar pulso Flutuante."*

Zhang Zhong Jing também fez uma interessante correlação entre a qualidade do pulso e as causas emocionais da doença. Diz ele: *"No caso de choque, o pulso fica Fino e a cútis, pálida; no caso de vergonha, o pulso fica Flutuante e a cútis, avermelhada."*

O Clássico do Pulso (Mai Jing)

O Clássico do Pulso (*Mai Jing*) foi escrito por Wang Shu He na conjuntura entre as dinastias Han e Jin, em aproximadamente 280 d.C. É o primeiro texto dedicado totalmente ao diagnóstico pelo pulso. Esse livro exerceu grande influência sobre o estudo do diagnóstico pelo pulso não só na medicina chinesa, mas também na medicina árabe e persa.

O Clássico do Pulso consolidou e esclareceu ainda mais a divisão do pulso em três seções e os órgãos atribuídos a cada seção. Esse livro atribui o Coração e o Intestino Delgado à posição Anterior esquerda, o Fígado e a Vesícula Biliar à posição Média esquerda, os Rins e a Bexiga à posição Posterior esquerda, os Pulmões e o Intestino Grosso à posição Anterior direita, o Baço e o Estômago à posição Média direita e os Rins, a Bexiga e o Triplo Aquecedor à posição Posterior direita.

O Clássico do Pulso menciona, pela primeira vez, 24 qualidades de pulsos e descreve a sensação delas e seu significado clínico de forma sistemática. As qualidades dos pulsos incluem Flutuante, Oco, Crescente, Deslizante, Rápido, Acelerado, em Corda, Tenso, Profundo, Escondido, em Couro, Cheio, Débil, Áspero, Fino, Mole, Fraco, Deficiente, Espalhado, Retardado, Lento, Nodoso, Intermitente e Pulsátil. As descrições usadas para essas qualidades de pulsos tornaram-se um padrão para as obras sobre o diagnóstico pelo pulso que vieram depois. Wang Shu He também comparou e contrapôs sistematicamente qualidades similares de pulsos para facilitar sua diferenciação.

O Clássico do Pulso também descreveu o significado clínico de cada qualidade do pulso de modo sistemático. Por exemplo, ali diz: *"O pulso Lento indica Frio, o pulso Áspero indica deficiência do Sangue, o pulso Retardado indica Deficiência e o pulso Crescente indica Calor."*

Thousand Golden Ducats Prescriptions (Qian Jin Fang)

O livro *Thousand Golden Ducats Prescriptions*, escrito por Sun Si Miao, consolidou e expandiu as concepções de *O Clássico do Pulso* sobre as três seções do pulso, os três níveis de profundidade que os dedos devem palpar e a designação dos órgãos às posições do pulso. Sun Si Miao enfatizou a importância do diagnóstico pelo pulso e o seguinte excerto é interessante e apropriado: *"O pulso é uma ferramenta importante para os praticantes da medicina tradicional chinesa. Como é possível exercer a medicina tradicional chinesa sem um bom conhecimento do pulso? Todos os profissionais da medicina tradicional chinesa devem estudar o pulso criteriosamente."*

Sun Si Miao associou as posições do pulso apenas com os órgãos *Yin*, tendo Coração, Fígado e Rim à esquerda e Pulmões, Baço e Portão da Vida (*Ming Men*) à direita. Ele correlacionou o pulso com a forma do corpo e com o estado emocional:

"É anormal que pessoas de tamanho avantajado tenham pulso pequeno e Fino, que pessoas magras tenham pulso Grande, que pessoas felizes tenham pulso Deficiente, que pessoas infelizes tenham pulso Cheio, que pessoas nervosas tenham pulso Retardado, que pessoas tranquilas tenham pulso Agitado, que pessoas de constituição física forte tenham pulso Fino e que pessoas com constituição física fraca tenham pulso Grande."

Diagnóstico pelo pulso nas dinastias Song, Yuan, Ming e Qing

Durante a dinastia Song, o diagnóstico pelo pulso continuou a evoluir e muitas rimas feitas como auxílio mnemônico foram compostas nessa época. Por exemplo, uma coleção de rimas para memorizar as qualidades do pulso e o seu significado clínico está no *Pulse in Verse* (*Mai Jue*), escrito por Cui Jia Yan, da dinastia Song do Sul.

Durante a dinastia Song, livros ilustrados sobre o diagnóstico pelo pulso foram publicados pela primeira vez. Por exemplo, Xu Shu Wei escreveu o *Illustrated Book of 36 Pulses* (*San Shi Zhong Mai Fa Tu*), considerado o primeiro desse tipo.

Durante a dinastia Ming, Zhang Shi Xian escreveu o *Pulse Verses with Illustrations* (*Tu Zhu Mai Jue*), que contém 22 ilustrações. Durante a dinastia Qing, He Sheng Ping escreveu o *Essentials of Pulse with Illustrations* (*Mai Yao Tu Zhu*).

Durante todo o período das dinastias Song, Ming e Qing, os médicos estiveram empenhados em tentar fazer com que o diagnóstico pelo pulso ficasse mais fácil de ser compreendido. Como as qualidades do pulso giram em torno de 28 a 32, muitos médicos tentaram encontrar algum tipo de sistema que facilitasse sua memorização. A classificação mais simples foi a que divide os pulsos em Yin e Yang. Outra forma de classificar as qualidades do pulso é o uso de alguns critérios, como velocidade, ritmo, força, forma e profundidade. Uma terceira maneira de sistematizar as qualidades do pulso é dividi-las em pares de qualidades opostas (p. ex., Lento-Rápido, Flutuante-Profundo, Deslizante-Áspero, Cheio-Vazio etc.).

O *Pulse Classic of the Pin Hu Master* (*Pin Hu Mai Xue*), escrito em 1564 por Li Shi Zhen, foi um marco na história do diagnóstico pelo pulso. O livro consiste em duas partes. A primeira foi escrita por seu pai, Li Yan Wen, e apresenta a teoria geral do diagnóstico pelo pulso, enquanto a segunda, escrita pelo próprio Li Shi Zhen, descreve a palpação do pulso e o significado de 27 qualidades do pulso; o livro foi escrito no "estilo que usa Sete Palavras", um estilo poético, lúcido e animado que facilita o aprendizado e a memorização.

Surgiram muitas obras sobre o diagnóstico pelo pulso durante as dinastias Ming e Qing. As obras mais conhecidas desse período incluem:

- *About the Pulse* (*Mai Yu*, 1584), de Wu Kun
- O capítulo *Discussion on the Spirit of the Pulse*, do livro *Complete Works of Jing Yue* (*Jing Yue Quan Shu*, 1624), de Zhang Jie Bin
- O *Orthodox Meaning of the Pulse Theory* (*Mai Li Zheng Yi*, 1635), de Zou Zhi Kui
- O *Attention for Diagnosticians* (*Zhen Jia Zheng Yan*, 1642), de Li Zhong Zhi
- O *Collection of Pulse Verses* (*Mai Jue Hui Bian*, 1667), compilado por Qu Liang
- O *Thorough Knowledge of the Pulse* (*Mai Guan*, 1711), de Wang Xian
- O *Pulse Studies of Hui Xi* (*Hui Xi Mai Xue*), de Xu Ling Tai
- O *Seeking the Truth for the Theory of the Pulse* (*Mai li Qiu Zhen*, 1769), de Huang Gong Xiu
- O *Orthodox Classic of the Theory of the Pulse* (*Mai Li Zong Jing*, 1868), de Zhang Futian
- O *Truth about the Theory of the Pulse* (*Mai Li Cun Zhen*, 1876), de Yu Xian Ting
- O *Brief Discussion of the Theory of the Pulse* (*Mai Yi Jian Mo*, 1892), de Zhou Xue Hai.

Durante as dinastias Ming e Qing, os costumes feudais tornaram-se muito rígidos no que se referia às relações entre homens e mulheres. Era considerado inapropriado que um médico (naquela época, um homem) palpasse o corpo de mulheres. Às vezes, até o interrogatório da paciente era conduzido com a intermediação de um membro da família.

Em relação à palpação do pulso, normalmente colocava-se um pedaço de seda fina se interpondo entre o punho da mulher e os dedos do médico, formando assim um tipo de barreira. Durante a dinastia Qing, Li Chan disse, no livro *Rules for the Practice of Medicine* (*Xi Yi Gui Ge*):

"Quando uma mulher é tratada, seus sintomas, apetite e imagem da língua são investigados por meio dos membros da sua família. Então, o tratamento é dado de acordo com o caso. Às vezes, em um caso grave, o médico faz o diagnóstico da paciente através do cortinado da cama, ou, em um caso leve, através da cortina da porta. Nas duas situações, um pedaço de seda fina é usado para cobrir o punho da paciente quando o pulso é palpado. O médico geralmente carrega consigo esse pedaço de seda porque famílias pobres às vezes não têm condições de ter a seda."

Diagnóstico pelo pulso nos tempos modernos

Em 1926, Yun Tie Jiao escreveu o livro *Explanation of the Pulse* (*Mai Xue Fa Wei*). Esse livro tenta integrar o ponto de vista tradicional chinês com o ponto de vista moderno sobre o diagnóstico pelo pulso.

Desde 1949, métodos científicos modernos e tecnologia vêm sendo empregados para o estudo do pulso. Alguns médicos pesquisaram a divisão do pulso em três seções e a conexão do pulso com o sistema de canais.

DIAGNÓSTICO DO CANAL

O diagnóstico do canal tem como base a observação das alterações que ocorrem na pele sobreposta aos canais. Desde o período dos Estados Combatentes, o termo "canal" se referia a qualquer coisa que fosse vista sobre a pele, em qualquer parte do corpo. As alterações observadas pertencem à porção do canal de Conexão dos canais Principais porque são somente os canais de Conexão que se comunicam com a pele através dos canais de Conexão Superficiais e Diminutos. Por exemplo, veias e vênulas subcutâneas visíveis são uma manifestação dos canais de Conexão de Sangue; embora sejam vênulas do ponto de vista ocidental, fazem parte do sistema de canais de acordo com a medicina chinesa.

Os vasos sanguíneos (vênulas) visíveis na superfície da pele são sempre um reflexo dos canais de Conexão. Quando ficam visíveis, os vasos sanguíneos são uma expressão da percolação dos canais de Conexão de Sangue em direção à superfície da pele (os vasos de Conexão de Sangue no nível profundo dos canais de Conexão).

O Capítulo 17 do *Eixo Espiritual* diz: "*Os canais Principais ficam no Interior, seus ramos e horizontais [ou transversais] formam os canais de Conexão; os que se ramificam destes são os canais de Conexão Diminutos. Quando estes ficam Cheios com Sangue estagnado, devem ser drenados com sangria feita por agulha; quando estão deficientes, devem ser tonificados com ervas.*"[10]

O Capítulo 10 do mesmo texto diz: "*Os canais Principais são profundos e ficam ocultos entre os músculos, não podem ser vistos; apenas o canal do Baço pode ser visto quando emerge do maléolo interno e fica sem lugar para se esconder. Os canais de Conexão são superficiais e podem ser vistos.*"[11] O mesmo capítulo também diz: "*Quando os canais de Conexão ficam verde-azulados, isso indica Frio e dor; quando estão avermelhados, indica Calor.*"[12]

Além dos vasos sanguíneos, a cor da pele propriamente dita reflete a condição dos canais de Conexão: avermelhada indica Calor, esverdeada indica dor, arroxeada indica estase de Sangue e azulada indica estase de Sangue e Frio.

O diagnóstico dos canais inclui vários métodos de diagnóstico, como se segue:
- Observação da eminência tenar
- Observação da orelha
- Puxamento da veia na parte interna da perna
- Observação das veias sublinguais
- Observação do dedo indicador, em crianças pequenas.

Observação da eminência tenar

A eminência tenar mostra o estado do Estômago. O Capítulo 10 do *Eixo Espiritual* relaciona a cor da eminência tenar com o estado do Estômago e diz: "*Quando o Estômago tem Frio, a eminência tenar fica azulada; quando o Estômago tem Calor, a eminência tenar fica avermelhada; se ficar subitamente preta, indica Síndrome de Obstrução Dolorosa crônica; se às vezes fica avermelhada, às vezes escura e às vezes azulada, indica alternância de Calor e Frio; se ficar azulada e curta, indica deficiência de Qi.*"[13] O Capítulo 74 do mesmo texto diz: "*Quando a eminência tenar apresenta vênulas azuladas, isso indica Frio no Estômago.*"[14]

O capítulo "Prescriptions for children, women and the elderly" do livro *Thousand Golden Ducats Prescriptions* (Qian Jin Yao Fang), de Sun Si Miao, descreve o uso das vênulas na eminência tenar para diagnosticar epilepsia ou convulsões infantis. Diz ele: "*A cor escura dos canais na eminência tenar é sinal de epilepsia ou convulsões infantis; a cor vermelha, é sinal de Calor.*"

Observação da orelha

Esse método é baseado na observação das alterações nas veias da parte posterior da orelha em crianças pequenas. O Capítulo 74 do *Eixo Espiritual* diz: "*Quando uma criança pequena fica doente, se os seus cabelos ficarem eriçados, isso indica um prognóstico muito ruim. Se um vaso azulado surgir na orelha, indica dor abdominal decorrente de espasmo.*"[15] Esse método foi desenvolvido ainda mais em tempos recentes. Por exemplo, o capítulo "Explanation of chicken pox and measles" do livro *Complete Works of Jing Yue* (Jing Yue Quan Shu, 1624) diz: "*A catapora é branda se surgirem veias avermelhadas nas duas orelhas. É grave se ficarem arroxeadas.*"

Durante a dinastia Qing, Xia Yu Zhu percebeu que a cor das veias na parte posterior da orelha podia mudar de acordo com o clima e concluiu que a sua análise, portanto, não era suficiente para se fazer um prognóstico.

Puxamento da veia na parte interna da perna

Os detalhes para esse método de diagnóstico podem ser encontrados no Capítulo 20 do *Questões Simples*. Ele é realizado ao se colocar os dedos da mão esquerda suavemente sobre a pele, 5 *cun* acima do maléolo medial, enquanto a mão direita puxa suavemente a pele acima do maléolo medial. Os resultados são interpretados da seguinte forma:

- Se uma veia surgir gradualmente estendendo-se por 5 *cun* de distância ou mais, o resultado é normal
- Se uma veia surgir rapidamente e for razoavelmente grossa, indica uma patologia
- Se uma veia surgir lentamente, mas não chegar a 5 *cun*, ou se absolutamente não parecer que seja em resposta ao teste de puxar a pele, o prognóstico é ruim.

Observação das veias sublinguais

Esse método diagnóstico foi registrado pela primeira vez no *Discussion on the Origin of Symptoms in Illness* (Zhu Bing Yuan Hou Lun, 610 d.C.), de Chao Yuan Fang.

A observação das veias sublinguais é assunto de intensa pesquisa na China moderna. Acredita-se que elas possam ser usadas para determinar a probabilidade de cardiopatia futura e hipertensão.

Observação do dedo indicador em crianças pequenas

Esse é um método para diagnosticar doenças tendo como base a observação de veias no aspecto palmar do dedo indicador de crianças pequenas. Provavelmente, ele teve início na dinastia Tang, quando foi mencionado pela primeira vez por Wang Chao no livro *Verses on the Immortal's Water Mirror with Illustrations* (Xian Ren Shui Jing Tu Jue), o qual foi amplamente usado na prática clínica de toda a China. Atualmente, ainda é considerado um método diagnóstico significativo.

Origem da observação do dedo indicador em crianças pequenas

Alguns métodos diagnósticos são tradicionalmente aplicados especificamente para crianças pequenas; incluem a observação das veias na parte posterior da orelha, a observação da raiz do nariz e a observação das veias do dedo indicador. Esses métodos geralmente são usados para crianças com menos de 3 anos de idade.

Não está claro quando essa técnica diagnóstica teve início. Um livro datado de 1750 chamado *Complete Works of Paediatrics* (You You Ji Cheng), escrito por Chen Fu Zheng, remonta esse método à dinastia Song:

"*O diagnóstico pelos canais no dedo indicador foi iniciado por Qian Zhong Yang, na Dinastia Song. O dedo era dividido em três Portões: o Portão do Vento, o Portão do Qi e o Portão da Vida. O versículo dizia que a condição era branda se os canais chegassem até o Portão do Vento, grave se chegasse até o Portão do Qi e arriscada se chegasse até o Portão da Vida.*"

Xu Shu Wei (dinastia Song) diz, em seu livro *Effective Prescriptions for Universal Relief* (Pu Ji Ben Shi Fang):

"*Em crianças pequenas, é difícil palpar o pulso e alguns médicos consultam a cor do Hu Kou (o dedo indicador) e a temperatura dos membros. Cor arroxeada indica Vento; cor avermelhada indica invasão de Frio; cor azulada indica convulsões infantis; cor esbranquiçada indica desnutrição; cor amarelada indica doença do Baço.*"

Observação do dedo indicador nas dinastias Song e Yuan

Durante as dinastias Song e Yuan, o registro mais detalhado sobre a observação da cor dos canais no dedo indicador pode ser encontrado em um livro sobre pediatria da dinastia Song chamado *A Book on Paediatrics* (*You You Xin Shu*). Liu Fang compilou o livro juntamente com Wang Li e Wang Shi. Diz ele:

> *"A porção proximal do dedo indicador é conhecida como Portão do Vento, a porção média, como Portão do Qi e a parte distal do dedo é conhecida como o Portão da Vida. Algumas pessoas enfatizam o uso da mão esquerda em meninos e da mão direita em meninas. Eu penso que deve ser o mesmo em meninos e meninas."*

Liu Fang descreveu oito formas comuns de veias: semelhante a esqueleto de peixe, semelhante a uma agulha suspensa, semelhante ao caractere chinês para água, uma forma sigmoide, uma forma anular, semelhante a minhoca, uma forma irregular e uma semelhante a olho de peixe.

Wei Yi Lin descreveu o significado clínico das veias no dedo indicador de crianças pequenas no livro *Effective Formulae Handed down for Generations* (*Shi Yi De Xiao Fang*). Ele diz:

> *"A observação dos canais do dedo indicador deve ser feita na mão esquerda para meninos e na mão direita para meninas. Se as veias estiverem dentro do Portão do Vento, isso normalmente indica convulsão decorrente de susto por pássaros ou pessoas. Se estiverem avermelhadas e indistintas, isso indica susto por fogo; se estiverem escuras, indica susto por água ou briga; se estiverem azuladas, indica susto por trovão ou por animais. Se houver uma linha curva azulada levemente evidenciada, isso é sinal de convulsões infantis agudas. Se a linha for tortuosa, é sinal de má digestão. Se as veias chegarem até o Portão do Qi e forem arroxeadas, isso indica desnutrição infantil resultante de convulsões infantis. Se as veias forem azuladas, indica desnutrição infantil afetando o Canal do Fígado. Se forem esbranquiçadas, indica sofrimento no canal do Pulmão. Se forem escuras, indica que a doença é grave. Se uma linha azul-escura passa pelos três portões e surge no Portão da Vida correndo obliquamente em direção à unha, não há esperança para o paciente."*

Observação do dedo indicador em crianças pequenas durante as dinastias Ming e Qing

Durante as dinastias Ming e Qing, a observação das veias no dedo indicador evoluiu ainda mais. Todos os livros pediátricos desse período incluem um capítulo sobre a observação das veias do dedo indicador. O livro *Complete Book on Experiences in Paediatrics* (*Quan You Xin Jian I*, 1468), de Kou Ping, continha descrições detalhadas dos canais na face e nos três portões do dedo indicador. Incluía mais de 40 imagens, e o registro de 13 formas dos canais no dedo indicador.

Yu Tuan discute o diagnóstico pelo dedo indicador em crianças pequenas em seu livro *Orthodox Medical Problems* (*Yi Xue Zheng Chuan*). Ele faz a seguinte ressalva:

> *"É difícil diagnosticar doenças de crianças pequenas palpando o pulso em Cun Kou no trajeto do Canal do Pulmão. Para crianças entre 1 e 6 anos de idade, as veias nos três Portões do dedo indicador podem ser usadas para diagnosticar doenças e determinar seu prognóstico. Verifique a mão esquerda para meninos e a mão direita para meninas."*

Seu livro continha 19 ilustrações e um registro de 17 formas anormais de veias no dedo indicador.

O livro *Explanation to Questions about Paediatrics* (*You Ke Shi Mi*, 1774), de Shen Jin Ao, registrou 13 ilustrações de aparências anormais de veias no dedo indicador, enquanto o *Golden Mirror of Medicine* (*Yi Zong Jin Jian*, 1742), de Wu Qian, registrou 20.

Observação do dedo indicador em crianças pequenas nos tempos atuais

Desde 1949, o diagnóstico baseado na aparência das veias do dedo indicador, em crianças pequenas, evoluiu ainda mais. Atualmente, sabe-se, por meio da anatomia, que as veias no dedo indicador são, na verdade, a veia palmar, que cai na veia cefálica. Sua localização é superficial, de modo que é facilmente observada.

A observação mostra que a veia fica claramente exposta em crianças com menos de 3 anos. Entretanto, alguns pensam que pode ser usada como referência diagnóstica para todas as crianças que não atingiram a idade escolar. Atualmente, a regra sobre observar a mão esquerda para meninos e a mão direita para meninas é considerada insignificante.

Pesquisas indicam que os três Portões são significativos para a compreensão das doenças. As veias podem ser mais longas quando há aumento da pressão venosa, dilatação dos vasos sanguíneos periféricos ou desnutrição. Essa observação se enquadra com o ponto de vista tradicional de que "uma doença branda se manifesta com as veias dentro do Portão do Vento, doenças graves, com as veias dentro do Portão do *Qi*, e condições críticas, com as veias chegando até o Portão da Vida".

DIAGNÓSTICO PELA LÍNGUA

Período dos Estados Combatentes (475 a 221 a.C.)

Várias passagens no *Clássico de Medicina do Imperador Amarelo* mencionam o diagnóstico pela língua. Alguns exemplos:

> *"Se a língua estiver mole, houver sialorreia e o paciente estiver irritado, escolha o canal do Yin Menor da Perna."*[16]

> *"Se o Qi do Yin Terminal da Perna [Fígado] estiver esgotado, os lábios ficam azulados e a língua fica enrolada."*[17]

Essa passagem mostra que no *Questões Simples* e no *Eixo Espiritual*, o diagnóstico pela língua era baseado principalmente na observação da forma do corpo da língua, e não na cor da língua. Outras formas de corpo da língua mencionadas nesses dois textos incluem enrolada, rígida, murcha e curta.

A saburra da língua é mencionada em algumas passagens. Por exemplo: *"Quando os Pulmões são invadidos por Calor [...] os pelos do corpo se eriçam, o paciente fica com aversão ao frio, a saburra da língua fica amarelada e o corpo, quente."*[18]

Dinastia Han (206 a.C. a 220 d.C.)

Durante essa época, a contribuição mais importante dada ao diagnóstico pela língua está contida nos clássicos de Zhang Zhong Jing *Discussion of Cold-induced Diseases* (*Shang Han Lun*) e *Synopsis of Prescriptions from the Golden Cabinet* (*Jin Gui Yao Lue Fang*). Por exemplo:

> "Saburra da língua amarelada e sensação de plenitude nos intestinos indicam excesso de Calor. Se for aplicado método de purificação e o Calor for dispersado, a saburra amarelada desaparece."[19]

> "Nos distúrbios do Yang Brilhante com constipação intestinal, plenitude abdominal e vômito, a língua fica com saburra esbranquiçada."[20]

> "Se o paciente sentir plenitude do tórax, apresentar lábios secos e a cor da língua estiver azulada [...] isso indica estase de Sangue."[21]

Dinastias Sui e Tang (581 a 907)

As duas obras mais importantes contendo assuntos sobre o diagnóstico pela língua são o *Discussion on the Origin of Symptoms in Illness* (*Zhu Bing Yuan Hou Lun*, 610), de Chao Yuan Fang, e o *Thousand Golden Ducats Prescriptions* (*Qian Jing Yao Fang*, 652), de Sun Si Miao. Por exemplo, o *Discussion on the Origin of Symptoms in Illness* diz: "Quando a língua não apresenta saburra, métodos de tratamento de ataque [ou seja, purgação] não podem ser usados." O *Thousand Golden Ducats Prescriptions* diz: "Em padrões de Excesso do Coração, a língua apresenta fissuras."

Dinastias Song, Jin e Yuan (960 a 1368)

Foi nessa época que o diagnóstico pela língua se tornou um assunto especializado. Li Dong Yuan deu especial importância à secura da língua em seu *Discussion on Stomach and Spleen* (*Pi Wei Lun*).

Um médico conhecido apenas por seu sobrenome, Ao, ele escreveu o primeiro livro dedicado totalmente ao diagnóstico da língua no início da dinastia Yuan. Mais tarde na mesma dinastia, Du Qing Bi revisou esse livro e publicou uma edição revisada com o título de *Ao's Record of the Golden Mirror of Cold-induced Diseases*. As cores do corpo da língua mencionadas são Pálida, Vermelha e Azul; as formas da língua mencionadas são Flácida, Aumentada e Desviada, entre outras.

Dinastias Ming e Qing (1368 a 1911)

Durante a dinastia Ming, vários livros sobre o diagnóstico pela língua foram publicados, todos inspirados no *Ao's Record of the Golden Mirror of Cold-induced Diseases*, mencionado acima. O mais importante desses livros foi o *Essential Methods of Observation of the Tongue in Cold-induced Diseases*, de Shen Dou Yuan, que descreve 135 tipos de língua.

Vários textos sobre diagnóstico pela língua foram escritos durante a dinastia Qing. Zhang Dan Xian escreveu o *Mirror of the Tongue in Cold-induced Diseases*, contendo 120 ilustrações. Fu Song Yuan escreveu *A Collection of Tongues and Coatings*, que sai da tradição de analisar a língua apenas dentro do contexto de doenças induzidas por Frio.

Em 1906, Liang Te Yan escreveu o *Differentiation of Syndromes by Examination of the Tongue*, que ilustra e descreve 148 tipos de línguas.

Tempos modernos

Muitos livros novos sobre o diagnóstico pela língua foram publicados desde a instauração da República Popular da China, em 1949. Jornais médicos chineses relatam regularmente os resultados de uma quantidade considerável de pesquisas realizadas sobre o diagnóstico pela língua. Um aspecto em particular do diagnóstico pela língua, as veias sublinguais, é assunto de extensas pesquisas que investigam o uso das veias sublinguais como sinal diagnóstico na cardiopatia.

A seguir, alguns exemplos de artigos sobre o diagnóstico pela língua que foram publicados no *Journal of Chinese Medicine* (*Zhong Yi Za Zhi*):

- "Significado clínico da língua Vermelho-Escura"[22]
- "Língua e padrões na hepatite B"[23]
- "Aspecto da língua nas fraturas ósseas"[24]
- "Aspecto da língua na septicemia por queimaduras"[25]
- "Aspecto da língua na esquizofrenia"[26]
- "Aspecto da língua antes e depois de operações"[27]
- "Alterações da língua após queimaduras"[28]
- "Alterações da língua no câncer, na quimioterapia e na radioterapia"[29]
- "Alterações da língua no diabetes"[30]
- "Saburra da língua após cirurgia de câncer de estômago"[31]
- "Saburra da língua no câncer de pulmão"[32]
- "Diagnóstico pela língua e identificação dos padrões"[33]
- "Diagnóstico pela língua e enteroscopia"[34]
- "Diagnóstico pela língua e gastroscopia"[35]
- "Veias sublinguais na estase de sangue".[36]

NOTAS

1. Salvo declaração em contrário, todos os textos consultados e citações neste apêndice são citados em Deng Tie Tao 1988 *Practical Chinese Medicine Diagnosis - Shi Yong Zhong Yi Zhen Duan Xue*, Shanghai Publishing House, Shanghai.
2. 1979 *The Yellow Emperor's Classic of Internal Medicine - Simple Questions* (*Huang Di Nei Jing Su Wen*), People's Health Publishing House, Beijing, p. 102. Publicado pela primeira vez c. 100 aC.
3. Ibid., p. 130.
4. Ibid., p. 139.
5. Ibid., p. 112.
6. Nanjing College of Traditional Chinese Medicine 1979 *A Revised Explanation of the Classic of Difficulties* (*Nan Jing Jiao Shi*), People's Health Publishing House, Beijing, p. 1-2. Publicado pela primeira vez c. 100 d.C.
7. Ibid., p. 2
8. *Simple Questions*, p. 4-5.
9. *Classic of Difficulties*, p. 46.
10. 1981 *Spiritual Axis* (*Ling Shu Jing*), People's Health Publishing House, Beijing, p. 50. Publicado pela primeira vez c. 100 a.C.
11. Ibid., p. 37.
12. Ibid., p. 37.
13. Ibid., p. 120, para 37.
14. Ibid., p. 133.
15. Ibid., p. 133.
16. *Spiritual Axis*, p. 129, para 30.
17. Ibid., p. 30.
18. Ibid., p. 186.
19. He Ren 1981 *A New Explanation of the Synopsis of Prescriptions from the Golden Cabinet* (*Jin Gui Yao Lue Xin Jie*), Zhejiang Science Publishing House, Zheijiang, p. 65. O *Synopsis of Prescriptions from the Golden Cabinet* foi escrito por Zhang Zhong Jing c. 200 d.C.
20. Shang Han Lun Research Group of the Nanjing College of Traditional Chinese Medicine 1980 *An Explanation of the Discussion of Cold-Induced Diseases* (*Shang Han Lun Jiao Shi*), Shanghai Science Publishing House, Shanghai, p. 948.
21. *Synopsis of Prescriptions from the Golden Cabinet*, p. 138.

22. Lan Xin Sheng et al. 1992 *Journal of Chinese Medicine (Zhong Yi Za Zhi)*, no. 5, 1992, p. 46.
23. Chen Han Cheng and Xu Wen Da 1988 *Journal of Chinese Medicine (Zhong Yi Za Zhi)*, no. 4, 1988, p. 53.
24. Fractures Group of Chinese Medicine Hospital of Dang Shu City (Jiangsu Province) 1986 *Journal of Chinese Medicine (Zhong Yi Za Zhi)*, no. 11, p. 41.
25. Kong Zhao Xia 1980 *Journal of Chinese Medicine (Zhong Yi Za Zhi)*, no. 8, p. 26.
26. Chen Wei Ren 1995 *Journal of Chinese Medicine (Zhong Yi Za Zhi)*, no. 12, p. 741.
27. Qin Ji Hua 1987 *Journal of the Nanjing College of Traditional Chinese Medicine*, no., 2, 1987, p. 17.
28. Han Ji Xun 1988 *Journal of Chinese Medicine (Zhong Yi Za Zhi)*, no. 9, 1988, p. 45.
29. Li Su Juan 1999 *Journal of Chinese Medicine (Zhong Yi Za Zhi)*, no. 10, 1999, p. 636.
30. Guo Sai Shan 1989 *Journal of Chinese Medicine (Zhong Yi Za Zhi)*, no. 2, 1989, p. 33.
31. Fang Dong Xiang 1999 *Journal of Chinese Medicine (Zhong Yi Za Zhi)*, no. 7, 1999, p. 433.
32. Xu Zhen Ye 1993 *Journal of Chinese Medicine (Zhong Yi Za Zhi)*, no. 6, 1993, p. 334.
33. Cai Yu Qin 1993 *Journal of Chinese Medicine (Zhong Yi Za Zhi)*, no. 12, 1993, p. 716.
34. Dai Wei Zheng 1994 *Journal of Chinese Medicine (Zhong Yi Za Zhi)*, no. 1, 1994, p. 43.
35. Dai Hao Liang 1984 *Journal of Chinese Medicine (Zhong Yi Za Zhi)*, no. 10, 1984, p. 74.
36. Jin Shi Ying 1992 *Journal of Chinese Medicine (Zhong Yi Za Zhi)*, no. 3, 1992, p. 42.

APÊNDICE 4
Os Clássicos da Medicina Chinesa

A seguir há uma breve descrição dos clássicos da medicina chinesa que eu menciono mais frequentemente. Como a alguns dos clássicos eu me refiro muitas vezes, pode ser útil para o leitor lê-los em seu contexto histórico. Essa não é uma lista muito abrangente de clássicos da medicina chinesa (deveria ser mais extensa), mas inclui aqueles que menciono com mais frequência. Para cada clássico, também dou as razões pelas quais ele está sendo mencionado e o que ele acrescenta à nossa prática clínica no século 21.

CLÁSSICO DE MEDICINA DO IMPERADOR AMARELO (ENTRE 300 E 100 A.C., PERÍODO DOS ESTADOS COMBATENTES, DINASTIAS QIN E HAN)

Huang Di Nei Jing

A autoria e a data do *Clássico de Medicina do Imperador Amarelo* é assunto de intensas conjecturas. A melhor fonte sobre a autoria e a data desse clássico é o livro *Huang Di Nei Jing Su Wen: Nature, Knowledge, Imagery in an Ancient Chinese Medical Text*, de Unschuld.[1]

O que é certo é que o *Clássico de Medicina do Imperador Amarelo* foi escrito entre 300 e 100 a.C., e que foi alterado por muitos autores diferentes ao longo dos séculos. Meus professores chineses de Nanjing acreditavam que esse clássico não poderia ser mais antigo do que a época de Zou Yan (c. 350 a 270 a.C.), que foi quem formulou a principal teoria dos Cinco Elementos.

Que esse clássico recebeu contribuições e alterações de muitos diferentes autores fica óbvio pela variedade dos assuntos tratados e, principalmente, pela aparente falta de coordenação entre os assuntos. O que também se aceita de modo geral é que a maior parte do texto que usamos atualmente foi compilada por Wang Bing durante a dinastia Tang (762 d.C.). O texto foi subsequentemente editado três vezes durante a dinastia Song (960 a 1279).

O *Clássico de Medicina do Imperador Amarelo* consiste em duas partes, cada uma com 81 capítulos: o *Simple Questions* [*Questões Simples*] (*Su Wen*) e o *Spiritual Axis* [*Eixo Espiritual*] (*Ling Shu*). Em termos gerais, o *Questões Simples* lida mais com a teoria geral da medicina chinesa, enquanto o *Eixo Espiritual* trata principalmente de acupuntura.

Nunca é demais enfatizar a importância do *Clássico de Medicina do Imperador Amarelo* na história da medicina chinesa. É a origem da fisiologia, patologia, diagnóstico e tratamento da medicina chinesa. Além de medicina, esse clássico também contém teorias sobre meteorologia, astrologia e calendário. A seguir, uma lista parcial dos principais tópicos de relevância do *Clássico de Medicina do Imperador Amarelo*:

1. Estabeleceu uma teoria sistemática dos canais
2. Apresenta com profundidade as teorias de *Yin-Yang* e dos Cinco Elementos
3. Discute a natureza e a origem dos diferentes tipos de *Qi*
4. Descreve a fisiologia e a patologia dos Órgãos Internos
5. Determina a localização de 160 pontos de acupuntura e seus nomes
6. Descreve os vários tipos de agulhas e seu uso
7. Define a função dos pontos de acupuntura e suas contraindicações
8. Discute muitas técnicas de agulhamento, incluindo os métodos de reforço e redução
9. Descreve o diagnóstico, a identificação dos padrões e o tratamento de muitas doenças.

Sob um ponto de vista filosófico, fica claro que o *Clássico de Medicina do Imperador Amarelo* foi influenciado por várias tendências filosóficas distintas que surgiram durante o Período dos Estados Combatentes (475 a 221 a.C.). Em particular, esse clássico mostra a influência das escolas de pensamento confuciana, taoísta, legalista e naturalista.

A influência da Escola Naturalista (chamada Escola do *Yin-Yang*) se manifesta por todo esse clássico porque a teoria do *Yin-Yang* e dos Cinco Elementos permeia o livro todo.

A influência da escola de pensamento taoísta é evidente na frequente discussão das formas de "nutrir a vida" (*yang sheng* 养生), ou seja, aconselhamento sobre respiração, atividade física, hábitos alimentares e estilo de vida para prolongar a vida e evitar doenças.

A influência da escola confuciana é observada pela concepção dos Órgãos Internos como ministros de um governo. Os pontos de vista políticos do confucianismo estão muito presentes na medicina chinesa, na qual os Órgãos Internos são comparados a oficiais do governo, sendo o Coração o Imperador ou Monarca. Cada órgão interno é comparado a um Ministro e a saúde depende do bom "governo" pelos Órgãos Internos.

Existem outros aspectos da filosofia confuciana que permeiam o *Clássico de Medicina do Imperador Amarelo*. Um deles é a visão das práticas de *yang sheng* ("nutrir a vida"), que é um estilo de vida com rituais de regras e deveres. A filosofia confuciana está relacionada com ética e com práticas que garantiriam harmonia na família, na sociedade e no Estado.

Os ritos (*Li* 禮) eram considerados parte desse sistema de ética e eram muito valorizados pelos confucianos. Interessante notar que o caractere *Li* para "ritos" tem semelhança com o caractere para "corpo" (*Ti* 體).

禮 *Li* (ritos, rituais)
體 *Ti* (corpo)

O lado esquerdo do caractere para *Li* (ritos) é o mesmo encontrado no lado esquerdo de *Shen*, ou seja, algo sobrenatural ou também relacionado aos ritos de sacrifício. O lado direito representa um recipiente usado para sacrifício.

O lado direito do caractere para *Ti* (o corpo) é o mesmo apresentado acima, ou seja, um recipiente usado para sacrifício, enquanto o lado esquerdo representa ossos, ou seja, a estrutura do corpo.

A implicação é que o corpo é como um rito e que as regras de *Yang Sheng* são como rituais com suas regras de conduta. A obediência a essas regras é chamada *shun*, que significa "estar em conformidade com", ao passo que a desobediência dessas regras é chamada *ni*, ou seja, rebelião, ir contra as regras. É interessante notar que esses dois termos ocorrem frequentemente na medicina chinesa e no *Clássico de Medicina do Imperador Amarelo*. *Ni* [逆] é o termo usado para "rebelião" do *Qi* (ou contrafluxo do *Qi*), enquanto *shun* [順] é seu oposto, ou seja, *Qi* que flui na direção correta.

Portanto, a saúde precária não é somente um problema médico, mas também ético, que se origina do não cumprimento das regras de comportamento.

Finalmente, o *Clássico de Medicina do Imperador Amarelo* também ostenta a marca da Escola Legalista. A Escola Legalista era chamada de Escola da Lei (*Fa Jia* 法家) na antiga China. Essa escola de pensamento floresceu durante o Período dos Estados Combatentes e prevaleceu durante a dinastia Qing (221 a 206 a.C.), uma dinastia curta iniciada pelo primeiro imperador, Qin Shi Huang Di, que adotou entusiasticamente os princípios de governo preconizados pela Escola Legalista. Qin Shi Huang Di foi o imperador que construiu o exército de terracota.

O estado de Qin na China Ocidental foi o primeiro a adotar as doutrinas Legalistas. Os Qin foram tão bem-sucedidos, que por volta do ano 221 a.C., tinham conquistado os outros estados chineses e unificado o império após séculos de guerra. As ideias legalistas sobre natureza humana, sociedade e governo estavam longe das ideias confucianas: os legalistas consideravam a natureza humana essencialmente rebelde, e que a ordem na sociedade somente seria possível com leis rígidas e punições graves, não por meio do comportamento ético, conforme pensavam os confucianos.

O que é interessante sobre a escola legalista, do ponto de vista da medicina chinesa, é o fato de que a dinastia Qin (que adotou as ideias legalistas) foi a primeira a unificar a China. Eles estabeleceram a irrigação, unificaram pesos, moedas, a escrita chinesa, medidas e outras coisas, como o calibre dos eixos das rodas em toda a China. O primeiro imperador Qin também iniciou um enorme programa de construção de estradas e canais. Outra importante inovação da dinastia Qin foi o incentivo ao comércio em grande escala entre as várias regiões da China.

A dinastia Qin, portanto, forneceu o primeiro modelo de um estado unificado, com um imperador, um governo central, oficiais locais, milhares de milhas de novas estradas e um sistema de irrigação de âmbito nacional. Esse modelo forneceu as primeiras três metáforas da medicina chinesa, ou seja, a metáfora política, na qual o Coração é o imperador e os Órgãos Internos são os oficiais; a metáfora das estradas, em que os canais são como um sistema de estradas; e a metáfora da água, na qual *Qi*, Sangue e Fluidos Corporais fluem em um sistema de canais, rios e reservatórios.

Podemos ver também a influência da escola legalista no método terapêutico do *Clássico de Medicina do Imperador Amarelo*, ou seja, assim como não se pode confiar na natureza humana, a qual deve ser "corrigida" com leis rígidas e punições graves, o *Qi* do corpo deve ser regulado atacando decididamente os fatores patogênicos e assegurando que o "governante" e os oficiais cumpram suas funções adequadamente.

De fato, podemos ver algumas das intervenções terapêuticas da medicina chinesa - moxa ardente, promoção de sudorese, vômito e depuração, expelir os fatores patogênicos etc. quase como "punições" legalistas!

CLÁSSICO DAS DIFICULDADES (C. 100 A.C., DINASTIA HAN)

Nan Jing

O *Nan Jing* foi escrito em aproximadamente 100 a.C. por Qin Yue Ren, que usou como pseudônimo o nome de um antigo e lendário médico chamado Bian Que. Entretanto, assim como o *Nei Jing*, a data da compilação do *Nan Jing* é assunto de controvérsia. Sua data é tida por alguns autores como sendo o ano de 600 d.C. A melhor discussão da origem do *Nan Jing* está no livro *Nan Ching - Clássico das Dificuldades*, de Unschuld.[2]

O *Nan Jing* é uma joia de livro cuja edição chinesa consiste em um pequeno livro fino cheio de *insights* clínicos. A atração que sinto pelo *Nan Jing* é que, ao contrário do *Nei Jing*, parece claramente que ele foi escrito por um único autor, porque há uma progressão bastante lógica entre os capítulos.

O *Nan Jing* consiste em 81 capítulos curtos. Nunca é demais enfatizar a importância do *Nan Jing* na história da medicina chinesa. Por exemplo, foi o primeiro texto a preconizar a tomada do pulso na artéria radial: antes, o pulso era tomado em nove posições diferentes do corpo nos braços, pernas e pescoço. Esse clássico também foi o primeiro a desenvolver a teoria do *Qi* Original (*Yuan Qi*) e o papel do Triplo Aquecedor em relação a ele.

A seguir, uma lista parcial das razões da importância do *Nan Jing*:

1. Acrescentou ao conhecimento dos oito vasos extraordinários comparado ao *Nei Jing*
2. Desenvolveu a teoria dos Cinco Pontos de Transporte (*Shu*) com maior profundidade do que a discutida no *Nei Jing*
3. Apresentou, pela primeira vez, a técnica de reforço e redução dos pontos de acordo com as relações Mãe-Filho dentro da teoria dos Cinco Elementos (ou seja, que o

ponto Madeira tonifica o canal do Coração porque pertence a Madeira, o Coração pertence ao Fogo e Madeira é Mãe do Fogo)
4. Estabeleceu a prática de sentir o pulso na artéria radial
5. Desenvolveu a teoria do *Qi* Original (*Yuan Qi*) e do Portão da Vida (*Ming Men*).

ESSENTIAL PRESCRIPTIONS OF THE GOLDEN CHEST (PRESCRIÇÕES ESSENCIAIS DO GABINETE DOURADO) (220 D.C., DINASTIA HAN)

Jin Gui Yao Lue

Escrito por Zhang Zhong Jing, esse é um clássico que eu também cito com frequência. No campo dos problemas mentais e emocionais, é a fonte de três importantes fórmulas, que são Ban Xia Hou Po Tang *Decocção de Pinellia-Magnolia*, Gan Mai Da Zao Tang *Decocção de Glycyrrhiza-Triticum-Jujuba* e Bai He Tang *Decocção de Lilium*.

O CLÁSSICO DO PULSO (280 D.C., PERÍODO DOS TRÊS REINOS)

Mai Jing

Escrito por Wang Shu He, *O Clássico do Pulso* é muito importante na evolução do diagnóstico pelo pulso. Esse clássico consolidou e desenvolveu com mais profundidade a designação das três posições do pulso aos órgãos, feita pela primeira vez pelo *Nan Jing*. O *Clássico do Pulso* descreve 24 qualidades de pulsos e o significado clínico de cada uma delas de modo sistemático.

DISCUSSION OF THE ORIGIN OF SYMPTOMS IN DISEASES (DISCUSSÃO SOBRE A ORIGEM DOS SINTOMAS NAS DOENÇAS) (610 D.C., DINASTIA SUI)

Zhu Bing Yuan Hou Lun

Escrito por Chao Yuan Fang, esse livro é um dos primeiros a descrever os sintomas, os padrões e o tratamento das doenças de forma sistemática. Eu consulto esse livro quando estou investigando a patologia e o tratamento de uma determinada condição.

THOUSAND GOLDEN DUCATS PRESCRIPTIONS (MIL PRESCRIÇÕES DE OURO) (652 D.C., DINASTIA TANG)

Qian Jin Yao Fang

Escrito por Sun Si Miao, este livro é um dos poucos que sofreram influência budista. Sun Si Miao era especialista em dieta e sexualidade. Foi um dos primeiros médicos a descrever bócio e corretamente atribuí-lo à vida em regiões montanhosas (com água não iodada): ele prescrevia corretamente o uso de algas marinhas para tratar essa condição.

Para mim, Sun Si Miao está eternamente ligado à formulação da prescrição Wen Dan Tang *Decocção para Aquecer a Vesícula Biliar*, que eu uso extensivamente no tratamento de condições mentais e emocionais.

DISCUSSION ON STOMACH AND SPLEEN (DISCUSSÃO SOBRE O ESTÔMAGO E O BAÇO) (1249, DINASTIA SONG)

Pi Wei Lun

Escrito por Li Dong Yuan, esse livro é um clássico importantíssimo na história da medicina chinesa. Li Dong Yuan é o fundador da Escola do Estômago e do Baço, que atribui uma importância central ao Estômago e ao Baço na patologia e no tratamento.

Para mim, a importância desse clássico está especialmente relacionada à formulação da prescrição Bu Zhong Yi Qi Tang *Decocção para Tonificar o Centro e Beneficiar o Qi*. É uma prescrição importantíssima para muitas condições diferentes e para problemas mentais e emocionais. Eu a uso para depressão.

Li Dong Yuan foi o primeiro a formular a teoria do "Fogo *Yin*", uma condição caracterizada por Calor na parte de cima do corpo originado de uma deficiência do Estômago e do Baço e do *Qi* Original (*Yuan Qi*). Em minha opinião, o Fogo *Yin* é uma patologia comum em muitas doenças modernas ocidentais, como síndrome da fadiga crônica.

QI JING BA MAI KAO (1578, DINASTIA MING)

A Study of the Eight Extraordinary Vessel (Estudo dos Oito Vasos Extraordinários

Escrito por Li Shi Zhen, nunca é demais enfatizar a importância desse livro: para qualquer um que usa os oito vasos extraordinários, ele é obrigatório. Primeiramente, é o primeiro livro a descrever os trajetos dos vasos extraordinários em detalhe, ponto a ponto. Também descreve a patologia da rebelião do *Qi* do Vaso Penetrador (*Chong Mai*), que é muito comum na prática.

Eu consultei e citei esse livro extensivamente para escrever os Canais de Acupuntura.

A STUDY OF THE PULSE BY THE PIN HU LAKE MASTER (ESTUDO DO PULSO PELO MESTRE PIN HU) (1578, DINASTIA MING)

Pin Hu Mai Xue

Escrito por Li Shi Zhen, esse é outro livro obrigatório para entender o diagnóstico pelo pulso. Li Shi Zhen dá a melhor descrição das qualidades do pulso e seu significado clínico.

COMPENDIUM OF ACUPUNCTURE (COMPÊNDIO DE ACUPUNTURA) (1601, DINASTIA MING)

Zhen Jiu Da Cheng

Escrito por Yang Ji Zhou, esse livro é obrigatório para acupunturistas. Ocupa um lugar fundamental na literatura sobre acupuntura por várias razões:
1. Resume a experiência com acupuntura dos séculos passados
2. Descreve diferentes técnicas de agulhamento, muitas das quais usadas atualmente.
3. Fala de medicina interna, ginecologia e pediatria
4. Apresenta muitos casos clínicos com prescrições de pontos
5. Usa a identificação de padrões com prescrições de pontos
6. Apresenta massoterapia para crianças.

Eu usei esse livro extensivamente quando escrevi os Canais de Acupuntura.

CLASSIC OF CATEGORIES (CLÁSSICO DAS CATEGORIAS) (1624, DINASTIA MING)

Lei Jing

Escrito por Zhang Jing Yue (também chamado de Zhang Jie Bin), é um livro muito importante na história da medicina chinesa. Sua importância está na discussão que faz sobre teorias extraídas do *Nei Jing*, que são dispostas de acordo com tópicos. Portanto, ele reúne passagens espalhadas do *Nei Jing* de acordo com tópicos e doenças.

JING YUE QUAN SHU (1624, DINASTIA MING)

Complete Works of Jing Yue (Livro Completo de Jing Yue)

Escrito por Zhang Jing Yue (também chamado de Zhang Jie Bin), esse livro discute diagnóstico, patologia e tratamento de muitas diferentes condições. Zhang Jing Yue formulou as prescrições Zuo Gui Wan *Pílula para Restaurar o [Rim] Esquerdo* e You Gui Wan *Pílula para Restaurar o [Rim] Direito*, as quais tonificam o Yin do Rim e o Yang do Rim, respectivamente. Eu pessoalmente uso essas duas fórmulas para tonificar os Rins com muito mais frequência do que uso Liu Wei Di Huang Wan *Pílula de Rehmannia com Seis Ingredientes* e Jin Gui Shen Qi Wan *Pílula Dourada do Qi do Rim*.

AN EXPLANATION OF THE ACUPUNCTURE POINTS (EXPLICAÇÃO DOS PONTOS DE ACUPUNTURA) (1654, DINASTIA QING)

Jing Xue Jie

Escrito por Yue Han Zhen, esse não é um clássico famoso, mas é uma joia que eu uso extensivamente para consultar as ações e funções dos pontos de acupuntura. O livro explica o significado dos nomes dos pontos e discute as ações e funções dos pontos de acordo com o canal afetado, o que é muito útil. Eu também considero esse livro interessante porque ele indica a ação dos pontos (p. ex., BP-12 movimenta o Qi), que muita gente pensa que é uma adaptação moderna da acupuntura chinesa.

YI ZONG JIN JIAN (1742, DINASTIA QING)

Golden Mirror of Medicine (Espelho Dourado da Medicina)

Escrito por Wu Qian, esse livro discute o diagnóstico, a patologia e o tratamento de muitas doenças diferentes no campo da medicina interna, ginecologia e pediatria. É uma mina de informações e um livro que eu consulto com frequência quando escrevo meus livros.

DISCUSSION ON BLOOD PATTERNS (DISCUSSÃO SOBRE OS PADRÕES DO SANGUE) (1884, DINASTIA QING)

Xue Zheng Lun

Escrito por Tang Zong Hai, esse é um livro importante para o tratamento de distúrbios hemorrágicos. Ele formula o método para o tratamento de hemorragia baseado em quatro pilares.

NOTAS

1. Unschuld P 2003 "Huang Di Nei Jing Su Wen: Nature, Knowledge, Imagery in an Ancient Chinese Medical Text", University of California Press, Berkeley.
2. Unschuld P 1986 Medicine in China - Nan-Ching, University of California Press, Berkeley.

Glossário dos Termos Chineses em *Pinyin*-Português

GERAL

Ba Kuo 八廓	As Oito Muralhas	*Liu Yin* 六淫	Seis Excessos (climas exagerados)
Bao Luo 胞络	Canal do Útero	*Mu Xi* 目系	Sistema do Olho
Bao Mai 胞脉	Vaso do Útero	*Rou* 肉	Músculos ou carne
Bian Zheng 辨证	Identificação de Padrões	*Shan Zhong* 膻中	Centro do Tórax
Cou Li 腠里	Espaços e textura (também espaço entre a pele e os músculos)	*Shao Fu* 少腹	Área lateral do abdome inferior
Cun 寸	Cun (unidade de medida da acupuntura)	*Wu Lun* 五轮	As Cinco Rodas
Dan Tian 丹田	Campo de Elixir	*Xiang* 象	Imagem
Fen Rou 分肉	Gordura e Músculos	*Xiao Fu* 小腹	Área central do abdome inferior
Fu	Camada superficial da pele	*Xie* 邪	Fator patogênico
Gao 膏	Tecido adiposo	*Xie Lei* 胁肋	Hipocôndrio
Ge 革	Camada profunda da pele	*Xie Qi* 邪气	Fator patogênico
Huang 肓	Membranas	*Xin Xia* 心下	Área abaixo do processo xifoide
Ji 肌	Músculos subcutâneos	*Xu Li* 虚里	Grande canal de Conexão do Estômago (manifestando-se no pulso apical)
Jie 街	"Ruas", "avenidas", "cruzamentos" (símbolos para canais do abdome controlados pelo Vaso Penetrador)	*Xuan Fa* 宣发	Difusão (do *Qi* do Pulmão)
Jin 筋	Tendões	*Xuan Fu* 玄府	Poros (incluindo as glândulas sebáceas)
Liu Qi 六气	Seis Climas	*Yun Hua* 运化	Transformação e transporte (do Baço)
Liu Xie 六邪	Seis Flagelos/Males (fatores patogênicos externos)	*Zong Jin* 宗筋	Músculos ancestrais

SINTOMAS E SINAIS

Ban 斑	Mácula (no diagnóstico pela língua, pontos vermelhos)	*Men* 闷	Sensação de opressão
Ban Shen Bu Sui 半身不遂	Hemiplegia	*Mu Chan* 目颤	Globo ocular trêmulo
Ben 本	Raiz	*Mu Hua* 目花	Moscas volantes
Bi Yuan 鼻渊	"Acúmulo no nariz" (sinusite)	*Mu Hun* 目昏	Visão turva
Biao 标	Manifestação	*Mu Xuan* 目眩	Visão turva
Cao Za 嘈杂	Fome constante	*Nao Ming* 脑鸣	Ruído no cérebro
Chuan 喘	Falta de ar	*Ni* 腻	Pegajosa (saburra da língua)
Dao Han 盗汗	Sudorese noturna	*Ni Jing* 逆经	Período reverso
Dian 点	Pontos vermelhos (na língua)	*Nong Pao* 脓泡	Pústula
Duan Qi 短气	Respiração ofegante	*Ou* 呕	Vômito (com som)
Duo Qi 夺气	Roubo do *Qi* (voz muito débil com discurso interrompido)	*Ou Tu* 呕吐	Vômito
		Pao 泡	Vesícula

SINTOMAS E SINAIS

E Xin	恶心	Náuseas
Fa Re	发热	Emissão de calor, febre
Fan Wei	反胃	Regurgitação de alimentos
Fan Zao	烦燥	Agitação mental
Feng Tuan	风团	Vergão
Feng Yin Zhen	风瘾疹	Erupção oculta por Vento (urticária)
Feng Zhen	风疹	Erupção por Vento (rubéola)
Fu	腐	Mofado
Gan Ou	干呕	Ânsia de vômito curta com som baixo
Han Re Wang Lai	寒热往来	Alternância de calafrios e febre
Han Zhan	汗颤	Calafrios
Hu Re	湖热	Febre intermitente
Hua	滑	Deslizante (saburra da língua)
Ji	积	Massas de Sangue
Jia	瘕	Massas de Qi
Jiao Qi	脚气	Qi da perna
Jie	结	Acúmulo (ou nódulos)
Jing Ji	惊悸	Palpitações por susto
Ju	聚	Massas de Qi
Jue	厥	Colapso
Jue Han	厥汗	Sudorese por colapso
Kou Chuang	口疮	Úlceras na boca
Kou Yan Wai Xie	口眼歪斜	Desvio do olho e da boca
Li Ji	里急	Urgência interna (ou tensão do revestimento)
Li Ji Hou Zhong	里急后重	Dificuldade para evacuar
Liu Lei	流泪	Olhos lacrimejantes
Ma Mu	麻木	Dormência e/ou formigamento
Ma Zhen	麻疹	Erupção do cânhamo (sarampo)
Man	滿	Sensação de plenitude
Pi	痞	Sensação de congestão
Qi Shao	气少	Respiração fraca
Qi Zhong	气肿	Edema de Qi
Qing	青	Azul-esverdeado (cor)
Qiu Zhen	丘疹	Pápula
Re Du	热毒	Calor Tóxico
Ru E	乳蛾	Mariposa esbranquiçada (amígdalas aumentadas)
Shang Qi	上气	Respiração característica de Rebelião do Qi
Shen Zhong	身重	Sensação de peso do corpo
Shi	实	Cheio, Plenitude, Excesso
Shi E	石蛾	Mariposa de pedra (amígdalas aumentadas)
Shi Zhen	湿疹	Eczema
Shou Chan	手颤	Tremor das mãos
Shou Zhi Luan	手指挛	Contração dos dedos das mãos
Shui Dou	水痘	Catapora
Shui Pao	水泡	Vesícula
Shui Zhong	水肿	Edema de água
Si Ni	四逆	Quatro Rebeliões
Tai Qi Shang Ni	胎气上逆	Feto = Ascensão do Qi em Rebelião
Tan He	痰核	Nódulos
Tan Yin	痰饮	Fleuma-Fluidos (ou Fleuma-Fluidos no Estômago e nos Intestinos)
Tou Zhong	头重	Sensação de peso da cabeça
Tou Fa Bian Bai	头发变白	Embranquecimento dos cabelos
Tou Fa Tuo Luo	头发脱落	Alopecia
Tou Qing	头倾	Cabeça inclinada
Tou Yun	头晕	Tontura
Tu	吐	Vômito (sem som)
Tuo	脱	Colapso
Wei Han	畏寒	Aversão ao frio (nas invasões externas de Vento)
Wu Chi	五迟	Cinco Retardos
Wu Feng	恶风	Aversão ao vento
Wu Han	恶寒	Aversão ao frio
Wu Han Fa Re	恶寒发热	Aversão ao frio com febre (simultaneamente)
Wu Ruan	五软	Cinco Tipos de Flacidez
Wu Xin Fa Re	五心发热	Calor nos cinco palmos
Xiao	哮	Sibilos
Xin Fa	心烦	Agitação mental
Xin Zhong Ao Nong	心中懊	Sensação de aborrecimento do Coração
Xu	虚	Vazio, Deficiência
Xuan Yin	玄饮	Fleuma-Fluidos no hipocôndrio
Xuan Yun	眩晕	Tontura
Yan Chi	眼眵	Secreção dos olhos
Yan Shi	厌食	Aversão a alimentos
Yi Yin	溢饮	Fleuma-Fluidos nos membros
Yu Zheng	郁症	Depressão
Yue	哕	Ânsia de vômito longa com som alto
Zhan Han	颤汗	Sudorese com calafrio
Zhang	胀	Sensação de distensão
Zhen	疹	Erupção
Zheng	癥	Massas de Sangue
Zheng Chong	怔忡	Palpitações por pânico
Zhi Yin	支饮	Fleuma-Fluidos acima do diafragma
Zu Chan	足颤	Tremor dos pés

SINTOMAS DAS DOENÇAS

Ben Tun 奔豚	Síndrome dos Porquinhos Correndo
Beng Lou 崩漏	Inundação e escoamento
Bi Jing 闭经	Ausência de menstruação
Bi Zheng 痹症	Síndrome de Obstrução Dolorosa
Dian Kuang 癫狂	Depressão maníaca
Dian Xian 癫痫	Epilepsia
Fei Xu Lao 肺虚劳	Exaustão do Pulmão
Feng Zhen 风疹	Rubéola
Gan 疳	Desnutrição na Infância
Gao Lin 膏淋	Síndrome da Micção Dolorosa e Pegajosa
Ji Dai 积滞	Condição de Acúmulo (nas crianças)
Ji Ju 积聚	Massas abdominais
Jing Jian Qi Chu Xue 经间期出血	Sangramento entre os períodos menstruais
Jue Zheng 厥症	Colapso emocional
Lao Lin 劳淋	Síndrome da Micção Dolorosa com Fadiga
Li Ji 痢疾	Disenteria
Lin Zheng 淋症	Síndrome da Micção Dolorosa
Luo Li 瘰疬	Escrófula
Ma Zhen 麻疹	Sarampo
Mian Tan 面瘫	Paralisia facial
Nue Ji 疟疾	Malária
Pi Kuai 痞块	Massas de *Pi*
Qi Lin 气淋	Síndrome da Micção Dolorosa por *Qi*
Re Lin 热淋	Síndrome da Micção Dolorosa por Calor
Ru Pi 乳癖	Nódulos nas mamas
Shan 疝	Distúrbios geniturinários e herniais
Shi Lin 石淋	Síndrome da Micção Dolorosa por Cálculo
Shi Zhen 湿疹	Eczema (dermatite)
Shui Dou 水痘	Catapora
Tan He 痰核	Nódulos
Tan Huan 瘫缓	Paralisia
Wei Zheng 痿症	Síndrome atrófica
Wen Bing 溫病	Doença febril
Wen Yi 溫疫	Fator patogênico epidêmico de Calor
Wu Chi 五迟	Cinco Retardos
Wu Ruan 五软	Cinco tipos de Flacidez
Xu Lao 虚劳	Exaustão
Xu Sun 虚损	Exaustão
Xue Lin 血淋	Síndrome de Micção Dolorosa com Sangue
Ye Ge 噎膈	Sufocação do diafragma
Yin Zhen 瘾疹	Urticária
Ying 瘿	Bócio
Yu Zheng 郁症	Padrão de depressão
Yue Jing Guo Duo 月经过多	Menstruação abundante
Yue Jing Guo Shao 月经过少	Menstruação escassa
Yue Jing Hou Qi 月经后期	Menstruação atrasada
Yue Jing Xian Hou Wu Ding Qi 月经先后无定期	Menstruação irregular
Yue Jing Xian Qi 月经先其	Menstruação adiantada
Zheng Jia 癥瘕	Massas abdominais (em mulheres)
Zhong Feng 中风	Derrame por Vento
Zi Lin 子淋	Micção dolorosa na gravidez
Zi Yun 子晕	Tontura na gravidez
Zi Zhong 子肿	Edema na gravidez

SUBSTÂNCIAS FUNDAMENTAIS

Hou Tian Zhi Qi 后天之	Qi pós-natal	Wei Qi 卫气	Qi Defensivo
Hun 魂	Alma Etérea	Xian 涎	Saliva
Jing 精	Essência	Xian Tian Zhi Qi 先天之气	Qi pré-natal
Jun Huo 君火	Fogo Imperial	Xiang Huo 相火	Fogo Ministerial
Ming Men 命门	Portão da Vitalidade	Yi 意	Intelecto
Ming Men Huo 命门火	Fogo do Portão da Vitalidade	Ying Qi 营气	Qi Nutritivo
Po 魄	Alma Corpórea	Yuan Qi 原气	Qi Original
Shao Huo 少火	Fogo fisiológico do corpo	Zhen Qi 真气	Qi Vertical
Shen 神	Mente (o *Shen* do Coração) ou Espírito (o complexo *Shen* do Coração, Alma Corpórea, Alma Etérea, intelecto e força de vontade)	Zheng Qi 正气	Qi Verdadeiro
		Zhi 志	Força de vontade
		Zhong Qi 中气	Qi Central
		Zhuang Huo 壮火	Fogo Exuberante (patológico)
Tian Gui 天癸	Gui Celestial	Zong Qi 宗气	Qi Torácico
Tuo 唾	Saliva		

EMOÇÕES

Bei 悲	Tristeza	Si 思	Pensamentos mórbidos persistentes
Jing 惊	Choque	Xi 喜	Alegria
Kong 恐	Medo	You 忧	Preocupação
Nu 怒	Raiva		

CANAIS E PONTOS

Bao Luo 胞络	Canal do Útero	Mu Xue 慕穴	Pontos de Alarme
Bao Mai 胞脉	Vaso do Útero	Ren Mai 任脉	Vaso da Concepção
Chong Mai 冲脉	Vaso Penetrador	Shao Yang 少阳	Yang Menor
Cou Li 腠里	Espaço entre a pele e os músculos	Shao Yin 少阴	Yin Menor
		Shu Xue 输穴	Ponto Riacho
Dai Mai 带脉	Vaso da Cintura	(Bei) Shu Xue 背俞穴	Pontos Shu Dorsais
Du Mai 督脉	Vaso Governador	Sun Luo 孙络	Canais de Conexão Mínimos
Fu Luo 浮络	Canal de Conexão Superficial	Tai Yang 太阳	Yang Maior
He Xue 合穴	Ponto Mar	Tai Yin 太阴	Yin Maior
Hui Xue 会穴	Ponto de Encontro	Wu Shu Xue 五输穴	Cinco Pontos de Transporte
Jing Xue 井穴	Ponto Fonte	Xi Xue 郄穴	Ponto de Acúmulo
Jing Xue 经穴	Ponto Rio	Yang Ming 阳明	Yang Brilhante
Jing Bie 经别	Canal Divergente	Yang Qiao Mai 阳跷脉	Vaso Yang do Calcanhar
Jing Jin 经筋	Canal Muscular	Yang Wei Mai 阳维脉	Vaso de Ligação Yang
Jing Mai 经脉	Canal Principal	Yin Qiao Mai 阴跷脉	Vaso Yin do Calcanhar
Jue Yin 厥阴	Yin Terminal	Yin Wei Mai 阴维脉	Vaso de Ligação Yin
Luo Mai (Xue) 络脉(穴)	Canal de Conexão	Ying Xue 荥穴	Ponto Nascente
Luo Xue 络穴	Ponto de Conexão	Yuan Xue 原穴	Ponto de Origem

POSIÇÕES DO PULSO

Chi 尺	Posterior (posição do pulso)
Cun 寸	Anterior (posição do pulso)
Guan 关	Média (posição do pulso)

QUALIDADES DO PULSO

Chang 长	Longo		Jie 结	Nodoso
Chen 沉	Profundo		Jin 紧	Tenso
Chi 迟	Lento		Kou 芤	Oco
Cu 促	Precipitado		Lao 牢	Firme
Da 大	Grande		Ru 濡	Encharcado
Dai 代	Irregular ou Intermitente		Ruo 弱	Fraco
Dong 动	Móvel		San 散	Espalhado
Duan 短	Curto		Se 涩	Áspero
Fu 浮	Flutuante		Shi 实	Cheio
Fu 伏	Escondido		Shu 数	Rápido
Ge 革	Em Couro		Wei 微	Mínimo
Hong 洪	Transbordante		Xi 细	Fino
Hua 滑	Deslizante		Xian 弦	Em Corda
Huan 缓	Retardado		Xu 虚	Vazio
Ji 急	Acelerado			

MÉTODOS DE TRATAMENTO

An Tai 安胎	Acalmar o Feto		Sheng Xin 生新	Promover a cura dos tecidos
Bu 补	Tonificar (ou reforçar como técnica de agulhar)		Shu (Gan) 疏肝	Pacificar (o Fígado)
Gong Yu 功瘀	Dispersar a estase (de Sangue)		Shu Jin 舒筋	Relaxar os tendões
Gu 固	Consolidar		Tiao He Ying Wei 调和营卫	Harmonizar o Qi Nutritivo e o Qi Defensivo
Gu Biao 固表	Consolidar o Exterior		Tiao Jing 调经	Regular a menstruação
Gu Tuo 固脱	Consolidar o Colapso		Tong Luo 通络	Remover obstruções nos canais de Conexão
Hua Shi 化湿	Resolver a Umidade		Tong Qiao 通窍	Abrir os orifícios
Hua Tan 化痰	Resolver a Fleuma		Tong Ru 通乳络	Remover obstruções dos canais de Conexão das mamas
Hua Y 化瘀	Eliminar a estase (de Sangue)			
Huan Ji 缓急	Urgência moderada		Tong Yang 通畅 (胸)	Abrir (o tórax)
Huo Xue 活血	Revigorar o Sangue		Wen Jing 溫经	Aquecer a menstruação
Jie (Biao) 解表	Libertar (o Exterior)		Xi Feng 熄风	Extinguir o Vento (interno)
Jie Yu 解郁	Eliminar a estagnação (do Qi)		Xie 泻	Sedar (como técnica de agulhar)
Kai Qiao 开窍	Abrir os orifícios		Xie 泄	Clarificar (o Calor)
Li Hou 利喉	Beneficiar a garganta		Xie 泻	Drenar (o Fogo)
Li Mu 利目	Iluminar os olhos		Xie 泻	Drenar (método de tratamento oposto ao método Bu 补, tonificar)
Li Qi 理气	Mover o Qi			
Li Shi 利湿	Resolver a Umidade			
Li Shui 利水	Transformar a Água			
Li Shui Dao 理水道	Regular as passagens da Água		Xie Xia 泻下	Mover para baixo
San Jie 散结	Dissipar acúmulo ou nódulos			

MÉTODOS DE TRATAMENTO

Sheng Xin 生新	Promover a cura dos tecidos	Xie 泻	Sedar (como técnica de agulhar)
Shu (Gan) 疏肝	Pacificar (o Fígado)	Xie 泄	Clarificar (o Calor)
Shu Jin 舒筋	Relaxar os tendões	Xie 泻	Drenar (o Fogo)
Tiao He Ying Wei 调和营卫	Harmonizar o Qi Nutritivo e o Qi Defensivo	Xie 泻	Drenar (método de tratamento oposto ao método Bu 补, tonificar)
Tiao Jing 调经	Regular a menstruação	Xie Xia 泻下	Mover para baixo
Tong Luo 通络	Remover obstruções nos canais de Conexão	Xin Kai Ku Jiang 辛开苦降	Usar ervas picantes para abrir e ervas amargas para fazer o Qi descer
Tong Qiao 通窍	Abrir os orifícios	Xing Zhi 醒志	Reanimar a consciência
Tong Ru 通乳络	Remover obstruções dos canais de Conexão das mamas	Xuan Fei 宣肺	Restaurar a difusão do Qi do Pulmão
Tong Yang 通畅(胸)	Abrir (o tórax)	Xuan Tong Bi 宣通鼻窍	Abrir o nariz
Wen Jing 溫经	Aquecer a menstruação	Yang (Xue) 养血	Nutrir (Sangue)
Xi Feng 熄风	Extinguir o Vento (interno)		

FATORES PATOGÊNICOS

Feng Han 风寒	Vento-Frio	Tan Yin 痰饮	Fleuma-Fluidos em geral e Fleuma-Fluidos no Estômago
Feng Re 风热	Vento-Calor	Wen Yi 溫疫	Fator patogênico epidêmico de Calor
Han 寒	Frio	Xie 邪	Fator patogênico
Huo 火	Fogo	Xie Qi 邪气	Fator patogênico
Re 热	Calor	Xuan Yin 悬饮	Fleuma-Fluidos no hipocôndrio
Re Du 热毒	Calor Tóxico	Yi Yin 溢饮	Fleuma-Fluidos nos membros
Shi 湿	Umidade	Zao 燥	Secura
Shu 署	Calor do Verão (Canícula)	Zhi Yin 支饮	Fleuma-Fluidos no diafragma
Tan 痰	Fleuma		

Bibliografia

Beijing College of Traditional Chinese Medicine: *Tongue Diagnosis in Chinese Medicine* (Zhong Yi She Zhen 中醫舌诊), Beijing, 1980, People's Health Publishing House.

Chen Jia Yuan: *Eight Secret Books on Gynaecology* (Fu Ke Mi Shu BaZhong 婦科秘八种), Beijing, 1988, Ancient Chinese Medicine Texts Publishing House. Chen's book, written during the Qing dynasty (1644-1911), was entitled Secret Gynaecological Prescriptions (*Fu KeMi Fang* 婦科秘方).

Chen You Bang: *Chinese Acupuncture Therapy* (Zhong Guo Zhen Jiu ZhiLiao Xue 中国针灸治疗学), Beijing, 1990, China Science Publishing House.

Cheng Bao Shu: *An Annotated Translation of the Study of the Pulse from Pin Hu Lake* (in Hu Mai Xue Yi Zhu 濒湖脉学译注), Beijing, 1988, Ancient Chinese Medical Texts Publishing House. The Study of the Pulse from Pin Hu Lake was first published in 1564.

Cheng Shao En: *Diagnosis, Patterns and Treatment in Chinese Medicine* (Zhong Yi Zheng Hou Zhen Duan Zhi Liao Xue 中醫证候诊断疗学), Beijing, 1994, Beijing Science Publishing House.

Cheng Xin Nong: *Chinese Acupuncture and Moxibustion*, Beijing, 1987, Foreign Languages Press.

Chinese Medicine Research Institute and Guangzhou College of Chinese Medicine: *Concise Dictionary of Chinese Medicine* (Jian Ming Zhong Yi Ci Dian 简明中醫辞典), Beijing, 1980, People's Health Publishing House.

Chinese Medicine Research Institute and Guangzhou College of Chinese Medicine: *Great Dictionary of Chinese Medicine* (Zhong Yi Da Ci Dian 中醫大辞典), Beijing, 1981, People's Health Publishing Company.

Cong Chun Yu: *Gynaecology in Chinese Medicine* (Zhong Yi Fu Ke Xue 中醫妇科学), Beijing, 1989, Ancient Chinese Medicine Texts Publishing House.

Deng Tie Tao: Practical Chinese Diagnosis (*Shi Yong Zhong Yi Zhen Duan Xue* 实用中醫诊断学), Shanghai Science Publishing House, Shanghai.

Fuzhou City People's Hospital: *A Revised Explanation of the Pulse Classic* (Mai Jing Jiao Shi 脉经校释), Beijing, 1988, People's HealthPublishing House. The Pulse Classic was written by Wang Shu He andwas first published in 280 AD.

Gu Yi Di: *Illustrated Collection of Diagnostic Methods in Chinese Medicine* (Zhong Yi Zhen Fa Tu Pu 中醫诊法图谱), Shanghai, 1986, Publishing House of the Shanghai College of Traditional Chinese Medicine.

Guang Dong College of Chinese Medicine: *Diagnosis in Chinese Medicine* (Zhong Yi Zhen Duan Xue 中醫诊断学), Shanghai, 1979, Shanghai Science Publishing House.

Guo Zhen Qiu: *Chinese Medicine Diagnosis* (Zhong Yi Zhen Duan Xue 中醫诊断学), Changsha, 1985, Hunan Science Publishing House.

He Ren: *A New Explanation of the Synopsis of Prescriptions from the Golden Cabinet* (Jin Gui Yao Lue Xin Jie 金匮要略新解), Hangzhou, 1981, Zhejiang Science Publishing House.

Heilongjiang Province National Medical Research Group: *An Explanation of the Great Compendium of Acupuncture* (Zhen Jiu Da Cheng JiaoShi 针灸大成校释), Beijing, 1984, People's Health Publishing House. The Great Compendium of Acupuncture itself was published in 1601.

Huang Shi Lin: *Research in Chinese Medicine Pulse Diagnosis* (Zhong Yi Mai Xiang Yan Jiu 中醫脉象研究), Beijing, 1989, People's Health Publishing House.

Li Dong Yuan: *Discussion on Stomach and Spleen* (Pi Wei Lun 脾胃论), Beijing, 1976, People's Health Publishing House. First published in1246.

Li Jing Wen: *Illustrated Collection of Tongue Images in Frequently-Seen Diseases of the Digestive System* (Chang Jian Xiao Hua Xi Ji Bing She Xiang Tu Pu 常见消化系疾病舌图谱), Beijing, 1994, People's Health Publishing House.

Lin Zhi Han: *The Essential Four Diagnostic Examinations* (Si Zhen Jue Wei 四诊抉微), Beijing, 1987, Chinese Bookshop Publishing House. First published in 1723.

Ling Yao Xing: *Practical Dictionary of Words and Phrases from the Nei Jing* (Shi Yong Nei Jing Ci Ju Ci Dian 实用内经句辞典), Shanghai, 1994, Shanghai Chinese Pharmacology University Publishing House.

Liu Guan Jun: *Pulse Diagnosis* (Mai Zhen 脉诊), Shanghai, 1981, Shanghai Science Publishing House.

Lu De Ming: *Illustrated Collection of Diagnosis and Treatment of External Diseases in Chinese Medicine* (Zhong Yi Wai Ke Zhen Liao Tu Pu 中醫外科诊疗图谱), Shanghai, 1993, Publishing House of the Shanghai College of Traditional Chinese Medicine.

Ma Zhong Xue: *Great Treatise of Chinese Diagnostic Methods* (Zhong Guo Yi Xue Zhen Fa Da Quan 中国医学诊法大学), Shandong, 1989, Shandong Science Publishing House.

Nanjing College of Traditional Chinese Medicine: *A Study of Warm Diseases* (Wen Bing Xue 温病学), Shanghai, 1978, Shanghai Science Publishing House.

Nanjing College of Traditional Chinese Medicine: *A Revised Explanation of the Classic of Difficulties* (Nan Jing Jiao Shi 难经校释), Beijing, 1979, People's Health Publishing House. First published ca AD100.

Pei Zheng Xue: *A Commentary on the Discussion of Blood Syndromes* (Xue Zheng Lun Ping Shi 血证论评释), Beijing, 1980, People's Health Publishing House. The Discussion on Blood Syndromes (*Xue Zheng Lun* 血证论) by Tang Zong Hai was originally published in 1885.

Shang Han Lun Research Group of the Nanjing College of Traditional Chinese Medicine: *An Explanation of the Discussion of Cold-induced Diseases* (Shang Han Lun Jiao Shi 伤寒论校释), Shanghai, 1980, Shanghai Science Publishing House. The Discussion of Cold-induced Diseases was written by Zhang Zhong Jing in ca 220 BC.

Spiritual Axis (Ling Shu Jing 灵枢经), Beijing, 1981, People's Health Publishing House. first published ca 100 BC.

The Yellow Emperor's Classic of Internal Medicine: *Simple Questions* (Huang Di Nei Jing Su Wen 黄帝内经素问), Beijing, 1979, People's Health Publishing House. First published ca 100 BC.

Wang Ke Qin: *Theory of the Mind in Chinese Medicine* (Z hong Yi Shen Zhu Xue Shuo 中醫神主学说), Beijing, 1988, Ancient Chinese Medical Texts Publishing House.

Wang Luo Zhen: *A Compilation of the Study of the Eight Extraordinary Vessel* (Qi Jing Ba Mai Kao Jiao Zhu 奇经八脉考校注), Shanghai, 1985, Shanghai Science Publishing House. The Study of the Eight Extraordinary Vessels (*Qi Jing Ba Mai Kao*) by Li Shi Zhen was published in 1578.

Wang Xue Tai: *Great Treatise of Chinese Acupuncture* (Zhong Guo Zhen JiuDa Quan 中国针灸大全), 1995, Henan Science and Technology Publishing House.

Wu Qian: *Golden Mirror of Medicine* (Yi Zong Jin Jian 醫宗金鉴), (vol 2). Beijing, 1977, People's Health Publishing House. First published in 1742.

Yang Ji Zhou: *Great Compendium of Acupuncture* (Zhen Jiu Da Cheng 针灸大成), Beijing, 1980, People's Health Publishing House. Firstpublished in 1601.

Yang Jia San: *Great Dictionary of Chinese Acupuncture* (Zhong Guo ZhenJiu Da Ci Dian 中国针灸大辞典), Beijing, 1988, Beijing Physical Training College Publishing House.

Zhai Ming Yi: *Clinical Chinese Medicine* (Zhong Yi Lin Chuang Ji Chu 中醫临床基础), Henan, 1979, Henan Publishing House.

Zhang Bo Yu: *Chinese Internal Medicine* (Zhong Yi Nei Ke Xue 中醫内科学), Shanghai, 1986, Shanghai Science Publishing House.

Zhang Jie Bin: *Classic of Categories* (Lei Jing 类经), Beijing, 1982, People's Health Publishing House. First published in 1624.

Zhang Jie Bin (also called Zhang Jing Yue): *Complete Works of Jing Yue* (Jing Yue Quan Shu 景岳全书), Shanghai, 1986, Shanghai Science Publishing House. First published in 1624.

Zhang Shu Sheng: *Great Treatise of Diagnosis by Observation in Chinese Medicine* (Zhong Hua Yi Xue Wang Zhen Da Quan 中华醫学望诊大全), Taiyuan, 1995, Shanxi Science Publishing House.

Zhang Yuan Kai, editor: *Medical Collection of Four Families from Meng He* (Meng He Si Jia Yi Ji 孟河四家醫集), Nanjing, 1985, Jiangsu Science Publishing House.

Zhao Jin Duo: *Identification of Patterns and Diagnosis in Chinese Medicine* (Zhong Yi Zheng Zhuang Jian Bie Zhen Duan Xue 中醫证状鉴别诊断学), Beijing, 1985, People's Health Publishing House.

Zhao Jin Duo: *Differential Diagnosis and Patterns in Chinese Medicine* (Zhong Yi Zheng Hou Jian Bie Zhen Duan Xue 中醫证状鉴别诊断学), Beijing, 1991, People's Health Publishing House.

Zhao Jin Ze: *Differential Diagnosis and Patterns in Chinese Medicine* (Zhong Yi Zheng Hou Jian Bie Zhen Duan Xue 中醫证状鉴别诊断学), Beijing,1991, People's Health Publishing House.

Zhu Qi Shi: *Discussion on Exhaustion* (Xu Lao Lun 虚劳论), Beijing, 1988, People's Health Publishing. First published ca 1520.

Zhu Wen Feng: *Diagnosis in Chinese Medicine* (Zhong Yi Zhen Duan Xue 中醫诊断学), Beijing, 1999, People's Health Publishing House.

Cronologia Chinesa

Xia: século XXI a século XVI a.C.
Shang: século XVI a século XI a.C.
Zhou: século XI a ano 771 a.C.
Período das Primaveras e Outonos: 770 a 476 a.C.
Período dos Estados Combatentes: 475 a 221 a.C.
Qin: 221 a 207 a.C.
Han: 206 a.C. a 220 d.C.
Período dos Três Reinos: 220 a 280
Jin: 265 a 420
Dinastias do Norte e do Sul: 420 a 581
Sui: 581 a 618

Tang: 618 a 907
Cinco dinastias: 907 a 960
Song: 960 a 1279
Liao: 906 a 1125
Jin: 1115 a 1234
Yuan: 1271 a 1368
Ming: 1368 a 1644
Qing: 1644 a 1911
República da China: 1912 a 1949
República Popular da China: 1949 até os dias atuais

Índice Alfabético

A

Abdome, 122, 271, 621
- edema do, 124
- fino, 123, 630
- inferior flácido, 123, 630
- largo, 123, 630
- linhas no, 124
- máculas no, 124
- palpação do, 418
Abortamento habitual, 717
Aborto
- espontâneo, 332
- induzido, 332
Achatamento da coluna lombar, 100, 598
Acne, 63, 153, 467, 664
- papular-pustular, 153
- pustular, 153
Acuidade visual reduzida, 534
Adolescência, 339
Aftas, 84, 258, 505
Afundamento do Qi do baço, 755
Agitação mental, 319, 673
Água transbordando para o coração, 753
Alegria, 344
- excessiva, 318, 673
Alimentação, 347
Alimentos, 223, 224
- e bebidas, dor e, 220
Alopecia, 65, 464
Ameaça de aborto, 714
Amenorreia após abortamento, 723
Amígdalas
- acinzentadas, 96
- aumentadas, 95, 497
- - e hiperemiadas, 262
- vermelhas e aumentadas, 95
- - com exsudato, 95
Amigdalite crônica, 95, 263
Amor, 346
Anel vermelho ao redor da pupila, 539
Aneurisma da aorta, 374
Ânsia de vômito, 611
Ansiedade, 315, 672, 677, 715
Antagonistas do receptor H2, 416
Antidepressivos, 416
- tricíclicos, 416

Ânus, 644
- de crianças, 167
Apetite, 225
Apresentação pélvica, 717
Área(s)
- abaixo do processo xifoide, 274
- arroxeadas na língua, 184
- central do abdome inferior, 276
- da dor, 217
- da face, 3
- da língua, 176
- de dor abdominal, 273
- do corpo da transpiração, 291
- lateral
- - direita do abdome inferior, 277
- - esquerda do abdome inferior, 277
- umbilical, 276
Arte
- de interrogar, 203
- posterior da orelha avermelhada, 483
Articulações, dor nas, 601
Artrite psoriásica, 155
Ascaridíase, 742
Ascensão
- do fogo do fígado, 760
- do yang do fígado, 760
Asma, 112
Ataque
- de frio, 304
- de vento, 304
Atividade sexual excessiva, 349
Atrofia
- da eminência tenar, 109, 579
- das pernas, 134, 585
- dos membros, 280, 565
- dos músculos
- - ao longo da coluna, 99, 597
- - do dorso das mãos, 109, 579
- dos quatro membros, 129
Ausência
- de menstruação, 705
- de sede, 235, 619
- de transpiração, 292, 659
Aversão
- a alimentos, 225
- à comida, 612
- ao frio, 299
- ao vento, 299

B

Baço, 5
- constituição fraca do, 341
- não controla o sangue, 755
Batimento
- cardíaco
- - abaixo do processo xifoide, 107, 558
- - deslocado para
- - - a direita, 107, 558
- - - a esquerda, 107, 558
- - - baixo, 106, 557
- - - cima, 106, 557
- das asas do nariz, 79, 493, 744
- das pálpebras, 531
Bebidas, 234
Betabloqueadores, 414
Bexiga
- deficiente com frio, 787
- olhos e, 69
- umidade-calor na, 308
Boca, 83, 259, 503
- aberta, 84, 504
- de crianças, 169
- seca, 235, 619
- trêmula, 506
Bocejo, 559
Bochechas avermelhadas, 48
Bócio, 94, 263, 498
Bolsa escrotal, 127
- arroxeada, 127, 652
- avermelhada, 127
- contraída, 127
- desviada para um lado, 651
- escura, 127, 652
- flácida, 127
- inchada, 127, 651
- - e com exsudação, 127, 651
- inclinada para um lado, 127
- mole, 651
- pálida, 127, 651
- vermelha, 651
Borborigmos, 231, 627
Braços, 570

C

Cabeça, 54, 62, 242, 456
- caída, 461

- inclinada para
- - trás, 63, 463
- - um lado, 63
Cabelos, 62, 65
- e couro cabeludo, 463
- grisalhos em idade precoce, 66
- oleosos, 66, 465
- secos e quebradiços, 65, 464
Cãibras nas panturrilhas, 285, 593
Calafrios, 299, 689
Calor
- de verão, 305
- língua e, 199
- na parte superior das costas, 548
- na vesícula biliar, 783
- nas cinco palmas, 309
- no baço, 756
- no estômago, 780
- no intestino grosso, 785
- no nível do
- - *Qi* nutritivo, 308
- - sangue, 308
- no *yang* brilhante, 307, 308
- nos cinco palmos, 692
- nos pulmões, 307, 768
- obstruindo o intestino grosso, 785
- vazio por deficiência do *yin*, 308
Calor-cheio no intestino delgado, 777
Calor-seco, 305
Camadas da pele, 139
Canal(is)
- da bexiga, 435
- da vesícula biliar, 437
- de conexão, 429
- - pele e os, 142
- do baço, 433
- do coração, 435
- do estômago, 432
- do fígado, 438
- do intestino
- - delgado, 434
- - grosso, 432
- do pericárdio, 436
- do pulmão, 432
- do rim, 435
- do triplo aquecedor, 437
- musculares, 431
Câncer, 113
Cândida, 667
Candida albicans, 161
Candidíase, 161
Cansaço, 238, 239, 245, 374
- e tontura após ejaculação, 321, 650
- náuseas e tontura, 373
Cantos
- da boca rachados, 84

- dos olhos
- - avermelhados, 528
- - pálidos, 529
Caráter cheio ou vazio da dor ocular, 295
Carbúnculo(s)
- na parte superior das costas, 669
- no pescoço, 668
Carcinoma
- basocelular pigmentado, 158
- da mama, 103
Cáries dentárias, 85, 509
Caspa, 66, 465
Catapora, 743
Catarata, 543
Catarro crônico, 336
Caxumba, 744
Cegueira súbita, 543
Central inferior do abdome, 423
Centro do tórax, 421
Cera, produção excessiva, 91, 481
Cheiro(s)
- da urina, 233
- do hálito, 450
Choque, 346
Choro, 741
- à noite em bebês, 741
- em bebês, 445
Cicatriz após opacidade da córnea, 539
Ciclo menstrual, 324, 325
- irregularidades do, 325
Cifose, 99, 598
Cílios invertidos, 542
Cinco
- elementos aplicação clínica dos tipos dos, 20
- estágios da vida, 339
- órgãos *yin*, 5
- - manifestações dos, 5
- retardos, 743
- rodas, 70
- sentidos, 2, 3
- sítios de transporte do *Qi*, 5
- - e os órgãos *yin*, 5
- sons de respiração patológica, 446
- tecidos, 5
- tipos de flacidez, 743
Cistos ovarianos, 113
Clássico
- *das Dificuldades*, 2, 3, 358
- *de Medicina do Imperador Amarelo*, 812
- *do Pulso*, 359
Classificação
- da forma do corpo de acordo com tolerância à dor e às drogas, 26

- das qualidades do pulso de acordo com
- - os oito princípios, 407
- - padrões do *Qi*, sangue e fluidos corporais, 407
- de acordo com o tipo de compleição física, 24
Clima, 348
Coágulos menstruais, 701
Coceira
- na garganta, 261
- na língua, 259
- nas mãos, 575
- no nariz, 256
- nos olhos, 296
- nos ouvidos, 294
Colapso, 722
- do intestino grosso, 786
- do *Qi* do pulmão, 770
- do *yang* do coração, 750
Cólica, 220
Colite ulcerativa, 111, 230
Coluna
- inclinada para a frente, 98, 596
- lombar
- - achatamento da, 100
- - cor amarelada na, 100
- - marcas na pele na, 101
- - rigidez da, 100
- - secura e vermelhidão da pele da, 100
Comer alimentos
- frios em excesso, 347
- gordurosos em excesso, 348
- quentes em excesso, 348
Compleição física
- tipo compacto, 25
- tipo gordo, 26
- tipo magro, 25
- tipo muscular, 25
- tipo robusto, 24
Comportamento, 11
- maníaco, 676
Condições
- da doença e transpiração, 291
- para o exame da língua, 175
Congestão, 275
Consistência
- das fezes, 136, 230
- do corrimento vaginal, 137
- do sangue menstrual, 137, 327
Constipação, 230
- intestinal, 232, 633, 710, 715, 720
- - na infância, 741
Constituição física, 11
- pulso e, 367
- do baço, 341

- do coração, 341
- do fígado, 341
- do pulmão, 341
- do rim, 342
Contração
- da bolsa escrotal, 650
- dos dedos, 109
- - das mãos, 59, 577
- dos membros, 58, 567
- dos quatro membros, 130
Controle dos olhos, 72
Convulsões, 716, 722
- agudas, 744
- crônicas, 744
- dos membros, 568
- nos quatro membros, 130
Cor(es)
- amarelada
- - dos olhos, 72
- - na coluna lombar, 100, 597
- anormal(is)
- - das órbitas oculares, 76
- - das pálpebras, 74
- - do lábio na gravidez, 83
- - dos cantos dos olhos, 75
- avermelhada dos olhos, 72
- avermelhado flutuante, 49
- azul-esverdeada dos olhos, 73
- condizente(s) ou
- - oposta(s)
- - - da cútis, 39
- - - de acordo com o padrão da cútis, 39
- - - de acordo com os cinco elementos, 40
- - rebelde de acordo com a área da face da cútis, 42
- da cútis, 44
- - amarela, 46
- - amarelo brilhante (icterícia), 48
- - arroxeada, 52
- - azul-esverdeada embaixo dos olhos, 51
- - branca, 45
- - e as emoções, 43
- - esbranquiçado brilhante, 45
- - normal, 44
- - vermelha, 48
- da face, 473
- - amarela, 473
- - azulada/esverdeada, 475
- - branca/pálida, 473
- - descorada, 476
- - escura, 476
- - roxa, 476
- - ruborizada, 477
- - vermelha, 475

- da pele, 143
- da urina, 233
- das fezes, 137, 231
- distinta ou obscura da cútis, 37
- distribuída ou concentrada da cútis, 37
- do corpo da língua, 178, 179
- do corrimento vaginal, 137
- do lábio anormal na gravidez, 517
- do sangue menstrual, 137, 326
- dominantes da cútis, 35
- escura
- - da cútis, 52
- - dos olhos, 73
- fina ou espessa da cútis, 42
- lustrosa ou sem lustro da cútis, 38
- pálido-esverdeada embaixo dos olhos, 51
- patológicas dos olhos, 72
- real das veias, 168
- superficial ou profunda da cútis, 36
- tênue ou densa da cútis, 38
- visitantes da cútis, 35
Coração, 5
- constituição fraca do, 341
- olhos e, 69
- pele e, 142
- se sentindo atormentado, 555
Corpo, 265, 599
Correspondência das unhas com os sistemas de órgãos, 119
Corrimento vaginal, 137, 729
- amarelado, 730
- branco-avermelhado, 730
- de cinco cores, 730
- esbranquiçado, 729
Couro cabeludo seco, 62, 466
Crescimentos na pele, 144
Culpa, 347
Cútis, 32
- amarelada e
- - baça, 46
- - seca, 47
- amarelo forte, 48
- amarelo-acinzentada, 47
- amarelo-azulada, 47
- azulada
- - e baça embaixo dos olhos, 51
- - embaixo dos olhos, 51
- branco-amarelada, 46
- branco-azulada, 46
- - embaixo dos olhos, 51
- cinza-amarelada, 48
- conformidade ou desvio da cor de acordo com a estação da, 42
- com amarelo flutuante, 47
- de crianças, 166

- - amarelada, 166
- - avermelhada, 166
- - azul-esverdeada, 166
- - normal, 166
- - pálida, 166
- esbranquiçada e baça, 45
- escura e
- - baça, 52
- - desbotada, 52
- - seca, 52
- esverdeada embaixo dos olhos, 52
- mudanças na cor da, durante uma doença, 43
- muito escura, 52
- pálido-esbranquiçada, 45
- que indica bom prognóstico, 43
- roxo-avermelhada, 52
- roxo-azulada, 52
- vermelho-amarelada, 47
- *zang* que indicam bom prognóstico, 43

D
Dedo(s)
- anelar, 119
- das mãos
- - em forma de colher, 577
- - encolhidos e enrugados, 578
- - espessados, 578
- - inchados, 576
- - rachados, 578
- - vermelhos, inchados e coçando, 669
- em forma de colher, 109
- engelhados e enrugados, 111
- espessados como casulos, 110
- finos e pontiagudos, 109, 578
- inchados, 110
- indicador, 119
- médio, 119
- mínimo, 119
- rachados, 110
Defecação, 632
Deficiência
- de *yang*, língua e, 195
- de *yin*, língua e, 196
- da essência do rim, 773
- do *Qi*, 224, 308
- - do baço, 754
- - - com fleuma, 756
- - - com umidade, 756
- - do coração, 750
- - - e do sangue do coração, 751
- - - e do yin do coração, 751
- - do estômago, 779
- - do fígado, 764
- - do pulmão, 766
- - - com fleuma, 769

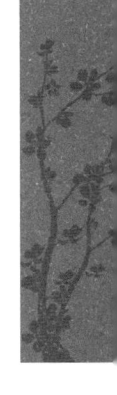

- - - e do *yin* do pulmão, 767
- - do rim, 771
- - língua e, 195
- do sangue, 309, 310
- - do baço, 754
- - do coração, 751
- - do fígado, 763
- - - com fleuma, 763
- - língua e, 195
- do *yang*
- - do baço, 754
- - do coração, 750
- - - com fleuma, 752
- - - e do *yin* do coração, 751
- - do estômago, 779, 780
- - do fígado, 764
- - do pulmão, 766
- - do rim, 771
- - - água transbordando, 773
- - - do *yang* e do *yin* do, 772
- - - e do *yang* do baço, 775
- do *yin*
- - do baço, 755
- - - com calor vazio, 755
- - do coração, 751
- - - com calor vazio, 751
- - do estômago, 779, 780
- - - com calor vazio, 780
- - do fígado, 763
- - - com calor-vazio, 764
- - do pulmão, 766
- - - com calor vazio, 766
- - - com fleuma, 769
- - do rim, 772
- - - com ascensão de calor vazio, 774
- - - com calor vazio, 772
- - - com fleuma, 774
- - - e do *yang* do rim, 772
- - - e do *yin*
- - - - do coração com calor vazio no coração, 775
- - - - do fígado, 774
- - - - - com calor vazio, 774
- - - - do pulmão, 775
- - - - - com calor vazio, 775
- simultânea do *yin* do rim e do *yang* do rim, 310
Dentes, 85, 256, 503, 509
- acinzentados, 86, 511
- amarelados e secos, 86
- com mobilidade, 86
- esbranquiçados e secos, 86
- inferiores secos, 86
- secos e
- - amarelados, 511
- - baços, 86

- - brancos, 511
- - opacos, 511
- superiores úmidos, 86
- - e dentes inferiores secos, 511
Depressão, 312, 675, 676
- definição de, 312
- diagnóstico da, 312
- na medicina chinesa, 313
- padrões na, 313
- psicose pós-parto, 722
Dermatofibroma, 158
Dermografismo, 150
Desarmonia do vaso penetrador, 310
Descamação das unhas, 118, 582
Descarga vaginal, 330, 450
Descrição
- das linhas da mão, 111
- dos sinais anormais das linhas, 111
Desejo, 347
- por doces e/ou beliscar, 615
Desenvolvimento lento em crianças, 337
Desmaio, 252, 457
Desvio
- da boca, 55, 84, 471, 507
- da coluna, 100, 598
- do olho, 55, 64, 471
Dez perguntas tradicionais, 213
- - limitações das, 213
Dezesseis perguntas, 214
Diabetes tipo II, 235, 241
Diagnóstico
- da depressão, 312
- das causas, 338
- do antebraço, 424
- do pulso
- - canais *versus* órgãos do intestino delgado e do intestino grosso no, 362
- - integração com o da língua, 376
- - pontos de vista do acupunturista e do fitoterapeuta em relação ao, 362
- - significado clínico independente das posições dos órgãos, 362
- dos vasos sanguíneos do olho, 76
- pela audição, 441, 443
- pela língua, 175, 208, 377, 818
- pela olfação, 441, 449
- pela palpação, 351
- pelo interrogatório, 200
- pelo pulso, 208, 353, 377
- - aplicação clínica do, 372
- - em seus primórdios, 813
- - limitações do, 377
- - nas dinastias
- - - Han, Jin, Sui e Tang, 814

- - - Song, Yuan, Ming e Qing, 816
- - no *Clássico das Dificuldades (Nan Jing)*, 814
- - nos tempos modernos, 816
- - subjetividade, 377
Diarreia, 231, 710, 738
- com vômitos, 633
- ou fezes amolecidas, 632
Diferenciação
- da patologia de uma sensação de frio por causas externas ou internas, 302
- dos nevos, 160
Dificuldade(s)
- de andar, 280
- de aprendizado em crianças, 682
- de concentração, 681
- de encontrar palavras, 697
- de engolir, 614
- de micção, 233
- mentais, 681
- para evacuar, 636
- para urinar, 720
Dinastia(s)
- Han, 819
- Ming e Qing, 819
- Song, Jin e Yuan, 819
- Sui e Tang, 819
Discurso
- delirante, 697
- desarticulado, 696
- incessante e incoerente, 696
Disfunção erétil, 113
Dispareunia, 732
Disposição dos dedos para tomar o pulso, 365
Distensão, 272, 622
- abdominal, 123, 209, 272, 625
- das mamas, 102, 709, 724
- - antes da menstruação, 333, 334
- *versus* plenitude do abdome, 419
Distribuição
- da saburra, 193
- das posições do pulso para os órgãos, 358
Distúrbio de acúmulo, 742
Diuréticos, 416
Doença(s)
- causas de, 341
- circulatórias, 111
- da infância, 335
- da pele, 150
- de Peyronie, 127, 653
- do sistema
- - digestório, 111
- - reprodutor, 113

- - urinário, 113
- indicadas nas linhas, 111
- ocidentais potencialmente indicadas por um pulso flutuante, 384
- respiratórias, 112
Dolorimento, 217, 220
Dor, 216, 282
- à noite, 219
- abdominal, 272, 273, 327, 719
- - durante a gravidez, 714
- - relacionada com a evacuação, 231
- agrava
- - bebendo bebidas quentes, 220
- - comendo, 220
- - pela evacuação, 221
- - pela pressão, 219
- - pelo movimento, 221
- - pelo repouso, 221
- alimentos e bebidas e, 220
- alivia pelo frio, 220
- ao urinar, 233
- área da, 217
- articular, 209, 721
- - generalizada, 281
- branda no nariz, 490
- com sensação
- - angustiante, 218, 220
- - de congestão, 219, 220
- - de frio, 218, 220
- - de peso, 217, 220
- - de plenitude, 218, 220
- - de vazio, 218, 220
- contínua, 219
- cortante, 219, 220
- de cabeça, 240, 242, 245, 246, 247, 458, 708
- - após orgasmo, 322
- - caráter da, 243
- - de origem
- - - externa, 244
- - - interna, 244
- - fatores que melhoram ou agravam, 243
- - início recente e curta duração, 243
- - localização, 243
- - período do dia, 243
- de dente, 256, 509
- de garganta, 261, 495
- - de origem interna, 261
- de ouvido, 294, 479, 739
- - em crianças, 336
- - durante a micção, 714
- - durante o dia, 219
- em cólica, 218
- em distensão, 218
- - inchaço, 220

- em queimação, 218, 220
- epigástrica, 274, 623
- espástica, 218, 220
- facial, 253, 469
- fatores que afetam a, 217, 219
- localização da, 216
- localizada, 217
- melhora
- - bebendo bebidas frias, 221
- - bebendo bebidas quentes, 220
- - comendo, 220
- - pela evacuação, 221
- - pela pressão, 219
- - pelo movimento, 221
- - pelo repouso, 221
- menstrual, 327
- migratória, 217
- muscular nos membros, 285, 562
- na área
- - abaixo do processo xifoide, 622
- - lateral do abdome inferior, 628
- na coxa, 284, 588
- na língua, 259
- na mama, 725
- na parte
- - central do abdome inferior, 628
- - superior das costas, 547
- na virilha, 591
- nas articulações, 265, 600
- nas costelas, 270, 372, 554
- nas mãos, 282, 574
- nas pálpebras, 531
- nas plantas dos pés, 285, 592
- natureza da, 217
- no canal, 221
- no cóccix, 595
- no corpo, 599, 709
- - todo, 265
- no cotovelo, 282, 572
- no hipocôndrio, 624
- no intestino delgado por Qi, 777
- no joelho, 284, 588
- no nariz, 255, 490
- no olho, 711
- no ombro, 547
- no órgão, 221
- no pé, 284, 589
- no peito, 318
- no pescoço, 263, 545
- no quadril, 284, 588
- no tórax (peito), 269, 554
- nos hipocôndrios, 276, 721
- nos membros, 562
- ocular, 295
- - de origem interna ou externa, 295
- penetrante, 221, 222

- período da, 221
- prurido no pênis e, 652
- pulsante, 219
- pulsátil, 220
- puxante, 219, 220
- que empurra, 219, 220
- que espreita, 219, 220
- surda, 220
- *timing* da, 217
- umbilical, 625
Dormência, 266, 602
- da cabeça, 461
- da face, 470
- da língua, 508
- da pele da cabeça, 249
- das mãos, 283, 575
- de metade do corpo, 602
- dos membros, 280, 563
- na língua, 259
Dorso
- da orelha avermelhado, 91
- das mãos avermelhado, 108, 573
Doze regiões cutâneas, 5
Drogas, 349
- recreativas, 349

E

Eczema, 150, 663
- atópico, 151, 153
- - com liquenificação, 152
- - crônico, 152
- crônico, 152
- genital, 730
- úmido, 152
Edema, 603, 710, 714, 720
- da face, 64, 471
- das mãos, 284, 576
- das pernas, 133
- de água, 148
- de Qi, 148
- de sangue, 148
- do abdome, 124, 133, 630
- dos membros, 566
- dos pés, 284, 585
- dos quatro membros, 131
Eixo espiritual, 3
Ejaculação precoce, 321, 648
Embranquecimento prematuro dos cabelos, 463
Eminência tenar
- atrofia da, 109, 579
- vênulas na, 108, 579
Emissões noturnas, 321, 648
Emoções, 28, 342
Endometriose, 113
Engasgo no diafragma, 614

Enjoo matinal, 713
Enurese noturna, 642, 742
Epigástrio, 274, 422
- na língua, 275
- no pulso, 275
Epistaxe, 79
Equalização da respiração, 365
Equimose debaixo da conjuntiva, 537
Erisipela, 743
Erosão
- da faringe, 497
- da pele, 148
- do couro cabeludo, 63, 467
Eructação, 227, 447, 607
Erupção(ões)
- cutânea(s), 148, 711
- - aguda, 743
- nas axilas, 668
- papulares/maculares, 64, 472
Escamas, 148
Escarro, 450
Esclera
- amarelada, 72
- avermelhada, 73
- azul-esverdeada, 73
- escura, 73
Esclerose múltipla, 57, 281
Escolha dos alimentos, 347
Escoliose, 99, 596
Esforço para evacuar, 637
Espaço entre a pele e os músculos, 144
Espasmos musculares, 58, 605
Espasticidade
- dos membros, 57, 568
- dos quatro membros, 131
Esperma
- frio e aguado, 649
- na urina, 643
Espessamento das unhas, 117, 580
Espessura
- da saburra, 193
- das veias, 169
Espírito, 28
- aspectos, 29
- condições, 30
- corporificação, 29
- da língua, 178, 179
- e as emoções, 32
- e constituição, 31
- falso, 31
- forte, 30
- - e constituição forte, 31
- - e constituição fraca, 32
- fraco, 30
- - e constituição forte, 32
- - e constituição fraca, 32

- pulso e, 366
- vitalidade, 29
Espirros, 255, 446, 486
Esquizofrenia, 679
Estação e pulso, 366
Estagnação
- da vesícula biliar com fleuma-calor, 784
- do frio no canal do fígado, 763
- do Qi, 224
- - do coração, 752
- - do estômago, 779
- - do fígado, 759
- - do fígado com fleuma, 762
- - do pulmão, 769
- - e sangue, língua e, 198
Estase de sangue, 224, 309
- do fígado, 760
- no estômago, 780
- do coração, 753
Esterno protuberante, 121, 559
Estômago
- deficiente e frio, 779
- e baço
- - olhos e, 69
- - pele, 141
- umidade-calor no, 308
Estrabismo, 74, 533
Evacuação
- dor, 221
- - abdominal relacionada com a, 231
- frequência de, 229
- ruídos de, 231
Excesso
- de pelos pubianos, 126, 654, 732
- de pensamentos, 345
- de trabalho, 347
Expectoração, 135
Expressões dos pacientes, 205

F
Face, 55, 62, 63, 252, 456, 467
- como microssistema, 8
Fala, 445
- durante o sono, 687
Falta
- de apetite, 608
- de ar, 552
- de firmeza do Qi do rim, 773
- de libido, 321, 648, 732
Fan guan mai, 367
Faringe, 94
Fármacos que afetam o aspecto da língua, 176
Fator(es)
- externos que afetam a cor da língua, 175

- que afetam a dor, 217, 219
- tempo, 376
Febre, 298, 689, 690, 709, 721, 737
- aguda, 307
- após quimioterapia, 692
- baixa, 737
- crônica, 308, 691
- e sensação de frio simultaneamente, 304
- graus, 304
- intermitente, 691
- interna, 306
- no câncer, 692
- nos padrões do exterior, 303
- patologia da, 304
Fen rou, 139
Feridas
- na orelha, 90, 481
- na vulva, 128, 731
Fertilidade, 330
Festinação, 134, 586
Feto com restrição de crescimento, 717
Fezes, 136, 229, 450
- amolecidas, 231
- cor das, 231
- forma das, 231
Fígado
- constituição fraca do, 341
- olhos e, 68
- pele, 142
- umidade-calor na, 308
Filtro, 87
- achatado, 87
- avermelhado, 88
- azul-esverdeado, 88
- de aparência rígida, 87
- escuro, 88
- pálido, 87
Fisiologia da saburra da língua, 191
Fissura(s), 148
- anal, 645
- nos cantos da boca, 505
- nos mamilos, 726
Fístula anal, 645
Flacidez
- dos membros, 280, 565
- dos quatro membros, 129
Flatulência, 231, 627
Fleuma, 224
- língua e, 197
- na garganta, 498
- obstruindo o aquecedor médio, 757
- turvando a mente, 752
Fleuma-calor nos pulmões, 307, 769
Fleuma-fluidos nos pulmões, 769

Índice Alfabético

Fleuma-fogo
- no estômago, 781
- no fígado, 764
- perturbando o coração, 752

Fleuma-secura nos pulmões, 769
Flexuras, 161
Fluido amarelado entre a pupila e a íris, 540
Fluxo espontâneo de leite materno, 722
Fogo
- do coração flamejando, 752
- no estômago, 781
- *yin*, 310
- - por deficiência do estômago e do baço e do *Qi* original, 757

Fome
- excessiva, 225, 612
- sem vontade de comer, 226, 612

Fontanelas
- afundadas, 745
- fechamento tardio, 63, 745

Força
- do pulso nos três níveis, 364
- e qualidade da voz, 444

Forma
- das fezes, 137
- do corpo, 11
- - abundante
- - - em *yang*, 12
- - - em *yin*, 13
- - classificação de acordo
- - - com influências pré-natais e pós-natais, 21
- - - com os cinco elementos, 15
- - - com tolerância à dor e às drogas, 26
- - - com *yin* e *yang*, 12
- - com constituição pré-natal fraca, 22
- - com *Qi* pós-natal
- - - forte, 22
- - - fraco, 23
- - com *yin* e *yang* em equilíbrio, 14
- - da língua, 178, 186
- - deficiente em
- - - *yang*, 13
- - - *yin*, 14
- - indicando
- - - alta tolerância à dor e às drogas, 26
- - - baixa tolerância à dor e às drogas, 27

Formigamento, 266, 602
- da pele da cabeça, 251
- das mãos, 283, 575
- dos membros, 280, 563

Fraqueza
- constitucional, 740
- da região lombar e dos joelhos, 595
- das pernas, 589
- dos membros, 279, 564

Frequência
- de evacuação, 229
- urinária, 232

Frio
- invadindo o estômago, 781
- invadindo o intestino grosso, 785
- língua e, 198
- na parte superior das costas, 548
- no intestino grosso, 786

Frio-fleuma nos pulmões, 768
Frio-umidade no baço, 755
Fronte palpar, 424
Fu, 139
Furúnculos
- na cabeça, 668
- na pálpebra, 530
- no couro cabeludo, 63, 466
- sobre B-23 *shenshu*, 101, 598

G

Gagueira, 445, 697
Gânglios do pescoço aumentados, 546
Garganta, 93, 260, 495
- seca, 261, 499

Gases intestinais, 450
Gastrite, 111
Ge, 139
Gemido, 445, 697
Gengivas, 86, 256, 503, 512
- arroxeadas, 87, 514
- avermelhadas, 87
- com exsudação
- - de pus, 513
- - purulenta, 86
- com sangramento, 86
- inflamadas, 86, 257, 512
- pálidas, 87, 513
- retraídas, 86
- vermelhas, 514

Ginecomastia, 122, 559
Glândulas do pescoço aumentadas, 97
Glaucoma, 534
Globo(s) ocular(es)
- afundado, 74, 536
- escamosos, 536
- protuberante, 73, 74, 535
- trêmulo, 542
- virado para cima, 542

Gosto
- amargo, 615
- azedo (ácido), 616
- doce, 616
- ruim na boca, 61
- salgado, 616

Gotejamento de urina, 641
Gravidez, 330
- cor do lábio anormal na, 517
- da mãe, 335
- pulso e, 367

Grito, 445, 697

H

Hábitos alimentares, 348
Hálito, 450
Hélice
- amarelada, 91, 482
- avermelhada, 91, 482
- azul-esverdeada, 91, 482
- contraída e seca, 90
- escura, 91, 482
- pálida, 91, 482
- seca e contraída, 481

Hemangioma, 158
Hemiplegia, 59, 601
Hemorroidas, 644
Hereditariedade, 341
Herpes simples, 162, 666
Herpes-zóster, 162, 666
Hidratação, 423
- da pele, 144

Hiperatividade, 682
Hiperemia da faringe, 496, 497
Hipermetropia, 533
Hipertensão, 111
Hipocôndrios, 275, 422
Hirsutismo, 331
História do diagnóstico na medicina chinesa, 813
Hora para tomar o pulso, 364

I

Icterícia, 48, 604, 743
Idade, pulso e, 367
Identificação dos padrões, 747
- de acordo com os órgãos internos, 748, 749
- e interrogatório, 208

Iluminação para o exame da língua, 175
Imagens e padrões da língua, 195
Impinge, 159
Impotência, 113, 321, 647
Incapacidade
- de ejacular, 649
- de erguer o braço, 282

Inchaço
- da faringe, 496
- da pele, 147

Índice Alfabético

- da vulva, 128, 731
- das articulações dos
  - - membros, 566
  - - quatro membros, 131
- das laterais do pescoço, 498
- de toda a cabeça, 63, 462
- e dor nos testículos, 653
- e vermelhidão
  - - da concha, 91, 483
  - - da face, 64, 472
  - - e dor nas bochechas, 64, 472

Inclinação da cabeça para um lado, 462
Incômodo no nariz, 255
Incontinência
- fecal, 635
- urinária, 233, 641

Inelasticidade da região lombar, 595
Infância, 339
Infertilidade, 331, 728
Infestação de vermes no intestino delgado, 777
Influência dos fármacos sobre o pulso, 416
Inibidores
- da enzima de conversão da angiotensina (ECA), 416
- da monoaminoxidase (IMAOS), 416
- seletivos da recaptação da serotonina (ISRS), 416

Insônia, 286, 684, 711
Insulina, 417
Integração do interrogatório com a observação, 207
Interação(ões)
- de constituição
  - - fraca do coração com problemas emocionais, 339
  - - hereditária fraca com hábitos alimentares, 339
- de problemas emocionais na puberdade com sobrecarga de trabalho, 339
- de trauma com clima, 338
- entre causas de doença, 338

Interrogatório, procedimento para o, 206
Intestino(s)
- delgado
  - - deficiente e frio, 777
  - - olhos e, 69
- grosso
  - - deficiente com umidade, 786
  - - deficiente e frio, 786
- umidade-calor no, 308

Invasão(ões)
- de vento externo, língua e, 198
- de vento-água nos pulmões, 768
- de vento-calor nos pulmões, 768
- de vento-frio nos pulmões, 767
- de vento-secura nos pulmões, 768
- externas, 302

Irradiação da dor, 295
Irregularidades do ciclo menstrual, 325
Irritabilidade, 316, 678

J

Ji, 139
Joelhos
- fracos, 284, 589
- rígidos, 589

Juventude, 340

L

Lábios, 82, 257, 503, 514
- amarelados, 83, 515
- arroxeados, 82, 515
- azul-esverdeados, 83, 515
- caídos, 83, 517
- descascados, 83, 516
- inchados, 83, 516
- invertidos, 83, 516
- pálidos, 82, 514
- secos e rachados, 83, 515
- trêmulos, 83, 516
- vermelhos, 82, 514

Lactação, 332
Laterais inferiores do abdome, 423
Leite materno, 722
Lentigem, 158
Leucoplasia, 128, 731
Língua, 33, 258, 503, 507
- áreas arroxeadas na, 184
- áreas da, 176
- arroxeada, 182
- aumentada, 186
- com marcas de dentes, 190
- cor do corpo da, 179
- curta, 188
- desviada, 190
- diagnóstico pela, 175
- dolorida, 507
- espírito da, 179
- fina, 186
- fissurada, 188
- flácida, 187
- longa, 188
- móvel, 190
- pálida, 179
- parcialmente aumentada, 187
- pulso e, 203
- rígida, 187
- significado clínico da, 178
- trêmula, 190
- vermelha, 180

Linhas
- da mão, 111
- de expressão, 64
- na face, 472
- no abdome, 124, 631

Localização da dor, 216
Lombalgia, 266, 594
Lóquios, 136, 450
Lordose, 99, 596
Lúnula(s), 118
- largas, 583
- pequenas ou ausentes, 583

Lustro
- da pele, 144
- do espírito, 30
- dos olhos, 71

M

Maçãs do rosto avermelhadas, 49
Máculas, 145
- arroxeadas, 145
- avermelhadas, 145
- brancas, 145
- no abdome, 124, 631
- pretas, 145
- *yang*, 145
- *yin*, 145

Mamas, 421
- distensão das, 102
- inchadas, 102, 725
- nódulos nas, 103
- pequenas, 103, 727
- sintomas das, 332
- vermelhidão e inchaço das, 104

Mamilos
- invertidos, 105, 726
- rachados, 105

Manchas
- brancas, 73, 539
- - no palato e na língua, 745
- - purulentas na garganta, 500
- nas costas, 597
- no dorso, 99

Manifestações
- clínicas de vento-calor e de vento-frio, 304
- dos cinco órgãos *yin*, 5

Mãos
- frias, 283, 563, 572
- pálidas, 108, 573
- quentes, 283, 563, 572

Marcha, 134
- arrastada, 587
- cambaleante, 134, 587

- escarvante, 134, 587
- instável, 134, 587
- parética, 134
Massas abdominais, 124, 419, 629, 729
Mau
- cheiro, 492
- hálito, 617
Medo, 315, 346, 672
- do frio, 299
Meia-idade, 340
Melanoma
- lentigo maligno, 159
- maligno, 158, 668
- - extensivo superficial, 158
- - lentiginoso acral, 159
- - nodular, 159
Membrana
- branca na pupila em crianças, 540
- vermelha
- - caída, 538
- - no canto do olho, 538
Membros, 56, 279, 561
- atrofia dos, 565
- contração dos, 567
- convulsões dos, 568
- dor
- - muscular nos, 562
- dormência dos, 563
- edema dos, 566
- flacidez dos, 565
- formigamento dos, 563
- fraqueza dos, 564
- inchaço das articulações dos, 566
- paralisia dos, 567
- rigidez dos, 566
- sensação de
- - distensão dos, 568
- - peso dos, 564
- tremor ou espasticidade dos, 568
Memória fraca, 681
Menarca, 324
Menopausa, 334
Menorragia, 324
Menstruação, 324
- abundante, 703
- adiantada (ciclo curto), 702
- atrasada (ciclo longo), 702
- distensão das mamas antes da, 333
- dolorosa, 324, 328, 374, 704
- escassa, 703
- irregular, 702
- pulso e, 367
- que cessa e retorna, 706
- retornando depois da menopausa, 706

Mente, 28
Método de tomar o pulso, 364
Micção, 638
- difícil, 640
- dolorosa, 639
- escassa e difícil, 640
- frequente, 641
- noturna, 233, 642
Micose, 159, 578, 667
Microssistemas, 8
Miomas, 113
Miopia, 533
Mobilidade dos dentes, 510
Moscas volantes, 523
Movimento
- da alma etérea, 314
- das veias, 168
- do corpo de crianças, 168
- dos dedos para tomar o pulso, 365
- e repouso e dor, 223
Muco nas fezes, 636
Mucosa oral, 161
Muralha
- da montanha, 71
- da terra, 70
- de água, 70
- de fogo, 70
- de vento, 70
- do céu, 70
- do lago, 71
- do trovão, 70
Murmúrio, 697
Músculos espinais de crianças, 168

N
Nádegas
- pápulas nas, 101
- pústulas nas, 101
Narinas secas, 79, 255, 489
Nariz, 254, 484
- amarelado, 78, 485
- avermelhado, 78, 486
- azul-esverdeado, 79, 486
- de crianças, 167
- entupido, 254, 487
- escorrendo, 256, 488
- escuro, 79, 486
- inchado, 79, 491
- pálido, 78, 485
- vermelho-arroxeado, 79, 486
Natureza
- da dor, 217
- da dor menstrual, 327
- do diagnóstico pelo interrogatório, 201
- dos "sintomas" na medicina chinesa, 203

Náuseas, 226, 609
Nefrite, 113
Neuralgia ciática, 594
Nevos, 158, 667
Níveis de energia, 237
Nivelamento do braço, 364
Nodularidade do tecido mamário, 103
Nódulos
- abdominais, 419
- mamários, 103, 333, 422, 725
- - três fatores de, 103
- na parte interna das pálpebras, 532
- no epigástrio, 124, 630
- sob a pele, 669
Nós dos dedos deformados, 111, 577

O
Obesidade, 267, 604
Observação
- da cabeça, face e cabelos, 62
- da cor da cútis, 34
- da eminência tenar, 817
- da faringe, 94
- da garganta e do pescoço, 93
- da mente, do espírito e das emoções, 28
- da pele, 139
- das crianças, 166
- das excreções, 135
- das mamas das mulheres, 102
- das mãos, 108
- das orelhas, 89
- das pernas, 133
- das veias sublinguais, 817
- das unhas, 116
- do batimento cardíaco, 106
- do corpo, 8
- do dedo indicador
- - em crianças pequenas, 817
- - - durante as dinastias Ming e Qing, 818
- - - nos tempos atuais, 818
- - nas dinastias Song e Yuan, 818
- do dorso, 98
- do nariz, 77
- do tórax e do abdome, 121
- dos diferentes aspectos da cor da cútis, 36
- dos lábios, boca, palato, dentes, gengivas e filtro, 81
- dos movimentos do corpo, 54
- dos olhos, 67
- dos órgãos genitais, 126
- dos quatro membros, 129
- dos sinais patológicos do olho, 72
- dos traços constitucionais, 9

Índice Alfabético

Obstrução do vaso do coração, 753
Ódio, 346
Odor(es)
- das fezes, 231
- das secreções do corpo, 450
- do corpo, 449
- dos cinco elementos, 449
Olho(s), 32, 292, 520
- abertos, 542
- amarelados (esclera), 527
- arregalados e fixos, 74, 541
- aspectos da observação dos, 71
- azul-esverdeados (esclera), 528
- bexiga e, 69
- coração e, 69
- de crianças, 166
- escuros (esclera), 528
- estômago e baço e, 69
- fechados, 541
- fígado e, 68
- intestino delgado e, 69
- lacrimejantes, 75, 296, 525
- normal, 72
- órgãos internos e, 70
- quentes e doloridos, 525
- ressecados, 524
- rins e, 69
- secos, 296
- vermelhos (esclera), 527
- vesícula biliar e, 69
Ombro(s), 544
- congelado, 547
Opacidade da córnea, 539
Opistótono, 58, 605
Orelhas, 478
- como microssistema, 8
- contraídas, 90, 481
- de crianças, 167
- grandes, 90
- inchadas, 90
- pequenas, 90
Órgãos
- genitais frios, 650
- internos, 2 a 4
- - e manifestações externas, 2
- - e os olhos, 68
- que influenciam as camadas da pele, 139
Orifícios de crianças, 166
Osteoartrite, 281
Otite média, 740
Ouvidos, 293, 478
- inchados, 481
Oxiuríase, 742

P

Padrões
- combinados
- - do baço, 757
- - do coração, 753
- - do fígado, 764
- - do pulmão, 770
- - dos rins, 774
- da bexiga, 787
- da vesícula biliar, 783
- do baço, 754
- do canal, 307
- do coração, 750
- do estômago, 779
- do fígado, 759
- do intestino
- - delgado, 777
- - grosso, 785
- do órgão, 308
- do pulmão, 766
- do rim, 771
- dos sintomas digestivos, 223
- na depressão, 313
- que causam cansaço, 238
Paladar, 223, 226, 606, 615
Palato, 85, 503, 517
- amarelado, 85, 517
- arroxeado, 85, 518
- avermelhado, 85
- baço e pálido, 517
- pálido, 85, 517
- pálido e baço, 85
- vermelho, 517
Palmas das mãos
- avermelhadas, 108, 573
- e plantas dos pés quentes, 740
- secas, rachadas e descascadas, 111, 578
- suadas, 111, 574
Palpação
- da pele, 423, 424, 432
- - e hidratação, 423
- das mamas em mulheres, 421
- das mãos e dos pés, 426
- das partes do corpo, 418
- das têmporas nas crianças, 425
- das unhas, 426
- do abdome, 418, 422
- do(s) canal(is), 429, 431
- - da bexiga, 436
- - da vesícula biliar, 438
- - do baço, 434
- - do coração, 434
- - do estômago, 433
- - do fígado, 439
- - do intestino

- - - delgado, 435
- - - grosso, 433
- - do pericárdio, 437
- - do pulmão, 432
- - do rim, 436
- - do triplo aquecedor, 437
- - musculares, 431
- - na síndrome de obstrução dolorosa, 431
- do tórax, 418, 420
- do vaso sanguíneo, 432
- dos membros, 430
- dos pés e das mãos em crianças, 426
- dos pontos de acupuntura, 426, 427
- e comparação do dorso e da palma da mão, 426
Pálpebras
- avermelhadas, 529
- caídas, 531
- escuras, 530
- esverdeadas, 530
- inchadas, 74, 530
- pálidas, 530
Palpitações, 227, 271, 556
- abaixo do coração, 556
Pânico, ataques de, 315
Pápulas, 148
- nas nádegas, 101, 596
- no nariz, 80, 494
Paralisia, 56, 57, 600
- das pernas, 134, 586
- dos membros, 567
- dos quatro membros, 130
- facial, 55, 472
Parte
- externa das narinas, 493
- superior das costas, 544, 547
Parto, 332, 335
Patologia
- da febre, 304
- da transpiração, 291
Peau d'orange, 105, 727
Pele, 139
- canais de conexão e, 142
- coração e, 142
- do antebraço, 144
- do corpo, 423
- - amarelada, 143
- - avermelhada, 143
- - azul-esverdeada, 143
- - escura, 143
- - pálida, 143
- doenças da, 150
- estômago e o baço e, 141
- fígado e, 142
- oleosa, 147, 662

Índice Alfabético

- rins e, 141
- seca, 147, 662

Pelos
- do corpo, 145
- pubianos, 126

Pênis, 127
- longo, 745
- - em crianças, 128
- mole e murcho, 128, 652

Pequenos
- grãos vermelhos na parte interna das pálpebras, 532
- nódulos no hipocôndrio, 125, 630

Perda
- da voz, 500, 716
- de pelos pubianos, 126, 732
- de peso, 266, 604
- do controle das pálpebras, 532
- do paladar, 617
- do sentido do olfato, 255, 492
- dos pelos pubianos, 654

Período
- da dor, 219
- da dor menstrual, 327
- do dia da transpiração, 291
- dos sintomas, 207

Pernas, 133, 584
- arqueadas, 134, 587
- inquietas, 589

Persistência de lóquios, 719

Pés
- frios, 284, 563, 587
- quentes, 563

Pesar, 317, 345
Pescoço, 96, 263, 544
- curto, 96
- desviado, 96, 546
- fino, 96, 546
- largo, 96, 546
- longo, 96
- mole, 96, 546

Pintas, 667
Placa, 86, 510
Plenitude no abdome, 273, 626
Polegar, 119
Pólipos, 79, 493
Pontos
- de alarme (*mu*), 427
- fonte (*yuan*), 428
- *shu* dorsais, 428
- vermelhos
- - na língua, 180
- - nas doenças externas, 182

Poros, 139
Posição(ões)
- anterior
- - direita (pulmão), 413
- - esquerda (coração), 409
- do pulso em detalhe, 409
- dos órgãos no pulso, 358
- média
- - direita (estômago e baço), 413
- - esquerda (fígado), 411
- posterior esquerda (rim), 411

Predominância da deficiência
- do *yang* do rim, 772
- do *yin* do rim, 772

Pregas no dedo indicador de crianças, 169
Preocupação, 317, 344
Prescrições, 791
Pressão e dor, 219
Priapismo, 128, 650
Problemas
- após o parto, 718
- das crianças, 736
- de terminologia no interrogatório, 205
- digestivos, 227
- durante a menstruação, 707
- na gravidez, 712
- pós-parto, 335

Prognóstico de acordo com a cor da cútis, 41
Prolapso
- anal, 645
- da vagina, 128, 731
- do útero, 731

Propensão
- a ficar preocupado, 670
- a sentir raiva, 670

Prurido, 266, 603
- ao redor da boca, 506
- na bolsa escrotal, 652
- na garganta, 499
- na língua, 507
- nas mãos, 283
- no ânus, 644
- no couro cabeludo, 250, 465
- no nariz, 488
- nos olhos, 524
- nos ouvidos, 479
- vaginal, 730

Psoríase, 154, 663
- em placas, 155
- flexural, 155
- gutata, 155
- localizada, 155
- pustulosa generalizada, 155
- ungueal, 155

Pulmão(ões), 5, 139
- calor nos, 307
- constituição fraca do, 341
- fleuma-calor nos, 307

Pulsação
- da artéria carótida, 94, 547
- de *xu li*, 106

Pulso, 376
- acelerado, 403
- apical, 420
- aspectos de uma desarmonia, 374
- áspero, 391
- - na posição do coração, 411
- batendo na pedra, 416
- câncer, 375
- cheio, 389, 397
- classificação das qualidades do, 406
- com irregularidades de frequência ou ritmo, 402
- como reflexo do Qi do coração, 363
- conciliando as diferentes designações do, 361
- curto na posição do coração, 409
- da corda desamarrando, 415
- da faca virada para cima, 416
- deficiência de base na ausência de sintomas, 375
- desarmonia do órgão e do padrão, 355
- designação mais comum na china moderna, 360
- deslizante, 390
- - na posição do coração, 408
- - na posição do fígado, 411
- - na posição do pulmão, 413
- - na posição do rim, 412
- - na posição média direita, 414
- - na posição posterior direita, 415
- diagnóstico, 372
- diferença entre homens e mulheres, 367
- diferentes aspectos para a classificação das qualidades do, 407
- diretrizes para interpretar o, 369
- distinguir deficiência de excesso, 372
- do caldeirão em ebulição, 415
- do camarão nadando, 415
- do feijão girando, 416
- do pássaro bicando, 415
- do peixe circulando, 415
- do telhado vazando, 415
- em corda, 397
- - na posição do coração, 411
- - na posição do fígado, 411
- - na posição média direita, 414
- - posição posterior direita, 415
- em couro, 395
- encharcado, 394
- - na posição média direita, 414
- escondido, 396

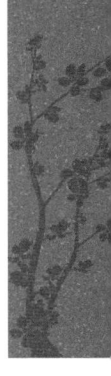

- espalhado, 396
- estado do Qi e do sangue como um todo, 355
- estagnado, 405
- fatores que afetam o, 366
- fino, 393
- - na posição do rim, 412
- - na posição média direita, 414
- firme, 401
- flutuante, 383, 406
- - na posição do coração, 410
- - na posição do fígado, 411
- - na posição do pulmão, 413
- - na posição do rim, 412
- - na posição média direita, 414
- - na posição posterior direita, 415
- fraco, 392
- - na posição do coração, 409
- - na posição esquerda do rim, 412
- - na posição média direita, 414
- - na posição posterior direita, 415
- grande, 400
- - com força, 400
- - sem força, 400
- indicador
- - de desarmonias além do padrão vigente, 375
- - de problema em um órgão, 373
- - de um problema cardíaco, 373
- intermitente, 404
- interpretação clínica em condições agudas *versus* crônicas, 363
- irregular, 405
- lento, 385
- - e *jogging*, 386
- - e língua vermelha, 377
- - e sintomas de calor, 386
- - sem envolvimento de frio, 386
- longo, 401
- mínimo, 393
- móvel, 402
- na posição do coração, 409
- no clássico das dificuldades, 356
- nodoso, 402
- - com força, 402
- - sem força, 402
- normal, atributos do, 368
- oco, 395
- - na posição do coração, 410
- - na posição do pulmão, 413
- - na posição do rim, 412
- - na posição média direita, 414
- oito grupos básicos das qualidades do, 406
- órgãos *yin* e *yang* e, 361
- posições do(s)

- - distribuição para os órgãos, 358
- - órgãos no, 358
- precipitado, 403
- - da semente de gergelim, 416
- - sem força, 403
- princípio de tratamento, 372
- problemas emocionais, 373
- profundo, 384
- - na posição do fígado, 411
- - na posição do rim, 412
- rápido, 387
- - e a língua não está vermelha, 376
- retardado, 404
- sazonais, 98, 366
- sujeito a influências a curto prazo, 377
- tenso, 398
- transbordante, 399
- - com força, 399
- - na posição do fígado, 411
- - na posição do pulmão, 413
- - na posição do rim, 412
- - sem força, 399
- três
- - níveis, 363
- - posições do, 357
- - qualidades não tradicionais do, 405
- - seções do, 356
- triste, 406
- umbilical, 420
- vazio, 388, 392
Pupilas
- contraídas, 541
- dilatadas, 541
Pústulas, 147
- nas nádegas, 101, 596

Q
Qi
- do estômago, pulso e, 368
- do fígado estagnado transformado em calor, 309, 759
- do intestino delgado atado, 777
- e sangue, 376
Qualidade(s)
- do pulso, 379, 382
- do suor, 289
Queda
- das unhas, 117, 580
- de cabelo, 65, 464

R
Raiva, 316, 343
Raiz
- do nariz de crianças, 171
- do pulso normal, 368

Ranger dos dentes, 510
Rebelião do Qi, 224
- do estômago, 781
- do fígado, 760
Refluxo ácido, 608
Região
- central do abdome, 423
- lombar, 593
- - cor amarelada na, 597
- - fraqueza da, 595
- - inelasticidade da, 595
- - rigidez da, 597
- - secura e vermelhidão da pele da, 597
- - sensação de frio e peso da, 595
- - sinais na pele da, 597
- - vesículas na, 597
- umbilical, 423
Regurgitação
- azeda, 227
- de alimentos, 613
Respiração, 446
Retenção
- da placenta, 719
- de alimentos, 226
- - no estômago, 782
- de lóquios, 719
- de urina, 715
- de urina na infância, 741
Retração das gengivas, 257, 513
Rigidez
- da coluna lombar, 100, 597
- das costas como se estivesse usando um cinto apertado, 548
- do pescoço, 54, 96, 545
- dos membros, 566
- dos quatro membros, 130
Rim(ns)
- constituição fraca do, 342
- e coração não harmonizados, 775
- falhando em receber o Qi, 773
- olhos e, 69
- pele e, 141
Riso inapropriado, 674
Ronco, 445, 687, 696
Rosácea, 163, 665
Rouquidão, 262
Rubéola, 148, 149
Ruído(s)
- de evacuação, 231
- no cérebro, 249, 462

S
Saburra da língua, 178, 191
- bolorenta, 194
- com ou sem raiz, 192

- deslizante, 194
- distribuição da, 193
- espessura da, 193
- fisiologia da, 191
- nas doenças externas, 194
- pegajosa, 193
- presença ou ausência de, 191
- significado clínico da, 191
- textura da, 193
- umidade da, 193

Saliva que sai pelos cantos da boca, 84

Salivação
- aumentada, 620
- nos cantos da boca, 506

Salpingite, 113

Sangramento
- das gengivas, 257, 512
- do nariz, 490
- dos ouvidos, 480
- durante a relação sexual, 732
- durante o ciclo menstrual, 706
- entre a pupila e a íris, 540
- nasal, 710
- vaginal, 719
- - durante a gravidez, 713

Sangue
- calor no nível do, 308
- deficiência de, 309
- estase de, 309
- menstrual, 139
- - aguado, 701
- - arroxeado, 701
- - pálido, 700
- - pegajoso, 701
- muco nas fezes e, 635
- na urina, 643, 715
- nas fezes, 636
- no esperma, 649

Sarampo, 148, 149

Sarda, 158

Secreção
- amarelada e pegajosa do mamilo, 104, 726
- dos olhos, 526
- dos ouvidos, 91, 480
- leitosa do mamilo, 104, 726
- nasal, 135
- nos olhos, 75
- sanguinolenta do mamilo, 105, 726

Secura
- e vermelhidão da pele da coluna lombar, 100, 597
- no intestino grosso, 786
- no pulmão, 767

Sede, 234, 618

Sensação(ões), 272
- contraditórias de frio e calor, 693
- - em condições internas, 310
- de calor, 296, 689
- - na cabeça, 250, 461
- - na face, 252, 468
- - - em homens, 253
- - - em mulheres, 253
- - no tórax, 270, 555
- - por causas internas, 304
- de congestão, 622
- - abaixo do coração, 557
- - da cabeça, 248, 249, 460
- de distensão
- - do tórax, 555
- - dos membros, 280, 568
- - dos olhos, 296, 535
- de dormência/formigamento na face, 253
- de energia subindo no abdome, 627
- de fome, 613
- de frio, 298, 299, 689
- - causas externas e internas de, 302
- - de calor, alternância entre, 305
- - em condições do exterior, 302
- - em condições do interior, 299
- - na cabeça, 250, 461
- - no abdome, 626
- - nos padrões do exterior, 303
- - peso da região lombar e, 595
- de obstrução na garganta, 262, 501
- de opressão, 622
- - do tórax, 270, 554
- de peso
- - da cabeça, 458
- - das pernas, 590
- - dos membros, 285, 564
- - na cabeça, 248
- de plenitude, 622
- de pulsação abaixo do umbigo, 627
- de queimação nas plantas dos pés, 285, 592
- de sufocação, 716
- pegajosa na boca, 617
- simultânea de frio e febre em condições do exterior, 305

Sensibilidade do abdome, 419

Sexo, pulso e, 367

Sibilos, 553, 738
- em crianças, 336

Significado clínico
- da cor e do lustro da cútis, 36
- da língua, 178
- da saburra da língua, 191
- da transpiração nos padrões

- - do exterior, 290
- - do interior, 291

Sinais, 451
- da cabeça, 63
- da pele, 143, 661
- das mamas, 724
- das partes do corpo, 454
- ginecológicos, 698
- na pele da região lombar, 597
- pediátricos, 734

Síndrome
- da fadiga crônica, 240, 389
- da menopausa, 729
- de obstrução dolorosa, 431

Sintomas, 451
- das crianças, 335
- das mamas, 332
- das mulheres, 323
- das partes do corpo, 454
- digestivos, 223
- - em crianças, 336
- emocionais, 670
- ginecológicos, 698
- - variados, 728
- menstruais, 700
- mentais e emocionais, 311, 675
- pediátricos, 734
- pré-menstruais, 329
- que ocorrem em torno da menstruação, 330
- respiratórios em crianças, 336
- sexuais, 320
- - homens, 320, 646
- - mulheres, 321

Sistema
- digestório, 606, 607
- do olho, 71

Soluços, 447, 608

Sonhos excessivos, 288, 685

Sono, 286, 684
- em crianças, 336
- perturbado, 741

Sonolência, 287, 686
- após comer, 613

Sons de respiração patológica, 446

Sudorese, 720
- espontânea, 655
- noturna, 656
- por colapso, 656

Sulco nasolabial, 503, 518
- achatado, 518
- avermelhado, 518
- azul-esverdeado, 518
- com aspecto duro, 518
- escuro, 518
- pálido, 518

Suor, 136, 450
- amarelado, 657
Surdez, 294, 478
Suspiros, 446, 447, 560

T

Técnicas de observação da língua, 175
Temperatura, 418
- da pele, 423
- das mãos e dos pés, 426
Tensão pré-menstrual, 210, 707
Terçol, 529
Textura
- da pele, 144, 424
- da saburra, 193
- do abdome, 419
The golden mirror of medicine, 360
The study of the pulse from pin hu lake, 360
Thousand Golden Ducats Prescriptions (Qian Jin Fang), 815
Timidez grave, 673
Timing da dor, 217
Tinea
- *capitis* (da cabeça), 160
- *corporis* (do corpo), 160
- *cruris* (da virilha), 160
- *manuum* (da mão), 160
- *pedis* (pé de atleta), 160
- *unguium* (das unhas), 160
Tínea, 110, 159, 578, 667
Tinha, 110
Tinidos, 293, 478
Tipo
- água, 19
- fogo, 16
- madeira, 15, 16
- metal, 18
- terra, 17
Tique(s), 471
- faciais, 56
Tolerância à dor e às drogas, 26
Tontura, 247, 250, 457, 711, 716, 720
Tórax, 121, 268, 549
- afundado, 121, 558
- - de um lado, 121, 559
- palpação do, 418
- protuberante, 121, 558
- - de um lado, 122, 559
Torcicolo, 263, 544
Tosse, 268, 269, 446, 716, 738
- aguda, 269, 550
- com sangue, 551
- crônica, 269, 550
- em crianças, 336

Toxina do feto, 744
Traços constitucionais, 9, 10
Tranquilizantes, 416
Transpiração, 290, 655
- ausência de, 292
- classificação da, 291
- das mãos e dos pés, 658
- na cabeça, 658
- nas axilas, 659
- nas palmas das mãos, 658
- no tórax, 658
- nos padrões
- - do exterior, 290
- - do interior, 291
- patologia da, 291
- unilateral, 657
Trauma, 348
Tremor, 57
- da cabeça, 54, 62, 462
- das mãos, 59, 109, 576
- das pernas, 591
- dos membros, 281, 568
- dos pés, 59
- dos quatro membros, 131
- no braço, 282
Tristeza, 317, 345, 671
Tuberculose pulmonar, 112
Turvação da urina, 233

U

Úlceras
- abaixo do arco zigomático, 64, 472
- anais, 645
- da pele, 149
- na boca, 84, 257, 504, 710
- na língua, 508
- na parte inferior da perna, 591
- na região mastoide, 63, 463
- nas nádegas, 596
- no couro cabeludo, 63, 467
- no dedo do pé, 592
- no nariz, 80, 493
- no pênis, 127, 654
- no pescoço, 668
Umbigo
- afundado, 124, 631
- protuberante, 124
- saliente, 630
Umidade, 224
- da saburra, 193
- língua e, 197
- no intestino grosso, 786
- turva envolvendo o coração, 753
Umidade-calor, 305
- na bexiga, 308, 787
- na vesícula biliar, 308, 761, 783

- no baço, 756
- no estômago, 308, 781
- no fígado, 308, 761, 783
- no intestino grosso, 785
- nos intestinos, 308
Umidade-fleuma nos pulmões, 768
Umidade-frio
- na bexiga, 787
- na vesícula biliar, 783
Unhas, 117
- amareladas, 118, 582
- arroxeadas, 118, 583
- ásperas e grossas, 580
- avermelhadas, 118, 582
- azul-esverdeadas, 118, 583
- baças e esbranquiçadas, 118
- com manchas brancas, 117, 582
- denteadas, 116, 580
- escuras, 118, 583
- estriadas, 116
- finas e quebradiças, 117, 580
- fracas e quebradiças, 117
- grossas e ásperas, 117
- onduladas, 118, 581
- opacas e esbranquiçadas, 582
- pálido-esbranquiçadas, 117, 582
- rachadas, 117, 580
- ressequidas e
- - espessadas, 581
- - quebradiças, 581
- retorcidas, 117
- sulcadas, 579
- torcidas, 582
Uretra de crianças, 167
Urina, 136, 232, 450
- escura, 638
- pálida e abundante, 639
- turva, 639
Urticária, 157, 665

V

Vacinação(ões), 349
- em crianças, 336
Vagina, 128
Varfarina, 416
Varicela, 148, 149
Vasos sanguíneos da orelha, 91, 483
Veias
- abdominais distendidas, 124, 629
- concentração da cor, 168
- comprimento, 169
- espessura, 169
- intensidade da cor, 168
- no dedo indicador, 168
- profundidade da cor, 168

- sublinguais, 184
- - na medicina ocidental, 184
- vermelhas nos olhos, 537

Velhice, 340

Vento
- do fígado albergando fleuma, 762
- interno, língua e, 198
- no fígado, 761

Vento-calor, 302, 304

Vento-frio, 302, 304

Vênulas na eminência
  tenar, 108, 579

Vermelhidão
- e dor do couro cabeludo, 62, 466
- e inchaço
- - da glande peniana, 127, 653
- - das mamas, 104, 726
- na área externa da garganta, 502
- na garganta, 93

- na parte interna das pálpebras
  inferiores, 532

Verruga(s), 163, 667
- comuns, 163
- genitais, 163
- na orelha, 90, 482
- planas, 163
- plantares, 163
- seborreica, 158

Vertigem, 212, 248

Vesícula(s), 146
- biliar
- - deficiente, 784
- - olhos e, 69
- - umidade-calor na, 308
- na região lombar, 100, 597

Visão
- noturna reduzida, 534
- turva, 296, 523

Volume
- da urina, 233
- de sangramento, 325

Vômito, 226, 447, 610, 711, 737
- de sangue, 611

Voz, 443
- abafada, 695
- alta, 694
- anasalada, 444, 695
- cinco elementos e, 444
- discurso e sons, 694
- fraca, 695
- normal, 444
- rouca, 444, 500, 695

Vulva, 130

X

Xie fei mai, 368
Xuan fu, 141

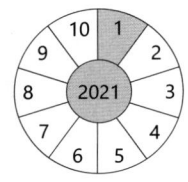